EPIDEMIOLOGIA
TEORIA E PRÁTICA

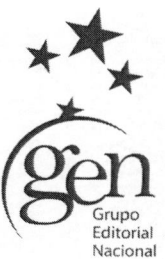

O GEN | Grupo Editorial Nacional – maior plataforma editorial brasileira no segmento científico, técnico e profissional – publica conteúdos nas áreas de ciências da saúde, exatas, humanas, jurídicas e sociais aplicadas, além de prover serviços direcionados à educação continuada e à preparação para concursos.

As editoras que integram o GEN, das mais respeitadas no mercado editorial, construíram catálogos inigualáveis, com obras decisivas para a formação acadêmica e o aperfeiçoamento de várias gerações de profissionais e estudantes, tendo se tornado sinônimo de qualidade e seriedade.

A missão do GEN e dos núcleos de conteúdo que o compõem é prover a melhor informação científica e distribuí-la de maneira flexível e conveniente, a preços justos, gerando benefícios e servindo a autores, docentes, livreiros, funcionários, colaboradores e acionistas.

Nosso comportamento ético incondicional e nossa responsabilidade social e ambiental são reforçados pela natureza educacional de nossa atividade e dão sustentabilidade ao crescimento contínuo e à rentabilidade do grupo.

EPIDEMIOLOGIA
TEORIA E PRÁTICA

MAURÍCIO GOMES PEREIRA

Médico, Universidade Federal do Rio de Janeiro, UFRJ
Mestre, Universidade Livre de Bruxelas, Bélgica
Doutor, Universidade de Colúmbia, Nova York
Consultor, Organização Mundial de Saúde
Professor Emérito, Universidade de Brasília
Membro Titular, Academia Nacional de Medicina

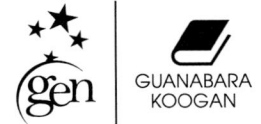

- O autor deste livro e a editora empenharam seus melhores esforços para assegurar que as informações e os procedimentos apresentados no texto estejam em acordo com os padrões aceitos à época da publicação, *e todos os dados foram atualizados pelo autor até a data da entrega dos originais à editora*. Entretanto, tendo em conta a evolução das ciências, as atualizações legislativas, as mudanças regulamentares governamentais e o constante fluxo de novas informações sobre os temas que constam do livro, recomendamos enfaticamente que os leitores consultem sempre outras fontes fidedignas, de modo a se certificarem de que as informações contidas no texto estão corretas e de que não houve alterações nas recomendações ou na legislação regulamentadora.

- O autor e a editora se empenharam para citar adequadamente e dar o devido crédito a todos os detentores de direitos autorais de qualquer material utilizado neste livro, dispondo-se a possíveis acertos posteriores caso, inadvertida e involuntariamente, a identificação de algum deles tenha sido omitida.

- **Atendimento ao cliente: (11) 5080-0751 | faleconosco@grupogen.com.br**

- Direitos exclusivos para a língua portuguesa
  Copyright © 1995 by
  Guanabara Koogan Ltda.
  Uma editora integrante do GEN | Grupo Editorial Nacional
  Travessa do Ouvidor, 11
  Rio de Janeiro – RJ – 20040-040
  www.grupogen.com.br

1ª reimpressão: 1997	9ª reimpressão: 2005	17ª reimpressão: 2014
2ª reimpressão: 1999	10ª reimpressão: 2006	18ª reimpressão: 2015
3ª reimpressão: fevereiro/2000	11ª reimpressão: 2007	19ª reimpressão: 2016
4ª reimpressão: julho/2000	12ª reimpressão: 2008	20ª reimpressão: 2017
5ª reimpressão: 2001	13ª reimpressão: 2009	21ª reimpressão: 2018
6ª reimpressão: 2002	14ª reimpressão: 2010	22ª reimpressão: 2021
7ª reimpressão: 2003	15ª reimpressão: 2012	23ª reimpressão: 2023
8ª reimpressão: 2004	16ª reimpressão: 2013	24ª reimpressão: 2024

- Endereço do Autor:
  SQS 316, Bloco B, Apto. 304
  Asa Sul, 70387-020, Brasília, DF
  E-mail: mauriciogpereira@gmail.com

  Reservados todos os direitos. É proibida a duplicação ou reprodução deste volume, no todo ou em parte, em quaisquer formas ou por quaisquer meios (eletrônico, mecânico, gravação, fotocópia, distribuição pela Internet ou outros), sem permissão, por escrito, da Editora Guanabara Koogan Ltda.

CIP-BRASIL. CATALOGAÇÃO-NA-FONTE
SINDICATO NACIONAL DOS EDITORES DE LIVROS, RJ.

P493e

Pereira, Maurício Gomes
Epidemiologia : teoria e prática / Maurício Gomes Pereira. - [Reimpr.]. - Rio de Janeiro : Guanabara Koogan, 2024.
il.

Contém exercícios e respectivas respostas
Inclui bibliografia
ISBN 978-85-277-0356-7

1. Epidemiologia. I. Título.

08-2421.   CDD: 614.4
           CDU: 616-036.22

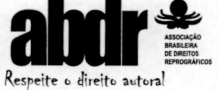

À memória de meu pai, Paulo Gomes Pereira, de quem herdei o precioso hábito da leitura, origem de todo o meu interesse pela ciência e a vida universitária.

A Cleire, minha esposa, sem cujo apoio este livro não teria sido escrito.

Prefácio

As últimas décadas testemunharam a emergência e a consolidação de uma nova disciplina nas ciências da saúde, a que se convencionou denominar epidemiologia. Este livro contém os seus fundamentos históricos, conceituais e metodológicos, assim como as ilustrações de sua aplicação, na prática clínica e de saúde pública. Ele foi escrito para o diversificado grupo de estudiosos das ciências da saúde — e não somente para epidemiologistas. Para estes, o texto serve de introdução à matéria, de revisão do assunto e também de ponte para novos estudos.

O livro contém 24 capítulos, dispostos em cinco partes. Na primeira (capítulos 1 a 3), constam o histórico e os conceitos gerais; na segunda (capítulos 4 a 8), os indicadores de saúde; e na terceira (capítulos 9 a 11), a epidemiologia descritiva.

A quarta parte (capítulos 12 a 19) aborda os aspectos metodológicos das investigações. Ela é particularmente útil para sistematizar o conhecimento e o raciocínio em que se fundamenta a moderna epidemiologia. Nela, são realçadas as questões técnicas das pesquisas, e muito do seu texto está voltado à avaliação crítica da metodologia empregada nas investigações ou no preparo das informações sobre a saúde da população.

A parte final (capítulos 20 a 24) constitui uma síntese da aplicação da epidemiologia nos campos das doenças infecciosas, das doenças não-infecciosas e dos serviços de saúde. Há, ainda, um glossário de termos técnicos.

Cada capítulo termina com um questionário orientado para a revisão da matéria, acompanhado de exercícios, sugestão de leitura complementar e bibliografia.

O critério de seleção das referências requer comentários. Embora não seja possível documentar cada fato incluído no texto, este deve, contudo, conter um número suficiente de referências, para que possa constituir-se em fonte de novos estudos. Em certas instâncias, tive a preocupação de assinalar as idéias originais que levaram à incorporação de novos conhecimentos de cunho epidemiológico, além de referir muitas das contribuições subseqüentes que consolidaram os avanços da disciplina. Em outras, apresentei as indicações de obras que contêm referências sobre trabalhos em que o assunto é tratado com maior profundidade. Muitas citações referem-se a artigos de revisão ou relatos de pesquisas recentes, que permitem o retorno aos artigos originais e facilitam as pesquisas. Dei preferência à citação de trabalhos publicados em revistas de circulação periódica, de mais fácil encontro, em detrimento de teses, documentos mimeografados e outras publicações, de difícil localização. Procurei ilustrar a matéria com exemplos reais brasileiros, sem deixar de dar crédito às pesquisas e aos autores estrangeiros. Esse procedimento permite constatar a enorme quantidade de informação que já existe sobre a saúde, no Brasil.

Durante anos, registrei dados e referências de trabalhos, posteriormente aqui usados. Porém, o trabalho de escrever um livro não é o resultado do esforço isolado de um único indivíduo. Gostaria de agradecer a colaboração dos que me auxiliaram nesta empreitada, o que, na verdade, é tarefa impossível: somente uns poucos podem ser aqui lembrados. A fonte primária de meu interesse, em epidemiologia, foi lançada por Marcel Graffar, da Universidade Livre de Bruxelas. João Bosco R. Salomon, da Universidade de Brasília, transmitiu-me entusiasmo para permanecer no ramo — mesmo quando tudo parecia indicar o contrário. Com Mervyn Susser e Zena Stein, da Universidade de Colúmbia, que desempenharam papel essencial na minha formação, inteirei-me dos difíceis caminhos a dominar, para a sistematização do raciocínio causal. Na Universidade de Brasília, obtive a infra-estrutura para dedicar-me à tarefa de escrever este livro. Numerosas pessoas perderam muito do seu valioso tempo, na espinhosa tarefa de ler e comentar versões anteriores, entre as quais Hervaldo Sampaio Carvalho, João A. de Carvalho Neto, Leopoldo Luiz dos Santos Neto, Lídia Maria Pinto de Lima e Paulo Sérgio S. Beraldo. Agradeço, em especial, a Pedro Luiz Tauil, pelo apoio e a enorme colaboração em muitas passagens do livro, e a Orlando Ribeiro Gonçalves, que leu todos os capítulos, em mais de uma versão, e me apontou as numerosas falhas e inconsistências dos meus escritos e me fez ver formas mais precisas de dizer aquilo que eu queria dizer. José Cals Rocha desenhou as figuras, Paulo H. B. Leite fez as fotografias e Antonia Vieira dos Santos datilografou as muitas versões de cada capítulo, o que aliviou bastante as minhas tarefas do dia-a-dia.

Críticas e sugestões são bem-vindas. Permito-me, por fim, reproduzir, logo adiante, dois textos, com os quais muito me identifiquei durante o longo período dedicado a escrever este livro, do qual pelo menos valerá a boa intenção que o ditou.

Brasília, abril de 1995
Maurício Gomes Pereira

Ardua foi a empresa, audaz quem se abalançou a ella. (...) Mas, quem conhece as difficuldades com que se luta entre nós para se alcançar alguma cousa, quem está ao facto do estado da nossa sociedade, quem sabe, além disso, dos embaraços e difficuldades que ha de vencer na formação de um trabalho desse genero, mesmo em paizes mais bem montados, e nos quaes as questões desta ordem são estudadas com todo o cuidado e critério, não deixará sem dúvida de avaliar logo quantas faltas e defeitos se deverão encontrar nesta parte do nosso escripto, e com quantas difficuldades não lutámos, quanto tempo não gastámos para podermos conseguir fazer este trabalho, assim mesmo imperfeito como é.

José Pereira Rego, Barão do Lavradio, História e descrição da febre amarela epidêmica no Rio de Janeiro. Rio, Tipografia de F. de Paula Brito, 1851.

Se não houver frutos,
valeu a beleza das flores.
Se não houver flores,
valeu a sombra das folhas.
Se não houver folhas,
valeu a intenção da semente.

Henfil (1944-1988)

Conteúdo Resumido

PARTE 1 ASPECTOS GERAIS

1. Conceitos Básicos de Epidemiologia, 1
2. Usos da Epidemiologia, 17
3. Saúde e Doença, 30

PARTE 2 INDICADORES DE SAÚDE

4. Indicadores de Saúde, 49
5. Morbidade, 76
6. Mortalidade, 105
7. Fecundidade, 144
8. Transição Demográfica e Epidemiológica, 157

PARTE 3 EPIDEMIOLOGIA DESCRITIVA

9. Variáveis Relativas às Pessoas, 187
10. Variáveis Relativas ao Lugar, 218
11. Variáveis Relativas ao Tempo, 245

PARTE 4 METODOLOGIA

12. Métodos Empregados em Epidemiologia, 269
13. Estrutura, Vantagens e Limitações dos Principais Métodos, 289
14. Etapas de uma Investigação, 307
15. Validade de uma Investigação, 326
16. Seleção dos Participantes para Estudo, 337
17. Aferição dos Eventos, 358
18. O Controle de Variáveis, 377
19. Interpretação da Relação Causal, 398

PARTE 5 APLICAÇÕES

20. Doenças Infecciosas, 419
21. Vigilância Epidemiológica, 449
22. Doenças Não-Infecciosas, 483
23. Serviços de Saúde, 513
24. Qualidade dos Serviços de Saúde, 538

Glossário Geral de Termos, 561
Sugestões para Usar o Livro em Cursos de Epidemiologia, 568
Respostas dos Exercícios, 569
Índice Alfabético, 577

CONTEÚDO

PARTE 1 ASPECTOS GERAIS

1 CONCEITOS BÁSICOS DE EPIDEMIOLOGIA, 1

- I. Considerações gerais, 1
  - A. Áreas temáticas, 1
  - B. Definições da epidemiologia através do tempo, 3
  - C. Premissas básicas, 3
  - D. Métodos de investigação, 3
  - E. Corpo de conhecimentos, 4
  - F. Aplicações da epidemiologia, 5
  - G. Especificidade da epidemiologia, 5
  - H. Três aspectos da prática da epidemiologia, 5
- II. Perspectiva histórica, 7
  - A. Evolução da epidemiologia até o século XIX, 7
  - B. O século XIX, 7
  - C. A primeira metade do século XX, 10
  - D. A segunda metade do século XX, 12
  - E. Pilares da epidemiologia atual, 13
- III. Comentário final, 14
  - Questionário, 14
  - Leitura complementar, 14
  - Referências bibliográficas, 15

2 USOS DA EPIDEMIOLOGIA, 17

- I. Principais usos da epidemiologia, 17
  1. Diagnóstico da situação de saúde, 17
  2. Investigação etiológica, 18
  3. Determinação de riscos, 21
  4. Aprimoramento na descrição do quadro clínico, 22
  5. Determinação de prognósticos, 22
  6. Identificação de síndromes e classificação de doenças, 23
  7. Verificação do valor de procedimentos diagnósticos, 23
  8. Planejamento e organização de serviços, 24
  9. Avaliação das tecnologias, programas ou serviços, 24
  10. Análise crítica de trabalhos científicos, 25
- II. Principais usuários da epidemiologia, 26
  1. O sanitarista, 26
  2. O planejador, 27
  3. O epidemiologista-pesquisador (ou professor), 27
  4. O clínico, 27
- III. Comentário final, 28
  - Questionário, 28
  - Exercícios e leitura complementar, 28
  - Referências bibliográficas, 28

3 SAÚDE E DOENÇA, 30

- I. Conceitos de saúde e de doença, 30
- II. História natural da doença, 31
  - A. Padrões de progressão das doenças, 31
  - B. Duas concepções de história natural da doença, 31
  - C. Fases da história natural da doença, 32
  - D. Etiologia e prevenção, 34
- III. Classificação das medidas preventivas, 34
  - A. Medidas inespecíficas e específicas, 35
  - B. Prevenção primária, secundária e terciária, 35
  - C. Cinco níveis de prevenção, 35
  - D. Medidas universais, seletivas e individualizadas, 37
- IV. Modelos para representar fatores etiológicos, 37
  - A. Cadeia de eventos, 37
  - B. Modelos ecológicos, 38
  - C. Rede de causas, 42
  - D. Múltiplas causas — múltiplos efeitos, 43
  - E. Abordagem sistêmica da saúde, 43
  - F. Etiologia social da doença, 45
  - G. Vantagens e limitações dos modelos, 45
- V. Comentário final, 46
  - Questionário, 46
  - Exercícios e leitura complementar, 46
  - Glossário, 47
  - Referências bibliográficas, 47

PARTE 2 INDICADORES DE SAÚDE

4 INDICADORES DE SAÚDE, 49

- I. Considerações gerais, 49
  - A. Terminologia: indicador e índice, 49
  - B. Critérios para avaliação de indicadores, 50
- II. Expressão dos resultados, 51
  - A. Resultados expressos em freqüência absoluta, 51

B. Resultados expressos em freqüência relativa, 52
III. Principais indicadores de saúde, 54
   A. Mortalidade, 54
   B. Morbidade, 56
   C. Indicadores nutricionais, 59
   D. Indicadores demográficos, 59
   E. Indicadores sociais, 60
   F. Indicadores ambientais, 60
   G. Serviços de saúde, 60
   H. Indicadores positivos de saúde, 61
IV. Epidemiologia descritiva, 62
   A. Coeficientes gerais e específicos, 62
   B. Questões básicas de epidemiologia descritiva, 62
   C. Roteiro para estudos descritivos, 63
   D. Fontes de dados para estudos descritivos, 64
   E. Conceitos básicos adicionais, 66
V. Diagnóstico de saúde da comunidade, 68
   A. Diagnóstico e planejamento de saúde, 68
   B. Diagnóstico clínico e diagnóstico epidemiológico, 69
   C. Componentes de um diagnóstico coletivo de saúde, 70
   D. Indicadores para avaliação do programa "Saúde para Todos", 71
VI. Comentário final, 72
   Questionário, 73
   Exercícios e leitura complementar, 73
   Referências bibliográficas, 73

5 MORBIDADE, 76

I. Medidas de freqüência das doenças, 76
   A. Incidência e prevalência, 76
   B. Usos de incidência e prevalência, 78
   C. Tipos de incidência, 78
   D. Tipos de prevalência, 80
   E. Freqüência detectada, 81
II. Conceito de morbidade e fontes de dados para seu estudo, 81
   A. Diferentes dimensões da morbidade, 81
   B. Fontes de dados para o conhecimento da morbidade, 82
   C. Preparo científico de estatísticas, 83
III. Registros rotineiros de atendimentos, 83
   A. Prontuários, 83
   B. Notificação compulsória, 85
   C. Registros de doenças, 86
   D. Cruzamento de registros, 87
IV. Inquéritos de morbidade, 88
   A. Tipos de inquérito, 89
   B. Inquéritos por entrevistas e por exames, 89
   C. Inquéritos gerais de morbidade, 91
   D. Pesquisa Nacional por Amostras de Domicílio (PNAD), 92
   E. Inquéritos específicos de morbidade, 93
   F. Inquérito em duas etapas, 94
   G. Dificuldades na realização de inquéritos, 94
   H. Freqüência pontual e freqüência por intervalo, 96
V. Classificação da morbidade, 97
   A. Classificação Internacional de Doenças (CID), 97
   B. Classificação dos problemas de saúde para a atenção primária, 99
VI. Comentário final, 99
   Questionário, 99
   Exercícios e leitura complementar, 99
   Referências bibliográficas, 101

6 MORTALIDADE, 105

I. O sistema de estatísticas vitais, 105
II. Estatísticas de mortalidade, 106
   A. Principais usos das estatísticas de mortalidade, 106
   B. Síntese dos principais indicadores de mortalidade, 107
III. Funcionamento do sistema de informações de mortalidade, 110
   A. Declaração de óbito, 111
   B. Erros nas declarações de óbitos, 111
   C. Procedimentos legais para registro de óbitos no país, 115
   D. Divulgação de estatísticas vitais no Brasil, 116
IV. Avaliação do sistema de informações de mortalidade, 117
   A. Cobertura do sistema de informações de mortalidade, 117
   B. Qualidade das informações de mortalidade, 118
   C. Como melhorar as nossas estatísticas de mortalidade? 120
   D. Investigações sobre a mortalidade, 121
V. Principais indicadores, 124
   A. Mortalidade por idade, 124
   B. Mortalidade por causas, 130
   C. Razões de mortalidade, 134
   D. Esperança de vida (ou expectativa de vida), 135
VI. Comentário final, 137
   Questionário, 137
   Exercícios e leitura complementar, 137
   Glossário, 139
   Referências bibliográficas, 140

7 FECUNDIDADE, 144

I. Considerações gerais, 144
   A. Os termos "fertilidade" e "fecundidade", 144
   B. Fontes de dados para o estudo da fecundidade, 145

II. As taxas mais empregadas em demografia e saúde, 146
   A. Taxa bruta de natalidade, 146
   B. Taxa de fecundidade geral, 147
   C. Taxa de fecundidade específica, por idade, 147
   D. Taxa de fecundidade total (TFT), 147
   E. Taxa bruta de reprodução (TBR), 148
III. Determinantes da fecundidade de uma população, 149
IV. Registro de nascimentos, 149
   A. Procedimentos legais para registro de nascimentos, 150
   B. Modelo de declaração de nascido vivo, no Brasil, 150
   C. Avaliação do sistema de informações sobre nascimentos, no Brasil, 150
V. Sub-registro de nascimentos, 152
   A. Razões da existência de sub-registro de nascimentos, 152
   B. Repercussões do sub-registro de nascimentos, 152
   C. Estimativas do sub-registro de nascimentos, no Brasil, 152
   D. Sobre-registro de nascimentos, 153
VI. Problemas na preparação das estatísticas sobre nascimentos, 154
VII. Comentário final, 154
   Questionário, 155
   Exercícios e leitura complementar, 155
   Referências bibliográficas, 155

8 TRANSIÇÃO DEMOGRÁFICA E EPIDEMIOLÓGICA, 157

I. Dinâmica populacional, 158
   A. Recenseamentos demográficos, 158
   B. Precisão e uso das estatísticas de população, 159
   C. Projeções para o futuro, 159
   D. População mundial, 160
II. Teoria da transição demográfica, 161
   A. Considerações gerais, 161
   B. Fases da transição demográfica, 161
   C. Inter-relações entre transição demográfica e estrutura, por idade e sexo, da população, 162
   D. Teorias alternativas ou complementares, 165
   E. Síntese sobre a transição demográfica, 166
III. Teoria da transição epidemiológica, 166
   A. Considerações gerais, 166
   B. Algumas situações a destacar, 167
   C. Síntese sobre a transição epidemiológica, 168
IV. Situação da saúde no mundo atual, 169
   A. Classificação dos países, 169
   B. Situação de saúde, por categoria de país, 169
   C. Fatores responsabilizados pela melhoria da situação de saúde, 170
   D. As condições de saúde nos países do Primeiro Mundo, 170
   E. As condições de saúde nos países do Terceiro Mundo, 174
V. Situação de saúde no Brasil, 175
   A. Transição demográfica e epidemiológica no Brasil, 175
   B. Determinantes da queda da mortalidade no Brasil, 175
   C. Mortalidade por tuberculose no Rio de Janeiro, 178
VI. Morbidade após completada a transição demográfica, 178
   A. Previsão sobre os países do Terceiro Mundo, 179
   B. Previsão sobre os países do Primeiro Mundo, 179
VII. Tópicos adicionais sobre população, 181
   A. Fontes de informação demográfica sobre o Brasil, 181
   B. Estimativas populacionais, 181
VIII. Comentário final, 182
   Questionário, 182
   Exercícios e leitura complementar, 183
   Referências bibliográficas, 184

PARTE 3 EPIDEMIOLOGIA DESCRITIVA

9 VARIÁVEIS RELATIVAS ÀS PESSOAS, 187

I. Considerações gerais, 187
II. Sexo, 188
III. Idade, 190
IV. Grupo étnico, 192
V. Estado civil e família, 195
VI. Renda, 197
VII. Ocupação, 198
VIII. Instrução, 200
IX. Classe social, 201
X. Estilo de vida, 207
XI. Outras variáveis, 209
XII. Interpretação dos resultados, 209
   A. Conduta na interpretação dos resultados, 209
   B. Padronização de coeficientes, 211
XIII. Comentário final, 214
   Questionário, 215
   Exercícios, 215
   Referências bibliográficas, 215

10 VARIÁVEIS RELATIVAS AO LUGAR, 218

I. Considerações gerais, 218
    A. Usos, 218
    B. Fontes de dados e unidades de observação, 219
    C. Técnicas cartográficas, 220
    D. Sistemas de informação geográfica, 224

II. Principais tipos de comparação geográfica, 225
    A. Comparações internacionais, 225
    B. Comparações nacionais, 228
    C. Comparações de áreas urbanas e rurais, 230
    D. Comparações locais, 232

III. Mobilidade da população e saúde, 232
    A. Mobilidade da população e saúde no Brasil, 233
    B. Tipologia e determinantes das migrações, 233
    C. Urbanização, 235
    D. Migração estacional, 237
    E. Migração internacional, 237
    F. Focos naturais de infecção, 238
    G. Disseminação das doenças, 238

IV. Interpretação de variações geográficas, 239
    A. Conduta na interpretação dos resultados, 239
    B. Estudo especial de migrantes, 241

V. Comentário final, 242
    Questionário, 242
    Exercícios e leitura complementar, 242
    Referências bibliográficas, 242

11 VARIÁVEIS RELATIVAS AO TEMPO, 245

I. Séries temporais, 245
    A. Fontes de dados e unidades de tempo, 245
    B. Usos, 246
    C. Componentes de uma série temporal, 247

II. Tendência geral (histórica ou secular), 247
    A. Considerações gerais, 248
    B. Análise da tendência geral, 249

III. Variações cíclicas, 252
    A. Considerações gerais, 252
    B. Análise das variações cíclicas, 253

IV. Variações sazonais (ou estacionais), 254
    A. Considerações gerais, 254
    B. Análise das variações sazonais, 255

V. Variações irregulares, 258
    A. Considerações gerais, 258
    B. Análise das variações irregulares, 258
    C. Tipos de epidemia, 259
    D. Epidemias e período de incubação das doenças, 260
    E. Epidemias e tamanho da população, 260
    F. Conglomerado de casos de doenças não-infecciosas, 261

VI. Interpretação de variações temporais, 262
    A. Conduta na interpretação dos resultados, 262
    B. Coorte de nascimento, 263

VII. Comentário final, 264
    Questionário, 264
    Exercícios e leitura complementar, 265
    Referências bibliográficas, 266

PARTE 4 METODOLOGIA

12 MÉTODOS EMPREGADOS EM EPIDEMIOLOGIA, 269

I. Três enfoques para pesquisar um tema, 269
    1. Estudo de casos, 270
    2. Investigação experimental de laboratório, 270
    3. Pesquisa populacional, 271

II. Critérios para a classificação dos métodos empregados em epidemiologia, 271

III. Estudos descritivos, 271

IV. Estudos analíticos, 272
    A. Síntese dos principais tipos de estudo analítico, 272
        1. Estudo experimental, do tipo "ensaio clínico randomizado", 273
        2. Estudo de coorte, 273
        3. Estudo de caso-controle, 274
        4. Estudo transversal, 274
    B. Lógica da análise de dados em estudos analíticos, 275

V. Estudos ecológicos, 277

VI. Classificação prática de tipos de estudo, 278

VII. A diversificada terminologia concernente aos métodos, 278

VIII. Comentário final, 286
    Questionário, 286
    Exercícios, 287
    Referências bibliográficas, 288

13 ESTRUTURA, VANTAGENS E LIMITAÇÕES DOS PRINCIPAIS MÉTODOS, 289

I. Estudo experimental: o ensaio clínico randomizado, 289
    A. Delineamento de um ensaio clínico randomizado, 290
    B. Vantagens e limitações do ensaio clínico randomizado, 291

II. Estudo de coorte, 292
   A. Delineamento de um estudo de coorte, 292
   B. Vantagens e limitações do estudo de coorte, 293
   C. Modalidades de estudos de coorte, 293
   D. Comparação: ensaio clínico randomizado × estudo de coorte, 294
III. Estudo de caso-controle, 295
   A. Delineamento de um estudo de caso-controle, 295
   B. Vantagens e limitações do estudo de caso-controle, 296
   C. Comparação: estudo de coorte × estudo de caso-controle, 296
IV. Estudo transversal, 298
   A. Delineamento de um estudo transversal, 298
   B. Vantagens e limitações do estudo transversal, 298
   C. Comparação: estudo de caso-controle × estudo transversal, 300
V. Estudo ecológico, 300
   A. Delineamento, vantagens e limitações de um estudo ecológico, 300
   B. Modalidades de correlação ecológica, 301
   C. Estudo ecológico randomizado, 302
VI. Comentário final, 304
   Questionário, 304
   Exercícios e leitura complementar, 304
   Referências bibliográficas, 305

14 ETAPAS DE UMA INVESTIGAÇÃO, 307

I. Primeira etapa: delimitação do tema, 308
   A. Considerações gerais, 308
   B. Ilustração de delimitação do tema, 309
II. Segunda etapa: formulação da hipótese, 309
   A. Significado da hipótese em uma investigação, 309
   B. Indícios da existência de associação de eventos, 310
   C. Elementos de uma hipótese, 312
   D. Ilustração de formulação da hipótese, 313
III. Terceira etapa: verificação da hipótese, 313
   A. Ilustração de verificação da hipótese, 313
   B. Planejamento da verificação da hipótese, 315
      1. Escolha do método, 315
      2. Ética, 317
      3. Comprovação da exposição e adesão às prescrições, 318
      4. Contaminação e co-intervenção, 319
      5. Avaliação cega e uso de placebos, 319
      6. Conclusões de uma investigação, 320
IV. Apresentação dos resultados de uma investigação, 321
   A. Seqüência de apresentação dos temas, 321
   B. Sumário de artigo científico, 321
   C. Avaliação crítica de artigo científico, 323
V. Comentário final, 323
   Questionário, 323
   Exercícios e leitura complementar, 323
   Referências bibliográficas, 324

15 VALIDADE DE UMA INVESTIGAÇÃO, 326

I. Introdução, 326
II. Tipos de validade, 326
   A. Validade interna, 327
   B. Validade externa, 327
III. Viés metodológico, 328
   A. Conceito de viés, 328
   B. Classificação dos vieses, 328
   C. Controle de erros metodológicos, 329
   D. Conduta na interpretação dos resultados de uma investigação, 330
IV. Avaliação estatística dos resultados de uma investigação, 330
   A. Regressão em direção à média, 330
   B. Múltiplos desfechos clínicos, 331
   C. Análise de subgrupos, 332
   D. Testes estatísticos, 332
V. Comentário final, 335
   Questionário, 335
   Exercícios, 335
   Referências bibliográficas, 336

16 SELEÇÃO DOS PARTICIPANTES PARA ESTUDO, 337

I. Viés de seleção, 337
   A. Indícios para suspeitar da presença do viés de seleção, 338
   B. Modalidades de viés de seleção, 338
   C. Conduta frente ao viés de seleção, 339
   D. Causalidade e viés de seleção, 340
II. O uso de amostras para conhecer a população, 340
   A. Censo × amostragem, 341
   B. Amostras de conveniência, 341
   C. Amostras aleatórias, 343
   D. Fontes de erro nas pesquisas por amostragem, 343
III. Modo de escolha de amostras aleatórias, 344
   A. Quatro tipos básicos de amostras, 344
   B. Amostragem em estágios, 346
   C. Seleção do método em função do marco de amostragem, 346
IV. Perdas na amostra original, 346
   A. Quantidade de perdas aceitáveis, 347
   B. "Qualidade" das perdas: verificação da representatividade da amostra, 347
V. Tamanho da amostra, 348

A. Considerações gerais sobre o tamanho da amostra, 348
B. Precisão das estimativas amostrais, 350
C. Tamanho da amostra para estudos descritivos, 350
D. Tamanho da amostra para estudos comparativos, 352
VI. Comentário final, 355
Questionário, 355
Exercícios, 355
Referências bibliográficas, 356

17 AFERIÇÃO DOS EVENTOS, 358

I. Viés de aferição, 358
A. Indícios para suspeitar da presença de um viés de aferição, 358
B. Tipos de viés de aferição, 359
C. Causalidade × viés de aferição, 360
II. Erros de mensuração, 360
A. Característica a ser medida e erro de mensuração, 360
B. Classificação dos erros metodológicos, 360
C. Etiologia dos erros de mensuração, 361
D. Conduta para evitar ou minimizar erros de mensuração, 361
III. Reprodutibilidade e validade, 363
A. Definição dos termos, 363
B. Relação entre reprodutibilidade e validade, 363
C. Necessidade de estimativas de reprodutibilidade e validade, 363
IV. Reprodutibilidade de um teste diagnóstico, 364
A. Considerações gerais, 364
B. Estimativa de reprodutibilidade, 364
V. Validade de um teste diagnóstico, 367
A. Tipos de validade, 368
B. Estimativa da validade em relação a um padrão, 369
VI. Comentário final, 373
Questionário, 374
Exercícios e leitura complementar, 374
Referências bibliográficas, 375

18 O CONTROLE DE VARIÁVEIS, 377

I. Viés de confundimento (ou de confusão de variáveis), 377
A. Terminologia, 377
B. Indícios para suspeitar da presença do viés de confundimento, 378
C. Causalidade e viés de confundimento, 379
II. Variável de confundimento, 379
A. Características da variável de confundimento, 379
B. Conduta para lidar com a variável de confundimento, 380

III. Interação de variáveis (ou modificação do efeito), 381
A. Independência × interação de fatores, 381
B. Efeitos sinérgicos × antagônicos, 381
C. Conduta para lidar com a interação, 382
IV. Técnicas para neutralizar o confundimento, 382
A. Restrição de categorias, 382
B. Randomização, 382
C. Grupo-controle, 386
D. Emparelhamento de fatores, 388
E. Estratificação, 390
F. Controle estatístico na fase de análise dos dados, 391
V. Análise multivariada, 392
A. Considerações gerais, 392
B. Posição das variáveis independentes no modelo causal, 393
C. Variável dependente quantitativa, 394
D. Variável dependente qualitativa, 394
VI. Comentário final, 395
Questionário, 395
Exercícios, 396
Referências bibliográficas, 396

19 INTERPRETAÇÃO DA RELAÇÃO CAUSAL, 398

I. Considerações gerais, 398
A. Causalidade, 398
B. Classificação das causas, 399
II. Associação e causalidade, 400
A. Tipos de associação de eventos, 400
B. Determinação da causalidade, 401
C. Etapas na elucidação da relação causal, 401
D. Elos intermediários entre causa e efeito, 402
E. Esquema para a interpretação de relação causal, 403
III. A questão do método, 403
A. Relatividade das situações, 404
B. Ensaio randomizado: o melhor método, 404
C. Alternativas para o ensaio randomizado, 404
D. Ordem hierárquica dos métodos, 404
IV. A questão dos critérios de julgamento causal, 405
A. Histórico sobre a interpretação de uma relação causal, 406
B. Critérios para julgar causalidade, 406
1. Seqüência cronológica, 406
2. Força da associação, 407
3. Relação dose-resposta, 409
4. Consistência da associação, 409
5. Plausibilidade da associação, 409
6. Analogia com outras associações, 409
7. Especificidade da associação, 409
C. Síntese sobre o esquema de interpretação causal, 410

V. Medidas de risco, 410
   A. Risco absoluto (incidência), 410
   B. Risco relativo e *odds ratio,* 411
   C. Risco atribuível, 412
   D. Risco atribuível populacional, 412
   E. Uso das medidas de risco, 413
   F. Interpretação de dados populacionais e individuais, 413
VI. Comentário final, 414
   Questionário, 414
   Exercícios e leitura complementar, 414
   Referências bibliográficas, 416

PARTE 5 APLICAÇÕES

20 DOENÇAS INFECCIOSAS, 419

I. Considerações gerais, 419
   A. Progressos alcançados e situação atual, 419
   B. Terminologia, 420
   C. Etiologia, 421
   D. Curso da doença no organismo humano, 425
II. Medidas de prevenção e controle, 426
   A. Medidas gerais, 426
   B. Medidas específicas, 426
III. Quantificação do problema das doenças infecciosas na coletividade, 427
   A. Mortalidade por doenças infecciosas, 427
   B. Morbidade por doenças infecciosas, 428
IV. Estudos analíticos de observação, 433
   A. Estudos de coorte, 434
   B. Estudos de caso-controle, 434
V. Estudos de intervenção, 435
   A. Estudos randomizados, 435
   B. Estudos não-randomizados, 437
   C. Avaliação de programas de controle, 439
VI. Comentário final, 442
   Questionário, 442
   Exercícios e leitura complementar, 442
   Glossário de doenças infecciosas, 443
   Referências bibliográficas, 445

21 VIGILÂNCIA EPIDEMIOLÓGICA, 449

I. Considerações gerais, 449
   A. Conceito de vigilância epidemiológica, 450
   B. Objetivos da vigilância epidemiológica, 450
   C. Atividades da vigilância epidemiológica, 450
II. Principais fontes de dados, 451
III. Investigações epidemiológicas, 455
   A. Situações que justificam investigação epidemiológica, 455
   B. Investigação de casos, 456
   C. Elucidação de epidemias, 456
   D. Investigação através de série de casos, 458
   E. Investigação através de estudo de caso-controle, 460
   F. Investigação através de estudo de coorte, 461
IV. Sistema Nacional de Vigilância Epidemiológica, 462
   A. Níveis hierárquicos, 462
   B. A real morbidade e o quadro produzido pelas notificações, 463
   C. Razões para a subnotificação, 465
   D. Elementos para a avaliação do sistema, 466
   E. Divulgação das informações, 466
   F. Crítica ao atual sistema de vigilância, 467
V. Tópicos adicionais, 469
   A. Esquemas especiais de vigilância epidemiológica, 469
   B. Programas horizontais e verticais, 471
   C. Fases de um programa, 473
   D. Grupos de agravos à saúde e seu controle, 474
   E. Estimativa da cobertura dos serviços, 475
   F. Controle e erradicação de doenças, 476
VI. Comentário final, 478
   Questionário, 478
   Exercícios e leitura complementar, 478
   Referências bibliográficas, 479

22 DOENÇAS NÃO-INFECCIOSAS, 483

I. Considerações gerais, 483
   A. Terminologia, 483
   B. Etiologia, 484
   C. Curso da doença, 486
II. Medidas de prevenção e controle, 486
   A. Prevenção primária, 486
   B. Prevenção secundária, 490
III. Quantificação do problema na coletividade, 491
   A. Mortalidade, 491
   B. Morbidade, 494
   C. Vigilância epidemiológica, 497
   D. Estimativas e extrapolação de informações, 498
IV. Estudos analíticos de observação, 499
   A. Estudo de caso-controle, 500
   B. Estudo de coorte, 502
V. Estudos de intervenção, 505
   A. Ensaio clínico randomizado, 505
   B. Estudo clínico não-randomizado, 507
VI. Comentário final, 509
   Questionário, 509
   Exercícios e leitura complementar, 509
   Referências bibliográficas, 510

23 SERVIÇOS DE SAÚDE, 513

I. Marco de referência para estudo do tema, 513
II. Oferta de serviços de saúde, 515
    A. Sistemas de saúde, 515
    B. Forças no setor saúde, 516
    C. Lei do mercado, 516
    D. Organização da oferta, 517
III. Tecnologia para a saúde, 519
    A. Classificação das tecnologias, 519
    B. Assistência à saúde e tecnologia, 520
IV. Eqüidade e acesso aos serviços, 522
    A. Eqüidade, 522
    B. Acesso, 522
V. Necessidades de saúde, demanda e utilização de serviços, 523
    A. Necessidades de saúde, 523
    B. Demanda, 524
    C. Relações entre necessidades, demanda e oferta de serviços, 525
    D. Utilização de serviços de saúde, 527
VI. Aplicação dos conceitos, 529
    A. Clientela do médico geral, 529
    B. Unidade sanitária e sua área de influência, 530
    C. Atuação comunitária do agente de saúde, 531
    D. Enfoque de risco, 532
    E. Epidemiologia hospitalar, 533
VII. Comentário final, 534
    Questionário, 534
    Exercícios e leitura complementar, 534
    Referências bibliográficas, 535

24 QUALIDADE DOS SERVIÇOS DE SAÚDE, 538

I. Considerações gerais, 538
    A. Conceito de qualidade, 538
    B. Quadro referencial para estudo da qualidade, 539
II. Avaliação da estrutura, 540
    A. Classificação dos recursos, 540
    B. Vantagens e limitações da avaliação da estrutura, 543
III. Avaliação do processo, 543
    A. Nível individual: auditorias e comissões, 544
    B. Nível coletivo: indicadores de processo, 546
    C. Vantagens e limitações da avaliação de processo, 547
IV. Avaliação dos resultados, 548
    A. Satisfação do usuário, 548
    B. Indicadores de saúde, 549
    C. Vantagens e limitações da avaliação de resultados, 550
V. Eficácia, efetividade e eficiência, 551
    A. Eficácia, 551
    B. Efetividade, 552
    C. Eficiência, 553
    D. Aplicação dos conceitos de eficácia, efetividade e eficiência, 553
VI. Pesquisas em serviços de saúde, 554
    A. Métodos epidemiológicos utilizados em avaliação de serviços, 554
    B. Incorporação dos resultados das pesquisas, 557
VII. Comentário final, 557
    Questionário, 558
    Exercícios, 558
    Referências bibliográficas, 558

GLOSSÁRIO GERAL DE TERMOS, 561

SUGESTÕES PARA USAR O LIVRO EM CURSOS DE EPIDEMIOLOGIA, 568

RESPOSTAS DOS EXERCÍCIOS, 569

ÍNDICE ALFABÉTICO, 577

EPIDEMIOLOGIA

TEORIA E PRÁTICA

Capítulo 1

CONCEITOS BÁSICOS DE EPIDEMIOLOGIA

I. Considerações gerais, 1
  A. Áreas temáticas, 1
  B. Definições da epidemiologia através do tempo, 3
  C. Premissas básicas, 3
  D. Métodos de investigação, 3
  E. Corpo de conhecimentos, 4
  F. Aplicações da epidemiologia, 5
  G. Especificidade da epidemiologia, 5
  H. Três aspectos da prática da epidemiologia, 5

II. Perspectiva histórica, 7
  A. Evolução da epidemiologia até o século XIX, 7
  B. O século XIX, 7
  C. A primeira metade do século XX, 10
  D. A segunda metade do século XX, 12
  E. Pilares da epidemiologia atual, 13

III. Comentário final, 14
  Questionário, 14
  Leitura complementar, 15
  Referências bibliográficas, 15

O capítulo tem por objetivos apresentar uma visão geral da epidemiologia e familiarizar o leitor com os respectivos conceitos e temas básicos, que serão expandidos posteriormente. Parte substancial da matéria é abordada sob perspectiva histórica, realçando a evolução, a utilização atual e a posição de grande abrangência alcançada pela epidemiologia moderna.

I. CONSIDERAÇÕES GERAIS

Os temas tratados na epidemiologia não são novos; relativamente nova é a disciplina acadêmica que atende por este nome. Em que pese ser "epidemia" um termo antigo, aparecendo nos escritos desde os tempos da Grécia clássica, a referência mais remota à palavra "epidemiologia" é de um texto espanhol sobre a peste, do século XVI.[1] Há registro, também, de uma Sociedade de Epidemiologia, fundada em Londres, em 1850. A partir desta época, aproximadamente, as investigações etiológicas sobre as doenças transmissíveis tomaram grande impulso e geraram um vasto conhecimento científico, que passou a constar de capítulos, nos livros de higiene, com a denominação de "epidemiologia". O status de disciplina científica, porém, só foi alcançado na metade do século XX, data do aparecimento dos primeiros livros-texto, detalhando conceitos e métodos, exclusivamente dedicados ao assunto.[2]

Etimologicamente, "epidemiologia" (epi = sobre; demo = população; logos = tratado) significa o estudo do que afeta a população. O conceito original de epidemiologia, que se restringia ao estudo de epidemias de doenças transmissíveis, prevaleceu por longo tempo. Recentemente, como veremos, o conceito evoluiu de modo a abranger praticamente todos os eventos relacionados com a saúde das populações.

A. ÁREAS TEMÁTICAS

Como era de esperar, na evolução de uma disciplina que se tornou muito abrangente, o campo da epidemiologia apresenta hoje várias subdivisões, por área de conhecimento, as quais foram surgindo, à medida que os problemas tornaram-se prioritários.

1. AS DOENÇAS INFECCIOSAS E AS ENFERMIDADES CARENCIAIS

No passado, o alvo da epidemiologia era representado pelas doenças que se apresentavam sob a forma de epidemias bem evidentes, tais como as de cólera, peste, tifo, varíola e febre amarela — afecções de evolução aguda e que sempre alarmaram a população e as autoridades. No entanto, para possibilitar a detecção precoce de epidemias, ficou logo evidente a conveniência do estudo da doença em seus períodos interepidêmicos, pois a epidemia é apenas uma fase na evolução do processo mórbido, na coletividade. Por isto, os estudiosos passaram a vigiar, de maneira contínua, a ocorrência e a distribuição das doenças agudas, na população. A busca de agentes biológicos específicos para cada doença tornou-se o objetivo central das pesquisas etiológicas.

O sucesso alcançado com a aplicação de semelhante abordagem, na investigação das doenças infecciosas de evolução aguda, concorreu para estendê-la ao estudo das doenças infecciosas de evolução crônica, de que é exemplo a tuberculose. Outras afecções, cujo comportamento assemelhava-se ao das doenças de natureza transmissível, como as nutricionais — em especial, a pelagra e o beribéri —, passaram, também, a ser pesquisadas da mesma maneira.

2. AS DOENÇAS CRÔNICO-DEGENERATIVAS E OS OUTROS DANOS À SAÚDE

A diminuição da mortalidade por doenças infecciosas e carenciais, o envelhecimento progressivo da população e a mudança no perfil de morbidade, fatos que ocorreram primeiramente em países hoje considerados mais desenvolvidos, levaram a que o campo de aplicação da epidemiologia fosse ainda mais ampliado, passando a compreender as doenças crônicas do tipo degenerativo, as anomalias congênitas e muitos outros eventos, como os acidentes e os envenenamentos, que não são doenças, mas que justificam uma abordagem semelhante. Daí, é costume dizer-se que o objeto da epidemiologia é representado por qualquer dano ou agravo à saúde estudado em termos de população.

Ao contrário das doenças infecciosas, não há um agente etiológico conhecido para a maioria das enfermidades crônico-degenerativas. A ausência de agentes ou fatores específicos para cada doença torna o diagnóstico mais difícil e, conseqüentemente, também é complexa a separação entre pessoas doentes e não-doentes. As investigações etiológicas sobre os agravos à saúde de natureza não-infecciosa foram, então, dirigidas para o estudo de condições presentes em fase anterior ao aparecimento de alterações clínicas ou anatomopatológicas, especialmente os fatores de risco e os estados fisiológicos. Como conseqüência desta expansão, os conceitos e métodos da epidemiologia, hoje em dia, estão sendo aplicados a qualquer evento relacionado com a saúde da população — e não especificamente a doenças. São exemplos a investigação epidemiológica sobre o hábito de fumar, o peso ao nascer, os níveis de glicemia de uma população, a fadiga profissional, a violência urbana e o consumo de drogas, ao lado das pesquisas mais tradicionais de morbidade e mortalidade.

3. OS SERVIÇOS DE SAÚDE

A assistência aos doentes e as práticas preventivas representam fatores que intervêm na distribuição e na ocorrência das doenças. Conseqüentemente, os serviços de saúde também passaram a ser abordados, mediante a utilização do quadro referencial da epidemiologia. Os estudos epidemiológicos sobre serviços de saúde são realizados com objetivos diversos, entre os quais os de conhecer a situação — por exemplo, a cobertura populacional ou a qualidade do atendimento, com o intuito de identificar problemas, assim como investigar as suas causas, propor soluções compatíveis e avaliá-las com os métodos usados em epidemiologia.

Em síntese, a evolução aqui traçada indica que a epidemiologia foi primeiro utilizada no estudo das doenças infecciosas e carenciais, e, depois, nas não-infecciosas. Neste segundo grupo, há um amplo número de subdivisões, de que são exemplos a epidemiologia cardiovascular e a do câncer. Para poder intervir neste grupo de afecções, houve necessidade de um melhor conhecimento dos agentes etiológicos e dos fatores de risco. Esforços recentes expandiram o emprego da disciplina nos serviços de saúde. Ao final deste livro, o leitor encontrará capítulos sobre as doenças infecciosas, as não-infecciosas e os serviços de saúde, forma esta muito comum de dividir o tema e até de classificar os epidemiologistas.

- **Outras subdivisões da epidemiologia**

Com a ampliação, a diversificação e o aprofundamento do campo de estudo da disciplina, surgiram, também, outras divisões das áreas temáticas da epidemiologia. Algumas tomam por base, como critério classificatório, grupos de possíveis causas — falando-se, então, em epidemiologia ambiental e ocupacional. Outras fundamentam-se nos grupos de risco (de crianças, de adolescentes, de idosos etc.), nos locais onde a epidemiologia é praticada (comunitária e hospitalar) ou utilizam outros critérios — gerando, então, denominações como epidemiologia social, clínica, nutricional, farmacológica, molecular, comportamental etc.

- **Exemplo: temas do congresso de epidemiologia no Brasil, realizado em 1990**

O Quadro 1.1 mostra uma classificação, segundo áreas temáticas, dos trabalhos apresentados no Primeiro Congresso Brasileiro de Epidemiologia, realizado em Campinas. A predominância das doenças transmissíveis, no conjunto da produção científica, pode estar refletindo a maior disponibilidade de informações sobre estas condições e, também, a importância que as mesmas assumiram no perfil epidemiológico da nossa população.[3] Nos países do Primeiro Mundo, predominam, dentre os temas listados na citada tabela, as pesquisas sobre doenças crônicas e saúde mental — além da SIDA (AIDS): os motivos desta primazia relacionam-se, provavelmente, à importância de que se revestem estes problemas na nosologia local.

Quadro 1.1 Trabalhos apresentados no Primeiro Congresso Brasileiro de Epidemiologia, classificados por tema: Campinas, 1990

Temas	Número	%
Temas específicos *	308	79,8
Atividades de infra-estrutura	49	12,7
Políticas e organização de serviços	16	4,1
Fundamentos teóricos	13	3,4
Total geral	386	100,0

* Classificação dos temas específicos

Doenças transmissíveis	103	26,7
Serviços de saúde	49	12,7
Saúde da mulher e da criança	47	12,2
Saúde do trabalhador	27	7,2
Doenças crônicas	22	5,7
Saúde mental	15	3,8
Epidemiologia social	14	3,6
Nutrição	9	2,3
Saúde ambiental	8	2,1
Outros	14	3,6
Total dos temas específicos	308	79,8

Fonte: Anais do Primeiro Congresso Brasileiro de Epidemiologia, ABRASCO 1991:20 (Quadro adaptado)[3].

B. DEFINIÇÕES DA EPIDEMIOLOGIA ATRAVÉS DO TEMPO

A ampliação do campo de aplicação da epidemiologia, esboçada nos parágrafos anteriores, fez com que muitas definições surgissem, na tentativa de expressar, com maior precisão, a nova realidade. Como conseqüência, pode-se encontrar, hoje em dia, dezenas delas na literatura especializada, o que, embora refletindo a evolução da disciplina, também significa que nenhuma é aceita por unanimidade.

As definições mais antigas estão limitadas à preocupação exclusiva com as doenças transmissíveis, pelo que afirmam tratar-se de ciência ou doutrina médica da epidemia, ou de disciplina dedicada à investigação das causas e ao controle de epidemias. Já as recentes incluem, também, as doenças não-infecciosas, outros problemas de saúde e até os estados pré-patológicos e fisiológicos. Vejamos algumas definições:

- "A epidemiologia é o campo da ciência médica preocupado com o inter-relacionamento de vários fatores e condições que determinam a freqüência e a distribuição de um processo infeccioso, uma doença ou um estado fisiológico em uma comunidade humana."[4]
- "A epidemiologia é um campo da ciência que trata dos vários fatores e condições que determinam a ocorrência e a distribuição de saúde, doença, defeito, incapacidade e morte entre os grupos de indivíduos."[5]
- "A epidemiologia ocupa-se das circunstâncias em que as doenças ocorrem e nas quais elas tendem ou não a florescer ... Estas circunstâncias podem ser microbiológicas ou toxicológicas; podem estar baseadas em fatores genéticos, sociais ou ambientais. Mesmo os fatores religiosos ou políticos devem ser considerados, desde que se note que têm alguma influência sobre a prevalência da doença. É uma técnica para explorar a ecologia da doença humana."[6]
- "A epidemiologia é o estudo da distribuição e dos determinantes da freqüência de doenças no homem."[7]
- "A epidemiologia é o estudo da distribuição e dos determinantes da saúde em populações humanas."[8]
- "A epidemiologia é uma maneira de aprender a fazer perguntas e a colher respostas que levam a novas perguntas... empregada no estudo da saúde e doença das populações. É a ciência básica da medicina preventiva e comunitária, sendo aplicada a uma variedade de problemas, tanto de serviços de saúde como de saúde."[9]

Vinte e três definições de epidemiologia, encontradas na literatura anglo-saxônica, referentes ao período 1927-1976, foram compiladas por um epidemiologista[10] que, ao final, apresenta uma outra definição, de sua autoria. Em resposta, outros estudiosos do assunto apresentaram, em números subseqüentes da mesma revista científica, as suas versões sobre a conceituação da epidemiologia.[11-14] Contou-se o número de vezes em que certas palavras-chaves apareciam nas 23 definições.[14] Eis algumas freqüências encontradas: doença (21 vezes em 23), população, comunidade ou grupo (17 vezes em 23), distribuição (nove vezes em 23), etiologia (causa, fator ou determinante) ou ecologia (oito vezes em 23) e prevenção ou controle (três vezes em 23).

Diante do exposto, compreende-se que, embora não haja consenso em sua definição, a epidemiologia é entendida, em sentido amplo, como o estudo do comportamento coletivo da saúde e da doença. No intuito de alcançar melhor nível de explicação, pode-se conceituá-la da maneira expressa no Quadro 1.2.

C. PREMISSAS BÁSICAS

Um dos princípios básicos da epidemiologia é o de que os agravos à saúde não ocorrem, ao acaso, na população. A partir deste princípio, dois corolários se aplicam:

- a distribuição desigual dos agravos à saúde é produto da ação de fatores que se distribuem desigualmente na população; a elucidação destes fatores, responsáveis pela distribuição das doenças, é uma das preocupações constantes da epidemiologia;
- o conhecimento dos fatores determinantes das doenças permite a aplicação de medidas, preventivas e curativas, direcionadas a alvos específicos, cientificamente identificados, o que resulta em aumento da eficácia das intervenções.

O detalhamento destes corolários costuma ser feito sob diferentes ópticas, segundo a visão de seus formuladores, gerando teorias e modelos com os quais se tenta apreender a realidade, com maior precisão. No Cap. 3, alguns destes modelos serão apresentados.

D. MÉTODOS DE INVESTIGAÇÃO

A sistemática predominante de raciocínio, em epidemiologia, é própria da lógica indutiva, mediante a qual, partindo-se de um certo número de dados, estabelece-se uma proposição mais geral. Por exemplo, a partir da observação de alguns pacientes, portadores de uma mesma doença, é possível inferir a epidemiologia desta doença.

Os métodos utilizados na epidemiologia são encontrados em outras áreas do conhecimento, embora seja freqüente a referência a "métodos da epidemiologia" ou "métodos epidemiológicos". Eles devem ser entendidos como um certo número de estratégias adaptadas para aplicação a situações próprias do estudo da saúde da população, que também são utilizadas, de maneira mais ampla, na metodologia científica que rege todas as ciências.

Classificar os principais métodos ou tipos de estudo é uma tarefa aparentemente simples, mas que, na realidade, está repleta de dificuldades, em face da diversidade de critérios passíveis de serem usados, o que gera certa confusão semântica. A classificação dos estudos em descritivos e analíticos, e em experimentais e não-experimentais (ou de observação) é extensamente empregada.

1. ESTUDOS DESCRITIVOS E ANALÍTICOS

A classificação das investigações em descritivas e analíticas é feita em função de seus objetivos, como será ilustrado a seguir. Embora estes objetivos não sejam, em muitas investigações, facilmente separáveis, pois seus limites nem sempre são nítidos, o que torna esta classificação passível de crítica, ela é muito usada e útil, em termos didáticos.

Quadro 1.2 Definição de epidemiologia

Ramo das ciências da saúde que estuda, na população, a ocorrência, a distribuição e os fatores determinantes dos eventos relacionados com a saúde

- **Estudos descritivos**

Os estudos descritivos informam sobre a freqüência e a distribuição de um evento. Como o próprio nome indica, têm o objetivo de descrever, "epidemiologicamente" como se diz, os dados colhidos na população. Estes, em geral, referem-se à mortalidade e à morbidade, e são organizados de maneira a mostrar as variações com que os óbitos e as doenças se encontram no seio da própria população (por exemplo, entre faixas etárias) ou entre regiões e épocas distintas. Por vezes, a descrição tem como foco outros eventos — caso dos fatores de risco e das características da população. Os Caps. de 4 a 11 trazem numerosos subsídios para a descrição de eventos, na coletividade.

- **Estudos analíticos**

Os estudos analíticos têm o objetivo de investigar em profundidade a associação entre dois eventos, no intuito de estabelecer explicações para uma eventual relação observada entre eles. Por exemplo, em pesquisa sobre a associação entre colesterol sérico e coronariopatia, tenta-se verificar se os níveis altos ou baixos desta substância acarretam, consistentemente, riscos diferenciados de ocorrência daquele tipo de doença cardiovascular. Os dois eventos focalizados são, respectivamente, uma suposta causa (o nível de colesterol) e um dos seus efeitos (a coronariopatia). Se os riscos são consistentemente elevados para segmentos populacionais com altos níveis de colesterol, tem-se uma forte evidência da "relação causal" entre colesterol sérico e coronariopatias.

Na interpretação da relação entre dois eventos existem muitas armadilhas a serem evitadas. Numerosos fatores, fora o nível de colesterol sérico elevado, podem estar contribuindo para a ocorrência da coronariopatia — caso do hábito de fumar e da hipertensão arterial. Muitos destes fatores — comumente designados como variáveis "externas" ou "extrínsecas" — têm de ser neutralizados, de modo que não venham a confundir a interpretação da relação entre os dois eventos principais investigados. Os Caps. 12 e seguintes tratam, em profundidade, dos estudos analíticos.

2. ESTUDOS EXPERIMENTAIS E NÃO-EXPERIMENTAIS

Numerosos fatores e condições são considerados capazes de favorecer a eclosão de doenças ou a manutenção da saúde. São exemplos típicos uma característica ou atributo das pessoas (hábitos), um fator ambiental (poluição atmosférica), uma prática preventiva (vacina) ou uma intervenção curativa (conduta médica). Tais fatores e condições podem ser objeto de verificação quanto à sua real influência, por meio de estudos epidemiológicos. Essa ampla gama de situações, a esclarecer, faz com que seja conveniente a adoção de uma outra forma de classificação, segundo sua investigação seja feita de maneira artificial (estudos experimentais) ou natural (estudos não-experimentais).

- **Estudos experimentais**

É possível, ao investigador, produzir uma situação artificial para pesquisar o seu tema, o que caracteriza os estudos experimentais, por vezes ditos "de intervenção". Serve de ilustração a verificação do efeito das vacinas. A eficácia de medicamentos, cirurgias, condutas médicas, exames periódicos, conselhos profissionais, programas de saúde e uma infinidade de outras formas de intervenção no processo da doença podem ser avaliados de maneira idêntica à das vacinas. A grande vantagem dos estudos experimentais é a possibilidade de melhor neutralizar as variáveis extrínsecas.

Não há limites à criação de situações artificiais para investigação, a não ser as ditadas por condicionantes práticos ou preceitos éticos. A etiologia das doenças, por exemplo, é dificilmente pesquisada de maneira experimental. É impossível fazer com que algumas pessoas jovens e sadias, por exemplo, limitem suas atividades físicas e outras não, durante anos, com o intuito de verificar a relação entre sedentarismo e saúde. Por outro lado, é antiético provocar a doença, em seres humanos, a fim de estudá-la cientificamente. Por estas limitações, os estudos não-experimentais, vistos a seguir, ocupam posição de destaque como método de investigação.

- **Estudos não-experimentais**

Os estudos não-experimentais, ou "de observação", são largamente majoritários na área de saúde. Eles referem-se à pesquisa de situações que ocorrem naturalmente. Neles, como indica sua própria denominação, o pesquisador apenas observa as pessoas ou grupos e compara as suas características. O investigador não cria a situação, como nos estudos experimentais, somente colhe e organiza os dados respectivos, para que possa investigá-la. Serve de exemplo o estudo comparativo da incidência de cardiopatias, em indivíduos vegetarianos e não-vegetarianos.

3. OUTRAS CLASSIFICAÇÕES

Há muitos outros critérios de classificação de métodos de estudo, o que resulta em uma terminologia diversificada. Cabe citar, como ilustração, as investigações longitudinais e transversais, as prospectivas e as retrospectivas, os estudos controlados e os não-controlados, e os de coorte e de caso-controle.

Na investigação de um tema, empregam-se as diversas modalidades de estudo, passíveis de utilização, na busca da melhor forma de produzir informações inequívocas e evidências mais consistentes, sobre o assunto. O método ideal de investigação será aquele que, aplicado a uma dada situação, levando-se em conta condicionantes éticos e práticos, melhor controle as circunstâncias e fatores que dificultam a interpretação dos resultados. Por isto, em algumas situações, o investigador restringe-se a estudos de observação e, em outras, não resume suas atividades à mera observação dos fatos, mas intervém de maneira que produza uma condição especial, artificial, onde haja maior controle sobre as condições de observação.

E. CORPO DE CONHECIMENTOS

Todo agravo à saúde tem sua "epidemiologia". Os comentários já apresentados nos tópicos precedentes fornecem uma idéia dos numerosos detalhes, aspectos, informações e formas de abordagem que a epidemiologia pode fornecer sobre doenças e outros agravos à saúde e que, em conjunto, constituem o "corpo de conhecimento" disponível sobre um dado tema. São questões que dizem respeito, no que tange a doenças infecciosas e parasitárias, a aspectos concernentes, por exemplo, ao agente etiológico, ao reservatório, aos modos de transmissão, ao período de incubação e de transmissibilidade, à distribuição da doença e aos fatores de risco.

Quadro 1.3 Aplicações da epidemiologia

Descrever as condições de saúde da população
Investigar os fatores determinantes da situação de saúde
Avaliar o impacto das ações para alterar a situação de saúde

O corpo de conhecimentos figura, também, com maior ou menor detalhe, nos livros de clínica médica, de pediatria, de doenças crônico-degenerativas e de outras disciplinas afins, pois, na descrição de cada agravo, quase sempre há uma seção intitulada "epidemiologia", na qual constam os pontos essenciais sobre o assunto. Não raro, tais seções apresentam o corpo de conhecimento sob forma sintética, o que não reflete a abrangência e as aplicações da epidemiologia atual.

F. APLICAÇÕES DA EPIDEMIOLOGIA

O objetivo geral da epidemiologia é o de concorrer para reduzir os problemas de saúde, na população. Um importante passo intermediário para alcançar semelhante objetivo, no qual a epidemiologia pode muito contribuir, é representado pelo melhor conhecimento da distribuição das doenças, dos fatores que determinam esta distribuição e das possibilidades de êxito das intervenções destinadas a alterá-la. Logo, as principais aplicações da epidemiologia podem ser colocadas em três grandes grupos (Quadro 1.3), que guardam estreita relação com a definição de epidemiologia apresentada, anteriormente, e são resumidas, a seguir:

• informar a situação de saúde da população — inclui a determinação das freqüências, o estudo da distribuição dos eventos e o conseqüente diagnóstico dos principais problemas de saúde ocorridos, inclusive com identificação dos segmentos da população afetados, em maior ou menor proporção, por estes problemas;
• investigar os fatores que influenciam a situação de saúde — trata-se do estudo científico das determinantes do aparecimento e manutenção dos danos à saúde, na população; e
• avaliar o impacto das ações propostas para alterar a situação encontrada — envolve questões relacionadas à determinação da utilidade e segurança das ações isoladas, dos programas e dos serviços de saúde.

Estas três formas de uso da epidemiologia fornecem valiosos subsídios para auxiliar as decisões, seja em nível coletivo seja em nível individual.

Em nível coletivo, as decisões são tomadas pelos planejadores de saúde, a partir das evidências proporcionadas pela epidemiologia, no sentido de implementar novas intervenções, reorientar as atualmente existentes ou manter as mesmas estratégias em curso.

Em nível individual, valem-se dos subsídios, apurados com o uso da epidemiologia, os profissionais de saúde que lidam diretamente com as pessoas, no sentido de fundamentar cientificamente decisões e condutas, tais como o diagnóstico clínico, a solicitação de exames complementares e a prescrição de vacinas, de drogas e de regimes alimentares.

G. ESPECIFICIDADE DA EPIDEMIOLOGIA

O objetivo geral da epidemiologia, conforme foi visto, é o de concorrer para o controle dos problemas de saúde da população, através do melhor conhecimento da situação, de seus fatores determinantes e das melhores oportunidades de prevenção, de cura e de reabilitação. Mas este objetivo geral é encontrado, também, em outras disciplinas das ciências da saúde. Qual é, pois, a contribuição própria da epidemiologia, que a diferencia das demais? Essencialmente, é a de fornecer os conceitos, o raciocínio e as técnicas para estudos populacionais, no campo da saúde.

Por referir-se à saúde ou à doença, em nível do coletivo, ou seja, de grupos de pessoas, a epidemiologia confere uma outra dimensão ao estudo destes temas, complementando o conhecimento produzido através de investigações de laboratório ou de pesquisas de natureza puramente clínica. Alguns problemas de saúde somente podem ser pesquisados no nível coletivo, próprio da epidemiologia.

• **Exemplo**: fatores de risco para coronariopatias

As investigações epidemiológicas têm, consistentemente, apontado que as taxas de colesterol, situadas acima dos valores médios registrados para a população, ou os níveis séricos de HDL, situados no limite inferior da distribuição, estão associados a maiores riscos de infarto do miocárdio. Somente as investigações epidemiológicas puderam evidenciar que semelhantes relações, de fato, existem, e quantificar os riscos a que estão sujeitas as pessoas, em função dos níveis séricos destas substâncias no organismo, o que aponta para as condutas de prevenção, a adotar.

H. TRÊS ASPECTOS DA PRÁTICA DA EPIDEMIOLOGIA

Para que os resultados de investigações, como as que identificaram os fatores de risco das doenças coronarianas, sejam aceitos sem reservas pela comunidade científica, alguns pontos devem ser convenientemente tratados no desenrolar da pesquisa. Entre eles, três se destacam pelo grande impacto que podem ter nos resultados, de modo que parte considerável da avaliação crítica das evidências geradas pelas investigações está baseada na minuciosa verificação destes aspectos, que são:

• a correta seleção da população para estudo;
• a apropriada aferição dos eventos e a adequada expressão dos resultados; e
• o controle das variáveis confundidoras – ou seja, das que confundem a interpretação dos resultados.

1. A POPULAÇÃO PARA ESTUDO

A epidemiologia lida com a população e esta pode ser composta por qualquer grupo de unidades. Embora os termos "epidemiologia" e "população" sejam usados em outros contextos, como, por exemplo, em veterinária,[15] eles são aqui empregados com uma visão antropocêntrica, isto é, em relação ao ser humano.

"População", "comunidade" e "coletividade" são denominações muito usadas, em epidemiologia, como sinônimos. Podem referir-se a numerosas situações: os habitantes de uma certa área, como os de um estado, bairro, edifício ou qualquer conjunto de pessoas com determinadas características comuns – doentes, clientes, operários, médicos, escolares, previdenciários e recém-nascidos. Os dados referentes a estes grupos são encontrados em arquivos de prontuários, fichas, atestados e certificados, e até organizados sob a forma de estatísticas. Quando ainda não disponíveis, os dados são, então, coletados diretamente junto às pessoas, quer incluindo toda a população, quer utilizando apenas uma amostra, desta população.

• **Representatividade da amostra**

Os problemas de saúde de um segmento ou de toda a população podem ser conhecidos pela ausculta de apenas alguns poucos indivíduos que constituem a amostra selecionada para estudo. Um importante aspecto referente à amostra, da qual se obtêm os dados para uma investigação ou para uma simples estatística, consiste na verificação de sua representatividade. Faremos aqui uma distinção entre as pesquisas feitas com as pessoas que procuram os serviços de saúde e aquelas que incluem a população de uma determinada área.

As pesquisas de morbidade realizadas em estabelecimentos de saúde, ditas "institucionais", alcançam um grupo selecionado de pessoas — em geral, não-representativo de todos os doentes. Os resultados produzidos com os dados de "clientes" fornecem uma visão diferente dos problemas de saúde, comparados ao que seria obtido em investigações "comunitárias", em bases territoriais bem definidas, por vezes ditas "populacionais", nas quais o objetivo é o de incluir as pessoas afetadas ou sob risco, independentemente de haverem ou não buscado os cuidados de profissionais de saúde. As pesquisas que usam técnicas para garantir a representatividade de todos os doentes alcançam tanto os que procuram como os que não procuram os serviços de saúde. Os resultados obtidos, desta maneira, tendem a produzir um quadro mais realista da morbidade. No Cap. 16, o assunto é apresentado em detalhe.

2. A AFERIÇÃO DOS EVENTOS E A EXPRESSÃO DOS RESULTADOS

O cerne da prática da epidemiologia reside no processo de quantificação dos eventos. Ele é representado pela medida, da maneira mais exata possível, das freqüências — de doenças, dos fatores de risco, das características da população, dos recursos etc. Questões referentes a formas de aferição e à quantificação da saúde e da doença na população são assuntos dos Caps. 4 a 11 e 17. A coleta de dados sobre estes temas gera uma base factual para investigar-se como as características desta população e os fatores de risco nela encontrados estão associados à ocorrência das doenças. Os dados de rotina produzidos no atendimento da demanda podem ser utilizados com tal objetivo, mas são as pesquisas bem conduzidas, com controle estrito sobre a coleta de dados, a melhor opção para obter a informação sobre a ocorrência dos eventos na população.

A expressão dos resultados, em epidemiologia, é feita, principalmente, por meio de "coeficientes" (ou "taxas"), em face de sua utilidade e facilidade de interpretação, embora outros meios de sintetizar dados também sejam empregados. Todo coeficiente é expresso por uma fração (Fig. 1.1). Para obtê-lo, é necessário conhecer, dentro do grupo objeto de estudo, os seus dois termos:

• os "casos", ou seja, o número de pessoas com determinadas características, representados pelos doentes, nos estudos de morbidade, ou pelos óbitos, nos de mortalidade; este número constitui o numerador da fração;

• o tamanho do grupo de onde provêm os casos, representados pelos "expostos" ou pela "população sob risco"; este número constitui o denominador da mesma fração.

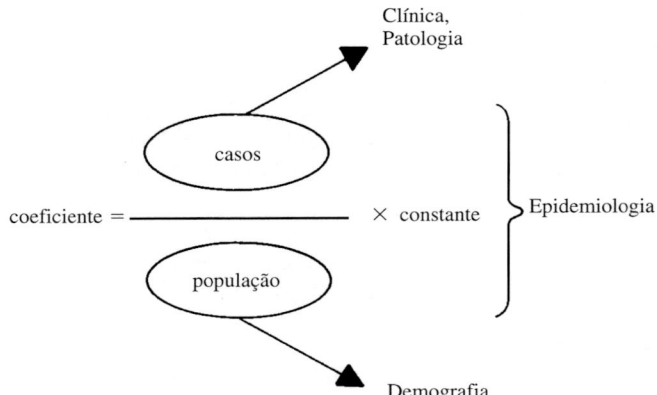

Fig. 1.1 Componentes de um coeficiente e sua relação com certas áreas do conhecimento.

No cálculo de um coeficiente, há ainda a multiplicação por uma constante, de modo a gerar números de fácil leitura (Fig. 1.1). A referida figura indica ainda que certas disciplinas ocupam-se mais com o numerador, outras com o denominador. A epidemiologia enfoca a relação numerador/denominador, quando o tema é saúde ou doença.

3. O CONTROLE DE VARIÁVEIS CONFUNDIDORAS

A epidemiologia lida, essencialmente, com a comparação da freqüência de eventos: por exemplo, dos coeficientes de mortalidade entre duas populações — sejam estas os habitantes de duas regiões, os clientes de dois hospitais ou de outros conjuntos. Para que tais comparações produzam conclusões úteis, as populações devem ser comparáveis. Se elas não são comparáveis — ou seja, se suas características são diferentes, os resultados podem perder o significado. Não há sentido, por exemplo, em confrontar as taxas de mortalidade de pequenos hospitais com as de hospitais terciários, sem que se façam os devidos ajustes. Sabe-se de antemão que os primeiros têm menores taxas, pois encaminham os seus casos mais difíceis para estabelecimentos com maiores recursos; em geral, onde há melhores possibilidades de lidar com os pacientes graves. A comparação entre os dois hospitais deve levar em conta, pelo menos, a gravidade dos pacientes que neles são atendidos. A gravidade dos casos funciona como variável extrínseca, que é "confundidora" (ou de "confundimento") na comparação de coeficientes entre os dois hospitais.

Na interpretação de qualquer estudo epidemiológico, há sempre o problema das variáveis confundidoras. Em termos ideais, elas devem ser identificadas e devidamente neutralizadas. O controle destas variáveis se faz na fase de planejamento da pesquisa, na de análise dos dados, ou em ambas. Entre as técnicas utilizadas estão a aleatorização das pessoas que devem formar os grupos de estudo, o pareamento, a estratificação e a análise de regressão múltipla. No Cap. 18, o tema é apresentado em mais detalhes. Somente com o controle das variáveis confundidoras chega-se a conclusões apropriadas em estudos epidemiológicos e em comparações de estatísticas, de maneira geral.

Em resumo, os resultados de estudos epidemiológicos têm mais credibilidade quando é dada a devida atenção à forma correta de selecionar indivíduos para o estudo, de aferir os eventos e de neutralizar variáveis confundidoras.

II. PERSPECTIVA HISTÓRICA

A busca das raízes da epidemiologia confunde-se com a história da medicina e com a própria evolução das teorias sobre as causas das doenças. O conhecimento do passado é essencial para entender a situação atual, mormente a atitude dos técnicos e da população, em face da doença e das maneiras de enfrentá-la. Através da menção a vultos ilustres e a acontecimentos do passado, serão realçados alguns marcos da história da epidemiologia.[1,2,8,16-18]

A. EVOLUÇÃO DA EPIDEMIOLOGIA ATÉ O SÉCULO XIX

A história da epidemiologia pode ser traçada desde a Antiguidade clássica — embora o termo "epidemiologia" seja relativamente recente, como referido no início do capítulo.

• **Hipócrates**

Hipócrates, médico grego que viveu há cerca de 2.500 anos, dominou o pensamento médico de sua época e dos séculos seguintes. Analisava as doenças em bases racionais, afastando-se do sobrenatural, teoria então em voga para explicá-las. As doenças, para ele, eram produto da relação complexa entre a constituição do indivíduo e o ambiente que o cerca, muito na linha do raciocínio ecológico atual. Uma sofisticada explicação desta teoria é encontrada em seus livros, onde figura a orientação ao médico, de sempre considerar, na avaliação do paciente, entre outros fatores, o clima, a maneira de viver, os hábitos de comer e de beber. Este sábio da Grécia antiga estudou as doenças epidêmicas e as variações geográficas das condições endêmicas. Além disto, deixou-nos um juramento, que constitui o fundamento da ética médica, e a defesa do exame minucioso e sistemático do paciente, que consiste na base para o diagnóstico e para a fiel descrição da história natural das doenças. Pelo muito que fez e legou à posteridade, Hipócrates, o pai da medicina, é considerado, também, por alguns, o pai da epidemiologia ou o primeiro epidemiologista.

• **Preservação dos ensinamentos hipocráticos**

A tradição de Hipócrates foi mantida, entre outros, por Galeno (138-201) na Roma antiga, preservada por árabes na Idade Média e retomada por clínicos, primeiramente na Europa Ocidental, a partir da Renascença, e depois em, praticamente, toda parte.

Embora muito de Hipócrates e de Galeno tenha chegado até nós, parte de sua contribuição foi perdida ou deturpada. Acrescente-se que, mesmo a parte que nos chegou até hoje, foi relegada a segundo plano, durante certo tempo, dando lugar a outras explicações. Neste caso, encontra-se a teoria dos miasmas, vigente há séculos, e que dominou o pensamento médico até a segunda metade do século XIX.

• **Miasmas**

A origem das doenças, na teoria miasmática, situava-se na má qualidade do ar, proveniente de emanações oriundas da decomposição de animais e plantas. A malária, junção de mal e ar, deve seu nome à crença neste modo de transmissão. Os miasmas, ou seja, as emanações, passariam do doente para os indivíduos suscetíveis, o que explicaria a origem das epidemias das doenças contagiosas.

Note-se que, ainda hoje, o sobrenatural e os miasmas são utilizados por leigos como explicações para as doenças, levando a numerosas práticas místicas, em que avultam as danças e o uso de amuletos para afastar danos à saúde, ou o emprego de substâncias de odor forte, como o álcool, a menta e o eucalipto, usadas em fricções no corpo ou aspergidas no ambiente, em casos de infecção respiratória.

• **Primórdios da quantificação dos problemas de saúde**

O advento da quantificação de temas biológicos e sociais foi um acontecimento de grande importância, pois encontrou campo fértil na saúde pública e na clínica.[17] Foi somente há cerca de três séculos que alguns pioneiros iniciaram tal tipo de abordagem, mediante a utilização de dados de mortalidade.

• **John Graunt**

John Graunt (1620-1674), no ano de 1662, publicou um tratado sobre as tabelas mortuárias de Londres, no qual analisou a mortalidade por sexo e região. Visto não haver, à época, anotação da idade no registro de óbitos, este ilustre precursor selecionou determinadas causas, como prematuridade e raquitismo, para estimar a proporção de crianças nascidas vivas e que morriam antes dos seis anos de idade. Graunt calculou em 36% a mortalidade, cifra julgada correta, à luz das verificações ulteriores.[19] Pelo seu pioneirismo na utilização de coeficientes — óbitos em relação à população — ele é considerado o pai da demografia ou das estatísticas vitais.

Entretanto, se forem desconsideradas estas primeiras tentativas, mais de natureza demográfica do que propriamente epidemiológica, o aparecimento de uma massa crítica de investigações, semelhantes às que hoje são denominadas "epidemiológicas", somente ocorreu no século XIX.

B. O SÉCULO XIX

A Europa no século XIX era o centro das ciências. Uma sucessão de acontecimentos influenciava profundamente as pessoas e as idéias. A Revolução Industrial, iniciada por volta de 1750 na Inglaterra e um pouco mais tarde em outros países, produziu um extenso deslocamento das populações do campo para as cidades, atraídas por emprego nas fábricas recém-criadas. À época, importantes correntes filosóficas e políticas estavam nascendo ou mostravam suas repercussões, entre as quais a Revolução Francesa do final do século XVIII e o positivismo, o materialismo filosófico e os movimentos político-sociais da metade do século XIX. Epidemias de cólera, febre tifóide e febre amarela constituíam graves problemas nas cidades, levando maiores preocupações quanto à higiene, ao aprimoramento da legislação sanitária e à criação de uma estrutura administrativa para a aplicação das medidas preconizadas. A explicação das causas das doenças era disputada entre os que defendiam a teoria dos miasmas e os que advogavam a dos germes.

Franceses e ingleses ocuparam posição de destaque na história da medicina e da epidemiologia daquela época, embora investigadores de outros países tenham, também, produzido obras de grande valor. Entre os cientistas franceses, do século XIX, lembrados como pioneiros e como representantes de importantes correntes do pensamento que influenciaram a epidemiologia atual, encontram-se Pierre Louis, pelo uso da estatística em pesquisa clínica; Louis Villermé, pelo estudo das determinantes sociais das doenças; e Louis Pasteur, por suas investigações no campo da microbiologia. Entre os ingleses, merecem menção William Farr, pela aplicação da estatística ao estudo da mortalidade, e John Snow, por seus trabalhos de campo, voltados à elucidação de epidemias de cólera. Vejamos algumas características do trabalho destes cinco cientistas de modo a realçar, através deles, as correntes de pensamento da epidemiologia no século XIX.

- **Pierre Louis**

Pierre Louis (1787-1872) fundou escola em Paris, freqüentada por interessados vindos de muitos países.[20,21] Entre as suas obras, encontram-se estudos clínico-patológicos sobre a tuberculose e sobre a febre tifóide. Sua maior contribuição foi haver introduzido e divulgado o método estatístico, utilizando-o na investigação clínica das doenças. Em Paris, àquela época, propugnava-se a contagem rigorosa de eventos para realçar semelhanças e diferenças entre segmentos da população, na linha abraçada pela epidemiologia atual. Com esta visão, foi possível a Pierre Louis, ao analisar as internações hospitalares em Paris — mais especificamente, a letalidade da pneumonia em relação à época em que o tratamento por sangria era iniciado — revelar a conduta prejudicial representada por esta técnica, no tratamento de pneumonias, muito mais perigosa do que benéfica para os pacientes (Quadro 1.4). Por trabalhos como este, Pierre Louis é referenciado, por muitos, como a figura ideal do clínico que usa adequadamente a epidemiologia e o modelo para os profissionais de saúde que hoje colocam em prática a chamada "epidemiologia clínica". Alguns o consideram como o iniciador da estatística médica e outros como o verdadeiro pai da epidemiologia moderna, embora não haja consenso quanto a este último título, já que os autores anglo-saxões se dividem entre Farr e Snow.

- **Louis Villermé**

Louis Villermé (1782-1863) investigou a pobreza, as condições de trabalho e suas repercussões sobre a saúde, realçando as estreitas relações entre situação socioeconômica e mortalidade, o que o torna um dos pioneiros dos estudos sobre a etiologia social das doenças. Sua pesquisa sobre a saúde dos trabalhadores das indústrias de algodão, lã e seda é considerada clássica.[23] Já

Quadro 1.4 Letalidade da pneumonia em relação à época de início do tratamento com sangrias: Paris, 1835

Início do tratamento* (dias)	Número de pacientes	Número de óbitos	Letalidade (%)
1 - 3	24	12	50
4 - 6	34	12	35
7 - 9	19	3	16
Total	77	27	35

*Refere-se ao dia de evolução da pneumonia em que foi aplicada a sangria. Assim, para o primeiro grupo, a sangria foi iniciada entre o 1.º e o 3.º dias da doença. No segundo grupo, a aplicação de sangria só teve início a partir do 4.º dia da doença e, no terceiro grupo, no 7.º dia. Fonte: Pierre Louis. Recherches sur les effects de la saignée. Paris, Mignaret 1835; modificado de Susser & Adelstein, The work of William Farr 1975: iii.[22]

em épocas mais remotas, havia consciência do papel dos fatores sociais sobre a saúde.[17] No entanto, somente no século XIX as relações entre condições econômicas e sociais, e seus efeitos sobre a saúde, foram mais consistentemente apontadas, expandindo-se, desde então, a noção de que estas relações devem ser submetidas à investigação científica.

- **William Farr**

William Farr (1807-1883) estudou por dois anos em Paris, com Pierre Louis,[21] e foi influenciado pelo enfoque social que Villermé conferia às investigações. Retornando a Londres, após a sua estada na França, trabalhou por mais de 40 anos no Escritório do Registro Geral da Inglaterra.[22] Entre as suas contribuições, destacam-se: uma classificação de doenças, uma descrição das leis das epidemias – ascensão rápida no início, elevação lenta até o ápice e, em seguida, uma queda mais rápida ("lei de Farr")[16] – e a produção de informações epidemiológicas sistemáticas usadas para subsidiar o planejamento das ações de prevenção e controle.[24] Nos relatórios anuais do Registro Geral, onde trabalhou desde a sua fundação, em 1839, apresentava as informações de mortalidade e descrevia situações que apontavam para as grandes desigualdades, regionais e sociais, nos perfis de saúde.

Os relatórios do Registro Geral da Inglaterra possibilitaram o acesso de estudiosos a um manancial de informações sobre saúde, até então não-disponível. Friedrich Engels (1820-1895) utilizou-as, especialmente na sua obra "A condição da classe trabalhadora na Inglaterra, em 1844", e Edwin Chadwick (1800-1890), um advogado, nos seus relatórios sobre a saúde das classes trabalhadoras (1842) e sobre os cemitérios (1843), que subsidiaram a reforma sanitária inglesa da metade do século XIX. Chadwick, baseado em informações do Registro Geral da Inglaterra, mostrou a grave situação de saúde de grande parte da população, através de constatações como as seguintes: mais da metade das crianças das classes trabalhadoras não chegava à idade de cinco anos, a idade média do óbito na classe mais abastada era de 36 anos, entre os trabalhadores do comércio era de 22 anos e entre os trabalhadores da indústria, de 16 anos.[25]

Em outros centros culturais de então, além de Paris e Londres, a pesquisa das causas das doenças também tomou um rumo semelhante, com ênfase conjunta nos aspectos biológicos e sociais. Serve de exemplo a investigação realizada por Rudolf Virchow (1821-1902), uma das figuras centrais da patologia moderna, sobre uma epidemia de febre tifóide, ocorrida na Alemanha, em 1848, cujas conclusões foram as de que as causas eram tanto sociais, econômicas e políticas, quanto físicas e biológicas.

- **John Snow**

John Snow (1813-1858) conduziu numerosas investigações no intuito de esclarecer a origem das epidemias de cólera, ocorridas em Londres, no período 1849-1854.[26] Foi assim que conseguiu incriminar o consumo de água poluída como responsável pelos episódios da doença, e traçar os princípios de prevenção e controle de novos surtos, válidos ainda hoje, mas fixados em uma época muito anterior ao isolamento do respectivo agente etiológico, o que só aconteceu em 1883. O trabalho de Snow, na elucidação da epidemia de cólera, é considerado um clássico da "epidemiologia de campo".

Quadro 1.5 Mortes por cólera, por 10 mil habitações, nas sete primeiras semanas de uma epidemia, ocorrida em Londres, em 1854, na população servida por duas companhias de abastecimento de água.

Companhias de abastecimento de água	Número de habitações	Mortes por cólera	Mortes por cada 10 mil habitações
Southwark & Vauxhall	40.046	1.263	315
Lambeth	26.107	98	37
Resto de Londres	256.423	1.422	59

Fonte: John Snow. Sobre a maneira de transmissão da cólera, originalmente publicado em 1855.[26]

A expressão "epidemiologia de campo" significa a coleta planejada de dados, em geral, na comunidade.[18] Snow, na tentativa de elucidar a etiologia das epidemias de cólera, visitou numerosas residências para minucioso estudo dos pacientes e do ambiente onde viviam, inclusive com exame químico e microscópico da água de abastecimento.

A obra deixada por Snow é muito apreciada como exemplo de "experimento natural": conjunto de circunstâncias que ocorrem naturalmente e em que as pessoas estão sujeitas a diferentes graus de exposição a um determinado fator, simulando, assim, uma verdadeira experiência planejada com esta finalidade. Naquela época, duas companhias comerciais forneciam à população de Londres a água do rio Tâmisa, retirada de locais próximos entre si e muito poluídos. Em determinado momento, uma das companhias mudou o local de coleta de água para um ponto mais a montante do rio, antes de sua penetração na cidade. Logo, raciocinou Snow, se a ingestão de água contaminada fosse fator determinante na distribuição da doença, a incidência de cólera deveria ser diferente entre as pessoas que se abasteciam de uma ou de outra fornecedora de água. Para comprovar a sua hipótese, procurou saber a fonte de suprimento de água de cada domicílio onde era registrado caso fatal de cólera. Como o dado não existisse na forma por ele desejada, passou, juntamente com um assistente, a anotar os óbitos registrados como devidos à doença e a visitar os domicílios, para certificar-se da proveniência da água. Os resultados encontrados (Quadro 1.5) mostram que a companhia que mudou o seu ponto de captação de água estava relacionada a uma taxa de mortalidade várias vezes menor, o que foi tomado como uma forte evidência para sustentar a teoria da transmissão hídrica, mormente quando não havia outras diferenças, de cunho social, geográfico ou demográfico, que pudessem explicar variações de mortalidade entre os clientes das duas companhias.

- **Louis Pasteur**

Pasteur (1822-1895), considerado o pai da bacteriologia, foi uma das figuras mais importantes da ciência, no século XIX. Foi ele quem assentou as bases biológicas para o estudo das doenças infecciosas, influenciando profundamente a história da epidemiologia. Na verdade, a noção de que as doenças eram transmitidas por contágio é antiga. No século XVI, Girolamo Fracastorius (1484-1553) descreveu a transmissão de infecções por contacto direto, através de gotículas de saliva e de fômites (objetos que, contaminados, propagam a infecção). Nos séculos seguintes, outros cientistas também afirmaram que as doenças eram causadas por agentes animados, diferentes para cada doença, conceito que era negado pelas mais importantes figuras da época.

Um passo essencial para o desenvolvimento da teoria dos germes foi a descoberta do microscópio, em 1675, por van Leeuwenhoek (1632-1723), que, graças a este engenho, conseguiu visualizar pequenos seres vivos, aos quais denominou "animálculos", abrindo uma nova direção para as investigações.

Foi Pasteur, no entanto, a figura central da microbiologia, pois identificou e isolou numerosas bactérias, além de fazer trabalhos pioneiros de imunologia. Entre as suas muitas contribuições, está o estudo da natureza da fermentação da cerveja e do leite, em 1857, secundado pela investigação das bactérias patogênicas e dos meios de destruí-las ou de impedir sua multiplicação. Ele constatou que os líquidos sem germes se conservavam livres deles quando devidamente protegidos de contaminação veiculada pelo ar, por insetos ou por outros meios. Descobriu o princípio da pasteurização, em 1865: os micróbios que causam a transformação do vinho em vinagre podiam ser mortos por meio de várias aplicações de calor, em temperaturas que não causavam danos ao vinho. A convite do governo francês, em 1865, estudou e identificou os agentes etiológicos, e os meios para combatê-los, da praga que prejudicava seriamente a indústria nacional do bicho-da-seda, sendo, portanto, um precursor da colaboração ciência-indústria. Desenvolveu a vacina anti-rábica, cuja aplicação permitiu salvar as pessoas mordidas por cães raivosos, até então irremediavelmente condenadas à morte.

Os trabalhos de Pasteur, seguidos pelos de Robert Koch (1843-1910) e de outros brilhantes microbiologistas, criaram a impressão de que as doenças poderiam ser explicadas por uma única causa, o agente etiológico, que passou para a história como a "teoria do germe". As pesquisas em epidemiologia passaram a ter um forte componente laboratorial, pois parecia evidente que a busca de agentes para explicar as doenças substituía, com vantagens, a teoria dos miasmas, constituindo uma linha promissora de investigação etiológica. Além de tudo, trazia para o raciocínio causal uma precisão não encontrada nas teorias anteriores, qual seja, a comprovação laboratorial da presença de um agente.

- **Outras figuras de destaque**

Muitos outros vultos históricos poderiam e mereceriam ser citados por suas contribuições expressivas, como Semmelweis, Jenner, Quetelet e Mendel, mas a citação completa seria impraticável. Apenas aos quatro citados faremos ainda menção.

O médico húngaro Ignaz Semmelweis (1818-1865) investigou as causas da febre puerperal em duas clínicas da maternidade em que trabalhava, no Hospital Geral de Viena.[27] Em uma delas, cuja taxa de mortalidade era alta (9,9% nos anos 1841-1846), os estudantes vinham à enfermaria e examinavam as mulheres logo após realizarem dissecações na sala de autópsias. Na outra, onde a mortalidade era mais baixa (3,4% no mesmo período, 1841-1846), isto não acontecia. Semmelweis suspeitou de que os estudantes, ao exame, contaminavam as mulheres com algum material infeccioso. Graças a medidas de higiene e desinfecção das mãos, regime instituído nas maternidades no ano de 1847, a taxa de mortalidade por infecção materna, em ambas as clínicas, diminuiu para 1,3%, no ano de 1848. As conclusões de Semmelweis não foram aceitas pelos seus colegas de trabalho.

Os três vultos, ainda aqui lembrados, não o são porque tenham efetuado investigações epidemiológicas, da maneira como são vistas atualmente, das quais é protótipo a de Semmelweis, mas pela repercussão de suas pesquisas pioneiras, no campo da epidemiologia e da prevenção.

Edward Jenner (1743-1823), médico inglês, foi o primeiro a utilizar, cientificamente, uma vacina, empregada contra a varíola e, por isto, é considerado o pai da imunologia.

Jacques Quetelet (1796-1857), estatístico belga, é lembrado pela aplicação pioneira do raciocínio estatístico às ciências biológicas e sociais.

Gregor Mendel (1822-1884), padre e botânico austríaco, foi o pioneiro dos estudos de genética, abrindo caminho para decifrar os mistérios da transmissão de características de pais para filhos e, conseqüentemente, explicar, em parte, a distribuição desigual da doença, na coletividade.

C. A PRIMEIRA METADE DO SÉCULO XX

A história da epidemiologia, neste século, não será narrada com base na referência a vultos ilustres, como na seção anterior, embora haja citação de alguns nomes — visto compreender acontecimentos recentes, com numerosos protagonistas, muitos dos quais ainda não ultrapassaram o teste do tempo. Além do mais, o que levou a epidemiologia à sua posição atual não foi a contribuição de um ou de alguns poucos brilhantes intelectuais, mas a de um conjunto de pequenos avanços, cuja obtenção foi compartilhada por muitos.

1. INFLUÊNCIA DA MICROBIOLOGIA

A revolução representada pelo desenvolvimento da bacteriologia, na segunda metade do século XIX, influenciou profundamente as primeiras décadas do século XX, causando uma substancial reorientação do pensamento médico, pois alterou os conceitos de doença e de contágio. A partir de então, comprovou-se fartamente que seres microscópicos, dotados de características especiais, minuciosamente descritas, desempenhavam papel predominante na gênese de muitas doenças. A clínica e a patologia tornaram-se subordinadas ao laboratório, que ditava também padrões para a higiene e para a legislação sanitária. Nas escolas de saúde pública, tradicionais pontos de formação de sanitaristas, o ensino concentrava-se também no laboratório. Fundaram-se institutos de pesquisa aplicada em praticamente todo o mundo, nos moldes do Instituto Pasteur de Paris, criado para facilitar as investigações do pesquisador francês e de seus discípulos. Serve de ilustração o que aconteceu no Rio de Janeiro.

- **Oswaldo Cruz e a Escola de Manguinhos**

Oswaldo Cruz (1872-1917), o renomado sanitarista brasileiro, estudou no Instituto Pasteur em Paris e, no seu retorno ao Brasil, fundou, no início do século, em Manguinhos, no Rio de Janeiro, o Instituto que hoje tem o seu nome, reproduzindo o modelo de sucesso de então e que também se tornou, com o passar do tempo, um dos poucos exemplos de longevidade de instituições de pesquisa na América Latina.[28]

Além de criar o Instituto, no qual possibilitou condições excepcionais de trabalho para numerosos cientistas que recrutou para investigar os principais problemas nacionais de saúde, Oswaldo Cruz empreendeu vitoriosa campanha contra a febre amarela, no Rio de Janeiro, e o combate à peste e à varíola, com grande competência técnica, o que lhe valeu ser reconhecido como um dos grandes vultos da saúde pública brasileira. Entre os que se destacaram no Instituto Oswaldo Cruz, figura Carlos Chagas (1879-1934), que descreveu a entidade nosológica que leva o seu nome.[29] A descoberta ocorreu em 1909, em Lassance, Minas Gerais, quando lá esteve para colaborar no combate a um surto de malária, que dificultava a construção da estrada de ferro local. Também fez parte do grupo de Manguinhos o brilhante protozoologista Adolfo Lutz (1855-1940), que havia deixado sua posição de diretor do Instituto Bacteriológico, em São Paulo, onde trabalhara no controle da febre amarela e de outras endemias, ao lado de outro grande sanitarista, Emílio Ribas (1862-1925). Muitas obras públicas no país, naquela época, foram possíveis ou facilitadas graças à ação direta dos técnicos do Instituto Oswaldo Cruz, indicando as medidas saneadoras preventivas que deviam ser tomadas ou, indiretamente, em conseqüência do treinamento que o Instituto promovia e das descobertas científicas que ali aconteciam.[28]

2. DESDOBRAMENTOS DA TEORIA DOS GERMES

Embora o século XIX tenha sido muito rico na produção do conhecimento, o seguinte assistiu a um progresso ímpar da ciência e da tecnologia. Os grandes avanços da bacteriologia, já assinalados, fizeram com que, nas primeiras décadas do século XX, os caminhos da prevenção se consolidassem através da identificação de agentes etiológicos e dos meios de combater sua ação morbígena, mediante o aumento da resistência específica do organismo humano, com o uso das imunizações, e da promoção do saneamento ambiental.

- **Saneamento ambiental, vetores e reservatórios de agentes**

O saneamento ambiental é preocupação antiga da humanidade. Os romanos construíram monumentais aquedutos, alguns dos quais até hoje preservados e, nas suas cidades, era grande o cuidado com o saneamento básico. Nos séculos XVIII e XIX, os sanitaristas lutavam pela ampliação do saneamento ambiental, como forma de enfrentar as doenças contagiosas. Na urbanização das cidades, os médicos eram ouvidos e aconselhavam a construção de avenidas largas, para facilitar a ventilação e, desta maneira, combater os miasmas. A urbanização do centro da cidade do Rio de Janeiro, com a drenagem de pântanos e a demolição de morros, desde meados do século XIX, foi profundamente influenciada pelos profissionais de saúde que, na época, comungavam da visão miasmática das causas da doença. Mas as descobertas científicas, ocorridas na biologia e na medicina, fizeram com que o meio ambiente pudesse ser estudado mais cientificamente, colocando em destaque o seu papel na transmissão, visto que ele fornece o substrato não só para grande número de agentes produtores de doenças, como para os hospedeiros suscetíveis. O campo de investigação expandiu-se, para incluir os vetores e os reservatórios de agentes, o que resultou no esclarecimento do ciclo dos parasitas, ampliando as possibilidades de prevenção. Como ilustração de investigações orientadas para elucidar o papel dos mosquitos e outros vetores na etiologia das doenças infecciosas, empreendidas no final do século XIX e início do século XX, citam-se as realizadas pelo francês Alphonse Laveran (1845-1922) e pelo inglês Richard Ross (1857-1932) sobre a malária, as do inglês Patrick Manson (1844-1922) sobre filariose e esquistossomose, as do cubano Carlos Finlay (1833-

1915) e do norte-americano Walter Reed (1851-1902) sobre febre amarela, e as do brasileiro Carlos Chagas, já mencionado, sobre a tripanossomíase americana, ou seja, a doença de Chagas.

- **Ecologia**

O aprofundamento do conhecimento sobre a transmissão das doenças fez com que a teoria centrada nos germes cedesse lugar a esquematizações sobre agente, hospedeiro e meio ambiente, sob a forma de modelos unificados, iniciando a fase atual, mais sofisticada, de explicação das doenças, baseada na multicausalidade. A saúde passa a ser mais bem compreendida e entendida como uma resposta adaptativa do homem ao meio ambiente que o circunda, e a doença como um desequilíbrio desta adaptação, resultante de complexa interação de múltiplos fatores. "Os estados de saúde e doença são a expressão do sucesso ou do fracasso experimentado pelo organismo em seus esforços para responder adaptativamente a desafios ambientais."[30] A epidemiologia, por sua preocupação com o estudo das doenças em relação a fatores ambientais, é, então, considerada como "ecologia médica"[31] ou, em sentido amplo, "ecologia da saúde".

3. BASE DE DADOS PARA A MODERNA EPIDEMIOLOGIA

A coleta sistemática de dados sobre as características das pessoas falecidas, em especial a *causa mortis*, atividade esta já praticada há séculos e que tem sido progressivamente aperfeiçoada, permitiu o estabelecimento de um sistema moderno de informações, centralizado, útil para a detecção do aparecimento e do perfil de muitas doenças na comunidade. Desta maneira, as chamadas "estatísticas vitais", que incluem informações sobre nascimentos e óbitos, tornaram-se uma fonte de dados para a qual se voltaram, e se voltam, com freqüência cada vez maior, os profissionais de saúde, visando a aprimorar o conhecimento das condições de saúde da população. Sem este sistema oficial de registro, reafirme-se, os dados de óbitos e nascimentos seriam pouco utilizados em saúde, já que a um interessado, isoladamente, seria praticamente impossível reunir tamanha quantidade de informação.

Outros sistemas de informação sobre morbidade e fatores de risco foram implantados em várias partes do mundo, de modo a funcionar como elemento de base para possibilitar o melhor conhecimento da saúde da população e para facilitar as investigações etiológicas.

4. EPIDEMIOLOGIA NUTRICIONAL

Mesmo antes do século XX, muitos investigadores em diferentes países comprovaram, por estudos epidemiológicos, que algumas doenças tidas como infecciosas tinham, na verdade, natureza nutricional. Eis algumas ilustrações.

- **Lind e a prevenção do escorbuto**

Um estudo experimental dirigido à prevenção do escorbuto (deficiência de vitamina C) foi conduzido por um médico naval, o inglês James Lind (1716-1794).[32] Embora realizado com reduzido grupo de pessoas (12 marinheiros), os seus resultados permitiram comprovar que a doença podia ser prevenida com a ingestão de frutas frescas (limões).

Quadro 1.6 Morbidade e mortalidade por beribéri, na Marinha japonesa — 1878-1888

Ano	Número de Marinheiros	Morbidade		Mortalidade	
		Casos*	Taxa**	Óbitos*	Taxa**
1878	4.528	1.485	328	32	7
1879	5.031	1.978	389	57	11
1880	4.956	1.725	348	27	5
1881	4.641	1.163	251	30	6
1882	4.769	1.929	404	51	11
1883	5.346	1.236	251	49	9
1884	5.638	718	127	8	1
1885	6.918	41	6	-	-
1886	8.475	3	1	-	-
1887	9.016	-	-	-	-
1888	9.184	-	-	-	-

*Números absolutos
**Coeficientes por mil
Fonte: Condensado de Takaki, Lancet, 19 de maio de 1906: 1369.[33]

- **Takaki e a prevenção do beribéri**

O Quadro 1.6 é o resumo de um trabalho do pesquisador japonês Kanehiro Takaki (1849-1915). Mostra a enorme magnitude da incidência do beribéri na marinha japonesa.[33] Esta afecção, devida à deficiência de tiamina (vitamina B1), causa manifestações neurológicas periféricas, cerebrais e cardiovasculares graves. Aquele pesquisador japonês, através de estudos epidemiológicos — nos quais analisava as localidades e as épocas de aparecimento da doença, as dietas servidas quando as pessoas estavam em serviço e as características dos marinheiros afetados (por exemplo, raros eram os casos entre os de classe social mais alta) —, apontou para a etiologia nutricional da afecção. No intuito de comprovar sua hipótese, alterou a dieta que era habitualmente servida aos tripulantes de um navio, durante uma viagem de quase um ano, ao final da qual não foi constatado nenhum caso de beribéri, acontecimento raro àquela época, nas viagens de longo curso. Com esta evidência experimental, datada de 1884, foi mais fácil convencer as autoridades da natureza imprópria da alimentação então utilizada na marinha japonesa e, por meio da mudança da dieta, erradicar a afecção naquela organização.

- **Goldberger e a prevenção da pelagra**

As investigações sobre a pelagra — doença causada pela deficiência de niacina e caracterizada por manifestações dermatológicas, gastrointestinais e do sistema nervoso central — foram realizadas por Goldberger, nas primeiras décadas do século XX.[34,35] Primeiramente, através da observação da distribuição de doentes, ele apontou para a consistência da associação entre ocorrência de pelagra e os tipos de dietas (Quadro 1.7). A seguir, passou para uma nova fase da pesquisa, na qual buscou confirmar a hipótese nutricional por meio de estudos experimentais. Em investigações bem controladas, feitas em orfanatos e prisões, mostrou que a pelagra podia ser evitada pela adequação das dietas e que as restrições alimentares podiam induzir o aparecimento da doença. Em geral, tratava-se de investigações nas quais metade das pessoas recebia dieta com alimentos frescos, vegetais e animais, e a outra metade permanecia com a alimentação habitual. Aqueles que tinham a dieta modificada curavam-se da

Quadro 1.7 Incidência de pelagra, em relação ao consumo de carne fresca, em sete pequenas comunidades: Carolina do Sul, EUA, 1916

O consumo de carne por adulto (gramas/dia)	Total de residências (N.º)	Residências com casos de pelagra	
		(N.º)	(%)
Menos de 30	282	40	14,2
30 a 89	114	4	3,5
90 ou mais	39	1	2,6
Total	435	45	10,3

Fonte: Milton Terris. Goldberger on pellagra, 1964.[35]

pelagra, mas voltavam a ter a doença quando a dieta retornava ao seu habitual. Estas investigações foram conduzidas de maneira que se interviesse em apenas um fator, a dieta, fazendo-a variar, deixando os demais constantes e iguais entre os grupos contrastados. Goldberger estava tão confiante na sua teoria sobre a etiologia da doença que inoculou material de lesões de pelagra em voluntários, inclusive nele próprio, sem obter a reprodução da doença, evidenciando a natureza não-infecciosa da afecção.

Estudos epidemiológicos sobre nutrição como os citados indicaram soluções para as afecções carenciais, apropriadas ainda hoje em dia, mas formuladas muito antes da identificação das respectivas vitaminas, o que somente ocorreu a partir de 1920.

D. A SEGUNDA METADE DO SÉCULO XX

Após a Segunda Guerra Mundial (1939-1945), houve um impressionante desenvolvimento da epidemiologia.

1. A ÊNFASE DAS PESQUISAS

O século XX, como já foi assinalado, testemunhou a mudança do perfil das doenças prevalentes, com a importância crescente das condições crônico-degenerativas, como causas de morbidade e mortalidade. A epidemiologia progride através da pesquisa sobre muitos temas, entre os quais:

- a determinação das condições de saúde da população;
- a busca sistemática de fatores antecedentes ao aparecimento das doenças, que possam ser rotulados como agentes ou fatores de risco; e
- a avaliação da utilidade e da segurança das intervenções propostas para alterar a incidência ou a evolução da doença, através de estudos controlados.

a) DETERMINAÇÃO DAS CONDIÇÕES DE SAÚDE DA POPULAÇÃO

Os inquéritos de morbidade constituem exemplos de investigação sobre o estado de saúde da comunidade. Na verdade, pesquisas deste tipo já haviam sido realizadas em épocas anteriores,[36] mas somente foram empregadas em grande número e com maior nível de detalhamento na segunda metade do século XX. O mesmo se passou com os inquéritos de mortalidade, dos quais muitos exemplos podem ser encontrados na literatura de algumas décadas atrás, mas apenas a segunda metade do século testemunhou pesquisas desta natureza, bem controladas e de grande porte, como as Investigações Interamericanas de Mortalidade.[37,38] Nos Caps. de 4 a 6, o tema é mostrado em detalhes.

b) INVESTIGAÇÕES ETIOLÓGICAS

Quanto às pesquisas etiológicas, que abriram uma nova fase na epidemiologia, merecem citação as que evidenciaram o papel da rubéola nas malformações congênitas,[39] as do cigarro na etiologia de afecções respiratórias[40] e as dos fatores de risco relacionados às coronariopatias.[41] Para tal, foi necessário o aperfeiçoamento de estudos controlados, de cunho não-experimental, quer prospectivos quer retrospectivos. Os estudos de coorte e de caso-controle têm sido os principais tipos de delineamentos para investigações etiológicas.

- **Os estudos de coorte**

Data de meados do século XX o início dos primeiros estudos prospectivos, ditos "de coorte", com o seguimento de centenas ou milhares de pessoas por anos e até por décadas e o uso de técnicas sofisticadas de análise estatística, para esclarecimento do papel dos fatores de risco nas doenças crônicas não-transmissíveis. Uma ilustração deste tipo é o estudo de Framingham, sobre fatores de risco das doenças coronarianas.[41]

- **Os estudos caso-controle**

As dificuldades inerentes à condução de investigações prospectivas, de longa duração, empreendidas com o intuito de melhor conhecer a etiologia das doenças crônicas, fizeram com que fosse amplamente utilizado um outro tipo de pesquisa, de natureza retrospectiva, que contorna alguns problemas das investigações prospectivas: o estudo caso-controle. Esta modalidade de investigação, por ter como ponto de partida o paciente e ser de realização mais rápida, se comparada ao estudo de coorte, estimulou e facilitou a realização de pesquisas em ambientes clínicos. Uma ilustração é a investigação sobre o papel do hábito de fumar na etiologia do câncer de pulmão.[40]

c) AVALIAÇÃO DE INTERVENÇÕES

Foi só recentemente, a partir de meados do século XX, que a avaliação de procedimentos preventivos e curativos, através de estudos populacionais controlados, teve maior espaço na literatura da epidemiologia. São exemplos pioneiros as investigações experimentais levadas a efeito para verificar a eficácia da estreptomicina no tratamento da tuberculose,[42] da fluoretação da água na prevenção da cárie dentária[43] e da vacina contra a poliomielite.[44] Desde então, esta metodologia passou a ser amplamente usada, sendo exemplo recente do seu emprego a avaliação das intervenções adotadas para reduzir a prevalência de fatores de risco das doenças cardiovasculares.[45]

2. SITUAÇÃO ATUAL

Para lidar com o complexo problema da multicausalidade na realização de estudos analíticos, em especial dos tipos coorte e caso-controle, e afastar, ao mesmo tempo, as numerosas variáveis confundidoras da interpretação dos resultados, foi necessário imprimir grande complexidade ao arsenal analítico, de caráter estatístico, pouco acessível ao não-especialista. Como conseqüência, são características marcantes da pesquisa epidemiológica do final do século XX o rigor metodológico, na tentativa de imprimir imparcialidade na verificação dos eventos, e a sofisticação do planejamento das investigações e da análise estatística, em computador.

Vale assinalar a publicação pioneira, em 1960, da primeira edição de um livro-texto, que teve grande influência no desenvolvimento da epidemiologia.[7] Nele é feita a primeira síntese dos princípios e métodos utilizados na epidemiologia, e são abordadas, em detalhe, as técnicas mais simples dos estudos descritivos, bem como a metodologia mais avançada dos estudos caso-controle, de coorte e de intervenção randomizada.

Na atualidade, a situação é complexa. Praticamente todos os agravos à saúde já foram ou estão sendo estudados através de investigações epidemiológicas. Nas pesquisas etiológicas são analisados não só os fatores físicos e biológicos, de indiscutível predominância como foco de interesse nas pesquisas etiológicas, mas também, em número crescente, os fatores psicossociais. Tornou-se claro, para os pesquisadores e estudiosos da matéria, que os agentes microbiológicos e físicos não eram capazes de explicar todas as questões de etiologia e prognóstico. Isto fez com que conceitos e técnicas de uso habitual em outras disciplinas, principalmente em sociologia e psicologia, passassem a ser utilizados e incorporados aos fundamentos e aos métodos da moderna epidemiologia. A aproximação com estas disciplinas e a necessidade de melhor precisar as condições de aparecimento e evolução das doenças trouxeram, para a epidemiologia, ênfase ainda maior em técnicas quantitativas, de que são exemplos os inquéritos em amostras representativas e o uso de análises estatísticas multivariadas. A evolução da técnica foi marcante na segunda metade do século XX, em grande parte devido às necessidades inerentes às investigações sobre os múltiplos fatores determinantes das doenças crônicas não-transmissíveis.[2]

- **Duas tendências da epidemiologia atual**

No último quarto de século, duas tendências, de contornos distintos, marcaram a moderna epidemiologia: uma de natureza clínica e outra de cunho social.

a) EPIDEMIOLOGIA CLÍNICA

É o retorno da epidemiologia ao ambiente estritamente clínico, mas com característica diferente, em comparação à ênfase de outrora, que tinha uma conotação eminentemente ecológica — ou seja, de conhecer o ambiente imediato em que vive o paciente, de modo a verificar as circunstâncias que possibilitam o aparecimento da doença. A prática clínica sempre foi dependente de informações epidemiológicas, essenciais para o diagnóstico e para a orientação do paciente. Foram os médicos os primeiros epidemiologistas, os primeiros que usaram a disciplina, para a pesquisa etiológica ou para conferir uma visão mais abrangente, ou ecológica, à saúde.[6] Mas na década de 1970, surge algo diferente: um movimento também de médicos, de cunho metodológico, para utilizar a epidemiologia e a estatística no ambiente clínico, de modo a trazer maior rigor científico à prática da medicina, e que foi denominado "epidemiologia clínica".[46-48] Ele consiste na aplicação dos fundamentos epidemiológicos modernos ao diagnóstico clínico e ao cuidado direto com o paciente.

b) EPIDEMIOLOGIA SOCIAL

Trata-se de contestação à visão clássica da epidemiologia — criticada como "reducionista", "funcionalista" ou "positivista" — e que passou a ser conhecida como "epidemiologia social". Foi o renascer do estudo da determinação social da doença. O seu intuito é o de procurar melhor entender a situação de saúde da população, em especial nas regiões subdesenvolvidas — ou dos segmentos desfavorecidos da população, mesmo das nações industrializadas – dentro de alguns postulados básicos, que são encontrados principalmente na sociologia. Conseqüentemente, o seu objetivo tem sido o de produzir conhecimentos dentro de uma lógica até então pouco utilizada ou totalmente esquecida na epidemiologia.[49] A justificativa de semelhante enfoque advém da constatação das enormes desigualdades existentes na sociedade e que, enquanto este contexto de desigualdades não for resolvido, a saúde dos grupos socialmente menos favorecidos sofrerá as suas conseqüências adversas: a alta prevalência de doenças evitáveis e a dificuldade de acesso aos serviços de saúde, quando deles tem necessidade.

E. PILARES DA EPIDEMIOLOGIA ATUAL

O desenvolvimento da epidemiologia, descrito anteriormente, fez com que a disciplina, antes restrita à saúde pública e com ênfase nos aspectos físicos e biológicos, se expandisse para a área clínica e para a área social, levando a sua incorporação ao currículo de todo o pessoal de saúde. Em vista desta expansão, a epidemiologia moderna é uma disciplina complexa, que se vale dos conhecimentos gerados em muitas outras áreas, mas onde podem ser identificados três eixos básicos: as ciências biológicas, as ciências sociais e a estatística (Quadro 1.8). A boa compreensão e a aplicação da epidemiologia, nos dias atuais, requerem sólidos conhecimentos sobre estes seus três pilares. Vejamos cada um deles, a seguir.

- **CIÊNCIAS BIOLÓGICAS**

A epidemiologia apóia-se em conhecimentos biológicos, encontrados ou desenvolvidos em outras áreas do próprio campo da saúde, tais como a clínica, a patologia, a microbiologia, a parasitologia e a imunologia. Estas e outras disciplinas afins contribuem para que se possa melhor descrever as doenças, classificá-las mais adequadamente e, assim, atingir maior grau de precisão na determinação da freqüência com que estão ocorrendo na população, o que se reflete na qualidade dos estudos de correlação e nas pesquisas, de maneira geral.

- **CIÊNCIAS SOCIAIS**

As ciências sociais conferem uma dimensão mais ampla à epidemiologia. Os fatores que produzem a doença são biológicos e ambientais, com significados sociais complexos. A sociedade, da forma como está organizada, embora ofereça proteção aos indivíduos, também determina muitos dos riscos de adoecer, bem como o maior ou menor acesso das pessoas às técnicas de prevenção das doenças e de promoção e recuperação da saúde.

Quadro 1.8 Os três pilares da epidemiologia

Ciências biológicas
Ciências sociais
Estatística

A busca de melhor conhecimento da interação do social com o biológico, na produção da doença, passou a ser fundamental, na epidemiologia atual. As ciências sociais dispõem de teorias e métodos, além de toda uma tradição de pesquisa, que estão sendo trazidos para a epidemiologia como instrumentos e formas de abordagem a serem empregados na investigação das relações entre saúde e sociedade. O estudo da determinação social das doenças não é recente, como se menciona em diversas passagens deste livro, mas existe, na atualidade, um ressurgir de interesse sobre o assunto, inclusive quanto à forma de conceber o marco teórico das investigações.

- **ESTATÍSTICA**

A estatística é a ciência e a arte de coletar, resumir e analisar dados sujeitos a variações.[18] Tem papel fundamental na epidemiologia, pois fornece o instrumental a ser levado em conta nas investigações de questões complexas, como a aleatoriedade dos eventos e o controle de variáveis que dificultam a interpretação dos resultados. Em diversas fases de uma pesquisa, a estatística assume papel de realce: é o que ocorre, por exemplo, na etapa de planejamento, especialmente na determinação do tamanho da amostra e na forma de selecionar as unidades que deverão compô-la. Outra ilustração é representada pela fase de análise dos dados, em particular, no estudo do significado das variações de freqüências, quando se tenta verificar se as diferenças são simplesmente devidas ao acaso ou se traduzem ocorrências sistemáticas, cujas causas merecem ser pesquisadas. A aproximação da epidemiologia à estatística fez com que a primeira fosse ocupando um espaço até então não preenchido na área da saúde, formando uma "ponte", que o pessoal de saúde utiliza para melhor conhecer a estatística, e tornando-se uma disciplina científica de síntese, onde são encontrados conceitos e métodos para planejamento, execução, análise e interpretação de resultados de estudos sobre a saúde de grupos de pessoas. Pelo fato de a epidemiologia envolver o estudo de muitas pessoas, gerando, no mais das vezes, uma massa considerável de dados para análise, o advento das modernas técnicas eletrônicas de computação, dinamizando as tarefas de cálculo, fizeram com que a informática tivesse ampla aplicação na disciplina. Vale referir os programas estatísticos, para microcomputador, de uso em epidemiologia, que estão sendo desenvolvidos em ritmo crescente, com grande economia de tempo no planejamento e na análise de dados.

III. COMENTÁRIO FINAL

O capítulo oferece uma visão da evolução e do estado atual da epidemiologia. Foram apresentados e comentados os seus conceitos básicos, os seus temas principais e o raciocínio que norteia a moderna epidemiologia. As suas aplicações foram apontadas, e conclui-se que qualquer evento, relacionado com a saúde da população, pode ser incluído no seu campo de ação. As preocupações da epidemiologia concentram-se, principalmente, na mensuração da freqüência e da distribuição dos agravos à saúde na população e no estudo dos fatores determinantes desta freqüência e desta distribuição, aqui incluído o papel dos serviços de saúde e de toda uma gama de produtos e procedimentos neles utilizados. Estes temas serão aprofundados nos demais capítulos. O próximo detalha os principais usos da epidemiologia, na atualidade.

QUESTIONÁRIO

1. Qual o conceito atual de epidemiologia? E o antigo?
2. Discorra sobre alguns princípios básicos da epidemiologia.
3. Quais os principais métodos de investigação usados em epidemiologia?
4. O que se entende por corpo de conhecimentos da epidemiologia?
5. Enumere três aplicações da epidemiologia.
6. Qual a contribuição da epidemiologia, que a diferencia das demais disciplinas das ciências da saúde?
7. Discorra sobre a representatividade da amostra, em investigação sobre os problemas de saúde.
8. Dê exemplos de problemas de saúde que são investigados pela epidemiologia.
9. Através de algumas figuras ilustres do século XIX, trace um quadro dos movimentos dominantes da epidemiologia daquela época.
10. Quais as características da epidemiologia, na primeira metade do século XX? Que idéias, nesta época, muito a influenciaram?
11. Qual foi o desenvolvimento da epidemiologia, na segunda metade do século XX?
12. Comente as disciplinas que se constituem em pilares da epidemiologia atual.

LEITURA COMPLEMENTAR

1.1. Podemos tirar muitos ensinamentos e inspirações dos acontecimentos passados e do exemplo das grandes figuras dos tempos pretéritos, registrados na história. Textos clássicos, que descrevem investigações sobre saúde e doença, merecem ser lidos, meditados e discutidos em grupo; eles podem ser encontrados nos originais onde foram inicialmente publicados ou em reedições e traduções. Uma das compilações mais abrangentes é "O desafio da epidemiologia",[1] publicada pela Organização Pan-Americana da Saúde, em espanhol e em inglês. Nela, estão reproduzidos muitos trabalhos, entre os quais os de Hipócrates, Lind (escorbuto), Casal ("mal da rosa"), Baker (cólica endêmica), Jenner (vacina antivariólica), Villermé (saúde dos trabalhadores), Panum (sarampo), Semmelweis (febre puerperal), Finlay (febre amarela), Farr (mortalidade em mineiros), Snow (cólera), Takaki (beribéri), Chagas (doença de Chagas) e Goldberger (pelagra).
1.2. Nesta mesma obra,[1] há também a transcrição de muitos artigos recentes, alusivos a trabalhos que se tornaram marcos na epidemiologia atual. É conveniente conhecê-los.
1.3. A evolução dos aspectos conceituais e metodológicos da epidemiologia pode ser encontrada em algumas referências.[2,50] Os comentários editoriais contidos na obra "O desafio da epidemiologia"[1] são também valiosos, em especial, os que versam sobre "desenvolvimento histórico" e sobre "perspectivas e orientações".[51] São temas especialmente apropriados para seminários de alunos de pós-graduação.
1.4. Sobre a realidade latino-americana, há várias coletâneas de artigos, cabendo destacar: "Usos e perspectivas da epidemiologia", que trata de programas de saúde, formação de pessoal e investigações;[52] "Formação em epidemiologia para o desenvolvimento dos serviços de saúde";[53] e uma série de artigos sobre epidemiologia nos serviços de saúde, que aparece em um número especial da revista "Educación Médica

y Salud", do ano de 1990.[54] Especificamente, sobre o Brasil, existem os anais dos Congressos Brasileiros de Epidemiologia, patrocinados pela Associação Brasileira de Saúde Coletiva – ABRASCO.[3,55] No próximo capítulo, na seção sobre leitura complementar, há sugestões de nomes de revistas para manter-se atualizado na matéria.

REFERÊNCIAS BIBLIOGRÁFICAS

1. Organização Pan-Americana da Saúde. El desafio de la epidemiologia: problemas y lecturas selecionadas. Washington, OPS (Publicação Científica 505), 1988 (coletânea de artigos, edições em espanhol e em inglês).
2. SUSSER Mervyn. Epidemiology in the United States after World War II: The evolution of technique. Epidemiologic Reviews 1985; 7:147-177.
3. ABRASCO. Anais do I Congresso Brasileiro de Epidemiologia. Epide-miologia e desigualdade social: os desafios do final do século. Campinas, UNICAMP, 1990.
4. MAXCY KF. Preventive medicine and hygiene. 7a. ed, New York, Appleton-Century-Crofts, 1951.
5. LEAVELL Hugh R & CLARK E Gurney. Medicina preventiva. Tradução de Cecília F. Donnângelo, Moisés Goldbaum & Uraci S Ramos (edição inglesa, 1965). São Paulo, McGraw-Hill do Brasil, 1976.
6. PAUL John R. Clinical epidemiology. 2a. ed, Chicago, University of Chicago Press, 1966.
7. MACMAHON Brian & PUGH Thomas F. Epidemiology: principles and methods. 2a. ed, Boston, Little, Brown and Company, 1970.
8. SUSSER Mervyn. Causal thinking in the health sciences: concepts and strategies in epidemiology. New York, Oxford University Press, 1973.
9. MORRIS JN. Uses of epidemiology. Edinburgh, Churchill Livingstone, 1975.
10. LILIENFELD David E. Definitions of epidemiology. American Journal of Epidemiology 1978; 107(1):87-90.
11. FRERICHS Ralph R & NEUTRA Raymond. Definitions of epidemiology. American Journal of Epidemiology 1978; 108:74-75.
12. ABRAMSON JH. Definitions of epidemiology. American Journal of Epidemiology 1979; 109(1):99-102.
13. RICH Herbert. More on definitions of epidemiology. American Journal of Epidemiology 1979; 109(1):102.
14. EVANS AS. Definitions of epidemiology. American Journal of Epidemiology 1979; 109(3):379-382.
15. CHOMEL B. Épidémiologie vétérinaire. Revue d'Épidémiologie et Santé Publique 1991; 39(5):477-486.
16. CASTIGLIONI A. História da medicina. Tradução de R. Laclette. São Paulo, Companhia Editora Nacional, 1947, 2 vols.
17. ROSEN George. Da polícia médica à medicina social. Tradução de Angela Loureiro. Rio de Janeiro, Edições Graal, 1980.
18. LAST John M (Editor). A dictionary of epidemiology. New York, Oxford University Press, 1988.
19. Organização Mundial da Saúde. Manual da classificação estatística internacional de doenças, lesões e causas de óbitos. Washington, OPS, Nona Revisão, 1978:ix.
20. BOLET Alfred J. Pierre Louis: the numerical method and the foundation of quantitative medicine. American Journal of the Medical Sciences 1973; 266(2):92-101.
21. LILIENFELD David E & LILIENFELD Abraham M. The French influence on the development of epidemiology. Em: Lilienfeld AM. Times, places and persons. Baltimore, The Johns Hopkins University Press, 1980:28-42.
22. SUSSER Mervyn & ADELSTEIN Abraham. The work of William Farr. Em: Vital statistics: a memorial volume of selections from the reports and writings of William Farr. Reeditado por: Library of the New York Academy of Medicine. New Jersey, Scarecrow Press, 1975:iii-xiv.
23. VILLERMÉ Louis R. A description of the physical and moral state of workers employed in cotton, wool and silk mills. Paris, 1840. Reproduzido na referência 1:33-36 (edição em inglês) e 34-37 (edição em espanhol).
24. Mortality of miners: a selection from the report and writings of William Farr. Em: Vital Statistics: a Memorial Volume of Selections from the Reports and Writings of William Farr. New Jersey, Scarecrow Press, 1975. Reproduzido na referência 1:67-71 (edição em inglês) e 69-73 (edição em espanhol).
25. HANLON John J. Public health: administration and practice. 6a. ed, Saint Louis, CV Mosby Co, 1974:2.
26. SNOW John. Sobre a maneira de transmissão da cólera (originalmente publicado em 1855). 2a. ed. brasileira. Tradução de José Ruben de Alcântara Bonfim. São Paulo, Hucitec-Abrasco, 1990:151. Dois trechos da obra estão reproduzidos na referência 1:42-45; 415-418 (edição em inglês) e 43-46; 446-449 (edição em espanhol).
27. SEMMELWEISS Ignaz. The etiology, concept and prophylaxys of childbed fever. Reproduzido na referência 1:46-59 (edição em inglês) e 47-62 (edição em espanhol).
28. STEPAN Nancy. Gênese e evolução da ciência brasileira. Rio de Janeiro, Artenova, 1976.
29. CHAGAS Carlos. Coletânea de trabalhos científicos. Brasília, Editora da Universidade de Brasília, 1981.
30. DUBOS R. Man adapting. New Haven, Yale University Press, 1965.
31. LE RICHE W Harding & MILNER Jean. Epidemiology as medical ecology. Edinburgh, Churchill Livingstone, 1970.
32. LIND James. An inquiry into the nature, causes, and cure of the scurvy. Edinburgh, Sands, Murray and Cochran, 1753. Reproduzido na referência 1:20-23 (edição em inglês) e 20-24 (edição em espanhol).
33. TAKAKI Baron. The preservation of health amongst the personnel of Japanese Navy and Army. Lancet 19 de maio de 1906:1369-1371. Reproduzido na referência 1:75-79 (edição em inglês) e 77-82 (edição em espanhol).
34. GOLDBERGER Joseph. Considerations on pellagra. Public Health Reports 1914; 29:1683-1686. O artigo, assim como dois outros do autor estão reproduzidos na referência 1:99-102, 584-609 e 726-730 (edição em inglês) e 101-105, 630-658 e 789-793 (edição em espanhol).
35. TERRIS Milton. Goldberger on pellagra. Baton Rouge, Louisiana State University Press, 1964.
36. SYDENSTRICKER Edgar. Statistics of morbidity (1931). Em: KASIUS RV. (Editor). The challenge of facts: selected public health papers of Edgar Sydenstricker. New York, The Milbank Memorial Fund, 1974. Reproduzido na referência 1:167-175 (edição em inglês) e 172-180 (edição em espanhol).
37. PUFFER Ruth R & GRIFFITH G Wynne. Patterns of urban mortality. Washington, Pan American Health Organization (Publicação Científica No. 151), 1968. Parte da obra está reproduzida na referência 1:223-234 (edição em inglês) e 231-244 (edição em espanhol).
38. PUFFER Ruth R & SERRANO Carlos V. Caracteristicas de la mortalidad en la niñez. Washington, OPS/OMS (Publicação Científica No. 262), 1973.
39. GREGG N McAlister. Congenital cataract following German measles in the mother. Transactions of the Ophtalmological Society of Australia 1941; 3:35-46. Reproduzido na referência 1:426-434 (edição em inglês) e 458-467 (edição em espanhol).
40. DOLL Richard & HILL Austin B. Smoking and carcinoma of the lung. British Medical Journal 1950; 2:740-748. Reproduzido na referência 1:475-491 (edição em inglês) e 511-529 (edição em espanhol).
41. DAWBER TR, KANNEL WB & LYELL LP. An approach to longitudinal studies in a community: the Framingham Study. Annals New York Academy of Sciences 1963; 103:539-556. Reproduzido na referência 1:619-630 (edição em inglês) e 669-681 (edição em espanhol).
42. Medical Research Council. Streptomycin treatment of pulmonary tuberculosis. British Medical Journal 1948; 2:769-782.
43. AST David B & SCHLESINGER Edward R. The conclusion of a ten-year study of water fluoridation. American Journal of Public Health 1956; 46(3):265-271. Reproduzido na referência 1:747-752 (edição em inglês) e 812-818 (edição em espanhol).
44. FRANCIS T, NAPIER JA, VOIGHT RB et al. Evaluation of 1954 field trials of poliomyelitis vaccine. American Journal of Public Health 1955; 45(5):1-62. Reproduzido na referência 1:838-854 (edição em inglês) e 910-928 (edição em espanhol).
45. Multiple Risk Factor Intervention Trial (MRFIT). Multiple risk factor research trial: risk factor changes and mortality results. Journal of the American Medical Association 1982; 242; 1465-1477.
46. FEINSTEIN Alvan R. Clinical epidemiology. Philadelphia, WB Saunders Co, 1985.
47. SACKETT David L, HAYNES Brian R & TUGWELL Peter. Clinical epidemiology. Boston, Little, Brown and Co, 1985.
48. FLETCHER R, FLETCHER S & WAGNER E. Epidemiologia clínica. Tradução: Maria Inês Schmidt e Cols. Porto Alegre, Artes Médicas, 1989.
49. BREILH Jaime & GRANDA Edmundo. Saúde na sociedade. Tradução de José da Rocha Carvalheiro e Cols. São Paulo, Instituto de Saúde/ABRASCO/Cortez Editora, 1989.
50. GORDON John E. Epidemiology: old and new. Journal of the Michigan State Medical Society 1950; 49:194-199. Reproduzido na referência 1:135-141 (edição em inglês) e 140-147 (edição em espanhol).
51. BUCK Carol, LLOPIS Alvaro, NÁJERA Enrique & TERRIS Milton. Discussão sobre desenvolvimento histórico, perspectivas e orientações. Ver referência 1: 3-17 e 967-985 (edição em inglês) e 3-17 e 1055-1073 (edição em espanhol).
52. Organização Pan-Americana da Saúde. Usos y perspectivas de la epidemiología. Washington, OPS (Publicação No. PNSP84-47), 1984:1-243 (coletânea de 15 artigos sobre o tema).

53. La formación en epidemiología para el desarrollo de los servicios de salud. XIV Conferencia de la Asociación Latinoamericana y del Caribe de Educación en Salud Pública (ALAESP) (Mexico, 15-19 Noviembre 1987), Organización Panamericana de la Salud (OPS), Publicación Serie Desarrollo de Recursos Humanos No. 88.

54. Epidemiologia: capacitación en los servicios de salud. Educación Médica y Salud 1990; 24(3):222-320 (número especial dedicado ao tema).

55. ABRASCO. Anais do II Congresso Brasileiro de Epidemiologia. Qualidade de vida: compromisso histórico da epidemiologia. Belo Horizonte, Coopmed Editora/ABRASCO, 1994.

Capítulo 2

USOS DA EPIDEMIOLOGIA

I. Principais usos da epidemiologia, 17
1. Diagnóstico da situação de saúde, 17
2. Investigação etiológica, 18
3. Determinação de riscos, 21
4. Aprimoramento na descrição do quadro clínico, 22
5. Determinação de prognósticos, 22
6. Identificação de síndromes e classificação de doenças, 23
7. Verificação do valor de procedimentos diagnósticos, 23
8. Planejamento e organização de serviços, 24
9. Avaliação das tecnologias, programas ou serviços, 24
10. Análise crítica de trabalhos científicos, 25

II. Principais usuários da epidemiologia, 26
1. O sanitarista, 26
2. O planejador, 27
3. O epidemiologista-pesquisador (ou professor), 27
4. O clínico, 27

III. Comentário final, 28
Questionário, 28
Exercícios e leitura complementar, 28
Referências bibliográficas, 28

O capítulo contém diversos tópicos referentes à aplicação da epidemiologia, o que complementa a introdução, a este respeito, mostrada no capítulo anterior.

I. PRINCIPAIS USOS DA EPIDEMIOLOGIA

A epidemiologia já tem uma longa tradição como método para o estudo da distribuição de um problema de saúde na população e para a investigação das razões desta distribuição. O conhecimento assim produzido fornece uma base racional para auxiliar a escolha das intervenções a serem implementadas, em função da situação encontrada. A epidemiologia também pode ser empregada para a avaliação do sucesso da aplicação destas mesmas medidas. No capítulo anterior, estes pontos foram apresentados e ilustrados: por exemplo, no século XIX, as investigações do médico japonês Takaki sobre a distribuição do beribéri e de fatores associados a esta doença, convenceram as autoridades navais de seu país a alterar a dieta dos tripulantes e, assim, erradicar rapidamente a doença na marinha japonesa (ver Quadro 1.3). No presente capítulo, estes e outros aspectos concernentes às aplicações da epidemiologia serão comentados e expandidos. Na tentativa de oferecer maior detalhamento e promover discussão pormenorizada sobre o assunto, os usos da epidemiologia são classificados em dez categorias, sistematização esta que serve de roteiro para as próximas seções.

1. DIAGNÓSTICO DA SITUAÇÃO DE SAÚDE

Uma importante faceta do trabalho em epidemiologia, que permeia este e os demais usos, consiste em gerar dados quantitativos, corretos, sobre a saúde do conjunto da população ou de seus segmentos, seja em atividades de rotina, seja em investigações especiais. Em conjunto, estes dados formam um diagnóstico populacional, dito coletivo ou epidemiológico, que pode estar limitado a:

• uma única condição, seja um agravo à saúde, um fator de risco, o uso de serviços, uma característica da população ou um outro evento de interesse;
• um grupo de condições, exemplificado pelas doenças infecciosas ou pelas cardiovasculares; ou
• a eventos subordinados a uma outra forma de classificação — neste caso encontra-se o diagnóstico sobre a saúde da comunidade, através do qual se procura identificar e estimar a magnitude dos principais agravos à saúde, que incidem na população.

Em qualquer das eventualidades mencionadas, a epidemiologia fornece orientação e os fundamentos necessários para aprofundar a análise do tema, quer se trate de um único evento, de um grupo deles, quer da saúde global da comunidade.

Dois aspectos são da maior relevância, em qualquer diagnóstico epidemiológico:

a) a "abrangência populacional" deste diagnóstico, o que traz à baila preocupações quanto à representatividade de certas amostras e a necessidade do uso de técnicas de amostragem aleatória, para complementar as informações rotineiras;

b) a apropriada seleção de "indicadores" que bem retratem cada situação. Embora existam variações na extensão dos recursos empregados na preparação de um diagnóstico epidemiológico, os principais tipos de informação utilizados são os de morbidade e mortalidade.

• **Epidemiologia descritiva**

Faz parte do processo de diagnóstico epidemiológico a organização dos dados, de maneira a evidenciar as freqüências do evento, em diversos subgrupos da população, de modo a compará-los — por exemplo, entre faixas etárias, sexo e tipo de ocupação. Este processo, denominado "epidemiologia descritiva", é assunto dos Caps. 9 a 11. O Quadro 2.1 serve como exemplo, pois os casos registrados de uma doença — a poliomielite — são distribuídos por grupos de idade, mostrando uma enorme variação de incidência. A epidemiologia e a estatística fornecem a sistematização necessária para fazer a descrição, do evento ou do problema em tela, cujo objetivo é estabelecer um primeiro reconhecimento da situação enfocada.

• **Utilidade da epidemiologia descritiva**

A epidemiologia descritiva tem o propósito de informar "como" os eventos variam, na população. Em geral, a distribuição dos casos permite mostrar, quantitativamente, que a saúde e a doença estão distribuídas desigualmente na população. Este conhecimento pode ser usado para o alcance de, pelo menos, dois objetivos: a) o direcionamento das ações saneadoras e b) a elaboração de explicações e relações para mostrar "por que" as freqüências variam, na população — o que constitui a base necessária para a formulação de hipóteses causais.

a) DIRECIONAMENTO DAS AÇÕES SANEADORAS

A distribuição dos casos aponta para as camadas da população em que o dano é mais freqüente ou em que é raramente encontrado. O resultado é tomado como indicativo das necessidades atuais e de que em futuro próximo, se não houver mudanças na evolução natural do processo ou qualquer intervenção bemsucedida, esta desigualdade na distribuição de casos será também encontrada. Sendo assim, a identificação de desigualdades, no presente ou no passado, tem caráter preditivo, com uma certa margem de erro, como em toda previsão, mas apontando para a provável evolução do evento e indicando as características dos grupos que podem beneficiar-se de alguma forma de proteção que vise a diminuir os riscos e as suas conseqüências.

• Exemplo: incidência do sarampo

O Quadro 2.2 mostra a distribuição dos casos internados de sarampo, no Estado de São Paulo, realçando o alto número em menores de um ano de idade, 60% dos quais em menores de nove meses. Note-se também o progresso no controle do sarampo, alcançado no Estado, embora nem todos os casos de sarampo sejam notificados — só os internados.

A distribuição de casos de sarampo indica que eles ocorrem em grande número antes de a criança alcançar a idade ótima de vacinação — que, segundo os especialistas, é de 12 a 15 meses, época em que a vacina atualmente disponível tem alto poder imunogênico. Daí preconizar-se para os grupos de risco a aplicação de uma dose inicial da vacina, logo nos primeiros meses de vida, a partir dos seis meses de idade, mesmo que muitas crianças não formem anticorpos em níveis significativos, mas procedendo-se à revacinação — aos 15 meses de idade como tem sido preconizado. Torna-se patente, pela inspeção da distribuição dos casos da doença, por faixa etária, e para evitar a duplicação de esforços, a necessidade de desenvolvimento de vacinas que produzam alta resposta imunitária, a serem aplicadas nos primeiros meses de vida.

b) FORMULAÇÃO DE HIPÓTESES

A distribuição de um evento, na população, reflete a ação de fatores subjacentes que importa conhecer. A análise da distribuição dos casos, em diferentes épocas e lugares, assim como o seu estudo intensivo, na mesma população, permite levantar suspeitas causais quanto às possíveis razões para as diferenças encontradas, de modo a formular hipóteses sobre as causas da variação retratada nos coeficientes. O prosseguimento deste raciocínio leva ao segundo uso da epidemiologia, a investigação etiológica, apresentado na próxima seção.

Em síntese, o conhecimento da distribuição de um evento não é um objetivo terminal em si, mas a fase inicial do processo de explicação do perfil das doenças ou de identificação de pontos onde as ações são mais necessárias, o que fornece os subsídios para a investigação etiológica e para a tomada de decisão, quanto à implementação de ações saneadoras.

2. INVESTIGAÇÃO ETIOLÓGICA

Constitui verdadeiro desafio científico a descoberta das causas das variações que comumente ocorrem na distribuição de um evento. Muitas técnicas de planejamento de pesquisa e de análise de dados foram desenvolvidas ou trazidas para a epidemiologia em resposta às necessidades de pesquisar, mais adequadamente, as causas da distribuição das doenças.

a) HISTÓRICO SOBRE A BUSCA DAS CAUSAS DAS DOENÇAS

A procura da explicação das causas das doenças pode ser esquematizada em quatro fases:

1. FASE DA MAGIA — os fatores etiológicos situam-se na categoria do sobrenatural, freqüentemente atribuídos à ação de deuses, demônios ou de forças do mal;

Quadro 2.1 Distribuição dos casos confirmados de poliomielite, no Brasil, por faixa etária, em dois períodos: 1975-1980 e 1981-1986

Idade (anos)	1975-1980		1981-1986	
	Número	%	Número	%
0	2.175	29,0	323	24,5
1 - 4	4.685	62,5	690	52,3
5 - 14	520	7,0	220	16,7
15 e +	88	1,2	77	5,8
Ignorada	26	0,3	9	0,7
Total	7.494	100,0	1.319	100,0

Fonte: Adaptado do Informe Epidemiológico 1986, Ministério da Saúde, 1987:62.[1]

Quadro 2.2 Número de casos hospitalizados de sarampo e coeficiente de incidência, por 100.000 habitantes, segundo faixa etária, no Estado de São Paulo, em anos selecionados

Faixa etária	1980		1985		1990	
	N.º	coeficiente	N.º	coeficiente	N.º	coeficiente
< 1	705*	102	475**	59	55***	7
1 - 4	1.166	48	535	19	34	1
5 - 9	780	29	309	9	10	0,3
10 - 14	396	15	274	10	6	0,2
15 e +	420	2	319	2	183	1
ignorada	22	-	9	-	-	-
Total	3.489	14	1.921	7	288	1

*446 casos em < nove meses e 269 entre nove e 11 meses
**287 casos em < nove meses e 188 entre nove e 11 meses
***31 casos em < nove meses e 24 entre nove e 11 meses
Fonte: Secretaria de Estado da Saúde, São Paulo, segundo o Ministério da Saúde (CENEPI).

2. FASE DOS FATORES FÍSICOS E DOS "MIASMAS" — nome este que é dado a emanações do solo, supostamente nocivas, como as produzidas pela decomposição do lixo e de sujeiras, responsabilizadas pelos danos à saúde;

3. FASE MICROBIOLÓGICA, DOS GERMES OU DO CONTÁGIO — enfatizando a ação de agentes microbiológicos para explicar a ocorrência da doença;

4. FASE DA CAUSALIDADE MÚLTIPLA — decorrente da inadequação da teoria anterior para explicar integralmente a etiologia das doenças, com o reconhecimento de que os agravos à saúde são de natureza multifatorial. A incorporação do social — ou do psicossocial — para explicar o aparecimento e manutenção das doenças na coletividade, em interação com os fatores físicos e biológicos, é uma das características desta etapa.

Embora a natureza multicausal seja a teoria vigente, volta-se às teorias anteriores com alguma freqüência. É o caso da persistência de crenças e práticas obsoletas para lidar com problemas de saúde, ainda muito encontradas nos dias de hoje. Também é comum, atualmente, às vezes por simplicidade, associar uma só causa a um só efeito.

• **Abordagem unicausal**

O processo de relacionar uma causa a um efeito é encontrado em qualquer área do conhecimento, e a saúde não constitui exceção. O pessoal da área de saúde está mesmo habituado a raciocinar nestes termos e, embora tenha algo de verdade, a assertiva nem sempre representa toda a verdade. Deve-se compreender que se trata, apenas, da simplificação de uma realidade muito mais complexa, em que outros fatores entram em jogo. A especificidade "uma causa-um efeito" representa o isolamento de parte de um todo, procedimento que, embora sujeito a críticas, tem sido muito útil para orientar a aplicação das ações de saúde.

• Exemplo: ações decorrentes da abordagem unicausal

A poliomielite pode ser controlada por imunização de crianças, a varíola erradicada pela vacinação de toda a população, a febre tifóide controlada pelo saneamento básico, o bócio endêmico praticamente eliminado pela iodação do sal de cozinha, a incidência de câncer do pulmão reduzida significativamente com a diminuição da freqüência do hábito de fumar, e assim por diante.

O sucesso na aplicação de algumas medidas preventivas, como as citadas, parte do princípio da existência de um agente ou causa, cuja remoção faz desaparecer a doença. No entanto, estes mesmos princípios não funcionam quando aplicados a numerosas outras doenças, principalmente as crônico-degenerativas.

• **Abordagem multicausal**

Hoje aceitamos que os danos à saúde podem ter múltiplas causas e que uma única causa pode ter muitos efeitos.

• Exemplo 1: etiologia da asma brônquica

A asma brônquica está associada a numerosos agentes ou fatores, tais como infecções, exercício físico, estresse emocional e exposição a uma variedade de poluentes resultantes da atividade industrial e de substâncias usadas nas mais variadas atividades humanas.

• Exemplo 2: etiologia das afecções coronarianas

As afecções coronarianas estão associadas à obesidade, ao nível de colesterol sérico, ao sedentarismo, ao tabagismo, ao estresse e ao tipo de comportamento, para mencionar apenas alguns dos muitos fatores já conhecidos.

Em razão da existência de grande quantidade de fatores implicados no complexo etiológico da doença, os esforços para preveni-la podem ser feitos em múltiplas direções.

No caso das doenças coronarianas, são as medidas para controlar o peso corporal, a ingestão de gorduras de origem animal, a pressão arterial, o hábito de fumar, os estresses da vida moderna e os demais fatores associados com o aparecimento e a evolução deste grupo de afecções. Cada um dos fatores recebe atenção especial, procurando-se afastá-lo ou reduzir a sua intensidade.

Na maioria das doenças crônico-degenerativas, a eliminação de um dos fatores não assegura que a doença seja controlada, embora possa reduzir o número de doentes na população e aumentar o período de latência da afecção, postergando para uma idade mais avançada o aparecimento das manifestações clínicas ou de complicações. Neste grupo de afecções, nenhum dos fatores, isoladamente, é "necessário ou suficiente" para produzir o dano à saúde.

Nas doenças infecciosas, nas deficiências nutricionais, nas afecções genéticas e nas intoxicações, encontram-se agentes etiológicos específicos, de modo que sobre eles são concentradas as ações preventivas e saneadoras, enquanto que na maioria das doenças crônico-degenerativas isto não ocorre. Esta situação pode ser apenas reflexo do conhecimento atual, ainda imperfeito; no futuro novos agentes deverão ser identificados e associados à ocorrência de doenças, hoje consideradas de etiologia desconhecida ou obscura.

• Exemplo 1: gastrite e *Helicobacter pylori*

A convicção de que a gastrite e a úlcera péptica estão relacionadas aos maus hábitos alimentares e ao estresse sofreu abalos com a identificação do *Helicobacter pylori*, em 1981. O agente está presente, na mucosa gástrica, em 90% destes distúrbios, e a sua erradicação está associada a substanciais melhoras clínicas.

• Exemplo 2: cárie e microorganismos

A prevenção da cárie está tradicionalmente baseada na higiene bucal com o uso de escovas e fio dental, exposição ao flúor sob diversas formas (água de abastecimento, aplicação local e pasta de dentes) e alimentação pobre em açúcar refinado. A descoberta recente da associação entre cárie dentária e a presença de microorganismos, entre os quais o S*treptococcus mutans*, fez com que a cárie passasse a ser considerada uma doença contagiosa. Esta descoberta pode revolucionar os caminhos da prevenção deste dano à saúde.

No intuito de acomodar a terminologia à situação atual, a designação "determinantes" ou "fatores determinantes" vem sendo empregada, em epidemiologia — como pode ser constatado em algumas das definições apresentadas no Cap. 1 —, com o propósito de englobar os diversos componentes identificados no complexo causal das doenças. Havendo ou não agentes etiológicos já conhecidos, existem muitos destes fatores determinantes, sem os quais a doença não ocorre. Tais fatores podem ser classificados de diversas maneiras. Servem de exemplo os que influenciam a suscetibilidade individual — a herança genética — e os que estão vinculados ao grau de exposição das pessoas ao risco de adoecer, como é o caso do tipo da ocupação. O Cap. 3 contém alguns modelos causais, muito utilizados em saúde, nos quais a classificação dos fatores determinantes das doenças, em categorias, está implícita ou explicitamente colocada.

b) ETAPAS NA INVESTIGAÇÃO ETIOLÓGICA, EM EPIDEMIOLOGIA

A epidemiologia tem avançado em investigações científicas, especialmente sobre etiologia de doenças crônico-degenerativas, um dos maiores desafios da pesquisa atual nas ciências da saúde, através da pesquisa orientada para estabelecer o tipo de relação entre dois eventos, que são, respectivamente:

• uma possível "causa" — a "exposição" ao fator de risco; e
• um dado "efeito", ou seja, o surgimento da "doença".

Este tipo de raciocínio fez com que a noção de "risco" passasse a ocupar posição de destaque na moderna epidemiologia, tanto em pesquisas como na melhor atenção à saúde individual e coletiva.

O processo de investigação etiológica pode ser organizado em etapas, cada qual contendo, por sua vez, outras subdivisões, que são aqui omitidas, apenas para realçar as características gerais de cada fase.

• **PRIMEIRA ETAPA**

Inicialmente, acumulam-se informações e argumentos sobre a possível relação entre a exposição ao fator de risco (por exemplo, elevados níveis de colesterol sérico e de estresse) e um particular efeito (infarto do miocárdio). Tais evidências podem provir de fontes diversas, como as experiências em animais de laboratório, as observações clínicas, os achados anatomopatológicos, as análises comparativas de estatísticas e os inquéritos populacionais.

• **SEGUNDA ETAPA**

Desde que os indícios apontem para a existência de relação entre um tipo de exposição e uma doença, procura-se determinar se a relação é, de fato, "causal", e não uma simples coincidência. Para isto, as evidências disponíveis subsidiam a "formulação de uma hipótese", que especifica a possível ligação entre o fator de risco e a doença, e serve como orientação para a sua investigação detalhada: por exemplo, entre níveis de poluição atmosférica e a ocorrência de neoplasias malignas do rim e de outros órgãos urinários. Existem muitos "métodos" (isto é, delineamentos ou tipos de estudo) para testar hipóteses em epidemiologia, cada um com o seu próprio potencial de produzir evidências científicas. Além disto, aplicam-se determinados "critérios de julgamento", a serem utilizados quando múltiplas informações sobre uma dada relação estejam disponíveis — conhecimento este que resulta do uso dos diversos métodos por diferentes pesquisadores. Os Caps. de 12 a 19 mostram os detalhes metodológicos deste processo de julgamento causal.

• Exemplo: nível de colesterol e coronariopatias

No Quadro 2.3 estão os resultados de um estudo epidemiológico sobre a incidência de coronariopatias, em relação ao nível de colesterol sérico. Os números apontam para uma relação evidente entre nível alto de colesterol sérico e maior incidência da doença — a mortalidade por coronariopatias é três vezes maior no grupo de pessoas cuja taxa de colesterol sérico é elevada.

Se os resultados encontrados por diferentes pesquisadores, em diferentes locais, apontam para o mesmo tipo de associação

Quadro 2.3 Relação entre o nível de colesterol sérico e a mortalidade por coronariopatia, em adultos do sexo masculino (dados fictícios)

Colesterol sérico	Mortalidade por coronariopatias (taxa anual por mil)
Alto	15
Baixo	5

entre colesterol sérico e incidência de coronariopatias, tem-se evidência em favor de que a associação seja provavelmente causal. Contudo, argumentos adicionais precisam ser obtidos para a sustentação da hipótese. Muitos critérios, além da consistência de resultados, podem ser usados para melhor esclarecer a natureza causal da associação. Uma das grandes dificuldades da interpretação de associação entre eventos, em epidemiologia, é diferenciar a "simples coincidência", de uma verdadeira "relação causal", entre eles. Os diversos métodos de produzir conhecimento, em epidemiologia, não têm a mesma capacidade de fazer esta diferenciação; o tema é tratado por todo este livro, em especial, nos capítulos de cunho metodológico.

• VARIAÇÕES NA ABORDAGEM DA MULTICAUSALIDADE

A abordagem multicausal das doenças e agravos não se esgota na identificação dos seus fatores físicos e biológicos: os investigadores procuram, também, determinar a influência dos aspectos sociais na produção da doença. A própria abrangência da abordagem do meio social também varia, desde simples estudos descritivos de freqüência de doenças por nível socioeconômico — definido por escolaridade, nível de renda ou outro critério — a investigações mais aprofundadas sobre a estrutura da sociedade e a sua relação com a saúde das pessoas.

Muitos modelos de explicação de doenças são mostrados no próximo capítulo. O objetivo dos modelos é o de tentar representar a realidade, de uma maneira que facilite estabelecer a eventual correlação de forças associadas com o aparecimento e a manutenção das doenças. Em outras palavras, o de tentar identificar qual seria o verdadeiro balanceamento entre os diversos fatores, na gênese, freqüência, distribuição e evolução dos danos à saúde. Estas avaliações não são simples. Elas trazem a marca das pessoas, pois o ponto de vista do observador costuma influir. Daí, a dificuldade de estabelecer interpretações inteiramente neutras, não-tendenciosas, das condições que nos cercam; embora seja uma difícil tarefa, muito já se progrediu neste terreno.

3. DETERMINAÇÃO DE RISCOS

As investigações etiológicas, abordadas na seção anterior, geram resultados que apontam para os riscos a que uma pessoa está sujeita. São estas investigações que fornecem os dados básicos para a quantificação da associação entre a exposição a um determinado fator e o surgimento subseqüente da doença. Um exemplo foi dado sobre a relação entre o nível de colesterol sérico e a incidência de coronariopatias. O conhecimento, derivado das pesquisas, é usado para produzir normas a serem recomendadas à população: no caso, manter baixos os níveis de colesterol sérico. Ou então, quando indicado, na elaboração de padrões para a vigilância do seu cumprimento pelas autoridades: por exemplo, de níveis aceitáveis de poluição atmosférica nos centros urbanos ou de certas substâncias nos alimentos.

a) CONCEITO DE RISCO

Entende-se por "risco" o grau de probabilidade da ocorrência de um determinado evento:[2] por exemplo, o risco de alguém acidentar-se ou ter câncer. Nem todos os indivíduos têm os mesmos riscos. Há pessoas que vivem perigosamente e, como tal, têm maior probabilidade de morrer prematuramente. Existem outras que, apesar de não se exporem tão intensamente, estão também em risco, não de morrer precocemente, mas de adoecer ou de sofrer algum tipo de incapacidade.

Em termos gerais, a probabilidade de alguém vir a se tornar doente ou incapacitado para alguma atividade rotineira varia, seja pela simples presença de um fator (às vezes, por sua própria ausência), seja pela intensidade com que ele está presente ou por sua combinação com outros fatores.

• **Exemplo**: associação de riscos nas afecções coronarianas

Coeficientes elevados de doença coronariana estão relacionados ao hábito de fumar, sendo mais altos naqueles que mais fumam. Os coeficientes são mais elevados, ainda, nos que fumam e são obesos. No caso, o fumo e a obesidade são os fatores de risco para a doença coronariana, ao lado de muitos outros que participam da etiologia desta condição.

A associação dos fatores de risco, entre si, é complexa, podendo resultar em efeitos somatórios ou multiplicativos. Sabe-se que tanto o fumo como a exposição ao asbesto — produto utilizado em alguns processos industriais — estão relacionados ao câncer do pulmão. Porém, se um mesmo indivíduo fuma e, por razão de ofício, também lida continuamente com asbesto, há uma interação entre ambos os fatores, e o risco de desenvolver câncer do pulmão aumenta em proporção muito maior do que seria esperado apenas pela soma dos efeitos dos dois fatores de risco.

b) CÁLCULO DO RISCO

A probabilidade de o dano vir a ocorrer, no futuro imediato ou remoto, pode ser estimada para um fator de risco isolado ou para vários, simultaneamente. Embora as pessoas se exponham diferentemente a um fator, ocorre que, em termos populacionais, podem ser identificados subgrupos com aproximadamente os mesmos riscos, dando margem ao cálculo das seguintes formas de expressão dos resultados:

• **RISCO ABSOLUTO** (ou taxa de incidência): mostra quantos casos novos da doença aparecem no grupo, em um dado período.

Esta é uma forma adequada e relativamente simples de quantificação de riscos. Ela alcança ainda maior significado quando comparada com os resultados obtidos, de maneira semelhante, em um outro grupo de indivíduos. Esta comparação é alcançada pelo cálculo dos riscos relativo e atribuível.

• **RISCO RELATIVO**: informa quantas vezes o risco é maior em um grupo, quando comparado a outro.

• **RISCO ATRIBUÍVEL** (à exposição): indica a diferença de incidências entre os dois grupos, diferença que é atribuída à exposição ao fator de risco.

O Quadro 2.4 mostra a forma de computação dos riscos e a interpretação dos seus resultados utilizando, como exemplo, a relação entre colesterol sérico e coronariopatias. Mais adiante, ao final do Cap. 19, diversas maneiras de calcular risco serão apresentadas, aprofundando o debate sobre o tema.

Quadro 2.4 Principais medidas de risco, usadas em epidemiologia*

RISCO ABSOLUTO

Expresso pela taxa de incidência, ou seja, o número de casos novos dividido pela população sob risco.
- Exemplo: 15 óbitos anuais por coronariopatia por mil adultos com colesterol sérico elevado.
- Exemplo: cinco óbitos anuais por coronariopatia por mil adultos com colesterol sérico baixo.

RISCO RELATIVO (RR)

É a razão entre duas taxas de incidência.
- Exemplo: RR = 15/5 = 3
- Interpretação: risco três vezes maior de mortalidade por coronariopatia entre os que têm colesterol sérico elevado, quando comparados com os que têm colesterol sérico baixo.

RISCO ATRIBUÍVEL (RA) a um dado fator de risco

É a diferença entre duas taxas de incidência.
- Exemplo: RA = 15 – 5 = 10 óbitos anuais por coronariopatia por mil adultos com colesterol sérico elevado.
- Interpretação: são os óbitos em excesso, atribuídos à presença de colesterol sérico elevado, nas pessoas integrantes do grupo considerado.

*Computações feitas a partir dos dados do Quadro 2.3.

4. APRIMORAMENTO NA DESCRIÇÃO DO QUADRO CLÍNICO

Desde há muito, os clínicos descrevem aspectos peculiares ao diagnóstico da doença e à evolução de seus pacientes. Contudo, há uma certa variabilidade na exteriorização das manifestações clínicas de um agravo à saúde, que é importante conhecer.

A descrição do quadro clínico de uma doença segue, geralmente, a seguinte seqüência: a observação de um caso, ou de poucos casos, possibilita o reconhecimento das principais características da afecção, que freqüentemente recebe o nome dos que primeiro a estudaram e publicaram o resultado de suas observações. Este é um processo eminentemente clínico, apoiado em evidências laboratoriais. Após dado conhecimento das observações pioneiras, na literatura especializada, elas são confirmadas ou refutadas por estudiosos da matéria. Certos detalhes da doença somente são esclarecidos em estudos populacionais posteriores, bem conduzidos, em que a epidemiologia muito auxilia na parte metodológica das investigações. Deste modo, a observação da evolução de uma afecção em um número suficiente de pacientes, reunidos de maneira adequada, e com a necessária objetividade na aferição, permite descrever detalhes e completar o quadro clínico.

- Exemplo 1: doença de Chagas

O exemplo mais conhecido, entre nós, de descrição de quadro clínico, em trabalho pioneiro realizado por pesquisador brasileiro, é o da doença de Chagas, descrita pela primeira vez, em 1909, no interior do Estado de Minas Gerais.[3] Em pouco tempo, o médico Carlos Chagas, que contava na época com 29 anos de idade, através de argutas observações e magistrais descrições, identificou, nesta ordem, o vetor, o agente etiológico e vinculou este agente à enfermidade. Trata-se de um dos poucos casos registrados nos anais da Medicina, se não o único, de uma enfermidade importante descoberta desta maneira.[4] Os trabalhos de Carlos Chagas são atuais até hoje. Apenas a reunião, recentemente, de observações sobre maior número de pacientes portadores da doença — isto é, de "séries de casos" — possibilitou o delineamento mais completo do quadro evolutivo, com a comprovação de muitas das descrições e com a adição de detalhes até então desconhecidos. Estes novos estudos sobre a doença de Chagas puderam fixar prognósticos, por exemplo, sobre os aspectos evolutivos dos casos agudos e sobre os riscos dos indivíduos sorologicamente positivos, mas sem evidência de qualquer sintomatologia no momento do diagnóstico, de apresentarem as formas clínicas da doença, no futuro.

- Exemplo 2: neurofibromatose

Um outro exemplo é a neurofibromatose, descrita pela primeira vez, em 1882, por von Recklinghausen. Todavia, somente no período 1951-1956 apareceram os resultados de observações de duas séries de casos, com a reunião de dados sobre numerosos pacientes portadores daquela doença, nos quais precisou-se melhor o respectivo quadro clínico.[5] Novos estudos de seguimento de pacientes apareceram desde então, com o uso de modernas técnicas diagnósticas, que constataram a existência de, pelo menos, duas formas distintas de neurofibromatose, caracterizada, hoje em dia, como uma das mais comuns doenças autossômicas dominantes e que acomete, nos locais onde sua incidência foi estimada, cerca de duas pessoas em cada grupo de 10 mil habitantes. O melhor conhecimento do quadro clínico, por sua vez, aumenta a possibilidade de que sejam elucidados aspectos etiológicos — no caso da neurofibromatose, os mecanismos genéticos — indicando caminhos para a respectiva prevenção.

5. DETERMINAÇÃO DE PROGNÓSTICOS

No início do capítulo, ao abordar o segundo e o terceiro usos da epidemiologia, foi assinalado que as pesquisas sobre "etiologia" permitem quantificar "riscos". Um raciocínio semelhante também se aplica ao curso clínico da doença: as investigações sobre o processo da doença, com vistas à "descrição do quadro clínico" (seção anterior), fornecem os elementos para quantificar "prognósticos" — por exemplo, se o doente é portador de uma dada característica, terá ou não maior probabilidade de apresentar determinada complicação ou menor tempo de sobrevida.

a) FATOR DE PROGNÓSTICO

Os fatores que, por sua presença ou intensidade, no curso da doença, ou por sua ausência, estão associados a diferentes prognósticos, são referidos como "fatores de prognóstico".

É conveniente que eles sejam detectados e tenham sua influência quantificada. Na epidemiologia, encontra-se a orientação básica para a realização de estudos de evolução clínica e de prognósticos. Em geral, as investigações voltadas à determinação de prognósticos são efetuadas com maior propriedade quando incidem sobre uma coorte de pacientes, reunidos no estágio inicial da doença e acompanhados por tempo suficiente para que os efeitos da afecção possam se manifestar. O objetivo é identificar fatores presentes no momento do diagnóstico, que possam ser preditivos do curso da doença.

• **Exemplo:** prognóstico da doença meningocócica
Na investigação sobre fatores prognósticos, em 254 casos de doença meningocócica, em Londrina, no Paraná, constatou-se que a presença de choque, no momento da admissão hospitalar, indicava letalidade de 88%; quando não havia esta condição, a letalidade baixava para 8%.[6]

b) GENERALIZAÇÃO DOS RESULTADOS

As estatísticas sobre os eventos presentes no curso clínico podem ser interpretadas como valores probabilísticos, que são utilizados no manejo individual de cada paciente — visto que informam as probabilidades de ocorrência futura destes mesmos eventos. Isto significa que é possível aplicar, para um indivíduo isoladamente, com a necessária prudência, os achados relativos ao grupo.

• **Exemplo:** epidemiologia da doença meningocócica
Na mencionada investigação sobre doença meningocócica, realizada em Londrina, entre cinco fatores de prognóstico selecionados (Quadro 2.5), encontrou-se o seguinte resultado: letalidade de 2%, se nenhum ou apenas um de cinco fatores considerados estava presente, o que significa um óbito em cada 50 pacientes; letalidade de 100%, na presença de quatro fatores de prognóstico, ou seja, evolução letal de todos os casos. Logo, o diagnóstico de um paciente acometido por esta afecção, e portador de quatro dos fatores de risco em questão, permite adiantar que a evolução do caso será provavelmente fatal — e o doente deve ser considerado do mais alto risco. Se o paciente apresentar um menor número de fatores de prognóstico, a sua maior probabilidade de sobrevivência poderá ser esperada, com fundamento no que foi observado, anteriormente, em grupo de pacientes com características semelhantes.

Quadro 2.5 Distribuição do número de casos e de óbitos, e da taxa de letalidade por doença meningocócica, segundo o número de fatores agravantes do prognóstico — Hospital Universitário de Londrina, Paraná, 1972-1976

Número de fatores presentes na admissão hospitalar*	Número de casos	Número de óbitos	Coeficiente de letalidade (%)
0 ou 1	191	4	2
2	45	11	24
3	14	7	50
4	4	4	100
Total	254	26	10

*Os fatores de prognóstico, se presentes ou ausentes na admissão, foram os seguintes: idades extremas (menores de um ano e maiores de 40); tempo de história de doença anterior à admissão hospitalar (menor que 48 horas); número de leucócitos, no sangue periférico colhido no momento da admissão, igual ou menor que 10.000/mm²; coma e choque.
Fonte: Tercílio L Turini, José Luís S Baldy, Joselina N Passos e Paulo K Takata, Revista de Saúde Pública (SP) 1979; 13:178.[6]

6. IDENTIFICAÇÃO DE SÍNDROMES E CLASSIFICAÇÃO DE DOENÇAS

O reconhecimento de padrões — ou seja, de grupos homogêneos de características, de sinais e sintomas, e de prognósticos — pode fazer com que se distinga uma condição de outra, até então consideradas em uma só categoria clínico-patológica. A história da medicina é repleta de exemplos desta natureza.

• **Exemplo:** observações epidemiológicas que auxiliaram a identificação de doenças
As ictericias são conhecidas desde o tempo de Hipócrates. Cuidadosas descrições de epidemias, desde o final do século XIX, em especial suas incidências em relação a faixa etária, tipo de ocupação, duração do período de incubação e modo de transmissão, fizeram com que se suspeitasse que sob esta denominação encontravam-se diferentes entidades. Assim, a leptospirose — ou doença de Weil — cujo agente etiológico é um espiroqueta, e a hepatite por soro homólogo (posteriormente classificada como do tipo B) foram separadas das demais imputadas a vírus. Estas, por sua vez, na seqüência de novas observações epidemiológicas, foram classificadas em vários tipos.
Um processo semelhante ao descrito para as ictericias ocorreu com as doenças de transmissão sexual. No passado, a blenorragia, a sífilis e o cancro mole eram considerados uma mesma entidade, engano este posteriormente sanado, conseqüente a observações epidemiológicas.
Mais recentemente, o consenso dos especialistas levou à separação, do ponto de vista etiopatogênico, da doença isquêmica do miocárdio e da cerebrovascular, embora ambas possam ter o mesmo mecanismo fisiopatológico, ou seja, o estreitamento da luz vascular.

É através dos ensinamentos encontrados na epidemiologia que os dados básicos podem ser mais bem coletados, agrupados e utilizados para fazer tais diferenciações e, assim, desenvolver novas classificações ou aperfeiçoar as já existentes. O próprio processo de atualização permanente da Classificação Internacional de Doenças é um trabalho multidisciplinar, especialmente de clínicos e epidemiologistas, no intuito de mantê-la em acordo com o desenvolvimento científico e as necessidades de usuários diversificados.

7. VERIFICAÇÃO DO VALOR DE PROCEDIMENTOS DIAGNÓSTICOS

A utilidade dos resultados de uma investigação epidemiológica está subordinada à precisão dos diagnósticos feitos em nível individual: a soma destes leva ao diagnóstico coletivo. As inconsistências na aferição de cada evento, forçosamente, acarretarão imprecisão nas estatísticas decorrentes.
As estatísticas podem ser desdobradas em dois componentes:[7]

• o processo de mensuração e de observação da condição, em cada pessoa, por exemplo, do estado de saúde, do peso corporal, da pressão arterial, da taxa de colesterol, do grau de incapacidade em realizar as tarefas diárias e do nível de qualidade de vida;
• a reunião das observações isoladas, de modo a constituir indicadores que informem sobre as características do grupo obser-

vado, como por exemplo, a prevalência de 10 casos de hipertensão arterial por 100 adultos e um peso corporal médio de 70 kg, com desvio padrão de 7 kg.

Em geral, é no primeiro componente, ou seja, no processo de mensuração e observação de cada unidade que compõe o grupo, que há maior necessidade de investimento de tempo e de recursos, visando a alcançar padronização adequada ou a encontrar novas maneiras de detectar os eventos, de modo que as estatísticas resultantes representem a realidade com a precisão desejada. Todas as formas de coleta de dados têm merecido atenção, seja uma simples entrevista, o exame físico ou todo um complexo procedimento diagnóstico. São questões atinentes à verificação da qualidade, na aferição de eventos, que podem ser colocadas em duas categorias: "validade" e "confiabilidade" das informações.

• VALIDADE DA INFORMAÇÃO

A validade diz respeito ao grau em que o diagnóstico reflete a real condição do paciente.

• Exemplo: validade do diagnóstico de uma lesão de pele
O exame histopatológico de uma biópsia de lesão pigmentada de pele feito por um experiente especialista resulta em diagnóstico muito mais válido (ou acurado) do que a simples inspeção da lesão, a olho nu, por um dermatologista.

• CONFIABILIDADE OU REPRODUTIBILIDADE DA INFORMAÇÃO

Refere-se à consistência dos resultados, quando o teste diagnóstico é repetido. A confiabilidade pode ser enfocada entre observadores ou intra-observador.

• Exemplo: confiabilidade do diagnóstico de uma lesão de pele
Dois dermatopatologistas devem chegar ao mesmo diagnóstico quando examinam, independentemente um do outro, uma mesma lâmina — o que significa alta confiabilidade entre os observadores. Igualmente, um dermatopatologista deve manter o seu diagnóstico quando examina a mesma lâmina em uma outra ocasião — ou seja, alta concordância intra-observador.

Os testes válidos precisam ser também confiáveis, pois um teste de baixa confiabilidade tem utilidade limitada. Os exames diagnósticos mais válidos e confiáveis fornecem resultados mais seguros, com menor chance de dúvidas. Muitas controvérsias, surgidas na área da saúde, poderiam ser mais adequadamente dirimidas com o uso de testes de alta validade e alta reprodutibilidade, questões estas que ocupam espaço cada vez maior na literatura da área da saúde.

8. PLANEJAMENTO E ORGANIZAÇÃO DE SERVIÇOS

As decisões tomadas na fase de planejamento e de organização dos serviços estão — ou deveriam estar — baseadas em informações produzidas com o emprego adequado da epidemiologia. Neste particular, alguns tipos de informação são empregados para subsidiar as decisões relativas à definição de prioridades e ao melhor uso dos recursos, entre as quais:

• as informações referentes à magnitude e à distribuição dos problemas de saúde, dos fatores de risco e das características da população;
• os resultados de estudos epidemiológicos, principalmente os "controlados", sejam experimentais ou não, que forneçam informações relevantes e confiáveis sobre a relação causal entre características da população, fatores de risco e agravos à saúde, e, também, sobre o impacto das diversas formas de intervenção;
• as informações sobre os recursos financeiros, humanos e materiais.

Estes três grupos de informações subsidiam o planejamento que, em seu nível técnico, consiste na organização da oferta de bens e serviços, em função dos conhecimentos teóricos existentes e nas necessidades mais legítimas da população.

A implementação das decisões tomadas em nível de planejamento leva à execução de "ações", que podem ou não modificar as "condições de saúde". O monitoramento das ações e, principalmente, das mudanças nos indicadores de saúde é feito com o auxílio dos ensinamentos contidos na epidemiologia, de modo que os dados sobre os agravos à saúde, os fatores de risco, os recursos empregados e a infra-estrutura de serviços sejam coletados, armazenados, organizados e interpretados com vistas à sua utilização no aprimoramento do funcionamento dos serviços de saúde.

9. AVALIAÇÃO DAS TECNOLOGIAS, PROGRAMAS OU SERVIÇOS

A modernização dos sistemas de saúde caracteriza-se pela crescente variedade e complexidade dos meios colocados à disposição dos profissionais e da população para lidar com as doenças, o que é acompanhado por muitos benefícios, mas também por efeitos colaterais em potencial e aumento significativo de gastos no setor. Tais fatores estão inter-relacionados e, dentre o elenco de medidas advogadas para lidar com a situação ressalta, como imprescindível, a avaliação sistemática das novas tecnologias, programas, serviços ou ações isoladas, assim como dos atualmente existentes, sobre cujos benefícios ainda pesem controvérsias. O intuito é proceder a análises comparativas com objetividade, para identificar os produtos e procedimentos que ofereçam os melhores resultados e tenham impacto significativo na população.

a) DETERMINAÇÃO DE RELAÇÃO CAUSA-EFEITO

Regra geral, a essência e a principal dificuldade deste tipo de avaliação consistem em "separar" o efeito próprio de uma dada intervenção — seja ela uma determinada tecnologia, ação isolada, programa ou serviço — das demais intervenções e mudanças, socioeconômicas ou ambientais, que ocorrem simultaneamente e confundem a interpretação.

Em termos de avaliação epidemiológica de tecnologias, ações isoladas, programas e serviços, podem ser utilizados os mesmos princípios e métodos da pesquisa etiológica, ou seja, a que se destina a determinar o papel dos fatores de risco na gênese da doença. Apenas são feitas adaptações nas respectivas técnicas, para adequá-las a estes temas e ao diferente contexto em que são empregadas. Em síntese, trata-se de elucidar a possível relação causal entre:

• um "recurso", seja material, humano ou financeiro, ou um "processo" empregado na atenção à saúde; e

• os "resultados", expressos sob a forma de algum indicador de saúde: por exemplo, o impacto de investimentos financeiros direcionados ao treinamento de pessoal sobre a morbimortalidade da população, ou sobre a qualidade de vida de pacientes.

b) NÍVEIS DE AVALIAÇÃO

As avaliações são feitas em diferentes níveis. Um deles refere-se ao plano ideal e outro à vida real. São eles que definem, respectivamente, os termos "eficácia" e "efetividade". Um terceiro nível é considerado, quando o objetivo é quantificar a "eficiência", pela incorporação dos custos e de outros insumos no processo de avaliação. Estas noções são debatidas no Cap. 24, de modo que aqui abordaremos superficialmente a matéria, utilizando, como ilustração, a avaliação de tecnologias.

• **EFICÁCIA**

Em primeiro lugar, procura-se investigar o impacto das tecnologias em condições ideais de observação. É uma tentativa de reproduzir o ambiente de laboratório e, nestas condições ótimas, proceder à avaliação da "eficácia" dos produtos (vacinas, medicamentos, produtos diagnósticos etc.) e dos procedimentos (condutas médicas e cirúrgicas, técnicas de educação para a saúde, cursos e conselhos para mudanças de hábitos etc.). As técnicas da epidemiologia atual, combinadas com a abordagem da farmacologia clínica, fornecem os instrumentos apropriados para a realização destas investigações. O processo, que compreende várias etapas, finaliza com a realização de uma "experiência epidemiológica", bem controlada, cujas características serão objeto de detalhamento, nos Caps. 12 e seguintes.

• **EFETIVIDADE**

No plano real de utilização das tecnologias, pode-se e deve-se avaliar o impacto que produzem. Quando a avaliação é realizada em condições normais, isto é, no mundo real, com todas as suas imperfeições, o uso de determinados produtos ou procedimentos, geralmente, não tem o mesmo impacto obtido em condições ideais, visto que há pessoas que não os utilizam ou os empregam de maneira inadequada. Para estes casos, os especialistas reservam a denominação "efetividade": é o caso, por exemplo, de um estudo caso-controle empreendido para estimar a efetividade de uma vacina; um outro exemplo, a implantação de um programa de farmacovigilância, centrado em um hospital terciário, para avaliar a toxicidade de um produto recém-lançado no mercado.

• **EFICIÊNCIA**

A avaliação pode ser feita ainda, levando-se em conta não somente o impacto, mas também os recursos financeiros, humanos e materiais empregados em um programa ou envolvidos no uso das tecnologias. Desta maneira, é possível comparar diversas tecnologias, confrontando os resultados obtidos com os recursos consumidos na utilização de cada uma e, assim, selecionar as que confiram maior benefício a um menor custo. A este aspecto, em que a parte econômica é levada em consideração, reserva-se o termo "eficiência". As investigações levadas a efeito para estimar a eficiência são muito úteis para subsidiar decisões quanto à escolha da melhor alternativa a implementar ou recomendar. No entanto, na área da saúde, os estudos sobre eficiência são realizados em menor número, comparados aos que visam a estimar os níveis de eficácia e efetividade.

10. ANÁLISE CRÍTICA DE TRABALHOS CIENTÍFICOS

A literatura especializada no campo da saúde vem assumindo proporções gigantescas, se bem que os artigos publicados sejam de qualidade muito desigual. A leitura deste material é um importante componente da educação continuada a que todo profissional de saúde deve submeter-se, sob pena de os seus conhecimentos tornarem-se ultrapassados em pouco tempo. Na maioria das vezes, o processo de aperfeiçoamento é individual, cada um selecionando para leitura artigos do seu maior interesse. Para melhor aproveitamento, o leitor necessita de uma firme base metodológica e de uma estrutura mínima de conhecimentos, sobre as quais as novas aquisições intelectuais encontram ligação. A evolução do ensino da epidemiologia permitiu preencher um claro, antes existente na formação dos profissionais de saúde: o de prover os princípios básicos da metodologia científica, abrangendo os conceitos e os processos destinados à realização de investigações. Os mesmos princípios que servem para a realização das investigações são empregados como orientação para a avaliação crítica das conclusões apresentadas nos artigos de natureza científica.

A adequação metodológica de uma investigação é a base para a credibilidade das suas conclusões. Para bem avaliar uma pesquisa, é necessário o conhecimento de múltiplos aspectos, entre os quais:

• os principais métodos de investigação, suas aplicações e limitações;
• os indicadores de saúde mais utilizados, para que se possa fazer a escolha do que melhor se adapte às condições do momento;
• as características das fontes de dados, sabido que há variações de abrangência e de qualidade das informações;
• as deturpações que podem ser introduzidas, em função do modo de seleção das pessoas que formam o grupo sobre o qual é feita a coleta de dados;
• os erros mais comuns na própria coleta do dado; e
• a influência das variáveis que confundem a interpretação dos resultados e devem ser levadas em conta para terem seus efeitos neutralizados.

Através de um processo ordenado de avaliação, é possível separar os trabalhos cujas conclusões podem ser aceitas, por estarem baseadas em metodologia adequada, dos demais, a serem descartados como inapropriados, cujas conclusões não devem ser levadas em conta. Em diversos capítulos deste livro, há ensinamentos que podem ser aplicados na leitura criteriosa de artigos científicos. Uma síntese da matéria é encontrada no Cap. 14 (item IV). A classificação dos erros metodológicos em categorias é uma forma simples e útil para verificar a qualidade das investigações — tema do Cap. 15 e seguintes.

Os trabalhos apoiados em metodologia apropriada, que têm os seus resultados consistentemente referendados em diferentes instituições ou regiões, são os que devem modificar e aprimorar as práticas clínicas e de saúde pública. Espera-se que a aplicação do conhecimento, assim triado, concorra para maior proteção à saúde das pessoas, livrando-as de intervenções inadequadas e tornando-as beneficiárias de outras, metodologicamente bem fundamentadas.

O emprego, por profissionais de saúde, de tais ensinamentos, que são encontrados no estudo da epidemiologia moderna, extrapola a leitura formal de trabalhos científicos, pois permite àquele que os utiliza adotar uma visão crítica das evidências disponíveis, o que resulta em uma maneira de pensar, definida e cientificamente elaborada. Como conseqüência, o profissional da saúde tende a tornar-se mais cuidadoso e sistemático no processo de avaliação das evidências, o que o leva ao caminho da prudência, ao formular e aceitar julgamentos causais, e a agir em função deste conhecimento. Esta talvez seja a principal contribuição da epidemiologia para a formação do profissional de saúde.

II. PRINCIPAIS USUÁRIOS DA EPIDEMIOLOGIA

Os usos da epidemiologia, que foram organizados no capítulo em dez categorias, indicam que ela fornece base científica para a prática clínica e de saúde pública. O corpo de conhecimentos da epidemiologia, conforme foi mostrado, contém numerosos detalhes, informações e formas de abordagens dos problemas de saúde, que são úteis para qualquer profissional de saúde, em especial, para avaliar as diferentes situações e para orientar as ações que se fazem necessárias. Visto constituir disciplina de síntese para o estudo da saúde e da doença, em nível de população, a epidemiologia tornou-se matéria básica, incorporada ao currículo dos estudantes da área de saúde. Por ir além de fatos eminentemente biológicos, ela confere uma perspectiva mais ampla do indivíduo e do ambiente que o cerca. Desta maneira, todos os profissionais de saúde a utilizam, embora uns mais do que outros, mesmo sem se darem conta de que a estão empregando.

Os principais usuários de dados epidemiológicos podem ser colocados em grandes categorias, como na seguinte classificação:[8]

• os profissionais de saúde que têm preocupação, responsabilidade ou qualquer forma de envolvimento com uma dada comunidade, como os clínicos e o pessoal de saúde pública; por este envolvimento, necessitam de informação epidemiológica sobre a comunidade, para agir de acordo com este conhecimento;

• os diferentes profissionais que, embora não tenham responsabilidade ou envolvimento direto por uma dada comunidade, procuram estar a par do teor das informações epidemiológicas e das suas interpretações, para aplicá-lo em seu próprio trabalho;

• a categoria dos pesquisadores, ou seja, daqueles que buscam fazer avançar o conhecimento científico; os dados a que têm acesso ou geram a partir de suas observações, servem como base para a produção do conhecimento, com vistas à sua aplicação mais geral: por exemplo, a cuidadosa observação dos pacientes chagásicos é utilizada na elucidação de aspectos evolutivos da doença de Chagas.

Tradicionalmente, entre os profissionais de saúde de nível universitário, os sanitaristas, os planejadores e os pesquisadores são, ao lado dos clínicos, os principais usuários da epidemiologia ou os que costumam utilizá-la, mais diretamente, como instrumento de trabalho, nas suas tarefas diárias (Quadro 2.6). As respectivas contribuições, na produção do conhecimento científico ou na melhoria da vida em sociedade, são diferentes, devido ao próprio campo de seus interesses. Vejamos cada um dos quatro profissionais mencionados.

1. O SANITARISTA

Este profissional da área da saúde envolve-se, predominantemente, com as atividades ditas de saúde pública, assim consideradas aquelas voltadas para a promoção da saúde e a prevenção das doenças, como responsabilidades primárias da comunidade e realizadas através de esforços organizados da sociedade. Na formação do sanitarista, a epidemiologia tem posição de destaque. Dois aspectos particularmente importantes no trabalho do sanitarista são comentados a seguir.

• **APRIMORAMENTO DA QUALIDADE DA INFORMAÇÃO**

Uma das tarefas básicas deste especialista em saúde pública é realizada junto ao sistema de informações de saúde. Ao sanitarista está reservada a tarefa de implantar, fazer funcionar ou contribuir para as diversas "bases de dados" existentes na área de saúde, tais como as de mortalidade, de natalidade, de morbidade, de recursos humanos, de custos, de estabelecimentos, de resultados de programas (controle da hanseníase ou de vacinação em massa são exemplos) e de gerência de um serviço de saúde.

Uma característica atual da epidemiologia é a de desenvolver um "senso crítico", de natureza metodológica, exemplificado anteriormente, com a avaliação de artigos científicos, mas que tem uma conotação mais ampla, de "ceticismo" diante da qualidade de muitas informações. Daí, o envolvimento dos sanitaristas — e de muitos outros profissionais de saúde, versados em epidemiologia — com os sistemas de informação de saúde e com programas de controle de qualidade.

A partir do funcionamento de registros apropriados, espera-se que os dados sejam produzidos em quantidade e qualidade satisfatórias, para que se conheça a real situação de saúde da comunidade ou das pessoas que demandam cuidados em uma instituição de saúde — ou que sejam acumulados dados adequadamente para utilização no futuro. Na maioria das vezes, são de cunho estatístico as únicas informações disponíveis para diagnósticos coletivos, para comparações geográficas ou para estudos de tendências históricas.

O conhecimento proporcionado pelas estatísticas pode ser aplicado de várias maneiras, de que constituem exemplos a organização e a reorganização de atividades e programas, a avaliação de medidas em curso e o levantamento de suspeitas quanto aos fatores determinantes da situação encontrada. Por vezes, a função do profissional de saúde relacionada ao diagnóstico de

Quadro 2.6 Principais usuários da epidemiologia

Sanitaristas
Planejadores e administradores
Pesquisadores
Clínicos

situações e usada para a tomada de decisões é denominada "inteligência epidemiológica". Ela requer um misto de ciência e arte, no intuito de bem utilizar a informação disponível.

• INVESTIGAÇÃO DE CASOS

Uma outra atividade básica do sanitarista é a investigação de casos. Para tal, é preciso sair das atividades centradas dentro dos muros do estabelecimento de saúde para contactar pessoas nos respectivos domicílios ou locais de trabalho e fazer o reconhecimento do ambiente onde as doenças estão ocorrendo. A motivação para este trabalho dinâmico costuma ser a notificação compulsória de doenças, a investigação de epidemias ou o próprio interesse em conhecer a situação de saúde da comunidade. Freqüentemente, faz-se necessário entrevistar ou examinar doentes ou familiares, identificar seus contactos e retirar material para exame laboratorial, em um verdadeiro trabalho de detetive, destinado a elucidar as causas de uma ocorrência. Em função dos resultados, o sanitarista introduz medidas corretivas e preventivas, imediatamente, ou recomenda a sua adoção, em futuro próximo. Por vezes, a motivação para o trabalho de campo é a realização de inquéritos, mediante os quais os indivíduos são contactados por uma só vez ou seguidos durante certo tempo, para que os dados de interesse sejam reunidos.

2. O PLANEJADOR

As informações de natureza epidemiológica representam insumos essenciais para o planejamento, a execução e a avaliação das ações de saúde. Para tal mister, há que considerar, de um lado, as informações de mortalidade, morbidade, fatores de risco e características da população, pelas quais se conhecem a magnitude e a importância dos problemas, as necessidades e a demanda por serviços de saúde, as características e a distribuição dos recursos já existentes. De outro lado, é preciso levar em conta os avanços da ciência, representados pelos resultados das investigações analíticas e experimentais, que apontam para as associações entre fatores de risco e danos à saúde, a vulnerabilidade destes às medidas corretivas e as estratégias mais eficazes para lidar com um dado problema.

A aplicação adequada do corpo de conhecimentos da epidemiologia, de acordo com a situação de saúde detectada, é um dos grandes desafios dos tempos atuais. O planejador, aqui também incluído o administrador, é colocado na posição de decidir ou de, pelo menos, sugerir em que aplicar os recursos. A epidemiologia fornece muitos dos dados e das interpretações a serem usadas como suporte de decisões a serem tomadas, no âmbito do planejamento da alocação de recursos e da organização de serviços.

As decisões, em termos técnicos, são o resultado da seleção de prioridades, baseadas em cuidadoso balanceamento entre as necessidades e os recursos mobilizáveis para o seu atendimento. E, para isto, a epidemiologia muito pode contribuir. Entretanto, a aplicação dos conhecimentos muito depende de elementos situados fora do campo específico da saúde, de natureza socioeconômica, cultural e política.

3. O EPIDEMIOLOGISTA-PESQUISADOR (OU PROFESSOR)

É o epidemiologista encontrado, principalmente, em universidades ou institutos isolados de ensino superior e de pesquisa, nos seus departamentos de saúde pública e, menos freqüentemente, em outros departamentos, como os de clínica. Tem seu campo de trabalho centrado em escritório ou laboratório, estando envolvido com o planejamento de estudos, a análise e a interpretação de dados. Esporadicamente, mediante estudos transversais ou longitudinais, realiza investigações especiais. Devido à formação especializada em metodologia quantitativa, domina ou tem fácil acesso a técnicas e métodos mais elaborados da epidemiologia. Por vezes, é o intermediário entre clínicos ou sanitaristas, de um lado, e os estatísticos, de outro. É o elemento a quem se recorre para assessoria na realização de estudos epidemiológicos, especialmente os mais sofisticados, como do tipo caso-controle ou experimental, para a implantação de sistemas de informação ou para avaliações de natureza diversa. Além das atividades de pesquisa e extensão, é o responsável, habitualmente, pelo ensino da disciplina em seus diversos níveis.

O processo de formação de um epidemiologista, na atualidade, leva em conta a necessidade de amplo domínio dos três pilares, mencionados no capítulo anterior, e que dão sustento à disciplina: as ciências biológicas, as sociais e a estatística. Deste modo, o epidemiologista atual deve ser competente em estatística, sem ser um estatístico; ter conhecimento concreto da realidade biomédica, sem ser um clínico; e compreender a sociedade e a estrutura social, sem ser um sociólogo ou antropólogo.[9]

4. O CLÍNICO

O clínico tem um enorme potencial para a aplicação da epidemiologia nas suas atividades diárias, como ilustrado nos três usos a seguir destacados.

• UTILIZAÇÃO DO CORPO DE CONHECIMENTOS DA EPIDEMIOLOGIA

Em primeiro lugar, o clínico emprega os conhecimentos da epidemiologia para o manejo de cada paciente e a proteção da saúde das pessoas. São noções de contágio, risco, freqüência (e probabilidade), precisão de testes diagnósticos, prognósticos e eficácia de tratamentos, que utiliza no seu contacto com os pacientes.

• APRIMORAMENTO DO RACIOCÍNIO CLÍNICO

A epidemiologia também concorre para o aprimoramento do raciocínio clínico e o desenvolvimento do senso crítico. Serve de ilustração o manejo de informações de natureza epidemiológica — tais como lugar de procedência e de trabalho, sexo, idade, classe social e época do ano — no processo de diagnóstico. Já foi assinalado que as estatísticas, desde que produzidas adequadamente sobre o processo de doença, podem ser interpretadas como probabilidades de um determinado evento vir a ocorrer. Na realidade, este é um dos atrativos que a epidemiologia tem a oferecer aos clínicos, em especial, e aos profissionais de saúde, de maneira geral, como valioso auxílio ao manejo de pacientes, permitindo predizer, com certo grau de segurança, a probabilidade da ocorrência de eventos futuros. Neste particular, enquadra-se o exemplo dado, anteriormente, sobre os fatores prognósticos da doença meningocócica, em que os resultados estatísticos produzidos em uma investigação específica são utilizados na prática clínica.

- **PRODUÇÃO DE NOVOS CONHECIMENTOS**

Um outro aspecto a realçar é o desenvolvimento da capacidade de utilização dos próprios dados para evidenciar a experiência pessoal ou para a realização de investigações mais abrangentes. O médico, o dentista, o enfermeiro, o nutricionista, o psicólogo e os demais profissionais de saúde, no seu trabalho diário, têm contacto com numerosos pacientes, dos quais retêm informações pormenorizadas. Estas, contudo, raramente recebem "tratamento epidemiológico", ou seja, o correlacionamento dos dados alusivos a um paciente com os de outros, visando ao diagnóstico coletivo e não somente ao manejo clínico individual. No entanto, grande parte do processo dirigido ao melhor conhecimento da distribuição e dos fatores determinantes das doenças, assim como da avaliação do benefício de novos produtos e procedimentos, pode ser alcançada pela maior utilização da epidemiologia, no ambiente clínico. Para bem realizar estas investigações, é fundamental levar-se em conta a perspectiva populacional dos problemas de saúde, evitando tendenciosidade na formação dos grupos de pacientes, na obtenção de dados e na interpretação dos resultados. O detalhamento destes tópicos, ao lado das soluções para enfrentar os problemas a eles atinentes são encontrados no estudo da epidemiologia — pois ela é a disciplina científica que fornece aos clínicos o referencial e os métodos essenciais para o uso mais adequado dos dados disponíveis, conseqüentes ao próprio exercício da profissão, ou a serem gerados por uma investigação especial.

III. COMENTÁRIO FINAL

O capítulo aborda dez usos e focaliza quatro usuários da epidemiologia. A contribuição desta disciplina, que se procurou delinear neste e no capítulo anterior, é a de servir como "síntese de conhecimentos" e "estratégia de abordagem" para o estudo da saúde e da doença, como fenômenos coletivos. O desenvolvimento de uma "visão crítica" das evidências disponíveis, seja sob a forma de artigo científico ou não, foi particularmente realçado. O próximo capítulo descreve aspectos conceituais e práticos do processo da doença e, os seguintes, os principais indicadores utilizados para quantificar as condições de saúde da população.

QUESTIONÁRIO

1. Quais as principais aplicações da epidemiologia?
2. Por que parte importante do trabalho em epidemiologia consta de gerar dados quantitativos precisos sobre a saúde da comunidade?
3. Para que serve a inspeção da distribuição dos casos de uma doença?
4. Esboce um histórico das buscas das causas das doenças.
5. O que se entende por risco? Exemplifique.
6. O que se entende por risco absoluto, risco relativo e risco atribuível? Exemplifique.
7. Ilustre o uso da epidemiologia, na descrição do quadro clínico de uma doença.
8. O que são fatores de prognóstico? Exemplifique.
9. O que se entende por validade e por confiabilidade de um procedimento diagnóstico?
10. Quais são os níveis principais de avaliação de uma medida?
11. Em que a epidemiologia pode ser útil na avaliação crítica de trabalhos científicos?
12. Quais são os principais usuários da epidemiologia? Ilustre o uso que estes profissionais da saúde fazem da epidemiologia.

EXERCÍCIOS E LEITURA COMPLEMENTAR

2.1. Em uma determinada população, ocorreram 10 casos anuais de neoplasias, entre mil pessoas expostas à radiação, e dois casos anuais de neoplasias, em mil indivíduos não-expostos à radiação. Informe o valor dos riscos: a) absoluto; b) relativo; e c) atribuível à radiação. Interprete os resultados.
2.2. Discuta a utilidade da epidemiologia para: a) o planejamento de saúde; b) a administração de um hospital; c) a prática clínica; e d) a prática de saúde pública.
2.3. Na literatura especializada, existem muitas classificações e comentários sobre os usos da epidemiologia, que podem ilustrar e aprofundar os temas aqui tratados. Eis algumas referências: de caráter geral[10-14], restritas a aspectos clínicos[15,16] e sobre planejamento e administração de serviços de saúde.[17-19]
2.4. Orientação para "educação continuada", em epidemiologia. A leitura de revistas científicas representa uma das principais modalidades de educação continuada dos profissionais de saúde. Tanto nas revistas gerais, como nas especializadas, aparecem artigos sobre epidemiologia ou em que a epidemiologia é usada, às vezes, sem menção ao termo. Manter-se atualizado, na matéria, requer a leitura regular de uma ou mais destas publicações periódicas.
Entre as revistas especializadas e recomendadas para leitura encontram-se: a) em português: Cadernos de Saúde Pública (Rio) e Revista de Saúde Pública (São Paulo); b) em espanhol: Boletín de la Oficina Sanitária Panamericana; c) em francês: Revue d'Epidemiologie et Santé Publique; d) em inglês: American Journal of Epidemiology, American Journal of Public Health, Bulletin of the World Health Organization e International Journal of Epidemiology.
Entre as revistas dedicadas à medicina e que são úteis para o propósito de educação continuada estão as seguintes: Revista da Associação Médica Brasileira, Annals of Internal Medicine, British Medical Journal, Journal of the American Medical Association, Lancet e New England Journal of Medicine. Há ainda muitas outras (de pediatria, cardiologia etc.) que, neste espaço, não é possível recomendar, mas sobre as quais o leitor pode procurar orientação com os especialistas das respectivas áreas. No Cap. 20, são recomendadas as revistas sobre doenças infecciosas. Em termos de doenças não-infecciosas, além das já citadas no presente parágrafo, há Journal of Clinical Epidemiology (antigo Journal of Chronic Diseases), que tem posição de destaque.

REFERÊNCIAS BIBLIOGRÁFICAS

1. Ministério da Saúde, Brasil. Informe epidemiológico 1986. Brasília, Centro de Documentação do Ministério da Saúde, 1987:62.
2. LAST John M. A dictionary of epidemiology. New York, Oxford University Press, 1988:115.
3. CHAGAS Carlos. Coletânea de trabalhos científicos. Brasília, Editora da Universidade de Brasília, 1981.
4. LEONARD Jonathan. Carlos Chagas, pionero de la salud en el interior del Brasil. Boletín de la Oficina Sanitaria Panamericana 1991;110(3):185-198.

5. HUSON Susan M. The different forms of neurofibromatosis. British Medical Journal 1987; 6580(294):1113-1114.
6. TURINI Tercílio L, BALDY José LS, PASSOS Joselina N & TAKATA Paulo Kiyoshi. Fatores prognósticos da doença meningocócica: estudo relativo a 254 casos. Revista de Saúde Pública 1979; 13(3):173-182.
7. FEINSTEIN Alvan R. An additional basic science for clinical medicine: III. The challenges of comparison and measurement. Annals of Internal Medicine 1983; 99:705-712.
8. ABRAMSON JH. Making sense of data. Oxford, Oxford University Press, 1988.
9. SUSSER Mervyn. Epidemiology in the United States after World War II: the evolution of technique. Epidemiologic Reviews 1985; 7:147-177.
10. MORRIS JN. Uses of epidemiology. British Medical Journal 1955; 2(4936):395-401.
11. ARMIJO Rolando R. Epidemiologia. Buenos Aires, Inter-Médica, 1978.
12. RUFFINO-NETO Antonio. A epidemiologia social. Medicina (Ribeirão Preto) 1984; 17:29-33.
13. Organização Pan-Americana da Saúde. Usos y perspectivas de la Epidemiología. Washington, OPS (Publicação No. PNSP84-47), 1984 (coletânea de 15 artigos sobre o tema).
14. Organização Pan-Americana da Saúde. El desafío de la epidemiología: problemas y lecturas selecionadas. Washington, OPS (Publicação Científica 505), 1988 (coletânea de uma centena de artigos, em espanhol e inglês).
15. SOUZA Carlos Marcílio de. Epidemiologia em medicina clínica. Educación Medica y Salud 1983; 17:7-19.
16. WHITE Kerr L. La epidemiología contemporanea: perspectivas y usos. Em OPS, 1984 (referência 13):211-218.
17. MORRIS JN. Uses of epidemiology. 3a. ed, Edimburgo, Churchill Livingstone, 1975.
18. DEVER GE Alan. A epidemiologia na administração dos serviços de saúde. Tradução de Chester LG Cesar e Cols. São Paulo, PROHASA/Livraria Pioneira e Editora, 1988.
19. WOODALL John P. Epidemiological approaches to health planning and evaluation. World Health Statistics Quarterly 1988; 41(1):2-10.

Capítulo 3

SAÚDE E DOENÇA

I. Conceitos de saúde e de doença, 30

II. História natural da doença, 31
   A. Padrões de progressão das doenças, 31
   B. Duas concepções de história natural da doença, 31
   C. Fases da história natural da doença, 32
   D. Etiologia e prevenção, 34

III. Classificação das medidas preventivas, 34
   A. Medidas inespecíficas e específicas, 35
   B. Prevenção primária, secundária e terciária, 35
   C. Cinco níveis de prevenção, 35
   D. Medidas universais, seletivas e individualizadas, 37

IV. Modelos para representar fatores etiológicos, 37
   A. Cadeia de eventos, 37
   B. Modelos ecológicos, 38
   C. Rede de causas, 42
   D. Múltiplas causas — múltiplos efeitos, 43
   E. Abordagem sistêmica da saúde, 43
   F. Etiologia social da doença, 45
   G. Vantagens e limitações dos modelos, 45

V. Comentário final, 46
   Questionário, 46
   Exercícios e leitura complementar, 46
   Glossário, 47
   Referências bibliográficas, 47

Para que a saúde da população seja convenientemente analisada, são necessários conhecimentos básicos sobre o conceito de saúde, sobre o processo da doença e, mais especificamente, sobre as causas das doenças. Estes são os temas do capítulo que, por sinal, a humanidade vem discutindo há séculos e para os quais há consenso em alguns pontos, diferentes formas de abordagens e ainda muitas controvérsias.

Abordaremos, inicialmente, a definição de saúde, para depois tratar do que hoje se entende como "história natural da doença" e das medidas para nela intervir. Em seguida, veremos os modelos de representação dos fatores determinantes da doença, segundo algumas das concepções mais encontradas em textos sobre o assunto. Ao final, há também um glossário de tópicos debatidos no capítulo.

I. CONCEITOS DE SAÚDE E DE DOENÇA

A "saúde" pode ser definida como "ausência de doença" e a "doença", inversamente, conceituada como "falta ou perturbação da saúde". Embora sejam concepções simplistas, elas são muito usadas. Na prática clínica, as pessoas são examinadas e rotuladas como sadias ou doentes, em função de julgamentos baseados em resultados de exames clínicos e laboratoriais que informam a presença ou ausência de anormalidades. Em inquéritos de morbidade, um processo semelhante de diagnóstico pode ser empregado, utilizando-se o instrumental clínico clássico: história, exame físico e testes laboratoriais complementares.

Há definições de saúde mais elaboradas do que a de "simples ausência de doença":

• "Saúde é um completo estado de bem-estar físico, mental e social, e não meramente ausência de doença." Esta é a definição clássica da Organização Mundial da Saúde (OMS), adotada em sua Constituição de 1948.
• "Saúde é o estado do indivíduo cujas funções orgânicas, físicas e mentais se acham em situação normal." O conceito aparece no dicionário do Aurélio.[1]
• "Saúde é o resultado do equilíbrio dinâmico entre o indivíduo e o seu meio ambiente."[2]

Tais definições, por um lado, estão mais próximas da realidade e, por outro, acrescentam consideráveis dificuldades à mensuração dos fenômenos a que se referem, em face da necessidade de definir o que se entende por "bem-estar", por "normal" e por "equilíbrio dinâmico", conceitos para os quais não há unanimidade de opiniões e cuja quantificação é muito problemática.

Em virtude das dificuldades, constata-se que as definições mais elaboradas, por exemplo, a da OMS, são muito empregadas como figura de retórica ou um ideal a se ter em perspectiva, enquanto, na prática, a saúde é quase sempre quantificada em termos de presença ou ausência de algum sinal, sintoma ou diagnóstico de doença. Isto significa que a informação sobre falta de saúde é a mais utilizada: é muitíssimo mais freqüente encontrarem-se referências a coeficientes de mortalidade e morbidade, e raramente a coeficientes de bem-estar físico, mental ou social. No entanto, muitos esforços são feitos para dar mensurabilidade prática à definição da OMS, como se verá mais adiante.

II. HISTÓRIA NATURAL DA DOENÇA

Em lugar de considerar saúde e doença como componentes de um sistema binário, do tipo presença/ausência, como foi aqui referido, pode-se mais adequadamente concebê-las como um processo no qual o ser humano passa por múltiplas situações, que exigem do seu meio interno um trabalho de compensações e adaptações sucessivas.[3]

A. PADRÕES DE PROGRESSÃO DAS DOENÇAS

O curso da doença não é uniforme no organismo, podendo apresentar enormes variações de um caso para outro. Apesar desta variabilidade, as doenças progridem segundo alguns padrões que podem ser colocados em cinco categorias principais,[4] conforme aparece na Fig. 3.1:

a) evolução aguda, rapidamente fatal — como na raiva e na exposição a altas doses de radiação;

b) evolução aguda, clinicamente evidente e com rápida recuperação na maioria dos casos — muitas doenças infecciosas, como as viroses respiratórias, enquadram-se neste grupo;

c) evolução sem alcançar o limiar clínico, de modo que o indivíduo não saberá jamais do ocorrido, salvo se for submetido a exames laboratoriais — são as infecções subclínicas, das quais a hepatite anictérica é um exemplo;

d) evolução crônica, que se exterioriza e progride para o êxito letal após longo período — são exemplos as afecções cardiovasculares de cunho degenerativo;

e) evolução crônica, com períodos assintomáticos entremeados de exacerbações clínicas — como é o caso de muitas afecções psiquiátricas e dermatológicas.

B. DUAS CONCEPÇÕES DE HISTÓRIA NATURAL DA DOENÇA

As características gerais do curso de uma doença podem ser descritas, com relativa facilidade, de modo a que se disponha de um referencial sobre a evolução do processo, referencial que se convencionou denominar "história natural".[5] O vocábulo "natural" tem a conotação de progresso sem a intervenção do homem. Este pode modificar o curso da doença por medidas preventivas e curativas.

A história natural de uma doença costuma ser focalizada segundo duas óticas principais: em função de as observações referirem-se à demanda espontânea de pacientes que procuram um serviço ou à pesquisa da doença na comunidade.

1. VISÃO DA DOENÇA, A PARTIR DOS SERVIÇOS

A denominação "história natural" é muito empregada para designar "investigações clínicas", geralmente longitudinais, que visam a produzir informações sobre a evolução de um evento.[6] Tais pesquisas descrevem o "curso clínico" e, em termos ideais, estão centradas na observação de um número suficiente de pacientes, reunidos e acompanhados criteriosamente, a fim de produzir detalhes que permitam expressar a evolução do processo, em geral após as manifestações clínicas que levaram ao diagnóstico. Na maioria das investigações deste tipo, os pacientes incluídos são os que demandaram assistência médica especializada.

- Exemplo: evolução da febre reumática

A história natural da febre reumática foi descrita através de pesquisas realizadas em centros especializados, um dos quais promoveu a observação continuada de mil pacientes, durante 20 anos, desde a época da primeira internação em um hospital de Boston.[7] Exames periódicos anuais permitiram verificar que, nos primeiros 10 anos, 202 faleceram; nos 10 anos seguintes, outros 99 pacientes morreram. As causas dos óbitos foram determinadas, assim como a morbidade, nos 699 sobreviventes; três quartos dos quais evoluíram com leve ou nenhuma restrição de atividades.

2. VISÃO DA DOENÇA, A PARTIR DA COMUNIDADE

Na segunda maneira de conceber a história natural da doença, os dados para descrevê-la provêm da busca ativa de pacientes na comunidade, através de inquéritos populacionais, muitas

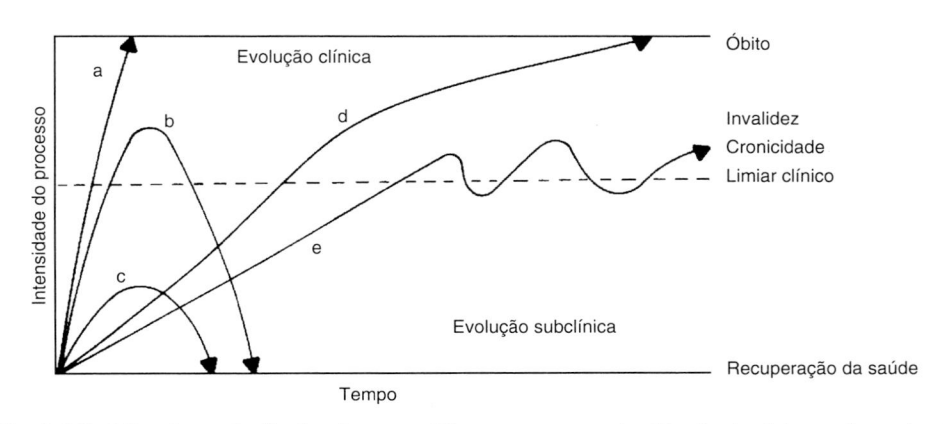

Fig. 3.1 Padrões de evolução das doenças. (Ver texto para o significado das letras a, b, c, d, e.)

PERÍODO PRÉ-PATOLÓGICO	PERÍODO PATOLÓGICO			
Antes de o indivíduo adoecer →	Curso da doença no organismo humano →			
Interação de agentes mórbidos, o hospedeiro humano e os fatores ambientais		Doença precoce discernível	Doença avançada	Convalescença → Morte / Invalidez / Cronicidade
-------→	Alterações precoces			LIMIAR CLÍNICO
Fase de suscetibilidade	Fase patológica pré-clínica	Fase clínica	Fase residual	Recuperação

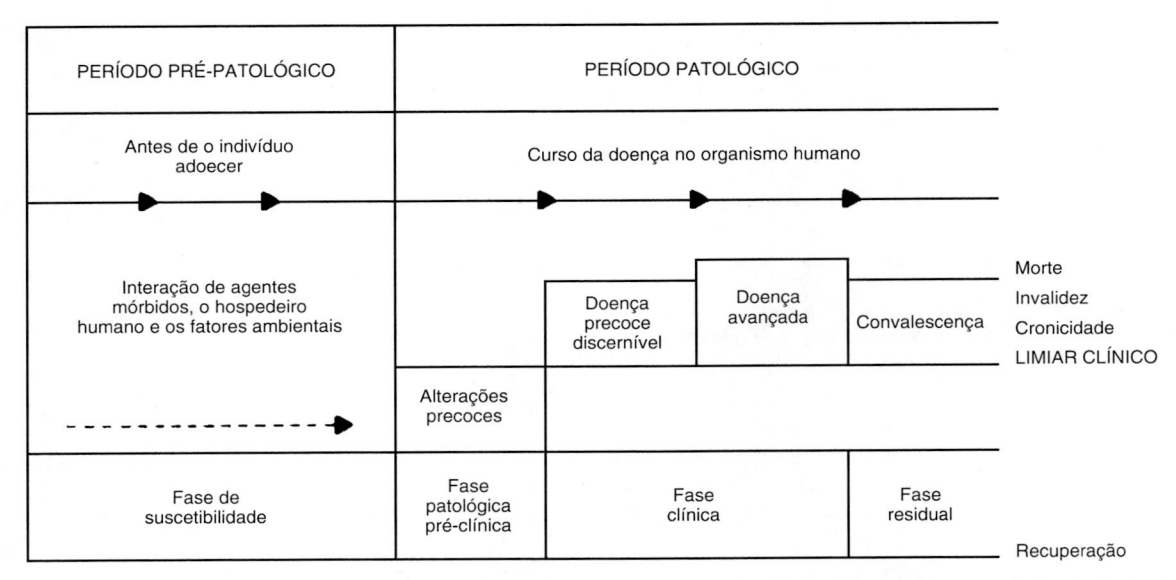

Fig. 3.2 Períodos pré-patológico e patológico da história natural da doença. (Adaptado de HR Leavell e EG Clark, Medicina preventiva, 1976:15.[5])

vezes complementados com pesquisas em outras fontes de informação de morbimortalidade. Há, nesta forma de descrição da doença, uma "base populacional", delimitando um "território" em cujos limites está a população na qual a afecção é investigada. Com este tipo de enfoque, incluem-se, na avaliação, tanto os pacientes que procuram os serviços, como os que jamais demandam por atendimento.

A história natural da doença descrita desta maneira permite esclarecer, além da etapa patológica propriamente dita, detalhes de uma fase anterior, em que a saúde ainda não foi manifestadamente afetada (Fig. 3.2). O acompanhamento de um grupo de indivíduos desde uma fase "pré-patológica" evidencia a existência de diversos graus de risco e a ocorrência de uma variedade de estados — os portadores, os casos atípicos e os de evolução subclínica — ao lado dos casos clínicos típicos, que evoluem com ou sem complicações.

A representação da doença, assim caracterizada, serve de paradigma em diversas passagens de um conhecido livro de medicina preventiva.[5] Ela é usada para realçar que a doença, quando se manifesta clinicamente, não deve ser tomada como um fato brusco nem isolado, como aparenta ser em numerosas oportunidades, mas como a exteriorização de um processo iniciado há algum tempo. Assim, um episódio agudo de infarto do miocárdio é interpretado como manifestação de um processo que começou muito antes e no qual podem ser identificados fatores hereditários, comportamentais e ambientais diversos. Compreendida desta maneira, a epidemiologia passa a ser corretamente considerada como a disciplina que estuda a história natural da doença, ou seja, do processo saúde-doença.

Numerosas investigações sobre doenças endêmicas, realizadas no país, tema desenvolvido no Cap. 20, têm esta base populacional-territorial, visto terem lugar em pequenas comunidades rurais, onde o acompanhamento de praticamente todas as pessoas sadias e doentes da localidade é feito, às vezes, desde o nascimento. Mesmo em centros urbanos, tais pesquisas são realizadas. Elas têm a propriedade de gerarem taxas de morbidade e mortalidade com bastante precisão, além de permitirem as descrições clínicas com maior abrangência, visto incluírem os indivíduos que demandam e os que não demandam por assistência médica.

• Exemplo 1: evolução da forma indeterminada da doença de Chagas

Em São Felipe, na Bahia, foi realizada uma pesquisa sobre o prognóstico de 400 chagásicos, detectados na forma indeterminada da doença — quando o diagnóstico é apenas laboratorial, pois a infecção não é acompanhada de sintomatologia. Após 10 anos do exame inicial, constatou-se que a maioria permanecia assintomática e que 96 (24%) tinham evoluído para outra forma clínica da doença de Chagas, dos quais 91 apresentaram o quadro cardíaco e cinco, a forma digestiva da enfermidade.[8]

• Exemplo 2: incidência de doença coronariana

O estudo de Framingham, realizado na cidade do mesmo nome e detalhado no Cap. 22, é exemplo de investigação da história natural desde a fase pré-patológica, pois incluiu uma amostra de adultos, comprovadamente sadios ao exame inicial, aleatoriamente escolhidos entre os residentes naquela cidade.[9] Eles foram acompanhados por décadas, de modo a permitir ilações sobre a influência de determinados fatores na ocorrência das afecções coronarianas.

C. FASES DA HISTÓRIA NATURAL DA DOENÇA

Embora visualizados conceitualmente como contínuos, cortes são feitos no processo saúde-doença, visando a formar categorias a serem tratadas como unidades isoladas.[4,5,10,11] Há maior facilidade em subdividir a fase patológica, já que este procedimento é comum na prática clínica, em que, habitualmente, separa-se o período subclínico do clínico. No entanto, apesar de ser tarefa mais complexa, seria também útil dividir a fase de saúde em categorias, com o intuito de melhor organizar o conhecimento sobre a ocorrência da doença. Na verdade, isto é feito implicitamente, tendo como referência os fatores de risco.

1. SUBDIVISÃO DA HISTÓRIA NATURAL EM QUATRO FASES

Usualmente, subdivide-se a história natural da doença em quatro fases, resumidas a seguir.

- **Fase inicial (ou de suscetibilidade)**

Nesta fase ainda não há doença propriamente dita, no sentido clássico de fase patológica, mas já existem condições que favorecem o seu aparecimento. Contudo, as pessoas não apresentam o mesmo risco de adoecer. Um dos princípios básicos do raciocínio desenvolvido em epidemiologia baseia-se na constatação de que as pessoas não nascem iguais nem vivem iguais. Muitas passam as suas vidas em condições ou possuem características, atributos ou hábitos que facilitam ou dificultam a ocorrência de danos à saúde: são os fatores de risco ou de proteção.

- Exemplo: prevenção na fase inicial

O conhecimento dos fatores de risco ou de proteção permite a adoção de duas importantes estratégias, em prevenção:
1. a eliminação do fator de risco ou alteração da sua intensidade — exemplo: cessar de fumar ou reduzir a taxa de colesterol sérico;
2. o uso de determinadas características que funcionam como "marcadores de risco". As pessoas portadoras destas características são protegidas, através de medidas em função do risco ou acompanhadas, sistematicamente, visando ao diagnóstico precoce de intercorrências patológicas. São exemplos de marcadores de risco uma determinada ocupação ou a presença de um estado fisiológico especial, como a gestação ou a lactação.

- **Fase patológica pré-clínica**

Nesta fase, a doença ainda está no estágio de ausência de sintomatologia, embora o organismo já apresente alterações patológicas. Esta etapa vai desde o início do processo patológico até o aparecimento de sintomas ou sinais da doença. O seu curso pode ser subclínico e evoluir para a cura ou progredir para a fase seguinte. Hoje é possível a identificação precoce de numerosas afecções ainda em fase de atividade subclínica: caso da detecção da hipertensão arterial assintomática. A identificação precoce resulta, na maioria das vezes, em maior probabilidade de êxito, quando adotado um tratamento adequado. Esta é a justificativa para os exames seletivos daqueles subgrupos da população nos quais há maior probabilidade de ocorrer a doença. Daí, a conveniência de se conhecer a associação existente entre as características das pessoas e do ambiente, em relação ao aparecimento de doenças — e que se constitui em uma das grandes preocupações nas investigações de cunho epidemiológico.

- Exemplo: prevenção na fase pré-clínica, o rastreamento

"Rastreamento", "triagem" ou "*screening*" é a procura por indivíduos suspeitos de estarem enfermos ou em risco de adoecer, no seio da população aparentemente sadia. A realização de um rastreamento permite aplicar, depois, em menor número de indivíduos, ou seja, naqueles que apresentam resposta positiva ao teste inicial, outros exames diagnósticos de maior precisão ou complexidade, que não podem ser usados em toda a população, por dificuldades econômicas ou operacionais. Trata-se de uma estratégia que facilita a tarefa de proporcionar maior cobertura populacional de serviços de saúde, de modo a proteger maior número de pessoas, com menor esforço.

- **Fase clínica**

Ao manifestar-se clinicamente, a doença já se encontra em estágio adiantado. Há diferentes graus de acometimento do organismo, podendo a manifestação ser apenas leve, de mediana intensidade ou grave, de evolução aguda ou crônica, ou, então, sob alguma outra forma de classificação. A percepção do limiar clínico, nível acima do qual a doença é exteriorizada, pode variar segundo a natureza da própria doença, as características do paciente, as condições de observação, a capacidade do observador, a tecnologia empregada e o esmero com que é utilizada. Regra geral, somente uma proporção dos afetados apresenta quadro clínico;[12] apenas uma certa proporção, destes últimos, procura o sistema formal de atendimento, sendo menor ainda o número dos que serão hospitalizados. A assistência prestada, no que concerne a muitas doenças, traduz apenas a "ponta do *iceberg*", correspondente à demanda espontânea por serviços de saúde. As informações estatísticas produzidas pelos registros de estabelecimentos de saúde referem-se à parte visível deste *iceberg* e, por esta razão, fornecem um perfil de morbidade que nem sempre coincide exatamente com o padrão de doenças incidente na comunidade.

- Exemplo: prevenção na fase clínica

Nesta fase, a atuação pode ser exclusivamente curativa, como é o caso da remoção cirúrgica de um cálculo de grande tamanho incrustado na pelve renal, ou preventiva de um risco em potencial, como a acidificação da urina por meio de fármacos para prevenir a formação de novos cálculos.

Um outro exemplo é o do infarto agudo do miocárdio. Em uma unidade coronariana utilizam-se vários recursos terapêuticos com o intuito de limitar a área infartada. Concomitantemente, tomam-se medidas para prevenir a ocorrência de novos infartos, por atuação nos fatores de risco: por exemplo, dieta, abstenção do fumo, controle da pressão arterial e da dislipidemia e uso de antiadesivo plaquetário, para evitar a trombose coronariana.

- **Fase de incapacidade residual**

Se a doença não progrediu até a morte ou não houve cura completa, as alterações anatômicas e funcionais se estabilizam, sob efeito da terapêutica ou do seu próprio curso natural, deixando, por vezes, seqüelas. As medidas de reabilitação de cunho físico, psicológico ou social visam ao desenvolvimento do potencial residual da pessoa afetada, ou seja, da capacidade funcional que lhe restou após a estabilização clínica. Os institutos que fazem a reabilitação de acidentados constituem ilustração de atuação nesta fase.

2. UTILIDADE DA DIVISÃO DA HISTÓRIA NATURAL EM FASES

As fases em que foi dividido o processo saúde-doença, enfatize-se, representam etapas artificiais de algo que é, no mais das vezes, contínuo. Todavia, a representação esquemática em fases é útil para a compreensão do gradiente que caracteriza o processo saúde-doença, para colocar os indivíduos em diferentes categorias, em função dos riscos e danos à saúde que apresentem, bem como para localizar ações preventivas e curativas, em diversos momentos. É possível especificar algumas diferenças, conforme este tópico seja analisado em nível individual ou coletivo.

• **Em nível individual**

Em termos de diagnóstico individual, quanto mais a pessoa estiver à esquerda, no esquema da história natural da doença, mais fácil será diagnosticá-la corretamente como sadia (Fig. 3.2). Inversamente, quanto mais ela estiver à direita, neste mesmo esquema, com uma plenitude de sinais e sintomas, mais fácil será diagnosticá-la corretamente como doente ou como portadora de uma seqüela. Na porção intermediária da mesma figura, isto é, na zona de transição representada pela fase pré-clínica, ou próximo a ela, o reconhecimento do verdadeiro estado do indivíduo é mais difícil e sujeito a maior probabilidade de erros.

• **Em nível coletivo**

Em termos de diagnóstico coletivo, ou seja, quando se procura conhecer o estado de saúde da população, as pessoas podem ser avaliadas individualmente e colocadas em duas categorias: sadias ou doentes (ou nas outras fases da classificação apresentada). Isto feito, a contagem das pessoas em cada categoria permite o preparo de estatísticas que fornecem o diagnóstico da situação de saúde da população. Outras vezes, o processo de diagnóstico coletivo é menos elaborado, baseando-se em informações já existentes: freqüentemente, o que se tem disponível resume-se a estatísticas de internação em hospitais, de notificações de doenças ou de óbitos advindos do sistema de estatísticas vitais. Tais informações refletem apenas, parcialmente, o quadro da morbidade e não um retrato fiel das doenças que incidem na população, de modo que a interpretação deve ser cuidadosa, baseada no conhecimento detalhado de como foram produzidas.

D. ETIOLOGIA E PREVENÇÃO

Etiologia e prevenção são aspectos muito relacionados. O melhor conhecimento do primeiro indica os melhores caminhos para concretizar o segundo.

1. ETIOLOGIA

Com base nos comentários sobre saúde e doença, das páginas anteriores, pode-se também abordar a etiologia de um dano à saúde em relação a duas fases.

• **Etiologia na fase pré-patológica**

Nesta fase, estão os eventos que ocorrem em época ainda anterior à resposta biológica inicial do organismo. Para possibilitar melhores oportunidades de prevenção dos agravos à saúde, é importante o conhecimento do complexo causal que lhes dá origem, tais como detalhes sobre as características dos agentes e fatores de risco envolvidos, a intensidade das exposições, a suscetibilidade do organismo frente às agressões e as condições do ambiente onde estas situações ocorrem. Serve de exemplo o conhecimento do papel do "barbeiro" na etiologia da doença de Chagas, o que aponta para possíveis estratégias de prevenção desta afecção.

• **Etiologia na fase patológica**

Na fase patológica, encontram-se os processos que ocorrem no interior do corpo humano e que se sucedem a partir da resposta orgânica inicial, os quais são responsabilizados pela exteriorização da afecção. O melhor conhecimento destes mecanismos permite adotar critérios diagnósticos e tratamentos condizentes, voltados para detectar e interromper o processo já instalado no organismo e, se possível, fazê-lo regredir. Um bom exemplo é apresentado pelo uso de antiinflamatórios não-hormonais no tratamento da artrite reumatóide.

2. PREVENÇÃO

A constatação da existência de um processo etiológico em duas etapas, uma mais longínqua da manifestação clínica e outra concomitante a ela, leva a fazer-se a prevenção também em duas etapas, designadas como "prevenção primária" e "secundária", a serem, mais adiante, apresentadas em detalhe. O tipo de informação relevante também varia em função da modalidade de problema que o profissional de saúde tem à sua frente, o qual pode ser de natureza coletiva ou individual. Um exemplo ilustra esta dualidade.

• **Exemplo: o ortopedista e a saúde individual e coletiva**

Um ortopedista, alarmado com a crescente incidência de acidentes de trânsito em sua comunidade, precisa de informações específicas sobre as causas dos acidentes, para que os seus esforços e os de seus colegas sejam cientificamente dirigidos aos fatores determinantes do processo. Nesta eventualidade, é preciso conhecer melhor as situações mais freqüentes, os principais fatores de risco envolvidos e a eficácia das diversas formas de intervenção preventivas. Em outra oportunidade, o mesmo ortopedista, que tem como paciente uma vítima de acidente de trânsito, em um pronto-socorro, pode julgar suficiente o conhecimento de que houve fratura deste ou daquele osso, já que a sua redução, feita em condições adequadas, tende a fazer melhorar, rapidamente, o estado de saúde do paciente.

Em síntese, a prevenção da ocorrência de um agravo à saúde e o tratamento de um dano já instalado no organismo são formas diferenciadas de agir, respectivamente, nas fases de saúde (para evitar a doença) ou de doença (para curá-la ou para a prevenção de reincidências do mesmo dano, de seqüelas e de óbitos).

III. CLASSIFICAÇÃO DAS MEDIDAS PREVENTIVAS

São consideradas "medidas preventivas" todas aquelas utilizadas para evitar as doenças ou suas conseqüências, quer ocorram sob forma esporádica, quer de modo endêmico ou epidêmico. Em saúde pública, são tradicionais as providências destinadas a evitar o início biológico da doença infecciosa e parasitária: servem de exemplo a cloração da água de abastecimento público, a pasteurização do leite, o controle de vetores, a imunização dos suscetíveis e a educação em saúde da população. Veremos, na seqüência, que a prevenção tem também um sentido mais amplo, o de evitar o aparecimento do estágio seguinte da história natural da doença. Logo, inclui não somente as medidas mencionadas acima, mas também as que se destinam a interromper o processo da doença que já se instalou no organismo humano. Vamos examinar um pouco mais estas noções, procurando também precisar o significado de alguns termos, muito usados hoje em dia. Para tal, abordaremos, sucessivamente, as seguintes classificações de medidas preventivas:

    A. medidas inespecíficas e específicas
    B. prevenção primária, secundária e terciária
    C. cinco níveis de prevenção, com sua terminologia própria
    D. medidas universais, seletivas e individualizadas

A. MEDIDAS INESPECÍFICAS E ESPECÍFICAS

Trata-se de uma classificação extensamente usada, desde há muito tempo, para organizar as ações propostas pela sociedade no intuito de influir na ocorrência da doença.

As medidas "inespecíficas", ditas "gerais" ou "amplas", têm o objetivo de promover o bem-estar das pessoas; as "específicas", ou "restritas", incluem as técnicas próprias para lidar com cada dano à saúde, em particular.

- Exemplo: doença de Chagas

A profilaxia da doença de Chagas é executada através de medidas específicas, como a luta antivetorial e os cuidados para evitar a transmissão transfusional, ao lado de outras mais amplas e decisivas na promoção global da vida das populações — e que se traduzem pela melhoria na qualidade de vida da população.

B. PREVENÇÃO PRIMÁRIA, SECUNDÁRIA E TERCIÁRIA

Data de meados do século XX a proposta de separação das medidas em "primárias" e "secundárias", termos logo adotados pelos profissionais de saúde. As ações primárias são aplicadas em fase anterior ao início biológico da doença e as secundárias, após o seu início. Posteriormente, foi acrescido o termo "terciário", visando a incluir medidas recomendadas em fase mais avançada da doença, no intuito de prevenir deterioração ainda maior do estado clínico. Semelhante proposta ajustou-se bem ao esquema da história natural da doença e passou a ser amplamente utilizada (Fig. 3.3).

1. PREVENÇÃO PRIMÁRIA

As ações deste tipo estão dirigidas para a manutenção da saúde. Trata-se da "prevenção da ocorrência" da fase patológica — ou seja, de evitar novos casos de agravos à saúde. Exemplo: educação para a saúde e saneamento ambiental.

2. PREVENÇÃO SECUNDÁRIA

As medidas desta natureza são orientadas para o período patológico, enquanto a doença ainda está progredindo, seja em fase subclínica, seja de evolução clinicamente aparente. Elas visam à "prevenção da evolução" do processo patológico no organismo, na tentativa de, se possível, fazê-lo regredir: a aplicação de antibiótico em caso de doença infecciosa constitui bom exemplo. Já foi mencionado que a atuação, nesta fase, às vezes não é de caráter curativo, mas preventivo, de um risco em potencial: é o caso do uso da aspirina em pacientes com infarto agudo do miocárdio, com o objetivo de prevenir um segundo infarto. Um outro exemplo é o uso de anticoagulantes, na trombose venosa profunda, para diminuir o risco de embolia pulmonar. A atuação visa à prevenção de reincidências, de complicações, de seqüelas e de óbito.

3. PREVENÇÃO TERCIÁRIA

Neste caso, as ações se dirigem à fase final do processo — estacionária — e visam a desenvolver a capacidade residual do indivíduo, cujo potencial funcional foi reduzido pela doença (ex., na poliomielite) ou por seqüelas de um episódio agudo de uma afecção crônica (caso do acidente vascular cerebral).

Nem sempre as definições de prevenção terciária coincidem nos livros-textos, mas a idéia central consiste em atenuar a invalidez e promover o ajustamento do paciente a condições irremediáveis, o que estende o conceito de prevenção ao campo da reabilitação.[6]

C. CINCO NÍVEIS DE PREVENÇÃO

As três fases citadas — de prevenção primária, secundária e terciária — desdobram-se em cinco níveis, como está esque-

PERÍODO PRÉ-PATOLÓGICO		PERÍODO PATOLÓGICO			
Interação de fatores		Alterações precoces →	Primeiros sintomas →	Doença avançada →	Convalescença
Promoção da saúde	Proteção específica	Diagnóstico e tratamento precoces		Limitação do dano	Reabilitação
PREVENÇÃO PRIMÁRIA		PREVENÇÃO SECUNDÁRIA			PREVENÇÃO TERCIÁRIA
MEDIDAS PREVENTIVAS					

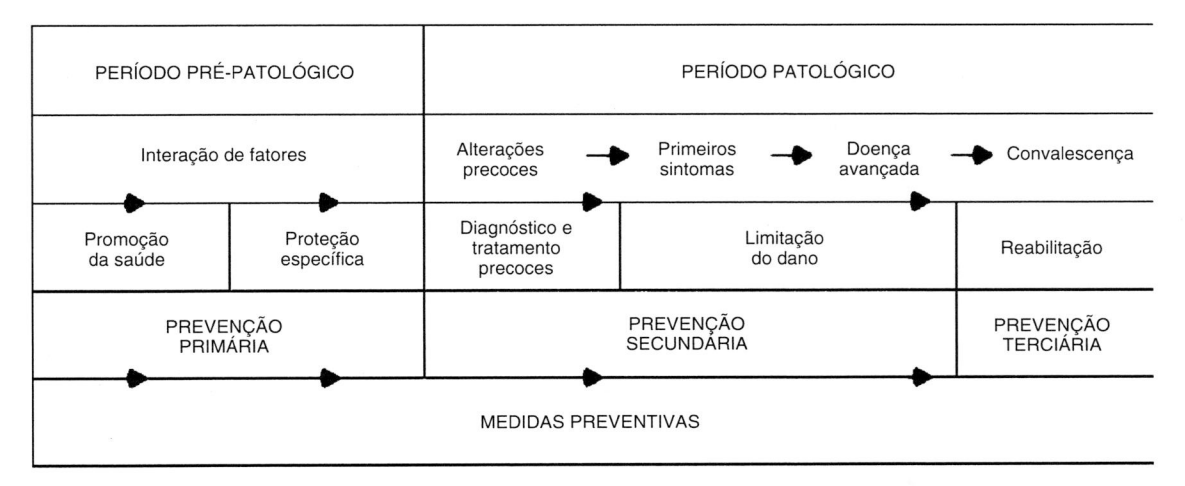

Fig. 3.3 Níveis de aplicação das medidas preventivas, na história natural da doença. (Adaptado de HR Leavell e EG Clark, Medicina preventiva, 1976:25.[5])

Quadro 3.1 Relação de medidas ou ações de saúde distribuídas em cinco níveis de prevenção

1. PROMOÇÃO DA SAÚDE
- Educação sanitária
- Alimentação e nutrição adequadas
- Habitação adequada
- Emprego e salários adequados
- Condições para satisfação das necessidades básicas do indivíduo

2. PROTEÇÃO ESPECÍFICA
- Vacinação
- Exame pré-natal
- Quimioprofilaxia
- Fluoretação da água
- Eliminação de exposição a agentes carcinogênicos

3. DIAGNÓSTICO E TRATAMENTO PRECOCE
- Rastreamento
- Exame periódico de saúde
- Procura de casos entre contactos
- Auto-exame
- Intervenções médicas ou cirúrgicas precoces

4. LIMITAÇÃO DO DANO
- Acesso facilitado a serviços de saúde
- Tratamento médico ou cirúrgico adequados
- Hospitalização em função das necessidades

5. REABILITAÇÃO
- Terapia ocupacional
- Treinamento do deficiente
- Melhores condições de trabalho para o deficiente
- Educação do público para aceitação do deficiente
- Próteses e órteses

matizado na Fig. 3.3. Para cada nível, existem muitas formas de atuação (Quadro 3.1).

1. PRIMEIRO NÍVEL: PROMOÇÃO DA SAÚDE

Engloba as ações destinadas a manter o bem-estar, sem visar a nenhuma doença em particular. Promover um estado nutricional adequado é uma medida de promoção da saúde, assim como prover condições apropriadas de emprego, habitação e lazer. No mesmo caso, enquadram-se as providências orientadas para satisfazer às necessidades básicas da criança, com vistas ao pleno desenvolvimento de sua personalidade.

2. SEGUNDO NÍVEL: PROTEÇÃO ESPECÍFICA

Inclui medidas para impedir o aparecimento de uma determinada afecção, em particular, ou de um grupo de doenças afins. São exemplos a vacinação, com que se procura elevar a resistência específica do organismo contra uma dada doença, e a proteção contra riscos ocupacionais.

3. TERCEIRO NÍVEL: DIAGNÓSTICO E TRATAMENTO PRECOCE

Trata-se de identificar o processo patológico no seu início, antes do aparecimento de sintomas. São exemplos a pesquisa do bacilo da tuberculose no escarro e os exames seletivos, dirigidos a subgrupos da população nos quais há maior probabilidade do aparecimento do dano que se busca diagnosticar. Identificada a alteração, nos seus primórdios, o tratamento imediato tem maior chance de debelar rapidamente o processo.

4. QUARTO NÍVEL: LIMITAÇÃO DO DANO

Consiste em identificar a doença, limitar a extensão das respectivas lesões e retardar o aparecimento de complicações, se não for possível evitá-las por completo. Em relação à fase anterior, trata-se apenas de reconhecimento mais tardio do agravo à saúde. A afecção já ultrapassou o limiar clínico, havendo, portanto, sinais e sintomas denunciadores da sua presença.

5. QUINTO NÍVEL: REABILITAÇÃO

Objetiva desenvolver o potencial residual do organismo, após haver sido afetado pela doença, como já foi ilustrado pela poliomielite ou por um acidente vascular cerebral, de modo a contribuir para que o indivíduo leve uma vida útil e produtiva. É, mais do que outro, um trabalho de equipe destinado a prover suporte físico, mental e social, que favoreça a reintegração da pessoa na família, no trabalho e na sociedade.

- **Comentários**

A aplicação do que acaba de ser exposto depende de diversos fatores, entre os quais a organização adequada dos serviços de saúde — e da própria sociedade — e a existência de medidas eficazes a serem usadas nos diversos níveis de prevenção. Para muitas doenças, tais medidas simplesmente não existem, como é o caso da psoríase ou de certos tipos de tumores cerebrais. Para outras, as medidas já disponíveis não são aplicadas ou o são incorretamente. Com respeito à maioria das doenças infecciosas e parasitárias endêmicas das regiões subdesenvolvidas, as ações de prevenção disponíveis, se aplicadas corretamente, poderiam evitar o acometimento de grande número de pessoas, os incontáveis sofrimentos e muitos óbitos. Para algumas doenças infecciosas e para a maioria das não-infecciosas, a intervenção é mais complexa, pois repousa freqüentemente em mudanças de comportamento das pessoas (prevenção primária) e, como tal, de difícil consolidação ou aceitação ou em tratamentos complexos (prevenção secundária), que elevam os custos da assistência médica.

- **Sinonímia**

A prevenção, nas concepções aqui apresentadas, como já realçado, tem o sentido amplo de evitar o aparecimento do estágio seguinte. Quanto mais precocemente as medidas forem instituídas — ou seja, mais à esquerda, na figura representativa da história natural da doença — menor será a possibilidade de danos irreversíveis ao organismo e melhores as chances de êxito. O termo "prevenção", usado com esta conotação, afasta-se do significado que lhe é dado na linguagem comum, de evitar o aparecimento da doença — ou seja, de prevenção primária. Quando se emprega prevenção com o sentido de prevenção primária, a palavra "cura" se adequa à prevenção secundária e a palavra "reabilitação" substitui prevenção terciária.

Outros termos, também muito empregados, são "promoção" (primeiro nível), "proteção" (segundo nível) e "recuperação da saúde" (terceiro, quarto e quinto níveis). A correspondência entre os termos está assinalada na Fig. 3.4.

1º Nível	2º Nível	3º Nível	4º Nível	5º Nível
Promoção da Saúde	Proteção Específica	Diagnóstico Precoce e Tratamento Oportuno	Limitação do Dano	Reabilitação
Prevenção Primária		Prevenção Secundária		Prevenção Terciária
Prevenção		Cura		Reabilitação
Promoção	Proteção	Recuperação		

Fig. 3.4 Níveis de aplicação das ações de saúde e equivalência de termos empregados para designá-los.

- **Críticas**

Embora as classificações mostradas sejam muito usadas, pois organizam didaticamente o conhecimento sobre a matéria, elas trazem também alguns problemas e são sujeitas a críticas. Uma delas, dirigida aos seus alicerces, é a ênfase em aspectos estritamente biológicos da doença sem aprofundar a análise das condições sociais e estruturais da sociedade, que determinam muitos dos riscos de adoecer e morrer.[13-16] Há também problemas relacionados à aplicação dos esquemas a situações reais: por exemplo, a distinção entre as fases de prevenção primária e secundária pode não ser nítida. São dificuldades semelhantes às de diferenciação entre saúde e doença, comentadas anteriormente. Uma outra crítica é a de não levar em consideração os progressos da pesquisa epidemiológica, em especial as relações entre fator de risco e agravos à saúde. A classificação a seguir busca sanar esta deficiência.

D. MEDIDAS UNIVERSAIS, SELETIVAS E INDIVIDUALIZADAS

A definição de prevenção, usada nesta classificação, difere da anterior por ser mais restrita. Engloba as "medidas adotadas ou praticadas por indivíduos que, no momento, não sentem os efeitos de uma doença, e estão dirigidas para diminuir o risco do aparecimento futuro de doenças".[17]

Três níveis de prevenção estão identificados, com base na relação custo/benefício de cada intervenção.

1. MEDIDAS UNIVERSAIS

Recomendadas a todas as pessoas. Por exemplo: dieta balanceada, exercícios regulares e higiene dental. Elas são desejáveis a todos, pois os benefícios sobrepassam em muito os custos e riscos. São aplicadas com ou sem assistência profissional.

2. MEDIDAS SELETIVAS

Aconselhadas somente para subgrupos da população, identificados por faixa etária, sexo, ocupação ou outra característica marcante. Ao exame, as pessoas apresentam-se bem. Estão nesta categoria a vacinação anti-rábica de veterinários, o uso de proteção no trabalho e a abstinência de álcool e fumo durante a gravidez. São elas, portanto, seletivas para segmentos populacionais em alto risco de adoecer.

3. MEDIDAS INDIVIDUALIZADAS (OU INDICADAS CASO A CASO)

Aplicadas unicamente na presença de uma condição que coloca o indivíduo em alto risco para o desenvolvimento futuro da doença. Tais condições ou fatores de risco são detectados à base de exame clínico ou laboratorial, e o seu controle, em geral, depende de assistência especializada para obter melhores resultados. Servem de exemplo a quimioprofilaxia contra a tuberculose e o controle da hipertensão e da hipercolesterolemia.

IV. MODELOS PARA REPRESENTAR FATORES ETIOLÓGICOS

Embora a história natural da doença, como descrita nas páginas anteriores, já se tenha mostrado de grande utilidade para a abordagem do tema saúde-doença, trata-se apenas de um esquema, com seus aspectos positivos e negativos. Muitos modelos ou classificações são encontrados na literatura especializada, com a característica comum de constituírem-se em marcos teóricos para representar os fatores envolvidos na etiologia da doença e, desta maneira, facilitar a interpretação de suas inter-relações e a aplicação das ações saneadoras. Alguns esquemas são bem simples, enquanto outros apresentam maior complexidade. A escolha dependerá de quem o utiliza, do momento e dos objetivos a serem alcançados. Apresentaremos, sucessivamente, os seguintes exemplos:

A. cadeia de eventos
B. modelos ecológicos
C. rede de causas
D. múltiplas causas — múltiplos efeitos
E. abordagem sistêmica da saúde
F. etiologia social da doença

A. CADEIA DE EVENTOS

A representação em forma de seqüência de acontecimentos relacionados à saúde e à doença é encontrada nos modelos mais simples, nos quais estão expressos os eventos julgados mais significativos (Fig. 3.5). Tem a vantagem da concisão e da clareza, sendo aplicada em numerosas situações.

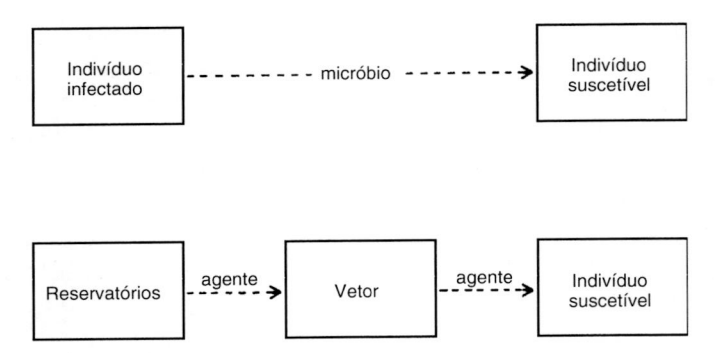

Fig. 3.5 Modelo linear.

- **Ênfase na figura do agente das doenças**

A forma de representação em cadeia está, em geral, centrada na figura do agente, que é o elemento que serve de estímulo ao início ou à perpetuação do processo patológico, como pode ser notado, por exemplo, na descrição da esquistossomose e da malária, em livros-textos sobre doenças infecciosas e parasitárias.

O modelo da cadeia de eventos é aparentemente racional, quando aplicado às doenças infecciosas. Nestes casos, chega-se a ligar a transmissão de doenças simplesmente ao contato com o agente etiológico, numa seqüência "fonte de infecção-micróbio-indivíduo suscetível". Mesmo em afecções não-transmissíveis, este tipo de explicação é encontrado: a falta de iodo na alimentação, levando ao aparecimento de bócio, ou o tabagismo, causando câncer de pulmão.

Em outros casos, aumentam-se os elos da série: serve de ilustração a alimentação rica em gorduras animais, produzindo hiperlipidemias que, por sua vez, resultam em aterosclerose e, finalmente, em infarto agudo do miocárdio.

Por vezes, forma-se um ciclo, em que intervêm reservatórios e hospedeiros; os últimos são atacados quando apresentam suscetibilidade ao agente e se interpõem na cadeia de transmissão. Nas doenças transmissíveis, esta forma de esquematização é muito encontrada, como pode ser verificado no Cap. 20. A febre amarela serve também de exemplo: há um ciclo silvestre da doença, devido à transmissão do vírus entre macacos, através da picada de determinadas espécies de mosquitos infectados. Em algumas ocasiões, o homem entra no círculo, quando é infectado pelo mosquito, o que pode dar início a uma nova cadeia de transmissão, inter-humana, também intermediada por mosquitos.

- **Tipos de agente**

Há diversas maneiras de classificar os agentes de doenças:[5,18] biológicos e não-biológicos, animados e não-animados, ou como exemplificado no Quadro 3.2.

As características do agente estão relacionadas à sua capacidade de produzir alterações no organismo humano. Servem

Quadro 3.2 Classificação dos agentes de doenças

1. Biológicos — por exemplo, bactérias e vírus
2. Genéticos — translocação de cromossomos (síndrome de Down)
3. Químicos — nutrientes, drogas, gases, fumo, álcool e ácido úrico
4. Físicos — radiação, atrito e impacto de veículos a motor
5. Psíquicos ou psicossociais — estresse do desemprego e da migração

de exemplo as mutações genéticas do vírus da gripe, que encontram a população despreparada imunologicamente para resisti-lhes e que são tidas como responsáveis principais pelas periódicas epidemias de influenza. A concentração, ou seja, a intensidade da exposição é outra ilustração de característica importante, tanto para agentes animados (bactérias, vírus) como para inanimados (calor, radiação, estresse, substâncias químicas). Alguns agentes atuam pela presença ou excesso (microorganismos, temperaturas anormais, fumo) ou por ausência ou diminuição, como no caso de nutrientes.

- **Utilidade do modelo em cadeia de eventos**

Esta maneira tão simples de representação, sob a forma de cadeia de eventos, tem grande valor didático em, pelo menos, duas direções:

- ajuda a compreender as relações entre os agentes e o homem, incluindo ainda outras situações que se apresentam associadas, como a presença de reservatório e vetor, e as transformações fisiopatológicas decorrentes;
- confere a noção de que a prevenção da doença pode ser realizada pelo rompimento de um dos elos da cadeia. As pesquisas são, então, dirigidas para a identificação dos pontos fracos desta cadeia, em que a aplicação de recursos é operacionalmente mais simples e confere maiores benefícios a menores custos.

O modelo da cadeia de eventos é extensamente usado. Tem como limitação o fato de não cogitar de outros fatores sem os quais a doença não aparece. Local de residência, mobilidade geográfica, tipo de ocupação, hábitos, grau de instrução, sexo e idade são exemplos de parâmetros passíveis de influenciar a dimensão epidemiológica das doenças, pois determinam, entre outros, o grau de exposição do homem aos agentes, o acesso aos serviços e a qualidade da atenção à saúde. Assim, embora o modelo da cadeia ou ciclo de eventos seja muito empregado e útil, ele é insuficiente para representar toda a realidade do processo saúde-doença. Para acomodar agentes e outros fatores, modelos mais racionais e complexos, ditos multicausais, foram idealizados. Dois deles, de autores anglo-saxões, tiveram grande influência. Um especifica a relação entre "agente, hospedeiro e meio ambiente" e resulta da aplicação dos conceitos da ecologia, estando muito relacionado à história natural da doença. O outro introduz o conceito de rede de causas para explicar a doença.

B. MODELOS ECOLÓGICOS

A partir de meados do século XX, os modelos ecológicos se tornaram muito populares na área da saúde.[5,19] Dois destes modelos serão aqui apresentados.

1. TRÍADE ECOLÓGICA: AGENTE, HOSPEDEIRO E MEIO AMBIENTE

A classificação dos fatores etiológicos em três grupos — agente, hospedeiro e ambiente — é muito encontrada em epidemiologia, especialmente no tocante às doenças infecciosas. Ela está extensamente difundida por aparecer em um livro de medicina preventiva muito utilizado.[5]

Há várias maneiras de representar a tríade ecológica: por exemplo, através de uma balança[5] ou de um triângulo.[20] A Fig. 3.6 ilustra esta segunda forma de representação. Ela nos indica

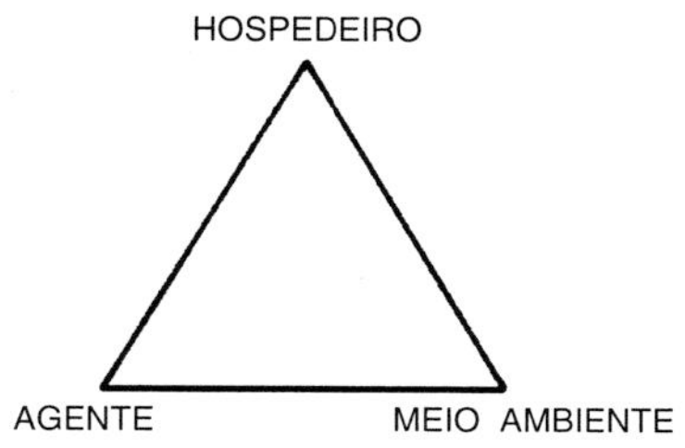

Saúde e Doença **39**

Fig. 3.6 Tríade ecológica.

que as relações recíprocas entre "agente-hospedeiro", "agente-meio ambiente" e "hospedeiro-meio ambiente" devem ser detalhadamente examinadas, para esclarecer fatores causais — assim como todo o conjunto "agente-hospedeiro-meio ambiente". Qualquer que seja a representação escolhida, ela sugere que tanto as características do agente, quanto as do hospedeiro e do meio ambiente devem ser analisadas, quando do estudo de qualquer agravo à saúde.

Uma crítica que tem sido feita a tal forma de esquematização é a igualdade de importância dada aos elementos da tríade, o que raramente corresponde à realidade. O modelo pode funcionar a contento quando há um agente reconhecido no complexo causal da doença. Muitos agravos à saúde, para os quais não se conhece nenhum agente específico, como é o caso da doença coronariana e das neuroses, são explicados por um complexo de fatores associados, onde nenhum, isoladamente, é considerado indispensável. Para acomodar tais afecções em esquemas, outros modelos tiveram de ser desenvolvidos, sem ênfase no agente.

2. DUPLA ECOLÓGICA: HOSPEDEIRO E MEIO AMBIENTE

Existem diversas formas para representar o processo da doença, com base no hospedeiro e no meio ambiente, os quais, por vezes, apresentam subdivisões de um e de outro, no intuito de melhor expressar as classes de fatores nele envolvidos.[20-24] Muitas destas esquematizações têm o formato de um círculo, com o hospedeiro no centro da figura, envolvido pelo meio ambiente. Na Fig. 3.7 estão assinalados fatores relacionados ao homem e ao meio ambiente, classificados, ambos, em três componentes. A importância relativa de cada um dos componentes varia em função do dano sob consideração. Para conferir a noção de variabilidade, a separação entre os componentes, na figura, é feita por uma linha tracejada.

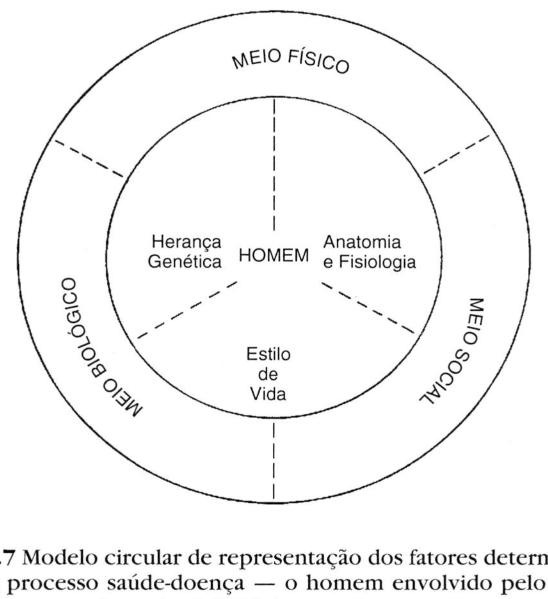

• **Utilidade dos modelos ecológicos**

Como todo modelo construído para representar o processo saúde-doença, este também fornece uma esquematização, que pode ser usada para orientar:

a) A ANÁLISE DO PROCESSO DA DOENÇA

O infarto do miocárdio, o bócio ou outro agravo à saúde podem ser investigados em relação a seus fatores determinantes, sejam eles localizados no homem ou no meio ambiente. Os agentes etiológicos conhecidos são colocados ora no hospedeiro (os genéticos e os químicos de produção orgânica endógena — por exemplo, o excesso do ácido úrico), ora no ambiente (os físicos e os químicos exógenos, como o álcool).

b) A LOCALIZAÇÃO RACIONAL DAS INTERVENÇÕES

As ações, no intuito de impedir ou interromper o processo da doença, podem estar dirigidas ao indivíduo (mudança de hábitos e tratamento com antibióticos, em exemplos) ou ao meio ambiente (saneamento básico, vigilância sanitária ou desinfecção). As ações de controle da doença podem ser, ainda, colocadas nas diversas subdivisões de hospedeiro e meio ambiente.

• Exemplo: modalidades de intervenção

Se os fatores do ambiente social são os principais responsáveis pela desnutrição primária, sobre eles devem ser concentrados as ações e os recursos que visem a erradicar a desnutrição ou diminuir sua freqüência, embora seja também requerida atenção ao indivíduo já afetado, oferecendo-lhe tratamento adequado.

Se para uma outra afecção, ao contrário, as principais determinantes são fatores relacionados ao comportamento das pessoas, como é o caso da dieta e do sedentarismo na etiologia do infarto do miocárdio ou das práticas sexuais no complexo causal da SIDA (AIDS), é para a mudança do estilo de vida que a intervenção preventiva está primordialmente dirigida.

Se a condição é passível de ser controlada por imunização, como muitas viroses incidentes na infância, é na alteração da resposta imunitária do organismo, isto é, na fisiologia humana, que a atenção deve se concentrar.

O Quadro 3.3 ilustra algumas das possíveis intervenções, organizadas em função do hospedeiro e do meio ambiente a que se dirigem. A seguir, são apresentados comentários adicionais sobre a matéria, obedecendo ao seguinte roteiro:

1. Fatores do hospedeiro
   a) herança genética
   b) anatomia e fisiologia do organismo humano
   c) estilo de vida
2. Fatores do meio ambiente
   a) ambiente físico
   b) ambiente biológico
   c) ambiente social

Fig. 3.7 Modelo circular de representação dos fatores determinantes do processo saúde-doença — o homem envolvido pelo meio ambiente —, cada qual subdividido em três categorias.

Quadro 3.3 Ações para intervir no processo saúde-doença classificadas em relação ao hospedeiro e ao meio ambiente

HOSPEDEIRO (o homem)
1. Em relação à herança genética:
- Aconselhamento genético
- Diagnóstico pré-natal
- Aborto terapêutico
2. Em relação à anatomia e fisiologia humanas:
- Imunização ativa ou passiva
- Manutenção do peso corporal em níveis adequados
3. Em relação ao estilo de vida das pessoas:
- Não fumar
- Evitar promiscuidade sexual
- Tomar precauções quanto à água de beber

MEIO AMBIENTE
1. Meio físico
- Saneamento das águas
- Saneamento do ar
- Saneamento do solo
2. Meio biológico:
- Controle de vetores por competição biológica
- Vigilância de alimentos
- Eliminação de certos vetores nas cidades
3. Meio social:
- Provisão de empregos, habitações, meios de transporte, escolas, áreas de lazer e outras necessidades básicas
- Organização dos serviços de saúde, de modo a permitir acesso das pessoas a meios eficazes de prevenção, cura e reabilitação

1. FATORES DO HOSPEDEIRO

O homem é o hospedeiro com que estamos lidando. No momento da concepção, ele recebe um patrimônio genético, cuja expressão futura será moldada em grau variável em função das exposições e experiências subseqüentes a que estará sujeito. A separação entre fatores genéticos e não-genéticos, aparentemente sem ambigüidade, torna-se progressivamente menos nítida, quando o tema é analisado com maior profundidade. Há uma interação constante entre os fatores de ambos os grupos, e o estudo de um deles isoladamente é uma tarefa complexa e especializada. Apesar da dificuldade, a separação dos componentes de cada grupo é aqui mantida, pois facilita a compreensão de muitos dos fatores envolvidos na etiologia das doenças e das ações que objetivam intervir no processo.

a) HERANÇA GENÉTICA

É muito evidente, mesmo para leigos, o fato de características morfológicas, como a cor da pele e dos olhos, a forma do nariz e o tipo do cabelo, serem transmitidas de pais para filhos. Muitas doenças, ou a predisposição a elas, também estão sujeitas a este mesmo mecanismo de transmissão vertical.

Numerosas afecções têm um componente genético, de tal ordem, que excede a influência dos demais fatores. É o caso das afecções ligadas a alterações cromossômicas: a hemofilia e a anemia falciforme. Estas condições são relativamente raras se comparadas a outras, como a hipertensão arterial e as coronariopatias, que têm em seu complexo etiológico um componente genético menos nítido, mas nem por isto desprezível, mesclado a múltiplas influências não-genéticas. As afecções mencionadas e muitas outras, como *diabetes mellitus* e esquizofrenia, têm a característica de concentrarem-se numa mesma família. A constatação da existência de conglomerados de casos faz pensar em transmissão hereditária, embora possam também ser imputados a outras influências a que os membros da família estão igualmente expostos. O patrimônio genético é visto como um potencial predeterminado, que desenvolverá em função das oportunidades.

- Exemplo 1: fenilcetonúria

A fenilcetonúria é uma afecção que leva a retardo mental grave, se não for diagnosticada e tratada precocemente. É uma das doenças incluídas na categoria de defeitos inatos do metabolismo, geneticamente transmitidos. Nela, o organismo humano tem dificuldade em transformar a fenilalanina — aminoácido existente normalmente na dieta — em tirosina. O acúmulo de fenilalanina, através da dieta normal, causa lesão cerebral irreversível. Uma dieta especial, pobre neste aminoácido, é suficiente para evitar o dano e permitir o crescimento normal. Assim, o diagnóstico precoce, aliado à alteração da dieta — um componente do meio ambiente — faz com que se impeça a exteriorização de um traço geneticamente predeterminado.

- Exemplo 2: crescimento e desenvolvimento de crianças

O crescimento físico e o desenvolvimento mental de crianças podem ser concebidos como um potencial conferido ao novo ser, na época da concepção. Em condições ótimas de nutrição e saúde, é provável que todo o potencial seja utilizado. Em situações de limitação crônica de alimentos ou na presença de determinadas doenças durante a infância, apenas parte dele será usado, ficando prejudicado o processo de crescimento e de desenvolvimento. A baixa estatura de adultos é, comumente, a expressão final desta limitação.

- Exemplo 3: álcool e cirrose hepática

Admite-se que as lesões hepáticas no alcoolismo crônico tenham origem em uma predisposição genética, sem a qual não haveria o extenso efeito tóxico do álcool sobre o fígado. Somente aqueles que consomem álcool, de forma continuada e abusiva e que tenham predisposição genética, desenvolvem lesão hepática.

- **Epidemiologia genética**

As pessoas, como se sabe, expõem-se diferentemente às agressões externas. Embora os padrões de resposta do organismo às agressões sejam previsíveis, dentro de certos limites, há também marcadas variações individuais. Esta variação de respostas frente aos estímulos serve para explicar por que alguns indivíduos, expostos de maneira semelhante, desenvolvem a doença e outros não. Na verdade, relativamente pouco se sabe sobre o assunto, mas este é um campo de estudo em franco desenvolvimento, referido como "epidemiologia genética", que busca investigar, com maior profundidade, a interação entre genes e meio ambiente na produção da doença.[25-29] Esta nova disciplina, de interação entre duas áreas que até então se encontravam separadas, procura investigar, com os ensinamentos contidos na epidemiologia e na genética, questões de hereditariedade e doenças, sobretudo em parentes e grupos étnicos definidos, com o intuito de esclarecer aspectos etiológicos, de modo a melhorar as possibilidades de intervenção e controle.

b) ANATOMIA E FISIOLOGIA DO ORGANISMO HUMANO

O organismo humano tem características anatômicas e fisiológicas, inerentes ou adquiridas, que fazem com que apresente resistência às agressões. A resistência é mais evidente contra as infecções, embora também ocorra frente a condições não-infecciosas.

A integridade da pele e das mucosas, assim como as diversas secreções do organismo, o sangue e as formações linfáticas constituem barreiras que se opõem à invasão de agentes de qualquer natureza. Aos mecanismos inespecíficos de resistência, sobrepõem-se outros, de imunidade específica, ligada à presença de anticorpos.

O processo de crescimento, de desenvolvimento, de maturação e de envelhecimento das pessoas faz variar a proteção dada pelos mecanismos biológicos. Há épocas de menor proteção, como a velhice, ou quando determinadas condições estão presentes: são exemplos a má-nutrição protéico-calórica, o alcoolismo, o diabetes, a administração de hormônios esteróides, os corpos estranhos (cálculos, projéteis de arma de fogo e fragmentos de vidro) e as obstruções (dos aparelhos digestivo, respiratório, circulatório ou geniturinário). Situações diversas, como as modificações no ritmo de trabalho, no sono e no estado emocional, que predispõem ou facilitam o aparecimento de alterações patológicas, também influenciam este processo. Para ilustrar este aspecto, cite-se o caso da viuvez: sabe-se que a perda do cônjuge acarreta àquele que sobrevive maior morbidade e mortalidade, em comparação às pessoas não-viúvas do mesmo sexo e idade, embora pouco se conheça sobre o mecanismo etiológico desta vulnerabilidade. Mencione-se, ainda, que as diferenças anatômicas e fisiológicas entre os dois sexos determinam diferentes distúrbios e danos à saúde, tema este abordado no Cap. 9 — que detalha as relações entre saúde e características das pessoas.

c) ESTILO DE VIDA

O estreito relacionamento das pessoas com seus semelhantes faz com que os indivíduos de um mesmo grupo tenham modo de vida muito próximo.

- **Controle social e autocontrole**

A criança aprende de seus pais e dos mais velhos os valores do grupo a que pertence, os quais passam de uma geração para a outra. São normas e padrões de conduta, que tendem a uniformizar as pessoas. Transmitem-se atitudes e maneiras de lidar com as mais variadas situações do dia-a-dia. O processo, que tem início na família, continua na escola, na igreja e nas demais entidades públicas e privadas. A sociedade, por sua vez, exerce um papel fiscalizador. Este "controle social" pode ser entendido como a totalidade dos meios utilizados pela sociedade para conseguir a conformidade do comportamento das pessoas que a compõem a certas normas e padrões, por ela criados.[30] Tal fiscalização pode ser formal, expressa por prêmios e sanções, previstos em leis e códigos, ou informal, manifestada por comentários de reprovação e zombarias ou até por castigos corporais, por parte de familiares, vizinhos ou outros membros da comunidade. O controle pode ser interno, o "autocontrole", quando o indivíduo fiscaliza as suas próprias atitudes, ou externo, manifestado pelas demais pessoas.

- **Prevenção através da mudança do estilo de vida**

Os hábitos e condutas constituem fatores de proteção ou de risco frente às doenças e demais agravos à saúde. Muitas doenças infecciosas, por exemplo, estão relacionadas ao modo de vida das pessoas. Neste particular, sobressaem as de transmissão sexual que, na sua maioria, podem ser tratadas eficazmente por meios farmacológicos, mas cujo controle repousa, principalmente, na mudança de hábitos das pessoas.

Para muitas doenças crônico-degenerativas, ao contrário, ainda não se dispõe de tratamento inteiramente eficaz, que produza cura definitiva, de modo que o seu controle é feito através das chamadas "tecnologias paliativas": são exemplos os aparelhos ortopédicos corretivos, as diálises, determinadas cirurgias (desbloqueio de artérias) e os medicamentos para diabetes ou hipercolesterolemia. Como as afecções deste grupo estão muito relacionadas ao estilo de vida das pessoas, sua prevenção fundamenta-se em mudanças comportamentais obtidas, em geral, por autocontrole. São exemplos: abster-se de fumo e de drogas, exercitar-se regularmente, adquirir hábitos de consumo alimentar julgados sadios e adequados, proteger-se dos estresses da vida moderna, dirigir veículos de maneira que não se transforme em risco para si próprio e para os demais, usar equipamentos adequados ao tipo de trabalho, não poluir o ambiente, desenvolver hábitos de lazer, ater-se às prescrições médicas, e assim por diante. Face ao impacto por vezes reduzido, obtido pelo autocontrole na mudança de hábitos, aparecem os defensores do controle externo e formal para a proteção da saúde dos demais, como é o caso da proibição de fumar em lugares públicos.

São colocados na categoria de "estilo de vida", nesta classificação, os fatores de risco auto-infligidos e que, pelo menos teoricamente, podem ser alterados. Alguns destes hábitos são tidos como sadios ou como prejudiciais muito mais por consenso entre especialistas e mesmo do público de maneira geral do que pelo resultado de investigações cientificamente bem fundamentadas.

- **Linhas de pesquisa**

Há um enorme investimento de recursos, especialmente em países do Primeiro Mundo, para o esclarecimento de aspectos ainda obscuros, como são exemplos as seguintes linhas de investigação científica em doenças crônico-degenerativas:

- identificação de fatores de risco, entre os quais estão aqueles de cunho comportamental, e a análise de sua associação com o aparecimento da doença (tema desenvolvido no Cap. 9);
- avaliação do impacto das ações que visam a alterar ou neutralizar os efeitos destes fatores causais; estão incluídas, nesta categoria, as pesquisas sobre os muitos métodos de intervenção propostos para mudar os hábitos das pessoas e avaliar se a mudança de hábitos tem reflexos na morbidade e na mortalidade (tema do Cap. 22).

2. FATORES DO MEIO AMBIENTE

Os fatores do meio ambiente são designados "extrínsecos", em oposição a "intrínsecos", relativos ao hospedeiro. As denominações "externo" e "interno" são também usadas, respectivamente, com o mesmo significado. O termo "meio ambiente" é empregado no seu sentido mais amplo, englobando tanto o *habitat* natural como o construído pelo homem. É costume classificá-lo em físico, biológico e social.

a) AMBIENTE FÍSICO

É o mundo inanimado que nos cerca, com sua ação direta ou indireta sobre a saúde. Há muito tempo sabe-se que o ambiente físico está associado com a saúde das pessoas, como se depreende da leitura dos escritos de Hipócrates, em especial o seu "Ares, águas e lugares".[31]

O ambiente físico, conforme sejam as suas características, pode facilitar ou dificultar a vida do homem e determina, em grande parte, a constituição da flora e da fauna típicas de cada local: como exemplo, poderiam ser citadas a altitude, a umidade relativa do ar e a temperatura que influenciam a multiplicação de vetores e a sobrevivência de parasitos.

Quando se analisa a influência dos fatores físicos sobre a saúde, de início reconhece-se que eles estão muito associados entre si, sendo difícil isolar o efeito de cada componente. Apesar de ser incontestável uma ação direta do ambiente físico sobre a saúde (vide grandes secas, inundações e terremotos), o homem tem controlado, com bastante êxito, muitos dos fatores físicos, através de abrigos, roupas, diques e centenas de outras realizações. No entanto, as mesmas realizações que trazem benefício para a humanidade têm conseqüências deletérias sobre o meio ambiente, de que é exemplo a produção de resíduos industriais, agrícolas e domésticos, que poluem o solo, o ar, as águas e os alimentos, e que terão efeito nocivo sobre a saúde das pessoas.

b) AMBIENTE BIOLÓGICO

O meio ambiente biológico é representado pelos seres vivos existentes na terra. Eles podem constituir-se em agentes, vetores e reservatórios de doenças. Condições ecológicas especiais determinam a concentração de doentes em certas áreas, em vista da distribuição de agentes biológicos, vetores, reservatórios, seres humanos suscetíveis e infectados. Apesar de esta distribuição regional ser mais evidente em relação às doenças transmissíveis, há outras que têm marcada associação com o ambiente biológico, como o ofidismo, dependente da distribuição de cobras peçonhentas, e as intoxicações por plantas venenosas.

As condições geográficas e ecológicas, além de influenciarem a distribuição irregular diversificada da flora e da fauna, também afetam a disposição espacial da população e, conseqüentemente, a densidade demográfica. No passado, a descrição do roteiro de propagação espacial das grandes epidemias de doenças quarentenárias era feita com certa facilidade por causa da morosidade dos meios de transporte de então. Hoje, este acompanhamento ainda é possível, mas o avião a jato fez com que as pessoas pudessem dar a volta ao mundo antes que o período de incubação da maioria das doenças terminasse. A circulação dos indivíduos, cada vez maior e mais rápida, aliada ao crescente número de habitantes do planeta, faz com que o potencial de intercâmbio de agentes seja também cada vez maior. No entanto, as descobertas da ciência e da tecnologia, assim como os níveis de educação, cultura e fatores a eles relacionados, tendem a contrabalançar o risco em potencial.

O controle do meio ambiente biológico pelo homem é uma realidade: servem de exemplos o emprego de substâncias químicas como inseticidas e raticidas e a competição biológica. Como foi comentado em parágrafos anteriores, os mesmos fatores que trazem o progresso podem acarretar também efeitos indesejáveis para o organismo humano, pois a poluição ambiental representa um grande perigo para a flora e a fauna e, portanto, para o homem que as utiliza como alimento.

c) AMBIENTE SOCIAL

Neste terceiro grupamento estão colocados os fatores relacionados com as características sociais, econômicas, políticas e culturais, referidos freqüentemente como o componente "social" no seu sentido mais amplo. É a parte humana do meio ambiente, formada pelas relações que se estabelecem entre as pessoas, segundo suas inserções no processo produtivo. A organização da sociedade é conseqüência desta interação humana. As pessoas não são iguais em termos de classe social, o que significa desigualdades de renda, nível de educação, ocupação, oportunidade de trabalho e muitas outras facetas da vida em sociedade. As comunidades também não são idênticas em relação ao poder aquisitivo e a fatores dele decorrentes, diferindo, por exemplo, em relação à maior ou menor cobertura por sistemas de saneamento ambiental ou por serviços de atenção à saúde. A desigualdade social atua não somente como causa básica e associada de agravos à saúde, mas também como determinação dos tipos e da intensidade de medidas preventivas e curativas utilizadas para intervir no processo de doença. Deste modo, a determinação social das doenças é um dos grandes temas de discussão no atual sistema de saúde de países subdesenvolvidos e desenvolvidos.

C. REDE DE CAUSAS

O modelo da "rede", "emaranhado", "teia" ou "trama" de causas é muito utilizado para representar a natureza multicausal dos agravos à saúde: ele aparece em um livro clássico de epidemiologia[32] e é muito usado também em outras disciplinas. Na sua esquematização, um retângulo é reservado a cada causa ou conseqüência. Note-se que a disposição dos retângulos, na Fig. 3.8, segue a direção da história natural da doença, mas poderia tomar outras formas, tais como de um organograma de empresa, no qual a doença estaria no topo da figura,[33] ou de forma invertida, em que a doença ocuparia a posição inferior.[32] Em qualquer destas formas, pode-se representar a doença e seus fatores associados, proximais, intermediários e distais, em seqüências lógicas. Enfatiza-se, com a esquematização, que a doença não é o produto de um único fator ou exposição, mas a conseqüência de numerosos eventos e cadeias de acontecimentos, cujos elos, se representados graficamente, formam um complicado emaranhado de antecedentes.

• Exemplo 1: má-nutrição primária

A Fig. 3.8 apresenta apenas alguns dos componentes da história natural da má-nutrição protéico-calórica primária. Somente alguns determinantes proximais (isto é, aqueles situados próximos à manifestação clínica) e intermediários estão representados. Os determinantes distais são os fatores socioeconômicos (classe social, falta de emprego, salário insuficiente, insalubridade do ambiente e outros) que atuam através da diminuição do consumo de alimentos e do aumento da prevalência de doenças. Frente a tais informações, pode-se deduzir que há uma variedade de ações passíveis de serem tomadas, visando a erradicar a afecção ou atuar seletivamente junto aos grupos de risco. Uma vez afetado, o desnutrido necessita de tratamento médico adequado.

• Exemplo 2: doença coronariana

São exemplos de fatores de risco para este agravo à saúde: os altos níveis de colesterol sérico, de pressão arterial e de consumo de cigarro, a obesidade, a hiperuricemia, o tipo de personalidade, o estresse, a predisposição genética, o sexo, a idade, a classe social, o diabetes, a vida sedentária, o tipo de alimentação e ocupação, a urbanização, a industrialização, a arteriosclerose e a deficiência de circulação colateral no miocárdio. Cada um dos fatores apresentados, que não esgotam a lista, também tem seus

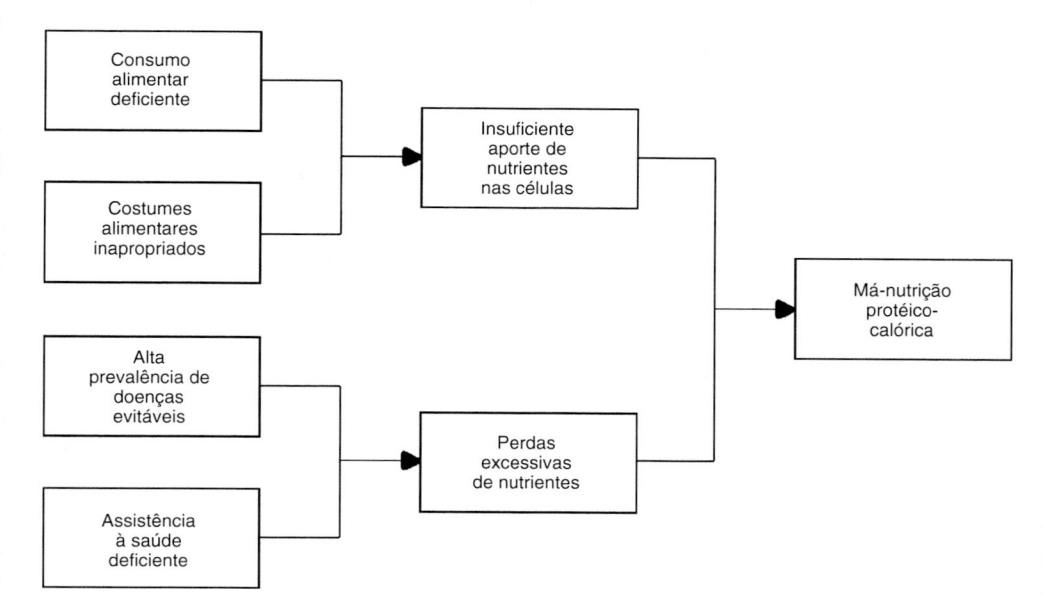

Fig. 3.8 Rede de causas (simplificada) da má-nutrição protéico-calórica primária.

múltiplos fatores antecedentes, alguns aqui já mencionados e outros não. Como resultado, a representação torna-se complexa, como um emaranhado de causas.

Para cada afecção, haverá uma ou mais posições na rede de causas em que é conveniente ou possível atuar, não importando se estará perto ou longe da exteriorização clínica da doença.

A eliminação ou controle de um fator antecedente causal tende a reduzir a incidência da doença. Mas se outros fatores continuam a atuar, com a mesma intensidade, novos casos continuam a incidir na população. No entanto, deve-se compreender que o impacto de alguns fatores causais pode estar diminuindo, enquanto o efeito de outros estará atuando em direção contrária. É a "competição de riscos", cuja resultante dependerá das forças em jogo. Por exemplo, a incidência de hepatite B pode manter-se estacionária ou em escala ascendente, mesmo se um maior número de pessoas passa a usar seringas e agulhas descartáveis, desde que haja, na população, um grande contingente de indivíduos praticando a reutilização destes produtos, por motivos diversos, entre os quais os de natureza financeira.

D. MÚLTIPLAS CAUSAS — MÚLTIPLOS EFEITOS

A rede de causas, recém-apresentada, pode ser estendida para englobar situações ainda mais complexas, o que ocorre, por exemplo, quando uma causa está condicionando mais de um efeito. É o que se verifica em relação à classe social, idade avançada e fumo, que estão associados com muitos efeitos. Como, na prática, múltiplos fatores estão habitualmente operando e interagindo para produzir agravos à saúde, o modelo "múltiplas causas — múltiplos efeitos" representa, com muita propriedade, esta complexidade. A figura 3.9 mostra um exemplo bastante simplificado.

E. ABORDAGEM SISTÊMICA DA SAÚDE

Vivemos num mundo de sistemas:[11] o sistema solar, o bancário, o de saúde e o nervoso central são exemplos. O corpo humano é um sistema e a sociedade, outro.

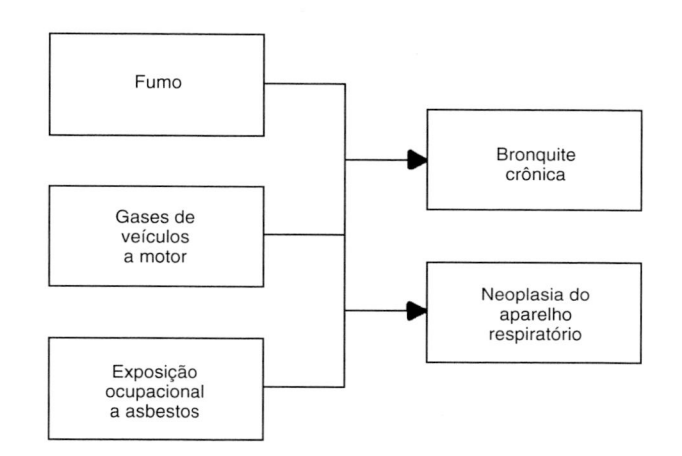

Fig. 3.9 Representação simplificada do modelo de "múltiplas causas — múltiplos efeitos".

A palavra "sistema" significa um conjunto de elementos conectados entre si por alguma forma de relação coerente, funcionando como uma estrutura organizada.[34] Cada sistema apresenta particular nível de organização e constitui uma unidade de observação, cujos elementos podem ser descritos e analisados nos seus próprios limites. Como os sistemas mantêm entre si alguma forma de relação, estas também são investigadas, para a melhor compreensão do todo. Cabe ao pesquisador, deliberadamente, isolar um sistema dos demais para investigar as suas relações internas ou externas.

1. CAUSAS DIRETAS E INDIRETAS DOS PROBLEMAS DE SAÚDE

A posição prevalente, entre os profissionais de saúde, consiste em buscar as causas diretas (ou imediatas) dos problemas de saúde, bem como as indiretas (ou distantes), dentro de um mesmo sistema de observação. Este é o caso da investigação que procura associar etnia e anemia falciforme ou o tabagismo e o câncer do aparelho respiratório, eventos estudados no interior do corpo humano. Os médicos, quando preenchem atestados, também selecionam causas diretas e indiretas do óbito, dentro de um mesmo sistema de observação — em geral, o corpo humano ou o sistema funcional mais afetado. A classe social ou as questões familiares, localizadas em outros níveis de explicação da doença, não são colocadas em atestados, mesmo quando são causas contribuintes do óbito. A este respeito, é de interesse a seguinte história clínica, acompanhada dos respectivos diagnósticos registrados no atestado médico da causa da morte.

- **Exemplo:** história clínica e seleção da *causa mortis*

Um homem de meia-idade, sobrevivente de um infarto agudo do miocárdio, enfrentando sérios problemas financeiros e conjugais, mata-se com um tiro no peito, logo após separar-se da esposa. A necropsia revela lesão perfurante do pulmão e hemotórax, além de arteriosclerose coronária. A causa básica do óbito, indicada pelo patologista, seguindo as regras da Classificação Internacional de Doenças, é de "suicídio por arma de fogo". A seqüência que levou ao óbito é colocada nestes termos: "lesão perfurante do pulmão" e "anemia aguda". Como outro estado patológico significativo é assinalada "arteriosclerose coronária".

Exemplos como este mostram que rotular a causa de um evento, como direta ou indireta, é uma questão relativa e controvertida, visto ser matéria sujeita a julgamentos pessoais. Os investigadores da área da saúde, em sua maioria, sentem-se mais confortáveis colocando classe social e problemas familiares como causas indiretas dos danos à saúde — no caso, são especificados (por exemplo, no atestado de óbito) somente os elos representados pelas causas mais próximas do efeito. Em outras palavras, são declarados somente os caminhos pelos quais a classe social e as questões familiares influenciam os danos à saúde. Em geral, as causas localizadas em outro sistema tendem a ser colocadas como indiretas, pela distância em que se encontram dos efeitos.[34]

2. DESCRIÇÃO DO MODELO SISTÊMICO

Com base no fato de as causas poderem estar em diferentes sistemas de organização, são construídos modelos para representar, figurativamente, os níveis de explicação dos agravos à saúde.[35] A Fig. 3.10, composta por vários círculos, de diâmetros progressivamente maiores, serve de ilustração. Em posição externa, englobando os demais, está a sociedade, que compreende famílias, constituídas de indivíduos que, por sua vez, são compostos de órgãos e tecidos, organizados em sistemas funcionais (cardiovascular, por exemplo), feitos de células, este o menor sistema representado na figura. O processo poderia continuar, para englobar estruturas ainda menores, como moléculas e átomos, o que aqui não é feito para manter a simplicidade do modelo.

Cada um dos círculos constitui um sistema, em si mesmo, e representa o nível no qual a explicação do dano à saúde pode ser procurada. Esta busca limita-se, por vezes, às alterações enzimáticas intracelulares; em outros casos, fica confinada à detecção de disfunções em sistemas orgânicos ou é mais ampla, considerando o indivíduo como um todo, a sua família e a sociedade.

Quanto mais no centro da Fig. 3.10 estiver concentrada a busca de determinantes, maior a redução da explicação do evento a aspectos biológicos: é a visão biomédica ou técnica. Quanto mais distante do centro, na mesma figura, estiver a explicação, mais ela incorpora aspectos sociais: é a visão coletiva, holística ou social. Os dois extremos caracterizam-se, respectivamente, por implicar apenas aspectos biológicos, físicos e químicos na gênese dos problemas de saúde ou, então, somente ângulos sociais e políticos.

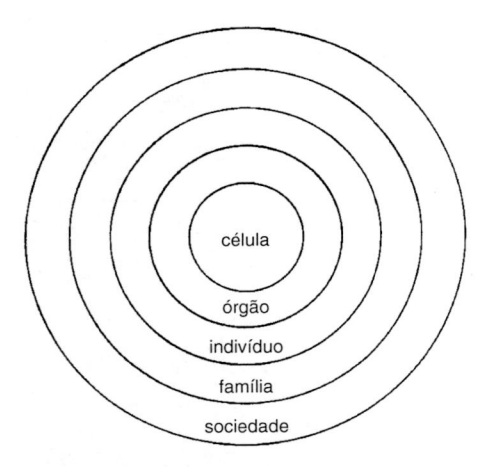

Fig. 3.10 Modelo sistêmico.

As soluções aventadas para lidar com uma dada situação guardam relação com o nível investigado, implicando desde intervenções puramente técnicas, em nível biológico, à mudança de estruturas sociais. Para um mesmo evento, é possível buscar explicações em todos os níveis mencionados.

- **Exemplo:** endemias carenciais

As doenças de massa, prevalentes nas áreas subdesenvolvidas, como a desnutrição primária, as parasitoses e as gastroenterites, são comumente estudadas em todos estes níveis. As carências nutricionais, em exemplo, são devidas à insuficiência de nutrientes, em nível celular. Mas estes achados microscópicos podem ser ligados a alterações macroscópicas, localizadas em órgãos do corpo humano (como os do aparelho digestivo) e até mesmo ao estado geral do indivíduo (apatia e inapetência). Tais alterações podem ser relacionadas, de maneira causal, a condições estruturais da sociedade. São questões de emprego e salário que, resolvidas, permitem às pessoas satisfazerem melhor as necessidades de alimentação, instrução, habitação, saúde e bem-estar. Quando satisfeitas as necessidades básicas, o resultado é o desaparecimento das doenças carenciais primárias e das demais condições consideradas produto do subdesenvolvimento.

Nem todas as condições prestam-se tão bem, como a mánutrição primária, à demonstração de que as suas causas etiológicas básicas estejam na forma de organização da sociedade: muitas doenças crônico-degenerativas estão nesta categoria, como o câncer de mama, a leucemia, o diabetes e as artroses. As enfermidades decorrentes de erros inatos do metabolismo são outra ilustração. No entanto, o acesso a melhores serviços de saúde, como garantia de diagnóstico precoce, tratamento eficaz e continuidade no atendimento, pode influenciar profundamente as taxas de letalidade e a qualidade de vida das pessoas que sofrem destas afecções — e tais situações estão intimamente relacionadas à estruturação da sociedade.

3. COMENTÁRIOS

Existe uma enorme complexidade no estudo das relações externas de um sistema. Não é por estarem situados no centro da figura que as pesquisas a nível celular têm menor importância do que as realizadas em sistemas que as envolvem. Descobertas científicas a este nível — molecular, por exemplo — já tiveram imensa repercussão na vida do indivíduo, da família e da sociedade.

Independentemente de falhas que lhe possam ser atribuídas, o modelo da abordagem sistêmica tem a importante função de assinalar que as causas das doenças podem ser procuradas em diferentes níveis de causalidade. Entenda-se, também, que a pesquisa das causas é marcadamente dependente da ideologia dominante e, mais especificamente, da formação do observador. Aqueles preparados para lidar profissionalmente com os pacientes são, habitualmente, educados dentro de uma visão biomédica dos problemas de saúde (os círculos interiores da Fig. 3.10). No exercício de suas profissões, reproduzem o aprendizado: tentam identificar um tipo de gene, um micróbio, uma proteína ou um defeito anatômico e funcional para caracterizá-lo como causador da doença — ou simplesmente rotulá-lo como o ponto fraco do complexo causal, que pode ser alterado. A partir deste diagnóstico, o profissional de saúde tende a focalizar a sua atenção no sistema biológico afetado e, para isto, sente a necessidade de especializar-se, com o intuito de proceder a uma intervenção direcionada a enfrentar as causas identificadas ou para atacar o ponto fraco do complexo causal da doença. Muito do sucesso da medicina moderna — do tipo antibioticoterapia ou cirurgias de revascularização do miocárdio e de apendicite aguda — é reflexo desta visão biomédica dos problemas de saúde. Mas este profissional, assim treinado, tem pouco contacto com as questões teóricas de causalidade psicossocial da doença.

Em número crescente, os pacientes e os profissionais da saúde tendem a não ficar plenamente satisfeitos diante da visão fracionada, proveniente do modelo biomédico, clamando por um enfoque mais amplo do indivíduo. Como entendem que a doença decorre da interação complexa de aspectos físicos, psicológicos e sociais, defendem que a prática, a pesquisa e a formação dos profissionais da saúde deveriam ser ampliadas, para englobar uma visão holística do indivíduo, incluindo suas relações familiares e comunitárias.

F. ETIOLOGIA SOCIAL DA DOENÇA

As páginas anteriores realçaram o fato de que o processo saúde-doença é resultante de múltiplas causas, em interação complexa. Algumas causas podem ser encontradas na própria biologia do ser humano, enquanto outras, não. A melhor compreensão dos fatores determinantes não-biológicos na manutenção da saúde e na produção de doenças tem sido objeto de preocupação crescente de muitos estudiosos, e as investigações chegam invariavelmente à conclusão de que saúde e doença são, na realidade, eventos biossociais — ou melhor, biopsicossociais.

1. EPIDEMIOLOGIA SOCIAL

O estudo dos fatores não-biológicos na determinação da saúde é conhecido como "epidemiologia social". A delimitação deste campo não é isenta de controvérsias. Em sua concepção mais ampla, a epidemiologia social é a parte da epidemiologia que investiga o processo saúde-doença como produto resultante dos diferentes modos de vida das pessoas em sociedade.

Duas vertentes principais podem ser encontradas nas publicações que tratam do assunto:

• a que centraliza as investigações nas relações existentes entre os agravos à saúde e os processos sociais, econômicos e políticos;[36-38]

• a que focaliza, predominantemente, a influência dos fatores comportamentais na etiologia dos danos à saúde,[39-42] o que inclui pesquisas sobre o estresse, os hábitos e o tipo de personalidade, dentre outros aspectos.

2. IMPLICAÇÕES DAS DUAS VERTENTES DA EPIDEMIOLOGIA SOCIAL

Embora ambos os enfoques estejam estreitamente inter-relacionados, eles envolvem profundas diferenças, dependendo da vertente considerada: em uma, a sociedade é "culpada" pela doença; em outra, o "culpado" é o indivíduo. O tema é apresentado em detalhe, no Cap. 9, mas, em síntese, as vertentes têm as seguintes conotações:

• a primeira, que toma a classe social como o centro da investigação, tem forte componente sócio-político. A doença é tratada como conseqüência da estrutura social e, sobre esta, devem ser concentradas as pressões de mudanças a fim de influenciar, de maneira significativa, a distribuição da doença. Nas regiões em desenvolvimento, como na América Latina, ela encontra muitos seguidores;

• na segunda vertente, o esforço está concentrado na identificação de eventos de natureza social e comportamental a serem rotulados como "fatores de risco". Estes, quando identificados, são usados como foco de atenção dos profissionais de saúde, visando a atenuar ou anular os seus efeitos. As recomendações para influenciar a distribuição das doenças são colocadas em termos de responsabilidade individual: as pessoas, elas próprias, são as responsáveis por sua saúde, de modo que devem estar informadas sobre os fatores de risco e controlá-los, voluntariamente, no intuito de prevenir o aparecimento da doença ou a sua evolução, caso ela já exista. Esta linha de raciocínio constitui importante campo de investigação em países do Primeiro Mundo.

G. VANTAGENS E LIMITAÇÕES DOS MODELOS

Alguns modelos de interpretação do processo saúde-doença foram apresentados. A organização dos fatores relacionados à doença, nestes termos, tem grande valor didático e operacional, pois constitui ponte entre a teoria e a prática. A sua utilidade foi realçada, no capítulo, e a seguir há uma síntese da matéria.

1. O USO DE MODELOS PARA A COMPREENSÃO DA REALIDADE

A utilização destas esquematizações permite melhor ordenamento do raciocínio, sendo elas idealizadas para servir de arcabouço à sistematização dos fatos conhecidos e para acomodar os novos acontecimentos, que continuamente aparecem. Prestam-se à representação visual da concepção de que as doenças não são produto de um único fator, mas da interação complexa de muito deles. Representam uma estratégia para a identificação de falhas no conhecimento e para o direcionamento das novas investigações. Além disto, permitem visualizar os pontos, no esquema, onde podem ser aplicadas as ações saneadoras, servindo como um marco racionalizador. Os modelos são tanto mais adequados quanto mais se aproximam destes objetivos.

É uma questão difícil avaliar qual destes modelos é o melhor. Qualquer representação esquemática constitui sempre uma visão fragmentada e parcial da situação que, embora sirva para alguns objetivos, não serve para todos os objetivos. Trata-se sempre de uma simplificação para facilitar uma tomada de posição. A realidade costuma ser complexa, por sua natureza multicausal, em especial pela presença de um número muito grande de fatores que deverão ser levados em conta. O grau de detalhamento de um esquema pode ser grande. Quando são introduzidas muitas variáveis e diferentes níveis de complexidade, a representação torna-se complicada, o que, na prática, acrescenta dificuldades para a sua compreensão e verificação. No entanto, estes modelos complexos são os que mais se aproximam da realidade, embora por mais complexo que seja o esquema ele será sempre uma pálida representação da verdade.

2. O USO DE MODELOS PARA A QUANTIFICAÇÃO DA REALIDADE

Ao lado dos muitos aspectos didáticos positivos, por vezes, os esquemas aqui apresentados tornam-se insuficientes para a explicação das doenças, especialmente no plano operacional. Se um ou alguns deles podem ser considerados satisfatórios, de um ponto de vista mais teórico, é possível que não ajudem, na mesma proporção, quando se passa para a tarefa de quantificar o processo. Ora, como a epidemiologia, na atualidade, é uma disciplina eminentemente quantitativa, trata-se de uma limitação considerável. Uma das dificuldades reside em que as diversas variáveis que atuam no aparecimento das doenças podem não ser facilmente ligadas a uma das categorias da classificação usada. A chamada "análise multivariada" tem sido o caminho empregado para alcançar o objetivo da quantificação, independente do modelo selecionado.

- **Análise multivariada**

Com o crescente acesso ao computador e ao uso de técnicas sofisticadas de análise estatística, surgem novos modelos de análise simultânea de muitos fatores — exemplificados em outra parte (Cap. 18, p. 392) — sem a necessidade de sua classificação prévia em categorias ou, pelo menos, de ater-se rigidamente a classificações. No entanto, o modelo ideal de análise multivariada, para o adequado equacionamento dos fatores que influenciam saúde e doenças, ainda é uma utopia, embora muito já se tenha avançado no conhecimento desta técnica.

3. MODELOS BIOLÓGICOS X MODELOS "HOLÍSTICOS"

No presente capítulo, os esquemas foram apresentados em uma seqüência na qual, em primeiro lugar, foram descritos os de características eminentemente biológicas e depois os que incluem determinantes sociais ou nelas são fundamentados. As suas implicações na assistência à saúde são diferentes, e algumas observações podem ser ainda acrescentadas.

Os modelos biológicos constituem o paradigma atualmente prevalente na atenção à saúde. Eles concebem a saúde em função da doença, e os fatores biológicos são considerados os seus mais importantes fatores determinantes. A somatização dos problemas emocionais recebe atenção crescente. Os fatores sociais, por sua vez, embora aceitos como causais, implícita ou explicitamente, em alguns modelos, são tratados marginalmente, seja porque são considerados menos importantes no complexo etiológico da doença, seja porque, embora importantes, são colocados fora da responsabilidade primária dos profissionais de saúde.

Os modelos mais amplos, holísticos, são mais complexos e concebem a saúde como determinada por fatores biopsicossociais. Tratam o ser humano como um todo, o que está de acordo com as definições mais avançadas de saúde. Este ângulo positivo, endossado pela maioria dos profissionais de saúde, em termos de concepção teórica, é acompanhado por aspectos outros que limitam o seu emprego. Tem como grande limitação, até o momento, o fato de a sua operacionalização ser pouco adequada. Como lidar com os determinantes sociais na assistência rotineira à saúde? Esta é uma questão que não tem resposta fácil a partir dos ensinamentos encontrados nos modelos apresentados.

V. COMENTÁRIO FINAL

No capítulo, iniciou-se o debate sobre saúde e doença, assunto aparentemente simples mas, na realidade, de grande complexidade, a ser ainda complementado nos próximos capítulos. Foram apresentadas diversas classificações dos fatores responsabilizados pela ocorrência e evolução das doenças. Questões referentes à prevenção foram também abordadas, sendo as medidas organizadas em diversos níveis. Os modelos de representação do processo da doença configuram tentativas de representação da realidade, forçosamente teóricas, mas de grande utilidade prática. Eles constituem um conjunto de noções básicas, a partir das quais um tema ou problema de saúde pode ser mais bem analisado, de modo a facilitar a sua compreensão, a identificar as falhas no nosso conhecimento atual e a apontar as investigações necessárias para esclarecer aspectos ainda controvertidos. Os modelos funcionam, portanto, como uma estrutura onde os conhecimentos antigos e novos encontram ligação. Tais noções são também norteadoras para a seleção apropriada de indicadores, no intuito de quantificar o processo saúde-doença, assunto do próximo capítulo.

QUESTIONÁRIO

1. O que é saúde? E o que é doença?
2. O que se entende por história natural da doença?
3. Como são classificadas as medidas preventivas?
4. O que se entende por cadeia de eventos? Exemplifique.
5. Ilustre, com exemplos, a natureza multicausal da doença.
6. O que se entende por tríade ecológica? Exemplifique.
7. Quais são os fatores relacionados ao homem e ao meio ambiente?
8. O que diferencia os modelos da "rede de causas" e de "múltiplas causas — múltiplos efeitos"?
9. Discorra sobre a abordagem sistêmica da saúde.
10. O que se entende por etiologia social da doença? Exemplifique.
11. Para que servem os modelos causais?
12. Quais as vantagens e limitações destes modelos?

EXERCÍCIOS E LEITURA COMPLEMENTAR

3.1. Escolha uma doença infecciosa para exemplo. Descreva as medidas atualmente disponíveis para combatê-la, utilizando, como quadro referencial, os cinco níveis de prevenção ou os de uma outra classificação empregada no capítulo. Para selecionar uma doença e auxiliar a compilação da relação de medidas preventivas, utilize um livro-texto: para isto, há várias referências no início do Cap. 20. Muitas obras de epidemiologia fornecem orientação e figuras, detalhando a organização das medidas preventivas em seus diversos níveis.[5,43]

3.2. Selecione uma afecção de natureza não-infecciosa crônica. Descreva as medidas disponíveis para lidar com ela, colocando-as nos respectivos níveis de prevenção.

3.3. Muitos modelos de representação do processo da doença foram apresentados, no capítulo. Todos têm aspectos positivos e limitações. Em muitos, as categorias se superpõem, já que seus limites não são nítidos, o que dificulta a sua utilização. Escolha um ou mais de um modelo que lhe pareça conveniente, e passe a raciocinar tendo-o como referência — ou mesmo desenvolva uma outra forma de esquematização, com tal finalidade. Como exercício, selecione um agravo à saúde e organize os seus fatores causais de conformidade com o modelo escolhido; por exemplo, sob a forma de "rede de causas". Ilustração de eventos, esquematizados sob a forma de rede de causas, pode ser encontrada em publicações especializadas. Eis algumas referências: hepatite infecciosa,[32] estado nutricional,[33] doença de Chagas[44] e infarto do miocárdio.[45]

3.4. A questão da "epidemiologia social" tem atraído particular atenção, no país. Os leitores que desejam aprofundar o estudo do tema, com ênfase em aspectos "macro" e com forte componente sócio-político, poderão iniciar suas leituras pelas obras citadas nas seções correspondentes do capítulo.[36-38] Os anais dos congressos de epidemiologia, realizados no país, são boas referências sobre a matéria.[46,47]

GLOSSÁRIO

CADEIA DE EVENTOS — modelo para explicar a doença através de série única e sucessiva de acontecimentos.
HISTÓRIA NATURAL DA DOENÇA — curso da doença sem a intervenção do homem.
REDE DE CAUSAS — modelo para explicar a doença ou outro evento através de várias cadeias de eventos interligados; também denominado "teia", "trama" ou "emaranhado" de causas.
TRÍADE ECOLÓGICA — modelo para explicar a doença através do agrupamento de fatores etiológicos em três categorias: agente, hospedeiro (o homem) e o meio ambiente.

MEDIDAS PREVENTIVAS (agrupadas por classificação)

1. PREVENÇÃO PRIMÁRIA, SECUNDÁRIA e TERCIÁRIA
• PREVENÇÃO PRIMÁRIA — conjunto de medidas dirigidas à população sadia, para evitar a ocorrência de novos casos; visa a reduzir a incidência. Habitualmente, é subdividida em "promoção" e "proteção específica" (ver estes verbetes).
• PREVENÇÃO SECUNDÁRIA — conjunto de medidas dirigidas à população doente, com o intuito de detectar os casos, clínicos ou subclínicos, e tratá-los; visa a diminuir a duração da doença e, conseqüentemente, a prevalência. Habitualmente, é subdividida em "diagnóstico e tratamento precoce" e "limitação do dano" (ver estes verbetes).
• PREVENÇÃO TERCIÁRIA (ou REABILITAÇÃO) — conjunto de medidas para desenvolver a capacidade residual e potencial do indivíduo, após a passagem da doença; visa a promover o ajustamento da pessoa a situações irreversíveis, atenuar a invalidez e evitar o óbito.

2. PROMOÇÃO, PROTEÇÃO ESPECÍFICA, DIAGNÓSTICO E TRATAMENTO PRECOCE, LIMITAÇÃO DO DANO e REABILITAÇÃO
• PROMOÇÃO DA SAÚDE (PROPAGANDA DA SAÚDE ou primeiro nível de prevenção) — conjunto de medidas inespecíficas, orientadas para a população sadia, com o intuito de manter a saúde e prevenir, de maneira geral, a ocorrência da doença; faz parte da prevenção primária.
• PROTEÇÃO DA SAÚDE (PROTEÇÃO ESPECÍFICA ou segundo nível de prevenção) — conjunto de medidas dirigidas para a população sadia, com o fito de prevenir uma única afecção ou um conjunto de doenças afins; exemplo: vacinação; faz parte da prevenção primária.
• DIAGNÓSTICO E TRATAMENTO PRECOCE (ou terceiro nível de prevenção) — consiste em identificar e tratar a doença em evolução subclínica; faz parte da prevenção secundária.
• LIMITAÇÃO DO DANO (ou quarto nível de prevenção) — consiste em identificar e tratar a doença que se encontra em evolução clinicamente aparente; trata-se, em relação à fase de "diagnóstico e tratamento precoce", de reconhecimento mais tardio da doença; faz parte da prevenção secundária.
• REABILITAÇÃO DA SAÚDE (ou quinto nível de prevenção) — o mesmo que prevenção terciária.

3. PROMOÇÃO, PROTEÇÃO e RECUPERAÇÃO DA SAÚDE
• PROMOÇÃO E PROTEÇÃO — definidas anteriormente.
• RECUPERAÇÃO DA SAÚDE — conjunto de medidas dirigidas à população doente, com vistas a restaurar a saúde; engloba as prevenções secundária e terciária.

4. MEDIDAS UNIVERSAIS, SELETIVAS e INDIVIDUALIZADAS
• MEDIDAS UNIVERSAIS — recomendadas para todos os indivíduos; por exemplo, fluoretação dos dentes.
• MEDIDAS SELETIVAS — indicadas para subgrupos da população em particular risco; por exemplo, abstenção de álcool, na gravidez.
• MEDIDAS INDIVIDUALIZADAS — aconselhadas caso a caso; por exemplo, quimioprofilaxia da tuberculose.

REFERÊNCIAS BIBLIOGRÁFICAS

1. FERREIRA Aurélio BH. Novo dicionário da língua portuguesa. 2a. ed., Rio de Janeiro, Editora Nova Fronteira, 1986.
2. DUBOS R. Man adapting. New Haven, Yale University Press, 1965.
3. WILSON Robert N. The sociology of health: an introduction. New York, Random House Inc, 1970:4.
4. DONABEDIAN Avedis. Aspects of medical care administration. Cambridge, Harvard University Press, 1973.
5. LEAVELL Hugh R & CLARK E Gurney. Medicina preventiva. Tradução de Cecília F Donnangelo; Moisés Goldbaum & Uraci S Ramos. São Paulo, McGraw-Hill do Brasil, 1976.
6. LAST John M (Editor). A dictionary of epidemiology. New York, Oxford University Press, 1988.
7. BLAND Edward F & JONES T Duckett. Rheumatic fever and rheumatic heart disease: a twenty year report on 1000 patients followed since childhood. Circulation 1951; 4:836-843.
8. MACEDO Vanize. Forma indeterminada da doença de Chagas. Jornal Brasileiro de Medicina, 1980; março:34-40.
9. GORDON T & KANNEL W. The Framingham, Massachusetts study — 20 years later. In: Kessler II & Levin ML (Editores). The community as an epidemiologic laboratory: a casebook of community studies. Baltimore, The Johns Hopkins University Press 1970: 123-148.

10. TERRIS Milton. Approaches to an epidemiology of health. American Journal of Public Health 1975; 65(10):1037-1045.
11. CHAVES Mário. Saúde e sistemas. 3a. ed, Rio de Janeiro, Fundação Getúlio Vargas, 1980:42
12. LAST JM. The iceberg: completing the clinical picture in general practice. Lancet, 6 de julho 1963:28-31. Reproduzido, em inglês e em espanhol, em publicação da Organização Pan-Americana da Saúde: El desafio de la epidemiologia: problemas y lecturas seleccionadas. Washington, OPS (Publicación Científica 505), 1988:1000-1006 (edição em espanhol). Na edição em inglês, pp 917-922.
13. AROUCA Antonio SS. A história natural das doenças. Saúde em Debate 1976; (1):15-19.
14. CREVENNA PB. Algunas consideraciones sobre la evolución del concepto de epidemiología. Saúde em Debate 1977; (4):35-38.
15. CASTELLANOS Pedro L. Sobre el concepto de salud-enfermedad. Descripción y explicación de la situación de salud. Boletin Epidemiológico (OPAS) 1990; 10(4):1-7.
16. HABIB Pablo R. Evolución histórica de la interpretación causal de las enfermedades. Revista Cubana de Administración de Salud 1986; 12:50-66.
17. GORDON Jr Robert S. An operational classification of disease prevention. Public Health Reports 1983; 98(2):107-109.
18. FOX JP, HALL CE & ELVEBACK LR. Epidemiology: man and disease. New York, MacMillan Company, 1970:36.
19. FORATTINI Oswaldo P. Ecologia, epidemiologia e sociedade. São Paulo, USP/Artes Médicas, 1992.
20. MAUSNER Judith & BAHN Anita. Epidemiology: an introductory text. Philadelphia, W.B. Saunders Company, 1974.
21. LAFRAMBOISE HL. Health policy: breaking the problem down in more manageable segments. Canadian Medical Association Journal 1973; 108:388-393.
22. BLUM Henrik. Planning for health. New York, Human Sciences Press, 1974:3
23. LALONDE Marc. A new perspective on the health of Canadians. Ottawa, Office the Canadian Minister of National Health and Welfares, 1974.
24. BARBOSA Frederico S. A epidemiologia como instrumento de análise. Sinapse 1984:31-35.
25. KING MC, LEE GM, SPINNER NB, THOMSON G, WRENSCH MR. Genetic epidemiology. Annual Review of Public Health 1984; 5:1-52.
26. KHOURY Muin J, STEWART Walter & BEATY Terri H. The effect of genetic susceptibility on causal inference in epidemiologic studies. American Journal of Epidemiology 1987; 126(4):561-567.
27. SUSSER Mervyn & SUSSER Ezra. Indicators and designs in genetic epidemio-logy. Revue d'Epidémiologie et de Santé Publique 1987; 35:54-77.
28. GONÇALVES Aguinaldo & GONÇALVES Neusa NS. Epidemiologia genética: epidemiologia, genética ou nenhuma das anteriores? Cadernos de Saúde Pública 1990; 6(4):369-384.
29. SCHULL William J & HANIS Craig L. Genetics and public health in the 1990s. Annual Review of Public Health 1990; 11:105-125.
30. CARVALHO Irene M. Introdução aos estudos sociais. Rio de Janeiro, Fundação Getúlio Vargas, 1970:112.
31. HIPOCRATES. Aires, aguas y lugares. Reproduzido, em inglês e em espanhol, em publicação da Organização Pan-Americana da Saúde: El desafio de la epidemiologia: problemas y lecturas seleccionadas. Washington, OPS (Publicación Científica 505), 1988:18-19 (edição em espanhol). Na edição em inglês, pp 18-19 .
32. MacMAHON Brian & PUGH Thomas F. Epidemiology: principles and methods. Boston, Little, Brown and Company, 1970.
33. BEGHIN Ivan, CAP, Miriam & DUJARDIN, Bruno. A guide to nutritional assessment. Genebra, OMS, 1988.
34. SUSSER Mervyn. Causal thinking in the health sciences: concepts and strategies in epidemiology. New York, Oxford University Press, 1973.
35. RUFFINO-NETO Antonio & PEREIRA José C. O processo saúde-doença e suas interpretações. Medicina (Ribeirão Preto) 1982; 15:1-4.
36. BREILH Jaime & GRANDA Edmundo. Saúde na sociedade. Tradução de José da Rocha Carvalheiro e Cols. São Paulo, Instituto de Saúde/ABRASCO/Cortez Editora, 1989.
37. BREILH Jaime & GRANDA Edmundo. Epidemiologia y contrahegemonia. Social Science & Medicine 1989; 28(11):1121-1127.
38. LAURELL Asa C. Social analysis of collective health in Latin America. Social Science & Medicine 1989; 28(11):1183-1191.
39. GRAHAM Saxon. The sociological approach to epidemiology. American Journal Public Health 1974; 64(11):1046-1049.
40. KARMAUS Wilfried. Working conditions and health: social epidemiology, patterns of stress and change. Social Science & Medicine 1984; 19(4):359-372.
41. Health Education Unit, WHO Regional Office for Europe. Life-styles and health. Social Science & Medicine 1986; 22(2):117-124.
42. RENAUD M. De l'epidémiologie sociale à la sociologie de la prévention: 15 ans de recherche sur l'etiologie sociale de la maladie. Revue d'Epidémiologie et de Santé Publique 1987; 35:3-19.
43. ARANDA-PASTOR J. Epidemiologia general. Mérida, Venezuela, Universidad de los Andes, 1971.
44. FORATTINI Oswaldo P. Epidemiologia geral. São Paulo, Edgar Blücher/Ed. USP, 1976:90.
45. FRIEDMAN Gary D. Primer of epidemiology. Nova York, McGraw-Hill, 1987:4.
46. ABRASCO. Anais do I Congresso Brasileiro de Epidemiologia. Epidemiologia e desigualdade social: os desafios do final do século. Campinas, UNICAMP, 1990.
47. ABRASCO. Anais do II Congresso Brasileiro de Epidemiologia. Qualidade de vida: compromisso histórico da epidemiologia. Belo Horizonte, Coopmed Editora/ABRASCO, 1994.

Capítulo 4

INDICADORES DE SAÚDE

I. Considerações gerais, 49
   A. Terminologia: indicador e índice, 49
   B. Critérios para avaliação de indicadores, 50

II. Expressão dos resultados, 51
   A. Resultados expressos em freqüência absoluta, 51
   B. Resultados expressos em freqüência relativa, 52

III. Principais indicadores de saúde, 54
   A. Mortalidade, 54
   B. Morbidade, 56
   C. Indicadores nutricionais, 59
   D. Indicadores demográficos, 59
   E. Indicadores sociais, 60
   F. Indicadores ambientais, 60
   G. Serviços de saúde, 60
   H. Indicadores positivos de saúde, 61

IV. Epidemiologia descritiva, 62
   A. Coeficientes gerais e específicos, 62
   B. Questões básicas de epidemiologia descritiva, 62
   C. Roteiro para estudos descritivos, 63
   D. Fontes de dados para estudos descritivos, 64
   E. Conceitos básicos adicionais, 66

V. Diagnóstico de saúde da comunidade, 68
   A. Diagnóstico e planejamento de saúde, 68
   B. Diagnóstico clínico e diagnóstico epidemiológico, 69
   C. Componentes de um diagnóstico coletivo de saúde, 70
   D. Indicadores para avaliação do programa "Saúde para Todos", 71

VI. Comentário final, 72
   Questionário, 73
   Exercícios e leitura complementar, 73
   Referências bibliográficas, 73

O presente capítulo trata da quantificação de saúde e doença na população. Inicialmente, são apresentados os principais indicadores de saúde e a maneira habitual de expressá-los. Em seguida, são mostrados os elementos em que se baseia a descrição epidemiológica de um evento e fornecidas orientações para a elaboração de diagnósticos coletivos de saúde.

I. CONSIDERAÇÕES GERAIS

A premissa básica inerente ao ato de intervir, tanto no intuito de mudar uma situação existente julgada insatisfatória como simplesmente com o objetivo de guiar os próximos passos, é a de conhecer adequadamente a situação. Os indicadores de saúde são usados com este propósito. Pelo fato de informarem a situação existente, eles permitem comparações individuais ou populacionais, de modo a subsidiar a tomada de decisões racionais, bem fundamentadas, sobre ações a recomendar ou a aplicar de imediato. Além dessa faceta diagnóstica, os indicadores apresentam também caráter prognóstico, pois permitem presumir o que é provável de suceder no futuro — e mesmo constatar as mudanças que realmente acontecem com o passar do tempo.

A. TERMINOLOGIA: INDICADOR E ÍNDICE

Indicador, diz o dicionário, é o que indica, ou seja, o que reflete uma particular característica. Em química, onde a palavra é muito usada, trata-se de substância cuja cor revela a acidez da solução em que for colocada. Um indicador de saúde tem a conotação de revelar a situação de saúde de um indivíduo ou da população.

Em geral, o termo "indicador" é utilizado para representar ou medir aspectos não sujeitos à observação direta; a saúde está nesse caso, assim como a normalidade, a qualidade de vida e a felicidade.

"Indicador" e "índice" são termos empregados, ora como sinônimos, o que era comum no passado, ora com significados distintos, o que é a tendência atual.[1,2]

O "indicador" inclui apenas um aspecto: por exemplo, a mortalidade.

O "índice" expressa situações multidimensionais, pois incorpora em uma medida única diferentes aspectos ou diferentes indicadores.

Quadro 4.1 Mortalidade neonatal precoce, em relação à contagem do Apgar, em prematuros e recém-nascidos a termo: Hospital de Sobradinho, Universidade de Brasília, 1972-1975

Índice de Apgar (quinto minuto de vida)	Número de recém-nascidos	Número de óbitos	Coeficiente de mortalidade (por 1.000)
Prematuros (menos de 37 semanas)			
0-3	69	48	696
4-6	80	26	325
7-10	216	11	51
Recém-nascido a termo (37 semanas e mais)			
0-3	47	15	341
4-6	148	2	15
7-10	4.829	9	2

Fonte: Antonio JD Jácomo. Apresentado no XX Congresso Brasileiro de Pediatria, Rio de Janeiro, 1977 (dados não publicados).

Ambos, indicador e índice, podem referir-se ao estado de saúde de um indivíduo ou ao de uma população, como nas ilustrações a seguir, referentes a índice.

- Exemplo 1: índice de Apgar

Mede a vitalidade do recém-nascido, através de cinco sinais clínicos: batimentos cardíacos, movimentos respiratórios, tônus muscular, reflexos e coloração da pele.[3] Para cada um dos sinais, há três possíveis situações, objetivamente definidas, que recebem zero, um ou dois pontos. Examinado o recém-nascido logo ao nascimento e avaliados os cinco sinais, os pontos são adicionados, cujo somatório varia de zero a 10. Zero significa o recém-nascido sem sinal de vida e, no outro extremo, dez, uma criança em plena saúde, sem sinal aparente de problemas físicos. Em termos médios, neonatos com baixos índices de Apgar têm maiores taxas de morbidade e de mortalidade (Quadro 4.1), de modo que o índice é muito útil para diagnóstico e prognóstico.

- Exemplo 2: índice de morbimortalidade

A própria designação traduz o seu significado, pois incorpora tanto o impacto das doenças quanto o dos óbitos que incidem em uma população.[4]

Apesar de haver esta diferenciação entre indicador (unidimensional) e índice (multidimensional), por simplicidade costuma-se usar a expressão "indicador de saúde" para designar todo o campo de conhecimento comum, de que trata o capítulo.

B. CRITÉRIOS PARA AVALIAÇÃO DE INDICADORES

Os indicadores de saúde passam a ser utilizados, na prática, quando se mostram relevantes, ou seja, quando são capazes de retratar com fidedignidade e praticidade, seguidos os preceitos éticos, os aspectos da saúde individual ou coletiva para os quais foram propostos.[1, 5-8]

Quais são os indicadores mais apropriados a serem usados em avaliações na área da saúde? Para responder a esta questão, alguns pontos merecem ser antes considerados.

- **Complexidade do conceito de saúde**

Se o conceito de saúde é complexo, como foi mostrado no capítulo anterior, é natural que a tarefa de mensurar a saúde seja também complexa. São muitos os ângulos que podem ser enfocados: a mortalidade, a morbidade, a incapacidade física e a qualidade de vida, entre outros. Para cada um deles, existem numerosos indicadores, o que torna impraticável empregar todos ao mesmo tempo. Essas múltiplas possibilidades resultam em que não haja um indicador único, passível de uso em todas as ocasiões. As diferentes situações clamam por diferentes indicadores, embora muitos tendam a correlacionar-se estreitamente entre si.

- **Facetas a serem consideradas para avaliação**

A escolha do indicador mais apropriado depende dos objetivos de cada situação, em especial, da questão científica formulada, assim como de aspectos metodológicos, éticos e operacionais (Quadro 4.2), comentados adiante.

1. VALIDADE

No processo de seleção de um indicador a ser usado para refletir uma dada situação, a tarefa inicial é a de delimitação do problema, condição, tema ou evento que necessita ser observado ou medido e para o qual se escolhe o indicador e se elabora a respectiva definição operacional. Alto grau de validade refere-se à adequação do indicador para medir ou representar, sinteticamente, o fenômeno considerado. O indicador deve ser capaz de discriminar corretamente um dado evento de outros, assim como detectar as mudanças ocorridas com o passar do tempo.

- Exemplo 1: anemia

Se a condição a ser mensurada é a anemia, a medida da hemoglobina no sangue periférico pode ser o indicador de escolha, já que alcança níveis de validade julgados apropriados. A proporção de adultos com um valor de hemoglobina estipulado como sendo inferior a 12g/dl estimará a freqüência da anemia

Quadro 4.2 Critérios para a seleção e avaliação de indicadores de saúde

Validade
Reprodutibilidade
Representatividade (cobertura)
Obediência a preceitos éticos
Oportunidade, simplicidade, facilidade de obtenção e custo compatível

no grupo. No caso, a questão sobre validade consiste em verificar se, de fato, a dosagem de hemoglobina com o ponto de corte fixado no nível mencionado reflete corretamente a presença de anemia de modo a ser usada em avaliações populacionais.

- Exemplo 2: miocardiopatia chagásica

Na determinação da prevalência desta condição, a questão sobre validade a ser resolvida consiste em certificar se o eletrocardiograma, por exemplo, é o teste indicado para ser usado em inquéritos epidemiológicos ou se um outro exame é mais adequado para alcançar o objetivo de quantificar a freqüência da cardiopatia chagásica na população.

2. CONFIABILIDADE (REPRODUTIBILIDADE OU FIDEDIGNIDADE)

Alto grau de confiabilidade significa a obtenção de resultados semelhantes, quando a mensuração é repetida.

- Exemplo: anemia e cardiopatia chagásica

Na avaliação da confiabilidade, verifica-se se a repetição da dosagem de hemoglobina ou da leitura de um traçado eletrocardiográfico, em uma mesma amostra de material, apresenta concordância de resultado.

Um indicador de "baixa confiabilidade" não tem utilidade prática, enquanto um de "alta confiabilidade" só tem utilidade se for também de "alta validade". Estas duas questões metodológicas, validade e confiabilidade, têm de ser adequadamente resolvidas para que o indicador reflita, com propriedade, a característica objeto da mensuração.

3. REPRESENTATIVIDADE (COBERTURA)

A representatividade alcançada pelo indicador é outro ângulo a ser considerado. Cobertura é termo também muito utilizado com este propósito. Um indicador sanitário será tanto mais apropriado quanto maior cobertura populacional alcançar.

- Exemplo: estatísticas vitais, no Brasil

O nosso sistema de informação de mortalidade é ainda incompleto, pois não abrange parte da população do país, já que muitos municípios não estão integrados ao sistema, especialmente os mais pobres e distantes. Para o ano de 1986, o Ministério da Saúde estimava a cobertura em cerca de 75% dos óbitos ocorridos no país. Logo, as nossas estatísticas de mortalidade estão viciadas, pois não refletem a real situação.

Quando o indicador provém de um sistema de amostragem, a sua representatividade é garantida pela utilização de um processo adequado de seleção de unidades componentes da amostra e por um trabalho de campo que alcance todas, ou quase todas, as unidades que foram selecionadas.

4. A QUESTÃO ÉTICA

É imperativo ético que a coleta de dados não acarrete malefícios ou prejuízos às pessoas investigadas. Isto poderia ocorrer, por exemplo, com a utilização de técnicas invasivas de diagnóstico, as quais, em vista dos efeitos colaterais, devem ser evitadas quando se almeja quantificar o problema na coletividade.

A questão ética também se impõe no tocante ao "sigilo" dos dados individuais, embora este aspecto seja mais importante em clínica do que em diagnósticos epidemiológicos, pois, neste caso, a informação divulgada refere-se ao conjunto da população sob a forma anônima de estatísticas.

5. O ÂNGULO TÉCNICO-ADMINISTRATIVO

Do ponto de vista técnico-administrativo, o emprego de indicadores exige consideração detalhada de outras características, como simplicidade, flexibilidade, facilidade de obtenção, custo operacional compatível e oportunidade.

As características mencionadas, embora não precisem estar necessariamente presentes em indicadores produzidos por trabalhos de pesquisas, são fundamentais em condições habituais de funcionamento dos serviços. Nestes, a obtenção dos dados não deve causar perturbações ou inconvenientes, sob pena de limitar a colaboração dos profissionais de saúde, o que pode resultar em baixa cobertura e confiabilidade dos dados obtidos.

Uma outra questão que necessita de melhor solução, nesta era da tecnologia, é a transferência dos dados, constantes de prontuários ou obtidos diretamente dos pacientes, de maneira confiável, a custos compatíveis e sem inconvenientes maiores ao funcionamento dos serviços, para a constituição de um "banco de dados" informatizado. Esse banco de dados, armazenado em computador, além de conter informações válidas, confiáveis e abrangentes, deve ser de fácil manipulação, de modo a servir aos objetivos de melhor atender a população e gerar melhores indicadores de saúde, que sejam atualizados e comparáveis, no espaço e no tempo.

II. EXPRESSÃO DOS RESULTADOS

A preparação de indicadores envolve a contagem de unidades — doentes, inválidos, acidentados, óbitos, episódios etc. — ou a medição de alguma característica, em indivíduos e no ambiente: peso, altura, nível de pressão arterial, de glicose, de colesterol, de mercúrio e de chumbo são exemplos. A maioria dos indicadores utilizados na rotina é de preparação relativamente simples, como se verá adiante, resumindo-se na contagem das pessoas com determinadas características e na expressão dos resultados de maneira conveniente.

A. RESULTADOS EXPRESSOS EM FREQÜÊNCIA ABSOLUTA

A forma mais simples de expressar um resultado é através de um número absoluto. A imprensa leiga a utiliza rotineiramente: em tal local, foram detectados cinco casos de tuberculose, durante o ano. Tal expressão tem limitações, por não se apoiar em pontos de referência que permitam melhor conhecimento da situação. Se, porventura, aqueles números são relativos a residentes em um pequeno orfanato, a situação é grave; se, todavia, referem-se à população de um estado, o quadro muda de figura, tornando-se muito menos sombrio. Mas a apresentação da freqüência em números absolutos, por vezes, é suficiente para causar o impacto desejado. As comparações regionais e as em séries temporais estão, muitas vezes, neste caso.

- Exemplo 1: epidemia de cólera, no Brasil, em 1855-1867

Reproduzimos, a seguir, um trecho da obra "Clima e Saúde", do sanitarista Afrânio Peixoto, segundo informe sobre cólera, do Ministério da Saúde,[9] que descreve o episódio em números absolutos.

"Tendo invadido a Europa mais uma vez, quis o nosso mau fado que, em 1855, nos chegasse a cólera: atacou o Pará, depois a Bahia (em 55-56, 36.000 vítimas), o Rio, finalmente; destes pontos irradiou, ao norte para o Amazonas e Maranhão (13.000 óbitos); ao centro para Alagoas (19.000 vítimas), Sergipe (21.000 vidas), Rio Grande do Norte, Paraíba (28.000 óbitos) e Pernambuco (38.000 mortos); ao sul, no Espírito Santo, Rio de Janeiro, São Paulo, Santa Catarina e Rio Grande (4.000 perdas humanas), onde foi mais benigna. As províncias, a princípio poupadas, pagaram depois tributo ao mal; tais o Ceará e o Piauí, que, em 62, também foram contaminadas. Assim até 67, matando ao todo a quase 200.000 pessoas, segundo os dados epidemiológicos do Barão do Lavradio."

- Exemplo 2: óbitos por febre amarela, no Rio de Janeiro

A série anual de óbitos por febre amarela, na cidade do Rio de Janeiro, no período 1872-1909, é reproduzida no Quadro 4.3. Em alguns anos, como em 1894, foram imputados à doença quase 5 mil óbitos. A magnitude dos números aponta para a gravidade da situação. No começo do século XX, a febre amarela ainda grassava na cidade e, em 1903, foi assinalada como causa de 584 óbitos. No ano de 1909, não foi atribuído nenhum óbito à doença, situação que perdurou até 1928-1929, quando nova epidemia foi responsabilizada por 738 mortes.[11]

Descrições epidemiológicas, como as transcrições apresentadas, sobre a epidemia de cólera no país e os episódios da febre amarela no Rio de Janeiro, com os óbitos anotados em freqüência absoluta, informam com detalhe a extensão do problema e a sua evolução.

B. RESULTADOS EXPRESSOS EM FREQÜÊNCIA RELATIVA

Para facilitar as comparações e as suas interpretações, os valores absolutos são expressos em relação a outros valores absolutos que guardem entre si alguma forma de relação coerente. Três maneiras de expressá-los são muito utilizadas como ilustra o exemplo, a seguir.

- Exemplo: óbitos por febre amarela, no Rio de Janeiro

Os óbitos por febre amarela ocorridos no Rio de Janeiro, mostrados em números absolutos no Quadro 4.3, poderiam ser apresentados da seguinte maneira:

"A". em relação à população, ou seja, o número de pessoas falecidas por febre amarela, no Rio de Janeiro, entre as que residiam nesta cidade, em cada ano; essa forma de expressão é denominada "coeficiente" ou "taxa";

"B". em relação ao total de óbitos; no caso, expressaria a "proporção" de óbitos devidos à febre amarela, no obituário geral; e

"C". em relação a um outro evento, isto é, a "razão" entre o número de óbitos por febre amarela e o número de óbitos por tuberculose, em exemplo.

Existe uma importante diferença, que merece realce, entre as três formas mencionadas de expressão da freqüência relativa.

A situação identificada pela letra "A", que se refere a "coeficiente", é a única que informa quanto ao "risco" de ocorrên-

Quadro 4.3 Número de óbitos por febre amarela, no Rio de Janeiro, no período 1872-1909

Ano	Óbitos	Ano	Óbitos
1872	102	1891	4.456
1873	3.659	1892	4.312
1874	829	1893	825
1875	1.292	1894	4.852
1876	3.476	1895	1.818
1877	282	1896	2.929
1878	1.176	1897	159
1879	974	1898	1.078
1880	1.625	1899	731
1881	257	1900	344
1882	89	1901	299
1883	1.608	1902	984
1884	863	1903	584
1885	445	1904	48
1886	1.449	1905	289
1887	137	1906	42
1888	747	1907	39
1889	2.156	1908	4
1890	719	1909	0

Fonte: Osvaldo Cruz, 1909. Opera Omnia. Rio de Janeiro, Impressora Brasileira Ltda, 1972:562.[10]

cia de um evento: no caso, de uma pessoa residente no Rio de Janeiro morrer por febre amarela nos anos considerados. A noção de risco é a base da epidemiologia moderna e, por isto, os coeficientes assumem posição de destaque.

As situações "B" e "C", ao contrário, não expressam risco e devem sempre ser interpretadas cautelosamente. Elas costumam ser tratadas, genericamente, em português, pela denominação de "índice". Embora tais índices não possuam a importante propriedade de medir o risco de aparecimento de um evento, permitem realçar, mesmo com maior clareza em algumas situações, outros aspectos da saúde da população.

Vejamos alguns detalhes destas formas de expressão de freqüência relativa, conservando as denominações mais empregadas, em português, para designá-las.

1. COEFICIENTE (OU TAXA)

Nos coeficientes, o número de casos é relacionado ao tamanho da população da qual eles procedem (Quadro 4.4).

No numerador, é colocado o número de casos detectados. O denominador é reservado ao tamanho da população sob risco, ou seja, o número de pessoas expostas ao risco de sofrer o even-

Quadro 4.4 Estrutura de um coeficiente

$$\text{Coeficiente} = \frac{\text{número de casos}}{\text{população sob risco}} \times \text{constante}$$

- No numerador: os casos (de doença, incapacidade, óbito, indivíduos com determinadas características etc).
- No denominador: a população sob risco (de adoecer, de se tornar incapacitada etc.). É o grupo de onde vieram os casos.
- Constante = 10, 100, 1.000, 10.000, 100.000, 1.000.000 etc.; pode ser qualquer múltiplo de 10, que evite muitos decimais e melhor expresse o resultado final. A constante facilita a comunicação dos resultados; estes podem ser expressos sem recurso a constantes; por exemplo, 0,02 significa 2% e 0,002 é o mesmo que 2 por 1.000.

to colocado no numerador. Trata-se do número de casos acrescido do número de pessoas que poderiam se tornar casos.

• Exemplo 1: coeficiente de morbidade por tuberculose

Um coeficiente anual de incidência de cinco casos de tuberculose por mil habitantes informa sobre a dinâmica do aparecimento da afecção e significa que a chance de um indivíduo, tomado ao acaso naquela população, de adquirir a doença no período de um ano, é de cinco em mil ou um em 200.

• Exemplo 2: coeficiente de mortalidade por idade

Os coeficientes de mortalidade por idade, que aparecem na última coluna do Quadro 4.5, informam sobre a freqüência de óbitos em um número fixo de indivíduos: 100 mil pessoas de cada faixa etária. Dessa maneira, podem ser feitas comparações entre grupos de idade, já que os coeficientes respectivos referem-se à mesma quantidade de pessoas. Conclui-se, pela observação da coluna "coeficientes", no Quadro, que a mortalidade na faixa etária de cinco a 19 anos é a mais baixa da série, mesmo que estes grupos apresentem mais óbitos, em números absolutos e percentuais, do que os pré-escolares (idade entre um e quatro anos). Em conclusão, na população considerada, o grupo em menor risco de morrer é o que engloba a faixa etária entre cinco e 19 anos.

• **Escolha da constante que expressará os resultados**

A situação mais comum na preparação de um coeficiente é a de haver poucos casos a serem colocados no numerador da fração, em confronto com uma população muito maior, que constitui o denominador.

Para evitar que o resultado seja expresso por um número decimal de difícil leitura, tal como 0,00015 ou 0,015%, faz-se a multiplicação da fração por uma constante (100, 1.000, 10.000, 100.000, ou mais), de tal forma que o resultado seja expresso com menor número de decimais.

• Exemplo: coeficiente de mortalidade de recém-nascidos

No Quadro 4.1, pode-se observar que entre 4.829 recém-nascidos a termo com bons índices de Apgar (entre sete e 10 pontos), ocorreram nove óbitos. O coeficiente de mortalidade é de 0,0019, decorrente do seguinte cálculo: 9/4.829, ou seja, aproximadamente 0,002. Para evitar comunicar resultados como este,
multiplica-se por uma constante, 1.000 no caso. O resultado passa a ser dois óbitos por 1.000 nascidos vivos.

A escolha da constante é freqüentemente arbitrária, mas deve estar relacionada com a ordem de grandeza dos números, embora para alguns coeficientes os especialistas tendam a usar o mesmo valor, como ocorre com a taxa de natalidade, sempre calculada por 1.000 habitantes, e a de mortalidade infantil, expressa por 1.000 nascidos vivos.

• **Intervalo de tempo**

Os coeficientes são calculados especificando-se o tempo a que se referem. Em estatísticas vitais, a duração deste período é, em geral, de um ano. Em vigilância epidemiológica, o período é menor: uma semana ou agrupamento de semanas. Outros períodos de tempo são ainda usados, dependendo das características do evento e dos objetivos almejados em cada situação. Às vezes, o interesse reside em quantificar o número de casos existentes e não os casos incidentes em um dado período. Estas situações serão usadas, no próximo capítulo, para realçar a diferença entre incidência (casos novos) e prevalência (casos existentes).

• **Estabilidade dos coeficientes**

As freqüências calculadas para períodos curtos ou para populações de tamanho reduzido podem resultar na reunião de um número pequeno de casos. Nesta eventualidade, os coeficientes são de pouca estabilidade e devem ser interpretados com cautela. Soluções para evitar os inconvenientes devidos ao pequeno número de eventos são as seguintes:

• aumentar o período de observação, de modo a reunir maior número de casos e gerar coeficientes mais estáveis: por exemplo, calcular coeficientes de mortalidade para triênios;
• aumentar o tamanho da amostra: por exemplo, em vez de utilizar como unidade um bairro, usar toda a população do município.

• **População sob risco para cálculo dos coeficientes**

No denominador da fórmula de um coeficiente, coloca-se a "população sob risco". Nem sempre é fácil obter a informação exata sobre ela, de modo que aproximações têm de ser utilizadas para possibilitar a computação de coeficientes.

Em investigações científicas, nas quais há o seguimento de uma coorte de pessoas e sem perdas no seu decorrer, a população sob risco é a do início do período de observação. Essa, porém, é uma situação relativamente rara. No mais das vezes, há perdas durante o desenrolar da investigação, sendo então conveniente levar-se em conta a fração de tempo que as pessoas nela participaram, sob a forma de "pessoas-período". Por exemplo, um indivíduo acompanhado por um ano contribui com uma pessoa-ano. Já outro, que só foi seguido por seis meses, equivale a meia pessoa-ano. Dois indivíduos nessa mesma situação formariam, em conjunto, uma pessoa-ano. Com a contabilidade mantida nestes termos, chega-se ao número total de pessoas-ano a ser colocado no denominador do coeficiente.

Mesmo esta forma de computação aproximada, através de pessoas-período, não pode ser empregada, em numerosas ocasiões, já que não se conhecem as frações de tempo em que os in-

Quadro 4.5 Mortalidade por faixa etária, no Distrito Federal, em 1980, expressa sob a forma de números absolutos, distribuição percentual e coeficientes

Faixa etária (anos)	Número de óbitos	Distribuição percentual de óbitos	Coeficientes de mortalidade*
< 1	1.578	28,8	3.993
1 — 4	270	4,9	201
5 — 19	341	6,2	83
20 — 49	1.431	26,1	281
50 e +	1.853	34,0	2.221
Total	5.540 **	100,0	472

* por 100.000 pessoas do grupo etário.
** Incluídos 67 óbitos de idade ignorada.
Fontes: Óbitos: Ministério da Saúde, Estatísticas de Mortalidade, Brasil, 1980, p. 349. População: IBGE, IX Recenseamento Geral do Brasil, 1980, Distrito Federal, p. 2.

divíduos estiveram sob observação. Este é o caso das estatísticas vitais, pois o número exato da população sob risco ou das pessoas-ano é desconhecido. Emprega-se, como aproximação, a população existente ou estimada para a metade do período, ou seja, a de 1.º de julho de cada ano. A suposição que justifica o seu uso é de os eventos vitais ocorrerem uniformemente durante o ano. Acredita-se que seja uma boa aproximação, não introduzindo distorções significativas. Assim, são calculados os coeficientes de mortalidade, natalidade, fecundidade etc.

A população sob risco pode ser toda a população ou um dos seus segmentos apenas, dependendo do que é mais apropriado para expressar o evento em questão. A incidência de câncer de próstata, por exemplo, é expressa em relação ao número de pessoas do sexo masculino ou tão-somente de adultos deste sexo, evitando-se referi-la em termos de população geral, o que teria pouca utilidade.

2. ÍNDICE

Na área da saúde, o termo "índice" é usado com, pelo menos, dois significados:

• de indicador multidimensional, abordado no início do capítulo e exemplificado com o índice de Apgar;
• de expressão de um evento sob a forma de freqüência relativa, excetuados os coeficientes, como está enfocado a seguir.

No cálculo dos índices em questão, ao contrário dos coeficientes, o número de casos "não" é relacionado à população da qual eles procedem. Por isto, eles "não" medem risco e, sim, a relação entre os eventos. Desta maneira, a comparação de índices que usam esta forma de exposição dos resultados deve ser interpretada com cuidado, pois as diferenças podem ser devidas a mudanças no numerador ou no denominador dos índices comparados.

Na preparação de um índice, é colocado no numerador o número de eventos de um certo tipo; no denominador, o número de outro tipo de evento. Duas situações podem ocorrer, em função de os casos colocados no numerador estarem ou não estarem incluídos no denominador.

• **Os casos incluídos no numerador são, também, colocados no denominador**

Trata-se da distribuição proporcional de casos, que é extensamente utilizada, por sua simplicidade.

• Exemplo: índice de mortalidade proporcional
Na coluna intitulada "distribuição percentual", no Quadro 4.5, conclui-se que cerca de 34% dos óbitos ocorreram em indivíduos de 50 anos e mais. Quanto mais alta for esta proporção, infere-se que melhor é a saúde das pessoas que vivem na região. Mas atenção: tais proporções não medem risco. A interpretação deve ser cuidadosa, pois basta diminuir a freqüência em uma categoria para aumentar, automaticamente, a das demais categorias, sem que nestas últimas haja qualquer alteração de risco.

• **Os casos incluídos no numerador "não" são colocados no denominador**

A freqüência de um evento é comparada com a de um outro (*ratio*, para os autores ingleses), como nos exemplos a seguir.

• Exemplo 1: relação entre duas doenças
O procedimento é muito usado para mostrar a razão entre o número de casos de duas doenças. Já foram mencionados os óbitos de febre amarela em relação aos de tuberculose.

• Exemplo 2: índice ou razão de masculinidade
O seu cálculo poderia ser efetuado da seguinte maneira: o número de homens é dividido pelo número de mulheres, e o resultado é multiplicado por 100, que é o valor da constante. Uma razão de masculinidade de 104 indica a presença de 104 homens para cada grupo de 100 mulheres. Por vezes, não se faz necessário multiplicar a fração por 100 ou por outra constante qualquer: o resultado passaria a ser 1,04, com o mesmo significado, de um número ligeiramente maior de homens.

• Exemplo 3: índice de massa corporal
Este índice, dito de Quetelet, muito usado na determinação do estado nutricional de adultos, é definido como o peso corporal dividido pela altura elevada ao quadrado.[12]

III. PRINCIPAIS INDICADORES DE SAÚDE

O conhecimento das condições de saúde de uma população implica o manuseio adequado de numerosas informações.[1, 5, 13-16]

• **Indicadores positivos e negativos**

Tradicionalmente, em avaliações realizadas na área da saúde, são utilizados indicadores "negativos", como a mortalidade e a morbidade, em lugar dos "positivos", do tipo bem-estar, qualidade de vida e normalidade. Alguns outros indicadores não se enquadram na classificação de positivos ou negativos, sendo exemplos a natalidade e a fecundidade, embora possam ser feitas correlações com estes significados. Ilustra este ponto a relação inversa, freqüentemente constatada, entre a taxa de fecundidade e o nível de desenvolvimento socioeconômico de uma região.

Há um número grande de indicadores já em uso, em face das muitas dimensões a serem aferidas. Existem também numerosas maneiras de classificá-los, entre as quais, encontram-se os indicadores que se referem às condições de saúde das pessoas, às do meio ambiente e às dos serviços de saúde. O Quadro 4.6 relaciona diversas categorias de indicadores de saúde, colocando maior ênfase no detalhamento das condições de saúde das pessoas. O referido quadro constitui roteiro para a apresentação do assunto, nas próximas seções.

A. MORTALIDADE

Historicamente, o primeiro indicador utilizado em avaliações de saúde coletiva, e ainda hoje o mais empregado, é o de

Quadro 4.6 Principais modalidades de indicadores de saúde

Mortalidade/sobrevivência
Morbidade/gravidade/incapacidade funcional
Nutrição/crescimento e desenvolvimento
Aspectos demográficos
Condições socioeconômicas
Saúde ambiental
Serviços de saúde

mortalidade. Isto pode ser explicado pelas facilidades operacionais: a morte é objetivamente definida, ao contrário da doença, e cada óbito tem de ser registrado. O registro obrigatório resulta na formação de uma "base de dados", mantida e atualizada por técnicos do governo, divulgada periodicamente. Esta base de dados é armazenada em computador, o que facilita a preparação de estatísticas sob diversas formas, cuja interpretação, mesmo que superficial, fornece um diagnóstico da situação.

- Exemplo 1: óbitos por causas evitáveis

As taxas elevadas de mortalidade por causas evitáveis permitem concluir pela existência de baixos níveis sanitários e sociais da população. Por exemplo, a maioria dos óbitos maternos, aproximadamente quatro em cada cinco que ocorrem nos países do Terceiro Mundo, é considerada como mortes evitáveis. Quanto maior o número desses óbitos, maior é o fracasso da sociedade em lidar com aspectos tão essenciais, como a sobrevivência humana.

- Exemplo 2: três indicadores muito usados

Segundo um especialista sueco,[17] o nível de saúde de uma nação pode ser avaliado com a utilização de apenas três indicadores: mortalidade infantil, mortalidade materna e expectativa de vida. O Quadro 4.7 ilustra a posição dos parâmetros mencionados em alguns países. Aqueles com taxas mais altas de mortalidade infantil e materna têm menores valores de esperança de vida ao nascer, e vice-versa.

- **Limitações do uso da mortalidade como indicador**

A análise mais atenta dos parâmetros alusivos à mortalidade, como indicador capaz de avaliar toda a população, envolve aspectos que merecem ser realçados:

- as estatísticas de mortalidade exprimem a gravidade da situação, mas, como o óbito representa o último acontecimento no processo saúde-doença, as estatísticas de mortalidade refletem uma história muito incompleta da doença e de seus fatores determinantes;
- os danos que raramente levam a óbito, como os de natureza dermatológica, osteoarticular e psiquiátrica, praticamente não estão representados nas estatísticas de mortalidade;
- os óbitos são eventos que incidem, anualmente, em uma pequena parcela da população. Mesmo as regiões mais subdesenvolvidas raramente têm taxas anuais superiores a 25 óbitos por mil habitantes. Em muitas situações, como na verificação do estado de saúde de crianças que freqüentam uma creche, os óbitos são exceção, o que aponta para a necessidade de outros indicadores que funcionarão como parâmetro de avaliação;
- as mudanças nas taxas de mortalidade, com o passar do tempo, são, em geral, de pequena amplitude, o que as torna pouco úteis para avaliações de curto prazo.

Na comparação de países com situações de saúde muito desiguais, a aplicação conjugada dos três parâmetros, mencionados pelo especialista sueco, já se mostrou bastante útil. Como é possível que, em outras comparações, os valores destes indicadores sejam semelhantes, eles não funcionarão como bons discriminadores do nível de saúde: um indicador só é útil quando classifica corretamente grupos ou subgrupos e os separa convenientemente. Assim, em numerosas situações, é necessário empregar outros tipos de indicadores, para substituir ou complementar as informações fornecidas pelas estatísticas de mortalidade.

Quadro 4.7 Coeficientes de mortalidade infantil e de mortalidade materna, e esperança de vida ao nascer, em países selecionados, na década de 1980

Países	Mortalidade infantil 1988	Mortalidade materna 1980	Esperança de vida ao nascer (1988)		
			Feminino	Masculino	Ambos os sexos
Etiópia	135	2.000	49	46	47
Zaire	96	800	54	51	52
Nigéria	103	1.500	53	49	51
Haiti	116	340	57	53	55
Bolívia	108	480	56	51	53
Brasil	61	150	68	63	65
México	46	92	73	66	69
Chile	20	55	75	68	72
Uruguai	23	56	76	69	70
Argentina	31	85	74	68	72
Portugal	14	15	78	71	74
Espanha	9	10	80	74	77
Itália	10	13	80	74	77
Austrália	9	11	80	73	76
Estados Unidos	10	9	79	72	76
Inglaterra	9	7	78	73	75
Holanda	8	5	80	74	77
Suécia	6	4	80	74	77
Canadá	8	2	81	73	77
Japão	5	15	81	76	78

Mortalidade infantil, por 1.000 nascidos vivos.
Mortalidade materna, por 100.000 nascidos vivos.
Esperança de vida ao nascer expressa em anos.
Fonte: Banco Mundial, World Development Report, 1990.

B. MORBIDADE

O conhecimento do perfil de morbidade da população é essencial para o pessoal de saúde. As estatísticas que expressam a situação das doenças na população têm múltipla utilização: elas permitem inferir os riscos de adoecer a que as pessoas estão sujeitas, bem como constituem indicações a serem utilizadas na preparação das investigações dos seus fatores determinantes e na escolha das ações saneadoras adequadas. As medidas de morbidade, comparadas às de mortalidade, são mais sensíveis para expressar mudanças de curto prazo.

1. DECOMPOSIÇÃO DO PROCESSO SAÚDE-DOENÇA, PARA A RESPECTIVA ANÁLISE

É conveniente decompor o processo da doença em categorias para facilitar a abordagem do tema. A Fig. 4.1 é apresentada como referência, pois relaciona diversas categorias em uma seqüência que detalha aspectos passíveis de quantificação, compreendendo a alteração inicial do organismo, a percepção da anormalidade pelo indivíduo, a demanda por atendimento, a atenção à saúde recebida e o desfecho clínico do episódio.

2. FONTES DE DADOS PARA O ESTUDO DA MORBIDADE

Os registros rotineiros de dados sobre doenças e os inquéritos representam fontes importantes para o conhecimento da morbidade da população.

- **Registros rotineiros**

O conhecimento da situação, através de "sistemas rotineiros de informação de saúde", refere-se às duas ou no máximo às três últimas categorias da série mostrada na Fig. 4.1. Devido a facilidades operacionais, este é o caminho mais simples para determinar as condições de saúde da população, pois se limita à análise dos diagnósticos de altas hospitalares e dos atendimentos de consultas externas ou ao escrutínio de arquivos onde existam registros de doentes, tais como prontuários, atestados, notificações compulsórias e resultados de exames.

Quando os registros rotineiros são confiáveis, o uso das informações deles derivadas representa uma maneira rápida e de baixo custo para conhecer a saúde da população ou para avaliar programas.

As pessoas, no entanto, variam na maneira como percebem anormalidades ou buscam atenção médica, de modo que muitas delas não estão representadas nas estatísticas provenientes de sistemas rotineiros de registro de morbidade. Numerosos fatores intervêm na decisão de procurar ou não atenção especializada, o que depende do tipo de agravo à saúde, da idade, do sexo, da classe social e de outras características individuais, familiares, da comunidade e de toda a sociedade. Dentre os fatores relevantes, cabe destacar a própria existência de serviços na localidade e o nível de acesso que os indivíduos têm a tais serviços.

- **Inquéritos**

Se não existem sistemas rotineiros adequados ou a informação requerida não é usualmente registrada, é preciso ouvir e examinar diretamente as pessoas por meio de amostragem ou mesmo de recenseamentos, de modo a melhor conhecer condições, necessidades e anseios sobre questões de saúde. Trata-se de alternativa de custo relativamente elevado, para cuja realização deve haver indicação precisa e objetivos claramente definidos.

A questão central de muitas destas investigações reside na quantificação dos problemas de saúde, na forma como são "percebidos" pelas pessoas e na "demanda" que geram no sistema de atendimento. Eis alguns resultados, em nível de país.

- **Exemplo 1: inquérito norte-americano de morbidade**

No período de um mês, para cada grupo de 1.000 adultos, 750 declararam terem tido uma ou mais enfermidades ou lesões, 250 consultaram um médico uma ou mais vezes, nove foram hospitalizados, cinco enviados a outro médico e um paciente referido para um centro médico universitário.[18,19]

Desde 1920 já se realizavam inquéritos sobre morbidade e usos de serviços de saúde, naquele país.[20] Mas a investigação cujos resultados foram aqui resumidos,[18] datada do início da década de 1960, teve grande impacto pelo fato de haver desencadeado a realização de numerosas pesquisas, com metodologia semelhante, em todo o mundo como, por exemplo, na Colômbia.

- **Exemplo 2: inquérito colombiano de morbidade**

A Investigação Nacional de Morbidade, realizada em 1965-1966, naquele país, mediante a utilização de entrevistas domiciliares para detectar os problemas de saúde ocorridos em período de duas semanas anteriores às entrevistas, mostrou os seguintes resultados (Fig. 4.2): de cada grupo de mil pessoas, 387 se sentiam doentes e apenas 88 buscaram consultas, das quais 63 foram ao médico e só duas hospitalizadas.[21-23]

- **Síntese dos resultados encontrados nos inquéritos gerais de morbidade**

Nos diversos inquéritos realizados, inclusive no Brasil, como será mostrado no próximo capítulo, as freqüências de morbidade encontradas não são idênticas, mas as conclusões são semelhantes e podem ser assim resumidas: muitos indivíduos na comunidade estão livres de problemas de saúde durante o período coberto pela avaliação, enquanto uma certa proporção relata problemas desta natureza e um número menor procura atendimento. Dos que procuram os serviços, apenas uma pequena parte é hospitalizada. Estas conclusões são muito usadas para questionar o modelo prevalente de concentração de recursos, assim

ALTERAÇÃO DA SAÚDE → PERCEPÇÃO DE ANORMALIDADE → DEMANDA POR ATENDIMENTO → USO DE SERVIÇOS → RESULTADO CLÍNICO

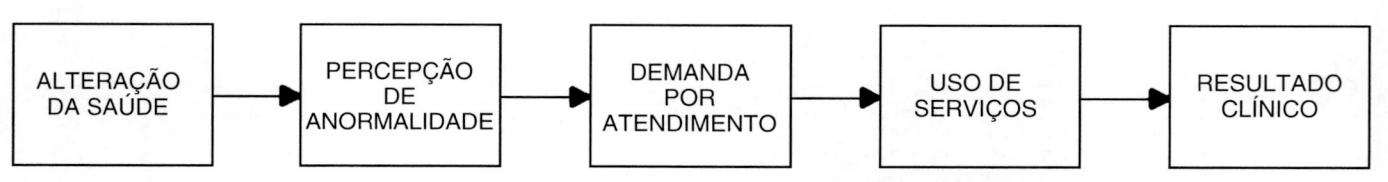

Fig. 4.1 Cadeia de eventos em um episódio de alteração da saúde.

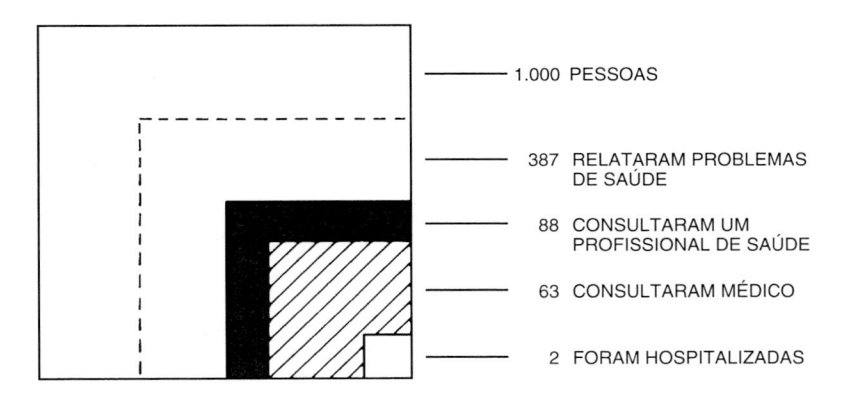

Fig. 4.2 Número de pessoas que referiram problemas de saúde e que receberam atendimento durante as duas semanas anteriores à entrevista domiciliar: inquérito nacional de morbidade, Colômbia, 1966.
Fonte: Luis F. Duque, Recursos Humanos y Salud, Medellin, Editorial Bedout SA, 1975:54.[23]

- 1.000 PESSOAS
- 387 RELATARAM PROBLEMAS DE SAÚDE
- 88 CONSULTARAM UM PROFISSIONAL DE SAÚDE
- 63 CONSULTARAM MÉDICO
- 2 FORAM HOSPITALIZADAS

como o ensino das ciências da saúde quando feito apenas em hospitais, já que está em desacordo com o padrão de morbidade observado junto à população.

- **Explicações para as diferenças encontradas nos inquéritos**

A diferença nas freqüências de problemas de saúde, encontradas nas diversas investigações efetuadas sobre o tema, pode ser explicada, em parte, pela variação regional da morbidade. Deve-se considerar, também, que há aspectos de natureza conceitual e metodológica que explicam parte das diferenças encontradas. Dependendo do que se considera morbidade (referida pela pessoa ou atestada por exame do profissional de saúde) e da fonte de dados utilizada (internação, consultas ou entrevistas domiciliares), o quadro resultante poderá ser bem distinto. A duração do tempo de observação é um outro fator, nos exemplos mostrados, que influi nos resultados. Os dados da Colômbia estão baseados em entrevistas sobre agravos à saúde ocorridos em período de duas semanas, enquanto os dos Estados Unidos abrangem todo um mês. Dois aspectos cruciais a observar em estudos de morbidade são a definição do que deve ser considerado um "caso" de agravo à saúde e a qualidade dos diagnósticos, que podem variar entre instituições e comunidades. Muitos outros fatores influenciam o perfil de morbidade, não estando eles restritos a questões de diagnóstico, como, por exemplo, a forma de selecionar as pessoas que comporão a amostra. Uma das preocupações fundamentais da epidemiologia é o estudo dos fatores metodológicos que podem influir nos resultados de inquéritos e de estatísticas, de modo geral, aspectos que serão discutidos neste e nos próximos capítulos.

3. GRAVIDADE DO PROCESSO MÓRBIDO

Além do conhecimento da simples ocorrência ou não de danos à saúde, um outro ângulo na mensuração da morbidade diz respeito à gravidade destes danos. As medidas que expressam a gravidade são muito usadas, por exemplo, nas investigações sobre a história natural da doença e na aferição da eficácia de tratamentos.

Entre os muitos aspectos passíveis de quantificação, estão o tipo de agravo à saúde e a incidência de óbitos, de complicações e de efeitos indesejáveis entre as pessoas afetadas por um determinado dano à saúde. O grau em que os sistemas orgânicos, anatômicos ou funcionais estão comprometidos, nestas mesmas pessoas, é uma outra possibilidade de avaliação. Na verdade, existem muitas opções e escalas de risco para estimar gravidade, algumas das quais são mencionadas a seguir.

- **Tipo de agravo**

Há danos à saúde que evoluem com pior prognóstico do que outros. Alguns podem ser evitados ou tratados com a tecnologia disponível. A incidência com que estes eventos ocorrem em um grupo populacional pode refletir as condições de saúde deste grupo.

- Exemplo: doenças infecciosas × não-infecciosas

Nas regiões menos desenvolvidas, observa-se alta incidência de doenças infecciosas, carenciais e perinatais. Nas mais desenvolvidas, a população costuma ser, em média, mais idosa, com predominância das afecções crônico-degenerativas. Assim, o próprio conhecimento da estrutura da morbidade (ou da mortalidade), com o predomínio de um particular grupo de afecções, permite inferir o nível de saúde e até mesmo o grau de desenvolvimento da região.

- **Restrição de atividades**

Muitas avaliações indiretas da gravidade do dano à saúde baseiam-se na incapacidade funcional gerada pelo processo da doença, medida pela hospitalização e pelo absenteísmo, pelo confinamento ao leito ou pelas seqüelas que produz.

A "hospitalização" pode ser avaliada simplesmente em termos de presença, ausência ou por sua duração, expressa em número de dias de internação.

O "absenteísmo" é verificado no trabalho ou na escola, podendo ser total (todo o dia) ou parcial (parte do dia), e expresso pelo número de dias perdidos.

Os indicadores baseados em hospitalização e em absenteísmo têm inconvenientes, pois muitos fatores, além da morbidade e da gravidade do processo, intervêm na decisão de buscar atendimento, de procurar internação e de faltar ao trabalho ou à escola. No entanto, eles diferenciam-se dos demais por incorporarem a mensuração da perda de produtividade causada pela doença, um dos enfoques utilizados pelos economistas para verificar o impacto dos agravos à saúde e, assim, determinar prioridades.

O "confinamento ao leito" depende, também, não só da natureza e da gravidade do processo, mas de fatores culturais e comportamentais, que serão realçados no Cap. 9.

A "incapacidade permanente", causada pela passagem da doença, é outra forma de expressão da gravidade da agressão. Ela pode ser medida diretamente por exame clínico ou estimada por outros indicadores, como, por exemplo, o número de aposentadorias.

- **Indicadores de gravidade da doença**

Numerosos indicadores foram desenvolvidos com o propósito de avaliar a gravidade da doença.[24,25] Eles são usados, principalmente, em estudos sobre a eficácia de novos tratamentos e na aferição de prognósticos, de custos e da qualidade do atendimento hospitalar. A comparação de resultados obtidos em diferentes hospitais é feita usando um desses indicadores, de modo a ter em conta o tipo de paciente diferenciado, atendido nos serviços. Veja-se um exemplo.

- Exemplo: incidência de infecção hospitalar

A infecção hospitalar é altamente provável em muitos pacientes e improvável em outros. Em hospitais terciários, a taxa de infecção hospitalar tende a ser maior do que em hospitais locais, pela severidade e complexidade dos casos internados. Assim, a simples comparação de taxas encontradas em hospitais, sem ajustamentos que expressem a severidade dos casos, penaliza injustamente os estabelecimentos mais diferenciados. Os indicadores de severidade da doença constituem uma opção para neutralizar estas diferenças e fazer comparações mais homogêneas entre hospitais.

Os indicadores de gravidade da doença são construídos, usualmente, por "escalas de risco", para cuja preparação são atribuídos pontos a determinados aspectos da evolução do processo. A soma dos pontos coloca os pacientes em diferentes categorias: por exemplo, os neonatologistas utilizam a já mencionada escala de Apgar para avaliar os recém-nascidos, e os anestesistas outra para avaliar o risco anestésico. A proporção de pacientes nas categorias de maior risco confere uma noção da gravidade dos pacientes atendidos.

Alguns indicadores são produzidos logo na admissão do paciente a um serviço ou durante a sua estada no hospital, servindo para avaliar e acompanhar o caso e orientar sobre a conveniência de submetê-lo a determinadas intervenções ou a um determinado tipo de vigilância. Outros indicadores são preparados com os dados de alta hospitalar. Muitos somente são adequados para avaliar o grupo, compondo estatísticas alusivas às condições de saúde dos pacientes atendidos em um dado hospital. Numerosos indicadores de gravidade da doença já estão sendo utilizados rotineiramente:[24,25] são exemplos os destinados a quantificar a gravidade do coma[26] e o APACHE II (*Acute Physiologic and Chronic Health Evaluation*),[27] proposto para avaliar a severidade do estado de pacientes internados em unidade de terapia intensiva (UTI).

4. OUTROS INDICADORES DE MORBIDADE

Por vezes, a morbidade, associada ou não à mortalidade, não é parâmetro suficiente por si só para discriminar as diferentes situações e, em conseqüência, aumentam os estudos para definir e avaliar novos indicadores. Quatro exemplos são apresentados a seguir, centrados na mensuração de múltiplos aspectos da saúde das pessoas.

- Exemplo 1: índice de eficiência reprodutiva

O numerador desse indicador é reservado ao número de óbitos de crianças nascidas vivas, às mortes fetais, ao número de crianças nascidas com anomalias congênitas e às com baixo peso ao nascer.[28] No denominador, é colocado o número de crianças nascidas vivas no período a que se refere o índice. Os eventos colocados no numerador abrangem uma ampla gama de situações, de modo que o índice proposto teria maior poder discriminante do que os tradicionalmente usados. No entanto, ele é pouco utilizado, pois, embora apresente abrangência maior, são também maiores, proporcionalmente, as dificuldades de obtenção dos dados em que se baseia. Duas delas são imediatamente aparentes: 1. a possibilidade de dupla contagem de um mesmo indivíduo, pois os eventos representados no numerador não são mutuamente excludentes, e 2. as falhas no reconhecimento de anomalias, a depender dos meios diagnósticos empregados, da duração do tempo de seguimento e da decisão sobre quais tipos de defeitos incluir.

- Exemplo 2: índice de desempenho das atividades diárias

O segundo exemplo diz respeito a um índice para grupos de idade mais avançada, baseado no desempenho das atividades diárias.[29] Ele se afasta de medidas mais comuns centradas em eventos patológicos para se fixar na medição da qualidade de vida e da autonomia dos idosos frente aos afazeres do quotidiano. Também, como no exemplo anterior e dos dois outros que lhe seguem, apresenta maiores dificuldades de obtenção, pois os dados terão que ser especialmente coletados para este fim, ao contrário do que acontece com os mais simples que podem ser obtidos rotineiramente.

- Exemplo 3: índice médico de Cornell

Esse índice, usado desde a década de 1940, objetiva medir, em termos quantitativos, o estado geral de saúde e detectar possíveis alterações que mereçam um estudo mais aprofundado. Consta de duas centenas de perguntas, com respostas fechadas (sim ou não), agrupadas em 18 seções, que se referem a sintomas, doenças diagnosticadas por médico, enfermidades hereditárias e transtornos mentais e do comportamento. Um maior número de respostas afirmativas tende a estar relacionado a desequilíbrios mais graves de saúde. Se as respostas afirmativas estão concentradas em determinadas seções, suspeita-se de transtornos específicos. Exemplo de aplicação deste índice pode ser encontrado em investigação realizada no México, sobre a morbidade que está associada às distintas atividades femininas.[30]

- Exemplo 4: perfil de saúde de Nottingham

Na Inglaterra, é muito usado um índice denominado "perfil de saúde de Nottingham", desenvolvido na década de 1970.[31,32] Ele é obtido pelo preenchimento de um extenso questionário, com respostas fechadas (sim ou não), embora haja espaço para incorporar detalhes e comentários adicionais. As questões estão agrupadas em seções, que se referem à morbidade percebida pelo indivíduo e às suas consequências, ao lado de aspectos diversos referentes às condições de trabalho, às atividades domésticas, às relações interpessoais, à vida sexual e aos momentos de lazer. As respostas afirmativas, como é feito no índice médico de Cornell, são somadas para informar a saúde do indivíduo, tanto pior quanto maior for o número de pontos obtidos. Este índice, como muitos outros, é usado tanto em inquéritos descritivos sobre o perfil de saúde de grupos populacionais,[31] como em investigações causais, em especial, nas que visem a avaliar intervenções.[32]

Existem outros índices e uma ilustração é o *sickness impact profile*.[33,34] Muitos deles foram desenvolvidos e validados para investigações específicas de morbidade, sendo, no curso do tempo, adaptados para uma ampla gama de pesquisas, inclusive para inquéritos gerais de morbidade.

C. INDICADORES NUTRICIONAIS

Numerosas medidas do estado nutricional das pessoas são usadas na avaliação das condições de saúde e nutrição de populações.[35-39] Elas são agrupadas, a seguir, em duas categorias, conforme a avaliação seja feita de forma indireta ou direta.

- **Avaliação indireta do estado nutricional**

Alguns dos indicadores mais usados para avaliar indiretamente o estado nutricional da população provêm das estatísticas vitais, consideradas em detalhe nos próximos capítulos. Os mais empregados com este propósito encontram-se sob a forma de coeficientes ou de proporções:

- a mortalidade pré-escolar (um a quatro anos),
- a mortalidade infantil (de menores de um ano), e
- a mortalidade infantil tardia (28 dias a 11 meses).

Uma outra medida indireta é a disponibilidade de alimentos. Podem ser usados muitos outros indicadores indiretos do estado nutricional, como a renda *per capita* e a distribuição da renda.

Em conjunto, os indicadores aqui considerados permitem predizer o nível provável de nutrição da comunidade, em termos qualitativos: por exemplo, se os problemas são predominantemente de desnutrição protéico-calórica ou de obesidade. Eles auxiliam na escolha dos indicadores diretos do estado nutricional, mais adequados a serem usados para quantificar o problema na coletividade.

- **Avaliação direta do estado nutricional**

Três enfoques são usados mais freqüentemente para produzir indicadores diretos das condições nutricionais: as avaliações dietéticas, as clínicas (ou clínico-antropométricas) e as laboratoriais.

1. AVALIAÇÕES DIETÉTICAS

São utilizadas para determinar a natureza e a quantidade dos alimentos consumidos pela população. As informações são obtidas através do conhecimento da inclusão na dieta de alimentos ou grupos de alimentos que fornecem os nutrientes essenciais. Melhores informações são conseguidas pela especificação dos alimentos ingeridos por uma pessoa, em um período de tempo especificado. De posse destes dados, em geral obtidos por questionários, e mesmo por observação direta, calcula-se o consumo de nutrientes, por referência a tabelas de composição de alimentos. Os resultados podem ser agrupados em categorias de consumo, dito "adequado" ou "inadequado", por exemplo.

2. AVALIAÇÕES CLÍNICAS

Visam a detectar sinais e sintomas da presença excessiva ou da deficiência de um ou mais nutrientes no organismo. A inespecificidade dos sinais e sintomas, a não ser em casos severos, faz com que este tipo de exame fique limitado, na maioria dos inquéritos, à mensuração das dimensões físicas do corpo humano e à verificação de deficiências do crescimento. Peso e altura são as variáveis biométricas mais empregadas com este objetivo por questões de simplicidade, reprodutibilidade e por alcançarem um nível de validade julgado satisfatório pelos especialistas. Há também outras formas de avaliação, como a prega cutânea e a circunferência do braço. Elas são utilizadas, associadas ou não à idade, para definir o estado nutricional do indivíduo, e, aplicadas em amostras da população, permitem um diagnóstico do estado de nutrição da comunidade. Entre os principais indicadores, baseados no peso ou na altura, encontram-se os seguintes:

- a proporção de recém-nascidos com baixo peso ao nascer,
- a proporção de crianças com peso e altura inferiores para o esperado, expressa pelo peso/idade e, mais especificamente, peso/altura e altura/idade,[4]
- a altura do adulto ao entrar no serviço militar, e
- o índice da massa corporal (ou de Quetelet), na população adulta.

3. AVALIAÇÕES LABORATORIAIS

Numerosas dosagens bioquímicas (ferro, proteínas, vitaminas, iodo etc.) são realizadas, geralmente, em amostras de sangue e urina, com o intuito de detectar alterações de nutrientes. Os resultados de tais exames são particularmente úteis para diagnósticos precoces, ou seja, quando conhecidos antes de o indivíduo apresentar os sinais e sintomas de uma doença que seja facilmente diagnosticável por métodos clínicos.

Em termos populacionais, os resultados dos três tipos de avaliação nutricional — dietética, clínico-antropométrica e laboratorial — permitem colocar cada indivíduo em determinados subgrupos, como nutrido/desnutrido, e mesmo classificar a desnutrição em graus ou tipos, em função de critérios de prognóstico ou severidade do processo no organismo humano.

Uma dificuldade, comum a este como a outros campos do conhecimento, e que aqui assume papel dos mais relevantes, pois influencia poderosamente os resultados, é a definição adequada do "padrão de referência" para comparações ou do "ponto de corte", que permita separar os indivíduos supostamente "normais" dos supostamente "anormais". No campo da nutrição, os limites da normalidade variam em função de muitos fatores, como idade, sexo e estado fisiológico (gestação e lactação, por exemplo), de modo que seus padrões nem sempre são livres de controvérsias. Na determinação da desnutrição infantil, para permitir comparações em condições uniformes, recomenda-se utilizar um mesmo padrão em nível internacional. Nos últimos anos, tem sido usado o padrão NCHS (*National Center for Health Statistics*).

D. INDICADORES DEMOGRÁFICOS

As condições de saúde da população podem ser estimadas através de indicadores demográficos. Dentre eles, os que apresentam maior interesse aos campos da demografia e da saúde são a mortalidade e a esperança de vida, já mencionadas. Os níveis de fecundidade e de natalidade, e a composição da população em termos de idade e sexo, comentados mais adiante nos Caps. 7 e 8, têm relações estreitas com a saúde e, por isto, são indicadores valiosos.

Em algumas comunidades, as necessidades de saúde são tão patentes que, mesmo sem informação precisa sobre os problemas de saúde e sem haver coleta de dados adicionais, o planejamento das ações está justificado. Nesses casos, uma simples estimativa da distribuição da população, em grandes grupos — jovens (zero a 14 anos), população economicamente ativa (15 a 64 anos) e idosos (65 anos e mais) — serve como base para inferências subseqüentes. O conhecimento desse e de outros aspectos demográficos permite estimar, além das necessidades, as demandas, presentes e futuras, de serviços, leitos, consultas, pessoal e recursos de outra natureza.

E. INDICADORES SOCIAIS

As condições socioeconômicas estão intimamente relacionadas à saúde, de modo que são usadas como indicadores sanitários indiretos, como é o caso da renda *per capita*, da distribuição da renda, da taxa de analfabetismo e da proporção de crianças em idade escolar fora de escolas. Embora estejam estreitamente inter-relacionados, os indicadores socioeconômicos nem sempre concordam exatamente entre si, pois medem diferentes aspectos da vida em sociedade. Assim, novos índices são propostos, na tentativa de alcançar maior poder discriminatório. Um exemplo é mostrado a seguir.

• Exemplo: índice de qualidade material de vida
Este índice (IQMV) combina alfabetização, mortalidade infantil e esperança de vida na idade de um ano.[41] Os resultados variam entre zero e 100. O índice foi estimado, no início da década de 1970, em 66 para o Brasil, 85 para a Argentina, 86 para a Costa Rica e 93 para os Estados Unidos (Quadro 4.8), resultados estes aparentemente concordantes com o que se sabe sobre o nível de saúde nestes países.

F. INDICADORES AMBIENTAIS

Alguns dos principais indicadores de saúde ambiental estão estreitamente relacionados com o nível socioeconômico da população, entre os quais as condições de moradia e do peridomicílio. Um importante ângulo da questão ambiental refere-se à cobertura e à qualidade dos serviços de "saneamento básico": abastecimento de água, de esgotos, de coleta de lixo e de águas pluviais. A eles, reserva-se a denominação "indicadores sanitários". Um indicador muito utilizado é a proporção da população que dispõe de um sistema adequado de abastecimento de água, de eliminação de dejetos e de coleta regular de lixo.

A industrialização, a urbanização e o aumento da circulação das pessoas têm enorme potencial de alterar o meio ambiente, daí a preocupação crescente pelo desenvolvimento e uso de indicadores que meçam a qualidade do ar, das águas e do meio ambiente, em geral, de modo a permitir a vigilância continuada desta qualidade e a adoção de medidas preventivas e saneadoras imediatas, em função deste conhecimento.

G. SERVIÇOS DE SAÚDE

Muitos indicadores são especialmente criados para refletir o que ocorre no âmbito da assistência à saúde, sob diversos ângulos, considerados abaixo em três grandes grupos: insumos, processos e resultados.

1. INDICADORES DE INSUMOS

Os recursos utilizados no sistema de saúde são classificados em humanos, materiais e financeiros.

• **Recursos humanos e materiais**

A disponibilidade de recursos pode referir-se a múltiplos aspectos, de natureza preventiva, curativa ou de reabilitação, na forma de número de médicos, dentistas, leitos, ambulatórios e outros, assim como de detalhes relativos à sua distribuição. Para este conjunto, há grande quantidade de indicadores. Nos Caps. 23 e 24, o assunto receberá maior nível de detalhamento, de modo que aqui nos limitaremos a dar um exemplo de indicador usado para refletir os recursos existentes em uma população.

• Exemplo: número de médicos e de leitos hospitalares, por 1.000 habitantes.

• **Recursos financeiros**

Neste item, busca-se especificar, em termos que possibilitem comparações, o quanto se gasta com saúde e como os recursos são despendidos.

• Exemplo 1: gastos com saúde, no Brasil
Os recursos para o setor, no país, são estimados em valores situados entre 2% e 4% do produto interno bruto (PIB), embora os cálculos que deram origem a tais cifras sejam baseados em dados reconhecidamente pouco precisos. Em 1986, tais recursos eram estimados em 10 bilhões de dólares — aproximadamente, 70 dólares *per capita* — o que significava gastar com saúde 3,9% do PIB, no Brasil.[42] Em época de crise econômica mais pronunciada, há evidência de que os recursos para o setor são substancialmente reduzidos — caso da situação no início da década de 1990.

• Exemplo 2: gastos com saúde, em outros países
Neste mesmo patamar de gastos, em geral inferior a 5% do PIB, encontra-se a maioria dos países do Terceiro Mundo. Na quase totalidade dos países europeus, o percentual está contido entre 5% e 9%, com tendência ascendente. Nos Estados Unidos, a cifra referente a gastos com saúde, em escala crescente nas últimas décadas, alcançou 12% do PIB, em 1989;[43] esta cifra era de 4,5%, em 1940. Muitos fatores influenciam os gastos em saúde. De maneira geral, os países mais ricos tendem a despender mais, em termos absolutos e relativos. A predominância de doenças crônico-degenerativas e de expressivo contingente de pessoas idosas na população, é fator que tende a aumentar os gastos com assistência à saúde. A forma de organização da assistência prestada à população é outro aspecto relevante, a considerar.

Quadro 4.8 Índices de qualidade material de vida (IQMV) para países selecionados das Américas, no início da década de 1970, comparados com a esperança de vida na idade de um ano, o coeficiente de mortalidade infantil e a porcentagem de alfabetizados

Países	Índice de qualidade material de vida *	Esperança de vida na idade de um ano	Mortalidade infantil por mil nascidos vivos	Alfabetização (%)
Brasil	66	66	96	66
México	71	65	71	73
Chile	77	68	79	88
Argentina	85	71	59	93
Costa Rica	86	71	45	89
Estados Unidos	93	72	19	99

* O IQMV é calculado a partir dos três indicadores apresentados nas outras colunas.
Fonte: JP Grant. Foro Mundial de la Salud 1981; 2:433.[41]

- **Distribuição dos recursos financeiros**

É igualmente importante ter informações sobre a distribuição dos recursos financeiros. Por exemplo, ao se estabelecer a relação entre os gastos com a atenção primária e as despesas com os demais níveis, obtêm-se indicações sobre as reais prioridades da política de saúde adotada, que pode ser a de estender um mínimo de serviços básicos a todos ou a de privilegiar ações especializadas.

2. INDICADORES DE PROCESSO

O indicador pode não representar "insumo" nem "efeito" — como a manutenção da saúde, a cura da doença ou a ocorrência de incapacidades ou óbitos — mas refletir detalhes do próprio "processo" que conduz a tais efeitos.

- Exemplo: atenção pré-natal e ao parto

São exemplos de indicadores de processo as proporções de gestantes que fazem pré-natal, das que têm a primeira consulta no trimestre inicial da gravidez e das que alcançam um número mínimo de consultas de rotina, digamos seis, durante a gestação. Todos estes indicadores têm sido empregados para inferir a qualidade da assistência prestada à população. Um outro exemplo é a proporção de nascimentos assistidos por pessoal treinado, já que é considerado de boa prática o acompanhamento dos partos por pessoal especialmente preparado para esta tarefa.

3. INDICADORES DE RESULTADOS (OU DE IMPACTO)

Embora a provisão e o financiamento de serviços de saúde em relação às necessidades da população não precisem habitualmente de justificativa, pois tais serviços, em tese, têm validade intrínseca, muitos planejadores e administradores questionam tal axioma e passam a requerer maiores evidências dos benefícios dos investimentos feitos no setor. A satisfação do usuário e os indicadores de saúde, sejam negativos ou positivos, servem para este propósito. Eles fornecem informações úteis para acompanhar os progressos e redimensionar as atividades.

Nem todos os indicadores de saúde têm a mesma sensibilidade para refletir o impacto dos serviços de saúde. Por exemplo, a mortalidade infantil é influenciada por muitos fatores além dos serviços de saúde. Já a mortalidade perinatal e a materna são mais sensíveis às mudanças nos serviços de atenção pré-natal, ao parto e ao puerpério.

Em que pese os indicadores negativos serem largamente majoritários, há um enorme esforço de reflexão e de pesquisa direcionado para a busca de novos indicadores de impacto, no outro sentido: o de mensuração dos aspectos positivos da saúde.

H. INDICADORES POSITIVOS DE SAÚDE

- **Epidemiologia da doença**

Nos parágrafos anteriores, foi realçado que a maioria dos indicadores utilizados para medir o estado de saúde da população refere-se ao período patológico, pois informa sobre o número de doentes e de óbitos. Tal situação é compreensível e resulta do fato de que o sistema de saúde está voltado, predominantemente, para o diagnóstico e o tratamento dos agravos à saúde. Por exemplo, um especialista em terapia intensiva tende a interessar-se por desenvolver, aperfeiçoar ou aplicar escalas de gravidade em seus pacientes; os cirurgiões e anestesistas fazem o mesmo, para os casos cirúrgicos; os financiadores da assistência médica procuram escalas que permitam o pagamento diferenciado das internações, em função não só do tipo de doenças, mas também da gravidade dos casos e dos procedimentos envolvidos, pois eles estão associados a diferentes custos. Estes são exemplos de problemas para os quais os especialistas já trouxeram várias soluções, continuamente melhoradas, que se materializam em escalas de risco para classificar os doentes e que são extensivamente usadas, na prática. A maioria dos profissionais da saúde está familiarizada com este tipo de enfoque, dito "enfoque de risco", e podem, com relativa facilidade, obter os dados para compor tais escalas. Por isto, é frequente afirmar-se que praticamos a "epidemiologia da doença".[44, 45]

- **Epidemiologia da saúde**

A construção de indicadores a serem usados para expressar a saúde, e não a doença, necessita da prévia operacionalização de certos conceitos fundamentais, como os de bem-estar e normalidade, de modo a incorporar parâmetros mensuráveis, na prática. Como semelhante tarefa é repleta de dificuldades, a mudança em direção à epidemiologia da saúde tem apresentado lento progresso. A natureza dos dados, rotineiramente produzidos pelo atendimento da demanda aos serviços, não favorece a transição, pois não permite, na atualidade, a sua utilização para a mensuração da fase pré-patológica. Na realidade, trabalhamos com indicadores negativos, de mortalidade e morbidade, pela incapacidade de desenvolvermos indicadores positivos, de igual ou maior precisão, e que tenham, pelo menos, a mesma facilidade de obtenção.

- **Operacionalização da definição de saúde da OMS**

A definição de saúde da Organização Mundial da Saúde — "um estado de completo bem-estar físico, mental e social, e não meramente ausência de doença" — sempre foi considerada de difícil operacionalização, pois é colocada em termos utópicos, embora numerosas tentativas tenham sido feitas para quantificá-la. Os parâmetros resultantes dos esforços para definir saúde têm em comum o fato de englobarem múltiplas dimensões, incluindo, por exemplo, a saúde física, a capacidade de realizar as tarefas do quotidiano, o estado emocional e o ângulo social.[46, 47]

Uma via utilizada na quantificação da saúde, colocada em termos multifacetários, é a de definir os aspectos que serão incluídos na composição do índice e a forma como eles serão mensurados. Em geral, isto é feito através de extensos questionários, com vários itens para cada um dos aspectos a serem aferidos, aos quais, por um sistema especificado, atribui-se um certo número de pontos, de acordo com a natureza das respostas. A soma obtida reflete a posição do indivíduo, na escala de saúde. Foi a partir da década de 1940 que os índices de saúde desse tipo começaram a ser criados, primeiro timidamente e, a partir dos anos 60, com maior intensidade, na linha dos já mencionados "índice médico de Cornell" e "perfil de saúde de Nottingham".[16, 48-53]

- **Qualidade de vida**

"Qualidade de vida: compromisso histórico da epidemiologia" foi o tema do II Congresso Brasileiro de Epidemiologia, realizado em Belo Horizonte, em 1992, o que reflete a importância do assunto.[54] Naquela ocasião, como em muitas outras, foi realçado que a saúde depende da qualidade de vida da população. Os segmentos sociais em pobreza extrema não têm uma qualidade de vida aceitável, e, portanto, as suas condições de saúde são também precárias.

A mensuração da qualidade de vida pode ser feita entre os sadios e entre os doentes, ou seja, em todo o espectro do processo saúde-doença. Na verdade, a mensuração da qualidade de vida nos doentes ou após um episódio potencialmente incapacitante é que recebe atenção maior da comunidade científica. Basicamente, esta preocupação tem por motivo o aumento do número de pessoas portadoras de afecções crônico-degenerativas aliado a um número, também cada vez maior, de pacientes submetidos a tratamentos e diagnósticos de natureza invasiva, a que se seguem efeitos colaterais de certa monta. O exemplo típico de processo invasivo é o transplante de coração e de outros órgãos. Porém, há outros procedimentos, muito mais numerosos, também invasivos, como é o caso das diálises, das irradiações e das intervenções cirúrgicas, especialmente as mais delicadas, como as que se realizam no cérebro. Não somente as pessoas idosas estão aqui incluídas, mas as que se encontram em outras fases da vida, como os adultos de meia-idade, colocados em unidades coronarianas, ou as crianças submetidas a intervenções realizadas em unidades neonatais de terapia intensiva. Numerosos exemplos de mensuração da qualidade de vida de pacientes podem ser encontrados na literatura especializada.[32, 55-60]

- **Exemplo: cirurgia de revascularização do miocárdio**

Um bom exemplo está representado pela avaliação, realizada na Inglaterra, sobre a qualidade de vida, antes e depois de cirurgia de revascularização do miocárdio.[32] Com essa finalidade, 100 pacientes responderam a um questionário específico, o perfil de saúde de Nottingham, que lhes foi apresentado, antes e depois da operação. Os resultados apontaram para uma melhoria acentuada no estado geral de saúde, nos sintomas e na capacidade de realização das atividades da vida diária.

Mais sobre qualidade de vida aparece em outras partes deste livro. O material do capítulo, até este ponto, constitui uma síntese dos principais indicadores de saúde. O texto a seguir aborda outros aspectos estreitamente relacionados a indicadores de saúde: a epidemiologia descritiva e o diagnóstico de saúde da comunidade.

IV. EPIDEMIOLOGIA DESCRITIVA

O conhecimento da distribuição de um evento, na população, é o objetivo da epidemiologia descritiva.

A. COEFICIENTES GERAIS E ESPECÍFICOS

As informações sobre a saúde podem referir-se, globalmente, a toda a população ou, especificamente, a subgrupos dessa população.

- **Coeficientes gerais**

O coeficiente geral (global ou bruto) refere-se a toda a população, sem divisões por subgrupos.
- Exemplo 1: coeficiente geral de mortalidade

Quadro 4.9 Coeficientes gerais de mortalidade e de morbidade

$$\text{Mortalidade geral} = \frac{\text{Todos os óbitos}}{\text{População total}} \times 1.000$$

$$\text{Morbidade geral*} = \frac{\text{Todos os doentes}}{\text{População total}} \times 1.000$$

* Refere-se à incidência ou à prevalência

Todos os óbitos ocorridos em um dado período são somados, e o resultado é dividido pelo número representativo da população (Quadro 4.9). Por exemplo, a mortalidade geral, no Brasil, no ano de 1980, é estimada em oito óbitos por mil habitantes.

- Exemplo 2: coeficiente geral de morbidade

Um procedimento semelhante ao apresentado para o cálculo do coeficiente geral de mortalidade é usado para o de morbidade: todos os casos de danos à saúde são somados, e o resultado é dividido pelo efetivo populacional (Quadro 4.9). Por exemplo, as pessoas são instadas a avaliarem as próprias condições de saúde, nos inquéritos de morbidade: se boas, regulares ou ruins. A partir das respostas, são gerados indicadores globais de saúde: caso da proporção da população em bom estado de saúde.

Os coeficientes gerais devem ser usados com cautela, pois podem levar a conclusões enganosas, já que as características peculiares a cada população, como sua composição etária e por sexo, têm marcada influência sobre eles. Em decorrência, a comparação de coeficientes gerais deve ser realizada somente após neutralizadas as diferenças existentes entre as populações, ou seja, após a sua prévia "padronização".

- **Coeficientes específicos**

A fim de conhecer mais detalhadamente a situação e mesmo contornar o problema de necessidade de padronizações que o uso dos coeficientes gerais requer, é prática comum dividir a população em subgrupos e calcular os coeficientes específicos para cada um deles. É assim que, para investigar as características da mortalidade, da morbidade, dos fatores de risco, dos usuários de serviços e de outros temas relacionados à saúde, subdivide-se a população, segundo o sexo, a faixa etária e outras características dos indivíduos que a compõem. Esta sistemática usada na organização dos dados, com o intuito de revelar a distribuição de um evento, é denominada "epidemiologia descritiva".

- Exemplo: morbidade específica segundo algumas características da população

Os resultados dos inquéritos de morbidade informam que a proporção da população com problemas de saúde aumenta com a idade e é maior no sexo feminino, nos viúvos e nas pessoas pertencentes a famílias de baixa renda.

B. QUESTÕES BÁSICAS DE EPIDEMIOLOGIA DESCRITIVA

Em jornalismo, os elementos essenciais de uma notícia são resumidos em algumas poucas palavras-chaves:

"QUE", "QUEM", "ONDE", "QUANDO", "COMO" E "POR QUÊ"

Os elementos essenciais que compõem um estudo descritivo, em epidemiologia, não fogem a essa mesma sistemática.

O "QUE" representa o tipo de evento em foco. O cerne da epidemiologia descritiva consiste em bem definir o evento e especificar adequadamente as suas freqüências em relação às características das pessoas atingidas pelo evento ("QUEM"), dos lugares ("ONDE") e do tempo ("QUANDO") onde isso se deu. As informações são organizadas de modo a mostrar, o mais claramente possível, "COMO" os eventos variam, na população. Tal estratégia, de comprovada utilidade, faz com que os especialistas na matéria, ao abordarem um tema de saúde e após defini-lo adequadamente, especifiquem o que seja um "caso" e formulem as três perguntas sobre pessoa, lugar e tempo, cujas respostas espelham a "distribuição" do evento, na população. No caso de um dano à saúde, as perguntas são as especificadas no Quadro 4.10.

Quadro 4.10 Questões básicas de epidemiologia descritiva

1. Quais pessoas foram atingidas pelo dano? (QUEM)
2. Em que local elas foram atingidas pelo dano? (ONDE)
3. Em que época elas foram atingidas pelo dano? (QUANDO)

1. QUAIS PESSOAS FORAM ATINGIDAS PELO DANO?

Em uma investigação para esclarecer um surto, por exemplo, as características das pessoas expostas ou afetadas pelo dano são determinadas: sexo, idade, tipo de ocupação dos indivíduos intoxicados e outras mais. As freqüências do evento são, então, computadas e expressas por sexo, faixa etária, ocupação etc. A inspeção das variações de freqüência entre segmentos da população informa aqueles grupos mais ou menos acometidos.

2. EM QUE LOCAL AS PESSOAS FORAM ATINGIDAS PELO DANO?

As características do lugar, onde as pessoas foram expostas ou afetadas, são determinadas. Os dados obtidos são dispostos, de modo a realçar diferenças geográficas de freqüências do evento entre estados, bairros, situação urbano/rural e outras formas de organização do espaço.

3. EM QUE ÉPOCA AS PESSOAS FORAM ATINGIDAS PELO DANO?

As características que definem o período de tempo no qual as pessoas foram expostas ou afetadas são determinadas para a preparação de estatísticas. Para tal, os dados são reunidos, e são computadas as respectivas freqüências do evento por ano, mês, semana ou outra unidade de tempo, para verificar a variação temporal, seja secular, estacional ou de outra natureza.

A análise dos quadros estatísticos, obtidos pela aplicação das três perguntas básicas que foram mostradas, serve como passo intermediário no caminho de alcançar os objetivos mais amplos de esclarecer "POR QUÊ" o evento ocorre com freqüências diferentes, sejam mais altas ou mais baixas, em determinadas épocas, locais e subgrupos da população.

Na verdade, a descrição epidemiológica, feita segundo o modelo apresentado, especificando como o evento varia em relação às características das pessoas, do lugar e do tempo, fornece um diagnóstico abrangente da situação. Este diagnóstico é empregado para levantar hipóteses causais que possam explicar a distribuição encontrada e, assim, subsidiar investigações etiológicas sobre o assunto. Outros usos, deste diagnóstico, são os de acompanhar a evolução do problema na coletividade, atuar em função deste conhecimento, priorizando determinadas intervenções em detrimento de outras e avaliar os seus efeitos.

- **Variáveis descritivas mais utilizadas**

O Quadro 4.11 fornece uma lista de variáveis descritivas ou de subdivisões muito usadas na descrição epidemiológica de um tema, classificadas segundo os três elementos aqui mencionados: pessoa, lugar e tempo. Os Caps. 9 a 11 apresentam o tema, com detalhes.

C. ROTEIRO PARA ESTUDOS DESCRITIVOS

O estudo descritivo segue as mesmas linhas de raciocínio de qualquer trabalho científico. A sua preparação também tem semelhante disposição de temas, a saber: "introdução", "metodologia", "resultados" e "discussão", ao lado do "resumo" e das "referências bibliográficas".

Mesmo que não sejam colocados, explicitamente, os subtítulos mencionados, no corpo do artigo ou relatório, que divulguem as conclusões de um estudo descritivo, a ordem de redação é sempre aquela. No Quadro 4.12 estão listados alguns tópicos a serem levados em conta na preparação e na redação de um trabalho de epidemiologia, de cunho descritivo.

Quadro 4.11 Classificação das variáveis

A. Relativas às PESSOAS
   Sexo   Instituição
   Idade   Edifício
   Estado civil   Rua
   Grupo étnico   Urbano-rural
   Religião   Código postal (CEP)
   Renda   Tamanho da comunidade
   Ocupação
   Educação   C. Relativas ao TEMPO
   Classe social   Década
   Paridade   Ano
   História familiar   Semestre
   Composição familiar   Trimestre
   Ordem de nascimento   Mês
   Peso   Semana
   Altura   Dia
   Grupo sangüíneo   Hora
   Tipo de comportamento
   Estilo de vida
   Hábito de fumar

B. Relativas ao LUGAR
   País
   Região
   Estado
   Município
   Distrito
   Bairro

Quadro 4.12 Roteiro para a elaboração de estudo epidemiológico descritivo

1. Definição do problema: explicitar os critérios utilizados para o diagnóstico do evento. Em termos ideais, devem constar os critérios de "inclusão" (para que o caso seja incluído na casuística) e de "exclusão" (para que ele não seja incluído na investigação).
2. Identificação e exame das fontes de dados.
3. Seleção das variáveis descritivas: incluir não somente as variáveis tradicionais (como sexo e idade), mas ainda outras que contribuam significativamente para a melhor descrição do evento (por exemplo, peso ao nascer, se o tema for mortalidade neonatal). Resumir as informações obtidas, quando possível, sob a forma de tabelas, gráficos ou outra forma de ilustração.
4. Discussão dos tópicos principais:
   • Resumir os principais achados
   • Apontar as hipóteses propostas para explicar a distribuição observada, como, por exemplo, por que há diferenças de coeficientes entre sexo, faixa etária ou classe social? Por que há variação regional ou cronológica de incidência?
   • Assinalar as controvérsias ou "lacunas no conhecimento" sobre a distribuição do evento.
   • Sugerir ações de controle e tópicos para pesquisas epidemiológicas adicionais.
   • Avaliar criticamente as fontes de dados.
5. Resumo do trabalho: em poucas linhas, informar o que foi feito, como, onde e quando foi realizado, os seus resultados (ou conclusões principais) e as suas aplicações, implicações ou recomendações.
6. Apresentação da lista das referências bibliográficas utilizadas no texto.

D. FONTES DE DADOS PARA ESTUDOS DESCRITIVOS

As estatísticas que expressam a freqüência e distribuição de um evento são preparadas a partir de três tipos principais de fontes ou "bases de dados" (Quadro 4.13):

Quadro 4.13 Classificação das fontes de dados (e exemplos)

1. Rotineira (contínua ou permanente) — prontuário médico
2. Periódica — pesquisas anuais do IBGE
3. Ocasional — investigação de morbidade em área rural

• "rotineira", "contínua" ou "permanente", como é o caso de arquivos de prontuários médicos, notificações de doenças, acidentes de trabalho, atestados de óbitos e exames laboratoriais;
• "periódica", de que são exemplos as estatísticas decorrentes da Pesquisa Nacional por Amostra de Domicílios (PNAD), realizadas pelo IBGE a cada ano e descritas no próximo capítulo;
• "ocasional", como ocorre na maioria das investigações epidemiológicas de morbidade.

Do ponto de vista de quem investiga um tema, quatro possibilidades se apresentam. O Quadro 4.14 lista estas quatro possibi-

Quadro 4.14 Fontes de dados para a obtenção de informações quantitativas sobre um tema

1. Estatísticas
2. Levantamentos em arquivos
3. Inquéritos institucionais
4. Inquéritos extra-institucionais (principalmente domiciliares)

lidades, na seqüência em que são habitualmente empregadas. Questões operacionais são responsáveis por esta ordem de utilização.

Primeiro, na busca de informações quantitativas sobre um tema, procuram-se as "estatísticas" que tratem do assunto.

Na falta de estatísticas apropriadas, são feitos "levantamentos" nos registros existentes, no intuito de coletar os dados pertinentes em fichas e prontuários.

Se ainda são necessárias informações adicionais, realizam-se "inquéritos", sejam institucionais ou extra-institucionais, para a obtenção dos dados junto às pessoas.

Esses aspectos são detalhados nas próximas seções, e, em diversas partes deste livro, o tema é também enfocado, no contexto do assunto em tela: morbidade, mortalidade etc.

1. ESTATÍSTICAS ROTINEIRAS

Parte considerável do conhecimento acumulado sobre saúde provém de sistemas rotineiros de registro. Quadros estatísticos contendo um resumo da situação são preparados com periodicidade variável. Lidar com estatísticas é sempre uma tarefa mais simples para o profissional de saúde do que iniciar o processo de conhecimento de um agravo à saúde por levantamentos ou inquéritos.

As estatísticas têm a vantagem de permitir o uso imediato da informação, dispensando o trabalho preparatório de lidar com fichas e prontuários. O uso adequado de estatísticas está condicionado ao conhecimento prévio de, pelo menos, dois aspectos referentes à base de dados que lhes deu origem: 1. a abrangência do sistema de informações, e 2. a qualidade dos seus dados. Um esclarecimento sobre estes pontos acompanha ou deveria acompanhar as estatísticas.

Pode ser que os resultados apresentados sob a forma de estatísticas não preencham as expectativas dos interessados. Às vezes, as estatísticas pecam por falta de padronização na definição do que seja um "caso". Pode ser, também, que elas estejam muito agregadas, somando, por exemplo, os dois sexos, ou apenas disponíveis para grandes regiões. Outras vezes, elas estão incompletas ou desagregadas de maneira diferente da que se faz necessária. Nessas situações, as estatísticas são de pouca utilidade para o usuário. Há ainda a considerar que muitos dados são registrados em prontuários, mas não são objeto de estudos rotineiros, de cunho estatístico. (Prontuários, fichas e atestados são aqui tratados, genericamente, como "prontuários".) Nestes casos, está indicada a realização de um levantamento.

2. LEVANTAMENTOS EM PRONTUÁRIOS

Os levantamentos em prontuários podem ser feitos por meio de um censo ou mediante amostragem.

A amostragem é uma estratégia econômica, rápida e flexível para complementar o sistema de informações permanente, já existente. A demanda ambulatorial, por exemplo, pode ser rapidamente conhecida desta maneira. A reunião de prontuários de pacientes com uma determinada doença é outra possibilidade de realização de pesquisas, por intermédio das quais pode-se descrever a respectiva história natural.

Além de prover indicadores sob formas não-tradicionais, o levantamento de dados, nestas fontes, permite a retroalimentação do sistema, importante para o seu aprimoramento.

O levantamento de dados só é utilizado se os prontuários contiverem os dados em qualidade adequada. Muitos dos resultados da anamnese e do exame físico, mesmo diagnósticos, não são anotados em prontuários, o que traz problemas de abrangência das anotações existentes. Os exames complementares, embora extensivamente utilizados no processo diagnóstico, são de vários tipos, de modo que muitos deles são realizados em uma amostra selecionada e restrita de pacientes. Quando não são de natureza estritamente biológica, o dado, em geral, inexiste em prontuário ou, quando disponível, tem baixo nível de reprodutibilidade. Estão nesta posição a renda, a ocupação, a dependência a drogas e o hábito de fumar ou beber. Outros aspectos, como a satisfação do paciente diante do atendimento ou o seu conhecimento da própria doença e o que sente em face do seu problema, têm de ser buscados de outra forma, pois não são objeto de registros rotineiros.

3. INQUÉRITOS

Quando os dados não existem em registros rotineiros, de modo que não é possível preparar estatísticas nem fazer levantamentos, uma alternativa viável para obtê-los é a realização de inquérito. Por esta via, procede-se à inquirição direta das pessoas, obedecendo a um protocolo previamente definido. Segundo o dicionário Aurélio, inquérito é o conjunto de atos e diligências com que se visa apurar alguma coisa.[61] Duas alternativas principais se apresentam:

• inquéritos nos serviços — aqueles que procuram o serviço são contactados e solicitados a fornecer determinadas informações. É uma estratégia útil para conhecer, por exemplo, os problemas com os quais as pessoas se defrontam ao tentarem consultas ou para avaliar a continuidade do atendimento.

• inquéritos em base populacional-territorial: muitas vezes, a melhor opção é contactar as pessoas, não no estabelecimento de saúde, mas em seus domicílios.

Quer seja uma ou outra opção, os inquéritos têm muitas facetas em comum; o que os diferencia, basicamente, é a questão da diferente representatividade populacional: em uma opção, a "base" dos dados é uma instituição; na outra, uma população, em geral, geograficamente definida. Devido a estas conotações de representatividade, é comum referi-los, respectivamente, como inquéritos "institucionais" e "populacionais".

• **Representatividade das informações obtidas nos inquéritos**

Os inquéritos realizados em estabelecimentos de saúde têm inconvenientes, pois nem todas as pessoas necessitadas de atendimento se dirigem a estas unidades. O grupo que busca cuidados pode ser, e costuma ser, uma amostra não-representativa da população da região onde se localiza o estabelecimento. Quando o objetivo é conhecer o que ocorre na população, em termos de representatividade estatística, é junto a ela, em nível domiciliar, que os dados são, habitualmente, procurados. Para garantir a representatividade, faz-se o inquérito em "amostra aleatória" da população ou pesquisa-se todo o universo; no caso, faz-se um "censo". Foram mostradas, na seção sobre morbidade do presente capítulo, ilustrações de inquéritos nacionais de morbidade e de uso de serviços de saúde, em que as informações foram obtidas em inquéritos domiciliares, por amostragem aleatória da população.

• **Modo de obtenção dos dados em inquéritos**

Um inquérito pode ser conduzido de diversas maneiras: por entrevistas realizadas diretamente junto às pessoas, questionários autopreenchidos, contacto por telefone, carta e outros meios de comunicação, cada qual com suas vantagens e desvantagens, a serem ponderadas diante do tema em foco, da situação do momento e dos objetivos da pesquisa.

As respostas aos questionários são ditas "abertas", quando há liberdade de expressão, ou "fechadas", nas quais há limite das alternativas a serem assinaladas, seja pelo entrevistado, seja pelo entrevistador. As respostas fechadas podem ser pré-codificadas, o que facilita a análise e, por isto, são as preferidas na maioria dos inquéritos, embora alguns quesitos, como ocupação, sejam codificados posteriormente. As respostas abertas são mais difíceis de analisar, mas informam detalhes que passariam despercebidos se não houvesse a possibilidade de livre expressão do informante. Servem, também, para subsidiar novas hipóteses, ilustrar situações ou para o simples aperfeiçoamento do questionário. Por isto, algumas vezes misturam-se, em um mesmo questionário, respostas fechadas e abertas. Há também os especialistas que só confiam ou só trabalham com respostas abertas em pesquisas qualitativas, o que não é usual, na prática da epidemiologia. Na verdade, para obter-se um retrato fiel de um assunto, é conveniente mesclar pesquisas quantitativas e qualitativas, estas com foco em grupos ou aspectos específicos do tema enfocado.

São numerosas as tentativas de quantificar as falhas e acertos de cada alternativa de obtenção de dados.[62] Como grande número de investigações etiológicas, em epidemiologia, baseia-se em dados retrospectivos obtidos junto às pessoas, a verificação da precisão destas opções de coleta de dados não é uma tarefa simplesmente "acadêmica", sem utilidade prática, mas uma das vias para melhorar a qualidade das pesquisas.

• **Objetivo dos inquéritos**

Os inquéritos de saúde têm o objetivo de suplementar, e não o de substituir, as fontes rotineiras de informação. Há uma diferença básica entre inquérito e levantamento: o primeiro gera os dados que procura, enquanto o segundo implica a busca de um dado já registrado, por exemplo, no prontuário.

• Exemplo: questões que são objetos de inquéritos

Qual a prevalência de má-nutrição protéico-calórica na população infantil de um determinado bairro?

Qual a proporção de pessoas, na comunidade, que procura o serviço local de saúde, quando dele tem necessidade?

Qual a proporção de crianças, com três meses de idade, em aleitamento materno?

Estão todas as crianças, na época de seu primeiro aniversário, vacinadas com os imunizantes de rotina?

Estão os hipertensos existentes na comunidade devidamente diagnosticados e seguindo corretamente o tratamento prescrito?

Estas são questões adequadamente respondidas através de inquéritos bem conduzidos. As sete categorias de temas listadas no Quadro 4.6 são habitualmente objeto de inquéritos. A determinação da morbidade e do uso de serviços de saúde foi ilustrada, neste capítulo, e será ainda detalhada no próximo. Outros temas revestem-se também de importância e, portanto, merecem ser convenientemente esclarecidos, através de inquéritos. A fecundidade e a natalidade estão neste caso, assim como os aspectos culturais, que influenciam poderosamente a conduta das pessoas e, conseqüentemente, a sua saúde. Estão, nesse caso, os inquéritos sobre conhecimentos, atitudes e práticas.

- **Inquéritos sobre conhecimentos, atitudes e práticas**

Os inquéritos deste tipo, por vezes designados por suas iniciais, CAP — ou KAP, do inglês, *knowledge, attitudes and practice* — justificam-se pela constatação de que os indivíduos são diferentes em relação aos conhecimentos sobre saúde, têm atitudes que não são uniformes e diferem, também, em práticas que adotam para si e seus familiares, aspectos estes que guardam estreito relacionamento. As informações resultantes do inquérito são úteis para o planejamento e a condução de programas e atividades. Praticamente, qualquer tema pode ser objeto desta modalidade de investigação.

- Exemplo 1: pneumonia, em crianças

As infecções do aparelho respiratório, junto com as afecções perinatais e as gastroenterites, constituem as principais causas de óbito em crianças de menos de cinco anos de idade. Entre 2% e 10% dos casos de pneumonia em lactentes terminam em óbito. A menos que se busque auxílio de um profissional de saúde, as crianças em estado grave falecem ao cabo de três a cinco dias de início da sintomatologia. A sobrevivência depende de pronta e correta ação dos pais e de outras pessoas encarregadas dos cuidados da criança. Esta estará em menor risco se os encarregados de cuidá-la estiverem bem orientados de como agir. Daí a conveniência dos serviços de saúde averiguarem os conhecimentos dos pais com respeito à pneumonia e sobre as infecções de vias aéreas de maneira geral. O conhecimento das crenças da população local, das suas atitudes e práticas quanto a esta matéria permite subsidiar e planejar mais adequadamente os programas de prevenção e controle.[63]

- Exemplo 2: inquéritos sobre conhecimentos, atitudes e práticas de saúde, no Brasil

Entre os temas pesquisados estão os seguintes: a freqüência e a gravidade de sintomas e sinais de doença,[64] a assistência pré-natal,[65] a fecundidade,[66] os métodos anticoncepcionais na adolescência,[67] o aborto,[68, 69] as doenças de transmissão sexual,[70] as práticas sexuais de "meninos de rua",[71] a SIDA (AIDS),[72, 73] a doença de Chagas,[74] a leishmaniose[75] e as atividades educativas em postos de saúde.[76]

- Exemplo 3: temas pesquisados em inquéritos sobre fecundidade

Os inquéritos sobre conhecimentos, atitudes e práticas, quando o tema é fecundidade, abordam em geral os seguintes temas:[77]

- o conhecimento que a população tem sobre a fisiologia da reprodução e dos métodos contraceptivos disponíveis;
- as atitudes concernentes ao tamanho da família e à limitação de nascimentos; e
- a prática, ou seja, a utilização dos diferentes métodos de planejamento familiar: a laqueadura, o dispositivo intra-uterino, a pílula etc.

E. CONCEITOS BÁSICOS ADICIONAIS

Nas seções precedentes, foram usados alguns termos cujo significado serão, a seguir, mais bem precisados, ao lado de outros que, embora ainda não mencionados, também são muito utilizados em epidemiologia descritiva.

- **Dado, informação e conhecimento**

"Dado" é a matéria prima para gerar a "informação" (Fig. 4.3). Um caso de doença é um dado ou "dado bruto". A reunião de casos da doença gera o coeficiente de morbidade — que constitui a "informação" — isto é, um "dado agregado ou estatístico". O inter-relacionamento das informações, por sua vez, resulta no "conhecimento", que é utilizado para orientar a direção das ações ou das pesquisas. O Quadro 4.15 ilustra estes termos.

Quadro 4.15 Ilustração de dado, informação e conhecimento

Dado: um óbito ou um caso de doença
Informação: a mortalidade proporcional por neoplasias ou o coeficiente de morbidade por doenças cardiovasculares
Conhecimento: as condições de saúde de determinados grupos populacionais

Raramente, em estudos comparativos, podemos trabalhar com os "dados", pela enorme quantidade de detalhes que tal prática acarretaria. Alguma forma de síntese tem que ser feita, de modo a realçar a sua essência. Para termos de comparação, pode-se adiantar que o "dado" é obtido por observação, contagem ou mensuração, enquanto a "informação" é derivada do processamento dos respectivos dados. Este pode ser feito manualmente ou, o que é cada vez mais comum, por meios eletrônicos. Ao contrário dos dados, a informação serve para comparações e interpretações. Comparam-se coeficientes e proporções, e não dados brutos.

- **Variável**

Em termos práticos, variável é toda característica sobre a qual se coleta dados em uma investigação: por exemplo, o sexo, a idade, o peso corporal e a altura são variáveis.

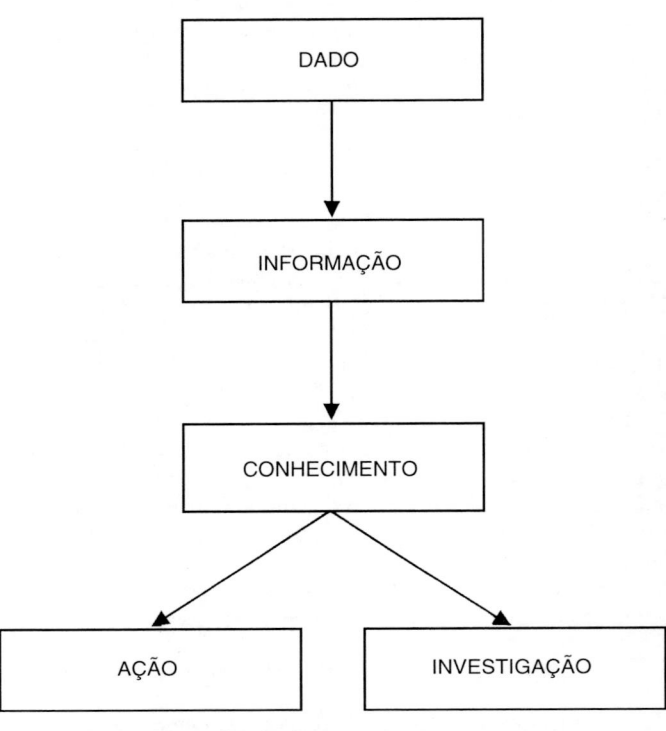

Fig. 4.3 Dado, informação e conhecimento.

Em termos amplos, variável é tudo aquilo que pode ter ou assumir diferentes valores. O sexo é uma variável, pois assume dois valores distintos: masculino e feminino. Da mesma maneira, idade, grupo étnico, procedência, renda, escolaridade, consumo de álcool, morbidade e mortalidade são variáveis. Há muitas maneiras de classificar variáveis.

- **Variáveis quantitativas e qualitativas**

Algumas variáveis, entre as mencionadas, são inerentemente numéricas (ditas "quantitativas", como a idade e a taxa de mortalidade); outras não possuem tal característica (as "qualitativas", como o grupo étnico), embora todas possam ser expressas por números, para que sejam processadas eletronicamente.

- **Variáveis contínuas e discretas**

Esta é outra terminologia muito usada.

As variáveis "contínuas" assumem qualquer valor dentro de um intervalo e são expressas por números inteiros ou decimais, dependendo da precisão do instrumento de aferição: por exemplo, o peso e a glicemia.

As variáveis "discretas" ou "descontínuas" só assumem certos valores, em geral números inteiros: caso do número de filhos, de anos de escolaridade e de cigarros fumados por dia.

- **Modalidades de escala**

Para compor um quadro da distribuição de um evento na coletividade, há necessidade de dispor as observações, obtidas na coleta de dados, em classes: por exemplo, a escala para faixa etária. Quatro modalidades de escala são habitualmente utilizadas:

- "nominal", em que não há precedência entre as categorias que a compõem, caso do sexo e do grupo étnico;
- "ordinal", na qual existe uma ordem natural, nas categorias: caso da escolaridade, classe social e severidade da doença; essa última, por exemplo, é em geral expressa por estádios progressivamente mais graves;
- "intervalar", em que, além de indicar ordenação, como a anterior, tem a conotação adicional de que os respectivos intervalos, entre as classes, são iguais: a temperatura é ilustração;
- "razão", que é igual à anterior, mas com a característica de o zero da escala significar ausência: por exemplo, peso, glicemia e coeficiente de morbidade.

Na escala intervalar, a posição do zero é arbitrária. Tome-se o exemplo da temperatura: o frio de zero grau na escala em centígrados é diferente daquele expresso em graus Farenheit. O zero não significa "ausência" de temperatura, diferente de outras variáveis, como o teor de glicose de um produto onde o zero significa falta de glicose. Nas escalas em que o zero significa ausência, denominadas "razão", existe uma relação entre as categorias: um peso de 10 gramas é o dobro de um outro de 5 gramas, o que não ocorre com a temperatura.

Uma mesma variável pode ser expressa em mais de uma escala. O processamento e a análise estatística dependem do tipo de dado ou, mais precisamente, da forma pela qual é expresso. É comum o dado ser coletado de uma certa maneira e depois organizado em categorias de uma escala, que definem situações de risco.

- Exemplo 1: obesidade

O índice de massa corporal (IMC), ou de Quetelet, já mencionado, é calculado dividindo-se o peso pela altura elevada ao quadrado.[12] Cada indivíduo, na população, é pesado e medido, anotando-se os respectivos valores de peso e altura para que o IMC possa ser computado. O "sobrepeso" é definido por muitos especialistas como um valor igual ou superior a 25, embora não haja consenso quanto à localização do "ponto de corte" para formar as categorias de risco. A definição de obesidade, por sua vez, exigiria um IMC igual ou superior a 28 (exatamente 27,8 para homens e 27,3 para mulheres, segundo determinação de peritos em nutrição, datada de 1985); outros especialistas exigem um IMC igual ou superior a 30 para rotular o indivíduo como obeso. Mas em qualquer local escolhido para funcionar como ponto de corte, na distribuição de valores de massa corporal, forma-se uma escala nominal com, pelo menos, duas categorias, "obesos" e "não-obesos".

- Exemplo 2: peso ao nascer

O peso ao nascer é, por simplicidade, expresso em escala nominal (baixo peso ao nascer: sim e não), pois gera um importante indicador de saúde: a proporção de recém-nascidos com baixo peso. Outras escalas são também muito usadas, seja de escala ordinal seja de intervalar.

- Exemplo 3: hábito de fumar

Organizar os dados em função do número de cigarros consumidos diariamente em duas categorias nominais (não-fumante e fumante) traz uma perda de informação que a escala ordinal — do tipo não-fumante e pequeno, médio e grande fumante — poderia fornecer.

Em geral, a escala intervalar e a razão fornecem maiores informações sobre a distribuição da variável do que a ordinal, e esta é superior à nominal, neste particular.

- **Características de uma escala**

As categorias de uma escala devem ser claramente definidas e mutuamente exclusivas, ou seja, qualquer observação do universo de valores só encontra lugar em uma única categoria. Uma escala de idade deve ser composta, por exemplo, da seguinte maneira: menor de um ano, um a quatro anos, cinco a nove anos etc. Seria inconveniente formar uma desta outra forma: de menores de um ano, um a cinco anos, cinco a 10 anos etc. Note-se, nessa segunda forma de agrupamento, que as crianças com cinco anos de idade podem ser colocadas na classe de um a cinco anos e na de cinco a 10 anos, o que é uma falha de concepção da escala.

Outras propriedades das escalas são as seguintes: apropriadas para a investigação, práticas e possuidoras de características que garantam altos níveis de validade e confiabilidade. Os textos sobre pesquisa social contêm numerosos ensinamentos de como produzir escalas com estas características.[78-81]

- **Classificação univariada e multivariada**

O objetivo de uma investigação pode ser apenas o de informar a distribuição das freqüências. Para tal, cada indivíduo é classificado em apenas uma variável. É o caso, por exemplo, da distribuição dos pacientes com diagnóstico de hanseníase por faixa etária.

Outras vezes, o objetivo da investigação é o de pesquisar a associação entre dois eventos. Então, cada indivíduo da amostra é classificado, simultaneamente, em relação às duas variáveis. Por exemplo, no estudo da associação entre sedentarismo e coronariopatia, as pessoas são classificadas conforme sejam ou não sedentárias e se apresentam ou não a doença. Os resultados são expressos por meio de tabelas de contingência, também chamadas de dupla entrada, mostradas em diversas partes deste livro.

Raramente em pesquisas etiológicas, o questionário está limitado a somente duas variáveis. É necessário verificar o efeito de características da população, hábitos de vida e outras que influenciam os resultados. Por exemplo, o sexo, a idade e a classe social no estudo das relações entre sedentarismo e coronariopatias. As classificações com três variáveis ainda podem ser expressas de forma tabular, embora sejam de interpretação complexa, pela quantidade de informações que contêm. Este é o caso de separar os dados por sexo e fazer, para cada sexo, tabela de dupla entrada, nos moldes referidos. A introdução de uma quarta variável, por exemplo, idade, tornaria a apresentação dos resultados, sob a forma tabular, muito extensa e complicada. Nestes casos, a análise dos dados é feita por técnicas estatísticas especiais, ditas "multivariadas" (apresentadas no Cap. 18).

Outras terminologias muito encontradas em textos sobre saúde são as de dados objetivos/subjetivos e primários/secundários.

• Dados objetivos e subjetivos

Os dados objetivos (sólidos ou *hard*) são exemplificados por sexo, gravidez, operação cirúrgica e óbito. Não há julgamento de valor por parte do observador na coleta do dado. Eles são de mais fácil definição quando comparados aos subjetivos (fluidos ou *soft*), do tipo mal-estar, dor, sintomas e diagnósticos (como neurose e gastrite). Em geral, para este segundo tipo de dado, as definições e as escalas de mensuração são mais complexas e devem ser padronizadas e extensivamente testadas antes da sua utilização, para que possam refletir a realidade com a precisão desejada. Os dados subjetivos têm recebido atenção crescente da comunidade científica, em face de sua essencialidade para a mensuração de aspectos como a qualidade de vida, a normalidade e a adaptação das pessoas ao seu ambiente.

• Dados primários e secundários

Os dados primários são coletados, especificamente, para o propósito do estudo. Os secundários são aqueles já existentes e reutilizados com um outro propósito, como é o caso dos prontuários médicos, dos atestados de óbito e das estatísticas de mortalidade, empregados em investigações.

De uma forma geral, os dados primários viabilizam a melhor padronização da informação. Os dados secundários, por sua vez, apresentam a vantagem de estarem disponíveis para utilização imediata, o que significa economia de custos e de tempo.

V. DIAGNÓSTICO DE SAÚDE DA COMUNIDADE

Apresentados os principais indicadores de saúde, vejamos a sua aplicação no diagnóstico de saúde da comunidade. O diagnóstico de saúde de uma população aponta para a situação presente e, se possível, também para o que aconteceu no passado, representando um quadro de referências para o futuro.[82-92] Ele serve de base para orientar as ações de saúde, de modo a melhor atender as necessidades da população, em termos de prevenção e controle de doenças e promoção da saúde.

A. DIAGNÓSTICO E PLANEJAMENTO DE SAÚDE

Vejamos alguns aspectos do diagnóstico coletivo, tomando por ponto de partida sua posição no planejamento de saúde.

1. POSIÇÃO DO DIAGNÓSTICO NO PLANEJAMENTO DE SAÚDE

O planejamento é um processo objetivo de mobilizar informações e organizar recursos. Trata-se de uma tentativa deliberada e sistematizada de melhor utilizar os serviços e bens disponíveis, e mobilizá-los em função das necessidades mais legítimas da sociedade.

• Seleção de prioridades

De um lado está a "população" com suas características próprias, seus problemas, aspirações e expectativas. De outro, os "recursos e meios" que podem ser usados ou mobilizados para enfrentar a situação. São os dois pratos da balança, os quais raramente estão em equilíbrio, pois quase sempre as necessidades são maiores do que os recursos. A conseqüência é a "seleção de prioridades", ou seja, a preferência dada à tentativa de solução de alguns problemas, com preterição de outros. Por este caminho, chega-se ao plano propriamente dito. A implantação do plano gera dados de rotina, úteis para a sua avaliação periódica e para a avaliação final conclusiva. E, assim, o processo "planejamento-execução-avaliação" continua o seu ciclo.

• Escolha de indicadores

Em diversos momentos, desde a fase inicial do planejamento de um diagnóstico de saúde, surge a necessidade de determinar quais as informações mais úteis e a maneira como os dados serão coletados e aproveitados, de modo a gerar indicadores válidos, confiáveis, fáceis de obter e a custos compatíveis.[93-94]

• Exemplo: os programas de controle da tuberculose e da hanseníase, no Brasil

Estes programas têm uma longa tradição de recolhimento de dados, de maneira padronizada, referentes a diagnóstico, tratamento, desfecho clínico e resultados laboratoriais de pacientes, que são utilizados em supervisão e avaliação, influenciando as atividades subseqüentes do programa e o funcionamento dos serviços. Periodicamente, os órgãos competentes divulgam manuais contendo instruções normativas sobre a matéria e a maneira de gerar os indicadores apropriados.

• Valorização da informação

Uma fase geralmente árdua do planejamento é a da busca dos dados que permitam estabelecer o diagnóstico, tanto das necessidades como dos recursos. A disponibilidade e a valorização da informação são nitidamente influenciadas pelo padrão de desenvolvimento da comunidade. Em regiões mais atrasadas, poucas informações estão disponíveis, e a comunidade lhes dá pouco valor. Em tais casos, ao se efetuar o diagnóstico, quase tudo tem de ser estimado ou conhecido através de nova coleta de dados. Em regiões mais avançadas, ao contrário, um grande número de dados, de diferentes naturezas e utilidades, sempre está disponível, e muitos indivíduos dedicam-se, exclusivamente, a coletá-los e a transformá-los em informações, passíveis de serem utilizadas pelos demais profissionais de saúde.

A epidemiologia e a estatística, ao lado do conhecimento do tema em questão, fornecem ao profissional de saúde o raciocínio sistematizado para identificar o tipo de dado necessário, planejar a sua coleta e organizar o seu armazenamento, a sua análise e a sua interpretação. Sem o recurso destas disciplinas e deste conhecimento, muita informação inútil é acumulada, às vezes com esmerado cuidado. Para subsidiar decisões, um planejamento realista precisa basear-se em informações válidas e confiáveis, que alcancem uma cobertura adequada da população. Por isto, em epidemiologia, dá-se grande ênfase à qualidade da informação e à sua abrangência populacional.

2. LIMITAÇÕES DO DIAGNÓSTICO EPIDEMIOLÓGICO

Alguns aspectos merecem ser realçados para colocar o diagnóstico epidemiológico em uma perspectiva mais ampla ou mais realista.

- **Etapas do processo de conhecimento da situação**

Em primeiro lugar, as informações técnicas a reunir, com vistas ao diagnóstico coletivo, constituem o passo inicial de conhecimento da situação. Este processo pode prosseguir em outras etapas, com o uso de outras técnicas ou o recurso de outras disciplinas, visando a selecionar prioridades ou alternativas que, implementadas, tenham a possibilidade de trazer maior benefício a menores custos. O diagnóstico é a etapa inicial do planejamento de saúde, para o qual a epidemiologia pode muito contribuir.

- **Complexidade do sistema de saúde**

Os sistemas de saúde são organizações complexas — assunto abordado nos Caps. 23 e 24 — que podem ser analisadas em suas relações internas e externas.

As "relações internas" dizem respeito a aspectos relacionados à adequação dos recursos humanos, materiais e financeiros, aos procedimentos realizados pelos profissionais de saúde, associando-os com a satisfação do paciente ou a morbimortalidade prevalente.

As "relações externas" tratam da interdependência entre o sistema de saúde e a sociedade.

Ater-se ao primeiro nível mencionado, sem apreciação das questões de dinâmica sociopolítica, constitui uma simplificação do problema, o que pode resultar em um planejamento racional, mas sem possibilidade de influenciar a situação. Incorporar os aspectos sociopolíticos no planejamento é uma questão que se impõe, mas não é tarefa fácil. O momento atual mostra-se repleto de reflexões e debates sobre diferentes formas e enfoques de planejamento, aspectos que, no entanto, fogem ao tema deste livro.

Em qualquer eventualidade, levando-se em conta ou não os aspectos mais amplos do planejamento, a epidemiologia pode ser utilizada para organizar o conhecimento sobre a saúde da população e sobre os recursos. Deste modo, os dados de natureza epidemiológica são aqui tomados como "insumos básicos" para subsidiar ou sustentar decisões, estas podem ser dirigidas tanto para manter a situação quanto para alterar tendências na aplicação de recursos, quando julgadas pouco condizentes com as necessidades. A tomada de decisões, no entanto, ocorre na esfera política, com suas próprias determinantes. A epidemiologia constitui-se em subsídio para a tomada de decisões, além de ser uma ferramenta para avaliá-las. No cômputo geral, possibilita melhores decisões, não só na alocação de recursos financeiros como também na escolha do tipo de serviço ou de pessoal requerido. A decisão em si — por exemplo, na repartição dos recursos — sofre outras influências, nas quais o papel das informações e da epidemiologia pode ser nulo, de pequena relevância ou, ao contrário, bastante valorizado. Logicamente, este livro é escrito visando a que maior número de pessoas passe a valorizar a contribuição da epidemiologia para o processo de tomada de decisões no campo da saúde.

B. DIAGNÓSTICO CLÍNICO E DIAGNÓSTICO EPIDEMIOLÓGICO

O conhecimento detalhado de um problema é condição necessária para a escolha da melhor maneira de enfrentá-lo. Esta afirmação é válida tanto para iniciar o tratamento de um doente como para guiar uma ação ao nível de população. Note-se a analogia entre diagnóstico clínico (individual) e diagnóstico epidemiológico (coletivo), esboçada a seguir.

- **Diagnóstico clínico**

Um médico ou um dentista, no seu consultório, está familiarizado com as etapas a vencer antes de prescrever o tratamento. Chegar ao diagnóstico etiológico, anatômico e fisiológico requer uma sistemática disciplinada de abordagem. Durante a consulta, o paciente relata as queixas ao médico e detalha tanto aquilo que o preocupa no momento, quanto aquilo que o acometeu no passado. No diálogo, o médico conduz a entrevista, orientando-a para o problema, procede ao exame físico específico e submete o paciente aos exames complementares que julga convenientes. Forma-se, assim, uma "base de dados", habitualmente registrada em fichas ou prontuários, utilizada para o raciocínio clínico no intuito de avaliar as condições de saúde do paciente, escolher a conduta mais oportuna e tecer prognósticos. Ainda como parte deste processo, o profissional de saúde tenta também identificar os fatores que possam influenciar o tratamento e a evolução do processo. Por exemplo, o pediatra tem consciência de que não basta apenas chegar a um diagnóstico clínico preciso, mas também encontrar condições para que a terapêutica seja rigorosamente seguida. Para tanto, pode ser indicado convencer familiares sobre a conduta a seguir, na residência, ou ir mais além, recomendando internação. O conhecimento destes aspectos não-biológicos permite conduzir a terapêutica e contornar dificuldades de maneira mais conveniente.

- **Diagnóstico epidemiológico**

Ao passar do nível individual para o coletivo, estas mesmas noções se aplicam. O diagnóstico coletivo baseia-se no conhecimento adequado do que ocorreu no passado, somado ao que se observa no presente, o que possibilita uma perspectiva do futuro. Para tal, é formada uma "base de dados", utilizada para gerar indicadores de modo a conhecer a situação, guiar programas, reorientar as atividades dos serviços ou formular prognósticos. Por vezes, o diagnóstico se limita a traçar o perfil de apenas uma doença. Nesta eventualidade, os modelos apresentados no capítulo anterior constituem referência para orientar o raciocínio. Outras vezes, o diagnóstico é mais abrangente incluindo outros problemas. Uma síntese sobre diagnóstico coletivo (ou epidemiológico) de saúde é apresentada a seguir.

C. COMPONENTES DE UM DIAGNÓSTICO COLETIVO DE SAÚDE

São muitas as alternativas e os aspectos a considerar em um diagnóstico coletivo. Assim sendo, a primeira tarefa consiste em decidir qual a sua abrangência e quais as características que se procurará conhecer.

1. QUATRO COMPONENTES PRINCIPAIS

De uma maneira bem ampla, os aspectos que comumente fazem parte de um diagnóstico coletivo de saúde de uma população podem ser agrupados em quatro categorias:

a) ASPECTOS ECOLÓGICOS E SOCIOPOLÍTICOS

Trata-se de conhecer o ambiente em que as pessoas vivem e trabalham, retratado em suas diferentes facetas, tais como a situação geográfica e topográfica, as condições de habitação e de saneamento ambiental. Por vezes, o elenco de aspectos a serem explorados é mais amplo, incluindo a produção local, o sistema de comunicações e a estrutura administrativa da localidade. São também incluídos os fatores que, de uma ou outra maneira, possam influenciar o perfil de saúde e os que devem ser considerados na solução dos problemas.

b) CARACTERÍSTICAS DEMOGRÁFICAS

O tamanho da população é o primeiro dado demográfico de interesse. É conveniente conhecer a distribuição da população em relação a sexo, grupo etário e classe social. As informações pertinentes são obtidas, principalmente, de recenseamentos e estimativas deles derivadas e costumam ser complementadas com outras, relativas à dinâmica da população: número de nascidos vivos, óbitos e migrantes.

c) CARACTERÍSTICAS DO PROCESSO SAÚDE-DOENÇA

São as informações sobre o padrão da mortalidade, a estrutura da morbidade em seus diversos ângulos, os fatores de risco e as características fisiopatológicas da população (distribuição da pressão arterial, peso corporal de crianças etc.).

d) CARACTERÍSTICAS DOS RECURSOS DISPONÍVEIS

Consistem no inventário dos recursos materiais (serviços para prevenção, cura e reabilitação), de recursos humanos (pessoal das diversas categorias) e de recursos financeiros existentes ou mobilizáveis para fazer frente às necessidades. Incluem, além da quantificação destes insumos, toda uma gama de estatísticas de serviços, de processos e produtos, acompanhada de estimativas sobre a respectiva produtividade.

Uma das preocupações da epidemiologia reside na mobilização e no uso de informações corretas para o diagnóstico de saúde, sendo de notar que as referentes ao processo saúde-doença têm tido ampla predominância.

2. SEQÜÊNCIA DE PROCEDIMENTOS

No intuito de gerar informações para o diagnóstico coletivo, pode-se adotar a seguinte seqüência de procedimentos, baseada no Quadro 4.14, anteriormente apresentado:

PRIMEIRA ETAPA — LISTAGEM DOS PROBLEMAS

Inicialmente compõe-se uma relação dos principais problemas de saúde da comunidade, com base na opinião de pessoas que, pela reconhecida competência, envolvimento com a situação ou posição que ocupem, possam contribuir para esta identificação. Isto pode ser feito mediante contactos individuais, posteriormente complementados por meio de discussões em grupo. Neste processo, há uma questão delicada e subjetiva, pois as "autoridades formais" podem estar habilitadas ou não para prestar tal esclarecimento, diferenciação às vezes difícil de estabelecer, especialmente para os que se iniciam na matéria. A "confiança em uma autoridade inadequada", aqui e em outros contextos, é um dos motivos principais pelos quais o trabalho não anda a contento ou nem chega a ser realizado.

Ressalte-se que a fase inicial de listagem de problemas está fora de cogitação quando o tema para investigação já está predefinido, como é o caso, por exemplo, de um estudo sobre prevalência de hipertensão.

SEGUNDA ETAPA — PESQUISA DE TRABALHOS PUBLICADOS SOBRE O TEMA

Esta pesquisa incide em documentos, relatórios, anuários, artigos científicos, livros ou qualquer outro trabalho realizado e visa a conhecer o local, a população, os níveis de mortalidade e de morbidade, os fatores de risco e os recursos. O seu objetivo é o de reunir estatísticas e suas interpretações para possibilitar uma avaliação preliminar do problema.

TERCEIRA ETAPA — LEVANTAMENTO DE DADOS REGISTRADOS

Pelo exame de prontuários e fichas, em arquivos de serviços de saúde ou afins, obtêm-se dados adicionais que permitem situar melhor o problema, quando as informações estatísticas não fornecem semelhante quadro: é o que ocorre, por exemplo, quando se quer caracterizar a demanda atendida nos serviços e os medicamentos mais prescritos.

- **Exemplo**: levantamento de dados sobre morbidade

Na implantação da CEME (Central de Medicamentos), órgão do Governo Federal, foi feito, no ano de 1972, um extenso levantamento de prontuários médicos referente ao ano de 1971, em amostra aleatória de estabelecimentos de saúde por todo o país, abrangendo 186 municípios. O seu objetivo consistiu em identificar o quadro de doenças atendidas nos serviços, no intuito de estimar a demanda por medicamentos. Os resultados não foram publicados em sua totalidade, a não ser para circulação interna, quando serviram de orientação para o planejamento, a produção e a compra de produtos farmacêuticos por aquela agência do governo. Predominaram, como motivo de "consultas médicas", as diarréias, as verminoses, as infecções respiratórias e os acidentes e violências, em todas as regiões do país. Entre as "altas hospitalares", os diagnósticos mais freqüentes estiveram relacionados à gestação e ao parto, às doenças diarréicas, às do aparelho genitourinário e aos acidentes e violências. No Norte do país, apareceu também a malária como importante causa de internação.[95]

QUARTA ETAPA — INQUÉRITO PARA COMPLETAR AS INFORMAÇÕES.

Por vezes, é conveniente complementar as informações coletadas nas fases anteriores. Para tanto, é preciso contactar as pessoas nos serviços de saúde por elas freqüentados ou nos seus locais de trabalho, estudo ou lazer. Esta coleta de dados pode também ser feita no próprio domicílio.

O inquérito pode ser apenas qualitativo, sem a preocupação estatística com a representatividade dos casos incluídos na avaliação, pois, mesmo assim, são reunidas muitas informações valiosas para o conhecimento da situação.

O inquérito pode ter, também, maior abrangência, buscando contactar uma amostra de pessoas representativa da população. Nesta opção, é possível conhecer e quantificar, em termos estatísticos, as necessidades percebidas e não-percebidas, as pessoas atendidas e não-atendidas nos serviços, assim como outros aspectos relacionados com necessidades, demanda e usos de serviços de saúde, e extrapolar os resultados para toda a população. Numerosos exemplos são apresentados, neste livro, de inquéritos desta natureza realizados no país.

O Quadro 4.16 apresenta um resumo dos principais componentes do diagnóstico de saúde de uma comunidade. Nem todos os aspectos apresentados na relação são de pesquisa obrigatória, da mesma maneira que, no diagnóstico clínico individual, não são usadas todas as técnicas de anamnese e de exame físico ou a totalidade de exames complementares. A arte do diagnóstico coletivo reside na correta seleção dos aspectos a considerar e em determinar adequadamente a profundidade com que os temas serão tratados.

D. INDICADORES PARA AVALIAÇÃO DO PROGRAMA "SAÚDE PARA TODOS"

São incontáveis os indicadores de saúde, motivo pelo qual qualquer lista oferece apenas a visão de alguns. Todavia, cabe perguntar se uma extensa relação seria de utilidade prática para acompanhar os progressos provenientes da adoção de uma dada política de saúde. Provavelmente, os indicadores até aqui apresentados podem ser utilizados com proveito. No entanto, como já foi realçado, é conveniente selecionar apenas os mais relevantes para o objetivo da avaliação, de modo que as comparações indispensáveis, regionais e temporais, possam ser realizadas.

• Exemplo 1: o programa da OMS "Saúde para Todos no Ano 2000"

Embora a preocupação seja bastante antiga, a década de 1970 testemunhou um esforço mundial no intuito de alcançar um mínimo de saúde para todos os habitantes do planeta. O movimento se cristalizou na "Declaração de Alma-Ata", datada de 1978, por ocasião de uma conferência internacional realizada na cidade do mesmo nome na então União Soviética, no decurso da qual foi recomendado que tal objetivo fosse alcançado através da atenção primária.[96] A Declaração conclamava os governos a formularem planos nacionais de saúde, estratégias e ações para desenvolverem os cuidados primários como parte de um sistema global de saúde, em coordenação com outros setores.

No Brasil, os técnicos enfatizaram a necessidade de estender os serviços básicos de saúde a toda a população, como foi amplamente discutido nas Conferências Nacionais de Saúde, promovidas pelo Ministério da Saúde àquela época. Neste processo, a reorganização do sistema de saúde, a regionalização e a hierarquização efetiva dos serviços constituem passos fundamentais. Estes tópicos serão debatidos no Cap. 23.

Para acompanhar os progressos obtidos na consecução dos objetivos, foram escolhidos vários indicadores com o intuito de avaliar o que se denominou "Saúde para Todos no Ano 2000".[97-100] Uma relação composta por poucos indicadores tornaria a tarefa mais fácil (Quadro 4.17). Observe-se que, para cada indicador, está assinalada uma "meta" a ser alcançada, por exemplo, a mortalidade infantil deve manter-se abaixo de 50 óbitos por grupo de 1.000 nascidos vivos. As metas representam valores que devem ser alcançados ou ultrapassados no período.

• Exemplo 2: Cuba e Costa Rica

Nas últimas décadas, a estrutura da morbimortalidade destes dois países modificou-se substancialmente, e hoje assemelha-se à de um país desenvolvido. As doenças crônico-degenerativas predominam no quadro de morbimortalidade.

Uma análise comparativa entre as metas propostas pela OMS para alcançar "Saúde para Todos no Ano 2000" e os resultados na província da capital cubana, em 1982, aparece no Quadro 4.18:[101] note-se que as metas são um pouco mais ambiciosas do que no quadro anterior.

Em 1978, a mortalidade infantil na Costa Rica situava-se em 22,3 óbitos por 1.000, variando de 15,0 por 1.000, no município de menor mortalidade, a 31,3 por 1.000, no de maior coe-

Quadro 4.16 Componentes de um diagnóstico comunitário de saúde

1. Aspectos demográficos, incluídos os eventos vitais.
2. Causas de morbidade e mortalidade (ao menos, por sexo e faixa etária).
3. Uso de serviços de saúde, especialmente os materno-infantis.
4. Perfil de nutrição, dieta, desmame e crescimento de pré-escolares e escolares.
5. Aspectos culturais e de estratificação socioeconômica.
6. Perfil de liderança e de comunicação, na sociedade.
7. A saúde mental, com avaliação das causas mais freqüentes de estresse.
8. O meio ambiente, especialmente a água, o domicílio e os vetores de doença.
9. Conhecimentos, atitudes e práticas da população, em relação a atividades relacionadas com a saúde.
10. Epidemiologia das principais doenças endêmicas.
11. Recursos disponíveis para o desenvolvimento da região, da área de saúde e de outra natureza, tais como serviços sociais e agências de agricultura e veterinária.
12. Grau de envolvimento das pessoas em autocuidados e uso de formas alternativas de atenção à saúde.
13. Razões do fracasso de programas de saúde, no passado, e as prováveis dificuldades a serem encontradas, no futuro.

Fonte: Modificado de Bennett FJ, Community diagnosis and health action. London, MacMillan Press Ltda., 1979:5.[87]

Quadro 4.17 Indicadores de saúde recomendados pela Organização Mundial da Saúde para acompanhar os progressos em direção à meta de alcançar "Saúde para Todos no ano 2000"

- MORTALIDADE (OU SOBREVIVÊNCIA)
1. Coeficiente de mortalidade infantil: menos do que 50 óbitos por 1.000 nascidos vivos.
2. Esperança de vida ao nascer: acima de 60 anos.
- NUTRIÇÃO
3. Proporção de recém-nascidos de baixo peso (< 2500 g): menos de 10%.
4. Proporção de crianças com peso inadequado para a idade: menos de 10%.
- CONDIÇÕES SOCIOECONÔMICAS
5. Proporção de analfabetos em adultos, homens ou mulheres: menos de 30%.
6. Renda *per capita*: maior que 500 dólares.
- SERVIÇOS DE SAÚDE:
  a) COBERTURA para 100% da população
7. Água potável no domicílio ou até 15 minutos de distância a pé.
8. Eliminação adequada de dejetos no domicílio ou no peridomicílio.
9. Assistência à saúde em nível local, inclusive disponibilidade de 20 medicamentos essenciais, ao menos a uma hora de distância a pé ou utilizando meios de transporte.
10. Pessoal treinado disponível para atendimento pré-natal e ao parto.
  b) EFETIVIDADE
11. Imunização de todas as crianças contra difteria, tétano, coqueluche, pólio, sarampo e tuberculose.
  c) FINANCIAMENTO
12. Proporção do PNB gasto em saúde: ao menos 5%.
13. Proporção adequada do gasto com saúde vinculada aos cuidados em nível local (a ser definida em cada região).
14. Distribuição *per capita* igualitária de recursos (em termos de gastos, pessoal e facilidades), para cuidados primários de saúde, entre os vários segmentos populacionais e áreas geográficas.
- POLÍTICA DE SAÚDE
15. Existência de mecanismos para implementar as estratégias de "Saúde para Todos", tais como possibilidade de a população expressar demanda e necessidades, participação ativa de grupos e decisões descentralizadas.
16. Endosso das autoridades às estratégias de "Saúde para Todos", tanto em nível de política como da estrutura organizacional e de orçamento.

Fonte: World Health Organization, Health for All Series No. 4, 1981:39.[97]

ficiente.[102] Assim, metas mais ambiciosas podem ser estipuladas para regiões ou países, como Costa Rica e Cuba, que já alcançaram estágios de saúde mais avançados.

Aproximadamente à mesma época, em 1978, para termos de comparação, a mortalidade infantil no Brasil era estimada em 88 óbitos por 1.000 nascidos vivos e a do Nordeste em 124 óbitos para cada 1.000 nascimentos.[103] No Nordeste, por sua vez, sabe-se da existência de áreas de mortalidade ainda mais elevada, mas também de áreas restritas ou de segmentos privilegiados da população em que os coeficientes de mortalidade são bem mais baixos.

- Exemplo 3: Europa e Estados Unidos

Em regiões mais desenvolvidas, os objetivos e metas são outros, condizentes com a situação de saúde prevalente. Muitos destes países, como Canadá, Estados Unidos e a maioria das nações européias, estabeleceram seus objetivos e metas, os quais servem de pontos de referência para fins de avaliação e comparação.

Os Estados Unidos desenvolveram o que denominam "objetivos de saúde para a nação" (*health objectives for the nation*). Como parte deste esforço, definiram um conjunto de 18 indicadores e um sistema de acompanhamento, de modo a avaliar o estado de saúde de cada comunidade e de toda a nação, a fim de identificar desvios que possam ser levados em conta na reformulação das atividades.[104-106] O boletim de vigilância epidemiológica daquele país, "*Mortality and Morbidity Weekly Report*", divulga, periodicamente, os resultados alcançados.

Na Europa, entre as 38 metas fixadas para as diversas regiões, a serem atingidas até o ano 2000, estão as seguintes:[107-109]

- coeficiente de mortalidade infantil menor do que 20 óbitos por 1.000 nascidos vivos;
- expectativa de vida ao nascer de pelo menos 75 anos;
- coeficiente de mortalidade materna de menos de 15 óbitos por 100.000 nascidos vivos; e
- ausência de casos autóctones de sífilis congênita, rubéola congênita, tétano neonatal, difteria, poliomielite, sarampo e malária.

VI. COMENTÁRIO FINAL

No capítulo, foi feita uma síntese sobre os principais indicadores de saúde, a epidemiologia descritiva e o diagnóstico de

Quadro 4.18 Comparação entre as metas fixadas pela Organização Mundial da Saúde no programa "Saúde para Todos no ano 2000" e os indicadores de saúde da Província de Havana, Cuba, em 1982

Indicadores	Meta OMS ano 2000	Havana ano 1982
Esperança de vida ao nascer (anos)	70	72
Mortalidade infantil (óbitos por 1.000) *	30	15
Mortalidade um a quatro anos (óbitos por 10.000)	24	5
Imunizações de rotina em menos de um ano (%)	100	100
Acesso a água potável (%)	100	78**
Acesso a esgoto (%)	100	88***
Acesso a serviços de saúde	100	100

* por 1.000 nascidos vivos
** 100% da população urbana e 17% da rural
*** 100% da população urbana e 30% da rural
Fonte: Castell-Florit e Cols, Revista Cubana de Administración de Salud 184; 10(4):325-332.[101]

saúde de uma comunidade. Foi realçado que há muitos aspectos da saúde que requerem quantificação, cada qual com numerosos indicadores. Alguns destes são mais apropriados para certas situações do que outros. Tradicionalmente, são usadas a mortalidade e a morbidade, esta última através de aspectos como a presença de doenças, sua gravidade e o resultante nível de incapacidade. A abordagem tem privilegiado a quantificação negativa da saúde, mas novos indicadores estão sendo desenvolvidos para englobar as dimensões biopsicossociais envolvidas. Na verdade, os aspectos positivos de saúde são de mais difícil manuseio, pois é muito mais complexa a construção de indicadores que traduzam questões como normalidade, sensação de bem-estar, harmonia, qualidade de vida ou adequação do indivíduo para a realização das atividades do quotidiano. As investigações levadas a efeito para esclarecer semelhantes pontos são relativamente recentes e muito ainda está por ser feito, tanto no que se refere à seleção dos aspectos de saúde a quantificar, quanto ao que diz respeito ao desenvolvimento de instrumentos que viabilizem tal quantificação. Apesar de evidentes lacunas no conhecimento, a literatura sobre o assunto já é extensa. Numerosos indicadores de saúde, de cunho subjetivo, foram elaborados e validados nos últimos anos, seja para a população geral, seja para grupos específicos, de modo que há numerosas opções de escolha para quem queira realizar uma investigação e utilizar tais indicadores. A tendência é este número de indicadores crescer consideravelmente.

Nos próximos capítulos, alguns dos temas aqui tratados serão aprofundados, devido à importância que assumem na epidemiologia atual: a mensuração da morbidade (Cap. 5), da mortalidade (Cap. 6) e da natalidade e fecundidade (Cap. 7). Mais adiante (Cap. 8), esses temas, a morbidade, a mortalidade, a natalidade e a fecundidade, serão debatidos em relação às características da população, sob o título "transição demográfica e epidemiológica".

QUESTIONÁRIO

1. Para que são utilizados os indicadores de saúde? Exemplifique.
2. Que critérios são empregados para avaliar os indicadores de saúde?
3. O que medem os coeficientes?
4. Assinale uma importante diferença entre coeficientes e proporções.
5. Quais os principais indicadores de saúde utilizados na atualidade?
6. O que significam indicadores de saúde positivos? E os negativos?
7. Discorra sobre a epidemiologia descritiva.
8. Quais são as perguntas básicas da epidemiologia descritiva?
9. Enumere algumas variáveis relacionadas às características das pessoas e do lugar.
10. Como se faz um estudo descritivo?
11. Quais as principais fontes de dados para a epidemiologia descritiva?
12. Discorra sobre inquéritos de conhecimentos, atitudes e práticas.
13. Qual a relação entre diagnóstico coletivo e planejamento de saúde?
14. Qual a analogia entre diagnóstico individual e diagnóstico coletivo?
15. Comente a seqüência de procedimentos habitualmente usada para reunir informações com vistas à elaboração de diagnósticos coletivos.

EXERCÍCIOS E LEITURA COMPLEMENTAR

4.1. Escolha um tema de saúde e proceda à sua descrição epidemiológica. Eis algumas sugestões de temas: sarampo, tétano, difteria, acidentes de trânsito, mortalidade infantil, litíase urinária, colecistite, má-nutrição protéico-calórica, acidente vascular cerebral, intoxicações e picadas de cobra.
4.2. Verifique como está a saúde de sua comunidade. Raciocine em termos de bairro, cidade, município, estado ou país, dependendo do seu acesso às informações pertinentes. Calcule alguns indicadores que reflitam a situação de saúde da região selecionada.
4.3. Qual a importância do diagnóstico de saúde da comunidade, no ensino das ciências de saúde? Em que ele poderia contribuir para este ensino?
4.4. Quais os componentes básicos de um diagnóstico de saúde da comunidade? Deve haver "rigidez" na seleção dos seus componentes — uniformidade que facilitaria comparações periódicas e entre localidades — ou tal rigidez impediria a "criatividade" dos diagnósticos coletivos de saúde?
4.5. As questões apresentadas no item anterior nortearam parte das discussões de seminários da Associação Brasileira de Escolas Médicas[110] e da Associação Brasileira de Saúde Coletiva,[111] cujos Anais constituem excelente material para reflexão sobre diagnóstico de saúde da comunidade. Os livros-texto sobre planejamento de saúde contêm, também, capítulos sobre o tema.
4.6. Selecione um artigo sobre diagnóstico coletivo e critique-o, utilizando as instruções do capítulo como referência.

REFERÊNCIAS BIBLIOGRÁFICAS

1. MURNAGHAM Jane H. Health indicators and information systems for the year 2000. Annual Review of Public Health 1981; 2:299-361.
2. HANSLUWKA Harald E. Measuring the health of populations, indicators and interpretations. Social Science & Medicine 1985; 20(12):1207-1224.
3. APGAR V & JAMES LS. Further observations on the newborn scoring system. American Journal of Diseases of Childhood 1962; 104:419-428.
4. SULLIVAN Daniel F. A single index of mortality and morbidity. Public Health Reports 1971; 86(4):347-354. Reproduzido, em inglês e em espanhol, em publicação da Organização Pan-Americana da Saúde: El desafio de la epidemiología: problemas y lecturas seleccionadas. Washington, OPS (Publicación Científica 505), 1988:245-253 (edição em espanhol). Na edição em inglês, pp 235-242.
5. World Health Organization. Measurement of levels of health. Genebra, WHO, Technical Report Series 137, 1957.
6. HOLLAND Walter W, IPSEN Johannes & KOSTRZEWSKI Jan (Editores). Measurement of levels of health. Geneva, WHO (Regional Publications European Series 7), 1979.
7. SULLIVAN Daniel F. Conceptual problems in developing an index of health. Washington, Vital and Health Statistics, National Center for Health Statistics, Public Health Service Publication No. 1000, Series 2, No. 17, 1986.
8. GUYATT GH, KIRSHNER B & JAESCHKE R. Measuring health status: what are the necessary measurement properties? Journal of Clinical Epidemiology 1992; 45(12):1341-1345. Ver também pgs 1347-1355.
9. Ministério da Saúde. Cólera. 3 ed, Brasília, Secretaria Nacional de Vigilância Sanitária, 1991.
10. CRUZ Osvaldo G. Opera Omnia. Rio de Janeiro, Impressora Brasileira Ltda, 1972:562.

11. FRANCO Odair. História da febre amarela no Brasil. Rio de Janeiro, SUCAM, Ministério da Saúde, 1976.
12. ANJOS Luiz A. Índice de massa corporal (massa corporal/estatura) como indicador do estado nutricional de adultos: revisão da literatura. Revista de Saúde Pública (SP) 1992; 26(6):431-436.
13. MOLINA Gustavo & NOAM Ilana F. Indicators of health, economy, and culture in Puerto Rico and Latin America. American Journal of Public Health 1964; 54(8):1191-1206.
14. AUSTIN Charles J. Selected social indicators in the health field. American Journal of Public Health 1971; 61(8):1507-1513.
15. CAMINHA João Antonio N, CASARIN Arlindo & BUENO Isaura. Indicadores de saúde. Porto Alegre, R Med Atm 1974; 9:25-59.
16. PATRICK Donald L & BERGNER Marilyn. Measurement of health status in the 1990s. Annual Review of Public Health 1990; 11:165-183.
17. ENGEL Arthur. Measurement of effectiveness and efficiency. Em: Anais, Sexto Congresso Internacional da Associação Internacional de Epidemiologia (IEA), Uses of epidemiology in planning health services. Belgrado, Savremena Administracija, 1973:907-911.
18. WHITE KL, WILLIAMS TF & GREENBERG BG. The ecology of medical care. New England Journal of Medicine 1961; 265:885-892.
19. WHITE Kerr L. Life and death and medicine. Scientific American 1973:229:23-33.
20. SYDENSTRICKER Edgar. Statistics of morbidity. Conferência proferida em 1931. Reproduzido, em inglês e em espanhol, em publicação da Organização Pan-Americana da Saúde: El desafio de la epidemiologia: problemas y lecturas seleccionadas. Washington, OPS (Publicación Científica 505), 1988:172-180 (edição em espanhol). Na edição em inglês, pp 167-175.
21. PAREDES Raul & MEJIA Alfonso. The Colombian study of health manpower and medical education. Milbank M Fund Quart 1968; 46(2 part 2):34-42 (ver, no mesmo número, outros artigos sobre o tema).
22. Estudio de recursos humanos para la salud y la educación médica en Colombia: métodos y resultados. Bogotá, Ministerio de Salud Pública de Colombia & Asociación Colombiana de Faculdades de Medicina, 1969.
23. DUQUE Luis F (Editor). Recursos humanos y salud. Medellín, Colômbia, Editorial Bedout SA, 1975.
24. HORNBROOK MC. Techniques for assessing hospital case mix. Annual Review of Public Health 1985; 6:295-324.
25. GROSS Peter A. Severity of illness indicators. Infection Control & Hospital Epidemiology 1989; 10(6):257-260.
26. ROWLEY Glenn & FIELDING Katy. Reliability and accuracy of the Glasgow Coma Scale with experienced and inexperienced users. Lancet 1991; 337:535-538.
27. KNAUS William A, DRAPER Elizabeth A, WAGNER Douglas P & ZIMMERMAN Jack E. Apache II: a severity of disease classification system. Critical Care Medicine 1985; 13(10):818-829.
28. MULLER C, JAFFE FS & KOVAR MG. Reproductive efficiency as a social indicator. Em: Elinson J & Giegmann. Socio-medical health indicators. Farmingdale, Nova Yorque, Baywood Publ Co, 1976:89-107.
29. KATZ S & AKPON CA. A measure of primary sociological functions. International Journal of Health Services 1976; 6(3):493-507.
30. VÁSQUEZ Griselda U, RODRÍGUEZ Juan CR, LIMA Leticia GR & LA TORRE Norma CG. El trabajo femenino y la salud de cuatro grupos de mujeres en Guadalajara, México. Boletín de la Oficina Sanitaria Panamericana 1991; 111(2):101-111.
31. HUNT Sonja M, McEWEN James & McKENNA SP. Social inequalities and perceived health. Effective Health Care 1985; 2:151-159.
32. CAINE N, HARRISON SCW, SHARPLES LD & WALLWORK J. Prospective study of quality of life before and after coronary artery bypass grafting. British Medical Journal 1991; 302(6775):511-516.
33. BERGNER M et al. The sickness impact profile: validation of a health status measure. Medical Care 1976; 14:57-67.
34. BERGNER M et al. The sickness impact profile: development and final revision of a health state measure. Medical Care 1981; 19:787-805.
35. Organización Mundial de la Salud. Medición del cambio del estado nutricional. Ginebra, OMS, 1983. 105 pgs.
36. BEGHIN Ivan, CAP Miriam & DUJARDIN Bruno. A guide to nutritional assessment. Genebra, WHO, 1988.
37. BATISTA FILHO Malaquias & SHIRAIWA Tizuko. Indicadores de saúde para um sistema de vigilância nutricional. Cadernos de Saúde Pública 1989; 5(1):105-116.
38. JELLIFFE Derrick B & JELLIFFE E F Patrice. Community nutritional assessment. Oxford, Oxford University Press, 1989
39. WILLETT Walter. Nutritional epidemiology. New York, Oxford University Presss, 1990.
40. World Health Organization Working Group. Use and interpretation of anthropometric indicators of nutritional status. Bulletin of the World Health Organization, 1986; 64:929-941.
41. GRANT James P. Nuevo procedimiento para medir los progresos del nivel de vida. Foro Mundial de la Salud 1981; 2(3):433-446.
42. SILVA Pedro LB & MEDICI André C. Considerações sobre o gasto em saúde no Brasil: dilemas até o final do século. Cadernos de Saúde Pública 1988; 4(1):88-105.
43. SCHIEBER George J & POULLIER Jean-Pierre. International health spending: issues and trends. Health Affairs 1991; 10(1):106-116.
44. TERRIS Milton. The epidemiologic revolution, national health insurance and the role of health departments. American Journal of Public Health 1976; 66(12):1155-1164.
45. BROWN VA. From sickness to health: an altered focus for health-care research. Social Science & Medicine 1981; 15A:195-201.
46. SACKETT DL, CHAMBERS LW, MacPHERSON AS, GOLDSMITH CH & MCAULEY RG. The development and application of indices of health: general methods and a summary of results. American Journal of Public Health 1977; 67(5):423-428.
47. DELIEGE D. Indicators of physical, mental and social wellbeing. World Health Statistics Quarterly 1983; 36(3):349-393.
48. NAJMAN Jackob M & LEVINE Sol. Evaluating the impact of medical care and technologies on the quality of life: a review and critique. Social Science & Medicine 1981; 15B:107-115.
49. BERGNER Marilyn. Measurement of health status. Medical Care 1985; 23:696-704.
50. KATZ Sydney (Editor). The Portugal Conference: measuring quality of life and functional status in clinical and epidemiological research. Journal of Chronic Diseases 1987; 40:459-650 (vários artigos).
51. SPITZER Walter O. State of science 1986: quality of life and functional status as target variables for research. Journal of Chronic Diseases 1987; 40:465-471.
52. LOHR Kathleen NA & WARE Jr John E. Advance in health assessment. Journal of Chronic Diseases 1987; 40 (Suplemento 1): todo o número dedicado ao tema.
53. HAES JCLM & KNIPPENBERG FCE. Quality of life instruments for cancer patients: Babel's Tower revisited. Journal of Clinical epidemiology 1989; 42:1239-1241.
54. ABRASCO. Anais do II Congresso Brasileiro de Epidemiologia. Qualidade de vida: compromisso histórico da epidemiologia. Belo Horizonte, Coopmed Editora/ABRASCO, 1994.
55. GUYATT GH, BOMBARDIER C & TUGWELL PX. Measuring disease-specific quality of life in clinical trials. Canadian Medical Association Journal 1989; 134:889-895.
56. GUYATT GH, VAN ZANTEN SJOV, FEENEY DH & PATRICK DL. Measuring quality of life in clinical trials: a taxonomy and review. Canadian Medical Association Journal 1989; 140:1441-1448.
57. MARKS Guy B, DUNN Stewart M & WOOLCOCK Ann J. A scale for the measurement of quality of life in adults with asthma. Journal Clinical of Epidemiology 1992; 45(5):461-472.
58. GANZ PA, LEE JJ, SIM MS, POLINSKY ML & SCHANG AC. Exploring the influence of multiple variables on the relationship of age to quality of life in women with breast cancer. Journal Clinical of Epidemiology 1992; 45(5):473-486.
59. PARKERSON Jr George R, BROADHEAD W Eugene & TSE Chiu-Kit J. Quality of life and functional health of primary care patients. Journal Clinical of Epidemiology 1992; 45(11):1303-1314.
60. EPSTEIN RS, DEVERKA PA, CHUTE CG, PANSER L, OESTERLING JE, LIEBER MM, SCHWARTZ S & PATRICK D. Validation of a new quality of life questionnaire for benign prostatic hyperplasia. Journal Clinical of Epidemiology 1992; 45(12):1431-1445.
61. FERREIRA Aurélio BH. Novo dicionário da língua portuguesa. 2a. ed, Rio de Janeiro, Editora Nova Fronteira, 1986.
62. BRAMBILLA Donald J & McKINLAY Sonja M. A comparison of responses to mailed questionnaires and telephone interviews in a mixed mode health survey. American Journal of Epidemiology 1987; 126 (6):962-971.
63. CAMPBELL H. Es indispensable conocer la actitud de la población local. Noticias sobre IRA (infecciones respiratorias agudas) 1993; (24):1.
64. CARANDINA Luana & MAGALDI Cecília. Análise das condições de saúde e de vida da população urbana de Botucatu, SP (Brasil): II. Conhecimentos e opiniões da população sobre sintomas de doenças, 1983. Revista de Saúde Pública (SP) 1989; 23(3):196-206.
65. CANDEIAS Nelly Martins F. Assistência pré-natal: conhecimentos, atitudes e práticas de mulheres internadas no serviço de obstetrícia de um hospital do município de São Paulo, Brasil. Revista de Saúde Pública (SP) 1980; 14:427-438.
66. BARBOSA Frederico S & FERRAZ Elenice. Aspectos epidemiológicos da reprodução humana: I. O estudo de Sobradinho, Brasília, DF, Brasil. Maternidade e Infância 1977; 36(1):15-27.

67. SCHOR Néia & LOPEZ A Fanny. Adolescência e concepção: 1. Estudo de conhecimento e uso em puérperas internadas por parto ou aborto. Revista de Saúde Pública (SP) 1990; 24(6):506-511.
68. MEIRA Affonso R & FERRAZ Flávio RC. Liberação do aborto: opinião de estudantes de Medicina e de Direito, São Paulo, Brasil. Revista de Saúde Pública (SP) 1989; 23(6):465-472.
69. OSIS Maria José D, HARDY Ellen, FAÚNDES Anibal, ALVES Graciana & BALAREZO Gunther. Opinião das mulheres sobre as circunstâncias em que os hospitais deveriam fazer abortos. Cadernos de Saúde Pública (RJ) 1994; 10(3):320-330.
70. GIR Elucir, MORIYA Tokico M, ROBAZZI Maria Lúcia CC, OLIVEIRA Maria Helena P, BUENO Sônia MV & MACHADO Alcyone A. Doenças sexualmente transmissíveis: conceitos, atitudes e percepções entre coletores de lixo. Revista de Saúde Pública (SP) 1991; 25(3):226-229.
71. RAFFAELLI Marcela, CAMPOS Regina, MERRIT Alice P, SIQUEIRA Eliana, ANTUNES Carlos Maurício, PARKER Richard, GRECO Marília, GRECO Dirceu, Halsey Neal & the Street Youth Study Group. Sexual practices and attitudes of street youth in Belo Horizonte, Brazil. Social Science & Medicine 1993; 37(5):661-670
72. FERNANDES João Cláudio L, COUTINHO Evandro SF & MATIDA Alvaro. Conhecimentos e atitudes relativas a SIDA/AIDS em uma população de favela do Rio de Janeiro. Cadernos de Saúde Pública (RJ) 1992; 8(2):176-182.
73. SOUZA-FILHO Edson A & HENNING Márcia G. Representações sociais da AIDS, práticas sociais e vida sexual entre heterossexuais, bissexuais e homossexuais em Brasília, Brasil. Cadernos de Saúde Pública (RJ) 1992; 8(4):428-441.
74. BIZERRA JF, GAZZANA MR, COSTA CH, MELLO DA & MARSDEN PD. Qué saben de la enfermedad de Chagas las poblaciones afectadas? Foro Mundial de la Salud 1981; 2(3):457-461.
75. MAGALHÃES Hílman MTV, COSTA Jackson ML, COSTA Rosemary M, FRANÇA Flávio, VALE Kyola C, MARSDEN Philip & MAGALHÃES Albino. Mudança do comportamento cognitivo da atitude de uma população de região endêmica do sul da Bahia diante da leishmaniose tegumentar. Revista da Sociedade Brasileira de Medicina Tropical 1990; 23(1):49-52.
76. PEREIRA Isabel MTB, WESTPHAL Márcia F & STEWIEN Glacilda TM. Percepções do médico-chefe a respeito de atividades educativas em Postos de Assistência Médica. Revista de Saúde Pública (SP) 1991; 25(4):306-314.
77. The Population Council. A manual for surveys of fertility and family planning: knowledge, attitudes and practice. Nova Iorque, The Population Council, 1970:6.
78. KERLINGER Fred N. Foundations of behavioral research. 2a. ed, Nova Iorque, Holt, Rinehart and Wiston Inc, 1973.
79. ABRAMSOM JH. Survey methods in community medicine. 2a. ed, Edimburgo, Churchill Livinstone, 1979.
80. GOODE William J & HART Paul K. Métodos em pesquisa social. Tradução de Carolina M Bori, São Paulo, Ed Nacional, 1979:98.
81. BABBIE Earl. The practice of social research. 5a. ed, Belmont, Califórnia, Wadsworth Inc, 1989.
82. SANDERS BS. Measuring community health levels. American Journal of Public Health 1964; 54:1063-1070.
83. SAYEG Mário A. Diagnóstico de saúde. Em: A saúde da comunidade: a estatística como instrumento de trabalho. Associação Brasileira de Escolas Médicas 1969:221-239.
84. ALVIM Ermengarda F. O diagnóstico de saúde de um estado da Federação. Em: A saúde da comunidade - a estatística como instrumento de trabalho. Associação Brasileira de Escolas Médicas 1969:241-251.
85. CHAPMAN John & COULSON Anne. Community diagnosis: an analysis of indicators of health and disease in a metropolitan area. International Journal of Epidemiology 1972; 1:75-81.
86. FERRARA FA, ACEBAL E & PAGANINI JM. Medicina de la comunidad: elementos necesarios para la determinacion de un diagnostico sanitario. Buenos Aires, Intermédica, 1972:59-63.
87. BENNET FJ (Editor). Community diagnosis and health action. London, MacMillan Press Ltda., 1979.
88. BAIR William C. Teaching community diagnosis to medical students: evaluation of a case study approach. Journal of Community Health 1980; 6(1):54-64.
89. SHEAHAN Sharon L & AARON Phil R. Community assessment: an essential component of practice. Health Values 1983; 7(5):12-15.
90. DANILEVICZ Nelson & MENEGHEL Stella N. Avaliação das condições de saúde no Rio Grande do Sul. Revista de Saúde Pública (SP) 1986; 20(2):107-114.
91. VICTORA Cesar G, BARROS Fernando C, TOMASI Elaine, FERREIRA Francisca S, MacAULIFFE Jay, SILVA Anamaria C, ANDRADE Francisca M, WILHELM Lídia, BARCA Danila V, SANTANA Stella, GONZALEZ-RICHMOND Alejandro & SHRIMPTON Roger. A saúde das crianças dos Estados do Ceará, Rio Grande do Norte e Sergipe, Brasil: descrição de uma metodologia para diagnósticos comunitários. Revista de Saúde Pública (SP) 1991; 25(3):218-225.
92. BARROS Fernando C & VICTORA Cesar G. Epidemiologia da saúde infantil: um manual para diagnósticos comunitários. São Paulo, Editora Hucitec/UNICEF, 1991.
93. LEWIS AF & MODLE WJ. Health indicators: what are they? An approach to efficacy in health care. Health Trends 1982; 24:3-8.
94. PELLETIER L. Les indicateurs de santé et la planification sanitaire. Revue d'Épidémiologie et de Santé Publique 1990; 38(1):47-56.
95. ALBUQUERQUE Aníbal M. Saúde, problema de todos os brasileiros. Revista da Fundação SESP 1979; 24:58-84.
96. OMS/UNICEF. Cuidados primários de saúde: Declaração de Alma-Ata 1978. Brasil, UNICEF, 1979.
97. World Health Organization. Development of indicators for monitoring progress towards health for all by the year 2000. Ginebra, WHO, Health for All Series No. 4, 1981.
98. Indicators for Health-for-All strategies. World Health Statistics Quarterly 1986; 39(4) (coletânea de 11 artigos sobre o tema).
99. Information support to health system development and management. World Health Statistics Quarterly 1988; 41(1) (coleção de cinco artigos sobre o tema).
100. Monitoring progress in implementing strategies for Health for All (second report): global strategy for Health for All by the year 2000. World Health Statistics Quarterly 1989; 42(4).
101. CASTELL-FLORIT Pastor, ROSAS Luiz S & DUARTE Sergio RL. Estado comparativo entre los indicadores de salud de la provincia La Habana y los señalados por la OMS para alcanzar la meta de "Salud para todos en el año 2000". Revista Cubana de Administración de Salud 1984; 10(4):325-332
102. PEREIRA Maurício G. Serviços de saúde para todos: o caso de Costa Rica. Boletin de la Oficina Sanitaria Panamericano 1986; 101(1):58-73.
103. IBGE/UNICEF. Perfil estatístico de crianças e mães no Brasil: situação de saúde 1981. Rio de Janeiro, IBGE, 1984.
104. MASON James O. A prevention policy framework for the nation. Health Affairs 1990; 9(2):22-29 (ver também, mesmo número: 152-162).
105. Centers for Disease Control and Prevention (CDC). Consensus set of health indicators for the general assessment of community health status: United States. Mortality and Morbidity Weekly Report 1991; 40(27):449-451.
106. ZOCCONI SL & CARSON CA. CDC's consensus set of health status indicators: monitoring and priorization by state health departments. American Journal of Public Health 1994; 84(10):1644-1646.
107. World Health Organization. Targets for Health for All. Copenhagen, WHO Office for Europe, 1985.
108. World Health Organization. Evaluation of the strategy for health for all by the year 2000. Seventh report on the world health situation, volume 5, Europa. Copenhagen, WHO Office for Europe, 1986:76.
109. Organización Mundial de la Salud. Aplicación de la estratégia mundial de salud para todos en el año 2000. Segunda avaliación: octavo informe sobre la sitación sanitaria mundial. OMS, Ginebra, 1993 (consta de uma análise mundial e seis informes regionais).
110. Associação Brasileira de Escolas Médicas. A saúde da comunidade: a estatística como instrumento de trabalho (Anais do seminário). Manguinhos, ABEM, 1969.
111. Associação Brasileira de Saúde Coletiva. Estudos de Saúde Coletiva. Rio, ABRASCO, 1986:112-117.

Capítulo 5

MORBIDADE

I. Medidas de freqüência das doenças, 76
   A. Incidência e prevalência, 76
   B. Usos de incidência e prevalência, 78
   C. Tipos de incidência, 78
   D. Tipos de prevalência, 80
   E. Freqüência detectada, 81

II. Conceito de morbidade e fontes de dados para seu estudo, 81
   A. Diferentes dimensões da morbidade, 81
   B. Fontes de dados para o conhecimento da morbidade, 82
   C. Preparo científico de estatísticas, 83

III. Registros rotineiros de atendimentos, 83
   A. Prontuários, 83
   B. Notificação compulsória, 85
   C. Registros de doenças, 86
   D. Cruzamento de registros, 87

IV. Inquéritos de morbidade, 89
   A. Tipos de inquérito, 89
   B. Inquéritos por entrevistas e por exames, 89
   C. Inquéritos gerais de morbidade, 91
   D. Pesquisa Nacional por Amostra de Domicílio (PNAD), 92
   E. Inquéritos específicos de morbidade, 83
   F. Inquérito em duas etapas, 94
   G. Dificuldades na realização de inquéritos, 94
   H. Freqüência pontual e freqüência por intervalo, 96

V. Classificação da morbidade, 97
   A. Classificação Internacional de Doenças (CID), 97
   B. Classificação dos problemas de saúde para a atenção primária, 99

VI. Comentário final, 99
   Questionário, 99
   Exercícios e leitura complementar, 99
   Referências bibliográficas, 101

A medida da morbidade é um dos temas centrais da epidemiologia. A obtenção de uma estimativa quantificada da morbidade pode ser tarefa relativamente simples ou apresentar graus variados de dificuldade. O capítulo aborda diversos ângulos deste processo e tem o objetivo de familiarizar o leitor com o assunto. Inicialmente, são mostrados as principais medidas de freqüência e um apanhado geral sobre a complexa tarefa de definir morbidade e de como medi-la. As fontes de dados para estudo da morbidade são então detalhadas, subdivididas em registros rotineiros e inquéritos. A classificação de doenças é tema do final do capítulo.

I. MEDIDAS DE FREQÜÊNCIA DAS DOENÇAS

O termo "freqüência", que para o leigo tem um significado muito claro — de número de vezes que um evento ocorre — necessita ser mais bem definido, em epidemiologia. Daí, a distinção que se faz entre "incidência" e "prevalência", com o intuito de separar determinados aspectos que, se não levados em conta, dificultam as comparações de "freqüências".[1,2]

A. INCIDÊNCIA E PREVALÊNCIA

A incidência de uma doença refere-se aos casos novos e a prevalência aos casos existentes.

Comparativamente, a incidência é como se fosse um "filme" sobre a ocorrência da doença, enquanto a prevalência produz apenas um "retrato" dela na coletividade. Uma é dinâmica e a outra, estática.

Para conhecer a incidência, especifica-se a duração do tempo de observação de surgimento dos casos novos: por exemplo, a incidência de casos de sarampo durante o ano. A prevalência de um evento, por sua vez, informa o número de casos existentes: uma ilustração é a prevalência de casos de tuberculose no dia de hoje. Nos seus resultados estão misturados casos novos e antigos.

• **O que medem incidência e prevalência?**

Incidência e prevalência medem diferentes aspectos da morbidade e, em geral, são mais bem expressas através de relações entre casos e população (Quadro 5.1).

Quadro 5.1 Cálculos das taxas de incidência e de prevalência

TAXA DE INCIDÊNCIA

$$= \frac{\text{número de "casos novos", em determinado período}}{\text{número de pessoas expostas ao risco, no mesmo período}} \times \text{constante}$$

Exemplo: entre 400 crianças pré-escolares, acompanhadas durante um ano, foram diagnosticados dois casos de sarampo.
Cálculo da incidência:

$$2/400 = 0{,}005 = 0{,}5\% = \text{cinco casos por } 1.000 \text{ crianças, no ano.}$$

TAXA DE PREVALÊNCIA*

$$= \frac{\text{número de casos existentes}}{\text{número de pessoas na população}} \times \text{constante}$$

Exemplo: entre as mesmas 400 crianças submetidas a exame parasitológico de fezes, no início do ano, foram encontradas 40 com exame positivo para *Ascaris*.
Cálculo da prevalência:

$$40/400 = 0{,}1 = 10\% = 100 \text{ casos por mil.}$$

*O mesmo que "prevalência instantânea" ou "prevalência pontual".

A incidência reflete a dinâmica com que os casos aparecem no grupo. Por exemplo, ela informa quantos, entre os sadios, se tornam doentes em um dado período de tempo; ou então quantos, entre os doentes, apresentam uma dada complicação ou morrem, decorrido algum tempo. Por isto usa-se dizer que a incidência reflete a "força da morbidade" (ou "força da mortalidade", caso se trate de óbitos).[1]

• **Relação com a duração da doença**

A incidência é um dos fatores determinantes do nível de prevalência. Essa última representa o estoque de casos, isto é, a proporção da população que apresenta uma dada doença. Ela aumenta com os casos novos e decresce com o número de curas e de óbitos (Fig. 5.1).

A melhoria no tratamento médico de uma afecção crônica, fazendo prolongar a vida mas sem curar a doença, aumenta o número de casos na população, o que eleva a respectiva taxa de prevalência. A não-instituição do tratamento em doenças curáveis — casos de tuberculose, por exemplo — faz também aumentar a prevalência. Ao contrário, as condições de evolução aguda, ou as rapidamente fatais, têm baixa prevalência na população. Os exemplos ilustram o fato de que a prevalência (P) e a incidência (I) estão relacionadas à duração (D) da afecção. A fórmula que as une é a seguinte: P = ID (Quadro 5.2).

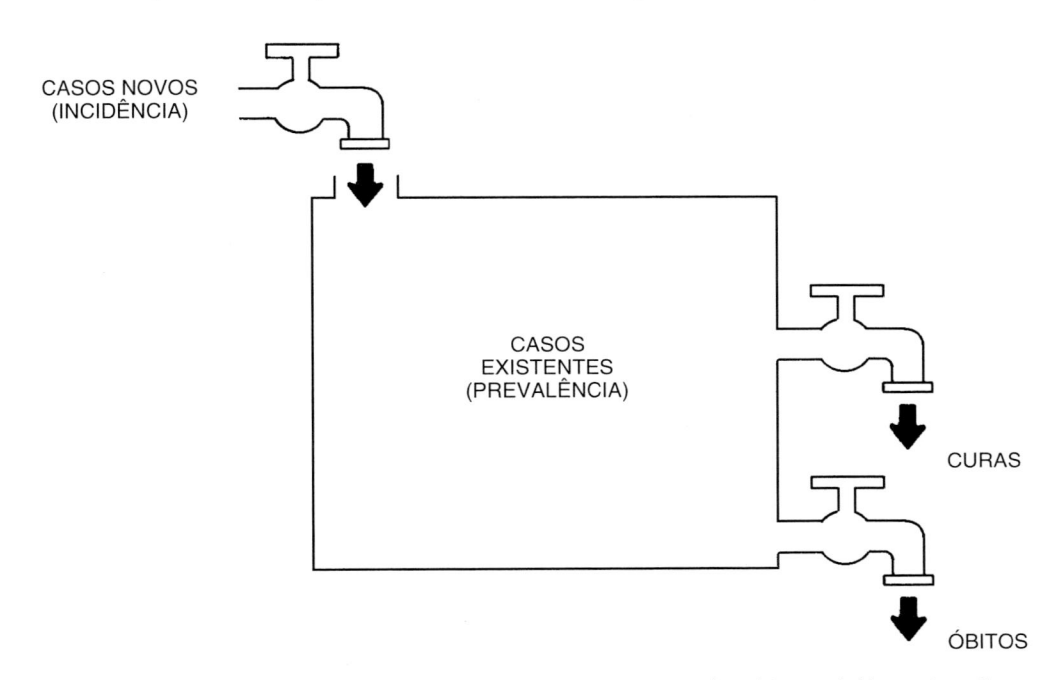

Fig. 5.1 Fatores que influenciam a prevalência de um agravo à saúde, excluída a migração.

Quadro 5.2 Relação entre prevalência (P), incidência (I) e duração média da doença (D)

$$P = I \times D$$
$$\text{ou } I = P/D$$
$$\text{ou } D = P/I$$

Conhecendo-se dois dos elementos da fórmula, pode-se estimar o terceiro. Se a duração média de uma doença é de três anos, a sua incidência será de cerca de um terço da sua prevalência; e esta última pode ser determinada por um inquérito transversal.

A relação mostrada no Quadro 5.2 também indica as possibilidades de intervenção. Para diminuir a prevalência, por exemplo, pode-se atuar nos dois fatores: evitar o aparecimento de novos casos (prevenção primária) e encurtar a duração da doença (prevenção secundária).

- **Efeito da migração**

A migração faz aumentar ou diminuir o estoque de casos, conforme o local ou a população considerada recebam doentes de outros lugares ou enviem-nos para outros centros.

B. USOS DE INCIDÊNCIA E PREVALÊNCIA

A observação da freqüência e da distribuição do evento, sob forma de incidência ou prevalência, informa a magnitude e a importância dos danos à saúde da população. Esta é a maneira de conhecer a concentração dos casos nas camadas populacionais, fazer comparações geográficas e detectar tendências, tanto de longo prazo como variações estacionais ou de outra natureza. Em pesquisas epidemiológicas, a incidência, a prevalência ou ambas são determinadas de modo que sobre elas se baseiem as conclusões do estudo.

- **Escolha entre incidência e prevalência**

A escolha entre o emprego da incidência ou o da prevalência depende da situação em foco e de questões operacionais. As afecções de evolução aguda são, em geral, indicadas através da incidência, forma pela qual são apresentadas as respectivas estatísticas; servem de exemplo o sarampo e a coqueluche. Em danos de natureza crônica, a determinação da incidência é muito trabalhosa e, como a prevalência é mais facilmente obtida, as informações sobre freqüência de condições, como parasitoses, hipertensão e alcoolismo, são expressas, habitualmente, em termos de prevalência. No entanto, o conhecimento da incidência de afecções crônicas informará melhor sobre a dinâmica da doença na população.

- **Usos da incidência**

A incidência é a medida mais importante da epidemiologia. Ela é a preferida em investigações científicas, seja nas pesquisas etiológicas, em estudos de prognósticos, na verificação da eficácia das ações terapêuticas e preventivas e em outros tipos de pesquisa. Seu conhecimento, ou estimativa aproximada, é necessário para planejar as investigações, como os ensaios clínicos, e, em especial, para determinar o tamanho da amostra.

Em muitas situações, no entanto, o conhecimento da incidência, embora desejável, não é de obtenção simples, como no caso nas doenças crônicas. Na impossibilidade de medir diretamente a incidência usa-se a prevalência, cuidadosamente, como substituto da incidência, ou estima-se a incidência a partir de dados de prevalência. No final do presente capítulo, na Leitura Complementar, há maiores detalhes sobre o assunto.

- **Usos da prevalência**

A prevalência é muito útil em planejamento e administração de serviços e de programas. O conhecimento da prevalência pode ser o mais indicado quando se pretende colocar à disposição da população um determinado serviço de saúde ou produto, como é o caso de um programa para tratamento antiparasitário em massa, ou para fornecer óculos a escolares com deficiências visuais; no caso, é necessário saber a prevalência da parasitose ou de escolares deficientes visuais não-possuidores de óculos. Quando se trata de prever necessidade de serviços, tais como número de leitos, consultas e pessoal, o conhecimento da prevalência é, na maioria das vezes, suficiente.

Na realidade, a estimativa de ambas, tanto das cifras de incidência quanto das de prevalência, possibilita o melhor conhecimento da situação e, consequentemente, do direcionamento adequado das ações, no que tange à reorganização de serviços, à implantação de novos programas, ao cancelamento de atividades ou às mudanças a introduzir no orçamento.

- **Generalização do uso dos termos**

A incidência e a prevalência, habitualmente, referem-se a danos à saúde. Por simplicidade, a palavra "doença" é usada como substituta de danos à saúde. Mas incidência e prevalência podem ser empregadas com referência a outros tipos de eventos, como nos exemplos abaixo:

- fatores de risco — número de fumantes novos, em um dado período (incidência) e número de fumantes existentes em uma população (prevalência);
- serviços de saúde — número de serviços novos, implantados em um período (incidência) e número de serviços existentes em uma comunidade (prevalência);
- profissionais de saúde — número de novos profissionais que entram no mercado de trabalho, a cada ano (incidência), e número já existente em determinado local (prevalência).

C. TIPOS DE INCIDÊNCIA

O termo "incidência" pode ser entendido de diversas maneiras, o que torna complexa a sistematização do assunto.[1,3] Foi definido, anteriormente, que a incidência expressa o número de casos novos, na população, durante um determinado período. O coeficiente de incidência é este número, expresso sob a forma de unidade da população (Quadro 5.1).

Os coeficientes são calculados como uma fração em que o numerador representa o número de casos ou ocorrências investigados e o denominador, a população sujeita a estas ocorrências. Quanto melhor for a especificação do que deva constar desta fração, mais precisão será alcançada na expressão final do coeficiente. A variação nas especificações, tanto do numerador como do denominador, resulta em diferentes tipos de taxas de incidência.

1. DEFINIÇÃO DE "CASOS NOVOS"

A definição de "casos novos" depende do tipo de problema em foco. Os casos podem referir-se:

- ao número de pessoas afetadas ou
- ao número de episódios de um agravo à saúde.

A diferenciação deve ser feita quando da mensuração da incidência de condições de evolução aguda, como as gastroenterites e as infecções das vias aéreas superiores, pois é possível calcular a incidência tanto para o primeiro episódio como para os demais ocorridos no período. O mesmo se aplica para manifestações agudas de doenças crônicas, que podem ter duração limitada e se repetir no período, como é o caso da angina de peito e de episódios hemorrágicos em caso de úlcera do aparelho digestivo. Esta diferenciação, entre pessoas e episódios, não é necessária para determinadas doenças de evolução crônica, que são permanentes e incuráveis, como o diabetes, cuja taxa de incidência é medida pelo primeiro diagnóstico da doença.

2. DEFINIÇÃO DA "POPULAÇÃO SOB RISCO"

Em suas linhas gerais, a escolha da "população sob risco" a ser usada no denominador para o cálculo de coeficientes foi delineada no capítulo anterior. Dependendo da escolha, teremos as taxas de "incidência cumulada" ou as de "incidência média".

a) INCIDÊNCIA CUMULADA

Por vezes, é possível medir a freqüência da doença em uma população de composição constante: ou seja, uma "população fixa". É o que ocorre em investigações longitudinais de morbidade, nas quais é feito o seguimento de um grupo de pessoas por um tempo determinado: por exemplo, de indivíduos expostos a acidente de radiação nuclear. Na população fixa não há entrada de novos membros. Em tal situação, os resultados podem ser expressos através da incidência "cumulada", "acumulada" ou "cumulativa". Os resultados informam, entre os expostos à radiação, quantos desenvolvem os efeitos desta radiação em um período de tempo especificado.

Quando no denominador estão incluídos indivíduos que no começo do período não tinham a doença, a incidência cumulada é calculada da maneira expressa no Quadro 5.3: ela indica a proporção de indivíduos sadios (ou expostos) que, no decorrer do período, passam a ter a doença. A duração deste período precisa ser estipulada, pois, para muitas afecções, tende a afetar sobremaneira os resultados.

b) INCIDÊNCIA MÉDIA (OU SIMPLESMENTE INCIDÊNCIA)

Uma situação comum é representada pelas perdas sofridas pela população em estudo: por óbito, mudança de endereço, abandono, doença ou outra ocorrência. Estas perdas devem ser levadas em conta na análise dos dados, no intuito de melhor definir o tempo real de observação das pessoas. Em investigações de morbidade são utilizadas diversas maneiras de considerar estas perdas.

- **Pessoas-período**

Em um estudo longitudinal de morbidade, se dois indivíduos permanecem em observação por seis meses, cada um, eles equivalem a uma pessoa-ano. Se um outro indivíduo permanece no estudo por um ano também equivale a uma pessoa-ano. Assim, por esta forma de equivalência, têm-se em conta tanto o número de indivíduos quanto o tempo de duração de observação de cada um. A correção é aplicada no denominador, que passa a ser "pessoas-ano" e não "número de pessoas". O coeficiente calculado desta maneira, quando o denominador representa unidades em pessoas-período, também é denominado "coeficiente médio de incidência" ou "densidade de incidência".

- Exemplo: morbidade em creche

Em um estudo efetuado em Brasília, numa creche com capacidade para 40 alunos, constatou-se um total de 343 episódios de danos à saúde durante o ano.[4] A média de cerca de oito episódios por criança no ano, que a simples divisão de números induziria (343 dividido por 40), elevou-se para 14, quando o cálculo foi refinado para "crianças-ano", já que a creche nem sempre funcionou com 100% de sua capacidade e nem todas as crianças permaneceram todo o tempo em risco de morbidade.

A forma de ajuste através do cálculo de pessoas-período funciona bem em muitas situações, mas possui como ponto vulnerável a suposição de que os indivíduos que permanecem pouco ou muito tempo em observação têm características semelhantes ou estão sujeitos aos mesmos riscos, o que pode não ser estritamente verdadeiro. Por exemplo, quando se quer determinar a incidência de complicações em estudos de prognóstico, semelhante suposição pode revelar-se incorreta: para algumas condições, as complicações se instalam no início do processo e, em outras, elas aparecem tardiamente, não sendo, portanto, igualmente distribuídas durante o decorrer do processo da doença.

- **Tábuas de vida**

Uma maneira de levar em conta o tempo desigual de participação das pessoas nas investigações é através da tábua ou tabela de vida, também chamada de "sobrevida", de "sobrevivên-

---

Quadro 5.3 Incidência cumulada

$$= \frac{\text{Número de indivíduos acometidos pela doença, no período}}{\text{Número de indivíduos sadios, no início do período}} \times \text{constante}$$

Exemplo: 26 casos de leucemia detectados entre 520 pessoas expostas à radiação pelo Césio 137, em 10 anos de acompanhamento.
Cálculo da incidência cumulativa:
  26/520 = 0,05 = 5% = cinco casos por 100 habitantes em 10 anos.

cia" ou de "mortalidade". Trata-se de técnica muito usada pelos demógrafos para descrever e sintetizar o padrão de mortalidade de uma população; no próximo capítulo, sobre estatísticas vitais, nos estenderemos sobre o assunto. Ela é também empregada em estudos de morbidade, em especial para sintetizar os resultados do acompanhamento de pacientes acometidos por uma dada doença ou submetidos a um determinado tratamento.

- **População na metade do período**

Em raros casos, a população é fixa, permanente, imutável. Na prática, ela sofre constantemente perdas e acréscimos. Um exemplo de "população dinâmica" é a de um município, pois aumenta com os nascimentos, diminui com os óbitos e varia em função das migrações. Quando a população cresce ou decresce regularmente, utiliza-se como estimativa da população sob risco o número de pessoas existentes no "meio do período", para efeito de cálculo de coeficientes de incidência. Embora se trate apenas de uma aproximação — já que é praticamente impossível saber o paradeiro de todos os membros da população de modo a obter o número exato de pessoas-período — ela é freqüentemente suficiente. Essa sistemática aplica-se a situações que envolvam grande número de pessoas, como é o caso da população de cidades, municípios, estados ou países. Nestas circunstâncias, a população a ser utilizada para o cálculo de coeficientes de morbidade, no período de um ano, é a de 1º de julho do ano considerado. Quando não existe a informação para esta data, pode-se proceder ao seu cálculo específico (no Cap. 8, será dado um exemplo de como fazê-lo). O procedimento de usar a população da metade do período é adotado no cálculo dos coeficientes de mortalidade, natalidade e fecundidade, assuntos dos próximos capítulos.

D. TIPOS DE PREVALÊNCIA

O termo "prevalência", usado sem especificação, refere-se à "prevalência pontual" ou "instantânea". Há também a "prevalência no período", pouco empregada, que inclui os casos existentes em um dado momento somados aos que ocorreram no passado. Vejamos alguns detalhes destes dois tipos de prevalência.

- **Prevalência pontual (instantânea ou simplesmente prevalência)**

Ela é definida em relação a um ponto de referência e traduz a fração da população que é portadora do evento sob consideração.

- Exemplo: prevalência de escabiose

O coeficiente de prevalência de escabiose é de, por exemplo, 5% entre os escolares de uma determinada escola, no primeiro dia de aula. O ponto de referência para o cálculo da prevalência pontual é o dia mencionado. A informação necessária para a computação da prevalência é obtida por um recenseamento da população. Um inquérito transversal, em amostra representativa desta mesma população, forneceria uma estimativa da prevalência com uma certa margem de erro.

A "prevalência instantânea" é também chamada de "prevalência em um ponto" ou "prevalência pontual", denominações usadas para reforçar a noção de que representa a freqüência de casos existentes em um particular ponto de referência, que pode ser o dia da coleta dos dados, como no exemplo da prevalência da escabiose.

O ponto de referência para expressar a prevalência pode ser um outro, sem relação com o calendário: são exemplos, a prevalência de anomalias congênitas no nascimento, de doença de Chagas nos recrutas do serviço militar e de casos de cisticercose, identificados por ocasião da autópsia.

- **Prevalência no período**

Esta outra dimensão da prevalência abrange um certo período de tempo. A prevalência assim medida refere-se à soma dos casos preexistentes em um determinado momento com os casos novos ocorridos no período considerado. Trata-se, portanto, da soma da prevalência instantânea com a incidência. Uma área que a tem utilizado é a de saúde mental, uma outra, a de doenças infecciosas, em especial, com respeito à tuberculose e SIDA (AIDS).

A prevalência no período é pouco utilizada, já que é menos satisfatória como indicador de morbidade, pois soma casos novos e antigos que, em geral, procura-se separar. No entanto, pode ser facilmente calculada (Quadro 5.4) quando os seus dois componentes são conhecidos.

- Exemplo: expressão da freqüência de infecção por HIV

Para ilustrar estes conceitos, vejamos algumas formas de expressão da infecção por HIV (vírus da imunodeficiência adquirida):[5]

- incidência — número de novas infecções por HIV em um período especificado de tempo (por exemplo, um ano);
- prevalência (pontual ou instantânea) — número total de infecções por HIV existentes (por exemplo, no dia de hoje); e
- prevalência no período — número total de casos de HIV existentes em um período especificado de tempo (por exemplo, no ano de 1995); incluem-se os casos prevalentes no dia 1.1.1995, aos quais somam-se os casos novos identificados no decorrer deste ano.

Quadro 5.4 Taxas de incidência, de prevalência instantânea e de prevalência no período: ilustração de cálculos, supondo-se uma população de 2 mil pessoas

Eventos	Número de casos	Coeficiente por 1.000	Denominação
Casos existentes no início do período	20	10	Prevalência instantânea ou simplesmente "Prevalência"
Casos novos no período de um ano	10	5	Incidência
TOTAL	30	15	Prevalência no período*

*Cálculo da prevalência no período:

$$= \frac{\text{Casos existentes no início do período} + \text{Casos novos, no período}}{\text{População sob risco, no mesmo período}} \times \text{constante}$$

$= (20 + 10)/2.000 = 30/2.000 = 0,015 = 15$ casos por mil habitantes.

E. FREQÜÊNCIA DETECTADA

Vistos os conceitos de incidência e prevalência, entremos em considerações sobre o tipo de informação que está habitualmente disponível sobre estas duas medidas.

Em termos ideais, o cálculo da "prevalência" exige o exame de "toda a população" ou de uma "amostra" de indivíduos para verificar com precisão os que têm e os que não têm a doença.

Também, em termos ideais, o cálculo da "incidência" requer, após o exame inicial da população para certificar quais as pessoas que têm ou não a doença, a vigilância continuada e rigorosa daqueles livres da doença durante um dado intervalo de tempo especificado, para verificar os que são ou não acometidos pela doença; ou, então, um exame ao final do período de observação de todos aqueles incluídos na verificação da incidência.

As condições ótimas para a determinação da morbidade são somente encontradas em ocasiões especiais, como nas investigações científicas bem conduzidas. A incidência e a prevalência conhecidas das autoridades sanitárias e dos profissionais de saúde, no mais das vezes, representam freqüências "detectadas", ou seja, aquelas "registradas" ou "notificadas"; são elas informações rotineiras que, todavia, podem não corresponder às que realmente existam na comunidade. Dois aspectos são de particular importância nesta questão, pois influenciam poderosamente as freqüências dos eventos: o tipo de amostra e a forma de detecção do evento.

- **Tipo de amostra: representativa × não-representativa**

As freqüências dos eventos dependem do tipo de amostra da qual os dados são obtidos. A amostra é dita "não-representativa" ou "viciada" quando há limitações quanto à inclusão de representantes de algum subgrupo da população. Do contrário, ela é "representativa" ou "não-viciada". Por exemplo, uma pesquisa por amostragem aleatória ou por recenseamento, se bem conduzida, resulta em obter dados representativos de uma população, enquanto as estatísticas de um hospital referem-se a uma amostra habitualmente viciada em termos de representatividade, por dizerem respeito aos pacientes que demandam por atendimento.

- **Forma de detecção do evento**

As freqüências detectadas dependem de fatores ligados à forma e à intensidade da detecção do agravo à saúde, entre os quais a conceituação de "caso" da doença, as fontes de dados empregadas e as tecnologias diagnósticas utilizadas na aferição. Os métodos clínicos de detecção de agravos à saúde aportam, habitualmente, evidências indiretas sobre a presença de processos patológicos no organismo. Portanto, tenha-se em conta que, mesmo em estudos epidemiológicos bem conduzidos, nos quais a população a estudar foi convenientemente reunida, a prevalência de uma condição como a gota, a hipertensão ou a doença de Chagas varia em função do critério diagnóstico empregado. Os erros de classificação — por exemplo, o doente ser considerado sadio ou vice-versa — dependem do método diagnóstico e da forma como ele é empregado e podem ter importantes repercussões nos resultados de uma investigação. Assim sendo, minimizar a ocorrência dos erros de aferição é uma das principais preocupações em pesquisa epidemiológica.

O uso de um teste imperfeito na determinação de freqüências produz um resultado também imperfeito, mas este resultado pode ser corrigido tendo em conta o nível de imperfeição do teste diagnóstico (no Cap. 17 é mostrado como fazê-lo: ver seção "estimativa da freqüência de um parâmetro corrigida pela validade do teste").

Um outro problema de medição da morbidade, também relacionado a diagnóstico, é a dificuldade em detectar o início da doença, o que acontece, especialmente, nas crônico-degenerativas, já que têm longo período de incubação, início insidioso e inespecífico. Na prática, empregam-se diversos critérios substitutos, tais como a época do diagnóstico, a do início da sintomatologia associada à doença ou a data de um exame, da notificação, da hospitalização ou do óbito. Além do mais, as freqüências dependem da precisão com que os casos conhecidos são incluídos nas estatísticas.

II. CONCEITO DE MORBIDADE E FONTES DE DADOS PARA SEU ESTUDO

Saúde e doença são conceitos complexos, como foi debatido no Cap. 3. Esta complexidade estende-se à definição de morbidade e, conseqüentemente, ao processo de medi-la.

Morbidade é um termo genérico usado para designar o conjunto de casos de uma dada afecção ou a soma de agravos à saúde que atingem um grupo de indivíduos. É termo muito empregado em epidemiologia e estatística, mas relativamente pouco em clínica, pois tem a conotação de mensuração de freqüências, na população.

A. DIFERENTES DIMENSÕES DA MORBIDADE

Existe um complexo problema conceitual quando se lida com morbidade, pois diferentes perspectivas podem ser consideradas.[6,7] A palavra "doença", em português, geralmente denota uma ou todas as seguintes acepções:

"A". A anormalidade no estado de saúde, da maneira como ela é percebida pelo paciente.

Refere-se a uma queixa, sofrimento ou incômodo, físico ou mental, ou a qualquer outra razão que leve as pessoas a preocuparem-se com a saúde. O termo "moléstia" é, por vezes, usado para caracterizar a situação.

"B". A anormalidade biológica em estrutura ou função, diagnosticada por um profissional de saúde, após o exame do paciente.

Em termos técnicos, "doença" designa uma entidade patológica, geralmente definida por, pelo menos, dois dos três seguintes critérios: um agente etiológico reconhecido, um grupo identificável de sinais e sintomas, e alterações anatômicas consistentes.[8]

O paciente pensa em termos do item "A", acima, o qual, analisado detidamente pelo profissional de saúde, se transforma ou não no item "B". Não há perfeita equivalência entre ambos, sendo a transformação realizada pelo processo de diagnóstico clínico.

"C". A expressão social da morbidade representada pelas atitudes e comportamentos assumidos pelas pessoas, quando percebem desvios da normalidade na sua própria saúde (seja nos itens "A" ou "B").

Este ângulo equivale ao termo *illness behavior*, em inglês. A exteriorização das manifestações depende de aspectos culturais e é condicionada pelas expectativas da sociedade: por exemplo, proteger-se do sereno, guardar o leito, não ingerir bebidas geladas, abster-se de trabalhar e buscar formas alternativas ou complementares de tratamento.

Um indivíduo pode sentir-se mal (refere-se ao item "A", recém-apresentado) sem ter anormalidade orgânica detectável (item "B") e nem passar-se por doente (item "C"). Um outro pode sentir-se bem (item "A"), mas ser portador sem o saber de uma anormalidade biológica (item "B"), e, quando dela tem conhecimento, após um exame médico, assumir ou não o papel de doente (item "C").

• **Morbidade referida e morbidade observada**

Em resultado das diferentes acepções que foram aqui mostradas, as freqüências da morbidade na população variarão em função do aspecto, em particular, que é levado em conta na aferição. De maneira esquemática, as medidas de morbidade utilizadas pelos profissionais de saúde referem-se a dois aspectos básicos:

• a morbidade referida, ou seja, percebida pelo indivíduo e relatada por ele durante uma entrevista. É o que acontece, por exemplo, em inquéritos sobre sintomas, incapacidade física, uso de serviços de saúde e auto-medicação;
• a morbidade observada ou diagnosticada por um examinador independente, em geral, um profissional de saúde de nível superior, utilizando métodos apropriados, cientificamente testados. Estão nesse caso os sinais de doença, as alterações laboratoriais e os diagnósticos clínicos.

Estudos comparativos têm mostrado que estas duas facetas da morbidade muitas vezes não coincidem.[9] A relativa baixa correlação detectada entre morbidades referida e observada, encontrada em inquéritos, tem diversas explicações. Primeiramente, elas correspondem a diferentes aspectos da morbidade, como mostrado. Além disto, considerem-se as variações de percepção, ligadas principalmente às características dos indivíduos, incluídos como foco de observações, e dos examinadores utilizados no processo de aferição.

A morbidade referida pelo indivíduo, em entrevistas, depende da percepção que ele tenha das alterações da saúde, a qual varia nos diversos segmentos sociais, pois é profundamente influenciada por aspectos socioculturais.

A morbidade observada pelo profissional da saúde, por sua vez, depende dos critérios de anormalidade empregados como referencial, assim como da habilidade e experiência deste profissional em utilizar as técnicas de diagnóstico.

• **Usos de serviços de saúde**

A informação referente ao uso dos serviços de saúde constitui um indicador indireto de morbidade. O emprego desta informação com o propósito de inferir a morbidade da população deve ser cuidadoso, já que a utilização de um serviço é influenciada por numerosos fatores. O tipo de agravo à saúde é um destes fatores, mas não o único que faz o paciente procurar ou não um serviço de saúde. Por exemplo, é possível esperar que os pacientes com febre alta ou os vitimados por determinados acidentes tendam a demandar por atendimento em prontos-socorros e ambulatórios de hospitais. Já aqueles portadores de afecções psicossomáticas não seguem o mesmo caminho, recorrendo, em grande proporção, à auto-medicação e ao atendimento informal. Mesmo quando o indivíduo decide procurar um serviço de saúde, a efetivação do atendimento dependerá de fatores como o tipo de oferta existente, o grau de acesso da população, a efetividade dos serviços e os custos envolvidos no contacto do paciente com o sistema de saúde. Desta maneira, variações no uso de serviços podem não significar mudanças na morbidade da população, mas alterações em um dos fatores mencionados: por exemplo, nos custos do atendimento ou em entraves burocráticos criados para "organizar" os serviços ou "moderar" o seu consumo.

O conhecimento dos usos dos serviços de saúde é obtido através da análise da demanda atendida, nos próprios serviços, ou por inquéritos comunitários.

A análise da demanda atendida nos serviços informa sobre diversos aspectos da morbidade: em exemplos, os diagnósticos e os tratamentos mais comuns em pacientes de ambulatório, as principais causas de internação, as cirurgias realizadas e os atendimentos na maternidade. Essa maneira de obter informações sobre a morbidade — pela análise do atendimento da demanda — tem a vantagem do fácil acesso a informações sobre o paciente e de a coleta de dados poder ser feita em registros já existentes, embora possa haver problemas relacionados à abrangência populacional dos registros e à qualidade das informações nele contidas. Mesmo com limitações, o conhecimento obtido por esta via é muito útil para orientar os objetivos e o conteúdo de programas de saúde, a formação do pessoal de saúde e os temas prioritários para pesquisa. Um outro emprego desta informação é na avaliação do funcionamento dos serviços e na previsão das necessidades de medicamentos e outros insumos para o gerenciamento das instituições.

Os inquéritos são empregados para obter informações não disponíveis nos registros referentes à demanda atendida ou para determinar um perfil da morbidade de abrangência populacional, pois podem incluir dados de usuários e de não-usuários dos serviços. O quadro de morbidade resultante pode ser aquele percebido pelas pessoas ou o objetivamente diagnosticado pelos profissionais da saúde. Numerosos outros aspectos sobre a saúde da população são também pesquisados dessa maneira. Em diversas partes deste livro, o tema "inquérito" é mostrado no contexto próprio ao assunto do capítulo.

B. FONTES DE DADOS PARA O CONHECIMENTO DA MORBIDADE

As estimativas de morbidade de uma dada população, baseadas em fontes diferentes de dados, geralmente, não coincidem entre si, de modo que a aceitação de uma estimativa como mais válida do que outra está condicionada ao conhecimento das fontes de dados utilizadas para este fim, cada uma com seus aspectos positivos e limitações. Isto pode trazer problemas para comparações regionais ou no acompanhamento da tendência de um evento. Por exemplo, se as fontes de dados sobre um mesmo evento dão resultados diferentes, como um programa de saúde deve ser avaliado? Como julgar se as metas foram ou não alcançadas? Qual das fontes deve ser a escolhida?[10] Não há uma resposta simples a essas perguntas, pois depende da situação local, dos objetivos da avaliação, das características das bases de dados utilizadas, de recursos e de outros condicionantes mais. Os ensinamentos contidos na epidemiologia, em especial no presente capítulo, auxiliam a tomada de decisão sobre as fontes de dados a usar em uma avaliação.

As fontes de dados para a computação de indicadores de morbidade podem ser os "registros" e as "pessoas". As informações pertinentes já estão disponíveis sob a forma de estatísticas ou têm de ser obtidas por meios apropriados. No capítulo anterior, na seção sobre "fontes de dados para estudos descritivos", a sequência de possibilidades para estudo de um tema foi mostrada e este material pode ser assim resumido:

Os registros rotineiros de dados são muito convenientes para o estudo da morbidade: eles existem em todos os estabelecimentos que fazem a documentação, por escrito, das pessoas que os procuram, dos seus motivos, diagnósticos, tratamentos e encaminhamentos. Periodicamente, os funcionários encarregados dos registros providenciam os respectivos quadros estatísticos. Às vezes, as estatísticas referem-se a resultados de investigações. Em qualquer eventualidade, as publicações contendo estatísticas de morbidade representam a primeira fonte de informação para o profissional de saúde que, assim, é rapidamente informado sobre um determinado tema.

Na ausência de estatísticas, que informem adequadamente a extensão do problema e as suas principais características, decide-se pela coleta de novos dados, seja por "levantamentos", investigando-se os prontuários, ou por "inquéritos", contactando-se as pessoas, para saber o estado de saúde e os fatores a ele relacionados, entre os quais as opiniões e atitudes dos indivíduos.

C. PREPARO CIENTÍFICO DE ESTATÍSTICAS

Para que as estatísticas reflitam realmente o que se passa com a população, elas devem ter fundamento científico. No início do capítulo anterior foram apontados e tecidos comentários sobre os critérios empregados para avaliação de indicadores de saúde. Estes mesmos pontos devem ser levados em conta na produção de qualquer estatística, cientificamente embasada, ou na formação e avaliação crítica de bancos de dados, seja os de instituições de saúde seja os referentes a inquéritos ou a recenseamentos. Dois critérios serão realçados, no decorrer do capítulo, ao serem comentadas as diversas fontes de dados de morbidade: a cobertura e a qualidade da informação.

• Cobertura das informações

A extensão da cobertura populacional a que as estatísticas se referem é um problema crucial e constante, particularmente com o uso de registros de morbidade, em países subdesenvolvidos, onde os serviços de saúde e, por conseqüência, seus registros, costumam alcançar apenas parte da população. A tendência das nossas estatísticas de saúde é aumentar a cobertura, ou seja, a incorporação progressiva de novos contingentes populacionais.

• Qualidade das informações

A qualidade tem estreita relação com o tipo de condição em consideração, com os procedimentos e aparelhos utilizados na aferição, com as características dos pacientes e dos profissionais de saúde, e com o ambiente onde se dá a assistência à saúde. Por exemplo, a precisão do processo diagnóstico pode variar em relação à idade, ao grupo étnico e à classe social dos pacientes. O quadro estatístico de um evento varia também com o cuidado que o profissional de saúde adota no registro dos dados em prontuários sob sua responsabilidade.

Nas páginas que se seguem abordaremos em primeiro lugar os principais registros rotineiros de dados de morbidade e, depois, os inquéritos.

III. REGISTROS ROTINEIROS DE ATENDIMENTOS

Os principais registros rotineiros de dados sobre a saúde das pessoas utilizados para a elaboração de perfis de morbidade estão listados no Quadro 5.5. Alguns deles serão comentados no presente capítulo.

A. PRONTUÁRIOS

Os resultados de consultas, exames complementares e internações a que as pessoas se submetem são mantidos em prontuários, fichas, formulários ou atestados, úteis para estudos de morbidade.[11-13] Essa documentação permite seguir a evolução dos cuidados ao paciente e de sua saúde, constituindo-se em meio de comunicação entre os profissionais de saúde que, assim, inteiram-se do caso para um eventual atendimento. Os "resumos de alta", preparados a partir de prontuários, constituem outra fonte de dados para o conhecimento da morbidade.

• Registros centralizados de prontuários

É cada vez maior o número de estabelecimentos de saúde que mantêm registros centralizados, os Serviços de Arquivo Médico e Estatística (SAME), onde são reunidos todos os prontuários. Periodicamente, são preparados quadros estatísticos sobre a morbidade da clientela atendida. Embora não seja comum fazer estatística sobre o movimento de consultas de ambulatórios por tipo de doença, isto se faz para internações. Em algumas unidades, é mantido um arquivo dos casos internados, classificados por doença, o "arquivo nosológico", constantemente atualizado. Muitas dessas estatísticas chegam a uma instância superior, re-

---

Quadro 5.5 Principais registros de morbidade

1. Prontuários e estatísticas de estabelecimentos de saúde
2. Notificações compulsórias de doenças
3. Registros especiais de doenças (exemplos: tuberculose e câncer)
4. Arquivos de bancos de sangue
5. Arquivos de laboratórios de patologia clínica
6. Registros da Previdência Social
7. Arquivos médicos de empresas, sindicatos, escolas e creches
8. Fichas de consultórios particulares
9. Arquivos de alistamento militar
10. Registros policiais
11. Atestados de óbito e estatísticas de mortalidade (para estimativas sobre a morbidade de doenças graves, como raiva, meningites e neoplasias malignas)
12. Bancos de dados de pesquisas

gional ou central, que produz novos agregados pelo acréscimo aos resultados de outros estabelecimentos, de modo a cobrir uma população mais ampla. Eis dois exemplos.

• Exemplo 1: internações em hospitais de Ribeirão Preto

Os dados de internações nos hospitais da região estão centralizados em uma única "base de dados", produzindo, talvez, o sistema mais elaborado do país, em funcionamento desde 1969. Para tanto, foi providenciada a padronização dos dados através da "folha de alta hospitalar", preenchida para todos os casos de egressos dos hospitais gerais de Ribeirão Preto, e foi centralizado o processo de codificação e processamento de dados.[14-15] A folha de alta contém informações referentes ao hospital, ao paciente (sexo, idade, cor, estado civil, ocupação e procedência) e à internação (categoria de internação, dias de internação, diagnósticos e procedimentos).

A cada trimestre, desde 1970, são elaboradas publicações contendo as estatísticas de morbidade e mortalidade, assim como um resumo dos principais indicadores hospitalares. Além de serem utilizadas pelos órgãos que lidam com planejamento e administração em saúde, estas informações são empregadas para o aprimoramento dos arquivos e no ensino. Muitos estudos de morbidade também já foram realizados a partir das informações disponíveis neste banco de dados.[16-21] Note-se, entretanto, que Ribeirão Preto possui um complexo hospitalar desenvolvido, ao qual os seus próprios moradores têm acesso com relativa facilidade. Se a evasão de pacientes para outros centros fosse significativa, os resultados estatísticos estariam distorcidos. Mas como, ao contrário, a região é pólo de atração dos municípios vizinhos, garantindo aos moradores locais o acesso pleno aos serviços de saúde, a computação centralizada dos dados permite produzir um quadro relativamente preciso da demanda da população local.

• Exemplo 2: assistência médica da previdência social

As informações sobre as internações da assistência médica da previdência social foram centralizadas na antiga DATA-PREV e seus resultados periodicamente divulgados. Por algum tempo, eles apareceram na série "INAMPS em Dados".[22] O então Sistema de Assistência Médico-Hospitalar da Previdência Social, com o advento do Sistema Único de Saúde (SUS), transformou-se no Sistema Hospitalar do SUS.[23] No "Informe Epidemiológico do SUS", do Ministério da Saúde, publicação iniciada em 1992, estão reproduzidos os dados estatísticos referentes a este sistema: as internações hospitalares da rede pública e conveniada, segundo grandes grupos de causas e por Unidade da Federação, desde o ano de 1984.[24]

O sistema de informação hospitalar do SUS não tem objetivo epidemiológico, estando voltado para o controle financeiro. A questão que se coloca é se esse arquivo de dados da assistência médica, criado com finalidade contábil e baseado no sistema de "autorização de internações hospitalares" (AIH), pode ser utilizado para informar, sem distorções, o perfil de morbidade hospitalar da população. O sistema em foco abrange cerca de 75% de toda a assistência hospitalar no país, correspondendo a hospitais públicos (federais, estaduais e municipais), universitários (públicos ou privados), filantrópicos e contratados à iniciativa privada.[23]

Entre as limitações apontadas para a base de dados constituída pelas AIHs, estão a limitada clientela, formada por uma população urbana e empregada, não incluindo aqueles em piores condições de vida; a falta de padronização e treinamento para classificação das doenças ou lesões que motivaram a internação; e o problema de a unidade de análise ser a internação e não o indivíduo, de modo que as doenças que requerem mais de uma internação podem aparecer em freqüências mais altas do que a sua real prevalência na população.[25] Os dados registrados nas AIHs são preparados pelos próprios hospitais e, através deles, são pagas as internações hospitalares. Irregularidades com o fito de auferir vantagens financeiras por pagamentos indevidos têm sido constantemente divulgadas pela imprensa. Assim, as informações geradas pelas AIHs devem ser interpretadas com cautela, tendo em conta as limitações apontadas.

A clientela urbana, no ano de 1980, segundo dados da previdência social, teve uma média de duas consultas por habitante e 12,2 internações por 100 habitantes.[22] O Quadro 5.6 é exemplo do perfil de morbidade produzido a partir das AIHs. As principais causas de internações hospitalares, no ano de 1991, foram as referentes ao parto normal e às complicações da gravidez, parto e puerpério, com cerca de 3,1 milhões de internações, seguidas das doenças do aparelho respiratório (2,1 milhões), do aparelho circulatório (1,5 milhão) e das infecciosas e parasitárias (1,2 milhão). Esses quatro grupos de causas representaram cerca de 60% das internações, naquele ano, proporção esta que se mantém aproximadamente a mesma nos anos vizinhos.

• **Limitações do prontuário para pesquisas de morbidade**

O fato de a prática clínica gerar dados abundantes e de relevo sobre a saúde das pessoas, dados estes que são registrados em prontuários, torna o sistema muito atrativo para estudos de morbidade. É um material muito procurado por clínicos para descrever as características de uma dada doença e de seu prognóstico. Os clínicos, freqüentemente, buscam reunir os prontuários de

Quadro 5.6 Internações hospitalares da rede pública e conveniada, segundo grandes grupos de causas: Brasil, 1991

Grupos de causas*	Número
1. Doenças infecciosas e parasitárias	1.211.574
2. Neoplasmas	456.645
3. Doenças das glândulas endócrinas, da nutrição e do metabolismo e transtornos imunitários	409.593
4. Doenças do sangue e órgãos hematopoiéticos	81.432
5. Transtornos mentais	401.267
6. Doenças do sistema nervoso e órgãos dos sentidos	356.687
7. Doenças do aparelho circulatório	1.483.186
8. Doenças do aparelho respiratório	2.091.018
9. Doenças do aparelho digestivo	1.033.362
10. Doenças do aparelho genitourinário	1.142.836
11. Complicações da gravidez, parto e puerpério	3.105.310
12. Doenças da pele e do tecido celular subcutâneo	136.700
13. Doenças do sistema osteomuscular e do tecido conjuntivo	314.113
14. Anomalias congênitas	60.336
15. Algumas afecções originadas no período perinatal	175.478
16. Sintomas, sinais e afecções mal definidas	246.608
17. Lesões e envenenamentos (causas externas)	832.469
TOTAL	13.538.614

* Classificação Internacional de Doenças, Nona Revisão (CID-9).
Há, ainda, 29.871 internações por "outros motivos para contacto com serviços de saúde", não incluídas na computação.
Fonte: INAMPS, dados retirados das autorizações de internações hospitalares (AIH), segundo o "Informe Epidemiológico do SUS" 1992: 111-130.[24]

doentes com um mesmo diagnóstico, atendidos em um determinado serviço, dados que, em conjunto, constituem as "séries de casos". As limitações próprias destas fontes, como meios de produzir um perfil da morbidade, já foram delineadas quando mostrados os exemplos de Ribeirão Preto e da previdência social. As limitações estão ligadas, principalmente, à seletividade da clientela e à qualidade dos dados, ilustradas ainda a seguir.

a) SELETIVIDADE DA CLIENTELA

As informações sobre internações e consultas constituem a "demanda satisfeita", ou seja, a atendida nos serviços. Deixam de aparecer, nos quadros estatísticos correspondentes, os pacientes que procuram os serviços mas não são atendidos por motivos diversos, inclusive aqueles que são encaminhados a outros estabelecimentos — a "demanda derivada" — e os que não procuram atendimento em serviços de saúde, seja porque dirigiram-se espontaneamente a uma outra modalidade de cuidados, a formas alternativas de atendimento ou porque, simplesmente, não se preocuparam em procurar atenção especializada para seus padecimentos. Isto dificulta a tarefa de relacionar a morbidade atendida com aquela experimentada pela população de uma dada área. Experiências, como a de Ribeirão Preto, têm o potencial de melhor contornar alguns destes problemas e produzir um quadro mais aproximado da morbidade da população local.

O tipo de estabelecimento, a sua ligação institucional (previdenciário, das Forças Armadas, particular etc.), os custos envolvidos, a composição de seu quadro de profissionais, a infra-estrutura de que dispõe e a estima de que desfruta na comunidade são alguns dos fatores que influenciam as pessoas na escolha de um determinado serviço. A classe social é outro elemento que influi poderosamente nesta seleção. A internação de casos graves e as cirurgias eletivas, por sua vez, estão condicionadas à existência de vagas e a outros fatores, entre os quais a qualificação e o interesse dos profissionais envolvidos. Como se vê, são numerosos os fatores que intervêm na motivação que leva o paciente a buscar os serviços, bem como na dos profissionais de saúde, no atendimento à demanda. Em conseqüência, as estatísticas de morbidade, resultantes da computação da rotina dos serviços, podem não representar fielmente o que se passa na comunidade.

Se as estatísticas derivadas de prontuários têm a desvantagem, em potencial, de não abranger amostra representativa ou toda a população, apresentam, em contraposição, algumas vantagens que devem ser aproveitadas, sempre confrontadas com as limitações apontadas.

Para os casos graves ou de urgência, como tétano e apendicite, as estatísticas de internações podem ficar muito próximas do quadro realmente existente na comunidade. Os arquivos nosológicos de hospitais, quando devidamente mantidos, permitem também identificar, um a um, estes pacientes, possibilitando estudos especiais de todos os atendidos. Para a maioria das doenças, porém, o problema da amostra viciada está presente: os pacientes hospitalizados representam a internação de uma proporção desconhecida dos casos que realmente ocorrem na comunidade. A utilização das estatísticas a elas referente é sempre problemática.

b) QUALIDADE DOS DADOS

As informações hospitalares sobre diagnósticos, especialmente as referentes às internações, revestem-se de alto grau de precisão, pela possibilidade de uso de vasto arsenal semiológico. Esta precisão tende a ser menor em consultórios, mormente nos de atenção primária, visto haver suspeitas diagnósticas em uma certa proporção de pacientes que não são devidamente esclarecidas e outras situações que ficam classificadas como "sintomas, sinais e afecções mal definidos". Há de ter-se em mente, também, que existe uma certa subjetividade na avaliação de um paciente. Esta subjetividade introduz variações nos diagnósticos ou na escolha do diagnóstico principal, já que os profissionais de saúde podem usar diferentes critérios na avaliação dos casos, principalmente em função do tipo de formação e de qualificação profissional. O problema aflora com certa magnitude quando se comparam estatísticas de diferentes locais e épocas. Por isto, para padronizar diagnósticos e demais dados alusivos a pacientes, com vistas a comparações mais precisas, são criados registros especiais de doenças ou realizados estudos multicêntricos, assunto tratado mais adiante neste mesmo capítulo.

A fidedignidade do dado anotado é um problema constante. O prontuário é preenchido por pessoas diferentes que utilizam parâmetros próprios. Freqüentemente, os clínicos se frustram quando tentam analisar uma série retrospectiva de pacientes portadores de uma determinada doença, pois o prontuário nem sempre apresenta anotações aproveitáveis e, às vezes, sequer é encontrado. Há omissão de aspectos que só vêm a ser lembrados por ocasião do levantamento.

Se uma análise retrospectiva de prontuários se revela decepcionante, tenta-se um estudo prospectivo para obter os dados necessários. Os estudos de novos pacientes possibilitam a padronização da coleta de dados, mas exigem continuidade de esforços. Em muitos casos, a investigação transforma-se em um projeto de longa duração, às vezes inviável para quem espera resultados em curto prazo.

A padronização e o registro correto dos dados em prontuário são fundamentais para a realização de estudos, no momento presente ou no futuro. A manutenção de registros confiáveis por longo tempo cria condições para avaliações epidemiológicas futuras, com maior precisão e rapidez. Daí, os esforços para melhorar a qualidade de prontuários e para descobrir novas formas de obtenção de informações. No entanto, os sistemas rotineiros de registro têm o inconveniente de serem onerosos e de pouca flexibilidade, o que dificulta introduzir-lhes modificações em função das novas necessidades da sociedade.

Algumas investigações utilizam os resumos de alta, que são baseados nos prontuários médicos. Estas folhas-resumo podem conter os mesmos tipos de erro que foram apontados para o prontuário. Além disto, há a possibilidade de omissão de informações importantes na transcrição para a folha de alta, como os diagnósticos secundários, além da dificuldade na escolha do diagnóstico principal.

B. NOTIFICAÇÃO COMPULSÓRIA

Data de muitos anos a criação de um sistema em que o médico, o dentista, o enfermeiro, um outro profissional de saúde ou qualquer pessoa pode e deve notificar as autoridades sanitárias sobre a existência de doenças que representem ameaça para a saúde pública, de modo que ações imediatas possam ser tomadas à vista do conhecimento da situação local.

A lista de doenças notificáveis sempre foi composta por afecções transmissíveis. Mais recentemente, alguns países passaram a incluir outros agravos à saúde. O sistema resultante, chamado de "vigilância epidemiológica", detalhadamente apresentado no Cap. 21, produz informações valiosas para o trabalho diário dos departamentos de saúde pública, pois permite tomar as medidas cabíveis em relação às pessoas objeto de notificação e aos seus contactos. A análise conjunta das notificações, embora com restrições quanto à cobertura e à qualidade dos dados, possibilita o conhecimento do comportamento de determinadas doenças, na comunidade, indicando a necessidade de adotar medidas coletivas.

A busca de adequação do sistema à realidade provoca alterações periódicas na lista de doenças sujeitas à notificação. Entre as notificáveis, algumas são raras e graves como difteria e tétano, outras mais benignas, como coqueluche. Esta diferença na letalidade influencia, sobremaneira, o nível de notificações. De modo geral, o percentual de notificações — relação entre casos notificados e casos existentes na comunidade — é maior para as doenças de maior gravidade, como difteria, tétano, poliomielite e meningite, especialmente em épocas de epidemias. Em algumas localidades, este percentual pode ser mínimo para todas as doenças, de modo que o sistema perde muito da sua utilidade. Em outros locais, mesmo havendo omissões, a vigilância epidemiológica fornece informações valiosas. Este grau variável de falhas nas notificações faz com que a interpretação e o uso destas estatísticas devam ser cuidadosos. Para a maioria das doenças notificadas, os números absolutos não representam a sua real incidência na comunidade e têm valor limitado. Eles representam a ponta visível do *iceberg*: as mudanças na freqüência das notificações podem servir como um indicador de mudanças reais de incidência, assim como a ponta do *iceberg* indica que uma massa maior de gelo está submersa.

C. REGISTROS DE DOENÇAS

Determinadas doenças são objeto de atenção especial, estabelecendo-se para elas um sistema de anotações próprio, separado das demais. Para que tal registro de doenças alcance os seus objetivos, é necessário atingir um elevado nível de uniformização dos dados. Na verdade, o problema a ser resolvido é mais amplo: o de obter dados válidos e confiáveis, a custos compatíveis e sem maiores perturbações para os serviços e para os profissionais de saúde que os fornecem. Se esses objetivos intermediários são alcançados, há chance de os registros funcionarem, em base contínua, por longo tempo, o que dá margem a excelentes estudos de epidemiologia descritiva, pelos quais conhece-se a distribuição da doença na população, o que serve de base para formulação de hipóteses e para a realização de investigações analíticas.

Os registros de doenças podem ser classificados em três categorias (Quadro 5.7).[26,27]

1. REGISTRO UNIINSTITUCIONAL

É aquele que centraliza os dados dos pacientes, atendidos na instituição, portadores de uma determinada condição. De longa data, fazem-se registros como estes para doenças infecciosas crônicas. Muitos evoluíram, tornando-se multiinstitucionais e mesmo populacionais. Numerosas afecções costumam ser objeto de atenção semelhante, dependendo dos interesses individuais ou dos grupos que trabalham na instituição. No Brasil, é tradição fazerem-se tais registros para os casos de tuberculose, hanseníase e, mais recentemente, câncer e SIDA (AIDS). Desta maneira, é possível padronizar a coleta de dados, os diagnósticos e os tratamentos, preparar estatísticas que forneçam o perfil institucional da doença, sua evolução e mesmo verificar a qualidade do atendimento, expressa por percentagem de cura, de complicações, de sobrevida, de abandono, de resistência a medicamentos e outras informações de interesse.

2. REGISTRO MULTIINSTITUCIONAL

Trata-se de um sistema de informação sobre um dado agravo à saúde semelhante ao anterior, porém em maior escala, pois há uma rede de estabelecimentos envolvidos. Oferece a possibilidade de uniformização interinstitucional de técnicas e de tratamentos, assim como a comparação dos resultados obtidos, entre as instituições, no atendimento oferecido aos pacientes.

Os "projetos multicêntricos de investigação" representam um caso especial de registro centralizado, pois produzem dados sobre uma determinada afecção provenientes de várias instituições que se comprometem a seguir um protocolo comum, no qual estão assentadas as bases da colaboração institucional e estão especificados os conceitos e métodos a serem seguidos por todos, com a finalidade de alcançar padronização dos dados. Todavia, os projetos multicêntricos não são registros permanentes, visto que se restringem ao tempo de duração da investigação que, no entanto, pode levar vários anos. O motivo principal dos estudos multicêntricos de investigação é o de reunir maior número de pacientes em pouco tempo. Raramente são justificados semelhantes projetos, dirigidos para condições comuns, pois, neste caso, uma só instituição poderia ter o número de casos suficiente para alcançar o tamanho da amostra desejada, sem as dificuldades de um estudo colaborativo (problemas de padronização, de comunicação entre centros, custo etc.). Fazem exceção as investigações cujo propósito seja o estudo da variação regional da morbidade, quando qualquer afecção é objeto de interesse.

• **Exemplo:** estudo multicêntrico sobre anomalias congênitas

Durante oito anos (1967-1975), foram reunidos dados sobre cerca de 424 mil nascidos vivos em 51 hospitais da Argentina, Brasil, Chile, Equador, Venezuela e Uruguai.[28] Nesse "Estudo Colaborativo Latino-Americano de Malformações Congênitas", cada recém-nascido foi examinado de forma padronizada nos três primeiros dias de vida, em busca de sinais externos de malformações congênitas. Em uma das muitas investigações efetuadas com a massa de dados obtida, foram objeto de atenção os casos de hipospádia, uma malformação da uretra do homem. A freqüência detectada foi de 7,6 casos por 10 mil nascidos vivos (324/423.839), sendo a maior taxa a encontrada no Brasil, 17,7 por 10 mil nascidos vivos.[29] Os 324 casos foram comparados com 324 controles, pareados por local e data do nascimento. Foram identificados como fatores de risco para hipospádia: peso baixo ao nascer, parto gemelar, sangramento vaginal e exposição a drogas no primeiro trimestre da gravidez, em especial, a hormônios sexuais.

3. REGISTROS POPULACIONAIS

O registro em "base populacional" representa a tentativa de coletar dados uniformes sobre todos os casos novos de uma

Quadro 5.7 Tipos de registros de doenças

1. Uniinstitucional
2. Multiinstitucional
3. Populacional

doença, ocorridos em uma população de tamanho e composição conhecidos.[27] Em geral, esta delimitação é geográfica, ou seja, há uma "base territorial definida", referindo-se ela a município, região metropolitana, estado ou país.

Sua característica básica reside no esforço de identificar todos os casos diagnosticados de um agravo à saúde, seja em hospital ou fora dele. Para isto, são utilizadas as diversas fontes de informação disponíveis. Quando alcançam o objetivo de incluir todos ou quase todos os acometidos pela doença, na população-alvo, os registros oferecem a vantagem da representatividade. Isto significa que as informações referem-se a toda a população, afastando-se, conseqüentemente, o problema da seletividade (incluir uns e não incluir outros pacientes), que constitui a maior limitação, em potencial, dos arquivos institucionais.

• **Eventos objetos de registros populacionais**

O primeiro registro em base populacional de que se tem notícia é o da hanseníase, de Oslo, que contém dados de toda a Noruega, desde 1856.[30] Registros semelhantes foram feitos em muitos países para esta doença e também para a tuberculose e a sífilis.

No século XX, especialmente após a Segunda Guerra Mundial, o número de registros cresceu significativamente, pois passou a abranger condições não-infecciosas, em vista da importância crescente destas afecções no padrão de morbidade das regiões desenvolvidas. Muitas vezes, os registros de doenças, populacionais ou não, são originários de projetos de investigação, cujas bases são assentadas com os recursos alocados à pesquisa, e depois mantidos permanentemente com outras fontes de financiamento: este foi o caso, por exemplo, do registro populacional de acidente vascular cerebral da Finlândia, iniciado com financiamento da OMS.[31]

Qualquer agravo à saúde pode ser objeto de registros populacionais, embora os mais encontrados versem sobre neoplasias. Entre as outras condições para as quais há referências de registros em base populacional, estão as doenças cardiovasculares, as anomalias congênitas, as doenças mentais, a artrite, os traumatismos, as queimaduras e o glaucoma.[27, 32-34]

• **Registros populacionais de câncer**

As neoplasias são os agravos à saúde que dispõem do maior número de registros populacionais em todo o mundo.[27, 33, 35-38]

As estatísticas norte-americanas de neoplasias, por exemplo, estão baseadas nos atestados de óbitos e nos registros de câncer. Um deles, o Registro de Tumores do Estado de Connecticut, coleta dados de alta qualidade e representatividade sobre a incidência de câncer desde a década de 1930 e tem servido como base para numerosas publicações.[39]

Na América Latina, os registros mais recentes também estão voltados para as neoplasias.[40]

No Brasil, dados do Ministério da Saúde[41] informam que o primeiro registro populacional, de câncer foi criado no Recife, em 1967, após o qual foram implantados os de São Paulo, em 1969,[42] de Fortaleza, em 1971,[43] de Porto Alegre, em 1973,[44] de Goiânia, em 1986, e de Belém, em 1987. Na década de 1990 passou também a funcionar o registro populacional de câncer de Campinas.[45] Existe pelo menos um registro para cada região do país.

• Exemplo: incidência de câncer no Brasil, informada por registros populacionais

Um estudo comparativo sobre neoplasias malignas, por localização geográfica e sexo, com dados provenientes de seis registros de câncer (Recife, São Paulo, Fortaleza, Porto Alegre, Goiânia e Belém), foi publicado em 1991.[41] Ficou patente, na casuística reunida para a investigação, o predomínio das neoplasias malignas da pele, em ambos os sexos, como aliás ocorre na maioria dos países.

Excluindo-se das estatísticas o câncer de pele, os diagnósticos mais freqüentes foram: nos homens as neoplasias do pulmão, estômago e próstata, embora a ordem de classificação variasse entre os registros, e nas mulheres as neoplasias do colo do útero e da mama. É de se notar que as estatísticas de São Paulo e Porto Alegre acompanharam a tendência mundial de encontrar-se maior incidência de câncer, de todas as localizações somadas, no sexo masculino. Em Recife, Fortaleza, Goiânia e Belém, ao contrário, predominaram as taxas no sexo feminino — quando somadas as neoplasias de todas as localizações, excetuadas as de pele. Segundo os autores do trabalho, as quatro capitais mencionadas, localizadas nas Regiões Norte, Nordeste e Centro-Oeste, são as que registram os maiores coeficientes mundiais de câncer de colo de útero que, como se sabe, é potencialmente evitável. A elevada incidência de câncer de colo de útero pode, em parte, explicar a maior incidência nas mulheres de óbitos por neoplasias encontrada nestas capitais.

• **Usos e limitações dos registros de doenças**

O cuidado com a abrangência populacional ao lado da alta qualidade dos seus diagnósticos representam dois pontos essenciais a serem adequadamente ponderados em registros de doenças. Se não existem questionamentos quanto a estes pontos, os seus dados são usados para gerar coeficientes de incidência e prevalência, de grande credibilidade, sendo mesmo considerados como uma das melhores fontes de dados de morbidade. Na verdade, tais registros, quando devidamente mantidos, podem servir a numerosos propósitos. A centralização de dados permite que, em curto intervalo de tempo, os doentes sejam identificados e recebam informações de interesse sobre suas afecções, tais como detalhes de seu acompanhamento e tratamento. A reunião de pacientes com o mesmo diagnóstico em uma única base de dados possibilita descrever o quadro de morbidade em detalhes e acompanhar a evolução da incidência. As informações assim reunidas são utilizadas para quantificar necessidades de serviços, investigar fatores de risco e de prognóstico, avaliar a utilidade de técnicas diagnósticas, testar a eficácia de tratamentos e apontar caminhos para a prevenção.

O custo elevado representa um dos principais fatores limitantes para a instalação de um número maior destes registros, cujo êxito depende da colaboração de muitos profissionais de saúde da região, pois os dados devem ter a maior abrangência possível e um mínimo de qualidade. Alcançar estes dois objetivos não é uma tarefa simples. Daí, a conveniência de se manterem registros populacionais, mesmo em número reduzido, em benefício da alta qualidade que devem atingir, de modo a servirem como "sentinela" para informar adequadamente sobre o problema de saúde, objeto do registro.

D. CRUZAMENTO DE REGISTROS

Nas aglomerações urbanas existem muitos estabelecimentos de saúde, cada qual retendo dados pormenorizados sobre doenças e óbitos do estrato da população que atende, com omissão de parte significativa de outros segmentos, cujo conhecimento seria importante incluir, para a elaboração do perfil local de morbidade. O mesmo paciente procura mais de uma instituição, quando disto tem necessidade. Assim, de certa forma, os diversos registros complementam-se uns aos outros, pelo que se postula a centralização de dados de várias fontes, de uma população ou área, de forma muito semelhante ao que os arquivos médicos dos hospitais fazem com os resultados de consultas, internações e exames complementares de seus pacientes.

A técnica de cruzamento (ou ligação) de registros é conhecida, também, pela sua terminologia inglesa: *linkage*.

- **Aspectos positivos do cruzamento de registros**

Se todos os registros fossem convenientemente mantidos, o cruzamento dos registros evitaria duplicações e possibilitaria decisões clínicas baseadas em melhor conhecimento do passado de cada indivíduo. O seu uso em pesquisa permitiria o conhecimento mais detalhado da morbidade, da evolução das doenças, de sua associação com fatores de risco e até mesmo a localização de pacientes que, de outra maneira, seriam considerados de destino ignorado, como ocorre em muitas investigações. Inclusive, a ligação de registros pode melhorar a qualidade dos dados, já que é necessário padronizá-los. O estudo da epidemiologia de acidentes, por exemplo, seria mais bem realizado com semelhante ligação de registros, sabido que, isoladamente, as informações médicas e policiais são deficientes mas, em conjunto, elas se complementariam.

- Exemplo: cruzamento de registros

Diversas experiências têm sido levadas a efeito, algumas iniciadas há décadas, mostrando o enorme potencial representado pelo cruzamento de registros para estudos epidemiológicos.[46-50] Uma delas é a da Clínica Mayo, que mantém registro da saúde dos habitantes do município de Olmsted (EEUU), desde o início do século XX.[48]

A ligação de registros permite confrontar os nascimentos e os óbitos de uma população geograficamente bem definida, até mesmo de todo um país.[51]

No sul do país, em Pelotas, a técnica foi utilizada em uma investigação longitudinal. Através do nome da mãe, endereço, data de nascimento e hospital de nascimento, foi possível ligar as informações dos atestados de nascimento e de óbitos com o questionário hospitalar.[52]

Os dados de morbimortalidade podem ser ligados ao recenseamento demográfico ou a outros registros populacionais, visando a investigar os fatores de risco, como os ocupacionais: exemplos são encontrados na Finlândia[53] e na Dinamarca.[54]

- **Limitações do cruzamento de registros**

Teoricamente, não há limites para o número de fontes que poderiam ser incluídas no sistema de ligação de registros. As limitações são mais de ordem prática, referentes às dificuldades com a padronização do dado, à maneira de identificar as pessoas nas diversas fontes[55] e ao perigo potencial de quebra de sigilo dos dados nele contidos. O maior acesso à computação eletrônica, por parte do pessoal de saúde, é um fator relevante em favor de um crescente uso da técnica de cruzamento de informações. No entanto, um problema ainda não convenientemente resolvido é a transferência, de maneira confiável, das anotações de prontuários, especialmente de consultas ambulatoriais, para uma base de dados informatizada. Um outro problema é a falta de tradição na cessão de dados brutos entre as diversas fontes de dados: regra geral, um sistema não "fala" com o outro, procura a auto-suficiência dentro dos seus próprios limites, mantém segredos e formas peculiares de armazenamento da informação, constituindo-se em verdadeiras "caixas-pretas" para os demais, inviabilizando ou dificultando a integração em uma ação coordenadora.

As experiências bem-sucedidas de cruzamento de registros são encontradas em condições especiais, como pesquisas com prazo limitado de duração, nas quais há esforços redobrados para exercer um controle rígido sobre o ambiente, situação esta, em geral, muito difícil de ser reproduzida em atividades de rotina.

- **Localização de pacientes através de registros**

Em regiões mais desenvolvidas, é possível, através de registros centrais, localizar as pessoas expostas ou doentes que mudaram de residência e cujo acompanhamento seria impraticável se não houvesse este tipo de recurso para localizá-las.

- Exemplo 1: países escandinavos

Nos países do norte da Europa, há maiores facilidades para a realização de estudos epidemiológicos, pela própria organização da sociedade.[56] Cada cidadão recebe um número, que o acompanha do berço ao túmulo. Semelhante processo de identificação é particularmente útil em investigações epidemiológicas, pois as perdas de seguimento são reduzidas ao mínimo.

- Exemplo 2: Inglaterra

A localização das pessoas, na Inglaterra, é possibilitada através do Registro Central do Serviço Nacional de Saúde, que cobre todo o país. Trata-se de um verdadeiro registro populacional dentro do sistema de saúde, ao qual podem ligar-se outras bases de dados, como de mortalidade, fatores de risco ou práticas de saúde. Por exemplo, uma coorte de crianças nascidas próximo a uma usina nuclear foi quase inteiramente identificada após alguns anos através do sistema de saúde, embora muitas famílias apresentassem grande mobilidade, dispersando-se pelo país.[57] Os resultados da investigação mostraram que os membros daquela coorte de recém-nascidos apresentavam taxas significativamente mais elevadas de leucemia do que a esperada.

Os exemplos aqui apresentados são de sociedades mais estruturadas e não encontram paralelo na América Latina, especialmente em países que experimentam, na atualidade, grandes migrações internas, nos quais uma ligação de registros encontraria muitas dificuldades, por vezes intransponíveis.

IV. INQUÉRITOS DE MORBIDADE

No capítulo anterior, onde foi feita uma introdução ao assunto, foram mostrados exemplos de inquéritos de morbidade e comentados alguns de seus resultados. Foram ainda realçados aspectos metodológicos deste importante meio de obter indicadores de saúde, não disponíveis através dos registros rotineiros de informação. Os inquéritos de morbidade são, provavelmente, a forma mais encontrada de inquéritos de saúde. Eles têm o objetivo de obter dados sobre a freqüência de agravos à saúde que ocorrem na população. É comum a realização de inquéritos voltados para mais de um objetivo. Ao lado da investigação da morbidade são incluídos tópicos sobre fatores de risco, uso de serviços, consumo de medicamentos, conhecimentos, atitudes e práticas relacionadas com a saúde (como o uso de contraceptivos, a prática de aleitamento materno e a cobertura vacinal), além de dados demográficos e de outra natureza, para bem caracterizar as pessoas das quais os dados foram obtidos.[58-72] O banco de dados que resulta de cada inquérito pode ser também usado, *a posteriori*, para comparações e para testes de hipóteses sobre numerosos aspectos referentes à saúde da população.

É importante que os dados obtidos nos inquéritos reproduzam a verdadeira situação existente na população e que eles possam ser quantificados, ainda que a informação seja constituída por opiniões, sensações e outras manifestações subjetivas.[73]

A. TIPOS DE INQUÉRITO

Os inquéritos podem ser classificados de diversas maneiras (Quadro 5.8):

• no tocante à forma de obtenção das informações, existem os inquéritos por "entrevistas" e aqueles por "exames", quer clínicos quer laboratoriais.

• de acordo com a extensão que alcancem, os inquéritos são de caráter "nacional" ou "local";

• em função dos tipos de morbidade incluída na pesquisa, há os "gerais", nos quais todos os agravos à saúde estão incluídos, e os "específicos", quando é investigado um dano à saúde, em particular, ou um grupo de condições afins.

• os inquéritos de morbidade podem também ser classificados em função de estimarem a "prevalência" ou a "incidência" de um ou mais agravos à saúde na população. No intuito de estimar a prevalência, as pessoas são contactadas apenas uma vez, ou um mínimo de vezes suficiente para a coleta de dados. Na realização de estudos longitudinais para determinação da incidência, a coleta de dados é feita, periodicamente, mediante a vigilância continuada das pessoas ou, pelo menos, por dois contactos intercalados, de modo a verificar a mudança ou não do estado de saúde destas pessoas. Uma outra alternativa, para medir a incidência, é solicitar aos indivíduos observados que anotem a ocorrência de alterações de sua saúde em folhas especiais, recolhidas a intervalos preestabelecidos.

• em relação à base de dados, há os inquéritos "populacionais" e "institucionais" — tema debatido no Cap. 4. A diferença básica entre eles reside na seletividade da clientela, encontrada na maioria das investigações em instituições de saúde, ao contrário dos inquéritos populacionais; nesses, em geral, o domicílio é a unidade de observação e há um processo de seleção aleatória para definir a amostra para estudo.

B. INQUÉRITOS POR ENTREVISTAS E POR EXAMES

Para melhor apreciar o potencial e as limitações dos inquéritos de morbidade por entrevistas e por exames, convém fazer analogia desta forma de obtenção dos dados com as etapas de um diagnóstico clínico individual.

Quadro 5.8 Tipos de inquérito

• Por entrevistas e exames
• Nacional e local
• Geral e específico (inquérito *ad hoc*)
• Prevalência e incidência
• Populacional e institucional

O diagnóstico clínico, feito por um profissional de saúde, compõe-se de três etapas: anamnese (interrogatório), exame físico e exame complementar de laboratório. As informações obtidas nestas três fases permitem o diagnóstico da doença ou hipóteses diagnósticas, em termos profissionais.

As mesmas técnicas empregadas no diagnóstico clínico são também utilizadas para a obtenção de dados em inquéritos, cada uma envolvendo diferentes ângulos da morbidade:

1. inquérito por interrogatório, em que a morbidade é aquela "percebida" ou "referida" pelo próprio indivíduo ou por um informante que tenha conhecimento do estado de saúde da pessoa incluída na investigação: serve de exemplo a mãe que informa sobre o seu filho ou sobre o seu marido. Os resultados obtidos refletem "percepções" da doença referidas durante a entrevista e não, propriamente, "freqüências" da doença;

2. inquérito por exame físico, caso em que a morbidade é definida clinicamente, com base no reconhecimento de sinais e sua associação a sintomas. É uma avaliação feita por profissionais de nível superior, ao contrário da anterior;

3. inquérito por exame complementar de diagnóstico, que envolve a utilização de critérios baseados em exames deste tipo, para melhor identificar doentes e sadios: por exemplo, o inquérito sorológico ou o eletrocardiográfico na determinação da prevalência da doença de Chagas.

A entrevista é o método mais utilizado em inquéritos domiciliares de morbidade, por sua simplicidade.[66, 68, 74, 75] É usada há já bastante tempo: na década de 1920, foram publicados os resultados dos primeiros inquéritos de morbidade de grandes proporções. Mas foi somente a partir dos anos 50 que teve seu emprego generalizado em diversos países como meio para conhecer o estado de saúde da população e, entre outros objetivos, monitorizar a ocorrência de certos agravos à saúde e determinar o número de pessoas incapacitadas. A entrevista é também muito usada na avaliação da necessidade do uso de diferentes tipos de serviços de saúde, na obtenção de dados de base para planejamento de saúde e em investigações de natureza diversa, tais como as que se destinam a determinar etiologia e prognóstico.[58, 66, 68] É, também, um meio para alcançar objetivos educacionais.[76, 77]

Revisões sobre o tema têm despertado para a dificuldade de efetuar comparações entre resultados destes inquéritos, em especial pela falta de padronização das definições e dos métodos empregados.[68, 78, 79] Neste particular, numerosos aspectos de natureza metodológica merecem atenção, entre os quais os seguintes:

1. Tipo de informante
2. Características do entrevistado
3. Características do entrevistador
4. Tipo de dano à saúde
5. Resposta inexata
6. Desinteresse do entrevistado
7. Não-resposta

1. TIPO DE INFORMANTE

Nos domicílios, é comum delegar a um dos adultos, presente no momento da entrevista, a tarefa de responder por si e pelos demais adultos ou crianças, de modo a facilitar a realização de inquéritos.

• **Efeito *"Proxy"***

A palavra *"proxy"* (que significa procuração ou delegação em inglês) é usada, em inquéritos, para designar o informante ou a técnica em que uma pessoa responde pelas demais, em geral, um parente ou amigo.[80-84] Semelhante estratégia é empregada quando há dificuldade em contactar, diretamente, um dos participantes no estudo. Embora represente facilidade operacional, ela induz a subnotificação da morbidade e do uso de serviços: é o chamado "efeito *proxy*".[83] Ele ocorre, especialmente, com afecções banais e condições que não restringem a atividade física. Também, com agravos à saúde que estigmatizam, como a hanseníase — muitas vezes um segredo guardado pelo paciente, não revelado mesmo para os demais membros da família. No entanto, a percepção de anormalidades pela própria pessoa e pelos que a rodeiam, e não propriamente a presença de alterações patológicas, em muitas ocasiões faz com que os indivíduos procurem os serviços, fato que tem especial importância em planejamento.[68]

Deve-se ter em conta, porém, que as estimativas de morbidade e de outros tópicos incluídos nos inquéritos ou em qualquer pesquisa serão diferentes, conforme as respostas sejam obtidas diretamente das pessoas selecionadas ou indiretamente através de terceiros. Por isto, é recomendável verificar o impacto dos informantes nos resultados, procedendo-se à análise dos dados, estratificando-os por tipo de pessoa que fornece a informação.[81]

Em inquéritos gerais de morbidade, um adulto da família responde pelos demais, pelos ausentes e pelas crianças. Mais comumente, é a dona-de-casa a pessoa a prestar as informações. Sabido que nem todo informante conhece as doenças ou hábitos dos demais, o ideal seria cada um responder por si mesmo, o que é raramente possível, em inquéritos domiciliares.

• Exemplo: informantes em inquérito de morbidade

No inquérito sobre as condições de saúde e de vida da população urbana, realizado em Botucatu, no Estado de São Paulo, ficou estabelecido que o informante seria a mãe da família.[79] Somente na sua ausência, após três tentativas, o chefe da família e, em última instância, outro adulto responsável e conhecedor das informações familiares previstas no formulário seria utilizado como substituto. Foi considerado financeira e operacionalmente inviável conduzirem-se as entrevistas com cada um dos membros da família.

No inquérito norte-americano de morbidade realizado em 1972, entre adultos de 17 anos e mais de idade, 62% responderam por si mesmos.[85]

2. CARACTERÍSTICAS DO ENTREVISTADO

As respostas obtidas durante a coleta de dados, em um inquérito, dependerão da credibilidade do entrevistado, de sua boa vontade e, ainda, de múltiplos fatores que intervêm, direta ou indiretamente, na exatidão das respostas. Entre estes muitos fatores, merecem menção[73] a percepção da pessoa entrevistada quanto ao propósito do inquérito, sua relação com o entrevistador, sua atitude em face da saúde, sua capacidade em expressar opiniões, as características das perguntas formuladas e a memória do entrevistado sobre a ocorrência de afecções, no passado próximo ou remoto.

3. CARACTERÍSTICAS DO ENTREVISTADOR

Existe tendência para a utilização de entrevistadores leigos na coleta de dados de morbidade nos inquéritos por entrevistas, no mesmo molde em que são realizados os de opinião pública sobre preferência política, audiência de programas de televisão ou consumo de algum produto. Assim, surge a questão da adequação deste tipo de pessoal, pela formação limitada do entrevistador.[86] No consultório, os dados relatados pelo paciente ao médico durante a anamnese têm grau variável de utilidade para o diagnóstico definitivo. Em consultas médicas, o detalhamento da história clínica é obtido por um profissional especializado em anamnese, que confronta os dados com o exame físico e, em caso de necessidade, complementa-os com o exame laboratorial. Para um paciente que responde a uma pergunta sobre o seu estado de saúde, um calo no pé pode incomodá-lo mais do que uma tuberculose pulmonar silenciosa ou uma grande massa abdominal assintomática. Os resultados dos inquéritos por entrevistas refletirão esta percepção particular das pessoas sobre os problemas de saúde. Aliás, muitos casos de doenças, já em estado avançado de evolução, são diagnosticados por ocasião de consultas iniciadas por algum outro motivo, já que o paciente não era sabedor do que se passava no seu organismo. Se ele não é sabedor de seu estado real de saúde, relata apenas o que julga importante ou conveniente. Por isto, um certo limite é colocado na qualidade das entrevistas de morbidade feitas por leigos. Os entrevistadores leigos devem preencher questionários que incluem apenas as questões cujas respostas possam ter alta confiabilidade e validade. Os diagnósticos das doenças, informados desta maneira, têm de ser aceitos com cautela; por outro lado, muitas questões gerais ligadas à morbidade e ao uso de serviços são informadas com precisão. Ressalte-se que os dados assim coletados podem ser, ainda, cotejados ou complementados com outros que os pacientes possam apresentar (receitas e exame), com os existentes nos registros dos serviços ou com os médicos referidos pelo entrevistado.

4. TIPO DE DANO À SAÚDE

Alguns temas são abordados com relativa facilidade junto às pessoas, como o peso e a altura de crianças ou a pressão arterial de adultos. Outros, no entanto, são de acesso bem mais difícil, pela própria complexidade diagnóstica (neuroses e enxaquecas são exemplos) ou por se constituírem assunto de foro íntimo, caso do aborto, das práticas sexuais e do consumo de drogas.

A natureza do tema investigado, em especial a gravidade de que se reveste e as limitações que gera nas pessoas, influencia a precisão das respostas. Os fatos mais graves ou marcantes, como acidentes, operações ou internações, são lembrados em detalhe por muito tempo. Doenças agudas de evolução não-complicada, sintomas vagos ou ferimentos leves, ao contrário, são esquecidos rapidamente com o passar do tempo, sendo mais sujeitos à subnotificação. Por isto, questões alusivas a afecções benignas, acidentes comuns, queixas e sintomas pouco expressivos são limitadas a períodos breves e recentes: as últimas duas semanas parecem ser o período preferido por muitos investigadores, embora não haja consenso, neste particular, pois também são usadas as três semanas ou período maior. Os dados sobre acidentes graves ou de internação, ao contrário, englobam intervalos maiores, comumente os últimos 12 meses. O caráter comprometedor ou íntimo das questões formuladas é outra faceta que afeta os resultados.

5. RESPOSTA INEXATA

As questões levantadas em inquéritos podem ser, voluntária ou involuntariamente, respondidas de maneira incorreta.[66] O entrevistado muitas vezes não conhece o que lhe é solicitado —

se é hipertenso ou diabético —, está equivocado sobre o seu estado ou distorce a verdade. Quando uma pessoa é entrevistada, a fidedignidade das respostas é inversamente proporcional ao tempo decorrido entre o evento e a recordação do ocorrido. Por isto, além do já mencionado limite no período recordatório nas sondagens por entrevistas, utilizam-se para aumentar a validade dos resultados dados adicionais provenientes de exames clínicos e laboratoriais.

6. DESINTERESSE DO ENTREVISTADO

Há pessoas que, quando solicitadas a participar do inquérito, não estão dispostas a perder tempo com ele. Isto ocorre com maior freqüência nos trabalhos em nível domiciliar, incidindo menos nos que são feitos nos próprios serviços de saúde. Existem indivíduos que não estão interessados, mas podem ser conquistados quando lhes são explicados os objetivos ou é adiada a entrevista para outro momento que o próprio entrevistado queira fixar.

Há também a questão do momento em que a pessoa responde o questionário ou a entrevista. Os seus afazeres e humor, naquele instante, tendem a influenciar a compreensão das perguntas e a abrangência das respostas, limitando a exatidão e utilidade dos seus resultados.

A maior dificuldade está representada pelas pessoas que, além de desinteressadas, são ostensivamente contrárias ao inquérito ou à própria idéia de participar dele, cuja colaboração pode ser impossível de obter.

7. NÃO-RESPOSTA

Em quase todos os inquéritos de saúde, especialmente os domiciliares, não é possível contactar uma dada proporção de componentes da amostra, apesar de esforços redobrados neste sentido.

A tendência de supor que as perdas são aleatórias e, portanto, sem repercussão nos resultados, pode não estar justificada. Os não-contactados podem não ter sido encontrados justamente por apresentarem um motivo especial — por exemplo, problemas de saúde — ou por possuírem características que os diferenciem dos demais, como é o caso de viúvos e outros indivíduos que vivem isolados, sendo importante sua inclusão no grupo, sob pena de falsear os resultados em direção a famílias mais numerosas. O ideal é haver uma alta proporção de respostas das pessoas colocadas na amostra e conhecer as causas das não-respostas. Assim, pode-se identificar se as perdas são seletivas, ou seja, se as características das pessoas excluídas diferem, de alguma forma, das características das que foram incluídas na investigação. Em caso de perdas seletivas, as generalizações de resultados ficam prejudicadas.

C. INQUÉRITOS GERAIS DE MORBIDADE

Os inquéritos gerais de morbidade têm o objetivo de investigar o conjunto de agravos à saúde em uma população definida; ou seja, a morbidade geral. Nos "inquéritos específicos", determinados agravos à saúde são selecionados para a pesquisa: hipertensão ou alcoolismo, por exemplo.

• Definição de "caso"

No intuito de quantificar a morbidade geral da população, é necessário definir o que deve ser considerado "caso", de modo a coletar os dados de maneira padronizada.

Em pesquisa realizada na cidade de Botucatu, já mencionada no presente capítulo, foi tomado como caso o "episódio mórbido" assim definido: "queixas, sintomas, acidentes comuns e diagnósticos referidos pelo informante".[79]

• Inquéritos gerais de morbidade, no exterior

Muitos países já têm longa experiência com inquéritos nacionais de morbidade.[58, 60] Três países, em particular, têm acumulado uma enorme quantidade de informação produzida por esta via: os Estados Unidos,[60, 87] a Inglaterra[65, 88] e a Finlândia.[58, 60, 89] Embora a técnica mais usada seja a da entrevista, os inquéritos também abrangem avaliação clínica e laboratorial.

• Exemplo 1: o inquérito norte-americano de morbidade

O maior acervo de informações obtido por este método é representado pelo Inquérito Nacional de Saúde norte-americano que, na sua forma atual, coleta dados em base contínua desde 1956, aproveitando experiência anterior de mais de 20 anos, quando funcionava de maneira descontínua. Seus resultados são publicados em uma extensa série intitulada *Vital and Health Statistics*.[83] Na realidade, nos EUA, é realizado um conjunto de inquéritos, não somente de morbidade, mas de natalidade, mortalidade, serviços, pessoal etc.[87] Ali, o inquérito de morbidade apresenta três segmentos principais relativos à morbidade: 1. o de entrevistas domiciliares, através das quais são coletados, semanalmente, dados de mais de 800 famílias, selecionadas ao acaso e diferentes a cada semana; 2. o de avaliação clínica, incluindo exame complementar de diagnóstico; 3. o de dados já existentes em prontuários, de uma amostra de estabelecimentos de saúde do país.

• Exemplo 2: o inquérito finlandês de morbidade

O estudo realizado na Finlândia, na década de 1980, com o intuito de traçar o perfil de saúde e a necessidade de serviços, em amostra representativa composta por 8 mil adultos com idade de 30 anos e mais, apontou para o seguinte quadro: uma taxa de morbidade de 56%, no inquérito por entrevistas, e 54%, no inquérito por exame.[89] Um total de 45% das pessoas entrevistadas tinha consciência da necessidade de procurar cuidados especializados para os seus problemas crônicos de saúde.

• Exemplo 3: inquérito internacional de morbidade

O mais completo estudo colaborativo internacional sobre morbidade e usos de serviços de saúde foi realizado em 12 áreas de sete países: Canadá, Estados Unidos, Argentina, Inglaterra, Finlândia, Polônia e Iugoslávia, envolvendo 50 mil entrevistas domiciliares, realizadas durante 12 meses, entre 1968 e 1969.[90] A taxa de morbidade, referida nas duas semanas anteriores à entrevista, nas 12 áreas de pesquisa, variou entre 30% e 36%; o uso de serviços de saúde, entre 12% e 20%; a restrição de atividades, entre 3% e 15%.

• Inquéritos gerais de morbidade, no Brasil

Em 1969, a Associação Brasileira de Escolas Médicas promoveu, no Rio de Janeiro, um seminário sobre "A Saúde da Comunidade", que evidenciou a existência de vários inquéritos de morbidade em diversos pontos do país, em geral, promovidos pelos departamentos de medicina preventiva das faculdades de medicina.[59] Nos anais do citado seminário aparecem relatos das experiências realizadas, das que estavam em planejamento ou em andamento na Bahia (em Amaralina), em São Paulo (Ribeirão Preto, Osasco e Campinas), em Minas Gerais (Vila Santana), em Goiás (Nerópolis) e no Distrito Federal (Sobradinho).

Nos anos seguintes, outros inquéritos gerais de morbidade foram realizados em praticamente cada Unidade da Federação, muitos dos quais não chegaram a ser publicados. Entre os divulgados na literatura especializada, cabe registrar os de Salvador, na Bahia,[91-93] os de Ribeirão Preto[94-95] e os de Botucatu.[79, 96]

• Exemplo: inquéritos de morbidade, em Ribeirão Preto

O grupo que acumulou maior experiência em inquéritos de morbidade por entrevistas, no país, talvez tenha sido o de Ribeirão Preto, do Departamento de Epidemiologia da Faculdade de Medicina da Universidade de São Paulo, que realizou, nos anos 70, uma investigação continuada de morbidade por entrevistas domiciliares, cobrindo a população urbana do município.[94-95] Semanalmente, eram visitadas cerca de 400 famílias, escolhidas de um painel de 5.200, correspondendo a uma amostra representativa da população. No ano de 1975, a morbidade geral referida, para o período de uma quinzena, foi de 304 agravos à saúde por 1.000 pessoas, ou seja, 30,4%. As causas mais freqüentes de morbidade foram as doenças respiratórias, as digestivas, os transtornos mentais e do sistema nervoso, que, em conjunto, representaram mais de 50% da morbidade total (Quadro 5.9). As condições mal definidas alcançaram 11% dos episódios, o que pode ser explicado por diversas razões, entre as quais, as dificuldades inerentes à técnica de entrevista, ao entrevistador, ao paciente, e a própria classificação utilizada.

Todos os inquéritos gerais de morbidade mencionados são de nível "local". O primeiro inquérito "nacional" de morbidade, no país, somente foi feito em 1981, pelo IBGE: na verdade, tratou-se de um apêndice da Pesquisa Nacional por Amostra de Domicílios, tema da próxima seção.

D. PESQUISA NACIONAL POR AMOSTRA DE DOMICÍLIO (PNAD)

O Instituto Brasileiro de Geografia e Estatística (IBGE) implantou no país, a partir de 1967, um sistema de pesquisas domiciliares com múltiplos objetivos, conhecido pela sigla PNAD.[97] A investigação tem o propósito geral de buscar informações não-disponíveis ou não-suficientemente cobertas pelos sistemas convencionais de informação econômica e social, de modo a compor uma visão geral e atualizada do país.

A PNAD é um inquérito de prevalência, realizada em amostra probabilística, a cada ano, com exceção dos anos em que há censo demográfico. A abrangência é nacional, sendo representativa de Unidades da Federação e das nove Regiões Metropolitanas. Não é feita em área rural da Região Norte por problemas de custo.

Detalhes dos planos de amostragem são encontrados nas publicações sobre as PNADs, nas séries metodológicas do IBGE[98] ou em trabalhos cujos autores utilizaram dados das PNADs.[99] Em 1988, foi envolvida coleta de dados em 140 mil domicílios. Em anos recentes, devido a mudanças no processo de amostragem, o número de domicílios da amostra diminuiu consideravelmente.

Os resultados da PNAD são divulgados amplamente pela imprensa leiga, o que permite o acompanhamento da evolução de diversos aspectos da vida nacional por um público diversificado. Os números obtidos nestas pesquisas apontam para a heterogeneidade econômica, social e regional do país. Por exemplo, um dos resultados consistentemente apontados pelas PNADs é a miséria de boa parte da população. São os excluídos ou deserdados pelo modelo de crescimento econômico, cujo número ascende a dezenas de milhões. Por estarem fora dos benefícios da modernização da sociedade, sem acesso a bens e serviços essenciais quando deles têm necessidade, possuem baixa qualidade de vida. Como a saúde está em estreita relação com a qualidade de vida, as famílias, nestas condições, e a população como um todo têm baixo nível de saúde.

• **Temática das PNADs**

Inicialmente a pesquisa esteve restrita às características socioeconômicas da população, nos aspectos relativos ao tema "população e mão-de-obra", sendo depois expandida para incluir maior número de tópicos.

Na década de 1980, a cada ano, um aspecto foi selecionado para estudo aprofundado, além de obtenção de dados sobre o grupo central de questões, repetido anualmente.[97] No primeiro ano desta nova sistemática, em 1981, o tema foi saúde. Nos anos seguintes, os suplementos temáticos da PNAD foram os seguin-

Quadro 5.9 Morbidade referida pelas pessoas, nas duas semanas anteriores a entrevistas domiciliares, segundo grupos da Classificação Internacional de Doenças — Ribeirão Preto, 1975

Causas de morbidade	Número de episódios	Distribuição percentual	Coeficiente por 1.000
• Respiratórias	2.951	25,4	77
• Digestivas	1.842	15,8	48
• Mentais e do sistema nervoso	1.455	12,5	38
• Osteoarticulares	1.195	10,3	31
• Cardiovasculares	1.049	9,0	27
• Infecciosas e parasitárias	602	5,2	16
• Genitourinárias	491	4,2	13
• Acidentes, envenenamentos e violências	227	2,0	6
• Demais	540	4,6	14
• Mal definidas	1.285	11,0	34
Total	11.637	100,0	304

Fonte: José R Carvalheiro e Clarisse DG Carvalheiro, Revista de Saúde Pública (São Paulo) 1979; 13:265.[94]

tes: educação (1982), trabalho e previdência social (1983), fecundidade (1984), situação do menor (1985), saúde, anticoncepção e associativismo (1986), cor (1987), participação política e social (1988) e trabalho (1989 e 1990).

• **Exemplo 1**: a morbidade e os usos dos serviços de saúde segundo dados da PNAD-1981

O questionário específico sobre saúde visou à obtenção de informações, relativas ao período de um ano, sobre atenção materno-infantil, hospitalização e atendimento dentário. Incluiu também pesquisa sobre o número de deficientes, as vacinações, a morbidade (nas últimas duas semanas), a utilização de serviços de saúde e os gastos com saúde.[100, 101]

As taxas de morbidade, referidas nas duas semanas anteriores à entrevista, nas nove capitais brasileiras incluídas na coleta de dados, variaram de 3,8%, em Belém, a 9,6%, em Belo Horizonte. A utilização de serviços de saúde, nestas mesmas capitais, ficou contida entre 2,2%, em Belém, e 4,9%, em Belo Horizonte. Os números obtidos são substancialmente menores do que os encontrados em investigações realizadas em outras regiões, usando a mesma metodologia. Em revisão de pesquisas realizadas em 14 países, a morbidade referida pelos entrevistados oscilou entre 11% e 46%.[93] Suspeita-se que problemas metodológicos tenham resultado nas baixas taxas encontradas na PNAD-1981.[93, 102]

• **Exemplo 2**: a saúde da mulher segundo dados da PNAD-1986

A análise dos diferenciais de morbidade, por idade, entre os dois sexos, revelou que eles foram nulos na infância, assumiram seus valores mais altos no período reprodutivo das mulheres e diminuíram depois dos 60 anos de idade. No cômputo geral, a prevalência de problemas de saúde foi maior nas mulheres.[103] Elas também referiram maior utilização de serviços de saúde. Os dados de anticoncepção mostraram níveis altos de esterilização.

Nos anos 1981-1990, em síntese, a PNAD constou de um corpo básico invariável de quesitos e um suplemento temático, este variável a cada ano. Na década de 1990, houve mudanças. O suplemento temático foi suprimido e o núcleo central ampliado, inclusive incluindo questões sobre mortalidade, fecundidade e migração.

• **Utilidade dos resultados da PNAD**

As informações produzidas pela PNAD enfatizam uma das grandes finalidades dos inquéritos: a de mostrar a situação da época, fornecendo números sobre determinados aspectos de nossa população. São informações a serem usadas em comparações geográficas, na antecipação de tendências e, de maneira geral, em planejamento, visando a definir, subsidiar e justificar medidas de intervenção para modificar a situação encontrada, caso ela se mostre insatisfatória. Tratando-se de inquéritos de prevalência, repetidos a intervalos regulares, os seus resultados permitem acompanhar a evolução da situação e avaliar se os objetivos das intervenções são realmente alcançados e em quais proporções.

• **Outras pesquisas do IBGE sobre saúde**

a) ESTUDO NACIONAL DA DESPESA FAMILIAR (ENDEF), 1974-1975

Durante os anos de 1974 e 1975, foi feita uma extensa pesquisa, conhecida pela sigla ENDEF, sobre as condições de vida da população, através do diagnóstico da estrutura de consumo, da capacidade de poupança e do padrão de nutrição da população. As investigações abrangeram o nível de ingestão alimentar da população e a antropometria de pré-escolares. Foram pesquisadas 55 mil famílias, em 890 municípios, prolongando-se o trabalho de coleta de dados por 12 meses.

• **Exemplo**: avaliação do estado nutricional da população segundo dados do ENDEF, 1974-1975.

Os percentuais de crianças com perfis antropométricos compatíveis com desnutrição moderada e grave ascendiam a 20%, no Nordeste, ficando em torno de 7% a 8%, no Rio e em São Paulo.[98, 104]

b) PESQUISA NACIONAL SOBRE SAÚDE E NUTRIÇÃO, (PNSN), 1989

Em trabalho conjunto, o INAN (Instituto Nacional de Alimentação e Nutrição), do Ministério da Saúde, o IPEA e o IBGE realizaram uma investigação transversal, em nível nacional, com amostra probabilística composta de 63 mil domicílios.[105-107] Entre os diversos aspectos da saúde da população brasileira, foram investigados o estado nutricional, o hábito de fumar e o alcoolismo.

• **Exemplo**: a prevalência do hábito de fumar, no Brasil, segundo dados da PNSN-1989

A prevalência do hábito de fumar, na população adulta (15 anos e mais), foi estimada em 32,6%. Fumava-se mais no campo do que na cidade. Os homens fumavam mais do que as mulheres: as estimativas apontaram para a existência de 18,1 milhões de homens fumantes e 12,5 milhões de mulheres fumantes. A média de cigarros consumidos diariamente foi maior entre os homens. No entanto, nos mais jovens (abaixo de 30 anos de idade), as mulheres fumavam mais do que os homens, em termos percentuais, sugerindo que elas estavam incorporando mais cedo, nas suas vidas, este hábito.[108]

E. INQUÉRITOS ESPECÍFICOS DE MORBIDADE

Um inquérito específico de morbidade tem o objetivo de investigar uma condição de cada vez: por exemplo, a hipertensão, o diabetes, a doença de Chagas, a esquistossomose, o alcoolismo ou o estado nutricional. Tais investigações são encontradas mais freqüentemente, se comparadas aos inquéritos gerais, pois, quando o objetivo do inquérito de morbidade é limitado a um único evento, o questionário é, em geral, de mais fácil elaboração, o trabalho de campo mais simples e o diagnóstico mais preciso.

• **Definição de "caso"**

É importante a delimitação exata da abrangência do tema, com a definição do "caso" objeto do estudo, que deve ser feita da maneira mais objetiva possível. Quando se sai do hospital para a comunidade, ganha-se em representatividade, pois o trabalho pode ser executado em amostras representativas de toda a população, mas perde-se, muitas vezes, em qualidade de diagnóstico. Se um paciente no hospital é submetido a uma bateria de exames, nos inquéritos na comunidade, ao contrário, apenas algumas questões e testes mais rápidos e práticos são habitualmente viáveis. A maior complexidade dos exames diagnósticos eleva os custos e as horas de trabalho, aumentando as dificuldades operacionais e provocando, inclusive, diminuição da cooperação das pessoas. É de notar que, em muitas ocasiões, os critérios de diagnóstico estabelecidos para uso nos inquéritos especiais passam a ser aceitos como definições da doença, na prática clínica. Há numerosas publicações voltadas a auxiliar a realização destes inquéritos, versando sobre os mais variados temas, como nos seguintes exemplos: bócio,[109] avitaminose A,[110] estado nutricional,[111] doenças cardiovasculares[112] e problemas orais de saúde.[113]

- **Inquéritos específicos de morbidade**

No Brasil, é difícil a realização de inquéritos de abrangência nacional, em parte devido à grande extensão do seu território, às diferenças existentes entre suas diversas regiões e aos custos que estes empreendimentos envolvem. Entre as exceções, encontram-se os inquéritos sobre infecção chagásica, realizados no período 1975-1980,[114] e sobre diabetes, feitos em 1987.[115]

Em nível local, muitos inquéritos têm sido empreendidos, especialmente aqueles com condições de diagnóstico mais simples, ou mais preciso, como desnutrição, parasitoses e hipertensão.

Quando o reconhecimento da condição depende de um processo diagnóstico demorado e especializado, como na maioria das condições crônico-degenerativas — caso da doença mental, neurológica, osteoarticular, gastrointestinal e cardiovascular — o inquérito torna-se de mais difícil realização. Para facilitar o trabalho de campo, pode-se utilizar como alternativa o inquérito em duas etapas.

F. INQUÉRITO EM DUAS ETAPAS

Um inquérito de morbidade, realizado em duas etapas, está esquematizado na Fig. 5.2.

- **Primeira etapa: rastreamento (triagem ou *screening*)**

Um teste simples, se possível manejado por pessoal auxiliar, é aplicado em grande número de indivíduos, visando a selecionar alguns: os "suspeitos" ou "positivos". Neles, há maior probabilidade de encontrar-se o dano sob consideração. Os indivíduos assim identificados são encaminhados à etapa seguinte. A estratégia é muito útil nas áreas de oftalmologia[116] e de psiquiatria.[117,118]

- **Segunda etapa: confirmação diagnóstica**

Em termos operacionais, o exame detalhado e rigoroso para encontrar desvios da saúde somente pode ser realizado em pequeno número de pessoas, por razões de custo e tempo. É isto o que ocorre nesta segunda etapa: o menor número de indivíduos, resultante do rastreamento, permite utilizar um processo mais elaborado de diagnóstico, com o uso de anamnese e exames feitos por pessoal especializado. Nos exemplos das áreas de oftalmologia e de psiquiatria, as pessoas triadas seriam então examinadas, respectivamente, por oftalmologistas e por psiquiatras, com o emprego do arsenal diagnóstico manejado por estes especialistas.

- **Aplicação do rastreamento em investigação de freqüências**

Note-se que pode haver falhas no processo de identificação dos indivíduos negativos e positivos no teste de rastreamento, ou seja, na primeira fase do inquérito. O problema maior reside em detectar os falsos negativos, já que os falsos positivos no rastreamento são encontrados na fase subseqüente de diagnóstico. Por isto, na etapa de rastreamento, o teste usado deve possuir, entre as suas características, além da fácil aplicação e do custo compatível, a de minimizar o número de falsos negativos: em termos técnicos, como será visto no Cap. 17 onde os termos serão definidos, o teste deve ter alta "sensibilidade", sendo de importância relativamente menor, nesta primeira fase, o nível de "especificidade".

Em pesquisas sobre investigação de freqüências, uma amostra de negativos ao rastreamento pode também ser selecionada e levada à fase de diagnóstico, de modo a quantificar a proporção de falsos negativos e produzir taxas de freqüências mais precisas.

- **Exemplo: morbidade psiquiátrica, em três cidades brasileiras**

Em 1990, foi realizada a coleta de dados para um estudo multicêntrico de morbidade psiquiátrica em áreas metropolitanas: Brasília, São Paulo e Porto Alegre.[118] Na primeira fase, aplicou-se um instrumento de rastreamento, em amostra aleatória de adultos (15 anos de idade ou mais), destas cidades, para a detecção de prováveis casos psiquiátricos. Na segunda fase, foram realizadas entrevistas em uma subamostra para confirmação diagnóstica; a subamostra foi constituída por 30% de "suspeitos" e 10% de "não-suspeitos". Em Brasília, por exemplo, a amostra inicial era composta por 2.345 adultos e, a subamostra, da segunda fase, por 285 pessoas. As prevalências de morbidade psiquiátrica encontradas na investigação, com demanda em potencial para os serviços, padronizadas por idade, foram de 34% em Brasília e Porto Alegre, e de 19% em São Paulo. Em termos gerais, os distúrbios neuróticos, especialmente ansiedade e fobias, constituíram-se no principal problema de saúde mental, detectado na pesquisa.

- **Aplicações clínicas do rastreamento**

O rastreamento tem, também, ampla aplicação na prática clínica. A finalidade, nestes casos, é contribuir diretamente para a saúde do indivíduo, pois a busca ativa de casos permite o diagnóstico precoce de alterações clínicas e subclínicas ou a identificação de indivíduos portadores de fatores de risco a serem levados a aconselhamento, acompanhamento, tratamento ou outra forma de intervenção.

G. DIFICULDADES NA REALIZAÇÃO DE INQUÉRITOS

A precisão dos resultados obtidos através de um inquérito depende de muitos fatores. Como se sabe, existe uma infinidade de situações que limitam a precisão das anamneses e dos diagnósticos clínicos: por exemplo, quando a comunicação com o entrevistado é difícil ou quando esse interpreta mal as perguntas formuladas, ele esquece pontos importantes de sua história pregressa ou simplesmente não deseja relatá-los. Os inquéritos terão estas mesmas limitações, acrescidas de outras próprias ao trabalho com grande número de pessoas, de modo que um considerável esforço é dirigido para contornar os problemas que podem aflorar durante a coleta de dados, originando informações com qualidade e que sirvam aos propósitos da investigação. Al-

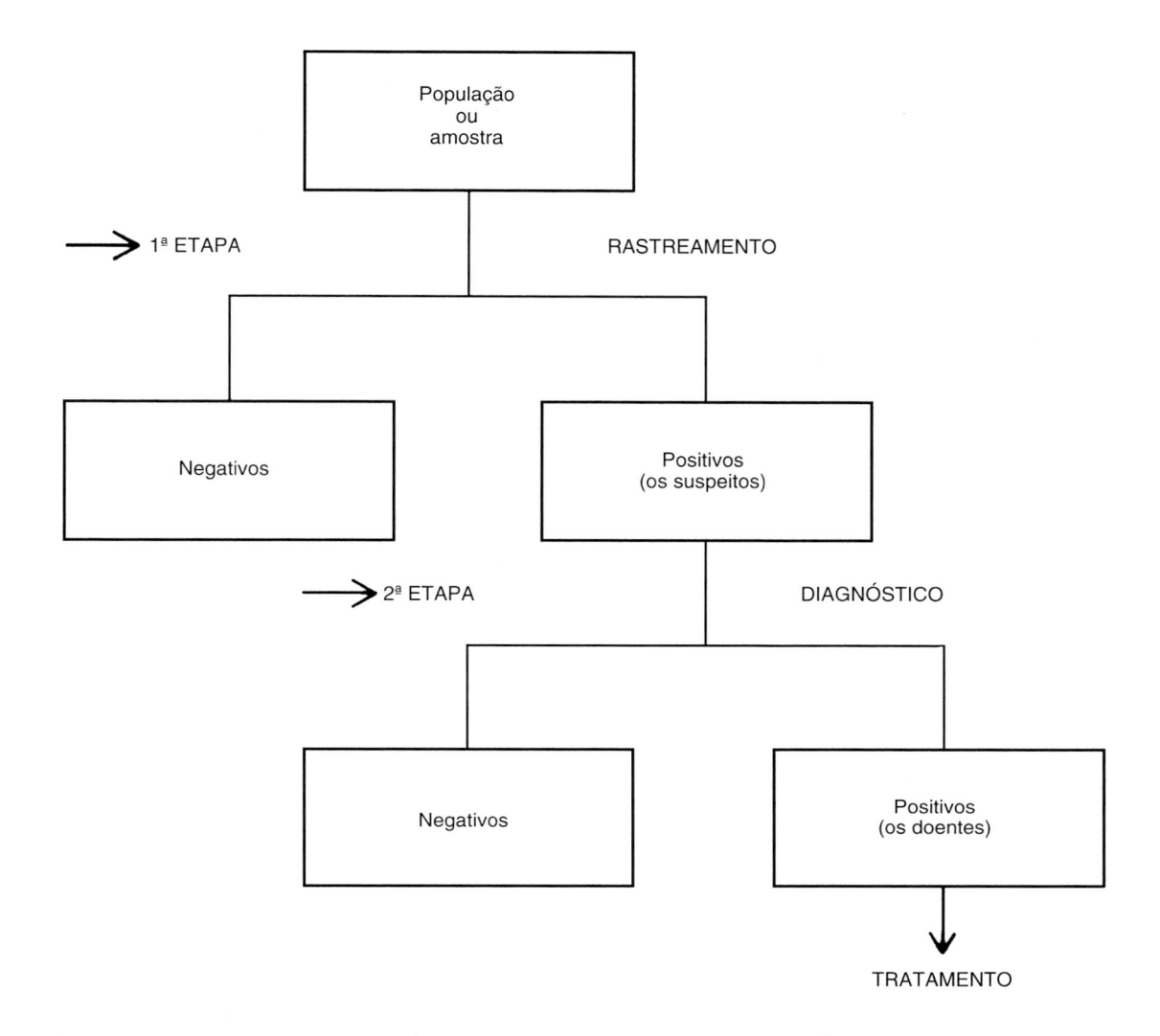

Fig. 5.2 Inquérito da morbidade em duas etapas: 1ª) a aplicação do teste de rastreamento e 2ª) o processo subseqüente de diagnóstico.

guns cuidados na realização deste tipo de investigação já foram mencionados no presente capítulo, quando da abordagem dos "inquéritos por entrevistas". Outros são comentados a seguir, obedecendo ao seguinte roteiro:

1. Definição da amostra
2. Preparação do instrumento para a coleta de dados
3. Padronização da coleta de dados
4. Processo de análise e interpretação dos resultados
5. Controle de qualidade

Em geral, a definição da amostra e o preparo do formulário para a coleta de dados constituem as duas maiores dificuldades da fase de planejamento de um inquérito.

1. DEFINIÇÃO DA AMOSTRA

Os dados sobre a população podem ser obtidos sob a forma de recenseamentos ou, o que é mais comum, através de amostras, que são mais econômicas e fáceis de manejar. No recenseamento todas as unidades são incluídas e na amostra lida-se com apenas um número limitado de unidades. É conveniente que a amostra seja aleatória, de modo a ser representativa da população, o que se obtém por estrito cumprimento às regras de amostragem estatística.[96, 119] O Cap. 16 trata deste tema, em detalhes.

2. PREPARAÇÃO DO INSTRUMENTO PARA A COLETA DE DADOS

Para que o inquérito seja levado a bom termo, há necessidade de um formulário adequado para a coleta de dados, de modo que os objetivos da investigação sejam alcançados. Em pesquisa, usa-se o termo "instrumento" para designar o recurso empregado na coleta de dados, tal como um questionário, um roteiro de entrevista ou uma ficha de exame físico.

Acompanha o instrumento um "manual de instruções", que contém um conjunto de informações e regras com as definições e as orientações relativas aos procedimentos a serem seguidos.

Como é grande o número de aspectos que podem ser investigados em um inquérito, faz-se necessário selecionar com rigor os quesitos a serem incluídos ou desprezados. Para melhor caracterizar a amostra, são inseridos tópicos referentes às características demográficas e sociais do indivíduo ou de sua família. Em pesquisas domiciliares, são colocados itens sobre as condições da habitação, do peridomicílio e do saneamento ambiental. Estes e outros aspectos são incluídos ou não na dependência do objetivo particular de cada situação e da relevância que possam ter para esclarecer as questões em estudo.

3. PADRONIZAÇÃO DA COLETA DE DADOS

Os dados obtidos devem refletir a realidade. Para que este objetivo seja alcançado, é essencial a uniformização da conduta entre o pessoal envolvido na coleta de dados e a padronização dos procedimentos e dos aparelhos, visando evitar a subjetividade introduzida pelo avaliador ou as variações decorrentes do procedimento mal aplicado e do instrumento mal utilizado. O treinamento dos entrevistadores não pode ser descurado, o que envolve múltiplos aspectos teóricos e práticos, entre os quais, as preleções sobre técnicas de entrevistas, as explicações pormenorizadas sobre o instrumento a ser utilizado na pesquisa, a simulação de entrevistas e a realização de estudo-piloto, incluindo o pré-teste do questionário e os procedimentos de campo, para identificar dificuldades e possíveis erros de técnicas, ajustar o instrumento, e uniformizar e aperfeiçoar todo o procedimento de coleta de dados.[120, 121]

4. PROCESSO DE ANÁLISE E INTERPRETAÇÃO DOS RESULTADOS

Os inquéritos de saúde, na maioria das vezes, são trabalhos ocasionais, que contam com o entusiasmo dos organizadores. Contudo, por não serem atividades contínuas, não têm para apoiá-los, com raras exceções, uma estrutura de processamento de dados que garanta um rápido conhecimento dos resultados. Assim, a preparação de tabelas e os correspondentes cálculos estatísticos tornam-se tarefa demorada. Ademais, é necessária a presença de pessoas com experiência na interpretação de resultados, para que os dados não fiquem apenas superficialmente analisados. Muitos inquéritos nunca são analisados e interpretados, ou o são superficialmente; outros têm seus resultados apresentados com bastante atraso em relação à sua coleta e, assim, não podem ser utilizados no processo decisório.

• Computação eletrônica

O maior acesso à microcomputação tende a encurtar o tempo de duração da análise dos dados. São muito úteis os programas aplicativos de estatística, inclusive de métodos para a rápida avaliação dos resultados.[122-125] O recurso a miniinquéritos facilita o processo de análise de dados.[126] Há programas aplicativos de domínio público: ou seja, que permitem cópias, gratuitamente. Nesse particular, o mais conhecido é o Epi-Info, traduzido para o português.[127] Muitos programas existem ou estão sendo desenvolvidos, que podem ser acoplados ao Epi-Info, facilitando enormemente a análise de dados: por exemplo, para a área de nutrição e para o estudo da variação geográfica dos eventos.

• Generalização dos resultados

Um primeiro aspecto consiste em que os resultados de uma amostra, na qual os dados foram coletados, possam ser generalizados para a população de onde proveio esta amostra. Quando o inquérito é realizado em amostra aleatória da população, os resultados podem ser expressos em freqüências pontuais ou por intervalo, assunto de uma próxima seção.

Um outro aspecto diz respeito à credibilidade dos resultados. Como se sabe, a consistência é crucial em ciência. Em termos ideais, os conhecimentos derivados de inquéritos só devem ser aceitos como expressão da realidade quando confirmados em diferentes inquéritos, feitos, se possível, por diferentes investigadores ou organizações.[128] Isto é particularmente aplicável a temas subjetivos como, por exemplo, os conhecimentos, atitudes e práticas da população. Logo, para que os resultados de pesquisas deste tipo e de opinião pública, de maneira geral, sejam empregados para subsidiar campanhas e programas de intervenção, é aconselhável exigir-se a consistência dos resultados.

5. CONTROLE DE QUALIDADE

O melhor caminho para "não" obter boas informações, em uma pesquisa, é planejá-la superficialmente e instituir uma coleta de dados sem qualquer tipo de supervisão e controle. Ao contrário, para que uma pesquisa tenha grande chance de retratar fielmente a realidade, é necessário que haja um planejamento cuidadoso, a que se segue uma execução esmerada, sempre acompanhada por efetivos controles de qualidade, no sentido de verificar, nos vários estágios de uma investigação e em tempo hábil, o andamento de diversos aspectos, entre os quais: a apropriada seleção da amostra, a correta realização da entrevista, a crítica dos dados obtidos e a codificação das respostas.[129] É uma boa conduta repetir, de maneira independente, a coleta de dados em 5% a 10% da amostra para verificar a concordância de resultados e detectar desvios das normas preestabelecidas. Sem um controle de qualidade adequado, podem ocorrer erros com sérias repercussões nos resultados, tais como selecionar ou visitar o domicílio errado, formular inadequadamente as perguntas e registrar incorretamente as respostas.

H. FREQÜÊNCIA PONTUAL E FREQÜÊNCIA POR INTERVALO

Raramente, os resultados de uma pesquisa, seja prevalência seja incidência, podem estar baseados em dados colhidos de cada membro da população. Prefere-se, por facilidades operacionais e visando a reduzir custos, proceder a uma "estimativa" da freqüência do evento através da obtenção de dados em amostra aleatória desta população.

"Estimativa" ou "estimação" é o processo de utilizar dados amostrais para inferir os valores de parâmetros populacionais desconhecidos. A "variabilidade da amostra" deve ser levada em consideração. Embora este tema seja tratado em maior detalhe no Cap. 16, alguns pontos serão aqui realçados.

• Variabilidade amostral

Duas amostras aleatórias de uma mesma população raramente chegam a resultados exatamente iguais. Como resolver este problema da variabilidade das amostras, visto que, na prática, trabalha-se somente com uma única amostra? Os especialistas tratam o problema da variabilidade da amostra da seguinte maneira:

• lidam com uma única amostra, aleatoriamente selecionada;

• informam os resultados encontrados na amostra, sintetizados através de um número, que representa a "freqüência pontual": por exemplo, 10% de hipertensos;

• informam também a "freqüência por intervalo".

Para tal, especificam o "intervalo de confiança", para ter em conta a variação amostral. Os cálculos, que são feitos com os dados da amostra, permitem determinar dois limites, entre os quais admite-se que a verdadeira freqüência da população esteja contida: por exemplo, a proporção de hipertensos, na população, estar entre 8% e 12%.

Os artigos científicos, ao relatarem os resultados de um levantamento ou inquérito, desde que baseados em amostra aleatória, podem informar simplesmente que a freqüência encontrada foi de "10% (±2%)". Subentende-se que a estimativa pontual é de 10% e que o intervalo de confiança para a freqüência, na população total, vai de 8% a 12%. Às vezes, o relato indica que "o intervalo de confiança de 95% é de 8% a 12%" ou de que "o IC 95% é de 8% a 12%". Todas estas formas de expressão são equivalentes, e o leitor, ao defrontá-las, mesmo sem outras explicações, deve saber interpretá-las, o que se faz nos seguintes termos: há 95% de chances de que o verdadeiro e desconhecido valor do parâmetro, na população, esteja incluído entre os dois limites que definem o intervalo de confiança.

- **Cálculo da freqüência por intervalo**

Mostraremos, a seguir, dois exemplos sobre prevalência e incidência por intervalo. Os números foram mantidos idênticos, nos exemplos, para que as tarefas de cálculo não obscureçam o raciocínio que permeia a interpretação dos resultados.

- **Prevalência por intervalo**

- Exemplo: determinação da prevalência por intervalo
Uma investigação realizada em um dado município promoveu o exame da pressão arterial de 1.000 adultos (n = 1.000), aleatoriamente selecionados, dos quais 100 foram considerados hipertensos (f = 100).

Cálculo da "prevalência pontual":
A prevalência pontual (P), na "amostra", é obtida pela divisão da freqüência (f) de hipertensos pelo número (n) de pessoas examinadas.

P = f/n = 100/1.000 = 0,1 = 10% de hipertensos

Cálculo da "prevalência por intervalo":
A prevalência de hipertensão, na "população", estará contida em um intervalo de confiança de, em geral, 95%, obtido a partir da prevalência pontual, da seguinte forma:

$P \pm 2 \sqrt{P(1-P)/n}$
$0,1 \pm 2 \sqrt{0,1(1-0,1)/1.000} = 0,1 \pm 0,02$
Limite inferior do intervalo: 0,1 − 0,02 = 0,08 = 8%
Limite superior do intervalo: 0,1 + 0,02 = 0,12 = 12%
Portanto, os limites do intervalo de confiança são 0,08 e 0,12; ou seja, o intervalo de confiança vai de 8% a 12%.

- **Incidência por intervalo**

- Exemplo: determinação da incidência por intervalo
Uma amostra aleatória, composta por 1.000 adultos (n = 1.000), residentes em um dado município, é acompanhada durante um ano. Findo este período, constatou-se que 100 deles foram vítimas de acidentes de trânsito (f = 100).

Cálculo da "incidência pontual":
A fórmula é semelhante à da prevalência, substituindo-se P, de prevalência, por I, de incidência.
I = f/n = 100/1.000 = 0,1 = 10 % de acidentados.

Cálculo da "incidência por intervalo":
A incidência de acidentes de trânsito, na "população", estará contida em um intervalo de confiança de, em geral, 95%, obtido a partir da incidência pontual, da seguinte forma:

$I \pm 2 \sqrt{I(1-I)/n}$
$0,1 \pm 2 \sqrt{0,1(1-0,1)/1.000} = 0,1 \pm 0,02$
Limite inferior do intervalo: 0,1 - 0,02 = 0,08 = 8%
Limite superior do intervalo: 0,1 + 0,02 = 0,12 = 12%
Portanto, os limites do intervalo de confiança são 0,08 e 0,12; ou seja, o intervalo de confiança vai de 8% a 12%.

V. CLASSIFICAÇÃO DA MORBIDADE

Para que a distribuição da morbidade na população seja conhecida, é indispensável que os agravos à saúde recebam denominações que os diferenciem entre si, ao lado de uma classificação que abranja todo o elenco de entidades nosológicas.

A. CLASSIFICAÇÃO INTERNACIONAL DE DOENÇAS (CID)

Desde longa data, os especialistas tentam desenvolver uma classificação que tenha ampla aceitação.[130-133] No século XIX houve um intenso movimento nesse sentido, que resultou, em 1893, na Classificação de Causas de Morte de Bertillon, como ficou sendo ela chamada — de Jacques Bertillon (1851-1922), estatístico francês encarregado de formular uma classificação baseada nas até então existentes. O trabalho de Bertillon recebeu aprovação geral, foi adotado por vários países e constituiu-se, com a incorporação das revisões posteriores, na classificação hoje aceita em, praticamente, todo o mundo. Uma resenha dos antecedentes históricos da classificação atual consta dos manuais de instruções de cada revisão da CID.[130, 131]

- **Revisões da CID**

As revisões são necessárias para ajustar a classificação aos progressos verificados no conhecimento nosológico. Na virada do século, em 1900, delegados de 26 países compareceram à primeira destas revisões. As demais ocorreram com um intervalo de aproximadamente 10 anos: em 1909 (segunda revisão), 1920 (terceira), 1929 (quarta), 1938 (quinta), 1948 (sexta), 1955 (sétima), 1965 (oitava), 1975 (nona) e 1989 (décima). Cada uma delas é identificada pela sigla CID seguida do número da revisão: por exemplo, a CID-10 identifica a décima revisão.

Cada doença, lesão ou causa de óbito recebe um código na classificação. Há milhares de códigos em cada revisão, de modo que eles têm de ser reunidos em categorias, para que um quadro estatístico possa ser produzido.

O próprio manual da CID fornece orientação para a formação de agrupamentos e contém sugestões para a preparação de estatísticas, que é conveniente seguir, de modo a facilitar comparações. Acompanha o manual um volume de índice alfabético, que muito facilita os usuários na localização do código da doença.

Após a publicação e a entrada em vigor de cada revisão, surgem as dúvidas, críticas e sugestões de modificações, que são objeto de reflexão, debates e eventuais incorporações na revisão subseqüente. Como conseqüência, as diversas revisões apresentam alterações nos códigos e até deslocamentos de doenças de um grupo para outro. Assim, as séries históricas devem levar em conta a correspondência entre as diversas revisões.[134]

- Exemplo 1: mudanças de doenças de um grupo de causas para outro

A leucemia fazia parte de "doenças do sangue", antes de ser colocada em "neoplasias". A diarréia pertencia ao capítulo de "doenças do aparelho digestivo" e foi, posteriormente, deslocada para "doenças infecciosas e parasitárias".

- Exemplo 2: alteração da estrutura da CID-9 para a da CID-10

Dezessete capítulos, ou grandes grupos de causas, compõem a estrutura da CID, em sua nona revisão. Uma ilustração do seu uso pode ser encontrada no Quadro 5.6, no qual está assinalado o número de internações hospitalares segundo os 17 grandes grupos de causas. Já a estrutura da CID, em sua décima revisão, contém 21 capítulos (Quadro 5.10).

- **Execução das revisões da CID**

Após o acordo e a aprovação de cada revisão, nas datas que foram assinaladas, há o trabalho subseqüente de preparar os manuais, traduzi-los nos diversos idiomas e formar o pessoal para aplicá-los. Isto leva tempo e, em conseqüência, demora alguns anos entre a aprovação da revisão, pela OMS, e a sua entrada em vigor. No Brasil, essa demora tem sido de três anos, com exceção da revisão da CID-10, em que este período foi maior.

- **Estrutura da classificação internacional de doenças**

A estrutura da classificação não segue um eixo único, mas vários critérios — por etiologia, por localização, por processo patológico etc. —, circunstância que pode acarretar dificuldades de interpretação às pessoas menos familiarizadas com o seu uso. A diversidade de critérios classificatórios é mantida para servir a diferentes tipos de usuários: clínicos, epidemiologistas, administradores e investigadores de maneira geral. Em que pese a ampla gama de utilizadores, trata-se de uma classificação eminentemente clínica que, embora incorpore fatores etiológicos, não é suficientemente abrangente neste aspecto. Ela sofre, por exemplo, críticas quanto ao tratamento insuficiente de determinantes sociais e ambientais.[133, 135]

A classificação funciona bem para registros de óbitos, de internações ou sempre que houver diagnósticos já estabelecidos. É menos satisfatória para outras situações em que os diagnósticos ainda não foram firmados, como pode acontecer em inquéritos comunitários. Por isto, outras classificações passaram a ser necessárias, e grandes modificações foram introduzidas na décima revisão.

- **Adaptações da CID para especialidades**

Existem adaptações da Classificação Internacional de Doenças para uso em especialidades: oncologia,[130, 136] odontologia e estomatologia[137] e neurologia.[138] Há também iniciativas com maior detalhamento, para uso em clínica, a partir da introdução de um quinto dígito, visando a indexar melhor a morbidade geral[139] e a doença mental.[140]

- **Deficiências, incapacidades e desvantagens**

A Organização Mundial da Saúde editou, em 1980, uma classificação no intuito de uniformizar a terminologia e obter melhores informações sobre as conseqüências das doenças, a longo prazo.[141, 142] Nela, há definições para os termos ingleses *disability*, *impairment* e *handicap*, que são englobados na denominação geral de *disablement*".[143] As definições adotadas são complexas, o que explica, em parte, a sua utilização relativamente limitada até o momento.

Quadro 5.10 Grupos de causas na Classificação Internacional de Doenças, Décima Revisão (CID-10)

1. Algumas doenças infecciosas e parasitárias
2. Neoplasmas (tumores)
3. Doenças do sangue e dos órgãos hematopoiéticos, e alguns transtornos imunitários
4. Doenças endócrinas, nutricionais e metabólicas
5. Transtornos mentais e comportamentais
6. Doenças do sistema nervoso
7. Doenças do olho e anexos
8. Doenças do ouvido e apófise mastóide
9. Doenças do aparelho circulatório
10. Doenças do aparelho respiratório
11. Doenças do aparelho digestivo
12. Doenças da pele e do tecido celular subcutâneo
13. Doenças do sistema osteomuscular e do tecido conjuntivo
14. Doenças do aparelho genitourinário
15. Gravidez, parto e puerpério
16. Algumas afecções originadas no período perinatal
17. Malformações congênitas, deformidades e anomalias cromossômicas
18. Sintomas, sinais e achados anormais de exames clínicos e de laboratório não classificados em outra parte
19. Lesões, envenenamentos e algumas outras conseqüências de causas externas
20. Causas externas de morbidade e de mortalidade
21. Fatores que influenciam o estado de saúde e o contacto com os serviços de saúde

Fonte: Organização Mundial da Saúde, CID-10.[131]

Os correspondentes termos, em francês, são *déficience*, *incapacité* e *désavantage*, agrupados como *handicap*.[143]

Na CID-10, em sua versão em português, há menção aos termos "deficiências", "incapacidades" e "desvantagens",[131] semelhantes aos que se usam em francês. "Invalidez" é outra designação muito usada na prática. A correspondência destes termos ainda é questão para debate.[144]

• **Procedimentos**

Existe também uma classificação internacional, publicada pela Organização Mundial da Saúde, com tradução em português, sobre os procedimentos usados em diferentes áreas, como radiologia, laboratório, cirurgia e prevenção de doenças.[145]

B. CLASSIFICAÇÃO DOS PROBLEMAS DE SAÚDE PARA A ATENÇÃO PRIMÁRIA

Em nível de ambulatório, especialmente na atenção primária, há dificuldades na aplicação de classificações centradas em doenças. Isto porque o paciente traz para a consulta problemas, sintomas ou queixas vagas, que o profissional de saúde nem sempre consegue transformar em diagnóstico. Outras vezes, são exames periódicos, vacinações e uma infinidade de situações, que não encontram local adequado de enquadramento em uma classificação centrada em doenças. Por isto, surgiram alternativas e três serão mencionadas abaixo:

1. "Classificação de fatores que influenciam o estado de saúde e o contacto com os serviços de saúde"

Esta classificação aparece no manual da Nona Revisão da Classificação Internacional de Doenças,[130] como classificação suplementar. A partir da Décima Revisão, ela está incorporada à estrutura da CID, formando um de seus novos capítulos (agrupamento 21 do Quadro 5.10). Há espaço previsto para incluir, por exemplo, contacto com doenças transmissíveis ou exame médico geral. Ela é voltada para situações em que o indivíduo não está doente quando procura o serviço ou então para circunstâncias ou problemas que influenciam o estado de saúde do indivíduo, mas não se constituem em doença ou lesão naquele momento. É o caso do portador de válvula cardíaca.

2. "Classificação Internacional para Assistência Primária (CIAP)"

Ela está orientada para as razões que levam as pessoas a buscarem assistência, vistas da perspectiva do paciente.[146, 147] Utiliza aspectos vantajosos da CID e de outros sistemas, havendo sido denominada inicialmente "Classificação de Motivos de Consulta". A sua estrutura permite classificar as razões que levam os pacientes a procurarem os serviços de saúde, o diagnóstico do problema do paciente e as intervenções realizadas durante o atendimento.

3. "Registro triaxial dos problemas de saúde: componentes físicos, psicológicos e sociais dos contactos na atenção primária"

É uma tentativa de identificar e incluir, separadamente, problemas físicos, emocionais e sociais, todos comuns em consultas ambulatoriais e estreitamente relacionados.[148]

Essa última classificação aqui apresentada talvez seja a menos conhecida das três mencionadas, mas todas encontram-se em processo de avaliação e não se constituem em projetos acabados.

Aliás, em se tratando de classificação de doenças, com o progresso do conhecimento e o surgimento de novas situações, haverá sempre revisões e modificações periódicas.

VI. COMENTÁRIO FINAL

Informações detalhadas sobre a mensuração da morbidade na população foram apresentadas, no capítulo, abordando-se aspectos conceituais e operacionais, úteis para compreender e interpretar as estatísticas de morbidade. Os seguintes temas foram detalhadamente explicados: a medida de freqüência de doenças, o conceito de morbidade sob diversos enfoques e as fontes de dados para seu estudo, em especial, os registros rotineiros existentes nos serviços de saúde e os inquéritos.

Os próximos capítulos aprofundam a análise de outros aspectos da saúde da população: os Caps. 6 e 7 versam sobre as estatísticas vitais, com ênfase na mensuração da mortalidade, da natalidade e da fecundidade. O Cap. 8, por sua vez, apresenta uma visão integrada da morbidade, da mortalidade e da natalidade, em diferentes locais e épocas, através da descrição da teoria que se convencionou denominar de "transição epidemiológica".

QUESTIONÁRIO

1. Diferencie incidência de prevalência.
2. Comente alguns fatores que influenciam a taxa de prevalência.
3. Para que serve a incidência? E a prevalência?
4. Quais são as fontes de dados para o estudo da morbidade?
5. Quais são os principais problemas do uso de registros rotineiros para a elaboração de perfis de morbidade?
6. Para que servem os prontuários médicos? Quais os principais problemas do uso de prontuários médicos, na elaboração de perfis de morbidade?
7. Discorra sobre os registros especiais de doença. Para que tipo de doença estão voltados tais registros, na América Latina?
8. Ilustre a utilização de cruzamento de registros.
9. O que se entende por inquérito de morbidade? Quais os principais tipos?
10. Comente as três principais dimensões da morbidade.
11. Discorra sobre os inquéritos gerais de morbidade.
12. O que significa a sigla PNAD? Qual a utilidade da pesquisa a que se refere?
13. Dê exemplos de inquéritos específicos de morbidade.
14. Para que servem os inquéritos em duas etapas? Como a primeira etapa é usualmente chamada?
15. Quais as principais dificuldades na realização de um inquérito?
16. O que significa freqüência por ponto e freqüência por intervalo? Para que serve esta última?
17. Quais as características da atual Classificação Internacional de Doenças (CID)? Em que situações ela funciona melhor?
18. Quais são os problemas do uso da CID em atenção primária?

EXERCÍCIOS E LEITURA COMPLEMENTAR

As questões 1 a 18 versam sobre incidência e prevalência; as demais, sobre registro de doenças e inquéritos de morbidade.

5.1. Em 1/7/80, existiam 2.000 casos de tuberculose, em tratamento, em um dado município. Sabendo-se que a sua população, na época, era de quase 1,2 milhão de habitantes (exatamente 1.176.935 habitantes), calcule o número de casos de tuberculose em relação à população. Trata-se de prevalência ou incidência?

5.2. No ano de 1992, foram detectados 473 casos novos de hanseníase nos serviços de saúde do Distrito Federal. No final daquele ano, um total de 2.563 estava em tratamento, incluindo os mais antigos e os em que se descobriu, recentemente, serem portadores do bacilo de Hansen. Tomando-se estes números para os devidos cálculos e admitindo-se uma população de 1,5 milhão de habitantes, calcule as respectivas taxas de incidência e prevalência.

5.3. A Fig. 5.3 mostra o início e o término de oito episódios de uma doença infecciosa de evolução aguda, em uma escola, no período de cinco semanas de observação. Admitindo-se que esses casos provêm da vigilância continuada de um grupo composto por 200 crianças, pergunta-se: a) Qual a taxa de incidência no período? b) Qual a taxa de prevalência no início da segunda semana? c) Qual a taxa de incidência na segunda semana? d) Qual a taxa de prevalência no início da terceira semana? e) Qual a taxa de incidência na quinta semana?

5.4. Em um serviço de atenção pré-natal de uma indústria, 280 gestantes foram acompanhadas desde o primeiro trimestre da gravidez até o parto. Na primeira consulta, todas estavam com exame de urina normal. Durante a gravidez, 14 apresentaram infecção urinária. Calcule o coeficiente. Trata-se de prevalência ou incidência?

5.5. Um inquérito sobre alcoolismo foi realizado em 1.011 adultos que constituíam amostra aleatória da população adulta do Distrito Federal. No mês de julho de 1985, todas as pessoas componentes da amostra foram entrevistadas, em domicílio, e os resultados armazenados em computador. Foram considerados positivos 100 adultos (a positividade no teste CAGE indica alta probabilidade de alcoolismo). Calcule o coeficiente. Trata-se de prevalência ou incidência?

5.6. Todas as mulheres, de idade entre 15 anos e 49 anos, que procuraram um dado centro de saúde, em determinado dia da semana, responderam a um questionário sobre uso de anticoncepcionais orais. De 150 contactadas, 90 informaram que estavam fazendo uso regular do produto. Faça os cálculos. Que tipo de medida é esta?

5.7. Entre 500 crianças vacinadas contra o sarampo, no sexto mês de vida, 25 desenvolveram a doença no ano seguinte, a contar da data de aplicação da vacina. Faça os cálculos. Que tipo de medida é esta?

5.8. Entre 4 mil crianças não-vacinadas, acometidas por sarampo, duas desenvolveram encefalite, como complicação do processo infeccioso. Calcule o coeficiente de encefalite entre as crianças não-vacinadas. Identifique se a medida é de prevalência ou incidência.

5.9. Entre as 30 crianças de um berçário de uma maternidade, três apresentavam peso inferior a 2.500 gramas. Calcule o coeficiente de recém-nascidos de peso baixo. Trata-se de prevalência ou incidência?

5.10. Ao completar 1.000 necropsias realizadas no serviço, os patologistas que lá trabalhavam computaram a freqüência dos diagnósticos encontrados. Entre eles estavam neurocisticercose (1%), malária (1%) e câncer de pulmão (3%). Tais porcentagens expressam taxas de incidência ou prevalência?

5.11. Entre os recrutas que se apresentaram para prestar serviço militar, na capital de um estado da Região Centro-Oeste, a cada ano, foram encontrados os seguintes resultados da sorologia positiva para doença de Chagas (dados fictícios): 1985 (15%); 1986 (13%); 1987 (11%); 1988 (10%); 1989 (8%); 1990 (5%). Estas porcentagens indicam pre-

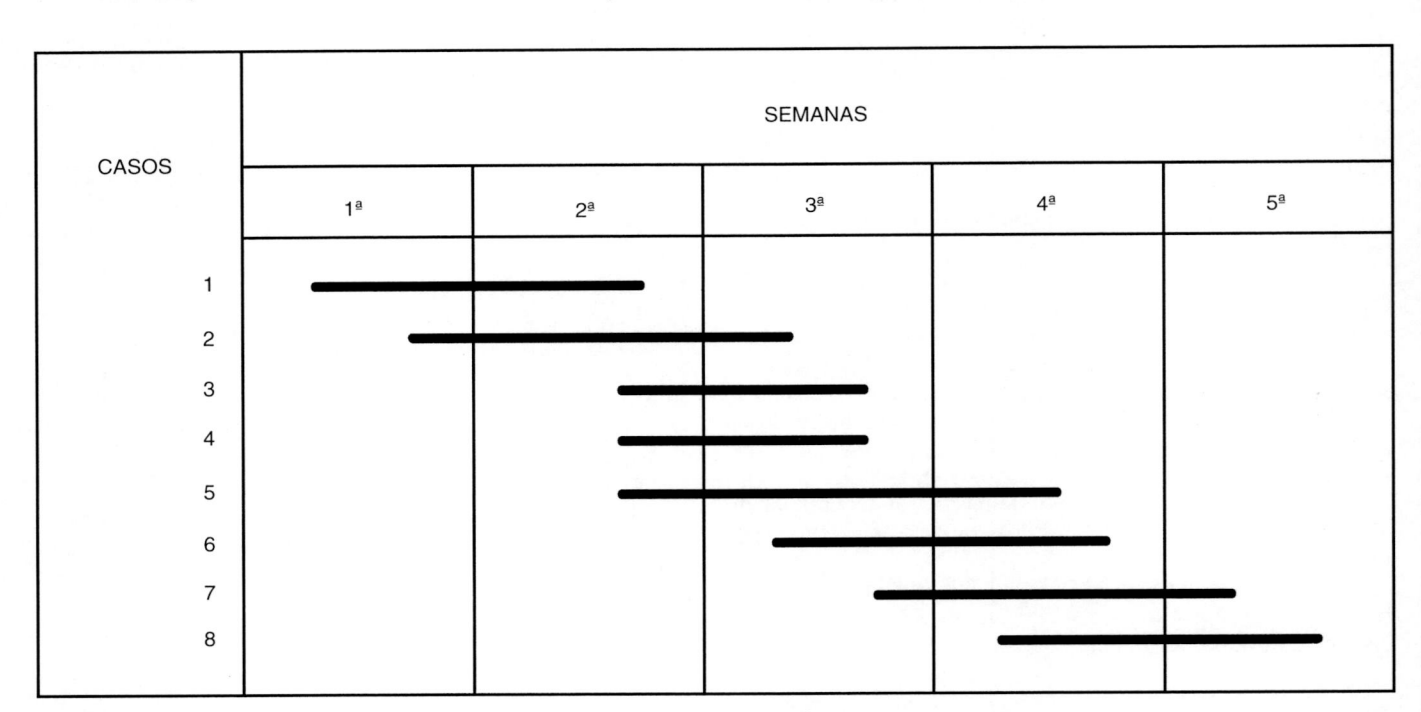

Fig. 5.3 Representação do início e da duração de oito casos de uma doença infecciosa aguda, ocorridos em uma escola, no período de cinco semanas.

valência ou incidência? Que conclusões podem ser tiradas destes números?

5.12. Entre 400 crianças acometidas de malária, nas quais não foi instituído tratamento imediato, 48 faleceram na seqüência do episódio. Calcule o coeficiente respectivo. Trata-se de prevalência ou incidência?

5.13. Os pacientes com enfisema pulmonar grave, tratados em uma unidade respiratória de um hospital secundário, foram entrevistados e 98% afirmaram que eram ou tinham sido fumantes inveterados. Esta porcentagem indica prevalência ou incidência?

5.14. Entre 35 mil crianças nascidas em hospitais de uma determinada região, todas examinadas em berçário, foram encontradas 70 com anomalias congênitas graves. Calcule o coeficiente respectivo. Trata-se de prevalência ou incidência?

5.15. O advento dos hipoglicemiantes orais, no tratamento do diabetes, propicia maior sobrevida ao doente. O que se pode esperar da taxa de prevalência de diabetes, na comunidade?

5.16. Dê exemplos de: a) neoplasias que, por serem relativamente benignas, tendem a apresentar alta prevalência na população; b) neoplasias que, pelo grave prognóstico, tendem a ter baixa prevalência na população.

5.17. Como são apresentadas, habitualmente, as taxas de incidência da SIDA (AIDS)?

5.18. A prevalência (P), a incidência (I) e a duração da doença (D) estão ligadas pela fórmula: $P = I \times D$. O conhecimento de dois dos termos permite estimar o terceiro elemento. A prevalência de doenças crônicas é mais facilmente estabelecida, quando comparada à incidência, o que se faz por inquéritos transversais. Regra geral, este é o caminho mais simples: determinar a prevalência e, por uma estimativa da duração da doença, obter-se a incidência. Os cálculos são aproximados por exigirem como premissa a estabilidade da doença na população (ou seja, incidência constante), o que nem sempre é a situação verdadeira. Como exercício, calcule a taxa de incidência de uma determinada neoplasia maligna, cujo coeficiente de prevalência é de seis casos por 100 mil habitantes e a média de evolução seja de dois anos (entre o diagnóstico e o óbito). Para mais detalhes sobre o assunto, consultar referências bibliográficas.[149-153]

5.19. Identifique um registro de doença, existente em sua cidade. Enquadre-o na classificação apresentada no capítulo. Descreva as suas principais características e proceda a uma breve avaliação de seu conteúdo. É mais provável que, se houver algum registro, ele verse sobre tuberculose, hanseníase, câncer ou SIDA (AIDS).

5.20. Quais as enfermidades, na sua comunidade, que são prioritárias para serem pesquisadas através de inquéritos específicos de morbidade?

5.21. Qual a importância dos inquéritos de morbidade para o planejamento das ações de saúde? E para a formação de recursos humanos na área da saúde?

5.22. Quais as vantagens e desvantagens das entrevistas, como técnicas de obtenção de dados em inquéritos domiciliares? Compare-as com as avaliações clínicas, que são utilizadas, também, para a obtenção de dados de morbidade.

5.23. Seria conveniente um certo grau de uniformidade, nas técnicas a serem usadas em inquéritos de morbidade? Se a resposta é negativa, justifique-a. Se positiva, como se lograria essa padronização?

REFERÊNCIAS BIBLIOGRÁFICAS

1. KRAMER Morton. A discussion of the concepts of incidence and prevalence as related to epidemiologic studies of mental disorders. American Journal of Public Health 1957; 47:826-840. Reproduzido, em inglês e em espanhol, em publicação da Organização Pan-Americana da Saúde: El desafio de la epidemiologia: problemas y lecturas seleccionadas. Washington, OPS (Publicación Científica 505), 1988:189-203 (edição em espanhol). Na edição em inglês, pg 184-197.
2. ELANDT-JOHNSON Regina. Definition of rates: some remarks on their use and misuse. American Journal of Epidemiology 1975;102(4): 267-271.
3. MARTIN Craig A, JAMROZIK Konrad, ARMSTRONG Bruce K, KLERK Nicholas H, ENGLISH Dallas R & HOBBS Michael ST. An unjustified attack on "incidence"? American Journal of Epidemiology 1989; 129(4):653-654.
4. LOW Ana Maria & PEREIRA Maurício G. Morbidade em creche de Brasília: estudo longitudinal de incidência de enfermidades, no ano de 1977. Revista de Saúde Pública (SP) 1980; 14:454-461.
5. CHIN J. Public health surveillance of AIDS and HIV infections. Bulletin of the World Health Organization 1990; 68(5):529-536.
6. SUSSER M & Watson WB. Sociology in medicine. 2a. ed, Londres, Oxford University Press, 1971.
7. MECHANIC David. Medical sociology. 2a. ed, Nova York, Free Press, 1978.
8. STEDMAN. Dicionário médico. Tradução: Sérgio A Teixeira. 23a. Ed, Rio, Guanabara, 1979.
9. MURRAY Christopher JL & CHEN Lincoln C. Understanding morbidity change. Population and Development Review 1992; 18(3):481-503. Ver, também, mesma revista, 1993; 19(4):807-815.
10. WHITMAN S, LACEY L, ANSELL D, CHEN EH, DELL J & PHILLIPS CW. Do chart reviews and interviews provide the same information about breast and cervical cancer screening? International Journal of Epidemiology 1993; 22(3):393-397.
11. WEED LL. Medical records that guide and teach. New England Journal of Medicine 1978; 278:593-600, 652-657.
12. KURLAND LT & MOLGAARD CA. The patient record in epidemiology. Scientific American 1981; 245:54-63.
13. MENDONÇA Maria Cristina LG, SOUZA Maria Suzana L, NEHMY Rosa MQ, CUNHA Eli GA, BICHUETTI Jorge AN & SANTOS Alaneir F. Avaliação de dados nosológicos, em prontuários ambulatoriais. Cadernos de Saúde Pública (RJ) 1990; 6(3):293-305.
14. Centro de Processamento de Dados Hospitalares. Levantamento contínuo de morbidade e mortalidade hospitalar. Ribeirão Preto, Departamento de Medicina Social da Faculdade de Medicina da USP/Secretaria de Estado da Saúde, Estado de São Paulo. Publicação trimestral, iniciada em 1970.
15. FÁVERO Manildo, YAZLLE-ROCHA Juan S, HADDAD Nagib & TERUEL José Romero. Organização de um centro de informática hospitalar em nível local. Revista Paulista de Hospitais 1973; 21(4):151-157.
16. YAZLLE-ROCHA Juan S. Utilização de leitos hospitalares gerais, em Ribeirão Preto. Revista de Saúde Pública (SP) 1975; 9:477-493.
17. GARDONYI-CARVALHEIRO Clarisse D. Padrões de atendimento ao parto no Município de Ribeirão Preto (SP), Brasil. Boletin de la Oficina Sanitaria Panamericana 1978; 85(3):239-249, 1978.
18. PAZ Joaquim E, FÁVERO Manildo, YAZLLE-ROCHA Juan S & HADDAD Nagib. As malformações congênitas nas internações dos hospitais de Ribeirão Preto (SP), Brasil. Revista de Saúde Pública (SP) 1978; 12:356-366.
19. YAZLLE-ROCHA Juan S & NOGUEIRA Jarbas L. Padrões de morbidade em assistência primária na região de Ribeirão Preto (SP), Brasil. Revista de Saúde Pública (SP) 1985; 19:215-224.
20. FORSTER Aldaísa C & YAZLLE-ROCHA Juan S. Hospitalizações e classe social. Divulgação em Saúde para Debate: Caderno de Ciência e Tecnologia 1, 1991:71-77.
21. D'OLEO Rafael JM & FÁVERO Manildo. Perfil sociodemográfico da população que demanda assistência médico-hospitalar em região do Estado de São Paulo, Brasil, 1988. Revista de Saúde Pública (SP) 1992; 26(4):256-263
22. INAMPS em Dados, 1980. Rio de Janeiro, Ministério da Previdência e Assistência Social/INAMPS/Secretaria de Planejamento, 1981.
23. BUSS Paulo M. Assistência hospitalar no Brasil (1984-1991): uma análise preliminar baseada no sistema de informação hospitalar do SUS. Informe Epidemiológico do SUS 1993; 2(2):5-42.
24. Ministério da Saúde. Séries históricas de internações hospitalares, segundo grandes grupos de causas (AIH). Informe Epidemiológico do SUS 1992; 1(1):111-130.
25. Morbidade hospitalar na rede contratada do INAMPS. DADOS 12 (Fundação Oswaldo Cruz, Rio de Janeiro) 1988; 6:1-24.

26. PEDERSEN E. Some uses of the cancer registry in cancer control. British Journal of Preventive and Social Medicine 1962; 16:105-110.
27. GOLDBERG Jack, GELFAND Henry M & LEVY Paul S. Registry evaluation methods: a review and case study. Epidemiologic Reviews 1980; 2:210-220.
28. CASTILLA EE, MUTCHINICK OM, PAZ JE, MUÑOZ EM & GELMAN Z. Estudio latinoamericano sobre malformaciones congénitas. Boletin de la Oficina Sanitaria Panamericana 1974; 76:494-502.
29. MONTELEONE-NETO Roque, CASTILLA Eduardo E & PAZ Joaquin E. Hypospadia: an epidemiological study in Latin America. American Journal of Medical Genetics 1981; 10:5-19.
30. IRGENS LM & BJERKEDAL T. Epidemiology of leprosy in Norway: the history of the national leprosy registry of Norway from 1856 until today. International Journal of Epidemiology 1973; 2:81-89.
31. TUOMILEHTO J, SARTI C, NARVA E et al. The FINMONICA stroke register. American Journal of Epidemiology 1992; 135(11):1259-1270.
32. WENDELL JM. Registers and registries: a review. International Journal of Epidemiology 1973; 2:221-228.
33. LASZLO John. Health registry and clinical data base technology, with special emphasis on cancer registries. Journal of Chronic Diseases 1985; 38:67-78.
34. PRYOR DB, CALIFF RM, HARRELL FF et al. Clinical data bases: accomplishments and unrealized potencial. Medical Care 1985; 23:627-647.
35. MacLENNAN R, MUIR C, STEINITZ R & WINKLER A (Editores). Cancer registration and its techniques. Lyon, International Agency for Research on Cancer (Scientific Publication 21), 1978.
36. SCHRAUB S, FAIVRE J, GIGNOUX M, MENEGOZ F, ROBILLARD J & SCHAFFER P. Cancer registries: their interest and practical problems. Effective Health Care 1983; 1(4):205-213.
37. PARKIN DM, WAGNER G, MUIR C (Editores). The role of the registry in cancer control. Lyon, International Agency for Research on Cancer (Scientific Publication 66), 1985.
38. JENSEN OM, PARKIN DM, MacLENNAN R, MUIR C & SKEET R (Editores). Cancer registration: principles and methods. Lyon, International Agency for Research on Cancer (Scientific Publication 95), 1989.
39. FELDMAN AR, KESSLER L, MYERS MH et al. The prevalence of cancer: estimates based on the Connecticut Tumor Registry. New England Journal of Medicine 1986; 315:1394-1397.
40. Organização Pan-Americana da Saúde. Seminário sobre registros de cancer en América Latina. Washington, OPS (Publicação Científica 215), 1970.
41. Ministério da Saúde. Câncer no Brasil: dados dos registros de base populacional. Rio de Janeiro, Instituto Nacional de Câncer, 1991.
42. MIRRA Antônio Pedro. Registros de câncer. Revista Brasileira de Cancerologia 1976; 26: 39-44.
43. SILVA Marcelo GC. Câncer em Fortaleza: 1978-1980. Fortaleza, Imprensa Universitária, 1982, 135 pgs.
44. BARCELOS Lucio B & PECCIN Débora A. Incidência e mortalidade por câncer no Rio Grande do Sul, Brasil. Revista de Saúde Pública (SP) 1983; 17(5):367-376.
45. BRITO Anna Valéria. Registro de câncer de base populacional de Campinas: dados de 1991. Informe Epidemiológico do SUS 1993; 2(5):5-25.
46. DUNN Halbert L. Record linkage. American Journal of Public Health 1946; 36: 1412-1416. Reproduzido, em inglês e em espanhol, em publicação da Organização Pan-Americana da Saúde: El desafio de la epidemiología: problemas y lecturas seleccionadas. Washington, OPS (Publicación Científica 505), 1988:185-188 (edição em espanhol). Na edição em inglês, pg 180-183.
47. ACHESON ED (Editor). Record linkage in medicine. Baltimore, The Williams and Wilkins Company, 1968, 399 p.
48. KURLAND LT, ELVEBACK LR & NOBREGA FT. Population studies in Rochester and Olmsted County, MN, 1900-1968. Em: II Kessler, ML Levin (Editores). The community as an epidemiologic laboratory: a case-book of community studies. Baltimore, Johns Hopkins Press, 1970:47-70.
49. LINOS Athena, KYLE Robert A, O'FALLON W Michael & KURLAND Leonard T. A case-control study of occupational exposures and leukaemia. International Journal of Epidemiology 1980; 9(2):131-135.
50. BALDWIN JA, ACHESON ED & GRAHAM WJ (Editores). Textbook of medical record linkage. Oxford, Oxford University Press, 1987.
51. KLEINMAN Joel C, FOWLER Mary G & KESSEL Samuel S. Comparison of infant mortality among twins and singletons: United States 1960 and 1983. American Journal of Epidemiology 1991; 133(2):133-143.
52. BARROS Fernando C, VICTORA Cesar G, GRANZOTO José A, VAUGHAN J Patrick & LEMOS Jr Ari V. Saúde perinatal em Pelotas, RS, Brasil: fatores sociais e biológicos. Revista de Saúde Pública (SP) 1984; 18:301-312.
53. PUKKALA E, TEPPO L, HAKULINEN T & RIMPELÄ M. Occupation and smoking as risk determinants of lung cancer. International Journal of Epidemiology 1983; 12(3):290-296.
54. TÜCHSEN Finn, BACH Elsa & MARMOT Michael. Occupation and hospitalization with ischaemic heart disease: a new nationwide surveillance system based on hospital admissions. International Journal of Epidemiology 1992; 21(3):450-459.
55. FETT Michael J. The development of matching criteria for epidemiological studies using record linkage techniques. International Journal of Epidemiology 1984; 13:351-355.
56. SORENSEN Henrik T. Compendium of public health sources. American Journal of Epidemiology 1992; 135(3):325-326.
57. GARDNER MJ, HALL AJ, DOWNES S & TERREL JD. Follow up study of children born elsewhere but attending schools in Seascale, West Cumbria (birth cohort). British Medical Journal 1987; 295 (6602):822-827.
58. CURIEL D, GRIFFITH GW, LINDER FE, LOGAN RFL, LOGAN WPD, MARINESCO V, MURESAN P, PUFFER RR, SEAL SC, SODA T, STOCKS P, TAYLOR I, VACEK M & WEBER A. Tendencias actuales de los estudios sobre morbilidad y mortalidad. Genebra, Organização Mundial da Saúde (Cuadernos de Salud Pública No. 27), 1967.
59. Associação Brasileira de Escolas Médicas. A saúde da comunidade: a estatística como instrumento de trabalho (Anais do seminário). Rio de Janeiro, ABEM, 1969.
60. KESSLER II & LEVIN ML (Editores). The community as an epidemiologic laboratory: a casebook of community studies. Baltimore, John Hopkins Press, 1970.
61. KARLTON Graham. The role of population surveys as a source of morbidity and other health data. Statistician 1972; 21:301-324.
62. COPPLESTONE JF. Planning an epidemiological field survey. Chronicle (World Health Organization) 1975; 29(6):219-223.
63. ADDAY Lu A, SELLERS Charles & ANDERSON Ronald M. Potential of local health surveys: the state of the art. American Journal of Public Health 1981; 71(8):835-840.
64. ANDERSON DW & MANTEL N. On epidemiologic surveys: reviews and commentary. American Journal of Epidemiology 1983; 118:613-619.
65. CARTWRIGHT A. Health surveys in practice and in potential: a critical review of their scope and methods. Londres, Kings's Fund Publishing Office, 1983.
66. KROEGER Axel. Health interview surveys in developing countries: a review of the methods and results. International Journal of Epidemiology 1983; 12: 465-481.
67. Health surveys. World Health Statistics Quarterly 1985; 38(1):1-100 (coletânea de sete artigos sobre o tema).
68. ROSS David A & VAUGHAN J Patrick. Health interview surveys in developing countries: a methodological review. Studies in Family Planning 1986; 17(2):78-94.
69. LUTZ W. Inquéritos de saúde na comunidade. 1. Como planejar e organizar (1986); 2. Como selecionar amostras para inquéritos (1986); 3. Como utilizar a informação disponível (1986); 4. Como elaborar questionários — em colaboração com LOCKERBIE L (1986); 5. Como fazer entrevistas e registros — em colaboração com HEPBURN W (1987). Genebra, Associação Internacional de Epidemiologia/Organização Mundial da Saúde, 1986-1987.
70. MEDINA I Ernesto, KAEMPFFER R Ana M, CUMSILLE G Francisco & MEDINA K Raquel. Encuestas de morbilidad y atención médica como método de analisis de situación de salud. Boletin de la Oficina Sanitaria Panamericana 1987; 102(6):594-605.
71. NORDBERG Erik. Household health surveys in developing countries: could more use be made of them in planning? Health Policy and Planning 1988; 3(1):32-39.
72. CAMPOS CEA. Os inquéritos de saúde sob a perpectiva do planejamento. Cadernos de Saúde Pública (RJ) 1993; 9(2):190-200.
73. SZKLO Moysés. Inquéritos de morbidade. Em: A saúde da comunidade: a estatística como instrumento de trabalho. Associação Brasileira de Escolas Médicas 1969:253-273.
74. FELDMAN JJ. The household interview survey as a technique for the collection of morbidity data. Journal of Chronic Diseases 1960; 11:535-557.
75. CARVALHEIRO José R. Investigação epidemiológica e entrevistas domiciliares. Revista de Saúde Pública (SP) 1981; 15:543-550.
76. BARROS Marilisa BA & CARVALHEIRO José R. Entrevistas domiciliares e o ensino e pesquisa em epidemiologia. Revista de Saúde Pública (SP) 1984; 18(5):411-417.
77. LEWIS PA & CHARNY M. The Cardiff health survey: teaching survey methodology by participation. Statistics in Medicine 1987; 6:869-874.
78. KROEGER A. Erros de respuesta y otros problemas de las encuestas de salud mediante entrevista en los países en desarrollo. Boletin de la Oficina Sanitaria Panamericana 1986; 100(3):253-282.
79. LEBRÃO Maria Lúcia, CARANDINA Luana & MAGALDI Cecília. Análise das condições de saúde e de vida da população urbana de Botucatu (SP). IV — Morbidade referida em entrevistas domiciliárias, 1983-1984. Revista de Saúde Pública (SP) 1991; 25(6):452-460.

80. MOSELY RR & WOLINSKY FD. The use of proxies in health surveys: substantive and policy implications. Medical Care 1986; 24:496-510.
81. WALKER Alexander M, VELEMA Johan P & ROBINS James M. Analysis of case-control data derived in part from proxy respondents. American Journal of Epidemiology 1988; 127(5):905-914.
82. NELSON Lorene M, LONGSTRETH Jr WT, KOEPSELL Thomas D & Van BELLE Gerald. Proxy respondents in epidemiologic research. Epidemiologic Reviews 1990; 12:71-86.
83. TENNANT A, BADLEY EM & SULLIVAN M. Investigating the proxy effect and the saliency principle in household based postal questionnaires. Journal of Epidemiology & Community Health 1991; 45:312-316.
84. BOYLE CA, BRANN EA & the Selected Cancers Cooperative Study Group. Proxy respondents and the validity of occupational and other exposure data. American Journal of Epidemiology 1992; 136(6):712-721.
85. WILDER Charles S. Prevalence of chronic circulatory conditions, United States, 1972. Vital and Health Statistics, series 10: data from the National Health Survey, number 94. Publication (HRA) 75-1521, 1974:16.
86. COBB S & ROSENBAUM J. A comparison of specific symptom data obtained by nonmedical interviewers and physicians. Journal of Chronic Diseases 1956; 4:245-252.
87. Health survey is 25 years old. Public Health Report 1981; 96(3): contém nove artigos sobre inquéritos de saúde.
88. COULTER A. Measuring morbidity. British Medical Journal 1987; 294:263-264.
89. HELIOVAARA M, AROMAA A, KLAUKKA T, KNEKT P, JOUKA-MAA M & IMPIVAARA O. Relibility and validity of interview data on chronic diseases: the mini-Finland health survey. Journal of Clinical Epidemiology 1993; 46(2):181-191.
90. KOHN Robert & WHITE Kerr L. Health care: an international study. Oxford, Oxford University Press, 1976.
91. LOUREIRO Sebastião, PUGLIESE Celso, SOUZA Joselita, DIAS Célia N, LESSA Ines & SERRA Geraldo. Morbidade e utilização de serviços de saúde: estudo comparativo de duas áreas urbanas. Revista Goiana de Medicina 1974;20:105-114.
92. CARVALHO Fernando, PAIM Jairnilson S & SOUZA Renilson R. Utilização de serviços de saúde em uma área urbana de Salvador, Bahia. Revista Baiana Saúde Pública 1977; 4(3/4):168-177.
93. CARVALHO Fernando M, SILVANY NETO Annibal M, PAIM Jairnilson S, MELO Adélia Maria C & ÁZARO Maria da Graça A. Morbidade referida e utilização de consulta médica em cinco populações do Estado da Bahia. Ciência e Cultura 1988; 40(8):853-858.
94. CARVALHEIRO José da R & CARVALHEIRO Clarisse DG. Medidas de morbidade produzidas por duas fontes diversas. Ribeirão Preto, SP (Brasil), 1975. Revista de Saúde Pública (SP) 1979; 13(4):265-270.
95. CARVALHEIRO José R, CARVALHEIRO Clarisse DG & ALMEIDA Maria Cecília PA. Levantamento de condições de saúde por entrevistas domiciliárias. VII. Vila Lobato, utilização de serviços de saúde. Revista Medicina HCFMRP-USP e CARL 1982; 15(4):199-209.
96. CARANDINA Luana, SANCHES Odécio & CARVALHEIRO José R. Análise das condições de saúde e de vida da população urbana de Botucatu (SP). I - Descrição do plano amostral e avaliação da amostra. Revista de Saúde Pública (SP) 1986; 20(6):465-474.
97. IBGE. Metodologia da Pesquisa Nacional por Amostra de Domicílios na Década de 70. Rio de Janeiro, IBGE, Série Relatórios Metodológicos, Volume 1, 1981.
98. VIACAVA Francisco, FIGUEIREDO Célia MP & OLIVEIRA Walmir A. A desnutrição no Brasil: uma análise do Estudo Nacional da Despesa Familiar (IBGE 74-75) para o Nordeste, Estado de São Paulo e Estado do Rio de Janeiro. Petrópolis, Editora Vozes, 1983:161-169.
99. SAWYER Diana O (Organizadora). PNADs em foco: anos 80. Associação Brasileira de Estudos Populacionais, 1988.
100. IBGE. Pesquisa Nacional por Amostra de Domicílios (PNAD 1981). Rio de Janeiro, IBGE, volume 5, tomo 12, 1983.
101. Perfil estatístico de crianças e mães no Brasil: situação de saúde 1981. Rio de Janeiro, IBGE, 1984.
102. MEDICI A Cesar. Aspectos sócio-econômicos da morbidade no Brasil: uma contribuição aos estudos sobre população e saúde (o caso do Nordeste). Saúde em Debate 1990 (30):40-51.
103. AQUINO Estela ML, MENEZES Greice MS & AMOEDO Marúcia B. Gênero e saúde no Brasil: considerações a partir da Pesquisa Nacional por Amostra de Domicílios. Revista de Saúde Pública (SP) 1992; 26(3):195
104. Perfil estatístico de crianças e mães no Brasil: aspectos nutricionais 1974-1975. Rio de Janeiro, IBGE/UNICEF, 1982.
105. Ministério da Saúde. Pesquisa Nacional sobre Saúde e Nutrição: Resultados Preliminares. Brasília, INAN/FIBGE/IPEA, 1990.
106. Ministério da Saúde. Pesquisa Nacional sobre Saúde e Nutrição: Perfil de Crescimento da População Brasileira de 0 a 25 Anos. Brasília, Instituto Nacional de Alimentação e Nutrição, 1990.
107. Ministério da Saúde. Pesquisa Nacional sobre Saúde e Nutrição: condições nutricionais da população brasileira — Adultos e idosos. Brasília, INAN/IPEA/IBGE, 1991.
108. Ministério da Saúde. Controle do tabagismo: um desafio. Rio de Janeiro, Instituto Nacional de Câncer, 1992.
109. PEREZ C, SCRIMSHAW NS & MUÑOZ JA. Technique of endemic goitre surveys. Genebra, World Health Organization Monograph Series 44, 1960.
110. SOMMERS A. Field guide to the detection and control of xerophtalmia. Genebra, Organização Mundial da Saúde, 1978.
111. JELLIFFE Derrick B & JELLIFFE E F Patrice. Community nutritional assessment. Oxford, Oxford University Press, 1989
112. ROSE GA, BLACKBURN H, GILLUM RF & PRINEAS RJ. Cardiovascular survey methods. 2a. ed, Geneva, World Health Organization, 1982.
113. Oral health surveys: basic methods. 3a. ed, Genebra, Organização Mundial da Saúde, 1987.
114. CAMARGO Mario E, SILVA Guilherme R, CASTILHO Euclides A & SILVEIRA Antonio C. Inquérito sorológico da prevalência de infecção chagásica no Brasil, 1975/1980. Revista do Instituto de Medicina Tropical (SP) 1984; 26(4):192-204.
115. Comissão Coordenadora. Estudo multicêntrico sobre a prevalência do "Diabetes mellitus" no Brasil. Informe Epidemiológico do SUS (Brasília, Ministério da Saúde) 1992; 1(3):47-73.
116. KARA-JOSÉ Newton & TEMPORINI Edméa Rita. Avaliação dos critérios de triagem visual de escolares de primeira série do primeiro grau. Revista de Saúde Pública (SP) 1980; 14(2):205-214.
117. BLAY Sérgio L, MARI Jair J & RAMOS Luiz R. O uso de "face-hand test" como instrumento para rastrear as síndromes psicorgânicas: estudo piloto. Revista de Saúde Pública (SP) 1989; 23(5):395-400.
118. ALMEIDA FILHO Naomar, MARI Jair J, COUTINHO Evandro, FRANÇA Josimar F, FERNANDES Jefferson G, ANDREOLI Sergio B & BUSNELLO Ellis D. Morbidade psiquiátrica em regiões metropolitanas do Brasil: Brasília, São Paulo e Porto Alegre. Informe Epidemiológico do SUS (Brasília) 1992;1:73-83.
119. CARVALHEIRO José da R & SANCHES Odécio. Amostragem domiciliar contínua em estudos epidemiológicos e no ensino. Revista de Saúde Pública (SP) 1979; 13:195-202.
120. MANN Peter H. Métodos de investigação sociológica. Tradução de Octávio A Velho, Rio de Janeiro, Zahar Editores, 1979.
121. BABBIE Earl. The practice of social research. 5a. ed, Belmont, California, Wadsworth Inc, 1989.
122. FRERICHS Ralph R. Rapid microcomputer surveys. Journal of Tropical Pediatrics 1988; 34:147-149.
123. SELWYN BJ, FRERICHS RR, SMITH GS & OLSON J. Rapid epidemiologic assessment: the evolution of a new discipline. International Journal of Epidemiology 1989; 18(4, Suplemento 2): número dedicado ao tema.
124. Epidemiological and statistical methods for rapid health assessment. World Health Statistics Quarterly 1991; 44(3): número dedicado ao tema.
125. Rapid assessment methods for the control of tropical diseases. Health Policy and Planning 1992; 7(1): número dedicado ao tema.
126. NOSSEIR Nasek K, McCARTHY James, GILLESPIE Duff G & SHAH Farid A. Using mini-surveys to evaluate community health programmes. Health Policy and Planning 1986; 1(1):67-74.
127. DEAN AG, DEAN JA, BURTON AH & DICKER RC. Epi Info: versão 5.01b. Um sistema de processamento de texto, banco de dados e estatística para epidemiologia em microcomputadores. Tradução: Marilda LS Guedes. Atlanta, Centers for Disease Control, 1990.
128. BLENDON Robert & DONELAN Karen. Interpreting public opinion surveys. Health Affairs 1991; 10(2):166-169.
129. FABER R, SHEATSLEY P, TURNER A & WAKSBERG J. What is a survey? Washington, American Statistical Association, 1980. (Existe tradução por Renato G Flôres Jr, IBGE, mimeografada.)
130. Organização Mundial da Saúde. Classificação internacional de doenças (Revisão 1975). CID-9. Tradução do Centro da OMS para a Classificação de Doenças em Português. São Paulo, Editora USP, 1978.
131. Organização Mundial da Saúde. CID-10. Tradução do Centro da OMS para a Classificação de Doenças em Português. São Paulo, Editora USP, 1993.
132. ISRAEL Robert A. The international classification of diseases: two hundred years of development. Public Health Reports 1978; 93:150-152.
133. LAURENTI Rui. Análise da informação em saúde: 1883-1983, cem anos da Classificação internacional de doenças. Revista de Saúde Pública (SP) 1991; 25(6):407-417.
134. KURTZKE John F. ICD-9: a regression. American Journal of Epidemiology 1979; 109(4):383-393.
135. BREILH Jaime & GRANDA Edmundo. Saúde na sociedade: guia pedagógico sobre um novo enfoque do método epidemiológico. Tradução de José da Rocha Carvalheiro et al. São Paulo, Instituto de Saúde/ABRASCO/Cortez Editora, 1986:180.

136. World Health Organization. International classification of diseases for oncology (ICD-O). Geneve, WHO, 1976.
137. World Health Organization. Application of the international classification of disease to dentistry and stomatology. Geneve, WHO, 1978.
138. World Health Organization. Application of the international classification of diseases to neurology. Geneve, WHO, 1987.
139. MacMAHON Laurence F & SMITS Helen L. Can Medicare prospective payment survive the ICD-9-CM disease classification system? Annals of Internal Medicine 1986; 104:562-566.
140. American Psychiatric Association. Diagnostic and statistical manual of mental disorders. 3a. ed, Washington, APA, 1980.
141. World Health Organization. International classification of impairments, disabilities and handicaps: a manual of classification relating to the consequences of disease. Genebra, OMS, 1980.
142. The consequences of disease and their measurement: impairments, disabilities and handicaps. World Health Statistics Quarterly 1989; 42(3) (coletânea de artigos sobre o tema).
143. International statistics on causes of disability. World Health Statistics Annual, 1990. Geneve, World Health Organization, 1991:39-96.
144. SANTOS Jr Antonio CS & LESSA Ines. Prevalência de incapacidades em dois diferentes grupos sociais em Salvador, Brasil. Boletín de la Oficina Sanitaria Panamericana 1989; 106(4):304-313.
145. World Health Organization. International classification of procedures in medicine. 2 volumes, Genebra, OMS, 1978.
146. LEBRÃO Maria Lúcia. Classificação internacional de motivos de consultas para assistência primária: teste em algumas áreas brasileiras. Revista de Saúde Pública (SP) 1985; 19(1):69-78.
147. MEADS S. La classificación de la OMS por razones de la consulta. Cronica de la Organización Mundial de la Salud 1983; 37:191-196.
148. LIMA Bruno R. Intervenções preventivas e registro trivial dos problemas de saúde no atendimento primário. Boletin de la Oficina Sanitaria Panamericana 1987; 102(2):132-147.
149. HAKAMA M, HAKULINEN T, TEPPO L & SAXEN E. Incidence, mortality or prevalence as indicators of the cancer problem. Cancer 1975; 36:2227-2231.
150. PODGOR Marvin J, LESKE M Cristina & EDERER Fred. Incidence estimates for lens changes, macular changes, open-angle glaucoma and diabetic retinopathy. American Journal of Epidemiology 1983, 118(2):206-212.
151. MANTON Kenneth G & LIU Korbin. Projecting chronic disease prevalence. Medical Care 1984; 22(6):511-526.
152. STEWART Walter, BROOKMYER Ronald & VAN NATTA Mark. Estimating age incidence from survey data with adjustments for recall errors. Journal of Clinical Epidemiology 1989; 42(9):869-875.
153. HAYES Richard J & SCHOFIELD Chris. Estimación de las tasas de incidencia de infecciones y parasitosis crónicas a partir de la prevalencia: la enfermedad de Chagas en América Latina. Boletín de la Oficina Sanitaria Panamericana 1990; 108(4):308-316.
154. ROTHMAN KJ. Modern epidemiology. Boston, Little Brown, 1986.

Capítulo 6

MORTALIDADE

I. O sistema de estatísticas vitais, 105

II. Estatísticas de mortalidade, 106
   A. Principais usos das estatísticas de mortalidade, 106
   B. Síntese dos principais indicadores de mortalidade, 107

III. Funcionamento do sistema de informações de mortalidade, 110
   A. Declaração de óbito, 111
   B. Erros nas declarações de óbitos, 111
   C. Procedimentos legais para registro de óbitos no país, 115
   D. Divulgação de estatísticas vitais no Brasil, 116

IV. Avaliação do sistema de informações de mortalidade, 117
   A. Cobertura do sistema de informações de mortalidade, 117
   B. Qualidade das informações de mortalidade, 118
   C. Como melhorar as nossas estatísticas de mortalidade? 120
   D. Investigações sobre a mortalidade, 121

V. Principais indicadores, 124
   A. Mortalidade por idade, 124
   B. Mortalidade por causas, 130
   C. Razões de mortalidade, 134
   D. Esperança de vida (ou expectativa de vida), 135

VI. Comentário final, 137
   Questionário, 137
   Exercícios e Leituras Complementares, 137
   Glossário, 139
   Referências bibliográficas, 140

As estatísticas de mortalidade são muito úteis como fonte de informação para avaliar as condições de saúde da população. O capítulo oferece uma visão geral do tema, abordando-se os seus usos, os principais indicadores e o funcionamento do sistema de informações de mortalidade. Complementa o texto a definição dos termos mais usados em estatísticas vitais. Começaremos a explanação com uma breve introdução sobre as estatísticas vitais.

I. O SISTEMA DE ESTATÍSTICAS VITAIS

O sistema de estatísticas vitais compreende o estudo dos "eventos vitais": os nascimentos, os casamentos, inclusive sua dissolução, e os óbitos. Na prática, na área de saúde, seu campo de ação restringe-se aos nascimentos e, principalmente, aos óbitos:[1-3] a eles a explanação estará limitada, neste e nos próximos capítulos.

OS REGISTROS: A BASE DE DADOS DAS ESTATÍSTICAS VITAIS

As pessoas que nascem e as que morrem são registradas, oficialmente, em cartórios. Devido às leis que criaram a obrigatoriedade dos registros, com a finalidade legal de proteção dos direitos das pessoas, os sistemas oficiais de estatísticas vitais foram progressivamente aperfeiçoados, em todo o mundo. Como os dados estão disponíveis nos órgãos governamentais, eles são subsidiariamente utilizados em demografia e saúde. Muito do que se sabe hoje em dia sobre a saúde de populações provém das estatísticas vitais. Em termos ideais, a análise das tendências da natalidade e da mortalidade é baseada em estatísticas vitais de boa qualidade. Na sua ausência, ou para complementá-las, utilizam-se outras fontes de informação, em especial os recenseamentos e os inquéritos demográficos amostrais.

A QUALIDADE DAS ESTATÍSTICAS VITAIS

O sistema de estatísticas vitais representa uma verdadeira contabilidade da população, visto que nele são computados os indivíduos que nascem e os que morrem. Como toda contabilidade desse tipo, a sua utilidade depende de muitos fatores, delineados anteriormente no Cap. 4, entre os quais: a qualidade dos dados, a cobertura alcançada — que idealmente deve incluir todos os eventos — e a rapidez, ou seja, a oportunidade com que os resultados são divulgados. Deficiências no registro da população, de que são exemplos os dados incompletos das áreas rurais e da periferia das cidades, ou na informação prestada, como é o caso das incorreções no preenchimento de atestados, fazem com que o sistema perca muito do seu valor como gerador de indicadores sanitários e sociais. Mas muitos países já têm uma longa história de uso de estatísticas vitais em saúde pública.

A SITUAÇÃO EM PAÍSES EUROPEUS

Em nações européias, como a Inglaterra, a França e a Suécia, existem registros paroquiais, de batismos, de sepultamentos e de casamentos, desde a Idade Média.[4] Nos séculos seguintes, apareceram obras pioneiras sobre o tema, mas, somente no século XIX, surgiram publicações estatísticas regulares, sendo a Inglaterra pioneira na matéria. Hoje em dia, nos países europeus e do Primeiro Mundo, de maneira geral, as estatísticas vitais são de boa qualidade, cobrindo toda a população.

A SITUAÇÃO NA AMÉRICA LATINA

Na América Latina, há igualmente registros que datam de muito tempo. O Chile, devido à qualidade de suas estatísticas, é um dos países que mais aparecem em comparações internacionais.[4] Costa Rica e Cuba também figuram regularmente em estudos comparativos. A Argentina e o Uruguai constituem outros bons exemplos, pois possuem sistemas bem desenvolvidos de registro de dados vitais, com satisfatória cobertura da população, de modo que aparecem constantemente em estatísticas comparativas.

A SITUAÇÃO NO BRASIL

O nosso País, apesar de algumas de suas cidades e estados disporem de dados de natalidade e de mortalidade abrangentes e de relativa boa qualidade há bastante tempo, ainda não é presença constante em anuários de estatísticas de saúde de organizações internacionais. O sistema de estatísticas vitais ainda não cobre todo o País. Entre as razões apontadas para esta deficiência, está a sua enorme extensão territorial, o que dificulta a obtenção de informações confiáveis para todo o território nacional.

Os dados sobre mortalidade no País, apesar de conterem imperfeições, estão se tornando progressivamente mais exatos, mormente após as modificações implantadas a partir do ano de 1976. O mesmo se dá com a qualidade dos dados de natalidade, com as modificações feitas no ano de 1990.

As imperfeições existentes não invalidam a utilização das estatísticas, já que permitem uma avaliação aproximada da situ-ção no País. Ocorre que a deficiência nos registros de nascimentos, com proporção expressiva de ocorrências não declaradas oficialmente, faz com que a natalidade no Brasil seja também investigada por outros meios, em especial pelas "estimativas indiretas" baseadas em recenseamentos e inquéritos. Por "estimativas diretas", entendem-se as derivadas do uso dos registros. O mesmo se dá com a mortalidade. Na realidade, o censo demográfico brasileiro, especialmente a partir de 1940, com as mudanças então introduzidas, tornou-se uma importante fonte de dados para o estudo destes temas, aliado, a partir da década de 1960, às pesquisas amostrais, principalmente do IBGE.

II. ESTATÍSTICAS DE MORTALIDADE

A utilização e a importância das estatísticas de mortalidade podem ser avaliadas pela constatação de que os registros de óbitos serviram como base de dados para o desenvolvimento da epidemiologia moderna.[5] Foi a partir da utilização destes registros que a epidemiologia se firmou como uma disciplina que sempre leva em conta os aspectos quantitativos dos fenômenos.

A. PRINCIPAIS USOS DAS ESTATÍSTICAS DE MORTALIDADE

Os principais usos deste grupo de estatísticas na área da saúde, já delineados no capítulo sobre indicadores, podem ser esquematizados em três categorias principais:

1. DESCRIÇÃO DAS CONDIÇÕES DE SAÚDE DA POPULAÇÃO

O simples conhecimento do nível da mortalidade de uma população permite fazer inferências sobre as condições de saúde dos grupos que a constituem. Aliás, a mortalidade é o indicador mais usado, neste particular.

A inspeção da distribuição dos óbitos possibilita identificar os grupos da comunidade mais afetados por determinados agravos à saúde, definir problemas prioritários e orientar a alocação de recursos. Quando se dispõe de informações referentes a muitos anos, a série é valiosa para acompanhar a evolução do nível de saúde. Este tipo de informação é muito útil na vigilância epidemiológica, especialmente das mortes prematuras[6] (óbitos maternos, por exemplo) e das causadas por determinados agravos à saúde: as doenças infecciosas e os acidentes, entre outros.

O sistema oficial de informações de mortalidade facilita o acesso dos profissionais de saúde aos dados concernentes a toda uma população, apresentados sob forma que possibilitam o seu uso imediato: são as tabelas-padrão divulgadas rotineiramente em anuários, bem como aquelas demandadas especificamente pelo usuário, ou a reprodução dos dados em discos e fitas magnéticas, também colocados à disposição do solicitante. Semelhante procedimento de divulgação de informações, já corriqueiro em muitas localidades do País, auxilia sobremaneira a realização de diagnósticos coletivos de saúde, por parte de usuários diversificados.

2. INVESTIGAÇÃO EPIDEMIOLÓGICA

Da mesma forma que as estatísticas de mortalidade alertam as autoridades para os problemas de maior magnitude, elas também constituem importante guia para a determinação das prioridades de investigação na área da saúde. As informações sobre a mortalidade da população apontam para segmentos onde há perda prematura de vidas, o que sensibiliza as autoridades e motiva os profissionais de saúde a pesquisar as suas principais causas.

A comparação de coeficientes de mortalidade entre regiões e entre segmentos populacionais, em uma mesma época ou em diferentes momentos, é um dos métodos mais empregados para levantar explicações etiológicas. É o que se faz, por exemplo, ao relacionar elevações ou quedas da mortalidade a alterações climáticas, ciclos econômicos ou variações de outra natureza. Por sua vez, as taxas de mortalidade — ou as de sobrevida — situam-se entre as mais usadas formas de verificar os desfechos de pesquisas clínicas e de saúde pública.

3. AVALIAÇÃO DE INTERVENÇÕES SANEADORAS

As informações sobre mortalidade podem ser também utilizadas para avaliar ações diversas, como a eficácia de medicamentos, da distribuição de alimentos, de programas de controle do câncer cervical e de incentivo à hidratação oral, pois seus impactos podem refletir-se nestas estatísticas.[7,8] Muitas intervenções, ao contrário, não têm possibilidade de serem avaliadas por esta via, como ocorre em projetos de saúde mental ou de controle da hanseníase, de modo que outros indicadores devem ser usados com tal finalidade.

As avaliações baseadas em estatísticas de mortalidade podem ser feitas mediante a comparação de coeficientes, seja entre subgrupos de uma mesma população, seja entre regiões que sofreram ou não alguma forma de intervenção. Uma outra forma de avaliação consiste na análise de uma série temporal de coeficientes de mortalidade, de uma mesma região, de forma a separar e comparar os que se referem a dois períodos, um anterior e outro posterior à intervenção.

Numerosos estudos utilizam não propriamente as estatísticas, mas os dados individuais relativos a cada óbito — já que os atestados de óbito são arquivados em órgãos oficiais, como os departamentos estaduais de saúde pública que, dentro de certos limites, permitem a sua consulta, conforme os exemplos a serem apresentados no decorrer do capítulo.

B. SÍNTESE DOS PRINCIPAIS INDICADORES DE MORTALIDADE

Os indicadores que expressam a mortalidade da população são numerosos. O Quadro 6.1 contém a relação dos mais comumente utilizados, acompanhados das suas respectivas fórmulas. Em geral, eles referem-se ao que acontece em uma população, no período de um ano, embora possam ser usados diferentemente, com o cuidado de sempre indicar a população, a época e o período a que as informações se referem.

Devido à extensão do tema, ele foi dividido em duas partes no capítulo. Primeiramente, é feita a síntese da matéria, que obedece ao seguinte roteiro:

1. Coeficiente geral de mortalidade
2. Coeficientes específicos e mortalidade proporcional
    a) Mortalidade por sexo
    b) Mortalidade por idade
    c) Mortalidade por causas
    d) Mortalidade por local

Os detalhes sobre as formas de expressão dos resultados — mortalidade infantil, perinatal, neonatal etc. — são deixados para o final do capítulo (Parte V).

1. COEFICIENTE GERAL DE MORTALIDADE

O coeficiente geral de mortalidade (a taxa bruta ou global de mortalidade) é muito empregado, por sua simplicidade: o número total de óbitos ocorrido em uma população e em determinado período — um ano, habitualmente — é dividido pelo número de habitantes existentes no mesmo período. O resultado é de expressão simples, por exemplo, nove óbitos por 1.000 habitantes, o que resume a experiência daquela população em termos de mortalidade.

Quadro 6.1 Fórmulas dos principais indicadores de mortalidade

- COEFICIENTE DE MORTALIDADE GERAL:

$$\frac{\text{Número total de óbitos, no período}}{\text{População total, na metade do período}} \times 1.000$$

- COEFICIENTE DE MORTALIDADE POR SEXO:

$$\frac{\text{Número de óbitos de um dado sexo, no período}}{\text{População do mesmo sexo, na metade do período}} \times 1.000$$

- COEFICIENTE DE MORTALIDADE POR IDADE:

$$\frac{\text{Número de óbitos no grupo etário, no período}}{\text{População do mesmo grupo etário, na metade do período}} \times 100\text{ mil}$$

- COEFICIENTE DE MORTALIDADE POR CAUSA:

$$\frac{\text{Número de óbitos por determinada causa (ou grupo de causas), no período}}{\text{População na metade do período}} \times 100\text{ mil}$$

- COEFICIENTE DE MORTALIDADE MATERNA:

$$\frac{\text{Número de óbitos por causas ligadas à gravidez, parto e puerpério, no período}}{\text{Número de nascidos vivos, no período}} \times 100\text{ mil}$$

- COEFICIENTE DE MORTALIDADE INFANTIL:

$$\frac{\text{Número de óbitos de crianças menores de um ano de idade, no período}}{\text{Número de nascidos vivos, no período}} \times 1.000$$

- COEFICIENTE DE MORTALIDADE NEONATAL:

$$\frac{\text{Número de óbitos de crianças nas primeiras quatro semanas de vida, no período}}{\text{Número de nascidos vivos, no período}} \times 1.000$$

- COEFICIENTE DE MORTALIDADE NEONATAL PRECOCE:

$$\frac{\text{Número de óbitos de crianças na primeira semana de vida, no período}}{\text{Número de nascidos vivos, no período}} \times 1.000$$

- COEFICIENTE DE MORTALIDADE NEONATAL TARDIA:

$$\frac{\text{Número de óbitos de crianças na segunda, terceira e quarta semanas de vida, no período}}{\text{Número de nascidos vivos, no período}} \times 1.000$$

- COEFICIENTE DE MORTALIDADE PÓS-NEONATAL:

$$\frac{\text{Número de óbitos de crianças de 28 dias até um ano de idade, no período}}{\text{Número de nascidos vivos, no período}} \times 1.000$$

- COEFICIENTE DE MORTALIDADE PERINATAL:

$$\frac{\text{Número de óbitos fetais (com 22 semanas ou mais de gestação) acrescido do número de óbitos na primeira semana de vida, no período}}{\text{Número de nascidos vivos e de natimortos, no período}} \times 1.000$$

Quadro 6.1 Fórmulas dos principais indicadores de mortalidade (Cont.)

- COEFICIENTE DE NATIMORTALIDADE:

$$\frac{\text{Número de natimortos, no período}}{\text{Número de nascidos vivos e de natimortos, no período}} \times 1.000$$

- MORTALIDADE PROPORCIONAL, POR CAUSAS:

$$\frac{\text{Número de óbitos por determinada causa (ou grupo de causas), no período}}{\text{Todos os óbitos, no período}} \times 100$$

- MORTALIDADE PROPORCIONAL DE MENORES DE UM ANO:

$$\frac{\text{Número de óbitos de crianças menores de um ano, no período}}{\text{Todos os óbitos, no período}} \times 100$$

- MORTALIDADE PROPORCIONAL DE 50 ANOS OU MAIS:

$$\frac{\text{Número de óbitos de maiores de 50 anos, no período}}{\text{Todos os óbitos, no período}} \times 100$$

- COEFICIENTE DE LETALIDADE (OU FATALIDADE):

$$\frac{\text{Número de óbitos por determinada doença}}{\text{Número de casos da mesma doença}} \times 100 \text{ (ou 1.000)}$$

Quadro 6.2 Coeficientes de mortalidade geral, não-ajustados e ajustados por idade, em países das Américas, em 1978

País	Coeficientes não-ajustados	Coeficientes ajustados
Canadá	7,2	3,8
Estados Unidos	8,7	4,1
Porto Rico	6,0	4,1
Costa Rica	4,2	4,3
Cuba	5,7	4,3
República Dominicana	4,5	4,5
Peru	4,9	5,0
Uruguai	9,8	5,3
Guiana Francesa	7,3	5,4
Nicarágua	5,4	5,4
Panamá	5,7	5,6
Chile	6,8	5,7
Argentina	8,8	5,8
Venezuela	5,5	5,8
Suriname	7,3	6,0
Colômbia	5,8	6,3
Jamaica	7,6	6,7
México	7,3	7,4
Equador	7,2	7,4
Paraguai	7,9	8,4
Guatemala	9,4	9,2

Coeficientes por 1.000 habitantes.
Coeficientes não-ajustados: são os constatados em cada país.
Coeficientes ajustados: são produto de cálculos pelo método da população-padrão, sendo empregada a estrutura etária da América Latina, em 1960.
Fonte: OPS, Las condiciones de salud en las Americas, 1977-1980. Publicación científica número 427, 1982:21-22.[9]

Como qualquer coeficiente, os seus resultados são afetados por erros no numerador e no denominador.

O problema mais comum no numerador do coeficiente geral de mortalidade é a subcontagem dos óbitos, ou seja, faltam óbitos que nele deveriam estar incluídos.

O denominador, por sua vez, exige a estimativa correta do tamanho da população, na qual incorreções podem também ser encontradas. O ideal seria usar a exata população sob risco, mas ela é difícil de ser conhecida com precisão. Adota-se como aproximação a existente na metade do período, mais exatamente, em 1.º de julho, supondo-se que os óbitos ocorram uniformemente durante o ano. Os demógrafos acreditam que este procedimento não introduz distorções apreciáveis nos resultados, de modo que ele é também empregado na computação de outros indicadores de que trata o capítulo.

O uso de coeficientes gerais em comparações populacionais tem inconvenientes, visto serem muito influenciados pela estrutura das populações, em termos de idade, sexo e outros parâmetros. Se as diferenças nas características populacionais não são levadas em conta, os números perdem significado.

- Exemplo: coeficientes gerais de mortalidade nas Américas

No Quadro 6.2, os coeficientes gerais de mortalidade, em países das Américas, sem qualquer forma de ajustamento, estão colocados ao lado de coeficientes ajustados, sendo estes últimos calculados levando-se em conta as respectivas composições etárias. Note-se que os países estão ordenados em função do coeficiente ajustado, sendo o Canadá o de menor mortalidade e a Guatemala o de maior. Esse é o procedimento correto a ser adotado. Se os riscos de mortalidade são diferentes nas diversas faixas etárias — por exemplo, os idosos têm sempre maior mortalidade — deve-se levar em conta a estrutura etária das populações comparadas, o que é feito pela "padronização" ou "ajustamento" dos dados. O Brasil não aparece no quadro original, do qual os dados foram transcritos.[9] No entanto, como a estrutura da população do Brasil é praticamente idêntica à da América Latina, e essa última foi usada como padrão para a padronização, pode-se admitir que a taxa geral de mortalidade, de nosso País, estimada em nove óbitos por 1.000 habitantes, pouco seria alterada se fosse objeto de semelhante padronização. Como conseqüência, a sua posição estaria mais próxima à da Guatemala do que à do Canadá.

Em síntese, os coeficientes gerais (não padronizados) não são bons indicadores para comparações populacionais. A comparação através de coeficientes gerais deve ser feita somente após a sua prévia padronização. Registre-se ainda que o coeficiente geral representa uma média para toda a população e, por isto, não é suficiente para informar sobre a situação dos diversos segmentos que a compõem. Daí a importância de outros indicadores como os apresentados a seguir.

2. COEFICIENTES ESPECÍFICOS E MORTALIDADE PROPORCIONAL

Pode-se organizar a distribuição de óbitos para numerosas características da população e do meio ambiente. Os registros oficiais de óbitos, em geral, são suficientemente precisos para expressar a mortalidade pelos seguintes parâmetros: sexo, idade, causa, local de residência do falecido, e local e época de ocorrência do óbito.

As estatísticas de rotina, em muitos países, inclusive no Brasil, não são apropriadas para apresentar os óbitos em relação

Quadro 6.3 Mortalidade por sexo, no Distrito Federal, em 1980

Sexo	Número de óbitos	Distribuição percentual	Coeficiente por 100 mil habitantes
Masculino	3.218	58	5,61
Feminino	2.304	42	3,82
Total	5.540*	100	4,71

*Inclui 18 óbitos de sexo ignorado
Risco relativo = 1,5
Fontes: Óbitos (Ministério da Saúde, Estatísticas de Mortalidade, Brasil, 1980, pg 349).
População (IBGE, IX Recenseamento Geral do Brasil, 1980: Distrito Federal, pg 2).

a outras características demográficas e socioeconômicas, devido principalmente à precariedade com que, nos atestados, são preenchidos os dados referentes a estas características.

• **Expressão dos resultados**

A expressão dos resultados, habitualmente, é feita em termos de números absolutos, porcentagens e coeficientes (Quadro 6.3). Os números absolutos têm importância limitada se não houver, concomitantemente, referência a outros valores, que permitam expressá-los em termos de porcentagens ou coeficientes.

• **Comparação: porcentagens × coeficientes**

Atente-se a que somente os coeficientes medem risco. Se a taxa anual de mortalidade no Brasil é de nove óbitos por 1.000 habitantes, ela significa que, de cada 1.000 brasileiros, nove morrem em cada ano. A mortalidade proporcional não tem esta propriedade. O aumento percentual de óbitos, por um grupo de causas, pode estar ocorrendo simplesmente por haver redução em um outro grupo. Por exemplo, se ocorre diminuição da proporção de óbitos por doenças infecciosas e parasitárias, eleva-se, conseqüentemente, a das demais causas.

Embora os coeficientes sejam mais úteis, o seu cálculo é mais complexo, pois exige dados da população, especialmente por sexo e idade, que podem não estar disponíveis ou ser pouco confiáveis.

• **Formas mais comuns de apresentação das estatísticas**

a) MORTALIDADE POR SEXO

Separar os óbitos por sexo é um caminho habitualmente seguido para estudar o perfil da mortalidade, haja vista as marcantes diferenças existentes, neste particular, entre o que ocorre no homem e na mulher. O padrão de maior mortalidade masculina é encontrado em praticamente todas as idades — como exemplificado para o Distrito Federal, no Quadro 6.3 e Fig. 6.1 — e para quase todos os grupos de causas e regiões, com exceção das sociedades extremamente subdesenvolvidas, nas quais os valores, nos dois sexos, podem ser muito próximos. Uma das explicações para as diferenças de mortalidade, entre sexos, é a maior prevalência de fatores de risco no sexo masculino.

b) MORTALIDADE POR IDADE

A expressão do número de óbitos por grupo etário é a forma mais utilizada de estatísticas de mortalidade. Pelo menos duas razões explicam a preferência: 1. a probabilidade de morrer está muito relacionada à idade, como ilustram os dados do Distrito Federal (Quadro 6.4 e Fig. 6.1), independentemente do sexo, o que torna importante conhecer a distribuição da mortalidade por grupo etário; 2. além de importantes, as informações sobre a distribuição da mortalidade por faixa etária estão habitualmente disponíveis para análise, pois são facilmente coletadas, com alto grau de precisão.

A interpretação dos resultados é simples: por exemplo, quanto mais alto o coeficiente, ou quanto mais elevada a proporção de óbitos em crianças, pior é a situação de saúde da popu-lação.

c) MORTALIDADE POR CAUSAS

Na falta de dados de morbidade que apontem com precisão para a freqüência de doenças, as estatísticas de mortalidade suprimem, em parte, esta deficiência, subsidiando os profissio-

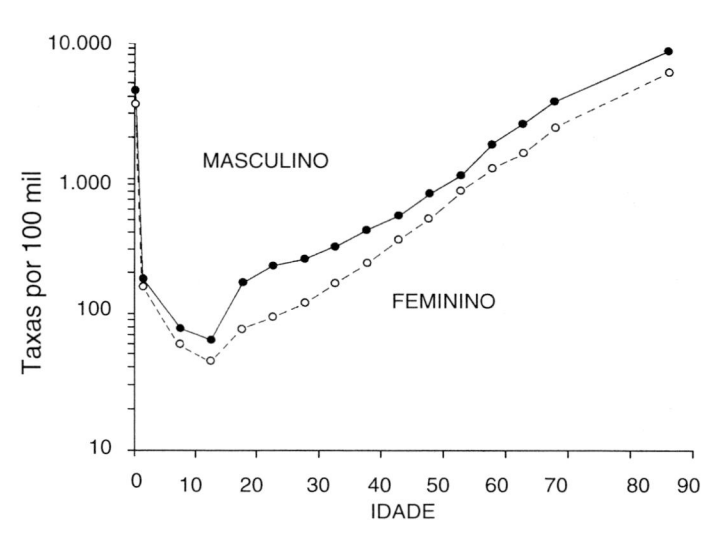

Fig. 6.1 Taxas de mortalidade por sexo e idade: Distrito Federal, 1979-1981.
Fonte: Gráfico preparado com dados da Secretaria de Saúde, Distrito Federal.

Quadro 6.4 Mortalidade em ambos os sexos, no Distrito Federal, em 1980

Idade (anos)	Óbitos N.º	Distribuição percentual de óbitos	Coeficientes de mortalidade por 100 mil
< 1	1.578	28,5	3.993
1-4	270	4,9	201
5-9	97	1,8	70
10-14	82	1,5	62
15-19	162	2,9	117
20-29	460	8,3	184
30-39	481	8,7	300
40-49	490	8,8	496
50-64	839	15,1	1.307
65 +	1.014	18,3	5.260
Ignorada	67	1,2	5.857
Total	5.540	100,0	471

Fontes: Óbitos (Ministério da Saúde, Estatísticas de Mortalidade, Brasil, 1980, pg 349).
População (IBGE, IX Recenseamento Geral do Brasil, 1980: Distrito Federal, pg 2).

nais de saúde com informações sobre determinadas condições mórbidas. As causas apostas nos atestados permitem conhecer de que morrem as pessoas e, em seu conjunto, fornecem o perfil de saúde da população. Nas áreas economicamente pouco desenvolvidas, é alta a incidência de doenças infecciosas e parasitárias bem como de afecções perinatais, em sua maioria evitáveis ou redutíveis pela aplicação do conhecimento já disponível. Nas sociedades mais desenvolvidas predominam as afecções crônico-degenerativas, aí somadas as de naturezas cardiovascular e neoplásica. A simples inspeção das estatísticas, portanto, permite um diagnóstico da situação.

As estatísticas de mortalidade por causas precisam ser interpretadas com cautela, pois não abrangem todo o espectro de doenças que acometem a população. Algumas de alta incidência, como as de natureza dermatológica, não levam ao óbito, na maioria das vezes. Em geral, para grande número de afecções, as estatísticas de mortalidade refletem um quadro muito incompleto da situação. Quanto às mais graves, do tipo difteria e tétano, e especialmente aquelas para as quais ainda não se dispõe de tratamento adequado, como a raiva e alguns tipos de câncer, as estatísticas de mortalidade podem constituir um retrato bastante aproximado da morbidade experimentada pela população, em locais onde existe uma boa cobertura de assistência médica.

d) MORTALIDADE POR LOCAL

No mundo moderno, graças às facilidades de transporte, são cada vez mais freqüentes as viagens realizadas pelas pessoas, que se deslocam de um local para outro, por motivos diversos, dentre os quais sobressai a busca por melhores oportunidades de trabalho, lazer ou recuperação da saúde. É comum observar-se que certa proporção de doentes, residentes em pequenas cidades e no meio rural, migra em busca de assistência médica especializada, oferecida pelos hospitais de centros mais desenvolvidos. Se o doente falecer, o óbito deve ser registrado em cartório e, segundo disposições legais, no local onde ocorreu. Ora, se as estatísticas forem preparadas sem levar em conta este aspecto, organizadas somente por "local de ocorrência", poderá ficar a noção artificial de que onde há melhor acesso a serviços e maior nível de especialização na atenção à saúde, as taxas de mortalidade são elevadas e, nos locais onde a assistência médica é precária, a mortalidade é baixa. Nestes casos, as estatísticas serão afetadas por duas possíveis distorções.[10]

DISTORÇÕES NAS ESTATÍSTICAS DE MORTALIDADE

- "importação de óbitos" (ou viés centrípeto) — é a inclusão de óbitos das pessoas não-residentes na localidade, o que penaliza as regiões mais desenvolvidas, em especial as que contam com hospitais incentivadores de demanda assistencial;
- "exportação de óbitos" (ou viés centrífugo) — é a exclusão de óbitos de moradores que falecem fora de seu local de residência, o que diminui artificialmente os respectivos níveis de mortalidade.

Em praticamente todos os países do mundo, as estatísticas mais antigas eram preparadas por "local de ocorrência" do óbito, sem correção dos dois tipos de erros. Progressivamente, ambos foram sendo eliminados. No Brasil, a correção começou a ser feita a partir de 1968, data de implantação da Oitava Revisão da Classificação Internacional de Doenças, pois os óbitos de moradores de estados vizinhos passaram a ser excluídos da computação dos dados. Com a centralização da tabulação dos óbitos no Ministério da Saúde, a partir de meados da década de 1970, houve a correção do segundo viés, para todo o País, já que é feita a redistribuição dos óbitos pelos municípios de residência que aparecem nos atestados. Os anuários de mortalidade, editados pelo Ministério da Saúde, referentes aos anos de 1977 e seguintes, apresentam as estatísticas corrigidas, sem os mencionados vieses.

III. FUNCIONAMENTO DO SISTEMA DE INFORMAÇÕES DE MORTALIDADE

O interessado em estudar, em maior detalhe, o perfil de mortalidade de uma população, pode realizar o seu trabalho a partir das estatísticas ou dos dados referentes a cada óbito, isoladamente.

Cada item relacionado no Quadro 6.5 constitui uma "base de dados" que contém, em maior ou menor grau, tendenciosidades de seleção (em geral, sub-registros de óbitos) e de aferição (por exemplo, preenchimento inadequado do atestado), que afetam o quadro estatístico resultante. Assim, a interpretação dos resultados envolve o conhecimento de possíveis distorções, assim como de múltiplas outras facetas do sistema de informações de mortalidade. Familiaridade com a coleta de dados, em nível local, e com o funcionamento de todo o sistema de informações de mortalidade, é ingrediente fundamental para evitar interpretações equivocadas ou simplistas, que não levam em conta aspectos que importaria considerar.

Embora quase sempre haja deficiências que limitem a utilidade das estatísticas de mortalidade, ou que pelo menos apontem para o caminho da prudência, quando se lida com elas, deve-se recordar que o sistema contém valiosas informações para o conhecimento da saúde da população, constituindo, na maioria das vezes, o único registro rotineiro de dados, em países em desenvolvimento, a alcançar cobertura e qualidade suficientes para possibilitar o diagnóstico coletivo de saúde.

Quadro 6.5 Principais fontes de dados sobre mortalidade

1. Estatísticas constantes de anuários, relatórios e outras publicações:
   - Internacionais: ONU, OMS, OPS, Unicef, Banco Mundial.
   - Nacionais (sobre o Brasil): anuários do Ministério da Saúde e do IBGE.
   - Estaduais: anuários de cada Unidade da Federação.
2. Atestados de óbitos: nas Secretarias Estaduais de Saúde ou de Planejamento (e assemelhadas) e nos Cartórios de Registro Civil (arquivos ou livros próprios para registro).
3. Registros e livros de autópsias: nos hospitais e Institutos de Medicina Legal.
4. Prontuários e estatísticas hospitalares.
5. Registros especiais de doenças: especialmente tuberculose e câncer.
6. Inquéritos.
7. Recenseamentos demográficos.
8. Registros diversos: repartições de polícia e departamentos de trânsito, em exemplos.

A. DECLARAÇÃO DE ÓBITO

Até recentemente, cada país possuía um modelo próprio de declaração de óbito. Pode-se imaginar como esta prática dificultava, sobremaneira, as comparações internacionais. Em 1948, na seqüência de uma conferência de revisão da Classificação Internacional de Doenças, promovida pela Organização Mundial da Saúde, os países concordaram em modificar os seus formulários e adotar o "modelo internacional de atestado de óbito".[11,12] A padronização, naquela época, incidiu apenas na parte refe-rente à causa de morte, e foi implantada, no Brasil, em 1950. O modelo que passou a ser usado, desde então, consta de duas partes.

• Parte I, com três linhas (a, b, c) — A causa básica deve ser declarada, em último lugar, precedida das conseqüências e complicações. Considera-se "causa básica" a doença ou lesão que iniciou a cadeia de acontecimentos patológicos que conduziram, diretamente, à morte; ou as circunstâncias do acidente ou violência que produziram a lesão fatal.[13,14]

• Parte II — Reservada à declaração de outros estados patológicos significativos, porém não relacionados diretamente com a doença ou estado patológico que produziu a morte.

No Quadro 6.6, está ilustrada a maneira correta de preencher o atestado médico da causa da morte. Outros exemplos aparecem no Quadro 6.7, restritos à Parte I do atestado, mostrando diversas seqüências de diagnósticos, em atestados corretamente preenchidos.[11-13]

O MODELO DE DECLARAÇÃO DE ÓBITO

Apesar do avanço representado pela padronização do registro alusivo à causa da morte, no ano de 1948, a forma de coletar os demais dados continuava a ressentir-se da falta de uniformidade. Havia cerca de 40 modelos de tamanhos e cores diferentes, adotados no País.[12,15] Finalmente, a partir do início do ano de 1976, passou a ser usada uma "declaração de óbito", nome adotado para o formulário-padrão, substituindo o de atestado de óbito, que é parte integrante dele. A declaração de óbito, única para todo o País, foi passo decisivo para a uniformização das nossas estatísticas de mortalidade. Desde então, o modelo de declaração de óbito sofreu pequenas alterações: o atualmente em uso consta de oito partes (Fig. 6.2):

Quadro 6.6 Ilustração de preenchimento correto da causa da morte, em atestado de óbito (Partes I e II), segundo instruções contidas na Classificação Internacional de Doenças

Parte I a) Peritonite aguda
b) Perfuração do intestino
c) Hérnia estrangulada
Parte II Diabetes *mellitus*

A "causa básica da morte" corresponde à da última linha preenchida da Parte I: hérnia estrangulada, no exemplo.

Quadro 6.7 Exemplos de preenchimento correto da causa da morte, em atestado de óbito (Parte I), segundo instruções contidas na Classificação Internacional de Doenças

Exemplo 1: a) Insuficiência hepática
b) Obstrução das vias biliares
c) Carcinoma do pâncreas
Exemplo 2: a) Anemia aguda
b) Ruptura de varizes esofagianas
c) Esquistossomose
Exemplo 3: a) Hemorragia cerebral
b) Hipertensão arterial
c) Arteriosclerose
Exemplo 4: a) Insuficiência pulmonar
b) Enfisema pulmonar
c) Bronquite crônica
Exemplo 5: a) Insuficiência cardíaca congestiva
b) Estenose mitral
c) Febre reumática
Exemplo 6: a) Anóxia
b) Descolamento prematuro da placenta
c) -
Exemplo 7: a) Anemia aguda
b) Lesão da aorta
c) Suicídio por arma de fogo

Observação: neste e no quadro anterior foram omitidos detalhes sobre "o intervalo entre o início da doença e a morte", que devem constar do atestado. Outros exemplos podem ser encontrados nas referências[11-13] do final do capítulo.
A "causa básica da morte" é a constante da última linha de cada exemplo (letra c, da Parte I do atestado, exceto no Exemplo 6).

• a Parte I discrimina a unidade da federação e o cartório;

• as Partes II a IV contêm informações sobre identificação e características do falecido e as circunstâncias da morte, sendo as de maior utilidade em saúde pública, pois possibilitam o conhecimento de fatores associados com a mortalidade;

• a Parte V destina-se ao preenchimento de dados do médico que assinou o atestado;

• a Parte VI compreende informações acerca dos óbitos decorrentes de causas externas;

• a Parte VII trata da morte natural, sem assistência médica; e

• a Parte VIII é reservada para o nome do cemitério.

B. ERROS NAS DECLARAÇÕES DE ÓBITOS

Sendo a declaração de óbitos a fonte básica para a preparação das estatísticas de mortalidade, é natural que os profissionais da área da saúde, quer usuários quer responsáveis por estas estatísticas, procurem conhecer os tipos de erro que possam incidir sobre elas, para tentar evitá-los. Entre os pontos que têm recebido atenção especial dos especialistas encontram-se:

a) o preenchimento da declaração;
b) o diagnóstico médico das causas do óbito;
c) a codificação das causas do óbito; e
d) a classificação das causas do óbito.

a) PREENCHIMENTO DA DECLARAÇÃO DE ÓBITO

O preenchimento correto das declarações é fundamental para a obtenção de estatísticas de mortalidade de boa qualidade.

Manuais de instruções orientam a forma de preenchimento.[12,16] No entanto, avaliações têm mostrado que o preenchimento do documento não é uniforme, variando de região para região e, em um mesmo atestado, de item para item.

• Exemplo: preenchimento das declarações de óbito no Distrito Federal e em Porto Alegre

Avaliações realizadas no Distrito Federal[17] e em Porto Alegre,[18] sobre os itens dos certificados de óbitos deixados em branco ou com informações ignoradas, apontaram para grandes omissões, no que tange a antecedentes sociais e obstétricos e sobre a assistência médica prestada. No tocante a alguns desses itens, a omissão foi superior a 50%, cifra que poderia, em parte, ser explicada pela inexperiência de muitos médicos jovens que se deparam, pela primeira vez, com a declaração de óbito, no exato momento de ter de preenchê-la; uma outra razão é o desconhecimento ou a desmotivação dos profissionais mais velhos em face do preenchimento dessas declarações.

Em locais onde o acesso à assistência médica é mais difícil, são reduzidos o nível de preenchimento e a validade das informações contidas nas declarações de óbito. A precisão é mais baixa para itens de diagnóstico, como causa de óbito, do que para os de identificação. Por isto, em locais de menores recursos, as estatísticas sobre a mortalidade, por idade, são mais utilizadas do que aquelas referentes à *causa mortis*.

b) DIAGNÓSTICO MÉDICO DAS CAUSAS DE ÓBITO

A qualidade das estatísticas depende, também, da existência dos diagnósticos das doenças presentes no momento do óbito ou das condições que levaram a ele. Estas informações são colocadas na Parte IV da declaração de óbito (Fig. 6.2). Se o falecimento decorre após longa enfermidade, acompanhada por médicos, o diagnóstico pode estar bem estabelecido. Mas há óbitos sem assistência médica, mortes súbitas e muitas outras circunstâncias em que há dúvidas quanto à *causa mortis*. Isto acontece, por exemplo, nas doenças crônicas, em pessoas idosas, quando há diversos diagnósticos firmados, tornando-se difícil, por vezes, estabelecer a causa básica. Por outro lado, quando o intervalo é curto, entre o diagnóstico da doença e o óbito, em afecções de alta letalidade (como a raiva), a precisão das estatísticas referentes a esta condição de evolução rápida costuma ser alta; nestes casos, os coeficientes de mortalidade refletem a própria incidência da doença na coletividade.

O ato de certificar as causas de óbito deve levar em consideração os diagnósticos até então firmados, mas nem sempre isto pode ser feito. É o que ocorre, por exemplo, quando o acompanhamento do paciente é feito por um médico e o atestado preenchido por outro, sem acesso aos diagnósticos já confirmados.

c) CODIFICAÇÃO DAS DECLARAÇÕES DE ÓBITO

Muitos itens constantes de cada declaração de óbito são codificados e os respectivos códigos são armazenados em computador. Erros de transcrição e digitação podem ocorrer nesta fase de preparo das estatísticas.

Originalmente, os códigos eram primeiro transferidos para planilhas.[19] Planilhas são formulários que apresentam várias linhas horizontais, para o registro dos óbitos, e muitas colunas para acolher os diversos códigos (de idade, sexo, causa da morte etc.). De posse das planilhas, o digitador passava para o computador os dados nelas contidos. Esse procedimento foi pouco a pouco substituído por transcrição direta dos dados das declarações para os disquetes, com o uso de programas de preenchimento capazes de iniciar a crítica dos dados por ocasião da digitação. Ulteriormente, o Ministério da Saúde submete o banco de dados a uma nova crítica.

AS FORMAS DE CODIFICAÇÃO DAS CAUSAS DE ÓBITO

A codificação dos diagnósticos faz-se de duas maneiras principais: pela seleção de uma única causa, denominada básica, ou por causas múltiplas.

1. CAUSA BÁSICA

Na seleção de uma só causa, que é o método seguido nas estatísticas oficiais de mortalidade, no Brasil, e em praticamente todo o mundo, há um complicado sistema de regras, que está detalhado no manual da Classificação Internacional de Doenças. O propósito é pinçar, dentre os diagnósticos colocados no atestado pelo médico, um que seja utilizado nas estatísticas de mortalidade. No caso de menção à broncopneumonia e à desnutrição severa, no mesmo certificado de óbito, a última é escolhida como a causa básica.

2. CAUSAS MÚLTIPLAS

Na seleção de causas múltiplas, todos os diagnósticos declarados no atestado são levados em conta.[20-22] Este método é mais completo, pois possibilita que todas as afecções assinaladas apareçam nas estatísticas, compondo um quadro com maior aproximação do que se passa na realidade. No caso referido acima, a broncopneumonia e a desnutrição seriam igualmente computadas. O procedimento permite, também, investigar a associação de causas, por exemplo, entre hipertensão e doença cerebrovascular.[23]

• Exemplo: mortalidade por causas múltiplas no Distrito Federal

Todos os 360 atestados de óbito de residentes na cidade satélite de Sobradinho, de aproximadamente 80 mil habitantes, e referentes ao ano de 1986, foram incluídos na avaliação.[24] As estatísticas obtidas com a seleção de uma única causa, por óbito, são comparadas com as preparadas com base na técnica das causas múltiplas (Quadro 6.8). Os três principais grupos de causas de óbito foram idênticos nas duas formas de classificação. Da quarta causa em diante, houve mudanças consideráveis. Estes achados mostram que a maneira como as causas são agrupadas influencia o quadro final produzido pelas estatísticas. Em média, foram registrados 2,8 diagnósticos por atestado, evidenciando que, ao se considerar só a causa básica, não são utilizados dois terços das informações disponíveis. Esta informação adicional, proporcionada pelas estatísticas por causas múltiplas, e perdida quando se utiliza apenas a causa básica, pode concorrer para um melhor conhecimento do perfil da mortalidade e da associação de causas; seus resultados, por sua vez, podem ser mais úteis para orientar as ações preventivas.

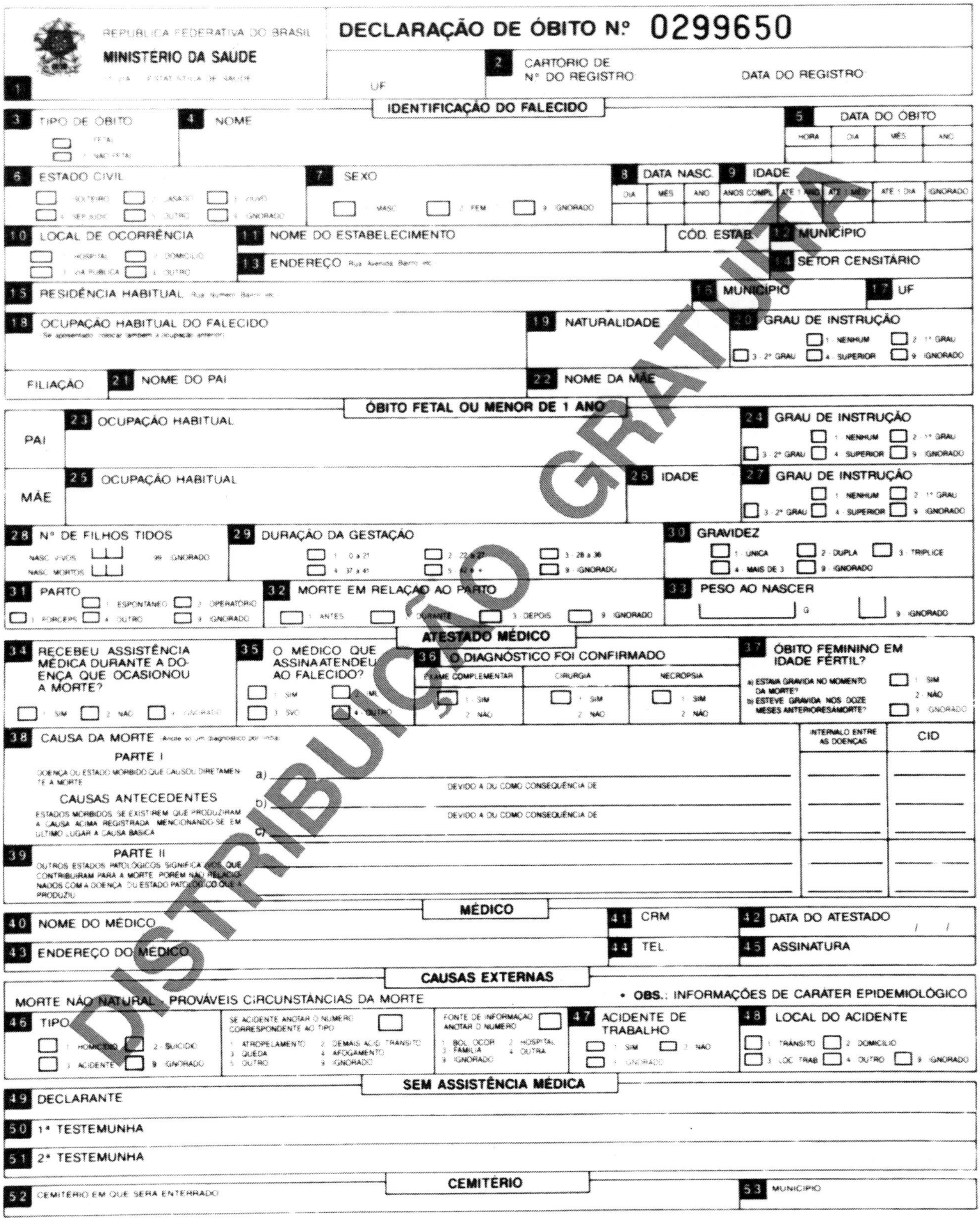

REPÚBLICA FEDERATIVA DO BRASIL
MINISTÉRIO DA SAÚDE

DECLARAÇÃO DE ÓBITO Nº 0299650

I
1
UF
2 CARTÓRIO DE
Nº DO REGISTRO
DATA DO REGISTRO

IDENTIFICAÇÃO DO FALECIDO

3 TIPO DE ÓBITO
4 NOME
5 DATA DO ÓBITO — HORA, DIA, MÊS, ANO

6 ESTADO CIVIL
7 SEXO — MASC., 2 FEM., 9 IGNORADO
8 DATA NASC. — DIA, MÊS, ANO
9 IDADE — ANOS COMPL., ATÉ 1 ANO, ATÉ 1 MÊS, ATÉ 1 DIA, IGNORADO

II
10 LOCAL DE OCORRÊNCIA
11 NOME DO ESTABELECIMENTO
CÓD. ESTAB.
12 MUNICÍPIO
13 ENDEREÇO
14 SETOR CENSITÁRIO
15 RESIDÊNCIA HABITUAL
16 MUNICÍPIO
17 UF
18 OCUPAÇÃO HABITUAL DO FALECIDO
19 NATURALIDADE
20 GRAU DE INSTRUÇÃO — 1 NENHUM, 2 1º GRAU, 3 2º GRAU, 4 SUPERIOR, 9 IGNORADO
FILIAÇÃO
21 NOME DO PAI
22 NOME DA MÃE

ÓBITO FETAL OU MENOR DE 1 ANO

III
PAI
23 OCUPAÇÃO HABITUAL
24 GRAU DE INSTRUÇÃO — 1 NENHUM, 2 1º GRAU, 3 2º GRAU, 4 SUPERIOR, 9 IGNORADO
MÃE
25 OCUPAÇÃO HABITUAL
26 IDADE
27 GRAU DE INSTRUÇÃO — 1 NENHUM, 2 1º GRAU, 3 2º GRAU, 4 SUPERIOR, 9 IGNORADO
28 Nº DE FILHOS TIDOS — NASC. VIVOS, NASC. MORTOS, 99 IGNORADO
29 DURAÇÃO DA GESTAÇÃO
30 GRAVIDEZ — 1 ÚNICA, 2 DUPLA, 3 TRÍPLICE, 4 MAIS DE 3, 9 IGNORADO
31 PARTO — 1 ESPONTÂNEO, 2 OPERATÓRIO, 3 FÓRCEPS, 4 OUTRO, 9 IGNORADO
32 MORTE EM RELAÇÃO AO PARTO — 1 ANTES, 2 DURANTE, 3 DEPOIS, 9 IGNORADO
33 PESO AO NASCER — G, 9 IGNORADO

ATESTADO MÉDICO

34 RECEBEU ASSISTÊNCIA MÉDICA DURANTE A DOENÇA QUE OCASIONOU A MORTE? — 1 SIM, 2 NÃO, 9 IGNORADO
35 O MÉDICO QUE ASSINA ATENDEU AO FALECIDO?
36 O DIAGNÓSTICO FOI CONFIRMADO — EXAME COMPLEMENTAR, CIRURGIA, NECRÓPSIA — 1 SIM, 2 NÃO
37 ÓBITO FEMININO EM IDADE FÉRTIL? — a) ESTAVA GRÁVIDA NO MOMENTO DA MORTE? b) ESTEVE GRÁVIDA NOS DOZE MESES ANTERIORES À MORTE? — 1 SIM, 2 NÃO, 9 IGNORADO

IV
38 CAUSA DA MORTE
PARTE I
DOENÇA OU ESTADO MÓRBIDO QUE CAUSOU DIRETAMENTE A MORTE a)
DEVIDO A OU COMO CONSEQUÊNCIA DE
CAUSAS ANTECEDENTES b)
DEVIDO A OU COMO CONSEQUÊNCIA DE
c)
39 PARTE II
INTERVALO ENTRE AS DOENÇAS
CID

MÉDICO

V
40 NOME DO MÉDICO
41 CRM
42 DATA DO ATESTADO
43 ENDEREÇO DO MÉDICO
44 TEL.
45 ASSINATURA

CAUSAS EXTERNAS

VI
MORTE NÃO NATURAL — PROVÁVEIS CIRCUNSTÂNCIAS DA MORTE
• OBS.: INFORMAÇÕES DE CARÁTER EPIDEMIOLÓGICO
46 TIPO — 1 HOMICÍDIO, 2 SUICÍDIO, 3 ACIDENTE, 9 IGNORADO
47 ACIDENTE DE TRABALHO
48 LOCAL DO ACIDENTE — 1 TRÂNSITO, 2 DOMICÍLIO, 3 LOC. TRAB., 4 OUTRO, 9 IGNORADO

SEM ASSISTÊNCIA MÉDICA

VII
49 DECLARANTE
50 1ª TESTEMUNHA
51 2ª TESTEMUNHA

CEMITÉRIO

VIII
52 CEMITÉRIO EM QUE SERÁ ENTERRADO
53 MUNICÍPIO

Fig. 6.2 Formulário de Declaração de Óbito.

Quadro 6.8 Número de menções diagnósticas como causa básica e como causa associada, segundo os grandes grupos de causas da Classificação Internacional de Doenças (9.ª Revisão). Sobradinho, Distrito Federal, 1986.

Grupo de causas	Causa básica	Causa associada	Total	% de causas básicas em relação ao total
Aparelho cardiovascular	88(1)	212	300(1)	29
Perinatais	62(2)	64	126(2)	49
Externas	57(3)	59	116(3)	49
Aparelho respiratório	17(6)	99	116(3)	15
Endócrinas e nutricionais	11	66	77(5)	14
Infecciosas e parasitárias	26(5)	39	65(6)	40
Neoplasias	45(4)	14	59(7)	76
Aparelho digestivo	15(8)	21	36(8)	42
Sistema nervoso	11	17	28	39
Anomalias congênitas	17(6)	6	23	74
Aparelho geniturinário	4	16	20	20
Gravidez, parto e puerpério	2	5	7	28
Doenças do sangue	—	4	4	—
Transtornos mentais	2	1	3	66

( ) Ordem de classificação dos oito principais grupos de causas de óbito
Fonte: Mauricio G Pereira, Maria Lydia T Gama & Maria das Graças Oliveira. Revista de Saúde (Distrito Federal) 1992; 3(1/2): 21-25.[24]

O TREINAMENTO DE PESSOAL EM CODIFICAÇÃO

A possibilidade de haver diferenças entre observadores, na codificação dos atestados de óbito quando feita pelo processo manual, suscita preocupações quanto ao nível de padronização obtido. Por isto, um grande esforço tem sido direcionado para o treinamento e a reciclagem do pessoal a cargo destas atividades, em todo o País. Neste processo, tem tido papel preponderante, nos últimos anos, o Centro Brasileiro de Classificação de Doenças, localizado na Faculdade de Saúde Pública da Universidade de São Paulo, que também edita um boletim periódico sobre o assunto.[25] O grupo de epidemiologistas deste centro é o que acumulou maior experiência, no Brasil, em questões de classificação de doenças e em investigações sobre mortalidade, prestando assessoria, nesta matéria, a instituições de todo o País.

A CODIFICAÇÃO POR PROCESSO ELETRÔNICO

Por muito tempo, a codificação ainda será realizada pelo processo manual, embora outros caminhos estejam sendo pesquisados. É possível incorporar, em programas de computação, as regras de classificação, tanto para identificar a causa básica como para armazenar as causas associadas, que passam então a ser usadas em classificações por causas múltiplas. Nos Estados Unidos, desde a década de 1960, isto é feito através do sistema de "Classificação Automática de Condições Médicas", conhecido pela sigla ACME, do inglês *Automated Classification of Medical Entities*.[21] A partir de 1983, o processamento das declarações de óbito do Estado de São Paulo, em torno de 180 mil, naquele ano, realiza-se com o sistema ACME.

- **Comentários**

Os novos métodos de codificação eletrônica concorrem para diminuir os custos, pela simplificação do treinamento dos codificadores, e para melhorar a qualidade das estatísticas: permitem, por exemplo, identificar mais facilmente combinações de doenças que levam à morte. Note-se porém que a forma de codificação não contorna o problema de omissão de preenchimento ou de imprecisões no atestado. Por exemplo, óbitos por suicídio, diabetes ou desnutrição podem estar sub-representados. É possível que tais omissões estejam limitadas no tempo, pois há épocas em que certas designações diagnósticas são mais empregadas, ou mais usadas em algumas regiões ou em algum estrato social. Os diagnósticos que trazem estigma social, como o da síndrome de imunodeficiência adquirida, podem não ser lançados em atestados, numa tentativa de "proteção" da família do falecido, prática esta condenável. Para reduzir a proporção desses casos, algumas secretarias de saúde costumam cruzar informações de mortalidade com os arquivos de notificação compulsória para detectar omissões e discrepâncias.

d) CLASSIFICAÇÃO DAS CAUSAS DE ÓBITO

A reunião dos certificados nos cartórios e a preparação das respectivas estatísticas são efetuadas por funcionários governamentais. Partes importantes deste processo são representadas pela codificação e pela classificação das causas de óbitos. Embora sejam estas tarefas realizadas por pessoal especialmente treinado, pode haver diferenças de interpretação entre os classificadores.

A CLASSIFICAÇÃO INTERNACIONAL DE DOENÇAS (CID)

O preparo das estatísticas segue alguns princípios e regras, com o objetivo de padronizá-las e, assim, conferir-lhes maior consistência. Praticamente em todos os países do mundo, é usada a Classificação Internacional de Doenças (CID), que tem longa história de adaptações e terá um futuro, também, de acréscimos e modificações. Como foi descrito no capítulo sobre morbidade, cada lesão, doença ou causa de óbito recebe os seus respectivos códigos; estes são agrupados, de modo a facilitar o preparo das estatísticas correspondentes.

AS FORMAS DE APRESENTAÇÃO DAS ESTATÍSTICAS

O manual da Classificação Internacional de Doenças contém instruções pormenorizadas quanto a várias formas de apresentar as estatísticas, para que haja padronização de procedimentos. Além disso, muitos países adotaram listas próprias de causas de óbito, com base na Classificação Internacional, mais condizentes com as necessidades locais.[26] O anuário de estatísticas de mortalidade, editado pelo Ministério da Saúde,[15] apresenta os óbitos dos estados e capitais, a partir de 1977, de duas maneiras: 1. segundo grandes grupos de causas (doenças infecciosas e parasitárias, neoplasias etc.) e 2. segundo a "Lista Brasileira para Mortalidade", por vezes designada pela sigla CID-BR (doenças infecciosas intestinais, tuberculose etc.).

Na verdade, há muitas formas corretas de apresentação das estatísticas, escolhidas em função dos objetivos, mesmo que seja sempre tomada por base a Classificação Internacional de Doenças. Para informar sobre o perfil de mortalidade de uma região, pode ser mais conveniente a tabulação por alguns poucos grupos: doenças infecciosas e parasitárias, cardiovasculares, respiratórias, são exemplos. Ao contrário, na vigilância epidemiológica, uma divisão com outro tipo de detalhamento será mais apropriada, possibilitando conhecer a ocorrência e acompanhar a evolução de uma determinada doença (difteria e tétano), ou de um grupo de afecções, cujo modo de transmissão é semelhante (doenças infecciosas intestinais ou viroses transmitidas por artrópodes).

A APRESENTAÇÃO DAS ESTATÍSTICAS E IMPORTÂNCIA DAS CAUSAS

Devido à possibilidade de múltiplos arranjos de classificação, deve-se ter em mente que a ordem de importância das causas, em qualquer estatística, depende de decisões tomadas quanto à forma de agrupar as suas categorias. Se as doenças do aparelho circulatório forem subdivididas em três grupos (isquêmicas, cerebrovas-culares e demais), enquanto as neoplasias mantêm-se juntas em uma só categoria, estas podem constituir-se, quantitativamente, em causa mais importante de óbito do que as cardiovasculares, simplesmente pelo artifício do grupamento (Quadro 6.9).

C. PROCEDIMENTOS LEGAIS PARA REGISTRO DE ÓBITOS NO PAÍS

É conveniente o conhecimento das etapas e dificuldades que envolvem o sepultamento em cemitério, para se ter uma noção geral da questão.

Até o ano de 1994, a declaração de óbitos era preenchida em duas vias. A partir de então, foi acrescida uma via a mais. Elas têm a finalidade descrita a seguir, e mais detalhes aparecem no Quadro 6.10:

- a primeira via subsidia o sistema de informações de mortalidade do Ministério da Saúde;
- a segunda via é arquivada em cartório; dela são retiradas as informações repassadas ao IBGE; e
- a terceira via é destinada à unidade de saúde.

a) MORTE POR "CAUSAS NÃO-NATURAIS"

Os óbitos por causas ditas "não-naturais" (decorrentes de homicídio, suicídio ou acidente) são esclarecidos pelo Instituto Médico Legal, através de necropsias; os médicos que ali trabalham preenchem as declarações de óbito com os dados obtidos por este exame. Em geral, o preenchimento deixa a desejar no tocante às causas antecedentes do óbito. O legista costuma ater-se à natureza da lesão e não à verdadeira circunstância da violência, por receio de exorbitar ou errar na especulação o que, às vezes, leva a implicações jurídicas.

b) MORTE POR "CAUSAS NATURAIS"

Após constatar a morte por "causas naturais", isto é, decorrente de uma doença, quer essa constatação seja feita em domicí-

Quadro 6.9 Dez principais causas de óbitos, segundo a mortalidade proporcional,* por sexo — Brasil, 1986

Causas	Total	Masculino	Feminino
Neoplasmas malignos (140-208)	12,6	11,3	14,3
Doença isquêmica do coração (410-414)	11,0	10,9	11,0
Doenças cerebrovasculares (430-438)	10,8	9,1	13,0
Doença da circulação pulmonar e outras formas de doença do coração (415-429)	7,3	6,3	8,5
Causas perinatais (760-779)	6,1	6,1	6,0
Infecções respiratórias agudas (480-487)	6,0	5,7	6,4
Acidentes de trânsito por veículo a motor (E810 e E819)	4,1	5,5	2,5
Doenças infecciosas intestinais (001-009)	3,6	3,5	3,8
Acidentes, exceto de trânsito, por veículo a motor (E800-E807, E820-E949)	3,6	4,8	2,0
Doenças infecciosas redutíveis por diagnóstico e tratamento precoces (010-018, 030-090, 137, 097)	3,5	3,6	3,4
Todas as demais	31,4	33,2	29,1
Total	100,0	100,0	100,0

*Excluídas causas maldefinidas.
( ) = códigos da Classificação Internacional de Doenças, Nona Revisão.
Fonte: Ministério da Saúde, segundo Marleide M Gomes e Roberto A Becker, Revista Brasileira de Neurologia 1990; 26 (Suplemento 1): 115.[27]

Quadro 6.10 Destino da declaração de óbito

FINS LEGAIS
1. Médico preenche declaração, em três vias; uma delas é arquivada no próprio hospital para posterior envio às secretarias de saúde; as duas outras vias são entregues à família.
2. Família apresenta a declaração (em duas vias) ao cartório.
3. Cartório registra o óbito, retém as duas vias e fornece à família a "certidão de óbito" — que é utilizada em providências legais: de inventário, pensões etc.
4. Família entrega a certidão de óbito ao serviço funerário.
5. Serviço funerário providencia a "guia de sepultamento", de modo a tornar legal o enterro em cemitério.

FINS ESTATÍSTICOS: SISTEMA DO IBGE
6. Cartório arquiva a segunda via da declaração de óbito.
7. Cartório fornece, trimestralmente, ao IBGE, os "mapas" (ou seja, tabelas) dos óbitos registrados no período.
8. IBGE divulga as informações do País na série anual "Estatísticas do Registro Civil", disponível desde 1974.

FINS ESTATÍSTICOS: SISTEMA DO MINISTÉRIO DA SAÚDE
9. A primeira via é coletada pelo órgão responsável, em geral estadual, que envia, periodicamente, ao Ministério da Saúde, os dados codificados sob a forma de disquetes ou fitas magnéticas.
10. Ministério da Saúde divulga as informações do País na série anual "Estatísticas da Mortalidade", disponível desde 1977, e por outros meios.
11. Cartório libera também a terceira via para órgãos municipais de saúde.

lio ou em hospital, de um paciente que recebeu atendimento, o médico preenche a declaração de óbito, que é levada ao cartório, para registro. Nos casos em que o óbito ocorreu sem assistência médica, ou em que não foi mencionada, na declaração, a causa da morte, as providências variam, segundo as situações a seguir:

- a morte ocorreu em locais onde existe Serviço de Verificação de Óbitos — os SVOs são instituições que têm por finalidade determinar as causas do óbito, desde que a morte seja natural; são usados para esclarecer casos de óbitos ocorridos com ou sem assistência médica, mas em que a morte sobreveio por moléstia mal definida;
- a morte ocorreu em locais onde não existe SVO: um médico da localidade verifica e atesta o óbito, preenchendo a declaração de óbito com os dados que puder reunir, a fim de que o enterramento seja providenciado, via cartório. Em tal caso, fica difícil determinar o diagnóstico das causas que levaram à morte, de modo que se anota, na declaração, que se trata de "óbito sem assistência médica";
- a morte acontece em locais onde não existem médicos: a declaração é preenchida por uma pessoa e assinada por duas testemunhas, que tenham presenciado ou certificado a morte.

c) REGISTRO DO ÓBITO EM CARTÓRIO

Os funcionários do cartório, à vista da declaração de óbito, devidamente firmada, registram o fato e fornecem a "certidão de óbito" à família. Essa é levada ao Serviço Funerário, onde é providenciada a "guia de sepultamento", para tornar legal o enterramento em cemitério. A certidão fornecida pelo Cartório à família é utilizada, posteriormente, para providências legais. No Quadro 6.11, aparecem extratos da legislação brasileira sobre sepultamento e cremação, que constam do verso da declaração de óbito.

D. DIVULGAÇÃO DE ESTATÍSTICAS VITAIS NO BRASIL

As declarações de óbitos, como descrito no Quadro 6.10, alimentam dois sistemas rotineiros e paralelos de divulgação de estatísticas vitais, no País: o do Instituto Brasileiro de Geografia e Estatística (IBGE) e o do Ministério da Saúde.

Quadro 6.11 Extratos da legislação sobre sepultamento e cremação, que aparecem no verso da declaração de óbito utilizada no País

Capítulo IX: Do óbito

Artigo 77. Nenhum sepultamento será feito sem certidão de oficial de registro do lugar do falecimento, extraída após lavratura do assento do óbito, em vista do atestado de médico, se houver no lugar, ou, em caso contrário, de duas pessoas qualificadas que tiveram presenciado ou verificado a morte.
Parágrafo 1.º. Antes de proceder ao assento de óbito de criança de menos de um ano, o oficial verificará se houve registro de nascimento que, em caso de falta, será previamente feito.
Parágrafo 2.º. A cremação de cadáver somente será feita daquele que houver manifestado a vontade de ser incinerado ou no interesse da saúde pública e se o atestado de óbito houver sido firmado por dois médicos ou um médico legista, no caso de morte violenta, depois de autorizada pela autoridade judiciária.

Lei 6.015, de 31.12.1973, com as corrigendas da Lei 6.126, de 30.6.1975.

O SISTEMA IBGE

Desde 1939, o IBGE publica, regularmente, o "Anuário Estatístico do Brasil", que contém dados de mortalidade do País, como um todo, e das Unidades da Federação, discriminados por sexo, faixa etária e causa do óbito. Tais informações têm sido utilizadas para compor séries históricas.[28]

Além da divulgação das informações, o IBGE ocupou-se também, mais recentemente, da apuração de todos os eventos vitais registrados nos cartórios do País, tarefa que antes era executada pelo Ministério da Justiça. Desde 1974, o IBGE publica, anualmente, uma série chamada "Estatísticas do Registro Civil" (IBGE), que traduz o movimento de registros vitais efetuados no território nacional.

As tabulações do IBGE são apresentadas por local de registro, ou seja, de localização do cartório. Este procedimento limita a utilização das estatísticas, em epidemiologia, salvo em ocasiões onde esta sistemática não é importante: por exemplo, quando se necessita de informação para o País como um todo.

O SISTEMA DO MINISTÉRIO DA SAÚDE

A importância, para a saúde pública, das informações sobre a mortalidade levou as próprias secretarias estaduais de saúde, de planejamento e entidades similares, desde longa data, a se ocuparem da coleta, da tabulação e da divulgação dos dados concernentes a óbitos, criando um sistema estadual paralelo, que constitui o principal municiador do Sistema de Informações de Mortalidade (SIM), do Ministério da Saúde. Ele foi implantado em 1976, com o objetivo de integrar e uniformizar todos os serviços estaduais de operação de dados das declarações de óbito, no intuito de obtenção regular de informações de mortalidade, abrangentes e confiáveis.[29]

Nas "Estatísticas de Mortalidade" do Ministério da Saúde, apresentadas em anuários desde 1977,[15] a tabulação dos óbitos é feita segundo o local de residência, constante da declaração, o que tem mais sentido, em epidemiologia, em vista de referir-se à população sob risco. O banco de dados de mortalidade está disponível também sob a forma de disco-*laser* e acesso via "Internet" (a Rede Internacional de Comunicação Via Computador).

A COMPARAÇÃO ENTRE OS DOIS SISTEMAS

Os dados elaborados pelos estados, nos quais se baseiam as estatísticas do Ministério da Saúde, são de melhor qualidade, comparados aos do IBGE. Em alguns estados, inclusive, são realizadas pesquisas específicas para o conhecimento da existência de óbitos não registrados bem como o esclarecimento da causa do óbito, nos casos em que há dúvidas quanto às informações constantes das declarações. De maneira geral, as estatísticas assim produzidas são mais detalhadas e adaptadas às realidades regionais da área de saúde do que as do IBGE, sobre as quais apresentam a vantagem adicional do seu mais fácil acesso aos profissionais de saúde e dos outros pesquisadores interessados em sua análise.

O IBGE não apresenta estudos sobre a qualidade dos dados que recebe dos cartórios mas, como há obrigatoriedade de o cartório fornecê-los apenas a este órgão, as informações produ-

Quadro 6.12 Número e porcentagem de óbitos coletados pelo Subsistema de Informações sobre Mortalidade (Ministério da Saúde) e pelo Registro Civil (IBGE) e diferença entre ambas as coletas, segundo grandes regiões do Brasil, em 1985

Regiões	Ministério da Saúde		IBGE		Diferenças (N.º)
	N.º (1)	%	N.º (2)	%	(1) — (2)
Norte	33.367	4,2	35.113	4,4	− 1.746
Nordeste	206.359	26,2	219.602	27,3	− 13.243
Sudeste	387.694	49,2	387.438	48,2	256
Sul	119.926	15,2	119.687	14,9	239
Centro-Oeste	40.885	5,2	41.146	5,2	− 261

Fonte: Subsistema de Informações sobre Mortalidade/SNABS/Ministério da Saúde e Estatísticas do Registro Civil/Fundação IBGE. Em: Conhecido o Obituário Brasileiro de 1985. Boletim, Centro Brasileiro de Classificação de Doenças, São Paulo 1988; 9(2):3.[25]

zidas por ele têm maior abrangência, embora sejam de pior qualidade. Em 1978, no que tange à mortalidade, a diferença entre os dois sistemas era da ordem de 20%, predominando, quantitativamente, os dados do IBGE. Progressivamente, esta diferença diminuiu: em 1985, já era inferior a 2% a favor do IBGE, estando a maior diferença regional no Nordeste (Quadro 6.12).

IV. AVALIAÇÃO DO SISTEMA DE INFORMAÇÕES DE MORTALIDADE

Por longo tempo, a inexistência de um sistema nacional de estatísticas vitais no País, que promovesse a padronização e centralizasse a "base de dados", dificultou o aprofundamento de estudos sobre o tema. Este sistema foi implantado e passou a funcionar em 1976, no Ministério da Saúde.[29] O seu aperfeiçoamento é processo vagaroso, de modo que as estatísticas atuais são ainda imperfeitas, embora muito já se tenha conseguido no sentido de melhorá-las. Conforme foi mostrado, o sistema de informações de mortalidade do Ministério da Saúde, ao qual nos limitaremos daqui em diante, é superior em termos qualitativos ao implantado pelo IBGE.

Numerosos fatores limitam a utilização das estatísticas vitais, em saúde pública. Em geral, todo sistema rotineiro de coleta de dados está sujeito a questionamentos, e o de mortalidade não é exceção. Não haveria incorreções se:

• o conhecimento dos óbitos fosse completo e preciso (assunto detalhado neste capítulo);
• o conhecimento da população fosse também completo (tema do Cap. 8), pois as estatísticas de mortalidade são usadas, principalmente, sob a forma de coeficientes.

Como sempre há erros no registro de óbitos e na contagem ou estimativa da população, o resultado geral contém, inevitavelmente, certo grau de imprecisão. No entanto, as informações sobre estes tópicos vêm sendo aperfeiçoadas em praticamente todos os países do mundo, o que permite concluir o seguinte: para uma dada localidade, os dados atuais sobre óbitos e população tendem a ser melhores do que os do passado e, no presente, há variações regionais quanto à precisão dos dados, visto que as diversas regiões encontram-se em diferentes estágios neste processo de melhoria de suas estatísticas.

No aprofundamento do estudo acerca das limitações do sistema de informações sobre mortalidade, dois temas assumem particular relevância: a cobertura populacional e a qualidade dos dados sobre os óbitos.

A. COBERTURA DO SISTEMA DE INFORMAÇÕES DE MORTALIDADE

A abrangência do sistema de informações sobre mortalidade será máxima quando: 1. a cada óbito corresponder um certificado devidamente registrado; 2. cada registro, sem exceção, for usado na preparação das estatísticas. Em muitos países, tal sistema é quase perfeito, mas, no Brasil e em outras nações do Terceiro Mundo, não é este o caso.

Pela legislação vigente no País, nenhum sepultamento será feito sem a certidão oficial, passada em um "Cartório de Registro Civil". Aliás, desde 1814, foi proibido o enterramento sem certidão passada por "médico ou outro facultativo".[1] Esta é a lei. É o Brasil legal. Mas a realidade ainda é um pouco diferente. No Brasil real, muitos registros não são feitos. Os quadros estatísticos são preparados a partir da realidade registrada nos cartórios, de modo que as informações disponíveis contêm imperfeições, notadas mais em umas do que em outras regiões e, assim, não espelham fielmente o que ocorre na população.

VARIAÇÕES DE SUB-REGISTRO DE ÓBITOS, NO PAÍS

O sub-registro ocorre quando o óbito não é registrado. Desde a década de 1940, em várias localidades do País, tenta-se conhecer o nível de sub-registro dos eventos vitais.[30,31] Os resultados sempre apontam para uma certa proporção de omissões. Em geral, estatísticas confiáveis são mais fáceis de obter nas capitais e nas cidades de grande porte. Nas sedes de muitos municípios, também é possível encontrarem-se estatísticas oficiais de aceitável qualidade.

Apesar de obrigatórios, o registro de óbitos e também o de nascimentos dependem do conhecimento dos trâmites a cumprir e ainda da vontade dos familiares em se deslocarem até os cartórios. Isto, que já representa um certo problema em centros urbanos, constitui um obstáculo ainda maior em áreas de grande dispersão populacional. Estudiosos concluíram, ao investigarem o assunto, que uma cobertura aceitável das estatísticas, através do Registro Civil, em áreas preponderantemente rurais, não é viável no Brasil, em prazo curto. Um breve resumo do que acontece no interior do País justifica esta posição.[2]

A SITUAÇÃO DO REGISTRO DE ÓBITOS, NO INTERIOR DO PAÍS

Nas sedes dos municípios e em algumas vilas distritais, existe um agente do poder público, encarregado de zelar pelo cemitério, mantendo-o sob controle. O sepultamento está sujeito a um processo legal, através do cartório, para que o enterro seja feito no local. Em pequenos povoados existem também cemitérios, mas sem um agente público responsável por sua manutenção. Tais cemitérios são designados como "clandestinos", embora, na realidade, sejam de conhecimento público. Eles não sofrem qualquer tipo de fiscalização, estando abertos para sepultamentos sem a exigência de procedimentos legais, ou seja, não exigem a "guia de sepultamento" emitida pelo cartório. Nas fazendas, há também cemitérios, de menor porte, cujos sepultamentos não envolvem qualquer providência legal. Mesmo em cemitérios oficiais, com escassa fiscalização, ocorre enterramento sem documento legal. Nestes casos, os óbitos não aparecem nas estatísticas preparadas a partir dos cartórios, embora possam ser conhecidos pelo Ministério da Saúde quando existe a busca ativa de óbitos. De qualquer modo, o sub-registro é uma constante nas nossas estatísticas vitais.

• Exemplo: sub-registro das estatísticas de mortalidade no Brasil

Estimava-se que, para o ano de 1984, o sub-registro médio de óbitos, para o País como um todo, era da ordem de 25%, variando de 5%, na região Sudeste, a quase 50%, na região Norte (Quadro 6.13). Tais dados estão baseados em freqüências esperadas de óbito para o País e seu confronto com as realmente registradas. As mesmas estimativas ainda indicavam que 2,6% dos óbitos registrados no País, em 1984, deixaram de ser incluídos nas estatísticas. Essa proporção é maior no Nordeste (7,6%). Nas regiões Sul e Sudeste, o número de óbitos presentes nas estatísticas superou os registrados nos cartórios, o que aponta também para falhas no sistema de informações sobre mortalidade.

A SÍNTESE DA SITUAÇÃO DO PAÍS

As estatísticas de mortalidade, de maneira geral, vêm melhorando no Brasil. A cobertura dos dados das capitais é superior à do interior. Os municípios de menor população, economicamente pouco desenvolvidos e distantes das capitais dos estados, tendem a ter piores estatísticas. Nas regiões economicamente mais desenvolvidas, conta-se com informações satisfatórias: estão nesta situação os estados das regiões Sul e Sudeste, e o Distrito Federal.

O sobre-registro, caracterizado pelo registro de óbitos inexistentes ou pela duplicação de registros, parece ser de pequena monta em termos estatísticos, no País.

REPERCUSSÕES DO SUB-REGISTRO DE ÓBITOS

A omissão em parcela significativa de registros de óbitos faz com que as estatísticas de mortalidade não representem a realidade, com precisão, por apresentarem números inferiores ao real. Em conseqüência, alguns indicadores, como os coeficientes de mortalidade geral, infantil e materna revelam valores espuriamente baixos. Por exemplo, as informações da capital de um estado podem apresentar mortalidade mais alta que a do interior simplesmente por contar com um sistema de informações mais organizado, de maior abrangência e melhor qualidade.

RAZÕES PARA A EXISTÊNCIA DE SUB-REGISTRO DE ÓBITOS

O sub-registro de óbitos é uma das facetas do subdesenvolvimento, e existem variações regionais e sociais na abrangência do sistema de registro. As razões apontadas para o sub-registro incluem, entre outras, o custo, a falta de tempo, o número in-suficiente de cartórios, a existência de cemitérios clandestinos, a deficiência quantitativa e qualitativa de profissionais de saúde e de justiça, a falta de esclarecimento da população da existência, importância e obrigatoriedade do registro.[31] A falta de interesse (quando não há bens para deixar para herdeiros), as longas distâncias a percorrer para proceder ao enterramento e a falta de assistência médica são outros fatores que estimulam o sub-registro.

B. QUALIDADE DAS INFORMAÇÕES DE MORTALIDADE

As questões relativas à maior ou menor exatidão dos dados contidos no atestado e, consequentemente, ao nível de precisão alcançado pelas estatísticas vitais, têm ocupado a atenção de muitos investigadores. A verificação da validade do sistema de informações de mortalidade é feita de muitas maneiras.

a) AVALIAÇÃO INDIRETA DA QUALIDADE

A avaliação indireta das estatísticas de mortalidade baseia-se na constatação de que muitos fatores influenciam a precisão das informações sobre mortalidade e de que tais fatores podem ser utilizados como indicadores de validade (Quadro 6.14).

1. NÚMERO DE MÉDICOS POR 1.000 HABITANTES

Os médicos são os profissionais de saúde mais bem preparados para atestar as causas de óbitos. Onde há maior concentração de médicos, espera-se que o sistema de registro de mortalidade forneça informações mais válidas e confiáveis. Em decorrência, o número de médicos foi proposto como indicador da validade das estatísticas de mortalidade.

O número de médicos é altamente correlacionado com outros indicadores de desenvolvimento socioeconômico, tais como o número de leitos hospitalares ou simplesmente a proporção da população em áreas urbanas.[4] Por analogia, estes e numerosos outros indicadores, de natureza socioeconômica, também poderiam ser usados com igual finalidade.

Quadro 6.13 Número e proporção de óbitos registrados, óbitos coletados pelo Sistema de Informações de Mortalidade do Ministério da Saúde e total de óbitos estimados, segundo as grandes regiões — Brasil, 1984

Região	Óbitos registrados		Óbitos coletados		Óbitos totais estimados	
	N.º	%	N.º	%	N.º	%
Norte	35.754	50,7	33.669	47,7	70.590	100,0
Nordeste	245.142	56,8	226.662	52,5	431.892	100,0
Sudeste	387.420	94,4	387.715	94,5	410.229	100,0
Sul	121.819	90,9	122.020	91,0	134.073	100,0
Centro-Oeste	40.058	69,0	38.931	67,0	58.072	100,0
Brasil	830.193	75,1	808.997	73,2	1.104.856	100,0

Fonte: Roberto A Becker, David D Lima, José T Fiusa Lima e Moacyr L Costa Jr, Investigação sobre perfis de saúde, 1984. Brasília, Centro de Documentação do Ministério da Saúde, 1989:35.[32]

Quadro 6.14 Indicadores de validade das estatísticas de mortalidade, em países selecionados: posição dos indicadores em 1900, 1930, 1970 e 1990 (ou anos próximos)

Países	1900	1930	1970	1990
1. Número de médicos por 10 mil habitantes				
Bélgica	5,4	7,4	18,9	30,3
Chile	—	3,6	4,3	8,1
França	4,1	6,2	14,7	31,3
Suécia	2,3	4,3	16,3	25,6
Argentina	—	—	16,7	27,0
México	—	—	4,8	8,1
Brasil	—	—	4,0	9,3
2. Certificados de óbito assinados por médicos (%)				
Bélgica	—	—	100	100
Chile	22	48	81	91
França	70	79	99	100
Suécia	—	57	100	100
Argentina	—	—	—	99
México	—	—	—	90
Brasil	—	—	—	67
3. Causas maldefinidas nos certificados de óbito (%)				
Bélgica	30	17	9	—
Chile	23	8	8	8
França	8	—	9	—
Suécia	—	14	0	—
Argentina	—	—	—	2
México	—	—	—	4
Brasil	—	—	29	20

Fonte: Bélgica, Chile, França e Suécia, 1900-1970.[4] Demais cifras: Banco Mundial 1990:233 OMS, World Health Statistics Annual, 1991:XIV e Ministério da Saúde, Brasília.[33,34]

2. PROPORÇÃO DE CERTIFICADOS FEITOS POR MÉDICOS

Este indicador é mais específico do que o anterior. Pode-se separar os atestados em dois grupos: aqueles certificados por médicos e os firmados por leigos, ou seja, referentes a óbitos sem assistência médica, que são muito freqüentes em regiões do Terceiro Mundo. Embora haja muitos fatores que possam influenciar a validade e a confiabilidade dos dados contidos em atestados feitos por médicos — entre os quais, o nível de capacitação e motivação do profissional, os exames diagnósticos realizados, o local e as circunstâncias do óbito e o tipo de *causa mortis* — pode-se admitir que, quanto mais elevada é esta proporção, maior precisão terão as estatísticas deles derivadas, já que, por definição e formação profissional, o perito em diagnósticos de doenças é o médico.

3. PROPORÇÃO DE NECRÓPSIAS

A necropsia, quando realizada adequadamente, permite a direta verificação dos diagnósticos formulados em vida e as causas do óbito. É natural, portanto, que seja um elemento importante para melhorar a qualidade das estatísticas de mortalidade e dos estudos epidemiológicos.[35] Acontece que a quantidade de diagnósticos necroscópicos inconclusivos e evasivos, encontrada em muitos hospitais, limita a utilidade desses exames. No entanto, em termos médios, nos locais onde a proporção de necropsias é alta, há maior probabilidade de que as estatísticas de mortalidade sejam mais precisas, visto haver preocupação em elucidar as causas do óbito. Neste particular, as cidades grandes são privilegiadas em relação às de menor tamanho, pois os serviços de anatomia patológica somente existem nos locais que dispõem de maiores recursos médico-hospitalares.

As necropsias representam uma amostra selecionada e pequena de todos os óbitos: 14% nos Estados Unidos, no início da década de 1980, e com tendência decrescente.[36,37] Segundo dados da OMS, na série de estatísticas anualmente publicadas,[34] os Estados Unidos, em 1990, realizaram necropsias em 12% dos óbitos; no Canadá, esta porcentagem foi de 20%, enquanto nos países mais desenvolvidos da Europa, como Suécia, Finlândia, Dinamarca, Alemanha, Áustria e Inglaterra, a porcentagem de óbitos necropsiados foi de 25% a 37%. Em geral, o grupo etário que apresenta a mais alta proporção de necropsias é o das crianças, especialmente a faixa de menores de um ano.

4. PROPORÇÃO DE CAUSAS MALDEFINIDAS EM ATESTADOS

Pode acontecer que o médico, embora tenha um conhecimento claro das condições que levaram o paciente à morte, não as registra adequadamente.

Os sintomas e sinais, como febre, insuficiência respiratória, falência respiratória, caquexia, senilidade, delírio, hemoptise, epistaxe e parada cardiorrespiratória, quando colocados no atestado e não acompanhados de informação adicional que permita classificá-los em um determinado diagnóstico, fazem com que o óbito seja considerado "maldefinido", para efeito de classificação. A inclusão de muitos óbitos, nesta categoria, afeta a qualidade das estatísticas de mortalidade.

Quando a categoria de "sintomas, sinais e afecções maldefinidas" atinge grande magnitude, deduz-se que outras causas de óbito estejam subestimadas. Constata-se uma progressiva diminuição, em termos relativos, das causas "maldefinidas" nas estatísticas de óbito, no Brasil. Isto sugere que uma certa parcela do aumento que se vem registrando para outras causas, como câncer, possa ser parcialmente devida ao aperfeiçoamento do diag-nóstico das causas de óbito, ao lado da real elevação da incidência de neoplasias.

Mesmo com a melhoria ocorrida nos últimos anos, o Brasil ainda apresenta elevada proporção de causas maldefinidas, nas suas estatísticas de mortalidade: um em cada cinco óbitos encontra-se nesta categoria (Quadros 6.14 e 6.15). Dados da OMS informam que esta proporção é muito menor em países como Uruguai (6%), México (4%), Argentina e Costa Rica (2%), e Cuba (0,2%).

5. PROPORÇÃO DE ÓBITOS "COM IDADE IGNORADA"

Este é outro indicador da qualidade dos atestados de óbitos, de fácil verificação. O Quadro 6.15 mostra que a proporção de óbitos com idade ignorada, no Brasil, é, como seria de se esperar, mais alta no interior do País.

b) AVALIAÇÃO DIRETA DA QUALIDADE

A comparação dos dados existentes em cada atestado com os de fontes mais precisas, como os prontuários de hospitais e as necropsias, é uma forma comum de avaliação. Trata-se de comparação caso a caso, que sempre aponta para a imprecisão de uma certa proporção de diagnósticos colocados nos atestados.

Quadro 6.15 Proporção de óbitos por "sinais, sintomas e afecções maldefinidas", com "idade ignorada" e "sexo ignorado", segundo as grandes regiões (capital e interior) — Brasil, 1984

Região	Causas maldefinidas (%)		Idade ignorada (%)		Sexo ignorado (%)	
	Capital	Interior	Capital	Interior	Capital	Interior
Norte	9,8	44,0	1,0	1,4	0,0	—
Nordeste	8,6	62,0	0,7	1,2	0,2	0,1
Sudeste	2,2	11,7	0,2	0,8	0,0	0,1
Sul	1,4	16,1	1,2	0,5	0,0	0,0
Centro-Oeste	6,4	24,6	1,5	2,8	0,1	0,2
Brasil	4,5	28,9	0,5	1,0	0,1	0,1

Fonte: Roberto A Becker, David D Lima, José T Fiusa Lima e Moacyr L Costa Jr. Investigação sobre perfis de saúde, 1984. Brasília, Centro de Documentação do Ministério da Saúde, 1989:35.[32]

- Exemplo 1: avaliação nos Estados Unidos

Em uma centena de publicações norte-americanas, as discrepâncias entre os diagnósticos clínicos e os de autópsias foram da ordem de 20% a 40%.[36]

- Exemplo 2: avaliação em São Paulo (SP)

Em amostra probabilística sistemática dos óbitos ocorridos na cidade de São Paulo, durante um ano, entre 1971 e 1972, os atestados foram refeitos, a partir dos prontuários médicos. Houve disconcordância da causa básica do óbito em 37,9% dos 1832 casos investigados.[37] Os resultados comparados com estudo semelhante, feito em 1962-1963, mostraram que não houve melhoria no preenchimento de atestados de óbito, no período.

- Exemplo 3: avaliação em Campinas (SP)

Análise retrospectiva de 200 necropsias, referentes ao período 1980-1982, cujos laudos foram confrontados com dados de prontuário, realizada na Faculdade de Ciências Médicas de Campinas (UNICAMP), correlacionando-se os diagnósticos clínicos e anatomopatológicos de 20 entidades nosológicas, apontou concordância diagnóstica em 97 casos, o que representa 48,5% do total.[38] Entre os diagnósticos clínicos que não tiveram confirmação pela necropsia, estavam os seguintes: tuberculose (70%, ou seja, 16 falsos-positivos em 23 diagnósticos clínicos), paracoccidioidomicose (57%: quatro falsos-positivos em sete diag-nósticos clínicos), septicemia (53%: 17 falsos-positivos em 32 diagnósticos clínicos) e doença de Chagas (44%: quatro falsos-positivos em nove diagnósticos clínicos). Entre os diagnósticos não formulados em vida embora observados na necropsia, encontravam-se a pielonefrite aguda (100%, em um total de seis casos), a embolia pulmonar (88%: um diagnóstico clínico correto entre oito achados de necropsia), o aneurisma dissecante da aorta (67%: um diagnóstico clínico correto e três casos na necropsia) e a broncopneumonia (58%: 49 diagnósticos clínicos, dos quais oito falsos-positivos, e 98 casos na necropsia).

- Exemplo 4: avaliação em Florianópolis (SC)

Em um hospital infantil de Florianópolis, foram refeitos 161 atestados de óbitos ocorridos em 1982, a partir de informações coletadas em prontuários.[39] Os atestados assim preparados foram, então, comparados com os originais: a concordância na seleção das causas básicas foi de 60%. Em termos percentuais, as maiores alterações ocorreram no grupo de doenças infecciosas e parasitárias, que aumentaram de 21,6% para 28% nos atestados refeitos; as anomalias congênitas aumentaram de 15,5% para 19,3%, e as afecções originadas no período perinatal diminuíram de 14,3% para 11,8%.

- Exemplo 5: avaliação no Rio de Janeiro (RJ)

Em investigação realizada no Rio de Janeiro, à base de metodologia semelhante à de Florianópolis, na qual os atestados médicos do período 1986-1987 foram refeitos a partir do prontuário hospitalar, a concordância no tocante à causa básica foi de 90% entre 456 óbitos neonatais e 61% entre 808 óbitos pós-neonatais.[40]

- Exemplo 6: avaliação em Salvador, Bahia (BA)

A comparação da causa básica de morte, registrada em 485 declarações de óbitos atribuídos a alguns tipos de neoplasmas, com os dados de anatomia patológica e de diagnóstico hospitalar, mostrou concordância em 65% das vezes.[41] Observou-se, também, em amostra aleatória de 481 declarações de óbito referentes a outras causas de morte, 35 (7%) de indivíduos acometidos de câncer, com comprovação histológica: nestes casos, a causa básica deveria ser câncer e não a registrada na declaração de óbito.

- **Comentários e conclusão**

Os exemplos mostrados,[36-41] e ainda há outros que poderiam ser citados,[42,43] apontam para falhas nos diagnósticos clínicos das causas de morte, embora haja também erros diagnósticos relevantes em autópsias.[43] Levando-se em conta que, em termos gerais, o atestado refeito, pelos meios aqui mencionados, é considerado mais completo — em especial, quando baseado em necropsia realizada por patologista experiente e levando em conta resultados clínicos, radiológicos e laboratoriais —, pode-se concluir que as estatísticas oficiais de mortalidade apresentam distorções, visto que ora superestimam, ora subestimam as causas de óbito.

C. COMO MELHORAR AS NOSSAS ESTATÍSTICAS DE MORTALIDADE?

O caminho para melhorar a qualidade das estatísticas de mortalidade passa, necessariamente, pelo seu uso, o mais amplo possível. É o uso de uma estatística que mostra a sua utilidade e as suas limitações, apontando para incorreções a serem sanadas. O usuário é, antes de tudo, um colaborador em potencial do produtor das estatísticas. Portanto, facilitar o acesso do usuário aos dados significa não somente democratizar o uso da informação, mas melhorar a própria qualidade dos dados.

As investigações comparativas sobre dados de atestados com os de fontes mais precisas, em geral, apontam para a necessidade de adoção de medidas que aumentem a precisão dos diagnósticos colocados nos atestados de óbitos, no intuito de melhorar a qualidade das estatísticas de mortalidade.[12,36] Elas sugerem pontos específicos onde os esforços podem ser concentrados, tais como, em exemplos, a incorporação progressiva, ao sistema de informações, das áreas rurais remotas, e a melhoria do preenchimento das declarações. Daí, a importância de preparar, adequadamente, o estudante de medicina para esta tarefa[44] e de sensibilizar os médicos, no intuito de valorizar o preenchimento destes documentos. Avaliações periódicas permitem acompanhar os progressos e atuar junto aos médicos, ou, especificamente, sobre aqueles profissionais de saúde que, com mais freqüência, lidam com atestados.

Os esclarecimentos adicionais solicitados ao médico declarante do atestado, como está sendo feito em São Paulo pelo pessoal responsável pelas estatísticas, permitiram reduzir a proporção de óbitos por causas maldefinidas e a de sub-registro de morte materna e de doenças de notificação compulsória, principalmente SIDA (AIDS) e meningite.[45] Mas, no cômputo geral, formas mais eficazes de aperfeiçoar a qualidade das informações de mortalidade precisam ser desenvolvidas e incorporadas à prática.

D. INVESTIGAÇÕES SOBRE A MORTALIDADE

Foi já assinalado que a determinação dos níveis de mortalidade é usualmente feita através das estatísticas vitais. No intuito de complementá-las, ou quando elas não existem, promovem-se estudos específicos para a obtenção dos dados necessários. Às vezes, a pesquisa resume-se a reanálise de dados existentes; outras vezes, o sistema de informações de mortalidade constitui-se em ponto de partida para pesquisas ou presta-se como auxílio para encontrar os pacientes incluídos em uma investigação.

a) USO DOS DADOS ROTINEIROS DE MORTALIDADE, EM INVESTIGAÇÃO

Em muitos países, já se reconhece a conveniência de facilitar o uso das informações de mortalidade para investigações relativas à situação de saúde, pois os seus resultados servem para o melhor conhecimento da situação local e, conseqüentemente, auxiliam a tomada de decisões relativas a medidas a serem aplicadas em benefício da população. Além disso, prestam-se à identificação de pontos falhos na base de dados existente, o que serve para melhorá-la.

• Exemplo: investigações no exterior
Nos Estados Unidos, o arquivo de óbitos de todo o país é utilizado em investigações: por exemplo, no período 1968-1978, foram ali analisados cerca de 21 milhões de óbitos.[46] A partir de 1979, foi criado um sistema nacional computadorizado, conhecido como "Índice Nacional de Óbito" (*National Death Index*), que possibilita a rápida identificação do óbito, cujos dados são fornecidos ao pesquisador que os solicite. O sistema parece estar funcionando adequadamente.[47]

Nos países escandinavos, a identificação de óbitos é ainda mais fácil pois toda pessoa recebe um número, que a acompanha do nascimento ao óbito. Por isto, o cruzamento de registros, incluindo o de óbitos, torna-se tarefa passível de ser efetuada, o que estimula a realização de complexos estudos epidemiológicos, sem paralelo em outros países.

A OMS coloca à disposição dos profissionais de saúde, por meios magnéticos,[34] o material de que dispõe sobre estatísticas vitais, o qual pode ser imediatamente utilizado em comparações internacionais, já que é padronizado, dentro de certos limites. Por questões práticas, apenas parte deste material é usado em publicações regulares daquela Organização (para o preparo de suas séries estatísticas, entre as quais, *World Health Statistics Annual* e *World Health Statistics Quarterly*). Os dados de mortalidade por câncer, para numerosos países e em grande detalhe, estão igualmente disponíveis.

No Brasil, o acesso mais generalizado à computação eletrônica tem feito com que a relação de óbitos seja armazenada em computador, permitindo a realização de análises e reanálises que fornecem diagnósticos da situação. Em muitas oportunidades, esta mesma relação de óbitos é duplicada em fitas ou discos magnéticos, enviados, para análise e interpretação, a pesquisadores não-pertencentes aos núcleos das secretarias estaduais ou do Ministério da Saúde. A aproximação dos serviços com as universidades tende a fazer com que estes dados, em parte subutilizados, sejam analisados por maior número de especialistas, o que também concorre para o aperfeiçoamento do sistema oficial de registro de mortalidade.

• **Uso dos recenseamentos demográficos para o estudo da mortalidade**

Os demógrafos estimam a mortalidade e outros indicadores demográficos, como a fecundidade e a natalidade, através dos recenseamentos. Esta mensuração indireta tem pelo menos duas vantagens:

• a facilidade de proceder às estimativas — visto os dados já estarem disponíveis para análise, em publicações diversas ou em discos e fitas magnéticas; o IBGE tem feito estimativas indiretas de mortalidade, desde o recenseamento de 1940;
• a possibilidade de analisar a distribuição da mortalidade em relação a variáveis habitualmente não-disponíveis em registros oficiais de estatísticas vitais, como é o caso da renda, mas que são coletadas por ocasião do recenseamento.[48]

b) SITUAÇÕES QUE JUSTIFICAM INVESTIGAÇÕES ESPECIAIS

Eis algumas situações que justificam a realização de investigações sobre mortalidade:

• a determinação do nível de mortalidade, na região, quando não existam informações rotineiras confiáveis, como é o caso, por exemplo, de áreas rurais;[49]
• a descrição do perfil da mortalidade em relação a características demográficas, socioeconômicas e de outra natureza, que não constam dos atestados de óbitos ou, quando deles constam, não são preenchidas adequadamente; as Investigações Interamericanas de Mortalidade constituem ilustração de estudos deste tipo;[50,51]
• a quantificação da cobertura ou da precisão do registro oficial de óbitos; alguns exemplos de estudos deste teor já foram mostrados no presente capítulo;[30,38-43]
• o conhecimento das necessidades e das dificuldades que as pessoas, em fase terminal da doença, tiveram de enfrentar, bem

como de fatores relacionados com a época da morte, o que pode ser útil na reorganização da oferta de serviços;[52-54]

• a investigação sobre o processo da doença, focalizando principalmente questões de etiologia, de prognóstico e dos efeitos de intervenções.[55,56]

c) INVESTIGAÇÕES SOBRE O PERFIL DA MORTALIDADE

Muitas investigações sobre mortalidade têm sido realizadas em praticamente todo o País, em nível estadual e local, com a publicação de seus resultados na literatura especializada. Um dos principais periódicos brasileiros neste campo é a Revista de Saúde Pública, de São Paulo, na qual o leitor encontrará muitos artigos sobre as características da mortalidade, alguns dos quais utilizados como ilustração do presente capítulo.[57] À guisa de exemplo, mencionaremos três investigações de mortalidade, de natureza internacional, envolvendo países latino-americanos, com a participação do Brasil.

• Exemplo: estudos internacionais de mortalidade na América Latina

A primeira pesquisa sobre mortalidade, coordenada pela antiga Sociedade das Nações, atual ONU, teve a participação de quatro países sul-americanos: Brasil, Argentina, Chile e Uruguai.[58] A investigação versou especificamente sobre mortalidade infantil e envolveu oito distritos brasileiros, quatro urbanos e quatro rurais (Quadro 6.16).

Posteriormente, foram realizadas outras duas pesquisas: as Investigações Interamericanas de Mortalidade, em adultos,[50] no período 1962-1964, e em crianças,[51] 1968-1972, coordenadas pela Organização Pan-Americana da Saúde. Por serem relativamente recentes, seus resultados são usados como ilustração em diversas passagens deste livro. Em ambas as pesquisas, houve a preocupação de confirmar os dados existentes nos atestados e, ainda, colher outros que pudessem confirmar a *causa mortis* ou trazer esclarecimentos sobre muitos dos fatores associados ao óbito. No Brasil, as cidades cobertas pela investigação foram São Paulo e Ribeirão Preto, quando do estudo das características da mortalidade urbana de adultos, e estas mesmas cidades mais o Recife, por ocasião da investigação da mortalidade na infância.

• **Inquéritos demográficos ou de fecundidade**

A mortalidade, ao lado da fecundidade e da natalidade, é estimada, em muitas populações, através de inquéritos de prevalência, por vezes denominados demográficos ou de fecundidade.

A BEMFAM (Sociedade Civil para o Bem-Estar Familiar) já pesquisou o assunto em praticamente todo o País, e, usando esta metodologia publicou resultados por Unidade da Federação.[59] Nos últimos anos, metodologia, uniforme foi adotada no "inqué-rito mundial de fecundidade", posteriormente expandido, recebendo a denominação de "pesquisas demográficas e de saúde": DHS, em inglês, de *demographic and health survey*. Dados foram coletados no ano de 1986, em nível nacional, no Brasil, e em 1991, somente para o Nordeste.[60-64]

Através do inquérito, determina-se, para as mulheres de 15 anos ou mais, o número de filhos tidos, vivos ou mortos, na data de referência da pesquisa, associando-o a características demográficas da família, especialmente das mães. Aspectos adicionais, à parte as informações sobre nascimentos e óbitos, são incluídos também na coleta de dados. No mencionado programa de pesquisas demográficas e de saúde,[62-64] as informações colhidas referem-se a aleitamento materno e alimentação complementar, cobertura vacinal, morbidade de crianças e uso de serviços.

• **Autópsia verbal**

Os inquéritos representam uma alternativa para obter dados de mortalidade em regiões que não dispõem de informações rotineiras, como as áreas rurais, ou em locais onde é baixa a proporção de óbitos assistidos por médicos.[65,66] A expressão "autópsia verbal" foi proposta para designar a técnica de entrevista estruturada com parentes, amigos e conhecidos, no intuito de obter dados sobre óbitos, com o objetivo de conhecer as suas causas. Ela pode constar de questionário sobre determinados sintomas e sinais, que servem para inferir as causas do óbito. Esse processo tende a ser mais preciso para os agravos à saúde que evoluem por surtos, ou cujos episódios podem ser demarcados, no tempo, com relativa facilidade, como a meningite, a febre amarela e as mortes violentas, do que para condições de curso crônico e arrastado, como a doença de Chagas. Em conseqüência, a precisão de inquéritos recordatórios varia em função da condição investigada.

• Exemplo: autópsia verbal

Avaliação realizada na África constatou que 80% dos resultados obtidos através de autópsia verbal, de adultos, coincidiam com o certificado médico das causas de morte; a precisão foi menor em óbitos de crianças.[67]

d) INVESTIGAÇÕES SOBRE FATORES DE RISCO PARA A MORTALIDADE

A maioria dos estudos de mortalidade publicados na literatura especializada, em especial no Brasil, é de cunho descritivo: por exemplo, os que mostram as características dos óbitos infantis ou da mortalidade materna. Somente a distribuição dos óbitos é estudada nestas pesquisas, sendo os dados de população empregados para calcular os respectivos coeficientes. Como não há a formação de outro grupo para a comparação dos resultados, não é possível investigar adequadamente os fatores de risco

Quadro 6.16 Níveis de mortalidade infantil e características de oito distritos brasileiros, incluídos no Inquérito da Sociedade das Nações, realizado na década de 1930

Mortalidade infantil*	Distrito (Estado)	Características
80 — 119	Sé-Paço (BA)	Urbano
	Barra Mansa (RJ)	Rural
120 — 159	Sant'Anna (RJ, antigo DF)	Urbano
	Santa Efigênia (SP)	Urbano
160 — 199	Inhaúma (RJ, antigo DF)	Urbano
	Neves (RJ)	Rural
200 e +	Santa Cruz (RJ)	Rural
	Pirajá-Paripe (BA)	Rural

*Óbitos no primeiro ano de vida por 1.000 nascidos vivos.
Fonte: João de Barros-Barreto, Mortalidade infantil, causas e remédios de ordem sanitária. Porto Alegre, Globo, 1938 (níveis de mortalidade estimados da figura da página 19 do trabalho original).[58]

e os efeitos que, independentemente ou em interação, eles exercem sobre a mortalidade.

As duas maneiras principais de realizar estudos comparativos, ditos "controlados", para investigar os fatores de risco de mortalidade precoce, são opostas em seus delineamentos metodológicos: os estudos de coorte e de caso-controle.

As investigações sobre a mortalidade que empregam uma ou outra forma de abordagem trazem importantes subsídios para esclarecer questões etiológicas, como nos exemplos apresentados a seguir. Outros aspectos da saúde da população podem também ser investigados com semelhantes metodologias: por exemplo, o impacto de intervenções. As razões para o uso da terminologia "coorte" e "caso-controle", assim como as vantagens e desvantagens de cada método, serão explicadas, detalhadamente, nos Caps. 12 e 13. Aqui abordaremos o tema superficialmente.

1. ESTUDOS DE COORTE

As pessoas são incluídas, nesta modalidade de pesquisa, por terem determinadas características que se busca relacionar com a mortalidade. São constituídos grupos de indivíduos, com e sem um determinado fator, acompanhados durante certo tempo, de modo a determinar o risco de óbito em cada grupo. Havendo diferenças nas taxas de mortalidade, o fator que está presente em um grupo e ausente no outro é considerado fator de risco para a mortalidade. Um problema, em muitas pesquisas deste tipo, é o seu longo período de duração, o que traz dificuldades operacionais de certa monta. O sistema de estatísticas vitais é de auxílio inestimável nestas ocasiões.

- Exemplo 1: fumo e câncer de pulmão

Na Inglaterra, em meados do século XX, foi realizado um estudo prospectivo sobre a associação entre fumo e câncer de pulmão, em que os pesquisadores contaram com a infra-estrutura oficial de registro de óbitos, sem a qual a investigação não teria sido possível.[55] Os pesquisadores procuraram conhecer, inicialmente, as características do hábito de fumar dos quase 60 mil médicos inscritos no Conselho de Medicina daquele país, através de questionário enviado a cada um. Obtiveram respostas de 41 mil. O problema de identificar as causas de morte dos que faleceram nos anos seguintes foi resolvido com a ajuda de funcionários dos registros de mortalidade, que localizavam os atestados de óbito, quando a profissão assinalada para o falecido era a de médico, e enviavam cópias de todos eles aos pesquisadores. Os resultados deste estudo clássico sobre etiologia, nos dez primeiros anos de duração, apontaram para um risco 32 vezes maior de câncer de pulmão entre os grandes fumantes, quando comparados aos não-fumantes. Além disso, os dados mostraram claramente que os níveis de mortalidade por esta neoplasia eram dose-dependentes, pois guardavam relação evidente com o número de cigarros consumidos por dia.

- Exemplo 2: hepatite a vírus e hepatocarcinoma

Em Taipé, capital de Formosa, um esquema semelhante ao mencionado para a Inglaterra foi implantado para detectar óbitos com diagnóstico de hepatocarcinoma.[56] Neste estudo, foi encontrada associação entre hepatite B e carcinoma do fígado, por ocasião do seguimento de 22.707 chineses, durante um período médio de três anos, onde se sabia quem tinha sido acometido, ou não, por hepatite a vírus (Quadro 6.17). Mensalmente, os pesquisadores recebiam listas de óbitos, que serviam como ponto de partida para a confirmação diagnóstica da *causa mortis*. Sem

Quadro 6.17 Mortalidade por carcinoma hepatocelular primário, em duas coortes de adultos, de Taipé (Formosa), em relação à presença ou à ausência de antígeno Austrália (da hepatite B)

Antígeno Austrália	Hepatocarcinoma (N.º)	População a risco (N.º)	Incidência* por 100 mil
Sim	40	3.454	1.158
Não	1	19.253	5
Total	41	22.707	181

*Incidência de óbitos por hepatocarcinoma durante o tempo de investigação (média 3,3 anos)
Fonte: Beasley RP, Lin CC, Hwang LY & Chien CS. Lancet, 21 de novembro de 1981:1129.[56]

este auxílio para a identificação de casos individuais, através do sistema oficial de registro, provavelmente, esta pesquisa não poderia ter sido realizada.

Nos dois exemplos apresentados, sobre fumo e câncer de pulmão e sobre hepatite a vírus e hepatocarcinoma, a metodologia empregada foi de cunho prospectivo, mais exatamente, de um estudo de "coorte". Uma outra possibilidade de investigação causal, que foi mencionada, é de natureza retrospectiva, explicada a seguir.

2. ESTUDOS DE CASO-CONTROLE

A sistemática de um estudo deste tipo é a seguinte: os "casos" (os óbitos) são comparados com os "controles" (por exemplo, os vizinhos dos casos) para saber se foram expostos, no passado, a determinados fatores potencialmente causais, de modo a verificar se contribuíram para o óbito. Havendo diferenças entre os grupos, quanto aos fatores estudados no passado de casos e controles, estas diferenças identificam os fatores de risco para a mortalidade. Entre as vantagens de um estudo de caso-controle, estão o tamanho da amostra, em geral menor do que a de um estudo de coorte, e os resultados serem obtidos mais rapidamente.

- Exemplo: fatores de risco para óbitos perinatais

Na cidade de Natal, no Rio Grande do Norte, foi feito um estudo de caso-controle, onde as características de 234 natimortos (os casos), ocorridos em 1984-1986, foram comparadas com as de 2.555 recém-nascidos (os controles), do mesmo período.[68] Os casos foram identificados em cinco estabelecimentos de saúde, que atendiam cerca de 70% dos nascimentos da cidade. Natal contava, na época, com aproximadamente meio milhão de habitantes e uma alta taxa de natimortalidade: 27 natimortos por 1.000 nascidos vivos. As informações sobre fatores de risco foram obtidas, em casos e controles, por entrevistas pós-natais, antropometria e revisão de prontuários. Os resultados identificaram vários fatores de risco: peso baixo da gestante no início da gravidez (inferior a 50 quilos), história de aborto ou de óbitos fetais, hábito de fumar em gestantes idosas, cuidados pré-natais inadequados (menos do que cinco consultas), complicações durante a gestação, complicações durante o parto e malformação congênita. Em termos de saúde pública, os fatores que mais se prestavam a intervenções pelo setor saúde, informados pelo tamanho do risco atribuível, foram a assistência inadequada ao pré-natal e ao parto. De posse destas informações, os autores concluíram que, para reduzir significativamente as taxas de natimortalidade, os esforços deveriam ser dirigidos à melhoria da cobertura e da qualidade dos serviços de pré-natal e de atendimento ao parto.

Outros exemplos de semelhante abordagem de cunho retrospectivo são o estudo sobre a mortalidade neonatal precoce,[69] realizado também em Natal, no Rio Grande do Norte, em 1984-1986; os levados a efeito, em São Paulo, nos anos 1984-1985,[70] sobre a mortalidade infantil, e, no Rio de Janeiro, em 1986-1987, sobre a mortalidade e a letalidade por pneumonia e diarréia, em crianças.[71,72] Em uma publicação conjunta IBGE-UNICEF, aparecem também os resultados do emprego desta metodologia, para investigar a relação entre os fatores socioeconômicos e a mortalidade infantil, nas regiões metropolitanas brasileiras.[73]

V. PRINCIPAIS INDICADORES

Até este ponto, foi apresentada uma visão geral das estatísticas de mortalidade e de seus usos na área da saúde. Uma síntese dos principais tipos de indicadores foi também mostrada (ver Quadro 6.1). Nas próximas seções, detalhes adicionais sobre estes indicadores serão fornecidos, obedecendo ao seguinte roteiro:

A. MORTALIDADE POR IDADE
1. Distribuição da mortalidade por faixa etária
2. Coeficiente de mortalidade infantil
3. Coeficiente de mortalidade neonatal
4. Coeficiente de natimortalidade
5. Coeficiente de mortalidade perinatal
6. Coeficiente de mortalidade pré-escolar (um ano a quatro anos)
7. Mortalidade proporcional de menores de um ano
8. Mortalidade proporcional de 50 anos ou mais
9. Curva de mortalidade proporcional
10. Indicador quantitativo da mortalidade proporcional

B. MORTALIDADE POR CAUSAS
1. Distribuição da mortalidade por grupos de causas
2. Coeficiente de mortalidade por causas específicas
3. Coeficiente de mortalidade materna
4. Mortalidade por causas evitáveis
5. Anos potenciais de vida perdidos
6. Coeficiente de letalidade

C. RAZÕES DE MORTALIDADE

D. ESPERANÇA DE VIDA

A. MORTALIDADE POR IDADE

1. DISTRIBUIÇÃO DA MORTALIDADE POR FAIXA ETÁRIA, EXPRESSA EM NÚMEROS ABSOLUTOS, PROPORÇÕES E COEFICIENTES

A distribuição de óbitos, por grupo etário, constitui modelo extensamente empregado para a sistematização das respectivas estatísticas. Um exemplo já foi apresentado no início do capítulo (Quadro 6.4). A partir dos dados existentes em quadros com tal configuração, preparam-se novos indicadores, outros quadros, figuras e gráficos, como mostrado nas Figs. 6.3 e 6.4.[74] A interpretação pode ser feita a partir da simples inspeção dos dados, que mostram se há predominância de óbitos em crianças ou velhos, ou em algum grupo etário específico. Por exemplo, a Fig. 6.3 indica que os óbitos de menores de 1 ano representam importante fração na mortalidade no Distrito Federal, no ano considerado — cerca de um terço —, ao passo que a população de menores de um ano constitui diminuta proporção da população, de apenas 3%. O contraste realça a prioridade a ser conferida à proteção melhor deste grupo etário.

A escolha das faixas etárias a usar não é feita ao acaso, ao sabor de decisões de cada profissional de saúde, pois, se assim fosse, haveria grande dificuldade na realização de comparações. A OMS fornece orientação sobre este tópico no próprio manual da CID.[13] As agências governamentais já apresentam os dados relativos aos óbitos, agrupados em determinadas faixas etárias.[15]

2. COEFICIENTE DE MORTALIDADE INFANTIL

Este é, provavelmente, o indicador mais empregado para medir o nível de saúde e de desenvolvimento social de uma região. Refere-se aos óbitos de crianças nascidas vivas e falecidas antes de completarem um ano de idade. A mortalidade infantil mede o risco de um nascido vivo morrer no seu primeiro ano de vida.

• Exemplo: níveis de mortalidade infantil

No Brasil, o coeficiente de mortalidade infantil ainda é elevado; em 1980, era da ordem de 90 óbitos por 1.000 nascidos vivos; em 1990, estimava-se em cerca de 64 óbitos por 1.000. Há, no entanto, países que, à mesma época, alcançaram coeficientes de apenas cinco óbitos por 1.000 nascidos vivos, como a Holanda, a Suécia e o Japão.

Em San Marino, país incrustado nas montanhas da região central da Itália, com cerca de 23 mil habitantes, não foi constatado nenhum óbito infantil em 1984, ano em que ocorreram ali cerca de 300 nascimentos.[74] Mas esta é uma situação rara, vista somente em populações de tamanho reduzido. Em populações de maior tamanho, ou mesmo em nações como San Marino, desde que se estenda a observação dos acontecimentos por vários anos, é possível registrar as ocorrências de óbitos de menores de um ano, devidos a afecções, como determinadas anomalias congênitas, que ainda não podem ser evitadas ou tratadas com o conhecimento e a tecnologia hoje disponíveis.

• Interpretação dos níveis de mortalidade infantil

A mortalidade infantil deveria ser nula, em termos ideais, pois todo óbito, na infância, é uma morte prematura. Mas com poucas exceções, como ilustrado para San Marino, a ausência de óbitos de menores de um ano no período de um ano é situação raramente encontrada.

Os coeficientes de mortalidade infantil são classificados em baixos, médios ou altos, em função da proximidade ou distância de valores já alcançados em sociedades mais desenvolvidas, o que varia com o tempo. Para este final de século, os coeficientes de mortalidade infantil abaixo de 20 por 1.000 nascidos vivos são considerados baixos, constituindo-se meta a ser alcançada, até o final do século, pelos países europeus.[74] Se os coeficientes são de 50 óbitos ou mais por 1.000 nascidos vivos, a mortalidade infantil deve ser considerada elevada: ficar abaixo deste patamar é meta para os povos da América Latina, a ser alcançada neste final de século. Em síntese, a interpretação dos coeficientes de mortalidade infantil pode ser conduzida conforme as diretrizes contidas no Quadro 6.18.

Mortalidade

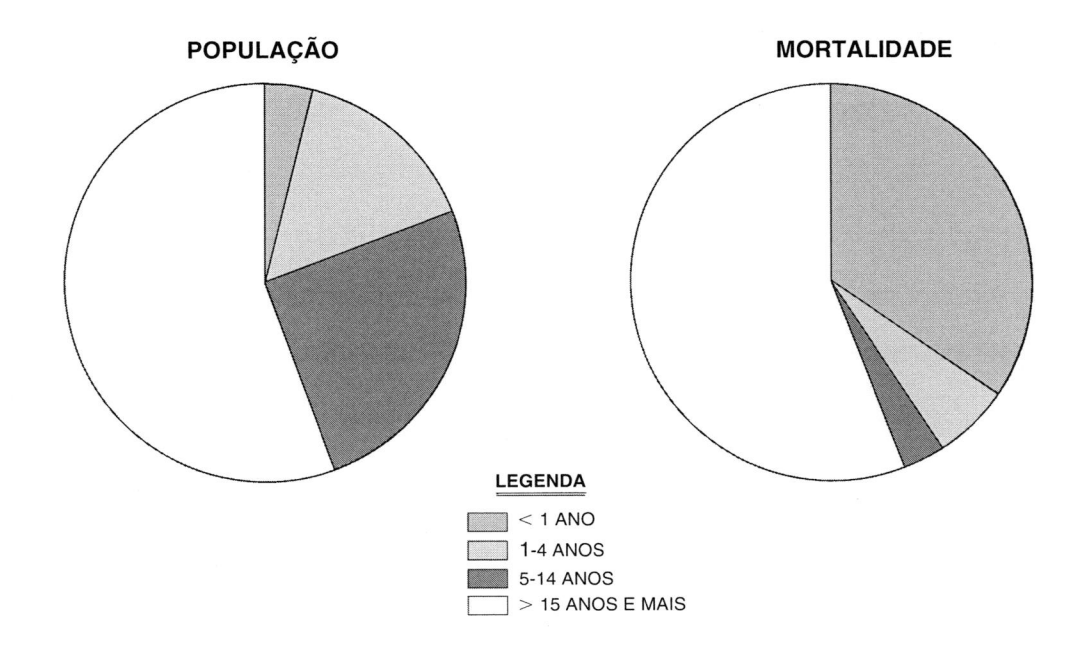

LEGENDA
- < 1 ANO
- 1-4 ANOS
- 5-14 ANOS
- > 15 ANOS E MAIS

Fig. 6.3 Distribuição da população e dos óbitos por grupo etário: Distrito Federal, 1978.
Fonte: Figura preparada com dados da Secretaria de Saúde do Distrito Federal.

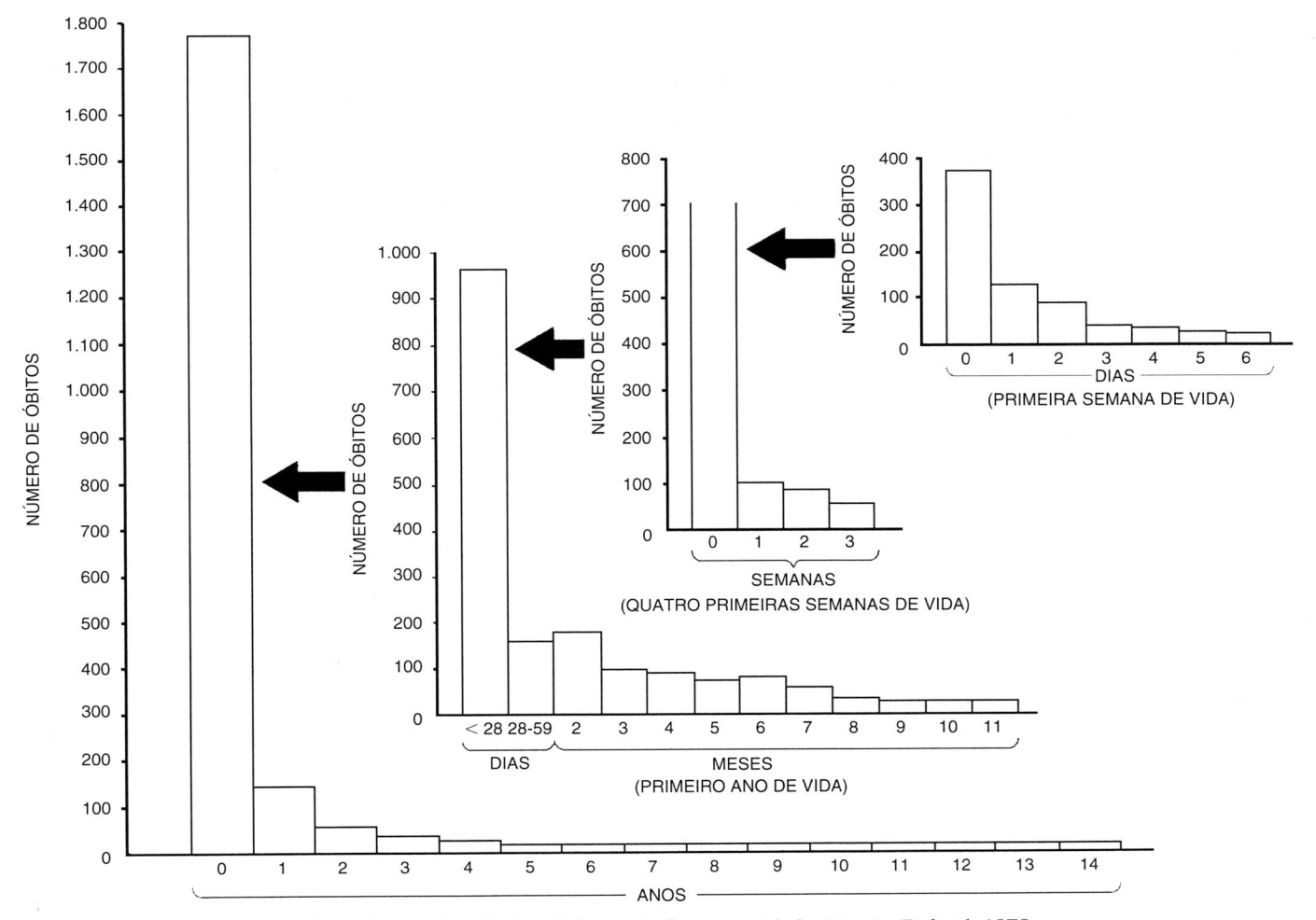

Fig. 6.4 Distribuição dos óbitos na infância por idade: Distrito Federal, 1978.
Fonte: Figura preparada com dados da Secretaria de Saúde do Distrito Federal.

Quadro 6.18 Interpretação do coeficiente de mortalidade infantil

Mortalidade infantil*	Interpretação
50 ou mais	Alta
20 — 49	Média
abaixo de 20	Baixa

*Número de óbitos, por 1.000 nascidos vivos.

A QUALIDADE DA INFORMAÇÃO

A obtenção de um coeficiente de mortalidade infantil que reflita corretamente o que ocorre na população exige a completa enumeração dos óbitos infantis. Neste particular, os principais problemas estão relacionados ao sub-registro desses óbitos, seja porque não foram registrados em nenhum cartório, seja porque houve distorções no seu registro, relacionadas à inclusão ou exclusão errôneas dos óbitos, por questões de local de residência. O coeficiente pode também ser afetado por erros na contagem de nascidos vivos; em geral, por sub-registro de nascimentos de residentes e por inclusão de nascimentos de crianças não-residentes na localidade.

- **Subdivisão em períodos**

É conveniente dividir-se em fases o período que vai da concepção ao final do primeiro ano de vida, para melhor investigar a incidência dos óbitos, pois os riscos de morrer não estão igualmente distribuídos no período (Fig. 6.5).

OS ÓBITOS NEONATAIS × PÓS-NEONATAIS

É clássico dividir o primeiro ano de vida em dois períodos:

- "neonatal" ou "infantil precoce", correspondente às quatro primeiras semanas de vida;
- "pós-neonatal" ou "infantil tardio", referente ao período restante do primeiro ano.

No início da vida extra-uterina, correspondente ao período neonatal, sobressaem, na morbimortalidade, as repercussões das agressões sofridas pelo feto, durante a vida intra-uterina, e também das condições do parto. Nesta fase, as principais causas de óbito são do tipo "endógeno", representadas pelas anomalias congênitas e afecções perinatais, enquanto que, no período pós-neonatal, predominam as de natureza ambiental e social, chamadas de "exógenas", como as gastroenterites, as infecções respiratórias e a má-nutrição protéico-calórica.

Nas sociedades mais desenvolvidas, os óbitos neonatais são largamente predominantes, enquanto nas regiões mais atrasadas os óbitos do período pós-neonatal representam a maior proporção da mortalidade infantil. Assim, a relação entre os dois segmentos, a proporção de óbitos neonatais em relação aos pós-neonatais, serve de indicador indireto das condições sanitárias de uma região.

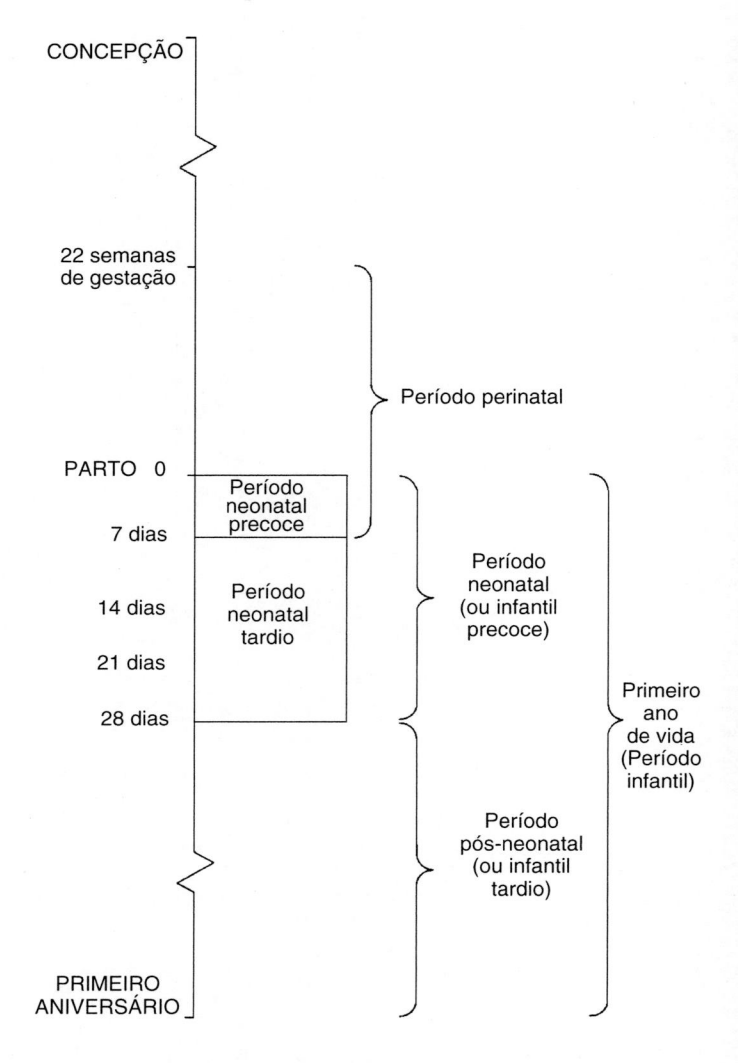

Fig. 6.5 Representação da duração dos períodos perinatal, neonatal e infantil.

- Exemplo: mortalidade infantil em Ribeirão Preto, São Paulo e Recife

Na Investigação Interamericana de Mortalidade (Quadro 6.19), o coeficiente de mortalidade infantil, em 1969, foi de 52,6 por 1.000 em Ribeirão Preto, de 65,1 por 1.000 na cidade de São Paulo, e de 91,2 por 1.000, no Recife. A proporção da mortalidade infantil, devida a óbitos pós-neonatais, ascendeu a 46% em Ribeirão Preto, a 48% na cidade de São Paulo, e a 61% no Recife. Nesta última cidade, mais do que nas outras duas, os indicadores confirmam as condições sanitárias inadequadas e apontam para a importância dos determinantes sociais e ambientais, no perfil da mortalidade.

Em geral, os rápidos decréscimos da mortalidade infantil se dão por redução dos óbitos no segmento infantil tardio. As intervenções simples, de alta efetividade e baixo custo, como o uso em massa dos sais para hidratação oral em casos de diarréia, fazem diminuir o componente infantil tardio da mortalidade rapidamente. Já a redução da mortalidade no período infantil precoce, ou neonatal, é mais difícil de ser conseguida, pois depende de medidas de mais alto custo, como a melhoria na qualidade dos serviços de saúde.

Quadro 6.19 Coeficientes de mortalidade na infância, por idade, nas cidades de Ribeirão Preto, São Paulo e Recife, em 1969: segundo os dados da Investigação Interamericana de Mortalidade

Idade	Ribeirão Preto	São Paulo	Recife
Perinatal	—	42,0	—
Infantil (menores de um ano)	52,6	65,1	91,2
Neonatal (menores de 28 dias)	28,2	33,7	35,3
Neonatal precoce (zero a seis dias)	21,5	20,3	25,3
Neonatal tardia sete a 27 dias)	6,7	13,3	10,0
Pós-neonatal (28 dias-11 meses)	24,3	31,5	55,9
Pré-escolar (um a quatro anos)	2,6	2,8	9,0

Fonte: Rui Laurenti, Boletín de la Oficina Sanitaria Panamericana 1977; 82(4):344-360.[76]

3. COEFICIENTE DE MORTALIDADE NEONATAL

O período neonatal compreende as quatro primeiras semanas de vida extra-uterina. O coeficiente de mortalidade neonatal, portanto, indica o risco de uma criança nascida viva morrer nos primeiros 28 dias de vida.

- **Subdivisão do período neonatal**

É também conveniente subdividir este período em:

- neonatal precoce, correspondente à primeira semana de vida (168 horas de vida);
- neonatal tardio, correspondente às três semanas seguintes — ou seja, a segunda, a terceira e a quarta semanas de vida (Fig. 6.5).

É na primeira semana que as causas de morbidade ligadas à gestação e ao parto surgem com maior intensidade. No período neonatal tardio, as causas ambientais já começam a aparecer com maior freqüência nas estatísticas, expressas pelas infecções, principalmente respiratórias e gastrintestinais.

- Exemplo 1: mortalidade na infância no Distrito Federal

Os óbitos de menores de um ano representam a maior proporção na mortalidade da criança (Figs. 6.3 e 6.4). As primeiras quatro semanas de vida concentram a maioria dos óbitos do primeiro ano. Restringindo-se a observação a estas quatro semanas de vida, verifica-se que é na primeira delas que predominam os óbitos, concentrados fortemente no primeiro dia de vida.

- Exemplo 2: mortalidade na infância em sociedades desenvolvidas

Nas sociedades desenvolvidas, a mortalidade neonatal, especialmente a neonatal precoce, concentra a maioria dos óbitos infantis, por fatores já mencionados: dificuldade de evitar e tratar determinadas condições incidentes no recém-nascido, aliada à importância, relativamente reduzida, dos determinantes sociais, no perfil da mortalidade infantil.

4. COEFICIENTE DE NATIMORTALIDADE

Tradicionalmente são considerados "natimortos" ou "nascidos mortos" as perdas fetais que ocorrem a partir da 28a. semana de gestação, ou em que o concepto tem peso ao redor de 1.000 gramas e cerca de 35 cm de comprimento. Na fórmula correspondente, colocam-se, no numerador, o número de natimortos no período e, no denominador, os natimortos somados aos nascidos vivos, no mesmo período.

A comparabilidade deste indicador pode ser questionável, já que as definições de natimorto diferem consoante às épocas e aos países. No passado, incluíam-se os óbitos fetais de gestações com 20 ou mais semanas (fetos pesando cerca de 500 gramas) e, em muitos países, isto ainda acontece. Há também o problema da precisão da determinação da idade gestacional, reconhecidamente falha em muitas ocasiões, e do sub-registro do óbito fetal, mais elevado do que o do sub-registro de óbitos de nascidos vivos.

5. COEFICIENTE DE MORTALIDADE PERINATAL

Este coeficiente é muito utilizado por obstetras e neonatologistas, pois refere-se aos óbitos ocorridos um pouco antes, durante e logo após o parto. Ele inclui os natimortos e as crianças nascidas vivas, mas falecidas na primeira semana de vida (Fig. 6.5). A partir da Décima Revisão da CID, a duração do período perinatal passou a ter início em 22 semanas completas de gestação — e não 28 semanas de gestação, como até então era considerado.

Os fatores que influenciam o óbito no período perinatal são semelhantes aos do neonatal precoce, ou seja, são as causas ligadas à gestação e ao parto, mas diferem dos que ocorrem após a primeira semana de vida. Como o indicador engloba óbitos fetais e infantis na primeira semana de vida, evita-se o problema de elucidar se o concepto nasceu já morto ou morreu logo após o nascimento, o que é, às vezes, ponto de controvérsias. A parte mais frágil deste indicador é a determinação do número de natimortos, visto ser o seu sub-registro proporcionalmente mais elevado do que o sub-registro de óbitos de nascidos vivos, como já mencionado.

6. COEFICIENTE DE MORTALIDADE PRÉ-ESCOLAR (UM A QUATRO ANOS)

A mortalidade pré-escolar tem sido postulada como indicador do estado nutricional da população e do nível socioeconômico, de maneira mais ampla; desta forma, tem um significado próximo ao da mortalidade infantil tardia.

- Exemplo: mortalidade pré-escolar em Ribeirão Preto, São Paulo e Recife

O coeficiente de mortalidade pré-escolar em Recife, verificado durante a Investigação Interamericana de Mortalidade, foi de nove óbitos por 1.000, mais de três vezes superior ao encontrado em Ribeirão Preto e São Paulo, respectivamente, 2,6 e 2,8 por 1.000 (Quadro 6.19).

7. MORTALIDADE PROPORCIONAL DE MENORES DE UM ANO

A proporção de óbitos de crianças menores de um ano (ou de menores de cinco anos), em relação ao total de óbitos, é uma forma muito utilizada de expressão da mortalidade (Quadro 6.20). Tem a

Quadro 6.20 Alguns indicadores de saúde baseados na mortalidade proporcional por idade, nas capitais brasileiras, segundo grandes regiões — Brasil, 1980

Regiões	Mortalidade proporcional de < um ano *	Mortalidade proporcional de 50 anos e mais *	Indicador de Guedes **
Norte	33,0	35,9	− 2,8
Nordeste	33,1	40,1	0,3
Sudeste	17,8	56,4	14,2
Sul	16,6	58,2	15,8
Centro-Oeste	20,3	45,4	5,8
Brasil	22,7	50,7	9,4

* Em relação ao total de óbitos, excluídos os de idade ignorada.
** Ver texto para a definição do indicador de Guedes.
Fonte: Ministério da Saúde, Estatística de mortalidade: Brasil, 1980. Segundo Marilisa BA Barros, Revista de Saúde Pública (SP) 1984; 18(2):129.[77]

vantagem da simplicidade e de apresentar alta correlação com as condições sociais, o que a posiciona como um bom indicador indireto das condições sanitárias. As regiões em desenvolvimento apresentam grande proporção de óbitos de crianças destes grupos etários.

- Exemplo: mortalidade proporcional de menores de um ano em capitais brasileiras

No Brasil, as capitais das regiões Norte e Nordeste apresentam valores mais elevados de mortalidade proporcional de menores de um ano, em comparação com as regiões Sul e Sudeste, es-tas de maior desenvolvimento socioeconômico, enquanto as capi-tais situadas na região Centro-Oeste estão em posição intermediária.

8. MORTALIDADE PROPORCIONAL DE 50 ANOS OU MAIS (INDICADOR DE SWAROOP-UEMURA)

A proporção de óbitos de pessoas de 50 anos ou mais, em relação ao total de óbitos, é outro indicador muito usado (Quadro 6.20). O seu significado é o inverso do anterior, visto que as regiões mais desenvolvidas apresentam altos valores para este indicador.

9. CURVA DE MORTALIDADE PROPORCIONAL

Uma maneira especial de agrupar as idades, para construir curvas de mortalidade proporcional, denominada "indicador de Nelson Moraes", é muito usada no Brasil, com a finalidade de comparar regiões ou acompanhar a evolução da mortalidade, em dada população.[78]

- **Construção da curva de mortalidade proporcional**

A distribuição dos óbitos é feita em cinco grupos etários: 1. óbitos infantis, 2. pré-escolares, 3. escolares e adolescentes, 4. adultos jovens e 5. adultos de meia-idade e velhos.

Os valores percentuais correspondentes a cada uma das faixas etárias são colocados em gráfico. O formato da curva indica o nível sanitário da região, que pode ser classificado, segundo Nelson Moraes, sanitarista brasileiro que a propôs, em quatro tipos: 1. muito baixo; 2. baixo; 3. regular; 4. elevado (Fig. 6.6): em termos aproximados, as quatro curvas-padrão assinaladas têm, respectivamente, a forma de N, Jota invertido, V e Jota.

- Exemplo: curva de mortalidade proporcional em São Paulo

A curva de mortalidade proporcional aponta, para o município de São Paulo, um nível de saúde muito baixo em 1894, baixo em 1934 e regular em 1967.[79]

- **Limitações da curva de mortalidade proporcional**

Em que pesem a simplicidade e a já demonstrada utilidade da curva de mortalidade proporcional, que não se destina à "sintonia fina" das diferentes situações, ela apresenta alguns inconvenientes, em decorrência de não ser expressa numericamen-

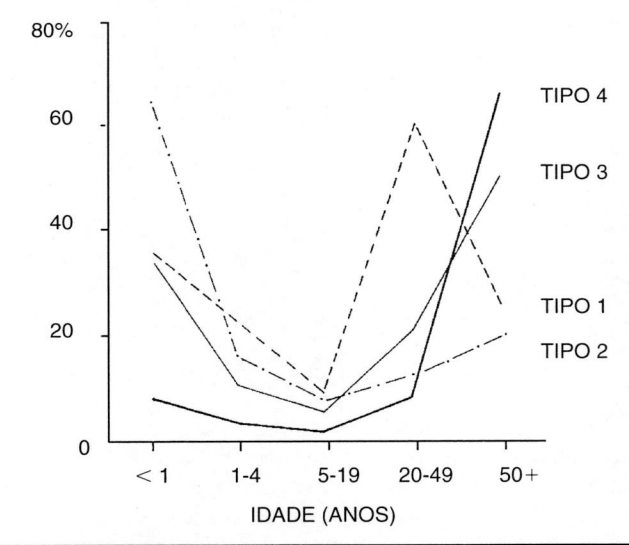

TIPO DE CURVA	NÍVEL DE SAÚDE
4	Elevado
3	Regular
2	Baixo
1	Muito Baixo

Fig. 6.6 Quatro tipos-padrão de curvas de mortalidade proporcional e seus significados em termos de níveis de saúde da população. Fonte: Adaptado de Nelson LA Moraes, Revista do Serviço de Saúde Pública (RJ) 1959; 10:403-497.[78]

Quadro 6.21 Cálculo do indicador de Guedes (quantificação da mortalidade proporcional por idade) para o Distrito Federal, em 1980

Idade (anos)	Distribuição percentual de óbitos (1)	Peso (2)	Cálculos (1) × (2)
< 1	28,8	− 4	− 115,2
1 — 4	4,9	− 2	− 9,8
5 — 19	6,2	− 1	− 6,2
20 — 49	26,1	− 3	− 78,3
50 e +	33,9	+ 5	+ 169,5
TOTAL	99,9	—	− 40,0*

*Indicador de Guedes = − 40/10 = − 4

te. Existe a subjetividade na interpretação do gráfico e nem sempre é fácil enquadrá-lo em uma das curvas-padrão. É também difícil interpretar pequenas diferenças entre regiões, ou de uma mesma localidade, com o passar do tempo. Para contornar esta dificuldade, foi proposta uma forma de quantificar a curva de mortalidade proporcional, detalhada a seguir.

10. INDICADOR QUANTITATIVO DA MORTALIDADE PROPORCIONAL

Esta forma de mensuração da mortalidade, também conhecida como "indicador de Guedes", toma por base as mesmas faixas etárias utilizadas no indicador de Nelson Moraes.[79] Através de um sistema de ponderação, chega-se a um único número, que resume a mortalidade da população.

- **Construção do indicador**

Multiplica-se a porcentagem de óbitos de cada faixa etária por um determinado valor, variável para cada faixa etária, somam-se os resultados e divide-se o total por 10. A escala resultante compreende valores que vão de 40 pontos negativos a um máximo de 50 pontos positivos.

- Exemplo: quantificação da mortalidade proporcional

O Quadro 6.21 ilustra o cálculo para o Distrito Federal, em 1980: o resultado foi um valor negativo (menos 4).

Segundo avaliação feita no município de São Paulo, o indicador foi julgado suficientemente sensível para detectar mudanças no padrão da curva e permitir, com maior facilidade, em contraste com a curva de mortalidade proporcional, hierarquizar localidades quanto ao nível de saúde. No Quadro 6.22, estão três indicadores para São Paulo, em diferentes momentos, e também para Estados Unidos, Suíça e Suécia, ilustrando a estreita correlação existente entre os indicadores.

- **Vantagens**

Visto ser expresso numericamente o indicador em questão, facilita, em muitos casos, a interpretação das situações investigadas, quando comparado à curva de mortalidade proporcional. Este indicador, assim como todos os que se baseiam na mortalidade proporcional, tem a vantagem de dispensar dados de população, o que resulta em cálculos rápidos, sem necessidade de atualizações periódicas, como ocorre com os coeficientes, recalculados à medida que são conhecidas informações mais precisas sobre a população.

- **Limitações**

A mortalidade proporcional, qualquer que seja a sua forma de expressão, é influenciada pela estrutura demográfica da população. Nos locais com pequena proporção de velhos, também haverá, relativamente, menor número de óbitos neste segmento populacional. Em regiões que recebem grande quantidade de migrantes, poderá haver aumento de óbitos de adultos jovens, simplesmente porque o efetivo populacional nestas faixas etárias é grande. Estas situações são de difícil consignação, sem o conhecimento detalhado da população.

Uma dificuldade incidente na interpretação do indicador de Guedes, na forma proposta, decorre da escala de seus possíveis valores, que variam de "menos 40" a "mais 50". Um artifício, explicado numericamente no Quadro 6.23, permite fazê-lo oscilar, como um coeficiente de correlação, entre "menos 1" e "mais 1". Quanto mais próximo a "mais 1", melhor é a situação de saúde. Sugestão prática de interpretação dos resultados acompanha os cálculos, no rodapé do Quadro 6.23. Por esta forma de cálculo, o Indicador de Guedes para o Distrito Federal, em 1980, passa a ser "menos 0,11", considerado um nível baixo de saúde.

Quadro 6.22 Comparação de alguns indicadores de saúde em São Paulo, Estados Unidos, Suíça e Suécia

Local (ano)	Mortalidade proporcional de 50 anos ou mais	Nível de saúde (curva de Nelson Moraes)	Indicador de Guedes
São Paulo (1894)	11,4	Muito baixo	− 20,6
São Paulo (1934)	28,7	Baixo	− 7,4
São Paulo (1967)	46,9	Regular	+ 6,5
Estados Unidos (1950)	74,3	Elevado	+ 29,2
Suíça (1950)	79,9	Elevado	+ 33,9
Suécia (1950)	82,7	Elevado	+ 36,1

Os dados de São Paulo referem-se ao município.
Fonte: Dados selecionados de José da S Guedes & Marilda L da S Guedes, Revista de Saúde Pública (SP) 1973; 7:106.[79]

Quadro 6.23 Alternativa para o cálculo do Indicador de Guedes (quantificação da mortalidade proporcional por idade):* ilustração com os dados do Distrito Federal, em 1980 (constantes do Quadro 6.21)

Idade (anos)	Distribuição percentual de óbitos (1)	Peso (2)	Cálculos (1) × (2)	Valores de "a" e "b" **
< 1	28,8	− 4	− 115,2	
1 — 4	4,9	− 2	− 9,8	− 209,5 = "a"
5 — 19	6,2	− 1	− 6,2	
20 — 49	26,1	− 3	− 78,3	
50 e +	33,9	+ 5	+ 169,5	+ 169,5 = "b"
TOTAL	99,9	—	− 40,0	—

*Alternativa de cálculo: modificação no indicador para fazê-lo variar entre "menos 1" (pior nível de saúde) e "mais 1" (melhor nível de saúde).

**Fórmula:

$$\frac{b + a}{b - a} = \frac{169,5 + (-209,5)}{169,5 - (-209,5)} = \frac{-40}{169,5 + 209,5} = \frac{-40}{379} = -0,1055 = -0,11$$

sendo: "a" = somatório dos valores negativos para as faixas etárias < 1, 1-4, 5-19 e 20-49 anos.
"b" = valor para a faixa etária 50 anos ou mais.

Interpretação do nível de saúde:
- Muito baixo − 1,00 a − 0,51
- Baixo − 0,50 a − 0,01
- Regular 0 a + 0,50
- Elevado + 0,51 a + 1,00

B. MORTALIDADE POR CAUSAS

1. DISTRIBUIÇÃO DA MORTALIDADE POR GRUPOS DE CAUSAS (EXPRESSA EM NÚMEROS ABSOLUTOS, PROPORÇÕES E COEFICIENTES)

O modo mais simples de representar a mortalidade por causas consiste em distribuí-la segundo os cinco ou seis grupos em que ocorre maior número de óbitos (Quadro 6.24). A separação por sexo é mantida, visto haver grande diferença no perfil de mortalidade entre homens e mulheres. Os grandes grupos são formados segundo disposição existente na Classificação Internacional de Doenças, a qual contém instruções de como agrupar categorias de óbitos.

É conveniente informar as causas maldefinidas de óbito, especialmente quando alcançam números significativos. As denominações dos grupos no Quadro 6.24 já indicam as doenças que estão nele incluídas, como infecciosas e parasitárias, neoplásicas, cardiovasculares e respiratórias. As duas outras assinaladas no mesmo quadro são comentadas a seguir:

- **Causas perinatais**

Referem-se a óbitos cujas causas originaram-se no período perinatal independente de quando a morte se deu. Não confundir causas perinatais com mortalidade perinatal. Essa diz respeito à organização dos óbitos por idade. A quantificação das causas perinatais, por sua vez, é feita pelos diagnósticos da *causa mortis* correspondentes a um dos capítulos da CID, denominado "algumas afecções originadas no período perinatal". Nesse grupo estão, entre outras, a prematuridade, a hipóxia intra-uterina, a asfixia ao nascer e o traumatismo ocorrido durante o nascimento.

- **Causas externas**

Englobam os homicídios, os suicídios e os acidentes. É a categoria das mortes não-naturais (ver Fig. 6.2, declaração de óbito, Parte V). Ela inclui, grosso modo, as condições que têm como causa básica uma violência exterior, ainda que auto-infli-gida.

Quadro 6.24 Distribuição da mortalidade por grupo de causas, no sexo masculino, no Distrito Federal, em 1980, expressa sob a forma de números absolutos, proporções e coeficientes

Grupo de Causas*	Número de óbitos	Distribuição percentual	Coeficientes por 100 mil habitantes
Infecciosas e Parasitárias	420	13,0	73,2
Neoplasias	244	7,6	42,5
Cardiovasculares	570	17,7	99,4
Respiratórias	395	12,3	68,8
Perinatais	432	13,4	75,3
Externas	671	20,9	117,0
Demais causas	428	13,3	74,6
Maldefinidas	58	1,8	10,1
TOTAL	3218	100,0	560,9

*Segundo a Nona Revisão da Classificação Internacional de Doenças
Número de habitantes do sexo masculino, no DF, em 1980: 573.724
Fonte: Ministério da Saúde, Estatísticas de mortalidade, 1980 e IBGE, Censo Demográfico, 1980.

MENORES DE UM ANO

O = 1.616
P = 31.425

1-4 ANOS

O = 260
P = 105.767

5-14 ANOS

O = 173
P = 244.462

LEGENDA

- PERINATAIS
- INFECCIOSAS E PARASITÁRIAS
- RESPIRATÓRIAS
- CONGÊNITAS
- ACIDENTES
- NEOPLASIAS
- DEMAIS
- O - NÚMERO MÉDIO ANUAL DE ÓBITOS POR IDADE
- P - POPULAÇÃO POR IDADE, 1978

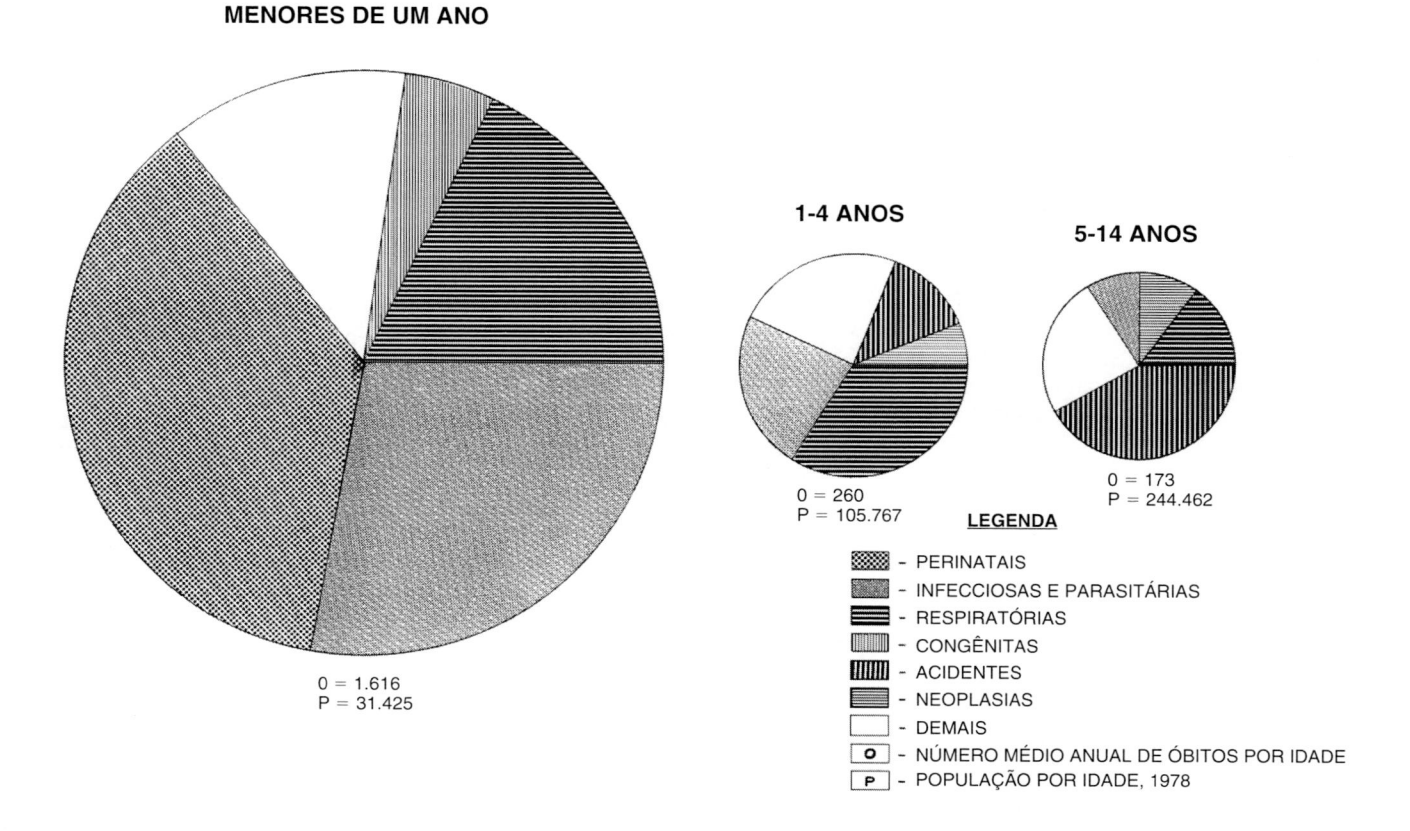

Fig. 6.7 Distribuição das principais causas de óbito na infância por grupo etário: Distrito Federal, 1977-1978.
Fonte: Figura preparada com dados da Secretaria de Saúde do Distrito Federal.

- **Interpretação**

Nas áreas economicamente pouco desenvolvidas, é alta a incidência de doenças infecciosas e parasitárias, bem como de afecções perinatais, em sua grande maioria, evitáveis ou redutíveis pela aplicação da tecnologia de saúde disponível. Nas sociedades mais desenvolvidas, predominam as afecções crônico-degenerativas, especialmente as de natureza cardiovascular e neoplásica. A simples observação das estatísticas alusivas aos grandes grupos de causas de óbito é muito utilizada para avaliar progressos no acompanhamento da saúde da população e para orientar a direção das pesquisas médicas prioritárias. A partir da distribuição de óbitos, em quadros, preparam-se outras formas de apresentação de dados, das quais a Fig. 6.7 é exemplo.[74]

2. COEFICIENTE DE MORTALIDADE POR CAUSAS ESPECÍFICAS

Os coeficientes específicos de mortalidade, por uma determinada afecção, são utilizados para estimar a importância da afecção na comunidade e para comparações geográficas ou temporais: por exemplo, sobre tuberculose (no Cap. 8), doença de Chagas,[80,81] diabetes[28,82] e doenças cerebrovasculares.[27,83,84]

O uso de coeficientes específicos de mortalidade, por causa, deve ser cuidadoso. Na verdade, as questões referentes à qualidade dos dados e à abrangência do sistema de informações de mortalidade devem sempre ser levadas em conta, em qualquer estatística; mas é na análise de causas isoladas que estes aspectos adquirem particular relevância. O conhecimento adequado das fontes de dados e de todo o sistema de informações sobre mortalidade é que permite aferir a efetiva representatividade das informações sobre determinadas causas de óbito. Por isto, é comum o uso de grupos amplos de causas, como o das doenças infecciosas intestinais e o das doenças isquêmicas do coração, em lugar de causas isoladas, do tipo shigelose e infarto agudo do miocárdio. Em geral, os especialistas são muito prudentes nas conclusões resultantes de análise de informações sobre uma determinada doença, como causa de óbito, quando elas provêm do sistema de estatísticas vitais, pois os respectivos resultados podem conter vícios de aferição, cuja magnitude é difícil de avaliar.

3. COEFICIENTE DE MORTALIDADE MATERNA

A morte materna é uma perda evitável. É considerado morte materna o óbito de mulher em idade fértil devido a complicações da gestação, do parto e do puerpério (ver glossário no final do capítulo, para detalhes sobre este conceito).

O coeficiente de mortalidade materna relaciona o número de mortes maternas ao número de nascidos vivos, em um dado local, em um determinado intervalo de tempo. Este indicador, como tantos outros que se baseiam nas causas apostas em atestados de óbito, deve ser aceito com reservas, em vista da presença de sub-registro, no caso, das mortes maternas.[85] Mesmo com esta possibilidade de erro, trata-se de um excelente indicador.

Altas taxas de mortalidade materna refletem o baixo nível das condições de saúde da mulher.[86] A presença de óbitos maternos é empregada como "sentinela", para indicar qualidade deficiente dos cuidados oferecidos à população.[87]

Até algumas décadas atrás, não importa o país, este coeficiente era muito elevado, sendo as causas principais a toxemia, a hemorragia e a septicemia. Nos Estados Unidos, no começo do século XX, por exemplo, a taxa de mortalidade materna era de um óbito para 100 nascidos vivos, figura esta que, nos anos 90, diminuiu para um óbito por 20 mil nascidos vivos (ou cinco por 100 mil). Na cidade de San Francisco (EUA), dados para o período 1962-1964, reunidos por ocasião da Investigação Interamericana de Mortalidade,[50] apontaram para uma taxa de 1,1 óbito materno por 10 mil nascidos vivos. As maiores taxas encontradas na citada investigação foram em Santiago do Chile (31,6 óbitos), Cáli, na Colômbia (21,8 óbitos), e Cidade do México (17,2 óbitos por 10 mil nascidos vivos): portanto, taxas 15 a 30 vezes maiores do que as da cidade de San Francisco.

Nestes países, como no Brasil, houve um notável decréscimo nas taxas, embora elas ainda sejam relativamente altas.[86,88-91]

• Exemplo: mortalidade materna no Brasil

No Estado de São Paulo, o coeficiente era de 15 óbitos, em 1960, e decresceu para cinco óbitos maternos por 10 mil nascidos vivos, em 1990.[89]

No Estado do Rio de Janeiro, no período 1977-1987, o coeficiente de mortalidade materna mostrou tendência decrescente, variando de 11 a cinco mortes maternas por 10 mil nascidos vivos.[90]

No Estado do Paraná, no ano de 1991, o coeficiente foi de 10 mortes maternas por 10 mil nascidos vivos.[91] Neste Estado funcionam "comitês de morte materna", responsáveis pela investigação de cada óbito de mulher em idade fértil, através de análise de prontuários e entrevistas com médicos e familiares. Trata-se de uma estratégia para melhorar as informações sobre a mortalidade materna e, assim, atuar com conhecimentos adequados da situação local. Das 171 mortes maternas obstétricas identificadas através dos comitês, no ano de 1991, apenas 84 estavam declaradas no atestado de óbito original: o que significa um óbito materno registrado para um não-registrado. Portanto, a taxa corrigida passou a ser o dobro da taxa oficial. Em São Paulo, em investigação realizada em 1986, chegou-se a esta mesma conclusão: ou seja, aproximadamente 50% de subnotificação.[89] Nesse Estado também funciona um "comitê de estudo e prevenção de mortes maternas", encarregado da investigação dos atestados de óbitos de mulheres de 10 a 49 anos de idade,[89] o que tende a melhorar a qualidade da informação.

As causas maternas podem ser diretas e indiretas (ver definições no glossário do final do capítulo). Na investigação de cada óbito, realizada pelos comitês de morte materna do Estado do Paraná, em 1991, foi encontrada a seguinte distribuição das 171 mortes maternas: 143 por causas obstétricas diretas e 28 por causas obstétricas indiretas.[91] As principais causas dos óbitos maternos obstétricos diretos foram hipertensão, hemorragia, infecção e aborto. Das causas obstétricas indiretas, predominaram as cardiopatias, principalmente as valvulares.

4. MORTALIDADE POR CAUSAS EVITÁVEIS

Em locais onde o sistema de informação sobre as causas de óbito é suficientemente confiável, e desde que devidamente consideradas as restrições aqui apontadas, é possível dispor os dados de mortalidade em relação a causas potencialmente evitáveis ou suscetíveis de redução ou eliminação, através dos diversos instrumentos resolutivos do sistema de saúde. Este tipo de análise, que utiliza o conceito de morte "evitável" ou "prematura", pode fornecer valiosas informações para as autoridades sanitárias, permitindo-lhes acompanhar os progressos alcançados e avaliar o desempenho do sistema de saúde.[92,93]

Existem muitas propostas de listas de causas segundo critérios de evitabilidade. Uma delas aparece em publicação do Ministério da Saúde.[26] Há uma outra utilizada a nível internacional que inclui as causas de óbito potencialmente evitáveis por intervenções do sistema de saúde. Ela foi proposta com a finalidade de avaliar a qualidade da assistência prestada à saúde da população, funcionando com um indicador negativo da qualidade dos serviços.[87,94-98] Tal abordagem baseia-se em que é possível elaborar uma lista de doenças que raramente ou nunca deveriam evoluir para incapacidade ou óbitos. Regiões com número excessivo de tais óbitos evitáveis poderiam estar oferecendo cuidados médicos de qualidade inferior.

• Exemplo: óbitos evitáveis na Suécia

Avaliação realizada no período 1975-1984,[87] nas idades de zero a 64 anos, baseada nos atestados de óbito e em uma lista de causas de morte potencialmente evitáveis,[94] apontou para cerca de 20% de óbitos evitáveis.

Mesmo em países do Primeiro Mundo, embora muito já se tenha avançado, há grande variação no emprego desta metodologia, o que dificulta a comparação de resultados.[98] Ressalte-se também que, embora uma causa de óbito possa ser classificada como potencialmente evitável, não se pode inferir que todos os óbitos imputados àquela causa pudessem ter sido evitados pela atuação dos serviços de saúde.

O critério de evitabilidade pode ser empregado para uma única causa de morte, como se faz com os óbitos maternos.

• Exemplo: óbitos maternos evitáveis no Paraná

O funcionamento de comitês de morte materna no Estado do Paraná permitiu identificar 171 mortes maternas obstétricas em 1991.[91] As investigações de cada óbito informaram que 85% deles eram evitáveis: ou seja, aproximadamente quatro mortes evitáveis em cada cinco óbitos maternos. As responsabilidades foram assim distribuídas: 44% para os profissionais da saúde, 23% imputados à própria mulher (por não aceitar ou não seguir corretamente as orientações médicas ou procurar tardiamente os serviços de saúde), 11% por falhas administrativas do hospital (falta de hemoderivados, de remédios, de normas de atendimento adequadas) e 9% às condições sociais que impediram a paciente de ter acesso aos serviços.

5. ANOS POTENCIAIS DE VIDA PERDIDOS

O indicador "anos potenciais de vida perdidos" (APVP) traduz o número de anos que uma pessoa, morta prematuramen-

Quadro 6.25 Anos potenciais de vida perdidos, expressos em porcentagem, segundo causas selecionadas — Fortaleza (Ceará), 1978-1980

Causas	Masculino	Feminino
Doenças infecciosas intestinais (001-009)	6,8	9,3
Câncer (140-208)	5,3	10,4
Doenças isquêmicas do coração (410-414)	2,4	1,1
Outras doenças do coração (415-429)	2,9	3,1
Doenças cerebrovasculares (430-438)	2,6	3,5
Outras doenças do aparelhos respiratório (466, 480-519)	6,8	10,7
Doenças do aparelho digestivo (520-579)	5,5	2,7
Violências (E800-E999)	34,4	11,6
Outras causas	18,8	25,5
Óbitos sem assistência médica	13,6	22,3

( ) = Códigos da Classificação Internacional de Doenças, Oitava Revisão, 1975.
Fonte: Marcelo GC da Silva, Revista de Saúde Pública (SP) 1984; 18(2): 114[101].

te, poderia ter vivido.[99,100] Quanto mais elevado for o indicador, pior a situação.

• **Forma de computação do indicador**

Um limite de idade é estabelecido, para termo de referência: 65 anos (por vezes 70 anos), abaixo do qual a morte é considerada prematura. Utilizando-se 65 anos como parâmetro, alguém falecido aos 40 anos de idade concorre com 25 anos de vida perdidos. Na realidade, o cálculo não se baseia em cada óbito tomado separadamente, mas nas estatísticas por faixa etária. Estima-se, em média, quantos anos de vida estão perdidos para cada faixa etária; por exemplo, 25 anos perdidos para cada óbito ocorrido entre 35 e 44 anos de idade. Esta média é então multiplicada pelo número de óbitos ocorridos na faixa etária; se foram 100 óbitos, teremos 2.500 anos (100 × 25) de vida perdidos. Os resultados têm mais significado quando processados segundo as causas de óbito, como no Quadro 6.25, referente à cidade de Fortaleza.[101]

• **Influência dos óbitos infantis**

Este indicador — anos potenciais de vida perdidos — tem a desvantagem de conferir um peso excessivamente elevado às causas que ocorrem no início da vida, como as de natureza perinatal, se não for introduzido um mecanismo de compensação. As neoplasias, ao contrário, que ocorrem predominantemente em idades avançadas, têm menor chance de estarem representadas significativamente neste indicador. Para atenuar este fator, uma alternativa é desprezar, para efeito dos cálculos, os óbitos de menores de um ano. Mas este procedimento não é universal. Quando são incluídos óbitos de menores de um ano, é costume considerar que todos ocorreram, em média, aos seis meses de idade. Uma outra opção é fazer comparações dos anos perdidos pelas diversas causas, dentro de cada faixa etária, o que contornaria o problema de peso maior para as causas que habitualmente ocorrem no início da vida.

6. COEFICIENTE DE LETALIDADE

A letalidade é outro indicador muito usado e representa a proporção de óbitos ocorridos entre os indivíduos afetados por um dado agravo à saúde. É uma forma de expressão da gravidade do processo.

• **Exemplo: letalidade da febre amarela e da gripe**

A febre amarela tem maior letalidade que a gripe, pois provoca a morte de cerca de um terço dos pacientes por ela acometidos, proporção muito maior do que aquela verificada nas pessoas afetadas pela gripe.

A obtenção do número de doentes costuma ser a parte mais problemática do cálculo deste indicador, especialmente quando se refere às afecções de pouca gravidade. É mais difícil acumular dados sobre freqüência de doenças banais, como o resfriado comum, do que sobre condições que evoluem com perigo iminente de morte. Em geral, as taxas de letalidade calculadas com dados dos registros rotineiros de informações de saúde tendem a ser mais elevadas do que as reais, por subestimativa do denominador, ou seja, do número de doentes; e isto ocorre em grau variável, dependendo da condição em observação. Para as doenças graves, ou que exigem hospitalização, como as meningites, a taxa de letalidade é bastante exata, nos locais onde haja fácil acesso da população aos serviços de saúde.

• **Letalidade × mortalidade**

O coeficiente de letalidade (ou de fatalidade) não deve ser confundido com o de mortalidade. A diferença reside no denominador: óbitos entre os casos (letalidade) e óbitos na população (mortalidade). Dois exemplos podem ajudar a diferenciá-los e mostram o uso destes dois indicadores.

• **Exemplo 1: letalidade e mortalidade da raiva humana**

A raiva tem letalidade de 100%, pois todos os doentes, com diagnóstico confirmado, falecem da doença; no entanto, a doença é rara, o que significa pequeno número de óbitos e baixa mortalidade.

• **Exemplo 2: letalidade e mortalidade dos acidentes de trabalho**

As estatísticas do Instituto Nacional da Seguridade Social (INSS), antigo INPS, indicam que a mortalidade por acidentes de trabalho diminuiu, no período 1970-1985, de 30,6 para 17,4 óbitos anuais por 100 mil habitantes, enquanto a respectiva letalidade aumentou de 1,8 para 4,1 óbitos por 1.000 acidentes (Quadro 6.26). A redução da mortalidade pode estar refletindo uma mudança nas características da oferta: menos emprego nas profissões de risco como a construção civil. Outras explicações para a tendência mostrada no Quadro 6.26 são um aumento da gravidade dos acidentes e a subnotificação dos acidentes de trabalho menos graves.

• **Relação entre letalidade, mortalidade e incidência**

As taxas de letalidade (L), mortalidade (M) e incidência (I) estão relacionadas pela seguinte fórmula: $L = M/I$.

Conhecendo-se dois dos elementos da fórmula, pode-se estimar o terceiro. As condições para sua aplicação exigem estabilidade de incidência da doença.

Quadro 6.26 Coeficientes de mortalidade e de letalidade por acidentes de trabalho, segundo registros do Instituto Nacional de Previdência Social (INPS) — Brasil, anos selecionados, do período 1970-1985

Ano	Acidentes de trabalho (N.º × mil)	Óbitos (N.º)	Trabalhadores segurados (N.º × mil)	Mortalidade por 100 mil trabalhadores	Letalidade por mil acidentes
1970	1220	2232	7284	30,6	1,8
1975	1916	3942	12997	30,3	2,1
1980	1464	4824	23782	20,3	3,3
1985	1075	4384	25177	17,4	4,1

Fonte: dados da Fundacentro, segundo René Mendes, Revista de Saúde Pública (SP) 1988; 22: 311-326[102].

- Exemplo: cálculo do coeficiente de letalidade

Se o coeficiente de incidência é de 20 por 1.000 e o de mortalidade, 10 por 1.000, em um dado período, o coeficiente de letalidade para este mesmo período é de 0,5 ou 50% (ou seja, 10/20).

C. RAZÕES DE MORTALIDADE

As razões de mortalidade constituem uma forma de apresentar estatísticas e de possibilitar comparações padronizadas. Começaremos a discussão do assunto tecendo comentários sobre "fatores de confundimento", tema que recebe maior detalhamento nos Capítulos 18 e 19.

- **O problema dos fatores de confundimento**

As comparações sobre a mortalidade, entre dois grupos populacionais, podem ser invalidadas, se não forem tomados alguns cuidados preliminares. Um destes cuidados é o de anular a presença de "fatores de confundimento", também chamados "confundidores" ou "de confusão"; o mesmo raciocínio se aplica à morbidade e a outros indicadores de saúde, aqui omitidos. O conceito de "confundimento" foi introduzido no Cap. 1, tendo sido alertado, na ocasião, que as comparações entre hospitais devem levar em conta a gravidade dos doentes que atende, pois a gravidade funciona como fator de confundimento. Mas muitas outras variáveis confundem a interpretação de comparações.

- Exemplo: a idade como fator de confundimento

Seja, para ilustrar, a comparação da mortalidade entre juízes e jogadores de futebol. Em termos médios, os juízes são mais idosos do que os jogadores e, como as pessoas mais velhas, independentemente de profissão ou ocupação, têm maior mortalidade, a interpretação sobre uma eventual maior mortalidade em juízes fica dificultada, pois a idade funciona como fator de confundimento.

Semelhantemente à idade, a distribuição por sexo, por nível socioeconômico ou por outro parâmetro, desde que diferente nas duas populações que são entre si comparadas, também pode ter um efeito confundidor semelhante. Em síntese, é necessário estar atento aos fatores que confundem a interpretação dos resultados, a fim de que as comparações não gerem conclusões equivocadas.

Há diversos procedimentos para lidar com confundidores, que recebem, em conjunto, o nome de "padronização", "estandardização" ou "ajustamento". Um deles é representado pelo cálculo das "razões de mortalidade" (ou de morbidade, se for o caso), através das quais chega-se a um número único, o qual resume o que ocorre na população. Este número é fictício, mas muito útil para comparações, desde que no outro grupo contrastado, um procedimento idêntico seja usado. O mesmo também se aplica a comparações entre segmentos de uma mesma população, as quais podem ser feitas, por exemplo, entre tipos de ocupação ou níveis socioeconômicos. As razões de mortalidade são muito utilizadas para verificar o excesso de risco devido a certas causas de óbito e, por isto mesmo, apontam para possíveis fatores etiológicos.

- **Razão de mortalidade padronizada (SMR)**

Entre as diversas razões existentes, uma das mais empregadas é a "razão de mortalidade padronizada ou estandardizada", por vezes designada em português, pela mesma sigla SMR, do original inglês *standardized mortality ratio*.[103] Em francês, alguns empregam *indice de mortalité relative*.[104] Há outros tipos de razão, que não serão aqui tratados, mas podem ser encontrados em publicações que tratam do assunto.[104-106]

A razão de mortalidade padronizada é muito usada em saúde ocupacional, com o intuito de avaliar, em trabalhadores, o risco que está associado ao emprego em certos locais.[103] Trata-se de um indicador que estima o excesso — ou o *déficit* — da mortalidade, de uma dada população, quando comparada com uma outra, utilizada como padrão.

- Exemplo: risco em trabalhadores na indústria da borracha

A Fig. 6.8 ilustra a utilidade da razão de mortalidade padronizada. As informações apontam para um excesso de mortes por várias causas, entre as quais, câncer de estômago, linfossarcoma e doença de Hodgkin. Ainda que não sejam conhecidos agentes cancerígenos específicos, o excesso de risco é atribuído a condições inerentes ao trabalho na indústria de borracha, que pode ser causa direta ou indireta da morte.[102]

A computação da razão de mortalidade padronizada é feita por um processo denominado "padronização indireta", explicado em outro local deste livro. Em última instância, significa o resultado da relação entre os "óbitos observados", ou seja, constatados, e os "óbitos esperados", expresso em porcentagem.

- **Interpretação da razão de mortalidade padronizada**

- Uma razão "abaixo de 100" significa baixa mortalidade: os óbitos observados são inferiores aos que, em média, seriam esperados.

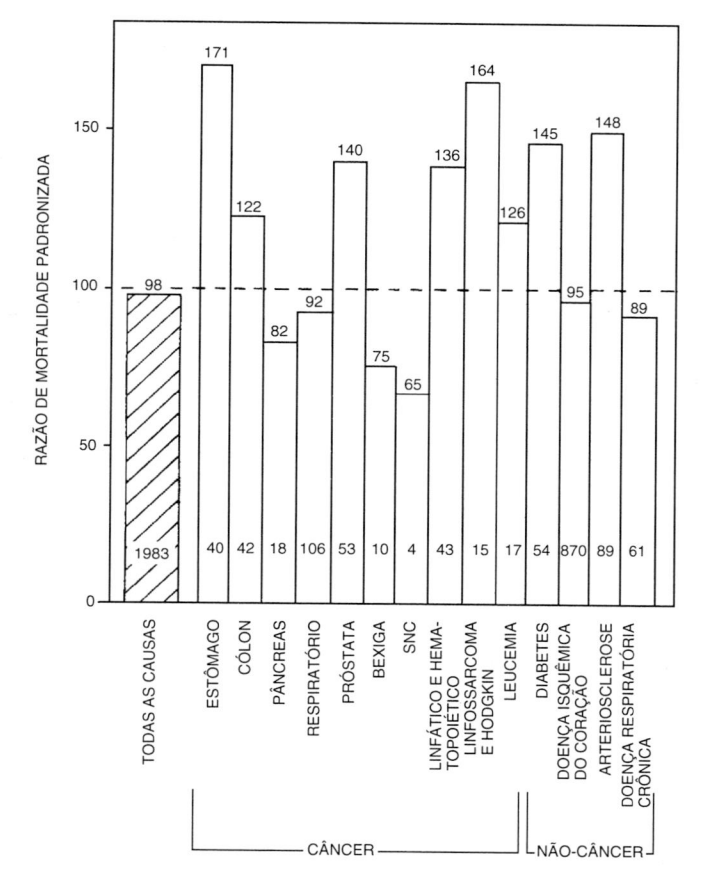

Fig. 6.8 Razão de mortalidade padronizada na população de 6.678 trabalhadores da indústria da borracha, com idade entre 40 e 84 anos, 1964-1973.
Fonte: McMichael AJ et al, Journal of Occupacional Medicine 1976; 18:178-185, segundo René Mendes, Revista de Saúde Pública (SP) 1988; 22(5):453.[102]

• Se a razão resulta em um número "acima de 100", a mortalidade é elevada: as mortes observadas estão acima do número esperado.

• Um valor "igual a 100", como na linha pontilhada da Fig. 6.8, indica mortalidade idêntica nas populações comparadas e informa que os casos observados são iguais aos esperados. Para maior precisão das comparações, pode-se calcular o intervalo de confiança em torno do valor 100,[107] o qual inclui as razões de mortalidade proporcional que não são estatisticamente diferentes deste valor médio.

Os resultados numéricos, que expressam a razão de mortalidade padronizada, dependem do "padrão de referência" utilizado nos cálculos, de modo que servem somente para comparações internas, feitas com o mesmo padrão de referência. Se este é mudado, e os cálculos refeitos, os resultados numéricos também mudam, embora se mantenha a diferença relativa que havia sido observada com o padrão anterior. Mas os resultados não servem para extrapolação de cifras entre diferentes estudos, em que sejam usados diferentes critérios. Nestes casos, os valores numéricos resultantes também variam em função dos critérios de referência escolhidos.

D. ESPERANÇA DE VIDA (OU EXPECTATIVA DE VIDA)

Trata-se de um indicador de síntese, utilizado para expressar as características da mortalidade por idade, muito empregado na avaliação das condições de saúde de uma população. Ela combina a mortalidade, nas diversas idades, dando como resultado um único valor. Tem a vantagem de não sofrer a influência da estrutura etária da população e, por isto, é muito útil em comparações populacionais.

• Exemplo: esperança de vida ao nascer no Brasil e no Japão

Uma mulher nascida no Brasil, em 1990, tinha uma expectativa de vida de 68 anos, enquanto uma japonesa, nascida no mesmo ano, esperava viver 82 anos.

A esperança de vida indica o número médio de anos que um indivíduo, de determinada idade, tem a probabilidade de viver, na suposição de que os coeficientes de mortalidade permaneçam os mesmos, no futuro. Por isto, ela é também chamada de "vida média". Calculando-a para segmentos de uma população ou para toda ela pode-se comparar e acompanhar os resultados obtidos nos diversos segmentos ou populações (Fig. 6.9). Onde houver maior esperança de vida melhor é a situação de saúde.

Pode-se calcular a esperança de vida para qualquer idade, como, por exemplo, aos 60 anos: neste caso, indica a média de anos de uma pessoa que chegou à idade de 60 anos tende a viver. A esperança de vida ao nascimento, porém, é a mais usada: ela informa sobre o número médio de anos que um recém-nascido tem a chance de viver.

a) TÁBUAS DE VIDA

O cálculo da esperança de vida é feito através das "tábuas" ou "tabelas de vida", também chamadas de "sobrevida", de "sobrevivência" ou de "mortalidade". Elas são utilizadas para sintetizar o padrão de mortalidade — ou de sobrevivência — de uma

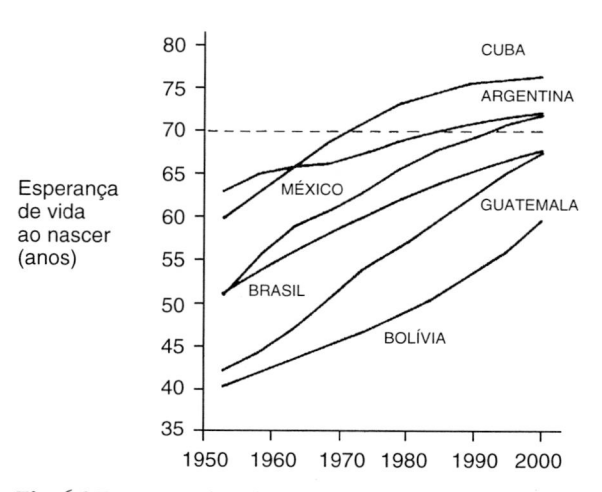

Fig. 6.9 Esperança de vida ao nascer, em países selecionados da América Latina, 1950-2000.
Fonte: CELADE, 1990, segundo OPS, Las condiciones de salud en las Américas: edición 1990:29.[108]

população, embora possam também ser utilizadas para outros eventos, que não a morte.

Há dois tipos principais de tábuas de vida. Os seus princípios básicos são semelhantes, mas um deles é mais utilizado por epidemiologistas e clínicos e, o outro, por demógrafos.

- **Tábuas clínicas**

São derivadas da observação de uma coorte de indivíduos; por exemplo, de um grupo de pacientes afetados por uma dada afecção crônica, como a doença de Chagas ou uma neoplasia.[109,110] Uma outra ilustração é o de doentes crônicos, submetidos a um determinado tratamento, como o transplante de órgãos, ou a comparação de dois tipos de tratamentos, para verificar qual deles leva a um maior tempo de sobrevida.

Quando todos os membros da coorte permanecem em observação e os respectivos desfechos clínicos são conhecidos, a determinação do tempo de sobrevida não apresenta dificuldades. Mas se alguns não completam o estudo, por motivos não ligados ao tratamento em avaliação, os cálculos são mais complexos — situação esta denominada "censura", na terminologia da tábua de vida, como ocorre, por exemplo, em óbito por acidente de trânsito em estudos sobre prognóstico de câncer. No entanto, a contribuição destes casos para o resultado geral do estudo pode e deve ser incluída, tornando as estimativas mais realistas, o que se faz com o uso das tábuas de vida.

Em síntese, os estudos de seguimento de pacientes, analisados pela técnica das tábuas de vida, permitem determinar o tempo de sobrevida, levando em conta a contribuição parcial de alguns membros do grupo, que não permanecem, na investigação, durante todo o tempo de observação, como é o caso dos que abandonam ou desaparecem, sem que se saibam os seus destinos.

Textos contendo introdução ao tema podem ser encontrados na lista de referências bibliográficas do final do capítulo.[111-114] Explicações sobre as técnicas mais complexas de análise (de Kaplan-Meier, do modelo de regressão de Cox e a comparação de seus resultados com a técnica de pessoas-ano) são encontradas em texto especializado.[115] Existem programas informatizados de tábuas de vida, para uso em microcomputadores, de modo a facilitar as tarefas de cálculo.

- **Tábuas demográficas**

São derivadas da observação de uma coorte hipotética, pois seria praticamente impossível construir uma tábua de vida, nos moldes da recém-explicada "tábua clínica", para abranger um período tão longo como a vida humana. Seriam necessários dados confiáveis para, digamos, 100 anos. Além do mais, durante este período, os padrões de mortalidade variariam, o que complicaria o trabalho ou limitaria a utilidade dos resultados. Por isto, os demógrafos desenvolveram um outro tipo de tábua de vida, sintética; é essa modalidade de tabela que fornece a esperança de vida ao nascer e nas diferentes idades.

Para a construção desta tábua de vida, aplica-se a mortalidade por idade, constatada em um período, em geral, de um ano, a uma coorte de pessoas. Exemplo de construção de tábuas de vida sintéticas pode ser encontrado em diversas publicações.[111-114,116] Explicações detalhadas devem ser procuradas em textos de demografia, dos quais várias referências são incluídas nos próximos capítulos.

- Exemplo: esperança de vida ao nascer no Brasil

No cálculo para a obtenção deste indicador, aplicam-se ao grupo de crianças, nascidas no Brasil em 1990, as taxas de mortalidade constatadas naquele ano, no País. Em conseqüência, quando se afirma que a esperança de vida ao nascer, para o sexo feminino, naquela época, foi de 68 anos, esta informação significa que as mulheres nascidas no País, naquele ano, permanecerão, pelo resto das suas vidas, com os riscos de mortalidade existentes no ano de 1990 e, com base nesta suposição, poderiam esperar viver, em média, 68 anos. Assim, no ano 2040, quando as sobreviventes estiverem com 50 anos de idade, elas estarão submetidas aos riscos de mortalidade de 1990. Embora seja uma suposição irrealista, trata-se de um modo conveniente e muito usado de sintetizar os riscos de mortalidade de uma população, em uma dada época.

b) COMPETIÇÃO DE RISCOS

O ser humano, durante sua vida, está exposto a múltiplos riscos, que agem independente ou simultaneamente: são exemplos os riscos de morrer de gastrenterite, ou de pneumonia, de acidente ou de tuberculose, de SIDA (AIDS) ou de infarto do miocárdio, ou de câncer. Para efeitos estatísticos, o óbito é imputado a uma única causa ou a uma interação de causas. É possível conceber que haja uma competição, no decorrer da vida de cada pessoa, entre os diversos riscos.

- Exemplo 1: competição de risco em investigação clínica

Em pesquisa sobre o prognóstico de um tipo particular de câncer, em que haja seguimento de um grupo de expostos a uma dada radiação, uma pessoa pode morrer de acidente de trânsito ou de uma outra causa não-neoplásica, de modo que fica eliminado, obviamente, o risco de morrer de câncer. Isto traz um complexo problema de ajustamento, no que tange ao cômputo dos riscos competitivos, entre acidentes e outras causas, no estudo do câncer.[117]

- Exemplo 2: competição de riscos em estatísticas vitais

Semelhante competição de riscos também está presente nas estatísticas vitais. Por exemplo, no Rio de Janeiro, na metade do século XIX, a tuberculose era a primeira causa de óbitos, mas a população também era afetada por outras doenças manifestadas em extensas epidemias, entre outras, de febre amarela, varíola e malária. Ora, se uma pessoa falecia em uma destas epidemias, obviamente não estava mais em risco de morrer em outras epidemias.

Diante da competição de riscos, surge uma importante questão, que não tem resposta simples e vem ocupando a atenção de muitos especialistas, que pode ser colocada nos seguintes termos: existe, atualmente, uma epidemia de câncer, devida à diversidade e à maior intensidade das fontes de poluição, especialmente química, ou se trata meramente de maior número de óbitos por câncer, porque há menos "competição" de outras causas de óbitos?[118]

Uma outra questão formulada por especialistas refere-se aos efeitos da eliminação de uma ou mais causas de óbito, na população "sobrevivente".[119] Em outras palavras, se não houvesse risco de morrer por uma dada condição, qual seria a redução da mortalidade e quanto se ganharia na expectativa de vida? Para se chegar à resposta, fazem-se cálculos de certa complexidade, aqui omitidos. Exemplos podem ser encontrados para o município de São Paulo[120] e de Recife,[121] nos quais foram elaboradas "tábuas de vida de múltiplo decremento", que requerem, para a sua preparação, as probabilidades de morrer (ou sobreviver) nas diversas idades.

• **Exemplo**: ganhos na expectativa de vida ao nascer, no Recife

Para pessoas do sexo masculino, do Recife, em 1979, onde a esperança de vida ao nascer foi estimada em 55,4 anos, a eliminação de alguns grupos de causas propiciaria os seguintes ganhos na esperança de vida ao nascer:[121] doenças infecciosas e parasitárias (7,9 anos), neoplasias (seis anos), doenças do aparelho circulatório (10,4 anos), doenças do aparelho respiratório (6,5 anos) e causas externas (sete anos).

c) ESPERANÇA DE VIDA EM BOA SAÚDE

Os cálculos da esperança de vida podem ser adaptados para incluir aspectos peculiares à vida das pessoas, em suas dimensões de saúde física, mental e social. Com este propósito, os especialistas desenvolveram um indicador denominado "espe-rança de vida em boa saúde" (*healthy life expectancy*, em inglês), de modo a estimar o estado de saúde da população levando em conta, além da mortalidade, outras facetas, como a integração social e a autonomia das pessoas na realização das atividades normais da vida diária. Acredita-se que tal forma de expressão possa vir a ser muito útil em avaliações no campo da saúde.[122,123]

VI. COMENTÁRIO FINAL

As estatísticas vitais são extensamente empregadas na área da saúde, especialmente as referentes à fecundidade e à mortalidade. As informações sobre mortalidade constituem, inclusive, o indi-cador sanitário mais utilizado. Esta será ainda a posição a ser mantida por muitos anos, mormente em países do Terceiro Mundo, visto ser o sistema de informações sobre mortalidade o único registro rotineiro de dados, utilizado em saúde, a alcançar abrangência e qualidade suficientes para ser usado em avaliações populacionais. O uso das estatísticas de mortalidade exige conhecimentos de aspec-tos administrativos e técnicos, apresentados com detalhe no capítulo, que traz, também, as fórmulas dos principais indicadores. Mais adiante, ainda como parte do presente capítulo, há exercícios, apresentados no intuito de familiarizar o leitor com os cálculos e as inter-pretações dos indicadores mais usados na avaliação das condições de saúde de uma população. Também há um glossário, no qual estão definidos alguns termos utilizados em estatísticas vitais, de acordo com a Organização Mundial da Saúde.[13,14] Modificações foram introduzidas na CID-10, algumas das quais estão incluídas no glossário, assim como informações adicionais provenientes de duas publicações do Ministério da Saúde.[124,125]

O assunto "estatísticas vitais" prossegue no próximo capítulo, onde será abordada a fecundidade/natalidade.

QUESTIONÁRIO

1. Que tipo de evento é incluído nas estatísticas vitais?
2. Discorra sobre alguns fatores que limitam a utilidade das estatísticas vitais.
3. Quais são os principais usos das estatísticas de mortalidade?
4. O que mede o coeficiente geral de mortalidade?
5. Qual o coeficiente geral de mortalidade mais útil em comparações, o ajustado ou o não-ajustado? Por quê?
6. Quais são os principais coeficientes específicos de mortalidade?
7. Uma declaração de óbito compõe-se de quantas partes? Quais são elas?
8. Quais são as principais deficiências encontradas nas declarações de óbito que diminuem a qualidade das estatísticas de mortalidade?
9. Como devem ser declaradas as causas da morte em um atestado de óbito? O que significa causa básica do óbito?
10. Como é feita a codificação dos diagnósticos das causas do óbito? E a classificação das causas do óbito?
11. Dê exemplos de causas não-naturais de óbito.
12. O que significa serviço de verificação de óbitos (SVO)?
13. Como é feita a divulgação das estatísticas de mortalidade no País?
14. Existe sub-registro de óbitos no País? Dê algumas cifras. Onde o registro de óbitos é mais completo?
15. Que indicadores são utilizados para avaliar, indiretamente, a qualidade das estatísticas de mortalidade? Como se avalia, diretamente, a qualidade das estatísticas de mortalidade?
16. Quais são as principais fontes de dados para o estudo da mortalidade?
17. Para que servem os inquéritos de mortalidade?
18. Dê exemplos de investigações sobre a mortalidade realizadas no País.
19. Comente alguns indicadores descritos no texto sob a rubrica "mortalidade por idade".
20. Faça o mesmo para "mortalidade por causas".
21. Para que servem as razões de mortalidade?
22. O que mede a esperança de vida ao nascer?
23. Quais são os principais tipos de tábuas de vida? Para que servem?

EXERCÍCIOS E LEITURA COMPLEMENTAR

6.1. No ano de 1895, veio ao Rio de Janeiro o navio "Lombardia", da marinha italiana. Algumas semanas depois, um tripulante adoeceu de febre amarela, e a doença se alastrou rapidamente. Quando cessou a epidemia, das 340 pessoas da guarnição restavam apenas 106 vivas, das quais sete aparentemente não haviam sido afetadas. Calcule as respectivas taxas de morbimortalidade.
6.2. O número de óbitos, entre as pessoas do sexo feminino, residentes no Distrito Federal, segundo faixa etária, está no Quadro 6.27. O número de mulheres, por faixa etária, também consta do mesmo quadro. Calcule a mortalidade proporcional e os coeficientes de mortalidade. Interprete os resultados. Comente os possíveis vieses que possam estar presentes na informação existente neste quadro.
6.3. O número de óbitos, no Distrito Federal, no sexo feminino, por grandes grupos de causas, segundo as Estatísticas de Mortalidade de 1980, do Ministério da Saúde, é reproduzido no Quadro 6.28. A população feminina, residente

Quadro 6.27 Número de óbitos, na população feminina, por faixa etária. Distrito Federal, 1980

Idade (anos)	Óbitos (N.°)	População (N.°)
< 1	658	19.493
1-4	121	65.998
5-19	127	210.942
20-49	529	262.641
50 e +	851	43.568
Ignorada	18	569
Total	2.304	603.211

Fontes: Ministério da Saúde, Estatísticas de Mortalidade, 1980.
IBGE, IX Recenseamento Geral do Brasil, 1980.

Quadro 6.30 Número de óbitos de crianças menores de 1 ano, de ambos os sexos, residentes no Distrito Federal, em 1980

Causas	Óbitos (N.°)
Perinatais	728
Doenças infecciosas e parasitárias	309
Doenças do aparelho respiratório	235
Anomalias congênitas	103
Maldefinidas	12
Demais	191
Total	1.578

Fonte: Ministério da Saúde, Estatísticas de Mortalidade, 1980.

Quadro 6.28 Mortalidade no Distrito Federal, para todas as idades, no sexo feminino, em 1980

Causas	Óbitos (N.°)
Doenças infecciosas e parasitárias	292
Neoplasias	285
Doenças do aparelho circulatório	529
Doenças do aparelho respiratório	297
Perinatais	291
Externas	182
Maldefinidas	50
Demais	378
Total	2.304

Fonte: Ministério da Saúde, Estatísticas de Mortalidade, 1980.

no Distrito Federal, pelo recenseamento de 1980, do IBGE, foi de 603.211 mulheres. Calcule a mortalidade proporcional e os coeficientes de mortalidade com os dados disponíveis. Comente os possíveis vieses deste quadro. Que diferenças existem entre os dois sexos, em termos de mortalidade? O Quadro 6.24, anteriormente mostrado, contém as informações para o sexo masculino.

6.4. O número de óbitos de menores de um ano de idade e o número de nascidos vivos entre a população residente no Distrito Federal, no período 1983-1989, segundo o Departamento de Saúde Pública da Secretaria de Saúde do DF, foram trancritos no Quadro 6.29. Quais as taxas anuais de mortalidade infantil? Qual a tendência dos coeficientes?

6.5. Em 1980, segundo o Departamento de Saúde Pública da Secretaria de Saúde do Distrito Federal, o número de nascidos vivos, entre os residentes no DF, foi de 25.608. Calcule indicadores apropriados com os dados do Quadro 6.30, referentes a óbitos de menores de um ano de idade, de ambos os sexos.

6.6. As informações a seguir referem-se ao Distrito Federal, em 1991 (dados sujeitos a revisão):
POPULAÇÃO:
População em 1.7.1991: 1.596.274,
sendo 766.043 homens e 830.231 mulheres
Nascidos vivos no ano: 39.103
ÓBITOS EM 1991:
Total de óbitos no ano: 6.804
Óbitos por acidentes de trânsito: 552
Óbitos de pessoas de 50 anos e mais: 3.363
Óbitos de menores de um ano: 931
Óbitos de menores de um ano por causas perinatais: 486
Óbitos de menores de 28 dias: 601
Calcule:
1. Razão de mortalidade proporcional (Indicador de Swaroop-Uemura)
2. Coeficiente de mortalidade infantil
3. Coeficiente de mortalidade infantil pós-neonatal
4. Coeficiente de mortalidade infantil neonatal
5. Coeficiente de mortalidade infantil por causas perinatais
6. Mortalidade proporcional por acidentes de trânsito
7. Mortalidade infantil proporcional
8. Mortalidade infantil pós-neonatal proporcional
9. Mortalidade infantil neonatal proporcional
10. Coeficiente de mortalidade geral

6.7. Calcule coeficientes a partir das seguintes informações, expressas em números absolutos, referentes a uma cidade X, no ano de 1989.
9.400 Nascidos vivos
89 Nascidos mortos
188 Óbitos neonatais precoces
470 Óbitos de menores de um ano
20 Óbitos devidos a gravidez, parto e puerpério
2.350 Total de óbitos
260.000 Habitantes em 1.7.1989

Quadro 6.29 Número de Óbitos de menores de um ano de idade e número de nascidos vivos entre a população residente no Distrito Federal, no período 1983-1989

Ano	1983	1984	1985	1986	1987	1988	1989
Óbitos <1 ano	1.168	976	932	896	895	812	882
Nascidos vivos	37.608	35.681	33.582	33.484	34.976	37.315	37.024

Fonte: Departamento de Saúde Pública, Secretaria de Saúde do Distrito Federal.

Quadro 6.31 Número anual de óbitos, de doentes e população exposta

Eventos	Números absolutos
Óbitos/ano	10
Doentes/ano	200
População exposta	1000

6.8. Entre 40 crianças internadas por sarampo, em um grande hospital, quatro faleceram na seqüência do episódio. Calcule o respectivo coeficiente. Como ele é designado? Trata-se de um coeficiente de incidência ou prevalência?

6.9. Calcule as taxas de incidência, de letalidade e de mortalidade, com os dados do Quadro 6.31.

6.10. As taxas de letalidade (L), mortalidade (M) e incidência (I) estão relacionadas pela seguinte fórmula: L = M/I. Conhecendo-se dois dos elementos da fórmula, pode-se estimar o terceiro. Com os dados da questão anterior, calcule (a) o coeficiente de letalidade, se somente os coeficientes de mortalidade e de incidência fossem conhecidos; (b) o coeficiente de incidência, a partir dos coeficientes de mortalidade e de letalidade.

6.11. De posse do Anuário de Mortalidade, do Ministério da Saúde, escolha uma capital de estado, um estado ou todo o País, para proceder a um diagnóstico coletivo. Prepare um perfil da mortalidade por sexo, idade e por grupo de causas. Se possível, trabalhe com coeficientes, além da mortalidade proporcional. Quais os resultados encontrados? Quais os vieses que podem estar presentes na utilização desta fonte de informações?

6.12. Compare o perfil da mortalidade do Brasil com o de um país de melhor nível de saúde. Para isto, utilize dados de agências internacionais do tipo ONU, OMS, OPAS, UNICEF, Banco Mundial etc., ou, então, de um artigo científico. Eis algumas referências de artigos científicos que mostram tais comparações: entre o Brasil e a Alemanha Ocidental[126] e entre o Brasil, os Estados Unidos e a Suécia.[127] No Cap. 10, há outras ilustrações.

6.13. Visite o cartório de registro civil mais próximo, ou o mais acessível, e peça permissão para inspecionar o livro de registro de óbitos. Informe-se sobre as áreas geográficas por ele cobertas. Faça um diagnóstico a partir dos dados que contém. Qual o perfil da mortalidade? Será que os resultados espelham fielmente a mortalidade local? Muna-se de argumentos para defender as conclusões.

6.14. Exercício de preenchimento de atestados de óbito. A história clínica é a seguinte: masculino, 20 anos de idade. Há 10 dias, febre alta, contínua, acompanhada de dores abdominais em cólica e eliminação de fezes amolecidas, com estrias de sangue, e vômitos biliosos. Há três dias, a dor abdominal intensificou-se e procurou atendimento em pronto-socorro. Foi colhido sangue para hemocultura e reação de Vidal, e indicada cirurgia de urgência, com diagnóstico suspeito de febre tifóide e perfuração de alças intestinais. No ato cirúrgico, foi constatada peritonite difusa e perfurações múltiplas no íleo terminal. Faleceu com toxemia, no segundo dia de pós-operatório. A hemocultura foi positiva para *Salmonella tiphy*.

6.15. Verifique quais as principais causas de internação hospitalar. Compare-as com as principais causas de mortalidade. Quais as diferenças? Faça o mesmo com a morbidade de um centro de saúde e de um inquérito geral de morbidade. Tire as suas conclusões.

GLOSSÁRIO

CAUSA BÁSICA DE MORTE — (a) a doença ou lesão que iniciou a cadeia de acontecimentos patológicos que conduziram diretamente à morte, ou (b) as circunstâncias do acidente ou violência que produziu a lesão fatal.

CAUSAS DE MORTE A SEREM REGISTRADAS NA DECLARAÇÃO DE ÓBITO — todas aquelas doenças, estados mórbidos ou lesões que produziram a morte, ou que contribuíram para ela, e as circunstâncias do acidente ou da violência que produziu estas lesões.

GRAVIDEZ — período compreendido entre o momento da fecundação do óvulo até a expulsão ou extração do feto e seus anexos.[125]

IDADE GESTACIONAL — duração da gestação, medida a partir do primeiro dia do último período menstrual normal, expressa em dias ou semanas completas. Por exemplo: eventos que ocorrem de 280 a 286 dias após o início do último período menstrual normal são considerados como ocorridos na marca de 40 semanas de gestação. Do conceito de duração da gestação, derivam as seguintes denominações:

- PRÉ-TERMO, concepto com menos de 37 semanas completas de gestação (menos de 259 dias);
- TERMO, de 37 a 41 semanas e seis dias (259 a 293 dias) de gestação; e
- PÓS-TERMO, com 42 semanas ou mais (294 dias ou mais) de gestação.

MORTE MATERNA — óbito durante a gestação ou dentro de um período de 42 dias após o término da gestação, independentemente da duração ou da localização da gravidez, devida a qualquer causa relacionada com a gravidez ou agravada por ela, ou por medidas tomadas em relação a ela, porém não devida a causas acidentais ou incidentais. As seguintes definições constam da CID-10.

- MORTE MATERNA TARDIA — óbito por causas obstétricas diretas ou indiretas mais de 42 dias porém menos de um ano após o término da gravidez.
- MORTE RELACIONADA À GESTAÇÃO — óbito enquanto a mulher está grávida ou dentro de 42 dias do término da gravidez, qualquer que tenha sido a causa da morte.
- MORTES OBSTÉTRICAS DIRETAS — aquelas resultantes de complicações na gravidez, parto e puerpério, devidas a intervenções, omissões, tratamento incorreto ou a uma cadeia de eventos de qualquer das causas acima mencionadas.
- MORTES OBSTÉTRICAS INDIRETAS — aquelas resultantes de doenças existentes antes da gravidez ou de doenças que se desenvolveram durante ela não devidas a causas obstétricas diretas, mas que foram agravadas pelos efeitos fisiológicos da gravidez.

MORTE NÃO-NATURAL (OU MORTE VIOLENTA) — aquela que sobrevém em decorrência de um acidente ou qualquer tipo de violência, causas que, na Classificação Internacional de Doenças, são designadas, globalmente, como "causas externas".

MULHER EM IDADE FÉRTIL — do início da puberdade ao início da menopausa.[125] Para fins estatísticos, considera-se a faixa etária de 15 aos 49 anos (por vezes, de 15 aos 44 anos).

NASCIDO MORTO (OU NATIMORTO) — o óbito fetal tardio, ou seja, o ocorrido antes da expulsão ou extração completa do corpo materno, de um produto da concepção que tenha alcançado 28 semanas completas ou mais de gestação.[124]

NASCIDO VIVO — produto da concepção que, depois da expulsão ou extração completa do corpo da mãe, respira ou dá qualquer outro sinal de vida;[124] é a extração completa de um produto de concepção do corpo materno, independente da duração da gravidez, o qual, depois da separação, respire ou dê qualquer outro sinal de vida, tal como batimentos do coração, pulsações do cordão umbilical ou movimentos efetivos dos músculos de contração voluntária, estando ou não cortado o cordão umbilical e estando ou não desprendida a placenta. Cada produto de um nascimento que reúne essas condições se considera como uma criança nascida viva.

NATIMORTO — o mesmo que nascido morto.

ÓBITO FETAL — morte do feto no útero; é a morte do produto da concepção, antes de sua expulsão ou extração completa do corpo da mãe, independentemente da duração da gravidez. Pode ser classificado como:
- ÓBITO FETAL PRECOCE (com menos de 20 semanas de gestação);
- ÓBITO FETAL INTERMEDIÁRIO (de 20 a 27 semanas), considerado como "aborto"; e
- ÓBITO FETAL TARDIO (com 28 semanas ou mais), que corresponde ao "nascido morto".[124]

Rotineiramente, dá-se o nome de "embrião" ao produto da concepção no período que vai da fecundação do óvulo até o final da 12a. semana de gestação, e "feto", ao produto da concepção a partir da 13a. semana de gestação até a sua expulsão ou extração.[125]

PERÍODO NEONATAL — começa no nascimento e termina após 28 dias completos depois do nascimento. Ele é subdividido em:
- PERÍODO NEONATAL PRECOCE — os primeiros sete dias de vida.
- PERÍODO NEONATAL TARDIO — começa após o sétimo dia e termina após 28 dias completos depois do nascimento.

PERÍODO PERINATAL — começa em 22 semanas completas (154 dias) de gestação (época em que o peso de nascimento está ao redor de 500 g) e termina com sete dias completos após o nascimento.[14]

PESO AO NASCER — o valor da primeira tomada de peso do feto ou do recém-nascido, obtida após o nascimento. A pesagem deve ser feita, de preferência, à primeira hora de vida, antes que ocorra uma significativa perda de peso pós-natal. As categorias de peso ao nascer, abaixo especificadas, não são mutuamente exclusivas.
- BAIXO PESO AO NASCER — menos de 2.500 gramas (até 2.499 gramas, inclusive).
- PESO MUITO BAIXO AO NASCER — menos de 1.500 gramas (até 1.499 gramas, inclusive).[14]
- PESO EXTREMAMENTE BAIXO AO NASCER — menos de 1.000 gramas (até 999 gramas, inclusive).[14]

PUERPÉRIO — período que se inicia com a expulsão ou extração do feto e seus anexos até ocorrer a involução das alterações gestacionais (aproximadamente 42 dias).[125]

SUB-REGISTRO — falha na identificação ou na contagem de casos, levando à redução do numerador (às vezes também do denominador) de um coeficiente.

TRABALHO DE PARTO — período compreendido entre o início das contrações uterinas e a expulsão ou extração do feto e seus anexos (Ministério da Saúde 1988).[125]

REFERÊNCIAS BIBLIOGRÁFICAS

1. ALTMANN Ana Maria G & FERREIRA Carlos EC. Evolução do censo demográfico e registro civil como fontes de dados para análise da fecundidade e mortalidade no Brasil. Revista Brasileira de Estatística (RJ) 1979; 40(160):399-453.
2. CASSINELLI Roberto R & OLIVEIRA Luís AP. Aproveitamento e melhoria das estatísticas vitais no Brasil. Revista Brasileira de Estatística 1980; 41(162):171-199.
3. KLEINMAN, JC. The continued vitality of vital statistics. American Journal of Public Health 1982; 72:125-127.
4. ALDERSON Michael. International mortality statistics. London, MacMillan Press, 1981.
5. MacMAHON Brian & PUGH Thomas F. Epidemiology: principles and methods. Boston, Little, Brown and Company, 1970:75.
6. Vigilancia de las principales causas de fallecimiento prematuro. Boletín Epidemiológico (OPS) 1983; 4(5):11-14.
7. HILL Allan G & ROBERTS DF (Editores). Health interventions and mortality change in developing countries. Journal of Biosocial Science, Suplemento N.º 10, 1989 (coletânea de 11 artigos sobre o tema).
8. KOENIG Michael K, FAUVEAU Vincent & WOJTY-NIAK Bogdan. Mortality reductions from health interventions: the case of immunization in Bangladesh. Population and Development Review 1991; 17(1):87-104.
9. Organización Panamericana de la Salud. Las condiciones de salud en las Américas, 1977-1980. Washington, OPS (Publicación científica 427), 1982:21-22.
10. ARANTES Gilberto R, XAVIER Amábile R & ROLANDO Edgard. Uso da invasão e evasão de óbitos para identificar pólos de atração médico-assistencial: estudo realizado em uma divisão regional de saúde de São Paulo (Brasil). Revista de Saúde Pública (SP) 1981; 15(1):20-37.
11. FREITAS-FILHO Lincoln. O clínico e a bioestatística. Rio de Janeiro, Serviço Nacional de Educação Sanitária, Ministério da Saúde, 1956.
12. LAURENTI Ruy & MELLO-JORGE Maria Helena P. O atestado de óbito. 2a. ed, São Paulo, Centro da OMS para a Classificação de Doenças em Português, Faculdade de Saúde Pública, USP, 1987.
13. Organização Mundial da Saúde. Classificação internacional de doenças (Nona Revisão). São Paulo, Centro da OMS para Classificação de Doenças em Português, 1978.
14. Organização Mundial da Saúde. CID-10. Tradução do Centro da OMS para a Classificação de Doenças em Português. São Paulo, Editora USP, 1993.
15. Ministério da Saúde. Estatísticas de Mortalidade: Brasil. Brasília, Centro de Documentação, publicação anual, desde 1977.
16. Ministério da Saúde. Manual de instruções para o preenchimento da declaração de Óbito. 2a. ed, Brasília, Centro de Documentação, Série A, Normas e Manuais Técnicos, 24, 1985.
17. PEREIRA Maurício G & CASTRO Elca S. Avaliação de preenchimento de declarações de óbito. Revista de Saúde Pública (SP) 1981; 15(1):14-19.
18. HECKMAN Irajá C, CANANI Luiz H, SANT'ANNA Urbano L & BORDIN Ronaldo. Análise do preenchimento de declarações de óbitos em localidade do Estado do Rio Grande do Sul (Brasil), 1987. Revista de Saúde Pública (SP) 1989; 23(4):292-297.
19. Sistema de Informações de Saúde: Subsistema de Informações sobre Mortalidade. Brasília, Ministério da Saúde, sem data, 31 pgs.
20. LAURENTI Ruy. A análise da mortalidade por causa básica e por causas múltiplas. Revista de Saúde Pública (SP) 1974; 8:421-435.
21. SANTO Augusto H & LAURENTI Ruy. Estatísticas de mortalidade por causas múltiplas: novas perspectivas com o sistema ACME. Revista de Saúde Pública (SP) 1986; 20(5):397-400.
22. ISRAEL RA, ROSEMBERG HM & CURTIN LR. Analytical potencial for multiple cause of death data. American Journal of Epidemiology 1986; 124:161-179.

23. LAURENTI Ruy & FONSECA Luiz AM. A mortalidade por doenças cardiovasculares no município de São Paulo em um período de 30 anos. Arquivos Brasileiros de Cardiologia 1982; 29(2):85-88.
24. PEREIRA Mauricio G, GAMA Maria Lydia T & OLIVEIRA Maria das Graças. Mortalidade por causas múltiplas: Sobradinho, Distrito Federal, 1986. Revista de Saúde (Distrito Federal) 1992; 3(1/2):21-25.
25. Boletim. Centro Brasileiro de Classificação de Doenças. Iniciado em 1980; publicação quadrimestral.
26. BECKER Roberto. Análise de mortalidade: delineamentos básicos. Brasília, Ministério da Saúde, Fundação Nacional de Saúde, Coordenação de Informações Epidemiológicas, 1991.
27. GOMES Marleide M. Doenças cerebrovasculares no Brasil: aspectos clínico-epidemiológicos. Revista Brasileira de Neurologia 1990; 26 (Suplemento 1).
28. LESSA Ines. Tendência da mortalidade proporcional pelo diabetes mellitus nas capitais brasileiras, 1950-1985. Boletín de la Oficina Sanitaria Panamericana 1992; 113(3):212-217.
29. Sistemas de informação de saúde. Brasília, Ministério da Saúde, 1975, 72 pgs.
30. MELLO-JORGE Maria Helena PM. Sub-registro dos eventos vitais: estratégias para a sua diminuição. Revista de Saúde Pública (SP) 1983; 17:148-151.
31. ANDRADE Ana Emília O, BARRETO Maurício L & SOUZA Maria Conceição M. Fatores que contribuem para o sub-registro de óbitos em Itaparica (Bahia, Brasil). Informe Epidemiológico do SUS (Brasília) 1993; 2(5):40-56.
32. BECKER Roberto, LIMA David D, LIMA José T Fiusa & COSTA Jr Moacyr L. Investigação sobre perfis de saúde, 1984. Brasília, Centro de Documentação do Ministério da Saúde, 1989.
33. Banco Mundial. World development report. Nova York, Oxford University Press, 1990.
34. World Health Organization. World Health Statistics Annual, 1991. Geneve, WHO, 1992.
35. RIBOLI E & DELENDI M (Editores) Autopsy in epidemiology and medical research. Lyon, IARC (Scientific Publication 112), 1991.
36. CARTER John R. The problematic death certificate. New England Journal of Medicine 1985; 313(20):1285-1286.
37. FONSECA LAM & LAURENTI R. A qualidade da certificação médica da causa de morte em São Paulo, Brasil. Revista de Saúde Pública (SP) 1974; 8:21-29.
38. ALMEIDA Marcos C, COUTO Luiz AAM, SILVA Luiz HF & CARVALHAL Sílvio S. Correlação diagnóstica anatomoclínica: aferição retrospectiva do diagnóstico clínico em necropsias. Revista de Saúde Pública (SP) 1989; 23(4):285-291.
39. STROZZI Geni M, STROZZI João B, SOUZA Maria de Lourdes & SCHUTEL Mauro D. Estudo de causa básica de óbitos de menores de 15 anos, ocorridos em hospital de Florianópolis, SC (Brasil), em 1982. Revista de Saúde Pública (SP) 1985; 19:123-132.
40. CARVALHO Márcia L, NIOBEY Flávia ML, MIRANDA Nair N & SABROZA Paulo C. Concordância na determinação da causa básica de óbito em menores de um ano na região metropolitana do Rio de Janeiro, 1986. Revista de Saúde Pública (SP) 1990; 24:20-27.
41. SCHNITMAN Anita. Análise da fidedignidade da declaração da causa básica de morte por câncer em Salvador, Brasil. Revista de Saúde Pública (SP) 1990; 24(6):490-496.
42. NOBRE Letícia C, VICTORA Cesar G, BARROS Fernando C, LOMBARDI Cíntia, TEIXEIRA Ana MB & FUCHS Sandra C. Avaliação da qualidade da informação sobre a causa básica de óbitos infantis no Rio Grande do Sul, Brasil. Revista de Saúde Pública (SP) 1989; 23(3):207-213.
43. CARVALHO Fernando M, PALOMO Victor, WIDMER Maria Rita, CRUZ Marla & CRUZ Constança. Diagnóstico clínico versus autópsia. Boletín de La Oficina Sanitaria Panamericana 1991; 110(3):213-218.
44. PEREIRA Maurício G, TAUIL Pedro L & GODOI Alcinda MM. Avaliação de método de ensino para preenchimento da declaração de óbito. Revista Brasileira de Educação Médica 1993; 17(1):23-24.
45. O uso das informações de mortalidade: a experiência do Município de São Paulo. Informe Epidemiológico do SUS (Brasília) 1992; 1(5):61-72.
46. GITTELSON Alan M. On the distribution of underlying causes of death. American Journal of Public Health 1982; 72(2):133-140 (ver editorial: 125-127).
47. STAMPFER MJ, WILLETT WC, SPEIZER FE, DYSERT DC, LIPNICK RJ, ROSNER B & HENNEKENS CH. Test of the National Death Index. American Journal of Epidemiology 1984; 119:837-839.
48. IBGE. O quadro da mortalidade por classes de renda: um estudo de diferenciais nas regiões metropolitanas. Série Estudos e Pesquisas 9. Rio de Janeiro, IBGE, 1981.
49. LIVENGOOD John R, CLAUDE-HARRY Jacques, VOGEL Abel, ROBERTS Jacquelin M & BREMAN Joel G. Estimación de estadísticas vitales en zonas rurales del norte de Haití mediante un muestreo simplificado. Boletín de la Oficina Sanitaria Panamericana 1990; 109(4):317-322.
50. PUFFER Ruth R & GRIFFITH G Wynne. Caracteristicas de la mortalidad urbana. Washington, Organización Panamericana de la Salud (Publicación científica N.º 151), 1968.
51. PUFFER Ruth R & SERRANO CV. Caracteristicas de la mortalidad en la niñez. Washington, Organización Panamericana de la Salud (Publicación científica N.º 262), 1973.
52. CARTWRIGHT Ann. Is religion a help around the time of death? Public Health (Londres) 1991; 105(1):79-87.
53. FINLAY Ilora & DALLIMORE Doris. Your child is dead. British Medical Journal 1991; 302(6791):1524-1525.
54. SEALE Clive. Communication and awareness about death: a study of a random sample of dying people. Social Science & Medicine 1991; 32(8):943-952.
55. DOLL Richard & HILL Austin B. Mortality in relation to smoking: ten year's observations of British doctors. British Medical Journal 1964; 1:1399-1410; 1460-1467. Reproduzido, em inglês e em espanhol, em publicação da Organização Pan-Americana da Saúde: El desafio de la epidemiologia: problemas y lecturas seleccionadas. Washington, OPS (Publicación Científica 505), 1988:682-722 (edição em espanhol). Na edição em inglês, pg 631-667.
56. BEASLEY R Palmer, LIN Chian-Chin, HWANG Lu-Yu & CHIEN Chia S. Hepatocelular carcinoma and hepatitis B virus. Lancet, 21 de novembro de 1981:1129-1133.
57. Revista de Saúde Pública (São Paulo). Publicação bimestral. Editada pela Faculdade de Saúde Pública, Universidade de São Paulo. Iniciada em 1967, substituindo os "Arquivos", editados pela mesma Faculdade.
58. BARROS-BARRETO João de. Mortalidade infantil, causas e remédios de ordem sanitária. Porto Alegre, Globo, 1938.
59. BEMFAM. Pesquisa sobre saúde materno-infantil e planejamento familiar: estados do Piauí (1979), Pernambuco (1980), Rio Grande do Norte (1980), Paraíba (1980), Bahia (1980), Amazonas (1982) e Região Sul (1981). BEMFAM, Rio de Janeiro.
60. ARRUDA José M, RUTENBERG Naomi, MORRIS Leo & FERRAZ Elisabeth A. Brazil demographic and health survey 1986. Rio de Janeiro, BENFAM, 1987.
61. Brazil 1986: results from the demographic and health survey. Studies in Family Planning 1988; 19(1):61-65.
62. BEMFAM. Pesquisa nacional sobre saúde materno-infantil e planejamento familiar: relatório resumido. Rio de Janeiro, BEMFAM, 1989.
63. BOERMA JT & SOMMERFELT E. Demographic and health surveys (DHS): contributions and limitations. World Health Statistics Quarterly 1993; 46:222-226.
64. BEMFAM. Fecundidade, anticoncepção e mortalidade infantil: pesquisa sobre saúde familiar no Nordeste, 1991. Rio de Janeiro, BEMFAM, 1994.
65. MUR JM, BETZ M & PHAM QT. La recherche des causes de décès par enquête familiale: validité des renseignements obtenus. Revue d'Épidémiologie et de Santé Publique 1989; 37(1):77-79.
66. CHANDRAMOHAN D, MAUDE GH, RODRIGUES LC & HAYES RJ. Verbal autopsies for adult deaths: issues in their development and validation. International Journal of Epidemiology 1994; 23(2):213-222.
67. PACQUÉ-MARGOLIS Sara, PACQUÉ Michel, DUKULY Zwannah, BOATENG John & TAYLOR Hugh R. Application of the verbal autopsy during a clinical trial. Social Science & Medicine 1990; 31(5):585-591.
68. FERRAZ Elenice M & GRAY Ronald H. A case-control study of stillbirths in Northeast Brazil. International Journal of Gynecology & Obstetrics 1990; 34:13-19.
69. GRAY Ronald H, FERRAZ Elenice M, AMORIM Maria S & MELO Lililian F. Levels and determinants of early neonatal mortality in Natal, Northeastern Brazil: results of a surveillance and case-control study. International Journal of Epidemiology 1991; 20(2):467-473.
70. CESAR Chester LG. Fatores de risco associados à mortalidade infantil em duas áreas da região metropolitana de São Paulo (Brasil), 1984-1985: proposta de instrumentos preditivos. Revista de Saúde Pública (SP) 1990; 24(4):300-310.

71. NIOBEY Flávia ML, DUCHIADE Milena P, VASCONCELOS Ana GG, CARVALHO Márcia L, LEAL Maria do Carmo & VALENTE Joaquim G. Fatores de risco para morte por pneumonia em menores de um ano em uma região metropolitana do sudeste do Brasil: um estudo caso-controle. Revista de Saúde Pública (SP) 1992; 26(4):229-238.
72. POST Cora LA, VICTORA Cesar G, VALENTE Joaquim G, LEAL Maria do Carmo, NIOBEY Flávia ML & SABROZA Paulo C. Fatores prognósticos de letalidade hospitalar por diarréia ou pneumonia em menores de um ano de idade: estudo de caso e controle. Revista de Saúde Pública (SP) 1992; 26(6):369-378.
73. MONTEIRO Mário Francisco G. Considerações sobre os fatores socioeconômicos e diferenciais de mortalidade infantil nas regiões metropolitanas do Brasil calculados através do método caso-controle. Em: Perfil estatístico de crianças e mães no Brasil — aspectos socioeconômicos da mortalidade infantil em áreas urbanas. IBGE/UNICEF, Rio de Janeiro, 1986:79-92. Ver também: Revista Brasileira de Estatística 1984; 45(177/178):75-88.
74. PEREIRA Maurício G & ALBUQUERQUE Zuleica P. Características da mortalidade no Distrito Federal. Revista da Associação Médica Brasileira 1983; 29 (3):47-51.
75. World Health Organization. Evaluation of the strategy for health for all by the year 2000. Seventh report on the world health situation, volume 5, Europa. Copenhagen, WHO, Regional Office for Europe, 1986.
76. LAURENTI Ruy. Resultados e ações apontadas pela investigação interamericana de mortalidade na infância no Brasil. Boletín de la Oficina Sanitaria Panamericana 1977; 82(4):344-360.
77. BARROS Marilisa BA. Considerações sobre a mortalidade no Brasil em 1980. Revista de Saúde Pública (SP) 1984; 18(2):122-137.
78. MORAES Nelson LA. Níveis de saúde de coletividades brasileiras. Revista do Serviço de Saúde Pública (RJ) 1959; 10:403-497.
79. GUEDES José da S & GUEDES Marilda L da S. Quantificação do indicador de Nelson Moraes (curva de mortalidade proporcional). Revista de Saúde Pública (SP) 1973; 7:103-113.
80. PEREIRA Maurício G. Características da mortalidade urbana por doença de Chagas. Boletim da Oficina Sanitária Panamericana 1984; 96(3):213-221.
81. LITVOC Julio, WANDERLEY Dalva MV & CAMARGO Luiz MA. Mortalidade por doença de Chagas no Estado de São Paulo (Brasil): subsídios para o planejamento da assistência ao chagásico. Revista de Saúde Pública (SP) 1992; 26(2):59-65.
82. LAURENTI Ruy, FONSECA Luiz AM & COSTA-JÚNIOR Moacir L da. Mortalidade por diabetes mellitus no município de São Paulo: evolução em um período de 79 anos (1900-1978) e análise de alguns aspectos sobre associação de causas. Revista de Saúde Pública (SP) 1982; 16:77-91.
83. LOLIO Cecília A & LAURENTI Ruy. Tendência da mortalidade por doenças cerebrovasculares em adultos maiores de 20 anos de idade no Município de São Paulo, Brasil: 1950 a 1981. Revista de Saúde Pública (SP) 1986; 20:343-346.
84. DUNCAN BB, SCHMIDT MI, POLANCZYK CA & MENGUE SS. Altos coeficientes de mortalidade em populações adultas brasileiras: uma comparação internacional. Revista da Associação Médica Brasileira 1992; 38(3):138-144.
85. LAURENTI Ruy. Marcos referenciais para estudos e investigações em mortalidade materna. Revista de Saúde Pública (SP) 1988; 22(6):507-512.
86. Plan de acción regional para la reducción de la mortalidad materna en las Américas. Boletín de la Oficina Sanitaria Panamericana 1991; 110(5):448-454.
87. WESTERLING Ragnar. Avoidable causes of death in Sweden 1974-85. Quality Assurance in Health Care 1992; 4(4):319-328.
88. TANAKA Ana Cristina d'A, SIQUEIRA Arnaldo AF & BAFILE Paulo N. Situação de saúde materna e perinatal no Estado de São Paulo, Brasil. Revista de Saúde Pública (SP) 1989; 23(1):67-75.
89. LAURENTI Ruy. A mortalidade materna em áreas urbanas na América Latina: o caso de São Paulo, Brasil. Boletín de la Oficina Sanitaria Panamericana 1994; 116(1):18-26.
90. SILVA Kátia S. Mortalidade materna: avaliação da situação no Rio de Janeiro, no período de 1977 a 1987. Cadernos de Saúde Pública (RJ) 1992; 8(4):442-453.
91. BRAGA Luiz Fernando CO, NAZARENO Eleusis R, FANINI Maria Leonir, SOARES Vânia Maria N & HIRATA Vera Marisa. Relatório do Comitê de Morte Materna no Paraná, 1991. Informe Epidemiológico do SUS (Brasília) 1992; 1(7):29-49.
92. LOPEZ AD. Preventable mortality. World Health Statistics Quarterly 1989; 42(1):2-14 (este número contém coletânea de cinco artigos sobre o tema).
93. PLAUT Renate. Preventable mortality: indicator or target? Applications in developing countries. World Health Statistics Quarterly 1989;42(1):4 15.Traduzido no Boletim da Organização Pan-Americana da Saúde 1989; 10(2):1-6.
94. RUTSTEIN DD, BERENBERGER W, CHALMERS TC, CHILD CG, FISHMAN AP & PERRIN EB. Measuring the quality of medical care. New England Journal of Medicine 1976; 294:582-588.
95. RUTSTEIN DD, BERENBERG W, CHALMERS TC et al. Measuring the quality of medical care: second revision of tables and indexes. New England Journal of Medicine 1980; 302:1146.
96. CHARLTON JRH, SILVER R, HARTLEY RM & HOLLAND WW. Geographical variation in mortality from conditions amenable to medical intervention in England and Wales. Lancet 1983:691-696.
97. GIL Luis MB & RATHWELL Tom. The effect of health services on mortality: amenable and non-amenable causes in Spain. International Journal of Epidemiology 1989; 18(3):652-657.
98. MACKENBACH JP, BOUVIER-COLLE MH & JOUGLA E. "Avoidable" mortality and health services: a review of aggregate data studies. Journal of Epidemiology & Community Health 1990; 44:106-111.
99. ROMEDER JM & McWHINNIE JR. Potential years of life lost between ages 1 and 70: An indicator of premature mortality for health planning. International Journal of Epidemiology 1977; 6(2):143-151. Reproduzido, em inglês e em espanhol, em publicação da Organização Pan-Americana da Saúde: El desafio de la epidemiologia: problemas y lecturas seleccionadas. Washington, OPS (Publicación Científica 505), 1988:254-263 (edição em espanhol). Na edição em inglês, pg 243-251.
100. WERNECK Guilherme L & REICHENHEIM Michael E. Anos potenciais de vida perdidos. Informe Epidemiológico do SUS (Brasília) 1992; 1(5):91-93.
101. SILVA Marcelo GC. Anos potenciais de vida perdidos segundo causas, em Fortaleza (Brasil): 1978-80. Revista de Saúde Pública (SP) 1984; 18(2):108-121.
102. MENDES René. O impacto dos efeitos da ocupação sobre a saúde de trabalhadores. I — Mortalidade. Revista de Saúde Pública (SP) 1988; 22:441-457.
103. TSAI Shan P & WEN CP. A review of methodological issues of the standardized mortality ratio (SMR) in occupational cohort studies. International Journal of Epidemiology 1986; 15(1):8-21.
104. BOUVIER-COLLE MH. Mortalité et profession: problèmes théoriques et illustration concrète. Revue d'Epidémiologie et Santé Publique 1986; 34:269-279.
105. FLEISS JL. Statistical methods for rates and proportions. 2a. ed, New York, Wiley, 1981.
106. RUMEL Davi. Razões de mortalidade frente ao efeito desigualdade em estudos de mortalidade associada a categorias ocupacionais e níveis sociais. Revista de Saúde Pública (SP) 1988; 22(4):335-340.
107. ARMITAGE P. Statistical methods in medical research. 2a. ed, Oxford, Blackwell Scientific Publications, 1980:388.
108. Organización Panamericana de la Salud. Las condiciones de salud en las Américas. Edición 1990. Washington, OPS (Publicación científica 524), 1990.
109. PUGLIESE Celso, LESSA Ines & SANTOS FILHO Ademar. Estudo da sobrevida na miocardite crônica de Chagas descompensada. Revista do Instituto de Medicina Tropical (SP) 1976; 18(3):191-201.
110. SOUZA José M Pacheco de. Uso da técnica de tábua de sobrevivência para estimar sobrevida em casos de câncer. Revista Brasileira de Cancerologia 1976; 26(1):57-59.
111. PUFFER Ruth. Practical statistics in health and medical work. Nova York, McGraw-Hil, 1950
112. HILL Austin B. Principles of medical statistics. 9a. ed, New York, Oxford University Press, 1971:220.
113. COLTON Theodore. Statistics in medicine. Boston, Little Brown and Co, 1974:237.
114. LAURENTI Ruy, MELLO-JORGE Maria Helena P, LEBRÃO Maria Lúcia & GOTLIEB Sabina LD. Estatísticas de saúde. São Paulo, Ed. Pedagógica e Universitária Ltda, EDUSP, 1985.
115. KAHN HA & SEMPOS CT. Statistical methods in epidemiology. New York, Oxford University Press, 1989.
116. MORAES Leovigildo L. Medicina preventiva. São Paulo, Fundo Editorial Procienx, 1985.
117. CHIANG Chin L. Competing risks in mortality analysis. Annual Review of Public Health 1991; 12:281-307.
118. Two views of the causes of cancers. Nature 1981; 289(5):431-432.
119. MANTON KG, PATRICK CH & STALLARD E. Population impact of mortality reduction: the effects of elimination of major causes of death on the "saved" population. International Journal of Epidemiology 1980; 9(2):111-120.

120. GOTLIEB Sabina LD. Mortalidade diferencial por causas, São Paulo, Brasil, 1970: tábuas de vida de múltiplo decremento. Revista de Saúde Pública (SP) 1981; 15:401-417.
121. PAES Neir A. Mortalidade em Recife: aplicação de um modelo de riscos competitivos. Revista de Saúde Pública (SP) 1985; 19(3):251-262.
122. ROBINE JM & COLVEZ A. L'espérance de vie en bonne santé, un indicateur d'avenir pour mesurer l'état de santé des populations. Revue d'Épidémiologie et de Santé Publique 1990; 38:373-375.
123. ROBINE Jean M & RITCHIE Karen. Health life expectancy: evaluation of global indicator of change in population health. British of Medical Journal 1991; 302:457-460.
124. Ministério da Saúde. Terminologia básica em saúde. Brasília, Centro de Documentação, 1987.
125. Ministério da Saúde. Normas de pesquisa em saúde: Resolução N.º 01/88. Conselho Nacional de Saúde. Brasília, Ministério da Saúde, 1988.
126. IMHOF Arthur E. Problemas de mortalidade no Brasil e na Alemanha: passado-presente-futuro. Aprendendo um do outro? Revista de Saúde Pública (SP) 1985; 19(3):233-250.
127. LAURENTI Ruy. Mortalidade infantil nos Estados Unidos, Suécia e Estado de São Paulo. Revista de Saúde Pública (SP) 1987; 21(3):268-273.

Capítulo 7

FECUNDIDADE

I. Considerações gerais, 144
   A. Os termos "fertilidade" e "fecundidade", 144
   B. Fontes de dados para o estudo da fecundidade, 145

II. As taxas mais empregadas em demografia e saúde, 146
   A. Taxa bruta de natalidade, 146
   B. Taxa de fecundidade geral, 147
   C. Taxa de fecundidade específica, por idade, 147
   D. Taxa de fecundidade total (TFT), 147
   E. Taxa bruta de reprodução (TBR), 148

III. Determinantes da fecundidade de uma população, 149

IV. Registro de nascimentos, 149
   A. Procedimentos legais para registro de nascimentos, 150
   B. Modelo de declaração de nascido vivo, no Brasil, 150
   C. Avaliação do sistema de informações sobre nascimentos, no Brasil, 150

V. Sub-registro de nascimentos, 152
   A. Razões da existência de sub-registro de nascimentos, 152
   B. Repercussões do sub-registro de nascimentos, 152
   C. Estimativas do sub-registro de nascimentos, no Brasil, 152
   D. Sobre-registro de nascimentos, 153

VI. Problemas na preparação das estatísticas sobre nascimentos, 154

VII. Comentário final, 154
   Questionário, 155
   Exercícios e leitura complementar, 155
   Referências bibliográficas, 155

No capítulo anterior, foram vistas as estatísticas de mortalidade, que são muito utilizadas na avaliação das condições de saúde da população. No presente capítulo, será a vez de um outro campo das estatísticas vitais, o que trata da fecundidade e da natalidade. Inicialmente, teceremos comentários sobre a terminologia empregada e as fontes de dados para seu estudo. Depois, concentraremos as explanações nas taxas mais empregadas e no sistema de informação sobre nascimentos existente no país.

I. CONSIDERAÇÕES GERAIS

A. OS TERMOS "FERTILIDADE" E "FECUNDIDADE"

Os termos "fertilidade" e "fecundidade" referem-se, ambos, à geração de filhos, mas não são sinônimos. Há muita confusão sobre os seus significados, em parte devido às diferentes interpretações desses termos, ao serem traduzidos de idiomas estrangeiros: em português, eles têm a mesma conotação que lhes é dada em espanhol e francês, e a inversa da empregada em inglês (Quadro 7.1).

• **Fertilidade**

"Fertilidade" designa a capacidade de gerar filhos. Toda mulher, teoricamente, tem essa capacidade, desde a menarca à menopausa.

• **Fecundidade**

O potencial de procriar pode, na prática, não se realizar em algumas mulheres, em razão de esterilidade ou infertilidade, em

Quadro 7.1 Equivalência dos termos fertilidade e fecundidade, em quatro idiomas

Idioma	Significado	
	Capacidade de procriar	Coeficiente
Português	Fertilidade	Fecundidade
Espanhol	Fertilidad	Fecundidad
Francês	Fertilité	Fecundité
Inglês	Fecundity	Fertility

Fecundidade **145**

Quadro 7.2 Indicadores demográficos, estimados para os períodos 1950-1955 e 1990-1995, em países selecionados

Indicadores	Períodos	Brasil	Argentina	Bolívia	Cuba	México
Taxa bruta de	1950-55	44,6	25,4	47,1	29,7	45,5
natalidade[1]	1990-95	23,3	20,3	34,4	17,4	27,9
Taxa de fecundidade	1950-55	6,2	3,2	6,8	4,1	6,8
total	1990-95	2,8	2,8	4,6	1,9	3,2
Taxa bruta de	1950-55	3,0	1,6	3,3	2,0	3,3
reprodução	1990-95	1,3	1,4	2,2	0,9	1,5
Taxa de mortalidade	1950-55	15,1	9,2	24,0	11,1	16,6
geral[1] (não padronizada)	1990-95	7,4	8,6	9,4	6,7	5,5
Taxa de crescimento	1950-55	29,5	16,2	23,1	18,7	28,9
natural[1,2]	1990-95	15,9	11,7	25,0	10,7	22,5
Taxa de mortalidade	1950-55	134,7	63,6	175,7	80,6	114,9
infantil[3]	1990-95	56,5	28,8	84,8	14,2	35,2
Esperança de vida	1950-55	51,0	62,3	40,4	59,5	50,8
(ao nascer)	1990-95	63,3	71,4	61,1	75,7	70,3

[1] taxa por 1.000 habitantes
[2] diferença entre as taxas de natalidade e de mortalidade
[3] Taxa por 1.000 nascidos vivos
Fonte: Resumido de CELADE, Boletim Demográfico 1993; 26(51).[2]

decorrência de ser controlado voluntariamente. A real geração de filhos, isto é, a materialização do potencial de procriar, é a informação prática de interesse, que é dada pelas medidas de fecundidade.

- **Faixa etária para a determinação da fecundidade**

A faixa etária das mulheres utilizada para a determinação da fecundidade é colocada, em termos práticos, entre 15 e 49 anos. Embora antes dos 15 anos de idade a mulher possa ter filhos, a maioria dos nascimentos ocorre na citada faixa etária, cujo limite inferior, fixado em 15 anos, facilita o estudo do assunto em termos estatísticos.

- **Exemplo 1**: estatísticas de nascidos vivos do Distrito Federal

Segundo o IBGE, foram registrados 33.262 nascidos vivos nos cartórios do Distrito Federal, em 1989, sendo 100 de mães menores de 15 anos, 33.077 de 15 a 49 anos, 10 de mães com 50 anos de idade ou mais, e 75 com idade materna desconhecida.[1]

- **Exemplo 2**: estatísticas de nascidos vivos do Rio Grande do Sul

Dados provenientes daquele Estado, armazenados em sistema de informações do Ministério da Saúde, indicam que, no ano de 1992, de 167.912 nascidos vivos no Rio Grande do Sul, 988 eram filhos de mães com idade inferior a 15 anos; 161.227 de mães na faixa etária de 15 a 49 anos; 10 de mães com idade acima de 50 anos e 5.687 de mães cuja idade era desconhecida.

B. FONTES DE DADOS PARA O ESTUDO DA FECUNDIDADE

- **Registros civis**

Muitas das questões atinentes ao estudo da mortalidade, abordadas no capítulo anterior, aplicam-se igualmente à fecundidade. A análise das tendências de ambas é feita a partir dos Registros Civis. Os dados sobre mortalidade no país, como foi visto, contêm imprecisões, mas vêm-se tornando progressivamente mais próximos da realidade. O mesmo se dá com a qualidade dos dados sobre nascimentos. As imperfeições existentes não invalidam a utilização das estatísticas, já que permitem uma avaliação aproximada da situação.

Semelhante ao relatado para a mortalidade, existem também dois sistemas de informação sobre nascidos vivos, no Brasil. Um é o do IBGE, órgão que desde 1974 coleta e divulga essas informações.[1] O outro é o do Ministério da Saúde. Na seção sobre "registro de nascimentos", mais adiante, no capítulo, detalhes serão mostrados sobre o assunto.

- **Recenseamentos e inquéritos**

A deficiência nos registros de nascimentos, com proporção expressiva de ocorrências não declaradas oficialmente, faz com que a natalidade e a fecundidade sejam também investigadas por outros meios, em particular, através de estimativas indiretas, baseadas em recenseamentos e inquéritos. No país, o censo demográfico brasileiro, especialmente a partir de 1940 com as mudanças então introduzidas, tornou-se a fonte básica de dados para o estudo desses temas, aliado, a partir da década de 1960, às pesquisas amostrais, principalmente as do IBGE.

Quadro 7.3 Número de nascidos vivos, por idade da mãe, e de mulheres em idade fértil: Rio Grande do Sul, 1992

Idade (anos)	Número de nascidos vivos	Número de mulheres
15-19	27.774	404.412
20-24	46.075	401.116
25-29	44.314	425.933
30-34	30.238	393.025
35-39	14.900	347.775
40-44	4.239	291.521
45-49	372	232.118
Total	167.912	2.495.900

Número de nascidos vivos do sexo feminino no ano: 82.502
População do Estado, estimada para a metade do ano: 9.249.218 habitantes
Dados sujeitos a revisão
Fonte: Ministério da Saúde, CENEPI

II. AS TAXAS MAIS EMPREGADAS EM DEMOGRAFIA E SAÚDE

Os números absolutos de nascidos vivos ocorridos em uma população, como os mostrados nos exemplos do Distrito Federal e do Rio Grande do Sul, têm de ser relacionados a outros valores absolutos que com eles guardem relação de modo a gerar taxas para comparar as populações. Em geral, os cálculos das taxas são feitos em base anual, mas podem também ser mensais, trienais ou referidos a um outro período de tempo.

Para termos de ilustração, a evolução de diversos indicadores demográficos na segunda metade do século XX, no Brasil e em outros quatro países latino-americanos selecionados para comparação — Argentina, Bolívia, Cuba e México — é apresentada no Quadro 7.2.[2] Notem-se a tendência decrescente das taxas e o aumento da esperança de vida ao nascer em todos os países, refletindo a melhoria da situação no período considerado. Essa tendência é praticamente universal.

Quadro 7.4 Fórmulas das taxas de natalidade e de fecundidade

• TAXA BRUTA (OU GERAL) DE NATALIDADE:

$$\frac{\text{Número de nascidos vivos, no período}}{\text{População na metade do período}} \times 1000$$

• TAXA DE FECUNDIDADE GERAL :*

$$\frac{\text{Número de nascidos vivos, no período}}{\text{Número de mulheres, com idade entre 15 e 49 anos, na metade do período}} \times 1000$$

• TAXA DE FECUNDIDADE ESPECÍFICA, POR IDADE:

$$\frac{\text{Número de nascidos vivos, no período, de mulheres de um dado grupo etário}}{\text{Número de mulheres do mesmo grupo etário, na metade do período}} \times 1000$$

* Pouco utilizada

As três primeiras taxas do citado quadro, assim como a taxa específica de fecundidade por idade, serão detidamente analisadas no capítulo.

Os dados do Rio Grande do Sul referentes ao ano de 1992, mostrados no Quadro 7.3, serão utilizados para ilustração do levantamento das taxas aqui apresentadas. Os nascidos vivos de mães de idade ignorada, assim como os de mães de menos de 15 anos e de 50 anos e mais, foram colocados, em termos proporcionais, nas faixas etárias de 15 a 49 anos. O Quadro 7.4 contém as fórmulas e o 7.5 ilustra a forma de computação das respectivas taxas que, a seguir, são detalhadas.

A. TAXA BRUTA DE NATALIDADE

A taxa bruta de natalidade — ou coeficiente geral de natalidade — relaciona o número de nascidos vivos com a população total.

• Exemplo 1: cálculo da taxa bruta de natalidade para o Rio Grande do Sul, em 1992

O número de nascidos vivos foi de 167.912, durante o ano, enquanto a população do Estado era estimada em 9.249.218 habitantes, em 1.7.1992. Com esses dados, chega-se à taxa bruta de natalidade de aproximadamente 18 nascidos vivos para cada grupo de 1.000 habitantes (Quadro 7.5).

O numerador da taxa contém o número de nascidos vivos, ocorridos em um dado período. No denominador, é colocada a população total, na metade do período; logo, inclui mulheres e homens, adultos e crianças. Deve-se ter em conta, portanto, que a variação da taxa de natalidade, com o tempo, pode ser conse-

Quadro 7.5 Taxas de natalidade, de fecundidade e de reprodução: Rio Grande do Sul, 1992 (computadas a partir dos dados do Quadro 7.3)

• TAXA BRUTA DE NATALIDADE:

$$= \frac{167.912}{9.249.218} \times 1000 = 18,2 \text{ nascidos vivos por 1.000 habitantes}$$

• TAXA DE FECUNDIDADE GERAL:

$$= \frac{167.912}{2.495.900} \times 1000 = 67,3 \text{ nascidos vivos por 1.000 mulheres de 15 a 49 anos}$$

• TAXA DE FECUNDIDADE ESPECÍFICA, POR IDADE (em mulheres de 15 a 19 anos):

$$= \frac{27.744}{404.412} \times 1000 = 68,8 \text{ nascidos vivos por 1.000 mulheres de 15 a 19 anos}$$

• TAXA DE FECUNDIDADE TOTAL :*
= 2,12 filhos (de ambos os sexos) por mulher

• TAXA BRUTA DE REPRODUÇÃO :*
= 2,12 × 0,4913 = 1,04 filha por mulher

* Ver Quadro 7.7

qüência de alterações no numerador e no denominador da fração: assim, tanto pode decorrer de alterações quantitativas na geração de filhos, como por mudanças na estrutura da população por sexo e idade. Ora, se uma taxa varia com a estrutura da população, ela não é um bom indicador para comparações. Contudo, as taxas de natalidade são muito utilizadas para acompanhar o que ocorre em uma população, com o passar do tempo.

• Exemplo 2: evolução das taxas brutas de natalidade no Brasil

Essa taxa situou-se em torno de 45 nascidos vivos, ao ano, por mil habitantes, durante longo tempo. O começo da tendência decrescente dos coeficientes foi detectado nos anos 60. No início da década de 1980, a taxa de natalidade era de 30 por mil, caindo, na primeira metade da década de 1990, para 23 por mil.

Os países africanos, em 1988, na sua maioria, apresentavam taxas de natalidade de 45 (± 5) nascidos vivos anuais, por mil habitantes. Na quase totalidade dos países europeus, naquele mesmo ano, a taxa era inferior a 20 nascidos vivos, por mil habitantes.[3] Na Argentina e Cuba, as taxas de natalidade também são baixas (Quadro 7.2).

Quando a estrutura de uma população, por sexo e idade, varia com o tempo, a interpretação da evolução das taxas de natalidade, por um período muito longo, deve ser cuidadosa. Esse inconveniente não existe, quando a análise restringe-se a períodos curtos.

Além de ser empregada para acompanhar o que ocorre com a população, com o passar do tempo, as taxas de natalidade são também usadas no cálculo do crescimento natural da população. Esse resulta da diferença entre os níveis das taxas brutas de natalidade e de mortalidade — sem contar a migração. As duas taxas eram, para o Brasil, no período 1990-1995, respectivamente, de 23,3 nascidos vivos por mil e de 7,4 óbitos por mil, o que resulta em um crescimento natural de 15,9 habitantes por mil habitantes (Quadro 7.2).

Em planejamento e administração, as taxas de natalidade são empregadas para prever necessidades da população, como, por exemplo, número de leitos em maternidades, de parteiras e de consultas pré-natais.

B. TAXA DE FECUNDIDADE GERAL

A taxa de fecundidade geral — ou taxa bruta de fecundidade — relaciona o número de nascidos vivos, ocorridos em um dado período de tempo, com o número de mulheres em idade de procriar (ver fórmula no Quadro 7.4).

• Exemplo: cálculo da taxa de fecundidade geral para o Rio Grande do Sul, em 1992

O número de nascidos vivos foi de 167.912, durante o ano, enquanto o de mulheres entre 15 e 49 anos, em 1.7.1992, era estimado em 2.495.900, o que resultou uma taxa geral de fecundidade de 67 nascidos vivos para cada grupo de mil mulheres em idade fértil (Quadro 7.5).

Esse indicador é mais refinado do que o anterior, embora ambos tenham o mesmo numerador. A diferença reside no denominador.

• denominador da taxa bruta de natalidade: a população total; e

• denominador da taxa de fecundidade geral: o número de mulheres em idade fértil.

Em termos comparativos, a taxa de fecundidade geral fornece uma noção mais apropriada da geração de filhos, na população, do que a taxa de natalidade. Contudo, ela também tem limitações na comparação de populações cujas estruturas etárias das mulheres em idade de procriar sejam diferentes. Essa é a razão para seu pouco uso. Na prática, são muito usadas a taxa de fecundidade específica por idade e, principalmente, a taxa de fecundidade total.

C. TAXA DE FECUNDIDADE ESPECÍFICA, POR IDADE

Esse indicador relaciona o número de nascidos vivos, referidos a uma determinada idade da mãe, com o número total de mulheres, na mesma idade. Portanto, tem-se que saber a idade materna para a computação desse indicador. A justificativa para o seu uso é a enorme variação da fecundidade, em relação à idade da mulher.

• Exemplo 1: cálculo da taxa de fecundidade por idade para o Rio Grande do Sul, em 1992

O Quadro 7.3 contém os elementos necessários para o cálculo das taxas de fecundidade, por idade. Um exemplo de sua computação para a faixa etária de 15 a 19 anos aparece no Quadro 7.5. O número de nascidos vivos, de mães entre 15 e 19 anos de idade, foi de 27.774 e o de mulheres entre 15 e 19 anos de idade, em 1.7.1992, estimado em 404.412. A conseqüente taxa de fecundidade, para aquele ano, no grupo etário considerado, foi de aproximadamente 69.

• Exemplo 2: taxas de fecundidade por idade no Brasil

No início da vida reprodutiva da mulher e próximo à menopausa, a geração de filhos é menor do que nas faixas etárias intermediárias (Quadro 7.6). O mesmo perfil é encontrado em, praticamente, todas as populações humanas.

D. TAXA DE FECUNDIDADE TOTAL (TFT)

A partir das taxas de fecundidade específicas, é estimada a taxa de fecundidade total, muito empregada em comparações populacionais. Ela é obtida pela soma das taxas de fecundidade específicas, por idade.

A base para as computações é o conhecimento da taxa específica de fecundidade, para cada idade da mulher, entre 15 e 49 anos. Como há 35 taxas específicas, uma para cada idade entre 15 e 49 anos, o somatório desses 35 valores fornece a TFT.

• Exemplo 1: cálculo da taxa de fecundidade total para o Rio Grande do Sul, em 1992

Quadro 7.6 Taxa de fecundidade específica, por idade, por mil mulheres, em cada grupo etário: Brasil, 1980-1985

Faixa etária (anos)	15-19	20-24	25-29	30-34	35-39	40-44	45-49
Coeficiente de fecundidade	57	204	224	168	104	42	4

Fonte: CELADE. Em OPS, Las condiciones de salud en las Americas, 1981-1984. Publicación científica número 500, 1986, volume 1: 16.[4]

Foi visto que a taxa de fecundidade para 1992, no Rio Grande do Sul, foi estimada em 69 nascidos vivos por mil mulheres de 15 a 19 anos: mais exatamente, 0,0688 se em relação à unidade (deixando de se fazer a multiplicação por mil). Cada idade, entre 15 e 19 anos, contribui com 0,0688 para a fecundidade total. Como há mães de 15, 16, 17, 18 e 19 anos, isto é, cinco grupos etários, multiplica-se 0,0688 por 5, o que resulta em 0,344. Esta é a real contribuição do grupo de mulheres de 15 a 19 anos para a fecundidade total.

O mesmo se faz para os outros seis grupos etários: 20-24, 25-29, 30-34, 35-39, 40-44 e 45-49 anos.

Após feitos os cálculos, chega-se a 35 valores, um para cada idade entre 15 e 49 anos. O somatório desses 35 valores fornece a TFT para o ano considerado; no caso, o ano de 1992.

Na verdade, em termos práticos, procede-se da maneira como está assinalada no Quadro 7.7. Note-se que há sete faixas etárias no corpo do citado quadro. Somam-se as sete contribuições das sete faixas etárias, o que resulta em 0,4235. Esse valor é multiplicado por 5, obtendo-se a taxa de fecundidade total: no caso, 2,12 filhos vivos, de ambos os sexos, por mulher.

• Exemplo 2: evolução da taxa de fecundidade total no Brasil

Essa taxa manteve-se sempre alta e relativamente estável, oscilando entre 6 e 7 nascidos vivos por mulher em idade reprodutiva até a década de 1960, quando se iniciou a tendência decrescente (Quadro 7.8). Em 1980, a taxa era estimada em 4,4 nascidos vivos por mulher e, em 1991, em 2,7 nascidos vivos por mulher.

Estimativas alusivas a países africanos, referentes ao ano de 1988, colocavam a taxa de fecundidade total entre cinco e oito nascidos vivos, por mulher; já nos países europeus, naquele mesmo ano, situava-se entre um e meio e dois nascidos vivos, por mulher.[3]

Ao contrário dos coeficientes gerais (como os de fecundidade, de natalidade e de mortalidade), que dependem da estrutura etária das respectivas populações, a TFT não é influenciada pela distribuição etária. Desse modo, ela é muito empregada em comparações populacionais de fecundidade.

Quadro 7.7 Fecundidade específica, por idade, e cálculo da taxa de fecundidade total e da taxa bruta de reprodução: Rio Grande do Sul, 1992

Idade (anos)	Número de nascidos vivos (1)	Número de mulheres (2)	Fecundidade específica (1)/(2)
15-19	27.774	404.412	0,0688
20-24	46.075	401.116	0,1149
25-29	44.314	425.933	0,1040
30-34	30.238	393.025	0,0769
35-39	14.900	347.775	0,0428
40-44	4.239	291.521	0,0145
45-49	372	232.118	0,0016
Total	167.912	2.495.900	0,4235*

Dados sujeitos a revisão
Fonte: Dados das colunas (1) e (2), ver Quadro 7.3
Cálculo das taxas:
*Taxa de fecundidade total: 0,4235 × 5 = 2,12 nascidos vivos por mulher
Proporção de nascidos vivos do sexo feminino, no ano: 82.502/167.912 = 0,4913
Taxa bruta de reprodução: 2,12 × 0,4913 = 1,04 filha por mulher

Quadro 7.8 Taxa de fecundidade total, no Brasil, 1940-1991

Ano	1940	1950	1960	1970	1980	1986	1991
Taxa	6,2	6,2	6,3	5,8	4,4	3,5	2,7

Fonte: IBGE, exceto 1986, que se refere à Pesquisa nacional sobre saúde materno-infantil e planejamento familiar: relatório resumido. Rio de Janeiro, BEMFAM, 1989.[5]

A taxa de fecundidade total é de interpretação complexa. Nela estão representadas diversas gerações de mulheres. O resultado – por exemplo, uma TFT de 2 – aponta para o número médio de filhos, ao final da vida reprodutiva da mulher. No entanto, esse resultado não provém da observação de uma coorte de mulheres, mas de um corte transversal da população, em um determinado ano. Nesse ponto, a TFT é semelhante à esperança de vida. Esta indica o número médio de anos que uma pessoa, de uma determinada idade, ainda viverá, se a mortalidade mantiver-se nos níveis atuais. A TFT representa a fecundidade que uma mulher de 15 anos apresentará na sua vida reprodutiva (de 15 a 49 anos) se as condições atuais permanecerem as mesmas. Embora seja uma suposição irrealista, a taxa é útil para sintetizar o nível da fecundidade da população.

Se a taxa de fecundidade total for de 2 (na verdade, 2,1 ou 2,2, para levar em conta o impacto da mortalidade), a população tende a se estabilizar.

Se a taxa de fecundidade total permanecer acima de 2 (ou melhor, acima de 2,1 ou 2,2, pela razão apontada), a população tende a crescer, tanto mais rapidamente quanto mais se afaste desses valores. Em tal caso, haverá reposição da população, em número equivalente ao das pessoas que morrem e ainda um excesso, o que faz o crescimento demográfico ser positivo.

Se a taxa de fecundidade total estiver abaixo de 2, a população diminuirá de tamanho, ou seja, não haverá reposição equivalente ao número das pessoas que morrem: a população apresentará crescimento demográfico negativo.

E. TAXA BRUTA DE REPRODUÇÃO (TBR)

A taxa bruta de reprodução informa o ritmo de nascimento de mulheres, na população. Indiretamente, dá uma medida da fecundidade futura desta população. Grosso modo, a taxa bruta de reprodução é a metade da taxa de fecundidade total. A diferença entre as duas taxas reside no numerador:

• numerador da taxa de fecundidade total (TFT): número de nascidos vivos de ambos os sexos; e
• numerador da taxa bruta de reprodução (TBR): número de nascidos vivos do sexo feminino.

A estimativa da taxa bruta de reprodução é fornecida através da taxa de fecundidade total. Esta, multiplicada pela proporção de nascidos vivos do sexo feminino, resulta na taxa bruta de reprodução.

• Exemplo 1: cálculo da taxa de reprodução para o Rio Grande do Sul, em 1992

Como se pode ver no Quadro 7.7, a proporção de nascidos vivos do sexo feminino, no ano de 1992, foi de 0,4913. Como a TFT foi estimada em 2,12, tem-se: 2,12 × 0,4913, o que resulta em uma TBR de, aproximadamente, uma filha por mulher.

• **Exemplo 2:** evolução das taxas brutas de reprodução no Brasil

A taxa era estimada em três filhas nascidas vivas por mulher, no período 1950-1955, e diminuiu para 1,3, no período 1990-1995 (Quadro 7.2). A geração das filhas, portanto, está apenas um pouco maior do que a geração das mães. Conseqüentemente, a população tende a aumentar.

Veja-se, no mesmo Quadro 7.2, a situação de Cuba, no período 1990-1995. A taxa bruta de reprodução era estimada em 0,9 filha por mulher. Logo, o número de filhas não está repondo o número de mães: a população tende a diminuir.

Na taxa bruta de reprodução, leva-se em consideração apenas o impacto da fecundidade. Como, na vida real, algumas mulheres morrem em idade reprodutiva, pode-se deduzir a mortalidade na computação do indicador. Isto é feito pelo cálculo da "taxa líquida de reprodução", o que permite avaliar o grau de reposição de uma geração pela outra, com mais exatidão. Em populações de baixa mortalidade, as taxas brutas e líquidas de reprodução são muito próximas.

III. DETERMINANTES DA FECUNDIDADE DE UMA POPULAÇÃO

Os níveis de fecundidade da mulher são resultantes de múltiplas causas, localizadas no próprio ser humano e no meio ambiente. Como é patente, por comparações regionais e de séries históricas, o desenvolvimento socioeconômico está intimamente correlacionado ao nível de fecundidade da população, mas trata-se de uma relação na qual existem fatores biológicos e comportamentais, em complexa interação.

Nas condições de vida rural, em muitas áreas do Brasil, é muito importante a participação das crianças, nos afazeres diários, como contribuição à economia familiar. Elas servem de mão-de-obra para a produção de bens e serviços, tanto domésticos como em pequenas empresas. Representam, além de meio de sobrevivência, satisfação na vida diária, esperança de futuro melhor e seguro para a velhice.

A alta mortalidade na infância impede a incorporação, à família, de um número mais significativo de crianças, as quais, em muitas áreas rurais representam uma força de trabalho expressiva. Com a diminuição da mortalidade infantil e a modernização da sociedade, especialmente nas áreas urbanas, um número menor de nascimentos passa a ser a aspiração da família.

Quando a família é obrigada a comprar alimentos, pagar a escola das crianças, o transporte e tantas coisas mais, como ocorre na vida urbana, os filhos pesam significativamente no orçamento familiar e a conseqüência natural é a tentativa de limitar o tamanho da família. Criam-se, assim, um genuíno desejo por famílias menores e a busca mais intensa por métodos contraceptivos eficazes.

Os programas de controle populacional ou de planejamento familiar encontrarão maiores ou menores facilidades em função de se defrontarem com pessoas, famílias e comunidades em diferentes estágios de desenvolvimento e que se traduzem por diferentes expectativas sobre o tamanho da família ideal.

De uma maneira esquemática, na determinação da fecundidade da população podem ser identificados dois grandes grupos de fatores:[6, 7]

1. os fatores determinantes "básicos", "distantes" ou "distais", de natureza socioeconômica: o nível de educação e de informação da mulher representa elemento de destaque, nesse complexo de fatores, em estreita correlação com a modernização da sociedade e a urbanização da população. No Brasil, um terço da população era considerada urbana, em 1930, proporção que passou para dois terços, em 1980, e para três quartos, em 1991. A urbanização faz com que a mulher tenha mais acesso às informações sobre contracepção, maior facilidade de participar no mercado de trabalho e de modificar rapidamente os seus hábitos de vida;

2. os fatores determinantes "imediatos", "próximos" ou "proximais", assim chamados por sua ação direta sobre a fecundidade, que representam os diversos elos pelos quais as causas socioeconômicas atuam na fecundidade. Entre eles, encontram-se:

• os fatores que fixam a duração do período reprodutivo, tais como a idade do casamento ou de separação e a infertilidade do casal;

• o uso adequado de métodos contraceptivos eficazes: no inquérito realizado no país, em 1986, pela BEMFAM, 66% das mulheres em idade de procriação usavam um método contraceptivo eficaz (Quadro 7.9);[5]

• o recurso ao aborto induzido: a questão é de difícil mensuração, por suas implicações legais e morais, embora a sua incidência seja considerada alta pelos especialistas.[8] Estimativas encontradas na literatura especializada apontam para as seguintes cifras: três a quatro abortos induzidos, no país, para cada dez nascimentos,[9] ou, então, um coeficiente de 32 abortos por mil mulheres de 15 a 44 anos de idade.[10] A partir dessa última estimativa e tendo-se em conta uma população brasileira de 150 milhões e 30 milhões de mulheres na faixa etária mencionada, haveria um total anual de quase 1 milhão de abortos induzidos;

• a incidência do aborto espontâneo e a duração do período de infertilidade pós-parto – este último está diretamente relacionado à duração do aleitamento materno, já que o processo de lactação adia, por algum tempo, o retorno da ovulação – inibindo, portanto, a fecundação e concorrendo para aumentar o espaçamento entre os nascimentos.

IV. REGISTRO DE NASCIMENTOS

A correta utilização das taxas de natalidade, de fecundidade e de reprodução requer o conhecimento de pormenores sobre a fonte de dados empregada para a sua preparação, no caso, o registro de nascimentos. A partir desses registros elaboram-se as estimativas diretas das respectivas taxas.

Quadro 7.9 Uso da anticoncepção, segundo o método, em mulheres atualmente casadas de 15 a 44 anos: Brasil, 1986

Método	%
Esterilização feminina	27
Pílula	25
Coito interrompido	5
Abstinência periódica	4
Outros métodos*	5
Não usando	34
Total	100

* Inclui cóndon, esterilização masculina, DIU, métodos vaginais e injeção.
Fonte: Pesquisa nacional sobre saúde materno-infantil e planejamento familiar: relatório resumido. Rio de Janeiro, BEMFAM, 1989:10.[5]

A. PROCEDIMENTOS LEGAIS PARA REGISTRO DE NASCIMENTOS

Quando uma criança nasce, os pais ou responsáveis devem, por imposição legal, registrá-la em cartórios, denominados de "Registro Civil" — os mesmos dos registros de óbitos – que, para isso, reservam os "Livros de Registro de Nascimento". No ato, são emitidas as "certidões", que ficam em poder dos pais ou responsáveis, das quais constam, no Brasil, os dados de identificação, filiação, data e local do nascimento. Essa sistemática de procedimentos vigorou, por longo tempo, isoladamente; só recentemente houve mudança de estratégia, em face da deficiência crônica das nossas estatísticas de nascimentos.

Em muitos países, o Brasil incluído, é cobrada uma determinada quantia, no ato do registro de nascimento. Em outros países, o fornecimento de um documento tão essencial como a certidão de nascimento, que atesta a existência legal de uma pessoa, é inteiramente gratuito. Os funcionários do próprio hospital, onde ocorre o parto, encarregam-se de recolher os dados, logo ao nascimento, e providenciam a emissão do certificado, que é entregue à família.

O certificado de nascimento usado em alguns países inclui muitas informações de interesse epidemiológico.

• **Exemplo**: certificado de nascimento adotado nos Estados Unidos

Há anos, no certificado de nascimento utilizado naquele país, figuram detalhes sobre a gravidez (mês da gestação em que se iniciaram as consultas pré-natais, número de consultas pré-natais, duração da gestação e ocorrência de complicações), sobre o recém-nascido (peso e presença de anomalias congênitas) e sobre a família (níveis de escolaridade, etnia e grupo sangüíneo da mãe). Desta maneira, a certidão de nascimento tornou-se um documento valioso para o conhecimento das características deste grupo populacional e para pesquisas epidemiológicas sobre a gestação, o parto e o recém-nascido. A partir de 1989, foram acrescidos novos itens, no certificado, com o intuito de obter informações adicionais sobre outros fatores de risco. Mediante avaliação do novo certificado, realizado no próprio ano de implantação do novo modelo, comprovou-se que 17% dos certificados ainda não continham a informação sobre "ganho ponderal materno durante a gravidez", em 8% faltavam dados sobre "hábito de fumar" e, em 5%, sobre "tipo de parto".[11] As falhas detectadas apontaram para os pontos onde deveriam ser concentrados os esforços de melhoria da qualidade das estatísticas norte-americanas de nascimentos.

B. MODELO DE DECLARAÇÃO DE NASCIDO VIVO, NO BRASIL

No ano de 1990, foi implantado, no país, o "Sistema de Informação sobre Nascimentos" (SINASC), coordenado pelo Ministério da Saúde, do qual participam os níveis estadual e municipal de saúde. Como estratégia principal, foi adotado um novo modelo de declaração de nascido vivo (Fig. 7.1), que reserva espaço para o registro das principais características da mãe e do recém-nascido.[12-15]

Uma faceta inovadora, da nova sistemática, consiste na forma de preenchimento do documento, que passa a ser feito em unidades de saúde, nos casos de parto ocorridos em hospitais e outros estabelecimentos de saúde, e em Cartórios de Registro Civil, nos ocorridos em domicílio ou em outros locais.

O Quadro 7.10 mostra detalhes do destino das três vias que compõem a nova declaração de nascidos vivos. Em síntese, acontece o seguinte:

a) a primeira via permanece na própria maternidade; ela vai alimentar o sistema de informações sobre nascimentos;

b) a segunda via deve ser levada pela família ao cartório, para termos de registro civil; trata-se de procedimento semelhante ao registro de óbito, em cartório;

c) a terceira via pode seguir dois caminhos: 1. é enviada, pelo próprio pessoal da maternidade, para a unidade de saúde onde a mãe será atendida; 2. é entregue à família, que a leva à unidade de saúde de sua escolha. Esta terceira via é utilizada para visitação ou atendimento por enfoque de risco: por exemplo, recebem atenção prioritária os recém-nascidos de peso baixo, os provenientes de parto gemelar e os de mães adolescentes ou idosas.

C. AVALIAÇÃO DO SISTEMA DE INFORMAÇÕES SOBRE NASCIMENTOS, NO BRASIL

A nova maneira de obter informações sobre nascimentos foi testada, antes de ser estendida a todo o país. A experiência do Distrito Federal é descrita a seguir.

• **Exemplo**: notificação de nascimentos, no Distrito Federal

Na capital do país, cerca de 80% dos partos ocorrem na rede pública de serviços de saúde; estima-se que menos de 2% dos partos ocorram no domicílio. Desde 1986, o sistema de declaração de nascidos vivos, em três vias, foi instituído em caráter experimental, vinculado ao Registro Civil. Todas as maternidades foram a ele integradas. Avaliação efetuada em 1987, pelo Departamento de Saúde Pública da Secretaria de Saúde do Dis-

Quadro 7.10 Destino da declaração de nascidos vivos, preenchida em estabelecimento de saúde

A declaração é preenchida em três vias.
1a. VIA (cor branca) – Permanece no estabelecimento de saúde onde ocorreu o parto. É recolhida, periodicamente, pelos órgãos locais de informação de saúde e municia o sistema de informação sobre nascimentos, em nível estadual. A reunião dos dados estaduais alimenta o "Sistema de Informações sobre Nascimentos" (SINASC), em nível nacional, coordenado pelo Ministério da Saúde.
2a. VIA (cor amarela) – É destinada à família, que a leva ao cartório, para o registro do nascimento. O cartório fornece:
• à família: a "certidão de nascimento", que é o documento oficial (a declaração não substitui a certidão como documento legal);
• ao IBGE: mapas (tabelas) trimestrais, que aquele órgão utiliza para compor a série anual "Estatísticas de Registro Civil", disponível desde de 1974.[1]
3a. VIA (cor rosa) – É encaminhada, às unidades locais de saúde, pela maternidade ou pela família. Ela é utilizada para fins de assistência materno-infantil, principalmente para localização e acompanhamento de puérperas e recém-nascidos.
NOTA: Se a declaração é preenchida em cartório, por ter sido o parto domiciliar ou por algum outro motivo, a segunda via da declaração é inutilizada. A primeira via permanece no Cartório (e servirá para os fins estatísticos), e a outra destina-se à família (que a leva à unidade de saúde onde mantiver contacto).

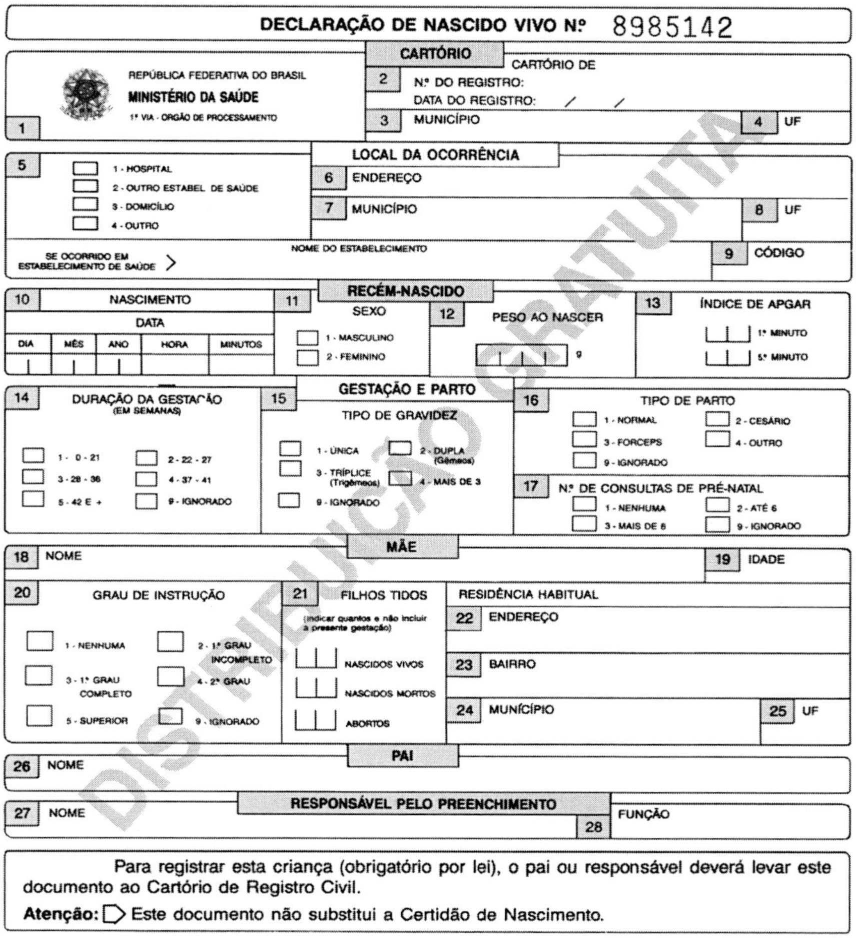

DECLARAÇÃO DE NASCIDO VIVO Nº 8985142

REPÚBLICA FEDERATIVA DO BRASIL
MINISTÉRIO DA SAÚDE
1ª VIA - ORGÃO DE PROCESSAMENTO

1

CARTÓRIO
2 CARTÓRIO DE
Nº DO REGISTRO:
DATA DO REGISTRO: / /
3 MUNICÍPIO
4 UF

LOCAL DA OCORRÊNCIA
5
1 - HOSPITAL
2 - OUTRO ESTABEL DE SAÚDE
3 - DOMICÍLIO
4 - OUTRO
6 ENDEREÇO
7 MUNICÍPIO
8 UF
SE OCORRIDO EM ESTABELECIMENTO DE SAÚDE >
NOME DO ESTABELECIMENTO
9 CÓDIGO

RECÉM-NASCIDO
10 NASCIMENTO
DATA
DIA | MÊS | ANO | HORA | MINUTOS
11 SEXO
1 - MASCULINO
2 - FEMININO
12 PESO AO NASCER
g
13 ÍNDICE DE APGAR
1º MINUTO
5º MINUTO

GESTAÇÃO E PARTO
14 DURAÇÃO DA GESTAÇÃO (EM SEMANAS)
1 - 0 - 21
2 - 22 - 27
3 - 28 - 36
4 - 37 - 41
5 - 42 E +
9 - IGNORADO
15 TIPO DE GRAVIDEZ
1 - ÚNICA
2 - DUPLA (Gêmeos)
3 - TRÍPLICE (Trigêmeos)
4 - MAIS DE 3
9 - IGNORADO
16 TIPO DE PARTO
1 - NORMAL
2 - CESÁRIO
3 - FORCEPS
4 - OUTRO
9 - IGNORADO
17 Nº DE CONSULTAS DE PRÉ-NATAL
1 - NENHUMA
2 - ATÉ 6
3 - MAIS DE 6
9 - IGNORADO

MÃE
18 NOME
19 IDADE
20 GRAU DE INSTRUÇÃO
1 - NENHUMA
2 - 1º GRAU INCOMPLETO
3 - 1º GRAU COMPLETO
4 - 2º GRAU
5 - SUPERIOR
9 - IGNORADO
21 FILHOS TIDOS
(indicar quantos e não incluir a presente gestação)
NASCIDOS VIVOS
NASCIDOS MORTOS
ABORTOS
RESIDÊNCIA HABITUAL
22 ENDEREÇO
23 BAIRRO
24 MUNÍCIPIO
25 UF

PAI
26 NOME

RESPONSÁVEL PELO PREENCHIMENTO
27 NOME
28 FUNÇÃO

Para registrar esta criança (obrigatório por lei), o pai ou responsável deverá levar este documento ao Cartório de Registro Civil.
Atenção: ▷ Este documento não substitui a Certidão de Nascimento.

Fig. 7.1 Declaração de nascidos vivos adotada no Brasil em 1990.

trito Federal, mediante comparação dos dados nela existentes com outros obtidos nas maternidades, nos cartórios e nos centros de saúde da rede pública, permitiu concluir que o sistema funciona, adequadamente, para o registro em cartório e para fins estatísticos.[16] Algumas falhas de preenchimento foram detectadas: por exemplo, em 12% das notificações não foi preenchido o item "peso". Nestes casos, o controle de qualidade, efetuado na Secretaria de Saúde, faz voltar a notificação ao seu local de origem, para as devidas correções, o que resulta em melhoria da qualidade da informação.

A principal dificuldade, apontada na avaliação da Secretaria de Saúde do Distrito Federal, refere-se ao atraso com que uma das vias da notificação, a terceira, chega ao centro de saúde, proveniente da maternidade, o que impede o cumprimento do objetivo para o qual ela foi criada: a visita domiciliar à puérpera. A morosidade no fluxo de andamento da notificação foi imputado a um somatório de pequenos retardos nos diversos pontos por onde deve transitar, antes de chegar ao seu destino final. Como conclusão, os autores da avaliação propuseram a revisão da estratégia referente à via da notificação, destinada aos centros de saúde.

O SINASC foi implantado, gradativamente, no País. Em novembro de 1992, segundo dados do Centro Nacional de Epidemiologia, ele estava integralmente funcionando em 10 Unidades da Federação. Em 1994, esse número subiu para 18 Unidades; nas demais, a implantação era ainda parcial.

• Comentários

A nova sistemática de declaração de nascimentos em hospitais, adotada no Brasil, nos anos 90, difere frontalmente do enfoque até então utilizado na maioria dos países do Terceiro Mundo – registros de nascimentos feitos exclusivamente em cartórios – que se tem mostrado um "absoluto fracasso do ponto de vista estatístico".[17]

A proposta de atribuir aos profissionais de saúde a responsabilidade pela declaração de nascimentos não é recente no nosso país. Por exemplo, em 1980, técnicos que investigaram o assunto, no interior do país, assim se manifestaram: "as estatísticas de nascimento, no Brasil, serão algum dia coletadas nos hospitais; só não podemos precisar quando isso finalmente ocorrerá".[17] Semelhante opinião está alicerçada em investigações comparativas de diversos sistemas de captação de dados de nascimento, que apontam para o hospital como a fonte principal de identificação de crianças nascidas vivas.[17]

Para se ter uma idéia da freqüência de partos hospitalares, no país, vejam-se estes dados do IBGE, segundo suas Estatísticas do Registro Civil:[1] em 1989, dos 2.581.035 registros de nascimentos naquele ano, 2.297.646 ocorreram no hospital (89%), 281.149 no domicílio (10,9%) e 2.240 em outro local (0,1%).

A enorme proporção de partos hospitalares e a experiência positiva de países que adotaram o registro de nascimentos em hospitais são razões que justificam a adoção da nova sistemática descrita. Com a sua implantação, é lícito esperar que as declarações preenchidas em hospital aumentem, substancialmente, o número de registros de nascimentos em cartórios e resultem em melhoria nas estatísticas de natalidade. Avaliações periódicas podem indicar se esse é o caminho mais indicado para resolver o problema da limitada cobertura de nossas estatísticas de natalidade e, em caso afirmativo, apontar para meios adicionais de aprimorar o sistema implantado.

V. SUB-REGISTRO DE NASCIMENTOS

As estatísticas referentes a nascimentos informam quanto ao número dessas ocorrências, na população considerada, e aos detalhes de sua distribuição, segundo características das pessoas, do lugar e da época.

A computação do número de nascimentos, tradicionalmente, como foi mostrado, advém de registros oficiais. Ora, se algum nascimento não é registrado, não há o conhecimento "oficial" do fato: logo, ele não é incluído nas estatísticas, o que caracteriza o "sub-registro". O termo "sub-registro" significa falha na identificação ou na contagem de casos, e leva à redução do numerador de um coeficiente.[18] Em termos estatísticos, existe "sub-registro" de nascimentos quando o registro em cartório não é feito ou é realizado tardiamente. Se de grande monta, pode invalidar o uso das estatísticas, como fonte de informação. No Brasil, e nos demais países do Terceiro Mundo, constata-se que nem todas as pessoas são registradas. A existência dessa sub-notificação, em números significativos, motivou a implantação do "Sistema de Informação sobre Nascimentos" (SINASC), pelo Ministério da Saúde, cujas características foram apresentadas.

A. RAZÕES DA EXISTÊNCIA DE SUB-REGISTRO DE NASCIMENTOS

Como regra geral, no país, pode-se admitir que as mesmas razões implicadas no sub-registro de óbitos estejam envolvidas com o sub-registro e a qualidade das informações de nascimentos. Essa situação é uma das facetas do subdesenvolvimento. Existem variações regionais e sociais na abrangência do sistema de registro de nascimentos.

• Exemplo: sub-registro de nascidos vivos, em Maringá (PR), no ano de 1989

A estimativa de sub-registro foi de 9,1% sobre o total de 4.876 nascidos vivos ocorridos em sete hospitais.[19] As taxas variaram, segundo as seguintes características:

• idade da mãe: quanto mais jovem a parturiente, maior a taxa de sub-registro (11,5%, em 661 mães de 15 a 19 anos, e 21,4%, nas 14, de 13 e 14 anos);

• situação previdenciária: as mães consideradas indigentes apresentaram taxa elevada de sub-registro (21,2%);

• paridade: as primíparas apresentaram menor valor, 6,5% de sub-registro; nas com um filho tido anteriormente a taxa foi de 7,1% e nas com dois filhos, 7,8%; multíparas, de três e quatro filhos, a taxa ascendeu a 13,8%, e, nas grandes multíparas (cinco a 14 filhos), o sub-registro chegou a 28,1%.

Existe uma evidente associação entre sub-registro e piores níveis socioeconômicos. Nas classes mais pobres, muitas vezes, o registro é deixado para mais tarde, somente sendo feito quando é exigida a apresentação do seu comprovante, como no momento da matrícula escolar, na obtenção da carteira de identidade e em épocas de eleição. Nas áreas rurais, esse documento é menos necessário e, também, mais difícil de ser conseguido. Na verdade, apesar de obrigatório, o registro do nascimento depende do grau de interesse ou motivação dos familiares em se deslocarem até um cartório, o que representa grande dificuldade, em áreas de dispersão populacional. Em conseqüência, a proporção de omissões é maior no campo do que na cidade.

Há outras tendenciosidades nos dados de cartório:[17] por exemplo, os pais tendem a registrar mais os meninos do que as meninas (o registro tardio é mais comum no sexo feminino); da mesma forma, o nascido vivo hígido é registrado em maior proporção que o óbito fetal ou de criança de curta duração de vida.

As razões apontadas para o sub-registro incluem, entre outras, os aspectos culturais, ligados ao grau de instrução dos pais, à negligência, à filiação ilegítima e às dificuldades de acesso aos cartórios, tanto do ângulo financeiro, pois há despesas a efetuar, quanto geográfico, representado pela distância entre os cartórios e as residências.

O pagamento do auxílio-natalidade por parte do INSS contribui para reduzir o sub-registro de nascimentos. Para reduzir a proporção de omissões, em curto prazo, a gratuidade do registro, independentemente de trâmites burocráticos, poderia ser de grande valia. Mas a Constituição brasileira só garante a gratuidade das certidões de nascimento e óbito para quem atestar pobreza, o que também envolve demoras e dificuldades.

B. REPERCUSSÕES DO SUB-REGISTRO DE NASCIMENTOS

A omissão de registros de nascimentos faz com que as estatísticas de nascidos vivos não representem a realidade, por apresentarem números inferiores ao real. Em conseqüência, alguns indicadores, como os coeficientes de mortalidade infantil e de mortalidade materna, que têm no denominador de sua fórmula o número de nascidos vivos, podem assumir valores espuriamente mais elevados.

Pela legislação vigente, em caso de registro de óbito de criança de menos de um ano, o funcionário do cartório deve verificar se houve registro do respectivo nascimento, o qual, em caso de falta, será previamente feito. Se esse procedimento concorre para sanar parte das omissões, não interfere nos demais casos de sub-registro, que são, provavelmente, a maioria.

C. ESTIMATIVAS DO SUB-REGISTRO DE NASCIMENTOS, NO BRASIL

Desde a década de 1940, vários estudos apontaram para a existência do problema, nas diversas Unidades da Federação em que o tema foi pesquisado.[14, 17, 19-23] Por exemplo, pesquisas efetuadas no ano de 1945 encontraram as seguintes taxas de sub-registro:[14] 38% em Vitória (ES), 40% em Belém (PA), 50% no Recife (PE) e 60% em Manaus (AM). Anteriormente, no presente capítulo, foi mencionada a taxa de 9,1% de sub-registro de nascidos vivos em Maringá (PR), no ano de 1989.[19] Outras estimativas, referentes a diversos pontos do país, serão mostradas adiante.

A determinação do nível de sub-registro de nascimentos é feita de duas maneiras principais, a seguir relacionadas. Em ambas, podem também ser conhecidos diversos fatores relacionados ao sub-registro, como estado civil e local de residência da mãe.

- Estimativa do sub-registro de nascidos vivos por comparação de dados cartoriais com os de outras fontes, tais como os existentes em unidades de saúde e igrejas ou os obtidos por informantes

- Exemplo 1: sub-registro de nascidos vivos, em Bocaiúva (MG)

Avaliação realizada nesse município do norte do Estado de Minas Gerais, utilizando três fontes de dados e envolvendo somente a população de pequenas vilas e áreas rurais, identificou 448 nascidos vivos no ano de 1975.[17] A Fig. 7.2 fornece detalhes do número de nascidos vivos, por fonte de detecção: o cartório, o hospital da sede do município e os informantes.

O sub-registro atingiu 81%, já que somente 86 foram confirmados através do Cartório de Registro Civil. Para se chegar ao número de 86 nascidos vivos, tem-se que somar as quatro parcelas no interior do círculo correspondente ao cartório, na Fig. 7.2: 42 + 31 + 5 + 8 = 86.

As duas outras fontes utilizadas para a identificação de nascidos vivos foram os prontuários do hospital da sede do município, responsáveis pela confirmação de 262 nascidos vivos, e os informantes, residentes na localidade, que identificaram 176 nascidos vivos. Para se obterem esses números, deve-se proceder da mesma maneira que a descrita para os nascidos vivos registrados no cartório: hospital (199 + 31 + 5 + 27 = 262) e informante (136 + 27 + 5 + 8 = 176). Cinco nascidos vivos foram detectados nas três fontes.

- Exemplo 2: sub-registro de nascidos vivos em Piripiri (PI)

No período de um ano, de meados de 1983 a meados de 1984, a taxa de sub-registro de nascidos vivos foi estimada em 68%, por comparação entre os dados oficiais, existentes no Cartório de Registro Civil, e os não-oficiais, recolhidos pelo Ministério da Saúde (através da antiga Fundação Serviço Especial de Saúde Pública, FSESP) e a Igreja Católica.[24]

- Estimativa do sub-registro de nascidos vivos, por meio de inquéritos domiciliares e recenseamentos

- Exemplo 1: sub-registro de nascidos vivos, em Salvador (BA)

Investigação efetuada naquela cidade, no ano de 1977, a partir de amostra probabilística, mostrou que, para crianças vivas com mais de 60 dias, limite de prazo legal para o registro do nascimento, o sub-registro foi de 27,5%.[21]

- Exemplo 2: sub-registro de nascidos vivos, em Pelotas (RS)

Uma taxa de sub-registro de 7,8% foi encontrada, no ano de 1982, quando se compararam as notificações de nascidos vivos, encaminhadas à Secretaria da Saúde e do Meio Ambiente do Estado pelos hospitais, com os dados de uma pesquisa sobre saúde infantil, que cuidadosamente identificou todos os recém-nascidos e acompanhou, desde o nascimento, uma coorte de crianças nascidas no município.[23] Naquele ano, 99% dos partos de nascidos vivos ocorreram em hospitais.

O nível exato de sub-registro de nascimentos, no país como um todo, é desconhecido. Na metade da década de 1980, por ocasião de extensa campanha educativa divulgada pela televisão com o objetivo de alertar a comunidade sobre a importância do registro de nascimentos, sob o patrocínio do Governo Federal, através da Legião Brasileira de Assistência, estimava-se o sub-registro em cerca de 10% da população, se bem que não tenham sido divulgados os métodos utilizados para determinar esse percentual. Tudo indica que se tratava apenas de extrapolação, para o país, de dados de São Paulo, pois a Fundação SEADE estimava aquela cifra de sub-registro para o referido Estado.

D. SOBRE-REGISTRO DE NASCIMENTOS

O sobre-registro é, em geral, bem menor do que o sub-registro. Ele ocorre quando uma pessoa é registrada mais de uma vez, seja porque perdeu o documento original, e se registra de novo em outro cartório, seja por fraude, para a obtenção de alguma vantagem decorrente da posse de outro certificado.

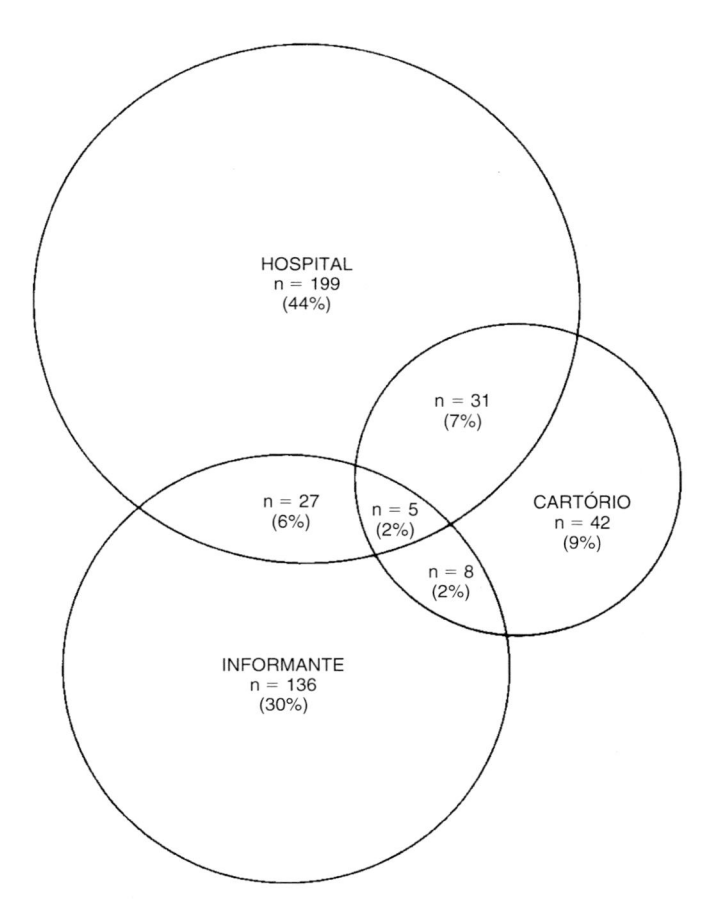

n = número de nascidos vivos

Fig. 7.2 Confronto entre três fontes de informação sobre 448 nascidos vivos em vilas e áreas rurais do município de Bocaiúva, Minas Gerais, no ano de 1975.

Fonte: Roberto R. Cassinelli e Luis AP Oliveira. Revista Brasileira de Estatística 1980; 41(162):171.

VI. PROBLEMAS NA PREPARAÇÃO DAS ESTATÍSTICAS SOBRE NASCIMENTOS

Na preparação de estatísticas, ou em qualquer investigação sobre o tema, surgem problemas, cujas soluções dependem da própria vivência do profissional de saúde no tocante ao assunto, da experiência de colegas que possam ajudá-lo ou do acesso a obras especializadas. A seguir, é apresentada uma amostra de situações com que se defronta o profissional de saúde, ao lidar com a matéria.

• Aplicação das definições dos eventos vitais

No final do capítulo anterior, há um glossário com a definição dos termos mais usados em estatísticas vitais. Embora, na maioria das situações, não haja dificuldades em constatar os eventos vitais, em certos casos pode haver problemas quanto à aplicação prática das definições. Esse é o caso de distinguir entre criança nascida viva e falecida logo após o parto e criança nascida morta. Essa distinção somente pode ser feita pela constatação da presença ou ausência de qualquer sinal de vida, no momento do nascimento.

• Local de nascimento

Esse dado é anotado de muitas maneiras, de modo que pode estar representado pelo local de residência da mãe, pelo da ocorrência do parto ou pelo de registro do nascimento. O IBGE ocupa-se, desde 1974, da coleta de dados de nascimentos — e de óbitos — nos cartórios do País. As estatísticas do IBGE sobre nascimentos têm, como referência, o local de registro. Em epidemiologia, muitas vezes, tem mais sentido manter as informações por local de residência, embora outras formas de expressão das estatísticas sejam também úteis. Por exemplo, na previsão dos recursos necessários ao atendimento às parturientes e ao concepto, o interesse mais imediato do administrador de serviços de saúde pode estar no simples conhecimento do número global de nascimentos e de onde eles ocorreram, independentemente do local de residência da mãe. Isso porque, no caso, lida-se com a demanda, para organizar a oferta de serviços: caso de prever a quantidade de vacinas, de consultas, de leitos, de salas de parto, de maternidades e de recursos humanos, assim como de recursos financeiros para fazê-los funcionar.[25] Daí, a conveniência, em determinadas circunstâncias, de manter estatísticas baseadas nos diferentes critérios.

• Registros tardios

Segundo o IBGE,[1] foram registrados, em 1986, ao todo, 5,3 milhões de nascidos vivos, dos quais 2,5 milhões nascidos em anos anteriores.

No tocante ao ano de 1989, ainda segundo o IBGE, houve um total de 3,6 milhões de registros de nascidos vivos, dos quais 1 milhão de nascidos em anos anteriores.

Esses números de registros tardios atestam a presença de sub-registros de nascimentos, nos anos anteriores. Por sua vez, nesses anos anteriores também houve registros de nascimentos ocorridos em anos ainda mais anteriores.

• Número de nascimentos utilizado no preparo de estatísticas

Essa informação é obtida a partir dos dados existentes no sistema de registro de nascimentos, desde que ele alcance a necessária abrangência. Quando os dados dessa fonte são julgados deficientes, os procedimentos mais usados para a correção do problema são os seguintes:

a) NÚMERO DE NASCIDOS VIVOS EM HOSPITAIS

Nas secretarias estaduais de saúde, ou de planejamento, desde a década de 1980, foram implantados sistemas de informação de natalidade. Alguns Estados, como Rio Grande do Sul e São Paulo, já têm experiência na matéria,[22] assim como o Distrito Federal. Neste último, onde a maioria da população é urbana (97%) e a proporção de partos domiciliares é reduzida (inferior a 2%), tomou-se, por algum tempo, o número de nascidos vivos provenientes de partos em hospital, em vez dos nascimentos, para o cálculo de coeficientes. Fazia-se, também, uma estimativa da relação entre partos ocorridos em hospital e no domicílio, de modo a aplicar um fator de correção, para incluir, nas estatísticas, os partos domiciliares. A magnitude desse fator de correção pode ser estimada por inquéritos amostrais ou pelo recenseamento demográfico.

b) NÚMERO DE CRIANÇAS MENORES DE UM ANO

O número de crianças menores de um ano, conhecido por intermédio de recenseamentos ou de estimativas deles derivadas, é também usado como uma aproximação ao de recém-nascidos, quando melhores alternativas não podem ser empregadas.

c) ESTATÍSTICAS DOS ARQUIVOS DE GESTANTES

Em áreas rurais, "os arquivos de gestantes", nos quais são também incluídos dados referentes às mães e aos recém-nascidos, podem ser úteis para gerar informações sobre o número de nascimentos.[17]

Embora relacionados, o número de nascidos vivos, de partos hospitalares, de menores de um ano e o de nascidos vivos detectados pelos arquivos de gestantes não são idênticos. A utilização de algumas das alternativas apontadas, para representar o número de nascidos vivos, faz com que se introduza um fator de erro a mais, no cálculo dos respectivos coeficientes. Porém, na ausência de informação confiável sobre nascidos vivos, em uma população, uma das alternativas mencionadas tem de ser empregada, e o seu uso continuado leva ao aprimoramento dessa informação, que passa a refletir, com maior fidedignidade, o que ocorre na coletividade.

• População utilizada no preparo de estatísticas

A computação de alguns coeficientes exige, em lugar do número de nascidos vivos, o de habitantes ou o de mulheres em idade fértil. A exatidão desses números é, em geral, desconhecida. Emprega-se, como aproximação, expressão numérica da população existente ou estimada para a metade do período, ou seja, em 1.º de julho de cada ano. A suposição que justifica o seu uso é a de que os eventos vitais ocorrem, uniformemente, durante o ano. Como já foi mencionado, anteriormente, trata-se de uma aproximação aceitável, por não introduzir distorções significativas nos resultados.

VII. COMENTÁRIO FINAL

As estatísticas sobre nascimentos são extensamente empregadas em demografia e saúde, especialmente as taxas de natalidade, de fecundidade e de reprodução. O presente capítulo mostrou detalhes sobre elas, sobre o sistema de informações de nascimentos e sobre os fatores determinantes da fecundidade de uma população. No próximo capítulo, as evoluções da natalidade, da mortalidade e da morbidade serão apresentadas, realçando as relações que mantêm entre si e com as características demográficas e de saúde da população.

QUESTIONÁRIO

1. Diferencie fertilidade de fecundidade.
2. Quais são as diversas maneiras de expressar a fecundidade da população?
3. Para que serve a taxa bruta de natalidade? Como ela é calculada?
4. Como é computada a taxa de fecundidade geral? Aponte uma importante limitação desse coeficiente.
5. Como se comporta a taxa de fecundidade, por idade, de uma população?
6. Para que serve a taxa de fecundidade total? Como ela é calculada?
7. O que informa a taxa bruta de reprodução?
8. Discorra sobre os fatores que determinam a fecundidade.
9. Como funciona o registro de nascimentos, no Brasil?
10. Existe sub-registro de nascimentos no País? Dê exemplos e discuta as suas causas e repercussões.

EXERCÍCIOS E LEITURA COMPLEMENTAR

7.1. Em um município com 100 mil habitantes, em que a taxa bruta de natalidade foi estimada em 30 por mil habitantes, no ano de 1990, e a taxa geral de mortalidade em 10 por mil habitantes, para o mesmo ano, pergunta-se: quantos nascidos vivos e óbitos ocorreram no ano? Quantos nascidos vivos e óbitos ocorreram, em média, em uma semana? Para que serve o conhecimento desses números absolutos? Considerando apenas os dois componentes, nascidos vivos e óbitos, qual o ritmo de crescimento da população?

7.2. Com os dados do Quadro 7.11: a) calcule a taxa de fecundidade total; b) estime a taxa bruta de reprodução; e c) interprete os resultados, em termos de crescimento populacional.

Quadro 7.11 Número de nascidos vivos e de mulheres em idade fértil, por faixa etária, de uma população hipotética

Faixa etária (anos)	Número de nascidos vivos no ano	Número de mulheres na metade do ano
15-19	300	15.000
20-24	2.600	13.000
25-29	2.500	10.000
30-34	1.350	9.000
35-39	900	9.000
40-45	400	8.000
45-49	70	7.000
Total	8.120	71.000

Números de nascidos vivos do sexo feminino: 3.898

7.3. De posse das "Estatísticas do Registro Civil", do IBGE, escolha uma Unidade da Federação e calcule as respectivas taxas de natalidade, fecundidade e reprodução. Quais os resultados encontrados? Quais os vieses que podem estar presentes, na utilização dessa fonte de informações?

7.4. Os conceitos e temas abordados, no capítulo, constituem campo de reflexão e pesquisa da demografia, onde o leitor pode encontrar maiores detalhes e ilustrações sobre a matéria.[26-29] As publicações do IBGE e os anais dos Encontros Nacionais de Estudos Populacionais[30] constituem também boa fonte de informação sobre temas de população, no Brasil.

REFERÊNCIAS BIBLIOGRÁFICAS

1. IBGE. Estatísticas do Registro Civil. Série anual, iniciada em 1974.
2. CELADE, Boletim Demográfico 1993; 26 (51):1-160.
3. Banco Mundial. World development report. Nova York, Oxford University Press, 1990.
4. Organización Panamericana de la Salud. Las condiciones de salud en las Americas, 1981-1984. Washington, OPS (Publicação Científica Número 500), 1986.
5. BEMFAM. Pesquisa nacional sobre saúde materno-infantil e planejamento familiar: relatório resumido. Rio de Janeiro, BEMFAM, 1989.
6. BONGAARTS J. A framework for analyzing the proximate determinants of fertility. Population and Development Review 1978; 4:105-132.
7. BONGAARTS John & POTTER Robert G. Fertility, biology, and behavior: an analysis of the proximate determinants. New York, Academic Press, 1983.
8. BARRETO Thália, CAMPBELL Oona MR, DAVIES J Lynne, FAUVEAU Vincent, FILIPPI Véronique GA, GRAHAM Wendy J, MAMDANI Masuma, ROONEY Cleone IF & TOUBIA Nahid F. Investigating induced abortion in developing countries: methods and problems. Studies in Family Planning 1992; 23(3):159-170.
9. SINGH Susheela & WULF Deirdre. Cálculo de los niveles de aborto en el Brasil, Colombia y el Peru, a base de datos hospitalarios y en encuestas de fecundidad. Perspectivas Internacionales en Planificación Familiar 1991 (número especial):14-19, 23.
10. SINGH Susheela & WULF Deirdre. Estimated levels of induced abortion in six Latin American countries. International Family Planning Perspectives 1994; 20(1):4-13.
11. Centers for Disease Control and Prevention (CDC). Pregnancy risks determined from birth certificate data - United States, 1989. Morbidity and Mortality Weekly Report 1992; 41(30):556-563.
12. Ministério da Saúde. Manual de instruções para o preenchimento da declaração de nascido vivo. Brasília, Centro de Documentação, 1989.
13. MELLO-JORGE Maria Helena P, GOTLIEB Sabina LD, SOBOLL Maria Lúcia MS, ALMEIDA Márcia F & LATORRE Maria do Rosário DO. Sistema de informação sobre nascidos vivos (SINASC). Informe Epidemiológico do SUS (Brasília) 1992; 1(4):5-16.
14. MELLO-JORGE Maria Helena P, GOTLIEB Sabina LD, SOBOLL Maria Lúcia MS, BALDIJÃO Márcia FA & LATORRE Maria do Rosário DO. O sistema de informação sobre nascidos vivos, SINASC. São Paulo, Centro da OMS para Classificação de Doenças em Português, Série Divulgação, 7, 1992.
15. MELLO-JORGE Maria Helena P, GOTLIEB Sabina LD, SOBOLL Maria Lúcia MS, ALMEIDA Márcia F & LATORRE Maria do Rosário DO. Avaliação do sistema de informação sobre nascidos vivos e o uso de seus dados em epidemiologia e estatísticas de saúde. Revista de Saúde Pública 1993; 27(Suplemento):1-46.
16. BARBOSA Helena C, SOARES Luis Eduardo FV, SCHNEIDER Maria José A & LAMOUNIER Oreste L. Avaliação do sistema de notificação de nascimento da Secretaria de Saúde do Distrito Federal. Brasília, Secretaria de Saúde, 1988.
17. CASSINELLI Roberto R & OLIVEIRA Luís AP. Aproveitamento e melhoria das estatísticas vitais no Brasil. Revista Brasileira de Estatística 1980; 41(162):171-199.
18. LAST John M (Editor). A dictionary of epidemiology. New York, Oxford University Press, 1988.
19. SOUZA Regina KT & GOTLIEB Sabina LD. Sub-registro de nascimentos vivos hospitalares em área urbana da região sul do Brasil, em 1989. Revista de Saúde Pública (SP) 1993; 27(3):177-184.
20. SILVEIRA Maria Helena & LAURENTI Ruy. Os eventos vitais: aspectos de seus registros e inter-relação com a legislação vigente com as estatísticas de saúde. Revista de Saúde Pública (SP) 1973; 7(1):37-50.

21. ALMEIDA Maura MG. Sub-registro de nascimento em Salvador (BA), Brasil. Revista de Saúde Pública (SP) 1979; 13(3):208-219.
22. MELLO-JORGE Maria Helena P. Sub-registro dos eventos vitais: estratégia para a sua diminuição. Revista de Saúde Pública (SP) 1983; 17(2):148-151.
23. BARROS Fernando C, VICTORIA Cesar G, TEIXEIRA Ana Maria B & PUERTO FILHO Miguel. Mortalidade perinatal e infantil em Pelotas, Rio Grande do Sul: nossas estatísticas são confiáveis? Cadernos de Saúde Pública (RJ) 1985; 1(3):348-358.
24. PORTELA Maria Helena RB. Sub-registro de nascimentos vivos em localidade do Estado de Piauí, Brasil. Revista de Saúde Pública (SP) 1989; 23(6):493-501.
25. LEVY Maria Stella, SIQUEIRA Arnaldo A, SILVEIRA Maria Helena & TASCHNER Susana P. O registro de nascimento e sua importância em planejamento materno-infantil. Revista de Saúde Pública (SP) 1971; 5(1):41-46.
26. PETERSEN William. Population. 2a. ed., New York, Macmillan, 1969.
27. SHRYOCK Henry S, SIEGEL Jacob S et al. The methods and materials of demography. Edição condensada por Eduard G Stockwell. New York, Academic Press Inc, 1976.
28. SANTOS Jair LF, LEVY Maria Stella F & SZMRECSÔNYI Tamás (Organizadores). Dinâmica da população: teoria, métodos e técnicas de análise. São Paulo, T. A. Queiroz, 1980.
29. CARVALHO José Alberto M, SAWYER Diana O & RODRIGUES Roberto N. Introdução a alguns conceitos básicos e medidas em demografia. São Paulo, Associação Brasileira de Estudos Populacionais, 1994.
30. Anais dos Encontros Nacionais de Estudos Populacionais. ABEP (Associação Brasileira de Estudos Populacionais). Encontros iniciados em 1978 e realizados a cada dois anos.

Capítulo 8

Transição Demográfica e Epidemiológica

I. Dinâmica populacional, 158
  A. Recenseamentos demográficos, 158
  B. Precisão e uso das estatísticas de população, 159
  C. Projeções para o futuro, 159
  D. População mundial, 160

II. Teoria da transição demográfica, 161
  A. Considerações gerais, 161
  B. Fases da transição demográfica, 161
  C. Inter-relações entre transição demográfica e estrutura, por idade e sexo, da população, 162
  D. Teorias alternativas ou complementares, 165
  E. Síntese sobre a transição demográfica, 166

III. Teoria da transição epidemiológica, 166
  A. Considerações gerais, 166
  B. Algumas situações a destacar, 167
  C. Síntese sobre a transição epidemiológica, 168

IV. Situação da saúde no mundo atual, 169
  A. Classificação dos países, 169
  B. Situação de saúde, por categoria de país, 169
  C. Fatores responsabilizados pela melhoria da situação de saúde, 170
  D. As condições de saúde nos países do Primeiro Mundo, 170
  E. As condições de saúde nos países do Terceiro Mundo, 174

V. Situação de saúde no Brasil, 175
  A. Transição demográfica e epidemiológica no Brasil, 175
  B. Determinantes da queda da mortalidade no Brasil, 175
  C. Mortalidade por tuberculose no Rio de Janeiro, 178

VI. Morbidade após completada a transição demográfica, 178
  A. Previsão sobre os países do Terceiro Mundo, 179
  B. Previsão sobre os países de Primeiro Mundo, 179

VII. Tópicos adicionais sobre população, 181
  A. Fontes de informação demográfica sobre o Brasil, 181
  B. Estimativas populacionais, 181

VIII. Comentário final, 182
  Questionário, 182
  Exercícios e leitura complementar, 183
  Referências bibliográficas, 184

O capítulo aborda a relação entre demografia e saúde, mediante o estudo de diversos temas que complementam os ensinamentos contidos nos capítulos anteriores. Será focalizada a evolução populacional, de maneira forçosamente superficial, procurando ligá-la ao padrão prevalente de doenças. Os componentes de crescimento demográfico e as teorias da transição demográfica e da transição epidemiológica serão resumidos e ilustrados em suas aplicações a países do Primeiro e do Terceiro Mundos, em especial, ao Brasil. Faz parte do capítulo uma apreciação sobre a situação atual de saúde, acompanhada de comentários sobre o padrão de doenças existente em um passado mais longínquo e de sua projeção para o futuro. Esses temas conferem uma visão ampla, de cunho evolutivo, sobre a saúde da população, útil para subsidiar o raciocínio crítico dos profissionais de saúde. São também fornecidas informações sobre onde encontrar dados relativos à população.

I. DINÂMICA POPULACIONAL

O crescimento de uma população é expresso pelo número de "nascimentos" somado ao de "imigrantes", descontando-se, do resultado, o número de "óbitos" e de "emigrantes" (Fig. 8.1). Assim, o estudioso na matéria pode determinar o incremento demográfico, por simples cálculo, desde que disponha:

- do tamanho da população em um dado momento, conhecido através de recenseamento, e
- do número de nascimentos, óbitos e migrantes, ocorridos a partir de então.

O procedimento de contabilidade populacional nos termos apresentados já é utilizado, rotineiramente, em sociedades bem organizadas que, inclusive, não têm mais necessidade de censos demográficos periódicos, os quais podem ser substituídos pelo registro das pessoas que nascem, das que morrem e das que entram ou saem de seus limites geográficos. Na verdade, os recenseamentos continuam a ser feitos nestes países, pois eles necessitam de informações sobre características da população, de cunho demográfico, socioeconômico e de outra natureza, que permitam cruzamentos diversos. A centralização dos dados possibilita obter um retrato da população do país, em qualquer momento. A computação eletrônica torna a tarefa relativamente simples.

Esse "método natural" de cálculo do efetivo populacional tem utilidade limitada na maioria dos países, em especial, nos do Terceiro Mundo, onde os registros não são muito precisos: ali, há substancial proporção de sub-registros de nascimentos e óbitos. A quantificação do fluxo migratório constitui outro problema. Por isto, na maioria dos países, as duas categorias de estatísticas utilizadas em demografia, as "rotineiras", representadas pelas estatísticas vitais, e as "periódicas" — censos e pesquisas amostrais transversais — serão ainda necessárias, por longo tempo.

A. RECENSEAMENTOS DEMOGRÁFICOS

Recenseamento, ou censo, significa contagem completa das unidades (domicílios, pessoas, prontuários etc.) que compõem ou retratam um dado universo. Nas pesquisas por amostragem, são incluídas, apenas, as unidades que foram selecionadas para constituir a amostra.

- **Objetivo do recenseamento demográfico**

O recenseamento demográfico fornece uma visão geral das características da população, ou seja, das pessoas, das famílias e dos domicílios.

Na história da humanidade, os recenseamentos demográficos são muito antigos: os romanos já os utilizavam, há mais de dois milênios. No entanto, em sua versão moderna, datam do século XIX, época em que foram adotados nos países da Europa Ocidental.[1] Este movimento refletiu-se no Brasil que, em 1872, realizou o seu primeiro Recenseamento Geral, e o repete periodicamente.

- **Recenseamentos demográficos no Brasil**

O IBGE realiza uma investigação de abrangência nacional, sobre a população brasileira, em épocas aprazadas. Para tanto, em 1991, o País foi dividido em 160 mil setores censitários. A unidade do recenseamento é o domicílio. Eis algumas das características pesquisadas:

1. do domicílio: sua localização (urbana ou rural), tipo de construção, número de cômodos e situação de abastecimento de água;
2. das pessoas que residem no domicílio: sexo, idade, religião, instrução, nacionalidade, condição migratória, rendimento e ramo de atividade.

Em 1872, de acordo com o primeiro censo, realizado no Brasil, a população do País era de cerca de 10 milhões de habitantes (Quadro 8.1); em 1900, esse número situava-se em pouco mais de 17 milhões; em 1950, foram contadas perto de 52 milhões de pessoas; no ano de 1980, a cifra era de quase 120 milhões de habitantes; e, em 1991, de cerca de 146 milhões.

Não foram efetuados recenseamentos nos anos anteriores a 1872; apenas algumas estimativas estão disponíveis, baseadas em registros religiosos e coloniais, e em censos provinciais de qualidade desconhecida.[2] Em 1500, a população indígena compreendia algo entre 1 milhão e 3 milhões de indivíduos.[3] Da época do descobrimento do Brasil até 1872, as estimativas, de precisão questionável, mostram a evolução da população do País, sem contar os índios, através dos seguintes números[2]: 15 mil habitantes, em 1550; 100 mil habitantes, em 1600; 300 mil, em 1700; 3,5 milhões, em 1800; e 7,3 milhões, em 1850.

- **Complementação e atualização dos temas dos recenseamentos**

Embora o objetivo dos recenseamentos demográficos seja fornecer uma visão das características da população, raramente é possível o aprofundamento de todos os tópicos neles incluídos. A partir de 1960, foram instituídos dois tipos de questionário: o reduzido, que contém questões básicas e cobre todos os domicílios, e outro, mais extenso, dito "questionário da amostra", aplicado apenas a parte da população. No censo demográfico de 1991, além das características habitualmente incluídas na coleta de dados, que são preparados para permitir comparações, inclusive internacionais, foram introduzidos quesitos que se referiam ao aprofundamento de aspectos do mercado de trabalho e da identi-

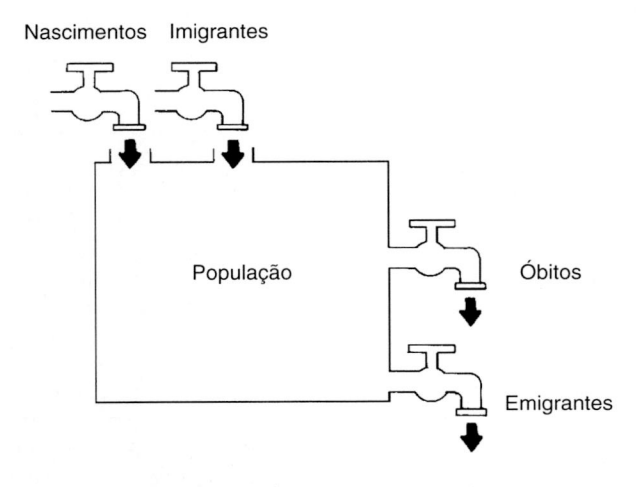

Fig. 8.1 Dinâmica populacional.

Quadro 8.1 Recenseamentos gerais da população brasileira

Ano	1872	1890	1900	1920	1940	1950	1960	1970	1980	1991
População*	9,9	14,3	17,4	30,6	41,2	51,9	70,1	93,1	119,1	146,1

*Em milhões de habitantes.
Fonte: IBGE.

ficação do perfil de deficientes físicos. Mesmo com o uso de questionários mais extensos, nem todos os temas podem ser adequadamente investigados. Esse complemento é obtido, habitualmente, por meio de inquéritos. Desde 1967, o IBGE realiza as "Pesquisas Nacionais por Amostra de Domicílios" (PNAD) em anos intercensitários, com o propósito de detalhar determinados temas, seguindo o exemplo de outros países. Essas pesquisas, realizadas sob a forma de inquéritos transversais, já foram descritas no Cap.5.

B. PRECISÃO E USO DAS ESTATÍSTICAS DE POPULAÇÃO

Os censos demográficos, embora visem a alcançar todas as pessoas, podem não atingir esse objetivo. As eventuais omissões, no entanto, podem ser conhecidas e corrigidas, de modo que os resultados encontrados ficam muito próximos da realidade. Os demógrafos do IBGE estimam a subenumeração da população em torno de 4%, no censo de 1991, aproximadamente a mesma de 1980. Tenha-se em conta, porém, que a precisão tende a variar, no interior do País, pois as omissões não costumam ser idênticas em todos os lugares. Há também as fraudes, como a de 1991, no Estado do Pará, em que alguns municípios apresentaram uma população surpreendentemente alta, já que com isto recebiam mais recursos do Fundo de Participação dos Municípios. Problemas como esse, quando detectados, são objeto de medidas corretivas, que permitem retificar os dados da população.

• Interpolação e extrapolação de dados

As informações quantitativas provenientes dos censos demográficos referem-se especificamente ao ano de sua realização. As estimativas para anos intercensitários, ou a sua extrapolação para outras datas (por exemplo, 1995, ano em que não foi realizado censo demográfico), introduzem mais uma fonte de erro: a própria suposição do ritmo de crescimento populacional, a ser usado nos cálculos. Quanto menor o tamanho da população, maior a possibilidade de que a estimativa mais se afaste da realidade. As estimativas são particularmente sujeitas a erros em locais de grandes migrações. Contudo, as estimativas podem ser retificadas quando novas informações sobre a população passam a ser conhecidas.

• Estatísticas de grandes áreas

Quando se lida com grandes populações, recorre-se às estatísticas demográficas das agências governamentais, maneira pela qual, por exemplo, são calculados os coeficientes de mortalidade e de natalidade para as Unidades da Federação, tarefa relativamente simples e de resultados razoavelmente precisos. Há, no entanto, casos em que as cifras parecem fora de propósito: é o que se dá, por exemplo, com as campanhas de imunização, que, às vezes, alcançam um número de crianças superior ao que se supunha existir na localidade. Quando a cobertura vacinal excede a 100%, suspeita-se: 1. de que crianças de outras regiões foram atraídas pela propaganda de vacinação, ou 2. de erro na estimativa populacional.

• Estatísticas de pequenas áreas

Se a informação desejada refere-se a parte de um município, bairro, distrito e outros pequenos aglomerados, os dados demográficos podem simplesmente não existir na forma desejada e, quando disponíveis, costumam ser pouco confiáveis. Não sem razão, aqui e em outros países, as chamadas "estatísticas de pequenas áreas" constituem um grande problema.[4,5] Em muitos casos, as agências governamentais que lidam com estatísticas demográficas ainda não dispõem de agilidade suficiente para o preparo e divulgação de dados concernentes a pequenas áreas; em outras ocasiões, os seus dirigentes não consideram prioridade prover semelhantes informações aos profissionais de saúde. O IBGE coloca à disposição do usuário, sob certas condições, o seu banco de dados, cuja utilização, contudo, não é gratuita. Mesmo assim, não é um processo de andamento ágil. Desta maneira, não é raro que as unidades sanitárias só disponham de informações detalhadas sobre o volume e a estrutura de sua população de referência, a partir de inquéritos comunitários específicos, que os próprios profissionais de saúde se encarregam de realizar. Essa alternativa, adotada em muitas localidades, além da oportunidade do contato com a população durante o recenseamento, possibilita o conhecimento de outros aspectos, valiosos para a orientação das ações sanitárias. Os dados assim obtidos podem ser trabalhados de forma a agrupar a população de diferentes modos, considerados mais apropriados às atividades de uma unidade sanitária, o que facilita a operacionalização de programas; pode-se, por exemplo, proceder à escolha de áreas de maior densidade de problemas para a concentração do trabalho ou a identificação de famílias e indivíduos em maior risco de adoecer, para dedicar-lhes atenção prioritária. No entanto, como um recenseamento é um procedimento trabalhoso e de alto custo, nem sempre é viável a sua realização e, quando feito, costuma ser um episódio único na história da unidade sanitária. Em lugar do recenseamento, prefere-se a alternativa representada pelos inquéritos por amostragem, mais atraentes, pelo menor custo e maior rapidez na execução e na obtenção dos resultados. Em outras partes deste livro, os inquéritos são abordados em detalhe.

• Fontes de dados para o conhecimento da dinâmica populacional

A quantificação dos indicadores demográficos de que trata o capítulo é feita, diretamente, pelas estatísticas vitais, quando elas alcançam a precisão desejada. Se há deficiências nas estatísticas vitais, métodos indiretos, como o de Brass, permitem estimar os seus níveis, a partir de recenseamentos e inquéritos demográficos.[6]

C. PROJEÇÕES PARA O FUTURO

É importante dispor-se de dados fidedignos sobre o passado e o presente, que permitam traduzir as necessidades atuais de saúde em termos numéricos, e projetá-las para o futuro. Em relação ao passado e ao presente, há unanimidade de opiniões quanto à conveniência de melhor conhecê-los; com referência a previsões, no entanto, não há consenso, pois as pessoas vêem, de maneira diferente, a validade dessas estimativas. Algumas as aceitam com convicção e, outras, com ceticismo, em graus variados de aprovação ou rejeição.

Em qualquer ramo da atividade humana, as previsões são sempre sujeitas a erros, que serão inevitavelmente comprovados com o passar do tempo. As estimativas para datas próximas costumam ser mais adequadas do que as referentes a épocas muito afastadas. É o preço que se paga por antecipar o futuro distante. Todavia, colocar os eventos em termos numéricos tem o importante papel de conferir noção de grandeza ao fenômeno, o que concorre para a sua melhor compreensão. Quando é feita uma projeção quantitativa, os números obtidos poderão não coincidir, exatamente, com os do acontecimento real. Entretanto, eles expressam a magnitude aproximada e a tendência do evento que, em geral, representam os aspectos mais importantes a considerar. Tais projeções são muito encontradas em demografia, no intuito de antever o efetivo populacional e subsidiar as discussões sobre as necessidades futuras da população; no nosso caso, em termos de saúde, em especial, para auxiliar o planejamento de serviços de saúde. Uma introdução às técnicas de estimativas de população aparece no final do capítulo.

D. POPULAÇÃO MUNDIAL

O crescimento demográfico sempre foi muito lento, salvo em datas mais recentes.

1. EXPLOSÃO DEMOGRÁFICA

Ao que se presume, somente no século I d.C. a população mundial alcançou a marca de 210 milhões de habitantes. Mil anos depois, esse número ascendia a 284 milhões de pessoas, passando para 500 milhões, em 1650; 1 bilhão, em 1800; 2 bilhões, em 1930; 3 bilhões, em 1960; 4 bilhões, em 1975; e 5 bilhões em 1986 (Quadro 8.2). As estimativas para a virada do século são de cerca de 6 bilhões de habitantes. Colocados esses números em gráfico, a figura resultante evidencia uma tendência exponencial, freqüentemente traduzida pela expressão "explosão demográfica".

As cifras apresentadas costumam alarmar as pessoas, e, consequentemente, a discussão em torno da dinâmica populacional é um dos temas marcantes de nossa época.

2. SITUAÇÃO DEMOGRÁFICA ATUAL

De um certo ângulo, a situação pode ser explicada de maneira muito simples: em épocas recentes, a mortalidade decresceu abruptamente, enquanto a fecundidade não o fez no mesmo ritmo.

No momento presente, os países do Primeiro Mundo apresentam baixas taxas de fecundidade, sendo as suas populações relativamente estáveis. Ao contrário, os países menos desenvolvidos, na sua maioria, têm, comparativamente, taxas mais altas de fecundidade, de modo que o número de seus habitantes cresce rapidamente. Assim, as nações atualmente incluídas na categoria de menos desenvolvidas, que contam com cerca de dois terços da população mundial, representarão, no futuro, uma proporção ainda maior. A Fig. 8.2 ilustra a evolução da população, por região, em sua vertente média. Há outras projeções baseadas em ritmo mais lento ou mais rápido de crescimento.[9] No ano 2000, segundo estimativas das Nações Unidas, de três quartos a quatro quintos da população mundial estarão vivendo em regiões subdesenvolvidas.

3. CONTROVÉRSIAS SOBRE O IMPACTO DO CRESCIMENTO DEMOGRÁFICO

É antiga a discussão sobre o impacto do crescimento populacional na economia e na qualidade de vida, assim como sobre a política demográfica a ser seguida pelas autoridades.[10-14]

• A teoria de Malthus

A figura do economista inglês Thomas Malthus (1766-1834) domina amplamente este campo: ele postulou que o aumento da população era um perigo para a sobrevivência humana. Malthus publicou sua obra, "Ensaios sobre o Princípio de População", em 1798, na fase inicial de industrialização de seu país, sustentando a tese de que a população crescia em ritmo muito maior (incremento geométrico) do que os meios de subsistência (incremento aritmético). O descompasso entre as duas progressões trazia reservas quanto à possibilidade de se tirarem da terra os alimentos suficientes para o sustento de todos os seus habitantes. Em conseqüência, aquele economista propunha evitar medidas que favorecessem a natalidade.

• Os Neomalthusianos

Na realidade, a preocupação com a escassez futura envolve muitos aspectos, além daqueles relacionados à alimentação, entre os quais, a disponibilidade de água e de produtos naturais não-renováveis, a qualidade do meio ambiente e a provisão de habitação, emprego, transporte, educação, saúde, segurança e outras necessidades básicas, exigidas por um número crescente de pessoas.

Diante da sombria perspectiva de as necessidades básicas da população ficarem insatisfeitas, os "neomalthusianos", nome que designa os seguidores de Malthus, nos dias atuais, advogam o uso mais generalizado das técnicas de planejamento familiar, no intuito de promover o controle populacional. O argumento se baseia em que é possível planejar o crescimento populacional, no sentido de que a curva demográfica se estabilize, em um nível "ideal", compatível com os recursos existentes, e que este nível possa ser definido pelos especialistas. A não-intervenção no crescimento demográfico deixaria o efetivo populacional crescer e estabilizar-se em patamar muito além deste ideal, havendo, inclusive, o risco futuro dos efeitos adversos da poluição e da

Quadro 8.2 Estimativas da população mundial, nos últimos 2.000 anos

Ano	1	1000	1650	1800	1930	1960	1975	1986	2000
População*	210	284	500	1000	2000	3000	4000	5000	6000

*Em milhões de habitantes.
Fonte: W Peterson, Population, 1969:9 e A Onram, Community medicine in developing countries, 1974:101.[7,8] Quadro atualizado com dados da Organização das Nações Unidas (ONU).

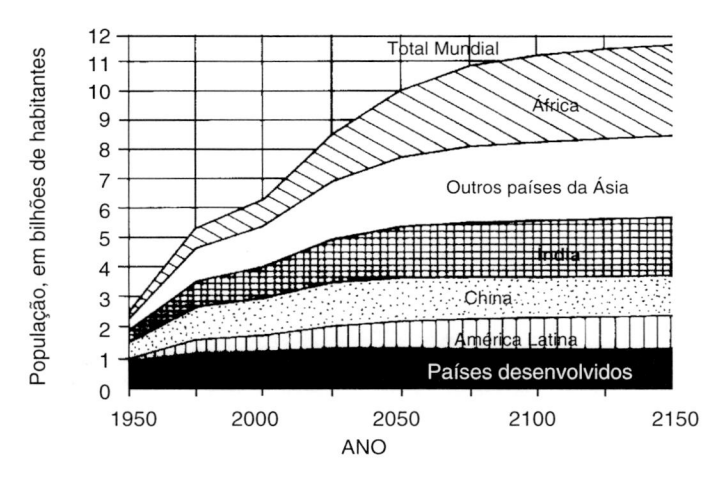

Fig. 8.2 Projeções da população mundial, por região: 1950-2150. Fonte: Fundo das Nações Unidas para a População, FNUAP, 1994.[9]

destruição do meio ambiente, influenciando poderosamente a vida de toda a população.

Como a classe média já exerce um efetivo controle sobre o tamanho da família, o alvo é, na realidade, a população pobre. Visão semelhante é a adotada por países desenvolvidos em relação aos ainda considerados subdesenvolvidos: os primeiros estão interessados em que haja maior ênfase nas medidas que diminuam, rapidamente, as taxas de fecundidade apresentadas pela população destes últimos.

• **Corrente contrária ao pensamento de Malthus**

Há reações quanto a esse tipo de visão, por parte dos chamados "antineomalthusianos", os quais sustentam que o crescimento populacional pode se constituir em um fator de desenvolvimento econômico. Além do mais, a constatação de que as diferenças regionais de fecundidade são expressão de diferenças sociais faz com que se defenda a concentração dos esforços na alteração das estruturas sociais, a fim de melhorar a distribuição de renda. O desenvolvimento socioeconômico, com adequada distribuição de renda, seria o "melhor contraceptivo", argumentam os seguidores dessa corrente. No bojo de medidas para alterar a situação, em especial, das mulheres, coloca-se a prevenção da gravidez indesejada, através de maior investimento na educação sexual, nas escolas, no melhor nível de informação e na garantia de acesso a meios anticoncepcionais eficazes, para todas as mulheres que os desejarem.

4. ÊNFASE ATUAL DA DISCUSSÃO DEMOGRÁFICA NO BRASIL

Embora, nos dias de hoje, no Brasil, as duas posições antagônicas — "controle populacional" e "desenvolvimento econômico-social" — ainda sejam objeto de freqüentes discussões, de modo que a interferência sobre a natalidade constitui um tema polêmico, a tendência é chegar-se a um meio termo, nesta questão. Os especialistas que discutiam a explosão demográfica em décadas anteriores,[15,16] em face da recente queda das taxas de fecundidade, no País, deslocam o centro de suas atenções para as conseqüências da redução da fecundidade sobre a vida do País e das pessoas.[17-20] Alguns desses aspectos serão apontados no decorrer da apresentação sobre transição demográfica.

II. TEORIA DA TRANSIÇÃO DEMOGRÁFICA

A idéia da transição demográfica e a sua transformação em uma teoria coerente, englobando as mudanças no perfil da mortalidade e da fecundidade, datam da primeira metade do século XX.[21-23]

A. CONSIDERAÇÕES GERAIS

As populações antigas, ou "primitivas", no sentido usado em demografia, conviviam com altos índices de mortalidade e de natalidade. A mortalidade oscilava em torno de 30 a 50 óbitos ao ano, para cada grupo de 1.000 habitantes, e a natalidade entre 30 e 50 nascimentos ao ano, por 1.000 habitantes. Embora em níveis próximos, era comum a mortalidade situar-se, por algum tempo, em patamar inferior ao da natalidade, o que acarretava um aumento progressivo da população. Periodicamente, porém, sobrevinham catástrofes, como epidemias e fome, que reduziam o número de habitantes, provocando aumento de mortes e de migrações. Estas catástrofes eram de ordem natural, do tipo secas e inundações, ou artificial, como as guerras. Em conseqüência, a longo prazo, o número de óbitos permanecia muito próximo ao de nascimentos. As pessoas casavam-se ainda adolescentes e morriam cedo também. A esperança de vida ao nascer era baixíssima, em torno de 20 anos. Este quadro perdurou por milênios.

A história demográfica recente mostra que a situação modificou-se consideravelmente. A atenuação dos efeitos das catástrofes e o progresso ocorrido em diversos aspectos da vida em sociedade em, geral associados à industrialização, acarretaram redução gradativa da mortalidade. Já a fecundidade resiste mais às mudanças e, quando permanece alta, dá lugar ao crescimento populacional acelerado. Esta nova situação produz seus próprios efeitos, já delineados no capítulo anterior, cuja interação gera estímulos que podem levar ao declínio da fecundidade. A Fig. 8.3 ilustra esses pontos através da evolução da natalidade e da mortalidade, na Inglaterra, onde tais temas têm sido extensivamente investigados. Algumas características dessa evolução podem ser assim realçadas, pois possuem uma aplicação mais geral:

• as taxas de mortalidade tendem a declinar bem antes das de natalidade;
• a população crescerá, enquanto houver diferenças entre os níveis das taxas de natalidade e de mortalidade;
• quando a natalidade começar a declinar, é sinal de que o final do período de crescimento demográfico estará próximo e poderá ser previsto;
• na medida em que as taxas de natalidade e de mortalidade encontrem-se novamente em níveis muito próximos umas das outras, a sociedade atinge um nível de estabilidade demográfica em termos quantitativos.

B. FASES DA TRANSIÇÃO DEMOGRÁFICA

A teoria da evolução histórica, conhecida como da "transição demográfica", delineada nos parágrafos anteriores, postula que os países tendem a percorrer, progressivamente, quatro estágios na sua dinâmica populacional:

1. a fase "pré-industrial" ou "primitiva", na qual há coexistência de altas taxas de mortalidade e natalidade;

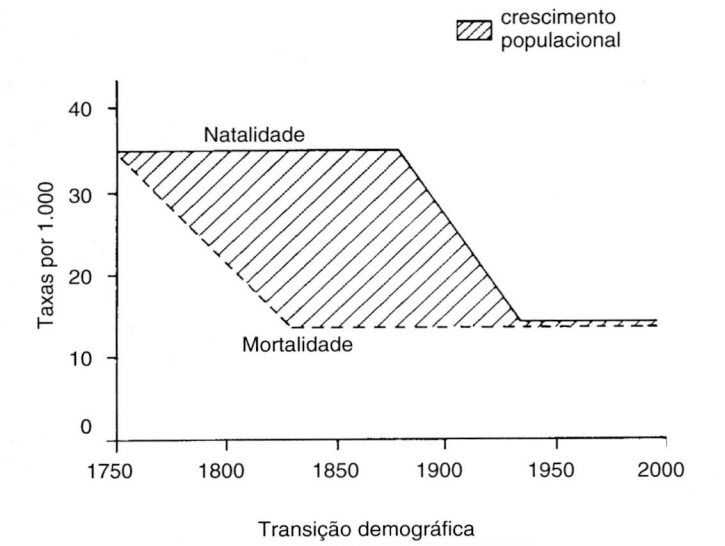

Fig. 8.3 Transição demográfica na Inglaterra.
Fontes: Modificado de World Population Resources, segundo H. Sinnecker 1976:30 e AR Omran 1971:515.[24,25]

Transição demográfica	
Estágios	Datas
1	Até 1750
2	1750-1880
3	1880-1930
4	após 1930

2. a fase "intermediária de divergência dos coeficientes", quando a mortalidade passa a apresentar redução pronunciada, enquanto a natalidade mantém-se em nível mais alto, o que resulta em crescimento acelerado da população;

3. a fase "intermediária de convergência dos coeficientes", quando a natalidade passa a diminuir em ritmo mais acelerado que o da mortalidade e, como conseqüência, há limitação progressiva no ritmo de crescimento populacional;

4. a fase "moderna" ou de "pós-transição", na qual há nova aproximação de ambos os coeficientes, só que em níveis muito mais baixos. Quando atingido esse período final, a população estará estável, ou seja, com o crescimento populacional de praticamente "zero", em linguagem demográfica, o que significa valores de fecundidade próximos ao nível de reposição, de cerca de dois filhos por casal. Na verdade, os países variam neste particular: alguns apresentam discreto crescimento demográfico positivo e outros, negativo, perdendo população em vista do nível baixo de suas taxas de fecundidade total.

Na Fig. 8.3, estão assinaladas as datas aproximadas que demarcam os quatro estágios da transição demográfica na Inglaterra.

Acrescente-se que este é um esquema geral de tendências por que passaram sociedades consideradas, hoje, na categoria de desenvolvidas, mas comportando amplas variações, sem levar em conta particularidades que ocorrem em cada nação. Ele foi elaborado com base na experiência européia, mas tem aplicação mais geral.[7,22,26,27] Em termos médios, representa a realidade com certa precisão, pois reflete o que ocorre entre segmentos expressivos da população, embora possa haver, concomitantemente, importantes variações regionais e entre segmentos sociais.

• **Estabilidade futura da população mundial**

Cada país pode ser colocado, em um dado momento, em um dos estágios da transição demográfica, o que permite antecipar o perfil do seu crescimento demográfico que provavelmente terá. Na atualidade, como grande número de nações em desenvolvimento já apresenta queda da fecundidade, espera-se que a população mundial novamente se estabilize — a quarta fase do modelo de transição demográfica — dentro de algum tempo. A época exata em que deve ocorrer a estabilidade demográfica, e o respectivo quantitativo populacional dependem da projeção efetuada que, por sua vez, é constantemente revisada. Estima-se que a população mundial atinja valores entre 8 e 12 bilhões de habitantes, em meados do século XXI.[9]

C. INTER-RELAÇÕES ENTRE TRANSIÇÃO DEMOGRÁFICA E ESTRUTURA, POR IDADE E SEXO, DA POPULAÇÃO

Além de examinar os indicadores demográficos globais, é conveniente investigar a sua estrutura, em relação a parâmetros como idade e sexo, para verificar as alterações que se sucedem com a transição demográfica e as implicações futuras dessas alterações. Chamaremos a atenção para alguns pontos, ressaltando que, de maneira geral, a redução da mortalidade e da fecundidade faz com que a esperança de vida aumente, a população envelheça e amplie-se a proporção de mulheres na população.

1. REDUÇÃO DIFERENCIADA DA MORTALIDADE

A diminuição da mortalidade, em praticamente todo o mundo, foi marcante para os grupos etários mais jovens, e, menos pronunciada, para as pessoas de meia-idade ou idosas.

• Exemplo 1: mortalidade na Suécia
Na Suécia, a mortalidade infantil, no final do século XX, corresponde a apenas 6% da que era registrada no início do século, enquanto a da faixa etária de 50-55 anos ainda equivale à metade da taxa verificada naquela época.

• Exemplo 2: esperança de vida, nos Estados Unidos
Um recém-nascido, nos Estados Unidos, em 1975, poderia esperar viver, em média, 20 anos mais do que um nascido em 1900. Já uma pessoa de 40 anos, em 1975, poderia esperar viver, também em média, somente seis anos mais do que um indivíduo que tinha 40 anos de idade, em 1900.

Os números apresentados mostram que o progresso afetou, principalmente, a mortalidade infantil. Eles também refletem a nossa fragilidade em lidar com as doenças crônico-degenerativas, as principais causas de morbidade e mortalidade, na idade adulta. Recentemente, tem-se observado redução mais pronunciada da mortalidade, no grupo dos indivíduos de meia-idade e idosos, nos países desenvolvidos.

2. ENVELHECIMENTO DA POPULAÇÃO

O envelhecimento da população pode ser verificado de várias maneiras.

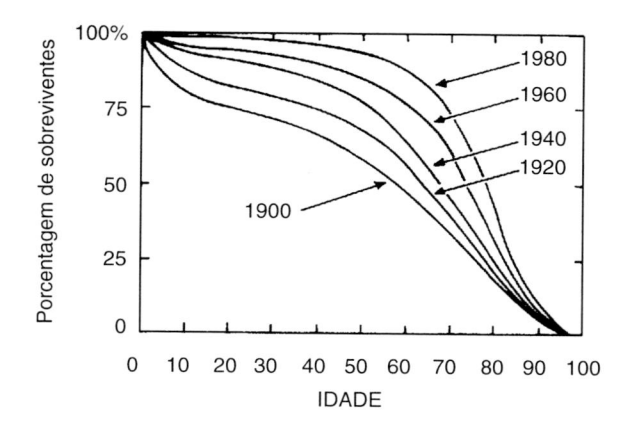

Fig. 8.4 Curva de sobreviventes: Estados Unidos, 1900-1980. Fonte: JF Fries, Foro Mundial de la Salud 1985; 6:56.[28]

- **Média ou mediana de idade**

Segundo o IBGE, a idade média do brasileiro passou de 18 anos, em 1980, para 21 anos, em 1991, o que dá uma idéia do envelhecimento da população, no período.

A mediana divide a população em duas metades: a de mais jovens e a de mais velhos. À medida que a transição demográfica progride, a idade mediana também se eleva. Quando as pessoas vivem mais tempo, tem-se, como resultante, a "retangularização" da curva de sobreviventes[28] (Fig. 8.4): note-se o progressivo aumento de sobreviventes nas diversas idades no período 1900-1980.

- **Pirâmide de idade**

A mudança que ocorre na estrutura etária da população pode ser observada pela alteração da pirâmide de idade.

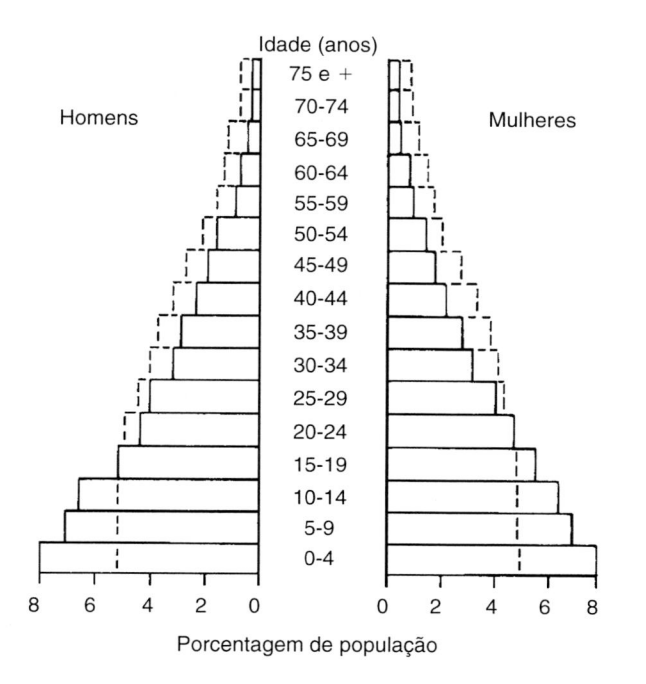

Fig. 8.5 Estrutura etária da população brasileira em 1940 (traços cheios) e estimativa para o ano 2000 (linhas descontínuas).

"Pirâmide de idade" é a representação gráfica da estrutura de uma população, composta pela sobreposição, de um lado e outro de um eixo vertical, de faixas concernentes à distribuição etária de cada sexo (Fig. 8.5). Geralmente, as faixas têm a mesma largura, já que representam grupos etários de cinco anos (às vezes, 10 anos), e o seu comprimento varia proporcionalmente ao número de pessoas que as compõem.

Uma população jovem, como a do Brasil, em 1940, caracteriza-se por apresentar uma pirâmide ou triângulo de ampla base, afunilando-se progressivamente, o que significa pequena proporção de velhos. Altas taxas de natalidade constituem o elemento principal para manter essa forma triangular. A diminuição da natalidade faz com que a figura se altere. A base torna-se mais estreita e alargam-se as faixas correspondentes à meia-idade e aos idosos. A pirâmide de idade, no Brasil, está se comportando dessa maneira (Fig. 8.5). A tendência é a figura assemelhar-se a um balão ou mesmo a um retângulo.

- **Comparação entre três grupos populacionais**

As alterações, para menos, da mortalidade e da natalidade fazem decrescer a proporção de jovens e aumentar a de adultos, de modo que os idosos passam a representar uma percentagem cada vez mais substancial da população.[29-31] Essas tendências podem ser visualizadas pela comparação de três faixas etárias:

- de jovens (menos de 15 anos de idade);
- de pertencentes ao segmento economicamente ativo (15 a 64 anos); e
- de idosos (65 anos de idade ou mais).

- Exemplo: distribuição etária na Nigéria, no Brasil e no Japão

O Quadro 8.3 contém indicadores demográficos para três países com populações de tamanhos comparáveis e em diferentes fases da transição demográfica. As diferenças são grandes em termos de fecundidade, natalidade e mortalidade. A distribuição da população também difere, assim como a evolução da estrutura demográfica (Quadro 8.4).

A população da Nigéria deverá permanecer jovem, por longo tempo.

No Brasil, a proporção de jovens tende a diminuir rapidamente, nas próximas décadas, enquanto a de adultos aumentará,

Quadro 8.3 Posição de alguns indicadores na Nigéria, no Brasil e no Japão, em 1988

Indicadores	Nigéria	Brasil	Japão
População (em milhões)	110	144	123
Área (1.000 Km quadrados)	924	8.512	378
Renda *per capita* (dólares)	290	2.160	21.020
Taxa de fecundidade total	6,6	3,4	1,7
Taxa de natalidade (por 1.000 habitantes)	47	28	11
Taxa de mortalidade geral (por 1.000 habitantes)	15	8	7
Esperança de vida ao nascer (anos)	51	65	78
Taxa de mortalidade infantil (por 1.000 nascidos vivos)	103	61	5

Fonte: Adaptado do Banco Mundial, 1990.[32]

Quadro 8.4 População, distribuição etária e respectivas projeções demográficas, para a Nigéria, o Brasil e o Japão: 1988-2025

País	Ano	População (em milhões)	Distribuição etária (%)		
			0-14	15-64	65 +
Nigéria	1988	110	48,0	49,4	2,6
	2025	302	36,4	60,4	3,2
Brasil	1988	144	35,7	59,8	4,5
	2025	236	22,8	66,9	10,3
Japão	1988	123	19,6	68,9	11,5
	2025	131	15,7	58,8	25,5

Fonte: Adaptado do Banco Mundial 1990:228.[32]

significativamente; note-se a duplicação da proporção de idosos, em um tempo relativamente curto.

No Japão, a população em idade economicamente ativa diminuirá e, no ano 2025, de cada quatro japoneses um terá 65 anos ou mais. Os planejadores e demógrafos japoneses — assim como os de outros países que completaram as suas transições demográficas — estão preocupados com as repercussões econômicas e sociais do envelhecimento de suas populações. Em outras palavras, configura-se a necessidade de compatibilizar o envelhecimento da população com a manutenção de uma situação em que não haja influências negativas na economia do país nem surjam problemas sociais decorrentes do prolongamento da esperança de vida, que é um dos grandes ideais da humanidade: viver mais e viver bem.

Em conclusão, embora a infância seja em qualquer parte do mundo um grupo prioritário de atenção à saúde — já que as condições de vida de adolescentes, adultos e velhos dependem, em parte, da saúde na infância —, a estrutura etária em transformação fará aparecer novas situações, que exigirão mudanças na política de investimentos.

Formas especiais de combinação das três faixas etárias aqui consideradas resultam em dois índices, muito usados para sintetizar a estrutura da população (Quadro 8.5).

• **Índice de envelhecimento:** relaciona os idosos ao segmento jovem da população. No Brasil, segundo o IBGE, esse índice era de 6,4 (em 1960), 7,5 (em 1970), 10,5 (em 1980) e 12,6% (em 1988). O índice de envelhecimento é mais elevado nas áreas urbanas, comparadas às rurais, do País: respectivamente, 11,6 e 8,6, em 1980.

• **Razão de dependência:** relaciona os dois segmentos economicamente dependentes (os jovens e os idosos) à população economicamente ativa. Ela informa o número de pessoas dependentes por 100 adultos em idade economicamente ativa: em 1988, existiam 67 dependentes, no Brasil, para 100 pessoas em idade potencialmente ativa (Quadro 8.5).

• **Tendências demográficas no Brasil, em futuro próximo**

Alguns indicadores demográficos, projetados para o País pelo IBGE,[33] no período 1980-2020, estão no Quadro 8.6. Por essa estimativa, espera-se que, no ano 2020, o Brasil tenha uma mortalidade infantil de, aproximadamente, 18 óbitos por 1.000 nascidos vivos, uma esperança de vida ao nascer de 76 anos (73 anos para o sexo masculino e 78 anos para o feminino), uma taxa de fecundidade total de 1,8 nascido vivo por mulher e uma população de 200 milhões de habitantes.

Até a década de 1960, o País apresentava um crescimento homogêneo de seus segmentos "jovem", "economicamente ativo" e "idosos". A partir de 1970, as proporções começaram a mudar. No período 1980-2020, cujos dados estão no Quadro 8.7, nota-se que a proporção de crianças diminuirá, aumentará a do segmento economicamente ativo e observar-se-á um processo de envelhecimento contínuo da estrutura etária. Essas tendências, que parecem evidentes em futuro próximo, têm enormes repercussões na vida do País.

• **Menor proporção de crianças, na população**

A menor proporção de crianças, na população, tornará menos necessários a construção de novas maternidades e outros

Quadro 8.5 Índice de envelhecimento e razão de dependência, estimados para o Brasil, 1988

Faixa etária (anos)	0-14 (a)	15-64 (b)	65 + (c)
População (%)	35,7	59,8	4,5

Índice de envelhecimento: $\dfrac{c}{a} = \dfrac{4,5}{35,7} = 0,126 = 12,6\%$

Razão de dependência: $\dfrac{a+c}{b} = \dfrac{35,7 + 4,5}{59,8} = 0,672 = 67,2\%$

Quadro 8.6 Indicadores demográficos projetados para o Brasil, período 1980-2020

Ano	Mortalidade infantil*	Esperança de vida ao nascer	Fecundidade**	População (em milhões)
1980	69,1	61,8	4,01	118,5
1990	49,7	65,6	2,66	114,7
2000	39,2	68,5	2,04	165,7
2010	28,5	71,8	1,85	-
2020	17,6	75,5	1,81	200,3

* Por 1.000 nascidos vivos.
**Taxa de fecundidade total
Fonte: IBGE, 1994[33]

Quadro 8.7 Projeções populacionais (em %) por estrutura etária: ambos os sexos, Brasil, 1980-2020

Ano	0-14	15-64	65 e +	Total
1980	38,2	57,8	4,0	100,0
1990	34,7	61,1	4,2	100,0
2000	28,3	66,5	5,2	100,0
2010	23,6	69,9	6,5	100,0
2020	21,2	69,8	9,0	100,0

Fonte: IBGE, 1994.[33]

Quadro 8.8 Número de mulheres para cada 100 homens, em diversas faixas etárias — Brasil, 1985

Faixa etária (anos)	0-4	20-24	40-44	60-64	80 +
Número de mulheres por 100 homens	98	99	100	104	122

Fonte: IBGE, Anuário Estatístico do Brasil, 1982:76-77.

serviços de assistência materno-infantil. Um impacto semelhante ocorrerá em outras áreas como, por exemplo, na educação: não haverá necessidade de construção de novas escolas — a não ser por questões de facilidade de acesso — de modo que a tendência será a de investir na qualidade do ensino e não na sua quantidade.

Assinale-se que há um período de "inércia demográfica", que deve ser considerado. Mesmo estando estabilizado o número de filhos por casal, em torno de 2, a população ainda tende a crescer por algum tempo, ou seja, uns 20 a 30 anos. Isto por causa do grande contingente de mulheres que nasceram em épocas de alta fecundidade e que chegam à idade fértil.

• **Maior proporção de adultos, na população**

O aumento do número de adultos exigirá a criação de maior número de empregos. Em épocas de crescimento econômico acelerado, há geração de empregos em quantidade suficiente; o contingente jovem que chega à idade economicamente ativa pode ser logo incorporado à força de trabalho.

A falta de oferta adequada de empregos, para a população em idade economicamente ativa, o que ocorre em períodos de recessão econômica, gera migração que, em geral, é exercida por jovens. A saída de jovens, de uma comunidade, altera a estrutura etária diretamente, pois diminui a proporção deles no quadro demográfico geral, aumentando, em conseqüência, a de outras faixas etárias. É possível que apenas esse fator faça envelhecer a população de algumas regiões fornecedoras de mão-de-obra. A saída de jovens, de uma comunidade, altera também, indiretamente, a estrutura etária, já que eles não mais contribuem para a geração de filhos, em seus locais de origem.

• **Proporção crescente de idosos, na população**

Os idosos passarão a constituir grupo cada vez mais numeroso, em termos absolutos e relativos, no Brasil, exigindo recursos progressivamente mais significativos para o adequado atendimento de suas necessidades. Estimativas do IBGE mostram que a população com 65 anos ou mais aumentará de 4%, em 1980, para 9%, em 2020.[33]

O envelhecimento da população pode ter efeitos marcantes sobre os serviços de saúde.[17,34-37] As repercussões advêm das associações da velhice com maior prevalência de doenças degenerativas e de incapacidades diversas, o que acarreta aumento na demanda por cuidados de pacientes crônicos: maior número de consultas, de exames laboratoriais, de medicamentos e de internações, assim como maior duração de cada internação, o que representa custos mais elevados. Há, ainda, o risco aumentado de internação permanente de pessoas idosas em instituições geriátricas. Na seguridade social, os gastos também tendem a crescer, pelos mesmos motivos relativos à saúde e também por conta do maior número de aposentadorias e de benefícios a serem concedidos. Com o tempo, a parcela economicamente ativa pode não cobrir adequadamente os custos dos inativos, gerando crise financeira no sistema.

3. COMPOSIÇÃO DA POPULAÇÃO POR SEXO

A composição da população, por sexo, não é a mesma nas diferentes idades. Na época da concepção, são concebidos mais homens do que mulheres. Nascem também mais homens que mulheres. Pela maior mortalidade masculina, em toda a vida extra-uterina, a relação se altera e, em idades avançadas, há muito mais mulheres do que homens (Quadros 8.8 e 8.9); conseqüentemente, existe número maior de viúvas que de viúvos, muitas das quais vivem sós. Nos muito idosos, a proporção chega a duas mulheres para cada homem. A maior mortalidade masculina é explicada pelo fato de os homens apresentarem consistentemente maior taxa de acidentes e violências, e tenderem a ser afetados por doenças crônico-degenerativas mais precocemente. Razões para as diferenças de morbidade, entre sexo, podem ser encontradas na maior prevalência de muitos fatores de risco, no sexo masculino, e nas ocupações perigosas, exercidas principalmente pelo homem. O tema é debatido, em maior detalhe, no próximo capítulo.

D. TEORIAS ALTERNATIVAS OU COMPLEMENTARES

A forma descritiva de examinar as taxas e as etapas das mudanças demográficas é essencial para a compreensão da realidade populacional. Na base da teoria da transição demográfica, aqui descrita, está a sua estreita vinculação com a modernização econômica. Esta torna as pessoas mais conscientes de como melhor ajustarem-se às demandas da vida moderna. Em razão desse ajustamento, os casais procuram diminuir a fecundidade, limitando o tamanho de sua prole. No entanto, outros ângulos podem ser considerados, para tentar explicar a evolução demográfica. Na verdade, existem numerosas variantes, tentativas de aperfeiçoamento e mesmo novas teorias para substituir ou complementar a da transição demográfica. Entre elas, duas são mencionadas a seguir.[23]

Quadro 8.9 Número de mulheres para cada 100 homens, em diversas faixas etárias — Europa, 1980

Faixa etária (anos)	60-64	65-69	70-74	75-79	80+
Número de mulheres por 100 homens	124	131	142	162	216

Fonte: AD Lopez, Revue d'Épidemiologie et Santé Publique 1987; 35:198 (modificado; calculada a média de quatro regiões européias).[38]

- **Teoria das estratégias de sobrevivência**

Sua origem é marxista e nos diz que cada modo de produção tem a sua estratégia de sobrevivência, com maneiras específicas de organizar a família, o que resulta em diferentes taxas de fecundidade. No meio rural, em locais onde a família é a unidade de produção, a estratégia de sobrevivência mais racional é a prole numerosa. Quando a família passa de unidade de produção para de consumo, a fecundidade tende a mudar, embora com amplas variações. Na cidade, um professor assalariado tem, na baixa fecundidade, a sua estratégia de sobrevivência, o que pode não ser a alternativa mais apropriada para outras categorias, como a do pequeno comerciante ou do artesão.

- **Teoria da difusão**

A rápida queda da fecundidade, observada em muitas populações, deve-se à difusão de valores de certos segmentos da sociedade ou países para outros setores sociais, regiões ou países. No Brasil, as telecomunicações divulgam hábitos e modos de agir e pensar de segmentos da classe média dominante, através da veiculação sistemática de padrões de comportamento, em novelas, filmes e noticiários. São exemplos o uso de meios anticonceptivos, a difusão de imagens favoráveis ao controle da natalidade e o ideal de dois filhos por casal. Essas mensagens dos meios de comunicação influenciam o comportamento das pessoas no sentido de famílias pouco numerosas. A anticoncepção torna-se um instrumento amplamente aceito, que possibilita o controle efetivo do tamanho da família.

E. SÍNTESE SOBRE A TRANSIÇÃO DEMOGRÁFICA

Por milênios, a humanidade conviveu com altas taxas de mortalidade e fecundidade. Só recentemente, nos dois últimos séculos, essa situação se alterou. O estudo de como tal alteração ocorreu deu origem à teoria da transição demográfica. Ela postula que os países tendem a percorrer, progressivamente, quatro estágios na sua dinâmica populacional, evoluindo de padrões caracterizados por alta mortalidade e alta fecundidade para os de baixos níveis de mortalidade e fecundidade.

À medida que a transição demográfica avança, mudam o quantitativo, a composição e as principais características da população. Quando a evolução está completa, a população é relativamente estável (crescimento zero), com proporção substancial de pessoas idosas. Nessa fase, a esperança de vida ao nascimento é elevada.

A transição demográfica, por sua vez, é causa e efeito de outras transições que ocorrem no seio da sociedade. Entre elas, encontra-se a que se delineia a seguir.

III. TEORIA DA TRANSIÇÃO EPIDEMIOLÓGICA

A transição demográfica, apresentada na seção anterior, permite associar suas fases a padrões predominantes de morbidade, já que os agravos à saúde, prevalentes na população, alteram-se, de par com as mudanças demográficas.[25,39-41]

A. CONSIDERAÇÕES GERAIS

Na etapa inicial da vida de um povo, predominam as doenças infecciosas e parasitárias, no quadro nosológico. Progressivamente, elas cedem lugar às condições crônico-degenerativas, que passam a ser prevalentes, especialmente nos idosos. Essa transição "epidemiológica" ou "nosológica" clama pela adoção de outros indicadores, à parte a mortalidade e as medidas clássicas de morbidade, para que a situação seja devidamente aferida. Os indicadores positivos de saúde, como os que medem a qualidade de vida abordados no Cap. 4, representam resultados de pesquisas em sociedades que já completaram a sua transição demográfica e precisam de indicadores mais apropriados para expressar as suas necessidades de saúde.

Na seqüência de apresentação dos assuntos, serão mostrados detalhes dessa transição epidemiológica. Serão também apontadas as principais razões que ocasionaram as modificações do estado de saúde da população. De maneira geral, sabe-se que o desenvolvimento socioeconômico é um fator importante nessa evolução. Como parte desse desenvolvimento, encontram-se melhores níveis de instrução, assim como a melhoria do estado nutricional, o planejamento familiar, o saneamento ambiental e a higiene de maneira mais ampla. Há, ainda, a contribuição das ciências da saúde, que nos interessa tratar separadamente, para melhor comentar o seu impacto.

Inferir causalidade, com segurança, exige controle efetivo sobre fatores que confundem a interpretação. Isto é feito, com maior propriedade, através de estudos epidemiológicos controlados, assunto do Cap. 12 e seguintes. Contudo, o conhecimento atual sobre os temas tratados no capítulo repousa em comparações geográficas e temporais, muitas vezes de difícil interpretação. Por isto, as razões da diminuição da mortalidade, o assunto principal a ser enfocado, não estão totalmente esclarecidas e continuam sujeitas a controvérsias.

1. SOCIEDADES PRIMITIVAS

As sociedades primitivas encontram-se na "primeira fase" do modelo de transição demográfica, caracterizada por altas taxas de natalidade e de mortalidade. No padrão de morbimortalidade, ocupam lugar de destaque as doenças infecciosas e as causas externas de lesões — os acidentes, os homicídios e outras violências. Associado ao perigo infeccioso, há o risco nutricional, do tipo carencial, representado pela má-nutrição protéico-calórica, a anemia ferropriva, o bócio endêmico e a avitaminose A, as quatro principais endemias carenciais.[42] Embora, em todas as idades, essas afecções causem grande impacto, as crianças estão mais sujeitas a elas, o que é evidenciado por alta prevalência de desnutrição e de doenças transmissíveis, e pelos elevados níveis de mortalidade perinatal, infantil e pré-escolar. A esperança de vida ao nascer é baixa, e, relativamente, poucos sobrevivem até a velhice. Tais eventos estão freqüentemente associados à pobreza, ao analfabetismo e a outras condições sociais adversas.

2. SOCIEDADES MODERNAS

A situação atual, nas sociedades modernas, corresponde já à "quarta fase" do modelo de transição demográfica, caracterizada por baixas taxas de natalidade e de mortalidade. As doenças transmissíveis passam a ser relativamente menos importantes, e a forma prevalente de má-nutrição muda de características:

a desnutrição protéico-calórica em crianças cede lugar à obesidade, em crianças e adultos. No padrão de morbidade, predominam as doenças crônico-degenerativas e suas complicações, tais como, arteriosclerose, infarto do miocárdio, enfisema, diabetes e artrite. Essas afecções, mais prevalentes em pessoas de meia-idade e nos idosos, são, em geral, incuráveis, se bem que muitas delas mostrem-se controláveis, até certo ponto, pela aplicação da tecnologia médica já disponível. A esperança de vida ao nascer, nesses países, é elevada. O esforço preventivo está orientado para a identificação e alteração dos fatores de risco associados com o aparecimento dessas afecções. A atenção médica tende a consumir substancial proporção de recursos financeiros do setor saúde, e a atenção social aos idosos passa a representar uma prioridade da sociedade.

3. TRANSIÇÃO DE SOCIEDADES PRIMITIVAS PARA MODERNAS

Entre as duas situações apresentadas — a das sociedades primitivas e a das modernas — há um espaço intermediário, onde se encontram regiões em transição demográfica e epidemiológica, que lutam para se livrar do subdesenvolvimento, almejando atingir o nível de vida e bem-estar já alcançado nas regiões mais avançadas. O perfil demográfico, característico da "segunda" e da "terceira fase" de transição demográfica, é de aumento populacional, devido ao diferencial entre natalidade e mortalidade. O quadro nosológico é misto, bastante complexo, combinando agravos à saúde prevalentes nas duas situações polares descritas.

Note-se que as tendências apontadas devem persistir por longo prazo, e são aplicáveis a grandes grupos de causas de óbito, sem a consideração de afecções isoladas, cujas oscilações não invalidam as conclusões gerais. As infecções, embora decresçam de importância, progressivamente, como grupo de causas de mortalidade, ainda estão presentes, mas vão sendo substituídas gradativamente pelas afecções que predominam nas sociedades modernas, cujo controle é mais complexo. A proporção de um ou de outro grupo de causas de morbimortalidade, em uma dada região, está muito associada à proximidade com as fases primitiva ou moderna do modelo apresentado. O panorama nosológico prevalente caracteriza-se, nas crianças, por elevadas taxas de gastrenterites, pneumonias, desnutrição e afecções perinatais; nos adultos, por prevalência elevada de doenças infecciosas, ao tempo em que aumenta também a incidência de doenças cardiovasculares, neoplasias e acidentes.

B. ALGUMAS SITUAÇÕES A DESTACAR

Atente-se ao fato de que, durante o processo de transição demográfica e epidemiológica, situações novas vão aparecendo e outras vão se modificando. Eis algumas delas, para exame.

1. DETERIORAÇÃO DO MEIO AMBIENTE

O mundo se industrializa, a população se urbaniza e as cidades se modernizam. Essas tendências, apontadas como co-responsáveis pela diminuição da mortalidade e pela melhoria das condições de vida, também têm seus efeitos deletérios, pelo maior uso de recursos naturais e a conseqüente alteração ou deterioração do meio ambiente, onde as pessoas vivem e trabalham, expondo-as a condições adversas para a saúde. Esses condicionantes ambientais e sociais favorecem o aparecimento de uma ampla gama de situações indesejáveis, como as doenças profissionais, os acidentes e demais violências, as intoxicações, a dependência ao álcool e a outras drogas, e as psicopatias.

2. NOVAS EPIDEMIAS

Intimamente relacionado ao padrão de desenvolvimento e à mobilidade da população, está o recrudescimento de algumas doenças infecciosas e parasitárias, que aparecem como grandes transtornos da saúde pública, como a epidemia de cólera, na América Latina, na década de 1990. Há também as situações novas, epidêmicas, como a da SIDA (AIDS) e das violências, que encontram campo de disseminação fértil em determinados locais ou épocas, por vezes ligadas a condições sociais desfavoráveis, à desinformação ou a outros fatores relevantes.

• Exemplo: incidência crescente de SIDA (AIDS) e tuberculose

A síndrome de imunodeficiência adquirida tende a aumentar a importância das doenças infecciosas e parasitárias, no quadro nosológico geral, tanto diretamente, pelo número crescente de aidéticos, como indiretamente, pela associação da SIDA (AIDS) com outras infecções, entre as quais a tuberculose, fazendo com que esta aumente de incidência, retomando importância como causa de morbimortalidade, especialmente em adultos jovens.[43]

3. CONCENTRAÇÃO DA MORBIDADE NOS ESTRATOS INFERIORES DA SOCIEDADE

Em termos médios, à medida que uma população progride em sua transição demográfica, a par com a redução das doenças infecciosas e parasitárias, observa-se um aumento dos agravos à saúde do tipo crônico-degenerativo, como as doenças cardiovasculares e o câncer, e as causas externas de lesão (homicídios, suicídios e acidentes). Mas esse aumento não está igualmente distribuído e, semelhantemente ao que ocorre com as infecções e parasitoses, penaliza, com maior intensidade, os estratos inferiores da sociedade. Razões para essa distribuição social desigual da doença são encontradas na própria distribuição da renda e na prevalência dos fatores de risco, como a hipertensão, o hábito de fumar, o consumo abusivo de álcool, a poluição ambiental, a menor escolaridade e as ocupações de maior risco, concentradas na população pobre. As regiões em estágios intermediários de transição tendem, também, a apresentar esse gradiente de doenças por classe social, tornando complexa a análise do seu quadro nosológico.

4. MODIFICAÇÃO NO SEIO DA FAMÍLIA

Um outro aspecto a considerar, nessa transição, refere-se às modificações advindas no seio da própria família, visto que diminui o número médio de filhos, por casal. Aumentam as "famílias sem marido", assim como as de casais sem filhos, por decisão consciente. O desaparecimento das grandes famílias tem repercussões no mercado de trabalho, pela maior participação da mulher em ocupações externas. Tende também a ser maior a quantidade de pessoas, muitas delas idosas, que vivem isoladas, sem o suporte que outrora lhes era dado pelo restante da família. Esse é um fenômeno preponderantemente urbano; nas cidades, apesar de as pessoas viverem próximas, muitas delas sentem-se solitárias, o que repercute negativamente sobre a saúde física e mental. Isto é ainda mais grave na terceira idade, devido a problemas de maior prevalência de doenças, que aumentam com a velhice, de dependência de outras pessoas para a realização dos trabalhos do cotidiano e de aposentadorias de valor irrisório. Além do mais, nas sociedades modernas, o velho deixou de ser valorizado, como era comum no passado, em face do seu saber acumulado e da sua experiência de vida. O avanço da ciência e da tecnologia, em uma sociedade de consumo, tende a valorizar o jovem, treinado no uso de máquinas e procedimentos sofisticados, marginalizando os que não detêm esse conhecimento, como os idosos. Essa tendência reforça o isolamento dos velhos, que passam a ser considerados um peso para a família e para a sociedade.

5. MEDICALIZAÇÃO DA SOCIEDADE

Um outro fenômeno, inter-relacionado aos demais, consiste na expansão do espectro das "doenças" sujeitas a tratamento médico, o que se convencionou denominar "medicalização da sociedade". Além das doenças clássicas, listadas na Classificação Internacional de Doenças, os problemas sociais e emocionais, conseqüentes ao desajustamento das pessoas às novas situações e desafios, são também levados para tratamento. Desta maneira, as doenças da pobreza e da afluência, somadas às patologias de cunho psicossocial, deságuam nos serviços de saúde, sobrecarregando os profissionais, que não dispõem, muitas vezes, de meios adequados para solucioná-los.

Nos países desenvolvidos, muitas das situações mencionadas foram enfrentadas, sucessivamente, à medida que eram identificadas, de modo que algumas já estão resolvidas adequadamente, como é exemplo o êxito na luta contra a poluição ambiental e industrial, em algumas regiões; ou, então, apresentam uma realidade bem melhor, como na posição da criança e do velho na sociedade. Os países menos desenvolvidos, como o Brasil, ao contrário, estão enfrentando todas essas situações, simultaneamente. Isto se deve ao estágio em que se encontram, no modelo de transição demográfica e epidemiológica, e ao curto período de tempo em que a transição está se processando: algumas décadas apenas, ao contrário das nações européias, que levaram mais tempo nesse processo. Contribui para agravar a situação a reduzida disponibilidade de recursos financeiros com que contam os países subdesenvolvidos, para enfrentar os problemas colocados por tão rápida transição.

C. SÍNTESE SOBRE A TRANSIÇÃO EPIDEMIOLÓGICA

De par com as mudanças demográficas, alteram-se os agravos à saúde prevalentes na população, cujo envelhecimento tem marcada repercussão na situação de saúde coletiva. A transição epidemiológica indica que, após predominarem inicialmente, as doenças infecciosas e parasitárias cedem lugar, progressivamente, às condições crônico-degenerativas, que passam a dominar o quadro nosológico. O Quadro 8.10 resume a evolução da mortalidade proporcional por doenças infecciosas e parasitárias e por crônico-degenerativas, ao lado da mudança em outros indicadores, em relação aos quatro estágios da transição demográfica.

Algumas diferenças podem ser apontadas na transição demográfica e epidemiológica, em função do nível de desenvolvimento socioeconômico.

Nos atuais países desenvolvidos, a transição começou mais cedo e demorou mais tempo. A melhoria geral, refletida nos padrões de mortalidade, decorreu de condições sociais e ambientais progressivamente mais favoráveis, ilustradas por melhores níveis de escolaridade e renda, e de condições propícias de alimentação, emprego e saneamento ambiental. Em uma fase posterior, ganhos também foram conseguidos por avanços na área da saúde, exemplificados pelo aprimoramento do tratamento médico e pela vacinação sistemática da população suscetível.

Nos atuais países subdesenvolvidos, a transição começou mais tarde e está sendo mais rápida, ou seja, tende a demorar menos tempo. Ao contrário do que ocorreu nos países desenvolvidos, a transição nos do Terceiro Mundo não decorre tanto de mudanças estruturais, que se traduziriam por melhores condições de vida, mas da aplicação da tecnologia de saúde, consubstanciada na extensão de cobertura dos serviços de saúde a uma parte considerável da população, de modo a produzir apreciável impacto. Enfatize-se que determinadas ações, embora simples na sua concepção, quando bem aplicadas e em cobertura adequada, têm marcada influência sobre a mortalidade na infância, mesmo sem melhorias sociais perceptíveis. Elas têm sido amplamente usadas e podem ser exemplificadas com a hidratação oral, o estímulo ao aleitamento materno, a vigilância do crescimento de crianças, as imunizações de rotina e a suplementação alimentar.

No texto a seguir, serão aprofundadas as idéias gerais aqui apresentadas e ilustrados alguns aspectos da situação de saúde, por tipo de país, com o Brasil tratado em separado.

Quadro 8.10 Características dos quatro períodos de transição demográfica

Indicadores	Estágios de transição demográfica			
	I	II	III	IV
Fecundidade	alta	alta	decrescente	baixa
Mortalidade	alta	decrescente	decrescente	baixa
% por DIP*	alta	decrescente	decrescente	baixa
% por DCD*	baixa	crescente	crescente	alta
Esperança de vida**	baixa	crescente	crescente	alta
População	estacionária	crescente	crescente	estacionária
% de crianças	alta	crescente	decrescente	baixa
% de idosos	baixa	baixa	crescente	alta

*Refere-se às estatísticas de mortalidade proporcional por causa.
DIP= Doenças infecciosas e parasitárias.
DCD = Doenças crônico-degenerativas.
**Esperança de vida ao nascer.

IV. SITUAÇÃO DA SAÚDE NO MUNDO ATUAL

A. CLASSIFICAÇÃO DOS PAÍSES

Há muitas maneiras de classificar países. A posição geográfica é um dos critérios muito usados, constituindo exemplo a divisão por continentes ou entre Oriente e Ocidente. Nos países ocidentais, predominou, por algum tempo, a separação Leste e Oeste, com a conotação, respectivamente, do mundo comunista (o bloco soviético) e capitalista. Quando o critério de subdivisão é o nível de desenvolvimento socioeconômico, faz-se a diferenciação entre Primeiro Mundo (países desenvolvidos) e Terceiro Mundo, que engloba as nações subdesenvolvidas. (O Segundo Mundo identificava o bloco soviético.) Embora tais designações, criadas pelos europeus na década de l950, sejam cada vez mais inadequadas para refletir a realidade, elas são aqui mantidas pela sua ampla utilização, em especial, a separação entre Primeiro e Terceiro Mundos. Há, ainda, a terminologia Norte e Sul. A maioria dos países desenvolvidos situa-se ao norte do planeta — exceção da Austrália e Nova Zelândia — enquanto os subdesenvolvidos, ao sul.

- **História recente**

A economia dos países passa por crises periódicas. Nos últimos anos, o Brasil experimentou algumas dessas crises, resultantes das suas próprias inconsistências e da maior inserção da economia nacional no mercado mundial. Um dos pontos de referência da desarrumação interna foi a crise do petróleo.

No ano de 1973, os preços do petróleo aumentaram substancialmente, o que onerou a nossa pauta de importações. Os grandes bancos comerciais dos países capitalistas mais desenvolvidos dispuseram de uma imensa quantidade de depósitos, os petrodólares, que se transformaram em insumos para empréstimos, a juros favoráveis. Diante da oferta, muitos países, como o Brasil, endividaram-se ainda mais, com o objetivo de obter recursos para financiar as suas importações e manter o crescimento econômico. No início dos anos 80, com uma volumosa dívida externa acumulada, os países devedores foram surpreendidos pela recessão nos países do Primeiro Mundo. Estes reduziram suas importações e as suas instituições financeiras diminuíram os empréstimos. Caíram os preços dos produtos primários exportados pelas nações devedoras, cujo grande volume de negócios é com os países do Primeiro Mundo. Além de contarem com menor entrada de divisas, as nações devedoras sofreram as conseqüências de um aumento pronunciado nos juros dos empréstimos já tomados, que tinham sido negociados a taxas variáveis com a situação do momento. Mesmo com significativos ajustamentos internos de suas economias, a maioria dos países subdesenvolvidos não conseguiu manter seus compromissos em dia, sequer o pagamento dos juros. Experimentaram forte recessão econômica, acumularam enormes dívidas externa e interna, e a sua população ficou, em média, mais pobre.

A inflação que acompanhou a recessão diminuiu o poder aquisitivo dos assalariados, já que o crescimento do salário ficou abaixo do nível da inflação, salvo para os grupos mais organizados e com maior poder de pressão. Como consequência, aumentou a insatisfação da maioria dos assalariados.

A desaceleração da economia significa a não-oferta de empregos formais, no nível exigido pelo crescimento da população economicamente ativa. O resultado do excedente de oferta, no mercado de trabalho, é um maior número de desempregados e subempregados, que se dirigem ao mercado informal, em busca de um mínimo para a sobrevivência. A ausência de uma política de seguro social, que efetivamente alcançasse a população necessitada, reforça a busca pelo emprego informal.

A atividade econômica do país em crise gera, também, menor arrecadação de impostos. O Governo, com poucos recursos, reduz o seu orçamento, principalmente no tocante às dotações para as áreas. A população insatisfeita e vulnerável, devido às precárias condições sociais, não pode usar adequadamente os serviços públicos de saúde, deteriorados em conseqüência dos minguados recursos para a sua gestão. Resultado: crise nos serviços de saúde e mais insatisfação da população. Na verdade, este quadro é geral na maioria dos países do Terceiro Mundo, e não exclusivo do Brasil.

B. SITUAÇÃO DE SAÚDE, POR CATEGORIA DE PAÍS

1. PAÍSES DO PRIMEIRO MUNDO

Os países hoje inseridos na categoria de "desenvolvidos" têm características comuns, que fazem com que a maioria de suas estatísticas econômico-sociais seja favorável. Pelos critérios da ONU, Organização da Nações Unidas, em meados da década de 1970, havia 37 nações nesta categoria. Seus habitantes têm alta renda *per capita* e, por isto mesmo, grande consumo de energia e produtos de toda sorte. No momento presente, tais países têm elevada expectativa de vida ao nascer e apresentam baixas taxas de natalidade e de mortalidade, o que os coloca em crescimento demográfico próximo de zero.

2. PAÍSES DO TERCEIRO MUNDO

Na ampla categoria dos países ditos do "Terceiro Mundo", estão colocados aqueles bastante industrializados, como Brasil e México, ao lado de outros, bem mais pobres e praticamente sem qualquer grau de industrialização, de que são exemplos, na África e na Ásia, a Etiópia e Bangladesh, respectivamente. As nações árabes exportadoras de petróleo, também, são nela incluídas. Devido à heterogeneidade, esses países costumam ser organizados em subgrupos, como é feito pelo Banco Mundial e pelas Nações Unidas (ONU). A ONU subdivide os do Terceiro Mundo em duas categorias: os de nível intermediário de renda e os menos desenvolvidos — que seriam os do "Quarto Mundo". O Quadro 8.11 apresenta valores de alguns indicadores sociais, julgados representativos para esses dois subgrupos, ao lado de informações semelhantes para os países desenvolvidos. Anteriormente (Quadro 8.3), foi mostrada a posição de alguns indicadores no Brasil, ao lado da Nigéria e do Japão, tomados para termo de comparação.

A maior parte dos 120 países, incluídos na categoria do Terceiro Mundo, está no segundo ou no terceiro estágio do modelo demográfico apresentado, o que os coloca, transitoriamente, na posição de explosão demográfica. A maioria apresenta coeficientes de mortalidade geral na faixa de cinco a quinze, óbitos, por 1.000 habitantes, Como já assinalado, há regiões no mundo ainda na fase pré-industrial, com altas taxas de natalidade e de mortalidade. Algumas nações da África têm taxas anuais de mortalidade geral que ultrapassam 20 óbitos, por 1.000 habi-

Quadro 8.11 Valores médios de alguns indicadores, em três grupos de países, classificados por grau de desenvolvimento (1980 ou ano mais próximo)

Indicadores	Desenvolvidos (a)	Desenvolvimento intermediário (b)	Menos desenvolvidos (c)
Países (N.º)	37	89	31
População (em milhões)	1.131	3.001	283
Esperança de vida ao nascer (anos)	72	60	45
Mortalidade infantil (por 1.000 nascidos vivos)	19	94	160
Recém-nascidos com peso de 2.500 gramas ou mais (%)	93	83	70
Consumo *per capita* diário de calorias	3.400	2.400	2.000
Suprimento de água pura (%)	100	41	31
Alfabetização de adultos (%)	98	55	28
PNB *per capita* (dólares)	6.230	520	170
Gastos públicos *per capita* com saúde (dólares)	244	7	2
População por médico	520	2.700	17.000
População por enfermeiro	220	1.500	6.500
População por qualquer tipo de trabalhador de saúde	130	500	2.400

(a) Países desenvolvidos: Canadá, Estados Unidos, os países da Europa, União Soviética, Japão, Austrália e Nova Zelândia.
(b) Entre os países de desenvolvimento intermediário, estão o Brasil e demais países da América Latina, exceto Haiti.
(c) Nas Américas, entre as nações menos desenvolvidas, está somente o Haiti.
Fonte: ONU, A Saúde no Mundo, 1982 (junho):11,30.[44]

tantes. Somente uns poucos países em desenvolvimento estão situados no quarto estágio demográfico, sendo exemplos, na América Latina, o Uruguai e a Argentina.

C. FATORES RESPONSABILIZADOS PELA MELHORIA DA SITUAÇÃO DE SAÚDE

A análise de tendências dos indicadores de saúde, entre 1950 e 1980, em países desenvolvidos e subdesenvolvidos, aponta, em termos médios, para uma melhoria da situação, em ambos os grupos. Contribuíram para esses resultados favoráveis diversos fatores, colocados em três categorias:[45]

• desenvolvimento socioeconômico, acompanhado de descolonização, industrialização, crescimento do produto interno bruto, urbanização e melhoramento da situação da mulher e do nível de escolaridade;
• incremento das relações entre os países, devido ao crescimento do comércio internacional, à difusão da tecnologia e à afirmação dos direitos humanos; e
• fortalecimento de sistemas nacionais de saúde, com substancial participação do poder público.

D. AS CONDIÇÕES DE SAÚDE NOS PAÍSES DO PRIMEIRO MUNDO

Na seqüência, serão apresentadas a situação atual de saúde, nessa categoria de países, e a que neles prevalecia, no passado, ao lado de alguns dados estatísticos — em especial, sobre a Inglaterra, já que esse país, reconhecidamente, é o que possui, há mais tempo, as melhores estatísticas sobre a matéria.

1. SITUAÇÃO ATUAL

A posição dos indicadores de saúde, nas nações hoje consideradas desenvolvidas, é altamente favorável (Quadro 8.11). A elevação da expectativa de vida está associada ao aumento da incidência de doenças crônico-degenerativas, como as cardiovasculares, o câncer e o diabetes, entre outras. Tais países são freqüentemente vistos como homogêneos, em termos de saúde, o que não é estritamente correto. A esperança de vida ao nascer, no período 1986-1988, alcançou uma média de 73,7 anos, embora diferissem significativamente os números específicos de cada país. No homem, a esperança de vida ao nascer oscilava entre 75,8 anos, no Japão, e 65,1 anos, na antiga União Soviética; nas mulheres, a variação encontrada, na esperança de vida ao nascer, situou-se entre 81,9 anos, no Japão, e 72,7 anos, na Romênia (Quadro 8.12). Por esse e outros indicadores, o Japão passou a ocupar posição de destaque nas estatísticas de saúde. Também com amplas variações nacionais, constata-se que, em média, três quartos dos óbitos, nos países desenvolvidos, são atribuídos às doenças cardiovasculares e às neoplasias.[46]

2. SITUAÇÃO EM PASSADO RECENTE

A situação, nas regiões desenvolvidas de hoje, não foi sempre favorável, como os números atuais podem fazer supor. Elas já passaram pelas etapas de transição demográfica mencionadas anteriormente. No século XIX, a maioria dos países europeus situava-se na segunda ou terceira fase demográfica e experimentava explosão populacional. Na época, os respectivos governos procuraram equilibrar as suas economias, através do estabelecimento de colônias, em regiões menos habitadas, para onde enviaram parte de sua população e de onde retiravam recursos para aplicação na metrópole. Migrações maciças buscaram locais pouco povoados, das colônias ou de nações jovens. Parte importante da atual população das Américas e Oceania foi constituída por migrantes europeus, impelidos pela falta de perspectivas e oportunidades de emprego e moradia, nos seus países de origem.

Quando se volta um pouco no tempo, encontram-se descrições sobre as repercussões das doenças infecciosas, mostrando situações dramáticas, a que os habitantes desses países estiveram submetidos.

Quadro 8.12 Esperança de vida ao nascer, em países desenvolvidos, 1986-1988

País	Homens	Mulheres
Japão	75,8	81,9
Islândia	74,5	80,0
Suécia	74,2	80,4
Grécia	74,1	78,9
Suíça	74,0	81,1
Holanda	73,6	80,3
Malta	73,4	77,2
Israel	73,4	77,0
Canadá	73,3	80,2
Austrália	73,2	79,8
Espanha	73,1	79,7
Noruega	72,8	79,8
Itália	72,7	79,2
França	72,6	81,1
Inglaterra	72,5	78,2
Alemanha (oeste)	72,3	79,1
Áustria	72,1	78,7
Dinamarca	71,9	78,0
Irlanda	71,6	77,3
Estados Unidos	71,6	78,6
Bélgica	71,4	78,2
Nova Zelândia	71,1	77,5
Finlândia	70,7	78,9
Portugal	70,5	77,7
Luxemburgo	70,5	78,7
Alemanha (leste)	69,7	76,0
Iugoslávia	68,5	74,3
Bulgária	68,3	74,6
Checoslováquia	67,7	75,3
Romênia	67,1	72,7
Polônia	67,1	75,7
Hungria	66,1	74,2
URSS	65,1	73,9

Fonte: OMS segundo Alan D Lopez, World Health Statistics Quarterly 1990; 43(2):105-114.[46]

• **Exemplo l: doenças infecciosas na Europa**

Afecções hoje consideradas facilmente evitáveis eram comuns em cidades européias, sendo responsabilizadas por mais óbitos do que as guerras, como nos exemplos a seguir.[24]

A pandemia de peste, no século XIV, entre 1346 e 1350, conhecida como "peste negra", matou um quarto dos habitantes daquele continente. A Inglaterra, naqueles quatro anos, teve a população reduzida de 3,5 milhões para 2 milhões de habitantes. Outras epidemias da mesma doença, nos séculos seguintes, mostraram resultados tão ou mais avassaladores: em 1630, em Milão, à época com 200 mil habitantes, houve 140 mil mortos; em Moscou, entre 1770 e 1772, cerca de 52 mil pessoas morreram na cidade, que contava com 230 mil habitantes. Esses dados são apenas uma amostra, já que praticamente todas as cidades sofreram de modo mais ou menos semelhante. A varíola, a gripe, a cólera, a febre tifóide, as diarréias, a malária, a tuberculose, a febre amarela, o sarampo, a difteria e a coqueluche, entre muitas outras, tiveram grande repercussão na evolução da humanidade, pelo grande número de pessoas afetadas e de óbitos a elas associados. Essas doenças eram as principais causas de mortalidade na Europa, até o início do século XX. A sua incidência estava associada com a pobreza e com fatores a esta relacionados.[47,48]

• **Exemplo 2: doenças infecciosas nos Estados Unidos**

Há um século, as doenças infecciosas eram responsáveis por cerca de um terço dos óbitos ocorridos naquele país. Em Nova Iorque, no ano de 1866, as principais causas de mortalidade eram infecciosas, ocupando posição de destaque a tuberculose e a diarréia. Estas, juntamente com a cólera, correspondiam a 42% dos óbitos. Em 1979 — um século mais tarde, aproximadamente —, a proporção da mortalidade imputada às doenças infecciosas reduzia-se a 3,8%. O Quadro 8.13 fornece uma visão da mudança das principais causas de mortalidade, naquela cidade, onde, na atualidade, as principais causas de óbito são do grupo das doenças crônico-degenerativas, em especial as cardiovasculares e as neoplásicas. Nas demais aglomerações urbanas dos Estados Unidos, assim como de outros países hoje considerados desenvolvidos, e mesmo em suas áreas rurais, o padrão atual de saúde é muito favorável, evidenciando a melhoria da situação, com o passar do tempo.

O declínio da mortalidade, nesses países, não beneficiou todos os segmentos da população, da mesma maneira. Importantes diferenças que existiam na mortalidade por classe social, no final do século XIX, ainda persistem. Aparentemente, nos países capitalistas ocidentais, os melhores níveis de saúde são encontrados naqueles em que a renda nacional é mais bem distribuída.

3. DETERMINANTES DA QUEDA DA MORTALIDADE

A identificação dos fatores responsáveis pelas mudanças ocorridas no padrão de mortalidade é uma questão que tem aguçado a curiosidade. A observação da evolução dos coeficientes de mortalidade, na Inglaterra, nos últimos dois séculos, serve como exemplo, para explorar melhor os fatores causais.[50] A queda da mortalidade foi lenta e progressiva. A partir de 1850, foi possível dispor de dados sobre a mortalidade por causas, o que per-

Quadro 8.13 As principais causas de óbito na cidade de Nova Iorque, em 1866 e 1979

Ordem	Causas	%
	- 1866 -	
1	Tuberculose (todas as formas)	19,8
2	Diarréia e enterite	15,0
3	Cólera	6,4
4	Pneumonia, influenza, bronquites	6,1
5	Convulsões infantis	5,9
6	Hemorragia cerebral	2,7
7	Difteria e crupe	2,7
8	Disenteria	2,7
	- 1979 -	
1	Doenças do coração	43,3
2	Neoplasias malignas	22,4
3	Doenças cerebrovasculares	5,3
4	Pneumonia, influenza	3,5
5	Cirrose do fígado	3,0
6	Homicídios	2,5
7	Acidentes	2,0
8	Diabetes *mellitus*	2,0

Fonte: Omran, 1982: 179.[49]

mitiu estimar que três quartos da queda da mortalidade foram devidos à diminuição das causas infecciosas.

• **Industrialização e urbanização**

A Revolução Industrial, na Inglaterra, que teve seu início por volta de 1750, fez chegar às cidades grande número de habitantes rurais, em busca de trabalho nas fábricas recém-construídas. Na época, as condições de trabalho eram deficientes e a carga horária exigida aos trabalhadores, excessiva — de 12 a 16 horas diárias, inclusive para os menores. No novo ambiente, a população vivia em habitações precárias, em condições críticas de aglomeração e promiscuidade, com alimentação deficiente e, portanto, presa fácil das doenças transmissíveis e carenciais. É o ciclo vicioso da "pobreza-desnutrição-infecção". Os escritores famosos da época, como Engels e Dickens, relataram vivamente as condições de miséria prevalentes. O "Relatório sobre as Condições Sanitárias dos Trabalhadores da Grã-Bretanha", de 1842, mencionado anteriormente, no Cap. 1, é também testemunho da miséria reinante. O mesmo acontecia em outros países. A França, país líder em medicina e higiene nos séculos XVIII e XIX, foi objeto de numerosos relatos sobre as péssimas condições de vida da sua população.[51,52]

• **Racionalização das soluções**

A concentração da população nas cidades facilitou a racionalização de soluções. As inovações tecnológicas sintetizadas sob a rubrica "revolução industrial" levaram a melhorias na agricultura, nos transportes e nos produtos manufaturados. A população passou a beneficiar-se de sistemas eficientes de produção, armazenamento e comercialização de alimentos, melhorias nas residências, provisão de água potável canalizada, construção de esgotos e coleta de lixo. Essas modificações, juntamente com o melhor controle do risco ocupacional e de mudanças no estilo de vida, têm sido apontadas como as causas básicas da redução subseqüente da morbidade e da mortalidade, naquele país.[50,53] Note-se que as medidas de controle ambiental, advogadas pelos sanitaristas da época — que incluíam o saneamento básico, acrescido de limpeza das ruas e de construção de cemitérios fora das cidades — estavam de acordo com a teoria dos miasmas então prevalente, mas, quando adotadas, eliminavam ou dificultavam o contato das pessoas com os microorganismos e os vetores de doenças, só posteriormente identificados, com o advento da era bacteriológica, como elementos da cadeia epidemiológica das doenças infecciosas.

• **Contribuição das ciências da saúde**

A industrialização e a urbanização, ao lado do progresso científico e tecnológico, aumentaram o bem-estar da população e contribuíram significativamente para a redução das taxas de mortalidade. No entanto, a tendência decrescente da mortalidade, na Inglaterra, não pôde ser ligada a uma determinada descoberta científica ou à aplicação de conhecimentos de natureza médica, tais como imunizações, medicamentos e métodos modernos de diagnóstico e tratamento, que só foram usados, extensivamente, pela população, muito mais tarde.

Os grandes progressos ocorridos em áreas como fisiologia, bacteriologia, farmacologia, cirurgia e anestesia, assim como a construção do enorme complexo médico-hospitalar atual, deram-se em época posterior ao início do declínio das taxas de mortalidade geral e específica, para muitas doenças, ao menos

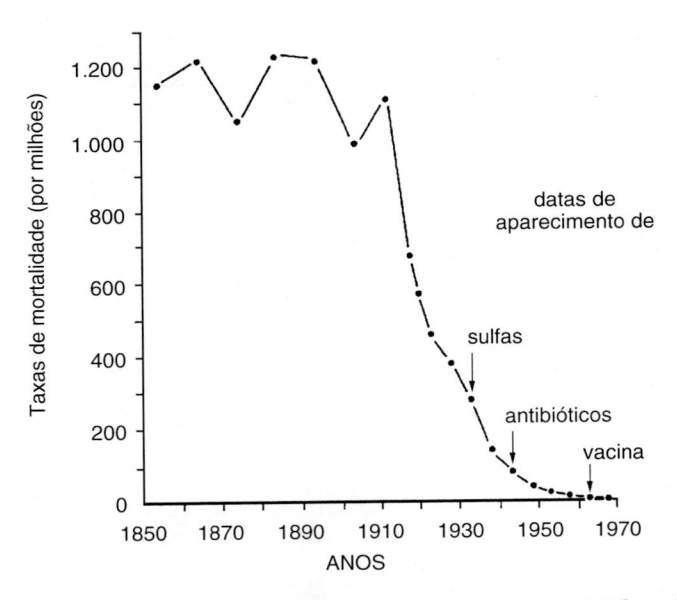

Fig. 8.6 Evolução da mortalidade por sarampo em crianças (< 15 anos), na Inglaterra, no período 1850-1970, mostrando a época do aparecimento da sulfas, dos antibióticos e da vacina contra o sarampo. Fonte: JBS Haldane 1968. Segundo T Mckeown, The role of medicine 1979:105.[50]

na Inglaterra e nos países europeus, hoje considerados altamente industrializados.[50,54]

• Exemplo 1: evolução da mortalidade pelo sarampo na Inglaterra

A introdução de novos medicamentos, como sulfas e antibióticos, bem como da vacina contra o sarampo, essa já na década de 1960, teve pouco ou nenhum impacto na mortalidade por essa doença (Fig. 8.6). A mortalidade específica imputada a essa virose já estava em níveis baixos quando os novos produtos foram colocados à disposição da população.

Na verdade, algumas intervenções — como as vacinações contra a poliomielite (Fig. 8.7), a varíola e a difteria — influenciaram grandemente os níveis de mortalidade das doenças para as quais estavam dirigidas, mas tiveram efeito limitado na redução da mortalidade geral.

Deve-se atentar para o tipo de indicador empregado nas inferências. Quando a mortalidade é baixa, torna-se conveniente verificar o impacto das vacinações na prevenção da ocorrência de novos casos — ou seja, sobre a incidência.

• Exemplo 2: efeito da vacinação no decréscimo da mortalidade e da morbidade pelo sarampo, nos Estados Unidos

Semelhantemente ao ocorrido na Inglaterra, o advento da vacina contra o sarampo, na década de 1960, teve pouco ou nenhum impacto na mortalidade por esta doença (Fig. 8.7). No entanto, se mudarmos o indicador, de mortalidade para morbidade, um grande impacto pode ser imputado à vacina. O número de casos diminuiu dramaticamente, após o início da vacinação contra o sarampo (Fig. 8.8).

• Exemplo 3: efeito da vacinação na incidência da caxumba e da rubéola, nos Estados Unidos

A Fig. 8.9 mostra a evolução do número de casos notificados de caxumba e de rubéola, assinalando a época em que cada

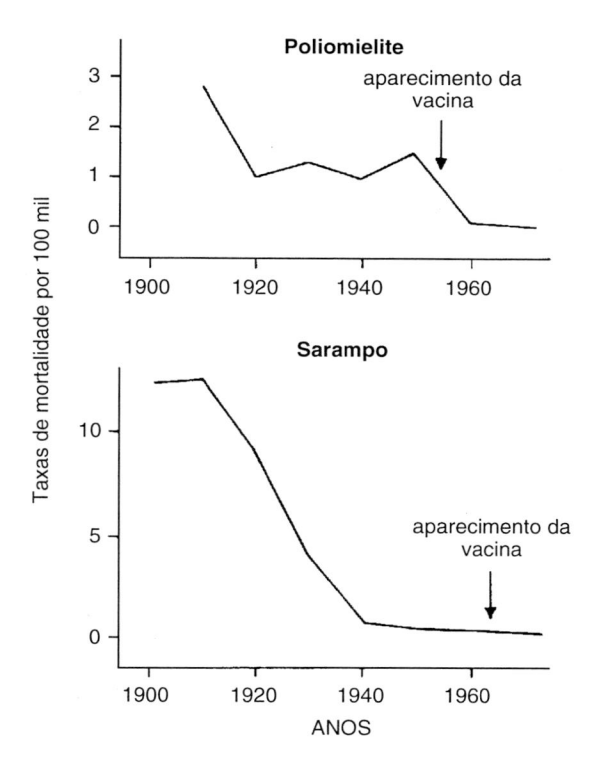

Fig. 8.7 Evolução da mortalidade por poliomielite e por sarampo, nos Estados Unidos, no período 1900-1973, mostrando a época do aparecimento das respectivas vacinas.
Fonte: JB Mckinlay e SM Mckinlay, Milbank Memorial Fund Quarterly 1977;55:405, Segundo Hal Morgenstern, American Journal of Public Health 1982; 72(12):1336-1344.

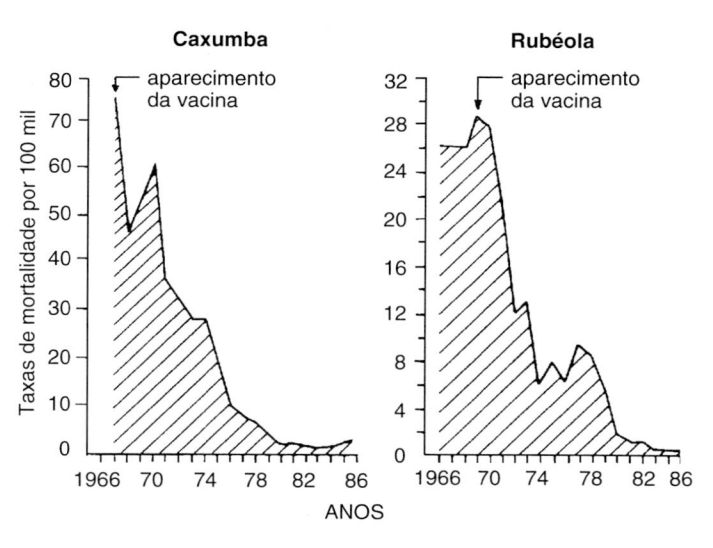

Fig. 8.9 Evolução da mortalidade por caxumba e por rubéola nos Estados Unidos, no período 1966-1986, mostrando a época do aparecimento das respectivas vacinas.
Fonte: CDC, British Medical Journal 1988;297:755.[57]

vacina foi licenciada para uso naquele país. Uma enorme redução do número de casos pode ser constatada após o início da vacinação específica contra essas duas doenças.

Enfatize-se, com esses exemplos, um aspecto já antes realçado (ver também Cap. 4, no item sobre serviços de saúde): os indicadores de saúde não têm a mesma sensibilidade na mensuração do impacto de intervenções. Um outro aspecto a considerar é a contribuição das ciências da saúde e do desenvolvimento econômico-social, na queda da mortalidade, ainda uma questão em debate.

Há os que questionam os benefícios da assistência médica na melhoria da saúde da população.[50,53] No entanto, as descobertas científicas e os progressos da tecnologia, especialmente no século XX, colocando à disposição da população armas cada vez mais eficazes no combate às doenças, representam um enorme potencial para a melhoria da saúde da população. Na segunda metade do século XX, em particular, acumulou-se uma enorme bagagem de conhecimentos, evidenciando a eficácia das intervenções preventivas e curativas. Em alguns países industrializados, o impacto favorável sobre a saúde tem sido mostrado quando se isolam para exame as condições passíveis de serem alteradas pela aplicação da tecnologia médica disponível.[58,59] A mensuração do impacto da assistência médica no nível de saúde da população não é, porém, uma tarefa simples. Além do problema do tipo de indicador mais adequado para uso, há a questão da presença de muitos confundidores, que dificultam a interpretação dos resultados. A classe social funciona como confundidor de muitas avaliações. O que a assistência médica não tem conseguido — e isto não deve ser confundido com o seu efeito específico — é alterar significativamente as diferenças de saúde entre segmentos sociais: na Inglaterra, o Relatório Black, do início da década de 1980, apontou para a persistência de importantes diferenças de saúde entre classes sociais que, há muito, têm sido reconhecidas pelos estudiosos da matéria. O próximo capítulo contém exemplos numéricos dessas desigualdades sociais.

Hoje em dia, a maioria dos especialistas concorda em que as causas do aumento da longevidade são múltiplas, entre as quais, as melhorias nas condições de nutrição, de habitação, de saneamento básico, de trabalho, de estilo de vida e de assistência à saúde.[59]

4. SITUAÇÃO EM PASSADO MAIS LONGÍNQUO

Até o momento, no capítulo, com poucas exceções, a evolução da situação epidemiológica mundial foi apresentada com

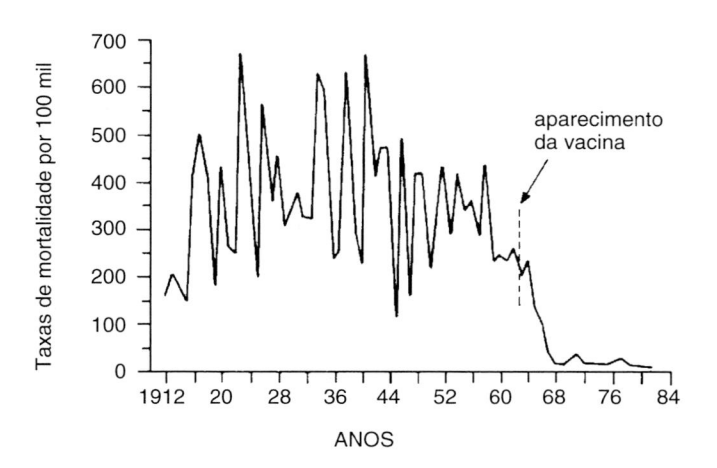

Fig. 8.8 Evolução da incidência de casos notificados de sarampo, nos Estados Unidos, no período 1912-1984, mostrando a época de aparecimento da vacina.
Fonte: CDC, reproduzido em AS Benelsol 1985.[56]

referência apenas a algumas décadas ou, no máximo, a pouco mais de um século. Isto é função da maior disponibilidade de informações para esses períodos. O que foi mostrado nas seções anteriores do capítulo pode, no entanto, deixar uma falsa impressão sobre os atuais países considerados em desenvolvimento.

- **Estatísticas anteriores ao século XIX**

Não existem estatísticas vitais confiáveis anteriores ao século XIX e, mesmo para aquele século, há questionamentos quanto ao seu nível de qualidade e abrangência. Muito do que se sabe sobre épocas passadas é derivado de estimativas que, quando comprovadas em diferentes lugares e apontando consistentemente para a mesma direção, assumem foros de veracidade. Esse é o caso, por exemplo, da reduzida expectativa de vida ao nascer, supostamente prevalente, em eras remotas. Nos cemitérios mais antigos, o número de túmulos de crianças pequenas e adultos jovens sobrepassava em muito o de pessoas mais velhas. Os nossos antepassados, fossem homens ou mulheres, em grande proporção, raramente alcançavam a velhice, sendo que muitos morriam logo após o nascimento. Os adultos jovens, por sua vez, faleciam de causas violentas, produto de desavenças internas e guerras com povos vizinhos, ou de doenças infecciosas.

- **A História em milênios**

Avaliando-se a história, em milênios, constata-se que os centros hegemônicos variaram bastante de localização. Na História Antiga, eles estavam situados na Ásia, no norte da África e na porção mediterrânea da Europa. Cidades como Atenas e Roma são exemplos bem conhecidos de grande desenvolvimento cultural. Naquela época, muitas das regiões, hoje altamente industrializadas, como a Escandinávia e a atual Alemanha, eram habitadas por povos chamados, genericamente, de "bárbaros". Esses povos, vencendo os romanos, lançaram as bases da sua própria cultura, durante a Idade Média, mas nenhuma região medieval suplantou os padrões de excelência da Antiguidade Clássica. Com o Renascimento, na Itália, o desenvolvimento ficou concentrado no sul da Europa Ocidental, irradiando-se depois para França, Bélgica, Holanda, Alemanha, Inglaterra, Espanha e Portugal. O predomínio do norte do continente europeu é de data mais recente, consolidado a partir da segunda metade do século XIX, com a Revolução Industrial e a hegemonia britânica. É, em geral, a partir dessa época, que as análises de assuntos, como este de que ora nos ocupamos, costumam ser iniciadas.

A Europa Ocidental é considerada o berço da ciência moderna, de onde partiram ondas sucessivas de pessoas e de idéias para os demais rincões da Terra.[60] Entre as regiões descobertas mais recentemente, somente partes da América do Norte e da Oceania atingiram um grau elevado de desenvolvimento, equiparando-se, e mesmo sobrepassando, em muitos aspectos, o chamado Velho Continente. Isto faz com que o centro de gravidade da produção do conhecimento continue em deslocamento e que regiões, outrora consideradas desenvolvidas pelos padrões da época, estejam em posição de desvantagem, e outras, antes em posição inferior, estejam mais bem situadas ou venham a alcançar esta situação no futuro. A América Latina está, no momento, em posição inferior, com o seu nível de desenvolvimento atrasado, se comparada ao grupo de países industrializados.

Por sua posição de periferia, em relação aos centros hoje hegemônicos, os países em desenvolvimento sofrem, ou se beneficiam, a depender do ângulo observado, de descobertas científicas e tecnológicas importadas, assim como de inquietações intelectuais predominantes em regiões mais desenvolvidas. Isso tem tido profundas influências nas instituições dos países em desenvolvimento.

E. AS CONDIÇÕES DE SAÚDE NOS PAÍSES DO TERCEIRO MUNDO

As informações sobre saúde, em países do Terceiro Mundo, são mais confiáveis quando se referem às cidades, principalmente às capitais. Nos tempos atuais, as regiões rurais costumam ser caudatárias dos acontecimentos urbanos. A modernização da sociedade, movimento que primeiro se inicia nas cidades, só posteriormente se alastra pelo campo. É provável assim que, numa mesma região, a diminuição da mortalidade, a menor morbidade, a adoção de técnicas efetivas de manutenção e recuperação da saúde sejam, primeiramente, um fenômeno urbano. O nível de facilidades de comunicação faz com que o processo de modernização se generalize com maior ou menor rapidez. É mais provável, nos dias atuais, encontrar-se melhor nível de saúde em áreas urbanas, comparadas às rurais adjacentes. Em consequência, as informações existentes nos países do Terceiro Mundo, predominantemente urbanas, tendem a mostrar um quadro mais favorável da situação de saúde dessas populações.

Entenda-se, também, que as informações disponíveis, muitas vezes, representam médias para toda a população. É possível que tais médias escondam tendências diferentes, mesmo opostas, entre segmentos sociais, que só seriam detectadas por estudos especiais sobre o tema.

Nos países ainda subdesenvolvidos, prevalecem as mesmas condições que existiam, algumas décadas atrás, nas nações hoje mais adiantadas: em média, 50 anos de defasagem. A mortalidade, em alguns grupos, é elevada, especialmente em crianças de famílias de baixa renda. Para os estratos de melhor situação socioeconômica, o nível de nutrição, de educação e de acesso a serviços de saúde e saneamento é muito próximo ao encontrado nos países adiantados. Nesses segmentos, os coeficientes de mortalidade também se assemelham aos dos países do Primeiro Mundo. A curva de crescimento físico de crianças brasileiras da classe social alta, por exemplo, confeccionada com dados obtidos pela Pesquisa Nacional sobre Saúde e Nutrição (PNSN), realizada em 1989, e descrita no Cap. 5, é idêntica à curva-padrão norte-americana.[61] Nas camadas de renda mais baixa, no entanto, os perfis de crescimento são nitidamente inferiores àquele padrão.

Muito do conhecimento atual sobre os fatores determinantes da queda da mortalidade provém de análises feitas em países desenvolvidos, generalizados os achados para as regiões subdesenvolvidas de agora. Embora essa generalização possa dar resultados enganosos, ela é muito utilizada, já que os países do Primeiro Mundo, há mais tempo, produzem e dispõem de registros de dados de boa qualidade, registros estes que são esmiuçados por especialistas. As razões da queda secular da mortalidade foram relativamente pouco pesquisadas no Brasil e no Terceiro Mundo, de maneira geral; nessas áreas, no entanto, a queda da mortalidade ocorreu em data mais recente, e foi rápida, se comparada à de países europeus, onde a redução configurou-se lenta e gradual.

V. SITUAÇÃO DE SAÚDE NO BRASIL

As informações sobre saúde, que estão disponíveis para o País, permitem fazer algumas inferências, formular teorias e levantar temas para subsidiar novas investigações.

A. TRANSIÇÃO DEMOGRÁFICA E EPIDEMIOLÓGICA NO BRASIL

1. NÍVEIS DE NATALIDADE E MORTALIDADE

De acordo com as informações disponíveis para os últimos 150 anos (Quadro 8.14), pode-se colocar o Brasil no terceiro estágio do modelo de transição demográfica apresentado (Fig. 8.10). Isto significa que a transição demográfica não está completa e as perspectivas são de aumento da população, porém em ritmo decrescente. A mortalidade geral está reduzida a um terço da que era registrada um século antes. Cerca de 30 óbitos por 1.000 habitantes, em meados do século XIX, decresceu para um nível inferior a 10 óbitos por 1.000 habitantes, no final do século XX. Avaliações comparativas mostram que muito foi feito, embora ainda haja um longo caminho a percorrer.

- Exemplo: esperança de vida ao nascer, no Brasil, Estados Unidos e Japão

No decurso de um século, a esperança de vida ao nascer, no Brasil, passou de 30 anos para mais de 60 anos (Quadro 8.15). No início do século XX, uma mulher nascida no País poderia esperar viver 30 anos, enquanto, nos Estados Unidos, essa expectativa era de 51 anos. Em 1975, esse indicador era estimado, para a mulher brasileira, em 65 anos e, para a norte-americana, em 75 anos. Na década de 1990, na maioria dos países desenvolvidos, a esperança de vida ao nascer ultrapassava os 70 anos e, no Japão, para o sexo feminino, já alcançava 83 anos. O aumento na expectativa de vida foi mais pronunciado a partir de 1930, no Brasil, enquanto na maioria dos países desenvolvidos esse incremento marcante teve início décadas antes.

2. MUDANÇA NAS CAUSAS DE ÓBITO

Houve, no País, uma redução pronunciada da mortalidade por doenças infecciosas, a julgar pela distribuição percentual de óbitos, nas capitais, no período 1930-1988, e um aumento, também em termos percentuais, das doenças crônico-degenerativas e das causas externas — as violências e os acidentes, de maneira geral (Quadro 8.16).

3. COMPARAÇÕES REGIONAIS

A comparação entre regiões, estados e municípios brasileiros aponta para marcadas diferenças regionais. A mortalidade infantil, no Nordeste, é bem superior à do Sul e à do Sudeste (Quadro 8.17). Em geral, as taxas de mortalidade mais baixas são encontradas nas capitais dos estados, havendo um gradiente de coeficientes em função do tamanho das cidades, com maiores taxas de mortalidade nas pequenas cidades. Assinale-se também que, numa mesma região ou cidade, observam-se expressivas diferenças sociais, que não costumam aparecer nas estatísticas rotineiras de mortalidade, por ausência de dados que permitam quantificá-las, sendo habitualmente necessários estudos especiais para o alcance desse objetivo.

B. DETERMINANTES DA QUEDA DA MORTALIDADE NO BRASIL

Há razões puramente demográficas que podem explicar parte do decréscimo da mortalidade.[67] O declínio da fecundidade, tendência evidente, no País, neste último quartel do século XX, tem impacto na mortalidade, através da diminuição do tamanho da família e do espaçamento entre gestações. Deste modo, diminui a incidência de recém-nascidos de alto risco, pois deixam de nascer os que corresponderiam, por exemplo, a numerosas gestações das grandes multíparas, usualmente associadas à maior morbimortalidade infantil. No entanto, em termos gerais, a industrialização, a urbanização e o desenvolvimento científico e tecnológico são os principais fatores responsabilizados pela redução da mortalidade.

- **Urbanização, industrialização e mortalidade no Brasil**

O processo de desenvolvimento urbano-industrial começou, no Brasil, em meados do século XIX. Três fases podem ser identificadas nesse processo:[68]

1. FASE DE EXPORTAÇÃO AGRÍCOLA (1850-1930)

Parte do declínio moderado da mortalidade, observado no País no final do século XIX, é imputado ao efeito da imigração, principalmente de origem européia, registrada no período de 1880-1900, quando entraram, no País, 1.600.000 imigrantes, cifra bem superior aos 300.000, chegados nos 20 anos anteriores. Um outro fator importante foram as campanhas de saúde pública.[27] A melhoria das condições sanitárias foi marcante em muitas cidades. O exemplo mais conhecido é o do Rio de Janeiro, especialmente à época em que Rodrigues Alves foi Presidente da República (1902-1906), quando a cidade se beneficiou das campanhas de saúde pública, dirigidas por Oswaldo Cruz, conjugadas ao saneamento urbano. Em outras cidades e estados, esses mesmos fatores também passaram a atuar, e alguns dados mostram a melhoria da situação.

Quadro 8.14 Taxas gerais de natalidade, mortalidade e migração — Brasil, 1840-1990

Período	Natalidade	Mortalidade	Migração	Aumento natural*
1840-1870	46,5	32,3	1,0	14,2
1871-1890	46,0	29,5	2,0	17,1
1891-1900	45,0	27,8	6,0	18,2
1901-1920	44,4	26,4	2,2	18,6
1921-1940	43,5	24,8	1,8	18,7
1941-1950	44,4	20,0	0,4	23,4
1951-1960	43,3	14,2	0,9	29,1
1961-1970	40,8	13,0	0,1	27,8
1971-1980	32,9	9,3	-	23,6
1981-1990	28,7	8,1	-	20,6

Taxas médias anuais por 1.000 habitantes
*Aumento natural = Natalidade - Mortalidade
Fontes: Diversos autores, segundo Thomas W Merrick & Douglas H Graham, População e desenvolvimento econômico no Brasil: de 1800 até a atualidade, 1981:58. Quadro atualizado (1971-1990) com dados do CELADE, 1993.[27,62]

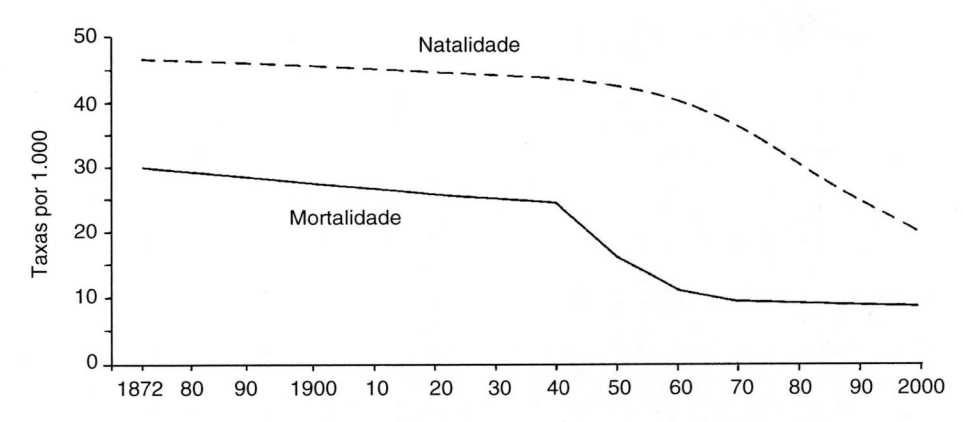

Fig. 8.10 Evolução da natalidade e da mortalidade no Brasil: 1872-2000.

• **Exemplo: mortalidade infantil em São Paulo, em 1930**

Os coeficientes de mortalidade infantil, na fase de exportação agrícola, eram, provavelmente, inferiores aos da época anterior, a do Brasil colonial. Fatores que concorreram para diminuir a mortalidade foram as melhorias no saneamento ambiental, na distribuição de alimentos e na tecnologia de saúde. Em direção oposta, influíam a crescente densidade populacional e os preços relativamente elevados dos alimentos, para grande parte da população. O nível de mortalidade infantil, na cidade de São Paulo, de 167 por 1.000, em 1930, era comparável ao da Inglaterra, de um século antes.

2. FASE DE SUBSTITUIÇÃO DE IMPORTAÇÕES (1930-1965)

A queda mais acentuada da mortalidade, no País, especialmente a partir de 1930, tem sido associada à continuação dos efeitos das melhores condições econômicas e de vida, aliados à importação de tecnologia médica e à expansão da assistência à saúde e do saneamento ambiental, com melhor provisão de água potável, esgotos, coleta de lixo e uso de inseticidas.[27] No entanto, as mudanças foram de diferente magnitude, conforme sejam consideradas regiões de níveis diversos de desenvolvimento. A análise da situação, em São Paulo e na Região Nordeste, serve de exem-plo.[68]

Quadro 8.15 Esperança de vida ao nascimento (em anos), para a população brasileira, de ambos os sexos (1870-1990)

Ano	Masculino	Feminino	Ambos os sexos
1870	-	-	27,3
1880	-	-	27,6
1890	-	-	27,8
1900	-	-	29,4
1910	33,4	34,6	34,0
1920	33,8	35,2	34,6
1930-40	35,7	37,2	42,7
1940-50	43,3	43,1	45,9
1950-60	-	-	52,4
1960-70	54,9	59,0	52,7
1970-80	58,8	63,1	60,1
1980-90	61,6	66,8	64,2

Fontes: 1870-1900 — Arriaga, segundo Thomas W Merrick & Douglas H Graham, População e desenvolvimento econômico no Brasil: de 1800 até a atualidade, 1981:63. 1910-1980 — IBGE-Unicef 1982. 1930-1980 — IBGE 1987:50. 1980-1990 — CELADE 1993 [27,62-64]

• **Exemplo 1: mortalidade infantil em São Paulo, 1930-1965**

Na fase de substituição de importações, houve um enorme progresso no ritmo de industrialização do estado, e a mortalidade infantil refletiu os benefícios alcançados por parte da população. Na cidade de São Paulo, esse coeficiente, que era de 167 por 1.000, em 1930, passou para 90 por 1.000, em 1950, e para 72 por 1.000 em 1960. As doenças infecciosas e parasitárias eram responsabilizadas por 60% dos óbitos, em 1940, e por apenas 33%, em 1960. A população urbana, no estado, em 1957 e em 1965, situava-se em 58% e 70%, respectivamente; a proporção de residências servidas por água potável alcançou, naquelas épocas, 60% e 67%.

Os benefícios do desenvolvimento, tais como obras públicas, legislação trabalhista e assistência médica, alcançaram principalmente os segmentos da população econômica e politicamente mais influentes: a classe média, os funcionários e a mão-de-obra qualificada. Esses benefícios não chegaram ao segmento mais pobre da sociedade. A mortalidade infantil variava, em 1960, de 120 por 1.000, no segmento social inferior, onde as mães não tinham nenhuma escolaridade, e 70 por 1.000, nas famílias em que a escolaridade da mãe era de quatro anos ou mais.

• **Exemplo 2: mortalidade infantil, na Região Nordeste, no período 1930-1965**

A situação do Nordeste comportou-se diferentemente da de São Paulo no período considerado. A região foi incapaz de participar da fase de substituição de importações, de modo que sua economia rural, baseada em exportação agrícola, ficou enfraquecida pelas transformações em nível nacional. A urbanização decorreu, basicamente, pela estagnação do campo. Os migrantes não puderam ser absorvidos na estrutura produtiva das cidades. Os benefícios notados nas cidades dos centros industriais, do País, não alcançaram o Nordeste. Ali, a população urbana era de 30%, em 1957, e de 35%, em 1965; a proporção de residências servidas por água potável, respectivamente, naqueles anos, de 14% e 21%. Na época, a mortalidade infantil, em área urbana, atingia 160 por 1.000; nas crianças provenientes de mães sem escolaridade, a mortalidade infantil era de 170 por 1.000, enquanto no grupo com quatro anos ou mais de escolaridade a taxa estava em 115 por l.000.

3. FASE DO CAPITALISMO INDUSTRIAL INTERNACIONAL (A PARTIR DE 1965)

A mortalidade infantil, como assinalado, é um dos indicadores mais usados para avaliar as condições de saúde de um país.

Quadro 8.16 Distribuição percentual de óbitos por grupos de causas, nos municípios das capitais — Brasil, 1930-1988

Causas	1930	1940	1950	1960	1970	1980	1988
Infecciosas e parasitárias	45,6	43,5	35,9	25,9	15,7	11,8	7,1
Neoplasmas	2,7	3,9	5,7	8,1	9,7	10,4	11,7
Aparelho circulatório	11,8	14,5	14,2	21,5	24,8	32,1	34,5
Aparelho respiratório	11,5	12,1	9,1	8,0	9,0	10,1	10,5
Complicações da gravidez*	1,0	0,9	0,6	0,6	0,3	0,3	0,3
Externas	2,6	2,4	3,3	4,8	7,5	11,8	14,3
Demais causas	24,8	22,7	31,1	31,1	33,0	23,5	21,6
Total	100,0	100,0	100,0	100,0	100,0	100,0	100,0

Excluídos óbitos por causas mal-definidas.
*Inclui complicações do parto e puerpério.
Fonte: 1930-1970: Radis 1982 e 1980-1988: Ministério da Saúde, Estatísticas de Mortalidade, Brasil.[65,66]

Esse coeficiente, no Brasil, apresenta tendência decrescente (Quadro 8.18), embora ainda esteja em níveis mais elevados do que os registrados em países de renda *per capita* semelhante. Mudanças de tendência da mortalidade foram detectadas em vários estados, e as suas associações com o ritmo de desenvolvimento econômico deixam margem à interpretação de que determinadas ações têm profunda influência sobre o padrão de mortalidade. No período, duas situações merecem destaque: uma, em que o progresso econômico veio acompanhado de aumento da mortalidade infantil, e, a outra, de recessão econômica e diminuição da mortalidade. Elas são detalhadas a seguir.

• **De 1965 a 1975**

Estudos realizados em algumas capitais brasileiras indicaram que a mortalidade infantil aumentou no final da década de 1960 e início dos anos 70, para, em seguida, retomar a tendência geral decrescente.[69-72] Coincidiu tal elevação com o chamado "milagre brasileiro", quando o produto nacional bruto cresceu a uma taxa de 10% ao ano. Na época, foi privilegiado o crescimento econômico, a qualquer preço, mesmo em detrimento da distribuição da renda que, na verdade, concentrou-se ainda mais no período.

• **De 1975 em diante**

A partir da segunda metade dos anos 70, instalou-se, no País, forte recessão econômica, resultante da crise internacional e de problemas do próprio Brasil, a qual prosseguiu na década de 1980, cognominada "década perdida", com reflexos nos anos 90. Vários indicadores, referentes ao período, apontaram para a deterioração na qualidade de vida da população e a maior concentração da renda. No entanto, a mortalidade infantil prosseguiu em tendência decrescente.

• **Exemplo**: mortalidade infantil, no município de São Paulo, após 1965

Ao lado dos baixos salários de grande parte da população e da elevação do custo de vida, naquele município, observou-se um vertiginoso aumento da população residente em favelas.[73] Ao contrário do que se poderia esperar, diante da situação geral desfavorável, a mortalidade infantil diminuiu, passando de 87 óbitos de crianças menores de um ano por 1.000 nascidos vivos, em 1973, para 37 óbitos de crianças menores de um ano por 1.000 nascidos vivos, em 1985.

A mudança de estratégias de atuação governamental, entre os dois períodos, segundo alguns autores, explicaria essas diferenças, em especial o efeito de medidas relativamente simples, que dão resultados expressivos, independentemente das condições socioeconômicas gerais.[68,73] Entre tais medidas, encontram-se a expansão do abastecimento de água potável, o acompanhamento do crescimento de lactentes e pré-escolares (que permite a adoção do chamado "enfoque de risco"), a assistência médica e as campanhas de hidratação oral, de suplementação alimentar, de imunização e de estímulo ao aleitamento materno. O aumento da cobertura dessas ações tem impacto significativo na redução da mortalidade, em vista das associações estreitas entre infecção e nutrição. Para ilustrar, atente-se para a seguinte relação: uma criança de um ano de idade, com sarampo, perde aproximadamente 1.500 gramas no decurso da doença: esse é o peso que uma criança dessa idade, normalmente alimentada, ganha em sete meses de vida.[74] Assim, uma criança adequadamente imunizada contra o sarampo evita um risco de tal magnitude.

O Quadro 8.19 contém algumas informações relativas aos anos 1973-74 e 1984-85, para a cidade de São Paulo, que ilustram, numericamente, a situação epidemiológica no período. Assinale-se que em outras capitais brasileiras, na mesma época,

Quadro 8.17 Taxa de mortalidade infantil por região — Brasil, 1930-1940 e 1970-1980

Regiões	1930-1940	1970-1980
Norte	169	72
Nordeste	179	121
Sudeste	153	75
Sul	127	62
Centro-Oeste	134	70
Total	158	88

Fonte: IBGE 1987:50.[64]

Quadro 8.18 Estimativa das taxas de mortalidade infantil, no Brasil — 1930-1980

Período	1930-40	1940-50	1950-60	1960-70	1970-80	1980-90
Taxas*	158	145	118	117	89	67

*Taxas por 1.000 nascidos vivos; elaboração a partir dos dados dos Censos Demográficos de 1940 a 1980.
Fonte: IBGE 1987:50 e CELADE (1980-1990).[62,64]

Quadro 8.19 Informações epidemiológicas para a cidade de São Paulo, em dois períodos: 1973-74 e 1984-85

Indicadores	1973-74	1984-85
• TAXAS DE MORTALIDADE:		
Infantil (por 1.000 nascidos vivos)	87,1	41,6
Neonatal	40,2	23,4
Pós-neonatal	46,9	18,3
de um a cinco meses	36,1	13,6
de seis a onze meses	10,8	4,7
Pré-escolar (por 1.000)	3,5	1,0
• PREVALÊNCIA DE DESNUTRIÇÃO (%):		
Idade de seis a 24 meses		
Em qualquer grau	27,2	30,3
Segundo e terceiro graus	1,7	4,0
Idade de 24 a 60 meses		
Em qualquer grau	35,4	39,3
Segundo e terceiro graus	4,6	4,9
• PREVALÊNCIA DE FATORES DE RISCO		
• Socioeconômicos (%):		
Chefe da família analfabeto	7,2	9,8
Mãe analfabeta	9,8	10,1
Mães nascidas fora do Estado	40,5	51,0
• Demográficos:		
Pessoas por família (número médio)	5,3	5,2
Idade da mãe: menos de 20 anos (%)	9,2	10,7
35 anos e mais (%)	11,7	9,6
Taxa de natalidade (por 1.000)	25,7	25,5
• Ambientais:		
Água de abastecimento (%)	68,4	96,2
Sistema de esgoto sanitário (%)	52,7	45,2
Cômodos (número médio)	3,4	3,3
• Atenção à Saúde:		
Número de centros de saúde	173	314
Uma ou mais consultas pré-natais (%)	87,4	92,9
Partos hospitalares (%)	93,5	99,7
Cesarianas (%)	23,7	47,3
Vacinações (%):		
Tríplice (DTP)	74,6	92,2
Poliomielite oral (três doses ou mais)	73,4	92,8
Sarampo (uma dose ou mais)	51,2	88,7
Amamentação materna (%):		
aos três meses	37,7	59,0
aos seis meses	21,5	33,1

Fonte: Adaptado de CA Monteiro, HP Pino Zuñiga, MHA Benício e CG Víctora, Foro Mundial de la Salud 1989:218.[73]

houve também diminuição da mortalidade infantil, e, provavelmente, as mesmas razões aqui apontadas podem ser trazidas para explicar tal redução.

• **Mortalidade em adultos jovens**

Embora os coeficientes de mortalidade mantenham-se em declínio ou mesmo em nível estacionário, quando um país atinge o terceiro e o quarto estágios demográficos, uma análise mais atenta indica que, em algumas faixas etárias, mais do que em outras, a mortalidade continua a decrescer. Todavia, esse decréscimo pode não se refletir na mortalidade geral, que às vezes até aumenta, devido a modificações na estrutura da população. Assim, tanto nos países que estão progredindo na sua transição demográfica, como nos que já a completaram, a mortalidade pode continuar diminuindo, em graus variáveis, em muitos de seus segmentos populacionais, e mesmo aumentar, em outros. Daí, a conveniência de estender a análise a subgrupos da população. Em geral, essa análise é dirigida para a mortalidade infantil ou a pré-escolar, mas outros segmentos podem ser igualmente enfocados, como os de adultos jovens.

• **Exemplo:** mortalidade de adultos jovens, no município de São Paulo

As condições sociais adversas, que não se refletiram nas taxas de mortalidade infantil nas décadas de 1970-1980, podem ser reveladas por outro indicador, baseado na população jovem do sexo masculino.[68] As taxas de mortalidade de homens de 15 a 29 anos aumentaram de, aproximadamente, 10%, nos anos iniciais de recessão econômica. Foi o único grupo etário a mostrar elevação de coeficientes. Esse aumento ficou restrito à categoria de óbitos por homicídio e suicídio, cujos coeficientes elevaram-se de 3 por 1.000, em 1975, para 11 por 1.000, em 1983, último ano estudado.[68]

C. MORTALIDADE POR TUBERCULOSE NO RIO DE JANEIRO

A influência de fatores médicos e não-médicos sobre o processo saúde-doença é mais facilmente investigada quando da análise de certas afecções, separadamente, embora seus resultados não possam ser generalizados para todas as demais condições.

A tuberculose é aqui usada como ilustração, pois muitos países dispõem de dados sobre a mortalidade devida a essa doença, desde o início do século XX e até de épocas anteriores.[75] Nesses países, a evolução secular da mortalidade por tuberculose aponta para a diminuição de coeficientes, anterior ao advento de medidas específicas contra a afecção.

A tendência decrescente dos coeficientes de mortalidade por tuberculose também foi constatada na cidade do Rio de Janeiro, antigo Distrito Federal, e com riqueza de detalhes.[76-79] A Fig. 8.11 reproduz a evolução, no período entre 1855 e 1951, realçando a redução pronunciada dos coeficientes:[77] cerca de 1.200 óbitos anuais por 100 mil habitantes, em 1860, o valor mais alto da série, reduziu-se a 500 óbitos (em 1900), 300 óbitos (em 1945) e menos de 200 óbitos anuais por 100 mil habitantes (em 1951). Dados do Ministério da Saúde mostram a continuação da redução das taxas de mortalidade por tuberculose no Rio de Janeiro: 80 óbitos (1960), oito óbitos (em 1975) e quatro óbitos anuais por 100 mil habitantes (em 1987). Também estão assinalados, na figura, os eventos marcantes, ocorridos na luta contra a tuberculose, no período considerado.

O decréscimo da mortalidade, na era pré-antibiótica (até 1945), no Rio de Janeiro e nos demais locais analisados, é imputado aos efeitos conjuntos da melhoria das condições ambientais, nutricionais e sociais. A partir de meados do século XX, com a introdução do tratamento específico, à base de medicamentos altamente eficazes, observa-se uma redução pronunciada da mortalidade que, todavia, já apresentava tendência decrescente há muitos anos.

VI. MORBIDADE APÓS COMPLETADA A TRANSIÇÃO DEMOGRÁFICA

Nesta seção, o assunto abordado diz respeito ao que acontecerá daqui para a frente, em termos de nosologia prevalente. Na verdade, sempre há a possibilidade do aparecimento de fatos

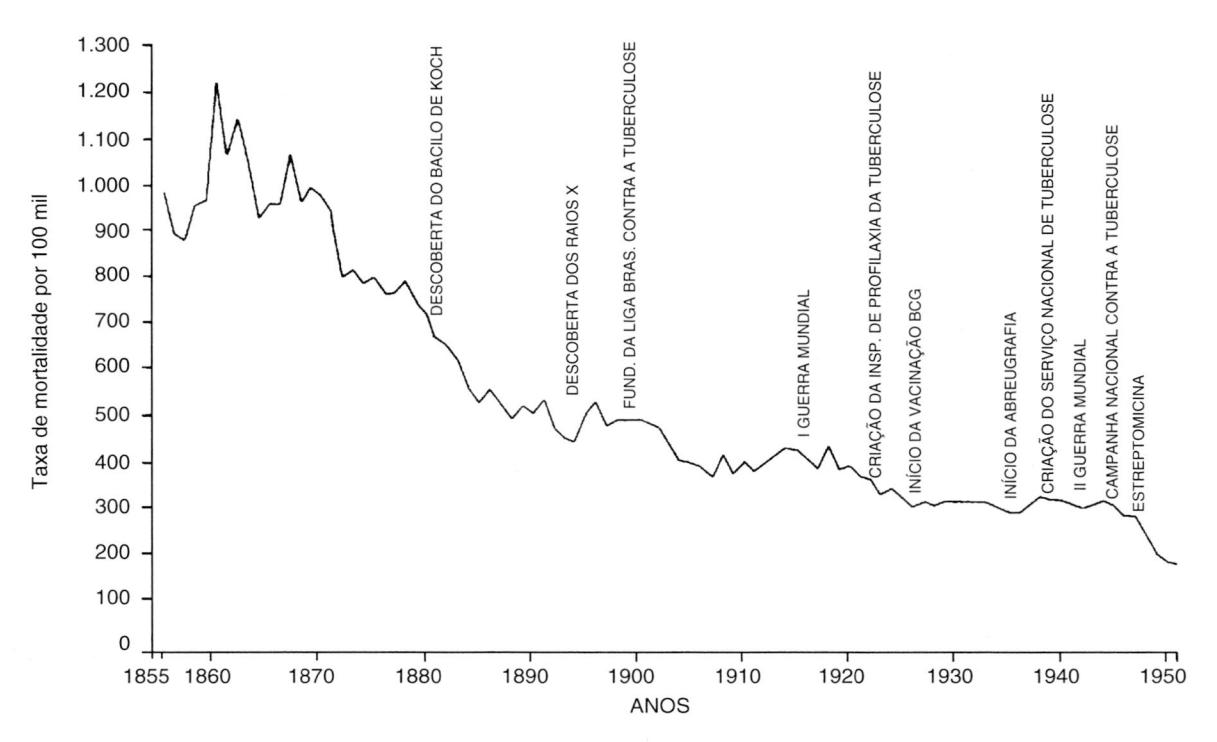

Fig. 8.11 Evolução da mortalidade por tuberculose (todas as formas) no Rio de Janeiro (antigo Distrito Federal), de 1855 a 1951, mostrando diversos eventos relacionados ao controle da doença.
Fonte: AFR Albuquerque e Bichat Rodrigues, Revista Brasileira de Tuberculose 1952; 20(144):725.[77]

novos, inusitados, que alterem as previsões, porém as perspectivas para o futuro estão aqui ventiladas, não em relação a esses fatos novos, mas em termos de duas questões, de outra natureza, que serão formuladas e respondidas.

A. PREVISÃO SOBRE OS PAÍSES DO TERCEIRO MUNDO

O que acontecerá aos países do Terceiro Mundo, como o Brasil, que estão em fases intermediárias de transição demográfica e epidemiológica, e evidenciam rápidas transformações demográficas e socioeconômicas? Sofrerão eles, também, os efeitos negativos da modernização de suas sociedades, os mesmos por que passaram os países hoje considerados altamente industrializados, e expressos pelo aumento considerável dos coeficientes de doenças crônico-degenerativas?

Foi mostrado que há um crescimento contínuo no número e na proporção de pessoas idosas, nos países em desenvolvimento, trilhando caminhos já percorridos pelas nações hoje desenvolvidas. As informações disponíveis sobre a incidência de afecções cardiovasculares e neoplásicas, por sua vez, indicam que elas estão em escala ascendente, nos países subdesenvolvidos. Embora as causas e conseqüências sejam numerosas e complexas, parece que fatores de risco semelhantes — hábito de fumar, tipo de dieta, obesidade, falta de exercício, estresse, poluição ambiental e outros — passam a ser mais prevalentes ou a atuar com maior intensidade, o que explica o aumento de incidência das doenças crônico-degenerativas, embora, deva-se realçar, com marcadas diferenças regionais. Por mais paradoxal que possa parecer, as estatísticas que mostram predominância de afecções degenerativas, no momento presente, devem ser entendidas como um sinal de melhoramento do nível geral de saúde, pelas razões já apontadas: o controle de infecções, a melhoria da assistência médica e das condições de saneamento ambiental, entre outros, concorrem para prolongar a duração de vida, até o ponto em que os distúrbios degenerativos, como os vasculares e cardíacos, dos ossos e das articulações, têm maior possibilidade de se exteriorizarem.

A situação delineada ainda tem um complicador. Embora fosse observação constante, no passado, a de que as classes sociais abastadas sofriam mais de doenças crônico-degenerativas, tal assertiva não pode ser aceita como expressão da verdade, em muitas sociedades, nos dias atuais. Observa-se, com freqüência, que as classes sociais mais baixas têm maiores coeficientes de doenças crônico-degenerativas e sofrem mais as conseqüências de episódios incapacitantes, como as decorrentes de infecções, acidentes e violências, conforme evidenciam os dados do Quadro 8.20. O aumento da expectativa de vida e a manutenção de condições prevalentes de pobreza tendem, portanto, a elevar ainda mais a freqüência de doenças crônicas na população. De um modo geral, no entanto, a resposta à primeira pergunta é a de que os países do Terceiro Mundo, em termos de incidência de doenças crônico-degenerativas, estão percorrendo os mesmos caminhos trilhados pelos atuais países desenvolvidos.

B. PREVISÃO SOBRE OS PAÍSES DO PRIMEIRO MUNDO

Se os países subdesenvolvidos estão progressivamente apresentando o perfil nosológico dos mais desenvolvidos, é interessante examinar, em uma segunda questão, o que pode acontecer aos do Primeiro Mundo, no futuro, após a fase atual, de alta prevalência de doenças crônico-degenerativas.

Quadro 8.20 Prevalência de incapacidades física e mental, em favelados e não-favelados — Salvador, 1985

Incapacidade	Favelados	Não-favelados
Física	6,2	1,9
Mental	1,8	0,7
Total	8,0	2,5

Prevalências (%) ajustadas por idade.
Fonte: Antonio CS Santos Jr & Ines Lessa, Boletín de la Oficina Sanitaria Panamericana 1989; 106(4):304-313.[80]

1. LIMITE BIOLÓGICO DA VIDA HUMANA

A vida humana tem um limite biológico, embora haja controvérsias quanto ao seu valor numérico;[81,82] alguns estudiosos do assunto colocam esse limite em 85 anos, enquanto outros, um pouco mais além, nos 100 ou 120 anos. Um misto de problemas ligados ao envelhecimento e à doença é responsabilizado por essa situação. Isto significa, se considerarmos o limite biológico de 85 ou 100 anos, que alguns países já estão muito próximos desse valor, podendo acrescentar às suas populações, em termos estatísticos, apenas uns poucos anos mais de expectativa de vida.

Uma importante constatação é a de que a duração da vida humana tem-se mantido constante, através do tempo. No passado e no presente, são raros os indivíduos centenários. O número e a proporção de pessoas idosas é que têm crescido, através de ganhos na expectativa de vida. Em outras palavras, a longevidade da vida humana não está aumentando, mas sim a longevidade populacional.

2. CRESCIMENTO DA PROPORÇÃO DE IDOSOS, NA POPULAÇÃO

Foi já realçada a tendência da população de envelhecer, ou seja, de maior proporção de pessoas chegar à velhice. O crescimento do número de idosos, na população, está associado ao aumento da prevalência de doentes crônicos e de incapacitados, já que, na atualidade, as pessoas ficam, por mais tempo, com problemas de saúde, por diversas razões, em especial, pela melhor assistência médica. Em conseqüência, poderá ocorrer que a vida seja mais longa para muitos, porém em pior saúde. Daí a questão que se impõe: será que a população, com maior longevidade, tem melhor saúde? Para responder tal questão, novos indicadores estão sendo utilizados, baseados no grau de "autonomia" dos indivíduos, tais como "a proporção de pessoas com restrição de atividades", "o índice de desempenho das atividades diárias" e "a esperança de vida em boa saúde", já mencionados em capítulo anterior.

3. CONTROLE DOS FATORES DE RISCO DAS DOENÇAS

É possível que haja reações ao quadro de saúde delineado, de maneira a fazer reverter o perfil epidemiológico que se esboça para o futuro. O aumento da expectativa de vida também pode vir a ser acompanhado de outras modificações na população: por exemplo, o maior controle de fatores de risco fará com que se eleve a idade de aparecimento de doença crônico-incapacitante, no futuro, e, conseqüentemente, diminuirá a prevalência de enfermidades crônicas e incapacidades.[28] Esse é o desafio que muitas sociedades já estão enfrentando: o da chamada "segunda revolução epidemiológica".[83]

Em tempo: a "primeira revolução epidemiológica" refere-se à diminuição da mortalidade por doenças infecciosas, observada em praticamente todo o mundo, como ilustrado no capítulo. A "segunda revolução epidemiológica" diz respeito à redução da incidência de doenças crônico-degenerativas, de etiologia não-infecciosa.

Assim como houve um declínio nas doenças infecciosas, haveria, no futuro, também uma redução das crônico-degenerativas. A maioria dos óbitos, nessa nova fase, não decorreria de morte prematura causada por doenças ou acidentes, mas por "morte natural", decorrente da debilidade associada ao processo de envelhecimento e à falta de motivação, com a falência progressiva dos mecanismos fisiológicos de regulação da vida.[28] Na realidade, alguns países industrializados já apresentam redução dos níveis de mortalidade por doenças cardiovasculares e por alguns tipos de neoplasia. A diminuição da prevalência de fatores de risco, na população, e a melhoria no atendimento médico são explicações para essa mudança de tendências.

No intuito de acelerar as melhorias na saúde da população, nos países que já se encontram na fase da "segunda revolução epidemiológica", alguns caminhos podem ser apontados, além do controle de fatores de risco, entre os quais: 1. melhorar a distribuição da renda nacional, já que as doenças têm um marcado gradiente social, e 2. garantir acesso adequado, de toda a população, aos benefícios do desenvolvimento científico-tecnológico da área da saúde.

4. REPERCUSSÕES NO SISTEMA DE ATENÇÃO À SAÚDE DAS PESSOAS

A transição demográfica e epidemiológica tende a acarretar mudanças no sistema de saúde. Alguns problemas de mais fácil solução vão sendo equacionados e resolvidos, como o tratamento da maioria das doenças infecciosas e parasitárias, emergindo outros, mais complexos, para os quais não dispomos de medidas adequadas de controle. Entre eles, encontra-se a saúde dos idosos.

O maior número de idosos, na população, significa maior número de pessoas dependentes que precisam de cuidados, não só quanto a questões de doença mas relativos à própria realização das atividades do quotidiano, que garantem a sobrevivência. Uma pessoa idosa hipertensa, com dificuldades de visão e audição, portadora de artrite e problemas dentários, vivendo isolada e recebendo mensalmente uma aposentadoria de valor irrisório, não necessita somente de atenção médica, mas de toda uma ampla gama de apoio. Uma visão holística do problema tende a rejeitar um sistema de saúde que esteja centrado no especialista (cardiologista, nefrologista etc.) pois ele claramente não pode responder às necessidades dos idosos, e da população de maneira geral, resultando em baixo rendimento a um alto custo. Em um sistema de saúde racional, a base da pirâmide, a responsável pelos cuidados gerais aos pacientes, é que tende a se desenvolver, contando ela com o apoio de especialistas. Esta base deve, inclusive, ser capaz de interagir com outros sistemas existentes na sociedade, ou a serem criados, representados por organizações comunitárias, governamentais ou não, de cunho religioso, recreativo, esportivo e outros, que permitam garantir e potencializar apoio físico, psicológico e social aos necessitados e suas famílias, o autocuidado, os cuidados a domicílio, o transporte para as unidades de assistência, a facilidade de atendimento nos serviços e numerosas outras atenções que uma pessoa com limitação de atividades requer. O objetivo de todo esse sistema é não somente o de tentar restaurar a saúde dos doentes e proteger as pessoas contra agravos à saúde para os quais existam medidas específicas disponíveis, mas também ajudá-las a viver com as suas limitações, da melhor maneira, possibilitando que elas próprias realizem as tarefas básicas do quotidiano.

VII. TÓPICOS ADICIONAIS SOBRE POPULAÇÃO

A. FONTES DE INFORMAÇÃO DEMOGRÁFICA SOBRE O BRASIL

O planejamento, a coleta, o armazenamento, a tabulação e a divulgação dos resultados dos recenseamentos demográficos gerais do Brasil são feitos pelo IBGE (Instituto Brasileiro de Geografia e Estatística). Esse órgão faz, também, convênios com instituições, às quais faculta o acesso a seus dados, para análise e interpretação, tanto no que concerne a recenseamentos como a inquéritos e levantamentos diversos. Essa sistemática tem produzido obras de grande utilidade para o pessoal da área de saúde como, por exemplo, a série de publicações IBGE-UNICEF sobre a situação da saúde de crianças e mães.[63]

Os resultados dos recenseamentos demográficos são de grande valor para o cálculo de coeficientes. A demora na publicação dos resultados definitivos de cada recenseamento decenal — cerca de três anos, em 1970, 1980 e em 1991 — faz com que o plano de divulgação do IBGE compreenda três séries de publicações (Quadro 8.21). Isto possibilita a disponibilidade de dados parciais, no ano seguinte ao da realização do censo. A demora que se verifica na divulgação dos resultados definitivos, porém, impede que um grande manancial de informações seja aplicado de melhor forma: a publicação retardada dos dados não permite considerá-los um retrato da realidade atual, no momento em que são divulgados, já que o País sofre rápidas transformações, no intervalo.[84]

Além dos volumes relativos aos censos, o IBGE publica os anuários estatísticos, que reproduzem informações selecionadas do censo e das pesquisas periódicas, as estimativas intercensitárias e outros dados de natureza e fontes diversas.

Em nível estadual, o usuário pode recorrer à publicação do IBGE, relativa ao censo de cada Unidade da Federação. Os governos estaduais também reproduzem, em seus próprios anuários estatísticos, os resultados censitários e ainda outras informações, reunindo, num mesmo volume, a cada ano, subsídios variados de diferentes fontes, de grande utilidade em epidemiologia. Freqüentemente, tais publicações não apresentam os detalhes e as subdivisões necessárias à sua melhor utilização pelo pessoal da saúde; nestas condições, as informações ficam subutilizadas. Deve-se ter presente que é para essas publicações periódicas ou para as resenhas e boletins de departamentos de saúde pública (ou divisões de estatísticas vitais, secretarias de planejamentos e similares) que muitas pessoas se dirigem, em busca de informações sobre a população e dados a ela relacionados, como número de nascimentos, de óbitos e de doenças. Assim, uma das tarefas a ser assumida, com cada vez maior vigor, pelo pessoal de saúde, especialmente de saúde pública, é a de concorrer, ativamente, para a adequação dessas informações às necessidades locais, ao lado de sua ampla divulgação.

Como se vê, o IBGE é a referência básica, em questões de informações sobre a população brasileira. Para países da América Latina, existe o CELADE — Centro Latino-Americano de Demografia — que publica o seu Boletim Demográfico, além de outras obras de interesse sobre a população dos países da região.[62] Em nível mundial, as Nações Unidas constituem a referência maior, em especial, o seu Anuário Demográfico (*Demographic Yearbook*), editado desde 1948. As instituições mencionadas, assim como outras que produzem estatísticas demográficas e socioeconômicas, têm desenvolvido grandes esforços para compatibilizar os seus dados estatísticos, de modo que as informações sejam comparáveis no tempo e no espaço.

B. ESTIMATIVAS POPULACIONAIS

Na preparação de coeficientes, o profissional de saúde por vezes necessita fazer, por conta própria, estimativas sobre o tamanho da população, como em um dos exercícios do capítulo. Eis algumas orientações sobre o tema.

Em nível de estado ou país, as informações sobre o tamanho da população, como foi mostrado, estão disponíveis e são fornecidas por agências oficiais de estatística, permitindo calcular os diversos coeficientes de uso na área de saúde. Tais informações provêm diretamente dos censos e são projetadas para os anos intercensitários, ou estendidas para períodos subseqüentes, mediante fórmulas que possibilitam calcular, com razoável aproximação, o efetivo populacional para cada ano. Em algumas regiões, essas estimativas são aperfeiçoadas mediante a incorporação de correções provenientes de conhecimentos gerados pelas estatísticas vitais ou por trabalhos eventuais, como os censos escolares. Esses artifícios de correção são particularmente importantes em áreas de intensa movimentação da população.

Há diversos métodos para estimar o efetivo de uma população, alguns bem simples, como os processos gráfico e aritmético, e outros mais complexos. Cinco destes métodos serão apresentados, sucintamente, a seguir; maiores detalhes podem ser encontrados em publicações sobre demografia e bioestatística.[84-89]

1. MÉTODO NATURAL: consiste em acrescentar, aos dados do último recenseamento, o número de nascimentos e de imigrantes, e subtrair o de óbitos e de emigrantes (ver Fig. 8.1, no início do capítulo). Tem utilidade limitada, especialmente em países subdesenvolvidos, pela imprecisão dos dados sobre nascimentos, mortes e fluxo migratório.

2. MÉTODO ARITMÉTICO: o crescimento entre dois censos é tomado como constante, bastando calcular a média anual (ou mensal) de aumento da população. Por exemplo, se em

---

Quadro 8.21 Série de publicações sobre os recenseamentos demográficos do IBGE

1. Sinopses Preliminares: uma publicação sobre cada Unidade da Federação e uma sobre o total geral do País.
2. Tabulações Avançadas: volume único sobre as principais características obtidas por amostragem probabilística de cerca de 1% da população, feitas para o conjunto do país e para 10 regiões selecionadas.
3. Resultados Definitivos (contêm tabulações detalhadas sobre o recenseamento): uma publicação sobre cada Unidade da Federação e uma sobre o total geral do País.

Fonte: IBGE, Censo Demográfico, Brasil, 1980, Vol. 1.

1.9.1970 o número de habitantes era de 20 mil e em 1.9.1980 passou para 30 mil, houve um aumento de 10 mil em 10 anos, o que significa um incremento anual médio de 1.000 habitantes ao ano. Assim, a população, em 1.9.1971, é estimada em 21 mil, e, a de 1.9.1982, em 22 mil habitantes. Colocados os números em gráfico, os pontos correspondentes podem ser unidos por uma linha reta. A estimativa para uma outra data, durante o ano, segue o mesmo princípio. Por exemplo, a população no dia 1.12.1970 (três meses após o censo de 1.9.1970) é estimada da seguinte maneira: população inicial (20 mil) somada ao crescimento durante três meses $\{(1.000/12) \times 3=250\}$; a população em 1.12.1970 é, portanto, de 20.250 habitantes (referente a 20 mil + 250).

3. MÉTODO GEOMÉTRICO: em lugar de um mesmo número absoluto de acréscimo populacional a ser somado a cada ano, usa-se a progressão geométrica, ou seja, uma proporção a ser aplicada, regularmente. A união de pontos colocados em um gráfico faz aparecer uma linha curva. Os cálculos necessários à quantificação das estimativas são bem mais complicados do que na técnica mencionada no parágrafo anterior.[85]

4. MÉTODO LOGÍSTICO: por este modelo, o ritmo de crescimento demográfico não é constante. Inicialmente, ele é praticamente estacionário, depois se eleva e novamente se estabiliza. O modelo de transição demográfica, no capítulo, foi descrito dentro desta concepção.

5. MÉTODO GRÁFICO: embora todos os métodos citados possam ser representados graficamente, merece ainda menção uma outra maneira de estimar o tamanho da população, diretamente de uma figura, pois é de grande simplicidade. Trata-se de colocar os dados disponíveis dos últimos anos ou décadas, em gráfico, unindo por uma linha os pontos representativos desses dados. A linha pode ser estendida para além dos pontos existentes, indicando a tendência do crescimento da população. É um método prático, a ser usado enquanto dados mais exatos não estão disponíveis.

Os procedimentos mencionados dão resultados aproximados, com exceção do método natural, que pode ser aplicado com precisão em alguns países desenvolvidos, como foi explicado no início do capítulo.

Os cálculos de população são refeitos, periodicamente, quando os demógrafos introduzem as correções necessárias, logo que novas informações sobre a coletividade venham a ser conhecidas. Assim, deve-se ter em conta que estimativas feitas em épocas diferentes, para um mesmo ano, podem fornecer resultados diferentes, o que não constitui erro, mais sim o resultado das diferentes pespectivas ou do aperfeiçoamento progressivo das informações, no intuito de melhor refletir a realidade.

Os demógrafos, através de cálculos especializados, projetam o crescimento da população a partir de premissas, com uma, duas ou mais alternativas: por exemplo, de declínio rápido, médio e lento da fecundidade, de modo a definir um amplo intervalo de estimativas sobre o tamanho futuro da população. O ponto médio desse intervalo pode refletir a tendência com maior probabilidade de acerto, embora nem sempre isto seja verdadeiro. Em 1983, um tal exercício previu que a população brasileira estaria entre 170 e 190 milhões de habitantes no ano 2000.[90] Projeções refeitas em 1994 colocavam este número em 166 milhões de habitantes.[33] As estimativas populacionais para o Brasil, para a década de 1980, estiveram bastante distanciadas da realidade, como ficou constatado pelos resultados do recenseamento de 1991, pois não havia sido prevista a diminuição rápida da fecundidade, ocorrida no País.

VIII. COMENTÁRIO FINAL

O capítulo contém um conjunto de informações demográficas, úteis para o melhor entendimento das relações entre população e saúde. As transições demográfica e epidemiológica, que são processos históricos muito relacionados, foram apresentadas e ilustradas.

A transição demográfica refere-se à mudança de um padrão caracterizado por elevadas taxas de mortalidade e fecundidade para um outro, em que essas taxas passam a ser significativamente mais baixas, enquanto a transição epidemiológica diz respeito à alteração do perfil de morbimortalidade, em que as causas predominantes, antes de origem infecciosa, passam a ser as de caráter crônico-degenerativas. Detalhes sobre esses dois grupos de doenças são mostrados em capítulos da parte final deste livro.

Os fatores responsabilizados pelas alterações epidemiológicas foram também apontados e debatidos. De um lado, há o efeito das mudanças socioeconômicas, acarretando melhorias nas condições de vida, de nutrição e de saneamento ambiental, entre outras, que se constituíram em ingredientes essenciais. De outro lado, tem-se que considerar as alterações ocorridas no estilo de vida e na prevalência de fatores de risco, que também colaboraram na transição demográfica e epidemiológica. A contribuição dos serviços de saúde, na melhoria no quadro geral de saúde da população, foi igualmente delineada. O controle de muitas doenças foi obtido por medidas específicas, como a vacinação. Nos atuais países subdesenvolvidos, a aplicação recente e em massa de medidas simples e de baixo custo, como a hidratação oral, é apontada como tendo influenciado poderosamente os níveis de mortalidade infantil.

QUESTIONÁRIO

1. Quais são os componentes da dinâmica populacional ?
2. Discorra sobre recenseamentos demográficos. Para que servem? Quantos já foram realizados no País?
3. Como tem sido feita, no Brasil, a complementação das informações obtidas pelos recenseamentos demográficos?
4. Comente as estatísticas relativas a grandes e pequenas áreas.
5. Qual a justificativa para usar a denominação "explosão demográfica"?
6. Qual a tendência do crescimento demográfico mundial? E no Brasil?
7. O que significa "transição demográfica"?
8. Quais são as fases da transição demográfica?
9. O que ocorre na estrutura por idade e sexo da população com a transição demográfica?
10. Como o Brasil se encontra na sua transição demográfica?
11. O que significa "transição epidemiológica"?
12. Como o Brasil se encontra em sua transição epidemiológica?
13. Como evoluiu a situação de saúde, no mundo, nas últimas décadas ? Como ela pode ser explicada?

14. Como era a situação de saúde, alguns séculos atrás, nos atuais países desenvolvidos?
15. Quais os fatores responsabilizados pela queda da mortalidade no Brasil?
16. Como evoluiu a mortalidade por tuberculose, no Rio de Janeiro, nos últimos 150 anos? A que pode ser imputada essa evolução?
17. Qual será a evolução provável da situação de saúde nos países subdesenvolvidos?
18. Qual será a evolução provável da situação de saúde nos atuais países desenvolvidos?
19. O que tende a ocorrer no futuro, em termos de fatores de risco?
20. Teça comentários sobre algumas características do sistema de saúde, que seriam necessárias para responder às demandas provenientes da transição demográfica e epidemiológica.

EXERCÍCIOS E LEITURA COMPLEMENTAR

8.1. Como evoluiu a situação de saúde na década de 1980, no Distrito Federal, a partir da análise da mortalidade infantil, segundo faixa etária? (Ver Quadro 8.22). Calcule proporções e coeficientes que melhor retratem a situação.

Quadro 8.22 Número de óbitos de crianças menores de um ano, segundo faixa etária, e de nascidos vivos, no Distrito Federal, em 1980 e 1987

Indicadores	1980	1987
Óbitos por faixa etária		
< 28 dias	904	594
28 dias — 11 meses	674	298
Total	1.578	892
Nascidos vivos	25.608	34.976

Fonte: Secretaria de Saúde do Distrito Federal.

8.2. Como evoluiu a situação de saúde na década de 1980, no Distrito Federal, a partir da análise da mortalidade infantil, segundo grupos de causas? (Ver Quadro 8.23). Calcule proporções e coeficientes.

Quadro 8.23 Número de óbitos de crianças menores de um ano, por grupo de causas, e de nascidos vivos, no Distrito Federal, em 1980 e 1987

Indicadores	1980	1987
Óbitos por causas		
• Perinatais	727	465
• Doenças infecciosas intestinais	274	70
• Infecções respiratórias agudas	226	66
• Anomalias congênitas	103	151
• Deficiências nutricionais e anemias carenciais	60	33
• Demais causas	188	107
• Todos os óbitos	1.578	892
Nascidos vivos	25.608	34.976

Fonte: Secretaria de Saúde do Distrito Federal.

8.3. Os dados do Quadro 8.24 referem-se ao número de nascidos vivos e de óbitos de crianças menores de um ano de idade, ocorridos em Cuba, no período 1969-1988.[91] Apenas

Quadro 8.24 Número de nascidos vivos e de óbitos de menores de um ano, em Cuba, para anos selecionados

Ano	Nascidos Vivos	Óbitos: Distribuição etária			Todos os Óbitos
		< 7d	7-27d	28d-11m	
1969	246.231	4.147	2.149	5.203	11.499
1970	237.028	4.192	1.434	3.547	9.173
1975	122.691	2.863	495	1.941	5.299
1980	137.245	1.529	272	889	2.690
1985	181.636	1.479	380	1.138	2.997
1988	187.815	1.144	375	716	2.235

Fonte: Raúl R Corteguera, Norma ER Massabot & Roberto C Sabatela, Boletín de la Oficina Sanitaria Panamericana 1989; 106(1):1 (quadro adaptado).[91]

alguns anos da série histórica são apresentados, mas as conclusões seriam as mesmas se os cálculos fossem feitos para todos os anos da série. Calcule os indicadores de saúde que julgar apropriados, seja sob a forma de coeficientes ou proporções. Como evoluiu a situação de saúde em Cuba?

8.4. A relação entre o crescimento dos meios de subsistência e o da população tem sido motivo de discussão acalorada nos últimos 200 anos. A doutrina de Malthus pode ser expressa, em termos simplificados, como no Quadro 8.25. O descompasso é evidente, no quadro, mas isto seria tomar os dois termos da relação muito ao "pé da letra". Na vigência de uma distância cada vez maior, entre subsistência e população, muitos fatores passam a atuar, tornando complexa a interdependência entre eles. O que você pode opinar sobre a matéria? Que fatores passam a atuar, de modo a alterar a tendência expressa no quadro? Qual a resultante da interação desses múltiplos fatores?

Quadro 8.25 Evolução do crescimento da produção, por progressão aritmética, e do crescimento da população, por progressão geométrica, durante um século, admitindo-se como de 25 anos a duração de uma geração

Número de anos necessários	1	25	50	75	100
Crescimento da produção	1	2	3	4	5
Crescimento da população	1	2	4	8	16

8.5. No capítulo, foram apresentadas várias projeções, em termos qualitativos (morbidade) e quantitativos (tamanho e estrutura da população, natalidade e mortalidade). Quais foram as previsões feitas? Você concorda com elas? À medida que o tempo passa, elas estão sendo comprovadas?
8.6. Qual a importância da evolução demográfica como fator causador de problemas de saúde de sua comunidade?
8.7. Localize uma publicação de órgão oficial que contenha dados de população — de um estado ou de uma capital. Utili-

Quadro 8.26 Distribuição percentual da população, por faixa etária no Distrito Federal, segundo o recenseamento demográfico do IBGE, de 1991

Idade (anos)	Masculino	Feminino	Total
menos de 15	35,46	32,42	33,88
15-64	62,39	64,89	63,69
65 e mais	2,15	2,68	2,43
Total	100,00	100,00	100,00

ze as informações populacionais ali encontradas, para calcular coeficientes de mortalidade. Os dados de mortalidade, como mostrado no Cap. 6, estão nos Anuários "Estatísticas de Mortalidade" do Ministério da Saúde.

8.8. A população recenseada de Belo Horizonte foi de 211.377, em l.9.1940, e de 359.400, em l.7.1950.[85] Decorreram, portanto, 118 meses entre os dois censos. Calcule a população em l.7.1942, exatamente 22 meses após a data-base do censo de 1940.

8.9. Calcule a razão de dependência e outros indicadores que julgar convenientes com os dados do Quadro 8.26. Em números absolutos, foram contados 768.550 homens e 832.544 mulheres no Distrito Federal, em 1991.

REFERÊNCIAS BIBLIOGRÁFICAS

1. SAUVY Alfred. Elementos de demografia. Tradução de Lyra Madeira. Rio de Janeiro, Zahar Editores, 1979.
2. IBGE. Estatísticas históricas do Brasil: séries econômicas, demográficas e sociais de 1550 a 1985. Rio de Janeiro, IBGE (Séries Estatísticas Retrospectivas, volume 3), 1987.
3. HUGON P. Demografia brasileira. São Paulo, Ed Atlas SA & Ed USP, 1973.
4. ROSS John A (Editor). International encyclopedia of population. 2 vols. New York, the Free Press, 1982.
5. DIEHR Paula. Small area statistics: large statistical problems. American Journal of Public Health 1984; 74(4):313-314.
6. Nações Unidas. Manual X. Indirect techniques for demographic estimation. New York, ONU (Population studies 81), 1983.
7. PETERSEN William. Population. 2.ª ed, New York, MacMillan Publishing Co Inc, 1969:9.
8. OMRAN Abdel (Editor). Community medicine in developing countries. New York, Springer, 1974:101.
9. Fundo das Nações Unidas para a População. A situação da população mundial 1994. FNUAP, 1994.
10. ERLICH Paul H & ERLICH Anne H. Population resources environment. São Francisco, WH Freeman Co, 1970.
11. NAM Charles B (Editor). Population and society: a textbook of readings. Boston, Houghton Mifflin Company, 1968.
12. YUNES João. Política de população e sua interação com a saúde. Pediatria (SP) 1981; 3:269-288.
13. The great debate on population policy revisited. International Family Planning Perspectives 1990; 16(4):124-148.
14. Anais dos Encontros Nacionais de Estudos Populacionais. ABEP (Associação Brasileira de Estudos Populacionais). Encontros iniciados em 1978 e realizado a cada dois anos.
15. AMARAL F Pompêo. Explosão demográfica: a impostura e suas implicações. Saúde em Debate 1977; (5)33-43.
16. Anais do III Simpósio Anual: Brasil em explosão demográfica. São Paulo, Publicação ACIESP N.º 14, 1978.
17. BERQUÓ E & LEITE VM. Algumas considerações sobre a demografia da população idosa no Brasil. Ciência e Cultura 1988; 40 (7):679-688.
18. PATARRA Neide. Transição em marcha: novas questões demográficas. Anais 1.º Congresso Brasileiro de Epidemiologia, Campinas, 1990:187-197.
19. YAZAKI Lúcia M. Seminário sobre transição da fecundidade na América Latina: Buenos Aires, 3-6.4.1990.Revista Brasileira de Estudos Populacionais 1991; 8(1/2):148-171.
20. Fundação Sistema Estadual de Análise de Dados. A fecundidade da mulher paulista. São Paulo, Fundação SEADE (Informe Demográfico 25), 1994.
21. McNAMARA R. Demographic transition theory. Em: John A Ross (Editor). International encyclopedia of population. New York, the Free Press, 1982:146-147.
22. SZRETER Simon. The idea of demographic transition and the study of fertility change. Population and Development Review 1993; 19(4):657-701.
23. CAMPANÁRIO Paulo & YAZAKI Lúcia. Aspectos teóricos e empíricos da transição da fecundidade no Estado de São Paulo. Em: A fecundidade da mulher paulista. São Paulo, Fundação SEADE (Informe Demográfico 25), 1994:77-144.
24. SINNECKER Herbert. General epidemiology. London, Wiley, 1976
25. OMRAN AR. The epidemiologic transition: a theory of the epidemiology of population change. Milbank Memorial Fund Quartely 1971; 49:509-538.
26. TEITELBAUM MS. Relevance of demographic transition theory for developing countries. Science, 2 de maio de 1975; 188(4187):420-425.
27. MERRICK Thomas W & GRAHAM Douglas H. População e desenvolvimento econômico no Brasil: de 1800 até a atualidade. Rio, Zahar Editores, 1981.
28. FRIES James J. La compresión de la morbilidad. Foro Mundial de la Salud 1985; 6:55-60.
29. MEEGAMA SA. Aging in developing countries. World Health Statistic Quarterly 1982; 35(3/4):239-243.
30. Organização Mundial da Saúde. Aplicaciones de la epidemiologia al estudio de los ancianos. Genebra, OMS (Série de Informes Técnicos 706), 1984.
31. ANZOLA-PERES Elias. El envejecimiento en América Latina y el Caribe. In: Organización Panamericana de la Salud. Hacia el bienestar de los ancianos. Washington, OPAS (Publicación Científica 491), 1985.
32. Banco Mundial. World development report. New York, Oxford University Press, 1990.
33. IBGE. Projeção preliminar da população do Brasil para o período 1980-2020. Rio de Janeiro, IBGE, Diretoria de Pesquisas, 1994.
34. KALACHE Alexandre, VERAS Renato P & RAMOS Luiz Roberto. O envelhecimento da população mundial: um desafio novo. Revista de Saúde Pública 1987; 21(3):200-210.
35. RAMOS Luis R, VERAS Renato P & KALACHE Alexandre. Envelhecimento populacional: uma realidade brasileira. Revista de Saúde Pública (SP) 1987; 21(3):211-224.
36. VERAS Renato P; RAMOS Luis R & KALACHE Alexandre. Crescimento da população idosa no Brasil: transformação e conseqüências na sociedade. Revista de Saúde Pública (SP) 1987; 21(3):225-233.
37. VERAS Renato P. Brasil getting older: demographic changes and epidemiologic challenges. Revista de Saúde Pública (SP) 1991; 25(6):476-488.
38. LOPEZ AD. Aspects démographiques du vieillissement des populations dans les pays developpés. Revue d'Épidémiologie et Santé Publique 1987; 35(3/4):195-205.
39. LAURENTI Ruy. Transição demográfica e epidemiológica. Anais 1.º Congresso Brasileiro de Epidemiologia, Campinas, 1990:143-165.
40. FRENK Julio, FREJKA Tomás, BOBADILLA José L, STERN Claudio, LOZANO Rafael, SEPÚLVEDA Jaime & JOSÉ Marco. La transición epidemiológica en América Latina. Boletín de la Oficina Sanitaria Panamericana 1991; 111(6):485-496.
41. PRATA Pedro R. A transição epidemiológica no Brasil. Cadernos de Saúde Pública (RJ) 1992; 8(2):168-175
42. El programa de la Organización Mundial de la Saude en Nutrición. Cronica de la OMS 1972; 24(4):175-196.
43. GARCIA MLG, GÓMEZ JLV, SANCHO MCG, ÁLVAREZ RAS, ZACARÍAS F & AMOR JS. Epidemiologia del SIDA y la tuberculosis. Boletín de la Oficina Sanitaria Panamericana 1994; 116(4):546-565.
44. ONU. A Saúde no Mundo. 1982; junho:11,30.
45. ROEMER Milton I & ROEMER Ruth. Global health, national development, and the role of government. American Journal of Public Health 1990; 80(10):1188-1192.
46. LOPEZ Alan D. Who dies of what? A comparative analysis of mortality conditions in developed countries around 1987. World Health Statistics Quarterly 1990; 43(2):105-114.
47. FARMER RDT & MILLER DL. Lecture notes on epidemiology and community medicine. 2.ª ed, Oxford, Blackwell Scientific Publications, 1983:116.
48. VAN RIEL J. Santé publique tropicale. 2ª. ed, Liège, Desoer, 1964.
49. OMRAN Abdel. Em: ROSS John A (Editor). International encyclopedia of population. 2 vols. New York, the Free Press, 1982:179.
50. MCKEOWN Thomas. The role of medicine. Princeton, Princeton University Press, 1979.
51. ROSEN George. The evolution of social medicine. Em: Freeman et al 1963:17-61; traduzido em: Nunes 1983:25-82.
52. NUNES ED (Organizador). Medicina social: aspectos históricos e teóricos. São Paulo, Global Editora, 1983.
53. ILLICH Ivan. A expropriação da saúde: nêmesis da medicina. Tradução de José K de Cavalcanti. Rio de Janeiro, Nova Fronteira, 1975.
54. KASS H. Infectious diseases and social changes. Journal of Infectious Diseases 1973; 123:110-114.
55. MORGENSTERN Hal. Uses of ecologic analysis in epidemiologic research. American Journal of Public Health l982; 72(12):1336-1344.
56. Centers for Disease Control and Prevention (CDC). Control of a communicable disease by immunization in the United States. Reproduzido na capa de: BENENSON Abram S (Editor). Control of communicable diseases in man. 14.ª ed, Washington, American Public Health Association, 1985.
57. Centers for Disease Control and Prevention (CDC). Effect of vaccination in the United States. British Medical Journal 1988; 297:755.
58. CHARLTON JRH & VELEZ R. Some international comparisons of mortality amenable to medical intervention. British Medical Journal l986; 292:295-301.

59. BUNKER John P, FRAZIER Howard S & MOSTELLER Frederick. Improving health: measuring the effects of medical care. The Milbank Quarterly 1994; 72(2):225-258.
60. BASALLA George. The spread of modern science. Science 1957; 5 de maio: 611-622.
61. Ministério da Saúde. Pesquisa Nacional sobre Saúde e Nutrição: Perfil de Crescimento da População Brasileira de 0 a 25 anos. Brasília, Instituto Nacional de Alimentação e Nutrição, 1990.
62. CELADE. América Latina: proyecciones de poblacíon, 1950-2025. Boletín Demográfico 1993; 26(51):1-160.
63. IBGE/UNICEF. Perfil estatístico de crianças e mães no Brasil: características sócio-demográficas 1970-1977. Rio de Janeiro, IBGE, 1982.
64. PAIVA Clotilde A, CARVALHO José Alberto M & LEITE Valéria M. Demografia. Em: Estatísticas históricas do Brasil. Rio de Janeiro, IBGE (Séries Estatísticas Retrospectivas, volume 3), 1987:17-50.
65. Radis/Dados 1.1 (Fundação Oswaldo Cruz) 1982; julho.
66. Ministério da Saúde. Estatísticas de mortalidade: Brasil. Brasília, Centro de Documentação, publicação anual, desde 1977.
67. OMRAN Abdel R. Fertility and health: the Latin American experience. New York, Pan American Health Organization, 1985.
68. OYA-SAWYER Diana, FERNANDEZ-CASTILLA Rogelio & MONTEMOR Roberto LM. The impact of urbanization and industrialization on mortality in Brazil. World Health Statistics Quarterly 1987; 40(1)84-95.
69. YUNES J & RONCHEZEL VS. Evolução da mortalidade geral, infantil e proporcional do Brasil. Revista de Saúde Pública (SP) 1974; 8(suplemento):3-48.
70. LESER Walter. Relacionamento de certas características populacionais com a mortalidade infantil no município de São Paulo, de 1950 a 1970. Problemas Brasileiros 1972; 10:17.
71. PAIM Jairnilson S, DIAS CN & ARAÚJO José Duarte de. Influência de fatores ambientais na mortalidade infantil. Boletín de la Oficina Sanitaria Panamericana 1980; 88:327-340.
72. PEREIRA Maurício G & ALBUQUERQUE Zuleica P. Características da mortalidade na infância no Distrito Federal. Revista da Associação Médica Brasileira 1983; 29:47-51.
73. MONTEIRO CA, PINO ZÚÑIGA HP, BENICIO MHA & VICTORA CG. Mejores perspectivas para la supervivencia de los niños. Foro Mundial de la Salud 1989; 10(2):218-223.
74. BATISTA FILHO Malaquias. Em: Verani José F & Pinto Cristiane S (Coordenadores). Debate: A erradicação da poliomielite no contexto dos programas de imunização. Cadernos de Saúde Pública 1990; 6(3):355-356.
75. Organización Panamericana de la Salud. Las condiciones de salud en las Americas, 1981-1984. Washington, OPS (Publicación científica N.º 500), 1986:142.
76. ALBUQUERQUE AF Rodrigues & RODRIGUES Bichat. Evolução secular da mortalidade da tuberculose no Distrito Federal. Revista Brasileira de Tuberculose 1952; 20(144):725-789.
77. RODRIGUES Bichat. Panorama sanitário. Revista do Serviço Nacional de Tuberculose 1993; 7(25):3-36.
78. RUFFINO-NETTO Antonio & PEREIRA José Carlos. Mortalidade por tuberculose e condições de vida: o caso do Rio de Janeiro. Saúde em Debate 1981; 12:27-34.
79. Informe Epidemiológico do SUS. Ministério da Saúde, Fundação Nacional de Saúde, Centro Nacional de Epidemiologia 1992; 1(1-3).
80. SANTOS Jr Antonio CS & LESSA Ines. Prevalência de incapacidades em dois diferentes grupos sociais em Salvador, Brasil. Boletín de la Oficina Sanitaria Panamericana 1989; 106(4):304-313.
81. DUBOS R. Man adapting. New Haven, Yale University Press, 1965.
82. MANTON Kenneth G, STALLARD Eric & TOLLEY H Dennis. Limits to human life expectancy: evidence, prospects, and implications. Population and Development Review 1991; 17(4):603-637.
83. TERRIS M. Epidemiology as a guide to health policy. Annual Review of Public Health 1980; 1:323-344.
84. PEREIRA Wlademir. Demografia do subdesenvolvimento. Edição Saraiva, 1978.
85. MORAES Nelson LA e SCORZELLI Junior Achilles. Exercícios de estatística médica. Fundação Gonçalo Moniz e Serviço Especial de Saúde Pública, 1957.
86. CAMEL V Fayad. Estadística médica y de salud pública. Mérida, Venezuela, Universidad de los Andes, 1974:288.
87. SANTOS Jair LF, LEVY Maria Stella F & SZMRECSÁNYI Tamás (Organizadores). Dinâmica da população: teoria, métodos e técnicas de análise. São Paulo, TA Queiroz, 1980.
88. CELADE. Métodos para proyecciones demográficas. San José, Costa Rica, Centro Latinoamericano de Demografia (Série E N.º 1003), 1984.
89. LAURENTI Ruy, MELLO-JORGE Maria Helena P, LEBRÃO Maria Lúcia & GOTLIEB Sabina Lea D. Estatísticas de saúde. São Paulo, Ed. Pedagógica e Universitária Ltda, EDUSP, 1985.
90. IBGE. A situação demográfica brasileira e perspectivas futuras. Rio de Janeiro, IBGE, 1983.
91. CORTEGUERA Raúl R, MASSABOT Norma ER & SABATELA Roberto C. Mortalidade infantil em Cuba: 1969-1987. Boletín de la Oficina Sanitaria Panamericana 1989, 106(1):1-12.

Capítulo 9

VARIÁVEIS RELATIVAS ÀS PESSOAS

I. Considerações gerais, 187
II. Sexo, 188
III. Idade, 190
IV. Grupo étnico, 192
V. Estado civil e família, 195
VI. Renda, 197
VII. Ocupação, 198
VIII. Instrução, 200
IX. Classe social, 201
X. Estilo de vida, 207
XI. Outras variáveis, 209
XII. Interpretação dos resultados, 209
    A. Conduta na interpretação dos resultados, 209
    B. Padronização de coeficientes, 211
XIII. Comentário final, 214
    Questionário, 215
    Exercícios, 215
    Referências bibliográficas, 215

O estudo da distribuição de um agravo à saúde exige, previamente, a organização das informações no tocante às características das pessoas (tema do presente capítulo), do lugar (Cap.10) e do tempo (Cap. 11). Esse procedimento, conhecido como "epidemiologia descritiva", que foi resumido no Cap. 4, é agora detalhado.

Inicialmente, trataremos das fontes de dados e dos usos das informações sobre as características das pessoas, na tentativa de melhor sistematizar o seu estudo. Na seqüência, abordaremos algumas variáveis muito utilizadas em estudos descritivos. Ao final, serão fornecidas orientações para auxiliar a interpretação dos resultados e será explicada a padronização de coeficientes.

I. CONSIDERAÇÕES GERAIS

A. FONTES DE DADOS

O quadro da distribuição de muitos eventos de que trata este livro é revelado pelas estatísticas de saúde, que são freqüentemente preparadas com dados provenientes de fontes rotineiras de informação. Outras vezes, em face das peculiaridades da situação e do tema considerado, investigações têm de ser feitas para revelar esta distribuição: por exemplo, através de recenseamentos e inquéritos.

Entre as numerosas variáveis usadas para descrever a distribuição de um evento, o sexo e a idade são as mais empregadas. Duas razões explicam a preferência: a enorme variabilidade dos agravos à saúde em relação ao sexo e à idade, e a facilidade de obtenção de dados sobre estas características, com alto grau de precisão.

A escolha de uma variável, para ser usada no processo de descrição epidemiológica de um agravo à saúde, depende da utilidade de que se revista para esta descrição, bem como da fonte de dados disponível. Por exemplo: as informações sobre mortalidade, reproduzidas em anuários estatísticos, estão discriminadas em função das características incluídas nos formulários dos atestados e, mais precisamente, dos quesitos cujo preenchimento é feito adequadamente, como é o caso daqueles alusivos ao sexo, à idade, à data, ao local e à causa do óbito. Nos inquéritos de morbidade, há maior gama de possibilidades, devido à liberdade na escolha do que incluir no questionário e ao rigoroso controle de qualidade, que pode ser exercido na coleta de dados. Parâmetros, como a classe social e o tipo de comportamento, embora de grande importância, são menos utilizados, na rotina, pois raramente estão registrados em arquivos, requerendo, geralmente, investigações especiais para a sua aferição.

B. CLASSIFICAÇÃO DAS VARIÁVEIS DESCRITIVAS

Existem diversas maneiras de classificar as características das pessoas. Uma delas agrupa-as segundo sua presença ao nascimento (sexo e etnia, em exemplos) ou no fato de serem adquiridas posteriormente (estado civil, imunidade e hábitos). Outra possibilidade é a de organizá-las em demográficas, sociais e comportamentais (Quadro 9.1).

Quadro 9.1 Classificação e exemplos das variáveis relativas às pessoas

1. Variáveis demográficas
   - Idade, sexo e grupo étnico
2. Variáveis sociais
   - Estado civil, renda, ocupação e instrução
3. Variáveis que expressam estilo de vida
   - Hábito de fumar, consumo alimentar, prática de exercício físico e uso de drogas

As diversas formas de segmentação da população devem ser entendidas como uma primeira aproximação ao tema, de ordem didática, mas com limitações. Mesmo as variáveis nitidamente demográficas — ou biológicas — como sexo e idade, quando estudadas em suas relações com a morbimortalidade, refletem aspectos sociais e comportamentais complexos. Daí, a importância de interpretá-las, mediante a consideração de suas múltiplas facetas e inter-relações, quanto aos seus componentes biopsicossociais.

C. USOS DO CONHECIMENTO SOBRE DISTRIBUIÇÃO DE DOENÇAS

O conhecimento de como um agravo à saúde varia entre segmentos populacionais tem muitas aplicações, sintetizadas, a seguir, em três grandes grupos:

- expor a situação de saúde de subgrupos da população;
- fornecer subsídios para explicações causais, ou para levantamento de hipóteses, que constituem o ponto de partida para outros estudos sobre o tema;
- definir prioridades de intervenção, de modo a influenciar a direção das medidas de prevenção e controle, com vistas a proteger os grupos enfermos ou em maior risco de adoecer.

Estes usos serão ilustrados na apresentação das principais variáveis descritivas, assunto do restante do capítulo.

II. SEXO

Desde longa data e em praticamente toda parte, vêm sendo constatadas as seguintes diferenças entre os sexos, no tocante a aspectos da morbimortalidade:[1-11]

- a mortalidade é maior no sexo masculino: a mulher vive de 4 a 10 anos mais do que os homens, na maioria dos países;
- a maior mortalidade, no sexo masculino, ocorre em todas as idades. Em capítulo anterior, foi mostrado um gráfico contendo as taxas de mortalidade, que ilustra a sobremortalidade masculina no Distrito Federal em todas as idades (Fig. 6.1). A Fig. 9.1 apresenta detalhes da situação entre os menores de um ano, na qual observa-se a maior mortalidade no sexo masculino, para as principais causas de óbito.
- algumas condições incidem mais no sexo masculino: coronariopatias, neoplasias do aparelho respiratório, úlcera péptica, cirrose hepática, gota, acidentes de trânsito e suicídios, em exemplos; outras, no feminino: varizes, tireoidopatias, cálculo biliar, lúpus eritematoso, artrites e doenças reumáticas de maneira geral, depressão e tentativas de suicídio;
- no cômputo geral, a mulher aparenta adoecer mais do que o homem: no estudo internacional sobre morbidade e usos de serviços de saúde, realizado em sete países, cujas características foram descritas no Cap. 5, a taxa de morbidade foi 20% maior nas mulheres;[12]
- em acordo com a aparente maior morbidade, as mulheres utilizam mais os serviços de saúde do que os homens, aproximadamente em taxa 20% maior, conforme dados do mencionado estudo internacional de morbidade.[12]

Por que este padrão de morbimortalidade? Por que a mulher vive mais do que o homem? À primeira vista, as explicações situam-se em base genética e hormonal, por ser ela diferente no homem e na mulher, diferença esta que funciona, ora como predisposição a riscos, ora como fator de proteção para a saúde. Os riscos relacionados ao estilo de vida das pessoas, por vezes diferentes quando se comparam os dois sexos, representam outro grupo de fatores que influencia a distribuição da doença. Vejamos o tema, em maior detalhe.

A. EXPLICAÇÕES PARA AS DIFERENÇAS DE MORBIDADE ENTRE OS SEXOS

As condições ligadas diretamente ao sexo, como os cânceres de mama e de útero, respondem por parte das diferenças. A gravidez é um estado especial na vida das mulheres, que altera a suscetibilidade do organismo às doenças. Durante o período de duração do ciclo gravídico-puerperal, a mulher se expõe a múltiplas agressões, cuja expressão mais evidente é a mortalida-

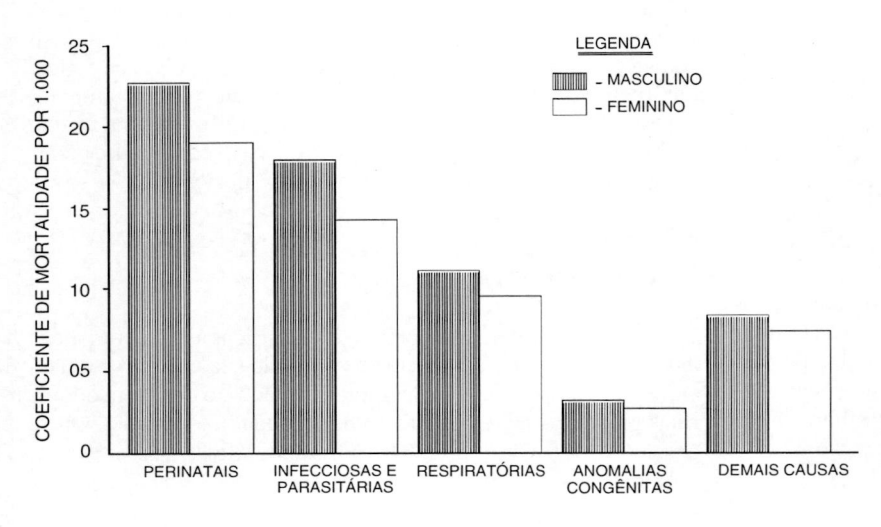

Fig. 9.1 Distribuição das principais causas de óbito em menores de um ano por sexo: Distrito Federal, 1977-1978. Fonte: Figura preparada a partir de dados da Secretaria de Saúde do Distrito Federal.

de materna; a morbidade traduz-se por afecções mais freqüentes e menos patentes, como os quadros hipertensivos e as infecções genitais. Também os ciclos menstruais hipermenorréicos, que podem predispor a mulher à anemia, devem ser considerados. O uso de contraceptivos sistêmicos, com os seus riscos, não é igualmente distribuído entre os sexos: no presente, é quase uma exclusividade das mulheres. Cesarianas, histerectomias e procedimentos abortivos situam-se entre as práticas cirúrgicas mais freqüentes, o que expõe as mulheres a risco anestésico e cirúrgico.

Mesmo excluindo estes aspectos mencionados, permanece o quadro de morbimortalidade e uso de serviços de saúde, descrito como introdução ao tema. Há dois tipos principais de explicação.

a) EXPLICAÇÕES BIOLÓGICAS

A primeira explicação traduz-se na possibilidade de a mulher ser, biologicamente, mais forte do que o homem. As taxas de mortalidade fetal, perinatal e infantil são, consistentemente, mais elevadas no sexo masculino, o que apóia a teoria. A diferença pode ser notada desde a concepção.[13]

- Exemplo: razão de masculinidade

Em qualquer população humana, são concebidos mais homens do que mulheres, e também nascem mais homens do que mulheres. A razão ou índice de masculinidade, já usado como ilustração no Cap. 4, é um quociente resultante do número de homens, em uma população, dividido pelo número de mulheres desta mesma população. Ele pode ser expresso em porcentagem.

Se a razão é 100, há igual número de homens e mulheres, na população; se maior do que 100, os homens predominam e, se menor do que 100, as mulheres são em maior número.

Em termos médios, a razão de masculinidade é de 115, na concepção, e decresce para 105, na época do nascimento, devido ao maior número de abortos e óbitos fetais do sexo masculino. Esta razão continua a diminuir, quer na casuística nacional, quer na estrangeira, como já mostrado no capítulo anterior. Por exemplo, pelas estatísticas norte-americanas, na idade de 65 anos, 84% das mulheres e somente 70% dos homens estão ainda vivos.[13] A expressão "sexo fraco", aplicada às mulheres estaria, sob este aspecto, mal empregada.

- **Fatores intrínsecos implicados**

São numerosas as buscas por um fator intrínseco que explique o aumento do risco de mortalidade precoce entre os homens.[13] Há explicações no plano genético: a possibilidade de que, no cromossoma Y, do sexo masculino, haja um gene que seria desvantajoso, neste particular. Explicações, que recorrem a fatores humorais, também existem: o estrogênio protege contra cardiopatias por reduzir as taxas de LDL e manter elevadas as de HDL, o chamado "bom colesterol" (os androgênios têm efeito oposto). Em nível imunológico, evidências de estudos em animais e seres humanos indicam que o sexo feminino tem, quantitativamente, respostas imunológicas mais elevadas do que o masculino. A taxa de consumo de oxigênio, medido em calorias por metro quadrado de superfície corporal, é 8% a 10% menor em mulheres; assim, "elas queimam a vida mais vagarosamente".[14]

b) EXPLICAÇÕES SOCIAIS E COMPORTAMENTAIS

Um segundo grupo de explicações coloca as principais causas destas diferenças, na esfera social e comportamental, uma vez que homem e mulher desempenham diferentes papéis na sociedade. Esta diferença entre os sexos é bem perceptível nos tipos de profissão e emprego, nos hábitos (consumo de álcool e cigarro, por exemplo) e na forma de lazer (esporte de preferência). A heterogeneidade social e comportamental traduz-se por graus desiguais de exposição a fatores de risco, acarretando variações de incidência de danos à saúde, em especial, de natureza ocupacional, os acidentes, o câncer, as enfermidades cardiovasculares e algumas infecções. Por exemplo, os diferentes níveis de infecção esquistossomótica, entre os sexos, refletem padrões de contacto com a água, distintos entre estes dois grupos. Há muito, reconhece-se que o homem fuma e bebe mais do que a mulher, tem ocupações mais arriscadas e freqüenta ambientes mais perigosos, por questões ligadas à profissão, ao lazer ou à própria percepção do papel de cada sexo na sociedade. Hábitos que se constituem fatores de risco, como beber e fumar, são, na atualidade, ou eram, no passado, mais freqüentes, na nossa sociedade, no sexo masculino.

A incorporação dos contingentes femininos à força de trabalho muda o perfil da saúde da mulher. A progressiva competição por profissões tradicionalmente ocupadas pelo homem e a adoção de hábitos semelhantes tendem a atenuar as diferenças entre os indicadores de saúde, nos dois sexos. Uma expressão desta tendência é a constatação do aumento do hábito de fumar entre as mulheres, ao lado do aumento do coeficiente de mortalidade, por câncer do pulmão, neste sexo. Todavia, esse é apenas um exemplo, pois numerosos outros agravos à saúde tendem a mostrar elevação de coeficientes, em maior ou menor grau, no sexo feminino: uma ilustração é a incidência de doença coronariana.

B. PROBLEMAS DE AFERIÇÃO

A avaliação das diferenças entre os sexos é mais simples quando a análise se limita a indicadores inequívocos, como a mortalidade, já que o óbito é objetivamente definido. No entanto, quando há subjetividade na avaliação, como é o caso do diagnóstico da maioria das doenças e à especificação da causa do óbito, entram em jogo outros fatores que importa considerar. Será que a mulher é mais apta a relatar queixas ou doenças do que o homem? Será que este fator é o responsável pela maior utilização de serviços de saúde, imputada às mulheres? Será que a própria função da mulher, na sociedade, e o tipo de afazeres que lhe são peculiares, a predispõem a diferenças na percepção das doenças e na busca de cuidados? Por exemplo: as pessoas com ocupações domésticas, predominantemente mulheres, têm mais chance de se recolherem ao leito e, portanto, relatar incapacidade parcial para os afazeres diários, do que aquelas em empregos externos, onde os homens predominam, e o recolhimento ao leito é dificultado. Será que o observador (predominantemente representado por médicos, embora a relação médico/médica esteja também mudando) influencia a avaliação? Pode ser que o médico (sexo masculino) seja involuntariamente tendencioso, com respeito a queixas, em função do sexo dos seus clientes. Se, de fato, as mulheres vão mais à consulta e têm maior sobrevida do que os homens, pelo menos duas explicações podem ser aventadas para tanto: a atenção médica mais freqüente leva a maior sobrevida, ou os motivos que induzem as mulheres a se consultarem mais freqüentemente são de menor gravidade. Estes tipos de questões ainda não esclarecidas integralmente poderiam explicar, em parte ou totalmente, as diferenças encontradas entre os sexos, nos diversos inquéritos de morbidade e de uso de serviços de saúde.

C. FORMAS DE COMPARAÇÃO

A comparação de indicadores de saúde, referentes aos dois sexos, é mais adequadamente realizada através de coeficientes, em vez de números absolutos e proporções, visto que há diferente número de homens e mulheres na população.

Na comparação entre populações é, por vezes, conveniente calcular um coeficiente padronizado para homens e mulheres, anulando-se o efeito da idade (Quadro 9.2). A grande variação da morbimortalidade, em relação ao sexo, faz com que seja freqüentemente necessário anular o efeito desta variável: por exemplo, separando os coeficientes em homens e em mulheres, de modo a investigar a possível influência de um outro fator na distribuição da doença.

Na última coluna do Quadro 9.2, aparece um modo simples de evidenciar a maior freqüência do evento no sexo masculino: a "razão" entre os dois coeficientes, expressa em porcentagem — no caso, mostrando a "sobremortalidade masculina" em todas as cidades incluídas na Investigação Interamericana de Mortalidade de Adultos.[15] Por exemplo, a mortalidade masculina, comparada à feminina era, na época, 44% mais alta na cidade de São Paulo e 61% mais elevada em Ribeirão Preto.

III. IDADE

A relação entre idade e incidência de doenças é muito evidente. Praticamente, todos os danos à saúde mostram variação de incidência em função da idade.

A. ASSOCIAÇÃO ENTRE IDADE E SAÚDE

Numerosos exemplos podem ser trazidos para ilustrar a relação entre a idade e a saúde das pessoas.

- Exemplo 1: desnutrição e infecção

No início da vida, há uma série de riscos que a criança deve ultrapassar: o congênito, o perinatal, o infeccioso e o nutricional. As estatísticas de mortalidade das regiões do Terceiro Mundo indicam que muitas crianças não conseguem vencer esta etapa. Grande número delas é vítima, em especial, do binômio "desnutrição-infecção". A resistência do organismo às infecções aumenta com a idade, devido às repetidas exposições a microorganismos. Todavia, o grau de exposição ao risco pode ser controlado, o que muda o perfil das doenças, na coletividade.

Por exemplo, o sarampo é visto, atualmente, como próprio da infância, na maioria das regiões do mundo. Mas quando grande parte da população infantil é vacinada, na época aprazada, a afecção passa a ser mais freqüente em grupos mais idosos, já que as crianças não-vacinadas, cujo número é pequeno, passam a ter pouca chance de contrair a doença nos primeiros anos de vida. Ilustra este ponto a ocorrência freqüente de epidemias de sarampo entre estudantes de universidades de países do Primeiro Mundo, situação, no momento, praticamente inexistente entre nós.

As carências nutricionais, por sua vez, passada a fase pré-escolar, só aparecerão como novos riscos significativos em períodos especiais, de maior vulnerabilidade biológica, como a adolescência, a gestação, a amamentação e a velhice.

As doenças infecciosas tendem a mostrar um padrão muito variado em relação à idade. Há as consideradas "próprias da infância", pois sua maior incidência ocorre neste período de vida, como a coqueluche que, comumente adquirida na infância, confere imunidade de longa duração. Doutro lado, existem aquelas que são encontradas quase exclusivamente nos adultos, sendo exemplos as de transmissão sexual. Há outras que, embora mais freqüentes em crianças, distribuem-se por todo o espectro de idades, como as viroses respiratórias.

- Exemplo 2: acidentes

Um tipo de risco que ilustra a marcada variação dos agravos à saúde, em relação à idade, é representado pelos acidentes. Eles começam a aparecer, como problema de saúde pública, ainda na infância, a partir do período pré-escolar, quando a criança se movimenta mais livremente. Neste período, a maior incidência de acidentes ocorre dentro da residência, representados por quedas e queimaduras; depois, é na rua, devido ao trânsito, e no trabalho que os acidentes são mais prevalentes e, mais tarde, nas pessoas idosas, voltam a ser predominantes os acidentes por queda no domicílio ou nos seus arredores.

- Exemplo 3: doenças crônico-degenerativas

As doenças crônico-degenerativas aumentam de prevalência com a idade. A partir da quarta ou quinta década de vida, eleva-se marcadamente o diagnóstico de transtornos cardiovasculares, digestivos, neurológicos, mentais e osteoarticulares; o Quadro 9.3 ilustra esta tendência, reunindo informações sobre as doenças cerebrovasculares em Salvador, na Bahia. A maioria das doenças incluídas nos grupos mencionados tem longo período de latência, medido mesmo em décadas, de modo que somente podem manifestar-se, clinicamente, na idade adulta; às vezes, apenas nos muito idosos. A época de aparecimento da doença

Quadro 9.2 Coeficientes de mortalidade em adultos, em 12 cidades, distribuídos por sexo: 1962-1964

Cidade (país)	Homens	Mulheres	Razão Homens/Mulheres (%)
Bogotá (Colômbia)	6,8	6,3	108
Cáli (Colômbia)	6,2	5,1	122
Caracas (Venezuela)	6,3	4,0	158
Guatemala (Guatemala)	7,0	4,9	143
La Plata (Argentina)	6,9	3,4	203
Lima (Peru)	6,5	4,6	141
México (México)	7,3	5,0	146
Ribeirão Preto (Brasil)	7,9	4,9	161
São Paulo (Brasil)	6,2	4,3	144
Santiago (Chile)	9,8	5,4	181
São Francisco (EUA)	7,2	4,0	180
Bristol (Inglaterra)	6,3	3,2	197

Taxas anuais, ajustadas por idade, por mil habitantes, de 15 a 74 anos.
Fonte: Ruth R Puffer e G Wynne Griffith, Investigação Inter-Americana de Mortalidade, 1968: 44.[15]

Quadro 9.3 Incidência de doenças cerebrovasculares, segundo sexo e idade: Salvador (BA), 1979-1980

Sexo	Faixa etária (anos)		
	45-54	55-64	65-84
Masculino	2,1	5,8	19,5
Feminino	2,0	4,0	16,7

Casos por 100.000.
Fonte: Abreviado de Ines Lessa & Carlos Antonio G Bastos, Bulletin of the Pan-American Health Organization 1983; 17(3):295.[16]

depende da época da primeira exposição e da intensidade desta e das exposições subseqüentes. As condições crônico-degenerativas tendem, também, a ter seu curso clínico prolongado, com os progressos no tratamento. Desta maneira, com o aumento da duração média das doenças, eleva-se a prevalência destas condições, especialmente no grupo de pessoas mais idosas, mesmo que a incidência se mantenha constante.

B. FORMULAÇÃO DE HIPÓTESES

A observação da distribuição etária da incidência de um agravo à saúde, assim como da distribuição por sexo, estado civil e outras variáveis, é muito útil para o levantamento de hipóteses etiológicas. Quando a doença é de etiologia obscura, a verificação da distribuição de sua incidência, por idade, permite uma melhor compreensão do processo ou, pelo menos, fornece subsídios para orientar a formulação de hipóteses. Em geral, os clínicos, mesmo os que não fazem uso habitual das estatísticas, têm uma noção de incidência dos agravos à saúde por grupo etário, que utilizam para levantar suspeitas diagnósticas, em função da idade do paciente.

- **Exemplo:** doenças cardiovasculares

As manifestações cardíacas, encontradas logo após o nascimento, fazem suspeitar, de imediato, de anomalia congênita. Se o diagnóstico é feito no adolescente ou no adulto jovem, excluídas as causas congênitas, pensa-se em etiologia reumática ou na doença de Chagas. Em pessoas de meia-idade e em idosos, até então livres das citadas patologias, o processo será provavelmente aterosclerótico.

C. EXPLICAÇÕES PARA AS DIFERENÇAS DE SAÚDE ENTRE FAIXAS ETÁRIAS

Quais as explicações para a associação das doenças com a idade? Uma variedade de mecanismos causais pode estar presente, em complexa interação, refletindo um misto de suscetibilidade do organismo e de oportunidades de exposição ambiental.

O indivíduo, portador de um potencial geneticamente predeterminado ao nascimento, passa, com o correr do tempo, por sucessivas fases, que apresentam características próprias: à etapa inicial, de crescimento físico e desenvolvimento mental, seguem-se a idade adulta e a velhice. Sobre este processo, que na verdade é contínuo, sobrepõem-se as diferentes exposições ambientais, entre as quais, as ocupacionais, que podem acarretar uma aceleração do processo biológico de envelhecimento. Portanto, ao lado da questão da idade, propriamente dita, há a exposição a fatores de risco a que as pessoas estão sujeitas, em grau variável, com o passar do tempo.

- **Exemplo:** envelhecimento da pele

O envelhecimento da pele ocorre em todas as pessoas, porém em ritmo diferente. Nos indivíduos que ficam expostos ao sol sem proteção (agricultores, marinheiros, esportistas), a pele envelhece mais rapidamente e, dentre estes, ainda mais rapidamente nos que possuem pele clara. O ritmo de envelhecimento também é maior nos trabalhadores que ficam muito tempo sujeitos a altas temperaturas (padeiros, trabalhadores em caldeiras). Assim, aos inevitáveis efeitos do envelhecimento, para os quais não dispomos de meios preventivos adequados, somam-se as exposições ambientais e ocupacionais prejudiciais, muitas já identificadas e, portanto, passíveis de prevenção ou controle.

É possível conceber os riscos à saúde como atingindo todas as pessoas, que são igualmente suscetíveis: as epidemias de influenza e os acidentes radioativos são ilustração. Nestas condições, a incidência será aproximadamente a mesma, em todas as faixas etárias. Na maioria das vezes, porém, há variações de freqüência do evento, por idade. A interpretação destas variações de morbidade permite ilações sobre as suas possíveis causas. Eis algumas situações para exame.

- **Maior prevalência do evento em crianças**

Certas doenças estão concentradas na infância, seja por maior exposição, seja por maior suscetibilidade neste grupo etário. Algumas são mesmo ditas "próprias da infância", como o sarampo e a coqueluche; elas são altamente contagiosas, de modo que todos os não-vacinados ou os que não tiveram a doença são suscetíveis. As crianças, expostas ao contágio, adquirem a afecção e passam a apresentar uma imunidade específica e duradoura, poupando-as de serem novamente acometidas pela enfermidade, na idade adulta. Na verdade, muitas destas doenças apresentam igual suscetibilidade em todas as idades, como atestam epidemias em populações virgens da doença, em que todas as faixas etárias são igualmente atingidas. Nos países desenvolvidos, nos quais a proteção da saúde das crianças é efetivamente realizada, a incidência de algumas destas enfermidades é deslocada para mais tarde, fazendo com que grupos etários antes pouco afetados passem a apresentar alta incidência.

A intensidade da transmissão do agente de uma doença infecciosa pode ser avaliada pela análise da distribuição etária: a doença de Chagas serve de ilustração. Se as crianças de uma dada região apresentam alta proporção de positividade sorológica, aliada à ausência de formas clínicas em adultos, pode tratar-se de área de transmissão recente da infecção por intermédio do vetor.

- **Maior prevalência do evento em adultos**

Às vezes, a condição atinge, predominantemente, as pessoas mais idosas. Uma primeira explicação já foi mencionada: a maior proteção de crianças pode fazer com que a incidência da doença seja deslocada para a vida adulta. Outras possibilidades podem ser aventadas para explicar a maior prevalência de um evento, em adultos: longo período de latência, como nas doenças cardiovasculares e neoplásicas, ou maior exposição em adultos, caso das doenças ocupacionais e das de transmissão sexual. Quando a afecção é mais freqüente em adultos do que em crianças, mas estas também estão expostas, é possível uma outra explicação: tendência decrescente do evento. Seja o caso da predominância de exames sorológicos positivos para a doença de Chagas, em adultos residentes em área tradicionalmente endêmica, em relação às crianças, da mesma localidade. É possível que a transmissão, através do inseto vetor, tenha sido reduzida ou mesmo interrompida devido ao impacto do programa de controle da doença de Chagas. Conclusões como esta, a partir da constatação de maior prevalência em adultos, podem ser também ilustradas através do exame das lesões dermatológicas cicatriciais, devidas à varíola. Esta doença, como se sabe, foi erradicada, do Brasil, em 1971; por conseqüência, na década de 1990, somente adultos poderão ser encontrados com lesões faciais imputadas à afecção. As crianças, por terem nascido em época sem qualquer possibilidade de contágio com o vírus da varíola, não poderiam contrair a doença e, conseqüentemente, apresentar as lesões cutâneas residuais.

- **Maior prevalência do evento em um dado grupo etário**

A condição sob investigação pode afetar apenas um dos segmentos da população, seja o de crianças seja o de adultos. Esta situação deve fazer pensar no "efeito coorte".

- **Exemplo: infecção congênita**

Seja o exemplo de uma extensa epidemia de rubéola, doença de grande efeito teratogênico, onde, como se sabe, encontram-se a cegueira, a surdo-mudez e as anomalias congênitas do coração. O grupo de crianças nascidas durante ou logo após a epidemia da virose tende a apresentar taxas elevadas daquelas malformações. Estas taxas, restritas a coorte de crianças expostas, no útero, à infecção materna, nos primeiros três meses de gravidez, persistirão elevadas ainda por muitos anos, em nível superior ao apresentado pelas coortes nascidas imediatamente antes e depois da época da epidemia: é o efeito coorte. O tema será explicado, em maior detalhe, no final do Cap. 11, sob o título "coorte de nascimento".

D. FORMAS DE COMPARAÇÃO DE DADOS

A definição das faixas etárias para expor a distribuição de um agravo à saúde, na população, não é um processo errático, ao sabor de decisões individuais de cada profissional de saúde. Esta decisão acompanha as formas mais comuns de expressão dos resultados. Com este procedimento, facilitam-se as comparações entre populações e a construção de séries históricas. O manual da Classificação Internacional de Doenças contém instrução pormenorizada acerca da divisão em grupos etários.

Os intervalos de classe para compor a distribuição por faixa etária não são iguais: é habitual, por exemplo, a formação de grupos de menores de um ano, de um a quatro anos etc. Desta maneira, há um contingente maior de pessoas em determinadas faixas etárias do que em outras. Em consequência, pode haver maior número de casos ou de óbitos em uma idade, simplesmente porque há maior número de indivíduos na respectiva faixa etária. O cálculo de "coeficientes" anula o efeito imputado aos diferentes tamanhos dos diversos grupos etários.

- **Exemplo: mortalidade em idosos**

No Quadro 9.4, o grupo etário que tem menor número de óbitos, em termos absolutos, é o de 80 anos e mais, cujo efetivo populacional é reduzido. Porém, os coeficientes mostram que, nesta faixa etária, a mortalidade é a mais elevada: 126 óbitos por mil pessoas do grupo etário, praticamente 10 vezes mais do que a referente à faixa etária de 50 a 64 anos de idade.

A comparação de duas ou mais populações pode ser feita de diversas maneiras. Uma delas é a de confrontar os respectivos coeficientes, grupo etário por grupo etário. Como os resultados podem ser de interpretação difícil, por haver múltiplas comparações, é possível gerar um só número global, eliminando-se o efeito da idade: é o coeficiente "padronizado" ou "ajustado", calculado para cada população. Este coeficiente é usado na comparação.

Quadro 9.4 Mortalidade em pessoas de 50 anos e mais, por grupo etário, no Distrito Federal, em 1980

Grupo etário (anos)	Óbitos (N.º)	População (N.º)	Coeficiente (por 1.000)
50-64	839	64.175	13
65-79	781	17.423	45
80 e +	233	1.851	126

Fontes: Óbitos: Ministério da Saúde, Estatísticas de Mortalidade, Brasil, 1980, p. 349. População: IBGE, IX Recenseamento Geral do Brasil, 1980, Distrito Federal, p. 2.

Quadro 9.5. Mortalidade (por mil habitantes) na Argentina e na Venezuela, por sexo, em 1978: comparação entre coeficientes não-padronizados e padronizados por idade*

Sexo	Argentina	Venezuela
a. Coeficientes observados (não-padronizados) de mortalidade:		
Masculino	10,2	6,3
Feminino	7,5	4,8
Ambos os sexos	8,8	5,5
b. Coeficientes padronizados de mortalidade:		
Masculino	6,9	6,8
Feminino	4,7	4,9
Ambos os sexos	5,8	5,8

* Padronização pela distribuição etária da população da América Latina, em 1960.
Fonte: OPS, Las condiciones de salud en las Americas, 1977-1980. Publicación científica número 427, 1982:212.[17]

- **Exemplo: uso de coeficientes padronizados**

No Quadro 9.5, estão colocadas as taxas de mortalidade, por sexo, na Argentina e na Venezuela, expressas de duas maneiras:

a) coeficientes observados (são os constatados e não-ajustados) — a maior mortalidade na Argentina deve-se à sua população ser mais idosa;

b) coeficientes padronizados por idade — as diferenças antes mostradas desaparecem por completo quando se anula o efeito da idade. No final do presente capítulo, será mostrado como se padroniza um coeficiente.

A grande variação da morbimortalidade, em relação à idade, exige, em muitos casos, anular o efeito da idade, de modo a investigar a influência de um outro fator, na distribuição da doença. Observe-se que, no Quadro 9.2 foi anulado, previamente, o efeito da idade, para melhor ressaltar as diferenças de coeficientes de mortalidade, entre os sexos.

IV. GRUPO ÉTNICO

Grupo étnico é o termo usado para designar um conjunto de pessoas que tem maior grau de homogeneidade, em termos de patrimônio genético, do que o encontrado na população em geral. A palavra "raça" também é utilizada, com significado semelhante ou próximo, embora esteja associada, para muitos, a preconceito e discriminação.[18] "Raça" e "cor" são termos, freqüentemente, tomados como sinônimos, como no questionário do recenseamento demográfico do IBGE de 1991. A denominação "tribo" costuma ser empregada para um grupo social pouco numeroso, com características rudimentares de organização ou, então, unido pela língua, pelos costumes, pelas tradições e pelas instituições, e que vive em comunidade, sob um ou mais chefes.

As doenças variam em relação a grupos étnicos, sendo os exemplos mais evidentes a anemia falciforme, mais freqüente em negros, e o melanoma, em brancos. A formação de quelóides, uma cicatriz defeituosa da pele, é mais comum em pessoas de pele escura. Existem muitas outras associações entre grupo étnico e saúde: por exemplo, a mortalidade infantil é mais elevada em negros; o câncer cérvico-uterino também é mais encontrado em mulheres negras. A interpretação destas associações deve ser cuidadosa, em face da evidente relação entre raça e classe social.

A. HOMOGENEIDADE DOS GRUPOS ÉTNICOS

Os indivíduos pertencentes a um mesmo grupo étnico têm muitas características em comum, em termos de idioma, de religião, de alimentação, de hábitos, de reação a estímulos externos, de opiniões e de deficiências orgânicas: de enzimas, por exemplo. Muitos dos seus membros se dirigem para as mesmas ocupações, convivem ou residem próximos uns aos outros, freqüentam as mesmas entidades e locais de lazer, e, em conseqüência, ocorre um reforço de múltiplas direções que colabora para manter uma maior homogeneidade entre os componentes do grupo. Mas há, também, as forças de direção oposta: a modernização das sociedades, com o aumento da circulação das pessoas e das idéias, tende a misturar os povos e a atenuar as diferenças anteriores existentes entre grupos étnicos.

• Brasil: heterogeneidade genética

Afirma-se que o Brasil é um laboratório racial.[19] O grupo colonizador do país é originário da Península Ibérica, cujos habitantes, em diferentes épocas do passado, foram dominados por outros povos do Mediterrâneo. Os portugueses, ao chegarem ao Brasil, encontraram cerca de um milhão de índios (3 milhões, segundo outros), cuja origem está, provavelmente, na Ásia. Para ajudar a colonizar o país, trouxeram africanos, em número estimado em, aproximadamente, 4 milhões, vindos no período 1530-1855.[20] Entre estes três grupos ocorreram os cruzamentos branco x negro, branco x índio, negro x índio e dos respectivos descendentes entre si. Somem-se ainda as correntes migratórias de outros países, especialmente da Europa e Ásia. Estes contingentes distribuíram-se de maneira desigual, no território brasileiro. A mobilidade regional conseqüente a ciclos econômicos, prevalentes em diversas épocas e lugares, por sua vez, faz um rearranjo periódico da população. A conseqüência é uma grande heterogeneidade genética.[19,21]

B. FORMAS DE CLASSIFICAÇÃO E PROBLEMAS DE AFERIÇÃO

Nas pesquisas sobre o tema, há considerável diversidade e confusão sobre o termo empregado, raramente havendo explicações sobre o que significam. Às vezes, a denominação utilizada é etnia, raça ou cor; outras vezes, minoria e mesmo migrante.[22]

No Brasil, o censo demográfico do IBGE, de 1991, pesquisou a cor dos brasileiros, classificando-a da seguinte maneira: branca, parda, preta, amarela (só para as pessoas de origem oriental) e indígena. Nem sempre é esta a escala empregada em outros censos e inquéritos, sendo às vezes composta por um maior ou um menor número de categorias.

A PNAD realizada em 1976[23] incluiu uma questão, com resposta aberta, formulada antes de alusão a qualquer classificação racial, abordando a cor do entrevistado segundo sua própria concepção. Obtiveram-se 135 designações diferentes, como respostas. Noventa e cinco por cento referiam-se a sete delas: branca, parda, preta, amarela, clara, morena-clara e morena. Esta última recebeu cerca de um terço do total de respostas, sendo superada apenas pela designação "branca". Após este quesito, procedeu-se à investigação da cor, através de respostas fechadas, quando as pessoas se autoclassificaram da seguinte maneira: brancos (56%), pardos (31%), pretos (8%) e amarelos (4%), incluídos, nestes últimos, os que não declararam a cor.

No mencionado censo do IBGE, realizado em 1991, o tipo de cor, anotado no questionário, era aquele informado pelo entrevistado e não o decorrente da percepção do entrevistador.

A questão de perguntar a opinião do indivíduo sobre a sua cor, assim como a classe social a que pertence, conduz a incorreções, porque leva a estudar interpretações e estereótipos, em lugar daquilo que se quer realmente alcançar: a separação entre grupos étnicos, para então proceder à investigação de suas associações com a saúde.

A ambigüidade de termos (moreno, claro etc.) tem feito com que investigadores, especialmente geneticistas, utilizem classificações mais elaboradas, levando em conta a observação direta, por um examinador, da cor da pele não exposta ao sol (abdômen ou face interna do braço), a conformação do nariz e dos lábios, e a textura dos cabelos. Uma classificação usada no país[24,25] abrange sete categorias: branco, mulato-claro, mulato-médio, mulato-escuro, preto, amarelo-claro e amarelo-escuro.[26] Em locais onde praticamente não há indivíduos a serem classificados como amarelos, de que Salvador é exemplo,[24] a classificação reduz-se a cinco categorias: branco, mulato-claro, mulato-médio, mulato-escuro e negro.

A aplicação de classificações requer padronização, já que as pessoas diferem na apreciação das características humanas. A minimização da variação entre observadores é requisito essencial, para conferir efeitos práticos a qualquer classificação.

A aferição da cor pode ser realizada, por examinador treinado, e como já foi assinalado, pela simples inspeção da pele em área menos exposta à luz solar e em ambiente adequadamente iluminado, de modo a colocar o indivíduo em uma das categorias da classificação usada. Com o mesmo objetivo de estimar a pigmentação da pele, existem atlas — por exemplo, com 15 diferentes nuanças de cor[27] — e instrumentos, como o fotômetro, para medida reflectométrica da cor.[28,29]

C. ASSOCIAÇÃO ENTRE GRUPO ÉTNICO E CLASSE SOCIAL

No Museu Nacional, na Quinta da Boa Vista, no Rio de Janeiro, encontram-se os dizeres, que reproduzimos, a seguir, como introdução ao assunto: "a cor da pele representa simples resultado de combinações gênicas responsáveis pela distribuição de pigmento denominado melanina e não serve de base para distinguir grupos humanos em termos de aptidões e características socioeconômicas".

A separação das pessoas, por grupo étnico, é feita, no contexto que estamos abordando, como tentativa de explicar diferenças na distribuição de doenças. Mas a interpretação é complexa, devido à presença de variáveis confundidoras, que precisam ser controladas para que a relação entre etnia e saúde possa ser investigada, sem distorções. O nível socioeconômico é confundidor desta relação e pode induzir a erro em estudos de etnia.[30]

- **Efeito confundidor da classe social**

As diferenças de freqüência de doenças, entre grupos étnicos, sem que se controle o efeito da classe social ou onde este efeito é controlado de maneira incompleta ou incorreta, devem ser interpretadas com cautela. As influências do ambiente estão muito inter-relacionadas e podem ser expressas pelos diferentes coeficientes atinentes a cada grupo étnico. Atente-se a que sempre é possível, de um lado, que o indivíduo pertença a um grupo étnico e, de outro, tenha baixa renda, poucas oportunidades educacionais, ocupações de maior risco ou residência em locais pouco saudáveis. As diferenças socioeconômicas entre brancos, de um lado e, negros e mulatos de outro, podem dever-se às desigualdades de um passado escravagista e por atitudes discriminatórias que limitam as chances de ascensão social destes últimos.[23]

- **Exemplo 1: etnia, local de trabalho e de residência, e saúde**

Seja o caso de uma indústria poluidora do seu meio ambiente imediato. Somente os trabalhadores de menor renda, ligados a uma ocupação que exija menor preparo educacional, tendem a viver nas suas vizinhanças. Provavelmente, os diretores, gerentes, profissionais liberais e empregados mais bem remunerados, que lá trabalham, procurem localizar as suas residências a uma certa distância deste ambiente poluidor e produtor de doenças, para que suas famílias fiquem a salvo de suas influências nocivas. Aqueles de menor renda, ao contrário, viverão nas cercanias da indústria, por economia de transporte ou porque os terrenos são menos valorizados. Como os trabalhadores de menor renda podem ser, principalmente, mulatos ou pretos, a relação porventura detectada entre grupo étnico e doenças não será de natureza causal e, sim, a expressão de fatores socioeconômicos. São estes os fatores que fazem, fundamentalmente, com que indivíduos e famílias se exponham, em maior ou menor grau, a condições ambientais desfavoráveis.

- **Exemplo 2: grupo étnico e hipertensão**

Algumas pesquisas revelam que o fator genético pode desempenhar papel significativo na hipertensão em negros. Um estudo realizado na Carolina do Sul, EUA, em que uma determinada comunidade foi acompanhada durante 10 anos, mostrou que a hipertensão era três a quatro vezes mais freqüente na classe social baixa.[28] Em contraste, a incidência era somente 1,5 vez maior, quando comparados os homens de pele mais escura com aqueles de pele clara. Segundo os investigadores, após detalhada verificação dos fatores que influenciam este agravo à saúde, a classe social e a idade estavam mais consistentemente associadas com a hipertensão do que a cor da pele.

- **Exemplo 3: grupo étnico, doença de Chagas e esquistossomose**

É interessante referir interpretações sobre a associação entre a doença de Chagas e a esquistossomose com grupos étnicos.[24] A existência de maior número de chagásicos em mulatos e negros é interpretada como devida a fatores sócio-econômicos. No entanto, os brancos parecem ser afetados mais severamente pela esquistossomose — a forma hepatoesplênica é rara em negros[31] — efeito esse que tem sido interpretado como de origem biológica e não sociocultural. Semelhante interpretação, para ser aceita sem reservas, deve estar baseada em investigações em que os fatores confundidores tenham sido adequadamente controlados e cujos resultados apontem consistentemente para a mesma direção. O fato de a forma hepatoesplênica da esquistossomose ser rara em negros resulta de exposições sucessivas ao agente, por muitas gerações, o que tende a decrescer a severidade do processo infeccioso.

D. AS ESTATÍSTICAS POR GRUPO ÉTNICO SÃO NECESSÁRIAS?

Nos Estados Unidos, emprega-se uma classificação binária na apresentação de estatísticas, que agrupa os indivíduos em brancos e não-brancos, ou brancos e negros.

- **Exemplo: risco de desenvolvimento de melanoma maligno**

O risco de desenvolvimento de melanoma maligno cutâneo é muito maior em brancos do que em negros.[32,33] Em uma investigação,[33] o risco relativo para melanoma de pele entre homens e mulheres, nos Estados Unidos, foi de 13,8 em homens (intervalo de confiança de 95%, 10,8-17,7) e 11,3 em mulheres (intervalo de confiança de 95%, 8,8-11,4).

Para apreender as nuanças, dificuldades e controvérsias decorrentes da aplicação desta classificação, naquele país, é conveniente destacar as duas posições divergentes quanto à conveniência de publicação ou não das estatísticas por etnia.

1) NÃO, as estatísticas por grupo étnico não são necessárias

Os que combatem a apresentação de estatísticas por grupo étnico[34] têm, pelo menos, dois motivos: o procedimento reforça preconceitos e a raça não é parâmetro importante, como a ocupação e a classe social, para justificar semelhante detalhamento.

2) SIM, as estatísticas por grupo étnico são necessárias

Outros defendem a posição de que omitir a raça, nas estatísticas norte-americanas, representa mais uma "agressão aos oprimidos", visto que, desta forma, ficariam sem divulgação as diferenças de níveis de saúde entre os dois grandes grupos populacionais considerados. Tais diferenças devem ser levadas ao conhecimento geral e não escondidas, como se simplesmente não existissem.[35-36]

- **Exemplo: maior mortalidade em negros**

A Fig. 9.2 aponta para a maior mortalidade por homicídios, por incêndios, por afogamentos e por atropelamentos na população negra norte-americana.[37] No ano de 1987, as taxas de homicídio eram oito vezes mais altas em jovens negros de 15 a 24 anos de idade do sexo masculino, quando comparadas com brancos de mesmo sexo e idade: respectivamente 85 e 11 óbitos por 100 mil.[38] As correspondentes taxas para o sexo feminino na idade de 15 a 24 anos foram 18 e quatro óbitos por 100 mil, para mulheres negras e brancas.[38]

Essas informações não sugerem que a intervenção reparadora deva ser sobre a raça propriamente dita, mas para as condições que um grupo étnico tem em comum e que levam a tais diferenças entre raças, especialmente a pobreza e os aspectos a ela relacionados, como desemprego, subemprego, baixos salários, moradias e transportes deficientes, e dificuldade de acesso a escolas, a serviços públicos de boa qualidade e a áreas de lazer apropriadas.

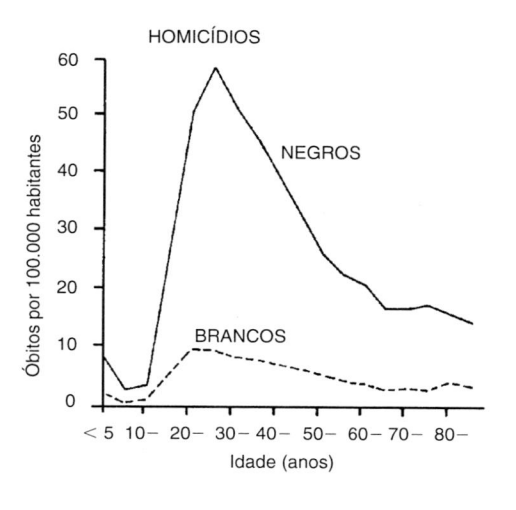

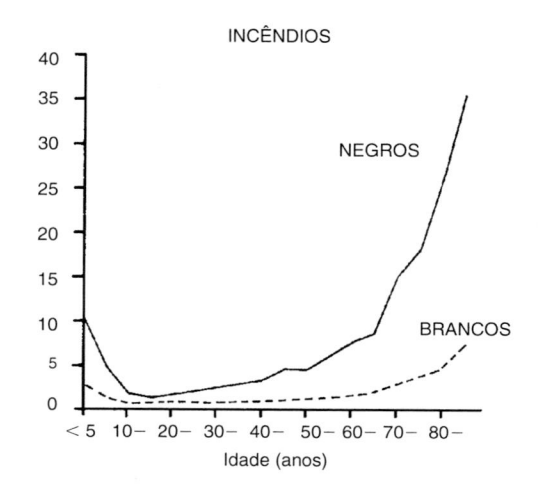

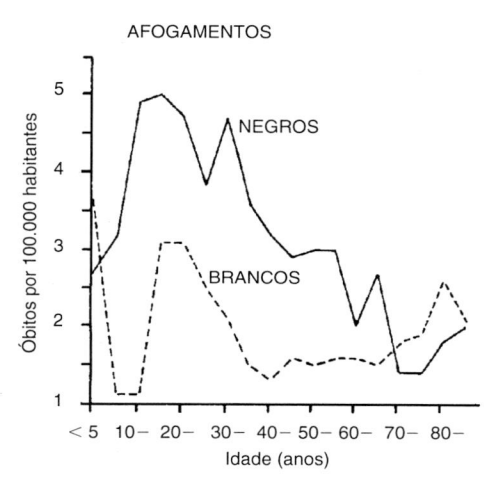

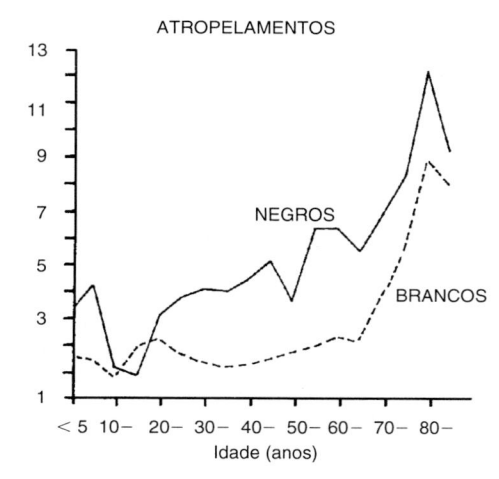

Fig. 9.2 Óbitos por causas externas selecionadas, segundo faixa etária e cor: Estados Unidos, 1984. Fonte: Centros de Controle e Prevenção de Doenças (CDC). Journal of American Medical Association 1989, 262(2):215.

Em seminário sobre o assunto,[39] as limitações do uso de raça/etnia em vigilância epidemiológica foram realçadas. Um dos pontos assinalados foi a definição pouco clara de raça/etnia, ao contrário, por exemplo, de caso de uma doença, para a qual os investidores, em geral, dedicam maior atenção. A indefinição se presta a ambiguidades no momento da coleta de dados. Entre as conclusões, do seminário, está a de que o tema deveria ser revisto, criticamente, e não simplesmente abandonado, como inútil, pois a preparação de estatísticas confiáveis por grupo étnico permite apontar disparidades existentes no seio da população, para uma variedade de agravos à saúde, que precisam ser conhecidas e atenuadas.

Quadro 9.6 Coeficiente de mortalidade por estado civil, em homens e mulheres de mais de 20 anos de idade: Estados Unidos, 1960

Estado civil	Homens	Mulheres	Total
Solteiro	23,2	12,6	17,6
Casado	14,7	8,8	11,0
Viúvo	28,1	14,7	16,8
Divorciado	39,8	15,2	26,3
Total	17,6	11,3	14,2

Coeficiente de mortalidade por 1.000 habitantes (padronizado por idade).
Fonte: Vital statistics of the United States, 1960. Segundo JP Fox, CE Hal & LR Elveback. Epidemiology: man and disease. Londres, Macmillan, 1970:202.[43]

V. ESTADO CIVIL E FAMÍLIA

A saúde das pessoas está associada ao estado civil.[40-42] No Brasil, semelhante constatação é de difícil comprovação, em face da pobreza de dados sobre o tema. De pesquisas e estatísticas estrangeiras depreende-se que, igualados quanto à idade e sexo, os casados apresentam melhores níveis de saúde do que os solteiros, viúvos ou divorciados (Quadro 9.6).

A. A MAIOR MORTALIDADE DE VIÚVOS

Quando comparados por estado civil, os viúvos são os que apresentam as maiores taxas de mortalidade.[41,44]

• Exemplo: estudo longitudinal sobre a viuvez
Segundo os resultados de investigação, considerada uma das mais completas sobre o tema, a maior mortalidade em viú-

vos é restrita ao sexo masculino.[45] Observou-se também, nesta pesquisa, que os viúvos que se casam novamente têm menor mortalidade, quando comparados aos que não se casam. As mulheres viúvas e as casadas, pareadas por idade, grupo étnico e local de residência, apresentaram idênticas taxas de mortalidade.

O período inicial da viuvez é particularmente desfavorável para a saúde. Mesmo sem considerar as doenças transmissíveis — pois, nesse caso, a explicação estaria na contaminação do outro cônjuge — há repercussões nos planos físico, mental e social. No entanto, a maior mortalidade em viúvos não está limitada a uma causa em particular, como suicídio, mas estende-se a quase todos os grupos de causas.[46] Existe algo que aumenta a vulnerabilidade geral, mas que pouco se conhece.

B. EXPLICAÇÕES PARA AS DIFERENÇAS DE MORBIDADE POR ESTADO CIVIL

Duas explicações, pelo menos, podem ser levantadas para as diferenças do perfil de morbidade e mortalidade, por estado civil.

• Seleção para o casamento

As pessoas sadias tendem a se casar, enquanto as afetadas por algum problema físico, mental ou de relacionamento têm maior dificuldade em encontrar companheiro e constituir família. Há, também, os que vivem perigosamente e, como tal, em maior risco de morbidade, que tendem a manter-se solteiros. Há, portanto, um processo de seleção para o casamento (viés de seleção), relacionado com a saúde das pessoas.

• Proteção conferida pela família

Casados e não-casados têm diferentes modos de vida; esta diferença é associada, de maneira causal, a eventos favoráveis e desfavoráveis. A família confere proteção e segurança, que se refletem no nível de saúde. O casamento, ou, mais precisamente, a vida em comum, costuma trazer mudanças no comportamento da pessoa até então solteira. Em certos aspectos pode ser desfavorável: muitos passam a ter vida sedentária, o que os predispõe a doenças crônicas associadas ao sedentarismo. A mudança de estado civil também altera os padrões de comportamento sexual; logo, também se alteram os riscos venéreos — em geral, o casado está mais "protegido" — e a gravidez pode ser melhor planejada. Os aspectos positivos da união, em geral, pesam mais, devido à estabilidade de vida, à proteção mútua e à maior possibilidade de lidar com o estresse da vida moderna.

C. FORMAS DE CLASSIFICAÇÃO POR ESTADO CIVIL

Na estratificação por estado civil, os adultos são colocados em dois (solteiros e casados; ou com e sem companheiro) a seis grupos: solteiros, casados, separados, desquitados, divorciados e viúvos. A inclusão das pessoas, nestas categorias, pode variar em função da posse de certidão legal, ou seja, de "papel passado" que defina o estado civil, ou de haver estabilidade na união, independentemente de seu aspecto legal, sendo este o critério adotado pelo IBGE.[47] Este órgão do Governo Federal utiliza a designação "estado conjugal", incluindo em uma mesma categoria os que vivem em companhia do cônjuge em decorrência do casamento ou de união consensual estável.

D. NÚCLEO FAMILIAR

Duas pessoas podem ser casadas e viverem juntas, sem serem casadas entre si. Os costumes mudam com o tempo, havendo épocas de maior e menor aceitação de atitudes pouco tradicionais. A estrutura da família também varia, em resposta a novas situações. No passado, as famílias eram, em média, maiores, e grande número delas vivia em áreas rurais. Com o desenvolvimento industrial e urbano, tal situação se alterou, refletindo-se duplamente: no tamanho da família, onde um menor número de filhos passa a ser a regra, embora com amplas variações, e no emprego da mulher, principalmente nas cidades, devido às características do novo mercado de trabalho, em que a maioria das ocupações passa a ser disputada pelas mulheres.

A família representa um forte fator de proteção para todos os seus membros, propiciando maior bem-estar para as crianças. O núcleo familiar, muitas vezes, está desfalcado do pai, da mãe ou de ambos, o que é um risco não só para o desenvolvimento e encaminhamento dos jovens, na vida, como para a própria sobrevivência das crianças, especialmente nas camadas de renda mais baixa. Não é raro encontrar-se, de um quarto a um terço das famílias, nas zonas marginais das grandes cidades, nesta situação, ou seja, desfalcada da figura do pai ou da mãe, por razões diversas, entre as quais, morte, abandono, prisão e internamento por doenças. Nestas famílias, o trabalho do menor é uma das formas de sobrevivência.

Os menores carentes e abandonados são uma das conseqüências mais visíveis do inchamento das cidades, nas condições verificadas, atualmente, no país. Estes menores, vindos de estratos de baixa renda, com ou sem passagem pelas instituições dedicadas à sua recuperação (a FUNABEM, "Fundação Nacional do Bem-Estar do Menor" ou o antigo SAM, "Serviço de Assistência ao Menor"), têm grande chance de entrar em uma escala crescente de infrações e delinqüências, reforçada pela atitude do grupo do qual fazem parte. São estes menores que, na idade adulta, representam candidatos em potencial a vagas nas cadeias. Por outro lado, vêm destes estratos aqueles que ocuparão empregos de baixa remuneração e de maior insalubridade. Serão estes os principais expostos a doenças ocupacionais e a acidentes de trabalho.

O aumento do contingente de "meninos de rua" e a associação, desta situação, com a escalada de violência, nas cidades, alarmam a população e têm sido assunto diário da imprensa leiga, nos anos 80 e 90. Em decorrência, aumentam os clamores para a adoção de medidas emergenciais, de modo a lidar, imediatamente, com o problema, diminuindo a sua magnitude e fazendo com que as crianças tenham amparo, proteção e um mínimo de dignidade. De outro lado, como se trata de um problema estrutural da sociedade, aumenta também o número daqueles que, além de medidas dirigidas para as conseqüências mais visíveis do problema, exigem outras, enérgicas, voltadas para as suas causas, e assim estar de acordo com o que preconiza a Declaração Universal dos Direitos Humanos, no seu artigo 25: "todo homem tem direito a um padrão de vida capaz de assegurar a si e à sua família saúde e bem-estar, inclusive alimentação, vestuário, habitação, cuidados médicos e os serviços sociais indispensáveis...".

VI. RENDA

A associação entre renda e saúde é muito nítida, tanto no nível individual, quanto no coletivo. Nas famílias de menor renda, especialmente nos países do Terceiro Mundo, encontra-se uma alta freqüência de desnutrição, de doenças transmissíveis e de condições ambientais deficientes. Não é difícil estabelecer, nestas regiões, uma relação causal entre renda e saúde.

A. ASSOCIAÇÃO ENTRE RENDA E CLASSE SOCIAL

As pessoas de famílias de menor renda têm, em geral, nível baixo de instrução e exercem ocupações que podem conter riscos apreciáveis para a saúde. Isolar o efeito da renda, de outras variáveis a ela estreitamente relacionadas, como as mencionadas (nível de instrução e tipo de ocupação), pode não ser uma tarefa simples.

- Exemplo: renda e indicadores de saúde, no Brasil

Eis alguns números sobre o Brasil, segundo o IBGE, obtidos pela PNAD e concernentes a 1983. Entre as pessoas empregadas, 40% recebiam até um salário mínimo. Esta proporção subia para 65%, quando consideradas todas as pessoas que recebiam até dois salários mínimos. Tais níveis de rendimento — até dois salários mínimos — que, em termos das porcentagens acima, atingem dois terços da população brasileira, representam pouco, em poder aquisitivo. Incluindo-se os 22% que recebiam de três a cinco salários mínimos, a proporção de brasileiros, nestas faixas (até cinco salários mínimos), atingia 87%. A esperança de vida ao nascer, para estes níveis de renda, está detalhada no Quadro 9.7, onde se nota uma correlação positiva, pois quanto maior a renda, mais elevada é a expectativa de vida. O grupo de renda mais alta tem cerca de 15 anos a mais de esperança de vida ao nascer do que o estrato de menor renda. A vida média é mais curta para alguns, por serem pobres, mal alimentados e, portanto, mais vulneráveis às doenças. Neste grupo, há uma proporção substancial de analfabetos, de desempregados, de subempregados e de habitantes de favelas.

B. FORMAS DE EXPRESSÃO DA RENDA

- **Moeda nacional**

O uso da moeda nacional tem inconvenientes. Visto que as taxas de inflação mantiveram-se muito elevadas, por longos períodos, os números perdem significado. Descontar a inflação,

Quadro 9.7 Esperança de vida ao nascer, segundo grupos de rendimento mensal familiar: Brasil, 1976

Salários mínimos	População (%)	Esperança de vida (anos)
Até um	40	54,8
Mais de um a dois	25	59,5
Mais de dois a cinco	22	64,0
Mais de cinco	13	69,9
Total	100	60,5

Fonte: IBGE/UNICEF. Perfil estatístico de crianças e mães no Brasil, Rio de Janeiro, IBGE, 1979: 75.[47]

Quadro 9.8 Mudanças na moeda brasileira no século XX

Período	Moeda em vigor	Equivalência
até 1941	Mil réis	-
1942-1966	Cruzeiro	Um mil réis
1967-1969	Cruzeiro novo	Mil cruzeiros
1970-1986	Cruzeiro	Um cruzeiro novo
1986-1989	Cruzado (1)	Mil cruzeiros
1989-1990	Cruzado novo (2)	Mil cruzados
1990-1993	Cruzeiro (3)	Um cruzado novo
1993-1994	Cruzeiro real (4)	Mil cruzeiros
1994-	Real (5)	2.750 cruzeiros reais

(1) desde 1.º de março de 1986
(2) desde 16 de janeiro de 1989
(3) desde 16 de março de 1990
(4) desde 1.º de agosto de 1993
(5) desde 1.º de julho de 1994
Fonte: Dados até 1986 retirados do IBGE, Estatísticas Históricas do Brasil. Rio de Janeiro, IBGE (Séries Estatísticas Retrospectivas, Volume 3), 1987:15.[48]

através de valores deflacionados, segundo tabelas fornecidas pelas agências governamentais, é uma tentativa de constituir um indicador que mantenha comparabilidade, no tempo. Um outro problema encontrado na análise da renda em séries históricas, no Brasil, é a mudança da moeda nacional, especialmente em épocas mais recentes (Quadro 9.8).

- **Moeda estrangeira**

Uma alternativa para constituir um indicador que mantenha comparabilidade no tempo é utilizar moedas estrangeiras estáveis, como o dólar. O uso do valor do dólar é, porém, complicado, visto que está sujeito a influências especulativas e de outras naturezas, além de haver cotações diversas: a oficial (comercial), a de turismo e a do câmbio negro (eufemisticamente, conhecido como "dólar paralelo").

- **Salário mínimo**

Em numerosas ocasiões, o salário mínimo representa a maneira mais simples de quantificar a renda. Já foi mostrado um exemplo da relação direta entre o número de salários mínimos e a esperança de vida ao nascer. As escalas são feitas em frações ou múltiplos de um salário mínimo cujo valor varia com o tempo, apresentando, assim, vantagem sobre a expressão dos resultados em cruzeiros nominais, nos casos em que não é descontada a inflação.

O salário mínimo, criado em 1938, no país, seria a remuneração devida a todo trabalhador adulto, sem distinção de sexo, por dia de serviço normal e capaz de satisfazer, em determinada época e região do país, suas necessidades de alimentação, habitação, vestuário, higiene e transporte (Decreto-lei número 399, de 30.4.1938). Em outras palavras, o salário mínimo seria a remuneração necessária para cobrir os gastos básicos do trabalhador brasileiro e de sua família, considerada esta de tamanho médio, composta por dois adultos e duas crianças.

Na realidade, o valor real do salário mínimo foi sempre mais baixo do que o estipulado em lei, deixando de cobrir os gastos para os quais foi calculado. A correção dos salários decorre do conhecimento das taxas de inflação, as quais refletem o custo de vida. Para conhecer o custo de vida, faz-se um acompanhamento dos preços. Assim, passa a ser importante a questão de como se constroem os índices de preços, e como eles são aplicados, pois a seleção de um índice que permita recompor a capacidade de compra dos salários tem influência na distribuição da renda nacional.[49] O Departamento Intersindical de Estatística e Estudos Socioeconômicos (DIEESE) tem, sistematicamente, investigado estas questões e apontado para as perdas do salário em face da inflação, constituindo-se em fonte privilegiada sobre o tema. A correção periódica do valor do salário mínimo é, por vezes, inferior às taxas inflacionárias, o que resulta em queda real do seu poder aquisitivo, mesmo tendo em conta as periódicas tentativas de repor as perdas que este procedimento acarretou. Desta maneira, o poder de compra do salário mínimo tem variado com o tempo. Além disto, há épocas em que ele é o mesmo, para todo o país, e períodos em que varia, segundo as regiões. Apesar destas limitações, o salário mínimo, por ser uma medida simples e objetiva, tem sido extensivamente utilizado para expressar a renda.

C. PROBLEMAS DE AFERIÇÃO DA RENDA

A coleta da informação sobre renda é facilitada, nos casos em que é possível consultar contracheques ou algum outro comprovante de rendimentos. Em pesquisas de campo, pode tornar-se difícil o acesso a estes documentos, e, nestas situações, o depoimento verbal do informante é admitido como válido. Isto pode acarretar distorções, como é o caso das pessoas de renda mais alta, que sonegam informação, declarando rendimentos inferiores aos reais, por medo da fiscalização e, vice-versa, o das de menor renda, ao relatarem salários mais elevados, por vergonha de ganharem pouco. Existem também indivíduos sem rendimento e aqueles para os quais é difícil estimar os ganhos, quando eles se baseiam em valores não-monetários.

D. RENDA "PER CAPITA"

Como o poder aquisitivo também está relacionado ao tamanho da família, pode ser conveniente estabelecer a renda *per capita* (Quadro 9.9). Para isto, utiliza-se o processo simples de considerar todas as pessoas da mesma família como iguais ou estabelecer que duas crianças correspondem a um adulto, falando-se, então, de "equivalente-adulto".

VII. OCUPAÇÃO

A saúde de um indivíduo relaciona-se, estreitamente, com o tipo de ocupação que exerce, pois o ambiente de trabalho determina muitos dos riscos aos quais o trabalhador fica exposto, durante boa parte de sua vida, embora nem todas as ocupações ofereçam os mesmos riscos.[51,52] Por ocupação entende-se o cargo, função, profissão ou ofício habitualmente exercido.

• Exemplo: acidentes de trabalho, no Brasil

No período 1969-1986, segundo dados da FUNDACENTRO e do INPS, foram registrados entre 1 milhão e 2 milhões de acidentes de trabalho, no país, a cada ano.[52] Os números indicam, também, que os acidentes de trabalho predominam nitidamente sobre as doenças profissionais, na proporção de 200 a 500 para 1, dependendo do ano considerado: no período 1969-1986, foram registrados entre 2 mil e 6 mil casos anuais de doenças profissionais. Estas cifras, apesar de indicarem a grande extensão do problema, especialmente com respeito aos acidentes, têm limitações e podem não representar a real situação. São exemplos de acidentes de trabalho e de doenças profissionais a perda de dedos da mão, devido ao manuseio de motores de desfibramento de sisal,[53] e a silicose de trabalhadores em minas, respectivamente. Estas são manifestações bem evidentes, havendo outros danos à saúde, relacionados ao trabalho, que são menos aparentes ou de difícil quantificação. Por exemplo, o estresse das pessoas que lidam com o público, como os caixas de banco, assim como as doenças mentais, a hipertensão arterial, a bronquite crônica e as afecções do aparelho locomotor; uma ilustração destas últimas é representada pelos problemas de coluna derivados de posturas exigidas para a realização das tarefas diárias concernentes ao emprego. Nestas situações, o trabalho funciona como fator contributivo, provocador ou agravador de distúrbios preexistentes. O conhecimento da magnitude destes problemas exige investigações especiais, pois não são expressos em estatísticas rotineiras. Algumas destas condições constituem importante causa de incapacidade e aposentadorias (Quadro 9.10).

A. ASSOCIAÇÃO ENTRE OCUPAÇÃO E CLASSE SOCIAL

Um aspecto a ser considerado, na relação entre saúde e ocupação, é a associação desta última com a classe social. Algumas das ocupações menos remuneradas são as que expõem os trabalhadores a maiores riscos. Isto é o que ocorre com os cortadores de cana, os lixeiros e os que exercem, em geral, qualquer profissão que exija trabalho braçal, em ambiente insalubre. Em contraposição, funcionários e profissionais liberais têm menor risco de adquirir doenças profissionais mais graves ou de acidentes de trabalho, e, geralmente, são mais bem remunerados, o que os coloca em posição social mais alta.

Quadro 9.9 Esperança de vida ao nascer, segundo o rendimento familiar *per capita*: Brasil, 1970 e 1977

Salários mínimos	Esperança de vida (anos)	
	1970	1977
Até 0,5	52,5	55,4
Mais de 0,5 a 1	58,0	62,1
Mais de 1 a 2	64,4	65,8
Mais de 2	66,6	69,0
Total	53,3	58,2

Fonte: IBGE/UNICEF. Perfil estatístico de crianças e mães, no Brasil: características sócio-demográficas 1970-1977. Rio de Janeiro, IBGE, 1982:61.[50]

Quadro 9.10 Principais causas de aposentadorias, por invalidez: Brasil, 1983

Causa invalidante	Número	%
Hipertensão arterial	29.399	20,0
Transtorno mental	21.506	14,7
Doenças osteoarticulares	17.304	11,8
Doenças cardiovasculares	15.463	10,6
Epilepsia	5.410	3,7
Doenças infecto-contagiosas	4.944	3,4
Demais	52.376	35,8
Total	146.402	100,0

Fonte: Medina 1986, segundo René Mendes, Revista de Saúde Pública (SP) 1988; 22:319.[51]

B. ORIENTAÇÃO E SELEÇÃO PROFISSIONAL

A satisfação no emprego é um fator de realização pessoal e de promoção da saúde. As pessoas da classe média buscam "orientação profissional", pela qual o indivíduo é conduzido a algumas ocupações condizentes com a sua maneira de ser, suas aspirações e outros condicionantes pessoais, familiares e regionais. A realização profissional é mais fácil e o trabalho costuma ser emocionalmente compensador e relativamente bem remunerado.

Uma situação diferente é a da "seleção profissional", efetuada pela empresa. O exemplo típico é encontrado nas grandes indústrias, onde há maior padronização das atividades e, nas quais, em casos de trabalhos manuais, o empregado deve limitar-se a um grupo restrito de movimentos, executando o ato de embalar ou montar uma só peça de motor. Esta mesma operação é repetida inúmeras vezes, durante todo o dia, por cinco ou seis dias da semana. Charles Chaplin, o Carlitos, no filme "Tempos Modernos" retrata, com propriedade e uma certa dose de exagero, este tipo de trabalhador. A empresa abre uma vaga para admitir um empregado e faz a seleção entre os que se apresentam. Em geral, os empregos deste tipo não são tão bem remunerados quanto os de ocupações que requerem atividade especializada e maior capacidade intelectual. Esteja ou não o empregado adaptado ao trabalho, ele deve executar sua tarefa. É uma questão de mercado. As pessoas não-especializadas ou pouco diferenciadas devem sujeitar-se às regras da empresa, ou abandoná-la. Entre as possíveis conseqüências desta inadaptação ao emprego estão a irritação continuada, a frustração, o estresse, o absenteísmo, o alcoolismo e as doenças psicossomáticas. A situação pessoal de insatisfação tem repercussões no meio familiar, concorrendo para desagregá-lo. Se a pessoa optar por deixar o emprego, especialmente em época de crise econômica, fica-lhe mais difícil encontrar novas chances no mercado de trabalho, principalmente se já houver atingido uma certa idade e não possuir qualificação técnica.

C. A PERDA DE EMPREGO E O SUBEMPREGO

A perda do emprego é uma experiência traumática.[54-59] Ao tomar conhecimento de que perdeu o emprego, a cuja rotina de trabalho estava habituado, o indivíduo pode passar pelas três fases seguintes:[60] primeiramente, há o choque de desespero, seguido de certo otimismo por ter afinal direito a algum descanso, embora forçado. Numa segunda fase, instala-se um novo tipo de apreensão, pela constatação de que é difícil conseguir novo emprego, apesar dos esforços feitos neste sentido; o desempregado tem presente a gravidade da situação. Em uma terceira etapa, sobrevém um sentimento de resignação e inferioridade; a busca de emprego, antes intensiva, passa a ser esporádica. O indivíduo assume a condição de desempregado. Deste modo, tende a descer na escala social e passa a viver situações dramáticas, que se constituem em agressões a sua saúde mental, com repercussões de ordem física: hipertensão arterial e desordens gastrointestinais, por exemplo.

A informalização da economia é uma característica marcante de países do Terceiro Mundo. Ao lado do quadro de emprego clássico, em que o trabalhador tem salário, carteira assinada, férias e outras garantias previstas por lei, há um enorme contingente de pessoas que vive na economia informal. Em épocas de recessão econômica, como a experimentada pelo Brasil nos anos 80 e 90, o mercado de trabalho se retrai, de modo que diminui o número de empregados regulares e aumenta o setor informal da economia, os trabalhadores autônomos, os que prestam serviços, sem garantias legais, e os subempregados, de maneira geral. As conseqüências destas condições de trabalho, para a saúde, embora pouco pesquisadas, são as de aumentar a suscetibilidade para problemas físicos e mentais.[61,62]

O nível de desemprego e subemprego, no país, é mostrado por dados divulgados, periodicamente, pelo IBGE. No final da década de 1980, por exemplo, cerca de 20% a 70% da população economicamente ativa, dependendo da região considerada, estava sem carteira de trabalho assinada pelo empregador. O percentual é menor no Sul-Sudeste e maior no Nordeste. Os trabalhadores do setor informal da economia, além de não terem acesso aos benefícios da Previdência Social, percebem baixos salários, o que se reflete no padrão de vida e de saúde. Esta é uma situação crônica para uma parte da população, não raro, transmitida de geração em geração. Mesmo o empregado regular e o pequeno empregador necessitam de trabalhar por um grande número de horas, sob a forma de horas extras ou em um segundo emprego, para alcançar um salário ou renda compatível com a sobrevivência. Estas horas excessivas de trabalho, somadas ao tempo necessário para a locomoção entre residência e emprego, constituem agressões físicas e mentais, com as mesmas conseqüências já apontadas.

- **Seleção profissional e saúde do trabalhador**

A seleção profissional, efetuada através de exames de pré-admissão ao emprego, tem a finalidade de assegurar força de trabalho saudável. As pessoas menos sadias têm dificuldade em entrar no mercado de trabalho, ou de se manter nele, uma vez admitidas. Isto conduz ao que convencionou-se denominar *"healthy worker effect"* (literalmente "efeito trabalhador sadio"), encontrado em muitas populações e que pode ser assim resumido: a população trabalhadora tem melhor nível de saúde do que a não-trabalhadora.[63-65] Esta condição de melhor saúde, em certos segmentos da população, sugere prudência ao fazer determinadas comparações de coeficientes. No Cap. 16, este e outros pontos concernentes à influência da seleção das pessoas, nos níveis de saúde de grupos populacionais, serão mostrados e ilustrados.

D. FORMAS DE CLASSIFICAÇÃO DE OCUPAÇÕES

Há muitas classificações de ocupações, em uso. Algumas são bem simples, constando apenas de duas categorias: assalariado/não-assalariado ou trabalho braçal/não-braçal. Como todo trabalho tem uma combinação de atividades manuais e mentais, é necessário preestabelecer critérios para a inclusão de pessoas em um ou outro grupo. Hierarquizar as ocupações é uma maneira de categorizar as pessoas, como é feito em muitas classificações. Vejamos alguns exemplos.

A mais conhecida classificação de ocupações do brasileiro adulto, assalariado, é a do Imposto de Renda. Quem está obrigado a declarar rendimento deve fornecer a sua "ocupação principal". Deve também codificá-la, de acordo com uma tabela de ocupações, existente no "Manual de Orientação" do Imposto de Renda de Pessoa Física, distribuído, todos os anos, pela Secretaria da Receita Federal.

O requerimento para passaporte, no Departamento de Polícia Federal, contém um campo reservado à profissão e também uma tabela de profissões, com seus respectivos códigos.

O IBGE utiliza, em seus levantamentos demográficos, uma lista própria de ocupações. A compatibilização desta lista com a da Classificação Brasileira de Ocupações foi objeto de apreciação.[65]

- **Classificação brasileira de ocupações**

Um esforço de sistematização, em nível nacional, visando ao melhor conhecimento do mercado de trabalho, resultou na Classificação Brasileira de Ocupação.[66] Na sua preparação, tomou-se como base a Classificação Internacional de Ocupações (da OIT, Organização Internacional do Trabalho) e o Cadastro Brasileiro de Ocupações (do Ministério do Trabalho). Para se ter uma noção da complexidade da tarefa, a investigação preliminar, realizada com vistas à preparação da classificação brasileira, identificou 201.906 denominações de ocupações, que foram analisadas e agrupadas em categorias, em processo semelhante ao que norteia a Classificação Internacional de Doenças.

- **Classificação inglesa**

Em alguns países, cujo exemplo mais conhecido é a Inglaterra, já que a emprega desde 1911, a classificação da população em níveis sociais, utilizada nos censos, baseia-se na ocupação. É uma escala de cinco categorias (posteriormente, ampliada para seis), em função do prestígio das profissões, desde as mais intelectualizadas, de um lado do espectro, às profissões manuais, do outro. A classe 1 é a dos profissionais liberais, que está associada com maior número de anos de instrução; a última, compreende os trabalhadores sem qualificação, cujo nível educacional é também o mais baixo (Quadro 9.11).

Quadro 9.11 Classificação social, utilizada na Inglaterra, e distribuição da população inglesa, por estratos, na década de 1970

Classes	%
I. Profissionais liberais e do ramo de negócios	4
II. Profissionais de nível médio	18
III. Trabalhadores qualificados, subdivididos em:	49
IIIM (trabalho manual) 21%	
IIIN (trabalho não-manual) 28%	
IV. Trabalhadores semiqualificados	21
V. Trabalhadores não-qualificados	8

Fontes: M Susser & W WATSON. Sociology in medicine. London, Oxford University Press, 1971:118 (classificação social) e I Reid. Social Class Differences in Britain: a sourcebook. London, Open Books Publishing Limited, 1977:64 (distribuição da população).[67,68]

Quadro 9.12 Mortalidade* por câncer, segundo a classe social, no sexo masculino, em adultos com idade entre 15-64 anos, na Inglaterra, 1970-1972

Classe social	Todos os tipos	Estômago	Pulmão e traquéia	Intestino	Leucemia
I	75	50	53	105	113
II	80	66	68	100	100
IIIN	91	79	84	105	107
IIIM	113	118	118	106	101
IV	116	125	123	101	104
V	131	147	143	109	95

* Expressa como razão padronizada de mortalidade (Standard Mortality Ratio)
Classe Social: ver Quadro 9.11.
Fonte: CA Cartwright. Social class and disease. Em: EJ Clegg e JP Garlick (editores). Disease and Urbanization. London, Taylor and Francis LTD, 1980:149.[69]

No Quadro 9.12, há exemplo da mortalidade por câncer, segundo esta forma de classificação. Os coeficientes são mais baixos na classe social mais alta, e vice-versa. Há um gradiente no valor dos coeficientes. Note-se, também, que a variação é restrita ao câncer do estômago e de pulmão. Diante de constatações como estas, as pesquisas etiológicas procuram explicar as diferenças: seriam efeito da exposição ocupacional? do padrão de vida? ou de algum outro fator?

E. COMENTÁRIOS

A interpretação de diferenças entre classes, definidas estas por tipo de ocupação, é complicada. Dentro de cada classe social, há marcadas variações de níveis de saúde. Por exemplo, na classe social 4, conforme a categorização inglesa, a mortalidade por carcinoma de colo de útero, em função da ocupação do marido, foi de 25, no caso de motoristas trabalhando no meio rural, e de 263, em marinheiros.[69] O tipo de ocupação varia com o tempo, visto que muitas pessoas mudam de empregos, no curso de suas vidas, e passam a exercer o mesmo trabalho, de maneira diferente, isto acarretando variação na exposição aos fatores de risco.

A classificação baseada na ocupação tem deficiências. Por exemplo, o funcionário público abrange desde o contínuo ao ministro. Uma professora pode ser alguém que passou por longos anos de preparação, inclusive com mestrado e doutorado, e pode designar também leigos, aproveitados como professores, que sequer completaram o curso primário, fato comumente constatado no interior do país.

VIII. INSTRUÇÃO

O grau de instrução relaciona-se estreitamente ao nível de saúde das pessoas.[70] Por exemplo, quanto maior o nível de escolaridade, maior é a esperança de vida (Quadro 9.13) e maior o uso de vacinas (Quadro 9.14).

A interpretação dos dados deve levar em conta o fato de que a instrução tem nítida relação com a renda e com a hierarquia das profissões: ir além do curso primário é mais comum nas classes média e superior, constituídas por famílias de maior renda, cujos membros têm profissões situadas em nível hierárquico mais elevado.

A. POR QUE A INSTRUÇÃO E A SAÚDE ESTÃO RELACIONADAS?

Há muitas hipóteses para explicar esta relação.[72] Uma das razões aventadas é a de que os conhecimentos adquiridos permi-

Quadro 9.13 Esperança de vida ao nascer, segundo o nível de instrução da mãe: Brasil, em 1970 e em 1977

Escolaridade das mães (anos)	Esperança de vida (anos)	
	1970	1977
< 1	48,1	49,5
1-3	55,4	58,4
4-7	61,0	65,2
8 e +	-	-
Total	53,1	58,1

Fonte: IBGE/UNICEF. Perfil estatístico de crianças e mães, no Brasil: características sócio-demográficas 1970-1977. Rio de Janeiro, IBGE, 1982:59.[50]

Quadro 9.14 Porcentagem de crianças que receberam, pelo menos, uma dose de vacina tríplice (difteria, tétano coqueluche), segundo o nível de instrução da mãe: Brasil, 1981

Anos de estudo das mães	% de crianças vacinadas
< 1	37,4
1-4	55,4
5 e mais	69,6
Total	56,3

Fonte: PNAD, 1981, IBGE/UNICEF. Perfil estatístico de crianças e mães, no Brasil: situação de saúde, 1981. Rio de Janeiro, IBGE, 1984:200.[71]

tem eleger modos de vida mais saudáveis, em acordo com o que já se sabe sobre as relações entre comportamento e saúde. Uma segunda explicação, que contesta a primeira, postula que os distintos graus de escolaridade e saúde são determinados por um mesmo fator comum. Uma terceira hipótese considera que a escolaridade se relaciona com uma ou mais variáveis econômicas (por exemplo, melhor salário) o que teria reflexos positivos sobre a saúde.

B. FORMAS DE ESTRATIFICAÇÃO

A instrução é, provavelmente, o critério único mais utilizado no país, para separar as pessoas por nível sócioeconômico. A medida do nível de instrução costuma ser feita pelo número de anos de escolaridade, como ilustrado nos Quadros 9.13 e 9.14. Uma outra possibilidade consiste em classificar as pessoas pelo grau máximo de instrução alcançado: constitui exemplo o Quadro 9.15, que mostra a abrangência e a qualidade da assistência pré-natal.

O agrupamento do número de anos ou dos graus de instrução, para estudo das relações entre escolaridade e saúde, depende das características e do tamanho da população. No Brasil, há um grande contingente de pessoas nas categorias inferiores: analfabeto, alfabetizado (sabe ler e escrever) e com curso primário incompleto. À medida que aumenta o grau de escolaridade, os respectivos contingentes tendem a diminuir. Como a distribuição da escolaridade varia nas populações, encontram-se, nas pesquisas, diferentes pontos de corte para definir os níveis de instrução baixo, médio e alto, o que, por vezes, dificulta as comparações. Em regiões desenvolvidas, a educação básica de oito anos de escolaridade alcança grande parte da população, de modo que se torna mais indicado utilizar uma outra forma de agrupamento.

IX. CLASSE SOCIAL

Nas seções anteriores, foram abordadas algumas variáveis que são utilizadas para separar a população em segmentos sociais. Trataremos, agora, do mesmo tema, mas de um diferente ponto de enfoque, o de classe social, obedecendo ao seguinte roteiro:

A. Considerações gerais
B. Conceito e formas de classificação social
C. Classificações sociais univariadas
D. Classificações sociais multivariadas
E. Forma tradicional de compor estratos sociais
F. Epidemiologia social
G. Epidemiologia tradicional x social
H. Validação das classificações sociais
I. Usos de classe social, em epidemiologia
J. Classe social e saúde

A. CONSIDERAÇÕES GERAIS

Em diversas partes deste livro, foi mostrado que a relação entre classe social e saúde é muito evidente. Qualquer brasileiro, mesmo sem examinar dados numéricos sobre a situação de saúde, no país, é sabedor de que, nas classes sociais inferiores, a mortalidade infantil é alta e a esperança de vida, baixa. A desnutrição protéico-calórica primária e as mortes por causas evitáveis são muito encontradiças por todo o país, mas praticamente inexistentes nas classes sociais mais elevadas.

Constatações como estas, que são familiares aos profissionais de saúde no Brasil, de hoje e de outrora, foram também observadas em outros países, há muito tempo.[67, 68, 73-82]

• Exemplo: Inglaterra

O relatório preparado por Chadwick sobre as condições sanitárias da Inglaterra, publicado em 1842 e já mencionado no Cap. 1, afirmava: "homens e mulheres ficam doentes porque são pobres; ficam mais pobres porque são doentes e mais doentes porque são pobres". Passado mais de um século, outra avaliação sobre o mesmo país, o "Relatório Black", publicado em 1980, apontou também para a estreita relação entre pobreza e saúde deficiente.[83] O Quadro 9.16 apresenta o diferencial de mortalidade por classe social, em adultos, na Inglaterra, no início do

Quadro 9.15 Indicadores de assistência pré-natal, segundo o nível de escolaridade do chefe da família, no Município de São Paulo, 1984-1985

Escolaridade	Fizeram pré-natal %	Início do pré-natal no primeiro trimestre da gestação %	Seis ou mais consultas na gestação %
Nenhuma	80,4	48,6	59,4
Primário incompleto	89,2	61,4	57,8
Primário	94,5	71,1	69,4
Ginasial	98,4	73,8	75,4
Colegial ou superior	98,4	84,1	87,3
Total	92,9	69,3	69,9

Fonte: Carlos A Monteiro. Saúde e nutrição das crianças de São Paulo. São Paulo, Editora Hucitec/Editora da Universidade de São Paulo, 1988:42-43 (modificado).[73]

Quadro 9.16 Mortalidade* por todas as causas, em adultos de 15 a 64 anos, do sexo masculino, segundo a classe social, na Inglaterra, em 1910-1912 e 1970-1972

Classe social**	1910	1970
I	88	77
II	94	81
III	96	104
IV	93	114
V	142	137

* Expressa como razão padronizada de mortalidade (ou SMR, standard mortality ratio)
** Classificação inglesa: ver Quadro 9.11.
Fonte: CA Cartwright. Social class and disease. Em: EJ Clegg e JP Garlick. Disease and urbanization. London, Taylor and Francis LTD, 1980:147.[69]

Quadro 9.17 Situação de alguns indicadores de saúde, por classe social, na Inglaterra, na década de 1970

Indicadores	Classe social*					
	I	II	IIIN	IIIM	IV	V
Mortalidade perinatal por 1.000	11,2	12,0	13,3	14,7	16,9	19,4
Mortalidade um-14 anos						
masculino	74	79	95	98	112	162
feminino	89	84	93	93	120	156
Mortalidade materna	79	63	86	99	147	144
Mortalidade 15-64 anos						
homens	77	81	99	106	114	137
mulheres casadas	82	87	92	115	119	135
mulheres solteiras	110	79	92	108	114	138
Doença isquêmica do coração						
homens 15-64 anos	88	91	114	107	108	111
Doenças do aparelho respiratório						
homens 15-64 anos	60	74	82	105	108	123
% com peso baixo ao nascer						
(< 2.500 g)	5,3	5,3	5,8	6,6	7,3	8,1
% referindo doença crônica						
masculino	35	31	41	42	47	52
feminino	32	36	40	41	49	46
% de fumantes						
masculino	17	29	30	40	45	49
feminino	15	29	28	37	37	36

Mortalidade expressa em termos de razão padronizada de mortalidade (ou SMR)
*Classificação Inglesa: ver Quadro 9.11.
Fonte: MG Marmot, M Kogevinas & MA Elston, Annual Review of Public Health 1987; 8:113.[77]

século XX e 60 anos depois, realçando as profundas diferenças que ainda persistem. Em geral, para a maioria das doenças, o risco era e continua a ser mais elevado nos escalões socioeconômicos inferiores, na Inglaterra (Quadro 9.17) e em outros lugares.[67,81,82,84] Embora muito já se saiba sobre o tema, a interpretação dos fatores ainda está sujeita a muitas controvérsias.

B. CONCEITO E FORMAS DE CLASSIFICAÇÃO SOCIAL

O estudo da relação entre classe social e saúde enfrenta um sério problema inicial: não há unanimidade sobre o conceito de classe social. Para constatar as divergências, basta consultar os livros-textos de sociologia.

Em termos amplos, as classes sociais podem ser compreendidas como categorias em que a sociedade está estruturada, e para cuja formação contribuem a divisão de trabalho, as diferenças de propriedades e de rendas e a distribuição de riquezas.

Os referenciais básicos para o estudo do tema são os trabalhos clássicos de Karl Marx (1818-1883), autor que realçou o papel preponderante das desigualdades econômicas, e de Max Weber (1864-1920), segundo o qual a estratificação da sociedade é resultante não somente da dimensão econômica mas do prestígio e do poder político.[85] Embora estes três aspectos representem diferentes dimensões, eles são altamente correlacionados entre si, de modo que uma família que tenha muito de um critério terá também muito dos outros dois.

Os pensadores contemporâneos se apóiam nos dois autores alemães citados para elaborar conceitos, aprofundar o estudo de classe social e selecionar parâmetros visando a sua operacionalização. Nos dias de hoje, a segmentação social da população é feita de muitas maneiras, o que dificulta a comparação de resultados. Estas diferentes maneiras estão reunidas abaixo em duas categorias, conforme as classificações sejam uni ou multivariadas.

C. CLASSIFICAÇÕES SOCIAIS UNIVARIADAS

Por motivo prático, seleciona-se um único critério para separar a população em estratos sociais. Renda, ocupação e instrução são os mais empregados, universalmente; estes três parâmetros foram comentados em seções anteriores.

• **Exemplo:** uso de critério único de classificação social
No Brasil, o nível de instrução parece ser o critério classificatório mais usado. A renda, também, tem sido extensivamente utilizada com o mesmo propósito.

Em outros países, como a Inglaterra, a ocupação tem posição de destaque, como parâmetro único.[68]

Nos Estados Unidos, também a ocupação é, segundo alguns,[86] o critério mais usado. No entanto, em avaliação de artigos publicados na Revista Americana de Epidemiologia, nos anos de 1982 e 1985, encontrou-se que o parâmetro mais freqüentemente utilizado em investigações foi a instrução (45%), seguida da ocupação (22%) e da renda (15%); os restantes 18% correspondiam a escalas compostas ou a outras medidas.[87]

Qualquer ângulo cultural pode ser usado como eixo de classificação, sendo exemplos o tipo de habitação, a área de residência, o acesso a saneamento básico, a posse de bens e o clube de recreação a que a família está afiliada.

• **Comentários**

Há reservas quanto a usar um só critério, para expressar algo tão complexo como classe social. No entanto, a prática tem ensinado tratar-se de uma estratégia simples e útil para classificar pessoas em categorias sociais. Pelo conhecimento de um critério apenas, por exemplo, a ocupação da pessoa, fazem-se suposições, com elevado grau de acerto, sobre outros aspectos de sua vida, como renda, nível de educação, estilo de vida, atitudes e crenças que constituem, juntas, o que se denomina classe social.[68]

D. CLASSIFICAÇÕES SOCIAIS MULTIVARIADAS

A busca de classificações baseadas em múltiplos critérios é empreendida com o intuito de alcançar maior nível de validade, em contraste com aquelas que ficam restritas a uma simples dimensão. Mas deve-se reconhecer que, quanto mais complexa for a classificação, maiores serão as dificuldades na sua aplicação.

Muitas classificações multivariadas já foram propostas,[67-88] caracterizadas, a seguir, em duas vertentes.

- aquelas que simplesmente reúnem dois ou mais parâmetros, julgados mais adequados (por exemplo, renda e nível de instrução) no intuito de formar uma escala que teria maior grau de precisão do que cada parâmetro isoladamente, das quais são dados exemplos, a seguir, no item "E".
- as que, utilizando um diferente prisma, tentam refletir o processo histórico de estruturação social; este é um campo de forte especulação e de pesquisa em sociologia, mas existe relativamente pouco sobre a sua aplicação na área de saúde, a respeito do qual serão feitos comentários, adiante: ver item "F".

E. FORMA TRADICIONAL DE COMPOR ESTRATOS SOCIAIS

Na literatura especializada, existem numerosas classificações que se baseiam em, pelo menos, dois parâmetros. As quatro classificações, a seguir, constituem exemplo.

- Exemplo 1: uma classificação, usada na Europa por pediatras, abrange cinco aspectos combinados: ocupação, renda, educação, características do bairro e da habitação.[89]
- Exemplo 2: em estudo antropométrico de crianças de zero a 12 anos, realizado em São Paulo, no final da década de 1960, os seguintes critérios foram utilizados para caracterizar a amostra e formar estratos sociais: a instrução do chefe da família, a ocupação do chefe da família, a origem do chefe da família (ou "lugar de criação"), a instrução da mãe da criança e o gasto mensal da família.[90]
- Exemplo 3: uma classificação socioeconômica utilizada por pediatras, no Brasil, em extensa pesquisa realizada nos anos 80, resulta da combinação da ocupação do chefe da família, da escolaridade e do estado civil materno.[91] Por um sistema de ponderações, a soma total de pontos coloca os indivíduos em nível socioeconômico alto, médio e baixo.
- Exemplo 4: os institutos dedicados a pesquisas de mercado e de opinião pública, em lugar de usarem o salário ou a ocupação como indicadores de classe socioeconômica, preferem investigar outros itens, como o grau de instrução e a posse de determinados bens. Cada um dos critérios vale um certo número de pontos, cuja soma indica a classe social a que pertence o entrevistado. A classe A, a mais alta, soma maior número de pontos,

Quadro 9.18 Classificação das famílias, por faixas socioeconômicas, utilizada por institutos de pesquisa de opinião pública, no Brasil

Indicador e categorias	Pontos	Indicador e categorias	Pontos
Instrução:		Bens:	
. Analfabeto	0	. Rádio	1*
. Primário	1	. Televisor	2*
. Ginasial	3	. Automóvel	4*
. Colegial	5	. Banheiro	2*
. Superior	10	. Aspirador de pó	5**
		. Máquina de lavar	2**
		. Empregada	4*

* Por unidade.
** Para qualquer quantidade.
Formação de classes em função do somatório de pontos alcançados pela aplicação dos critérios acima especificados:

Classes	Pontos
A	35 ou mais
B	21-34
C	10-20
D	5-9
E	menos de 5

Fonte: Instituto Gallup, segundo a revista Veja, edição de 30.10.1985, pg 34.

e a classe E, a mais baixa, reúne as famílias de menor instrução e que possuem menor quantidade de bens materiais (ver Quadro 9.18). Mudanças no padrão de medição foram propostas no seio da ABIPEME, a Associação Brasileira dos Institutos de Pesquisa, mas não obtiveram consenso (revista Veja, edição de 29.1.1992, pg. 77). A escala proposta, reproduzida no Quadro 9.19, abriga menos gente na classe A, a mais elevada, que diminuiu de 11%, na classificação antiga, para 4%, nesta nova forma de agregação.

F. EPIDEMIOLOGIA SOCIAL

A maneira de definir estrato social, com base em repartições de atributos pessoais, como mostrado nos exemplos anteriores, é comum na área da saúde, embora sujeita a críticas por parte de uma corrente de pensadores.[92-94] A categorização da população, desta maneira, traz implícita a noção de um contínuo de valores, de modo que as classes passam a ser formadas pela fixação artificial de pontos de corte, nesta série ininterrupta de valores: por exemplo, abaixo de um salário mínimo, entre um e dois salários mínimos etc. Estes critérios não refletem, porém, a complexidade da estrutura social. Algumas experiências de vida estão restritas a determinadas classes, e a simples partição de atributos pessoais não permite identificar estas classes corretamente. A formação das classes sociais poderia ser estabelecida, a partir dos mesmos critérios e atributos, mas empregados de forma diferente, após um rigoroso exame do que representam na formação da sociedade. Tal estratégia, segundo a corrente dos que a defendem, seria a única forma correta de expressar as classes sociais. Esta visão é decorrente da retomada dos trabalhos de Marx e Weber. Os sociólogos têm bastante experiência com o assunto e, por isto mesmo, abordam-no com extrema prudência, em vista do seu grau de complexidade. (As referências dos trabalhos clássicos, de Marx e Weber, assim como de autores nacionais, especialmente soció-

Quadro 9.19 Classificação das famílias, em escalas socioeconômicas, utilizada por institutos de pesquisa e opinião pública, no Brasil

• ESCOLARIDADE	NÚMERO DE PONTOS					
Analfabeto/primário incompleto	0					
Primário completo/ginasial incompleto	5					
Ginasial completo/colegial incompleto	10					
Colegial completo/superior incompleto	15					
Superior completo	21					
• BENS	QUANTIDADE					
	Não tem	1	2	3	4	5	6
Automóvel	0	4	9	13	18	22	26
Televisor em cores	0	4	7	11	14	18	22
Banheiro	0	2	5	7	10	12	15
Empregada mensalista	0	5	11	16	21	26	32
Rádio	0	2	3	5	6	8	9
Maquina de lavar roupa	0	8	8	8	8	8	8
Videocassete	0	10	10	10	10	10	10
Aspirador de pó	0	6	6	6	6	6	6
Geladeira	0	7	7	7	7	7	7

• CLASSE SOCIAL: somatório de pontos, em escolaridade e posse de bens
    A: 89 ou mais
    B: de 59 a 88
    C: de 35 a 58
    D: de 20 a 34
    E: de 0 a 19

Fonte: revista Veja, edição de 29.1.1992, pg 77.

logos e economistas, que estudaram o tema "classe social" fora da área de saúde, não são apresentados por economia de espaço; as referências completas podem ser encontradas em diversos artigos aqui citados.)

a) PERSPECTIVA HISTÓRICA DE FORMAÇÃO DE CLASSE SOCIAL

A sociedade está estruturada em classes. Cada família, com os membros que a compõem, pertence a uma mesma classe social. Esta tem a sua própria homogeneidade, em termos de ocupação de seus membros, grau de instrução, prestígio, poder aquisitivo e possibilidades de consumo. Ao nascer, a pessoa já tem fixada parte de sua trajetória na vida, delimitada pelas aspirações e perspectivas próprias de sua família, do meio onde vive e da classe em que está inserida. Embora haja alguma mobilidade entre camadas sociais, menor no passado e maior na atualidade, muitos fatores reforçam a rigidez desta estratificação, dentre os quais o poder aquisitivo, o nível de instrução e o direcionamento do tipo de ocupação de pai para filho. Este é um desenvolvimento histórico, pelo qual determinadas faixas da sociedade detêm o capital e os meios de produção, enquanto outras apenas dispõem de sua força de trabalho. Em geral, as primeiras têm um maior quinhão de vantagens do que as outras, o que se reflete no perfil de saúde. No entanto, para poder investigar as relações com a saúde, as classes sociais necessitam ser identificadas — e aí reside a questão essencial, de difícil operacionalização. Um breve histórico ilustra a formação das classes e, também, a dificuldade em caracterizá-las precisamente.

Na Idade Média (476-1453), vigorava o feudalismo, sistema social composto por duas classes principais: os nobres, donos dos feudos, e os vassalos, a eles subjugados. Em muitos aspectos, os feudos eram auto-suficientes, de modo que havia pouco intercâmbio entre eles, o que dava enorme poder aos nobres. Em meados da Idade Média, o comércio progressivamente se desenvolveu entre feudos cada vez mais distantes, dando origem a uma nova classe, a burguesia, que enriqueceu com a expansão do comércio internacional e os grandes descobrimentos marítimos. A nobreza se enfraqueceu e a Revolução Industrial, iniciada por volta de 1750, na Inglaterra, e mais tarde, nos demais países, trouxe, para as cidades, os trabalhadores rurais, que passaram a formar o proletariado urbano.

O Brasil, no seu início, foi uma sociedade de duas castas, os senhores, donos das terras, e os escravos.[95] A mestiçagem fez aparecer um estrato social intermediário, os mestiços, que se somavam aos homens livres, sem terra. A abolição da escravatura, em 1888, e a industrialização do país, especialmente a partir de 1930, fizeram aumentar de importância as classes lavradora e operária, o segmento inferior da sociedade. A classe média expande-se, por sua vez, com a urbanização, enquanto os grandes proprietários de terras, de indústrias e do alto comércio constituem a camada superior da sociedade.

Tradicionalmente, na estratificação da população em classes sociais, no mundo ocidental, há a separação entre a burguesia e o proletariado. O que as diferencia é, fundamentalmente, a posse da propriedade e dos meios de produção.[96] Os burgueses detêm a propriedade e os meios de produção; os proletários, a sua força de trabalho. Como nem todo burguês ou proletário vive nas mesmas condições, é conveniente a definição de subgrupos. Para eixo principal de classificação é comum utilizar o modo de inserção do chefe da família no processo produtivo.

b) EXEMPLOS DE CLASSIFICAÇÃO SOCIAL

Dois modos de subdivisão da burguesia e do proletariado, utilizados em pesquisas sobre classe social e saúde, no Brasil, são mostrados a seguir.

• Exemplo 1: investigação em Ribeirão Preto (SP)
A formação de classes sociais foi definida nos seguintes termos:[97] 1. a posição de ocupação: se assalariado, empre-

Quadro 9.20 Classificação da população, segundo a classe social, utilizada em inquérito abrangendo 1.397 famílias de Ribeirão Preto, São Paulo, em 1978

Classes sociais	N.º	%
Burguesia		
• Empresarial	28	2,0
• Gerencial	79	5,7
Pequena burguesia	164	11,7
Proletariado		
• Proletariado propriamente dito	624	44,7
• Subproletariado	502	35,9
Total	1.397	100,0

Fonte: Marilisa BA Barros, Revista de Saúde Pública (SP) 1986; 20(4):272.[97]

Quadro 9.22 Médias de peso e altura de 5.384 crianças com idade entre 35 e 52 meses, segundo a classe social da família: Pelotas (RS), 1986*

Classe social	Peso (kg)	Altura (cm)
Burguesia	16,7	100,1
Nova pequena burguesia	16,5	99,8
Pequena burguesia tradicional	16,0	98,3
Proletariado não-típico	15,7	97,9
Proletariado típico	15,0	96,2
Subproletariado	14,7	95,4
Todas as classes	15,5	97,4

*Ajustadas para sexo e idade.
Fonte: Cíntia Lombardi, Mario Bronfman, Luiz A Facchini, Cesar G Víctora, Fernando C Barros, Jorge U Béria & Ana MB Teixeira, Revista de Saúde Pública (SP) 1988; 22(4):258-259.[98]

gador, autônomo ou economicamente inativo; 2. o tipo de ocupação: se escriturário, bancário, vendedor, trabalhador da construção civil, técnico etc. A combinação destes dois critérios, ao lado de informações sobre a posse da propriedade, a renda e o número de empregados, originou a formação de três classes sociais: burguesia, pequena burguesia e proletariado, sendo que duas das classes foram ainda subdivididas, como mostra o Quadro 9.20.

• Exemplo 2: investigação em Pelotas (RS)

Pesquisadores da Universidade Federal de Pelotas adaptaram uma classificação, de origem mexicana, para aplicação no Rio Grande do Sul (Quadro 9.21). Ela está baseada em quatro dimensões sociais; a sua estrutura não é mostrada, devido a sua complexidade, mas o leitor pode encontrá-la descrita, em detalhes, no artigo aqui usado como fonte de referência.[98] Segundo os investigadores daquela universidade gaúcha, a escala mexicana, adaptada no sul do país, tem melhor poder descriminatório, quando comparada com a de Ribeirão Preto, apresentada no parágrafo anterior. Ilustração do seu uso, no estudo da relação entre classe social e antropometria, aparece no Quadro 9.22.

G. EPIDEMIOLOGIA TRADICIONAL X EPIDEMIOLOGIA SOCIAL

Os investigadores iniciados na abordagem da "epidemiologia social" acreditam que, comparada à forma tradicional de estratificação, seja uni ou multivariada, a organização por classe social, na proposta que defendem e ilustrada nos parágrafos anteriores, poderia ir além da simples apreensão das desigualdades sociais na saúde, possibilitando um melhor entendimento das relações entre saúde e sociedade.

Os esquemas de mensuração da classe social, segundo a ainda chamada "epidemiologia social", têm o objetivo de analisar a morbimortalidade, levando em conta o exame do processo histórico de formação da sociedade atual. Da mesma maneira que há reações da "epidemiologia social", em relação à forma "tradicional" de organizar estratos sociais, há também o reverso da medalha: onde é realçada a necessidade de trabalhar-se com medidas mais diretas e simples de inadequação econômica das famílias, como, por exemplo, pela identificação daquelas que estão abaixo da linha da pobreza.[100] Uma ampla gama de opções metodológicas é usada para delimitar esta linha, o que evidencia a precariedade das comparações efetuadas em base a pressupostos distintos.[101]

• **Implicações**

As implicações destas duas visões, tradicional e social, no que concerne às ações de saúde, seriam diferentes, com as seguintes conotações.[93]

Na forma tradicional de segmentação social, onde as afecções são quantificadas em relação a pontos de corte nas características do indivíduo e do ambiente, as ações dirigidas para contornar ou solucionar os problemas de saúde-doença seriam um melhoramento de ordem quantitativa: mais educação básica para os que a têm deficiente, mais renda para os pobres, mais moradias para os setores carentes da sociedade e assim por diante.[93] Ela funciona bem, em muitas oportunidades (ver Cap. 3), e o enfoque, por vezes, é dito "funcionalista". A característica principal é a de buscar o equilíbrio dentro do sistema político vigente, pois encaminha soluções através da abertura de válvulas de ajuste e

Quadro 9.21 Classificação da população, segundo a classe social, utilizada em inquérito realizado no Rio Grande do Sul, em 1985-1986

- Burguesia: proprietários de meios de produção, que empregam cinco ou mais pessoas e têm renda individual superior a 15 salários mínimos.
- Nova pequena burguesia: assalariados do setor público ou privado, que exercem funções de direção, e assalariados e profissionais autônomos, cujo trabalho requer formação profissional universitária.
- Pequena burguesia tradicional: agentes sociais que, sem formação universitária, possuem a capacidade de reproduzir-se de maneira independente, por disporem de meios de produção próprios, ainda que utilizem, basicamente, mão-de-obra familiar.
- Proletariado não-típico: trabalhadores cujas atividades têm relação apenas indireta com a produção, como bancários, escriturários e funcionários públicos.
- Proletariado típico: trabalhadores que desempenham atividades diretamente vinculadas com a produção e o transporte de mercadorias.
- Subproletariado: agentes sociais que desempenham uma atividade predominantemente não assalariada, em geral instável, com a qual obtém rendimentos inferiores ao custo mínimo da reprodução da força de trabalho.

Fonte: Proposta de classificação formulada por Cíntia Lombardi, Mario Bronfman, Luiz A Facchini, Cesar G Víctora, Fernando C Barros, Jorge U Béria & Ana MB Teixeira. Revista de Saúde Pública (SP) 1988; 22(4): 253-265. Reproduzido em Carlos A Monteiro, Isabel CM Freitas & Regina M Baratho, Revista de Saúde Pública (SP) 1989; 23(5):423.[98, 99]

de introdução de arranjos para aperfeiçoar a estrutura em funcionamento.

Na outra forma de estratificação, que tem a visão do social como um processo histórico, as ações como as acima citadas são criticadas, pois não estariam dirigidas à essência do problema. Elas reforçariam um sistema de classes injusto. O melhoramento técnico e a ampliação de cobertura dos serviços não resolveriam o problema de saúde coletiva.[92] Isto porque as diferenças que se observam entre as distintas classes sociais, quanto à maneira de adoecer e morrer, têm muita relação com a organização da sociedade e com o papel que cada classe desempenha nela. Portanto, em vez de conceber a doença como um problema ao nível individual — e daí conferir a responsabilidade da doença ao indivíduo — ela deve ser tratada como consequência da estrutura social.

H. VALIDAÇÃO DAS CLASSIFICAÇÕES SOCIAIS

Os investigadores voltados a estudar classe social defrontam-se com numerosos problemas.[77, 78] No plano teórico, não é muito claro o que se tenta medir. Ora, para medir qualquer fenômeno adequadamente é necessário, primeiro, estabelecer a base teórica que permita o desenvolvimento de escalas de mensuração. Como a teoria é ainda conflitante, a questão operacional permanece, também, sujeita a controvérsias.[87] Qual seria a referência-padrão contra a qual uma escala de classe social seria validada? Não há resposta clara para esta pergunta, em que pesem as numerosas tentativas feitas neste sentido.

• Exemplo: validação de classificação social

Vale mencionar a experiência de validação realizada pelo grupo de investigadores de Pelotas,[98] para a classificação já mencionada, nesta seção. Ela foi aplicada a 5.384 famílias, de cujas crianças conheciam-se as medidas antropométricas. Estas, como se sabe, informam sobre o crescimento infantil que, por sua vez, resulta de influências múltiplas, de natureza genética e ambiental (nutricional, assistencial etc). Os resultados refletiram o que seria esperado, dentro da perspectiva de associação significativa entre classe social e indicadores de crescimento físico: as medidas de peso e altura se colocaram em um gradiente, em que a média mais alta foi encontrada na burguesia, e, as mais baixas, no proletariado e no subproletariado (Quadro 9.22). Os resultados obtidos em São Paulo, com a mesma classificação, estão no Quadro 9.23 e apontam para a mesma direção, qual seja, de atestar a validade da classificação.

I. USOS DE CLASSE SOCIAL, EM EPIDEMIOLOGIA

A maneira pela qual a classe social é utilizada, em estudos epidemiológicos, pode ser colocada em, pelo menos, três categorias.[87]

1. VARIÁVEL DESCRITIVA

Em numerosas ocasiões, a classe social representa apenas uma variável descritiva, utilizada para informar sobre as características da população estudada: por exemplo, a distribuição da amostra de indivíduos, por nível de renda.

2. VARIÁVEL CONFUNDIDORA

Em outras oportunidades, a classe social é fator confundidor na interpretação de resultados, em vista de suas vigorosas associações com fatores de risco, doenças e utilização de serviços. Tendo efeito confundidor, a classe social precisa ser controlada, para que se possa prosseguir na interpretação dos dados, de modo a investigar a influência de um outro fator de risco.

• Exemplo: efeito confundidor da classe social

Foi comentado, anteriormente, o efeito confundidor da classe social, quando se investiga a relação entre etnia e doença, em vista da forte associação entre classe social e etnia. Vejamos um outro exemplo.

Seja o caso de avaliar a sobrevida de pacientes, em um estudo comparativo, entre um medicamento e um placebo. O efeito devido à classe social precisa ser controlado (isto é, anulado), pois, de outra maneira, poderia influenciar poderosamente os resultados. Se os pacientes de uma classe social estiverem mais representados em um dos grupos, trata-se de uma importante diferença entre os dois grupos e essa diferença dificulta a interpretação: os efeitos do tratamento estarão confundidos com os decorrentes dos efeitos da classe social.

3. VARIÁVEL INDEPENDENTE, HIPOTETICAMENTE CAUSAL

A terceira maneira de utilização da classe social, em estudos epidemiológicos, é aquela a que foi dada maior ênfase, nesta seção. São as investigações sobre as relações entre classe social e saúde, quando a primeira funciona como "variável" ou "complexo" antecedente causal. Deve-se recordar que nenhum estudo de

Quadro 9.23 Percentual de crianças de até cinco anos de idade, abaixo do percentil 10 e acima do 90, para o indicador altura/idade: cidade de São Paulo (SP), 1984-1985

Classes sociais	Abaixo do percentil 10 das crianças	Acima do percentil 90	Distribuição percentual das crianças
Burguesia	0,0	14,3	0,9
Nova pequena burguesia	8,8	13,2	14,5
Pequena burguesia tradicional	21,2	11,5	14,4
Proletariado não-típico	20,2	9,8	36,6
Proletariado típico	29,0	4,3	26,8
Subproletariado	35,8	5,7	6,8

Fonte: Carlos A Monteiro, Isabel CM Freitas & Regina M Baratho, Revista de Saúde Pública (SP) 1989; 23(5):424.[99]

associação poderá ser considerado válido sem que o instrumento de mensuração tenha atingido um mínimo de precisão. Erros ao acaso, na classificação das famílias por classe social, contribuem para diluir as relações existentes entre classe social e saúde. Se as escalas utilizadas para colocar as pessoas em categorias sociais forem imperfeitas, o resultado obtido estará distorcido, informando incorretamente sobre a associação e levando, conseqüentemente, a conclusões equivocadas. Estes são, na realidade, problemas encontrados em qualquer tipo de mensuração. No entanto, nas situações mais objetivas, como na construção de escalas para nível de educação e renda, as soluções são mais facilmente encontradas. Ao lidar-se com aspectos subjetivos e de definição mais complexa, como a classe social e o tipo de comportamento (este, a ser visto na próxima seção), a construção de escalas precisas é muito mais difícil e, no momento, uma tarefa ainda não adequadamente solucionada.

J. CLASSE SOCIAL E SAÚDE

Todas as classificações, uni ou multivariadas, estão muito correlacionadas entre si, de modo que as evidências que produzem, seja no passado seja em épocas mais recentes, apontam para a mesma direção:[67, 75, 102-104] as pessoas de baixo nível socioeconômico, geralmente, apresentam piores condições de saúde, expressas por altos coeficientes de mortalidade e de morbidade para a maioria das doenças, em especial, as evitáveis. Acredita-se que isto se deva à atuação de um complexo de fatores, comuns aos estratos sociais menos elevados, entre os quais, a inadequação de renda, de instrução, de alimentação, de habitação e de assistência médico-odontológica, associado ou não ao subemprego ou desemprego. Tais explicações tendem a ser amplamente aceitas, pois, do ponto de vista teórico, especialmente em comparações de situações extremas, é intuitivo que as pessoas, desprovidas de um mínimo de condições de vida e trabalho, dificilmente têm um nível adequado de nutrição e saúde. No entanto, o complexo causal responsável por estas diferenças é pouco conhecido, mormente quando as diferenças de saúde persistem e as condições mínimas de sobrevivência já estão asseguradas. As investigações mais abrangentes sobre classe social e saúde constituem um esforço para melhorar o conhecimento sobre o assunto.

X. ESTILO DE VIDA

As principais causas de morbimortalidade, em muitos países, são as doenças crônico-degenerativas, os acidentes e as demais violências, todas associadas a fatores relacionados ao chamado "estilo de vida".[105]

A. FATORES ASSOCIADOS AO ESTILO DE VIDA

A alimentação inadequada, a vida sedentária, o consumo excessivo de fumo, de álcool e de outras drogas, e o uso irresponsável de veículos a motor e de armas são alguns dos fatores associados ao estilo de vida. Eles estão, pelo menos em teoria, na dependência da vontade de cada um, de modo que podem ser eliminados ou reduzidos. Na sociedade atual, considera-se suficiente, para tanto, prover as pessoas de informações sobre os efeitos prejudiciais destes hábitos e deixar como responsabilidade individual a tarefa de mudá-los e, assim, influenciar positivamente a própria saúde. Vejamos, brevemente, alguns aspectos referentes a estes fatores de risco.

a) ALIMENTAÇÃO INADEQUADA

Numerosos problemas de saúde estão ligados à alimentação defeituosa. Os excessos na ingestão de alimentos levam à obesidade e à falta de equilíbrio entre os diversos nutrientes. Algumas associações entre tipo de dieta e doenças foram consistentemente encontradas, em estudos clínicos e epidemiológicos. É o caso do excesso de gorduras animais e arteriosclerose (e, conseqüentemente, infarto do miocárdio e acidente vascular cerebral), do sal de cozinha e hipertensão, do açúcar e cárie dentária, da falta de alimentos com fibras e câncer do reto, da deficiência de vitaminas e alguns tipos de neoplasias, da falta de cálcio e osteoporose, dos aditivos químicos e câncer.

b) ATIVIDADE FÍSICA REDUZIDA

A falta de exercício físico está associada à obesidade, à doença coronariana e a problemas na coluna vertebral. A vida moderna, nas cidades, induz ao sedentarismo, pelo tipo de trabalho predominante, em escritórios e lojas, pelo meio de transporte utilizado para locomoção entre a casa e o local de trabalho (carros, ônibus e trens) e pela diminuição das áreas verdes, que estimulam a recreação, a prática de esportes e o lazer. Tanto a alimentação inadequada como a atividade física reduzida estão relacionadas à idade, com tendência a se acentuarem com o passar do tempo, embora sejam problemas já encontrados na infância e na adolescência, em famílias da classe média. O excesso de horas em frente à televisão é um dos fatores também responsabilizado neste processo. Desde a infância, portanto, os hábitos saudáveis devem ser encorajados, embora em qualquer fase da vida, mesmo quando adotados tardiamente, na idade adulta, tenham efeitos benéficos sobre a saúde: por exemplo, na prevenção secundária, em casos de infarto do miocárdio. Por isto, o incentivo à atividade física aparece em, praticamente, todos os programas de saúde.

c) VÍCIO DE FUMAR

O hábito de fumar acarreta efeitos prejudiciais para o organismo do fumante e para os que, involuntariamente, têm de permanecer no mesmo ambiente enfumaçado: o cônjuge, os filhos, os companheiros de trabalho e os colegas de escola. A associação entre fumo e doenças já foi exaustivamente mostrada na literatura especializada. O cigarro está etiologicamente ligado à bronquite crônica, a doenças cardiovasculares e a vários tipos de câncer, em especial, do aparelho respiratório. O cigarro é, também, responsabilizado pelo baixo peso ao nascer e por perdas materiais e mesmo de vidas, estas últimas, conseqüentes a incêndios de residências e de matas. Na luta contra o vício, são empreendidas campanhas sistemáticas contra o fumo e o cigarro está sendo progressivamente banido de ambientes públicos. Mas é deixada ao próprio indivíduo a decisão de não iniciar este hábito, ou de deixá-lo, uma vez começado. Cursos de curta duração estão disponíveis nas grandes cidades, para auxiliar o fumante neste empreendimento. Drogas que auxiliam a combater a dependência à nicotina são também empregadas como auxiliares do tratamento.

d) ABUSO DE ÁLCOOL E DROGAS

O abuso de álcool é responsabilizado, entre outros, por danos à mucosa gástrica, fígado, pâncreas, aparelho cardiovascular e sistema nervoso, assim como por doenças nutricionais, acidentes, homicídios e suicídios. A deterioração da vida familiar também é uma de suas conseqüências. A sociedade, no entanto, está pouco preparada para lidar com este problema, visto ser a ingestão de bebidas alcoólicas considerada um hábito social bem aceito e ser reduzida a eficácia dos métodos para lidar com o alcoolismo. O abuso de medicamentos e de drogas ilícitas é um outro problema, que atinge grandes proporções. O consumo de medicamentos controlados, especialmente tranqüilizantes e estimulantes, é elevado, pois estes chegam a ser vendidos nas farmácias, sem receita médica. O consumo de drogas ilegais, como a maconha e a cocaína, parece estar aumentando, especialmente entre adolescentes e adultos jovens, embora números exatos não estejam disponíveis, para expressar a exata magnitude da situação atual. Muitas destas drogas produzem efeitos colaterais imediatos, como morte súbita, ou tardios, no sistema digestivo, nervoso, cardiovascular e urinário, estando também associados a acidentes e outras formas de violências. As drogas introduzidas através de injeções, por sua vez, acarretam um maior risco de hepatite B e SIDA (AIDS).

e) PROMISCUIDADE SEXUAL

A segunda metade do século XX testemunhou profundas modificações na atitude das pessoas frente ao sexo. O advento dos antibióticos e do seu amplo acesso a toda a população criou a ilusão de um controle efetivo e, até mesmo, da possibilidade de erradicação das doenças de transmissão sexual. O aparecimento da SIDA (AIDS), nos anos 80, tornou as pessoas, em geral, mais conscientes dos riscos, das limitações terapêuticas e da importância da prevenção. Embora toda pessoa sexualmente ativa corra risco de contaminação, estes riscos não são igualmente distribuídos. Eles variam em função de certas práticas que constituem comportamentos de risco, propiciadores de maior contato com os agentes da doença. São exemplos as relações homossexuais com vários parceiros, o uso de drogas ilícitas injetáveis e a prostituição.

As técnicas modernas de contracepção, mais eficazes que os métodos tradicionais, apareceram nos anos 60 e rapidamente se difundiram. Seu uso mais amplo, pela população, possibilitando relações sexuais sem risco ou com um risco mínimo de gravidez, está associado à liberação dos costumes e à modernização da sociedade. No entanto, o acesso à informação adequada e ao próprio produto, para uso, também não é igual para todas as mulheres em idade fértil. Ainda são problemas de saúde pública, no país, a gravidez indesejada, especialmente de adolescentes, o aborto realizado em condições de higiene questionável, o que pode levar à infecção, com o conseqüente perigo de vida, e o câncer cérvico-uterino, mais encontrado em mulheres de baixo nível socioeconômico.

• **Comentários**

A constatação de que o estilo de vida está intimamente associado à saúde fez com que aparecessem numerosas proposições e técnicas para tentar mudar o estilo de vida e os hábitos da população: por exemplo, de como cessar de fumar, emagrecer rapidamente e abandonar o vício de ingerir álcool em excesso. A avaliação destes e de outros métodos, que visam a alterar hábitos de vida, em relação ao alcance dos seus objetivos, constitui uma preocupação recente dos profissionais de saúde. O intuito é detectar o verdadeiro impacto que estes métodos produzem na população. Os temas aqui tratados serão comentados, em

maior detalhe, no Cap. 22, por ocasião de discussões metodológicas dos estudos caso-controle e coorte, pois têm tido primazia nas pesquisas do Primeiro Mundo, como estratégias de prevenção primária, para lidar com fatores de risco de doenças crônico-degenerativas, e assim, pela mudança de hábitos, alcançar melhores níveis de saúde.

B. TIPO DE COMPORTAMENTO

Desde há muito observou-se que, entre pacientes de meia-idade portadores de doenças coronarianas, encontrava-se uma grande proporção de pessoas com um certo modo de comportamento que, mais recentemente, convencionou-se chamar de "tipo A".[106-111] Tal constatação deu origem à divisão dos comportamentos humanos em dois grupos, designados como A e B. A separação entre eles é feita por meio de entrevistas ou questionários autopreenchidos.[107] Outras doenças, e mesmo acidentes, foram posteriormente associadas ao comportamento do tipo A.[111]

a) CARACTERÍSTICAS DOS DOIS TIPOS DE COMPORTAMENTO-PADRÃO

• **Comportamento do tipo A**

Os indivíduos deste grupo caracterizam-se por serem competitivos, ambiciosos, agressivos, impacientes, apressados, tensos e, por vezes, hostis. São pessoas decididas a vencer na vida, sentem a necessidade de vencer, trabalham com agitação, raramente tiram férias e se irritam facilmente, quando os seus planos são retardados.

• **Comportamento do tipo B**

Nesta outra categoria estão enquadradas as demais pessoas, que não possuem as citadas características, ou seja, o restante da população. Elas são amigáveis, pacientes, despreocupadas, acomodadas e sentem menos a premência do tempo. Podem ser igualmente eficientes, ou ineficientes, como as do tipo A, não sendo este o aspecto que as diferencia, mas sim o tipo de conduta. Os indivíduos do grupo B são mais tranqüilos e estão em menor risco quanto a algumas doenças, entre as quais as coronarianas.

• Exemplo: risco de doença, por tipo de comportamento
No estudo de Framingham, de acompanhamento de adultos de meia-idade durante décadas, o risco de desenvolver doença isquêmica do coração foi duas a três vezes maior nos indivíduos com comportamento do tipo A.[112]

b) CONTROVÉRSIAS

O tema "tipo de comportamento A e B" é ainda controvertido, especialmente nas suas interpretações causais, pela presença, em potencial, de fatores confundidores. Mas esta é uma área de investigação que está nos seus princípios. Talvez o comportamento do tipo A seja, apenas, um marcador de risco para outras formas de conduta que, estas sim, estariam causalmente relacionadas a doenças coronarianas: a hostilidade poderia ser uma destas variáveis.[113]

As duas situações polares, tipos A e B, podem não definir as pessoas, mas padrões de comportamento, que um mesmo indivíduo assume, dependendo das circunstâncias. Não haveria, na realidade, duas situações mutuamente exclusivas, mas um eixo contínuo, onde de um lado está o tipo A e, de outro, o tipo B. Dependendo da situação, as pessoas se aproximariam de um ou outro pólo. É interessante assinalar que as doenças coronarianas estão aumentando de incidência entre as mulheres, e uma das explicações para esta tendência é a recente igualdade dos sexos na luta pelas oportunidades da vida moderna e na busca do sucesso. Desta maneira, as mulheres estariam sofrendo maior incidência de afecções coronarianas, porque apresentam, cada vez mais, comportamentos do tipo A.

c) CULTO À PERSONALIDADE DO TIPO A

A sociedade moderna e, em especial, as grandes organizações estimulam o comportamento do tipo A - do indivíduo competitivo - como o modelo de sucesso e o caminho "seguro" para galgar a hierarquia funcional na empresa e na profissão, e auferir as recompensas dela derivadas. São cultuados, como aspectos positivos, a eficiência, a competição e o sucesso, o que acarreta um estresse continuado para as pessoas, que sofrem as pressões sem dispor de maneiras adequadas de lidar com elas.

C. ESTRESSE

Dá-se o nome de "estresse" ou "tensão" a um conjunto de reações do organismo conseqüente a agressões de ordem física, psíquica, infecciosa, e de outra natureza, capazes de perturbar-lhe a homeostase: ou seja, o equilíbrio do meio interno.[114-116] O agente produtor de estresse é chamado genericamente de "estressor": o ruído das cidades é um estressor, assim como determinadas experiências de vida e condições de trabalho. Embora tais afirmações sejam auto-evidentes para a maioria das pessoas, há muitas dificuldades metodológicas para verificá-las, começando pela própria definição de "estresse".

- **Combate ao estresse**

A possibilidade de intervir no estresse e na conduta das pessoas está recebendo atenção crescente,[117, 118] através de intervenções do tipo "behavioristas" (*behavior* significa conduta, em inglês) e, assim, por alteração do comportamento ou abertura de válvulas de escape, reduzir o risco de doenças cardiovasculares e de outros danos, que possa estar associado à conduta das pessoas. Outras vezes, a estratégia é dirigida para um maior suporte aos indivíduos mais necessitados, de modo a poderem melhor lidar com o problema. Nos países industrializados, onde as doenças crônico-degenerativas são altamente prevalentes, um esforço cada vez maior está sendo dirigido para melhor conhecer os diversos aspectos relacionados ao estresse, incluindo a maneira de lidar com ele. Entre as investigações que são levadas a efeito estão aquelas destinadas a testar a eficácia de medidas, como o aconselhamento,[108] a meditação e as massagens, no intuito de combater o estresse e até de mudar o comportamento do tipo A — e, então, verificar se, obtidas as mudanças, têm elas repercussão significativa na morbidade e na mortalidade.

XI. OUTRAS VARIÁVEIS

Nas seções anteriores, foram comentados alguns poucos parâmetros, entre os muitos que podem ser utilizados em descrições epidemiológicas. Eis exemplos de outras variáveis: religião, peso corporal, altura, ordem de nascimento, mobilidade, nível de colesterol sérico, pressão arterial, uso de serviços, consumo de medicamentos, conhecimentos e práticas de saúde, e qualidade de vida. Tais variáveis são de diferentes naturezas, umas objetivas e outras subjetivas.

Idade e sexo são os parâmetros mais objetivos, entre os apresentados no capítulo, e os mais empregados em descrições epidemiológicas. O pessoal de saúde, freqüentemente, fica a eles restrito, nas análises de mortalidade e morbidade, vistas as limitações na qualidade dos dados dos sistemas rotineiros de registros. Nos recenseamentos e inquéritos amostrais, pode ser encontrada uma melhor caracterização da população: por exemplo, de ordem socioeconômica, de modo que é possível relacioná-la a padrões de morbidade. Em geral, é através de investigações *ad hoc*, ou seja, a partir de dados especialmente coletados para a ocasião, que é possível obter informações sobre maior gama de parâmetros e, principalmente, sobre aqueles de maior interesse para os profissionais de saúde. Este é o caso do estudo da distribuição de doenças, por classe social ou tipo de comportamento.

Os clínicos estão particularmente interessados em conhecer o perfil de uma doença e de sua evolução, em relação a aspectos subjetivos do tipo qualidade de vida ou capacidade em realizar as tarefas diárias. Suas necessidades de mensuração são de parâmetros do tipo dor, ansiedade, satisfação, depressão, otimismo, insônia e adesão às prescrições, o que é tarefa mais complexa, comparadas às formas tradicionais de epidemiologia descritiva (por sexo, idade e estado civil), exigindo maior grau de especialização do pessoal envolvido na medição, em especial, no desenvolvimento e validação dos instrumentos a serem usados na coleta de dados.

A tentativa de quantificar, na área de saúde, os aspectos subjetivos dos eventos, antes julgados difíceis ou impossíveis de mensurar, fez com que os profissionais de saúde se aproximassem de investigadores de outras áreas do conhecimento, que têm problemas semelhantes em relação à quantificação de aspectos subjetivos: os antropólogos, os sociólogos e os psicólogos. Na atualidade, numerosas variáveis, de cunho subjetivo, são incluídas em investigações epidemiológicas, requerendo um substancial esforço de conceituação e de desenvolvimento de critérios que permitam apreender a realidade, com alto grau de confiabilidade e validade.

XII. INTERPRETAÇÃO DOS RESULTADOS

A descrição epidemiológica de um evento, como ilustrado no capítulo, é realizada a partir da separação das suas freqüências, segundo atributos da população: faixa etária, sexo e classe social, em exemplos. Desse modo, a comparação de subgrupos da população, com diferentes freqüências do evento, por exemplo, entre sexo, permite levantar possíveis causas para as variações encontradas e recomendar eventuais ações.

A. CONDUTA NA INTERPRETAÇÃO DOS RESULTADOS

De maneira sintética, a conduta utilizada na interpretação dos resultados é a seguinte: afastar o "acaso" e possíveis "vieses", como explicação para as diferenças encontradas em comparações populacionais, antes de levantar hipóteses etiológicas (Quadro 9.24).

Quadro 9.24 Explicações para as alterações de freqüências dos agravos à saúde

- Acaso
- Viés
  - Viés de Seleção
  - Viés de Aferição
  - Viés de Confundimento
- Explicações etiológicas
  - Atributo das pessoas
  - Características do meio ambiente

1. O ACASO, COMO EXPLICAÇÃO PARA AS DIFERENÇAS

As diferenças entre coeficientes, "não-significativas" do ponto de vista estatístico, são imputadas ao "acaso" e não recebem maior atenção. Elas são devidas à aleatoriedade da incidência dos eventos. Os testes estatísticos e os intervalos de confiança informam se as variações de freqüência são provavelmente devidas ao acaso ou constituem ocorrências sistemáticas, cujas causas merecem ser investigadas.

2. O VIÉS METODOLÓGICO, COMO EXPLICAÇÃO PARA AS DIFERENÇAS

Se as diferenças entre subgrupos da população são estatisticamente significativas, deve-se averiguar se elas são "artificiais", caso em que poderiam ser produto de algum viés: a) na seleção das pessoas que compõem os segmentos populacionais contrastados; b) na aferição dos eventos; ou c) por efeitos de fatores de confundimento.

a) VIÉS DE SELEÇÃO

Em termos ideais, as freqüências dos eventos devem provir de estudos populacionais bem conduzidos, de modo que todos os subgrupos existentes na comunidade estejam neles devidamente representados. De maneira geral, as informações provenientes de recenseamentos e inquéritos amostrais, bem conduzidos, estão livres do viés de seleção, ao contrário do que ocorre comumente com as estatísticas preparadas a partir de registros rotineiros existentes no sistema de saúde. Na verdade, na maioria dos estudos descritivos, os dados disponíveis provêm destes registros rotineiros, em especial, as estatísticas vitais ou aquelas referentes ao atendimento da demanda, em suas diversas formas: internações, exames laboratoriais, notificações compulsórias etc. Os pontos vulneráveis destas bases de dados, tratados em maior detalhe em outras partes deste livro, não devem ser descurados, no momento da análise da informação.

Na maioria das regiões do mundo e, em especial, nos países do Terceiro Mundo, o acesso aos serviços de saúde não é o mesmo para todas as classes sociais, grupos étnicos e faixas etárias. Esta desigualdade de acesso pode dar uma noção artificial da freqüência de doenças, para as pessoas que trabalham nos serviços, sem correspondência com as freqüências que realmente existem na comunidade. Às vezes, o acesso aos profissionais de saúde, em termos quantitativos, pode ser semelhante, mas não em termos qualitativos - em especial, a relação com o paciente, que pode diferir em função das características por ele apresentadas. Isto tende a fazer com que os meios de diagnóstico sejam usados, diferentemente, nos diversos grupos, sejam socioeconômicos, étnicos ou de outra natureza, de modo a afetar a precisão dos diagnósticos, que é de melhor qualidade em certos segmentos do que em outros, circunstância que gera uma distribuição distorcida da freqüência de doenças.

b) VIÉS DE AFERIÇÃO

De uma maneira simplificada, pode-se conceber um indicador de saúde como a expressão final da soma de dois componentes: 1. a real dimensão de saúde que se pretende medir — a mortalidade, a morbidade geral e a referente a uma particular doença, em exemplos — e 2. as incorreções introduzidas durante o processo de sua mensuração.

Os erros de observação e medição são comuns na área da saúde e nas ciências humanas e sociais, de maneira geral. As estatísticas divulgadas pelas autoridades sanitárias contêm, portanto, a freqüência do evento, em questão, acrescida de algo que falseia os resultados, para mais ou para menos, em relação ao real valor. Não é pejorativo, em si, apontarem-se erros nas estatísticas. Mesmo especialistas renomados discordam, algumas vezes, entre si, na apreciação e na aferição de um evento; as estatísticas por eles apresentadas, sobre estes eventos, refletirão esta falta de consenso.

Razões para a diferença de opinião e de interpretação dos resultados de um exame podem ser encontradas no tipo de formação profissional a que os avaliadores estiveram sujeitos, no lugar, época ou período de duração desta formação, no prosseguimento ou não de educação continuada, no local de prática, nas circunstâncias do exame e, ainda, em numerosos outros fatores que, habitualmente, diferenciam as pessoas: idade, sexo, classe social etc. Mesmo quando há uniformidade de opiniões, pode haver diferenças na forma de relatar, notificar ou anotar o episódio.

Os erros podem estar igualmente distribuídos em todos os segmentos da população ou, o que é mais comum, ser acentuados em um dado grupo etário, sexo ou classe social. Por exemplo, uma pessoa idosa pode ter suas queixas de doença menos valorizadas do que as de um jovem; as causas mal definidas, em atestados de óbito, são mais comuns no período fetal, no neonatal e na "terceira idade".

c) VIÉS DE CONFUNDIMENTO

Características demográficas diferentes, entre duas populações como, por exemplo, em termos de composição etária e por sexo, podem ser responsabilizadas pelas diferenças de coeficientes. As outras possíveis causas das diferenças, tais como a exposição a fatores de risco, se presentes, estarão misturadas ao efeito decorrente das características demográficas. Anular o efeito destas últimas, nos coeficientes, é um passo prévio, necessário para analisar os demais efeitos. Um procedimento indicado nestes casos é o de comparar faixa etária por faixa etária, em um sexo e, depois, no outro, separadamente, como foi feito no Quadro 9.3. Pode ser mais conveniente, no entanto, calcular um coeficiente geral, padronizado, que anule as diferenças porventura existentes entre sexo e idade, nas duas populações. Feita esta padronização, o coeficiente resultante é utilizado para comparação, como ilustrado, anteriormente, no Quadro 9.5. Qualquer parâmetro, e não somente sexo e idade, pode ser padronizado: constituem exemplos a classe social, o hábito de fumar e o peso corporal. A padronização é feita, quer isoladamente, um a um, quer simultaneamente, quando vários parâmetros são ajustados, ao mesmo tempo.

A interpretação dos resultados, para emitir qualquer juízo sobre um determinado tema, exige consideração detalhada sobre a associação entre variáveis, assunto, em geral, de certa complexidade. Por exemplo, se o grupo de obesos tende a apresentar maior incidência de coronariopatias, comparado ao de não-obesos, pode ser a obesidade a causa desta diferença de coeficientes, mas, também, outras características dos obesos que os diferenciam dos não-obesos. Como se sabe, a obesidade tende a ser acompanhada por outros fatores de risco, como o sedentarismo e o hábito de fumar, que complicam a interpretação. Daí, a necessidade de isolar o efeito de variáveis, para bem interpretar a associação entre um fator de risco e um agravo à saúde.

3. EXPLICAÇÕES ETIOLÓGICAS

Se as diferenças são "estatisticamente significativas" e não há suspeita da presença de vieses — ou se esses não parecem influenciar em grande monta os resultados, ou foram já neutralizados — as informações são esmiuçadas, para presumir a ação de possíveis fatores causais. Neste particular, uma possibilidade é procurar tais fatores, como detalhado no Cap. 3, entre:

- os atributos das pessoas e
- as características do meio ambiente.

A semelhança de resultados encontrada em diferentes investigações, em que foram usados diferentes métodos, tende a afastar algum viés como explicação provável dos achados. Por exemplo, diferenças sócio-econômicas, consistentemente detectadas na distribuição de um particular tipo de neoplasma, fazem pensar não em artifícios devidos à presença de viés, mas em diferenças reais de coeficientes.[119] Tais resultados oferecem oportunidade para reforçar hipóteses etiológicas, assim como constituem indicação da extensão do problema do câncer, na coletividade, que pode ser, de alguma maneira, investigado e prevenido. A consistência dos resultados e os outros critérios utilizados em inferências causais serão detidamente analisados no Cap. 19.

B. PADRONIZAÇÃO DE COEFICIENTES

A padronização de taxas (ou ajustamento de dados) é uma importante técnica, empregada para possibilitar a comparação de resultados em bases mais realistas. Mostraremos, inicialmente, um exemplo, que será dissecado para ilustrar o tema.

- Exemplo: mortalidade em dois berçários

Seja, para exemplificar, a comparação da taxa de mortalidade em dois berçários e, para simplificar, admitamos que eles

Quadro 9.25 Mortalidade em dois berçários, um hospital regional e um hospital local, durante o período de um ano (dados fictícios)

Eventos	Berçário do hospital regional	Berçário do hospital local
Óbitos (N.º)	51	7
População (N.º)	1.000	1.000
Taxa de mortalidade (por 1.000)	51	7

Risco relativo = 51/7 = 7,3.
Risco atribuível = 51 - 7 = 44 óbitos por 1.000.

tenham tido, exatamente, o mesmo número de internações no período de um ano: um total de 1.000 recém-nascidos, cada um. Em um dos berçários, o do hospital regional, ocorreram 51 óbitos, enquanto que no outro, um hospital local, apenas sete (Quadro 9.25). É possível, diante destes números, sugerir para as gestantes que evitem o hospital regional e prefiram ter seus partos no hospital local? Qual dos dois berçários tem maior mortalidade? Qual deles apresenta maior risco para o recém-nascido?

1. FORMAS DE COMPARAÇÃO DE COEFICIENTES

A resposta para a pergunta formulada sobre qual o melhor dos dois hospitais, no contexto em que o problema está sendo analisado, deve basear-se na adequada comparação de coeficientes. Para tal, a mortalidade deve ser confrontada, em igualdade de condições, entre os dois berçários. Três possibilidades de comparação são apresentadas, a seguir.

a) COEFICIENTES GLOBAIS (NÃO-PADRONIZADOS)

Evidentemente, a mortalidade do hospital regional é muito mais alta. Em números redondos, as taxas apresentadas de, respectivamente, 51 por 1.000 e sete por 1.000 apontam para uma mortalidade sete vezes maior no primeiro berçário. Houve um excesso de 44 óbitos por 1.000, no berçário do hospital regional.

Em análise superficial, a maior mortalidade em um dos berçários necessita de providências imediatas. Porém, antes de buscar os culpados, é conveniente investigar o assunto em maior detalhe.

Ora, hospitais regionais e locais atendem diferentes tipos de clientela. Se em um dos berçários há maior proporção de pacientes de alto risco internados, só este fator, o risco inerente ao estado clínico dos pacientes no momento da admissão, pode ser o responsável pelo diferencial de mortalidade e de incidência de outros eventos, tais como maior número de casos de infecção hospitalar e de gastos com antibióticos, assim como tempo maior de duração da internação. A simples comparação de estatísticas globais entre os dois berçários, sem levar em conta as suas características e critérios de internação, levaria a uma conclusão equivocada: por exemplo, de tentar explicar a maior mortalidade no primeiro berçário por alguma deficiência na qualidade de atendimento médico e de enfermagem.

b) COEFICIENTES ESPECÍFICOS

Para melhor entender a situação e avaliar mais adequadamente as unidades, em condições uniformes, pode-se comparar as taxas de mortalidade dos recém-nascidos, por estratos ou categorias de risco: por exemplo, entre faixas de peso ao nascer.

O Quadro 9.26 mostra que os coeficientes de mortalidade, nos dois hospitais, por categorias de peso ao nascer, são exatamente os mesmos: respectivamente 100 e dois óbitos por 1.000, nos recém-nascidos de peso baixo e nos demais. A diferença reside na maior proporção de crianças de alto risco (peso ao nascer inferior a 2.500 gramas), em um dos berçários, que influencia poderosamente as taxas gerais.

Em síntese, um coeficiente geral é uma média ponderada das taxas específicas dos diversos estratos que compõem a população. Algumas taxas específicas, forçosamente, têm maior peso do que outras na formação do coeficiente geral.

Quadro 9.26 Mortalidade em dois berçários, em relação ao peso ao nascer*

Peso ao nascer (gramas)	Berçário do hospital regional			Berçário do hospital local		
	Óbitos (N.º)	Internações (N.º)	Coeficientes por 1.000	Óbitos (N.º)	Internações (N.º)	Coeficientes pot 1.000
< 2.500	50	500	100	5	50	100
2.500 +	1	500	2	2	950	2
Total	51	1.000	51	7	1.000	7

* Constitui um detalhamento do Quadro 9.25.

c) COEFICIENTES PADRONIZADOS

Um procedimento que permite comparar os berçários em condições uniformes consiste em calcular um coeficiente teórico, que anule o efeito do peso ao nascer. Este procedimento recebe a denominação de "padronização" ou "ajustamento". As diferenças que restarem entre os dois berçários, após o processo de padronização por peso ao nascer, não podem mais ser imputadas ao fator peso ao nascer.

2. JUSTIFICATIVA PARA PROCEDER À PADRONIZAÇÃO DE DADOS

A padronização de dados é um método muito utilizado na comparação de indicadores de saúde. As outras formas de comparação mencionadas deixam a desejar: os coeficientes gerais (não padronizados) são muito influenciados pela estrutura etária da população; por sua vez, a existência de muitos coeficientes específicos, a comparar, dificulta alcançar uma conclusão inequívoca, na matéria, em muitas situações. Nestes casos, está indicada a padronização.

"Padronizar", "ajustar", "neutralizar" ou "controlar" o efeito de uma variável são sinônimos de "anular" este efeito. A indicação para proceder à padronização reside na distribuição desigual de uma dada característica, nas duas populações, e em ser tal desigualdade indesejável. Após a padronização, as comparações são feitas em igualdade de condições, com respeito à variável controlada.

Às vezes, é necessária a padronização não somente por idade, mas por sexo e por outras variáveis. Os procedimentos são semelhantes, independentemente da variável escolhida para o ajustamento.

3. MÉTODOS DE PADRONIZAÇÃO DE COEFICIENTES

A padronização de um fator pode ser feita por meio de tabelas, pelo método direto ou pelo método indireto, exemplificados mais adiante. Para dois fatores, a padronização ainda pode ser feita em tabelas.[120] Para mais de dois fatores, a computação por essa via é muito complexa, de modo que o controle de variáveis é exercido por um dos procedimentos de análise multivariada.

a) MÉTODO DIRETO DE PADRONIZAÇÃO (OU DA POPULAÇÃO-PADRÃO)

Quando se dispõe de informação pormenorizada sobre as duas populações a comparar, opta-se pelo método direto de padronização.

• Exemplo: comparação da mortalidade entre duas regiões

O Quadro 9.27 contém o número de óbitos e o tamanho da população de duas regiões de diferente nível de desenvolvimento. As taxas de mortalidade são, respectivamente, de 10 e 6,7 óbitos anuais por 1.000. A região desenvolvida tem mortalidade 1,5 vez maior, o que representa um excesso de 3,3 óbitos anuais para cada grupo de 1.000 habitantes (ou seja, 33 óbitos por 10 mil habitantes). O encontro de um coeficiente geral de mortalidade, de 10 óbitos por 1.000 habitantes, na região mais desenvolvida, e de 6,7 na menos desenvolvida, pode parecer um contra-senso.

A inspeção minuciosa do Quadro 9.28, que é mais detalhado do que o anterior, indica que a região desenvolvida possui

Quadro 9.27 Mortalidade em duas regiões e o cálculo dos riscos

Eventos	Região desenvolvida	Região subdesenvolvida
Óbitos (N.º)	80	70
População (N.º)	8.000	10.500
Taxa de mortalidade (por 1.000)	10	6,7

Risco relativo = 10/6,7 = 1,5.
Risco atribuível = 10 - 6,7 = 3,3 óbitos por 1.000.

Quadro 9.28 Informações necessárias para a padronização das taxas de mortalidade, por idade, em dois países*, pelo método direto

Idade (anos)	Região desenvolvida			Região subdesenvolvida		
	Óbitos (N.º)	População (N.º)	Coeficiente por 1.000	Óbitos (N.º)	População (N.º)	Coeficiente por 1.000
0-14	2	2.000	1,0	30	5.000	6,0
15-54	8	4.000	2,0	15	5.000	3,0
55 e +	70	2.000	35,0	25	500	50,0
Total	80	8.000	10,0	70	10.500	6,7

* Constitui um detalhamento do Quadro 9.27.
Fonte: Dados abreviados de Felipe Ruiz. Conceitos básicos de estatística, demografia e mortalidade. Brasília, Ministério da Saúde, 1976:115-124.[121]

Quadro 9.29 Padronização de dados pelo método direto: cálculo de coeficientes padronizados de mortalidade, por idade, em duas regiões

Idade (anos)	População-padrão (1)	Região desenvolvida		Região subdesenvolvida	
		Coeficiente por 1.000 (2)	N.º de Óbitos (1) × (2)	Coeficiente por 1.000 (3)	N.º de Óbitos (1) × (3)
0-14	7.000	1,0	7	6,0	42
15-54	9.000	2,0	18	3,0	27
55 e +	2.500	35,0	87,5	50,0	125
Total	18.500	+	112,5	+	194

(1) População-padrão: soma das duas populações do Quadro 9.28.
(2)(3) Coeficientes por faixa etária: estão no Quadro 9.28.
+ Dados a serem gerados pelos cálculos abaixo
Cálculo dos coeficientes padronizados por idade:
País desenvolvido = 112,5/18.500 × 1.000 = 6,1 óbitos por 1.000
País subdesenvolvido = 194/18.500 × 1.000 = 10,6 óbitos por 1.000
Risco relativo (padronizado por idade) = 6,1/10,6 = 0,6

também população mais idosa: 25% de idosos, contra apenas 5% na outra população. Logo, o fator "idade" tem de ser anulado, para permitir comparações em igualdade de condições, neste particular. Ainda pela inspeção do mesmo quadro, percebe-se que os coeficientes de mortalidade por faixa etária, na região desenvolvida, são sempre menores do que os da subdesenvolvida, o que já aponta para o seu melhor nível de saúde.

- **Cálculos para a padronização pelo método direto**

No intuito de desarmar o efeito da idade, pode-se proceder como explicado no Quadro 9.29.

1. Inicialmente, escolhe-se uma "população-padrão" e os cálculos prosseguem, como se as duas populações tivessem esta distribuição de idades.

Seleção da população-padrão: no exemplo, foi escolhida a soma das duas populações. Poderia ser a população de uma das regiões. Os demógrafos, que usualmente lidam com grandes efetivos populacionais, utilizam a distribuição de um estado, de um país, de um continente ou do mundo, dependendo das circunstâncias. Os técnicos da Organização Pan-Americana da Saúde empregam a população das Américas ou a da América Latina, quando preparam suas estatísticas comparativas, e os da Organização Mundial da Saúde escolhem a população mundial para divulgar as suas informações estatísticas. Quem desejar comparar os seus dados com os da Organização Mundial da Saúde deve ajustar os seus coeficientes, para a população mundial; a distribuição desta população é fornecida no Quadro 9.30.

Os resultados numéricos alcançados com a padronização pelo método direto dependem da população escolhida. É possível que a escolha errada da população-padrão introduza distor-

Quadro 9.30 Padronização de dados pelo método direto: incidência de câncer de estômago, na Dinamarca, em adultos do sexo masculino, por faixa etária, no período 1983-1987

Idade (anos)	Incidência observada anual, por 100.000	Número de pessoas na população-padrão*	Casos esperados na população-padrão
0	-	2.400	-
1- 4	-	9.600	-
5- 9	-	10.000	-
10-14	-	9.000	-
15-19	0,1	9.000	0,01
20-24	0,1	8.000	0,01
25-29	0,4	8.000	0,03
30-34	0,5	6.000	0,03
35-39	2,0	6.000	0,12
40-44	4,1	6.000	0,25
45-49	10,5	6.000	0,63
50-54	15,8	5.000	0,79
55-59	27,0	4.000	1,08
60-64	47,6	4.000	1,90
65-69	67,6	3.000	2,03
70-74	98,9	2.000	1,98
75-79	142,3	1.000	1,42
80-84	183,4	500	0,92
85 e +	254,9	500	1,27
Todas	20,6**	100.000	12,47***

* População mundial
** Taxa bruta de incidência: 20,6 casos anuais por 100.000 habitantes
*** Taxa padronizada de incidência: 12,47/100.000 = 12,47, ou seja, 12,5 casos anuais por 100.000 habitantes
Fonte: Abreviado de Cancer incidence in five continents. Lyon, International Agency for Research on Cancer (Scientific Publication 120), 1992:867.[123]

ção nos resultados, favorecendo uma das populações, por questões de maior ponderação de certas categorias. Daí a importância de bem escolher a estrutura populacional a ser usada como padrão. Há mesmo a advertência de usar-se mais de uma população, para esses cálculos, de modo a verificar a concordância de resultados das padronizações.[122]

2. Aplicam-se, na população-padrão, os coeficientes observados nas duas regiões, para obter as colunas de "número de óbitos" para ambas. O novo número de óbitos, obtido após os cálculos, é de 112,5 para a região desenvolvida e de 196 para a subdesenvolvida.

3. Estes números de óbitos permitem o cálculo dos coeficientes ajustados, ou seja, respectivamente, 6,1 e 10,6 óbitos por 1.000 habitantes.

4. A razão entre os dois coeficientes informa o novo valor do risco relativo, ajustado por idade (cálculo no rodapé do Quadro 9.29).

O Quadro 9.30 contém uma outra ilustração de cálculos para a padronização de taxas pelo método direto, usando como exemplo, a incidência de câncer de estômago, no sexo masculino, na Dinamarca. Uma das colunas mostra a distribuição da população mundial padrão, utilizada pela Agência Internacional para Pesquisas sobre o Câncer.[123] A mesma distribuição é usada para a população feminina. Esta população mundial é extensamente utilizada em comparações internacionais na área da saúde.

A incidência de casos, por faixa etária, constatada na Dinamarca, é mostrada em uma das colunas. Multiplicando-se esta taxa de incidência pelo número de pessoas, na faixa etária, obtém-se o número esperado de casos que ocorreria na população-padrão. Somando-se os casos esperados encontra-se a cifra de 12,5 casos de câncer de estômago por 100 mil habitantes. Esta taxa ajustada é 40% menor do que a efetivamente constatada: de 20,6 casos por 100 mil habitantes. Mas é a taxa ajustada que servirá para comparações internacionais, desde que nas outras populações se repita este mesmo processo de padronização, com a mesma população-padrão.

b) MÉTODO INDIRETO DE PADRONIZAÇÃO (OU DO COEFICIENTE-PADRÃO)

Nem sempre estão disponíveis todos os dados, como na seção anterior, de modo que, nestas situações, o método direto de padronização não pode ser utilizado. Outras vezes, o número de casos é pequeno, o que não permite divisão por subgrupos. Em tais eventualidades, o processo indireto constitui uma alternativa.

- **Cálculos para a padronização pelo método indireto**

O procedimento pode ser assim resumido:
1. A informação necessária é o coeficiente de mortalidade por faixa etária, de uma população-padrão (coluna 1 do Quadro 9.31).

2. Dispondo-se, apenas, da distribuição da população que se deseja analisar (coluna 2) e do número total observado de óbitos (96, no exemplo), nesta mesma população, calcula-se o número de óbitos esperados (coluna 3).

3. A relação entre o número de óbitos observados e esperados, expressa em porcentagem, constitui a "razão padronizada de mortalidade" (ou SMR, já mostrada no Cap. 6). O valor da razão padronizada de mortalidade é 86, no exemplo, situando-se abaixo de 100, o que significa mortalidade baixa na região A, quando comparada ao padrão.

4. Os mesmos cálculos podem ser feitos para outras regiões, de modo a comparar-lhes as respectivas razões de mortalidade.

XIII. COMENTÁRIO FINAL

O conhecimento da distribuição da morbidade, da mortalidade e de fatores de risco mostra como está a saúde da população e as distorções no seu interior. A forma de organizar a distribuição de um evento já é uma rotina entre os profissionais de saúde, o que é feito em termos de variáveis relativas às pessoas, ao lugar e ao tempo, assunto dos Caps. 9 a 11. Para tal, as técnicas da estatística descritiva são amplamente usadas: as tabelas, os gráficos e as outras formas de síntese e de apresentação de dados.

No presente capítulo, algumas características da população foram abordadas, em detalhe, mostrando-se a variação da morbi-mortalidade em relação a elas e possíveis explicações para as diferenças sistematicamente encontradas. As seguintes variáveis foram

Quadro 9.31 Cálculo da razão padronizada de mortalidade (SMR) através da padronização de dados, pelo método indireto

Idade (anos)	Coeficiente-padrão de mortalidade (1)	Região A			
		População (2)	Óbitos observados (N.º)	Coeficiente por 1.000	Óbitos esperados (3) = (2) × (1)
0-14	4,6	5.000	+	+	23
15-54	2,4	5.000	+	+	12
55 e +	38,0	2.000	+	+	76
Total	-	12.000	96	8*	111

(1) Coeficiente de mortalidade proveniente de outra população
(2) Distribuição da população da qual não se conhece o número de óbitos, por idade
+ = dados de óbitos por faixa etária: não-disponíveis
* = coeficiente de mortalidade geral não-padronizado: oito óbitos por 1.000 habitantes

Cálculo da razão padronizada de mortalidade (*standard mortality ratio*, SMR):

$$SMR = \frac{\text{óbitos observados}}{\text{óbitos esperados}} \times 100 = \frac{96}{111} \times 100 = 86$$

objeto de análise pormenorizada: o sexo, a idade, o grupo étnico, o estado civil, a classe social (através de diferentes ângulos), o tipo de comportamento e o estilo de vida. Esta é apenas uma amostra que inclui as mais importantes ou de uso mais freqüente. No entanto, existem muitas outras variáveis passíveis de utilização, em descrições epidemiológicas, algumas listadas no Quadro 9.1, mas que não poderiam aqui receber igual nível de detalhamento.

Nos dois próximos capítulos, os temas serão os fatores relacionados a lugar e a tempo, o que constitui, junto com as variáveis relativas às pessoas, o que se convencionou denominar "epidemiologia descritiva".

QUESTIONÁRIO

1. Para que serve o conhecimento sobre a variação das freqüências dos agravos à saúde, entre segmentos da população? Por exemplo, entre sexo, faixa etária e classe social.
2. Como variam as doenças em termos de: a) sexo; b) idade; c) grupo étnico; d) estado civil; e) classe social; f) tipo de comportamento? Quais as razões para estas variações?
3. Como as pessoas, ou as suas famílias, são classificadas em relação às condições socioeconômicas? Quais os indicadores socioeconômicos mais utilizados para estratificar a população?
4. Cite variáveis empregadas em descrições epidemiológicas, mas que não foram detalhadas no capítulo.
5. Enumere alguns cuidados na interpretação de informações de morbidade, entre segmentos populacionais, de modo a evitar conclusões distorcidas.
6. Para que serve a padronização de dados? Como ela é feita?

EXERCÍCIOS

9.1. Em sua viagem inaugural, em 1912, o navio transatlântico Titanic naufragou. No acidente, morreram 1.590, das 2.301 pessoas que estavam a bordo.[124] Entre os 1.667 adultos do sexo masculino, 1.329 morreram. De 534 mulheres e crianças, 161 faleceram. Calcule as respectivas taxas de mortalidade. Interprete os resultados.
9.2. A partir das taxas de mortalidade calculadas no parágrafo anterior, avalie se a política a bordo, de privilegiar mulheres e crianças, no acesso aos barcos salva-vidas, foi devidamente seguida.
9.3. Ainda com respeito ao naufrágio do navio Titanic, a relação entre o número de sobreviventes e o de óbitos, no grupo de 534 mulheres e crianças, foi a seguinte: 373 sobreviventes para 161 óbitos. Os resultados, discriminados segundo a classe em que as mulheres e crianças viajaram, foram estes: a primeira classe, a mais cara, registrou 146 sobreviventes e quatro óbitos; a segunda classe, 104 sobreviventes e 13 óbitos; e a terceira classe, 103 sobreviventes e 141 óbitos. Entre a tripulação feminina, observou-se a seguinte casuística: 20 sobreviventes e três óbitos. A partir dos dados que foram apresentados, calcule os coeficientes de sobrevida, para as três classes de passageiros e para a tripulação feminina. Tente explicar os resultados: por que houve maior mortalidade em uma das classes?
9.4. Procure determinar, na sua comunidade, como variam as taxas de mortalidade em relação à idade, ao sexo, aos grupos étnicos, ao estado civil e à classe social. Explique as diferenças porventura encontradas nos coeficientes. Como elas se comparam com as de outras comunidades?
9.5. Faça as mesmas determinações, sugeridas na questão anterior, mas em relação à morbidade e à fecundidade (ou natalidade).
9.6. Uma habilidade que pode ser desenvolvida é a de bem apresentar as informações estatísticas. Os ensinamentos básicos podem ser aprendidos em textos de estatística sob as rubricas, estatística descritiva e descrição da amostra, entre outras. Neles encontra-se orientação para a preparação de tabelas, representação gráfica, medidas de posição, de variabilidade e de assimetria. Também são muito úteis os programas aplicativos para microcomputador, que auxiliam a preparação de gráficos e figuras.

REFERÊNCIAS BIBLIOGRÁFICAS

1. VERBRUGGE Lois M. Sex differentials in health. Public Health Report 1982; 97(5):417-437.
2. WALDRON Ingrid. Sex differences in human mortality: the role of genetic factors. Social Science & Medicine 1983; 17(6):321-333.
3. WINGARD Deborah L. The sex differential in morbidity, mortality and lifestyle. Annual Review Public Health 1984; 5:433-458.
4. A mulher brasileira: estatísticas de saúde. Dados/Radis (Fundação Oswaldo Cruz) 1986; 4(10):1-24.
5. HAAVIO-MANNILA Elina. Inequalities in health and gender. Social Science & Medicine 1986; 22(2):141-149.
6. SORENSEN Glorian & VERBRUGGE Lois M. Women, work, and health. Annual Review of Public Health 1987; 8:235-251.
7. Women and health. World Health Statistics Quarterly 1987; 40(3). (coleção de sete artigos sobre o tema).
8. Featuring women's health. American Journal of Public Health 1991; 81(3):291-388. (número dedicado à saúde da mulher)
9. GREEN Manfred S. The male predominance in the incidence of infectious diseases in children: a postulated explanation for disparities in the literature. International Journal of Epidemiology 1991; 21(2):381-386.
10. KANDRACK Mary-Anne, GRANT Karen R & SEGALL Alexander. Gender differences in health related behaviour: some unanswered questions. Social Science & Medicine 1991; 32(5):579-590.
11. CHOR Dóra, DULCHIADE Milena P & JOURDAN Angela MF. Diferencial e mortalidade em homens e mulheres em localidade da região Sudeste, Brasil - 1960, 1970 e 1980. Revista de Saúde Pública (SP) 1992; 26(4):246-255.
12. KOHN Robert & WHITE Kerr L. Health care: an international study. Oxford, Oxford University Press, 1976.
13. HOLDEN Constance. Why do women live longer that men? Science 1987; 238:158-160.
14. FISHER Roland. La différence? Science 1988; 240:130.
15. PUFFER Ruth R & GRIFFITH G Wynne. Patterns of urban mortality. Washington, Organização Pan-Americana da Saúde (Publicação Científica Nº 151), 1968.
16. LESSA Ines & BASTOS Carlos Antônio. Epidemiology of cerebrovascular accidents in the city of Salvador, Bahia, Brazil. Bulletin of the Pan American Health Organization 1983; 17(3):292-303.
17. Organización Panamericana de la Salud. Las condiciones de salud en las Americas, 1977-1980. OPS, Publicación científica número 427, 1982.
18. JONES Camara P, LAVEIST Thomas A & LILIE-BLANTON Marsha. "Race" in the epidemiologic literature: an examination of the American Journal of Epidemiology, 1921-1990. American Journal of Epidemiology 1991; 134(10):1079-1084.
19. FREIRE-MAIA Newton. Brasil: laboratório racial. 6a. ed, Petrópolis, Editora Vozes Ltda, 1983.
20. KLEIN Hebert. Tráfico de escravos. Em: Estatísticas históricas do Brasil. Rio de Janeiro, IBGE (Séries Estatísticas Retrospectivas 3), 1983:51-59.
21. SALZANO FM & FREIRE-MAIA N. Populações brasileiras: aspectos demográficos, genéticos e antropológicos. Cia Editora Nacional, Editora USP, São Paulo, 1967.
22. DONOVAN Jenny L. Ethnicity and health: a research review. Social Science & Medicine 1984; 19(7):663-670.
23. SILVA NV. Cor e o processo de realização socioeconômica. Revista de Ciências Sociais 1981; 24:391-409.
24. AZEVEDO Eliane S. Subgroup studies of black admixture within a mixed population of Bahia, Brazil. Ann Hum Genet 1980 (Londres); 44:55-60.

25. TAVARES-NETO José. Freqüência dos grupos raciais no Distrito Federal, Brasil. Ciência e Cultura 1980; 32:357-362.
26. KRIEGER H, MORTON NE, MI MP, AZEVEDO E, FREIRE-MAIA A & YASUDA N. Racial admixture in North-Eastern Brazil. Ann Hum Genet 1965 (Londres); 29:113-125.
27. HERTZMAN C, WALTER SD, FROM L & ALISON A. Observer perception of skin color in a study of malignant melanoma. American Journal of Epidemiology 1987; 126(5):901-911.
28. KEIL Julian, TYROLER Herman A, SANDIFER Samuel & BOYLE Jr Edwin. Hypertension: effects of social class and racial admixture. American Journal of Public Health 1977; 67(7):634-639.
29. KEIL JE, SUTHERLAND SE, KNAPP RG, TYROLER HA & POLLITZER WS. Skin color and mortality. American Journal of Epidemiology 1992; 136 (11):1295-1302.
30. PASSOS AD, CARDOSO JC, PAZ JE & CASTILLA EE. Nível socioeconômico como uma variável geradora de erro em estudos de etnia. Revista de Saúde Pública (SP) 1978; 12:122-128.
31. BINA José Carlos, TAVARES-NETO José, PRATA Aluísio & AZEVEDO Eliane S. Greater resistance to development of severe schistosomiasis in Brazilian negroes. Human Biology 1978; 50(1):41-49.
32. RHODES AR, WEINSTOCK MA, FITZPATRICK TB, MIHM MC & SOBER AJ. Risk factors for cutaneous melanoma. Journal of the American Medical Association 1987; 258:3146-3154.
33. NEUGUT AI, KIZELNIK-FREILICH S & ACKERMAN C. Black-white differences in risk for cutaneous, ocular and visceral melanomas. American Journal Public Health 1994; 84(11):1828-1829.
34. TERRIS Milton. Desegregating health statistics (letter). American Journal Public Health 1973; 63(6):477-480.
35. SCHNEIDERMAN M. Desegregating health statistics (letter). American Journal Public Health 1974; 64(2):98, 170-171.
36. WHITMAN S. Desegregating health statistics (letter). American Journal Public Health 1973; 64(2):171-172.
37. Centers for Disease Control and Prevention (CDC). Journal of the American Medical Association 1989; 261(2):215.
38. Centers for Disease Control and Prevention (CDC). Homicides among young black males: United States, 1978-1987. Morbidity and Mortality Weekly Report 1990; 39(48):869-873.
39. Centers for Disease Control and Prevention (CDC). Use of race and ethnicity in public health surveillance. Morbidity and Mortality Weekly Report 1993; 42(RR-10):1-17.
40. BERKSON J. Mortality and marital status: reflections on the derivation of etiology from statistics. American Journal Public Health 1962; 52:1318-1329.
41. BOWLING A. Mortality after bereavement: a review of the literature on survival periods and factors affecting survival. Social Science and Medicine 1987; 24:11-24.
42. GOODWIN JS, HANT WC, KEY CR & SAMET JM. The effect of marital status on stage treatment and survival of cancer patients. Journal of the American Medical Association 1987; 258:3125-3130.
43. FOX JP, HALL CE & ELVEBACK LR. Epidemiology: man and disease. Londres, Macmillan, 1970.
44. SUSSER Mervyn. Widowhood: a situational life stress or a stressful live event? American Journal of Public Health 1981; 71:793-795.
45. HELSING Knud J, SZKLO Moyses & COMSTOCK George W. Factors associated with mortality after widowhood. American Journal Public Health 1981; 71:802-809.
46. HELSING Knud J, SZKLO Moyses & COMSTOCK George W. Causes of death in a widowed population. American Journal of Epidemiology 1982; 116:524-532.
47. IBGE/UNICEF. Perfil estatístico de crianças e mães no Brasil. Rio de Janeiro, IBGE, 1979.
48. IBGE. Estatísticas históricas do Brasil. Rio de Janeiro, IBGE (Séries Estatísticas Retrospectivas, volume 3), 1987.
49. HADDAD Paulo & VERSIANI Flávio. Índice de preços. Em: Estatísticas Históricas do Brasil. Rio de Janeiro, IBGE (Séries Estatísticas Retrospectivas, volume 3), 1987:127-157.
50. IBGE/UNICEF. Perfil estatístico de crianças e mães no Brasil: características sócio-demográficas 1970-1977. Rio de Janeiro, IBGE, 1982.
51. MENDES René. O impacto dos efeitos da ocupação sobre a saúde de trabalhadores. Revista de Saúde Pública (SP) 1988; 22:311-326 e 441-457.
52. MENDES René. Importância da ocupação como determinante de saúde-doença: aspectos metodológicos. Revista Brasileira de Saúde Ocupacional 1989; 17(67):18-30.
53. MOURA Milton. Os mutilados do sisal. Cadernos do CEAS 95:16-25.
54. KASL Stanislav V, GORE Susan & COBB Sidney. The experience of losing a job: reported changes in health, symptoms and illness behavior. Psychosomatic Medicine 1975; 37(2):106-122.
55. TABOR Martha. The stress of job loss. Occupational Health and Safety 1982; 51:20-26.
56. McAVINCHEY Ian D. Measurement and definition of the link between unemployment and health. Effective Health Care 1984; 1(6):287-295.
57. LAHELMA Eero. Does unemployment challenge public health? Scandinavian Journal of Social Medicine 1984; 12:105-107.
58. MOORE-EDE MC & RICHARDSON GS. Medical implications of shift-work. Annual Review of Medicine 1985; 36:607-618.
59. EZZY Douglas. Unemployment and mental health: a critical review. Social Science and Medicine 1993; 37(1):41-52.
60. EISENBERG P & LAZARSFELD PF. The psychological effects of unemployment. Psychological Bulletin 1938; 35:358-390.
61. HUNT Sonja M, McEWEN James & McKENNA SP. Social inequalities and perceived health. Effective Health Care 1985; 2:151-159.
62. KLEIN-HESSELINK D John & SPRUIT Ingeborg P. The contribution of unemployment to socioeconomic health differences. International Journal of Epidemiology 1991; 21(2):329-337.
63. WEED Douglas L. Historical roots of the health worker effect. Journal of Occupational Medicine 1986; 28(5):343-347.
64. MONSON Richard R. Observations on the health worker effect. Journal of Occupational Medicine 1986; 28(6):425-433.
65. RUMEL Davi. Razões de mortalidade frente ao efeito desigualdade em estudos de mortalidade associada a categorias ocupacionais e níveis sociais. Revista de Saúde Pública (SP) 1988; 22(4):335-340.
66. Ministério do Trabalho. Classificação brasileira de ocupações. Brasília, Sistema Nacional de Emprego/Fundacentro, 1982.
67. SUSSER Mervyn & WATSON W. Sociology in medicine. London, Oxford University Press, 1971.
68. REID Ivan. Social class differences in Britain: a sourcebook. London, Open Books Publishing Limited, 1977.
69. CARTWRIGHT CA. Social class and disease. Em: Clegg EJ e Garlick JP (editores): Symposia of the Society for the Study of Human Biology, Volume XX: Disease and urbanization. London, Taylor and Francis LTD, 1980:145-158.
70. GROSSE Robert N & AUFFREY Christopher. Literacy and health status in developing countries. Annual Review of Public Health 1989; 10:281-297.
71. IBGE/UNICEF. Perfil estatístico de crianças e mães no Brasil: situação de saúde 1981. Rio de Janeiro, IBGE, 1984.
72. KENKEL DS. Health behavior, health knowledge and schooling. J Polit Econ 1991; 99(2):287-305.
73. MONTEIRO Carlos A. Saúde e Nutrição das Crianças de São Paulo. São Paulo, Editora Hucitec/Editora da Universidade de São Paulo, 1988.
74. NAVARRO V. Classe social, poder político e o estado, e suas implicações na medicina. International Journal of Health Services 7(2):255-292, 1977. Traduzido em: Textos de Apoio — Ciências Sociais 1. Rio de Janeiro, Escola Nacional de Saúde Pública/ABRASCO, 1983:80-161.
75. MECHANIC David. Medical sociology. 2a. ed, Nova York, Free Press, 1978.
76. ROSEN George. Da polícia médica à medicina social. Tradução de Ângela Loureiro. Rio de Janeiro, Edições Graal, 1979.
77. MARMOT MG, KOGEVINAS M & ELSTON MA. Social-economic status and disease. Annual Review of Public Health 1987; 8:111-135.
78. POSSAS Cristina. Epidemiologia e sociedade: heterogeneidade estrutural e saúde no Brasil. São Paulo, Editora Hucitec, 1989.
79. WILLIAMS David R. Socioeconomic differentials in health: a review and redirection. Social Psicology Quarterly 1990; 53(2):81-99.
80. FEINSTEIN Jonathan S. The relationship between socioeconomic status and health: a review of the literature. The Milbank Quarterly 1993; 71(2):279-332.
81. NICHOLS Eric S. Diferenciales de mortalidad en las enfermidades no transmisibles según el nivel socioeconómico: el caso de América Latina. Boletin de la Oficina Sanitaria Panamericana 1993; 115(3):255-269.
82. PAPPAS G et al. The incresing disparity in mortality between socioeco-nomic groups in the United States. New England Journal of Medicine 1993; 329(2):103-109.
83. TOWNSEND Peter & DAVIDSON Nick (Editores). Inequalities in health: the Black report. Harmondsworth, England, Penguin Books Ltd, 1982.
84. LECLERC A, AIACH P, PHILIPPE 1979, VENNIN M & CEBE D. Morbidity, mortality and social class: revue bibliographique portant sur divers aspects de la pathologie et discussion. Revue d'Epidémiologie et de Santé Publique 1979; 27(4):331-358.
85. BOBBIO Norberto, MATTEUCCI Nicola & PASQUINO Gianfranco. Dicionário de política. Tradução de Carmen C Varriale e Cols. 3.ª Ed, Brasília, Editora Universidade de Brasília, 1991.
86. NAM Charles B & POWERS Mary G. The socioeconomic approach to status measurement: with a guide to occupational and socioeconomic status score. Houston, Texas, Cap and Gown Press, 1983.

87. LIBERATOS Penny, LINK Bruce G & KELSEY Jennifer L. The measurement of social class in epidemiology. Epidemiologic Reviews 1988; 10:87-121.
88. SILVA Graciete B. Critérios de estratificação social. Revista de Saúde Pública (SP) 1981; 15:38-45.
89. GRAFFAR Marcel. Une méthode de classification sociale d'enchantillons de population, Courrier (Centre de International de l'Enfance) 1956; 6:455-459.
90. MARCONDES Eduardo, BERQUÓ Elza S, YUNES João, LUONGO João, MARTINS José S, ZACCHI Maria Aparecida S, LEVY Maria Stella F & HEGG Raymond. Estudo antropométrico de crianças brasileiras de zero a doze anos de idade. Anais Nestlé, No. 84:23-43.
91. NÓBREGA FJ (Coordenador). Antropometria, patologias e malformações congênitas do recém-nascido brasileiro e estudos de associação com algumas variáveis maternas. Jornal de Pediatria 1985; 59(2):1-114.
92. TIMIO Mario. Clases sociales y enfermedad: introducción a una epidemiología diferencial. México, Editorial Nueva Imagen, 1980.
93. LAUREL Asa C. Introducción. Em: Mario Timio. Clases sociales y enfermidad: introducción a una epidemiologia diferencial. México, Ed Nueva Imagen, 1980:11-22.
94. BREILH J & GRANDA E. Investigation de la salud en la sociedad: guia pedagógico sobre un nuevo enfoque del método epidemiológico. Quito, Centro de Estudios y Assessoria en Salud, 1980.
95. RODRIGUES José H. Aspirações nacionais: interpretação histórico-política. São Paulo, Editora Fulgor Ltda, 1963:103.
96. SINGER Paul I. Dominação e desigualdade: estrutura de classes e repartição de renda no Brasil. Rio de Janeiro, Editora Paz e Terra, 1981.
97. BARROS Marilisa BA. A utilização do conceito de classe social nos estudos dos perfis epidemiológicos: uma proposta. Revista de Saúde Pública (SP) 1986; 20(4):269-273.
98. LOMBARDI Cintia, BRONFMAN Mario, FACCHINI Luiz A, VICTORA Cesar G, BARROS Fernando C, BÉRIA Jorge U & TEIXEIRA Ana MB. Operacionalização do conceito de classe social em estudos epidemiológicos. Revista de Saúde Pública (SP) 1988; 22(4):253-265.
99. MONTEIRO Carlos A, FREITAS Isabel CM & BARATHO Regina M. Saúde, nutrição e classes sociais: o nexo empírico evidenciado em um grande centro urbano, Brasil. Revista de Saúde Pública (SP) 1989; 23(5):422-428.
100. NAJMAN Jake M. Health and poverty: past, present and perspectives for the future. Social Science and Medicine 1993; 36(2):157-166.
101. ROCHA Sônia & ELLWANGER Ria. Linhas de pobreza: alternativas metodológicas a partir de estruturas de consumo observadas. Planejamento e Políticas Públicas 1993; 9 (junho):227-244.
102. ANTONOVSKY A. Social class, life expectancy and overall mortality. Millbank Memorial Fund Quarterly 1967; 45:31-73.
103. HANSEN Erik J. Explanations of social inequality: an approach to the problem. Scandinavian Journal of Social Medicine 1984; 34:45-55.
104. FOX AJ. Socio-demographic mortality differentials: new longitudinal perspectives. Revue d'Epidémiologie et de Santé Publique 1987; 35:20-27.
105. Lifestyles and health. World Health Statistics Quarterly 1991; 44(2):48-91 (sete artigos sobre o tema).
106. FRIEDMAN M & ROSENMAN RH. Association of specific overt behaviour pattern with blood and cardiovascular findings. Journal of the American Medical Association 1959; 169:1286-1296.
107. SIEGEL Judith M. Type A behavior: epidemiologic foundations and public health implications. Annual Review of Public Health 1984; 5:343-367.
108. FRIEDMAN M, THORESEN CE, GILL JJ et al. Alteration of type A behaviour and its effect on cardiac recurrences in post-myocardial infarct patients; summary results of the Recurrent Coronary Prevention Project. Am Heart J 1986; 112:653-665.
109. MATTHEWS KA & HAYNES SG. Type A behaviour pattern and coronary disease risk: update and critical evaluation. American Journal of Epidemiology 1986; 123:932-960.
110. WEAVER Roderic C & RODNICK Jonathan E. Type A behavior: clinical significance, evaluation, and management. Journal of Family Practice 1986; 23(3):255-261.
111. SULS J & SANDERS GS. Type A behavior as a general risk factor for physical disorder. Journal of Behavioral Medicine 1988; 11:201-226.
112. DAWBER TR. The Framingham Study: the epidemiology of coronary heart disease. Cambridge (MA), Harvard University Press, 1980.
113. HELMER Dianne C, RAGLAND David R & SYME S Leonard. Hostility and coronary artery disease. American Journal of Epidemiology 1991; 133(2):112-121.
114. SELYE H. Stress. Barcelona, Editorial Científico Médico, 1954.
115. KASL Stanislav V. Stress and health. Annual Review of Public Health 1984; 5:319-341.
116. BONAMIN Leoni. O estresse e as doenças. Ciência Hoje 1994; 17(99):25-30.
117. GREEN Laurence W. Modifying and developing health behavior. Annual Review of Public Health 1984; 5:215-236.
118. BERKMAN Lisa F. Assessing the physical health effects of social networks and social support. Annual Review of Public Health 1984;413-432.
119. SMITH GD, LEON D, SHIPLEY MJ & ROSE G. Socioeconomic differentials in cancer among men. International Journal of Epidemiology 1991; 20(2):339-345.
120. FLEISS JL. Statistical methods for rates and proportions. New York, Wiley, 1973.
121. RUIZ Felipe. Conceitos básicos de estatística, demografia e mortalidade. Brasília, Ministério da Saúde, 1976.
122. LEGUINA Joaquín. Fundamentos de demografía. Madrid, Siglo Veintiuno de España Editores SA, 1981:57.
123. International Agency for Research on Cancer. Cancer incidence in five continents. Lyon, IARC (Scientific Publication 120), 1992.
124. HALL Wayne. Social class and survival on the S.S. Titanic. Social Science & Medicine 1986; 22(6):687-690.

Capítulo 10

VARIÁVEIS RELATIVAS AO LUGAR

I. Considerações gerais, 218
   A. Usos, 218
   B. Fontes de dados e unidades de observação, 219
   C. Técnicas cartográficas, 220
   D. Sistemas de informação geográfica, 224

II. Principais tipos de comparação geográfica, 225
   A. Comparações internacionais, 225
   B. Comparações nacionais, 228
   C. Comparações de áreas urbanas e rurais, 230
   D. Comparações locais, 232

III. Mobilidade da população e saúde, 232
   A. Mobilidade da população e saúde no Brasil, 233
   B. Tipologia e determinantes das migrações, 233
   C. Urbanização, 235
   D. Migração estacional, 237
   E. Migração internacional, 237
   F. Focos naturais de infecção, 238
   G. Disseminação das doenças, 238

IV. Interpretação de variações geográficas, 239
   A. Conduta na interpretação dos resultados, 239
   B. Estudo especial de migrantes, 241

V. Comentário final, 242
   Questionário, 242
   Exercícios e leitura complementar, 242
   Referências bibliográficas, 242

O melhor entendimento da distribuição dos agravos à saúde e de seus fatores determinantes passa, necessariamente, por considerações concernentes à localização geográfica destes eventos, assunto do presente capítulo. Abordaremos os usos mais freqüentes do conhecimento sobre a distribuição geográfica das doenças e comentaremos as comparações regionais mais encontradas na literatura especializada, incluindo algumas técnicas empregadas para efetuar o seu estudo. A seção intitulada "mobilidade da população e saúde" versa sobre diversos temas que auxiliam a compreensão da atual distribuição espacial da morbidade. Ao final, são fornecidas orientações para nortear a interpretação dos resultados.

I. CONSIDERAÇÕES GERAIS

A constatação de que as doenças variam de região para região não é recente: nos textos de Hipócrates (século V a.C.) esta relação aparece, assim como nas crônicas de viajantes, desde a Idade Média.

Os relatos descrevem as doenças mais encontradiças, aquelas mais graves ou as de exteriorização mais evidente. Por vezes, encontra-se a tentativa de relacioná-las a fatores prevalentes na região. Muito já se escreveu sobre o tema.[1-13] A análise dos agravos à saúde, com realce para as diferenças geográficas e históricas, constitui a preocupação fundamental de uma disciplina localizada na interseção da saúde e da geografia, conhecida como geografia da saúde ou por seus sinônimos: geografia médica, geomedicina, geopatologia, medicina geográfica, patologia geográfica e epidemiologia geográfica.

A. USOS

O estudo da variação espacial dos eventos produz um diagnóstico comparativo, que é utilizado de muitas maneiras (Quadro 10.1).

1. Indicar os riscos a que a população está exposta
Apontar os riscos a que o indivíduo está sujeito, por viver em certas regiões ou por visitá-las, é uma das utilizações mais

Quadro 10.1 Uso das informações sobre a distribuição geográfica dos agravos à saúde

1. Indicar os riscos a que a população está exposta
2. Acompanhar a disseminação dos eventos
3. Fornecer subsídios para explicações causais
4. Definir as prioridades de intervenção
5. Avaliar o impacto das intervenções

comuns da informação sobre a distribuição geográfica dos agravos à saúde.

• Exemplo 1: risco de infecção

Muitos exemplos podem ser encontrados no campo das doenças infecciosas, dentre eles a ocorrência e concentração de grande número de casos de malária, na região amazônica, e as epidemias de dengue em diversas regiões do País.

• Exemplo 2: risco de doenças não-infecciosas

A litíase renal é mais encontrada em regiões de clima seco. O bócio endêmico está relacionado à ingestão inadequada de iodo na dieta, ocorrência mais freqüente em áreas afastadas do litoral do país, nas quais é muito baixo o teor deste elemento.

2. Acompanhar a disseminação dos agravos à saúde

Detectada a presença de um evento, em uma localidade, a comparação com as áreas vizinhas, em diferentes momentos, informa a evolução espacial do processo.

• Exemplo: a cólera na América Latina

A década de 1990 testemunhou a reintrodução e a propagação do vibrião colérico no continente. Os primeiros casos foram detectados no Peru, a partir do qual a doença alastrou-se rapidamente para outros países. O sistema de vigilância epidemiológica, detalhado no Cap. 21, é montado para o estudo continuado da ocorrência e da propagação de determinados agravos à saúde, como a cólera e a tuberculose, que constituem importantes problemas de saúde pública.

3. Fornecer subsídios para explicações causais

Por si só, a análise exaustiva das características fisiográficas, sociais e econômicas de uma região possibilita o entendimento de numerosos aspectos relacionados ao comportamento de uma doença: caso da relação entre classe social, ocupação e hábitos de vida, com a ocorrência de danos à saúde. Mas a comparação de áreas ou comunidades, em que o evento mostra diferentes incidências, é uma alternativa para sugerir idéias, identificar possíveis fatores etiológicos, em geral, do meio ambiente, ou confirmar as associações causais suspeitadas. Este é o caminho também para definir as medidas de controle a serem aplicadas ou recomendadas à população.

• Exemplo: consumo de pescado e doença coronariana

O desenvolvimento recente dos conhecimentos sobre a etiologia da doença coronariana, apontando para a importância de determinados componentes da dieta, presentes em algumas regiões e ausentes em outras, é ilustração do enfoque comparativo, que a epidemiologia pode proporcionar. Estudos realizados na década de 60 indicaram que os esquimós apresentavam menor incidência de doenças coronarianas, em comparação às taxas existentes em numerosos países, embora consumissem dietas ricas em gordura, à base de peixes. Este foi o ponto de partida para investigações adicionais sobre o assunto, o que levou a postular-se o maior consumo de peixes, na alimentação, e, mais especificamente, de ácidos graxos poliinsaturados, como medida protetora contra a doença aterosclerótica. É interessante assinalar que a adoção deste tipo de dieta está associada também a melhoras em casos de outros agravos à saúde, como artrite reumatóide, psoríase, dermatite atópica e asma brônquica.[14]

Em síntese, "o exame comparativo dos locais e das condições de vida das comunidades pode levantar o véu que determina as diferenças de coeficientes de doenças".[15] Tenha-se em conta que tais comparações sugerem hipóteses etiológicas mas raramente as comprovam; evidências mais consistentes são produzidas com o uso de outras formas de comparação, detalhadas nos Caps. 12 e 13.

4. Definir as prioridades de intervenção

A comparação geográfica permite um ordenamento das regiões, segundo a magnitude dos respectivos indicadores de saúde, assim como a análise comparativa entre um coeficiente e um padrão mostra a distância que os separa e aponta para o caminho que ainda precisa ser percorrido.

• Exemplo: comparação de coeficientes de mortalidade infantil

Em alguns países, como a Holanda, a Suécia e o Japão, na década de 1990, a mortalidade infantil baixou para cinco óbitos de menores de um ano por mil nascidos vivos. Se, em outro país, na mesma época, a mortalidade infantil é de 55 óbitos por mil, conclui-se que há 50 óbitos potencialmente evitáveis, no decurso do primeiro ano de vida, em cada mil nascidos vivos. No caso presente, o coeficiente de cinco por mil é tomado como padrão, cuja redução, para um nível ainda menor, representa uma meta dificilmente atingível, pois tais óbitos decorrem, na sua maioria, de situações patológicas para as quais não se dispõe ainda de prevenção ou tratamento adequado.

Uma comparação ainda mais útil é a realizada no interior de um país ou de um estado. Por exemplo, se a taxa de mortalidade infantil é duas vezes maior em um determinado município do que a taxa relativa ao estado, infere-se que há necessidades de saúde não-satisfeitas, no tocante às crianças daquele município com mortalidade mais alta.

O mesmo raciocínio, mostrado para a mortalidade infantil, pode ser adaptado para a comparação regional de coeficientes de morbidade e, assim, identificar áreas de maior incidência de doenças. Os moradores destas áreas, conclui-se, estão em alto risco de adoecer e são os alvos prioritários para os programas preventivos e outros esforços da sociedade. O tema não se encerra somente em termos de morbimortalidade: as comparações geográficas de fatores de risco seguem o mesmo princípio, assim como de recursos, sejam humanos, materiais ou financeiros, que apontam para as regiões pouco beneficiadas, ao lado de outras mais bem aquinhoadas, o que permite propor soluções para atenuar as diferenças.

5. Avaliar o impacto das intervenções

Na mesma linha de raciocínio, delineado anteriormente, busca-se interpretar a relação causal entre determinadas ações e o nível de morbimortalidade em, pelo menos, duas regiões. São, portanto, pesquisas comparativas, entre o que ocorre "aqui e lá", nas quais uma das regiões sofre uma intervenção e a outra, não.

• Exemplo: controle da esquistossomose

A aplicação de moluscicida para controle da doença, levada a efeito em uma área, e não em outra, permite inferir os seus reflexos na redução da população de caramujos e na diminuição da incidência, da prevalência e da intensidade da infecção.[16]

B. FONTES DE DADOS E UNIDADES DE OBSERVAÇÃO

As comparações regionais são feitas, usualmente, com dados secundários. Os mais empregados são as estatísticas preparadas a partir de fontes rotineiras de informação, como os registros de óbitos e de casos de morbidade; em especial, as notificações compulsórias, as hospitalizações e os registros de câncer. Por vezes, existem os resultados de recenseamentos e de inquéritos amostrais para serem usados em comparações: por exemplo, das PNADs, realizadas pelo IBGE. Tais estatísticas, divulgadas em anuários ou publicações assemelhadas, constituem o subsídio utilizado para o conhecimento preliminar da situação, a definição de alguns dos principais problemas que afetam a população e o ponto de partida para pesquisas adicionais.

O termo "estudo ecológico" é empregado para designar a categoria de investigação que utiliza o grupo de pessoas de um local como unidade de observação; seja através de comparação de estatísticas de diferentes áreas, em uma mesma época, seja por estudo desta mesma área, em épocas diversas.

É conveniente trabalhar, em estudos comparativos, com unidades cujos limites sejam os normalmente existentes entre áreas geográficas, como país, estado, município ou outra forma de regionalização político-administrativa. Desta maneira, outras informações estarão também disponíveis para o mesmo grupo populacional, tais com as estatísticas demográficas, econômicas e sobre serviços, o que facilita e enriquece as comparações regionais de indicadores de saúde.

O êxito das comparações geográficas muito depende da abrangência do sistema de registro e da qualidade do seu conteúdo. Por esta razão, epidemiologistas, estatísticos e os profissionais de saúde, de maneira geral, empenham-se na melhoria da informações de rotina: sobre mortalidade, morbidade, fatores de risco e recursos, entre outras. Os anuários, que reúnem informações dispersas em numerosas publicações, constituem uma das principais fontes de dados utilizada para delimitar a magnitude e a importância de um agravo à saúde, assim como para comparações geográficas e cronológicas.

Os sistemas rotineiros de registro apresentam, regra geral, limitações, o que dificulta ou mesmo impede comparações regionais. Estas limitações são conseqüência, entre outros, de diferenças no acesso da população à assistência à saúde e de critérios diferenciados de diagnósticos e de notificação de doenças, empregados pelos profissionais de saúde, o que se reflete na falta de uniformidade das informações estatísticas. Além disso, nem sempre os sistemas rotineiros de registro constituem as fontes de dados mais adequadas, pela própria natureza do evento enfocado. Por exemplo, não existe sistema de notificação, no Brasil, para doenças cronicodegenerativas. Uma outra ilustração é a de investigações sobre as relações entre saúde e migrações estacionais, pois estas não ficam restritas aos limites de um município, estado ou país, de modo que raramente há informações estatísticas precisas sobre elas. Para o conhecimento de sua magnitude e dos problemas de saúde que as acompanham, assim como dos agravos à saúde para os quais não existem dados rotineiros de mortalidade e morbidade, outras alternativas têm de ser pensadas, em especial, os registros de doenças, os inquéritos e os estudos multicêntricos.

Os danos à saúde podem não ser o foco primário de interesse, mas os vetores, reservatórios, agentes biológicos, físicos e químicos, ou algum outro fator a ser considerado no complexo causal. Em muitas ocasiões, este foco de comparações regionais pode estar representado por uma característica da população, tais com o peso corporal e os hábitos alimentares, ou a distribuição de serviços e de recursos humanos e financeiros, dados que são também obtidos por recenseamentos, estatísticas em base contínua ou pesquisas amostrais.

C. TÉCNICAS CARTOGRÁFICAS

As diferenças regionais no perfil de um evento podem ser constatadas de muitas maneiras, das quais são ilustrações a comparação de coeficientes gerais e o confronto de distribuição de freqüências, apresentadas sob a forma de quadros ou figuras: um exemplo é o gráfico em barras. Contudo, é através de mapas que a distribuição espacial costuma ser mais bem ilustrada. A clareza e a exatidão que podem ser obtidas, com esta técnica, raramente são igualadas por outros meios de expressão.[3,17-21]

Os mapas contêm o resumo visual das situações estudadas, o que favorece à formulação de raciocínios diversos. Na maioria das vezes, a sua preparação tem objetivo descritivo, embora sempre haja tentativas de interpretações etiológicas, em geral, na busca de fatores ambientais que possam ser responsabilizados pelas diferenças regionais entre os indicadores de saúde.

1. MAPAS GEOGRÁFICOS

Constituem a forma tradicional de apresentação da informação. A eles estamos acostumados, desde os bancos escolares, nas aulas de geografia, e também por encontrá-los nos jornais, revistas e programas de televisão. São preparados de modo que as suas áreas sejam proporcionais à superfície que representam. A morbimortalidade e outros eventos podem ser neles assinalados por meio de sinais ou símbolos diversos: alfinetes, pontos, círculos, quadrados, triângulos, cruzes, letras, traços, sombras, cores etc. A Fig. 10.1 constitui ilustração. A escolha depende

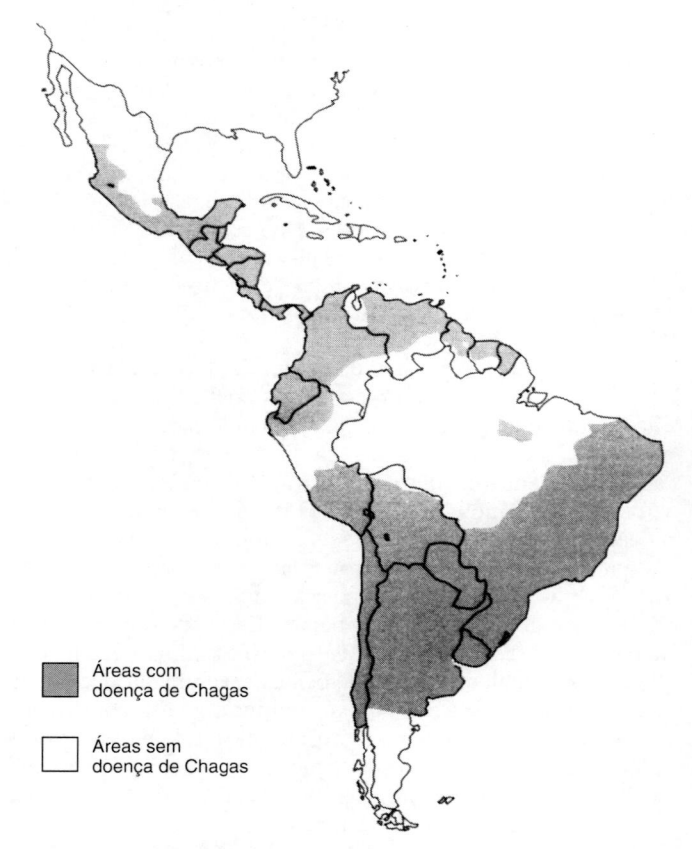

Fig. 10.1 Distribuição geográfica da doença de Chagas nas Américas, 1989.
Fonte: Organização Pan-Americana de Saúde 1990:172.[22]

de preferências pessoais e do que se pretende representar, embora a falta de padronização dificulte as comparações entre os mapas.[21]

Informações adicionais, além da morbimortalidade, podem estar contempladas, nos mapas, como a localização de estabelecimentos de saúde, escolas, fontes de abastecimento de água, parques, lagos, áreas residenciais e edifícios públicos, identificados por legendas apropriadas, bem como setas e outros indicativos de movimentos espaciais.

Os mapas contêm os eventos expressos em números relativos ou absolutos.

- **Representação do evento em números relativos**

As freqüências do evento, em muitos mapas, são expressas por meio de taxas, razões ou porcentagens. É comum sombrear ou hachurar áreas, de modo que cada intensidade de sombra ou tipo de traço represente um determinado nível de freqüência.

- Exemplo: eventos expressos em números relativos

A Fig. 10.2 mostra a proporção da população coberta com informação regular de mortalidade, por unidades da Federação. Em alguns estados, o sistema de informações de mortalidade cobre praticamente toda a população, enquanto em outros a cobertura é bem mais baixa.

Na Fig. 10.3 há um outro exemplo: as variações da mortalidade infantil, em termos de quartis, segundo áreas da cidade de Salvador, na Bahia.[24]

- **Representação do evento em números absolutos**

Em outras ocasiões, é conveniente mostrar, no mapa, os próprios números absolutos dos eventos que ocorrem na região: de óbitos, de casos detectados de uma doença, de pessoas portadoras de um dado fator de risco etc.

- Exemplo: eventos expressos em números absolutos

Na investigação efetuada por Snow, em Londres, para esclarecer as causas da epidemia de cólera, cada ponto em negrito colocado no mapa assinala a localização do domicílio onde ocorreu um caso fatal da doença entre 19 de agosto e 30 de setembro de 1854 (Fig. 10.4).[25] A posição da bomba de água de Broad Street também é indicada, assim como as outras das imediações, às quais o público teve acesso. O mapa revelou que a incidência de cólera ocorria entre as pessoas que consumiam a água da bomba de Broad Street.

Em Nova Iguaçu (RJ), foram assinalados em mapa os casos de febre tifóide ocorridos entre abril e junho de 1980, quando se configurou uma epidemia (Fig. 10.5).[26] Foi assinalada também a localização da central de abastecimento de água para a área, apontada como a fonte de infecção, e de uma faculdade onde ocorreram muitos casos da doença.

Um outro exemplo vem de município do interior da Bahia, Santo Antônio de Jesus, onde os mapas foram usados para marcar a localização dos casos de infecção por esquistossomose e dos fatores de risco a eles associados.[27]

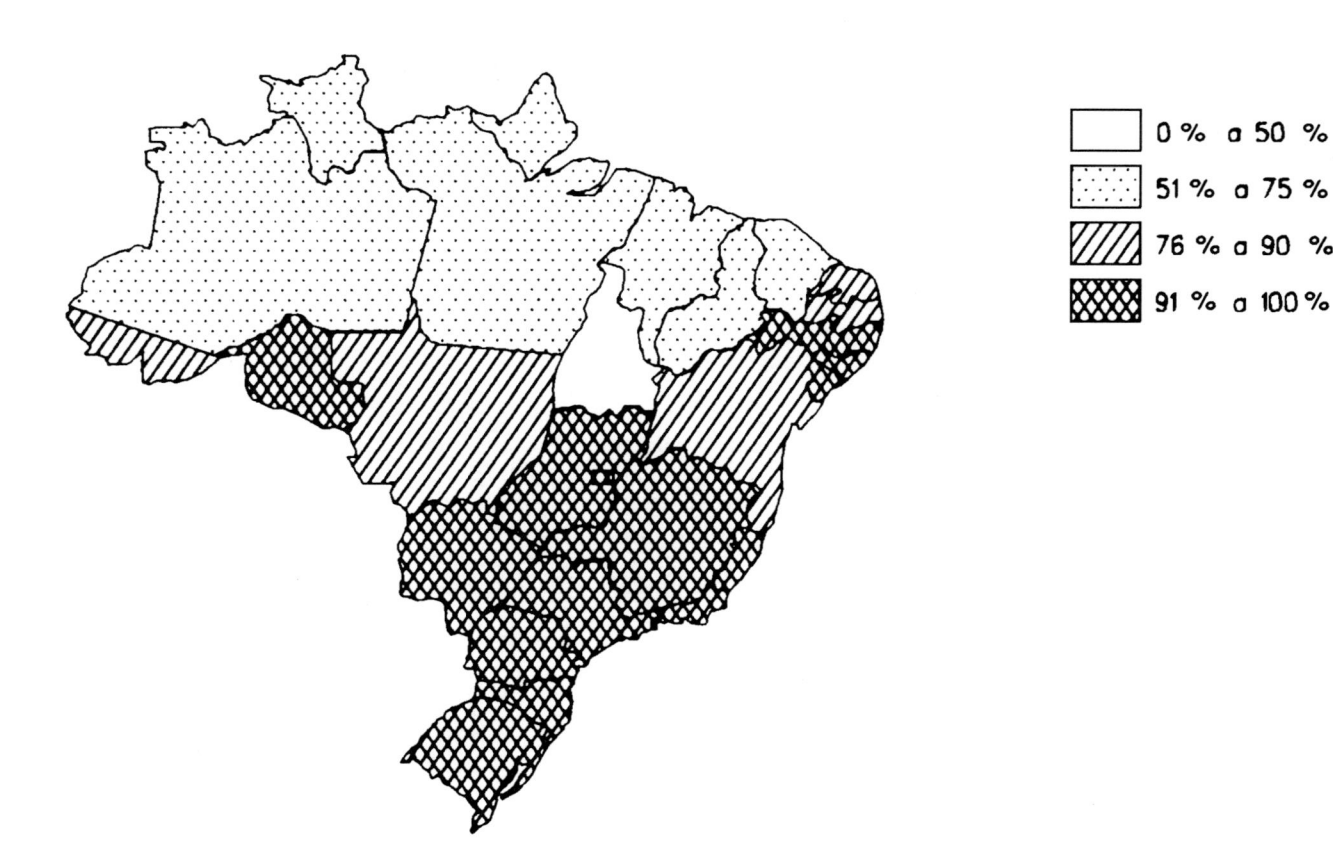

Fig. 10.2 Proporção de população coberta com informação regular de mortalidade, por Unidade da Federação, Brasil, 1989.
Fonte: Ministério da Saúde, Estatísticas de Mortalidade, Brasil, 1989.

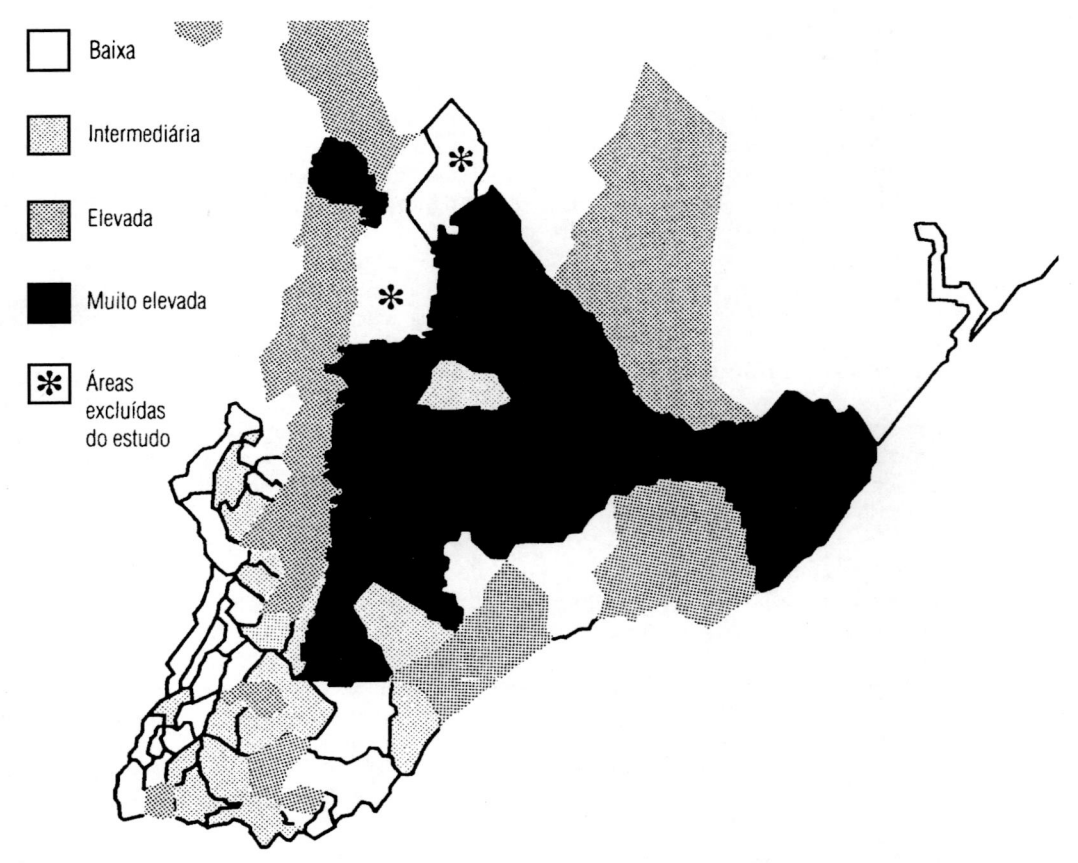

Legenda do mapa:
- Baixa
- Intermediária
- Elevada
- Muito elevada
- ✳ Áreas excluídas do estudo

Fig. 10.3 Mortalidade infantil proporcional segundo zonas de informação e respectivos quartis. Salvador, 1980.
Fonte: Jairnilson S Paim e Maria C Costa, Boletín de la Oficina Sanitaria Panamericana 1993;114 (5): 419.[24]

Nos mapas, em que a localização exata dos casos é mostrada por meio de pontos ou outras marcas, não se leva em conta a concentração da população, o que pode dificultar a interpretação. Sabe-se que, em espaços reduzidos, há expressiva concentração de pessoas: é o caso dos edifícios, de muitos andares, situação típica das cidades de grande ou médio porte. Em bairros mais afastados do centro, as casas de apenas um andar são maioria e, mais além, existem muitos terrenos baldios, correspondendo a um número de pessoas mais baixo. Nas áreas rurais, geralmente a densidade demográfica é ainda mais reduzida, caracterizada por grande dispersão da população. Desta forma, a interpretação de mapas, em que os pontos assinalam os casos da doença, exige o conhecimento da densidade populacional de cada área, que raramente pode ser também neles mostrada. Assim, a concentração de casos necessariamente não indica epidemia, pois a população sob risco pode ser muito numerosa. Uma alternativa para contornar a desvantagem decorrente de não conterem informação sobre o tamanho da população é a confecção dos chamados "mapas demográficos".

2. MAPAS DEMOGRÁFICOS

Nesta forma de representação, a área é ajustada de forma proporcional ao efetivo populacional e não à extensão territorial.[28-30]

- Exemplo: mapas demográficos

Um mapa-múndi demográfico permite, por simples inspeção, a comparação de países pelos tamanhos das suas populações;[31] assim, a China e a Índia logo se sobressaem, pela grande área que passam a ocupar, já que são os países mais populosos da Terra.

O IBGE, por vezes, usa esta forma de representação cartográfica para o País. No início da década de 1990, o Estado de São Paulo era representado por uma área cerca de 20 vezes maior do que a do Estado do Amazonas, pois esta era a relação entre o tamanho das duas populações, embora, em termos de superfície, São Paulo seja seis vezes menor.

O mapa pode ser ajustado, não pelo tamanho da população total, mas de acordo com outras características: por exemplo, pelo número de nascidos vivos.[18] Os agravos à saúde em inspeção, como os casos de doenças infecciosas ou de anomalias congênitas, são então representados, distribuídos regularmente na área respectiva. Os mapas demográficos podem ser adotados para cidades, bairros ou mesmo parte deles, mas, na realidade, são pouco usados. Razões para seu uso limitado são a pouca familiaridade das pessoas a esta forma de representação e a impossibilidade de localizar o evento, de forma exata, em termos geográficos, o que pode resultar em confusão na interpretação.

3. MAPAS DE CORRELAÇÃO

Este tipo de mapa corresponde a um artifício utilizado para permitir a imediata comparação entre diferentes variáveis expressas nos respectivos mapas básicos. Para tanto, como exemplo, faz-se a superposição dos mapas correspondentes a uma cidade, impressos em papel transparente, e cada um deles mostrando a distribuição de uma variável. Vários agravos à saúde e fatores de risco podem ser assim comparados. A superposição facilita a análise simultânea dos eventos, auxiliando a formulação de hi-

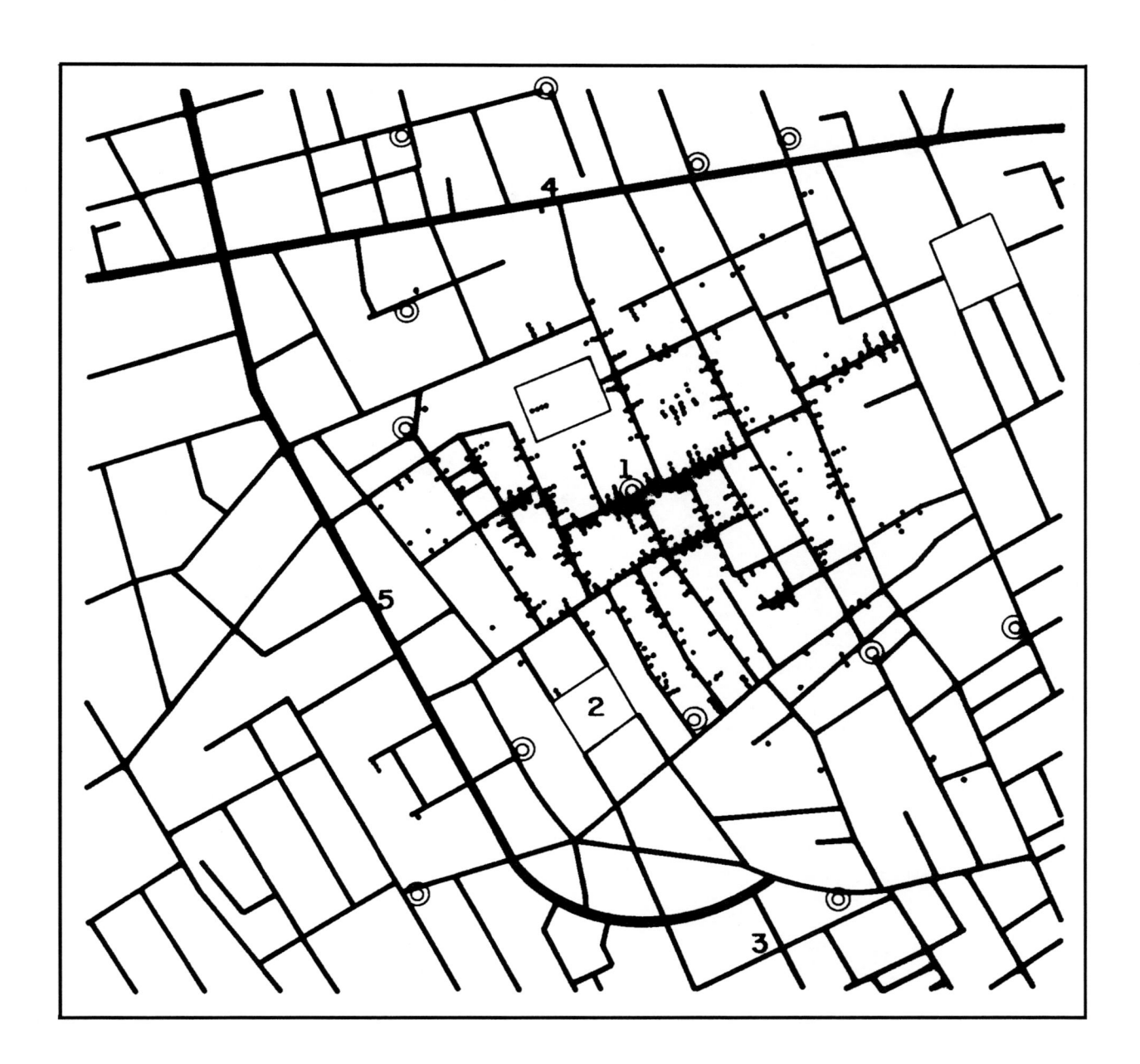

◎ Bomba de água
• Mortes por cólera
1 Broad Street
2 Golden Square
3 Piccadilly Circus
4 Oxford Street
5 Regent Street

Fig. 10.4 Mapa de Londres (Golden Square e adjacências) mostrando a distribuição de casos de cólera na epidemia de agosto e setembro de 1854.
Fonte: John Snow, Sobre a maneira de transmissão da cólera. Originalmente publicado em 1855.[25]

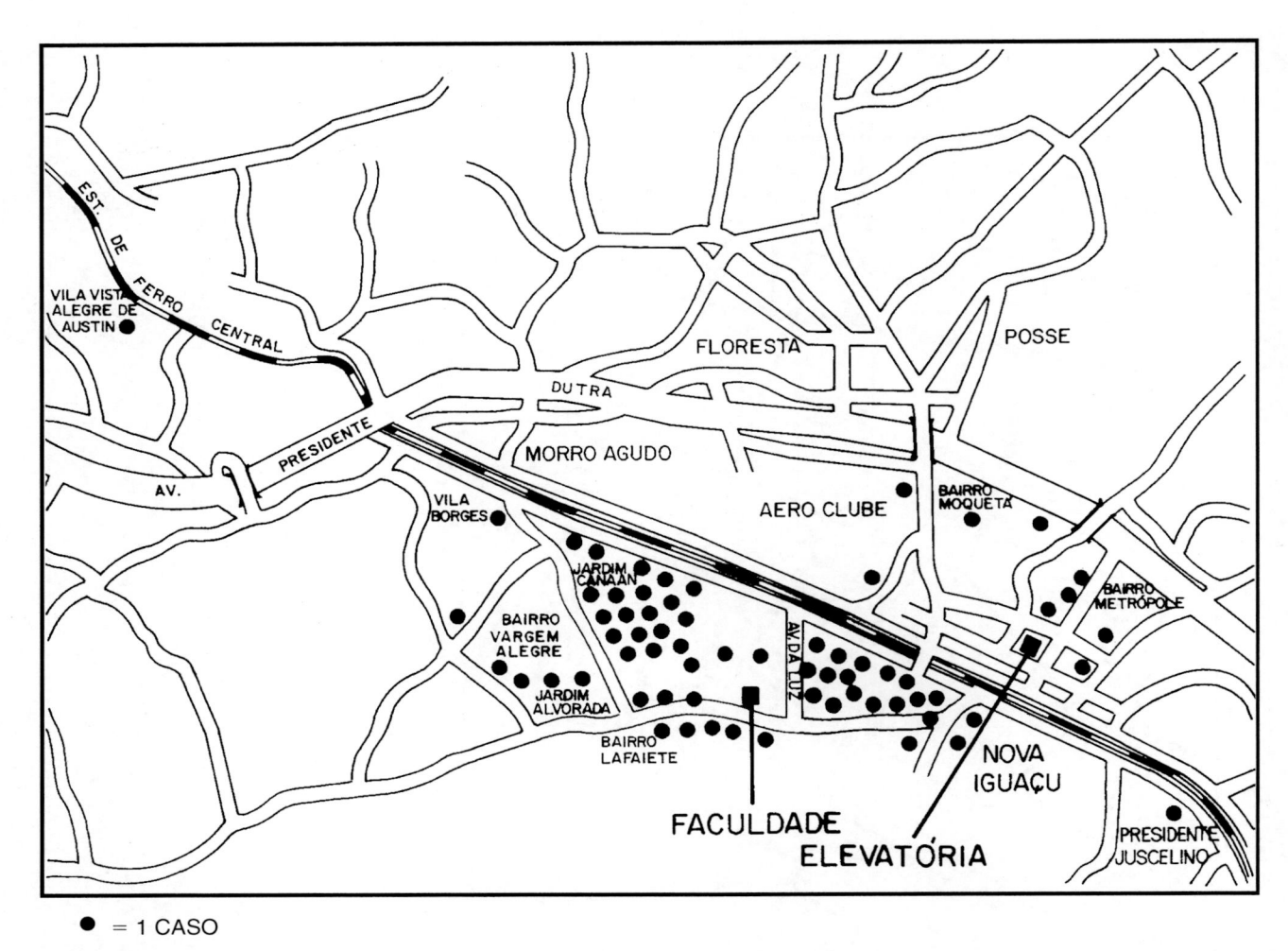

Fig. 10.5 Distribuição de casos de febre tifóide em Nova Iguaçu (RJ) no trecho mais afetado pelo surto ocorrido de março a junho de 1980.
Fonte: EP Rocha, AG Luz, AL Lima et al. Boletim Epidemiológico (FSESP, Ministério da Saúde) 1980;12 (15):145.[26]

póteses para explicar a distribuição do agravo à saúde. Todavia, esta sistemática, tal como a anterior, é pouco usada.

Em resumo, existem muitas técnicas para sintetizar informações sob a forma de mapas. Contudo, as técnicas descritivas para estudo da distribuição geográfica dos eventos e para a vigilância dos agravos à saúde ainda estão relativamente pouco desenvolvidas, se comparadas, por exemplo, com o enorme avanço ocorrido nos métodos analíticos de investigação, que são tratados no Cap. 12. A falta de padronização na apresentação dos resultados é uma constante, dificultando revisões sobre o assunto, de modo que foram sugeridas normas com o objetivo de alcançar maior uniformidade.[21] É possível que a padronização das informações geográficas faça com que a análise espacial da morbimortalidade seja mais produtiva, em termos de investigação de hipóteses etiológicas: por exemplo, entre exposições ambientais e incidência de câncer. Esforços também vêm sendo feitos no sentido de reduzir a subjetividade nas conclusões de comparações regionais, provenientes de inspeção de mapas.[32,33] Os sistemas de informação geográfica, baseados em computadores, representam um avanço em termos de manejo de dados geográficos.

D. SISTEMAS DE INFORMAÇÃO GEOGRÁFICA

O computador oferece uma alternativa para os problemas práticos de confecção e atualização periódica de mapas, qualquer que seja a modalidade escolhida, pois tem a vantagem de lidar, de maneira rápida e confiável, com grande quantidade de dados. Os mapas e gráficos, preparados mediante o uso de computadores, podem variar muito em apresentação, graças à versatilidade destes aparelhos. A tela do computador permite a visualização de detalhes de modo que, quando desejado, os dados são impressos, em papel, obtendo-se mapas para estudo e divulgação.

Dá-se o nome de sistema de informação geográfica (SIG) ao conjunto que contém a seqüência completa de componentes para a aquisição, processamento, armazenamento e manejo de dados espaciais.[34] Trata-se de um "pacote" informatizado, contendo a programação e os dados básicos (por exemplo, nome, área e mapa dos países) que, a partir de informações fornecidas pelo usuário, organiza estas informações e gera os respectivos mapas mostrando a situação existente: de população, de mortalidade, de morbidade, de fecundidade etc.

- Exemplo: sistemas de informação geográfica

O "Epi-Map" é um programa para microcomputador que pode ser acoplado ao "Epi-Info", este de muito uso em epidemiologia. Ele permite expressar os dados colocados no "Epi-Info" sob a forma de mapas.

O "PopMap" é um outro programa, desenvolvido sob os auspícios das Nações Unidas, para o processamento de informações geográficas, de modo a constituir-se em apoio a decisões para atividades de população.[34]

Existem numerosos sistemas de informações geográficas em uso. Devido à versatilidade e facilidade de manuseio, eles têm amplo potencial de aplicação, entre os quais, para o conhecimento da situação existente, as comparações regionais, os estudos históricos, e as projeções e simulações partindo de diferentes premissas. Como todo programa aplicativo para uso em computador, seu uso dispensa programação especial, o que representa rapidez e custo reduzido.

A utilização destas técnicas tende a aumentar: por exemplo, na vigilância epidemiológica de doenças transmissíveis, na comparação e acompanhamento das estatísticas vitais, e na organização espacial de serviços de saúde e de recursos humanos.

II. PRINCIPAIS TIPOS DE COMPARAÇÃO GEOGRÁFICA

Existem muitas possibilidades de comparação geográfica de agravos à saúde: são exemplos aquelas relacionadas a diferentes níveis de altitude, de latitude, de umidade do ar, de poluição ou ao tipo predominante de solo, de forma de ocupação deste solo, de vegetação, de fauna, de habitação, de trabalho e de alimentação. Para investigar estes e outros temas, são utilizados quatro tipos principais de comparação espacial que serão vistos, a seguir:

A. entre países
B. entre unidades administrativas dentro de um mesmo país
C. entre áreas urbanas e rurais
D. em nível local

A. COMPARAÇÕES INTERNACIONAIS

A comparação de indicadores de saúde entre dois ou mais países, ou entre grupos de países afins, de forma a identificar as eventuais variações, é muito encontrada em publicações científicas.

1. UTILIDADE DAS COMPARAÇÕES INTERNACIONAIS

Uma das principais motivações para a realização de comparações internacionais é a de apontar desigualdades, de modo a carrear para elas a atenção do governo e da sociedade, e, assim, auxiliar a captação de recursos para a resolução de problemas de elevada importância. Com este objetivo, apresentam-se, por exemplo, as variações regionais da prevalência da desnutrição, da mortalidade por doenças infecciosas e da extensão da cobertura populacional dos serviços de saneamento ambiental, divulgando-as amplamente, e mostrando o que pode ser ainda feito em proveito da saúde.

É costumeiro comparar as taxas de prevalência e de incidência de riscos e danos à saúde, ou as taxas de mortalidade, de uma determinada localidade com as de outra, com finalidade de monitoramento da situação e de pesquisa etiológica. A literatura especializada está repleta de comparações internacionais de indicadores de saúde.[35-38] As agências internacionais também apontam as variações das freqüências dos eventos relacionados à saúde, entre países, nos seus relatórios e publicações periódicas.

- Exemplo: incidência mundial de câncer

As variações geográficas das neoplasias têm sido apontadas em numerosos estudos comparativos.

Na Investigação Interamericana de Mortalidade, do adulto, descrita no Cap. 6, grandes diferenças foram encontradas nos coeficientes alusivos a diversos tipos de câncer.[39]

Em investigações no interior de um país, é comum comparar os resultados nele encontrados com os de outros países: é o que se fez no estudo das variações de coeficientes na Inglaterra,[40] na Argentina[41] e no Rio Grande do Sul.[42] Por exemplo, o coeficiente padronizado de mortalidade por câncer do esôfago foi muito mais alto no Rio Grande do Sul (14,9 óbitos por 100 mil homens, em 1986) se comparado ao de seus vizinhos: respectivamente, 12,1 no Uruguai e 8,9 na Argentina, no mesmo período.[42]

A Agência Internacional para Pesquisas sobre Câncer (IARC), com sede em Lyon, na França, tem publicado numerosos estudos comparativos de ocorrência de neoplasias, com dados provenientes dos registros de câncer espalhados pelo mundo.[43-48] Algumas destas publicações contêm informações sobre cidades brasileiras: Recife,[43,44] Fortaleza,[47] Goiânia[46] e Porto Alegre.[46]

Uma das evidências proporcionadas pelos estudos comparativos é a enorme variação de incidência da maioria dos tipos de câncer: o risco de algumas modalidades de neoplasias é mais de 100 vezes maior de um local para o outro. Esta diversidade de freqüências sugere hipóteses etiológicas que servem de base para investigações adicionais, de cunho analítico, de modo a tentar elucidar, em última análise, as causas das neoplasias.

Estimativas feitas com as informações sobre a distribuição mundial de neoplasias e com os resultados das pesquisas etiológicas sobre o tema é de que 80% das neoplasias são de origem ambiental.[8] Nos exemplos a seguir são mostradas algumas investigações que levantaram ou reafirmaram suspeitas sobre a influência dos fatores ambientais na etiologia do câncer.

- Exemplo 1: associação entre exposição a nitratos e câncer gástrico

Os elevados coeficientes de mortalidade por câncer de estômago, no Chile, onde o solo é rico em nitratos, tem estimulado a realização de estudos para testar se estas relações são causais.[49]

- Exemplo 2: associação entre dieta e câncer do intestino

A alta incidência de câncer do intestino, em alguns países, é compatível com uma explicação nutricional — excesso de lipídios e baixo teor de vegetais e fibras na dieta —, embora haja outras explicações, igualmente possíveis: o grau de exposição a poluentes e a vida sedentária da população.[50]

2. FONTES DE DADOS PARA COMPARAÇÕES INTERNACIONAIS

A utilidade de qualquer comparação é diretamente proporcional à qualidade das informações estatísticas empregadas, constatação esta que deve estar sempre presente na comparação de dados internacionais.

- **Anuários estatísticos e outras publicações periódicas**

Os principais municiadores de informações, para as comparações aqui ventiladas, são os anuários estatísticos de organismos internacionais. Neles, as estatísticas são tentativamente apresentadas, para os diversos países, sob forma uniforme — o que foi obtido, até o momento, somente para algumas poucas variáveis, como o sexo e a faixa etária. Numerosas agências internacionais e órgãos assemelhados usam estes anuários, juntamente com dados coletados junto aos governos dos próprios países, para produzir seus relatórios e publicações, gerando obras de grande valor para o estudioso do assunto.

- Exemplo: publicações periódicas, úteis para subsidiar comparações internacionais

Las condiciones de salud de las Américas, da OPS — Organização Pan-Americana da Saúde;
World Health Statistics Annual, da OMS — Organização Mundial da Saúde;
Situação mundial da infância, do UNICEF — Fundo das Nações Unidas para a Infância;
Publicações Científicas, da IARC — Agência Internacional para Pesquisas sobre o Câncer;
United Nations Statistical Yearbook, da ONU — Organização das Nações Unidas;
FAO Statistics, da FAO — Food and Agriculture Organization;
World Development Report, do Banco Mundial.

- **Atlas**

Em revisão de 49 atlas sobre distribuição de doenças — entre os quais, um sobre câncer no Brasil[51] — foi evidenciado que a metodologia empregada em mapeamentos é muito variada, o que torna difícil a comparação de seus resultados.[21] Como conclusão desta revisão, foram propostas condutas uniformes para a preparação de atlas de agravos à saúde, de modo a aumentar a utilidade das informações neles contidas e viabilizar as comparações que se baseiam nestes dados.

- **Estudos multicêntricos internacionais**

Devido às restrições relacionadas à padronização de definições, da coleta de dados e da forma de codificação das informações, surgem os projetos multicêntricos, nos quais procura-se uniformizar conceitos e métodos.

- Exemplo: estudos multicêntricos internacionais

Em diversos capítulos deste livro, há referências a pesquisas feitas, simultaneamente, em vários centros, dentre as quais sobressaem o estudo internacional sobre morbidade e serviços de saúde,[52] as duas investigações interamericanas de mortalidade[34,53] e o projeto MONICA, da Organização Mundial da Saúde, sobre doenças cardiovasculares.[54] Serve também de exemplo a investigação epidemiológica em que foram recrutadas, entre 1958 e 1964, 16 coortes em sete países, compreendendo 12.763 homens de 40 a 59 anos de idade.[55,56] A pesquisa confirmou, pelos dados de incidência obtidos em cinco e 10 anos de acompanhamento destas pessoas, a importância do fumo e dos níveis de colesterol e de pressão arterial, como fatores de risco de mortalidade por doenças coronarianas.

- **População mundial**

A comparação da morbimortalidade entre países exige a padronização de coeficientes. É de boa prática separar os coeficientes por sexo e efetuar-se a sua padronização através da população mundial. Instruções de como fazê-lo estão no final do capítulo anterior.

3. ALGUMAS LIMITAÇÕES DOS ESTUDOS COMPARATIVOS

Dificuldades na interpretação de estudos comparativos entre dois ou mais países podem surgir por numerosos motivos.

A precisão das estatísticas de saúde depende das características do sistema local de saúde. Se não há acesso de parte da população aos serviços, o doente não chega à consulta, e o caso não pode ser diagnosticado e registrado para computação.

Um outro elemento a considerar é a qualidade dos serviços de saúde em termos de diagnósticos: por exemplo, certos tipos de neoplasias e as doenças mais raras, de maneira geral, só serão diagnosticados em locais de maiores recursos médico-hospitalares.

Um fator adicional é a falta de uniformidade nas definições dos agravos à saúde e da maioria das características que se busca associar com estes eventos. O assunto foi tratado no capítulo anterior, no qual foi realçada a reduzida padronização de determinados atributos da população, como etnia e ocupação. No presente capítulo, veremos mais adiante um outro parâmetro, também de questionável comparabilidade em nível internacional: a separação entre urbano e rural. Contudo, sob os auspícios de organismos internacionais, esforços têm sido feitos para padronizar definições e procedimentos, em relação, por exemplo, aos recenseamentos demográficos e às estatísticas de morbidade e de mortalidade.[57,58] As revisões periódicas da Classificação Internacional de Doenças (CID) constituem a melhor ilustração de esforço continuado com o fito de uniformizar as estatísticas da área da saúde. Este processo, porém, é vagaroso, embora já em adiantado estágio de desenvolvimento, pelo menos no que concerne à CID. Há também a necessidade de ajustamentos para que as comparações tenham significado, como foi mostrado no final do capítulo anterior e ilustrado com a padronização dos coeficientes, por idade.

Em que pesem os melhoramentos já alcançados, os questionamentos relativos ao nível de uniformidade alcançado, no que diz respeito a numerosas variáveis, indicam que as informações estatísticas devem ser sempre examinadas com espírito crítico, e os resultados de estudos comparativos, nos quais este aspecto não tenha sido devidamente ventilado, devem ser aceitos com reservas.

4. DISTRIBUIÇÃO INTERNACIONAL DA MORBIDADE

Existem evidentes diferenças na morbimortalidade, entre grupos de países, quando eles são classificados por nível de desenvolvimento socioeconômico.[59] A Fig. 10.6 realça algumas diferenças nos padrões de mortalidade entre países do Primeiro e do Terceiro Mundo.[60] No Cap. 8, sobre "transição demográfica e epidemiológica", são mostradas outras ilustrações e detalhes sobre o tema.

- **Patologia tropical**

A zona "tropical" ou "equatorial" do planeta está compreendida entre os dois paralelos, os Trópicos de Câncer e de Ca-

Fig. 10.6 Causas de óbito em países desenvolvidos e subdesenvolvidos, segundo a Organização Mundial da Saúde, em 1985. Fonte: OMS, World Health Statistics Annual 1990:5.

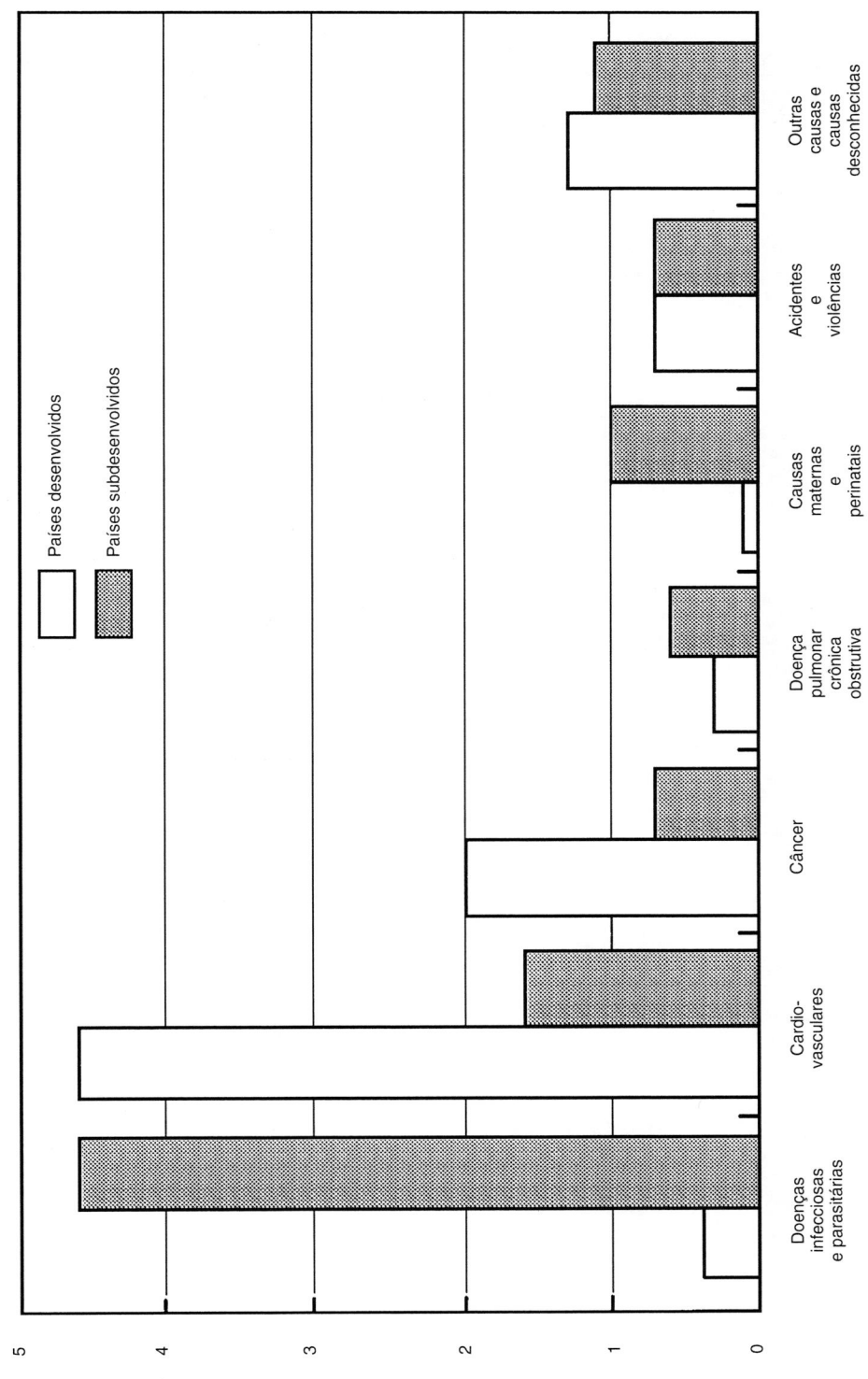

pricórnio. Ela é caracterizada por clima quente e úmido, com chuvas abundantes. A zona "temperada", por sua vez, é a área situada entre a zona tropical e os círculos polares, Ártico e Antártico, onde o clima é mais frio. Na verdade, nas zonas tropicais, as que nos interessam mais diretamente, há grande diversidade de climas, desde os frios e úmidos, encontrados em regiões de maior altitude, aos desérticos e semidesérticos, quentes e secos, em diversas gradações.

Em geral, os vetores de doenças se desenvolvem melhor nas áreas de clima quente e úmido, em baixa altitude, e são progressivamente mais raros, à medida que a altitude aumenta ou em que é maior o afastamento dos trópicos, em direção aos pólos.

No passado, alguns viajantes europeus, ao entrarem em contacto com os trópicos e relatarem as suas impressões, erroneamente atribuíram ao clima a incidência de muitas enfermidades, que indevidamente passaram a chamar de "tropicais". Hoje, os autores concordam em que as "doenças tropicais" não são específicas dos trópicos, sendo, antes, problemas, em direta relação com o nível sociocultural das pessoas e ligados, em sua maioria, à pobreza e à ignorância.[61,62] No entanto, o termo "patologia tropical" é, ainda, amplamente utilizado. Ele deve ser entendido não como um fator determinante puramente geográfico para muitas doenças, mas como a predominância atual de um grupo de enfermidades, nos trópicos, decorrentes das razões apontadas, principalmente de natureza socioeconômica. Não se deve esquecer que os trabalhos pioneiros sobre cólera foram realizados em Londres, que o primeiro registro populacional de hanseníase foi estabelecido na Finlândia e que doenças, como a peste e a malária, para ficar em poucos exemplos, foram flagelos endêmicos para a população européia, das zonas temperadas, causando enorme mortalidade. Nestas áreas, tais doenças estão hoje controladas ou erradicadas, situação que pode ser explicada pelo progresso na instrução, na higiene pessoal, no saneamento ambiental e na melhoria do nível de vida, de maneira geral. Nos demais países, em que as populações ainda convivem com alta incidência destas doenças, as soluções não têm nada de especificamente tropical,[63] mas devem seguir as estratégias que deram resultado em muitas regiões, de clima temperado ou não, entre as quais situam-se as medidas gerais de melhoramento da instrução, da habitação, da alimentação e do saneamento básico, ao lado de ações específicas apontadas pelo conhecimento científico, já disponível.

B. COMPARAÇÕES NACIONAIS

As comparações entre duas ou mais unidades geográficas, no seio de um mesmo país, têm a vantagem da maior uniformidade de dados, quando contrastadas com as de natureza internacional, o que tende a conferir às suas conclusões um elevado nível de validade. Em muitas nações, especialmente nas que já alcançaram alto nível de desenvolvimento, regiões e até municípios são comparados, entre si, pois dispõem de estatísticas confiáveis sobre agravos à saúde, provenientes de várias fontes. O texto a seguir restringe-se a comentários sobre a situação no Brasil.

1. FONTES DE DADOS PARA COMPARAÇÕES NACIONAIS

As principais fontes de dados para o estudo da saúde da população brasileira já foram mencionadas nos Caps. 4 a 8. Um breve resumo ressalta algumas delas, a seguir.

- **Estatísticas vitais e de notificação de doenças**

A padronização de informações de interesse para o conhecimento do nível de saúde, no País, só foi obtida, até o momento, para as estatísticas de mortalidade, embora com limitada cobertura populacional, como mostrado no Cap. 6. São elas, ao lado das notificações compulsórias, as fontes de dados mais usadas para comparações interestaduais, no território nacional, embora outras fontes sejam também utilizadas. Entre estas, podem ser citadas as informações sobre os diagnósticos histopatológicos em óbitos por câncer, no país — abrangendo o período 1976-1980, o que contém dados pormenorizados sobre o assunto, provenientes de várias fontes[51] — e as informações provenientes dos registros populacionais de câncer.

- **Pesquisas amostrais de prevalência**

Os inquéritos, em nível nacional, devido à grande extensão territorial do País, são caros e apresentam problemas operacionais de certa monta, de modo que não são muitos os realizados até o momento: entre as exceções, está o de infecção chagásica, feito na década de 1970.[64] As Pesquisas Nacionais por Amostra de Domicílios (PNAD) e a Pesquisa Nacional sobre Saúde e Nutrição (PSNS), resumidas no Cap. 5, são outros exemplos de estudos de prevalência em nível nacional.

- **Estatísticas demográficas**

Nos recenseamentos são incluídas perguntas sobre saúde. No entanto, dificuldades diversas, entre as quais as de padronização dos recenseadores, limitam a utilidade da informação assim obtida.

Os recenseamentos demográficos, ao lado das PNADs, constituem o manancial de dados para conhecimento do tamanho e das características da população, inclusive migrações, usados em estudos de correlação ou na preparação de coeficientes, a nível nacional. Neste particular, o IBGE é referência obrigatória, pela tradição, qualidade e utilidade de suas publicações. As estimativas para anos intercensitários situam-se entre as informações mais úteis, feitas pelo próprio IBGE ou por órgãos vinculados às Unidades da Federação.

2. PRINCIPAIS FORMAS DE COMPARAÇÃO DE DADOS, NO BRASIL

- **Comparação por Unidades da Federação**

É comum a apresentação das informações por Unidade da Federação (Estados, Territórios e Distrito Federal). As unidades mais desenvolvidas tendem a ter melhores informações, inclusive de suas áreas rurais, como é o caso do Estado de São Paulo. Às vezes são usadas, não as informações de todo o estado, mas apenas as de sua capital, devido à sua melhor qualidade.[65]

- **Comparação por grandes regiões**

Por vezes, é conveniente apresentar o quadro nacional discriminado nas cinco grandes regiões em que o país está dividido. No Quadro 10.2, pode-se observar que as Regiões Sul e Sudeste, juntas, concentram quase 80% da renda nacional, embora abranjam menos de 20% da área do país. O agrupamento destas cinco regiões em duas macrorregiões, os chamados "dois Bra-

Quadro 10.2 Distribuição percentual da superfície, da população e do produto interno bruto (PIB), segundo regiões: Brasil, 1980

Região	Superfície %	População %	PIB %
Norte	42	5	2
Nordeste	18	29	16
Sudeste	11	44	61
Sul	7	16	18
Centro-Oeste	22	6	3
Total	100	100	100

Fonte: IBGE

Quadro 10.3 Esperança de vida ao nascer, segundo a localização do domicílio e o rendimento familiar *per capita* no Nordeste, no Estado de São Paulo e total geral para o Brasil, em 1977

Salários mínimos (SM)	Região Nordeste	Estado de São Paulo	Brasil
Até 0,5 SM	48,6	62,9	55,4
Mais de 0,5 a 1 SM	54,5	64,1	62,1
Mais de 1 a 2 SM	60,3	68,0	65,8
Mais de 2 SM	64,7	69,6	69,0
Total	49,8	64,8	58,2

Fonte: IBGE, Perfil estatístico de crianças e mães no Brasil: características sócio-demográficas 1970-1977. Rio de Janeiro, 1982:61.[66]

sis", tem a mesma conotação de prosperidade e pobreza conferida às expressões "país desenvolvido" e "país subdesenvolvido".

• **Outras formas de comparação**

As diferenças regionais podem ser igualmente notadas, quando se comparam indicadores de saúde de um estado, de parte de um estado ou de sua capital, julgados representativos das regiões do País onde estão inseridas. Outras vezes, simplesmente, são feitas comparações de uma cidade, localizada no sul, e de outra, no norte do país, tomadas como representativas dos "dois Brasis". Assim foi feito, por exemplo, na série de publicações do IBGE-Unicef, da qual o Quadro 10.3 constitui ilustração. Em termos médios, em 1977, a expectativa de vida ao nascer, no Estado de São Paulo (64,8 anos), era superior, em 15 anos, à do Nordeste (49,8 anos).[66]

Os grandes contrastes existentes no Brasil são encontrados em outros países do Terceiro Mundo, onde o crescimento econômico ocorre com desequilíbrios regionais. Deve-se notar que, dentro de cada macrorregião, região, microrregião, município ou cidade, a dualidade de prosperidade e carência também se repete. A favela, situada ao lado dos edifícios modernos de apartamentos, reflete os grandes desequilíbrios sociais. Tais diferenças são realçadas pela comparação da esperança de vida ao nascer, entre as categorias mais pobres e as mais ricas, de uma mesma área. Na década de 1970, tais diferenças eram também de cerca de 15 anos, no Brasil, como assinalado no Cap. 9.

Muitas comparações são feitas no interior de um estado[42] ou de uma cidade,[24] no intuito de verificar o nível de variação dos agravos à saúde e levantar possíveis fatores causais.

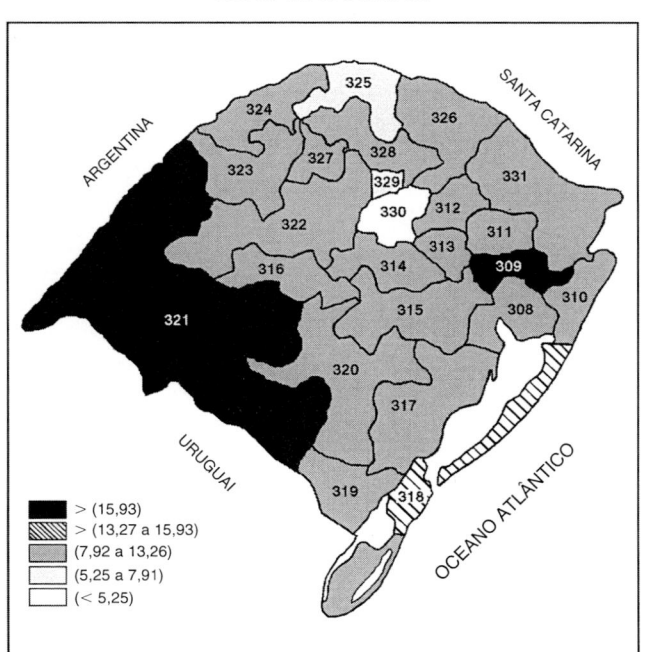

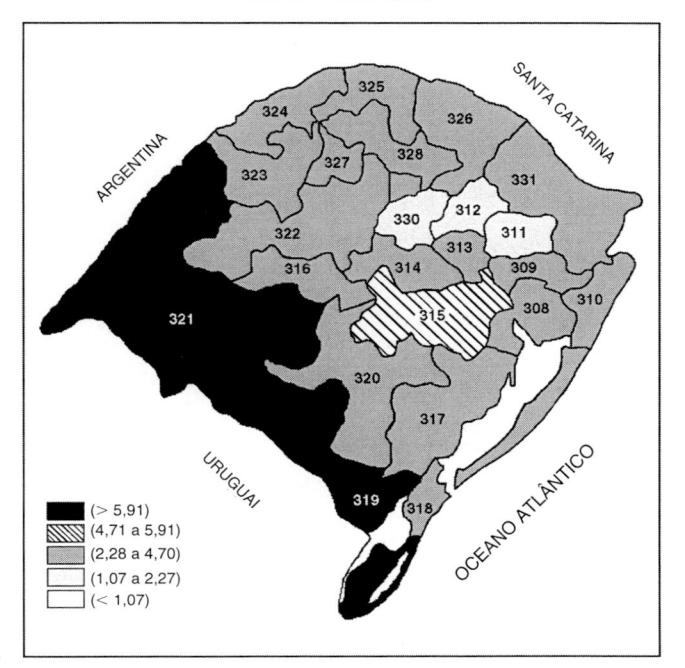

Fig. 10.7 Câncer de esôfago nas 24 microrregiões do Rio Grande do Sul. Média dos coeficientes de mortalidade por 100 mil habitantes, 1970 a 1989.
Fonte: JC Prolla, J Dietz e LA Costa, Revista da Associação Médica Brasileira, 1993;39 (4):219, figura modificada.[39]

- Exemplo: variação do câncer de esôfago no Rio Grande do Sul

Os coeficientes de mortalidade por câncer de esôfago entre as 24 microrregiões do Estado estão na Fig. 10.7. As microrregiões do sul do Estado que apresentam elevados coeficientes de mortalidade também têm em comum o fato de serem áreas rurais, com características de latifúndio, baixo nível socioeconômico e alto consumo de chimarrão.[42]

3. DISTRIBUIÇÃO REGIONAL DA MORBIMORTALIDADE NO BRASIL

As condições sanitárias de cada região estão muito relacionadas à distribuição da riqueza. O complexo causal de muitas doenças infecciosas e carenciais (hanseníase, tuberculose, verminoses, má-nutrição protéico-calórica, anemia ferropriva etc.) tem um componente social marcante e, por isto, estes agravos são encontrados em todo o território nacional, com freqüências proporcionais ao nível de desenvolvimento socioeconômico da população considerada; mais especificamente, em estreita correlação com a proporção de pessoas carentes encontradas em cada região.

A distribuição da mortalidade por grandes regiões é apresentada, resumidamente, no Quadro 10.4; as deficiências destas informações foram apontadas no capítulo sobre estatísticas vitais.

As variações regionais de morbidade são mais dificilmente investigadas em países de grande extensão territorial, como o Brasil. Assim sendo, as estimativas sobre a distribuição das doenças, em território nacional, devem ser aceitas com cautela, em especial, quando acompanhadas de números que as quantifiquem. No entanto, pode ser construído um perfil da distribuição das nossas principais endemias, que reflete aproximadamente a situação brasileira (Quadro 10.5).

C. COMPARAÇÕES DE ÁREAS URBANAS E RURAIS

A comparação entre áreas urbanas e rurais nos traz numerosos subsídios para avaliar as condições de saúde da população.[67] No entanto, sua interpretação é complexa, em face de, pelo menos, dois problemas: a dificuldade de demarcação entre os conceitos de urbano e rural, e a pouca disponibilidade de dados para as áreas rurais.

- **Conceitos de urbano e rural**

As definições concernentes aos termos "urbano" e "cidade" variam de país para país e, no mesmo país, podem diferir com o passar do tempo, de modo que os dados comparativos referentes à urbanização devem ser interpretados com cautela.

Diversos critérios são empregados para definir o que seja urbano e rural, como o número de habitantes e as características socioeconômicas da localidade.[68] Em muitos países, são consideradas rurais as áreas localizadas fora de limites metropolitanos; essas, por sua vez, devem conter um mínimo de habitantes, número este que varia amplamente: por exemplo, 2.500 no México e 10.000 na Malásia.[69] As áreas suburbanas, pelas suas características, são colocadas como urbanas, em algumas regiões, e como rurais, em outras, o que acrescenta dificuldades aos estudos comparativos. Além do mais, a própria dinâmica regional e as mudanças nas características locais promovem a reclassificação de algumas áreas rurais, que passam à condição de urbanas.

- **Critério do IBGE para urbano e rural**

No Brasil, o IBGE utiliza critério administrativo para definir o que é urbano, sendo incluídas, no conceito, as populações

Quadro 10.4 Mortalidade proporcional (%) dos principais grupos de causas de óbito segundo região: Brasil, 1984.

Grupos de causas	Norte	Nordeste	Sudeste	Sul	Centro-Oeste
Doenças infecciosas e parasitárias	15,3	8,9	6,4	5,4	9,4
Neoplasmas	5,7	3,8	10,7	11,9	7,9
Doenças das glândulas endócrinas, da nutrição e do metabolismo, e transtornos imunitários	1,9	2,5	4,4	2,9	2,7
Doenças do aparelho circulatório	14,8	12,9	32,7	32,3	23,9
Doenças do aparelho respiratório	6,7	4,4	9,9	8,7	6,8
Doenças do aparelho digestivo	3,3	2,2	4,2	3,6	3,4
Anomalias congênitas	1,1	0,5	1,2	1,4	1,3
Algumas afecções originadas no período perinatal	8,8	5,2	6,8	5,1	6,6
Causas externas	11,2	6,7	11,4	10,8	15,9
Sintomas, sinais e afecções mal definidos	27,7	50,4	8,1	14,1	18,2
Demais causas	3,5	2,5	4,2	3,8	3,9
TOTAL	100,0	100,0	100,0	100,0	100,0

Fonte: Ministério da Saúde, Estatísticas de Mortalidade, 1984.[23]

Quadro 10.5 Distribuição de algumas doenças no território nacional — 1993

FEBRE AMARELA SILVESTRE:
  Áreas rurais dos Estados do Acre, Rondônia, Roraima, Mato Grosso, Tocantins, Amazonas, Pará, Amapá e Maranhão.
DENGUE:
  Áreas urbanas infestadas pelo *Aedes aegypti*: Regiões Sudeste, Nordeste e Centro-Oeste.
MALÁRIA:
  Amazônia Legal: 99,8% dos casos, principalmente nos Estados de Mato Grosso, Rondônia e Pará.
DOENÇA DE CHAGAS:
  Áreas rurais das regiões Sul (com exceção de Santa Catarina), Sudeste, Centro-Oeste e Nordeste. Já existem áreas com interrupção de transmissão em diversos Estados.
ESQUISTOSSOMOSE:
  Do Pará a Santa Catarina, sendo que Sergipe, Alagoas, Pernambuco e Bahia têm as maiores prevalências. Não há registro de ocorrência nos Estados do Acre, Amazonas, Rondônia, Roraima, Tocantins, Mato Grosso e Amapá.
LEISHMANIOSE TEGUMENTAR:
  Só não há registro de transmissão no Rio Grande do Sul. A maior incidência está atualmente na região Norte. Na região Sudeste está sendo reconhecida a transmissão peridomiciliar. Em outras regiões, a transmissão ocorre em áreas com derrubada de matas.
LEISHMANIOSE VISCERAL:
  A maior incidência está na zona rural da região Nordeste, onde já se identifica também transmissão urbana. Existe em outras regiões, com exceção da região Sul.
FILARIOSE BANCROFTIANA:
  Pará e Pernambuco.
ONCOCERCOSE:
  Amazonas e Roraima — região fronteiriça com a Venezuela.
PESTE BUBÔNICA:
  Áreas localizadas no interior do Nordeste: Bahia, Ceará, Paraíba e Pernambuco, principalmente.
TRACOMA:
  Bolsões no Nordeste e Centro-Oeste. Recentemente voltou a incidir em São Paulo.
BÓCIO ENDÊMICO:
  Bolsões no Centro-Oeste, Nordeste e Norte.

das cidades e vilas: por exclusão, o restante é considerado rural, ou seja, os residentes fora dos limites das cidades e das vilas (Quadro 10.6).

Em 1940, um terço da população brasileira era considerada urbana, proporção esta que passou para dois terços, em 1980, três quartos em 1991 (Quadro 10.7). Esses números ilustram a rápida urbanização da população brasileira.

- **Disponibilidade de dados**

Há maior quantidade de informação, inclusive de melhor qualidade, para áreas urbanas.

- Exemplo 1: informações sobre mortalidade
O sistema de informações sobre mortalidade está padronizado para todo o País, mas a sua cobertura, nas áreas rurais, é inferior à urbana.

Quadro 10.6. Número de habitantes na área urbana e rural: Brasil, 1981

Situação de moradia	Número	População (× 1.000)
Cidades		
20 mil ou mais habitantes	496	55.323
menos de 20 mil habitantes	3.495	15.990
SUBTOTAL	3.991	71.313
Vilas (sedes distritais)	4.084	9.441
Zona rural (povoados, arraiais, etc.)	—	39.137
Total		121.150

Fonte: IBGE Anuário Estatístico, 1981.

- Exemplo 2: informações sobre morbidade
As notificações compulsórias referem-se, principalmente, à população das cidades, com exceção das doenças cujo controle é exercido por programas verticais, a cargo do Ministério da Saúde, como é o caso da malária.[70] No momento, as fontes que permitem a padronização da informação para o estudo mais adequado da saúde dos habitantes das áreas urbanas e rurais são os inquéritos amostrais e as investigações *ad hoc* — isto é, específicas para a análise de determinado tema.

- **Distribuição urbano-rural da morbidade**

As diferenças de ordem urbano-rural, em termos de saúde, dependem do tipo de país ou região. Embora existam especificidades regionais, pode-se esperar que nas áreas rurais haja maior risco de doenças infecciosas e parasitárias. São nitidamente predominantes, neste ambiente, as zoonoses, os acidentes ofídicos, as intoxicações relacionadas ao uso de defensivos agrícolas e o câncer de pele.

Nas áreas urbanas, devido ao melhor saneamento básico, há comparativamente menor risco de doenças infecciosas e parasitárias. É possível que predominem, nestas áreas, as doenças de transmissão sexual, a gripe e as demais infecções respiratórias

Quadro 10.7 Proporção de população urbana nos recenseamentos demográficos do IBGE: 1940-1991

Ano	1940	1950	1960	1970	1980	1991
População*	41,2	51,9	70,1	93,1	119,1	146,9
% urbana	31	36	45	56	68	75

*Em milhões de habitantes.
Fonte: IBGE.

agudas, bem como aquelas ligadas ao consumo de drogas, à poluição atmosférica, à violência e aos acidentes de trânsito. É provável que a somatização dos problemas seja mais freqüente nas cidades. A melhoria do salário e de outros aspectos da vida urbana tende também a estar associada à maior prevalência de fatores de risco para as doenças crônico-degenerativas, que passam a dominar no quadro nosológico. Assim, as afecções cardiovasculares, as neoplasias e mesmo a doença mental predominam nas cidades em decorrência de uma mais longa exposição a agentes e fatores de risco para estas enfermidades, mais comuns em ambientes industriais e urbanos.

D. COMPARAÇÕES LOCAIS

No estudo de variações dos agravos à saúde no interior de uma cidade, bairro, quarteirão, fazenda ou outro local restrito, o profissional de saúde raramente pode contar com estatísticas já prontas para uso. Em tal eventualidade, ele tem de prepará-las, lidando com os casos, um a um.

As comparações em nível local, nas quais a unidade geográfica é de pequeno tamanho, são as que permitem melhor visualizar o progresso de uma epidemia, no espaço e no tempo. Em extensas unidades geográficas, as variações do evento tendem a ser atenuadas e, os detalhes, obscurecidos. Daí a dificuldade que ocorre, nesta e em outras situações ventiladas no capítulo, na escolha do tamanho ideal da unidade geográfica, de modo a ser suficientemente pequeno para abrigar população homogênea e grande o bastante para que as taxas do evento sejam estáveis.[21]

A expressão "comparação local" refere-se ao estudo dos casos de um agravo à saúde, em termos de localização geográfica, freqüentemente assinalados, caso a caso, em mapas, junto com outros fatores úteis para auxiliar a interpretação, como a localização de estabelecimentos de saúde, rios e indústrias.

- **Uso de marcadores sobre mapas**

O uso de marcadores sobre mapas constitui recurso para melhor visualizar a distribuição dos casos e dos fatores de risco, como já mostrado no início do capítulo.

Na investigação de epidemias e na vigilância de doenças transmissíveis, é comum o uso de alfinetes ou pontos, colocados em mapas, para assinalar os casos notificados. Cores diversas destes marcadores são também usadas, de modo que, no mesmo mapa, é possível representar várias doenças. Quando são muitos os casos, uma determinada cor ou símbolo pode representar vários pacientes. É costume colocar tais mapas em paredes de estabelecimentos de saúde, submetendo-os à atualização periódica. Esta atualização, por vezes, consome tempo, especialmente quando se trata de representar situações dinâmicas, como o acompanhamento da incidência de doenças de evolução aguda. Habitualmente, uma pessoa bem treinada pode cumprir esta tarefa adequadamente.

Este método simples aponta a concentração ou a dispersão geográfica dos eventos. Em muitas ocasiões, um padrão claro de distribuição da doença surge imediatamente; em outras, isto não acontece, já que a interpretação das informações mapeadas depende de outros fatores, habitualmente não evidenciadas por este método.

- **Critérios para a representação dos casos em mapas**

O critério mais usado para a representação dos casos, no mapa, é o local de residência.

- **Exemplo:** epidemia de febre tifóide em Nova Iguaçu (RJ)

Os casos notificados desta doença foram colocados em mapa, segundo o local de residência (Fig. 10.5).[26] Ficou patente pela inspeção do mapa a concentração de grande número de ocorrências em um trecho da cidade, servido pela mesma rede de água. A investigação epidemiológica incriminou o abastecimento de água como a fonte de infecção. Os casos notificados de febre tifóide residentes em outros pontos da cidade tinham relação com o bairro afetado, seja por trabalho, estudo ou laços familiares. Muitos casos ocorreram entre os que freqüentavam a faculdade situada no trecho mais atingido pelo surto.

Pode ser conveniente expressar os resultados por local de residência, trabalho, procedência, naturalidade ou em relação a outras características individuais, familiares e ambientais.[27] A decisão de como representar os casos está condicionada ao objetivo do mapeamento que, em geral, é direcionado para a identificação da fonte de infecção ou de exposição, de fatores de risco para o agravo à saúde, de bolsões onde estão concentrados ou permanecem os casos residuais, de grupos de pessoas sob maior risco ou de áreas a serem delimitadas para a concentração da ação saneadora.

- **Investigação de epidemias**

A detecção de epidemias é uma tarefa tradicional do pessoal de saúde pública. Ao primeiro sinal de seu aparecimento, é acionado um sistema de alerta e são iniciadas ações que visam à limitação de sua expansão, se possível, para a solução imediata do problema. No próximo capítulo, são tratadas, em detalhe, a determinação de freqüências endêmicas e a investigação de freqüências epidêmicas, no intuito de traçar um perfil da morbidade local e auxiliar o processo de determinação dos seus fatores causais. Um outro capítulo, sobre vigilância epidemiológica, traz também subsídios sobre a matéria.

Endemia e epidemia são termos muito associados a doenças infecciosas, havendo uma vasta literatura a elas referente, como é mostrado neste livro. Mas há doenças não-infecciosas que são endêmicas ou que aparecem, em maior freqüência, entre membros de uma mesma comunidade ou família. Um exemplo são as afecções genéticas e, um outro, as deficiências nutricionais primárias, por causa da limitação de alimentos, de certos hábitos alimentares e das infecções repetidas, com as suas repercussões sobre o estado nutricional, especialmente de crianças.[71]

A transição epidemiológica, por que passam ou passaram muitas regiões, faz também aparecer novas situações, que alarmam a população e geram outras prioridades de atuação e investigação. Este é o caso dos conglomerados de casos de anomalias congênitas e de leucemias, que estão recebendo atenção crescente, em países, particularmente do Primeiro Mundo, inclusive com o desenvolvimento de novas maneiras de investigá-los. No próximo capítulo, no tópico referente a "conglomerado de casos de doenças não-infecciosas", há outros comentários e referências sobre a matéria.

III. MOBILIDADE DA POPULAÇÃO E SAÚDE

A mobilidade das pessoas tende a crescer de par com o progresso verificado nos sistemas de transportes e das comunicações, e com o desenvolvimento socioeconômico, de maneira geral. Ademais, com o aumento da população, maior número de indivíduos tende a deslocar-se. Numerosos problemas de saúde estão diretamente relacionados a esta mobilidade.[72-78] A entrada de suscetíveis, de expostos e de doentes afeta o nível de morbidade da população. Nos seus deslocamentos e viagens, as pessoas levam e trazem agentes e vetores de um local para outro, o que influencia a freqüência de doenças e interfere nos programas de controle. Por sua vez, a saúde física e mental dos próprios migrantes é afetada pelo processo de migração.

Na seqüência, serão comentados alguns aspectos, relacionados a fatores de lugar, que influenciam a ocorrência de agravos à saúde e cujo conhecimento auxilia a compreensão da variação geográfica da doença, ilustrando muitos dos conceitos apresentados no capítulo. Para começar, uma visão histórica da mobilidade da população brasileira ilustra alguns problemas de saúde a ela relacionados.

A. MOBILIDADE DA POPULAÇÃO E SAÚDE NO BRASIL

Os registros históricos de nosso País têm início com o deslocamento dos europeus para o Novo Mundo, onde se fixaram, aqui encontrando expressiva população indígena. Nos séculos XVI a XIX, além da migração européia, aconteceu uma maciça transferência de africanos para o continente. A ocupação do território brasileiro, nesta época, foi mais acentuada no litoral, condicionada por acidentes topográficos que limitavam a interiorização e pela natureza dos ciclos econômicos que requeriam utilização intensiva de mão-de-obra em pontos específicos do País. Nos séculos XVI e XVII, o poderio econômico esteve concentrado em Pernambuco e na Bahia, graças ao ciclo do açúcar. Com o aparecimento da mineração, como importante item da nossa pauta de exportações, Minas Gerais passou, no século XVIII, a competir com o Nordeste. A passagem do café a principal produto de comércio exterior, nos séculos XIX e XX, fez o desenvolvimento econômico caminhar mais para o Sul — Rio de Janeiro e São Paulo, principalmente — tendência esta reforçada pela industrialização, a partir de 1930, que beneficiou predominantemente as Regiões Sul e Sudeste. Na Amazônia, no início do século XX, houve um breve período de desenvolvimento mais acelerado, devido à exploração da borracha, que obteve excelentes preços no comércio internacional. Mais recentemente, com a construção de Brasília, inaugurada em 1960, e o aproveitamento dos cerrados em atividades agropecuárias, a região Centro-Oeste cresceu de importância no cenário nacional. A Fig. 10.8 ilustra a mobilidade da população brasileira na década 1970-1980. Nos anos seguintes, a recessão econômica no sul do País, e a conseqüente redução na oferta de empregos, fizeram diminuir a migração proveniente do Nordeste. O migrante nordestino passou então a permanecer na própria região, engrossando as fileiras de suas cidades.

• **Dados do IBGE sobre migração**

Nas últimas décadas, o IBGE acumulou substancial quantidade de informação sobre migração no País, da qual a Fig. 10.8 é exemplo. Parte advém dos censos demográficos decenais, pois eles contêm uma série de perguntas que permite compor a vida migratória do entrevistado e de sua família. Pelo menos, três tipos de informação estão disponíveis e são comparáveis nos últimos recenseamentos: o local de nascimento, a última residência e a residência atual. Assim, é possível verificar se a migração é intermunicipal, intra-regional, inter-regional ou internacional. Pode-se igualmente separar, em uma região, o saldo migratório do crescimento vegetativo. Nas PNADs dos anos 90, ampliou-se o núcleo de tópicos repetidos anualmente, entre os quais estão inseridos quesitos sobre mortalidade, fecundidade e migrações, que atualizam as informações censitárias.

• **Transferência de doenças de uma região para outra**

A relação entre mobilidade e saúde caracteriza-se, nestes séculos, de uma parte, pela passagem de doenças de um continente a outro: a esquistossomose e a febre amarela são exemplos de doenças antes inexistentes no Brasil. De outra parte, sobrepõem-se os efeitos da redistribuição interna das pessoas. A mudança do centro de gravidade da economia, do Nordeste para as regiões Sul e Sudeste, foi acompanhada de deslocamentos populacionais na mesma direção. Em meados do século XIX, cerca de metade da população do Brasil encontrava-se no Nordeste; um século depois, esta proporção reduziu-se a um terço. Os estados do Sul e do Sudeste, que não abrigavam a metade da população do País, há cem anos, passaram a contar com dois terços da população brasileira, em 1980. Como exemplo de repercussão deste movimento populacional sobre a saúde, cite-se ainda o caso da esquistossomose, que primeiro se instalou no Nordeste e depois se expandiu para regiões do sul, antes indenes.

A marcha para o oeste do País teve, no passado, pouca repercussão. As entradas e bandeiras organizadas para a busca de pedras preciosas envolveram contingentes populacionais reduzidos. No século XX, a expansão da fronteira agrícola de alguns estados litorâneos, especialmente nas regiões Sul e Sudeste, acarretou o deslocamento de grande número de pessoas para o oeste dos respectivos estados. Em decorrência da derrubada das matas, para a ocupação do solo em agricultura e pecuária, grande número de indivíduos ficou exposto a doenças, entre as quais a malária e a leishmaniose. A integração progressiva da região Centro-Oeste ao litoral do País e a conseqüente maior movimentação da população para oeste representaram fatores influentes no aumento da incidência de algumas doenças, em especial, a malária, e no surgimento de focos de outras, de que é também exemplo a esquistossomose.

• **Principais movimentos migratórios internos no Brasil**

Ao lado da redistribuição interna da população, passível de acompanhamento através das estatísticas demográficas, outros deslocamentos humanos ocorreram no passado e continuam ocorrendo no presente. Tais deslocamentos têm influência considerável na disseminação das endemias e em outros aspectos relacionados à saúde. Uma relação de importantes movimentos internos da população brasileira, com influência na disseminação das doenças infecciosas, encontra-se no Quadro 10.8; todavia os seus efeitos nem sempre são quantificados nas estatísticas oficiais.

B. TIPOLOGIA E DETERMINANTES DAS MIGRAÇÕES

Embora a compreensão do significado do termo "migração" não apresente dificuldades, as definições empregadas na

Quadro 10.8 Movimentos migratórios internos, no Brasil, de grande importância na epidemiologia das doenças infecciosas, segundo tipos de atividades humanas

1. Deslocamento da fronteira agrícola, quer por expansão de áreas já colonizadas, quer pela instalação de núcleos de colonização em pontos remotos da zona pioneira, criando novas ilhas demográficas nos grandes espaços vazios do território brasileiro.
2. Cultura itinerante caracterizada pela constante procura de áreas virgens para o plantio, com abandono das áreas velhas já esgotadas.
3. Indústria extrativa vegetal e mineral.
4. Construção de ferrovias e rodovias de penetração, com estabelecimento e desenvolvimento de núcleos populacionais no seu trajeto.
5. Interiorização da capital e desenvolvimento da região Centro-Oeste.
6. Mecanização da agricultura e industrialização dos centros urbanos condicionando o êxodo rural.

Fonte: Mauro P Barreto, Revista da Sociedade Brasileira de Medicina Tropical 1967; 1(3):91.[72]

preparação das respectivas estatísticas não são uniformes e, conseqüentemente, elas nem sempre são comparáveis.[69] As dificuldades com que se defrontam os estudiosos para a adoção de uma única definição advêm da diversidade das correntes migratórias, com mudanças permanentes ou temporárias das pessoas de um país para outro, de estado para estado, de cidade para cidade, e mesmo no interior de uma mesma cidade. Há diversas classificações da mobilidade da população, no intuito de construir um marco de referências para estudo do tema.[79-82]

- **Classificação por critérios espaciais e temporais**

A classificação, apresentada a seguir, está alicerçada em critérios espaciais e temporais.[82]

Em termos de "lugar", levam-se em conta as características, de ordem rural ou urbana, do ambiente de procedência e de destino das pessoas. Quatro movimentos podem ser assim identificados: rural-rural, rural-urbano, urbano-rural e urbano-urbano.

Em relação à dimensão "tempo", tem-se a "migração" propriamente dita, definida como mobilidade envolvendo mudança permanente de residência, e "circulação", significando a movimentação para fora do local de domicílio, mas com eventual retorno, podendo ser diária, periódica, sazonal ou de longo prazo.

A combinação de critérios espaciais e temporais forma várias categorias de mobilidade da população, cada qual associada a uma ou mais motivações, mas sempre com riscos em potencial para a saúde e com repercussão sobre o sistema de prestação de serviços ou os programas de saúde pública.[82]

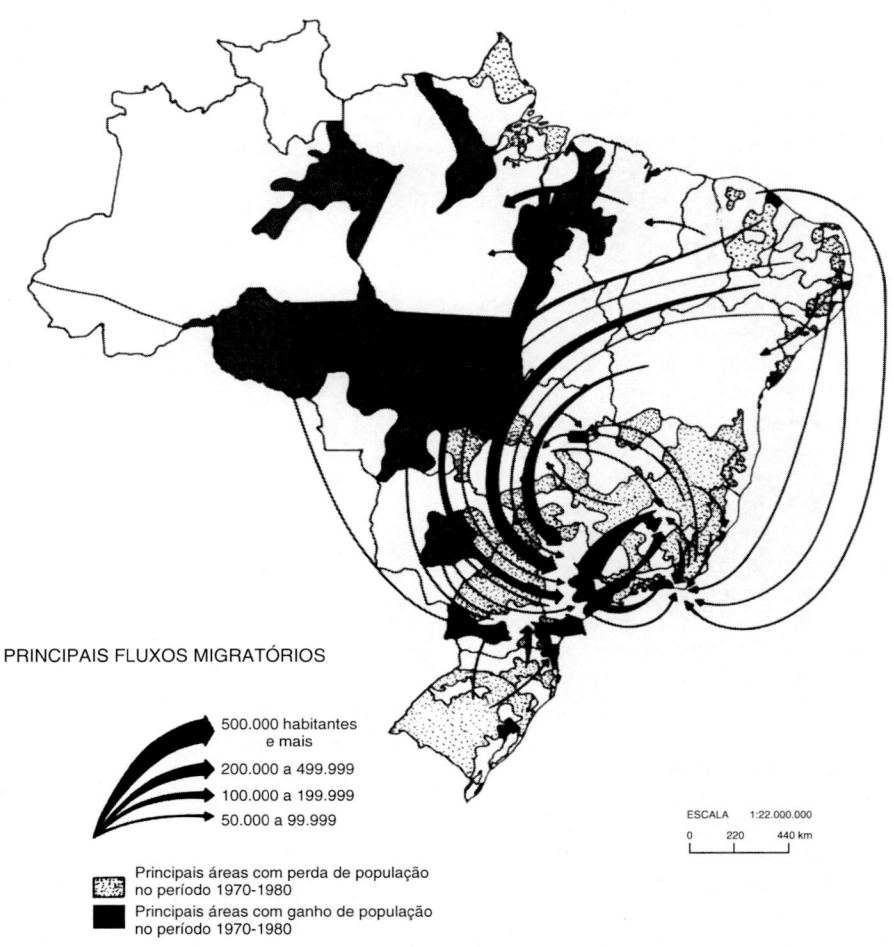

Fig. 10.8 Mobilidade da população no Brasil, 1970-1980.
Fonte: IBGE — Censos Demográficos 1970 a 1980, Anuário Estatístico do Brasil 1992:202.

- **Determinantes das migrações**

As pessoas migram por muitos motivos: trabalho, saúde, instrução, lazer etc. No entanto, a principal razão é de ordem econômica. Na base das motivações, está um genuíno desejo de melhoria de vida, que abarca diferentes visões, entre as quais podem ser enunciados a posse da terra, a mecanização do campo, os ciclos agrícolas, a industrialização em áreas urbanas, o progresso tecnológico (que altera o tipo de demanda de mão-de-obra), a escala das migrações anteriores (que influencia as subseqüentes), os fatores climáticos, a idade (o jovem migra mais do que o idoso), o estado civil (o solteiro mais do que o casado), o nível de instrução (o de melhor instrução tende a migrar) e o estado de saúde (o sadio migra mais por motivos econômicos do que o doente).

Em síntese, as migrações, como fenômeno coletivo, ocorrem, principalmente, tanto no Brasil, como em toda a América Latina e no resto do mundo, por conta da população economicamente ativa, que migra em busca de melhores condições de vida. Não é uma decisão individual à cata de aventura, embora isto possa ocorrer em casos isolados, mas derivada de causas predominantemente estruturais, agravadas pela conjuntura do momento. Trata-se de efeito e não de causa dos fenômenos que ocorrem na esfera social e econômica. Como foi amplamente discutido, em seminário realizado em Brasília, sobre "Doenças e Migração Humana",[81] o migrante é mais uma vítima do que um réu, em todo este processo de deslocamento populacional.

C. URBANIZAÇÃO

A urbanização da população é um fenômeno universal.[83,84] Ela vem ocorrendo em diferentes partes do mundo, em épocas distintas: por exemplo, a da Europa foi anterior à da América Latina que, por sua vez, teve início antes da africana. A urbanização está associada à industrialização e à revolução científico-tecnológica, sendo um dos principais fatores de modificação do comportamento das pessoas.

A migração rural-urbana está muito ligada ao desenvolvimento, tanto do campo como da cidade. A modernização rural tende a diminuir a quantidade de emprego, enquanto a da cidade aumenta a sua oferta. A industrialização exige concentração de mão-de-obra nas cercanias das indústrias que, como se sabe, estão nas cidades ou próximas a elas. Além do trabalho em indústrias próprias da região, os migrantes rurais encontram emprego em outras atividades econômicas e nos serviços. Uma importante parcela é absorvida em trabalho não-especializado como ajudantes na construção civil, ou passam a engrossar os contingentes da economia informal, como vendedores de rua ou executores de tarefas variadas, de caráter intermitente; as mulheres, na sua maioria, encontram emprego no serviço doméstico.

Nos atuais países desenvolvidos e em muitas regiões do Terceiro Mundo, a urbanização esteve associada à industrialização e à prosperidade. Em outras regiões, ao contrário, como parte da África[85] e no Nordeste brasileiro,[86] a rápida urbanização está ocorrendo independentemente de industrialização e, em lugar de representar sinal de progresso econômico, torna-se parte do processo de subdesenvolvimento, ocasionando o surgimento de extensa camada de população urbana pobre, com reduzidas oportunidades de emprego, sem um mínimo de infra-estrutura de serviços, excluída dos benefícios da Previdência Social e impossibilitada de exercer adequadamente a cidadania.

O peso político das decisões de um país, na época atual, está concentrado nas cidades, e é para elas que os recursos são canalizados, em detrimento do campo. A migração se dá de lugares pobres para aqueles mais ricos, com maiores possibilidades de absorção da mão-de-obra. A melhoria dos transportes facilita a migração, e as redes de telecomunicações transmitem imagens das facilidades existentes nos centros urbanos. A cidade passa a ser uma atração, e a urbanização da população, uma conseqüência inevitável, de modo que os países têm de conviver e ajustar o seu processo de desenvolvimento a esta preponderância da população urbana sobre a rural. Muitas nações, neste final de século XX, contam com um efetivo de população urbana cerca de quatro a cinco vezes maior do que a rural — como o Brasil e o México, que apresentam ao redor de 80% de população urbana.

Em muitos países, de população altamente urbanizada, ocorre transferência de moradia em direção oposta, embora situada em uma mesma área geográfica: é a "suburbanização" da classe média, que sai da cidade em busca de residências nos subúrbios afluentes, livres de muitos dos inconvenientes da concentração urbana, como a poluição e a violência. Este movimento está associado ao deterioramento progressivo das condições de vida no interior das cidades de grande porte.

1. OPERACIONALIZAÇÃO DO CONCEITO DE "URBANIZAÇÃO"

As definições concernentes aos termos "urbano" e "cidade", como foi assinalado, não são as mesmas entre nações e, numa mesma nação, podem variar com o tempo, de modo que os dados referentes à urbanização devem ser interpretados com cautela.

- **Grandes conglomerados humanos**

Devido às diferentes concepções adotadas, uma alternativa para estudar o tema tem sido a de analisar a urbanização em um de seus componentes: a formação de grandes conglomerados humanos. Em 1960, no Brasil, seis cidades tinham mais de 500 mil habitantes, cada uma, concentrando 35% da população do País; em 1980, já eram 14 as cidades que abrigavam mais de 500 mil pessoas, agrupando 52% da população.[87]

- **Regiões metropolitanas**

Uma outra possibilidade de investigar a magnitude da urbanização, intimamente relacionada com a anterior, é a análise das "regiões metropolitanas", conglomerados que contêm a população de mais de um município, integrada social e economicamente. Cada região metropolitana é formada pelo município principal e pelos outros situados à sua volta e vivendo em sua função. São nove as regiões metropolitanas brasileiras, assim denominadas em decreto do Governo Federal, de 1973:[88] Belém, Fortaleza, Recife, Salvador, Belo Horizonte, Rio de Janeiro, São Paulo, Curitiba e Porto Alegre. Elas têm uma vasta área de influência, depassando mesmo os limites demarcados para a região metropolitana e do próprio estado no qual estão inseridas. Mas estas são apenas as de maior importância nacional, pois outras capitais de estado e cidades do interior do País funcionam como importantes pólos de atração regional, de modo que vários municípios constituem áreas de uma mesma unidade funcional.

A Grande São Paulo, região composta pela capital e arredores, num total de 38 municípios, contava com cerca de 2,5 milhões de pessoas, em 1950, número que chegou a 13 milhões em 1980. As projeções são de que, na virada do século, a "cidade" de São Paulo ultrapasse 25 milhões de habitantes. Neste momento, ela e a "cidade" do México serão os maiores conglomerados urbanos do mundo. A "metropolização" da população é, também, um fenômeno universal, haja vista o que representa, desde muito tempo, a superpovoação de cidades como Paris, Londres, Nova Iorque, Buenos Aires, Hong Kong e Tóquio. Esta última é sempre citada como exemplo de formigueiro humano, sem espaço para se expandir, com uma malha atravancada de tráfego, buscando soluções através de crescimento vertical e ocupação do subsolo.

2. URBANIZAÇÃO E SAÚDE

A urbanização resulta em mudanças complexas na sociedade, com efeitos benéficos e adversos sobre a saúde das pessoas e da comunidade.[85,89-91] Além do mais, seu impacto não é o mesmo nos diversos segmentos sociais, atenuando, gerando ou realçando diferenças no seio da população. O tema foi ilustrado anteriormente, no Cap. 8, por ocasião da descrição das relações entre urbanização e mortalidade, em São Paulo e no Nordeste.

Observe-se que o migrante e toda a sua família têm, em média, melhores rendimentos de trabalho, no local de destino, quando comparados com o que ocorreria se ainda estivessem em seu lugar de origem. Os migrantes passam a viver nas proximidades de serviços de saúde e de outras facilidades urbanas, o que, em conjunto, tende a ser benéfico para a saúde. Além disso, há modificação nas percepções pessoais, o que pode atuar também positivamente. Em contrapartida, há toda uma complexa problemática de desinserção territorial e ruptura social que pode causar reflexos negativos sobre a saúde. Outros fatores que podem também ter reflexo deletério para a saúde são as mudanças de hábitos pessoais (dieta, por exemplo), que acompanham a migração, assim como a exposição a um diferente meio ambiente ou local de trabalho. Alguns destes aspectos são comentados a seguir.

- **Qualidade de vida**

Em termos históricos, a longo prazo, a urbanização está associada à melhor qualidade de vida. No entanto, durante o processo de assimilação no migrante ao novo ambiente, acontece muita coisa que tem impacto negativo sobre a saúde.

O crescimento acelerado das cidades significa, freqüentemente, a degradação do meio ambiente e o aumento da poluição, em suas diversas formas. Em termos sociais, surgem os efeitos deletérios para a saúde no segmento da população marginalizado. O migrante sofre estresse continuado: do lado físico, por fatores diversos, relacionados à procura de trabalho, ao próprio tipo de trabalho e pelo grande deslocamento espacial desde o local de procedência até a região de escolha, e, dentro desta, da residência para o trabalho e vice-versa; do lado psicológico, pelas agruras da adaptação a uma sociedade em que, via de regra, os habitantes se ressentem da vinda dos migrantes. O subemprego e o desemprego, a que os migrantes estão mais expostos do que a população residente, são outros fatores que agridem a saúde física e mental. Entre as conseqüências desta situação, estão a desagregação familiar, o menor abandonado, a gravidez em adolescente, a prostituição, a criminalidade. Estas condições desfavoráveis, mais encontradas em processos rápidos de urbanização, estão associadas à mortalidade precoce, em especial, pelo aumento da violência urbana e dos acidentes. No entanto, pode ser que, mesmo neste processo de rápida urbanização, a mortalidade nas cidades diminua, devido ao migrante ser usualmente jovem e, como tal, pertencente a um segmento populacional de baixo risco de mortalidade.

- **Doenças infecciosas**

A migração esvazia o campo e incha as cidades. De um lado, torna a miséria rural mais aparente aos olhos da população urbana, ao concentrar segmentos sociais carentes em torno das cidades. Nestes cinturões de pobreza, famílias numerosas vivem em habitações diminutas, em condições de aglomeração e promiscuidade. Em conseqüência, é grande o risco de incidência de doenças transmitidas por contacto pessoal: as infecções respiratórias, as ectoparisitoses e a meningite meningocócica são exemplos. As habitações, por não contarem com saneamento básico adequado, e a vida precária, de maneira geral, concorrem para aumentar o risco de enfermidades propagadas por via oral, ou fecal, como a hepatite infecciosa, a cólera, as diarréias e as parasitoses intestinais.[92,93] Uma ilustração deste processo é o aparecimento de focos de parasitoses nas cidades de regiões antes consideradas indenes para estas doenças, como ocorre com a esquistossomose. Muitos vetores, especialmente artrópodos, também se adaptam a estes locais precários de assentamento, o que conduz ao aparecimento de casos e epidemias de doenças, como a malária,[94] o dengue e a filariose, mesmo em capitais de estados, como tem ocorrido na região Norte do País. A presença de maior número de infectados, nas cidades — por exemplo, de chagásicos — aumenta o risco de transmissão da doença por transfusão sangüínea. A longo prazo, porém, pela possibilidade de melhor controle ambiental nas cidades, através do saneamento, diminuem os riscos das doenças infecciosas.

- **Doenças não-infecciosas**

As mudanças associadas à urbanização, em especial, a melhor renda familiar e fatores a ela relacionados, fazem com que haja alterações no estilo de vida, com aumento da prevalência de fatores de risco para as doenças não-infecciosas, entre as quais, a obesidade, a hipertensão, a aterosclerose e o diabetes. Um outro risco associado à urbanização é a violência e os acidentes de trânsito, a que o habitante rural está menos exposto. Os acidentes de trabalho, especialmente nas fábricas, também são outro grande risco para certos segmentos da população urbana.

- **Fecundidade**

Nas cidades, comparadas com o campo, é maior a possibilidade de o casal controlar a própria fecundidade, tanto em razão do nível de informações de que passa a dispor, como pelo maior acesso aos métodos eficazes de contracepção. Em decorrência destes e de outros fatores, ligados à urbanização e à modernização das cidades, diminuem o ritmo de incremento populacional e o tamanho da família. Este tema foi debatido anteriormente, e o Quadro 10.9 ilustra estes pontos: as taxas de fecundidade total são inferiores na população urbana, comparada à rural, independentemente da região do país.

- **Impacto nos serviços**

Uma das conseqüências da urbanização em grande escala, como a que tem ocorrido nos dias atuais, no Brasil e em muitos

Quadro 10.9 Taxa de fecundidade total, segundo regiões brasileiras e localização urbana e rural, em 1980

Regiões	Taxa de fecundidade total		
	População urbana	População rural	Total
Norte	5,2	8,0	6,5
Nordeste	4,9	7,7	6,1
Sudeste	3,2	5,5	3,5
Sul	3,2	4,6	3,6
Centro-Oeste	4,0	6,0	4,5
Brasil	3,6	6,4	4,4

Fonte: IBGE.

outros países, é a sobrecarga para os serviços urbanos — de transportes, escolas, serviços de saúde e saneamento etc. —, cuja expansão não mantém o mesmo ritmo do incremento populacional. Este incremento resulta do crescimento vegetativo (a diferença entre natalidade e mortalidade) mais o saldo migratório.

A urbanização se processa à custa de segmentos populacionais relativamente pobres, que exigem pouco — ou pouco podem exigir em termos de serviços e outras facilidades, no seu novo ambiente. Os migrantes procuram, para morar, os espaços urbanos ainda vazios, de modo que tendem a inchar a periferia das cidades, por vezes o seu centro, formando favelas. No Rio de Janeiro, no início da década de 1990, havia cerca de 600 favelas. São os migrantes os principais candidatos a residirem em loteamentos clandestinos, nos quais a infra-estrutura é, em geral, deficiente.

A concentração das pessoas em um espaço diminuto — ou seja, as cidades, em comparação ao campo — teoricamente, facilita as soluções para aumentar a oferta de habitações, escolas, serviços de saúde e de saneamento, pela própria proximidade das pessoas. As soluções dos problemas causados pela urbanização são mais rápidas ou mais facilmente enfrentadas nas regiões economicamente desenvolvidas. Contudo, o ritmo acelerado com que a urbanização está a processar-se em muitas regiões, aliado ao fato de que as soluções (distribuição de lotes urbanos, escolas e hospitais mais acessíveis etc.) realimentam a migração, contrastada com a insuficiência de recursos, faz com que a oferta de serviços não acompanhe o mesmo ritmo do aumento das necessidades. Assim, os problemas se acumulam e se exacerbam: faltam emprego, habitações, escolas, transportes e outros serviços essenciais.

Em termos de serviços de saúde na área de destino do migrante, o impacto depende do tamanho da migração e do tipo de migrante. Em locais de rápido crescimento, há grande demanda por serviços de assistência materno-infantil para a população jovem. Se a infra-estrutura de serviços já é deficiente, é provável que esta demanda não seja devidamente atendida. Nas áreas que cedem migrantes, os serviços têm de se adaptar para a nova realidade, ou seja, para uma demanda quase que exclusiva de jovens e velhos. Haverá também outras mudanças, dependendo da origem e das características do migrante: por exemplo, maior procura por formas alternativas de tratamento.

D. MIGRAÇÃO ESTACIONAL

Os migrantes estacionais, denominados também de sazonais, temporários ou "bóias-frias", estimam-se milhões, no País. Eles são absorvidos em épocas de safra agrícola, em especial, nas lavouras de cana-de-açúcar, laranja, café, algodão e amendoim. Em geral, são desempregados ou subempregados no campo e que não conseguem ser assimilados nas cidades: por isto, são também chamados de "trabalhadores rurais volantes". Como desempregados ou subempregados crônicos, aceitam o trabalho temporário em busca da própria sobrevivência. No restante do ano, são assimilados em outras atividades, como a renovação de pastagens e na preparação de cercas, ou em projetos episódicos de grande demanda de mão-de-obra. Não raro, transferem-se para os garimpos e retornam à lavoura, na época da safra.

Dependendo do tipo de cultura que demanda a mão-de-obra, toda ou apenas parte da família é empregada. O serviço de corte da cana, por exemplo, exige trabalho pesado, de modo que são contratados trabalhadores adultos do sexo masculino, preferentemente jovens. Já na colheita da laranja ou do algodão, este, um arbusto de pequeno porte, velhos, mulheres e até crianças são também aceitos.

A situação de emprego temporário se reproduz a cada ano. A população errante, que a ele se sujeita, tem maior dificuldade de acesso à carteira de trabalho e ao atendimento no sistema de saúde, em comparação ao assalariado urbano. Não raro, passa dificuldade de alimentação, na entressafra, e sofre o estresse da migração. Muitos destes empregos, como no corte da cana, são acompanhados de pronunciado desgaste físico; as pessoas, neles engajadas, apresentam alto risco de acidente de trabalho e de trajeto.

E. MIGRAÇÃO INTERNACIONAL

O Brasil, desde seu descobrimento, atraiu migrantes. A conjugação do potencial econômico de uma extensa região, quase desabitada, e das crises de recessão verificadas em muitas nações européias, estimulou a imigração para o País. No século XX, o movimento ocorreu em menor escala, embora registrando-se a entrada, em certos períodos, de grande número de estrangeiros, em conseqüência das duas guerras mundiais. Em outros países da América Latina, ocorreu movimento semelhante de atração populacional.

As características da migração internacional variam em função do mercado de trabalho.[95,96] Regiões que outrora exportavam mão-de-obra passam a importá-la, e vice-versa, em decorrência de mudanças estruturais ou conjunturais. A Europa, por séculos, exportou parte de sua população, passando a importar mão-de-obra, também em grande escala, após 1950. Portugal e Espanha que, até o final da década de 1970, cediam trabalhadores para o norte da Europa e para as Américas diminuíram este ritmo e tornaram-se pólo de atração de migrantes.

Através de exigência de documentos, as autoridades tentam controlar o deslocamento de pessoas nas fronteiras. Para evitar a disseminação das doenças, por sua vez, há regulamentos variados, como o uso obrigatório de vacinas e o isolamento, a desinsetização e a desratização de veículos, navios e aeronaves.

Dois movimentos migratórios de nível internacional são mais evidentes: o de refugiados[97] e os decorrentes da atração econômica para regiões de maior demanda de mão-de-obra. As repercussões destes movimentos populacionais sobre a saúde são semelhantes.

A diferença que se observa no Brasil, quando se compara a migração internacional ocorrida nos séculos anteriores com a atual, é a de que os deslocamentos humanos recentes ocorrem em sentido contrário aos do passado. A partir da década de 1950, com o término da II Guerra Mundial e a recuperação econômica do Primeiro Mundo, países como o Brasil passaram a exportar parte de sua população. São migrantes, legais e ilegais, que procuram o exterior, em busca de melhores oportunidades. Por força de crises econômicas periódicas, são muitos os relatos encontrados, na imprensa, sobre brasileiros que se dirigem à América do Norte, Europa e Oceania, com a perspectiva de salários mais compensadores. Por vezes, há apenas o cruzamento de fronteiras, como as da Argentina, Paraguai e Venezuela, em épocas em que estes países oferecem maiores oportunidades de trabalho, revestindo-se a migração de caráter estacional ou mesmo permanente.

Os migrantes encontram dificuldades de toda ordem para sobreviverem em uma região de diferente cultura, especialmente quando mudam de continente: são problemas de idioma e de cunho legal, laboral, existencial e de adaptação a um novo ambiente. Representam eles, no país de destino, mão-de-obra barata, mesmo assim mais bem remunerada em relação à região de origem, fato que os leva à migração. Mas muitos migrantes não conseguem ser absorvidos pelo mercado formal de emprego, permanecendo, por longo tempo, em atividades de subemprego. Desta maneira, sacrificam a própria saúde nos seus novos ambientes, sem ter acesso adequado ao sistema formal de atenção à saúde. A magnitude desta migração é pouco conhecida; apenas estão disponíveis as cifras de migrantes legais permanentes (por exemplo, no "Demographic Yearbook" das Nações Unidas), o que esconde parte importante da realidade.

F. FOCOS NATURAIS DE INFECÇÃO

Há um grupo de afecções, de transmissão predominantemente rural, cuja distribuição está ligada à preexistência de focos naturais de infecção.[98,99] A doença circula entre animais selvagens, aos quais os agentes patogênicos são transmitidos por vetores, sobretudo artrópodos. A febre amarela silvestre é um exemplo e a leishmaniose, outro.

Independentemente da presença do homem, há uma relação íntima entre as populações de agentes patogênicos, reservatórios e vetores. A sobrevivência de cada espécie, isoladamente, e a associação entre elas dependem de condições naturais peculiares ao local, referentes, entre outras, ao clima, à altitude, à pluviosidade, à fauna e à flora. Este foco ou "nicho natural" aparece ou desaparece, conforme as circunstâncias do momento.

O homem poderá ser afetado quando se expõe ao "nicho natural", o que se dá na oportunidade em que, acidentalmente, por lazer ou no desempenho de sua atividade diária, e sem proteção adequada, entra em contato com vetores ou fontes de infecção. Desta maneira, são explicados surtos de determinadas doenças, como nos exemplos relatados a seguir.

• Exemplo 1: construção da Estrada de Ferro Madeira-Mamoré

Um dos casos mais famosos de mortandade em massa de trabalhadores que se aventuraram em florestas, na América Latina, verificou-se com a construção da Estrada de Ferro Madeira-Mamoré, na floresta amazônica, no início do século XX. Cada dormente desta estrada tem sido usado, como figura de retórica, para representar o corpo de um trabalhador vitimado por doenças contraídas localmente.

• Exemplo 2: exploração da borracha na Amazônia

Um outro exemplo é o da campanha da borracha, na mesma floresta amazônica, durante a Segunda Guerra Mundial, quando 55 mil nordestinos morreram vitimados por doenças endêmicas.[15] Seriam estes óbitos inevitáveis?

• Exemplo 3: desmatamento no Estado de São Paulo

No povoamento de zonas pioneiras de São Paulo, no início do século XX, e num período de 30 anos,[15] cerca de 100 mil trabalhadores foram acometidos por leishmaniose. Os colonos brasileiros eram pobres e ignorantes, sendo colocados frente à mata sem nenhum amparo econômico ou de proteção para as suas saúdes. Ao lado, trabalhavam japoneses, financiados por sólidas companhias, assistidos e protegidos por médicos e enfermeiros. Nos colonos japoneses, a doença era muito menos freqüente, de tal forma que a imunidade genética frente à leishmaniose foi até levantada como explicação do fenômeno, teoria que foi descartada à luz dos fatos. Este exemplo enfatiza o seguinte aspecto que merece reparo: a entrada e a permanência de um grupo devidamente protegido em foco natural de infecção, apresentando, em conseqüência, poucas baixas, em contraposição a outro, deixado completamente à mercê dos focos, e que registrou alta morbidade. É possível, portanto, empreender-se uma ação preventiva, educativa ou corretiva eficaz, para impedir a ocorrência do processo infeccioso ou limitar a sua evolução.

• Exemplo 4: ocupação recente do interior do País

A marcha para o oeste brasileiro, na segunda metade do século XX, estimulada pela construção de Brasília e de muitas estradas que a ligam à maioria das capitais dos estados, colocou, e ainda coloca, um grande contingente humano em contacto com focos naturais de infecção, inexistentes em seus locais de origem. O alto nível de incidência de malária, em Rondônia, é sugestivo do movimento populacional de indivíduos suscetíveis à doença e não adequadamente protegidos. A transmissão da doença, na região, ocorre de forma permanente. Aos fatores físicos propícios à transmissão, encontrados na floresta amazônica, tais como alta temperatura, elevada umidade relativa do ar e pluviosidade excessiva, somam-se outros: condições socioeconômicas desfavoráveis, baixo nível de prioridade governamental, dificuldade de acesso, habitação próxima a criadouros e vetores, de construção precária e de difícil borrifação, intenso fluxo migratório para garimpos e atividades agropecuárias, desconhecimento, por parte da população, de noções e práticas de higiene e saúde pública. Como conseqüência, houve um aumento pronunciado dos índices de transmissão da malária, na chamada "Amazônia legal": por exemplo, em 1979, segundo dados do Ministério da Saúde (SUCAM), foram encontradas 135.770 lâminas positivas e, em 1989, este número já ascendia a 557.787.

Em conclusão, os exemplos indicam que os níveis de incidência de muitas doenças são determinados não só pela existência dos focos naturais de infecção, mas também pelo maior ou menor cuidado em que o homem entra em contacto com tais focos.

G. DISSEMINAÇÃO DAS DOENÇAS

O migrante defronta-se, nos locais por onde passa, com agentes patogênicos que, eventualmente, irão afetá-lo; inversamente, pode também carregar consigo agentes, vetores ou reservatórios de doenças para locais onde irá disseminá-los.

• Exemplo 1: *Aedes aegypti* em Presidente Prudente, SP

Um episódio, ocorrido em Presidente Prudente, Estado de São Paulo, nos meados de 1985, centralizou as atenções da população do município e das regiões vizinhas.[100] A cidade está situada na rota que liga São Paulo à Amazônia, via Campo Grande e Cuiabá, onde é intensa a movimentação de caminhoneiros, indo e vindo de áreas endêmicas de febre amarela silvestre. Em abril daquele ano, foi constatada, na cidade, a presença do *Aedes aegypti*, mosquito transmissor da febre amarela urbana. No mês seguinte, três pacientes com febre amarela foram detectados em Presidente Prudente, todos caminhoneiros que retornavam de Mato Grosso. A presença dos três pacientes em fase virêmica da doença, numa cidade infestada por vetores (*Aedes aegypti*) e cuja população estava suscetível, pelos níveis baixos de vacinação até então observados, constituía perigo de reurbanização da febre amarela no Brasil, de onde estava erradicada desde 1942, ou seja, 43 anos antes do episódio que está sendo narrado. Estavam presentes em Presidente Prudente os fatores epidemiológicos de importância para a eclosão de uma epidemia. Imediatamente, duas providências foram tomadas: a nebulização da cidade com inseticidas organofosforados e a aplicação em massa da vacina antiamarílica na população, incluindo a dos municípios vizinhos. Foram vacinadas cerca de 165 mil pessoas, em menos de uma semana. Não houve casos da doença, nos meses seguintes.

Dois aspectos merecem ser realçados neste episódio:
• a circulação de pessoas não-imunizadas e não-preparadas adequadamente para entrar em contacto com os focos naturais de infecção;
• a dispersão do *Aedes aegypti* em outras regiões do País, somada à mobilidade da população, possibilitando a ocorrência de situações semelhantes em muitas localidades.

• Exemplo 2: malária no Estado de São Paulo
Ilustrativo como disseminação de doença é também o relato da situação recente da malária no Estado de São Paulo, onde houve diminuição da transmissão ao longo dos anos. Na década de 1970 e no início dos anos 80, a incidência permaneceu mais ou menos estável, havendo sido diagnosticados 1.666 casos, em 1983.[101] A análise dos casos incidentes no período 1980-1983 mostrou que 3% eram "autóctones" — relacionados a focos residuais da doença no próprio estado. Os restantes 97% foram considerados como "importados", ou seja, vindos de fora do estado, dos quais 19 em 20 provenientes da Amazônia. Estes casos estão diretamente relacionados à implantação de projetos de desenvolvimento econômico, na Amazônia, responsáveis por acentuados deslocamentos populacionais. O perigo de reintroduzir a endemia em São Paulo, devido à falta de controle da malária na Amazônia, é real e, por isto, a vigilância epidemiológica deve ser rigorosa e incluir não somente aspectos biológicos e físicos, mas outros de natureza social que, em conjunto, fazem a cadeia de transmissão se estabelecer.[101]

• Exemplos 3: tipo de ocupação do solo e esquistossomose
A natureza multicausal da disseminação das doenças pode ser também ilustrada pela associação entre migração e tipo de urbanização, no surgimento das condições propícias para o estabelecimento da transmissão da esquistossomose, em São Paulo.[102] O crescimento da cidade de São Paulo, até a década de 1950, resultou no povoamento das áreas de maior altitude. A partir de então, a ocupação desordenada das terras seguiu em direção ao fundo de vales, o que criou condições ecológicas favoráveis para o estabelecimento de focos de transmissão. Sem a mudança do padrão de urbanização, a esquistossomose dificilmente se implantaria no município de São Paulo, não obstante o constante afluxo de grande número de pessoas provenientes de zonas endêmicas.

IV. INTERPRETAÇÃO DE VARIAÇÕES GEOGRÁFICAS

Por ocasião da apresentação de cada tipo de comparação geográfica no capítulo, foram mostrados pontos a serem levados em conta na análise e na interpretação dos resultados.[11,18,32] À parte estes aspectos específicos, há outros que serão agora detalhados e enquadrados em uma visão geral, útil para guiar a interpretação dos resultados de comparações geográficas. Será usada, com tal finalidade, a mesma esquematização empregada no capítulo anterior para orientar a interpretação da distribuição dos agravos à saúde entre segmentos da população.

A. CONDUTA NA INTERPRETAÇÃO DOS RESULTADOS

As diferenças entre coeficientes podem ser reais ou apenas aparentes, sendo preciso diferenciar estas situações. Assim sendo, na busca de explicações para as variações espaciais de coeficientes, é conveniente afastar, primeiramente, o acaso e as questões metodológicas que possam ser as responsáveis por diferenças, eventualmente encontradas entre coeficientes de duas ou mais regiões. Se estas duas possíveis explicações, acaso e questões metodológicas, são consideradas improváveis, buscam-se outros fatores que possam ser rotulados como potencialmente causais.

1. O ACASO, COMO EXPLICAÇÃO PARA AS DIFERENÇAS

A estatística fornece o instrumental para auxiliar as decisões, indicando, com pequena margem de erro, se as diferenças podem ser simplesmente imputadas ao acaso ou, ao contrário, são significativas do ponto de vista estatístico, de modo a sugerir investigações adicionais. No entanto, raramente dispõe-se de resultados sob a forma de testes estatísticos em comparações geográficas, para sobre eles basearem-se as decisões. Os dados utilizados em comparações provêm de toda a população e não de amostras aleatórias. O que se faz é o confronto direto dos números de uma e da outra população. Regra geral, as pequenas diferenças de coeficientes entre regiões não são consideradas relevantes, sendo interpretadas como achados provavelmente devidos ao acaso. Contudo, as grandes diferenças merecem estudo mais aprofundado.

2. O VIÉS METODOLÓGICO, COMO EXPLICAÇÃO PARA AS DIFERENÇAS

As diferenças de coeficientes, constatadas na comparação de regiões, podem ser produto de vieses metodológicos. Neste caso, representam diferenças artificiais, que criam aparentes associações entre fator de risco e doença, ou anulam reais associações. Elas são devidas a inconsistências e erros metodológicos introduzidos em diferentes fases da mensuração do evento, habitualmente colocados em três categorias referidas, anteriormente, como viés de "seleção", de "aferição" e de "confundimento". Esses três vieses referem-se, respectivamente:

• à representatividade da amostra — por exemplo, subnotificação que ocorre em grau variável, nas diversas regiões comparadas;

• a distorções introduzidas no processo de mensuração dos eventos — uma ilustração é a variação de critérios diagnósticos, de uma área para outra —; ou
• ao efeito de fatores confundidores — por exemplo, estruturas etárias diferentes, nas regiões comparadas.

Uma conduta recomendada, em comparações regionais — e também entre épocas distintas, assunto do próximo capítulo — é assegurar se, de fato, os coeficientes são realmente comparáveis. É de conveniência examinar, separadamente, possíveis problemas relacionados com:

a) os casos que sejam colocados no numerador de um coeficiente — quer sejam de morbidade, de mortalidade, de fatores de risco, de recursos ou de outra natureza;

b) as características das populações e outras questões referentes ao denominador dos coeficientes usados nas comparações.

a) COMPARABILIDADE QUANTO AOS "CASOS"

Um aspecto crucial a ser considerado em interpretação de variações regionais é representado pela abrangência e pela qualidade do sistema de informações, relativo ao agravo à saúde que é objeto de comparação entre duas ou mais regiões.

Um ponto que nunca é demais realçar, em qualquer estudo comparativo, refere-se à definição apropriada do que deve ser considerado como um "caso" do evento. Tal conceituação, em termos ideais, abrange os respectivos critérios de inclusão e de exclusão, objetivos e uniformes, de modo que a identificação do caso não deixe margem à dúvida.

Supondo-se que a doença exista em duas regiões, e é mais bem diagnosticada em uma delas, as eventuais diferenças entre os respectivos coeficientes poderão ser inteiramente artificiais, devidas ao processo de mensuração. Entre os fatores que influenciam o diagnóstico da doença, pode-se relacionar a própria disponibilidade de serviços de saúde na localidade, o seu nível de competência e complexidade, sua maior ou menor acessibilidade à população, a continuidade do atendimento que proporciona, e o comportamento das pessoas diante das instituições e dos problemas de saúde. Assim, os casos colocados no numerador dos coeficientes podem estar "sub" ou "superestimados" por questões de registro, e este problema pode afetar, em níveis diferentes, as regiões comparadas.

• Exemplo 1: subestimativa de óbitos

Este problema é particularmente comum em municípios vizinhos das grandes cidades, os quais passam a apresentar coeficientes de mortalidade artificialmente reduzidos. Acontece que muitos óbitos verificados entre os seus habitantes não são registrados nos municípios de residência permanente mas, sim, no município que estimula a demanda por assistência e em que ocorre o atendimento médico, e onde os doentes passam a residir em razão da enfermidade.

• Exemplo 2: aumento real de freqüências tomado como artificial

Apesar das limitações apontadas nas fontes rotineiras de dados, deve-se ter em conta que, às vezes, as evidências disponíveis são descartadas como artifícios produzidos por variações na qualidade do diagnóstico. Por exemplo, o aumento da mortalidade por câncer de pulmão, em alguns países, na primeira metade do século XX, nos anos decorridos entre as duas guerras mundiais, foi inicialmente imputado a melhorias no reconhecimento e na notificação da doença, e não como uma real elevação de incidência da neoplasia.[35]

b) COMPARABILIDADE QUANTO À "POPULAÇÃO"

Outro aspecto de importância a ser verificado, detidamente, em comparações regionais, diz respeito à estrutura das populações confrontadas. Se uma delas tem maior proporção de pessoas idosas, pode-se esperar que apresente incidência mais alta de doenças crônico-degenerativas, apenas em decorrência do fator idade. A predominância de pessoas jovens pode ser uma explicação, por exemplo, para uma eventual menor morbimortalidade, em municípios próximos de uma grande cidade, quando se os comparam com esta última. Para contornar problemas que, de outra maneira, inviabilizariam os resultados de comparações regionais, procede-se ao "ajustamento de dados", antes de formular conclusões definitivas sobre a matéria.

3. EXPLICAÇÕES ETIOLÓGICAS

Se as diferenças de coeficientes entre regiões aparentam ser reais, já que foram afastados o acaso e a presença de algum viés, as informações são então esmiuçadas, na tentativa de esclarecer as razões destas diferenças.

Duas possibilidades principais são aventadas como razões de diferenças geográficas de coeficientes: as características diferenciadas das pessoas e as do meio ambiente. O texto do Cap. 3, referente aos fatores do hospedeiro e do meio ambiente, apresenta detalhes sobre o tema, que devem ser tidos em conta nos comentários.

a) ATRIBUTOS DAS PESSOAS (FATORES DO HOSPEDEIRO)

As características diferenciadas das pessoas, nos locais considerados, de cunho genético, comportamental ou de outra natureza, como o padrão de migração, de alimentação e de outros hábitos de vida, podem ser as responsáveis pelas diferenças geográficas de coeficientes ou pelo conglomerado de casos em determinadas comunidades ou famílias.

As comparações geográficas são muito úteis como base para formular hipóteses etiológicas, a serem comprovadas por investigações adicionais. Acontece que, muitas vezes, as diferenças, detectadas entre prevalências de determinados fatores de risco nas regiões contrastadas, precisam ser neutralizadas, para que outras diferenças se tornem aparentes ou possam ser mais bem investigadas. O caminho, nestes casos, é anular estes "fatores de confundimento" — problema semelhante ao já mencionado para a idade e o sexo, através do uso de técnicas de ajustamento dos dados. Por exemplo, neutralizar o fato de haver diferentes prevalências do hábito de fumar, entre duas cidades, para só então interpretar a relação entre poluição atmosférica e mortalidade por causas respiratórias.

b) CARACTERÍSTICAS DO MEIO AMBIENTE

Ao meio ambiente é imputado papel fundamental na etiologia das doenças, como nas de natureza infecciosa, nutricional, neoplásica e cardiovascular.

• **Evidências de relação da doença com o meio ambiente**

O fato de as pessoas de uma mesma comunidade, vizinhança ou família partilharem as mesmas fontes de doença faz com que os casos desta doença apresentem uma distribuição peculiar, estando concentrados em alguns lugares e ausentes ou em baixa prevalência em outros. Alguns critérios são úteis para suspeitar ou reforçar a evidência de que os agravos à saúde estão relacionados a características do lugar:[103]

- as pessoas sadias que entram na área tornam-se doentes, com freqüência semelhante à da população autóctone;
- os indivíduos que deixam a região passam a não apresentar a doença ou mostram-na em freqüência mais baixa;
- as outras espécies que habitam a área, à parte o homem, mostram manifestação semelhante; por exemplo, Carlos Chagas, por ocasião das investigações da doença que levou o seu nome, identificou o *Tripanossoma cruzi* no homem e em diversos animais, como tatus e gambás;
- freqüências altas no evento são encontradas em todos os grupos étnicos que habitam a área;
- freqüências altas não são encontradas em pessoas de semelhantes grupos étnicos que habitam outras áreas.

- **Repartição do meio ambiente para a interpretação etiológica**

Havendo evidências de que as características do meio ambiente estão associadas à doença, de maneira etiológica, pode-se prosseguir na busca de fatores causais, através de análise dos componentes físico, biológico e social, como mostrado no Cap. 3. Muitos exemplos ilustram o procedimento usado para ligar os agravos à saúde aos diversos componentes do meio ambiente. Na maioria das situações, porém, há uma variedade de fatores inter-relacionados e um número grande de possíveis interpretações, o que dificulta o isolamento do efeito de cada um dos fatores envolvidos.

- Exemplo: explicações etiológicas

A seca que ocorre em certas áreas do Nordeste, e não em outras, e devido a suas repercussões, por exemplo, na escassez de água, de alimentos e de empregos, condiciona doença, miséria e fome, além de provocar a migração de muitos dos seus habitantes para locais onde há melhores oportunidades de trabalho.

As condições climáticas e de saneamento ambiental podem favorecer a adaptação e a perpetuação de vetores e de agentes etiológicos, concorrendo para manter a doença em níveis endêmicos, na localidade. É o que ocorre com o dengue e a cólera em certas regiões.

Os artrópodos implicados na transmissão de doenças tornam os locais focos potenciais de doenças. Semelhantemente, a fauna e a flora de uma região — cobras, plantas venenosas, animais selvagens e domésticos, que funcionam como reservatórios ou vetores — condicionam muitas das afecções a que o indivíduo está exposto.

O tipo de moradia pode facilitar ou dificultar a presença de insetos vetores de doença no interior da habitação. Por exemplo, as casas de pau-a-pique favorecem a domiciliação do "barbeiro", inseto transmissor do agente etiológico da doença de Chagas. As moradias provisórias, sem paredes, facilitam o contacto *anopheles*-homem, favorecendo a transmissão da malária em áreas endêmicas.

Um alto teor de flúor, no solo e nas águas, está associado a baixos índices de cárie dentária nos moradores destes locais.

A poluição das indústrias acarreta manifestações alérgicas e outras condições mórbidas, nos trabalhadores e nas famílias que vivem nas suas cercanias.

Estas ilustrações apontam para o papel de componentes do meio ambiente no complexo causal dos agravos à saúde, sejam eles infecciosos ou não. Contudo, o aparecimento da doença está intimamente ligado a fatores socioeconômicos e culturais, que influenciam poderosamente o grau em que a pessoa é afetada, quando se expõe a um foco de doença, e até mesmo o tipo de atenção à saúde a que tem acesso. A existência de saneamento ambiental na localidade, o tipo de habitação, a disponibilidade e o uso de meios preventivos e da informação — condições que, de maneira geral, dependem da classe social e de outros condicionantes a ela relacionados são fatores que influenciam a exposição a doenças e o uso adequado de meios de promoção, proteção e recuperação da saúde. Muitos esforços vêm sendo empreendidos para isolar a contribuição específica de cada uma das causas contribuintes das doenças e de melhor compreender a interação dos aspectos físicos, biológicos e sociais, como é mostrado em várias partes deste livro.

A consistência de resultados, encontrada por diferentes pesquisadores, de diversas regiões, ao investigar um tema, sugere uma plausível relação causal entre os eventos. No entanto, para afirmar um nexo etiológico, entre os mesmos eventos, outros critérios de casualidade devem ser também empregados, assunto do Cap. 19.

B. ESTUDO ESPECIAL DE MIGRANTES

Há um tipo especial de pesquisa, em geral, internacional, envolvendo imigrações, que aporta subsídios para esclarecer etiologias, como ocorre, por exemplo, em relação a neoplasias e doenças cardiovasculares, as principais condições enfocadas em tais investigações.

O objetivo dos estudos com migrantes é permitir analisar o impacto da variação do meio ambiente sobre um mesmo grupo de indivíduos, em uma tentativa de separar os efeitos genéticos, que permanecem constantes, daqueles devidos a fatores ambientais, que sofrem alteração com a migração. Regra geral, tais comparações apontam, em uma primeira etapa, para alterações nos coeficientes de doenças e de fatores de risco, nos migrantes, intermediários entre os da terra natal e os da terra adotiva, como nos exemplos a seguir apresentados. Posteriormente, os migrantes ou seus descendentes são assimilados pelo novo ambiente, passando a apresentar coeficientes semelhantes aos dos habitantes da região.

- Exemplo 1: japoneses nos Estados Unidos

A incidência de doença coronariana é menor no Japão do que nos EUA.[35] Todavia, os japoneses que migram do Japão para os EUA passam, depois de certo tempo, a apresentar taxas intermediárias da afecção, tanto mais altas quanto mais adotem o modo norte-americano de vida, representado pela alimentação com excesso de gorduras saturadas, sedentarismo, competitividade, estresse continuado e outros hábitos identificados como fatores de risco para doenças crônico-degenerativas.

- Exemplo 2: japoneses no Brasil

Em estudo sobre a mortalidade de migrantes japoneses, em São Paulo, a análise dos riscos de morrer por diversas causas (câncer de estômago, mama e próstata, diabetes *mellitus*, doenças isquêmicas do coração, doenças cerebrovasculares, homicídios e suicídios) permitiu concluir que os "isseis" (os nascidos no Japão e que imigraram para o Brasil) estão paulatinamente afastando-se do padrão de mortalidade do Japão e aproximando-se do que é apresentado no Brasil, e mais especificamente, de

São Paulo, local onde se deu o estudo.[104] Fatores socioculturais, principalmente dietéticos, são responsabilizados pelas mudanças.[105]

• **Exemplo 3:** italianos na Austrália

A mortalidade por doença coronariana é bem menor na Itália, quando comparada com a da Austrália. Em 1975, os coeficientes ajustados, no grupo de 35 a 64 anos, eram de 147 e 33 óbitos por 100 mil, na Itália, para os sexos masculino e feminino, respectivamente, e, na Austrália, os correspondentes valores foram de 326 e 98 por 100 mil. Os migrantes italianos, no período inicial de residência na Austrália, mantêm as taxas baixas de mortalidade por doença coronariana, vigentes no seu país natal; aos poucos, elas se elevam em relação direta ao tempo de duração de residência na Austrália.[106] Esta tendência sugere que as mudanças de estilo de vida, conseqüentes à migração, podem ser a causa da elevação dos coeficientes da doença.

Em síntese, as correlações obtidas em estudos de migrantes apontam para a importância de mudanças de hábitos e costumes, na etiologia das condições investigadas. Apesar de algumas dificuldades de interpretação, pois os migrantes representam um conjunto selecionado de pessoas — são os mais aptos os que migram — e sofrem considerável estresse no processo de migração e de assimilação ao novo ambiente, tais estudos, realizados em grupos com substrato genético comum, sugerem a importância de influências, preponderantemente ambientais, a que os migrantes estiveram expostos no local de procedência ou a que passam a ficar sujeitos no novo ambiente. Em geral, do ponto de vista econômico e de consumo, o migrante só se compara ao indivíduo da nova sociedade, onde passa a viver, em uma ou duas gerações. Este mesmo padrão pode ser esperado na incidência de muitas doenças.

Deve-se ter em conta, porém, que raramente as situações são bem delimitadas, de modo a separar nitidamente os fatores causais ligados às pessoas daqueles do meio ambiente. Há características pessoais que o migrante leva consigo, inalteradas, para o novo ambiente; é o caso dos judeus do sexo masculino, que são circuncidados ao nascimento. Para muitos fatores, ao contrário, as mudanças são súbitas; é o que ocorre com o meio ambiente físico e biológico, pois, no novo ambiente, o migrante estará sujeito a um outro tipo ou qualidade de ar, água, solo e de composição da fauna e flora. Outros fatores, porém, mudam gradativamente e em velocidade variável, como é o caso da dieta. Também não é raro o migrante guardar, para si e sua família, muitas tradições, como as ligadas à religião, através da criação de estrutura e ligações sociais, no local de adoção, semelhantes às do local de origem, o que tem influência sobre a saúde. Esta composição de fatores e circunstâncias pode não ser facilmente desvendada, com a minúcia necessária, de modo a isolar os efeitos que as causas ambientais ou genéticas acarretam nos coeficientes da doença.

Uma alternativa que possibilita ainda maior controle sobre os fatores confundidores é o "estudo de gêmeos", em que um migra e o outro, não. O maior problema, com que se defrontam as pesquisas desta natureza, reside na dificuldade de reunir número suficiente de pares, em semelhante situação, de modo a testar adequadamente as hipóteses.

V. COMENTÁRIO FINAL

A verificação da distribuição geográfica dos agravos à saúde é uma estratégia muito utilizada pelos profissionais de saúde, com múltiplos objetivos: com finalidade descritiva, para pesquisa etiológica, para definir prioridades de intervenção e mesmo para avaliar as intervenções, como ilustrado no capítulo. Esses são também os objetivos do estudo da distribuição cronológica das doenças, a ser abordado no próximo capítulo.

QUESTIONÁRIO

1. Para que serve o conhecimento sobre a variação geográfica das freqüências dos agravos à saúde?
2. Quais as principais possibilidades de comparação geográfica de agravos à saúde? Exemplifique cada uma delas.
3. Por que existem diferenças geográficas nos agravos à saúde?
4. Comente as relações entre migração, características socioeconômicas e doenças transmissíveis.
5. Enumere alguns cuidados na interpretação da morbimortalidade, entre duas populações, de modo a evitar conclusões distorcidas.
6. Para que servem os estudos epidemiológicos de migrantes? Quais têm sido as conclusões de investigações que comparam coeficientes de doença de migrantes, em sua terra natal e na região de destino?

EXERCÍCIOS E LEITURA COMPLEMENTAR

10.1. Verifique quais são os pólos de atração da população em seu estado. Há números que estimem a magnitude deste movimento populacional? Quais as suas causas? E as conseqüências sobre o nível de saúde da área de destino da migração? E sobre os serviços de saúde?
10.2. Procure verificar se já foram feitas investigações, no seu estado, sobre as relações entre migração, características socioeconômicas e doenças transmissíveis. Qual foi a enfermidade ou as enfermidades investigadas e quais foram os seus resultados?
10.3. Existe, no seu estado, algum foco de parasitose detectado em área até então considerada indene para a doença? Se existe, o que foi feito para controlá-lo?
10.4. Temas como repartição geográfica da população, mobilidade e êxodo rural, modificações demográficas, suas causas e conseqüências são encontrados em livros de demografia, geografia, sociologia e ciências sociais, de maneira geral, cada qual com a sua forma particular de abordagem. Tal material pode ser útil para aprofundar conhecimentos ou para buscar referências sobre a matéria.

REFERÊNCIAS BIBLIOGRÁFICAS

1. MAY Jacques. The ecology of human disease. Nova York, MD Publications Inc, 1958.
2. LACAZ Carlos S, BARUZZI Roberto G & SIQUEIRA Jr Waldomiro. Introdução à geografia médica do Brasil. São Paulo, Edgar Blücher/USP, 1972.
3. McGLASHAN ND (Editor). Medical geography: techniques and field studies. Londres, Methuen Co Ltd, 1972.
4. HOWE GM. A world geography on human diseases. Londres, Academic Press, 1977.
5. MAY JM. Medical geography: its methods and objectives. Social Science and Medicine 1977; 11:715-730.
6. PYLE GF. International communication and medical geography. Social Science and Medicine 1977; 11:679-682.

7. PYLE Gerald F. Applied medical geography. Nova York, Wiley, 1979.
8. DOLL Richard (Editor). The geography of disease. British Medical Bulletin 1984; 40(4) (todo o número dedicado ao tema).
9. WARREN KS & MAHMOUD AAF (Editores). Tropical and geographical medicine. New York, McGraw-Hill, 1985.
10. HUTT MSR & BURKITT DP. The geography of non-infectious disease. Oxford, Oxford University Press, 1986:146.
11. MEADE Melinda S. Geographic analysis of disease and care. Annual Review of Public Health 1986; 7:313-335.
12. Medical geography: recent case studies and concerns. Social Science & Medicine 1990; 30(1):1-178 (todo o número dedicado ao tema).
13. VERHASSELF Yola. Geograpy of health: some new trends and perspectives. Social Science and Medicine 1993; 36(2): 119-123.
14. LEE TH & ARM JP. Benefits from oil fish. British Medical Journal 1988; 297:1421-1422.
15. PESSOA SAMUEL. Ensaios médico-sociais. Rio, Guanabara, 1960:1-117.
16. BARBOSA Frederico S & COSTA Dirceu Pessoa. A long-term schistosomiasis control project with molluscicide in a rural area of Brazil. Annals of Tropical Medicine and Parasitology 1981; 75(1):41-52.
17. JOLY Fernand. La cartographie. Paris, Presses Universitaires de France (Que sais-je, n.º 937), 1985.
18. ROBLES Jose RN & PONCE de LEON Rebeca C. La representación cartográfica: una herramienta de la epidemiologia. Salud Pública de México 1986; 28(3):283-291.
19. SELVIN S, MEVVILL D, SCHULMAN J, SACKS S, BEDELL L & WONG L. Transformations of maps to investigate clusters of disease. Social Science & Medicine 1988; 26:215-221.
20. RENVOIZE EB, FEAR JD & MOORE SRW. The identification of local priority areas for health promotion using epidemiological mapping. Public Health 1988; 102:309-316.
21. WALTER SD & BIRNIE SE. Mapping mortality and morbidity patterns: an international comparison. International Journal of Epidemiology 1991; 20(3):678-689.
22. Organización Panamericana de la Salud. Las condiciones de salud en las Américas. Edición 1990. Washington, OPS (Publicación científica 524), 1990.
23. Ministério da Saúde. Estatísticas de Mortalidade: Brasil. Brasília, Centro de Documentação, publicação anual, desde 1977.
24. PAIM Jairnilson S & COSTA Maria da Conceição N. Decréscimo e desigualdade da mortalidade infantil: Salvador, 1980-1988. Boletín de la Oficina Sanitaria Panamericana 1993; 114(5): 415-428.
25. SNOW John. Sobre a maneira de transmissão da cólera (originalmente publicado em 1855). 2a. ed. brasileira. Tradução de José Ruben de Alcântara Bonfim. São Paulo, Hucitec-Abrasco, 1990.
26. ROCHA EP, LUZ AG, LIMA AL, MANO DB, GALVÃO AO, CHALFIN RF, DENULSKI NM, CUNHA AB & ROCHA E. Surto de febre tifóide em Nova Iguaçu, Estado do Rio de Janeiro. Boletim Epidemiológico (FSESP, Ministério da Saúde) 1980; 12(15):141-148.
27. BARRETO Mauricio L. The dot map as an epidemiological tool: a case study of "Schistosoma mansoni" infection in an urban setting. International Journal of Epidemiology 1993; 22(4):731-741.
28. DEAN Andrew G. Population based spot maps: an epidemiologic technique. American Journal of Public Health 1976; 66:988-989.
29. McGLASAN Neil D. Dean technique challenged. American Journal of Public Health 1977; 67:380-381.
30. DEAN Andrew G. More on population based spot maps. American Journal of Public Health 1977; 67:381.
31. VERHASSELT Y & MANSOURIAN B. Método para la clasification de los países de acuerdo con sus indicadores de salud. Boletín de la Oficina Sanitaria Panamericana 1991; 110(4):319-323.
32. WALTER SD. The analysis of regional patterns in health data. American Journal of Epidemiology 1992; 136(6):730-741; 742-759.
33. CARRAT Fabrice & VALLERON Alain-Jacques. Epidemiologic mapping using the "kriging" method: application to an influenza-like illness epidemic in France. American Journal of Epidemiology 1992; 135(11):1293-1300.
34. Nações Unidas. PopMap: programa integrado para información geográfica, mapas y base de datos gráfica. Guía del usuário y manual de referência. Nova York, ONU, 1993.
35. REID DD. International studies in epidemiology. American Journal of Epidemiology 1975; 102(6):469-476. (Ver cinco artigos sobre o tema, no mesmo número, pgs 477-525.)
36. GROVES Frank D, ZAVALA Diego E & CORREA Pelayo. Variation in international cancer mortality: factor and cluster analysis. International Journal of Epidemiology 1987; 16(4):501-508.
37. Trends and determinantes of coronary heart disease mortality: international comparisons. International Journal of Epidemiology 1989; 18(suplemento 1):S1-S232.

38. Geographical inequalities of mortality in developing countries. Social Science and Medicine 1993; 36 (10, special issue):1239-1382.
39. PUFFER Ruth R & GRIFFITH G Wynne. Patterns of urban mortality. Washington, Pan American Health Organization (Publicação Científica nº. 151), 1968.
40. MUIR KR, PARKES SE, MANN JR, STEVENS MCG, CAMERON AH, RAAFAT F, DARBYSHIRE PJ, INGRAM DR, DAVIS A & GASCOIGNE D. Clustering — real or apparent?: probability maps of childhood cancer in the West Midlands health authority region. International Journal of Epidemiology 1990; 19(4):853-859.
41. MATOS Elena L, PARKIN Donald M, LORIA Dora I & VILENSKY Marta. Geographical patterns of cancer mortality in Argentina. International Journal of Epidemiology 1990; 19(4):860-870.
42. PROLLA JC, DIETZ J & COSTA LA. Diferenças geográficas na mortalidade por câncer de esôfago no Rio Grande do Sul. Revista da Associação Médica Brasileira 1993; 39(4):217-220.
43. International Agency for Research on Cancer. Cancer incidence in five continents. Lyon, IARC (Scientific Publication 15), 1976.
44. International Agency for Research on Cancer. Cancer incidence in five continents. Lyon, IARC (Scientific Publication 42), 1982.
45. International Agency for Research on Cancer. Cancer incidence in five continents. Lyon, IARC (Scientific Publication 88), 1988.
46. International Agency for Research on Cancer. Cancer incidence in five continents. Lyon, IARC (Scientific Publication 120), 1992.
47. PARKIN DM (Editor). Cancer occurrence in developing countries. Lyon, International Agency for Research on Cancer (Scientific Publication 75), 1986.
48. WHELAN SL & PARKIN DM (Editores). Patters of cancer in five continents. Lyon, International Agency for Research on Cancer (Scientific Publication 102), 1990.
49. FRASER Patricia, CHILVERS Clair, BERAL Valerie & HILL Michael J. Nitrate and human cancer: a review of the evidence. International Journal of Epidemiology 1980; 9(1):3-11.
50. VENA John E, GRAHAM Saxon, ZIELEZNY Maria, SWANSON Mya K, BARNES Robert E & NOLAN James. Lifetime occupational exercise and colon cancer. American Journal of Epidemiology 1985; 122(3):357-365.
51. BRUNINI Rodolfo (Editor). Câncer no Brasil: dados histopatológicos 1976-80. Rio de Janeiro, Ministério da Saúde, Campanha Nacional de Combate ao Câncer, 1982.
52. KOHN Robert & WHITE Kerr L. Health care: an international study. Oxford, Oxford University Press, 1976.
53. PUFFER Ruth R & SERRANO CV. Caracteristicas de la mortalidad em la niñez. Washington, OPS/OMS (Publicação Científica Nº. 262), 1973.
54. The WHO MONICA Project. Geographical variation in the major risk factors of coronary heart disease in men and women aged 35-64 years. World Health Statistics Quarterly 1988; 41 (3/4):115-140.
55. KEYS Ancel (Editor). Seven countries: a multivariate analysis of death and coronary heart disease. Harvard University Press, 1980.
56. ROSE Geoffrey. International epidemiology. International Journal of Epidemiology 1981; 10(1):3-4.
57. Improving data bases for international studies (editorial). International Journal of Epidemiology 1984; 13(3):267-268.
58. MURRAY JLC. A critical review of international mortality data. Social Science and Medicine 1987; 25:773-781.
59. Geographical inequalities of mortality in developing countries. Social Science and Medicine 1993; 36(10, special issue):1239-1382.
60. World Health Statistics Annual. Geneve, World Health Organization, 1991.
61. FREYRE Gilberto. Sociologia da medicina. Lisboa, Fundação Calouste Gulbenkian, 1967:67.
62. BARBOSA Frederico S. Mensagem aos "tropicalistas" brasileiros. Saúde em Debate 1978 (6):49-55.
63. VAN RIEL, J. Santé publique tropicale. 2a. ed, Liège, Desoer, 1964:52.
64. CAMARGO Mario E, SILVA Guilherme R, CASTILHO Euclides A & SILVEIRA Antonio C. Inquérito sorológico da prevalência de infecção chagásica no Brasil, 1975/1980. Revista do Instituto de Medicina Tropical (SP) 1984; 26(4):192-204.
65. SICHIERI Rosely, LOLIO Cecília A, CORREIA Valmir R & EVERHART James E. Geographical patterns of proportionate mortality for the most common causes of death in Brazil. Revista de Saúde Pública (SP) 1992; 26(6):424-430.
66. IBGE/UNICEF. Perfil estatístico de crianças e mães no Brasil: características sócio-demográficas 1970-1977. Rio de Janeiro, IBGE, 1982:52.
67. CARVALHO JAM & WOOD CH. Mortality, income distribution and rural-urban residence in Brazil. Population and Development Review 1978; 4(3):405-420.
68. PEREIRA Wlademir. Demografia do subdesenvolvimento. Edição Saraiva, 1978:213.

69. Migração, crescimento populacional e desenvolvimento. Population Reports 1984; série M (número 7):8 (712 referências).
70. SUCAM. O controle das endemias no Brasil: de 1979 a 1984. Brasília, Ministério da Saúde, 1985.
71. KATZ Joanne, ZEGER Scott L, WEST Jr Keith P, TIELSCH James M & SOMMER Alfred. Clustering of xerophthalmia within households and villages. International Journal of Epidemiology 1993; 22(4):709-715.
72. BARRETO MP. Movimentos migratórios e sua importância na epidemiologia de doenças parasitárias no Brasil. Revista da Sociedade Brasileira de Medicina Tropical 1967; 1(3):91-102.
73. MARQUES Agostinho C. Migrações internas e as grandes endemias. Revista Brasileira de Malariologia e Doenças Tropicais 1979; 31(1):137-158.
74. WEIL Connie. Health problems associated with agricultural colonization in Latin America. Social Science and Medicine 1981; 15D:449-461.
75. CARVALHEIRO José R. Processo migratório e disseminação de doenças. Em: Textos de Apoio — Ciências Sociais 1. Rio de Janeiro, Escola Nacional de Saúde Pública/ABRASCO, 1983:27-55.
76. KASL Stanislav V & BERKMAN, Lisa. Health consequences of the experience of migration. Annual Review of Public Health 1983; 4:69-90.
77. CASTELLANOS Pedro L. Principales problemas de salud en áreas marginales. Cuadernos Médico Sociales 1984 (29-30):25-40.
78. FRENK Julio, GARNICA M Elena, ZAMBRANA Marcela, BRONFMAN Mario & BOBADILLA Jose L. Migración y salud: notas sobre un campo interdisciplinario de investigación. Salud Pública de México 1987; 29(4):276-287.
79. PETERSON W. A general typology of migration. American Sociological Review 1958; 23(3):256-266.
80. PROTHERO RM. Disease and mobility: a neglected factor in epidemioloy. International Journal of Epidemiology 1977; 6:259-267.
81. Ministério da Saúde, Superintendência de Campanha de Saúde Pública. Anais: doenças e migração humana. Seminário sobre Transmissão e Controle de Doenças Tropicais no Processo de Migração Humana. Brasília, Centro de Documentação do Ministério da Saúde, 1982.
82. PROTHERO RM. Doença e mobilidade: uma questão negligenciada em epidemiologia. Em Ministério da Saúde, SUCAM 1982, referência anterior:169-181.
83. YAP LYL. The attraction of cities: a review of migration literature. Journal of Development Economics 1977; 4(3):239-264.
84. PRESTON SH. Urban growth in developing countries: a demographic reappraisal. Population and Development Review 1979; 5(2):195-215.
85. YACH Derek, MATHEWS Catherine & BUCH Eric. Urbanization and health: methodological difficulties in undertaking epidemiological research in developing countries. Social Science & Medicine 1990; 31(4):507-514.
86. OYA-SAWYER, Diana, FERNANDEZ-CASTILLA, Rogelio & MONTEMOR Roberto LM. The impact of urbanization and industrialization on mortality in Brazill. World Health Statistics Quarterly 1987; 40(1):84-95.
87. Banco Mundial. Relatório sobre o desenvolvimento mundial 1984. Rio de Janeiro, Banco Mundial, Fundação Getúlio Vargas, 1984:279.
88. Ministério da Saúde, Anais do seminário sobre situação de saúde nas áreas metropolitanas brasileiras. São Paulo, Faculdade de Saúde Pública, Universidade de São Paulo, 1976.
89. CLEGG EJ & GARLICK JP (Editores). Disease and urbanization. Londres, Taylor and Francis Ltd, 1980.
90. SUSSER Mervyn. Industrialization, urbanization and health: an epidemiological view. Em: Health and society: the macro-social view. New York, Oxford University Press, 1987:194-209.
91. ROSSI-ESPAGNET A, GOLDSTEIN GB & TABIBZADEH I. Urbanization and health in developing countries. World Health Statistics Quarterly 1991; 44(4):186-244.
92. MOTT KE, DESJEUX P, MONCAYO A, RANQUE P & RAADT P. Parasitic diseases and urban development. Bulletin of the World Health Organization 1990; 68:691-698.
93. CROMPTON DWT & SAVIOLI L. Intestinal parasitic infections and urbanization. Bulletin of the World Health Organization 1993; 71(1):1-7.
94. SOUZA Sebastião Loureiro, DOURADO Maria Inês C & NORONHA Ceci V. Migrações internas e malária urbana — Bahia, Brasil. Revista de Saúde Pública (SP) 1986; 20(5):347-351.
95. SALES Teresa. Novos fluxos migratórios da população brasileira. Revista Brasileira de Estudos de População 1991; 8(1/2):21-32.
96. MASSEY Douglas S, ARANGO Joaquín, HUGO Graeme, KOUAOUCI Ali, PELLEGRINO Adela & TAYLOR J Edward. Theories of international migration: a review and appraisal. Population and Development Review 1993; 19(3):431-466.
97. PROTHERO RM. Forced movements of population and health hazards in tropical Africa. International Journal of Epidemiology 1994:23(4):657-664.
98. PAVLOVSKI E. Natural nidality of transmissible diseases in relation to landscape epidemiology of zooanthroponoses. Urbana, University of Illinois Press, 1965. Reproduzido, em inglês e em espanhol, em publicação da Organização Pan-Americana da Saúde: El desafio de la epidemiologia: problemas y lecturas seleccionadas. Washington, OPS (Publicación Científica 505), 1988:431-436 (edição em espanhol). Na edição em inglês, pg 401-405.
99. FERRIOLLI-FILHO Francisco. Doenças infecciosas com focos naturais, com especial referência à doença de Chagas. Em: Textos de apoio — Epidemiologia 1. Rio de Janeiro, Escola Nacional de Saúde Pública/ABRASCO, 1985:149-156.
100. Ministério da Saúde. Informações Epidemiológicas SUCAM 1985; número 32.
101. WANDERLEY Dalva MV, ANDRADE José Carlos R, MENEGUETTI Luiz C, CHINELATTO Maria José & DUTRA Araripe P. Malária no Estado de São Paulo, Brasil 1980 a 1983. Revista de Saúde Pública (SP) 1985; 19(1):28-36.
102. SILVA Luis J. Organização do espaço e doença. Em: Textos de apoio — Epidemiologia 1. Rio de Janeiro, Escola Nacional de Saúde Pública/ABRASCO, 1985:157-185.
103. MACMAHON Brian & PUGH Thomas F. Epidemiology: principles and methods. 2a. ed, Boston, Little, Brown and Company, 1970.
104. GOTLIEB Sabina LD. Mortalidade em migrantes-japoneses residentes no município de São Paulo, Brasil, 1990. Revista de Saúde Pública (SP) 1990; 24(6):453-467.
105. TSUGANE Schoichiro, GOTLIEB Sabina LD, LAURENTI Ruy, SOUZA José Maria P & WATANABE Shaw. Mortality and cause of death among first-generation Japanese in São Paulo, Brazil. International Journal of Epidemiology 1989; 18(3):647-651.
106. ARMSTRONG BK, MARGETTS BM, MASAREI JRL & HOPKINS SM. Coronary risk factors in Italian migrants to Australia. American Journal of Epidemiology 1983; 118(5):651-658.

Capítulo 11

VARIÁVEIS RELATIVAS AO TEMPO

I. Séries temporais, 245
    A. Fontes de dados e unidades de tempo, 245
    B. Usos, 246
    C. Componentes de uma série temporal, 247
II. Tendência geral (histórica ou secular), 247
    A. Considerações gerais, 248
    B. Análise da tendência geral, 249
III. Variações cíclicas, 252
    A. Considerações gerais, 252
    B. Análise das variações cíclicas, 253
IV. Variações sazonais (ou estacionais), 254
    A. Considerações gerais, 254
    B. Análise das variações sazonais, 255
V. Variações irregulares, 258
    A. Considerações gerais, 258
    B. Análise das variações irregulares, 258
    C. Tipos de epidemia, 259
    D. Epidemias e período de incubação das doenças, 260
    E. Epidemias e tamanho da população, 260
    F. Conglomerado de casos de doenças não-infecciosas, 261
VI. Interpretação de variações temporais, 262
    A. Conduta na interpretação dos resultados, 262
    B. Coorte de nascimento, 263
VII. Comentário final, 264
    Questionário, 264
    Exercícios e leitura complementar, 265
    Referências bibliográficas, 266

A descrição epidemiológica de um evento ficaria incompleta se faltassem informações adequadas sobre qualquer uma das três vertentes que constituem o cerne da epidemiologia descritiva: as características da população, do lugar e do tempo. Seja, em exemplo, o caso de traçar o perfil da poliomielite ou da tuberculose. Além da obtenção das freqüências desses eventos entre os segmentos da população (por sexo e faixa etária, por exemplo) e entre regiões, como mostrado nos Caps. 9 e 10, será conveniente também especificar como estas freqüências evoluem com o passar do tempo, tema do presente capítulo. Na apresentação do assunto, mostraremos uma classificação das variações temporais em quatro tipos, cada um dos quais é detidamente examinado, realçando possibilidades de análise dos dados e orientação para a interpretação dos seus resultados.

I. SÉRIES TEMPORAIS

Dá-se o nome de série temporal (ou cronológica) ao conjunto de observações ordenadas no tempo.

• Exemplo: série temporal
O número mensal de nascimentos, de óbitos ou de casos de uma doença notificável.
A temperatura média e a precipitação pluviométrica diárias.
A evolução da incidência de casos notificados de poliomielite, no Brasil (Fig. 11.1), e da mortalidade por febre tifóide, no município de São Paulo (Fig. 11.2).
A incidência anual de casos de SIDA (AIDS) e de doenças crônico-degenerativas.

A. FONTES DE DADOS E UNIDADES DE TEMPO

As observações que constituem a série temporal podem ser contínuas, como nos traçados eletrocardiográficos, ou discretas, como no número de casos de uma doença. Dependendo do evento em questão, as observações referem-se a cada segundo, minuto, hora, dia, semana, mês, ano ou qualquer outra unidade de tempo. Em geral, os estudos de séries temporais na área da saúde pública são feitos, usualmente, com informações provenientes de sistemas rotineiros de informação, em especial, de mortalidade e de morbidade.

Quando o evento é expresso em freqüências anuais, utiliza-se habitualmente o ano-calendário, embora seja possível trabalhar também com um período anual, iniciado em qualquer outro mês diferente de janeiro. A adoção do ano-calendário tem a vantagem de permitir a utilização complementar de outras fontes de dados, que fornecem seus resultados para o mesmo período.

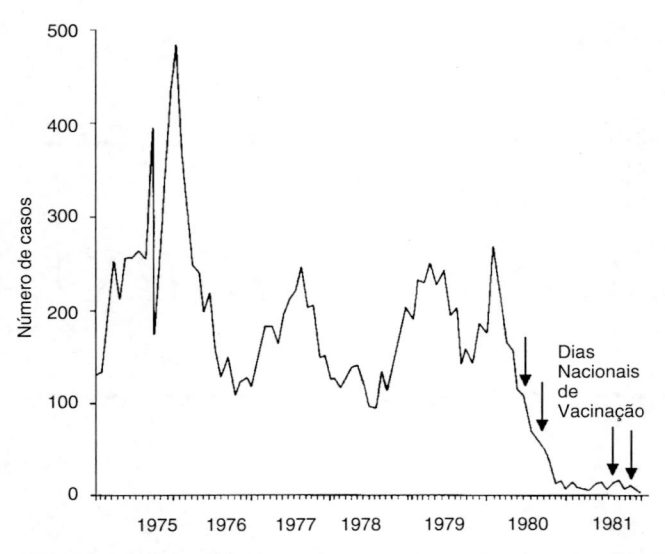

Fig. 11.1 Casos de poliomielite por período de quatro semanas: Brasil, 1975-1981. As setas indicam os Dias Nacionais de Vacinação. Fonte: Ministério da Saúde, Divisão Nacional de Epidemiologia, SNABS.

A possibilidade de obtenção de dados adicionais sobre o tema é um dos fatores que mais influenciam a decisão sobre a unidade de tempo a utilizar ou a época a tomar como referência. Por exemplo, a cada 10 anos, aproximadamente, é feito o recenseamento geral da população, no Brasil, o que informa sobre o número de pessoas residentes no país. Por isto, as datas dos censos demográficos são muito utilizadas para computar coeficientes mais precisos de mortalidade. Para os anos intercensitários, tem-se que proceder a estimativas do efetivo populacional respectivo, o que já introduz uma causa de erro. No entanto, para muitas situações, mesmo os métodos simples de estimativas populacionais alcançam a precisão desejada, embora, em outras, um maior rigor de estimativa seja requerido.

Às vezes, o número de casos ocorridos no período de um ano é insuficiente para sobre eles efetuar estudos ou produzir coeficientes com a requerida precisão. Em tal eventualidade, a reunião dos casos correspondentes a alguns anos é uma alternativa viável para a obtenção de coeficientes mais estáveis e representativos. Há ocasiões em que as estatísticas de mortalidade são apresentadas, por exemplo, para um triênio. As estatísticas de doenças de notificação compulsória são outro exemplo, só que são apresentadas na base de reunião de semanas, de modo a conferir maior estabilidade aos coeficientes.

A utilização de meses como unidade, embora satisfaça em muitos casos, tem o inconveniente da desigualdade de sua duração. Quando esta duração deva ser considerada, pode-se ajustar a unidade para meses de 30 dias, por uma simples regra de três. A outra alternativa é utilizar semanas e agrupá-las na base de 2 a 4, formas pelas quais as notificações de casos, advindas do sistema de vigilância epidemiológica, são comumente apresentadas.

B. USOS

A organização adequada dos dados, em forma de série temporal, fornece um diagnóstico dinâmico da ocorrência de um evento na população, informando a evolução dos riscos a que as pessoas estão ou estiveram sujeitas. Semelhante conhecimento serve para previsões de diversos tipos, para a formulação de hipóteses causais e para o planejamento e avaliação das ações. Estes aspectos são detalhados, a seguir, de modo a esmiuçar algumas das múltiplas utilidades das séries temporais (Quadro 11.1).

1. Indicar os riscos a que as pessoas estão sujeitas

O conhecimento de épocas de maior e menor incidência de agravos à saúde informa sobre os riscos diferenciados a que as pessoas estão expostas, de modo que possam tomar as providências cabíveis, de acordo com este conhecimento.

2. Monitorizar a saúde da população

As notificações de determinadas doenças, desde que adequadamente classificadas e analisadas em tempo hábil, permitem detectar precocemente elevações inusitadas da freqüência; em conseqüência, instituem-se ações imediatas, visando a evitar outros casos ou danos maiores à população. Isto é particularmente útil na vigilância das doenças transmissíveis, de evolução aguda e de caráter sazonal, para as quais existam medidas eficazes de prevenção e controle.

3. Prever a ocorrência de eventos

O conhecimento do que acontecerá no futuro é uma das principais preocupações do homem, qualquer que seja a sua atividade. A área da saúde não é exceção, como atestam estudos sobre a tendência da mortalidade, da natalidade, da morbidade e da demanda por atendimento médico e odontológico, muito

Quadro 11.1 Uso das informações sobre a distribuição temporal dos agravos à saúde

1. Indicar os riscos a que as pessoas estão sujeitas
2. Monitorizar a saúde da população
3. Prever a ocorrência de eventos
4. Fornecer subsídios para explicações causais
5. Auxiliar o planejamento de saúde
6. Avaliar o impacto das intervenções

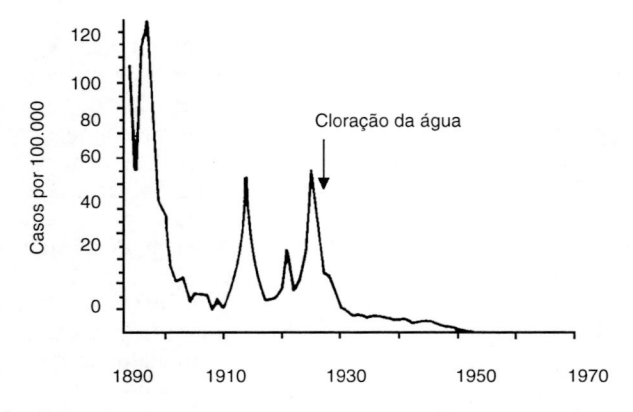

Fig. 11.2 Mortalidade por febre tifóide, no município de São Paulo, no período de 1894-1970. Fonte: Rodolfo S Mascarenhas. Revista de Saúde Pública, São Paulo, 1973; 7(4):437.[1]

encontrados na literatura especializada. O melhor indicador do que pode acontecer no futuro é a análise cuidadosa do passado e do presente. Sabendo como dois eventos se relacionam entre si, pode-se prever a ocorrência de um deles, pelo conhecimento da presença do outro. A previsão funciona bem quando as condições que determinam o evento mantêm-se inalteradas. No entanto, *a priori*, é difícil antever se outros fatores passarão a incidir, alterando a tendência detectada. Desta maneira, a prudência é recomendada em qualquer extrapolação epidemiológica desta natureza.

4. Fornecer subsídios para explicações causais

As variações temporais de incidência de danos à saúde refletem o efeito de fatores causais. Conhecidos os fatores causais, pode-se definir as medidas apropriadas de controle e melhor intervir para neutralizá-los e assim reduzir a morbidade e a mortalidade. Por isto, é costume dos profissionais de saúde examinar, detidamente, o quadro representado pelas distribuições temporais de agravos à saúde, com o intuito de levantar suspeitas sobre o respectivo mecanismo gerador. Dependendo das circunstâncias, as suspeitas, ora são aceitas para justificar a implementação de medidas corretivas, ora para subsidiar a formulação de hipóteses, bem específicas, passíveis de serem testadas em investigações subseqüentes. Em muitas ocasiões, pode-se verificar se há correlação entre séries temporais: são de especial interesse os estudos da associação entre as variações cronológicas de freqüências dos agravos à saúde e as dos fatores de risco. Serve de exemplo o exame da correlação entre as variações temporais da poluição atmosférica e as da mortalidade por doença cerebrovascular. Os dados a utilizar nas pesquisas etiológicas deste tipo, já que são feitas com estatísticas, são obtidos com relativa facilidade, mas os resultados devem ser interpretados com cautela, em face dos problemas relacionados à cobertura e à qualidade das estatísticas e à dificuldade em neutralizar os fatores confundidores. Nos próximos dois capítulos, este tema será abordado sob a denominação de "estudos ecológicos".

5. Auxiliar o planejamento de saúde

O diagnóstico de tendências e de suas causas permite melhor orientar a aplicação de recursos, provendo leitos, medicamentos, pessoal e outros recursos, onde e quando mais se fizerem necessários e apropriados.

6. Avaliar o impacto das intervenções

A avaliação dos efeitos das ações encetadas para o controle de doenças pode ser um dos objetivos da análise das variações temporais. As duas figuras mostradas no capítulo servem de exemplo: a incidência da poliomielite, após vacinação em massa da população infantil (Fig. 11.1), e a mortalidade por febre tifóide, após a cloração da água de abastecimento público (Fig. 11.2). Trata-se de uma forma relativamente simples de avaliação, que consiste em investigação do tipo "antes e depois" da introdução da medida, com o objetivo de constatar se houve ou não impacto na freqüência da doença. Muitas vezes, esta é uma das poucas alternativas disponíveis para avaliar programas governamentais que, aliás, podem trazer eloqüentes argumentos para subsidiar a discussão causal. Formas mais elaboradas de avaliação de intervenções serão debatidas no próximo capítulo, que trata dos métodos de pesquisas utilizados em epidemiologia.

Quadro 11.2 Os quatro tipos principais de variações relativas a tempo

1. Geral (histórica ou secular)
2. Cíclica
3. Sazonal (ou estacional)
4. Irregular (ou acidental)

C. COMPONENTES DE UMA SÉRIE TEMPORAL

Algumas séries temporais indicam, claramente, uma tendência declinante ou ascensional, enquanto em outras isto não acontece. Pode ser que ocorram muitas elevações e descensos, sem que seja evidente a tendência geral do evento. Para verificar, com mais propriedade, esta e outras questões atinentes às variações temporais, existem técnicas que facilitam o respectivo processo de análise.[2-6]

Uma série temporal pode ser concebida como um conjunto de observações feitas em seqüência no tempo e sujeitas a variações aleatórias. Na análise e interpretação da série importa considerar, ao lado das variações aleatórias, pelo menos quatro componentes (Quadro 11.2).

• A tendência do evento, a longo prazo, também chamada de variação "geral", "histórica", "secular" ou simplesmente "tendência". As duas figuras antes apresentadas no capítulo são representativas deste tipo de variação — claramente descendente como se pode constatar.

• As flutuações "cíclicas", que se repetem com certa regularidade: por exemplo, o aumento da incidência do sarampo em uma região a cada três ou quatro anos. Pela sua periodicidade, permitem alguma forma de previsão dos acontecimentos.

• As oscilações, também periódicas e regulares, que se repetem a cada ano, conhecidas pelas denominações "sazonal" ou "estacional": por exemplo, o aumento da incidência de pneumonia, nas épocas frias do ano. Iguais às anteriores, por apresentarem periodicidade, possibilitam alguma forma de previsão dos eventos.

• As variações "irregulares", também ditas "acidentais", configurando epidemias, que importa diagnosticar precocemente, para que sua evolução possa ser alterada.

As quatro variações apontadas podem estar presentes em uma mesma série cronológica. Independentemente de a tendência a longo prazo ser crescente, decrescente ou estacionária, é comum haver oscilações periódicas de freqüências, cíclicas e sazonais, e mesmo picos epidêmicos.

• Exemplo: componentes de uma série cronológica

A Fig. 11.3 contém três componentes de uma série cronológica: a tendência geral é declinante, mas há também oscilações cíclicas e sazonais. Epidemias poderiam ter sido assinaladas, na mesma figura, o que não foi feito para mantê-la relativamente simples.

II. TENDÊNCIA GERAL (HISTÓRICA OU SECULAR)

É a que se observa, a longo prazo, na evolução de um evento.

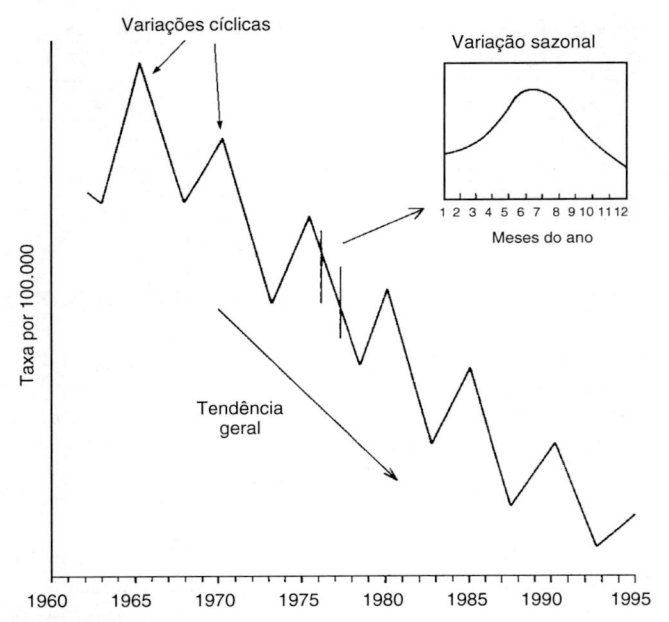

Fig. 11.3 Diagrama da tendência geral de uma doença assinalando também as suas variações cíclicas e sazonais.

A. CONSIDERAÇÕES GERAIS

O estudo de uma série histórica é feito com o propósito de detectar e interpretar a evolução da incidência do evento. No entanto, o conhecimento que poderia ser adquirido, por esta análise, é dificultado pelo surgimento de numerosas outras mudanças significativas que ocorrem simultaneamente e que se refletem nas estatísticas. São modificações, por exemplo, nos critérios diagnósticos, na terminologia, na forma de classificação dos eventos, na atenção à saúde, nas taxas de letalidade e nas características da população, tais como na estrutura de idade e no padrão de migrações. Estas modificações mesclam-se e se refletem nas variações de incidência da doença, influenciando poderosamente as estatísticas. Estudos orientados para o isolamento destes efeitos confundidores envolvem, preferencialmente, o uso de grupo-controle. Mas tais estudos são relativamente raros, de modo que o conhecimento advém, principalmente, da reflexão sobre informações estatísticas rotineiras, em geral, imperfeitas, com as dificuldades inerentes à tarefa — algumas das quais já abordadas, em capítulos anteriores, por ocasião da apresentação dos indicadores de saúde, da morbidade, da mortalidade, da transição demográfica e epidemiológica, e das características das pessoas e do lugar.

As séries históricas mais longas são particularmente sujeitas a problemas, pela combinação de muitos dos fatores confundidores. (As séries curtas enfrentam outras dificuldades e são tratadas mais adiante, no estudo das "variações cíclicas".) Eis algumas situações que podem ocorrer na interpretação da tendência histórica.

• **Mudanças bruscas nas freqüências**

Quando as mudanças de freqüências são bruscas, de uma observação para a seguinte — por exemplo, de um ano para outro — devem-se afastar as alterações porventura ocorridas nas regras de notificação e classificação das doenças, antes de procurar outras causas. Como se sabe, revisões na Classificação Internacional de Doenças (CID) são feitas, aproximadamente, a cada década. Tais modificações acarretam marcadas mudanças nas estatísticas, correspondentes à data da entrada em vigor das alterações classificatórias. Modificações na definição de caso de doença também podem gerar bruscas mudanças na série histórica.

As intervenções pontuais — por exemplo, campanhas de vacinação em massa — podem ser avaliadas pela inspeção da tendência geral do agravo à saúde, objeto da intervenção. A inspeção das Figs. 11.1 e 11.2 sugere que as intervenções assinaladas nos gráficos influenciaram a tendência geral. No Cap. 8, foram também mostradas ilustrações do impacto da introdução de novas vacinas, na morbimortalidade. Nesses casos, ocorre uma mudança brusca na exposição das pessoas a um novo agente imunogênico, com o propósito de proteger a população, especialmente a infantil. No Primeiro Mundo, os estudiosos da matéria postularam que o impacto da vacina contra o sarampo sobre a mortalidade específica por esta doença foi pequeno, ao contrário do que ocorreu com a vacina contra a poliomielite, que alterou substancialmente a mortalidade atribuída a esta doença. Em tais casos, em que há mudanças bruscas na exposição, uma única série cronológica sobre a incidência da doença, na qual seja mostrada a época do início da aplicação da vacina, é capaz de revelar o impacto obtido pela vacinação.

• **Mudanças graduais nas freqüências**

Nas mudanças graduais de freqüências de uma série histórica, é mais difícil atinar para as suas possíveis causas, se comparadas às mudanças abruptas. Este é o caso das resultantes da melhoria da qualidade diagnóstica e da assistência médica, que são dificilmente detectadas nos coeficientes relativos à doença.

Uma estratégia que se tem mostrado útil para interpretar mudanças graduais de freqüências é a de comparar a tendência de dois eventos: o fator de risco e o dano à saúde, ou de dois danos à saúde entre si.

• **Exemplo: relação entre o consumo de cigarros e a mortalidade por câncer de pulmão**

A evolução do consumo de cigarros e do coeficiente de mortalidade por câncer do pulmão, no Canadá, é mostrada na Fig. 11.4. É possível, em comparações deste tipo, ter em conta o tempo de latência entre o início da exposição e o subseqüente efeito nos coeficientes da doença. O início da epidemia de câncer de pulmão foi detectado na década de 1920, no Canadá e em outros países que possuíam estatísticas confiáveis sobre a matéria. O hábito de fumar expandiu-se, na população adulta, cerca de duas a três décadas antes. A interpretação de informações estatísticas como estas é dificultada pela presença de confundidores, ou seja, outros fatores de risco que poderiam ser também responsabilizados pela tendência da doença: a poluição atmosférica, de incidência também crescente, aproximadamente à mesma época, é um fator confundidor no estudo das relações entre o hábito de fumar e o câncer de pulmão.

• **Mudanças na forma de apresentação das estatísticas**

Às vezes, o problema das séries históricas reside na forma de apresentação da informação. Por exemplo, alterações na maneira de compor a distribuição etária da mortalidade podem dificultar, ou mesmo impedir, a preparação de determinadas séries

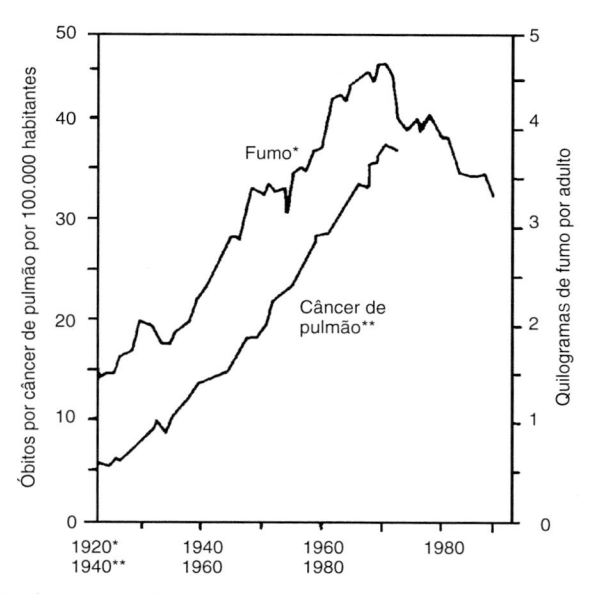

Fig. 11.4 Consumo de fumo (1920-1985) e taxa de mortalidade por câncer de pulmão (1940-1985) no Canadá. Fonte: Adaptado da Divisão de Saúde, Estatística Canadá, reproduzido no Boletim Epidemiológico (OPS) 1989; 10(3):2.[7]

históricas. Os anuários de mortalidade do Ministério da Saúde contêm, desde 1977, uma diferente estrutura etária, comparada com as faixas de idade que constavam das estatísticas do período anterior.

- **Mudanças nas características das pessoas e do lugar**

Incorreções na interpretação das séries históricas também aparecem, se não são levadas em conta as variações relativas às pessoas, pois o tamanho e a estrutura da população tendem a se alterar, com o passar do tempo. O mesmo ocorre com respeito a lugares: por exemplo, uma área pode deixar de ser rural, apenas por critérios de classificação, mantendo, porém, as mesmas características de então. Outras vezes, o problema reside na cobertura temporal dos dados, que apresenta, além da tendência de aumento progressivo da cobertura das estatísticas, a descontinuidade devido à inexistência de informações para um dado período.

B. ANÁLISE DA TENDÊNCIA GERAL

O objetivo geral da análise de uma série temporal consiste em estabelecer, de posse dos dados, se as freqüências realmente variam com o tempo e, em caso positivo, as características desta variação.

Em geral, quando se analisa a evolução das freqüências de um evento, independentemente de variações periódicas e irregulares, encontra-se um movimento lento e regular. Serve de exemplo a evolução da mortalidade anual por diarréias e infecções respiratórias agudas, em que se percebe um decréscimo vagaroso e progressivo, através dos anos, na maioria dos países.

1. TEMPO MÍNIMO DE OBSERVAÇÃO

Uma série histórica não implica, necessariamente, a existência de dados para um século ou mais, como sua sinonímia "tendência secular" poderia induzir. Raramente isto seria possível para a maioria dos eventos. De qualquer forma, deve referir-se a um "período mínimo de tempo", de forma a possibilitar a percepção da tendência do fenômeno: se estacionária, ascendente ou descendente. No entanto, é difícil definir qual o tempo mínimo de observação necessário para obter-se conclusão inequívoca sobre a tendência do evento. Na maioria das situações, a duração da série histórica é determinada pela disponibilidade dos dados, e não pelo pesquisador. Este gostaria de ter à sua disposição o maior número possível de observações, o que resultaria em melhor análise dos dados.

Quando o evento é expresso em freqüências anuais, alguns qüinqüênios podem ser suficientes. Em determinadas oportunidades, períodos inferiores a 10 anos têm sido empregados para detectar tendências; nestes casos, deve-se ter em conta as possibilidades de equívocos, que as séries curtas têm maior chance de produzir, tema que é abordado mais adiante.

2. FONTES DE DADOS

No caso de informações sobre doenças, as fontes de dados que comporão as séries históricas ficam limitadas às estatísticas de notificação compulsória e às de mortalidade, embora outras formas de expressão da morbidade também sejam eventualmente usadas. As vantagens e limitações da utilização destas fontes são apontadas em outras partes deste livro, mas alguns pontos são ainda realçados.

3. TABELAS E GRÁFICOS

A análise de uma série de dados, dispostos em ordem cronológica, pode ser feita de diversas maneiras. As tabelas, em que figuram os valores respectivos, são muito úteis para o estudo de uma série temporal.

Quadro 11.3 Evolução dos coeficientes de mortalidade por tuberculose, na cidade do Rio de Janeiro, no período 1855-1983

Ano	Coeficientes por 100 mil habitantes
1855	986
1860	1.222
1870	974
1880	715
1890	512
1900	500
1910	402
1920	399
1930	321
1940	327
1950	193
1960	83
1970	26
1980	12
1983	8

Fonte: AF Rodrigues Albuquerque & Bichat Rodrigues. Revista Brasileira de Tuberculose 1952; 20 (144): 725-789.[8] Tabela abreviada e atualizada com informações do Ministério da Saúde.

- **Exemplo:** tendência secular da mortalidade por tuberculose, no Rio de Janeiro

O Quadro 11.3 mostra as taxas de mortalidade por tuberculose, no antigo Distrito Federal, para alguns anos, intercalados no período 1855-1983. Os números apontam, sem possibilidade de dúvidas, para a tendência decrescente dos coeficientes, embora a qualidade dos dados seja discutível, em especial, a daqueles alusivos a épocas mais distantes.

Em que pese ser sempre muito útil a inspeção de uma tabela, a interpretação dos dados é facilitada pela observação de gráficos. Se adequadamente produzidos, eles permitem, mesmo de relance, presumir a tendência do evento. Serve de ilustração a série completa da mortalidade por tuberculose, no Rio de Janeiro, no mencionado período de quase século e meio (Quadro 11.3), que aparece sob a forma de gráfico no Cap. 8.

- **Variação das freqüências, em termos absolutos e relativos**

Em muitas situações, os métodos simples de comparação de freqüências, sejam elas expressas de forma absoluta ou relativa, são suficientes para informar sobre a tendência do evento.

- **Exemplo:** evolução da mortalidade infantil

Se a taxa de mortalidade infantil baixou de 200 para 100 óbitos por 1.000, em 10 anos, em um dado município, o decréscimo foi de 100 óbitos por 1.000, no período; em média, houve uma redução de 10 óbitos anuais, por 1.000. Em termos proporcionais, a diminuição poderia ser assim expressa: (200-100)/200, ou seja, 0,50 ou 50% de redução da mortalidade, em 10 anos. Este tipo de cálculo é mais apropriado quando a tendência do evento é uniforme.

- **Números-índice**

Os números-índice constituem alternativa para realçar a diminuição (ou o aumento) proporcional dos casos. Um exemplo aparece no Quadro 11.4: a mortalidade infantil, no Distrito Federal, em 1988, corresponde a 70% da que era registrada em 1983. Os números-índice são empregados tanto nos casos de tendência uniforme, quanto nos demais. Uma de suas vantagens é a de realçar as variações cíclicas.

A técnica funciona da seguinte maneira: o ano inicial da série, ou um outro que sirva de marco de referência, é fixado com o valor "1" ou "100" — esse é o número-índice. Os demais anos são expressos em termos proporcionais, em relação ao valor de referência. Uma desvantagem do método é ser o valor inicial anormalmente alto ou baixo — ou haver sido escolhido por apresentar uma destas características — o que influencia os resultados subseqüentes. Mesmo assim, a tendência e as flutuações de incidência podem ser bem acompanhadas, com esta técnica.

- **Ajustamentos**

Em outras ocasiões, as observações seriadas apresentam ziguezagues que dificultam a percepção da tendência do evento. Os ziguezagues podem ser suavizados, para facilitar a interpretação. Muitas técnicas são usadas com este propósito, e os resultados das computações são colocados em gráficos, pois a união dos pontos fornece a linha média de tendência. Eis algumas técnicas de ajustamento utilizadas para detectar a tendência geral de um evento:

a) confronto das médias de dois períodos, em que a série possa ser dividida: por exemplo, da primeira metade com a segunda. A interpretação é simples: se a média correspondente à segunda metade do período for menor do que a do primeiro, a tendência é decrescente; se, ao contrário, ela for maior, a tendência é crescente;

b) cálculo da média de duas, três ou mais observações, do início da série temporal; repete-se a operação várias vezes, até completá-la em toda a série; obtém-se uma série de médias que indica a tendência do evento;

c) computação de médias-móveis: inicialmente, calcula-se a média do início da série temporal, como, por exemplo, dos três primeiros anos da série; repete-se o cálculo da média retirando-se o primeiro e acrescentando-se o quarto; faz-se a operação novamente, seguindo a mesma sistemática, até a última observação da série. Como no caso anterior, obtém-se uma série de médias que indica a tendência do evento;

d) cálculo de medianas-móveis: trata-se de um procedimento semelhante ao anterior, com a diferença de que se calcula a mediana em lugar da média. A mediana é a posição que divide a série em duas metades: na seqüência 1, 1, 2, 4 e 7, a mediana é 2, enquanto a média é 3; repetindo-se o cálculo das medianas, obtém-se uma série de medianas que indica a tendência do evento;

e) computação de linhas de regressão: cálculos matemáticos, mais complexos do que o anterior, também permitem transformar os dados de uma série cronológica em linhas médias de tendências, para o período. As linhas de regressão são muito usadas com este propósito. Elas podem ser expressas através de expressões matemáticas e mostradas em gráficos, alternativa esta que facilita a interpretação.

- **Exemplo:** a queda da mortalidade por tuberculose, no Rio de Janeiro

A verificação mais detalhada da mortalidade por tuberculose, no Rio de Janeiro, cujos dados foram resumidamente apresentados no Quadro 11.3, permitiu repartir a tendência geral em três segmentos.[9] Do início do período até 1884, o decréscimo dos coeficientes é pronunciado, o que não aconteceu entre 1885 e 1945, quando a diminuição foi mais vagarosa. Após 1945, com a introdução dos tuberculostáticos no tratamento da doença, a diminuição dos coeficientes passa a ser muito mais acentuada. As três retas de regressão, colocadas em gráfico, expressam estas tendências (Fig. 11.5).

Quadro 11.4 Mortalidade infantil, no Distrito Federal, no período 1983-1988, expressa em coeficientes e em números-índice

Ano	1983	1984	1985	1986	1987	1988
Óbitos por 1.000*	31,0	27,3	27,7	26,7	26,6	21,7
Números-índice	100	88	89	86	86	70

*por 1.000 nascidos vivos.
Fonte: Informações sobre a mortalidade, provenientes da Secretaria de Saúde do Distrito Federal.

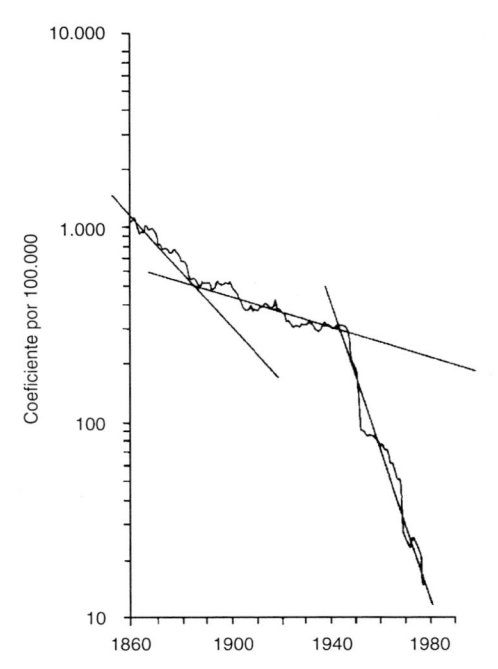

Fig. 11.5 Coeficiente de mortalidade por tuberculose (todas as formas), Rio de Janeiro, 1860-1977. Fonte: Antonio Ruffino-Neto e José Carlos Pereira, Saúde em Debate 1981; 12:18.[9]

Cada uma das retas de regressão é expressa por uma fórmula matemática, onde Y = coeficiente de mortalidade por 100 mil habitantes e X = ano calendário:

Log Y = 24,7611 - 0,0117X, para o período até 1884;
Log Y = 11,4965 - 0,0046X, para o período 1885-1945; e
Log Y = 75,9634 - 0,0378X, para o período após 1945.

Os programas aplicativos, para uso em computador, estão disponíveis em número crescente, o que facilita a análise da tendência histórica. Seu uso tende a se generalizar. O problema maior da utilização das técnicas informatizadas passa a ser a padronização dos dados e, logicamente, a interpretação dos resultados, que necessita, da parte do profissional da saúde, de experiência com o tema e conhecimentos de estatística. Tenha-se em conta porém que, mesmo com o crescente uso de procedimentos mais complexos de análise de dados, as técnicas simples sempre serão empregadas nas situações do dia-a-dia, quer como recursos de eleição, quer como meio de validar os resultados obtidos com os métodos mais sofisticados.

4. PROBLEMAS COMUNS EM ANÁLISE DE DADOS

• **Observações perdidas**

Um problema freqüente em análise de dados é haver observações perdidas durante um certo período de tempo. Às vezes, é possível fazer interpolações para preencher o vazio. Um estatístico pode muito auxiliar na escolha da melhor maneira de agir, neste e em outros procedimentos, durante a análise dos dados.

• **Observações aberrantes**

As observações muito diferentes das demais, excepcionalmente altas ou baixas, constituem um outro problema na fase de análise de dados. Elas podem ser o reflexo de erros ocorridos no fluxo de tratamento da informação: na coleta, na codificação etc. Podem também ser reais, com um significado que merece ser esmiuçado. Uma observação desviante das demais ocorre, por exemplo, no início das epidemias, quando o profissional de saúde defronta-se com uma freqüência anormalmente alta e tem de interpretá-la. Mais adiante, na descrição do diagrama de controle, este ponto será realçado.

• **Série não-padronizada**

Deve-se ter sempre em consideração que a precisão das conclusões da análise de uma série temporal depende mais da uniformidade de conceitos e procedimentos empregados na obtenção dos dados referentes a todo o período da série, do que das técnicas estatísticas sofisticadas usadas na análise dos dados. Isto não significa, no entanto, menosprezar tais recursos. De posse de informações confiáveis, deve-se usar todo o arsenal estatístico analítico apropriado para a ocasião, de modo que se possa concluir, com segurança, sobre o conjunto de observações.

• **Freqüências reais × freqüências detectadas**

As informações sobre as freqüências de agravos à saúde são obtidas de várias maneiras. Em projetos de investigação bem conduzidos, a incidência dos eventos é determinada com esmero, de modo a serem conhecidos praticamente todos os casos novos ocorridos no período, ou seja, a "exata incidência" experimentada pela população. Na maioria das vezes, porém, os profissionais de saúde não possuem conhecimento detalhado e exato da situação. Eles têm acesso aos dados de rotina, que são "freqüências detectadas", podendo ou não refletir, com precisão, a realidade. Os números, por si, não informam se se trata de uma ou outra situação. O usuário da informação deve ter a experiência e os meios para diferenciá-las, e ser capaz de usar os dados, prudentemente, mesmo que não sejam de ótima qualidade. O material do presente capítulo e o estudo da epidemiologia, de maneira geral, propiciam os fundamentos para avaliar e lidar, criticamente, com as informações sobre a saúde da população, das quais as séries temporais constituem um importante componente.

5. COMPARAÇÕES ÚTEIS PARA INTERPRETAR TENDÊNCIAS

• **Prevalência do evento em diferentes épocas**

É possível comparar prevalências do evento em uma mesma população, em dois ou mais períodos, para ter uma indicação de tendência. Este procedimento é usado corriqueiramente: por exemplo, em épocas pré-eleitorais, nas quais pesquisas amostrais sucessivas, mesmo semanais, apontam para a evolução dos candidatos na preferência popular. Gráficos são então preparados para ressaltar as tendências. O mesmo procedimento pode ser empregado na área da saúde: inquéritos ou levantamentos são repetidos para mostrar, por exemplo, a evolução da prevalência de abortos infectados, em internações hospitalares, de isolamentos de bactérias resistentes a antibióticos, em exames laboratoriais, e de neurocisticercose, em necrópsias.

As mudanças de prevalências são investigadas em toda a população para determinados agravos à saúde, enquanto para outros a pesquisa se faz em apenas alguns dos seus segmentos, como os de gestantes, recém-nascidos, escolares e alistados no serviço militar. Este é o caso da avaliação da cárie dentária, em escolares, e da sorologia positiva para doença de Chagas, também em escolares, pois tais condições podem ser monitorizadas através de repetidos estudos de prevalência, naqueles grupos, a cada ano.

A interpretação dos resultados do acompanhamento da prevalência, em diferentes épocas, pode estar obscurecida pela presença de fatores confundidores, alguns ligados a variações nas características da população incluída nas estatísticas e, outros, à forma de aferição do agravo, que pode diferir nos diversos momentos considerados.

- **Evolução de dois eventos**

Por vezes, não é a evolução dos coeficientes da doença, isoladamente, que fornece o conhecimento apropriado sobre a matéria, mas a comparação desta tendência com a de outras doenças.

- Exemplo 1: incidência crescente de câncer de pulmão

A evolução dos coeficientes de mortalidade por câncer de pulmão, nitidamente ascendente a partir de 1920, em muitos países, contrasta com a de outros tipos de câncer, pois nenhum outro apresentou tendência semelhante (Fig. 11.6). Em casos como este, há mais confiança em afirmar que a evolução reflete um real aumento de incidência do agravo à saúde, e não a conseqüência de melhorias nas técnicas diagnósticas ou o efeito de outros fatores confundidores.

- Exemplo 2: incidência crescente de SIDA (AIDS)

Em situação semelhante ao câncer de pulmão, está a evolução da síndrome de imunodeficiência adquirida. Entre os adultos jovens, ela já é uma das principais causas de óbito, como ilustra a Fig. 11.7, referente a ambos os sexos, no período 1982-1991. Neste último ano, nos Estados Unidos e na faixa etária de 25 a 44 anos, a doença foi a segunda causa de óbito, no sexo masculino, e a sexta, no feminino. O gráfico mostra, claramente, a tendência ascendente da mortalidade por SIDA (AIDS), contrastando com as demais causas, relativamente estáveis.

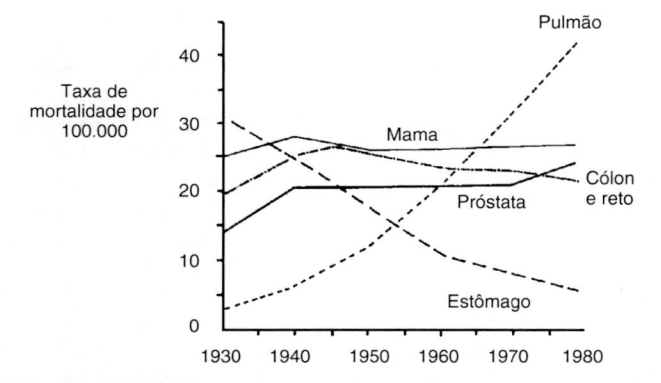

Fig. 11.6 Coeficientes anuais ajustados por idade para cinco tipos de câncer, Estados Unidos, 1930-1980: Coeficientes para ambos os sexos, exceto câncer de mama (mulheres) e de próstata (homens). Fonte: CP Howson, T Hyiama e EL Wynder, Epidemiologic Reviews 1986; 8:2.[10]

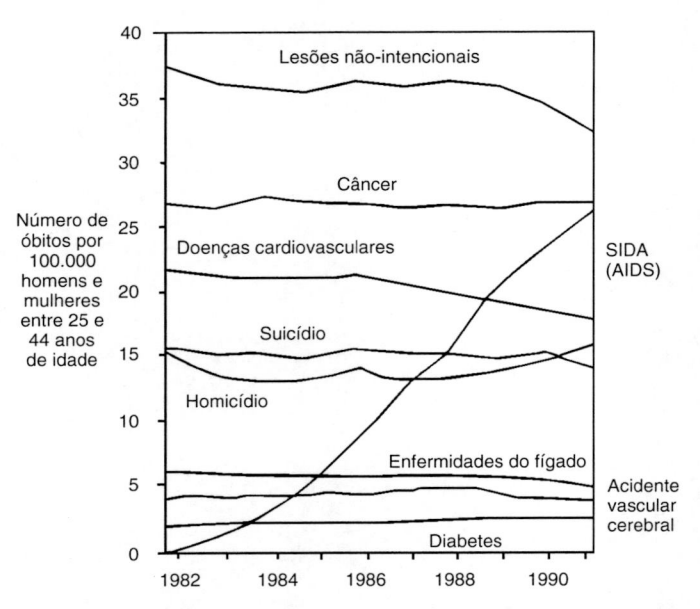

Fig. 11.7 Principais causas de óbito no grupo etário de 25 a 44 anos, de ambos os sexos: Estados Unidos, 1982-1991. Fonte: Centers for Disease Control and Prevention (CDC).

III. VARIAÇÕES CÍCLICAS

Esta denominação caracteriza as oscilações periódicas de freqüências.

Concentraremos inicialmente a nossa atenção nas variações cujos ciclos aparecem em períodos superiores a um ano. Depois trataremos das oscilações que ocorrem no decorrer do ano, sob a denominação de "variação sazonal".

A. CONSIDERAÇÕES GERAIS

A colocação da freqüência anual de certos eventos, em gráfico, permite detectar flutuações de freqüências, nas quais um determinado ano sobressai, com maior número de casos, entre um ou vários anos de freqüências mais baixas e muito semelhantes. Esta periodicidade independe de a tendência ser ascendente ou descendente e aparece mesmo quando não se configura qualquer tendência.

- Exemplo: variação cíclica dos eventos

As crises econômicas são cíclicas na vida dos países, assim como as grandes secas, que aparecem após um certo número de anos.

Picos de incidência, formando ondas regulares, são comumente observados nas séries temporais das doenças infecciosas. A Fig. 11.8 mostra os casos notificados de sarampo, na Região Centro-Oeste, no período 1980-1991.[11] A oscilação na freqüência dos casos notificados é patente no gráfico: a cada três anos, aproximadamente, intercala-se um ano de freqüências mais elevadas.

Na febre amarela, o ano de freqüências mais elevadas repete-se a intervalos maiores, se comparado com o sarampo. As notificações anuais de casos de febre amarela, no Brasil, no período 1930-1990, figuram no Quadro 11.5. Há um aumento do número de casos a cada cinco a sete anos. A partir de meados da década de 1950, as freqüências apresentam-se menores que nas décadas anteriores.

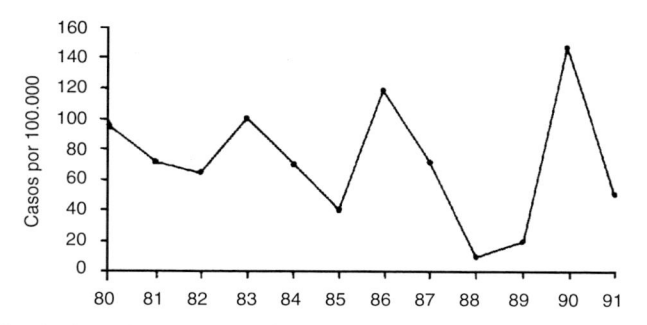

Fig. 11.8 Evolução da incidência de casos notificados de sarampo: Região Centro-Oeste, 1980-1991. Fonte: Ministério da Saúde, CENEPI, Informe Epidemiológico do SUS 1992;1(2):80.[11]

A elevação cíclica do número de casos está relacionada à presença de suscetíveis, ao lado do efeito de outros fatores que facilitam ou dificultam a transmissão da doença. Os mecanismos de intervenção, à disposição da sociedade, podem fazer com que as freqüências sejam atenuadas e o padrão de periodicidade alterado. Por exemplo, a vacinação de toda a população infantil, contra o sarampo, ou das pessoas em risco de febre amarela, tendem a mascarar as variações cíclicas destas doenças ou mesmo fazê-las desaparecer.

A importância de estudar este tipo de variação, bem como o de caráter sazonal, reside em que as oscilações tendem a se repetir periodicamente. Se o ritmo é conhecido, pode-se prever a sua ocorrência, o que se presta à adoção de medidas preventivas, em tempo hábil. Este conhecimento também é útil em avaliação de programas, para não tomar como fracasso ou êxito as elevações e decréscimos periódicos de incidência dos eventos.

B. ANÁLISE DAS VARIAÇÕES CÍCLICAS

Não existe uma técnica que seja exclusiva para a análise de variações cíclicas. Muitas das abordagens utilizadas para investigar as outras variações são também aqui empregadas. A inspeção de tabelas e gráficos que informem valores absolutos ou relativos sobre o evento são particularmente úteis para este propósito. Os números-índice mostram a tendência cíclica, caso ela esteja presente; eles podem, inclusive, ser representados em gráfico, de modo a realçar as oscilações de incidência. Detalhes sobre estas técnicas já foram mostrados no capítulo.

Para detectar variações cíclicas dos agravos à saúde, no contexto em que as estamos enfocando, é necessário dispor de uma série histórica, com as freqüências anuais do evento. Mas quantos anos são necessários para compor tal série?

1. TEMPO MÍNIMO DE OBSERVAÇÃO

O tempo mínimo necessário para permitir o diagnóstico de oscilações que se repetem periodicamente depende do evento em consideração e, mais especificamente, da duração do intervalo entre os picos de freqüências altas. Este período pode ser de alguns poucos anos, ou de décadas: o que importa é que se disponha de pelo menos três períodos de freqüências altas, na série temporal. Nem sempre, porém, dispõe-se de informação para todo o período que seria o ideal para a análise.

2. SÉRIES HISTÓRICAS DE CURTA DURAÇÃO E A TENDÊNCIA GERAL DO EVENTO

As séries curtas, em algumas situações, são as únicas informações disponíveis sobre a freqüência temporal de um evento. Elas oferecem oportunidade para conclusões equivocadas. O período curto a que os dados se referem pode incluir apenas uma das oscilações do evento. A sua interpretação exige prudência e as conclusões devem ser tomadas com cautela.

• Exemplo: incidência da leishmaniose em uma pequena localidade, na Bahia

Na zona rural de Três Braços, situada na confluência de três municípios do sudeste da Bahia, a 200 km de Salvador, e onde a leishmaniose é endêmica, um estudo prospectivo de cinco anos de vigilância, cobrindo o período 1980-1984, detectou incidên-

Quadro 11.5 Número de casos de febre amarela silvestre, registrados no Brasil, no período 1930-1990

Ano	N.º	Ano	N.º	Ano	N.º	Ano	N.º
1930	-	1946	1	1962	1	1978	21
1931	-	1947	2	1963	0	1979	12
1932	14	1948	8	1964	12	1980	27
1933	9	1949	6	1965	14	1981	22
1934	6	1950	4	1966	22	1982	24
1935	112	1951	50	1967	2	1983	6
1936	166	1952	221	1968	-	1984	4
1937	214	1953	39	1969	4	1985	7
1938	262	1954	9	1970	2	1986	9
1939	192	1955	10	1971	11	1987	1
1940	180	1956	2	1972	9	1988	21
1941	19	1957	10	1973	70	1989	9
1942	7	1958	25	1974	13	1990	2
1943	6	1959	4	1975	1		
1944	15	1960	1	1976	1		
1945	112	1961	2	1977	9		

Fonte: Ministério da Saúde, Fundação Nacional de Saúde.

Quadro 11.6 Incidência de leishmaniose na localidade de Três Braços, Bahia, no período 1980-1984

Ano	N.º de Casos	N.º de habitantes	Incidência (por 1000)
1980	22	1.423	15,5
1981	25	1.816	13,8
1982	7	1.874	3,7
1983	6	1.388	4,3
1984	4	1.479	2,7

X2 = 18,76, GL = 4, P < 0,001 para decréscimo progressivo na incidência anual da doença.
Fonte: TC Jones, WD Johnson Jr, AC Barreto e Cols, Journal of Infectious Diseases 1987; 156(1):76.[12]

cia progressivamente decrescente de número de casos (Quadro 11.6).[12] A que imputar semelhante tendência? Uma possibilidade é dar crédito a algum programa de controle da doença ou a uma ação isolada, levada a efeito com este propósito, na região. Mas a evolução natural da doença, com suas variações cíclicas, pode também ser a explicação.

A Fig. 11.9, que apresenta os dados reunidos pelos mesmos investigadores para um período mais longo, mostra que a variação de casos de leishmaniose, constatada no período de cinco anos, foi também observada em épocas anteriores. Pode-se verificar que picos de incidência são encontrados a cada quatro ou cinco anos, o que reflete a história natural da leishmaniose cutânea na localidade. Pode-se mesmo antever, pela observação da figura, que novos casos voltarão a aparecer, em maior número, se as condições locais continuarem as mesmas.

Séries curtas podem, inclusive, induzir a conclusões opostas, dependendo do período estudado. Suponha-se, na mesma figura, que um outro período, diferente de 1980-1984, tivesse sido investigado para fornecer os dados do Quadro 11.6: se o de 1977 a 1980 fosse o escolhido, a conclusão seria exatamente oposta, ou seja, a de tomar a tendência geral como de incidência crescente.

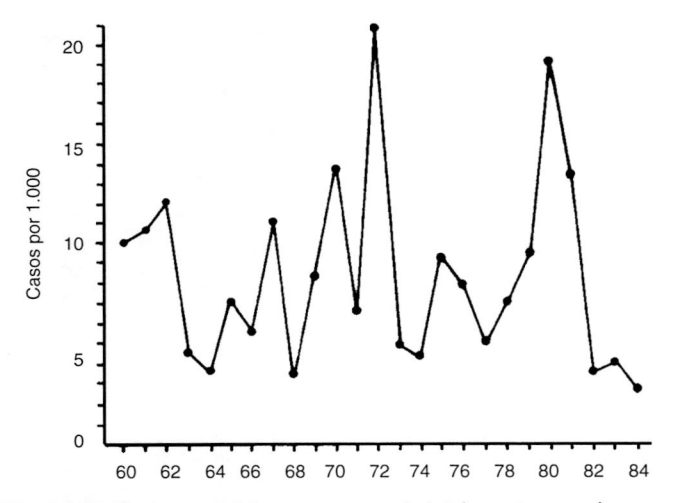

Fig. 11.9 Número anual de novos casos de leishmaniose cutânea em Três Braços (BA), no período 1960-1984. Fonte: TC Jones et al, Journal of Infectious Diseases 1987; 156(1):77.[12]

IV. VARIAÇÕES SAZONAIS (OU ESTACIONAIS)

A denominação é usada para designar oscilações periódicas de freqüências, cujos ciclos configuram ritmo sazonal.

A. CONSIDERAÇÕES GERAIS

O perfil de numerosos agravos à saúde mostra marcadas oscilações de freqüências durante o ano.

• Exemplo: sazonalidade dos eventos

A variação sazonal da temperatura se caracteriza por temperatura alta, no verão, e baixa, no inverno. Estas oscilações de temperatura estão associadas à maior incidência de diarréias, no verão (Fig. 11.10), e de infecções transmitidas por via respiratória, no inverno.

Um padrão de sazonalidade é também encontrado na maioria das doenças infecciosas, mas ele não é específico deste grupo de agravos à saúde.

Os acidentes de trabalho ligados à colheita agrícola — por exemplo, de cana-de-açúcar — são eventos sazonais.

Nas comunidades rurais pobres, o peso das pessoas, particularmente de crianças, mostra estreita relação com as estações do ano.[14]

A sazonalidade dos nascimentos, do peso ao nascer, dos partos prematuros e da mortalidade perinatal também tem sido mostrada.[15,16]

As doenças crônico-degenerativas, especialmente do aparelho cardiorrespiratório, tendem a incidir e a matar mais nos extremos de temperatura. Estão neste caso a doença isquêmica do coração, a doença cerebrovascular e a doença pulmonar obstrutiva crônica (DPOC). Não é só em países de clima temperado, onde há grandes variações de temperatura e invernos rigorosos, que é encontrado um padrão de sazonalidade na morbimortalidade. Também em regiões com climas menos severos, uma associação sazonal tem sido observada, como nos dois exemplos a seguir apresentados.

Na Austrália, no período 1985-1990, ataques cardíacos fatais ou não-fatais ocorreram em freqüências mais altas, de 20% e 40%, no inverno e na primavera, do que nas outras estações do ano.[17]

No município de São Paulo, durante dois anos (1989-1991), foram identificados, retrospectivamente, os casos novos de infarto do miocárdio e de derrame cerebral atendidos nos prontos-

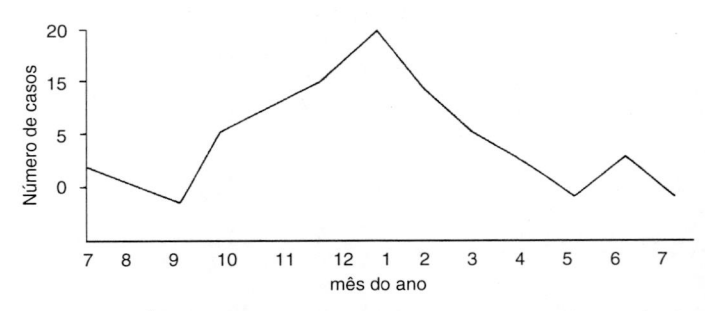

Fig. 11.10 Óbitos por doença diarréica aguda segundo o mês do ano de sua ocorrência: Belo Horizonte (MG), de julho de 1991 a julho de 1992. Fonte: Celeste S Rodrigues, Patrícia A Evangelista e Sônia G Matos, Boletim Epidemiológico, SUS-MG, 1993; 3(1):4.[13]

socorros do Instituto Central e do Instituto do Coração do Hospital das Clínicas.[18] Ao todo, 7.798 casos de infarto do miocárdio e 4.654 de derrame cerebral foram encontrados. No mesmo período, os investigadores averiguaram as temperaturas diárias e a concentração atmosférica de monóxido de carbono. Com estes dados, concluíram que tanto o infarto como o derrame incidem mais nos dias de calor; 4,9% das internações anuais por infarto e 2,8% das de derrame foram atribuídas às altas temperaturas. Concluíram também que 2,1% das internações por infarto eram devidas à poluição atmosférica; não foi detectada associação entre poluição e derrame cerebral.

O padrão de ocorrência do dano à saúde pode estar relacionado a múltiplos fatores, tais como as condições meteorológicas e outras condições ambientais, as celebrações sociais que as acompanham, de cunho econômico, cultural, religioso ou de outra natureza, e os hábitos da população. A sazonalidade destes eventos pode explicar a sazonalidade dos agravos à saúde.

- **Períodos chuvosos e não-chuvosos**

Em certas regiões do Brasil, as quatro estações são mais bem demarcadas, como no sul do país, do que em outras; nas áreas próximas à Linha do Equador, as diferenças marcantes ocorrem entre períodos chuvosos e não-chuvosos.

- Exemplo: variações de incidência de agravos à saúde, em períodos chuvosos e secos

As epidemias de conjuntivite, na Região Centro-Oeste, têm ocorrido em meados do ano, quando a umidade relativa do ar é baixa. As picadas de cobras e escorpiões têm, ao contrário, maior incidência no período chuvoso, entre novembro e março, visto que estes animais saem mais de seus refúgios, nesta época, à procura de locais secos. O mesmo ocorre com as dermatofitoses, mais comuns nos meses úmidos. A alta incidência de malária também está associada à época das chuvas, pois estas propiciam condições para a maior proliferação do mosquito responsável pela transmissão.

- **Oscilações de curto prazo**

A série histórica de muitos agravos à saúde revela aumentos regulares de incidência durante o ano: por exemplo, um ou dois dias de freqüências mais altas em cada semana ou mês. Estas variações são incluídas na denominação "sazonal" embora não tenham relação evidente com as estações do ano.[4] É o caso dos afogamentos, em muitas localidades. A sua incidência mostra os picos de maior freqüência nos finais de semana, muitos dos quais ligados ao consumo de bebidas alcoólicas durante banhos de mar, lagoas ou rios. Alguns tipos de acidente apresentam padrão semelhante, com incidência maior em fins de semana.

- **Usos da informação sobre sazonalidade**

A observação do padrão sazonal de doenças permite atuar de maneira preventiva em tempo hábil. São bem conhecidas as campanhas para alertar sobre o perigo da desidratação de crianças, nas semanas quentes do ano. Um outro exemplo provém da mencionada associação sazonal entre ataques cardíacos e derrames, com a temperatura, o que sugere evitar, para grupos de risco, os extremos de temperatura, com o intuito de reduzir os picos anuais de alta incidência destes agravos à saúde.[17,18] Tendo em conta as informações da pesquisa realizada em São Paulo,[18] as pessoas em processo avançado de arteriosclerose, em risco maior de infarto e derrame (por exemplo, os idosos), devem ser cuidadosas no verão, evitando exercícios físicos e exposição prolongada ao sol, e, se em tratamento, seguir rigorosamente as prescrições médicas.

A informação sobre o padrão sazonal dos eventos também é útil no levantamento de hipóteses, já que as oscilações fazem pensar em variação concomitante dos agentes e dos fatores de risco de doenças, como ocorre nas doenças transmissíveis, nas nutricionais, nas intoxicações, nos acidentes de trabalho e nas queimaduras. Outras causas externas de lesão podem estar também relacionadas a acontecimentos que se repetem anualmente, como as épocas de migração de trabalhadores volantes ou de festas, entre as quais salientam-se, como as mais significativas no país, as juninas, as do final de ano e o Carnaval.

B. ANÁLISE DAS VARIAÇÕES SAZONAIS

Modelos estatísticos sofisticados podem ser utilizados na análise das variações sazonais. A regressão logística é uma opção empregada na determinação da contribuição isolada de uma variável — por exemplo, da temperatura — sobre a incidência dos ataques cardíacos. Nesse caso, a regressão logística é útil para anular o efeito das demais variáveis (pluviosidade e outras) que podem confundir a interpretação. Aqui nos limitaremos a discorrer sobre um procedimento relativamente simples, muito utilizado em saúde pública, que é denominado "diagrama de controle".

1. DIAGRAMA DE CONTROLE

Para que seja possível detectar variações sazonais, é necessário dispor da distribuição de freqüências, durante o ano, e de vários anos, em seqüência. A inspeção dos dados assim organizados informa a variação habitual de ocorrência do agravo à saúde.

- **Tempo mínimo de observação**

O tempo necessário para permitir o diagnóstico de oscilações estacionais das doenças infecciosas pode-se resumir a alguns poucos anos: por exemplo, cerca de três anos, no caso do sarampo. O cuidado é evitar incluir anos epidêmicos nas computações do nível endêmico. Os dados destes anos não-epidêmicos são utilizados para determinar um número esperado de freqüências: o "nível endêmico" nas diversas épocas do ano. Para tal, fixam-se os limites de uma faixa de valores habituais, ocorridos no passado, com os quais serão confrontadas, quantitativamente, as ocorrências futuras.

Quando a freqüência do evento é constante, durante o ano, ou aproximadamente com esta característica, a análise dos dados não necessita de maior sofisticação. Valores como a média ou a mediana anual, acompanhados dos seus respectivos índices de dispersão (desvio-padrão, desvio, interquartilar, etc.), são suficientes para sintetizar os eventos.

Nas doenças que têm nítido caráter sazonal, como o sarampo e a meningite meningocócica, é conveniente ir um pouco além de médias e medianas únicas para todo o ano, de modo a calcular os valores endêmicos para as diversas épocas do ano. É prática comum, para estas doenças, estipular um "canal endêmico".

O canal endêmico define uma faixa de freqüências, em cujos limites estão localizadas as variações endêmicas da doen-

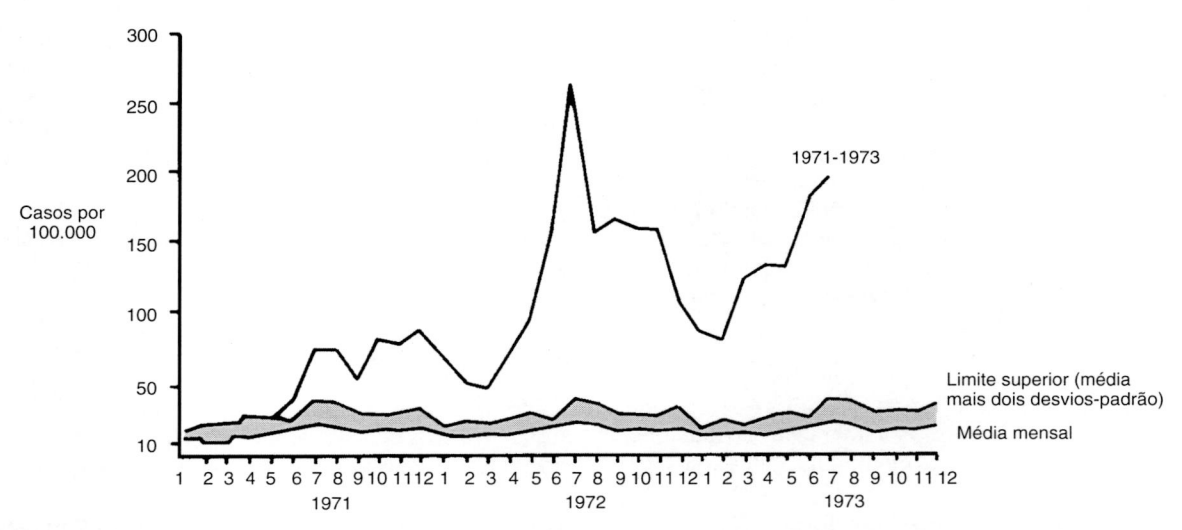

Fig. 11.11 Diagrama de controle da distribuição mensal e taxa de incidência de casos de meningite meningocócica no município de São Paulo, 1971-1973. Fonte: Adaptado de Carlos O Bastos, Augusto E Taunay, Arary C Tiriba e Paulo AA Galvão, Boletín de la Oficina Panamericana 1975; 79(1):55.[19]

ça. Ele é tomado como referência para comparação das freqüências futuras desta mesma doença.

- **Exemplo 1**: incidência da meningite meningocócica, em São Paulo

Um exemplo da utilidade do diagrama de controle aparece na Fig. 11.11. Foram registrados, no gráfico, os casos de meningite meningocócica notificados em São Paulo, no período 1971-1973.[19] O diagrama de controle é a faixa sombreada, localizada na parte debaixo do gráfico. A faixa foi construída com os dados dos 10 anos anteriores a 1971, com os quais foi calculada a média mensal de casos, bem como os respectivos desvios-padrão. Note-se que, desde meados de 1971, os casos notificados estão além do que seria esperado para meses não-epidêmicos, ou seja, bem acima do limite superior do canal endêmico, o que mostra toda a extensão da grande epidemia da doença, nos anos 70, que assolou São Paulo e todo o país.[20-22]

- **Exemplo 2**: incidência do sarampo, no Distrito Federal

A série histórica do sarampo referente ao período 1975-1983 apontou para um elevado número de notificações dessa doença em 1983 (Fig. 11.12). Tal elevação foi detectada ainda no primeiro semestre daquele ano.[23] A atuação intensiva do Departamento de Saúde Pública, em meados de 1983, fundamentada em inquérito para conhecimento da situação local e de seus possíveis fatores determinantes, e a posterior mudança de critérios de vacinação dos grupos de risco levaram a uma drástica redução na incidência de casos de sarampo, na segunda metade daquele mesmo ano, como mostrado na Fig. 11.13. Os casos registrados, mês a mês, estão assinalados na figura, assim como o diagrama de controle. Esse foi construído com a média mensal dos casos, do período 1976-1982, e o limite máximo esperado para cada mês — especificado como equivalente a dois desvios-padrão acima da média mensal de casos.

2. CARACTERÍSTICAS DO DIAGRAMA DE CONTROLE

Os diagramas de controle mais completos contêm três linhas (Fig. 11.14), que representam, respectivamente:

Fig. 11.12 Ocorrência mensal de casos notificados de sarampo: Distrito Federal, 1975-1983. Fonte: Secretaria de Saúde do Distrito Federal.

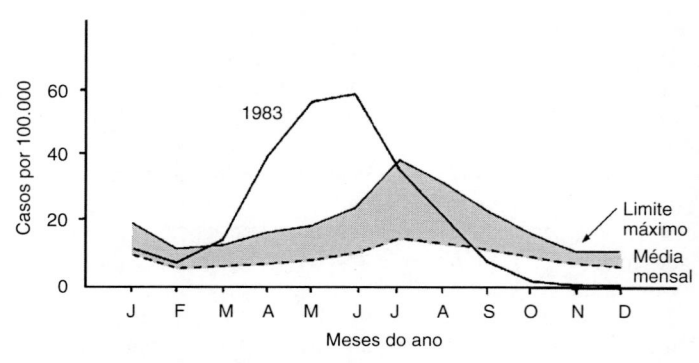

Fig. 11.13 Diagrama de controle e taxas mensais de incidência de sarampo no Distrito Federal em 1983. Fonte: Secretaria de Saúde do Distrito Federal.

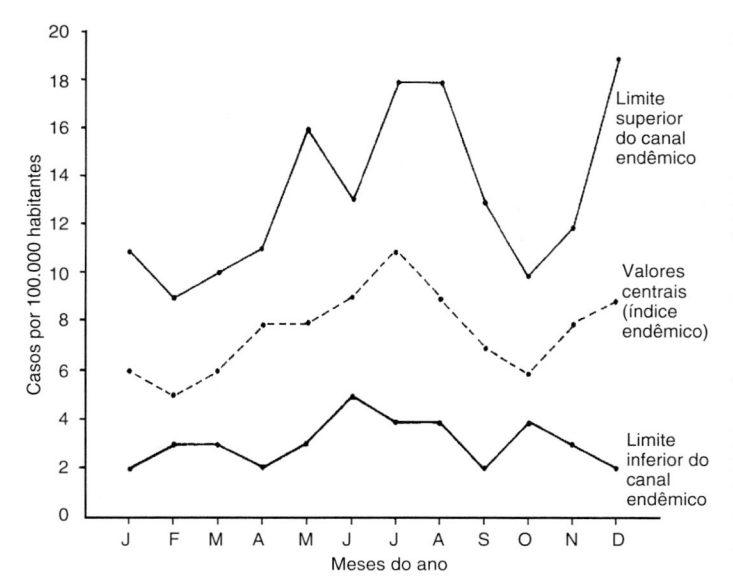

Fig. 11.14 Diagrama de controle preparado com os casos notificados de meningite meningocócica: município de São Paulo, 1960-1970.

• o limite superior das freqüências endêmicas, que é o "limite máximo" ou "superior", esperado para cada mês, também chamado "limiar epidêmico";
• o valor central, por vezes denominado "índice endêmico"; e
• o "limite inferior" das freqüências endêmicas.

A linha superior do gráfico, que representa o limite máximo de freqüências endêmicas, é a mais importante do diagrama. Às vezes, o valor central ou o inferior (como nas Figs. 11.11 e 11.13) do canal endêmico, ou mesmo ambos, são omitidos, mas a explanação a seguir tem em conta que todas as três linhas podem ser úteis.

Em geral, procede-se da seguinte maneira para construir um diagrama de controle:

• FIXAÇÃO DA LINHA CENTRAL DO CANAL ENDÊMICO — feita a partir do cálculo da mediana ou da média.

Os totais de casos notificados, no mês de janeiro, no município de São Paulo, entre 1960 e 1970, foram os seguintes:
2, 4, 8, 9, 6, 7, 5, 5, 10, 6 e 11.
A média, nestes 11 meses, foi de 6,6 casos (73/11).

A mesma série, organizada do maior valor ao menor, passa a ser a seguinte:
11, 10, 9, 8, 7, "6", 6, 5, 5, 4 e 2.
A mediana da série está assinalada entre aspas.

Neste exemplo, não há grande variação nas freqüências, de modo que os cálculos do índice endêmico, quer com a mediana quer com a média, dão resultados próximos.

Um dos dois valores, o da mediana ou o da média, é escolhido e colocado no gráfico, na posição "janeiro". O mesmo procedimento é repetido para os demais meses (fevereiro, março etc). Se o critério escolhido for a mediana, calculam-se as 12 medianas, uma de cada mês, que formarão a linha central da figura. A mediana tem a vantagem de não ser influenciada por valores anormalmente altos ou baixos, porventura presentes na série de casos notificados, ao contrário da média e, por isto, ela é a preferida em determinadas situações.

• DETERMINAÇÃO DO CANAL ENDÊMICO — compreende a fixação dos seus limites, superior e inferior. Algumas possibilidades de cálculo destes limites são a seguir especificadas.

A) FREQÜÊNCIAS MÁXIMAS E MÍNIMAS

Na série de casos notificados de meningite meningocócica, nos meses de janeiro, em São Paulo, de 1960 a 1970, os dois valores extremos são 11 e 2. Eles são colocados, no gráfico, na posição "janeiro". O mesmo se faz para os demais meses. Pela repetição deste procedimento, nos 12 meses do ano, fixam-se os valores, superior e inferior do canal endêmico, definidos pelas freqüências máximas e mínimas. São estas as freqüências que, colocadas no gráfico, delimitam o canal endêmico.

B) FREQÜÊNCIAS INFRAMÁXIMAS E SUPRAMÍNIMAS

Para evitar colocar um ano epidêmico, no diagrama de controle, é preferível eliminar os valores extremos. Ainda no exemplo da meningite meningocócica, em São Paulo, as freqüências 11 e 2 são descartadas, de modo que as suas vizinhas, 10 e 4, são escolhidas para representar os limites superior e inferior do mês de janeiro. O mesmo procedimento, ou seja, o de escolher o valor logo abaixo do mais alto e logo acima do mais baixo, é repetido para os demais meses. Assim foi construído o diagrama de controle da Fig. 11.14, onde o valor central é a mediana, e o canal endêmico é delimitado pelas freqüências inframáximas e supramínimas.

C) MEDIANA E QUARTIL

O diagrama de controle poderia ser composto de outra maneira, utilizando-se, além da mediana, um quartil para cima e outro quartil para baixo da mediana. Com os resultados dos cálculos, feitos mês a mês, de janeiro a dezembro, constrói-se o canal endêmico. Como a faixa de valores resulta muito estreita, com o uso do quartil, pode-se alargá-la, aumentando-a de um desvio do quartil — o desvio interquartilar — na parte superior e na parte inferior do canal.[24]

D) MÉDIA E DESVIO-PADRÃO

As técnicas apresentadas, até o momento, utilizam a mediana como parâmetro central do gráfico. Pode-se também empregar a média, em lugar da mediana. Nesta eventualidade, os limites superior e inferior do canal endêmico são fixados, acrescentando-se, à média, dois desvios-padrão, e subtraindo dela, também, dois desvios-padrão. Esta alternativa é usada quando os dados variam pouco. A Fig. 11.11, que mostra a incidência da meningite meningocócica em São Paulo e a Fig. 11.13, sobre o sarampo no Distrito Federal, foram construídas de acordo com esta técnica. Nelas, estão assinalados a média mensal de casos, constatada nos anos anteriores, e o limite superior do canal endêmico, que representa esta média acrescida de dois desvios-padrão.

Uma desvantagem do uso do desvio-padrão é representada pela necessidade de realizar muitos cálculos para determiná-lo, em relação aos 12 meses do ano. No entanto, com os microcomputadores e até com os computadores de bolso, é possível calculá-los rapidamente, de modo que o inconveniente deixa de existir. A desvantagem maior reside na já mencionada influência de valores anormalmente altos ou baixos, que alteram poderosamente a média e o desvio-padrão.

Em síntese, há muitos métodos para construir um diagrama de controle. Quando os dados são muito semelhantes, os resultados de aplicação dos diversos métodos são próximos, de modo que qualquer deles pode ser utilizado. Um cuidado especial consiste em selecionar um número suficiente de anos, sem incluir anos epidêmicos, pois nestes as freqüências são muito elevadas, o que afeta a média e o desvio-padrão. O método das freqüências inframáximas e supramínimas evita este inconveniente, pois um ano de freqüências anormalmente altas ficaria fora da computação da faixa endêmica de valores.

- **Interpretação do diagrama de controle**

Quando se dispõe de diagrama de controle, a doença pode ser acompanhada por intermédio de um parâmetro quantitativo, a linha superior do gráfico que, ao ser ultrapassada, representa um sinal de alerta para o profissional de saúde.

Comumente, o diagrama é feito para cada semana, grupo de semanas ou mês. À medida que os casos de doença (ou os óbitos) são conhecidos, procede-se à soma dos respectivos valores, para saber em que posição estão no diagrama. Quando os casos situam-se dentro da faixa esperada, ou seja, dentro do canal endêmico, considera-se que são apenas o resultado de variações aleatórias da incidência do evento e sem maior significado epidemiológico. Se o limite superior do diagrama for ultrapassado uma vez, e apenas ligeiramente, pode tratar-se de uma ocorrência casual, também sem significado, a não ser de alerta para observação mais atenta da incidência, no próximo período. Porém, se este limite for novamente ultrapassado na anotação seguinte, e em escala ascendente, é indício de que providências imediatas devem ser tomadas, para fazer abortar ou bloquear a epidemia que se está esboçando.

- **Diagrama de controle e doenças preveníveis**

Os diagramas são usados na vigilância de doenças transmissíveis agudas, de caráter sazonal. Para algumas destas afecções, já dispomos de armas eficazes — como é o caso da imunização rotineira da população infantil, utilizada em todo o mundo, que é de baixo custo e fácil aplicação — de modo que estas doenças podem ser mantidas em baixos níveis de incidência, ou até eliminadas, em caráter regional. Assim, o contentar-se com certos níveis de incidência, como os do sarampo, simplesmente porque eles se comportam dentro das projeções esperadas, é uma atitude passiva e cômoda, que não deve ser estimulada entre profissionais de saúde. Em relação às doenças evitáveis, é conveniente que se mire a curva do meio do diagrama ou, ainda melhor, a sua linha inferior. A meta deve ser alcançar níveis abaixo do esperado, pela aplicação sistematizada das medidas já disponíveis.

V. VARIAÇÕES IRREGULARES

São alterações na freqüência de agravos à saúde, devidas a acontecimentos não-previsíveis ou, pelo menos, não-enquadrados nas categorias anteriormente apresentadas. Exemplos extremos destes acontecimentos são as catástrofes naturais (terremotos) ou artificiais (guerras, revoluções). As epidemias por contaminação da água de abastecimento e os surtos de toxinfecções alimentares constituem ilustração de variação irregular. O cerne do seu estudo, na área de saúde, é a investigação de epidemias.

A. CONSIDERAÇÕES GERAIS

Algumas epidemias são a expressão de freqüências mais elevadas do que as habituais, como ocorre em relação ao sarampo e à meningite meningocócica. O aumento do número de casos decorre da ação de um fator específico, de um episódio inusitado, ou, o que é mais comum, de uma combinação de fatores e situações, de modo que os casos referentes à epidemia misturam-se às freqüências endêmicas da doença. Por exemplo, na epidemia de hepatite a vírus, atribuída à gamaglobulina contaminada, ocorrida no Rio de Janeiro, os casos decorrentes da inoculação deste produto se misturaram aos que habitualmente ocorriam, na localidade, de modo que somente investigações especialmente dirigidas para o episódio permitiram fazer esta distinção.[25] Outras epidemias são acontecimentos pontuais, que têm seu início e término bem delimitados, como as decorrentes da ingestão de alimento contaminado.[26] Nesta eventualidade, não existem casos desta mesma natureza entre uma e outra epidemia.

Muito já se sabe sobre a teoria das epidemias e de como lidar com elas.[27,28] Contudo, por não apresentarem padrão de periodicidade regular, a prevenção de certas epidemias torna-se difícil de ser alcançada. Por vezes, as causas das elevações de freqüências das doenças são facilmente apontadas, pois estão ligadas a acontecimentos evidentes para a população, tais como as enchentes ou as secas de grandes proporções. Outras vezes, o aumento de casos só é reconhecido *a posteriori*, quando os dados são colocados em uma série temporal.

B. ANÁLISE DAS VARIAÇÕES IRREGULARES

Os textos especializados sobre séries temporais fornecem orientação sobre formas de análise das variações irregulares, após removidas a sazonalidade, os ciclos e a tendência do evento. O resíduo, que está livre de qualquer variação regular, é então analisado, à luz de um modelo probabilístico. A complexidade do tema foge à alçada do presente texto, no qual ficaremos limitados a considerações gerais sobre o estudo das epidemias.

- **Epidemia × endemia**

"Epidemia" é a concentração de casos de uma mesma doença em determinado local e época, claramente em excesso ao que seria teoricamente esperado. Uma epidemia é, na realidade, uma etapa na evolução da doença na coletividade. Existe uma fase de "normalidade", em que as freqüências são endêmicas ou não há casos da doença e, outra, de "anormalidade", caracterizada por alta incidência do evento, significativamente bem acima do que a do período anterior.

O número de casos esperados é conhecido como "freqüência endêmica". Quando a doença é relativamente constante, em uma área, ela é dita "endêmica", não importando se a freqüência é baixa ou alta. Por vezes, neste último caso, usa-se a denominação "hiperendêmica". Uma epidemia de grandes proporções, envolvendo extensas áreas e um número elevado de pessoas, é dita "pandemia"; o termo aplica-se, geralmente, a uma doença que passa de um continente para o outro, como a pandemia de gripe de 1918.

O intervalo de tempo previsto para a ocorrência de uma nova epidemia varia, para cada agravo à saúde. Em doenças endêmicas, este intervalo pode ser estabelecido até com relativa facilidade, pela análise retrospectiva dos dados de incidência. A ocorrência de um número de casos, além do esperado, associada ou não a algum evento ambiental de grandes proporções, caracteriza a variação do tipo irregular e aponta para a necessidade de investigar as suas mais prováveis causas. Quando a doença só aparece sob a forma de surtos, como no exemplo das intoxicações alimentares, os conglomerados de casos, com este diagnóstico, são então devidamente investigados.

• **Sistema de vigilância epidemiológica**

No Cap. 21, que trata da "vigilância epidemiológica", será descrito este sistema de alerta, montado para detectar o nível endêmico de algumas doenças, o que permite prever a proximidade de epidemias e indicar a época em que devem ser adotadas medidas mais enérgicas destinadas a evitá-las. Naquele capítulo, será também apresentado um roteiro para a investigação de epidemias. Atente-se aqui apenas para dois aspectos que auxiliam o esclarecimento das suas causas: o tipo da epidemia e a duração do período de incubação dos casos.

C. TIPOS DE EPIDEMIA

Nas epidemias de doenças transmissíveis, é conveniente dispor do número de casos em tabelas e em figuras, sob a forma de gráfico e mapa, de modo a representar a distribuição temporal e espacial do fenômeno.

A forma mais comum de apresentação dos dados, em uma distribuição temporal, é a de fazer com que cada quadrado colocado em um gráfico represente um caso (Fig. 11.15); esta sistemática é adotada quando a epidemia não envolve grande número de pessoas.

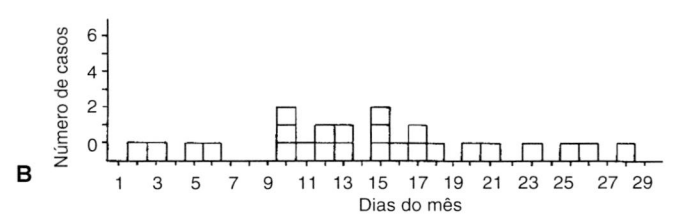

Fig. 11.15 Tipos de epidemia.

A visualização do tipo de curva em gráfico fornece pistas para a elucidação das causas do episódio, quer sejam os casos representados por quadrículos, quer por pontos, barras ou outra forma de expressão. Assim posto, é natural que os especialistas procurem identificar padrões de distribuição de doenças que auxiliem no esclarecimento do modo de transmissão dos agentes e dos fatores causais envolvidos. Dois destes padrões são clássicos em epidemiologia: a epidemia explosiva e a progressiva.

• **Epidemia explosiva (ou por fonte comum)**

Na epidemia explosiva, também chamada de "brusca", "instantânea", "maciça" ou por "fonte comum", "veículo comum", "foco comum" ou "foco epidêmico", há um aumento expressivo no número de casos, em curto período. Esse aumento é compatível com o período de incubação da doença.

• Exemplo: epidemia explosiva

O surto de intoxicação alimentar, em que, em uma dada refeição, muitas pessoas são contaminadas ao mesmo tempo.[26]

A epidemia de pneumonia, conhecida como "doença dos legionários", em que a contaminação de centenas de indivíduos ocorreu por ocasião de um congresso e foi imputada a problemas na refrigeração do ar.[29]

O episódio do césio 137, em que foram contaminadas dezenas de pessoas, na cidade de Goiânia, em meados da década de 1980.

As epidemias de origem hídrica,[30] conforme ilustram os seguintes três exemplos.

O episódio de cólera de Broad Street, em Londres, investigado por John Snow na metade do Século XIX.[31]

O surto de febre tifóide em Nova Iguaçu (RJ), nos meses de abril a junho de 1980.[32] Entre os 108 casos com data conhecida de início da doença, 89 (82%) ocorreram no período de seis semanas, indicando o caráter explosivo do surto e possivelmente uma única fonte de contágio. A maioria dos casos ocorria em residências servidas pela mesma rede de água, que se encontrou altamente contaminada por coliformes fecais e sem a proteção de cloro residual.

A epidemia de gastroenterite na Barragem de Itaparica (BA), em que em um período de 42 dias foram registrados cerca de 2 mil casos da doença, com 88 evoluindo para óbito.[33] A fonte de infecção foi atribuída à água captada na área de influência da barragem, e a proliferação de cianobactérias, em quantidade além da habitual, foi considerada como capaz de explicar o episódio.

Na representação gráfica deste tipo de epidemia, há uma elevação rápida do número de casos, seguida de um *plateau*, a que se segue diminuição também rápida do número de casos. Na inspeção do gráfico, nota-se um pico de base relativamente estreita (Fig. 11.15a). A aglomeração de casos é indicativa de exposição simultânea, por uma única fonte, sugerindo também um único tipo de agente, atuando maciçamente em curto intervalo de tempo.

Às vezes a epidemia se prolonga, com grande parcela da população sendo afetada, o que aponta para continuidade de exposição ao agente causal. Nestes casos, é muito provável que a água seja o veículo dos agentes causadores da enfermidade.[31-33]

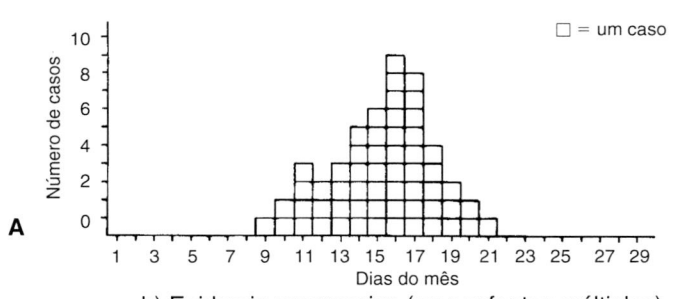

• **Epidemia progressiva (ou por fontes múltiplas)**

Na epidemia "progressiva" ou de "contacto" entre a pessoa doente e a sadia, ocorre um aumento gradativo do número de casos, mas a fonte de infecção não é única, sendo representada por exposições sucessivas.

• Exemplo: epidemia progressiva

As enfermidades transmitidas por contacto direto evoluem, desta maneira, na coletividade. Este é o caso das doenças de transmissão sexual, em que há transferência imediata e rápida dos agentes para o novo hospedeiro. É também o caso das doenças transmitidas por projeção direta das gotículas de saliva e muco de um paciente para o indivíduo suscetível: são exemplos, os surtos de coqueluche e de sarampo.

As doenças transmitidas indiretamente, por meio de vetores, apresentam também um perfil deste tipo, como é o caso das epidemias de dengue.

Note-se que são muitas as doenças que têm mais de um modo de transmissão. As gastroenterites causadas, diretamente, por contacto inter-humano mostram o perfil de uma epidemia progressiva.[34] Já as veiculadas por alimentos ou água contaminada são abruptas e geralmente evoluem como epidemias explosivas.

A transmissão da hepatite A pode dar-se, diretamente, de pessoa a pessoa,[35] caso em que se configuraria o perfil de epidemia progressiva, além de transmitir-se, indiretamente, por uma fonte comum.[30]

A partir do caso primário, que inicia a epidemia progressiva, surgem os casos secundários, que se espalham, por ondas sucessivas, entre os indivíduos suscetíveis (Fig. 11.15b). O resultado é uma distribuição temporal espraiada, regular ou irregular, mas ocupando um período de tempo maior do que o de uma epidemia onde os casos são oriundos de uma mesma fonte.

É principalmente para a detecção de epidemias do tipo progressivo que se recorre ao diagrama de controle, confeccionado geralmente pelos departamentos de saúde pública e referente a grandes áreas, como bairros, cidades ou estados.

D. EPIDEMIAS E PERÍODO DE INCUBAÇÃO DAS DOENÇAS

A suspeita sobre quais agentes e fatores estão envolvidos no aparecimento de uma epidemia é muito dependente do conhecimento da duração do período de incubação da doença.

• **Curto período de incubação**

Ele é de apenas algumas horas, em intoxicações alimentares, e, em conseqüência, o próprio paciente costuma informar acertadamente sobre a exposição suspeita; por isto, a anamnese é de grande importância na elucidação do episódio. No Cap. 21, sobre vigilância epidemiológica, serão mostrados detalhes sobre a determinação da duração deste período e sobre as suspeitas de agentes passíveis de estarem envolvidos no episódio, em função deste conhecimento.

• **Médio período de incubação**

O período de incubação na hepatite infecciosa é de algumas semanas ou meses, o que dificulta a identificação da respectiva fonte de contágio.

• **Longo período de incubação**

Quando o período de latência, entre o início da exposição e o diagnóstico, é de vários anos, como no câncer e nas doenças cardiovasculares, constitui tarefa de enorme complexidade desenrolar o emaranhado de relações potencialmente causais, o que exige a realização de estudos especiais, para o controle de numerosos fatores que complicam a interpretação dos resultados. Mais adiante, este tópico será retomado, por ocasião da discussão dos métodos mais apropriados para as investigações etiológicas (Caps. 12 e seguintes).

E. EPIDEMIAS E TAMANHO DA POPULAÇÃO

A transmissão das doenças, no meio rural ou em povoações isoladas, costuma ser diversa daquela que prevalece em áreas urbanas. Fatores geográficos, biológicos (fauna e flora) e socioculturais são profundamente diferentes, na cidade e no campo, sendo justo esperar que o comportamento das doenças também difira. Isto é bem evidente em condições cuja transmissão envolve vetores biológicos, como a doença de Chagas, a malária e a febre amarela. Os fatores determinantes da presença do vetor e dos reservatórios, assim como da interação agente-homem — em geral, muito diferentes nas grandes áreas urbanas, em relação às rurais — estão intrinsecamente relacionados à etiologia da afecção. A persistência destas doenças em áreas rurais e a sua erradicação em zonas urbanas podem ser facilmente compreendidas, em termos ecológicos.

A situação é outra, quando se tenta explicar a epidemiologia de antroponoses — grupo de doenças nas quais as fontes de infecção são as pessoas.

Se a doença é crônica, como a tuberculose humana, a própria duração do período de transmissibilidade, prolongando-se por meses ou anos, explica a respectiva endemicidade. Mas, como explicar as de evolução aguda, em que o período de transmissibilidade costuma ser curto, de alguns poucos dias? Como elas se relacionam com o tamanho da população?

1. O CASO DAS DOENÇAS DE CURTO PERÍODO DE INCUBAÇÃO

A análise da incidência de doenças infecciosas em uma comunidade, especialmente as de evolução aguda, tende a mostrar épocas de maior e de menor freqüência, formando, em um gráfico, o aspecto de ondas sucessivas: são as variações cíclicas, ilustradas anteriormente. Este comportamento é função da quantidade de pessoas suscetíveis na comunidade, em um dado momento. Após a passagem de uma onda epidêmica, eleva-se consideravelmente o número de indivíduos que adquirem imunidade específica. Como sobram poucos suscetíveis, a doença desaparece ou se mantém em baixa freqüência. Esta imunidade de grupo dificulta a circulação dos agentes. Com o tempo, o número de suscetíveis aumenta, por diversos mecanismos: nascimentos, chegada de imigrantes, morte e emigração dos indivíduos resistentes, ou ainda um natural desaparecimento gradativo da imunidade, por baixa progressiva dos teores de anticorpos. A população, como um todo, vai passando de resistente para suscetível. Quando se acumula um número considerável de suscetíveis, a doença pode aparecer novamente com alta incidência. A epidemia prosseguirá em ascensão enquanto houver transmissão do agente infeccioso de um doente para um ou mais suscetíveis, e começará sua fase descendente no caso oposto, quando os doentes têm pouco ou nenhum contacto com pessoas suscetíveis.

Nos moldes descritos, a evolução poderá ser alterada por mudanças no agente, no hospedeiro ou no meio ambiente. No caso do sarampo, a vacinação (atuação no hospedeiro) é a medida que fará alterar significativamente a disseminação da doença na coletividade. Em outras afecções, podem ser outros os pontos de eleição nos quais serão concentradas as medidas preventivas.

Por vezes, a comunidade apresenta alta proporção de pessoas vacinadas, com a presença de algumas outras não imunizadas, que mantêm a endemicidade da doença. Destes bolsões de indivíduos não-imunes, virão os pacientes a serem atendidos nos serviços. Uma das estratégias, em saúde pública, é identificar e mapear os casos conhecidos e adotar as medidas apropriadas.

- Exemplo: epidemiologia do sarampo

Em alguns países, antes do advento da vacinação contra o sarampo, estabeleceu-se a estimativa de que as cidades, com um mínimo de 250 mil pessoas, proporcionavam condições para que o vírus do sarampo se transmitisse continuamente e a doença jamais desaparecesse da coletividade.[36] Nas grandes cidades, especialmente de países do Terceiro Mundo, esta virose permanece endêmica, apresentando, periodicamente, ondas ou surtos epidêmicos. Em cidades menores, porém, o vírus tende a desaparecer, em face da ausência de pessoas suscetíveis, em número suficiente para manter a cadeia de transmissão. Epidemias subseqüentes dependem da introdução de novos casos, vindos de fora, e da existência de suscetíveis. As grandes cidades funcionam como reservatórios de vírus para as comunidades de menor efetivo populacional. A circulação de pessoas infectadas, que ocorre comumente, seria o elo de ligação, constituindo-se em casos primários das epidemias de regiões menos populosas. Assim, o tamanho das populações, a distância que as separa das grandes cidades e as características dos meios de transportes são alguns dos fatores determinantes da epidemiologia do sarampo. Mudanças no modo de ocupação da terra, na oferta de empregos ou outra qualquer alteração na economia local, com suas conseqüências sobre aqueles fatores, tendem a alterar profundamente a incidência da doença nestas regiões. É deste modo que, no sarampo, e em numerosos outros danos à saúde, a análise pormenorizada dos fatores determinantes de uma epidemia aponta para um processo biológico, de substrato eminentemente social.

O sarampo é transmitido de pessoa a pessoa, atingindo os indivíduos suscetíveis de uma casa, de uma escola, espalhando-se pela vizinhança e pelo bairro, alcançando toda a cidade e disseminando-se a outras regiões. Em uma análise temporoespacial, esta doença ocorre em ondas epidêmicas, que varrem toda uma região e se sucedem periodicamente, podendo ser mais bem estudadas em comunidades isoladas. Um dos clássicos da epidemiologia é o estudo feito pelo médico dinamarquês Peter Panum, sobre a epidemia de sarampo de 1846, nas Ilhas Faroe, situadas entre a Dinamarca e a Islândia, no Atlântico Norte.[37] Na Islândia, graças ao estudo cuidadoso de prontuários e relatórios, foram reconstituídas 16 epidemias de sarampo, ocorridas entre 1896 e 1975, constatando-se períodos intercalares de três anos, em média, sem casos da doença.[36]

2. TRÊS TIPOS DE CURVA DE INCIDÊNCIA

A partir dos dados apresentados sobre o sarampo, complementados com os de outros estudos, observou-se que as comunidades humanas podem ser classificadas em três categorias, em relação à curva de incidência da doença (Fig. 11.16):[36]

- curvas regulares, com incidência contínua, ou seja, em que o número de casos da doença nunca se reduz a zero: correspondem ao perfil observado em grandes cidades;

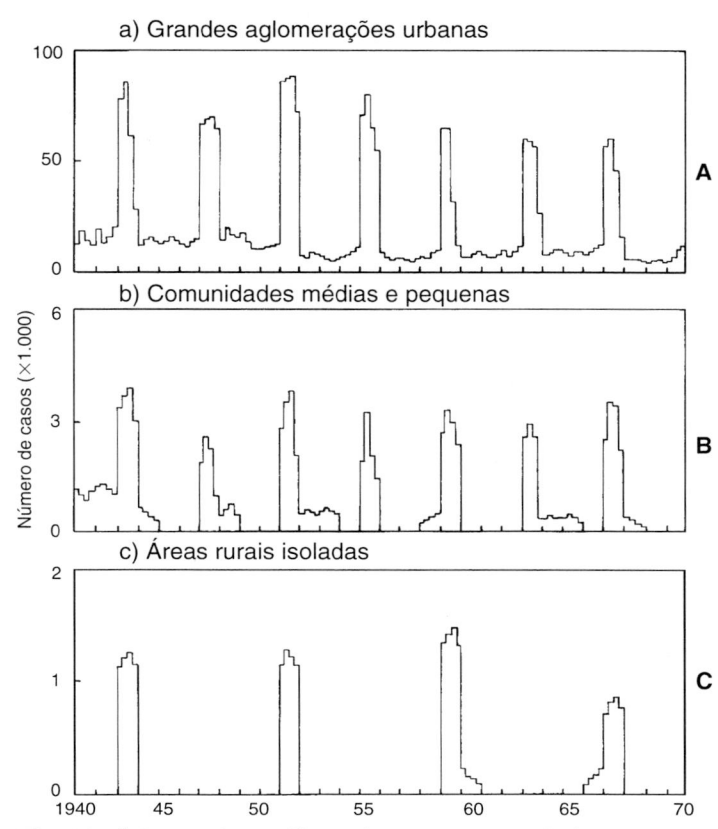

Fig. 11.16 Curvas de incidência do sarampo em relação ao tamanho e isolamento da população. a) Grandes aglomerações urbanas. b) Comunidades médias e pequenas. c) Áreas rurais isoladas. Fonte: Adaptado de A Cliff e P Haggett, Scientific American 1984; 250(5):110.[36]

- curvas também regulares, mas com incidência descontínua: são encontradas em comunidades de tamanho médio, onde a doença desaparece entre as epidemias;
- curvas irregulares, com incidência descontínua; é o caso de pequenas localidades que, devido ao reduzido tamanho da população, à grande distância de outros centros e ao isolamento em que vivem seus moradores, não são atingidas por muitas das epidemias que assolam um estado ou país.

O exemplo do sarampo ilustra o aspecto mais geral de que, para uma infecção permanecer endêmica numa comunidade, há necessidade de uma fonte da qual o agente tenha condições de disseminar-se. Esta fonte pode ser o homem, como ocorre com o sarampo, ou animais, vegetais e até o próprio solo. Quando o agente etiológico tiver como fonte uma das três últimas categorias, animais, vegetais ou solo, é praticamente impossível erradicar a doença.

Também importa a duração do período de transmissibilidade: se ele é curto, como no sarampo, uma epidemia manifestada em pequenas comunidades logo desaparece. Quando o período de transmissibilidade é longo, caso da tuberculose não tratada, um mesmo indivíduo permanece como fonte contínua de agentes para os seus contactos: a família, os amigos, os colegas de trabalho ou escola, e a comunidade, como um todo.

F. CONGLOMERADO DE CASOS DE DOENÇAS NÃO-INFECCIOSAS

A menção a "conglomerado de casos" faz pensar em doenças infecciosas, já que o contágio entre as pessoas e a exposição às fontes de contaminação tendem a resultar em surtos ou epidemias, entre as pessoas suscetíveis. Semelhantemente às doenças infecciosas, um número relativamente elevado de casos de um agravo à saúde de natureza não-infecciosa, como um certo tipo de câncer ou de anomalia congênita, pode ocorrer em um determinado local, em período curto de tempo. Às vezes, há apenas a vaga suspeita ou percepção de que a incidência destes eventos está aumentando ou de que um conglomerado de casos ocorreu na comunidade. Outras vezes, o problema gira em torno da publicidade dada à ocorrência de um ou poucos casos. Tais suspeitas suscitam preocupações, da população e dos profissionais de saúde, quanto à real significação dos eventos.

A ocorrência pode não ter maior expressão e ser devida ao fator acaso — e esta seria a explicação mais comum, para a maioria dos episódios de conglomerados de casos de câncer.[38] Pode haver, no entanto, exposições ambientais inusitadas, na gênese destes conglomerados, o que justifica a sua investigação, no intuito de esclarecer as respectivas causas e, em sendo identificadas, adotar medidas corretivas cabíveis para a prevenção de novos casos.[38-42]

- **Exemplo:** conglomerado de casos de doenças não infecciosas

Exemplo bem conhecido de epidemia de agravos à saúde de natureza não-infecciosa é o das anomalias congênitas produzidas pela talidomida.[43]

Um outro exemplo é o acidente na Baía de Minamata, no Japão.[44] Os primeiros estudos clínicos do episódio descreveram as características da encefalopatia de que os pacientes eram acometidos. Os de cunho epidemiológico, por sua vez, apontaram para as características populacionais do episódio, entre as quais, a sua nítida distribuição sazonal, com maior incidência nos meses de verão. Ao final, ficou esclarecido que os milhares de japoneses com a doença de Minamata se contaminaram ao consumirem peixes e mariscos, intoxicados com mercúrio, provenientes da produção local.

Há muitas outras ilustrações, menos conhecidas, da suspeita de ocorrência de conglomerado de casos de agravos à saúde, de natureza não-infecciosa, cujos episódios foram devidamente esclarecidos por pesquisas epidemiológicas.[38-42]

VI. INTERPRETAÇÃO DE VARIAÇÕES TEMPORAIS

Por ocasião da apresentação de cada componente da série temporal, no capítulo, foram mostrados pontos a serem levados em conta na interpretação dos resultados. À parte estes aspectos específicos, há outros que, de maneira geral, são aplicáveis à interpretação de informações estatísticas. Eles serão agora realçados. Os comentários que aparecem nos finais dos dois capítulos anteriores, versando sobre a interpretação das diferenças nas características das pessoas e de lugar, contêm ensinamentos que são também aqui aplicáveis.

A. CONDUTA NA INTERPRETAÇÃO DOS RESULTADOS

Nas páginas anteriores foram mostradas maneiras de analisar uma distribuição temporal. Contudo, para aceitar as conclusões sobre tendências e associações de eventos que os dados sugerem, devem ser afastadas outras explicações que sejam também plausíveis.[45] Nem sempre as mudanças temporais nos indicadores de saúde refletem reais alterações na dinâmica da doença na população. Questões metodológicas devem ser levadas em conta, para sua explicação.

As diferenças de freqüências de um agravo à saúde, com o passar do tempo, podem ser simplesmente aleatórias, devidas a algum viés ou produto de fatores causais que importa detectar. Esta forma de abordagem foi utilizada nos Caps. 9 e 10 e será também aqui seguida, pois ela compõe um esquema de possíveis explicações para as variações temporais de freqüência dos agravos à saúde.

1. O ACASO COMO EXPLICAÇÃO PARA AS DIFERENÇAS

As séries temporais podem ser concebidas como um conjunto de observações seqüenciais, nas quais está embutido um componente aleatório de variação. Assim, quando se invoca o acaso, como explicação para as variações verificadas na série temporal, as diferenças de freqüências são relativamente pequenas e devidas à aleatoriedade dos fenômenos. Os testes estatísticos e a construção de intervalos de confiança auxiliam o processo decisório, viabilizando inferir se as diferenças são provavelmente devidas ao acaso ou não. Atente-se, no entanto, que o tamanho dos erros aleatórios não é o mesmo, nas diversas mensurações temporais, o que pode complicar a interpretação da tendência do evento.

2. O VIÉS METODOLÓGICO COMO EXPLICAÇÃO PARA AS DIFERENÇAS

As diferenças de freqüências encontradas em uma série temporal podem ser apenas um artifício decorrente da presença de vieses, que mascaram a verdadeira incidência e as suas associações. Tais vieses podem ser colocados em três categorias:

A) VIÉS DE SELEÇÃO

Nesse caso, o problema metodológico da série temporal está situado no tipo ou nas características da população à qual os dados se referem. Como se sabe, muitas estatísticas referem-se somente a parte da população, àquela que tem acesso aos serviços de saúde. A acessibilidade, por sua vez, pode ser variável no decorrer do tempo, o que traz problemas para a interpretação de uma série histórica.

Em inquéritos seriados, por sua vez, é possível que o nível de não-resposta ou de outras perdas de informação, dos membros da população, seja diferente nos diversos pontos da série cronológica, o que também dificulta a interpretação dos resultados.

B) VIÉS DE AFERIÇÃO

As variações verificadas nas freqüências da série temporal estão vinculadas à maneira como o dado é definido, coletado, anotado, classificado, notificado, analisado ou deturpado, em qualquer fase do fluxo de manuseio da informação, variável nas diversas épocas. Os procedimentos de coleta de dados ou de definição do evento mudam, o que introduz diferenças metodológicas, que também se refletem nos resultados. Por exemplo, critérios diagnósticos para definir o que é considerado um "caso" de uma doença variam no tempo, o que pode simular uma mudança na tendência do evento. As alterações da Classificação Internacional de Doenças, se não devidamente consideradas na interpretação de uma série histórica, conduzem a um viés deste tipo. No entanto, ainda que haja certo grau de subnotificação da incidência de casos ao sistema de informação de saúde, pode-se acompanhar a tendência do evento desde que o sistema de informações permaneça relativamente estável com o passar do tempo.

c) VIÉS DE CONFUNDIMENTO

Às vezes, as diferenças ocorridas nas freqüências ou nas associações entre variáveis decorrem não de problemas relacionados à seleção das pessoas ou à aferição dos eventos, mas do efeito de variáveis confundidoras. Estas precisam ser levadas em conta, de modo a permitir o prosseguimento da interpretação dos resultados. Serve de ilustração a relação encontrada, em séries históricas de alguns países, entre o aumento do consumo de álcool e a queda da mortalidade por doenças coronarianas. Uma das explicações é a de que o álcool funciona como fator de proteção para o coração. Outra diz que a associação detectada é apenas coincidência, e os efeitos protetores, sugeridos pela observação dos dados, são devidos a outras variáveis, com tendência semelhante ao consumo de álcool: maior proporção da população que se exercita regularmente ou que é possuidora de baixos teores de colesterol sérico.

3. POSSÍVEIS EXPLICAÇÕES ETIOLÓGICAS

Afastadas as explicações de cunho metodológico, ligadas às variações aleatórias e à presença de vieses, as mudanças nos indicadores de saúde, com o passar do tempo, são então interpretadas na busca de outros fatores que possam ser rotulados como causais. No Cap. 3, foram mostradas algumas maneiras de fazê-lo. Uma alternativa muito usada é procurar as causas em dois conjuntos de fatores etiológicos:

- CARACTERÍSTICAS DAS PESSOAS: por exemplo, a incidência de coronariopatias associada à mudança de hábitos da população; no Cap. 9, há outras ilustrações sobre a matéria;
- CARACTERÍSTICAS DO MEIO AMBIENTE: por exemplo, as variações de nível de poluição atmosférica e a incidência de afecções respiratórias; no Cap. 10, há muitos exemplos de associação causal entre ambiente e saúde.

Embora exista uma complexa interdependência entre os fatores humanos e ambientais, as pesquisas tentam elucidá-la com a maior precisão possível. Os fatores que são identificados e rotulados como causais são os alvos em que devem ser concentradas as ações preventivas ou corretivas.

Os estudos de correlação — por exemplo, a verificação da tendência temporal conjunta de dois eventos, como a poluição atmosférica e a doença cerebrovascular[18,46] — trazem importantes informações para subsidiar os julgamentos causais. O padrão de doenças, no entanto, é resultante da contribuição de numerosos fatores, alguns já conhecidos e outros não; para sua rigorosa investigação, faz-se necessário tomar precauções especiais, através de pesquisas bem controladas, como será mostrado no próximo capítulo. No entanto, os estudos de correlação feitos com base em dados estatísticos são importantes, pelo menos, como indicadores de hipóteses sobre relações causais.

Quando um fator, seja ele uma característica das pessoas ou do meio ambiente, é colocado na categoria de "suspeito", a consistência de resultados, constatada em diferentes populações, fala a favor de relação causal entre este fator e a doença. A consistência de resultados e o exame de outros critérios, empregados para melhor avaliar uma presumida relação causal entre dois eventos, constituem assunto do Cap. 19.

B. COORTE DE NASCIMENTO

Quando a tendência de um evento é a de apresentar mudanças de freqüências através do tempo, a análise de coorte etária pode ser útil, de modo a esclarecer detalhes difíceis de serem investigados de outra maneira.

Dá-se o nome de "coorte" a um grupo de pessoas com característica comum. Aqui ficaremos limitados ao exame da "coorte de nascimento", que é constituída por pessoas nascidas em um determinado período e que são acompanhadas no tempo para conhecimento de seus paradeiros e de eventuais mudanças nas suas características.

1. CORTE TRANSVERSAL E PERSPECTIVA LONGITUDINAL DE UM EVENTO

As estatísticas disponíveis no sistema de saúde, na sua maior parte, representam um "corte" transversal da situação: elas mostram o que ocorre em um dado momento. Estão neste caso as estatísticas vitais divulgadas em anuários de mortalidade, os recenseamentos e a maioria dos inquéritos, pois são cortes, ou seja, imagens congeladas da realidade. Talvez, devido ao nosso maior acesso a informações deste tipo, estejamos mais habituados a raciocinar em termos de distribuição transversal.

Numerosas ilustrações de distribuição transversal já foram apresentadas: por exemplo, a dos coeficientes de mortalidade, por faixa etária, em um ano determinado. Note-se, porém, que, para cada distribuição anual dos coeficientes de mortalidade, existe a contribuição de diversas coortes de nascimento. É como se uma porção de fios fosse reunida e serrada no mesmo ponto. O corte transversal dos fios representa o corte transversal das coortes. Assim como os fios podem ser de diferentes diâmetros, contribuindo para a espessura do conjunto de fios, as coortes de nascimento podem também contribuir de maneira desigual, para o quadro geral da mortalidade, em cada ano.

A verificação da contribuição das diversas coortes, no quadro seccional da mortalidade, requer a disposição dos dados de maneira semelhante ao que se faz quando se empunha um conjunto de fios, de modo a oferecer uma perspectiva longitudinal aos coeficientes. Assim, é possível visualizar o que ocorre com cada coorte de nascimento, isoladamente.

- **Exemplo:** efeito rubéola congênita, em três recenseamentos demográficos decenais

A epidemia de rubéola, ocorrida na Austrália, de 1938 a 1941, onde pela primeira vez foi apontada a relação entre infecção materna e malformação congênita,[47] poderia ter sido um fato novo na história da humanidade: um vírus de poder teratogênico inusitado, desconhecido até então. Esta foi a suspeita original. No entanto, a análise mais atenta dos dados disponíveis de períodos anteriores induziu a acreditar que esta não era a explicação correta.[48] A análise por coortes de nascimento, feita com dados daquele país, permitiu levantar uma outra explicação, mais plausível.

Como se sabe, um dos efeitos teratogênicos imputados à rubéola congênita é a surdo-mudez. Nos recenseamentos demográficos da Austrália, dos anos de 1911, 1921 e 1933, havia um quesito sobre a existência de surdo-mudez, na família. Em todos os três censos, o pico de prevalência deste problema de saúde correspondia às pessoas nascidas no período 1896-1900: em 1911, elas estavam com idade entre 10 e 14 anos, de modo que, à época, relacionou-se o fato à melhor possibilidade diagnóstica que o contacto com a escola facilita (Quadro 11.7). Em 1921, o pico de prevalência movia-se para a faixa etária dos 20 anos de idade e, em 1933, para a dos 30 anos. Postulou-se, de posse destas informações, que no período 1896-1900 tenha havido uma epidemia de rubéola, de grande poder teratogênico, e que a epidemia de rubéola congênita de 1938-1941 não fora um fato novo, sem precedentes.[48]

Em síntese, o efeito restrito a uma geração, denominado "efeito coorte", deve ser suspeitado sempre que se examine a distribuição transversal de algum evento classificado por idade. Isto significa que, na análise da distribuição do evento, as freqüências maiores ou menores encontradas em uma faixa etária podem ser reflexo da experiência própria de uma particular geração de pessoas, que teve, no passado, risco diferenciado de adquirir a doença. A comparação de distribuições do evento, em duas ou mais épocas distintas, através de tabela, como no exemplo dado, ou de gráfico, permite detectar o efeito coorte.[49-53] Os livros de demografia constituem referência adicional para estudo do tema, já que os demógrafos utilizam a análise por coorte com diversos propósitos, entre os quais, para projeções populacionais.

2. TRÊS TIPOS DE EFEITOS PRESENTES NA DISTRIBUIÇÃO TRANSVERSAL DE UM EVENTO

A inspeção da distribuição transversal de um evento e a análise de coorte permitem separar três efeitos que estão, em geral, muito relacionados:[50,51]

• o efeito próprio da idade, relacionado à maturação e à diferenciação do organismo: o cuidado é não imputar à idade, ou à velhice, as outras influências citadas a seguir;

• o efeito de uma época, ligado a fatores ambientais que atuam em um particular momento, expondo a danos todos os indivíduos suscetíveis, de todas as coortes, naquele momento: as epidemias de gripe, por exemplo.

• o efeito próprio a uma geração, ou efeito coorte, que reflete a experiência passada, própria de cada geração. Foi mostrado, no exemplo da rubéola congênita, que o efeito coorte pode ser resultante de uma epidemia: no ano da ocorrência de uma epidemia desta virose, ou no ano seguinte, a incidência de certos defeitos congênitos, em recém-nascidos, é bem mais alta, se comparada com a dos anos anteriores, não-epidêmicos e, provavelmente, com os posteriores, pois epidemias de rubéola não costumam ocorrer a cada ano. As diferenças persistirão por longo tempo, já que muitas alterações são compatíveis com a sobrevivência.

VII. COMENTÁRIO FINAL

O estudo da variação de freqüências de agravos à saúde, com o passar do tempo, constitui uma das principais estratégias usadas em epidemiologia, com múltiplos objetivos, como foi aqui mostrado. O presente capítulo, juntamente com os dois anteriores, detalhou a tríade de elementos básicos usualmente empregados nos estudos de epidemiologia descritiva: as características da população, ou seja, das pessoas (Cap. 9), do lugar (Cap. 10) e do tempo (Cap. 11). Os agravos à saúde somente poderão ser adequadamente descritos, em termos populacionais, se receberem considerações detalhadas sobre estes três elementos. O próximo capítulo aprofunda a análise dos métodos utilizados, em epidemiologia, com o fito de produzir evidências científicas adicionais sobre um dado assunto.

QUESTIONÁRIO

1. Para que serve o conhecimento da variação temporal das freqüências dos agravos à saúde?
2. O que significa série temporal? Exemplifique.
3. Quais as principais variações temporais investigadas em epidemiologia? Exemplifique cada uma delas.
4. Teça considerações sobre a interpretação da tendência histórica. Quais são alguns problemas que dificultam esta interpretação?
5. O que caracteriza a variação cíclica dos eventos? O que se faz para detectá-la?
6. Qual o perigo de interpretar séries históricas de curta duração? Dê exemplo.
7. O que são variações sazonais?
8. O que significa diagrama de controle? Para que serve? Como é construído?
9. Defina epidemia e endemia. Quais os tipos principais de epidemia? Como se determina se existe ou não epidemia?
10. Qual a relação entre a duração do período de incubação de uma doença e a suspeita sobre os possíveis fatores etiológicos desta doença?
11. Tendo como exemplo o sarampo, teça considerações sobre epidemias e tamanho da população.
12. Comente o conglomerado de casos de doenças não-infecciosas.
13. Se as informações mostram que as doenças variam com o tempo, quais são as principais explicações para esta variação?
14. O que significa o termo "coorte"? E efeito "coorte"? Dê um exemplo de efeito coorte.

Quadro 11.7 Número de surdos-mudos em três censos de uma região da Austrália, distribuídos por faixa etária (estatísticas de menores de 40 anos de idade)

Idade	1911	1921	1931
0 - 4	16	17	11
5 - 9	59	72	95
10 - 14	(111)	86	89
15 - 19	64	57	141
20 - 24	65	(115)	98
25 - 29	60	59	69
30 - 34	54	67	(140)
35 - 39	57	62	71

( ) = assinala o número de surdos-mudos de uma mesma coorte, com nascimento entre 1896 e 1900.
Fonte: Dados resumidos de HO Lancaster, British Medical Journal 1951; 2:1429-1432.[48]

Quadro 11.8 Número de casos fatais de cólera, em epidemia investigada por John Snow, no século XIX, em um bairro de Londres, entre os dias 25.8 e 14.9.1854

	Agosto							Setembro													
Data	25	26	27	28	29	30	31	1	2	3	4	5	6	7	8	9	10	11	12	13	14
Casos	0	1	1	1	1	8	56	143	116	54	46	36	20	28	12	11	5	5	1	3	0

Fonte: Abreviado de John Snow. Sobre a maneira de transmissão da cólera, 1855.[31]

Quadro 11.9 Casos notificados de meningite meningocócica: município de São Paulo, 1960-1970

Mês	1960	1961	1962	1963	1964	1965	1966	1967	1968	1969	1970
Janeiro	2	4	8	9	6	7	5	5	10	6	11
Fevereiro	5	5	4	9	3	5	5	8	7	8	7
Março	6	3	4	5	7	7	9	10	5	10	5
Abril	9	8	11	9	10	5	2	5	7	11	8
Maio	4	5	8	12	3	11	5	3	16	10	12
Junho	9	5	12	9	10	9	6	8	10	10	13
Julho	10	4	18	11	14	10	13	7	9	14	16
Agosto	10	9	15	9	11	14	8	4	8	7	18
Setembro	6	2	13	10	6	7	8	2	10	7	9
Outubro	5	8	9	10	5	9	10	5	4	5	6
Novembro	5	3	8	8	8	8	9	5	8	4	12
Dezembro	3	7	8	8	11	2	7	7	3	14	19
Total	74	63	118	103	94	94	87	69	97	106	136

Fonte: Secretaria de Estado da Saúde, São Paulo

Quadro 11.10 Casos notificados de meningite meningocócica: município de São Paulo, 1971-1981

Mês	1971	1972	1973	1974	1975	1976	1977	1978	1979	1980	1981
Janeiro	14	57	86	147	965	78	26	14	20	15	12
Fevereiro	11	41	99	109	567	63	12	12	10	9	6
Março	8	36	108	112	457	47	25	13	11	14	11
Abril	20	30	143	202	514	50	22	14	13	12	13
Maio	22	63	152	288	154	73	20	32	17	15	6
Junho	32	89	170	475	153	44	23	36	14	19	11
Julho	63	188	157	1.456	176	61	49	21	14	17	17
Agosto	55	116	197	2.052	181	71	30	8	19	16	8
Setembro	49	119	209	2.638	126	77	16	20	17	6	13
Outubro	59	133	227	2.104	112	49	23	23	14	13	11
Novembro	63	123	204	1.536	104	43	15	10	10	9	5
Dezembro	63	88	198	1.270	70	35	14	10	20	6	10
Total	459	1.083	1.950	12.389	3.579	691	275	213	179	151	123

Fonte: Secretaria de Estado da Saúde, São Paulo

EXERCÍCIOS E LEITURA COMPLEMENTAR

11.1. As informações sobre variações temporais de eventos são muito usadas na pesquisa etiológica. Dê exemplos.

11.2. As informações sobre variações temporais, como foi mostrado, também são úteis na determinação do impacto das intervenções. No capítulo, há dois exemplos (Figs. 11.1 e 11.2). Dê uma outra ilustração.

11.3. Coloque os casos de febre amarela silvestre registrados, no Brasil, no período 1930-1990 (ver Quadro 11.5), em gráfico. Interprete-o, em termos de tendência secular e cíclica. É possível determinar, com esses dados, a sazonalidade da doença no Brasil?

11.4. Na investigação realizada por John Snow, em um bairro de Londres, mencionada no capítulo, o número diário de casos fatais de cólera, no período 25.8 a 14.9.1854, aparece no Quadro 11.8. Coloque estes dados de incidência em gráfico. Que informações podem ser obtidas pela inspeção do gráfico?

11.5. Verifique, no serviço de saúde pública a que você tiver acesso, quais as doenças que são acompanhadas por meio de diagramas de controle. Quais são as características destas doenças? Veja também como os gráficos sobre elas são preparados.

11.6. Algumas técnicas simples de análise de séries temporais foram mostradas no capítulo. Outras, mais complexas, são encontradas em obras especializadas. Deve-se procurá-las em livros de estatística que, por vezes, têm um capítulo dedicado ao tema, ou em textos sobre análise de séries temporais — *time series analysis*, em inglês — que tratam especificamente do assunto.

11.7. Os casos notificados de meningite meningocócica no Município de São Paulo, no período 1960-1981, estão nos Quadros 11.9 e 11.10. Construa um diagrama de controle com os dados do Quadro 11.9. Faça um outro gráfico para receber as freqüências do Quadro 11.10, colocando, neste gráfico, em cada ano da série, o diagrama de controle. O resultado deve assemelhar-se ao da Fig. 11.11. Interprete-o.

REFERÊNCIAS BIBLIOGRÁFICAS

1. MASCARENHAS, Rodolfo S. História da saúde pública no Estado de São Paulo. Revista de Saúde Pública (SP) 1973; 7(4):433-446.
2. HOEL PG. Estatística elementar. 3.ª ed, Rio de Janeiro, Editora Fundo de Cultura, 1969.
3. SWAROOP Satya. Los métodos estadísticos en la erradicación del paludismo. Ginebra, Organização Mundial de la Salud, 1969.
4. FERNANDEZ Arnaldo T. La serie cronológica. Revista Cubana de Administración de Salud 1975; 1:51-77.
5. RUMEAU-ROUQUETE C, BRÉART G & PADIEU R. Méthodes en épidémiologie. 2.ª ed, Paris, Flammarion, 1981:195-210.
6. STEVENSON William J. Estatística aplicada à administração. Tradução de Alfredo Alves de Faria. São Paulo, Harper & Row do Brasil, 1981.
7. El tabaquismo en las Américas. Boletín Epidemiológico (OPS) 1989; 10(3):1-5.
8. ALBUQUERQUE AF Rodrigues & RODRIGUES Bichat. Evolução secular da mortalidade da tuberculose no Distrito Federal. Revista Brasileira de Tuberculose 1952; 20 (144):725-789.
9. RUFFINO-NETTO Antonio & PEREIRA José Carlos. Mortalidade por tuberculose e condições de vida: o caso do Rio de Janeiro. Saúde em Debate 1981; 12:27-34.
10. HOWSON Christopher P, HIYAMA Tomohiko & WYNDER Ernst L. The decline in gastric cancer: epidemiology of an unplanned triumph. Epidemiologic Reviews 1986; 8:1-27.
11. Ministério da Saúde. Plano para o controle e eliminação do sarampo no Brasil. Informe Epidemiológico do SUS (Brasília) 1992; 1(2):73-80.
12. JONES TC, JOHNSON JR WD, BARRETTO AC, LAGO E, BADARO R, CERF B, REED SG, NETTO EM, TADA MS, FRANCA F, WIESE K, GOLIGHTLY L, FIKRIG E, COSTA JML, CUBA CC & MARSDEN PD. Epidemiology of American cutaneous leishmaniasis due to "Leishmania braziliensis braziliensis". Journal of Infectious Diseases 1987; 156(1):73-83.
13. RODRIGUES Celeste S, EVANGELISTA Patrícia A & MATOS Sonia G. Doença diarréica aguda no município de Belo Horizonte. Boletim Epidemiológico, SUS-MG, 1993; 3(1):1-5.
14. VALVERDE Víctor, DELGADO Hernán, MARTORELL Reynaldo, BELIZÔN José M, MEJIA-PIVARAL Víctor & KLEIN Robert E. Seasonality and nutritional status. Archivos Latinoamericanos de Nutrición 1982; 32(3):521-540.
15. KELLER Carl A & NUGENT Robert P. Seasonal patterns in perinatal mortality and preterm delivery. American Journal of Epidemiology 1983; 118(5):689-697.
16. MATSUDA S & KAHYO H. Seasonality of preterm births in Japan. International Journal of Epidemiology 1992; 21(1):91-100.
17. ENQUSELASSIE Fikre, DOBSON Annette J, ALEXANDER Hilary M & STEELE Paula L. Seasons, temperature and coronary disease. International Journal of Epidemiology 1993; 22(4):632-636.
18. RUMEL David, RIEDEL Lúcia F, LATORRE Maria do Rosário DO & DUNCAN Bruce B. Infarto do miocárdio e acidente vascular cerebral associados à alta temperatura e monóxido de carbono em área metropolitana do sudeste do Brasil. Revista de Saúde Pública (SP) 1993; 27(1):15-22.
19. BASTOS Carlos O, TAUNAY Augusto E, TIRIBA Arary C & GALVÃO Paulo AA. Meningitis meningocócica en São Paulo, Brasil. Boletin de la Oficina Sanitaria Panamericana 1975; 79(1):54-62.
20. IVERSSON Lygia B. Aspectos epidemiológicos da meningite meningocócica no município de São Paulo (Brasil), no período de 1968 a 1974. Revista de Saúde Pública (SP) 1976; 10:1-16.
21. MORAES José C, ALMEIDA Margarida MMB, EDUARDO Maria BP, CAMARGO Maria CC, CORRÓA Miriam V, FRANZOSI Sandra C, MATTOS Marina R, SILVA Rosane L, ADORNO Rubens CF & ALVES Maria Cecília GP. Comportamento epidemiológico da doença meningocócica em São Paulo. Revista Paulista de Medicina 1982; 100(1):31-33.
22. BARATA Rita de Cássia B. Epidemia de doença meningocócica, 1970-1977: aparecimento e disseminação do processo epidêmico. Revista de Saúde Pública (SP) 1988; 22(1):16-24.
23. BECKER Roberto A & OLIVEIRA Rosely C. Eficácia da vacina e outros aspectos do sarampo em surto ocorrido em Planaltina, Distrito Federal, Brasil. Boletin de la Oficina Sanitaria Panamericana 1985; 98(5):454-462.
24. ALBUQUERQUE Anibal M. Indicadores e gráficos de controle epidemiológico. Revista da Fundação SESP 1975; 20(1):105-129.
25. MORGADO Anastácio F & FONTE Joir G. An outbreak of hepatitis attributable to inoculation with contaminated gamma globulin. Bulletin of the Pan American Health Organization 1979; 13(2):177-186.
26. MOTA Coriolano CS, VIEIRA Homero RA, PUZYNA Isabel P, KALACHE Jamil, KONOLSAISEN José F & CAMARGO Natal J. Toxi-infecção alimentar por salmonella enteritidis: relato de um surto ocorrido em Curitiba-PR, Brasil, em julho de 1981. Higiene Alimentar 1983; 2(3):123-130.
27. FROST Wade H. Some conceptions of epidemics in general. American Journal of Epidemiology 1976; 103(2):141-151.
28. MORAES José Cássio, GUEDES José S & BARATA Rita CB. Métodos de estudo do processo epidêmico. Em: Textos de apoio — Epidemiologia 1. Rio de Janeiro, Escola Nacional de Saúde Pública/ABRASCO, 1985:87-125.
29. FRASER DW, TSAI TR, ORENSTEIN W et al. "Legionnaires" disease: description of an epidemic of pneumonia. New England Journal of Medicine 1977; 297(22):1189-1197.
30. ROSEMBERG ML, KOPLAN JP & POLLARD RA. The risk of acquiring hepatitis from sewage-contaminated water. American Journal of Epidemiology 1980; 112:17-22.
31. SNOW John. Sobre a maneira de transmissão da cólera (originalmente publicado em 1855). 2.ª ed. brasileira. Tradução de José Ruben de Alcântara Bonfim. São Paulo, Hucitec-Abrasco, 1990.
32. ROCHA EP, LUZ AG, LIMA AL, MANO DB, GALVÃO AO, CHALFIN RF, DENULSKI NM, CUNHA AB & ROCHA E. Surto de febre tifóide em Nova Iguaçu, Estado do Rio de Janeiro. Boletim Epidemiológico (FSESP, Ministério da Saúde) 1980; 12(15):141-148.
33. TEIXEIRA Maria da Glória LC, COSTA Maria da Conceição N, CARVALHO Vera Lúcia P, PEREIRA Manuel P & HAGE Eduardo. Epidemia de gastroenterite na área da Barragem de Itaparica, Bahia. Boletin de la Oficina Sanitaria Panamericana 1993; 114(6):502-512.
34. DESENCLOS JC & GUNN RA. Etude du mode de transmission au cours d'une épidémie de gastro-entérite dans un service de moyen séjour, Floride, 1989. Revue d'Épidémiologie et Santé Publique 1991; 39(5):447-455.
35. GRECO D, GIACOMINI G, PIERSANTE GP, BIBBY L, NICASTRO M & CAVALCANTI P. A person to person hepatitis A outbreak. International Journal of Epidemiology 1986; 15(1):108-111.
36. CLIFF A & HAGGETT P. Island epidemics. Scientific American 1984; 250(5):110-117.
37. PANUN Peter L. Observations made during the epidemic of measles on the Faroe Islands in the year 1846. Reproduzido, em inglês e em espanhol, em publicação da Organização Pan-Americana da Saúde: El desafio de la epidemiologia: problemas y lecturas seleccionadas. Washington, OPS (Publicación Científica 505), 1988:38-42 (edição em espanhol). Na edição em inglês, pp 37-41.
38. ENTERLINE Philip E. Evaluating cancer clusters. American Industrial Hygiene Association Journal 1985; 46(3):B10-B13.
39. SCHULTE PA, EHRENBERG RL & SINGAL M. Investigations of occupational cancer clusters: theory and practice. American Journal of Public Health 1987; 77:52-56.
40. DAY R, WARE JH, WARTENBERG D & ZELEN M. An investigation of a reported cancer cluster in Randolph, Massachusets. Journal of Clinical Epidemiology 1989; 42(2):137-150.
41. Centers for Disease Control and Prevention (CDC). Guidelines for investigating clusters of health events. Morbidity and Mortality Weekly Report 1990; 39(11):1-23.
42. National Conference on clustering of health events. American Journal of Epidemiology 1990; 132 (1, suplemento):S1-S202.
43. TAUSSIG HB. A study of the German outbreak of phocomelia. Journal of the American Medical Association 1962; 180(13):1106-1114.

44. TAKIZAWA Y. Epidemiology of mercury poisoning. Em: Nriagu JO. The biogeochemistry of mercury in the environment. Amsterdam, Elsevier 1979:325-365.
45. WILSON Ronal & DRURY Thomas F. Interpreting trends in illness and disability. Annual Review of Public Health 1984; 5:83-106.
46. KNOX EG. Meteorological associations of cerebrovascular disease mortality in England and Wales. Journal of Epidemiology and Community Health 1981; 35:220-223.
47. GREGG N McAlister. Congenital cataract following German measles in the mother. Transactions of the Opthalmological Society of Australia 1941; 3:35-46. Reproduzido, em inglês e em espanhol, em publicação da Organização Pan-Americana da Saúde: El desafio de la epidemiologia: problemas y lecturas seleccionadas. Washington, OPS (Publicación Científica 505), 1988:458-467 (edição em espanhol). Na edição em inglês, pp 426-434.
48. LANCASTER HO. Deafness as epidemic disease in Australia: note on census and institutional data. British Medical Journal 1951; 2:1429-1432.
49. FROST Wade H. The age selection of mortality from tuberculosis in successive decades. American Journal of Hygiene 1939; 30:91-96. Reproduzido, em inglês e em espanhol, em publicação da Organização Pan-Americana da Saúde: El desafio de la epidemiologia: problemas y lecturas seleccionadas. Washington, OPS (Publicación Científica 505), 1988: 181-184 (edição em espanhol). Na edição em inglês, pp 176-179.
50. SUSSER Mervyn. Period effects, generation effects and age effects in peptic ulcer mortality. Journal of Chronic Diseases 1982; 35:29-40.
51. HOLFORD Theodore R. Understanding the effects of age, period, and cohort on incidence and mortality rates. Annual Review of Public Health 1991; 12:425-457.
52. FRASER David W. Tetanus in the United States, 1900-1969: analysis by cohorts. American Journal of Epidemiology 1972; 96(4):306-312.
53. JOLLEY Damien & GILES Graham G. Vizualizing age-period-cohort trend surfaces: a synoptic approach. International Journal of Epidemiology 1992; 21(1):178-182.

Capítulo 12

Métodos Empregados em Epidemiologia

I. Três enfoques para pesquisar um tema, 269
    1. Estudo de casos, 269
    2. Investigação experimental de laboratório, 270
    3. Pesquisa populacional, 271

II. Critérios para a classificação dos métodos empregados em epidemiologia, 271

III. Estudos descritivos, 271

IV. Estudos analíticos, 272
    A. Síntese dos principais tipos de estudo analítico, 272
        1. Estudo experimental, do tipo "ensaio clínico randomizado", 273
        2. Estudo de coorte, 273
        3. Estudo de caso-controle, 274
        4. Estudo transversal, 274
    B. Lógica da análise de dados em estudos analíticos, 275

V. Estudos ecológicos, 277

VI. Classificação prática de tipos de estudo, 278

VII. A diversificada terminologia concernente aos métodos, 278

VIII. Comentário final, 286
    Questionário, 286
    Exercícios, 287
    Referências bibliográficas, 288

O assunto que é abordado neste capítulo reveste-se de certa complexidade, de modo que se optou por reparti-lo e apresentá-lo da seguinte maneira: faremos aqui uma introdução e expandiremos o tema no próximo capítulo.

Na abordagem da matéria, no presente capítulo, a parte inicial, que corresponde ao texto até aproximadamente a metade do capítulo (Seções I a VI), contém uma síntese da metodologia empregada em epidemiologia. Nela, são mostrados diversos enfoques utilizados para investigar um tema, entre os quais os seguintes cinco tipos de estudo: o experimental (ensaio clínico randomizado), o de coorte, o de caso-controle, o transversal e o ecológico. Acompanha esta parte introdutória uma classificação simplificada (Seção VI), útil para classificar os artigos publicados nas revistas científicas.

Parte da complexidade do assunto "métodos de estudo" advém da existência de várias classificações, em função dos muitos ângulos pelos quais os tipos de estudo são classificados, o que resulta em uma terminologia diversificada, abordada na Seção VII.

I. TRÊS ENFOQUES PARA PESQUISAR UM TEMA

No intuito de melhor conhecer a saúde da população, os fatores que a determinam, a evolução do processo da doença e o impacto das ações propostas para alterar o seu curso, os homens de ciência desenvolveram numerosas maneiras de abordagem e investigação. Como conseqüência, no momento presente, há muitos métodos a nossa disposição. Na verdade, eles são comuns a outros ramos da ciência. Para uma dada situação ou momento, um deles poderá ser mais adequado do que outro, embora vários sejam usados no estudo de um mesmo tema. Cada qual tem os seus aspectos positivos e suas limitações, de modo que, conhecendo-os, pode-se antecipar as facilidades e as dificuldades encontradas pelas pessoas que os utilizam, e julgar, ao avaliar a metodologia utilizada, os resultados apresentados e a interpretação dada, se a teoria foi convenientemente aplicada.

Na investigação de um tema, três estratégias independentes de abordagem vêm sendo utilizadas, de longa data, pelos pro-

Quadro 12.1 Principais estratégias empregadas na investigação de um tema de saúde

Estudo de caso
Investigação laboratorial
Pesquisa populacional

---

fissionais da área da saúde: o estudo de casos, a investigação experimental em laboratório e a pesquisa ao nível de população (Quadro 12.1). Todas têm lugar de destaque na produção do conhecimento, pois são úteis e complementares entre si. Vamos abordar, inicialmente, as duas primeiras e tratar, com maior detalhe, os estudos de natureza epidemiológica, o tema deste livro, que se situam na categoria das investigações populacionais.

1. ESTUDO DE CASOS

O estudo de casos costuma ser a primeira abordagem de um tema. Ele é usado para a avaliação inicial de problemas ainda mal conhecidos e cujas características ou variações naturais não foram convenientemente detalhadas. Muitas revistas científicas apresentam uma seção de "relato" ou "apresentação de casos", para difundir os resultados destes estudos. Trata-se de observar um ou poucos indivíduos com uma mesma doença ou evento e, a partir da descrição dos respectivos casos, traçar um perfil das suas principais características.

Esta forma de abordagem e as pesquisas qualitativas, de maneira geral, são usadas em combinação com as quantitativas, de cunho epidemiológico, para compor um quadro mais completo da situação. Nessa eventualidade, o estudo de casos é empregado para enfocar grupos específicos da população ou um particular aspecto de interesse, não devidamente investigados em pesquisas quantitativas ou que simplesmente necessitem de suplementação de informações, com maior riqueza de detalhes.

- **Aspectos positivos do estudo de casos**

Em geral, o estudo de caso é relativamente fácil de ser realizado e de baixo custo. O relato pode restringir-se a uma simples descrição ou ir mais além, de modo a sugerir explicações sobre elementos pouco conhecidos, tais como os fatores implicados na etiologia ou no curso de uma doença, sob vigência ou não de terapêutica. Extensas monografias são escritas a partir da observação de um ou poucos indivíduos. Em clínica, é possível acompanhar pacientes durante anos, e mesmo décadas, chegando-se a um quadro repleto de detalhes sobre aspectos evolutivos de uma dada condição. O estudo de casos constitui-se em um verdadeiro inventário do que acontece genericamente, à luz da observação de poucos indivíduos. É um enfoque qualitativo e exploratório, embora muitas facetas possam ser quantificadas. Um aspecto positivo, convém realçar, é a possibilidade de observação intensiva de cada caso.

- **Limitações do estudo de casos**

Os indivíduos observados costumam ser altamente selecionados. Às vezes, a observação restringe-se a situações incomuns de enfermos graves, outras vezes, aos casos de evolução atípica, de reação inusitada ou de resultado terapêutico inesperado; muito raramente, abrange pacientes em todas as fases de manifestação da doença.

Além disso, há certa dose de subjetividade na apreciação dos fatos, freqüentemente, difícil de contornar, pois o observador já pode ter uma idéia preconcebida do tema e a faz predominar.

A falta de indivíduos-controle, para comparar resultados, pode fazer com que simples coincidências sejam difíceis de interpretar: por exemplo, em investigação de um surto de diarréia, se os casos beberam água de um certo poço a evidência é ainda frágil para incriminar a água do poço na etiologia da doença. Seria conveniente saber se os sadios também beberam ou não água do mesmo poço.

Em síntese, apesar das vantagens referentes à facilidade de realização e baixo custo, duas limitações principais estão presentes no estudo de casos:

- a falta de controle — eles serviriam para contornar problemas de aferição e comparação acima mencionados — e
- o número pequeno de indivíduos incluídos para observação — o que aponta para a prudência na interpretação dos resultados de estudos de casos, especialmente, na generalização das conclusões. De modo geral, este tipo de investigação, como ele tem sido atualmente empregado na área clínica, é útil para levantar problemas, muitos dos quais são complementarmente investigados com o auxílio de outros métodos.

2. INVESTIGAÇÃO EXPERIMENTAL DE LABORATÓRIO

Nesta segunda modalidade de estudo de um tema, é possível imprimir maior precisão a todas as etapas da investigação.

- **Aspectos positivos da investigação experimental de laboratório**

O laboratório é o local ideal para estudos experimentais. O grau de subjetividade na aferição dos dados pode ser reduzido, em laboratório, pela adoção de rigorosos controles, que servem também de parâmetros para a comparação dos resultados.

Na grande maioria das vezes, por motivos éticos, o foco da avaliação incide sobre os animais,[1] tais como camundongos, cães e macacos, embora as pessoas possam ser igualmente alvo deste tipo de investigação, em casos selecionados.

- Exemplo: pesquisas laboratoriais em animais

O objetivo pode ser descritivo, como ocorre com a simples medição da quantidade de DNA em placentas de camundongos. A duração da gestação destes animais é de apenas três semanas, o que permite obter resultados em pouco tempo.

Em pesquisas sobre desnutrição fetal, os animais de uma mesma linhagem são alocados, aleatoriamente, a dois grupos: um deles é submetido a alguma forma de intervenção, em acordo com os objetivos da investigação, tal como a ligadura da artéria uterina, e o outro serve de controle para comparação. Assim, formam-se dois conjuntos, praticamente idênticos, de animais, apenas diferentes em um determinado aspecto, sendo ele o fator artificial introduzido (a ligadura) e cujos efeitos deseja-se avaliar. No decorrer da experiência, todos os animais são acompanhados de maneira idêntica e, ao final da gestação, os recém-nascidos são examinados. As diferenças entre os grupos são, então, imputadas à intervenção efetuada.

Numerosas hipóteses podem ser testadas em laboratório. Por exemplo, fazendo-se variar a intensidade do estímulo ou a época em que ele é aplicado, é possível avaliar os seus efeitos, no recém-nascido e na placenta: repercussões no peso, no crescimento, no conteúdo em DNA etc.

- **Principal limitação da investigação experimental de laboratório**

A questão problemática das investigações em animais reside na extrapolação de resultados para os seres humanos. Em última análise, este é o ângulo que realmente interessa. A prudência é sempre recomendada, na extrapolação, visto que diferenças entre espécies podem invalidar as generalizações.

3. PESQUISA POPULACIONAL

A pesquisa populacional em seres humanos é a terceira estratégia, para estudo de um tema. Ela é a abordagem central da epidemiologia, sendo também empregada em outras áreas, como na genética e nas ciências sociais. A ela dedicaremos o restante do capítulo.

II. CRITÉRIOS PARA A CLASSIFICAÇÃO DOS MÉTODOS EMPREGADOS EM EPIDEMIOLOGIA

Muitos são os critérios empregados para classificar os métodos utilizados na epidemiologia, entre os quais:[2-5]

- o propósito geral, que distingue os estudos descritivos e os analíticos (esses também ditos comparativos ou de teste de hipóteses);
- o modo de exposição das pessoas ao fator em foco, pelo qual são separados os estudos de observação e os de intervenção (ou de experimentação);
- a direção temporal das observações, que diferencia os estudos prospectivos (coorte), retrospectivos (caso-controle) e transversais;
- a unidade de observação, que divide as pesquisas em dois tipos: aquelas em que a unidade é o indivíduo, que ocupam a maior parte do presente capítulo, e as que têm como unidade de observação um grupo de indivíduos: por exemplo, de um município ou país. Estas últimas são ditas pesquisas ecológicas, estatísticas, comunitárias ou de agregados;

Há outros critérios, que geram outras classificações, como as seguintes: longitudinal × transversal, estudo controlado × não-controlado, randomizado × não-randomizado, experimental × quase-experimental etc. A Fig. 12.1 realça o fato de as classificações serem dependentes do ângulo a partir do qual os métodos são enfocados.

Como uma primeira abordagem ao tema, faremos, nas próximas páginas, um apanhado geral dos métodos, com a seguinte distribuição seqüencial de assuntos:

- Estudos descritivos
- Estudos analíticos
  - Ensaio clínico randomizado
  - Estudo de coorte
  - Estudo de caso-controle
  - Estudo transversal
- Estudos ecológicos (ou estatísticos)

III. ESTUDOS DESCRITIVOS

As investigações epidemiológicas, de cunho descritivo, têm o objetivo de informar sobre a distribuição de um evento, na população, em termos quantitativos. Elas podem ser de incidência ou prevalência. Nelas, não há formação de grupo-controle para a comparação dos resultados, ao menos na forma como é feita nos estudos analíticos — daí serem considerados estudos não-controlados.

A população utilizada em estudos descritivos pode ser composta só de doentes, como em muitas investigações hospitalares; pode ser também constituída exclusivamente de pessoas sadias — caso de uma pesquisa sobre cobertura vacinal — ou, então, de uma mistura de sadios e doentes, como ocorre nas pesquisas de morbidade em nível de domicílio.

- **Exemplo: temas de estudos descritivos**

A incidência de infecção chagásica em habitantes rurais.

A prevalência da hepatite B entre os voluntários à doação de sangue.

As características demográficas e socioeconômicas dos pacientes que sofrem de artrite reumatóide ou das pessoas que fumam.

As principais causas de óbito da população residente em um dado município.

O estado imunitário de pré-escolares, de um município, frente à poliomielite.

Os padrões de crescimento e desenvolvimento de crianças normais ou daquelas acometidas por uma determinada doença.

A variação regional na utilização de serviços de saúde.

A tendência do coeficiente de mortalidade por tuberculose, de uma cidade, nos últimos anos.

1. ASPECTOS METODOLÓGICOS DOS ESTUDOS DESCRITIVOS

O pesquisador interessado em traçar o perfil dos temas listados tem apenas que observar como estas situações estão ocorrendo, em uma ou mais populações, e expressar as respectivas freqüências de modo apropriado. Orientação para a realização de estudos descritivos consta do Cap. 4 (p. 63).

- **Base de dados para estudos descritivos**

A organização adequada de uma base de dados facilita, sobremaneira, a realização de estudos descritivos: de mortalidade, de morbidade, de pessoas expostas a um risco, de recursos

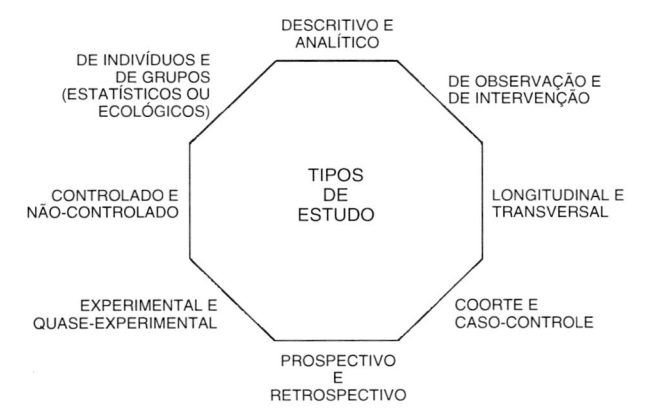

Fig. 12.1 Tipos de estudo.

etc. O cerne deste tipo de estudo é a correta determinação de freqüências. O poder público mantém vários registros populacionais, discutidos em detalhe em outros capítulos. Quanto melhor a base de dados, em termos de abrangência da população e qualidade do seu conteúdo, mais precisos serão os respectivos quadros descritivos. A informatização eletrônica contribui enormemente para a padronização e agilização do processo de tratamento de dados e para a divulgação das informações.

- **Coleta de novos dados**

O perfil epidemiológico de um evento pode ser proporcionado pelas informações estatísticas de rotina. Quando as informações inexistem na forma desejada, ou são julgadas imprecisas ou incompletas, realizam-se investigações com o objetivo de obter os dados necessários, seja de forma prospectiva, retrospectiva ou transversal, expressando os resultados em termos de incidência ou prevalência. Neste particular, como uma nova coleta é sempre um processo demorado e dispendioso, a decisão de realizá-la leva em consideração os custos que implicará, comparados aos benefícios potenciais advindos da obtenção de novos dados.

2. USOS DOS RESULTADOS DOS ESTUDOS DESCRITIVOS

A inspeção da distribuição das freqüências de um evento, sejam elas dispostas em tabelas, gráficos ou outra forma de expressão de resultados, é utilizada para alcançar dois objetivos principais:

• identificar grupos de risco, o que informa sobre as necessidades e as características dos segmentos que poderiam beneficiar-se de alguma forma de medida saneadora — daí a íntima relação da epidemiologia com a prevenção de doenças e o planejamento de saúde;

• sugerir explicações para as variações de freqüência, o que serve de base ao prosseguimento de pesquisas sobre o assunto, através de estudos analíticos — o que atesta o forte componente de investigação, existente na epidemiologia, a ser realçado nas próximas seções.

IV. ESTUDOS ANALÍTICOS

Os estudos analíticos são metodologicamente diferentes dos descritivos e podem ser considerados como pertencentes a uma segunda fase no processo de obtenção de conhecimentos sobre um tema, visto serem utilizados após a primeira etapa, representada pelos estudos descritivos. Ao contrário destes, as pesquisas analíticas estão usualmente subordinadas a uma ou mais questões científicas, as "hipóteses", que relacionam eventos: uma suposta "causa" e um dado "efeito", ou, como habitualmente é referido, entre a "exposição" e a "doença".

As hipóteses, em geral, são formuladas previamente, de modo a guiar o planejamento, a coleta e a análise dos dados, mas nada impede que ela seja elaborada para ser testada em uma base de dados já existente, orientando a forma de organizar os grupos e proceder à análise dos dados. Outras vezes, pode não haver uma hipótese explicitada, mas sim a busca por fatores que contribuam para o aparecimento das doenças. Embora esta possibilidade exista e seja até bastante freqüente, os exemplos serão dados com referência a

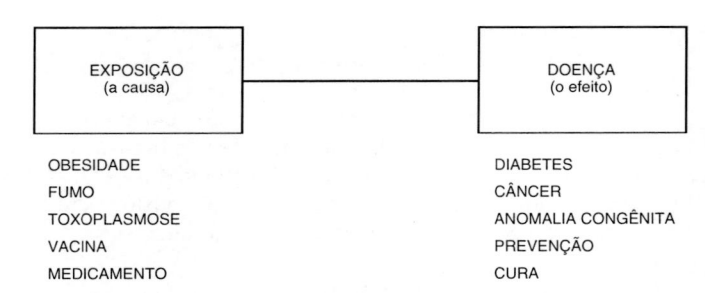

Fig. 12.2 Modelo com ilustrações da relação investigada em estudos epidemiológicos analíticos.

pesquisas que procurem esclarecer uma dada associação, já suspeitada, entre uma exposição, em particular, e um efeito específico.

• **Exemplo**: associação de eventos investigados em epidemiologia analítica (Fig. 12.2)

A exposição do indivíduo a um "fator de risco", como a obesidade, e a ocorrência de uma "doença", como o diabetes.

A exposição do indivíduo a uma "intervenção", do tipo vacina, e um "efeito", qual seja, a prevenção de uma doença infecciosa.

Nas duas ilustrações mencionadas, de uma exposição "naturalmente adquirida" (a obesidade) e de outra, "artificialmente induzida" (a vacina), com o propósito de pesquisa, que são representativas da maioria das situações encontradas na investigação epidemiológica analítica, o raciocínio para tentar esclarecer o papel causal das exposições é o mesmo. O intuito é explorar, em profundidade, a relação "causa-efeito", ou seja, entre a "exposição a um fator antecedente" e a "ocorrência ou não de um efeito". Devido a esta semelhança de situações, por simplicidade, usa-se a terminologia "exposição-doença" para expressar a maioria das situações.

A. SÍNTESE DOS PRINCIPAIS TIPOS DE ESTUDO ANALÍTICO

Os estudos analíticos diferem dos descritivos em um importante aspecto: a presença de um grupo-controle, formado simultaneamente com o grupo de estudo, e que serve para a comparação dos resultados. O modo como os grupos de estudo e controle são formados gera os diversos tipos de estudos analíticos.

De uma maneira esquemática, a investigação de uma relação "exposição-doença" pode ser feita de três modos, em função de o ponto de partida das observações ser a causa ou o efeito. A Fig. 12.3 resume a "direção" das observações nas diversas modalidades de estudo analítico, com as seguintes conotações:

• uma possibilidade de iniciar a investigação é partir-se da causa, ou seja, da exposição, para verificar posteriormente o aparecimento da doença.

Faremos aqui uma subdivisão, em função de a exposição ser aleatoriamente aplicada (estudo experimental randomizado) ou não (estudo de coorte). Em qualquer eventualidade, haverá a formação inicial de, pelo menos, dois grupos, os "expostos" e os "não-expostos" (este constitui o grupo-controle);

• em uma segunda possibilidade, o ponto de partida da investigação é o efeito, ou seja, a doença, de modo a investigar, retrospectivamente, os fatores causais (estudo de caso-controle).

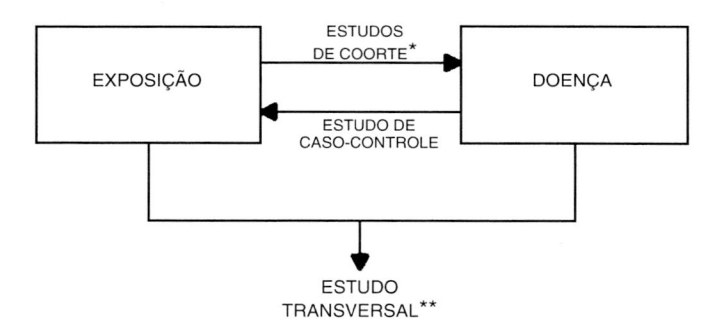

Fig. 12.3 Ponto de partida da investigação nos principais tipos de estudo.
*O mesmo ocorre no ensaio clínico randomizado.
** Exposição e doença são investigadas simultaneamente.

Haverá a formação inicial de dois grupos: os "doentes" (os casos) e os "não-doentes" (os controles);
• na terceira possibilidade, exposição e doença são detectadas simultaneamente e os grupos formados, ao final, após a coleta dos dados (estudo transversal).

Haverá igualmente a formação de dois grupos seja de "expostos" e "não-expostos", ou de "doentes" e "não-doentes".

São três, portanto, os pontos de partida das investigações analíticas. Visto em um deles haver duas possibilidades, randomizar ou não para formar os grupos, o resultado é um total de quatro delineamentos básicos, em que há formação de um "grupo de estudo" e de um "grupo-controle" para a comparação de resultados. Eles são sintetizados a seguir. Os exemplos a serem apresentados foram simplificados, de modo a apenas realçar as características principais dos métodos e a seqüência de procedimentos neles encontrada. O próximo capítulo apresenta mais detalhes sobre estes mesmos métodos.

1. ESTUDO EXPERIMENTAL, DO TIPO "ENSAIO CLÍNICO RANDOMIZADO"

Nesta modalidade de investigação, conforme foi visto, parte-se da "causa" em direção ao "efeito". Os participantes são colocados "aleatoriamente" para formar os grupos: o de estudo e o de controle. A alocação aleatória tem o objetivo de formar grupos com características semelhantes. Em seguida, procede-se à "intervenção", em que se deseja avaliar os resultados, em apenas um dos grupos, servindo o outro para termos de comparação dos resultados.

Quadro 12.2 Estudo experimental (ensaio clínico randomizado): investigação sobre a eficácia de uma vacina quando comparada com placebo

Grupos	Casos de doença		Total	Taxa de incidência (%)
	Sim	Não		
Vacinados	20	980	1.000	2
Não-vacinados	100	900	1.000	10
Total	120	1.880	2.000	6

Risco Relativo = 2/10 = 0,2
Intervalo de confiança de 95% para o risco relativo: 0,12 - 0,32
Eficácia da vacina = [(10-2)/10] × 100 = 80%

• Exemplo: comparação do efeito de uma vacina e de um placebo

No intuito de verificar o efeito protetor de uma vacina, dois mil voluntários, que estavam em igual risco de sofrer uma doença infecciosa (por exemplo, leishmaniose) concordaram em participar em uma investigação, foram separados, aleatoriamente, em metades, de modo a constituir dois grupos de características semelhantes. Os indivíduos pertencentes a um dos grupos recebem a vacina em teste e, os demais, um placebo, de características semelhantes à vacina. Suponhamos que, passados doze meses de observação, constate-se que a incidência da doença é bem menor nos vacinados do que nos não-vacinados (Quadro 12.2).

• **Interpretação dos resultados de um ensaio clínico randomizado**

No ensaio de cunho preventivo, usado aqui como ilustração, ocorreram, durante a investigação, menos casos da doença no grupo vacinado: apenas dois casos por cem vacinados, contra 10 casos por cem no grupo não-vacinado, o que aponta para a utilidade do produto na proteção da saúde da população.

A relação entre os dois grupos é habitualmente expressa pelo "risco relativo" (RR = 0, 2). Esta forma de síntese nada mais é do que uma razão entre dois riscos: a incidência em um grupo dividida pela incidência no outro grupo. Os cálculos estão no rodapé do quadro, e os resultados apontam para uma eficácia da vacina da ordem de 80%.

Somente quando os grupos têm igual incidência de casos, o risco relativo será igual a 1, informando, em tal eventualidade, que a vacina terá efeito igual ao placebo, ou seja, sem utilidade na prevenção da doença.

A computação do risco relativo poderia ser feita diferentemente: não importa a taxa colocada no denominador, o que muda é apenas a interpretação. O risco relativo seria 5, na eventualidade da divisão ser de maneira inversa (não-vacinados/vacinados), informando a ocorrência de um número maior de fracassos no grupo de não-vacinados em relação àquele que recebeu a vacina.

2. ESTUDO DE COORTE

Semelhante ao ensaio clínico randomizado, nesta outra modalidade de investigação parte-se também da "causa" em direção ao "efeito". A diferença reside em, no estudo de coorte, "não haver alocação aleatória da exposição". Os grupos são formados por "observação" das situações, na vida real, ou por alocação arbitrária de uma intervenção, permitindo comparações como as seguintes: obeso × não-obeso ou operados × os que recusam a cirurgia.

• Exemplo: associação entre exercício físico e coronariopatia

Os funcionários de uma secretaria de saúde são convidados a preencher um questionário sobre os seus hábitos de vida, entre os quais inclui-se o detalhamento das atividades físicas no trabalho e nas horas de lazer. Dois grupos são, então, formados: um, de 5 mil sedentários, e outro composto pelos 2 mil funcionários que se exercitam regularmente. Decorridos dez anos, observou-se que a atividade física estava inversamente relacionada ao risco de morrer por doença coronariana (Quadro 12.3). O grupo que mais se exercitou teve menor mortalidade: 40 óbitos por mil, comparado com 80 óbitos por mil, nos sedentários.

Quadro 12.3 Estudo de coorte: investigação sobre a associação entre exercício físico e mortalidade por coronariopatia em adultos de meia-idade

Atividade física	Óbitos		Total	Taxa de mortalidade por mil
	Sim	Não		
(Sedentário)	400	4.600	5.000	80
(Não-sedentário)	80	1.920	2.000	40
Total	480	6.520	7.000	69

Risco Relativo = 80/40 = 2
Intervalo de confiança de 95% para o risco relativo: 1,50 - 2,53

Quadro 12.4 Estudo de caso-controle: investigação sobre a associação entre toxoplasmose e debilidade mental de crianças

Sorologia positiva para toxoplasmose	Deficiência mental	
	Sim (casos)	Não (controles)
Sim	45	15
Não	255	285
Total	300	300

Risco: estimado pelo *odds ratio* (ou razão dos produtos cruzados):
OR = (45 × 285)/(15 × 255) = 3,35
Intervalo de confiança de 95% para o *odds ratio*: 1,76 - 6,46

- **Interpretação dos resultados de um estudo de coorte**

O risco relativo encontrado na investigação sobre exercício físico e óbitos por coronariopatias foi exatamente 2, informando que, para dois óbitos no grupo sedentário, houve, no mesmo período, um óbito no grupo em que as pessoas se exercitavam regularmente. Um indivíduo sedentário tem, portanto, o dobro (ou 100% mais) de chance de morrer por doença coronariana que um não-sedentário. A maneira de calcular estes resultados, como se pode constatar pela comparação dos Quadros 12.2 e 12.3, é idêntica nos ensaios clínicos randomizados e nos estudos de coorte, mas a interpretação deve levar em conta as diferenças na formação dos grupos.

O estudo de coorte, assim como os demais a serem ainda apresentados estão sujeitos às limitações próprias decorrentes de a alocação aleatória não ter sido usada para formar grupos de participantes. Isto significa que os grupos comparados, os expostos e os não-expostos, em geral, não têm características semelhantes que permitam o direto confronto de suas incidências. Note-se que outros fatores de risco podem estar contribuindo para as diferenças encontradas, entre sedentários e não-sedentários, pois estes dois grupos, provavelmente, são diferentes em termos de tipo de dieta, peso corporal, hábito de fumar e outros fatores que aumentam o risco de doença cardiovascular. Estes fatores de risco são complicadores para a interpretação dos resultados do estudo em pauta, pois confundem as reais relações entre exercício físico e coronariopatias; daí serem denominados de "variáveis confundidoras" ou "de confundimento". Elas merecem atenção especial em qualquer investigação epidemiológica, no sentido de neutralizar os seus efeitos.

3. ESTUDO DE CASO-CONTROLE

Ao contrário dos dois delineamentos mostrados anteriormente, o ensaio clínico randomizado e o estudo de coorte, a investigação do tipo caso-controle parte do "efeito" para chegar as "causas". É, portanto, uma pesquisa etiológica retrospectiva, feita de trás para frente, só podendo ser realizada "após o fato consumado", ou seja, depois de o efeito já ter ocorrido.

- Exemplo: associação entre toxoplasmose e debilidade mental

Todas as 300 crianças em uma comunidade em que é feito o diagnóstico de debilidade mental, em um determinado período, são incluídas na investigação, à medida que o diagnóstico é confirmado. Elas são submetidas a teste sorológico para toxoplasmose, no intuito de inferir se tiveram ou não infecção prévia pelo *Toxoplasma gondii*. O mesmo exame de toxoplasmose é realizado em igual número de crianças sem debilidade mental, de mesmo sexo e idade, que funcionam como controle. Os resultados mostram que 15% dos casos e 5% dos controles apresentam sorologia reativa para toxoplasmose (Quadro 12.4).

- **Interpretação dos resultados de um estudo de caso-controle**

O risco relativo encontrado na investigação sobre toxoplasmose e debilidade mental de crianças é aproximadamente 3. Observe-se que há maior freqüência de toxoplasmose entre os casos (45 em 300) do que nos controles (15 em 300). Neste tipo de investigação, o risco relativo, na verdade, é estimado pelo cálculo do *odds ratio*, também denominado "razão dos produtos cruzados", a ser explicado mais adiante. Os resultados da pesquisa apontam para a existência de associação entre toxoplasmose e debilidade mental.

Semelhante ao estudo de coorte, aqui também existe um complexo problema de interpretação dos resultados. Note-se que outros fatores de risco podem estar contribuindo para as diferenças encontradas, pois os dois grupos, de casos e de controles, talvez sejam diferentes em termos de local de residência (ou procedência), classe social, condições de parto, assistência médica, peso ao nascer e outros fatores que confundem a interpretação. Tratar, adequadamente, estes fatores confundidores é fundamental para se avaliar, com propriedade, a relação entre exposição e doença, em estudos de caso-controle.

4. ESTUDO TRANSVERSAL

Nesta modalidade de investigação, "causa" e "efeito" são detectados simultaneamente. Ao contrário dos métodos anteriores, é somente a análise dos dados que permite identificar os grupos de interesse, os "expostos", os "não-expostos", os "doentes" e os "sadios", de modo a investigar a associação entre exposição e doença.

- Exemplo: associação entre migração e doença mental

Em amostra aleatória de mil adultos de meia-idade, de uma cidade, foi encontrado que 300 eram migrantes. Exames psiquiátricos mostraram que a doença mental era mais freqüente em migrantes (6%) do que em não-migrantes (3%) (Quadro 12.5).

- **Interpretação dos resultados de um estudo transversal**

A razão entre as prevalências é "2", o que expressa sinteticamente, naquela população e no momento da coleta de dados, a existência de duas vezes mais doença mental nos migrantes do que nos não-migrantes. A migração parece ser um fator de risco para a do-

Quadro 12.5 Estudo transversal: investigação sobre a associação entre migração e doença mental em adultos de meia-idade

Migração	Doença mental		Total	Taxa de prevalência de doença mental (%)
	Sim	Não		
Migrante	18	282	300	6
Não-migrante	21	679	700	3
Total	39	961	1.000	4

Cálculo de risco: Razão de prevalências = 6/3 = 2
OR = (18 × 679)/(282 × 21) = 2
Intervalo de confiança de 95% para o *odds ratio*: 1,03 - 4,11

ença mental. Mas há também problemas a serem equacionados antes de aceitar tal conclusão. Um deles é a presença, em potencial, dos confundidores, que complicam a correta interpretação dos resultados. O esclarecimento da ordem cronológica dos eventos é uma questão para ser devidamente esclarecida, de modo a verificar, com segurança, o papel etiológico da migração: o estresse decorrente da migração e dos acontecimentos subseqüentes produziu a doença ou foi esta, preexistente, que motivou a migração? Os resultados, na forma como foram gerados, não permitem fazer tal distinção.

B. LÓGICA DA ANÁLISE DE DADOS EM ESTUDOS ANALÍTICOS

Como foi feito até o momento, trataremos apenas da situação mais simples, em cada tipo de estudo analítico: a exposição e a doença são do tipo "tudo ou nada", ou seja, exposição (presente ou ausente) e doença (presente ou ausente).

1. AS RELAÇÕES ENTRE EXPOSIÇÃO E DOENÇA

Na Fig. 12.4, encontra-se o fluxo de acontecimentos que ocorre na vida real. Na população, algumas pessoas são expostas a um dado fator de risco e outras não. Decorrido algum tempo desta exposição, algumas ficam doentes e outras não. Tem-se, assim, quatro possíveis desfechos, indicados pelas letras a, b, c, d, na mesma figura, que podem ser resumidos e ilustrados da seguinte maneira:

a) o "exposto" que "ficou doente" — exemplificado pelo sedentário infartado;
b) o "exposto" que "não ficou doente" — é o sedentário sadio;
c) o "não-exposto" que "ficou doente" — trata-se do indivíduo que se exercita regularmente (o não-sedentário), mas que teve infarto do miocárdio;
d) o "não-exposto" que "não ficou doente" — é o não-sedentário sadio.

2. TABELA PADRÃO PARA A APRESENTAÇÃO DOS DADOS

São os quatro desfechos, representados pelas letras a, b, c, d, da Fig. 12.4, que aparecem no centro dos quadros mostrados, até agora, no capítulo. Eles têm semelhante estrutura de disposição de variáveis. Esta estrutura é mostrada no Quadro 12.6; algumas de suas características são, a seguir, realçadas.

À esquerda, no quadro, está colocada a exposição, seja ela uma intervenção ou um fator de risco. Nos exemplos dados, a exposição está presente no grupo de vacinados (Quadro 12.2), de sedentários (Quadro 12.3), de sorologia positiva para toxoplasmose (Quadro 12.4) e de migrantes (Quadro 12.5). Nos demais grupos, a exposição está ausente.

Quadro 12.6 Tabela-padrão para a apresentação dos resultados em quatro tipos de estudo: ensaio clínico randomizado e estudos de coorte, de caso-controle e transversal

Exposição ao fator	Doença		Total*
	Sim	Não	
Sim	a	b	a + b
Não	c	d	c + d
Total	a + c	b + d	N

Significado das letras
a = número de indivíduos expostos e doentes
b = número de indivíduos expostos e sadios
c = número de indivíduos não-expostos e doentes
d = número de indivíduos não-expostos e sadios
N = número total de pessoas = a + b + c + d
* = coluna de total é desnecessária em estudos de caso-controle

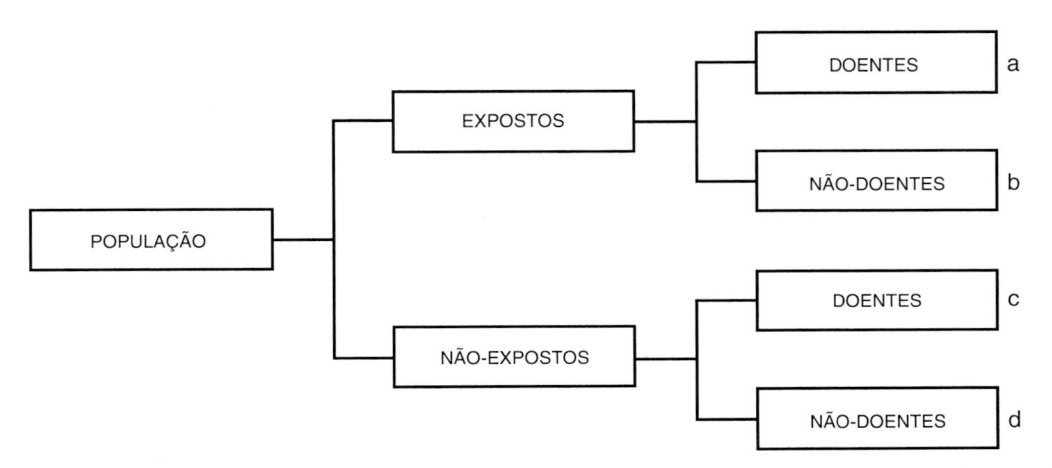

Fig. 12.4 Fluxo dos eventos relacionando exposição e doença. As letras a, b, c, d — representam os quatro possíveis resultados e formam as quatro casas internas das tabelas 2 × 2, que são utilizadas para resumir os achados de estudos epidemiológicos analíticos.

Mais à direita no Quadro 12.6, é reservado espaço para os efeitos (os casos de doença, de óbitos etc.), também expressos em duas categorias, presente e ausente.

Nas "células interiores", do quadro, são colocadas as freqüências das combinações de exposição e doença, possíveis de serem encontradas em uma população, identificadas pelas quatro letras (a, b, c, d), cujo significado foi apresentado.

Os "totais", ou "marginais", constituem a soma das freqüências no interior do quadro. Note-se que em apenas um dos quadros, o referente a estudos caso-controle (Quadro 12.4), não consta a coluna dos totais. Ela poderia ter sido colocada mas não o foi pela sua pouca utilidade. Isto porque, na maioria das investigações deste tipo, o número de casos é determinado pelo investigador e não representa freqüências dos eventos, na comunidade. O investigador também influencia poderosamente a coluna de totais quando decide se haverá um ou mais controles para cada caso.

Semelhante estrutura de apresentação de resultados, sob a forma de tabela de dupla entrada, ou de contingência, denominada "2 × 2" ou "quádrupla", aparentemente simples, na verdade, esconde a sua enorme complexidade — e ela constitui a base do raciocínio analítico da moderna epidemiologia.

3. PRINCIPAIS COMPARAÇÕES EM ESTUDOS ANALÍTICOS

Embora as quatro modalidades de investigação aqui tratadas possam avaliar a relação causal entre dois eventos e serem expressas, de maneira semelhante, em uma tabela 2 × 2, as questões específicas de cada tipo de investigação não são idênticas. Elas estão transcritas no Quadro 12.7, para que seja fácil compará-las. No mesmo quadro, aparece também a forma de análise de dados, em cada um dos tipos de estudo. As principais comparações são a seguir resumidas:

• no "ensaio clínico randomizado" procura-se verificar a incidência de casos, nos grupos de expostos e não-expostos;
• no "estudo de coorte", a mesma comparação é feita: incidência de casos, nos grupos de expostos e não-expostos;

Quadro 12.7 As questões centrais e a forma de análise de dados em quatro tipos de estudo: ensaio clínico randomizado e estudos de coorte, de caso-controle e transversal

Tipo de estudo	Questão central	Análise dos dados
Ensaio clínico randomizado	Quais são os efeitos da intervenção?	Incidência do efeito em expostos × não-expostos
Coorte	Quais são os efeitos da exposição ao fator de risco?	Incidência do efeito em expostos × não-expostos
Caso-controle	Quais são as causas do agravo à saúde?	Proporção de expostos em casos × controles
Transversal	Quais as freqüências dos eventos?	Prevalência do efeito em expostos × não-expostos*
	Estão a exposição e a doença associadas?	Proporção de expostos em casos × controle*

*Ambas as comparações são possíveis

• no "estudo de caso-controle", o cálculo é inverso: busca-se quantificar a proporção de expostos, nos grupos de casos e de controles;
• no "estudo transversal", ambas as comparações são possíveis.

Na verdade, a análise de dados das quatro modalidades de pesquisa pode ser resumida a duas formas principais, que chamaremos de coorte e de caso-controle.

• **Análise de dados em estudos de coorte**

Nos estudos de coorte, assim como nos ensaios clínicos randomizados e nos transversais, compara-se a freqüência com que os efeitos ocorrem no grupo de expostos e no de não-expostos. Em outras palavras, verifica-se se o número de doentes entre os expostos é maior, em termos de significância estatística, do que o número de doentes entre os não-expostos. Com respeito às letras do Quadro 12.6, procurar-se-ia constatar se:

$$(a/a + b) > (c/c + d)$$

Sendo o primeiro termo maior do que o segundo, isto é, se a relação entre ambos for "estatisticamente maior do que a unidade" (e, para tal, é empregado um critério estatístico de decisão), conclui-se que a exposição e a doença estão associadas, e, até prova em contrário, a exposição é considerada causa contribuinte da doença.

• **Análise de dados em estudos de caso-controle**

Neste tipo de investigação, a comparação é inversa à de coorte. Em estudos transversais, esta forma de análise também pode ser feita. Verifica-se se a freqüência do fator de risco nos doentes é maior do que nos controles. Ou seja:

$$(a/a + c) > (b/b + d)$$

Sendo o primeiro termo maior do que o segundo, em termos estatísticos, suspeita-se que a exposição seja causa contribuinte da doença.

Note-se que, por razões aqui omitidas, prefere-se avaliar a relação exposição-doença, em estudos de caso-controle, através do cálculo da razão dos produtos cruzados (*odds ratio*), como mostrado, anteriormente, no Quadro 12.4.

4. OS QUATRO TIPOS DE ESTUDO E AS INFERÊNCIAS CAUSAIS

As quatro modalidades de investigação, aqui detalhadas, produzem informações sobre a associação entre dois eventos. O intuito é verificar se eles guardam, entre si, relação causal. Os diversos métodos trazem subsídios que têm pesos diferentes para esclarecer a associação.

Os resultados mais seguros, para interpretar relações causais, advêm de estudos randomizados, o primeiro dos quatro métodos aqui mencionados. Neles, os grupos que são comparados, entre si, têm, em termos médios, características semelhantes e, se a investigação é conduzida adequadamente, com suficiente número de participantes, os achados são interpretados sem muita dificuldade: no exemplo dado (Quadro 12.2), conclui-se que a vacina é benéfica, em uma certa proporção de casos. Em outras palavras, há fortes evidências de relação causal entre o uso da vacina e a prevenção da doença.

Nas outras modalidades de investigação (Quadros 12.3 a 12.5), o mesmo grau de certeza nas conclusões não existe. É possível que haja diferenças nas características dos grupos, que são entre si comparados, decorrentes da presença de "confundidores", de natureza demográfica, socioeconômica, ambiental, comportamental ou de outra natureza. Estas diferenças podem explicar parte ou a totalidade dos resultados encontrados, o que complica a interpretação. Por isto, é prudente afirmar-se, na ilustração do estudo de coorte, tendo por base o resultado da pesquisa descrita, que exercício físico e mortalidade por coronariopatias estão "associados" — e não que o sedentarismo é "causa" de óbito por doença coronariana. A mesma prudência deve haver na interpretação dos resultados de estudos de caso-controle e transversal. Oportunamente, serão mostradas maneiras de controlar as variáveis de confundimento, de modo a haver mais confiança na interpretação das evidências produzidas pelos diversos tipos de estudo.

Em geral, se as variáveis de confundimento forem devidamente neutralizadas e persitir a associação entre fator de risco e doença, expressos por um risco relativo significativamente maior do que um, tem-se evidência para colocar o fator, em investigação, como uma causa contribuinte para o desenvolvimento da doença. A evidência será ainda mais forte se houver consistência de resultados, apontando para a mesma direção, em diferentes investigações sobre o mesmo tema.

V. ESTUDOS ECOLÓGICOS

Até o momento, foram apresentadas diversas modalidades de investigação, nas quais a unidade de observação é o "indivíduo". Uma outra categoria de pesquisa é a que emprega o "grupo de indivíduos" como unidade de observação (Quadro 12.8). A ela reserva-se a denominação "estudo ecológico" ou um de seus sinônimos: estudo de grupos, de agregados, de conglomerados, estatísticos ou comunitários. Vejamos uma comparação entre estas duas modalidades de investigação.

- **Estudo de indivíduos**

Nesta primeira categoria, como o próprio nome indica, tem-se dados sobre cada indivíduo integrante da amostra.

- Exemplo: estudo de indivíduos

Tomando-se, como ilustração, uma investigação sobre a doença de Chagas, em amostra aleatória de indivíduos de uma área rural, procurar-se-ia saber, de cada um deles, as suas características demográficas (sexo, idade etc.) e, através de exames clínicos e laboratoriais, se é ou não infectado; uma vez infectado, se é ou não doente, ao lado da identificação da respectiva forma clínica da doença.

Quadro 12.8 Unidades de observação em estudos de epidemiologia

Unidades de observação	Exemplos
Indivíduo	Uma pessoa, um prontuário e um atestado
Grupo de indivíduos*	Estatística de uma área ou de um período de tempo

*Também designados como estudos ecológicos, estatísticos, de agregados ou de grupos.

- **Estudo de grupos (ou estudo ecológico)**

Neste segundo tipo de investigação, a unidade de observação já é um conjunto de indivíduos. O termo "estudo ecológico" tem origem na utilização de áreas geográficas como unidades de análise e, por extensão, generalizou-se para outras situações em que a unidade é formada por um grupo. Atualmente, denomina-se "variável ecológica", aquela que descreve o que ocorre em grupos de indivíduos: por exemplo, porcentagem de adultos com vida sedentária. Os dados já estão agregados e não se sabe se um determinado indivíduo tem esta ou aquela característica.

- Exemplo: estudo ecológico

Uma pesquisa internacional de correlação entre o consumo de álcool e a incidência de câncer de estômago, em diversos países, que utilize informações de anuários estatísticos, é exemplo de estudo ecológico.

Em uma investigação ecológica sobre doença de Chagas, as informações necessárias seriam, por exemplo, o nível da morbidade existente em diversas regiões e a predominância da forma clínica da enfermidade, de modo a relacioná-los com a espécie de vetor ou cepa do parasita prevalente na região.

Emile Durkheim (1858-1917), sociólogo francês, realizou um estudo clássico sobre religião e suicídio no século XIX.[6] Investigando municípios da Prússia, chegou à conclusão de que as regiões com maior proporção de protestantes tinham maiores taxas de suicídio; em contraposição, os municípios com predominância de católicos apresentavam menores taxas de suicídio.

Interpretar bem os achados de um estudo ecológico não é tarefa simples. Seria incorreto afirmar que religião e suicídio têm uma relação do tipo causa-efeito, ou seja, que o protestante é mais propenso ao suicídio, do que o católico — há a possibilidade de os católicos terem cometido suicídio nas regiões protestantes. O autor não cometeu tal engano, porque estava consciente da existência de outras diferenças entre católicos e protestantes, nas províncias investigadas, como renda e nível de escolaridade. Estes parâmetros constituem os "confundidores" ou "variáveis de confundimento", que dificultam a interpretação dos resultados; no Cap. 18 eles serão apresentados em detalhe. Um tal erro de interferência, se cometido, é chamado de "falácia ecológica".

- **Diferença entre estudo de indivíduos e de grupos (ecológico)**

A tabela 2 × 2, já mostrada em seções anteriores, serve para ilustrar a diferença entre estudos de indivíduos e de grupos (Quadro 12.9). Duas variáveis estão representadas: exposição (presente/ausente) e doença (presente/ausente).

Quadro 12.9 Informações desconhecidas em estudos ecológicos

Exposição	Doença		Total
ao fator	Sim	Não	
Sim	a ?	b ?	a + b
Não	c ?	d ?	c + d
Total	a + c	b + d	N

Significado das Letras: ver Quadro 12.6
? = informações desconhecidas
Totais = informações conhecidas

Nos estudos de base individual, são conhecidas as freqüências registradas em cada uma das células internas do quadro (a, b, c, d).

Em estudos ecológicos, apenas as estatísticas de população estão disponíveis, ou seja, os totais ou marginais da tabela (a + b, c + d, a + c, b + d).

VI. CLASSIFICAÇÃO PRÁTICA DE TIPOS DE ESTUDO

No capítulo, foram mostrados vários delineamentos de investigação. O Quadro 12.10 contém uma relação de nove tipos de estudo, que são os mais encontrados na literatura especializada. Com essa relação, pode-se classificar os trabalhos publicados que relatam resultados de pesquisas — excluídos de consideração os editoriais, as revisões, as cartas ao Editor e similares. Algumas informações adicionais são a seguir fornecidas sobre os delineamentos constantes do Quadro 12.10, e mais detalhes sobre eles são mostrados ainda neste e no próximo capítulo.

Em primeiro lugar, note-se que na relação apresentada há estudos em base individual e os de grupos. Estes, ditos estudos ecológicos como foi mostrado na seção anterior, utilizam dados já agrupados como unidade de análise: por exemplo, os coeficientes de mortalidade e de morbidade de uma região, a porcentagem de analfabetos e a proporção da população servida por serviços de saneamento básico.

Quadro 12.10 Principais tipos de estudo

1. Estudo de caso
2. Série de casos
3. Estudo de incidência
4. Estudo de prevalência (transversal ou seccional, descritivo)
5. Estudo transversal (ou seccional, analítico)
6. Estudo de caso-controle
7. Estudo de coorte
8. Ensaio randomizado
9. Estudo ecológico (estatístico ou de agregados)

1 a 4: Estudos descritivos
5 a 8: Estudos analíticos

Os estudos em base individual, que são os oito primeiros da lista, assumiram particular importância na moderna epidemiologia. Uma ilustração de estudos deste tipo é a investigação em que há coleta de dados em amostra aleatória de uma população para determinar a prevalência de um agravo à saúde.

Entre os estudos em base individual, uns são descritivos e outros, analíticos. Quatro investigações descritivas foram incluídas na relação: estudo de caso, série de casos, estudos de incidência e de prevalência.

O estudo de caso e a série de casos são investigações em que somente estão incluídos os "casos", isto é, a pesquisa restringe-se ao numerador. Elas não são investigações epidemiológicas propriamente ditas como as outras duas, os estudos de incidência e prevalência. Nestes, há "casos" em relação à "população", ou seja, há numerador e denominador, gerando, respectivamente, taxas de incidência e prevalência.

Nos quatro outros tipos de estudo, de cunho analítico — o transversal (ou seccional), o de caso-controle, o de coorte e o ensaio randomizado —, há grupo de estudo e controle, formado durante o desenrolar da própria investigação, de modo que permitem gerar as tabelas 2 × 2, mostradas no capítulo.

VII. A DIVERSIFICADA TERMINOLOGIA CONCERNENTE AOS MÉTODOS

O desenvolvimento da moderna epidemiologia deu-se, principalmente, nos países anglo-saxões, ficando os demais em atitude relativamente passiva e receptiva. Esta situação se refletiu na adoção de termos ingleses, em textos em português, quando o autor decide não traduzi-los, ou no uso de diversas denominações portuguesas, para um mesmo termo em inglês, quando mais de um autor o traduz. Numerosas ilustrações poderiam ser aqui apontadas, concernentes a temas encontrados nos capítulos metodológicos deste livro, porém os exemplos mais conhecidos são talvez o de *confounding* e de *odds ratio*, em que se usam ora o original inglês ora diferentes traduções. Para facilitar a comunicação, em várias passagens deste livro, são mostrados alguns sinônimos mais empregados.

A terminologia usada para designar os métodos também tem a marca anglo-saxônica. Ela, todavia, ainda não está devidamente uniformizada entre os especialistas de diferentes escolas. É possível encontrarem-se duas ou mais denominações para a mesma técnica e, o que se presta à ainda maior confusão, emprega-se um mesmo termo com mais de um significado. Foi assinalado anteriormente que há muitos critérios para classificar os métodos. A combinação de dois ou mais critérios é também empregada para rotular uma dada investigação. Tais termos representam, por sua vez, as chaves para entender o que o investigador procurou fazer e julgar se o método é apropriado para alcançar os objetivos a que se propôs, em vista de suas potenciais vantagens e limitações. Na literatura especializada, muitas denominações são utilizadas, mesmo sem prévia definição, exigindo-se do leitor o conhecimento dos seus significados. Estas são as justificativas para estender a discussão sobre o tema, o que é feito com o objetivo de comentar classificações e termos muito usados em textos sobre o assunto. O seguinte roteiro será usado para a apresentação da matéria:

1. Experimentação × observação
2. Estudo descritivo × analítico
3. Estudo de caso × série de casos
4. Estudo controlado × não-controlado
5. Estudo transversal × longitudinal
6. O termo "coorte"
7. Estudo prospectivo × retrospectivo
8. A denominação "caso-controle"
9. Delineamentos híbridos
10. Os termos "experimental" e "intervenção"
11. Estudo paralelo × cruzado
12. Estudo experimental × quase-experimental
13. Estudo quase-experimental
14. Estudo experimental controlado × não-controlado
15. Estudo planejado × não-planejado
16. Experimento natural
17. Epidemiologia experimental
18. Epidemiologia teórica (modelos matemáticos)
19. Estudos ecológicos descritivos e analíticos
20. Que terminologia empregar?

1. EXPERIMENTAÇÃO × OBSERVAÇÃO

As informações científicas sobre um dado evento, tema ou problema são geradas por experimentação ou por observação.

- **Experimentação**

O termo "experimentação" está, para muitos, associado à pesquisa em laboratório. Não é com este sentido que ele é usado na epidemiologia moderna: refere-se ao método e não ao local onde se realiza o trabalho.

Os estudos experimentais destinam-se a testar uma associação entre eventos, buscando verificar se há relação causal entre eles. A exposição, em um estudo experimental, é uma "intervenção" promovida pelo investigador: por exemplo, a administração de um medicamento a diversas pessoas para averiguar o efeito que produz. Trata-se de uma situação artificialmente produzida, pelo investigador, e as condições de estudo estão sob seu direto controle. É a melhor forma de avaliar uma relação entre dois eventos.

- **Observação**

"Observação" aqui opõe-se à "experimentação". A denominação estudo "de observação" ou "observacional" está reservada à investigação de situações que ocorrem naturalmente. Não há a "intervenção" promovida pelo investigador, da maneira como ela ocorre na experimentação. Os objetivos de um estudo observacional podem ser assim resumidos:

- descrever a distribuição de um parâmetro, na população (estudos descritivos), o que serve para formular hipóteses, ou
- testar uma hipótese sobre a associação entre dois eventos, tentando verificar, sem usar a experimentação, se há relação causal entre eles (estudos observacionais analíticos).

A grande desvantagem dos estudos observacionais, que acarreta os demais problemas, é o fato de as condições em que se realiza o estudo, em especial, a exposição cujo efeito é investigado, ou a alocação dos tratamentos aos grupos, não estarem sob o direto controle do investigador. Mesmo diante desta limitação, derivada de problemas éticos ou práticos, o estudo observacional, em numerosas situações, é a única estratégia possível de ser usada para a investigação de um tema. Por isto, esta forma de investigação têm posição de destaque na produção de conhecimentos sobre a saúde da população. Na vida real, e com o passar do tempo, as pessoas se expõem, de maneira desigual, a agentes e fatores potencialmente prejudiciais à saúde; algumas desenvolvem uma dada condição, enquanto outras, não. As pesquisas epidemiológicas sobre etiologia dos agravos à saúde são, em geral, baseadas na consideração detalhada destas situações.

- Exemplo: situação da vida real utilizada para estudo de observação

Uma situação que ocorre "naturalmente", aqui usada para exemplificar o enfoque de estudos observacionais analíticos, pode ser sintetizada nestes termos: sabido que algumas pessoas são obesas e outras não, é possível fazer comparações entre os dois grupos, para verificar o impacto da obesidade sobre a saúde. A dificuldade a ser levada em conta é a falta de comparabilidade dos grupos: os obesos têm muitas características que os diferenciam dos não-obesos, à parte a obesidade.

A tarefa de anular as diferenças, porventura existentes entre os dois grupos, em estudos de observação, é, em geral, complexa. Todavia, ela é necessária e deve ser empreendida, para permitir a melhor investigação do tema. Mesmo com o emprego de técnicas destinadas a neutralizar diferenças entre os grupos, que serão apresentadas nos próximos capítulos, raramente é possível estar-se completamente seguro de que foram identificadas e anuladas todas as variáveis importantes, que diferem nos dois grupos comparados. Deste modo, as conclusões de um estudo de observação tendem a ser aceitas com cautela ou, ao menos, com menor grau de confiança, se comparadas às provenientes de estudo experimental randomizado bem conduzido. As conclusões sobre uma dada relação causa-efeito, em um estudo de observação, serão mais bem aceitas se a metodologia empregada aproximar-se daquela utilizada em investigações experimentais. Assim sendo, muitos dos princípios e técnicas rotineiramente usados em estudos experimentais, englobados no que se considera uma "boa experimentação", são também requeridos ou aconselhados para serem utilizados em estudos de observação.[7-10] Entre esses pontos, encontram-se a comparabilidade de características dos grupos, a certeza de haver a exposição, a precedência da exposição em relação ao efeito, a adoção de critérios rígidos para definir os eventos, a redução de erros aleatórios e sistemáticos no processo de mensuração e o controle de variáveis de confundimento.

2. ESTUDO DESCRITIVO × ANALÍTICO

A classificação dos estudos em descritivos e analíticos é muito empregada em epidemiologia.

- **Exemplo**: tipos de estudo em revistas médicas

De um total de 291 artigos originais publicados, entre 1979 e 1983, em cinco revistas peruanas, 274 (94%) foram considerados descritivos e 17 (6%) analíticos.[11] Em publicações norte-americanas, aproximadamente à mesma época, o percentual de estudos descritivos foi da ordem de 30% a 60%, dependendo das revistas consideradas.[12,13]

Semelhante forma de classificação das investigações, em descritivas e analíticas, aparentemente simples e inequívoca, útil para uma primeira aproximação ao tema, não corresponde inteiramente aos fatos, se investigados em maior profundidade. Ela perdura talvez pelo seu aspecto didático, por falta de outra melhor que a substitua ou por alguma outra razão. Mas ela é falha. Encontram-se, na literatura especializada, investigações que objetivam, exclusivamente, descrever o que está ocorrendo na população, constituindo uma obra de reconhecimento preliminar sobre a situação, como é o caso dos diagnósticos coletivos de saúde. Por outro lado, existem pesquisas que se destinam a analisar uma relação bem específica entre dois eventos, como a associação entre a intoxicação por mercúrio e o aparecimento de anomalias congênitas, através de um estudo de caso-controle. Nestas condições, temos duas situações distintas e bem definidas, respectivamente, de um estudo descritivo e de um analítico. Mas, em muitas outras situações, esta delimitação não é assim tão nítida. As investigações analíticas têm uma fase descritiva, enquanto a base de dados, formada durante um estudo descritivo, pode ser utilizada para testar hipóteses, caracterizando uma pesquisa analítica.

Os estudos descritivos não têm grupo-controle formado simultaneamente, da maneira como é feito nos estudos analíticos. Daí a tendência a chamá-los de não-controlados. Os analíticos, por terem este grupo-controle, são ditos controlados.

3. ESTUDO DE CASO × SÉRIE DE CASOS

A saúde humana pode ser investigada examinando-se um ou mais indivíduos; às vezes são incluídos apenas alguns poucos indivíduos e, outras vezes, dezenas, centenas ou milhares deles.

A inclusão de apenas um ou poucos indivíduos caracteriza o "estudo de caso" ou "de casos". Um número maior de pessoas incluídas na investigação, número que os especialistas relutam em fixar, constitui a "série de casos". Em avaliação de artigos publicados em revistas científicas, este divisor foi fixado, de modo a ser possível quantificar a freqüência com que os diversos tipos de estudo aparecem na literatura. Em termos práticos, a série de casos ficou constituída de um mínimo de 10 unidades e, o estudo de casos, de um a nove pacientes.[12]

Uma característica básica destes delineamentos, seja um estudo de caso seja série de casos, é não haver um grupo-controle formado no desenrolar da pesquisa. Trata-se, portanto, de "estudos não-controlados".

• **Exemplo:** produção científica do 44.º Congresso Brasileiro de Dermatologia, realizado em Porto Alegre (RS), no ano de 1989

O delineamento de pesquisa mais freqüente, entre os trabalhos apresentados no citado congresso, foi o estudo de casos (342 trabalhos), seguido da série de casos (24 trabalhos).[14] Em conjunto, corresponderam a 88% das apresentações (366/418). Os autores desta avaliação chamaram a atenção para o fato de que estes delineamentos compareçam exageradamente nas estatísticas do congresso. Assinalaram também que "não é através do relato de casos que veremos nossas questões serem respondidas. No máximo poderemos levantar algumas hipóteses, e raras serão as conclusões".

4. ESTUDO CONTROLADO × NÃO-CONTROLADO

O termo "estudo controlado" é usado com, pelo menos, dois significados:

• de investigações em que são tomados os cuidados necessários para neutralizar os fatores que confundem a interpretação;
• de pesquisas em que há formação de um grupo-controle, em geral, constituído no próprio desenrolar da investigação.

Embora estes dois aspectos — neutralização de fatores e existência de grupo-controle — estejam intrinsecamente relacionados, o segundo mencionado é o critério que tem prevalecido para diferenciar o estudo controlado (com grupo-controle) do não-controlado (sem grupo-controle, formado simultaneamente). No citado congresso de dermatologia,[14] a maioria dos trabalhos foi classificada como não-controlada; os controlados foram apenas 15 dos 418 apresentados: 3,6% do total.

Entre os especialistas, existe consenso de que, para melhor testar hipóteses em epidemiologia, é conveniente dispor de grupo-controle formado no decorrer da própria investigação, de modo a possibilitar um referencial adequado de comparação. A ausência de grupo-controle, deste tipo, não invalida as conclusões de uma investigação, mas tende a enfraquecê-las. Como foi mostrado, nos estudos analíticos, há a constituição de um grupo interno para comparação de resultados, o que constitui um aspecto positivo desta categoria de investigação.

5. ESTUDO TRANSVERSAL × LONGITUDINAL

As investigações podem ser feitas de maneira transversal ou longitudinal. Trata-se de outra classificação controvertida.

Note-se que um ou outro tipo de investigação pode ter ou não grupo-controle, formando-se, desta maneira, quatro delineamentos, ilustrados, a seguir, com exemplos.

• Estudo transversal não-controlado (descritivo ou de prevalência) — caso da determinação da prevalência de um evento, como a doença mental, em uma comunidade.
• Estudo transversal controlado (ou analítico) — procura-se verificar a associação entre dois eventos: foi dado o exemplo de uma investigação sobre migração e doença mental.
• Estudo longitudinal não-controlado (descritivo ou de incidência) — caso da determinação da incidência de um evento, como as coronariopatias, em um dado período de tempo.
• Estudo longitudinal controlado (ou analítico) — é o estudo de coorte, detalhado no início do capítulo: foi dado o exemplo da investigação longitudinal sobre a associação entre exercício físico e coronariopatias.

• **Transversal**

"Transversal", "seccional" e "prevalência" são termos usados como sinônimos em numerosas oportunidades. As observações e mensurações das variáveis de interesse são feitas simultaneamente, constituindo uma radiografia estática do que ocorre em um dado momento. Este momento é definido pelo investigador, que escolhe a época da coleta de dados.

Os dados relativos a cada indivíduo que compõe a amostra referem-se a um determinado momento na vida das pessoas: por exemplo, renda familiar e estado imunitário de crianças, no dia da coleta de dados. Mas o ponto de referência não necessita ser fixo, no tempo: é o caso da prevalência de anemia na data de admissão dos pacientes em hospital. Em investigações deste tipo, não há seguimento das pessoas para saber efeitos decorridos passado um certo tempo. As pessoas são contactadas, ou os seus prontuários analisados, apenas uma vez ou no tempo suficiente para os dados serem coletados.

Por vezes, o termo "transversal" também significa que os dados sobre as variáveis de interesse foram coletados em um mesmo momento, mas podem referir-se a este momento e ao passado, incluindo, portanto, informações retrospectivas. Voltaremos a este tópico para ilustrar os "delineamentos híbridos".

• **Longitudinal**

Os termos "longitudinal", "coorte", "prospectivo" e "incidência" são usados como equivalentes, quando não importa realçar detalhes metodológicos, ou, ao contrário, como não-equivalentes, quando a situação exige definição mais precisa.

A incidência foi tema do Cap. 5, onde maiores esclarecimentos são encontrados. Ressalte-se apenas que a designação "estudo de incidência" é comumente aplicada para investigações em que há a determinação do número de casos, entre os sujeitos ao risco, em um dado período: por exemplo, de doentes, entre os sadios, ou de complicações, entre os doentes. Em geral, a designação "estudo de incidência" é usada quando não há formação de um grupo-controle simultâneo para a comparação de resultados.

Longitudinal opõe-se a transversal e refere-se à pesquisa em que cada indivíduo é observado em mais de uma ocasião; servem de exemplos as investigações concernentes ao crescimento e desenvolvimento de crianças, pois são feitas repetidas mensurações das mesmas crianças, em épocas aprazadas.[15] Este tipo de investigação tem o sentido de detectar mudanças no indivíduo, com o passar do tempo. Por isto, o termo "longitudinal" é tomado como sinônimo de estudo da incidência, de coorte ou de seguimento (*follow up*) de pessoas para verificar mudanças no estado de saúde.

O estudo de caso-controle, por referir-se a observações em, pelo menos, dois momentos na vida das pessoas, também é uma modalidade de investigação longitudinal, já que é estruturado para, a partir dos doentes, analisar as exposições do passado, que possam explicar a ocorrência das doenças. Com semelhante visão, pode-se considerar longitudinal tanto o estudo de coorte como o de caso-controle. No entanto, é comum a expressão "longitudinal" ser empregada em sentido restrito, de coorte, não abrangendo o estudo do tipo caso-controle.

6. O TERMO "COORTE"

Este é um termo usado com, pelo menos, dois significados: para designar um grupo ou um método.

• **Grupo de indivíduos**

"Coorte" vem do latim, "cohorte", que era uma parte de uma legião entre os antigos romanos. Hoje, o termo tem o significado de um grupo de pessoas com características comuns.

• Exemplo: uso da designação coorte para identificar um grupo com características comuns
• Coorte de nascimento: composta por indivíduos nascidos em dado período; em Pelotas, está sendo acompanhada a coorte de crianças nascidas no ano de 1982.
• Coorte de expostos: constituída pelos possuidores de um determinado fator de risco; em Goiânia, a coorte de expostos ao acidente com o césio 137, ocorrido em 1987, está sendo igualmente seguida, para determinar o impacto, a longo prazo, do episódio.
• Coorte de pacientes ou série de casos: composta pelos indivíduos acometidos por uma dada afecção. Esta é uma estratégia muito usada para descrever a história natural da doença.
• Coorte experimental, de intervenção ou de tratamento: representada pelas pessoas que recebem o produto ou procedimento em investigação (vacina, medicamento e cirurgia são exemplos).
• Coorte não-experimental, controle ou testemunha: formada pelos indivíduos que recebem um placebo, um tratamento alternativo ou, simplesmente, são deixados como grupo de comparação, sem outra forma de intervenção.

• **Método de estudo**

Ao segundo significado do termo "coorte" foi dada ênfase no capítulo: o de "estudo de coorte". Nele, um grupo de pessoas é identificado, e a informação pertinente sobre a exposição de interesse é coletada, de modo que o grupo possa ser seguido, no tempo, com o intuito de determinar quais de seus componentes desenvolvem a doença, em foco, e se esta exposição prévia está relacionada à ocorrência desta doença.[16] Trata-se, portanto, de um tipo especial de investigação, que parte da causa para investigar os efeitos e contém um grupo-controle interno (de não-expostos), para comparação de resultados encontrados no grupo de expostos.

• Exemplo: uso da designação "coorte" para identificar um tipo de estudo

Um grupo de indivíduos de alto risco, não-infectados pelo HIV (vírus da imunodeficiência adquirida), é acompanhado com exames sorológicos periódicos, que informam, com o passar do tempo, se os seus integrantes contraíram ou não a infecção. Assim, são constituídas duas coortes, de infectados e de não-infectados, durante o decorrer da investigação. Desfechos clínicos são, então, avaliados nos dois grupos, gerando taxas de incidência.

Em uma pesquisa sobre colesterol sérico e doença coronariana, as coortes são formadas em função dos resultados da dosagem bioquímica, que informam os respectivos níveis de colesterol. Neste caso, podem ser constituídos dois, três ou mais grupos, com diferentes níveis desta substância, no sangue. Na seqüência, são determinadas as taxas de incidência de coronariopatias, em cada grupo, de modo a avaliar a relação entre colesterol sérico e doença coronariana.

Há, portanto, muitas possibilidades de formação de coortes. Por simplicidade, na exposição do assunto, o estudo de coorte analítico é apresentado com apenas dois grupos: infectados × não-infectados ou colesterol sérico normal × elevado. Ressalte-se, porém, que até os mais complexos estudos de coorte podem começar com a constituição inicial de um único conjunto de pessoas: por exemplo, os adultos de uma comunidade, dos quais, é coletada a informação pertinente sobre exposição, seja uma única vez seja por reiterado contacto, com o passar do tempo. Desta maneira, o grupo inicial é subdividido, formando dois, três ou mais subconjuntos, com diferentes exposições. Comparando-os entre si, verifica-se se a exposição está relacionada à ocorrência dos desfechos clínicos de interesse: mortalidade, morbidade etc.

7. ESTUDO PROSPECTIVO × RETROSPECTIVO

Estes são termos muito usados para qualificar pesquisas científicas. Em geral, uma investigação prospectiva tem maior credibilidade do que uma retrospectiva.

• **Estudos prospectivos**

No delineamento de uma investigação, deste tipo, são fixadas, habitualmente, as definições dos eventos de interesse, antes da coleta de dados. A uniformidade de critérios para a coleta de dados é a razão principal pela qual a afirmação de que um estudo é prospectivo confere-lhe aura de melhor qualidade, comparado ao estudo retrospectivo.

Na verdade, o termo "prospectivo" tem a conotação de "seguimento", do presente ao futuro; ou seja, de ligação de um evento atual com um evento futuro. Alguns utilizam o termo para informar que os dados foram coletados por eles mesmos,[17] dando a entender que foi alcançado uma elevada padronização na informação coletada.

Embora o estudo prospectivo ideal seja aquele que promova a coleta de todos os dados da pesquisa, a condição para que uma investigação seja considerada prospectiva é a circunstância de o efeito ainda não haver ocorrido, quando os participantes iniciam o estudo. A exposição, contudo, pode ou não haver ocorrido. Por exemplo, em pesquisa sobre os efeitos do hábito de fumar, muitos dos fumantes, no início da investigação, podem estar fumando há anos. Anotada a condição de fumantes ou não, eles são, então, acompanhados para verificar os resultados clínicos que possam estar relacionados ao hábito de fumar. Sob este prisma, "prospectivo" tem o sentido de "acompanhamento". Outras vezes, a pesquisa já parte de uma base de dados preexistentes: sabe-se quem são os expostos e os não-expostos (por exemplo, submetidos ou não a um acidente com material radioativo), e os dados sobre eles já estão disponíveis em algum arquivo: faz-se um seguimento adicional dos indivíduos, para determinar os resultados clínicos.

- **Presença de grupo-controle em estudos prospectivos**

A designação de uma investigação como prospectiva não traz informação sobre se há ou não grupo-controle interno. A pesquisa prospectiva pode ter ou não grupo-controle.

Uma ilustração de pesquisa sem grupo-controle é a "série prospectiva de casos": o estudo utiliza apenas um grupo único de pessoas, em geral pacientes, para determinar prognósticos ou outros aspectos clínicos da história natural da doença.

O termo "prospectivo" é, também, utilizado para melhor qualificar um tipo de investigação, com grupo-controle, no qual o seguimento dos indivíduos se faz do momento presente em direção ao futuro: é o "estudo de coorte prospectivo" ou, simplesmente, "estudo de coorte".

- **Estudos retrospectivos**

O termo "retrospectivo" tem a conotação de utilização de dados do passado sobre a exposição, ou de ambas, exposição e doença. Neste sentido, o seu uso levanta suspeitas, por sugerir informação de padronização discutível, a não ser que procedimentos estritos tenham sido tomados: por exemplo, na manutenção de um arquivo de doenças, já que, de maneira geral, os dados de prontuários, atestados e outros formulários, rotineiramente preenchidos, não obedecem a critérios uniformes.

- **Presença de grupo-controle em estudos retrospectivos**

A pesquisa retrospectiva, igual à prospectiva, pode ter ou não grupo-controle.

"Série retrospectiva de casos" é denominação muito usada e significa um grupo único de indivíduos, ou seja, uma série de casos, cujos dados, em geral, são obtidos de prontuários. Não há formação simultânea de grupo-controle.

O termo "retrospectivo" é utilizado como sinônimo de estudo de caso-controle, visto que, neste tipo de investigação, o sentido das observações é inverso ao dos acontecimentos na vida real: parte-se do efeito, de modo a ligar eventos recentes com observações e exames realizados em passado mais longíquo ou a ele referentes. Observe-se que, neste texto, foi evitado chamar o estudo de caso-controle de retrospectivo, pois se prestaria à confusão, visto haver também o estudo de coorte retrospectivo.

"Retrospectivo" e "histórico" são designações freqüentemente usadas com o mesmo sentido: tanto pode dizer-se "estudo de coorte retrospectivo", quanto "estudo de coorte histórico". Aqui, a designação retrospectiva refere-se à posição do investigador; os dados sobre causa e efeito já ocorreram, sendo encontrados na memória das pessoas ou em registros. Há outras denominações, e o Quadro 12.11 mostra a equivalência de alguns termos.

Quadro 12.11 Equivalência de termos, para estudos de coorte e de caso-controle

Alternativa A*	Alternativa B**

1. Estudo de coorte
   a) Prospectivo
   b) Histórico ou retrospectivo
	1. Estudo prospectivo
	   a) Concomitante ou simultâneo
	   b) Não-concomitante, não-simultâneo ou histórico

2. Estudo de caso-controle	2. Estudo retrospectivo

*Adotada por autores como MacMahon & Pugh, Epidemiology: principles and methods, 1970;[2] Susser, Causal thinking in the health sciences, 1973,[3] e seguida neste livro.
**Segundo Lilienfeld, Foundations of epidemiology, 1976.[4]

8. A DENOMINAÇÃO DE CASO-CONTROLE

Esta denominação, na moderna epidemiologia, está limitada a um só tipo de desenho de pesquisa retrospectiva, cujas características foram mostradas no capítulo. Em síntese, é uma investigação com grupo-controle, na qual pessoas com uma dada condição são comparadas com outras, sem esta condição, de modo a identificar, no passado, fatores de risco para explicar a ocorrência da condição em apreço.

Os pacientes podem ser pareados ou não aos seus controles, o que não interfere na designação do método, servindo apenas para melhor especificá-lo. Nesta eventualidade, informa-se que é um estudo de caso-controle pareado (ou emparelhado), significando que algumas variáveis tiveram seus efeitos neutralizados pelo pareamento. Em conseqüência do uso desta técnica, as variáveis pareadas não mais confundem a interpretação dos resultados.

A denominação de estudo de caso-controle não deve ser usada para outras configurações de pesquisas, mesmo que haja casos (os pacientes) e controles, como no ensaio randomizado, no estudo de coorte e no transversal.

9. DELINEAMENTOS HÍBRIDOS

Os investigadores podem utilizar uma mistura de diferentes tipos de delineamento, na realização de uma pesquisa. Três deles serão apresentados a seguir.

- **Estudo transversal com componente retrospectivo**

Já foi mencionado que os estudos transversais podem gerar informações sobre o passado, para caracterizar certas exposições, o que permite compor os dados em termos de coorte retrospectiva. Trata-se de uma maneira tão comum de investigar um tema de maneira transversal que pode mesmo nem parecer um delineamento híbrido.

- Exemplo: o hábito de fumar na gestação

Uma investigação transversal foi realizada com 873 gestantes que freqüentaram o pré-natal em Pelotas (RS), em 1989 - 1990.[18] Elas foram identificadas, na metade da gravidez, e entrevistadas de modo a fornecer os dados pertinentes, sobre diversos fatores relacionados ao hábito de fumar, tanto no momento da entrevista como no início da gravidez. Por exemplo, a prevalência do hábito de fumar no início da gravidez foi de 40,8%. O hábito de fumar da mãe da gestante e do marido, assim como a baixa escolaridade da mulher estiveram associados com o risco de a gestante fumar no início da gravidez. A taxa de abandono do hábito na primeira metade da gravidez foi de 35,6%; note-se que a informação foi obtida de uma coorte retrospectiva. A baixa renda familiar, o hábito de fumar da mãe e do companheiro, bem como as características deste hábito, particularmente a idade mais precoce de início e a maior duração e intensidade, do hábito, constituíram importantes fatores prognósticos para a interrupção do tabagismo durante a gravidez.

- **Estudo transversal aninhado em estudo de coorte**

Os estudos transversais têm a vantagem de ser rápidos e de baixo custo. Eles podem ser realizados, dentro de um estudo de coorte, utilizando os dados já disponíveis, sobre a população, e outras facilidades existentes, criadas para possibilitar o seguimento das pessoas incluídas, na pesquisa.

- Exemplo: consumo de medicamentos em crianças

Em 1986, foi feita uma avaliação transversal sobre o consumo de medicamentos de crianças residentes em Pelotas (RS).[19] Nesta cidade, estava sendo seguida uma coorte de crianças, nascidas em 1982, no intuito de investigar a influência de fatores sociais e biológicos sobre a saúde infantil. A coleta de dados sobre a prevalência do consumo de medicamentos, em 1986, ficou restrita aos membros desta coorte de crianças. Os resultados foram analisados utilizando-se também variáveis coletadas em outras fases, deste estudo de coorte.

Os resultados mostraram que 56% das crianças consumiram medicamentos nos 15 dias anteriores à entrevista. Ácido acetilsalicílico, vitaminas com sais minerais, associações antigripais, mebendazole e estimulantes do apetite foram os mais utilizados. Os principais motivos do consumo foram gripe, febre alta e falta de apetite. Os autores chamaram a atenção para a mensagem que talvez inadvertida ou inconscientemente possa estar sendo passada a estas crianças: o consumo de medicamentos é uma rotina e a resposta para os problemas. Neste sentido, como ainda assinalam os mesmos autores, parece que se está preparando o terreno para a dependência de medicamentos e drogas ilícitas.

- **Estudo de caso-controle aninhado em estudo de coorte**

Uma investigação do tipo caso-controle pode ser realizada a partir de uma coorte (*nested case-control* dos autores de língua inglesa). Esta é uma alternativa que tem sido utilizada quando, em um estudo de coorte, já iniciado ou concluído, faltam informações sobre uma determinada exposição (exemplo: consumo de tóxicos ou drogas), cujos efeitos decide-se pesquisar. A vantagem do estudo de caso-controle é, então, aproveitada, já que é realizado rapidamente e com menores custos. Assim, em lugar de obter dados de todos os membros do estudo de coorte, o que representaria um trabalho de grandes proporções, contacta-se um número menor de pessoas, qual seja, os doentes diagnosticados (os casos) e uma amostra dos indivíduos sadios do mesmo estudo de coorte (os controles); deles, coletam-se os dados pertinentes sobre consumo de tóxicos e drogas. Configura-se, desta maneira, uma investigação do tipo caso-controle dentro de um estudo de coorte.

Uma outra vantagem deste tipo de delineamento decorre de já haver dados coletados de casos e controles, pois existe um estudo de coorte em andamento, o que facilita a neutralização do confundimento.

- **Exemplo**: câncer de pulmão em trabalhadores da indústria química

Um estudo de coorte histórico, que reuniu quase 20 mil trabalhadores de uma indústria química, revelou grande número de mortes por câncer do pulmão.[20] Para pesquisar a associação entre esta afecção com os riscos ocupacionais, uma investigação de caso-controle foi realizada, de modo a comparar os 308 óbitos por câncer do pulmão, detectados, com duas séries de controles, aproximadamente do mesmo tamanho, uma alusiva a trabalhadores falecidos por outras causas e, a outra, formada de trabalhadores ainda em atividade. Com esta estratégia, reduziu-se o número de pessoas objeto da coleta de dados para cerca de mil, em lugar dos originais 20 mil.

Os resultados apontaram para um excesso de risco, nos trabalhadores expostos ao sol e ao calor. Os autores não tinham argumentos para interpretar os achados como sugestivos de relação causal; além disso, como fizeram numerosas comparações, as associações encontradas poderiam ter sido estatisticamente significativas somente pelo fator chance.

10. OS TERMOS "EXPERIMENTAL" E "INTERVENÇÃO"

Nos estudos experimentais, já que são pesquisados os efeitos de uma intervenção, há a tendência de denominá-los também de "estudos de intervenção". Esta equivalência de termos deixa a desejar, em certas ocasiões. Um experimento pressupõe uma intervenção, promovida pelo experimentador, no intuito de verificar, subseqüentemente, o seu efeito. O sentido "prospectivo" das observações é inerente à experimentação: não existe experimentação retrospectiva. No entanto, uma intervenção, do poder público — por exemplo, para melhorar o estado de saúde de grupos de risco — pode ser avaliada por outros métodos, além do prospectivo, qual seja, lançando-se mão, por exemplo, da via retrospectiva e até do processo transversal. Serve de ilustração a avaliação da efetividade de uma vacina, que constitui a intervenção, através de um estudo retrospectivo, do tipo caso-controle.

11. ESTUDO PARALELO × CRUZADO

Em investigações comparativas — por exemplo, sobre o efeito de uma dada intervenção frente a um placebo ou outra intervenção — formam-se, pelo menos, dois grupos. Um modo de conduzir a pesquisa é fazer com que os indivíduos participantes no estudo permaneçam no grupo a que foram alocados, até o final. Trata-se da maneira mais comum de avaliar um tratamento — o que caracteriza os estudos ditos "paralelos".

Para maior homogeneidade das comparações, porém, pode-se adotar a mudança ou "cruzamento" dos tratamentos, de um grupo para o outro, após um certo tempo de observação. Assim, cada indivíduo funciona como seu próprio controle, já que recebe ambos os tratamentos. É o chamado "estudo cruzado", que representa uma opção, entre outras que serão oportunamente mostradas, de neutralizar fatores de confundimento.

12. ESTUDO EXPERIMENTAL × QUASE-EXPERIMENTAL

A palavra "experimental" tem a significação ampla de caracterizar qualquer investigação na qual o pesquisador decide quais pessoas ou grupos serão expostos, ou não-expostos, ao fator cujo efeito está sob pesquisa. As investigações podem ter ou não um grupo-controle; elas podem ser resumidas a uma só comunidade ou a uma única pessoa (os estudos ditos "n de 1"), como também incluir um número maior de unidades.

Os estudos experimentais podem ser classificados, em relação à "forma de alocação" dos indivíduos aos grupos, em duas categorias:

• o ensaio randomizado (estudo experimental randomizado ou simplesmente experimental), debatido neste capítulo. Trata-se, como já realçado, de apenas uma das formas de investigação experimental, mas é a que serve de padrão de referência, como o melhor dos métodos de pesquisa, em epidemiologia.

• o ensaio não-randomizado ou quase-experimental, detalhado a seguir.

13. ESTUDO QUASE-EXPERIMENTAL

A designação "quase-experimental" foi tomada das ciências sociais[21] e aparece com freqüência cada vez maior em textos de saúde.[22] É um termo genérico utilizado para agrupar diferentes tipos de delineamentos que têm em comum pelo menos duas características: 1. O fato de implicarem uma intervenção — ou seja, a exposição é artificialmente aplicada — e 2. não há o emprego da alocação aleatória na formação dos respectivos grupos de comparação. Isto ocorre, por exemplo, quando os próprios interessados decidem a que grupo irão pertencer ou por que tal decisão é tomada pelos organizadores da intervenção, ou por outras pessoas, em face de condicionantes clínicos, políticos, estratégicos ou de outra natureza.

Na referência básica para estudo deste tema,[21] as investigações quase-experimentais são assim conceituadas: experimentos que têm tratamentos, medida dos resultados e unidades experimentais, mas não usam alocação aleatória para criar as comparações nas quais os efeitos dos tratamentos são avaliados. No dicionário editado pela Associação Internacional de Epidemiologia, as investigações quase-experimentais são definidas como experimentos em que o investigador não tem completo controle sobre a alocação ou o momento da intervenção.[23]

O principal objetivo a alcançar, na análise e na interpretação dos resultados de um estudo quase-experimental é o de separar os efeitos da intervenção que se deseja avaliar, dos demais efeitos, em especial, daqueles devidos à não-comparabilidade inicial dos grupos.[21] O problema é semelhante ao encontrado nas investigações sobre fatores de risco: isolar os efeitos de um particular fator de risco (por exemplo, obesidade) dos de outros fatores de risco (sedentarismo e hábito de fumar) que estão atuando simultaneamente.

A semelhança de situações, no que tange à mistura de fatores de confundimento, é que faz com que a interpretação dos resultados de um estudo quase-experimental seja idêntica à de um estudo de observação, de equivalente desenho, e relativamente distante da interpretação proporcionada por uma experiência randomizada. Por exemplo, a interpretação de uma investigação prospectiva, não-randomizada, com grupo-controle, na qual se avalia o efeito de uma vacina, é idêntica à de um estudo de coorte, cujo fator de risco em investigação é o fumo. Por isto, o termo "estudo de coorte" é usado em ambas as situações.

• Exemplo: verificação do efeito da terapêutica com sangrias

Uma investigação que, pelas suas características, pode ser colocada na categoria quase-experimental, com formação de coortes, e já clássica na área de saúde, é a de Pierre Louis, realizada no século XIX, e descrita no Cap. 1. Esse médico e matemático francês, analisando internações hospitalares em Paris, notou que a taxa de letalidade era mais alta nos pacientes com pneumonia tratados com sangria feita logo no início da doença, quando comparada com a taxa encontrada naqueles em que a sangria foi realizada com a doença em estágio mais avançado. Alguns anos mais tarde, foi também mostrado, por avaliação em pacientes, também com pneumonia, e que tinham recebido diferentes tratamentos, que a melhor conduta era, na verdade, não efetuar sangrias nem ministrar produtos que provocassem vômito, outra técnica terapêutica então muito em voga[24] (Quadro 12.12).

Conclusões como as formuladas nas investigações sobre sangria somente podem ser aceitas quando outros fatores, que também influenciam a letalidade, tenham sido controlados — os "fatores de confundimento" que, no caso, são "fatores de prognóstico" para a pneumonia. A limitação maior de estudos quase-experimentais, como apontado, reside na falta de comparabilidade entre os grupos: por exemplo, os pacientes submetidos à sangria, precocemente, no tratamento de pneumonia, poderiam ser os mais seriamente afetados, quando se os compara aos sangrados mais tardiamente. Isto significa que as comparações devem ser feitas entre segmentos com características semelhantes, em termos, por exemplo, de gravidade da doença e idade dos pacientes. Nos estudos quase-experimentais, esta é uma das principais preocupações, durante a análise dos dados. E isto é uma tarefa complexa, mas que não pode ser descurada. Contudo, a melhor alternativa é a de proceder à formação dos grupos, de forma aleatória, antes que os pacientes recebam qualquer tratamento; ou seja, a melhor opção é proceder a uma investigação aleatorizada, com o intuito de constituir grupos com características semelhantes. Como nem sempre é possível ou ético aleatorizar as pessoas ou áreas para formar grupos, a alternativa, nestas situações, é a de um estudo quase-experimental, com as dificuldades de interpretação apontadas.

• Exemplo: avaliação de programas sociais

Freqüentemente, a avaliação de programas de interesse social, de caráter governamental, é feita segundo o modelo adotado para a categoria quase-experimental, pois a randomização não é aceita, por ser julgada desnecessária, inviável na prática ou eticamente não-recomendável. Por vezes, a decisão de avaliar a intervenção é tomada algum tempo após o início do programa, quando a alternativa de alocação aleatória não é mais possí-

Quadro 12.12 Efeitos de tratamentos de pneumonia, em voga na metade do século XIX: Viena, Áustria, 1849

Tipo de tratamento	Pacientes (N.º)	Mortalidade (%)
Sangrias	85	20,4
Vomitivos	106	20,7
Nenhum	189	7,4

Fonte: J Dietl, segundo PF Hjort, Scandinavian Journal of Social Medicine 1984 (suplemento 34):75.[24]

vel. Formam-se, ou são reconstituídos, dois grupos de pessoas com diferentes características, o dos beneficiados e o dos não-beneficiados pelo programa. A avaliação dos resultados deve levar em conta que os dois grupos têm grande chance de diferirem um do outro, em termos de muitas características, como renda e estado nutricional, e que tais diferenças podem explicar parte dos resultados, independentemente dos efeitos do programa.

14. ESTUDO EXPERIMENTAL CONTROLADO × NÃO-CONTROLADO

Os melhores estudos experimentais têm grupo-controle formado simultaneamente. Um delineamento, deste tipo, é o ensaio clínico randomizado. Um outro delineamento é produzido quando os dois grupos são formados sem uso da randomização: o já mencionado Quadro 12.12 mostra os resultados de uma pesquisa controlada, mas não randomizada, para verificar o efeito de sangrias.

Há também os estudos experimentais não-controlados, ou seja, sem grupo-controle. Por exemplo, uma série de pacientes, onde todos recebem o mesmo tratamento.

Com estas considerações, três tipos de estudos experimentais podem ser identificados.

- O estudo experimental, que é controlado e randomizado — trata-se do ensaio clínico randomizado e caracteriza-se por apresentar o grupo-controle ideal.
- O estudo experimental, que é controlado mas não-randomizado — é o equivalente ao delineamento de um estudo de coorte; existe o grupo-controle interno, que não tem características exatamente equivalentes às do grupo de estudo, o que traz o problema de confusão de variáveis.
- O estudo experimental não-controlado — é uma série de casos tratados de uma mesma maneira; não há grupo-controle formado concomitantemente (logo, não há randomização), o que significa problemas ainda maiores de interpretação, comparado com o anterior.

15. ESTUDO PLANEJADO × NÃO-PLANEJADO

As investigações experimentais randomizadas são sempre pesquisas planejadas. Nelas, os dados são gerados e coletados segundo instruções contidas em um protocolo que resume o delineamento do estudo. As pesquisas experimentais não-randomizadas podem ser ou não planejadas (Quadro 12.13). A diferença entre um estudo planejado e um não-planejado pode ter importantes conotações práticas.

Em uma investigação cuja coleta de dados "foi planejada", como em um estudo de coorte prospectivo, pode-se padronizar os tratamentos: por exemplo, usar um único esquema terapêutico, para ser testado, contra o tratamento tradicional, este também aplicado de maneira uniforme. Pode-se, igualmente, uniformizar a definição da doença (e das demais variáveis), inclusive padronizar a coleta de todos os dados e usar técnicas apropriadas de aferição dos resultados — por exemplo, duplo-cega — de modo a minimizar a variação entre os observadores sobre diversos fatores prognósticos.

Em uma investigação cuja coleta de dados "não foi planejada", *a priori*, como é o caso de dados preexistentes em prontuário e que venham a ser utilizados em estudos do tipo coorte histórico, os resultados podem ser afetados pela falta de padronização nos tratamentos, diferenças de conceitos entre observadores na aferição dos dados e ausência de informações sobre muitos fatores de prognósticos, que importaria considerar na análise. As conclusões de semelhante investigação, em geral, são aceitas com reserva.

16. EXPERIMENTO NATURAL

Trata-se de uma investigação quase-experimental, não-planejada, que incide sobre circunstâncias ocorridas naturalmente, em que as populações sofreram diferentes graus de exposição a um dado fator, supostamente causal, simulando uma verdadeira experiência aleatorizada.[25]

- **Exemplo:** Snow e cólera

Um exemplo clássico da utilização de experimentos naturais, em epidemiologia, está contido na narrativa de Snow sobre a epidemia de cólera, ocorrida em Londres, na metade do século XIX, já referida em capítulos anteriores.[26] Naquela investigação, constatou-se que uma das duas companhias que forneciam água à população urbana mudara o ponto de coleta do produto, de um local, a vazante, para outro, a montante do rio Tâmisa, o que permitiu fazer comparações entre os grupos expostos e o de não-expostos à água poluída. A mudança de local de recolhimento de água não foi deliberadamente proposta para fins experimentais, o que constituiria uma agressão à ética: decorreu de decisão própria de uma das companhias. Após detectar a mudança em questão, Snow analisou os dados de incidência da cólera, separadamente, para as pessoas servidas por uma e outra companhia de água, chegando às conclusões de que, nas famílias servidas por uma das companhias, a incidência da doença era muito mais elevada.

O estudo da incidência de cólera por tipo de companhia fornecedora de água é uma das passagens mais valorizadas pelos epidemiologistas atuais, sobre esta investigação, que durou vários anos, e que tornaram Snow um dos pioneiros e precursores da moderna epidemiologia. Hoje em dia, também é considerado epidemiologista de alta qualificação e senso de oportunidade aquele que identifica uma situação, como em um experimento natural, e se coloca na posição de elaborar e testar uma hipótese sobre a relação causal para poder explicá-la.

17. EPIDEMIOLOGIA EXPERIMENTAL

O termo "epidemiologia experimental" aparece na literatura especializada, mormente no período 1920-1950, com significado algo diferente do que foi considerado até o momento (ver o item 1, "experimentação × observação" no presente capítulo). Trata-se do estudo, em animais de laboratório, dos efeitos de uma alteração, seja de característica do agente, do hospedeiro ou do meio ambiente, mantidos rigorosamente sob controle os demais fatores.[27] Epidemias podem ser provocadas desta maneira, permitindo a avaliação

Quadro 12.13 Classificação dos estudos de intervenção

- Em relação à randomização
- Randomizados (sempre planejados e controlados)
- Não-randomizados
  - Segundo o grupo-controle
- Controlados: com controle interno (isto é, com grupo-controle formado durante o desenrolar da investigação)
- Não-controlados: com controle externo, dito "histórico" (isto é, sem grupo-controle formado durante o desenrolar da investigação)
  - Em relação a planejamento
- Planejados
- Não-planejados

dos efeitos de fatores, como estado nutricional, vacinas e medicamentos, em condições bem controladas de laboratório. Muitos dos conceitos atuais da epidemiologia das doenças infecciosas foram elaborados ou confirmados por esta "epidemiologia experimental". Não somente as doenças infecciosas são assim investigadas, mas também as não-infecciosas, servindo de exemplo o câncer, que está relacionado à exposição a poluentes.

18. EPIDEMIOLOGIA TEÓRICA (MODELOS MATEMÁTICOS)

A denominação "epidemiologia teórica" é aplicada a um grupo de estudos que não se enquadra em nenhum dos apresentados até o momento, pois o seu objetivo é representar ou simular a realidade, através de modelos matemáticos ou estatísticos. Tais modelos visam a explicar ou prever a ocorrência e a evolução de doenças, as repercussões de epidemias e os efeitos das estratégias de intervenção. Constituem uma tentativa de quantificação da realidade, a partir de algumas suposições e incluindo muitas variáveis, inclusive as medidas de controle. A modelagem de doenças, com esta conotação, vem sendo usada, principalmente, no estudo de infecções.[28-32]

A construção de modelos para as doenças cronicodegenerativas é mais complexa, devido a diversos problemas, entre os quais a interdependência deste grupo de afecções com o processo de envelhecimento.[33]

O crescimento do número de publicações atinentes à epidemiologia teórica, na literatura especializada, mormente no campo das doenças infecciosas, é atribuído, pelos autores que fizeram revisão do assunto, à crescente aplicação prática deste tipo de estudo e às novas oportunidades criadas pelo maior acesso à computação eletrônica.[28-29] No entanto, apesar do incremento detectado, a sua utilização ainda é restrita, constituindo-se mais um potencial, para o futuro, do que uma realidade atual. Como exemplos de epidemiologia teórica, em doenças infecciosas, podem ser citados trabalhos sobre enfermidades transmitidas por vetores,[34] doença de Chagas,[35] esquistossomose,[36] tuberculose,[37] difteria,[38] dengue,[39] malária,[40] sarampo[41] e SIDA (AIDS).[42]

19. ESTUDOS ECOLÓGICOS DESCRITIVOS E ANALÍTICOS

Os estudos ecológicos, iguais aos de indivíduos, podem ser "descritivos" e "analíticos", de "observação" e de "intervenção", ou "randomizados" e "não-randomizados".

A forma mais simples de estudo ecológico é a de cunho descritivo, na qual uma única série de dados estatísticos é utilizada para descrever uma situação. São exemplos a investigação sobre a série cronológica da mortalidade por tuberculose, em uma dada cidade, ou a variação regional da morbidade por câncer de esôfago, de um estado. Os capítulos iniciais deste livro, em especial, os de número 4 a 11, trazem numerosos subsídios para a adequada realização de estudos, deste tipo.

Na outra categoria de estudos ecológicos, os de cunho analítico ou de correlação, investiga-se a relação entre dois ou mais eventos, expressos sob a forma de estatísticas. Qualquer efeito pode ser pesquisado, como saúde, doença, natalidade e fecundidade, e suas associações com fatores de risco, intervenções, características da população e do ambiente: a composição da dieta, a renda e as condições meteorológicas são exemplos. As informações utilizadas em estudos de correlação ecológica, em geral, provêm de fontes diferentes. O dano à saúde é usualmente expresso por coeficientes de mortalidade, por serem eles os mais facilmente disponíveis, gerados pelo sistema de estatísticas vitais. O mencionado estudo populacional sobre suicídio é ilustração.[6] A morbidade é menos freqüentemente empregada por dificuldade de obtenção de dados a ela referentes ou por falta de padronização nas definições adotadas.

20. QUE TERMINOLOGIA EMPREGAR?

É conveniente conhecer o significado das denominações aqui apontadas, mesmo o de outras, pois elas assim aparecem na literatura especializada e é preciso entender o que significam. No entanto, o leitor pode ater-se a alguns termos e expressões, que lhe darão suficiente respaldo científico para comunicar-se com os seus pares. Entre os diversos termos, usados para designar os principais métodos de investigação, em epidemiologia, os mais utilizados foram colocados no Quadro 12.10 (p. 278). A tendência é mantê-los, na área de epidemiologia, como linguagem-padrão, tanto para estudos de observação, como para os de intervenção.

Mesmo atendo-se a estes termos, há ainda duplicações. "Transversal" pode referir-se a uma investigação descritiva de prevalência ou a uma outra, analítica, de estudo de associação de eventos.

O termo "estudo de coorte", sem outra qualificação, tende a ser entendido com o significado de investigação prospectiva, em que há também um grupo-controle interno. Quando são usados dados do passado, sobre exposição e doença, e há também um grupo-controle interno, ele é identificado como "estudo de coorte histórico" (ou retrospectivo).

O ensaio randomizado ou estudo clínico randomizado é às vezes designado como "delineamento randomizado", "método experimental" ou "experimento controlado". A palavra "aleatorizado" é também usada, em lugar de "randomizado".

VIII. COMENTÁRIO FINAL

O capítulo contém um apanhado geral sobre os principais métodos usados na epidemiologia, sendo que detalhes adicionais são mostrados no próximo capítulo.

A ênfase foi colocada nos estudos analíticos: os que são destinados a pesquisar as relações causais entre eventos, tais como entre "exposição e doença" ou "intervenção e cura".

Os estudos descritivos também foram abordados embora brevemente, e não estão incluídos métodos destinados a investigar "processos": por exemplo, sobre a validade e a confiabilidade de diagnósticos, temas de outro capítulo.

Parte substancial do presente capítulo aborda o significado de vários termos usados para designar os métodos. Uma síntese das principais designações foi apresentada na Parte VI (Quadro 12. 10), que pode ser útil para classificar os artigos publicados na literatura científica. Existem ainda outras denominações, algumas das quais, por serem menos utilizadas, não foram aqui mencionadas. No final deste livro, há um glossário sobre metodologia, baseado no dicionário editado pela Associação Internacional de Epidemiologia,[23] que pode auxiliar o leitor a esclarecer pontos controvertidos e servir de reflexão sobre a matéria.

QUESTIONÁRIO

1. Quais são as principais estratégias empregadas para estudo de um tema?

2. Quais são os principais critérios usados para classificar os métodos empregados em epidemiologia?
3. O que são estudos descritivos? Para que servem?
4. Quais são os principais tipos de estudos analíticos? Ilustre cada um com exemplos.
5. O que se entende por estudos ecológicos?
6. O que são estudos de observação? E estudos experimentais? Exemplifique. Porque ambos são necessários em epidemiologia?
7. Reveja a classificação de tipos de estudo colocada na Seção VI.
8. Retorne ao índice dos temas que está no início da Seção VII e comente os termos nele listados.

EXERCÍCIOS

12.1. Uma investigação realizada em banco de sangue de um hospital chegou aos seguintes resultados: entre 2 mil pessoas que receberam transfusão sangüínea, acompanhadas durante um ano, 200 contraíram hepatite. No grupo-controle, de 5 mil pessoas que não receberam transfusão, acompanhadas igualmente durante idêntico período, apenas cinco contraíram a doença. Arme uma tabela 2 × 2 com os resultados (use os espaços vazios do quadro anexo). Pergunta-se: a) Trata-se de um estudo de coorte ou de caso-controle? Por quê? b) Qual o risco de uma pessoa contrair hepatite, tendo recebido transfusão de sangue? c) E o risco de ter hepatite sem ter recebido transfusão de sangue? Quantas vezes um risco é maior do que o outro?

Quadro A

Transfusão	Hepatite		Total
	Sim	Não	
Sim			
Não			
Total			

12.2. Em um hospital universitário foi feito um estudo para verificar a associação entre consumo de álcool e câncer de estômago. Foram incluídos, na investigação, 300 pacientes do sexo masculino com diagnóstico comprovado de câncer de estômago; desses, 30 eram casos de alcoolismo crônico. Entre 500 controles (por definição, pessoas em que o diagnóstico de câncer gástrico foi excluído), 50 foram considerados alcoólatras, pelos mesmos critérios diagnósticos usados no grupo de casos. Arme uma tabela 2 × 2 com os resultados (use os espaços vazios do quadro anexo). Pergunta-se: este é um estudo do tipo coorte ou de caso-controle? Por quê?

Quadro B

Exposição	Casos	Controles
Álcool		
Não-álcool		
Total		

12.3. Em uma visita de uma equipe de profissionais de saúde, com a duração de uma semana, a um município do estado de Tocantins, todos os adultos de um pequeno povoado e de fazendas vizinhas foram examinados. Entre os resultados obtidos estão os seguintes: de 40 pessoas com sorologia positiva para *Tripanosoma cruzi*, quatro eram desnutridas, enquanto em 100 outros indivíduos, com sorologia negativa para *Tripanossoma cruzi* 10 foram rotulados como desnutridos. Arme uma tabela 2 × 2 com os resultados (use os espaços vazios do quadro anexo). Pergunta-se: qual o tipo de estudo? Por quê?

Quadro C

Sorologia	Desnutrição		Total
T. Cruzi	Sim	Não	
Reagente			
Não-reagente			
Total			

12.4. Uma investigação foi realizada para verificar a eficácia de uma nova vacina contra a hepatite B. Foram selecionados 2 mil adultos, em alto risco de contrair a doença, que concordaram em participar na pesquisa. Eles foram aleatorizados para constituir o grupo experimental e o controle, cada um com mil indivíduos. Ao final da investigação foram confirmados 10 casos de hepatite B no grupo experimental e 50 no de controle. Arme uma tabela 2 × 2 com os resultados (use os espaços vazios do quadro anexo). Pergunta-se: a) Qual o tipo de estudo e por quê? b) Qual o risco de uma pessoa contrair hepatite, se vacinada? c) E o risco de contrair hepatite, se não-vacinada?

Quadro D

Vacina	Hepatite		Total
	Sim	Não	
Sim			
Não			
Total			

12.5. Um total de 30 crianças recém-nascidas, portadoras de anomalias congênitas do coração, foram examinadas e suas mães interrogadas com respeito a exposições potencialmente teratogênicas: 10 relataram que tinham tido rubéola no primeiro trimestre de gestação em questão. Entre as crianças sadias, nascidas sem evidências de malformação congênita, foram selecionadas 300 para o grupo-controle; 20 mães afirmaram que tinham tido rubéola no primeiro trimestre da gravidez. Faça uma tabela 2 × 2 com os resultados (use os espaços vazios do quadro anexo). Pergunta-se: qual o tipo de estudo?

Quadro E

Rubéola	Casos	Controles
Sim		
Não		
Total		

12.6. Uma investigação foi realizada pela comparação de estatísticas de diversos países, sendo encontrada correlação positiva, estatisticamente significativa, entre o montante de cigarros, *per capita*, vendido à população e o coeficiente de mortalidade por doenças cardiovasculares. Pergunta-se: qual o tipo de estudo?

12.7. Enumere as vantagens e as limitações de cada um dos seguintes tipos de estudo: ensaio clínico randomizado, coorte, de caso-controle, transversal e ecológico. Compare os resultados com os quadros do próximo capítulo, onde este assunto é descrito.

REFERÊNCIAS BIBLIOGRÁFICAS

1. GART JJ, KREWSKI D, LEE PN, TARONE RE & WAHRENDORF J. Statistical methods in cancer research, vol 3. The design and analisys of longterm animal experiments. Lyon, International Agency for Research on Cancer (Scientific Publication 79), 1986.
2. MacMAHON Brian & PUGH Thomas F. Epidemiology: principles and methods. Boston, Little, Brown and Company, 1970.
3. SUSSER Mervyn. Causal thinking in the health sciences: concepts and strategies in epidemiology. New York, Oxford University Press, 1973.
4. LILIENFELD Abraham M. Foundations of epidemiology. New York, Oxford University Press, 1976.
5. FEINSTEIN Alvan R. Clinical epidemiology. Philadelphia, WB Saunders Co, 1985.
6. DURKHEIM E. Suicide: a study in sociology. New York, The Free Press, 1951:153.
7. HILL AB. Statistical methods in clinical and preventive medicine. Edimburgo, Livingstone, 1962.
8. MAINLAND D. Elementary medical statistics. Philadelphia, Saunders, 1964.
9. HORWITZ RI. The experimental paradigm and observational studies of cause-effect relationships in clinical medicine. Journal of Chronic Diseases 1987; 40:91-99.
10. GRAY-DONALD Katherine & KRAMER Michael S. Causality inference in observacional and experimental studies. American Journal of Epidemiology 1988; 127(5):885-892.
11. ESTRADA Carlos, ANDRESEN Jennie, VILLAR Adolfo, MONTALVO Justo, LIMO Juan, MURO Pedro & GONZÁLEZ Diego. Tipos de estudios epidemiológicos en revistas biomédicas peruanas. Diagnóstico 1988; 21(6). Reproduzido em: Boletín Epidemiológico (OPAS) 1989; 10(3):6-9.
12. FLETCHER R & FLETCHER S. Clinical research in general medical journals: a 30-year perspective. New England Journal of Medicine 1979; 301:180-183.
13. BAILAR III John C, LOUIS Thomas A, LAVORI Philip W & POLANSKY Marcia. A classification for biomedical research papers. New England Journal of Medicine 1984; 311(23):1482-1487. Traduzido para o espanhol em: Boletín de la Oficina Sanitaria Panamericana 1993; 115(6):536-548.
14. GERBASE Antônio Carlos, PONZIO Humberto A, BERNARDI Cesar DV, BASSANESI Sérgio L & STUMPF Marisa K. Produção científica do 44.º Congresso Brasileiro de Dermatologia. Anais Brasileiros de Dermatologia 1990; 65(2):51-58.
15. COOK Nancy R & WARE James H. Design and analysis methods for longitudinal research. Annual Review of Public Health 1983;4:1-23.
16. BRESLOW NE & DAY NE. Statistical methods in cancer research, vol 2. The design and analysis of cohort studies. Lyon, International Agency for Research on Cancer (Scientific Publication 82), 1987.
17. VANDENBROUCKE Jan P. Prospective or retrospective: what's in a name? British Medical Journal 1991; 302:249-250.
18. HALAL Iná S, VICTORA Cesar G & BARROS Fernando C. Determinantes do hábito de fumar e de seu abandono durante a gestação em localidade urbana na região sul do Brasil. Revista de Saúde Pública (SP) 1993; 27(2):105-112.
19. BÉRIA Jorge, VICTORA Cesar G, BARROS Fernando C, TEIXEIRA Ana B & LOMBARDI Cintia. Epidemiologia do consumo de medicamentos em crianças de centro urbano da região sul do Brasil. Revista de Saúde Pública (SP) 1993; 27(2):95-104.
20. BOND GG. Nested case-control study of lung cancer among chemical workers. American Journal of Epidemiology 1986; 124:53-66.
21. COOK Thomas D & CAMPBELL Donald T. Quasi-experimentation: design & analysis issues for field setting. Chicago, Rand McNally, 1979:6.
22. SUSSER Mervyn. Epidemiology in the United States after World War II: the evolution of technique. Epidemiologic Reviews 1985; 7:147-177.
23. LAST JM. A dictionary of epidemiology. New York, Oxford University Press, 1988.
24. HJORT Peter F. Inequities in medical care: consequences for all. Scandinavian Journal of Social Medicine 1984 (suplemento 34):75-84.
25. SUSSER Mervyn & STEIN Zena A. Human development and prenatal nutrition: an overview of epidemiological experiments, quasi experiments, and natural experiments in the past decade. Em: Frontiers of Knowledge in Mental Retardation. Volume II, Biomedical Aspects, IASSMD, 1981:107-117.
26. SNOW John. Sobre a maneira de transmissão da cólera. 2a. ed. brasileira. Tradução de José Ruben de Alcântara Bonfim. São Paulo, Hucitec-Abrasco, 1990:151. Dois trechos da obra estão reproduzidos, em inglês e em espanhol, em publicação da Organização Pan-Americana de Saúde: El desafio de la epidemiología: problemas y lecturas seleccionadas. Washington, OPS (Publicación Científica 505), 1988:43-46 e 446-449 (edição em espanhol). Na edição em inglês, pg 42-45 e 415-418.
27. TOPLEY WWC. The biology of epidemics. Proceedings of the Royal Society of London 1942; 130:337-359. Reproduzido, em inglês e em espanhol, em publicação da Organização Pan-Americana da Saúde: El desafio de la epidemiología: problemas y lecturas seleccionadas. Washington, OPS (Publicación Científica 505), 1988:794-811 (edição em espanhol). Na edição em inglês, pg 731-746.
28. BAILEY NTJ. The matematical theory of infections diseases and its applications. Londres, Charles Griffin, 1975.
29. BECKER N. The uses of epidemic models. Biometrics 1979; 35(1):295-305.
30. BRISCOE John. On the use of simple analytic mathematical models of communicable diseases. International Journal of Epidemiology 1980; 9(3):265-270.
31. SANCHES Odécio. Modelos matemáticos em doenças transmissíveis. Em: Textos de apoio — Epidemiologia 1. Rio de Janeiro, Escola Nacional de Saúde Pública/ABRASCO, 1985:249-283.
32. KING Margaret E & SOSKOLNE Colin L. Use of modeling in infectious disease epidemiology. American Journal of Epidemiology 1988; 128(5):949-961.
33. MANTON Kenneth G & STALLARD Eric. Chronic disease modelling. New York, Oxford University Press (Mathematics in medicine 2), 1988.
34. MACDONALD G. Epidemiologic models in studies of vector-born diseases. Public Health Reports 1961; 76(9):753-764.
35. SILVA Guilherme R. Sobre o modelo catalítico reversível aplicado ao estudo da cinética epidemiológica da infecção chagásica. Revista de Saúde Pública (SP) 1969; 3(1):23-39.
36. MARQUES Rubens M & CAMARGO Vera Lúcia LRF. Um modelo estocástico para o estudo da esquistossomose. Anais da VI Conferência Nacional de Saúde, Ministério da Saúde 1977; 316-319.
37. ARANTES Gilberto R. Aplicação de modelo matemático visando à escolha da melhor combinação de instrumentos para a descoberta e tratamento de casos de tuberculose pulmonar. Revista de Saúde Pública (SP) 1978; 12(4):455-470.
38. LAVRADOR Marco A & SACHES Odécio. Especulação sobre a taxa de infecção da difteria no modelo estocástico simples de epidemia. Revista de Saúde Pública (SP) 1984; 18(1):51-55.
39. GONZALEZ JJ & KOCH MG. On the role of "transients" (biasing transitional effects) for the prognostic analysis of the AIDS epidemics. American Journal of Epidemiology 1987; 126:985-1005.
40. STRUCHINER Cláudio J, HALLORAN M Elizabeth & SPIELMAN Andrew. Modeling malaria vaccines. Mathematical Biosciences 1989; 94:87-149.
41. THACKER Stephen B & MILLAR Donald J. Mathematical modeling and attempts to eliminate measles: a tribute to the late professor George Macdonald. American Journal of Epidemiology 1991; 133(6):517-525.
42. NEWTON EAC & REITER P. A model of the transmission of dengue fever with an evaluation of the impact of the ultra-low volume insecticide applications on dengue epidemics. American Journal of Tropical Medicine and Hygiene 1992; 47:709-720.

Capítulo 13

Estrutura, Vantagens e Limitações dos Principais Métodos

I. Estudo experimental: o ensaio clínico randomizado, 289
   A. Delineamento de um ensaio clínico randomizado, 290
   B. Vantagens e limitações do ensaio clínico randomizado, 291

II. Estudo de coorte, 292
   A. Delineamento de um estudo de coorte, 292
   B. Vantagens e limitações do estudo de coorte, 293
   C. Modalidades de estudos de coorte, 293
   D. Comparação: ensaio clínico randomizado x estudo de coorte, 294

III. Estudo de caso-controle, 295
   A. Delineamento de um estudo de caso-controle, 295
   B. Vantagens e limitações do estudo de caso-controle, 296
   C. Comparação: estudo de coorte x estudo de caso-controle, 296

IV. Estudo transversal, 298
   A. Delineamento de um estudo transversal, 298
   B. Vantagens e limitações do estudo transversal, 298
   C. Comparação: estudo de caso-controle x estudo transversal, 300

V. Estudo ecológico, 300
   A. Delineamento, vantagens e limitações de um estudo ecológico, 300
   B. Modalidades de correlação ecológica, 301
   C. Estudo ecológico randomizado, 302

VI. Comentário final, 304

Questionário, 304
Exercícios e leitura complementar, 304
Referências bibliográficas, 305

No capítulo anterior, de introdução ao tema, foram delineadas as características dos métodos de investigação mais utilizados em epidemiologia. O presente capítulo fornece uma visão mais aprofundada de cinco dos principais tipos de estudo. A ênfase é agora colocada no detalhamento da estrutura de cada um deles, dos seus usos, potencialidades e limitações. Uma utilização para este conhecimento é na avaliação crítica de artigos científicos e dos projetos de pesquisa, em que um dos métodos aqui apresentados tenha sido empregado.

I. ESTUDO EXPERIMENTAL: O ENSAIO CLÍNICO RANDOMIZADO

O ensaio clínico randomizado é um tipo de experimento no qual os indivíduos são alocados aleatoriamente para grupos, chamados de estudo (ou experimental) e controle (ou testemunha), de modo a serem submetidos ou não a uma vacina, um medicamento ou outro produto ou procedimento, e assim terem seus efeitos avaliados em condições controladas de observação. Os resultados são verificados pela comparação de taxas de incidência nos grupos de estudo e controle: por exemplo, de taxas da doença, de óbitos, de reações colaterais, de elevação do nível de anticorpos ou de outro desfecho clínico e laboratorial.

Em termos gerais, busca-se, através da pesquisa de uma situação criada propositadamente com este fim, responder a uma questão central, assim resumida: quais são os efeitos da intervenção?

Embora possam ser empreendidas investigações experimentais sem grupo-controle e sem recorrer à randomização para formar os grupos de estudo e testemunha, a melhor opção para avaliar alguma intervenção é através da formação de grupos por meio de randomização. O ensaio clínico randomizado é considerado o padrão de excelência, o "padrão-ouro" segundo terminologia muito em voga entre os especialistas, no intuito de designar o melhor entre todos os métodos de investigação utilizados, em epidemiologia, pois é o que produz evidências mais diretas e inequívocas para esclarecer uma relação causa-efeito entre dois eventos.[1-3] A credibilidade científica que esta modalidade de pesquisa epidemiológica confere aos resultados é semelhante à da experimentação com animais de laboratório.

A característica marcante do ensaio clínico randomizado, que lhe confere foros de excelência quando comparado aos demais, é a possibilidade de subdividir um grupo de participantes, em dois ou mais subgrupos, de idênticas características. Em assim procedendo, tenta-se evitar um importante viés, que dificulta a interpretação dos resultados de muitas pesquisas que não usam a randomização ou a empregam inadequadamente — qual seja, a de lidar e comparar resultados de grupos com diferentes características, diferenças estas que podem ser responsabilizadas pelos resultados da investigação.

A. DELINEAMENTO DE UM ENSAIO CLÍNICO RANDOMIZADO

O delineamento de estudos deste tipo pode ser esquematizado em etapas (Fig. 13.1).

1. SELEÇÃO DOS PARTICIPANTES

Em primeiro lugar, escolhe-se a população mais adequada para a realização da pesquisa. Todos os indivíduos desta população, ou apenas uma amostra, são convidados a participar na investigação, em função de serem portadores de características especificadas previamente e que são de interesse para a hipótese em estudo. Por exemplo, ser de alto risco e não ter imunidade contra a hepatite B, se o teste for para verificar a proteção conferida por uma nova vacina contra esta virose. No caso de o indivíduo preencher as características requeridas pelo protocolo da pesquisa, ele é informado sobre os detalhes dela, incluindo os riscos envolvidos; se consente em dela participar, é incluído no estudo — em geral, após assinar um termo de consentimento.

2. RANDOMIZAÇÃO E INTERVENÇÃO

Cada indivíduo que consente em participar é colocado, por processo aleatório de decisão — denominado randomização — em um dos grupos, "experimental" ou "controle". O propósito é formar dois conjuntos com características semelhantes, já que, procedendo-se desta maneira, os fatores que confundiriam a interpretação dos resultados tendem a se distribuir igualmente nos grupos — tendo, assim, seus efeitos anulados. Aos membros do grupo experimental, está reservado um tipo de tratamento, no caso, a nova vacina em teste, não-disponível para os componentes do grupo-controle, aos quais oferece-se uma outra alternativa — pode ser uma vacina já em uso ou um placebo.

3. ACOMPANHAMENTO DOS PARTICIPANTES E VERIFICAÇÃO DOS EFEITOS

Cada participante, no estudo, é acompanhado, observado ou examinado, de maneira semelhante, estando ele no grupo experimental ou controle. Um dos cuidados essenciais da fase de coleta de dados, neste e em qualquer tipo de investigação, consiste em não promover diferenças entre grupos pelo simples fato de se acompanharem e examinarem as pessoas.

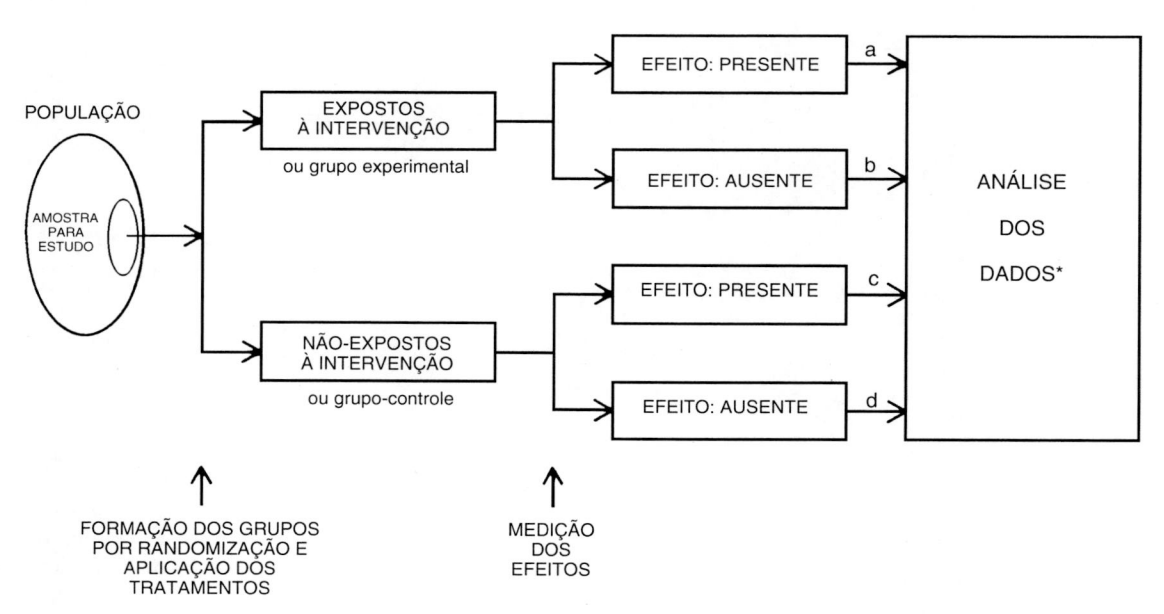

Fig. 13.1 Estrutura de um estudo clínico randomizado (note-se a direção das setas).
a, b, c, d — os quatro possíveis resultados.
* Comparação da incidência dos efeitos: grupo experimental x grupo-controle.

O objetivo a alcançar na execução de um estudo experimental, deste tipo, consiste em introduzir um único fator de diferença entre os grupos — que, enfatize-se, têm características semelhantes conseqüentes ao uso da randomização — e em verificar o impacto do tratamento diferencial, através da comparação dos resultados entre o grupo experimental e o controle, formados durante o desenrolar da investigação.

Note-se que a palavra "tratamento" tem aqui a conotação de qualquer intervenção ou procedimento passível de mudar o curso dos acontecimentos e não está restrita ao uso de medicamento com fins terapêuticos. No exemplo dado, a vacina é o tratamento aplicado nos membros do grupo experimental; o placebo é o tratamento reservado ao grupo-controle.

- Exemplo 1: eficácia da vacina contra a hepatite B

Um teste para verificar a eficácia desta vacina poderia ser assim feito: com o uso da técnica de randomização, formar-se-iam dois grupos de pessoas sadias. As pertencentes a um dos grupos receberiam a vacina e, as do outro — os controles — ficariam privadas dela. Passado algum tempo, os resultados seriam comparados, em termos de conversão sorológica ou de incidência de casos de hepatite B. Se a vacina é eficaz, ocorrerá maior taxa de conversão sorológica ou menor número de casos de hepatite B no grupo experimental comparado ao de controle.

- Exemplo 2: benefícios de exames periódicos de saúde

A eficácia dos exames periódicos de saúde poderia também ser avaliada, formando-se, por um processo aleatório de decisão, dois grupos de pessoas sadias. Os membros de um dos grupos fariam exames periódicos e os de outro grupo, não. Decorridos alguns anos, a incidência, por exemplo, de infarto do miocárdio ou a mortalidade atribuída a esta condição, nos dois grupos, informaria sobre a utilidade dos exames periódicos.

- Exemplo 3: tratamento da úlcera péptica

Um gastroenterologista interessado em investigar a eficácia de um medicamento no tratamento da úlcera péptica poderia formar, aleatoriamente, dois grupos de pacientes portadores desta afecção, com diagnóstico devidamente comprovado, e medicá-los diversificadamente: a um, administraria a substância em teste, e, a outro, um antiácido. Decorridas algumas semanas, por métodos diagnósticos apropriados, verificaria a presença ou não de úlcera péptica nos indivíduos investigados. A maior porcentagem de cura no grupo experimental atestaria a eficácia terapêutica do produto.

B. VANTAGENS E LIMITAÇÕES DO ENSAIO CLÍNICO RANDOMIZADO

Algumas vantagens e limitações desta modalidade de investigação estão listadas no Quadro 13.1. Por que o estudo experimental, do tipo ensaio clínico randomizado, como ilustrado nos parágrafos anteriores, no qual os grupos são formados a partir da alocação aleatória das pessoas, é apontado como a melhor estratégia para investigar uma relação causa-efeito?

Simplesmente porque é possível formar grupos homogêneos de participantes no início da avaliação, procedimento este similar ao de uma pesquisa experimental de laboratório, bem controlada. É possível ainda decidir que pessoas ou grupos recebem o quê, e quando, e acompanhar os acontecimentos com isenção, sem interferências ou sugestões do observador e do observado. Para atender ao último requisito, são padronizados os procedimentos e produtos a serem usados, bem como empregadas as técnicas de avaliação duplo-cega e de administração de placebos. Desta maneira, pode-se controlar muitos vieses que, de outra maneira, dificultariam a interpretação dos resultados.

Quadro 13.1 Ensaio clínico randomizado: vantagens e limitações

VANTAGENS

- Alta credibilidade como produtor de evidências científicas.
- Os grupos (de estudo e controle) têm grande chance de serem comparáveis em termos de variáveis de confundimento — se o tamanho da amostra for grande.
- Não há dificuldade na formação do grupo-controle.
- O tratamento e os procedimentos são decididos a priori e uniformizados na sua aplicação.
- A qualidade dos dados sobre a intervenção e os efeitos pode ser de excelente nível, já que é possível proceder à sua coleta no momento em que os fatos ocorrem.
- A cronologia dos acontecimentos é determinada, sem equívocos: existe certeza de que o tratamento é aplicado antes de aparecerem os efeitos.
- A intervenção e a verificação dos resultados podem ser dissimuladas, com o uso de placebos e técnicas de aferição duplo-cega, de modo a não influenciar examinados e examinadores.
- Os resultados são expressos em coeficientes de incidência, a partir dos quais são computadas as demais medidas de risco.
- A interpretação dos resultados é simples, pois estão relativamente livres dos fatores de confundimento.
- Muitos desfechos clínicos podem ser investigados simultaneamente.

LIMITAÇÕES

- Por dificuldades de natureza prática, algumas situações não podem ser pesquisadas com esta metodologia; por exemplo, fazer com que determinadas pessoas fumem e outras não, durante anos, para verificar o impacto do tabagismo sobre a saúde.
- Por questões éticas, muitas situações não podem ser experimentalmente investigadas; caso da etiologia das doenças como, por exemplo, os efeitos de viroses na gravidez sobre os recém-nascidos.
- Exigência de população estável e cooperativa: para evitar grandes perdas de seguimento e recusas em participar.
- Grupo investigado pode ser altamente selecionado, não-representativo, devido a múltiplas exigências quanto às características de inclusão e exclusão dos participantes no estudo.
- Alguns participantes deixam de receber um tratamento potencialmente benéfico, ou são expostos a um procedimento maléfico.
- Impossibilidade de ajustar o tratamento (dose, duração etc) em função das necessidades de cada indivíduo.
- Dificuldade de levar a conclusões seguras e inequívocas, quando os efeitos são raros ou quando eles aparecem somente após longo período de latência (pois incidem depois de concluída a investigação).
- Requerer estrutura administrativa e técnica de porte razoável, estável, bem preparada e estimulada, para levar a bom termo um projeto complexo e minucioso, usualmente caro e de longa duração.

Esta metodologia não é recente. No Cap. 1 foi mencionado um experimento, realizado há mais de duzentos anos, embora com pequeno número de indivíduos, mostrando que o escorbuto podia ser prevenido, em viagens marítimas de longo curso, pelo consumo de frutas cítricas (laranja e limão). No entanto, somente mais recentemente, a partir da década de 1940, esta metodologia foi mais amplamente empregada. Isto pode ser imputado à crescente conscientização da necessidade de testar, desta maneira, os novos produtos e procedimentos, assim como à adoção e ao aperfeiçoamento de técnicas de designação aleatória das pessoas aos grupos, ao cálculo do tamanho adequado destes grupos, ao uso de placebos, à análise de dados por computador e à compreensão de muitos vieses que podem ser introduzidos, quando são cometidas infrações às regras já bem estabelecidas de metodologia científica. Assim, a correta aplicação da metodologia, nos termos hoje conhecidos, concorre para aumentar a objetividade com que tais investigações são conduzidas.

II. ESTUDO DE COORTE

Este tipo de investigação, igual ao anterior, parte da exposição em direção ao efeito.[4-5] Trata-se de pesquisa em que um grupo de pessoas é identificado e a informação pertinente sobre a exposição de interesse é coletada, de modo que o grupo possa ser seguido, no tempo, com o intuito de determinar quais de seus membros desenvolvem a doença, em foco, e se esta exposição prévia está relacionada à ocorrência desta doença.[4]

No modelo mais simples de estudo de coorte, formam-se, pelo menos, dois grupos, os "expostos" e os "não-expostos", de modo que os resultados em um e em outro grupo sejam comparados. A exposição, ao contrário do estudo experimental descrito nas páginas anteriores, não é aplicada aleatoriamente. Ela pode ter ocorrido por muitos motivos, entre os quais, o voluntariado, as circunstâncias do momento e a decisão do investigador, mas não é aleatória, no sentido estatístico do termo — a de ser aplicada segundo um plano próprio com tal objetivo, em que somente o fator chance atua na escolha das pessoas para compor os grupos.

A. DELINEAMENTO DE UM ESTUDO DE COORTE

A questão científica a ser esclarecida por um estudo de coorte é a seguinte: Quais são os efeitos da exposição? Por exemplo, quais são os malefícios para a saúde advindos do hábito de fumar?

Em linhas gerais, o delineamento da investigação pode ser esquematizado em etapas (Fig. 13.2). Veja-se a semelhança da estrutura de um estudo de coorte com a de um ensaio clínico aleatorizado.

1. SELEÇÃO DOS PARTICIPANTES

Uma população, ou amostra desta população, é selecionada para estudo, em função de apresentar características que possibilitem a investigação exposição-doença.

2. VERIFICAÇÃO DA EXPOSIÇÃO

Por observação ou exame dos componentes da amostra ou população, determina-se o nível de exposição a que estão ou que estiveram submetidos. No caso de uma pesquisa sobre os efeitos do fumo, por exemplo, as pessoas que nela participam respondem a um questionário de cujos resultados poder-se-iam formar os grupos de expostos (fumantes) e de não-expostos (não-fumantes). Nesta mesma ocasião, certifica-se que o indivíduo incluído no estudo de coorte não seja doente, no caso, não sofra de bronquite crônica ou padeça de outras afecções relacionadas ao hábito de fumar, eventualidade em que seria excluído do estudo.

3. ACOMPANHAMENTO DOS PARTICIPANTES E VERIFICAÇÃO DOS EFEITOS

A incidência dos desfechos clínicos, em expostos e não-expostos, é determinada por acompanhamento periódico ou por exame final dos participantes, decorrido tempo suficiente para que os efeitos possam se manifestar. Os resultados podem ser medidos em termos de um ou mais desfechos clínicos: incidência da doença, severidade do processo mórbido, mortalidade, capacidade funcional, qualidade de vida etc. No caso do fumo, é

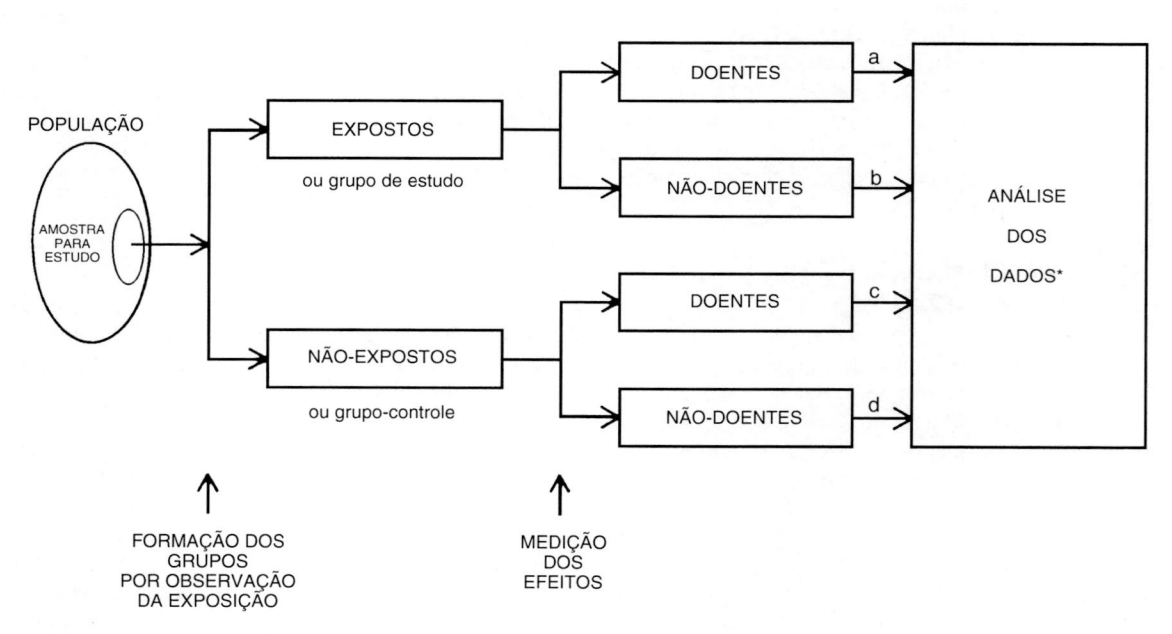

Fig. 13.2 Estrutura de um estudo de coorte (note-se a direção das setas).
a, b, c, d — os quatro possíveis resultados.
* Comparação da incidência dos efeitos: grupo de expostos × grupo de não-expostos.

Quadro 13.2 Estudo de coorte: vantagens e limitações

VANTAGENS

• Não há problemas éticos quanto a decisões de expor as pessoas a fatores de risco ou tratamentos, como acontece nos estudos randomizados.
• A seleção dos controles é relativamente simples.
• A qualidade dos dados sobre exposição e doença pode ser de excelente nível, já que é possível proceder à sua coleta no momento em que os fatos ocorrem.
• Os dados referentes à exposição são conhecidos antes da ocorrência da doença.
• A cronologia dos acontecimentos é facilmente determinada: primeiro, ocorre a exposição e, depois, o desfecho clínico.
• Muitos desfechos clínicos podem ser investigados simultaneamente.
• Os resultados são expressos em coeficientes de incidência, nos expostos e nos não-expostos, a partir dos quais são computadas as demais medidas de risco.

LIMITAÇÕES

• Falta de comparabilidade, em potencial, entre as características do grupo de expostos e de não-expostos; a comparabilidade pode ser buscada através de procedimentos como restrição de categorias (por exemplo, só incluir homens), emparelhamento e ajustamentos na fase de análise de dados.
• Alto custo, especialmente nos estudos prospectivos de longa duração.
• Perdas de seguimento podem ser grandes.
• O número de pessoas a ser acompanhado costuma ser grande, tanto maior quanto menos freqüente é o efeito a ser detectado.
• Método impossível de ser aplicado em estudos etiológicos de doenças raras: um enorme contingente de pessoas teria de ser reunido.
• Em muitas situações, os resultados somente são obtidos após longo prazo de seguimento (exceto para o estudo de coorte histórico).
• Os dados referentes aos desfechos clínicos são determinados após o conhecimento do nível de exposição dos indivíduos: portanto, dados sujeitos a influências subjetivas no momento de aferição, decorrentes deste conhecimento. Avaliações mascaradas (por exemplo, duplo-cegas) que evitariam esta limitação podem ser difíceis de implementar.
• Mudanças de categoria de exposição (por exemplo, indivíduos que mudam de hábitos) podem levar a erros de classificação de indivíduos quanto à exposição.
• Mudanças de critérios diagnósticos com o passar do tempo, especialmente em projetos de longa duração, levam a erros de classificação quanto ao diagnóstico dos desfechos clínicos.
• Dificuldades administrativas são causadas por mudanças de pessoal e de fontes de financiamento, nos projetos de longa duração.
• Interpretação dificultada pela presença de fatores de confundimento.

---

determinada, por exemplo, a incidência de bronquite crônica — ou de outras condições como alterações cardiovasculares e neoplasias do aparelho respiratório.

B. VANTAGENS E LIMITAÇÕES DO ESTUDO DE COORTE

Algumas vantagens e limitações deste tipo de investigação estão sintetizadas no Quadro 13.2. A impossibilidade de usar a alocação aleatória, para formar grupos, traz preocupações quanto à comparabilidade de características dos grupos expostos e não-expostos, o que significa limitações e incertezas a respeito das conclusões do estudo.

Vale ressaltar que a verificação da presença ou ausência de exposição (ou da doença), ou de suas características, neste e em outros tipos de estudo, depende do método diagnóstico e do grau de investigação realizado, para detectá-la. Esta variação na forma de aferição dos eventos pode influenciar os resultados da pesquisa, gerando controvérsias quando se comparam as conclusões encontradas em diferentes investigações. Contudo, este é um aspecto que não é próprio ao estudo de coorte mas de, praticamente, qualquer investigação.

Um ponto que merece ser também considerado, pois importa em vantagens ou limitações, é a modalidade de estudo de coorte, já mencionado no capítulo anterior.

C. MODALIDADES DE ESTUDOS DE COORTE

Os estudos de coorte podem ser classificados em prospectivo e histórico (ou retrospectivo). O interesse em identificá-los reside no diferente potencial para o viés, maior na variedade retrospectiva. O critério para diferenciá-los é a posição do investigador frente aos acontecimentos.

Em síntese, o grupo de participantes de um estudo de coorte pode ser formado no presente e seguido em direção ao futuro (estudo de coorte prospectivo) ou os dados do grupo podem referir-se ao passado (estudo de coorte retrospectivo). Em ambos os casos, determinam-se as taxas de incidência — ou seja, quais os componentes dos grupos, de expostos e não-expostos, desenvolvem a doença. Vejamos alguns detalhes de uma e outra forma de pesquisa.

1. ESTUDO DE COORTE PROSPECTIVO

Trata-se do tipo mais comum de estudo de coorte. O investigador acompanha de corpo presente o desenrolar da investigação. É uma pesquisa que determina, como em todo estudo de coorte, primeiro a causa e depois o efeito; além disto, é em direção ao futuro. O pesquisador toma conhecimento, detecta ou observa a exposição nas pessoas que serão objeto de acompanhamento, antes de ocorridos os desfechos clínicos que importa considerar; a vigilância subseqüente informa sobre a incidência destes efeitos.

Dependendo do tema e dos objetivos, o seguimento das pessoas pode durar dias, semanas, meses, anos ou décadas. Nas afecções de curto período de incubação, como muitas doenças infecciosas, os resultados de um estudo de coorte são conhecidos rapidamente. Nas afecções que apresentam longo período de latência, caso do câncer e das condições degenerativas de natureza cardiovascular ou osteoarticular, o tempo de acompanhamento costuma ser extenso, o que traz dificuldades operacionais consideráveis para a realização de um estudo prospectivo, em termos de custos, perdas de seguimento dos participantes e variações na forma de aferição dos dados.

O seguimento das pessoas pode ser feito ativamente, através de pessoal recrutado pelo próprio projeto, ou de maneira passiva, com o auxílio de registros rotineiros já existentes: as estatísticas vitais e os arquivos hospitalares representam possibilidades para detectar desfechos clínicos.

Para contornar o problema do tempo de acompanhamento, excessivamente longo para a investigação de muitas enfermidades, e manter o princípio de estudo de coorte, existe a alternativa descrita a seguir.

2. ESTUDO DE COORTE HISTÓRICO (OU RETROSPECTIVO)

O investigador, nesta modalidade de investigação, tem conhecimento de que tanto a exposição quanto a doença já ocorreram, e que os dados de interesse para o estudo podem ser recolhidos por pesquisas em arquivos ou por anamnese. De posse dos dados, assim reunidos, o investigador os organiza, mantendo a arquitetura de um estudo de coorte, formando o grupo de expostos e de não-expostos; para cada categoria, calcula a incidência dos efeitos. Trata-se, portanto, de uma investigação sobre o passado, mas conservando-se o princípio dos estudos de coorte, da causa em direção ao efeito.

As pesquisas em prontuários médicos podem ser estruturadas de modo a serem feitas sob a forma de estudo de coorte histórico. Uma outra ilustração é das toxinfecções alimentares, que podem ser investigadas com este tipo de delineamento. Trata-se de uma pesquisa sobre fatos que já ocorreram, mas o caráter explosivo de seu aparecimento e a sua evolução, após curto período de incubação, permitem identificar os indivíduos envolvidos no episódio, coletar os dados pertinentes e organizar as coortes de expostos e não-expostos, até com certa facilidade. A comparação da incidência de toxinfecção alimentar, nos expostos e nos não-expostos, a cada alimento servido no episódio, informará qual deles é o principal suspeito de estar envolvido na etiologia do surto.

Há, porém, muitas dificuldades em um estudo de coorte histórico, especialmente sobre doenças de longo período de incubação. São questões relacionadas à composição das coortes e à qualidade dos dados. Para a sua realização, são necessários arquivos mantidos em boas condições de utilização, o que nem sempre é encontrado na prática, na qual o investigador defronta-se com o problema da questionável reprodutibilidade de muitos dados de anamnese e na reduzida padronização das anotações de arquivos.

A maior vantagem da coorte histórica é a de poder ser realizada em tempo reduzido, visto não exigir o seguimento, pelo próprio investigador, dos indivíduos estudados, pois os dados sobre exposição e doença podem ser buscados de outras maneiras — nos arquivos a eles referentes ou por anamnese.

D. COMPARAÇÃO: ENSAIO CLÍNICO RANDOMIZADO × ESTUDO DE COORTE

Conforme foi mostrado, a estrutura destes dois tipos de estudo é muito semelhante. Ambos visam à comparação de pelo menos dois grupos, tratados genericamente como "expostos" e "não-expostos" — ou "estudo" e "controle". O que os diferencia é a forma como os indivíduos participantes da investigação foram "expostos" — ou seja, se a exposição foi feita ou não de maneira aleatória (Fig. 13.3).

1. FORMAÇÃO DOS GRUPOS DE ESTUDO E CONTROLE

A alocação ao acaso dos participantes para compor os grupos — por exemplo, por meio de tabelas de números aleatórios — é a característica básica do ensaio randomizado.

Nos estudos de coorte, ao contrário, os grupos de expostos e de não-expostos são formados de outras maneiras, sem o uso de alocação aleatória — por exemplo, por decisões próprias dos interessados ou por contingências do momento. Esta diferença na formação dos grupos de estudo e controle tem importantes conotações, como é realçado no texto a seguir.

• **Estudo Clínico Randomizado**

A estrutura de um estudo experimental aleatório é relativamente simples: isola-se uma situação para estudo e convidam-se os indivíduos que tenham determinadas características para participar na investigação. Com a técnica da randomização, formam-se grupos semelhantes, em um dos quais faz-se variar apenas uma destas condições — que é a exposição sob investigação — e selecionam-se indicadores para medir os resultados, tomando-se o cuidado de imprimir uniformidade às condições de observação e mensuração. Trata-se, portanto, de uma investigação com as características de estudo de coorte prospectivo, com a vantagem de o investigador assumir completo controle da alocação da exposição. Se a pesquisa é realizada com número suficiente de pessoas, se a randomização é feita adequadamente, se os tratamentos são corretamente aplicados e se os grupos são acompanhados e os dados coletados de maneira semelhante, em tratados e controles, ao final, a diferença nos resultados entre os grupos, se estatisticamente significativa, é imputada ao tratamento em teste.

• **Estudo de Coorte**

O estudo de coorte é também uma investigação que segue o curso natural dos acontecimentos: da causa em direção ao efeito. Neste particular, não difere das investigações experimentais. A forma de análise de dados é muito semelhante, nos dois métodos: procura-se comparar a incidência de agravos à saúde em, pelo menos, dois grupos — nos expostos x nos não-expostos. Mas a denominação "estudo de coorte" é reservada, tradicionalmente, em epidemiologia, para a pesquisa, na qual os grupos são formados sem o uso de randomização: por exemplo, alguns indivíduos são obesos e outros não, situação esta que ocorre na vida real e pode ser utilizada para verificar o efeito da obesidade sobre a saúde.

O termo "estudo de coorte" também é usado na avaliação de intervenções na qual a randomização não foi empregada: por

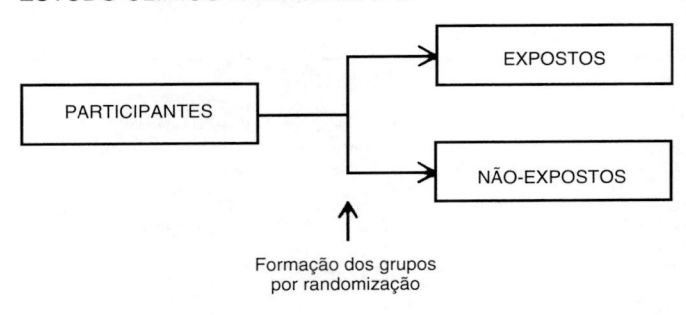

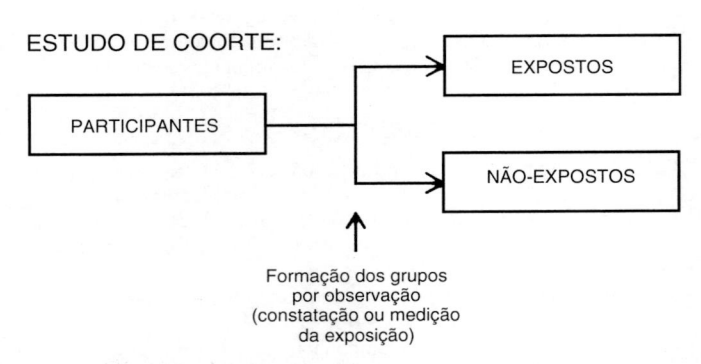

Fig. 13.3 Comparação entre o estudo clínico randomizado e o estudo de coorte.

exemplo, alguns recebem um medicamento porque clinicamente são considerados em estado mais grave enquanto os demais, em situação clínica menos severa ou que recusam o produto, constituem o grupo-testemunha. Em tais casos, o investigador não tem controle sobre a exposição, da maneira como ela é aplicada nos ensaios randomizados. E esta é uma importante diferença metodológica. Em um estudo de coorte, sobre a etiologia de uma doença, o investigador apenas identifica, observa, mede ou regista a exposição a que as pessoas estão ou estiveram sujeitas. Isto representa a grande limitação dos estudos de coorte, comparados ao experimental randomizado, pois os grupos de expostos e não-expostos são diferentes em termos de exposição, o que é essencial no processo de investigação, mas podem também apresentar outras características que os diferenciem, o que é indesejável em termos metodológicos. Logo, as diferenças encontradas, ao final de um estudo de coorte, não podem ser simplesmente imputadas como efeito da exposição em teste: outras eventuais diferenças existentes entre os grupos também podem estar gerando efeitos que estarão misturados aos devidos à exposição.

2. EFEITO DA EXPOSIÇÃO PRINCIPAL E DAS VARIÁVEIS EXTRÍNSECAS

O grande problema, nas investigações aqui abordadas, consiste em separar os efeitos da exposição principal, daqueles produzidos pelos demais fatores que diferenciam os grupos — chamados genericamente de "variáveis extrínsecas". Elas são suspeitas de influenciarem os resultados; se isto ocorre, são ditas variáveis "confundidoras" ou de "confundimento", e são as candidatas a serem neutralizadas no planejamento ou na análise dos dados.

A dificuldade em separar os efeitos das variáveis — ou seja, da exposição principal e das variáveis extrínsecas — é comum a todos os métodos; contudo, ela é contornada, com mais propriedade, nos estudos experimentais em que se usa a técnica de randomização; ficam em posição intermediária os estudos de coorte e de caso-controle, aparecendo a modalidade transversal, como a que tem maiores limitações quanto a este aspecto.

III. ESTUDO DE CASO-CONTROLE

Este tipo de investigação, ao contrário dos dois anteriores, parte do efeito para elucidar as causas.[6-11] Trata-se de uma pesquisa em que pessoas escolhidas porque têm uma doença (os casos) e pessoas comparáveis que não possuem esta doença (os controles) são investigadas para saber se foram expostas a fatores de risco, de modo a determinar se tais fatores de risco são causas contribuintes da doença.[7]

Sendo uma pesquisa de natureza retrospectiva, na qual o ponto de partida é o doente, o seu objetivo, embora seja o mesmo do estudo de coorte — de esclarecer a relação exposição-doença — é alcançado de maneira diferente e oposta: a partir do doente, olha-se para trás em busca de exposições para explicar a doença. A questão científica a ser esclarecida em um estudo de caso-controle é a seguinte: Quais são as causas da doença?

A. DELINEAMENTO DE UM ESTUDO DE CASO-CONTROLE

Em linhas gerais, o delineamento da investigação pode ser esquematizado em etapas (Fig. 13.4). Observe-se que, ao contrário dos anteriores, este delineamento exige a escolha inicial de casos e controles, para que se possa coletar os dados para a pesquisa.

1. SELEÇÃO DA POPULAÇÃO

Uma população é escolhida para estudo, em função de apresentar características que possibilitem a investigação exposição-doença.

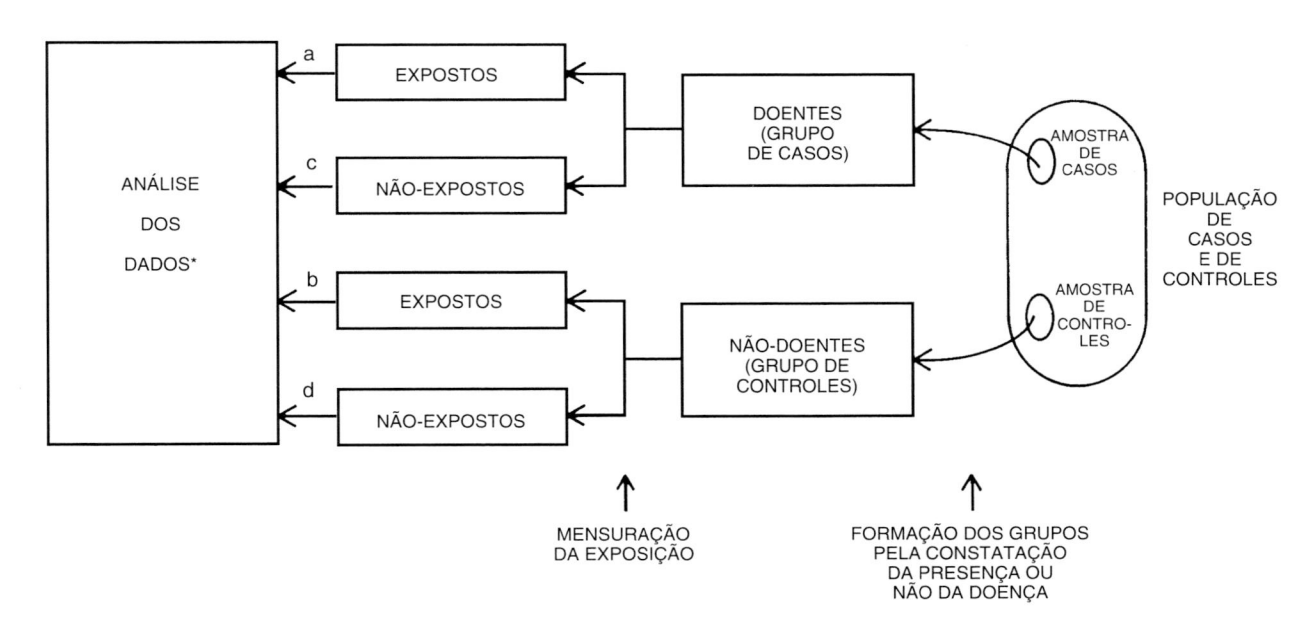

Fig. 13.4 Estrutura de um estudo de caso-controle (note-se o caráter retrospectivo da investigação). a, b, c, d — os quatro possíveis resultados.
* Comparação da freqüência da exposição: grupo de casos vezes grupo de controles (mais precisamente, pelo cálculo do *odds ratio*).

2. ESCOLHA DE CASOS E CONTROLES

Especificam-se, previamente e com objetividade, os critérios de inclusão e exclusão para definir o que seja um caso da doença. Em condições ideais, são incluídos na pesquisa todos os casos novos da população selecionada, que preencham os critérios especificados, ou uma amostra aleatória destes casos. Portanto, prefere-se a incidência à prevalência.

A cada caso, individualmente, ou ao grupo de casos, em conjunto, são escolhidos controles adequados. O princípio básico, nesta escolha, é o da máxima semelhança entre casos e controles — salvo no que concerne à doença, em foco, pois a característica principal dos controles é a de não serem portadores da doença, em estudo, que afeta somente os casos. Os controles devem ter tido a mesma probabilidade de ser expostos ao fator de risco em investigação que os casos; por isto evita-se, por exemplo, escolher casos em uma região e controles em uma outra. Um requisito adicional é não colocar, para compor o grupo-controle, portadores de uma doença que esteja associada, positiva ou negativamente, ao fator de risco em investigação.

• Exemplo: controles para estudo sobre fatores de risco de câncer de laringe

Se os casos são os pacientes com câncer de laringe, os controles são examinados para excluir o diagnóstico da neoplasia. Os controles podem ser pessoas sadias ou mesmo portadoras de outras doenças, desde que não etiologicamente ligadas à exposição que está sendo investigada. Logo, não pode haver portadores de câncer de pulmão entre os controles, se a exposição pesquisada for o fumo.

3. VERIFICAÇÃO DO NÍVEL DE EXPOSIÇÃO DE CADA PARTICIPANTE

Caso a pessoa seja classificada como caso ou controle, verifica-se o nível de exposição a que esteve submetida. Por exemplo, determina-se, no passado de casos de neoplasias e de seus controles, se é ou foi fumante. A entrevista é um meio muito usado para a obtenção de dados sobre a exposição prévia das pessoas ao fator de risco, mas recorre-se também a outras formas para coleta das informações necessárias, tais como pesquisas em prontuários, atestados e resultados de exames laboratoriais. Por exemplo, na presença de soros reativos ao *Toxoplasma gondii*, tem-se evidência de que as pessoas foram infectadas, no passado, por este protozoário.

A comparabilidade na obtenção dos dados sobre a exposição, em casos e controles, é essencial. Neste processo de coleta de informações, deve-se evitar introduzir um viés de aferição — isto é, um erro que seja mais pronunciado em um dos grupos.

• Exemplo: viés de aferição em estudos de caso-controle

Os casos lembrarem-se, com mais propriedade, de certas exposições, por estarem "ruminando" as causas prováveis de sua doença, do que os controles, já que estes não têm motivo para tal preocupação. Ou então, o encarregado da coleta de dados interrogar e examinar, mais intensamente, os casos do que os controles, com a idéia preconcebida da relação entre exposição e doença.

Para evitar formas defeituosas de aferição, monta-se um sistema adequado de informações, para a investigação, de modo a obter dados confiáveis, em casos e controles. Registre-se que diferenças artificiais são introduzidas apenas se houver este viés, pois a simples falta de informação ou a presença de dados inadequados, em uma certa proporção, mas que estejam igualmente distribuídas, entre casos e controles, não impedem que as verdadeiras associações sejam detectadas. O viés só acontece quando há diferenças na aferição da exposição, mais pronunciada em um dos dois grupos. O efeito deste viés pode ser tanto o de atenuar verdadeiras diferenças como o de introduzir diferenças artificiais, entre casos e controles.

Um outro ponto a considerar, concernente à verificação do nível de exposição, é a validade dos métodos de obter a informação. São questões de sensibilidade e especificidade que serão tratadas, em detalhe, no Cap. 17. Em geral, se o método de detecção tem baixa validade, haverá substanciais erros de classificação; ou seja, um certo número de expostos será considerado como não-expostos, e vice-versa. Quando tais erros são de grande magnitude, as verdadeiras associações entre eventos estarão obscurecidas, ou por não serem detectadas ou, se detectadas, elas o serão em intensidade menor da que a verdadeiramente existente. Como já realçado, se os erros são de pequena amplitude e afetam igualmente casos e controles, os resultados do estudo tendem a não ser viciados e as verdadeiras associações, detectadas.

A análise estatística é conduzida para informar a freqüência da exposição no grupo de casos e no de controles. Quando for usado o pareamento de casos e controles, a análise realiza-se sem desfazer este pareamento (ver Cap.20, Quadro 20.10).

B. VANTAGENS E LIMITAÇÕES DO ESTUDO DE CASO-CONTROLE

O estudo de caso-controle é de realização rápida e menor custo, comparado ao estudo de coorte. Ele apresenta algumas dificuldades metodológicas, em especial, a de lidar com os fatos que tiveram início no passado. Suas principais vantagens e limitações estão listadas no Quadro 13.3, sendo quatro os aspectos cruciais em estudos deste tipo.

• a reunião dos casos, a partir de definição precisa do que seja um caso, de modo a formar um grupo homogêneo e representativo de doentes;
• a escolha adequada dos controles;
• a coleta padronizada de dados sobre a exposição em casos e controles;
• a anulação do efeito de variáveis de confundimento.

Nem sempre estes problemas são possíveis de serem resolvidos, de maneira ideal, em muitas pesquisas, o que traz dificuldades de interpretação dos seus resultados. Contudo, como o doente é o ponto de partida das observações, indica-se particularmente este tipo de investigação para ser realizado por médicos e outros profissionais que trabalham em hospitais e centros de saúde, pois é uma extensão do trabalho clínico do dia-a-dia: em relação aos pacientes detectados, que formam o grupo de casos, exige o trabalho adicional da escolha de um grupo-controle para confrontação de resultados.

C. COMPARAÇÃO: ESTUDO DE COORTE × ESTUDO DE CASO-CONTROLE

A estrutura de um estudo de coorte, enfatize-se, é justamente a inversa daquela de um estudo de caso-controle. A Fig. 13.5 realça esta característica diferencial. As próprias questões científicas que os dois métodos procuram esclarecer são diferentes e opostas:

Quadro 13.3 Estudo caso-controle: vantagens e limitações

VANTAGENS

- Os resultados são obtidos rapidamente.
- Baixo custo.
- Muitos fatores de risco podem ser investigados simultaneamente.
- O número de participantes, nos grupos, pode ser pequeno, mesmo quando se trabalha com mais de um controle por caso.
- Não há necessidade de acompanhamento dos participantes.
- O método é prático para a investigação da etiologia de doenças raras.

LIMITAÇÕES

- Na maioria das situações, somente os casos novos devem ser incluídos na investigação, para evitar o viés da prevalência; tal procedimento dificulta alcançar o tamanho de amostra desejado.
- A seleção do grupo-controle é uma grande (ou a maior) dificuldade.
- Falta de comparabilidade entre as características de casos e controles; é possível restringir uma potencial discrepância através de procedimentos como restrição de categorias e emparelhamento, ou ajustamentos na fase de análise de dados.
- Os dados de exposição no passado podem ser inadequados: incompletos nos prontuários ou falhos quando baseados na memória das pessoas. Por exemplo, o consumo de um medicamento feito há cerca de uma década.
- Os dados de exposição podem ser viciados: os casos, em especial quando a doença é grave, têm melhor noção de suas possíveis causas, do que os controles, supervalorizando as experiências que tiveram, o que não acontece com os controles — é o viés de "ruminação".
- Se a exposição é rara, nos casos, pode ser difícil realizar o estudo ou interpretar os resultados.
- O cálculo das taxas de incidência da doença não pode ser feito diretamente (o investigador é que determina o número de casos a estudar); há modos de estimar riscos, de maneira indireta, como explicado em outro local (Cap. 18).
- Interpretação dificultada pela presença de fatores de confundimento.

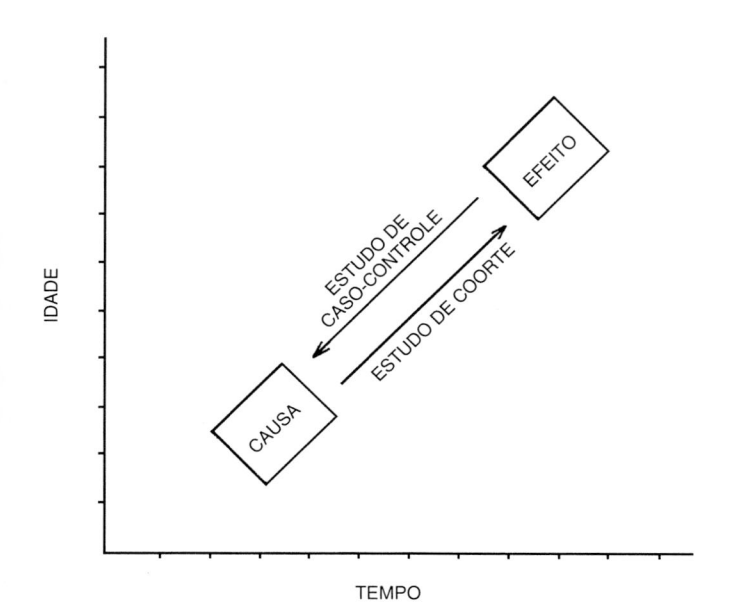

Fig. 13.5 Comparação entre o estudo de coorte e o estudo de caso-controle.

"quais são os efeitos da exposição", no estudo de coorte, e "quais são as causas da doença", no de caso-controle.

1. FORMAÇÃO DOS GRUPOS DE ESTUDO E CONTROLE

Ambos os métodos visam a permitir comparações internas entre os grupos de estudo e controle, formados durante a investigação, mas com a diferença fundamental derivada da maneira como os grupos são constituídos.

- se o critério para a constituição dos grupos for o "grau de exposição" a um fator de risco (hábito de fumar, no exemplo), estamos diante de um estudo de coorte, cujo objetivo é determinar a freqüência de doenças em expostos e não-expostos.
- se o critério de formação dos grupos é o "efeito" (pacientes com o diagnóstico de câncer de laringe, na ilustração), e remonta-se o passado das pessoas, na busca de fatores de risco, como o fumo, para serem incriminados no complexo causal, trata-se de um estudo de caso-controle; seu objetivo é determinar a exposição prévia ao fator de risco, em pacientes e controles.

2. QUAL O MELHOR TIPO DE ESTUDO: DE COORTE OU DE CASO-CONTROLE?

Em princípio, o estudo de coorte é colocado em posição hierárquica superior. As evidências obtidas com o emprego de semelhante metodologia costumam ser aceitas com mais facilidade, pela comunidade científica, em confronto com as de um caso-controle, pois o método oferece maiores possibilidades de controlar vieses que podem diminuir a credibilidade das conclusões. O acompanhamento das pessoas, que acontece no estudo de coorte prospectivo, oferece a oportunidade de uniformizar a coleta de dados e resolver os problemas, à medida que apareçam.

Os estudos de caso-controle, ao contrário, geram suspeitas, especialmente, quanto ao acerto na escolha do grupo-controle, que seja mais adequado para a investigação, e por lidarem com dados retrospectivos. No entanto, ambos os métodos podem ser igualmente potentes para alcançar os objetivos e, se aplicados corretamente, podem induzir a conclusões idênticas. Vantagens apreciáveis dos estudos de caso-controle são o tamanho da amostra, em geral, menor, e os resultados poderem ser obtidos mais rapidamente, o que significa economia de recursos.

As circunstâncias encontradas no momento de realização da investigação é que ditarão qual dos dois é o mais indicado. Há situações em que estudos de coorte e de caso-controle podem ser utilizados, com o mesmo dispêndio de esforços, como há outras situações em que um deles será de mais fácil ou mais difícil realização.

O estudo de coorte de longa duração necessita de toda uma estrutura e continuidade de objetivos, não encontradas em muitos locais. Também, é praticamente impossível realizar um estudo de coorte para investigar incidência de doenças raras, em face do enorme contingente de pessoas que têm de ser seguidas dando em resultado apenas um pequeno número de casos.

No estudo de caso-controle, a existência de registros adequados ou a possibilidade de diagnosticar corretamente casos e controles, de reunir uma amostra de tamanho adequado, convenientemente selecionada, e de retraçar fielmente o passado das pessoas, será fundamental para a sua realização e para o seu sucesso. Mas a escolha de um ou de outro tipo de investigação depende de muitos fatores, específicos para cada situação, da existência do dado e da possibilidade de coletá-lo, assim como da experiência própria do investigador ou da assessoria de que possa dispor.

IV. ESTUDO TRANSVERSAL

Este tipo de investigação, também designado como seccional, corte, corte-transversal, vertical, pontual ou prevalência, representa a forma mais simples de pesquisa populacional, comparada às três outras modalidades de investigação descritas nas seções precedentes.

O estudo transversal é uma pesquisa em que a relação exposição-doença é examinada, em uma dada população, em um particular momento.[12-16] Ele fornece um retrato de como as variáveis estão relacionadas, naquele momento.

A população para exame, em um estudo transversal, não é reunida, nem na época da exposição ao risco, o que caracterizaria o estudo de coorte, nem na época do diagnóstico da doença, o que indicaria um estudo de caso-controle. Os participantes de um estudo transversal são reunidos em um momento definido pelo investigador — em geral, refere-se à data da coleta dos dados. Desta forma, é um bom método para detectar freqüências, da doença e de fatores de risco, assim como identificar os grupos, na população, que estão mais afetados ou menos afetados.

A. DELINEAMENTO DE UM ESTUDO TRANSVERSAL

Em linhas gerais, o delineamento da investigação pode ser esquematizado em etapas (Fig. 13.6).

1. SELEÇÃO DA POPULAÇÃO

Uma população, ou uma amostra representativa dela, é selecionada para estudo, em função de apresentar características que possibilitem a investigação exposição-doença.

2. VERIFICAÇÃO SIMULTÂNEA DA EXPOSIÇÃO E DA DOENÇA

De cada membro que participa no estudo, coletam-se os dados pertinentes. Somente na análise dos dados formam-se os grupos, pois é nesta fase que são conhecidos os indivíduos expostos e não-expostos que estão sadios ou doentes.

Eis as questões científicas básicas a que um estudo transversal pode responder: 1. Quais são as freqüências do fator de risco e da doença? 2. A exposição ao fator de risco e a doença estão associadas?

Uma investigação transversal gera informações sobre a prevalência da exposição, da doença e de outras características da população. Os resultados informam, portanto, sobre a situação existente em um particular momento, o que é muito útil em planejamento de saúde. No entanto, este quadro da situação traz problemas para a interpretação da relação causal entre os eventos.

B. VANTAGENS E LIMITAÇÕES DO ESTUDO TRANSVERSAL

As principais vantagens e limitações de uma investigação transversal estão listadas no Quadro 13.4. Duas limitações, o viés da prevalência e a dificuldade em esclarecer a seqüência causal, são comentadas a seguir.

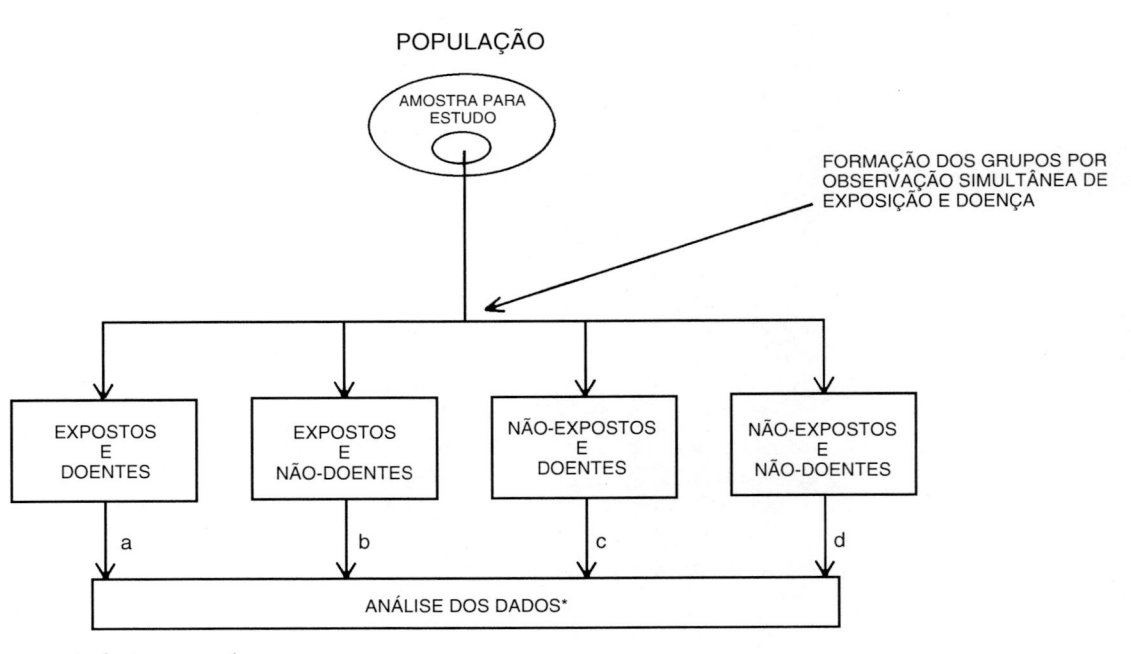

Fig. 13.6 Estrutura de um estudo transversal.
a, b, c, d — os quatro possíveis resultados.
* Duas possibilidades de comparação:
1. Freqüência da doença em expostos e não-expostos (como nas Figs. 13.1 e 13.2).
2. Freqüência da exposição em doentes e não-doentes (como na Fig. 13.4).

Quadro 13.4 Estudo transversal: vantagens e limitações

VANTAGENS

- Simplicidade e baixo custo.
- Rapidez — os dados sobre exposições, doenças e características das pessoas e do ambiente referem-se a um único momento e podem ser coletados em curto intervalo de tempo.
- Objetividade na coleta dos dados — principalmente no estudo transversal clássico, no qual os dados se referem ao momento do contacto examinador-examinado.
- Não há necessidade de seguimento das pessoas.
- Facilidade para obter amostra representativa da população.
- Boa opção para descrever as características dos eventos na população, para identificar casos na comunidade e para detectar grupos de alto risco, aos quais pode ser oferecida atenção especial.
- Único tipo de estudo possível de realizar, em numerosas ocasiões, para obter informação relevante, em limitação de tempo e de recursos.

LIMITAÇÕES

- Condições de baixa prevalência exigem amostra de grande tamanho, o que significa dificuldades operacionais; pode-se usar a alternativa do inquérito em duas etapas, o que reduz os custos.*
- Possibilidade de erros de classificação; os casos podem não ser mais casos no momento da coleta de dados; o mesmo com referência à exposição (ver adiante).
- Os pacientes curados ou falecidos não aparecem na casuística de casos, o que mostra um quadro deturpado da doença: é o viés da prevalência.
- Dados de exposição atual podem não representar a exposição passada: por exemplo, o obeso em dieta que apresenta baixo nível de colesterol sérico.
- A exposição ocorrida no passado é o dado de maior importância para estabelecer relação causal com determinado efeito; por isto, em muitos estudos transversais, busca-se também conhecer o passado das pessoas; aplicam-se aqui as restrições já apontadas para a qualidade de dados retrospectivos.
- A relação cronológica entre os eventos pode não ser facilmente detectável; exceto para as características e exposições estáveis, como grupo sanguíneo e sexo.
- A associação entre exposição e doença, se detectada, refere-se à época de realização do estudo e pode não ser a mesma da época de aparecimento da doença. Assim sendo, muitas vezes as inferências sobre relação causa-efeito são prejudicadas, ou impossíveis de serem feitas, embora os dados descritivos sobre elas sejam muito úteis para formulação de hipóteses.
- Não determina risco absoluto (ou seja, a incidência); é possível a estimativa indireta, tendo em conta a relação entre prevalência, incidência e duração da doença.* É também possível o cálculo da associação entre exposição e doença, como ela existe, na população, em um particular momento (não é exatamente equivalente ao que é feito em estudos de coorte e de caso-controle).
- Interpretação dificultada pela presença de fatores de confundimento.

*Ver Cap. 5 para detalhes.

• Viés da Prevalência

Os estudos transversais informam os casos existentes na população, o que pode fornecer uma imagem distorcida da doença. Os agravos à saúde, de curta duração, têm menos chances de aparecerem nos resultados. As doenças agudas, as de remissão periódica e as com característica de sazonalidade variam de freqüência, em função da época de realização da coleta de dados. Ocorre representação excessiva de pacientes com evolução de longa duração, e não são alcançados os falecidos após rápido curso da afecção e os de cura rápida. Em consequência, os pacientes identificados, em estudos de prevalência, são os sobreviventes — ou seja, selecionados de uma maneira não-aleatória, caracterizando o viés de amostragem, que, por suas características, é aqui denominado viés da prevalência ou viés da prevalência-incidência.

O quadro da doença, mostrado pela investigação, terá características de maior ou de menor severidade, dependendo da relativa composição destas proporções — e tais proporções não podem ser detectadas por investigações transversais. O que se pode adiantar, apenas, é que a não-inclusão dos óbitos mostra um quadro menos sombrio da doença enquanto a não-inclusão das curas conduz para o lado oposto.

• Esclarecimento da Ordem Cronológica dos Eventos

Como a maioria dos eventos que o investigador tem interesse em pesquisar envolve mudanças com o passar do tempo, o método tem limitações para esclarecer a relação temporal dos acontecimentos.

O estudo transversal indica se existe associação entre exposição e doença, na população investigada, em um determinado momento; ou seja, se naquele momento específico, no grupo de pessoas expostas ao fator de risco é também encontrado maior número de doentes — ou vice-versa. Em outros momentos, pode ser que a associação entre os eventos seja diferente. Assim sendo, tais resultados devem ser interpretados com a devida cautela.

Em um estudo transversal típico, em que os dados referentes ao fator de risco e ao agravo à saúde sejam objetivamente detectados, no momento da entrevista ou do exame, as inferências causais podem não apresentar dificuldades, pois seguem uma lógica, por vezes, irretorquível. As características determinadas geneticamente, como sexo e grupo sanguíneo, estão nesta categoria. Outras vezes, porém, refazer a ordem cronológica dos acontecimentos, para raciocinar em termos de seqüência temporal, não é uma tarefa simples.[17] Um exemplo pode aclarar este ponto.

• Exemplo: associação entre migração e doença mental

Seja o caso de investigação, já mencionada, sobre a associação entre migração e doença mental, em habitantes de uma grande cidade. Habitualmente, em um estudo transversal, seleciona-se uma amostra, e de cada indivíduo que dela faz parte são recolhidos, por entrevista ou exame, os dados pertinentes. A duração do trabalho de campo é curta, restringindo-se ao tempo necessário para a coleta de dados e para completar o diagnóstico. O problema reside em esclarecer detalhes do complexo causal, ou seja, refazer a ordem cronológica dos acontecimentos, para raciocinar em termos de seqüência causal. A migração pode ter tido papel importante na etiologia da doença mental ou, ao contrário, a doença mental pode ter sido o fator que motivou a migração. Como decidir a questão?

• Alternativas Metodológicas

Em face da dificuldade em inferir relação causal a partir de estudos transversais, os investigadores, por vezes, têm de usar outros tipos de delineamentos — os apresentados anteriormente no capítulo — ou empregar artifícios que aproximem os estudos transversais dos longitudinais. Para isto, várias alternativas são utilizadas, entre as quais:

1. UTILIZAÇÃO DE DADOS RETROSPECTIVOS

A inclusão de questões sobre o passado faz o estudo transversal assemelhar-se ao estudo do tipo caso-controle, neste aspecto. No exemplo da migração, esta é uma opção para aferir a época da migração e do início da doença mental, no intuito de refazer a seqüência lógica. O problema a ser defrontado, em situações como esta, é o já mencionado viés da prevalência, e o nível de confiabilidade das respostas sobre estes temas nem sempre é satisfatório.

2. REPETIÇÃO DE ESTUDOS TRANSVERSAIS

É uma alternativa muito usada para detectar mudanças com o passar do tempo. Trata-se de opção que permite monitorizar os aumentos (e diminuições) relativos de prevalência, e não mudanças intra-individuais. Por exemplo, estudos de prevalência seriados para verificar a cobertura vacinal da população, em diversos momentos, e assim inferir o impacto dos programas de vacinação. A verificação de como a prevalência varia entre épocas (ou entre regiões ou segmentos populacionais) sugere pistas ou evidências para inferências causais. A interpretação é dificultada pela presença de confundimento. Uma vantagem dos estudos transversais, sejam seriados ou não, é a maior facilidade de garantir representatividade, comparativamente mais difícil de ser obtida em estudos de coorte e de caso-controle.[18]

3. ANÁLISE DE COORTES DE NASCIMENTO

A comparação de coortes por data de nascimento é uma opção empregada quando se dispõe de estatísticas, por faixa etária, de duas ou mais épocas (ver efeito de coorte no Cap. 11).

C. COMPARAÇÃO: ESTUDO DE CASO-CONTROLE × ESTUDO TRANSVERSAL

A diferença básica entre um estudo de caso-controle e um transversal reside na forma de incluir os indivíduos na investigação.

O estudo de caso-controle exige a escolha de dois grupos: os pacientes e os controles. O critério de seleção das pessoas para participarem na investigação é a presença da doença em foco (o que caracteriza o caso) ou a sua ausência (o controle). À medida que um caso ou controle é incluído no estudo, colhem-se os dados pertinentes — em especial, sobre exposições passadas que possam explicar a ocorrência da doença. Embora seja um estudo retrospectivo em relação à coleta de dados sobre exposição, a escolha dos pacientes é feita, preferencialmente, em termos de incidência, pois é conveniente incluir somente casos novos. Este procedimento permite o estudo de pacientes que, em avaliações de prevalência, não seriam detectados. A obtenção do tamanho de amostra desejado pode ser demorada: às vezes são meses ou mesmo anos para a realização de um estudo deste tipo, dependendo do ritmo em que os casos novos sejam encontrados e incluídos na casuística.

Em um estudo transversal, faz-se a seleção de um único grupo de pessoas. O critério para a reunião destas pessoas não é a doença nem a exposição, como nos estudos de caso-controle e de coorte, respectivamente, mas a época definida pelo investigador para realizar a pesquisa. No início da investigação, não se sabe quem é exposto ou doente, e somente os resultados finais da coleta de dados informam sobre estes dois aspectos. Os casos detectados em um estudo transversal indicam prevalência, com as limitações próprias a ela imputadas e já mencionadas, no capítulo.

V. ESTUDO ECOLÓGICO

Trata-se de uma pesquisa realizada com estatísticas: por exemplo, uma investigação internacional sobre consumo de álcool e incidência de câncer de estômago feita pela comparação de informações existentes em anuários estatísticos sobre estes temas. Ao contrário dos demais tipos de delineamento vistos até agora no capítulo, a unidade de análise não é constituída de indivíduos, mas de grupos de indivíduos. Daí, a sua sinonímia: estudo de grupos, de agregados, de conglomerados, estatísticos ou comunitários.

Foi já assinalado que uma das características do estudo com estatísticas é de que "não" se sabe se um particular indivíduo, da população investigada, é exposto ou doente; apenas as informações globais estão disponíveis — por exemplo, a proporção de expostos e de doentes naquela população.

A. DELINEAMENTO, VANTAGENS E LIMITAÇÕES DE UM ESTUDO ECOLÓGICO

Entre as vantagens de um estudo ecológico, estão a facilidade de execução e o seu baixo custo (Quadro 13.5). Não há, neste tipo de investigação, a penosa fase de coleta de dados, caso a caso, necessária em estudos individuais. Usam-se estatísticas já prontas. No entanto, um requisito essencial para a utilização correta de estatísticas é o conhecimento suficiente de como foram geradas, especialmente de aspectos administrativos, das definições empregadas, das limitações da base de dados que lhes deu origem — em termos de abrangência e qualidade dos diagnósticos — e de possíveis diferenças de critérios, quando se fazem com-

Quadro 13.5 Estudo ecológico: vantagens e limitações

VANTAGENS

- Simplicidade e baixo custo.
- Rapidez — os dados estão usualmente disponíveis, sob a forma de estatísticas, para serem utilizados.
- As conclusões são generalizáveis com mais facilidade do que em estudo em base individual.

LIMITAÇÕES

- Não há acesso a dados individuais, só a informações estatísticas: por exemplo, não se sabe se quem é exposto também é doente; logo, possibilidade de falácia ecológica: interpretação enganosa por atribuir a um indivíduo o que se observou em estudos estatísticos.
- Dificuldade em usar técnicas mascaradas (duplo-cego, por exemplo) de aferição das informações, o que aumenta o risco de viés.
- Dados de diferentes fontes, o que pode significar qualidade variável da informação.
- Dificuldade em proceder à análise estatística por causa de a unidade de observação ser um grupo de pessoas.
- Possibilidade de efetuar muitas comparações, o que facilita encontrar correlações significativas apenas por acaso.
- As correlações são, em geral, mais altas do que em estudos individuais.
- Dificuldade em controlar os fatores de confundimento.

parações geográficas e temporais. Por isto, parte importante do ensino da epidemiologia envolve um estudo aprofundado das fontes de dados — tema tratado nos Caps. 4 a 8.

Além de facilidade de execução e custo reduzido, outras razões que justificam a realização de estudos ecológicos são as seguintes:[19-20]

• a impossibilidade de obtenção de dados em nível individual — estes, embora possam ser melhores em qualidade e em termos de possibilidade de inferências, não estão disponíveis ou podem ser dificilmente coletados, como acontece nos estudos internacionais de dieta;
• a possibilidade de investigação de muitas variáveis independentes, já que estão disponíveis em diferentes fontes (renda, escolaridade, estrutura demográfica e consumo de bebidas alcoólicas estão neste caso);
• a precisão de dados em nível ecológico é julgada maior do que em nível individual (por exemplo, informação sobre produção);
• os dados para o grupo são os de maior interesse (por exemplo, porcentagem de fumantes e taxas de mortalidade).

• **Variável de Confundimento**

Uma importante limitação dos estudos ecológicos é a dificuldade de lidar com variáveis extrínsecas, que funcionam como fatores de confundimento, pois são geralmente difíceis de medir ou de controlar. Esta limitação é que clama pela realização de estudos em base individual (do tipo clínico randomizado, coorte etc) que têm maior potencial de evitar ou contornar o problema.

• **Falácia Ecológica**

Nem sempre o que se aplica ao todo é aplicável a cada parte deste todo. Este princípio, que pode ser comprovado em numerosas situações da vida real, deve ser também considerado na interpretação de resultados de pesquisas. Denomina-se falácia ecológica, ou viés ecológico, atribuir-se a um indivíduo o que se observou a partir de estatísticas. Comete-se este erro ao inferir-se uma relação causal em nível de indivíduos, baseando-se em associações encontradas em comparações de populações.[19-21] A observação da associação de eventos em nível de população, mesmo consistentemente constatada, não significa, necessariamente, haver a mesma associação em nível de indivíduo.

B. MODALIDADES DE CORRELAÇÃO ECOLÓGICA

As comparações geográficas e de séries cronológicas são os dois tipos principais de estudo de correlação ecológica, pela própria facilidade de obter as informações necessárias.

1. COMPARAÇÕES GEOGRÁFICAS

As comparações geográficas são muito utilizadas, com diversos propósitos, ilustrados no Cap. 10. Um dos empregos, deste tipo de comparação, é no processo de identificar associações, como na pesquisa pioneira de Durkheim, sobre religião e suicídio, mencionada naquele capítulo, e nesta outra, relatada a seguir.

• **Exemplo**: incidência de luz solar e de câncer de mama

Comparações regionais, na antiga União Soviética, mostraram correlação negativa entre incidência de luz solar e de câncer do seio: em locais de baixa luminosidade solar, foi encontrada alta incidência deste tipo de neoplasia, e vice-versa.[22] Em muitos países, semelhante associação também foi detectada. A evidência sugere, segundo os autores, que a vitamina D possa ter papel de relevo na redução do risco de câncer de mama, e estudos adicionais devem ser feitos para esclarecer a matéria. No entanto, há outras explicações, igualmente plausíveis, para os achados e que confundem a interpretação, entre as quais, as variações de nível socioeconômico, entre as regiões investigadas, assim como de religião e de etnias, que estão associadas a diferentes padrões de comportamento reprodutivo, dietético e de outra natureza.

Os resultados de comparações geográficas, para adquirirem credibilidade, devem ser consistentemente observados e confirmados por outras investigações, particularmente naquelas em que a unidade de observação é o indivíduo. As pesquisas ecológicas são, portanto, provocativas de novas investigações. É comum que a relação antes observada em estudos de grupos não seja confirmada, posteriormente, em estudos de indivíduos.

• **Exemplo**: tipo de solo e câncer de estômago

As estatísticas internacionais indicam que o Chile tem uma das mais altas taxas de mortalidade por este tipo de neoplasia.[23] O país caracteriza-se por conter altos níveis de nitrato em seu solo, situação rara no mundo, neste particular. Estabeleceu-se a suspeita de ser o nitrato, em altas concentrações, um agente causal da neoplasia. Comparações regionais dentro do país, contrastando áreas com alta e baixa concentrações de nitrato, mostraram a mesma relação: alto teor da substância no solo, alta mortalidade por câncer de estômago, e vice-versa. No entanto, estudo do tipo caso-controle, realizado naquele país, não detectou a mesma associação. A suspeita, portanto, levantada em nível ecológico não pôde ser confirmada em nível individual, embora tampouco tenha sido descartada, em definitivo.

As comparações geográficas são também muito utilizadas para avaliar o impacto de intervenções.

• **Exemplo**: avaliação de programas governamentais

Os programas governamentais tendem a ser localizados, beneficiando certas áreas. A comparação de indicadores de saúde entre as áreas pode ser de interesse para verificar o impacto de programas de saúde. No entanto, como existem muitas diferenças entre as regiões beneficiadas e as não-beneficiadas, e não somente aquela representada pela intervenção governamental, torna-se matéria complexa a avaliação dos resultados. Se, no final da avaliação, resultar alguma diferença entre os coeficientes relativos às áreas ou populações, tais como menor mortalidade ou morbidade onde foi feita a suplementação alimentar, esta diferença pode ser devida a fatores outros e não somente ao efeito isolado do programa nutricional. Inferir adequadamente a relação causa-efeito é uma grande dificuldade, nestas circunstâncias. No entanto, a avaliação do impacto de programas é uma importante aplicação dos estudos ecológicos, caminho ainda pouco explorado mas que, provavelmente, terá grande desenvolvimento, no futuro, à medida que as estatísticas de saúde tornarem-se mais precisas e mais apropriadas para este objetivo.

2. COMPARAÇÃO DE SÉRIES CRONOLÓGICAS

A comparação de duas séries de dados, de um fator de risco e de um agravo à saúde, dispostas em seqüência cronológica, permite suspeitar a presença ou não de associação. Por vezes, é possível comparar múltiplas séries temporais, de várias localidades, o que confere foros de maior credibilidade aos seus resultados. Semelhantes às comparações geográficas, as séries históricas são úteis para levantar hipóteses, investigar etiologia e avaliar intervenções.

• Exemplo 1: mortalidade por cirrose hepática

A mortalidade por cirrose situava-se, nos Estados Unidos, em 13 óbitos anuais por 100 mil habitantes, antes da chamada "lei seca" que proibiu a venda de bebidas alcoólicas.[24] Em pouco tempo após o início da proibição, a mortalidade por cirrose hepática reduziu-se à metade mas, com o seu término, na década de 1930, as taxas voltaram aos mesmos 13 óbitos por 100 mil habitantes. Na Inglaterra, ao contrário, a mortalidade por cirrose hepática que era de 10 óbitos anuais por 100 mil habitantes no começo do século baixou para três por 100 mil na metade do século — uma redução de 70% — redução esta correlacionada à diminuição do consumo de bebidas destiladas, atribuída ao efeito de pesados impostos que sobre elas passaram a incidir.

Evidências como estas, provenientes de correlações entre séries temporais, são usadas pelos planejadores e legisladores para justificar aumentos de taxas sobre bebidas alcoólicas e para tomar outras providências, visando a restringir o seu consumo, de modo a influenciar os respectivos níveis de morbimortalidade.

• Exemplo 2: mortalidade por doença coronariana

O diferente padrão de mortalidade por doença coronariana em três países — Austrália, Estados Unidos e Inglaterra — observado no período 1935-1975, correlaciona-se com as mudanças no perfil da dieta e no consumo de cigarros.[25] Baixas taxas de consumo de colesterol, na dieta, e de prevalência de fumantes são encontradas em regiões e épocas com menores coeficientes de mortalidade por coronariopatias. Este tipo de achado, consistentemente encontrado em outros estudos de correlação, reforça a ênfase na prevenção primária, no intuito de diminuir o consumo de gordura animal e desestimular o hábito de fumar, e, assim, reduzir a mortalidade — e mesmo a incidência — das doenças cardiovasculares, na população.

As séries cronológicas são também muito úteis para avaliar o efeito de intervenções. Por exemplo, o impacto de uma lei ou de um programa de saúde ser aferido através da comparação de coeficientes antes e depois da aplicação da lei ou do início do programa. Estas evidências, por vezes, são tão claras a não colocar dúvidas quanto a relação causal.

• Exemplo: avaliação do impacto de intervenções

Desde o início da década de 1980, no Brasil, foram implementados os dias nacionais de vacinação contra a poliomielite, nos quais foi promovida a imunização em massa da população infantil. Subseqüentemente, os coeficientes de incidência da doença foram drasticamente reduzidos, sendo que, em 1990, pela primeira vez, no país, não foram detectados casos da doença, apesar da intensa vigilância na sua procura. No Cap. 11, foi apresentado um gráfico (Fig. 11.1) que realça o forte impacto da vacinação em massa na incidência da doença.

3. INTERPRETAÇÃO DOS RESULTADOS

Em síntese, os estudos ecológicos são muito usados para levantar as possíveis relações causais, como também para testar hipóteses etiológicas e avaliar o efeito de intervenções.[19,26] A sua interpretação, no entanto, deve ser cuidadosa, tendo em conta, pelo menos, os seguintes aspectos:

• **A Abrangência das Estatísticas**

A cobertura populacional da base de dados, que dá origem às estatísticas, pode mostrar grandes variações, entre regiões, em uma mesma época, ou em uma mesma região, através do tempo. Conseqüentemente, as estatísticas estarão viciadas, refletindo a cobertura desigual dos registros.

• **A Qualidade dos Diagnósticos**

Às vezes são questões de diferentes critérios diagnósticos, que invalidam as comparações, e, outras vezes, de mesmos critérios aplicados com tecnologia de diferente poder discriminatório.

• **As Variáveis de Confundimento**

A presença, em potencial, de confundimento — como exemplificado no estudo sobre religião e suicídio, e sobre luz solar e câncer de mama — traz dificuldades de certa monta para a interpretação dos resultados. Nesta modalidade de investigação, raramente é possível neutralizar o confundimento de maneira adequada.

• **O Acaso como Explicação**

As associações estatisticamente significativas, encontradas em estudos de correlação, podem ser simplesmente devidas ao acaso. Isto ocorre, mais freqüentemente, em múltiplos cruzamentos de variáveis que se fazem quando os dados estão armazenados em computador, sem uma hipótese guiadora dos trabalhos. Embora esta busca "cega" para encontrar associações tenda a continuar, em futuro próximo, e mesmo a aumentar, pelo maior acesso à computação eletrônica, um cuidado que se impõe, para contornar ou diminuir o risco de achados devidos ao acaso, ou simplesmente tornar mais precisa a interpretação de eventuais associações estatísticas entre exposição e doença, é suspeitar de suas presenças, antes da análise dos dados.[26] Em outras palavras, é conveniente formular hipóteses, previamente, e não depois da análise dos dados.

C. ESTUDO ECOLÓGICO RANDOMIZADO

Um estudo ecológico pode ser planejado, incluindo no planejamento, a randomização de áreas ou outros agregados, como clientelas de médicos ou estabelecimentos de saúde. Depois da alocação aleatória, faz-se a intervenção de modo que certas áreas ou grupos — por exemplo, clientelas — sejam expostos a uma forma de tratamento, como a de receber suplementação alimentar, caracterizando o grupo experimental, enquanto as demais sirvam de controle, visto que não recebem o tratamento em foco. Tal tipo de investigação constitui-se, para os estudos baseados em estatísticas, no padrão de excelência, com conotação semelhante à dos ensaios clínicos randomizados frente aos demais tipos de estudos baseados em dados individuais.

A realização de um estudo ecológico randomizado pode ter muitas justificativas, entre as quais, a impossibilidade de se realizar um ensaio a nível individual, o custo relativamente reduzido ou o fato de envolver menos problemas éticos. No entanto, um grande problema, deste como de outros tipos de investigação, é a constituição de um grupo-controle, apropriado para a pesquisa, nem sempre fácil de ser formado ou de ser aceito sem restrições.

1. COMPARAÇÃO DE DUAS UNIDADES ECOLÓGICAS (OU COMUNIDADES)

Muitas investigações experimentais, de natureza ecológica, são realizadas com a seleção de apenas duas populações, uma para ser a experimental e a outra, para funcionar de testemunha, como no exemplo a seguir.

- Exemplo: flúor e cárie dentária

Estudos comparativos anteriores à década de 1940 mostraram com clareza que, em áreas onde a água potável continha um certo teor de flúor, as crianças apresentavam até 60% a menos de cáries que as de regiões onde as águas de abastecimento da população eram naturalmente deficientes em flúor. Os especialistas, de posse destas evidências, levantaram a hipótese de que, provavelmente, a elevação artificial do teor de flúor na água de sistemas públicos de abastecimento teria efeito semelhante. No entanto, à época, os opositores da medida temiam a ocorrência de fluorose, doença tóxica relacionada ao excesso de flúor.

Para verificar a eficácia e a segurança da fluoretação da água de abastecimento, em condições bem controladas, foi decidido realizar um estudo experimental, em duas comunidades, de tamanho aproximadamente igual (cerca de 30 mil habitantes), situadas a 50 km de distância uma da outra, com características culturais semelhantes e igualmente carentes de flúor nas águas que serviam ao seu abastecimento.[27] Uma das cidades funcionou como comunidade experimental e a outra, como testemunha.

Na avaliação inicial, em 1944-1945, ambas apresentaram índices comparáveis de saúde oral: as crianças entre seis e 12 anos de idade, das duas cidades, tinham um CPO (número de dentes cariados, perdidos ou obturados) de, respectivamente, 20,2 e 20,6 por 100 dentes permanentes. A comunidade experimental foi, a partir de então, beneficiada com a adição de flúor, em seus tanques de abastecimento de água, na proporção de 1 a 1,2 ppm (partes por milhões), enquanto a outra permanecia com o teor natural de flúor de suas águas, em torno de 0,1 ppm.

Em 1955, quando a experiência completava dez anos de duração, os resultados foram comparados (Quadro 13.6). A cidade experimental teve seus níveis de prevalência de cárie dentária reduzidos à metade, enquanto a cidade-controle permaneceu com índices de saúde oral semelhantes aos que apresentara dez anos antes. Exames clínicos e radiológicos da população, assim como a análise das estatísticas vitais, não evidenciaram efeitos deletérios do uso do flúor.

Em síntese, a experiência mostrou que a fluoretação da água de abastecimento, nas doses preconizadas, era uma medida segura e eficaz de saúde pública, capaz de reduzir a incidência de cárie dentária.

2. COMPARAÇÃO DE MAIS DE DUAS UNIDADES ECOLÓGICAS (OU COMUNIDADES)

Muitas investigações são levadas a efeito, não por comparação em apenas duas unidades, como no exemplo anterior, mas em número maior de unidades, comunidades ou aglomerados populacionais, simultaneamente.

Raramente, o número de unidades a alocar é grande, de modo que há sempre o risco de os grupos, experimental e controle, não serem semelhantes com respeito a importantes características. Diante desta possibilidade, recomenda-se a utilização também de outras técnicas, como a estratificação ou o pareamento das unidades, no intuito de anular as características julgadas importantes e que possam confundir os resultados.[28] O aumento do número de unidades, a alocar aleatoriamente, aumenta também a possibilidade de que os dois conjuntos, experimental e controle, tenham características semelhantes.

- Exemplo 1: manejo clínico da hipertensão

Em estudo sobre o manejo clínico da hipertensão,[29] no Canadá, foram formados 17 pares de clientelas de médicos de família, com aproximadamente 950 pacientes cada uma, emparelhadas em diversas características geográficas e demográficas. Em cada par, uma das clientelas foi alocada aleatoriamente para o grupo experimental, restando a outra, para o controle. A intervenção consistiu no rastreamento de hipertensão e em reforço educacional para aumentar a adesão às prescrições e manter a continuidade do tratamento. Esta intervenção estava a cargo de um profissional de saúde de nível médio, contratado para trabalhar junto aos médicos do grupo experimental. Assim sendo, 17 clientelas passaram a contar com este profissional de nível médio, além do médico, e as demais clientelas permaneceram com a conduta habitual do médico. A questão central investigada foi saber se os pacientes apresentaram, em média, desfechos clínicos, de natureza cardiovascular, diferentes nos dois grupos. Embora a adesão ao tratamento e a satisfação do paciente tenham sido maiores no grupo experimental, não foram encontradas diferenças nas taxas de detecção de hipertensão, nem de morbidade e mortalidade por doenças cardiovasculares durante os cinco anos de duração do acompanhamento dos grupos. Segundo os responsáveis pela pesquisa, frente aos resultados finais alcançados e ao aumento de custos, não ficou justificada a contratação daquele profissional de saúde de nível médio para cumprir as tarefas de detecção e manejo de hipertensão arterial.

Quadro 13.6 Proporção de crianças livres de cárie dentária, após 10 anos do início de um estudo experimental, em duas cidades, sendo uma com adição de flúor no sistema público de água de abastecimento e outra, servindo de controle, sem contar com flúor adicionado à água de abastecimento: EUA, 1955

Faixa etária das crianças (anos)	Flúor adicionado à água de abastecimento	
	Sim*	Não**
6	37,0	11,1
7	27,9	4,7
8	24,9	1,8
9	10,1	1,6
TOTAL	26,2	4,7

* Flúor adicionado à água de abastecimento da cidade, durante 10 anos: Newburgh, EUA (cidade experimental).
** Flúor não adicionado à água de abastecimento: Kingston, EUA (cidade controle).
Fonte: Ast & Shlesinger, American Journal of Public Health 1956; 46:265.[27]

• **Exemplo 2:** rastreamento de câncer de mama

Em investigação sobre rastreamento de câncer de mama em Edimburgo, na Escócia, foram alocadas ao acaso 87 clientelas de médicos gerais, tendo cada uma, em média, 500 mulheres pertencentes ao grupo etário 45-64 anos. Foram colocadas 43 clientelas no grupo de estudo — às clientes naquela faixa de idade foi oferecido um programa de mamografias periódicas — e 44 no grupo-controle.[30] Embora as conclusões finais ainda não sejam conhecidas, análises preliminares já mostraram que os grupos de estudo e controle não são idênticos, em termos de características socioeconômicas, o que pode induzir a conclusões errôneas, se não são feitos ajustamentos na etapa de análise de dados.

VI. COMENTÁRIO FINAL

No capítulo, foi feita a apresentação pormenorizada de cinco tipos de estudo: o clínico randomizado, o de coorte, o de caso-controle, o transversal e o ecológico. Suas estruturas, vantagens e limitações foram apontadas. Considerações adicionais sobre estes mesmos métodos serão ainda feitas nos próximos capítulos. Neles ressaltaremos as restrições de aplicar um método, como o ensaio clínico randomizado que, apesar de prover informações mais precisas sobre um tema, tem restrições, práticas e éticas, que fazem com que seja relativamente pouco usado, em especial, em países do Terceiro Mundo. A maioria das nossas pesquisas é de cunho observacional, com as dificuldades próprias de interpretá-las, que serão detidamente analisadas. Nos Caps. 14 a 19, detalharemos diversos pontos referentes ao planejamento, à condução e à interpretação destas modalidades de investigação, em contextos próprios aos temas dos respectivos capítulos. Tais aspectos metodológicos serão, posteriormente, ilustrados em suas aplicações às doenças infecciosas (Caps. 20 e 21), às doenças não-infecciosas (Cap. 22) e aos serviços de saúde (Caps. 23 e 24).

QUESTIONÁRIO

1. Quais as características do ensaio clínico randomizado? Quais as suas vantagens e limitações?
2. O que são estudos de caso-controle e de coorte? Que diferenças existem entre eles? Quais as vantagens e limitações de cada um destes métodos?
3. O que diferencia um estudo de coorte prospectivo de um retrospectivo (ou histórico)? Quais as vantagens e limitações de uma e outra modalidade?
4. Qual é a utilidade dos estudos transversais? Quais as suas vantagens e limitações?
5. Quais são as vantagens e limitações dos estudos ecológicos?

EXERCÍCIOS E LEITURA COMPLEMENTAR

13.1. Classifique a seguinte investigação, realizada no Rio Grande do Sul, e assinale aspectos positivos e dificuldades encontrados pelos seus realizadores.

As crianças nascidas no ano de 1982, nos hospitais de Pelotas, cidade à época com 250 mil habitantes e onde praticamente todos os partos são hospitalares (99%), foram identificadas e examinadas periodicamente — desde o nascimento e depois por visitas domiciliares, em datas próximas aos seus aniversários.[31-32] Cerca de 6 mil crianças foram acompanhadas, com o objetivo de relacionar aspectos sociais, perinatais, demográficos, ambientais, alimentares e assistenciais, à saúde das crianças. O estudo mostrou, segundo os seus autores, que é possível acompanhar, com uma perda relativamente pequena, um grupo de crianças, selecionado em base populacional, em uma cidade brasileira de tamanho médio. Os dados assim obtidos permitiram formar subgrupos de crianças — de diferentes níveis socioeconômicos, peso ao nascer etc. —, em cada um dos quais foi determinada a incidência de agravos à saúde.

13.2. Uma pesquisa domiciliar foi realizada no intuito de se obter um diagnóstico das condições de saúde e nutrição prevalentes em meados da década de 1980 entre as crianças residentes no município de São Paulo.[33-34] Foi estudada uma amostra probabilística, composta de 1.016 crianças, entre 0 e 59 meses de idade. Os dados de identificação e de anamnese foram recolhidos junto aos familiares, enquanto as crianças foram examinadas, detidamente, para a obtenção de dados que refletissem o estado de saúde e nutrição naquele momento. Foi também coletada uma amostra de sangue para verificação da presença de anemia. Embora não houvesse seguimento das crianças, a coleta de dados levou cerca de um ano, em 1984-1985, para ser completada, devido à enorme quantidade de informações a ser recolhida de cada criança. Entre os resultados encontrados, constatou-se que 14,7% das crianças estavam anêmicas.

Pergunta-se: como você classificaria esta pesquisa: experimental, de coorte, de caso-controle ou transversal? Quais as características principais deste tipo de investigação? Quais as suas vantagens e limitações?

13.3. Leia a pesquisa descrita abaixo e responda: qual o método utilizado? Quais as vantagens e desvantagens da metodologia empregada comparada a outros tipos de pesquisa que poderiam ser utilizados para estudar o mesmo tema? Uma investigação, de longa duração, foi realizada para avaliar os efeitos tardios das bombas atômicas lançadas sobre as cidades japonesas de Hiroshima e Nagasaki, em agosto de 1945. As pessoas residentes, nestas cidades e nas vizinhanças, expuseram-se diferentemente à radiação, em função da distância em que se encontravam do epicentro da explosão. A partir de então, uma vigilância médica foi estabelecida para avaliar a saúde dos sobreviventes, no intuito de detectar os efeitos tardios da radiação.[35-37] A comparação de um grupo de pessoas expostas, com as não-expostas a este risco, permitiu detectar freqüências de determinadas condições, nitidamente em excesso às encontradas nos controles: certos tipos de câncer estão nesta categoria, particularmente leucemia e os localizados no pulmão, mama e tireóide. Outras condições de incidência maior nos expostos foram: a opacidade lenticular, as aberrações cromossômicas, a microcefalia e o retardo mental, estas últimas quando a radiação incidiu sobre o feto em útero, no início da gravidez. As curvas de sobrevivência das crianças intensamente expostas ficaram abaixo das de seus controles. Os efeitos foram sendo observados e anotados pelos investigadores à medida que eram diagnosticados. O acompanhamento ainda continua, passadas várias décadas da data de exposição, procurando-se melhor caracterizar os riscos de radiações sobre o organismo humano.

13.4. Como pode ser classificada a pesquisa descrita abaixo? Quais as vantagens e desvantagens do método escolhido? Quanto tempo durou, na realidade, todo o episódio? E a investigação propriamente dita, desde o seu início até a data da primeira publicação?

Em 1967, um grupo de investigadores decidiu estudar os efeitos tardios da desnutrição aguda, através de análise de acontecimentos que tiveram início na Holanda, 23 anos antes.[38-39] Durante a Segunda Guerra Mundial, uma parte da população passou privações, não igualadas nas demais regiões do país. Tal episódio pode ser delimitado no tempo, final de 1944 e início de 1945, e no espaço, pois ficou restrito à cidade de Roterdam e vizinhança. Os pesquisadores verificaram que era possível colher dados sobre este episódio, referentes a consumo alimentar, estatísticas vitais e serviços de saúde, especialmente de maternidades. O mesmo procedimento foi possível para épocas imediatamente anterior e posterior ao episódio. Puderam assim compor grupos de pessoas geradas antes, durante e após o episódio de fome. A circunstância de que, aos 18 anos, na época de alistamento militar, o holandês é submetido a exame médico padronizado fez com que fosse possível também obter os resultados destes exames, referentes aos anos de 1962 e 1963, de cerca de 120 mil jovens do sexo masculino, dos quais cerca de um terço tinha sido exposto à desnutrição durante a fase intra-uterina. Desta maneira, os pesquisadores conseguiram obter, vasculhando arquivos, informações sobre a exposição ao fator de risco, a fome, e sobre diversos efeitos objetos de exames clínico e laboratorial de rotina. A análise dos dados, comparando-se expostos e não-expostos à fome, mostrou que não havia diferença de agravos à saúde. Em outras palavras, não foi possível detectar relação entre desnutrição aguda intra-uterina e os indicadores de saúde física e mental pesquisados entre os sobreviventes ao episódio.

13.5. Uma investigação foi realizada para verificar a associação entre diarréia e desidratação. Crianças atendidas com diarréia, em um hospital, foram colocadas em categorias, em função da presença, no início do episódio, de determinados sinais e sintomas. A subseqüente vigilância dos prontuários dos pacientes, complementada com visitas domiciliares, permitiu determinar a incidência de desidratação nas diversas categorias. Entre os achados, detectou-se que o grupo de crianças com vômitos estava mais a risco de desidratação do que aquele em que os pacientes apresentavam sangue nas fezes.

Como poderia ser classificada esta pesquisa? O que constitui exposição na presente investigação? Qual é o efeito?

13.6. Em um inquérito realizado em 1978, no Rio Grande do Sul, em amostra aleatória, 4.565 adultos residentes no estado, de ambos os sexos, foram entrevistados e examinados no intuito de investigar as relações entre cloreto de sódio e pressão arterial.[40] Cada membro incluído, na amostra, foi contactado apenas o suficiente para que se obtivessem as informações pertinentes. A conclusão geral, da investigação, foi de que a restrição de sal na dieta está associada a efeitos benéficos sobre os níveis de pressão arterial da população. Como poderia ser classificada esta pesquisa?

13.7. Todos os alunos, de sete a 14 anos de idade, matriculados em duas escolas localizadas em plena Região Amazônica, na ilha de Sirituba, no Estado do Pará, foram examinados por odontólogo.[41] Foi encontrado um CPOD médio (número de dentes cariados, perdidos ou obturados) de 6,5, o que é considerado alto pelos especialistas. Como poderia ser classificada esta pesquisa?

13.8. Em investigação realizada no Canadá, usando estatísticas, constatou-se que a mortalidade por cirrose hepática aumentou rapidamente no período 1921-1956.[42] Esta elevação manteve relação direta com o aumento do consumo *per capita* de álcool e inversamente proporcional ao preço de bebidas alcoólicas — que decresceu no mesmo período. Como poderia ser classificada esta pesquisa?

Apenas para ilustrar a utilidade de semelhante investigação, note-se que o autor, de posse das evidências estatísticas por ele produzidas, sugeriu que as autoridades daquele país procedessem a um teste de hipótese: aumentassem o preço das bebidas alcoólicas e verificassem, passado algum tempo, se houve, concomitantemente, redução na mortalidade por cirrose hepática.

13.9. Leitura complementar:
a) sobre o progresso nos métodos para estudo das doenças crônicas na segunda metade do século XX;[43]
b) sobre as bases históricas, da epidemiologia, e sobre trabalhos clássicos, de aplicação cuidadosa da metodologia, ver os artigos reproduzidos em publicação da Organização Panamericana de Saúde.[44]

13.10. Educação continuada em epidemiologia

Para manter-se atualizado e acompanhar a evolução das técnicas e metodologias de que trata o capítulo, desenvolva o hábito de ler o conteúdo de uma ou mais revistas científicas, que relatem resultados de artigos científicos originais e cujo corpo editorial seja constituído de pessoas reconhecidamente cuidadosas na seleção e revisão dos artigos. Em outros capítulos, foram mencionados nomes de revistas que valem o esforço de leitura reiterada, e mesmo, de considerar ser um de seus assinantes. Duas revistas, em português, são particularmente úteis: a Revista de Saúde Pública (São Paulo) e os Cadernos de Saúde Pública (Rio de Janeiro). Nelas, é feita revisão dos aspectos metodológicos de cada artigo, antes de sua publicação, de modo que estas publicações são recomendadas como meio adequado de educação continuada. Os endereços para assinatura são os seguintes:

• Revista de Saúde Pública, Serviço de Biblioteca e Documentação, Faculdade de Saúde Pública, Universidade de São Paulo, Avenida Dr. Arnaldo 715, CEP 01246-904 — São Paulo, SP.

• Cadernos de Saúde Pública, Secretaria, Escola Nacional de Saúde Pública, Rua Leopoldo Bulhões, 1480, CEP 21041-210 — Rio de Janeiro, RJ.

REFERÊNCIAS BIBLIOGRÁFICAS

1. HILL AB. Statistical methods in clinical and preventive medicine. Edimburgo, Livingstone, 1962.
2. LOUIS TA & SHAPIRO SH. Critical issues in the conduct and interpretation of clinical trials. Annual Review of Public Health 1983; 4:25-46.
3. MEINERT CL. Clinical trials: design, conduct and analysis. New York, Oxford University Press, 1986.
4. BRESLOW NE & DAY NE. Statistical methods in cancer research, vol 2. The design and analysis of cohort studies. Lyon, International Agency for Research on Cancer (Scientific Publication 82), 1987.
5. LIDDELL FDK. The development of cohort studies in epidemiology: a review. Journal of Clinical Epidemiology 1988; 41(12):1217-1237.

6. IBRAHIM M (Editor). The case-control method: consensus and controversy. Journal of Chronic Diseases 1979; 32(1):1-144.
7. BRESLOW NE & DAY NE. Statistical methods in cancer research, vol 1. The analysis of case-control studies. Lyon, International Agency for Research on Cancer (Scientific Publication 32), 1980.
8. BRESLOW Norman. Design and analysis of case-control studies. Annual Review of Public Health 1982; 3:29-54.
9. SCHLESSELMAN James J. Case-control studies: design, conduct, analysis. Nova York, Oxford University Press, 1982.
10. HOWE GR & CHOI BCK. Methodological issues in case-control studies. International Journal of Epidemiology 1983; 12:238-245 e 1984; 13:229-234.
11. WACHOLDER Sholom, McLAUGHLIN Joseph K, SILVERMAN Debra T & MANDEL Jack S. Selection of controls in case-control studies. American Journal of Epidemiology 1992; 135(9):1019-1050.
12. FLETCHER CM & OLDHAM PD. Prevalence surveys. Em: WITTS LJ (Editor). Medical surveys and clinical trials. Londres, Oxford University Press, 1964.
13. ALDERSON M. An introduction to epidemiology. Londres, Macmillan, 1983.
14. KELSEY Jennifer L; THOMPSON. W Douglas & EVANS, Alfred S. Methods in observational epidemiology. New York, Oxford University Press, 1986.
15. FRIEDMAN Gary. Primer of epidemiology. New York, McGraw-Hill, 1987.
16. CREDÉ William B & HIERHOLZER Walter J. Analytic strategies in hospital epidemiology: cross-sectional studies. Infection Control and Hospital Epidemiology 1989; 10(7):321-325
17. FLANDERS W Dana, LIN Lillian, PIRKLE James L & CAUDIL Samuel P. Assessing the direction of causality in cross-sectional studies. American Journal of Epidemiology 1992; 135(8):926-935.
18. WEINKAM JJ, ROSENBAUM WL & STERLING TD. Computation of relative risk based on simultaneous surveys: an alternative to cohort and case-control studies. American Journal of Epidemiology 1992; 136(6):722-729.
19. MORGENSTERN Hal. Uses of ecologic analysis in epidemiologic research. American Journal of Public Health 1982; 72(12):1336-1344.
20. PIANTADOSI Steven, BYAR David P e GREEN Sylvan B. The ecological fallacy. American Journal of Epidemiology 1988; 127(5):893-904.
21. VON KORFF M, KOEPSELL T, CURRY S & DIEHR P. Multi-level analysis in epidemiologic research on health behaviors and outcomes. American Journal of Epidemiology 1992; 135(10):1077-1082.
22. GORHAM Edward, GARLAND Frank C & GARLAND Cedric F. Sunlight and breast cancer incidence in the USSR. International Journal of Epidemiology 1990; 19(4):820-824.
23. ARMIJO Rolando, ORELLANA Marcial, MEDINA Ernesto, COULSON Anne H, SAYRE James W & DETELS Roger. Epidemiology of gastric cancer in Chile: 1. Case-control study. International Journal of Epidemiology 1981; 10(1):53-56.
24. TERRIS Milton. Epidemiology of cirrhosis of the liver: national mortality data. American Journal of Public Health 1967; 57(12):2076-2088.
25. DWYER Terry & HETZEL Basil S. A comparison of trends of coronary heart disease mortality in Australia, USA and England and Wales with reference to three major risk factors: hypertension, cigarette smoking and diet. International Journal of Epidemiology 1980; 9:65-71.
26. WINKELSTEIN Warren. Some ecological studies of lung cancer and ischaemic heart disease mortality in the United States. International Journal of Epidemiology 1985; 14(1):39-47.
27. AST David B & SCHLESINGER Edward R. The conclusion of a ten-year study of water fluoridation. American Journal of Public Health 1956; 46(3):265-271. Reproduzido, em inglês e em espanhol, em publicação da Organização Pan-Americana da Saúde: El desafio de la epidemiologia: problemas y lecturas seleccionadas. Washington, OPS (Publicación Científica 505), 1988:812-818 (edição em espanhol). Na edição em inglês, pp 747-752.
28. DONNER Alan. Statistical methodology for paired cluster designs. American Journal of Epidemiology 1987; 126(5):972-979.
29. BASS MJ, McWHINNEY IR & DONNER Alan. Do family phisicians need nurse assistants to detect and manage hypertension? — a randomized trial. Canadian Medical Association Journal 1986; 134:1247-1253.
30. ALEXANDER Freda, ROBERTS M Maureen, LUTZ Walter & HEPBURN Wilma. Randomisation by cluster and the problem of social class bias. Journal of Epidemiology and Community Health 1989; 43(1):29-36.
31. VICTORA Cesar G, BARROS Fernando C & VAUGHAN J Patrick. Epidemiologia da desigualdade: um estudo longitudinal de 6.000 crianças brasileiras. São Paulo, Editora Hucitec, 1988.
32. VICTORA Cesar G, BARROS Fernando C, MARTINES José C, BÉRIA Jorge U & VAUGHAN J Patrick. Estudo longitudinal das crianças nascidas em 1982 em Pelotas (RS), Brasil: metodologia e resultados preliminares. Revista de Saúde Pública (SP) 1985; 19(1):58-68.
33. MONTEIRO Carlos A. Saúde e nutrição das crianças de São Paulo. São Paulo, Editora Hucitec/Editora da Universidade de São Paulo, 1988.
34. MONTEIRO Carlos A, ZUÑIGA Hilda PP, BENÍCIO Maria Helena D'A & SZARFARC Sophia C. Estudo das condições de saúde das crianças do Município de São Paulo (1984/85): 1. Aspectos metodológicos, características sócio-econômicas e ambiente físico. Revista de Saúde Pública 1986; 20(6):435-445.
35. BEEBE Gilbert W. Reflections on the work of the Atomic Bomb Casualty Commission in Japan. Epidemiologic Reviews 1979; 1:184-210.
36. BEEBE Gilbert W. The atomic bomb survivors and the problem of low-dose radiation effects. American Journal of Epidemiology 1981; 114(6):761-783.
37. BOICE Jr John D. Studies of atomic bomb survivors: understanding radiation effects. Journal of the American Medical Association 1990; 264(5):622-623. (Editorial, ver outros três artigos no mesmo número da revista).
38. STEIN Zena, SUSSER Mervyn, SAENGER Gerhart & MAROLLA Francis. Nutrition and mental performance. Science 1973; 178:708-713.
39. STEIN Zena, SUSSER Mervyn, SAENGER G & MAROLLA F. Famine and human development: the Dutch hunger winter of 1944/45. New York, Oxford University Press, 1975.
40. COSTA Eduardo A, ROSE Geoffrey A, KLEIN Carlos H, LEAL Maria do Carmo, SZWARCWALD Celia L, BASSANESI Sergio L, ACHUTTI Aloyzio C & FISCHMAN Ayrton. Sal y tensión arterial en Rio Grande do Sul, Brasil. Boletín de la Oficina Sanitaria Panamericana 1990; 109(3):226-243.
41. NORMANDO Antonio DC & ARAÚJO Izamir C. Prevalência de cárie dental em uma população de escolares da Região Amazônica. Revista de Saúde Pública (SP) 1990; 24(4):294-299.
42. SEELEY John R. Death by liver cirrhosis and the price of beverage alcohol. Canadian Journal of Public Health 1960; 83:1361-1366. Reproduzido, em inglês e em espanhol, em publicação da Organização Pan-Americana da Saúde: El desafio de la epidemiologia: problemas y lecturas seleccionadas. Washington, OPS (Publicación Científica 505), 1988:373-381 (edição em espanhol). Na edição em inglês, pp 350-357.
43. SUSSER Mervyn. Epidemiology in the United States after World War II: The evolution of technique. Epidemiologic Reviews 1985; 7:147-177.
44. Organização Pan-Americana da Saúde. El desafio de la epidemiologia: problemas y lecturas seleccionadas. Washington, OPS (Publicación Científica 505), 1988 (coletânea de artigos, edição em espanhol e em inglês).

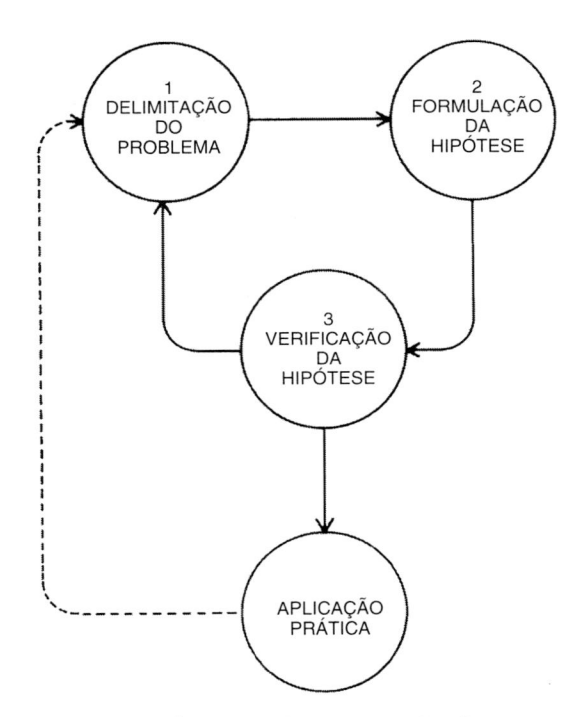

Capítulo 14

Etapas de uma Investigação

I. Primeira etapa: delimitação do tema, 308
   A. Considerações gerais, 308
   B. Ilustração de delimitação do tema, 309

II. Segunda etapa: formulação da hipótese, 309
   A. Significado da hipótese em uma investigação, 309
   B. Indícios da existência de associação de eventos, 310
   C. Elementos de uma hipótese, 312
   D. Ilustração de formulação da hipótese, 313

III. Terceira etapa: verificação da hipótese, 313
   A. Ilustração de verificação da hipótese, 313
   B. Planejamento da verificação da hipótese, 315
      1. Escolha do método, 315
      2. Ética, 317
      3. Comprovação da exposição e adesão às prescrições, 318
      4. Contaminação e co-intervenção, 319
      5. Avaliação cega e uso de placebos, 319
      6. Conclusões de uma investigação, 320

IV. Apresentação dos resultados de uma investigação, 321
   A. Seqüência de apresentação dos temas, 321
   B. Sumário de artigo científico, 321
   C. Avaliação crítica de artigo científico, 323

V. Comentário final, 323
   Questionário, 323
   Exercícios e leitura complementar, 323
   Referências bibliográficas, 324

Nos dois capítulos anteriores, foram apresentados e ilustrados os principais métodos de investigação empregados em epidemiologia. Trataremos, agora, de aspectos técnicos adicionais referentes à aplicação destes mesmos métodos. As fases de uma investigação, que a seguir são resumidas, constituem o eixo condutor da apresentação do assunto, no capítulo. Na parte final, encontram-se subsídios para proceder à avaliação de investigações ou, mais precisamente, à leitura crítica de artigos científicos.

ETAPAS DE UMA INVESTIGAÇÃO

De uma maneira sintética, a investigação de um tema em epidemiologia, tal como o método científico de maneira mais ampla, pode ser concebida como um processo circular e interativo, composto por três etapas (Fig. 14.1).

Fig. 14.1 Etapas de uma investigação.

A caracterização do problema, da maneira mais precisa possível, que é a primeira etapa, viabiliza a melhor formulação da questão científica a ser investigada (segunda etapa), a qual possibilita a exata definição da natureza dos dados a serem coletados, bem como os procedimentos para a sua análise e interpretação (terceira etapa).

Terminada a investigação, os resultados encontrados podem ter ou não utilidade prática, para subsidiar ações preventivas e corretivas. Ao mesmo tempo, fecha-se o círculo, com as observações novas acrescentadas ao conhecimento existente. O processo continua com nova definição do problema, novas hipóteses e novas verificações. Vejamos cada uma das três etapas, separadamente.

I. PRIMEIRA ETAPA: DELIMITAÇÃO DO TEMA

Uma das maiores dificuldades iniciais de quem deseja realizar uma investigação é a própria seleção do tema e a delimitação precisa do assunto a investigar. Muitas teses de pós-graduação e numerosas boas intenções de engajamento em pesquisas não avançam por não ultrapassarem esta etapa inicial. Nela, as idéias gerais ou vagas têm de ser transformadas em problemas específicos, sem os quais o tema não poderá ser devidamente esmiuçado. Uma constatação freqüente entre cientistas, de qualquer área de conhecimento, é a formulação do problema ser muitas vezes mais importante do que a sua própria verificação, a qual pode ser apenas uma questão de oportunidade e habilidade.

A. CONSIDERAÇÕES GERAIS

A investigação pode ter o objetivo de esclarecer aspectos de uma doença, de um agravo à saúde de outra natureza (traumatismo craniano, suicídio), de uma característica biológica (massa corporal, glicemia), de um agente potencialmente nocivo (poluentes, contaminantes) ou de algum outro aspecto de interesse na área de saúde. Cada evento pode ser estudado isoladamente (exemplo: a investigação descritiva da pressão arterial, em adultos) ou em conjunto com outros (exemplo: a investigação da relação entre massa corporal e acidente vascular cerebral). Por vezes, a pesquisa consiste em determinar o impacto de uma intervenção preventiva ou curativa.

No trato de qualquer destes assuntos, os pesquisadores experientes seguem passos que são, em geral, comuns a todas as investigações.

• **Revisão do assunto**

A primeira providência, na fase inicial de uma investigação, é a procura sistemática do que já se conhece sobre o assunto, sob a forma de revisão da literatura, de coleta de dados estatísticos e de consultas a especialistas na matéria. Somente há sentido em iniciar um novo estudo — já que é trabalho dispendioso — quando as informações não existem, na forma e qualidade desejadas.

Os rápidos avanços que se vêm processando no conhecimento científico e técnico, ao lado da enorme quantidade de informações dispersas em numerosas fontes, fizeram com que os métodos tradicionais de revisão da literatura fossem paulatinamente complementados ou substituídos por meios eletrônicos. Para este mister, é necessário o adestramento do usuário, de modo que bons resultados sejam rapidamente obtidos, o que, na verdade, é uma tarefa relativamente simples. O reduzido número de bibliotecas dinâmicas e atualizadas que propiciem um fácil uso das fontes de informação é, freqüentemente, uma das maiores limitações que os profissionais de saúde encontram nos países do Terceiro Mundo.

Um segundo aspecto da fase de delimitação do problema refere-se à organização dos dados já existentes de maneira sistematizada, sistematização esta que depende do tema e dos objetivos. Em estudos descritivos é de rotina organizar os resultados em relação às características das pessoas, do local e do tempo: é a epidemiologia descritiva, resumida no Cap. 4 (p. 63).

Por vezes, é indicado proceder à separação dos dados em função do tipo de método de investigação utilizado para produzir as evidências científicas.[1] Isto se justifica por haver diversos graus de credibilidade da informação, em função do método empregado para gerá-la.

Outras vezes, é conveniente empreender a "metanálise", nome dado ao processo de usar métodos estatísticos para agrupar pesquisas similares nos objetivos e conflitantes nos seus resultados, no intuito de chegar a conclusões mais bem fundamentadas,[2-4] e também para avaliar a qualidade metodológica.[5] O objetivo da metanálise é fornecer uma síntese quantitativa da revisão da literatura, o que é muito útil para obter-se uma idéia global da matéria, embora o processo não esteja livre de controvérsias.

Existem numerosos outros procedimentos para coligir e organizar as informações relativas à revisão de um assunto. Um deles, inclusive, permite sintetizar os resultados através de figuras.[6,7] Muitas revistas científicas apresentam uma ou mais revisões, em cada número, realizadas por especialistas, experientes nestas tarefas. Existem publicações dedicadas exclusivamente às revisões,[8,9] que devem ser consultadas não só por sua utilidade intrínseca, como para conhecimento da estrutura com que são apresentadas.

Determinados tópicos devem estar devidamente assinalados nos artigos de revisão:[10-12] por exemplo, o objetivo e os critérios que nortearam a seleção de trabalhos incluídos na revisão. Um número crescente de revistas médicas adota a publicação somente de resumos ditos "estruturados" de artigos científicos — eles são feitos de uma maneira objetiva e padronizada, que facilita uma revisão mais precisa da literatura, um julgamento da qualidade do artigo e uma comparação entre eles.[12] O mesmo princípio, de resumos estruturados, foi proposto para os artigos de revisão, que devem conter os cabeçalhos e informações constantes do Quadro 14.1. Os tópicos do referido quadro são muito

Quadro 14.1 Tópicos que devem constar de resumos de artigos de revisão

1. OBJETIVO: propósito principal do artigo de revisão
2. FONTES DE DADOS: resumo das fontes de informação, incluindo suas limitações
3. SELEÇÃO DE ESTUDOS: número de artigos que serviram de base à revisão e os critérios para a sua seleção
4. COMPILAÇÃO DOS DADOS: critérios que se estabeleceram para extrair os dados, e a forma como foram aplicados
5. SÍNTESE DOS DADOS: resumo dos resultados principais e dos métodos empregados para a sua obtenção
6. CONCLUSÕES: resultados principais da revisão feita, com suas aplicações e indicação de investigações adicionais, se necessárias

Fonte: RB Haynes, CA Mulrow, EJ Huth, DG Altman & MJ Gardner. Annals of Internal Medicine 1990; 113: 69-76.[12]

úteis para orientar os autores de uma revisão a fazê-lo de forma mais sistematizada.

- **Lacunas no conhecimento**

O padrão resultante da organização das informações sobre um dado tema pode apontar para determinados fatores, circunstâncias, características ou ângulos de maior interesse, que justifiquem o prosseguimento do determinado estudo. Assim, a avaliação crítica das informações disponíveis sugere pontos controvertidos e outros ainda não devidamente investigados: são as lacunas do conhecimento, a serem pesquisadas. O passo seguinte a ser dado — se houver evidências suficientes de que um novo estudo deva ser realizado — consiste em programá-lo visando a produzir provas convincentes sobre o tema.

Os objetivos da maioria dos estudos epidemiológicos são: 1. de natureza descritiva (para determinar a distribuição de variáveis) ou 2. de cunho analítico (para examinar a associação entre eventos e estabelecer explicações para a relação encontrada). Em geral, nestes últimos, existe uma hipótese a ser testada. As próximas seções do presente capítulo tratam desta segunda categoria de estudos, que objetivam esclarecer a relação causal entre dois eventos.

B. ILUSTRAÇÃO DE DELIMITAÇÃO DO TEMA

Para ilustrar a delimitação do tema, assim como as outras etapas de uma pesquisa, selecionamos um assunto: o peso ao nascer. Teceremos, inicialmente, comentários gerais sobre o tema e sobre a possibilidade de influenciar a distribuição do peso ao nascer de uma população, através da suplementação nutricional de gestantes. Depois, resumiremos uma pesquisa realizada sobre o assunto.

O peso ao nascer está intimamente relacionado à sobrevivência da criança e à morbidade infantil, em qualquer população, conforme ilustrado no Quadro 14.2, que contém informações de maternidades do Recife.[13] O recém-nascido de baixo peso pertence a um grupo de maior morbidade e mortalidade, em comparação aos demais. Poderia haver diminuição significativa do risco de morbidade perinatal e infantil se a incidência de recém-nascidos de peso baixo também diminuísse — isto é, se fosse alterada a distribuição de peso ao nascer em direção a recém-nascidos de maior peso. Para influenciar o peso ao nascer, a questão que se impõe é a de definir em que momento ou em que fator atuar.

Quadro 14.2 Mortalidade no primeiro dia de vida em relação ao peso ao nascer, em três maternidades do Recife, no ano de 1974

Peso ao nascer (gramas)	Mortalidade por mil nascidos vivos
1000 e menos	753,1
1001-1500	300,8
1501-2000	76,7
2001-2500	12,9
2501-3000	4,7
3001-3500	2,2
3501-4000	1,3
4001 e mais	8,1
Total	14,3

Fonte: Roberto Nunes, Boletín de la Oficina Sanitaria Panamericana 1976; 81(4): 304.[13]

O estado de nutrição da mãe é um dos fatores que contribuem para o maior ou menor peso ao nascer, de modo que uma intervenção nutricional junto à gestante é uma alternativa que tem ampla sustentação científica. Poder-se-ia, mesmo, limitar a intervenção à segunda metade da gestação, já que esta é a época de crescimento fetal mais intenso: em termos aproximados, na 20.ª semana o futuro bebê pesa 500 gramas, na 28.ª semana cerca de 1.000 gramas e na 37ª semana ao redor de 3 kg. No segundo e no terceiro trimestre da gravidez, a atuação é mais fácil, em termos operacionais, pois a maioria das gestantes procura espontaneamente a atenção médica. Para não intervir indiscriminadamente, a opção é dirigir a suplementação nutricional apenas a mulheres grávidas possuidoras das características que as predisponham a um alto risco de gerar crianças de baixo peso. Esta é uma afirmativa endossada por especialistas em nutrição, pois é sustentada por numerosas investigações, nas quais muitos fatores de risco já foram identificados. Logo, não é de estranhar que a suplementação nutricional de gestantes seja uma das principais formas de intervenção nutricional.

Entretanto, os resultados de avaliações bem controladas sobre os efeitos da suplementação nutricional de gestantes são contraditórios.[14] Os estudos observacionais sobre o tema são de interpretação complexa, devido à dificuldade de medir a dieta com a precisão necessária e ao fato de lidar-se com numerosas variáveis de confusão. Daí, alguns investigadores defenderem a realização de estudos experimentais, com o uso da randomização para a formação de grupos, no intuito de alcançar real controle sobre as variáveis de confusão e elevar a validade interna da pesquisa.

II. SEGUNDA ETAPA: FORMULAÇÃO DA HIPÓTESE

Após a etapa inicial, de caracterização e delimitação do problema, chega o momento da formulação da hipótese. Consiste ela na elaboração de uma ou mais proposições ou questões científicas que possam guiar a investigação.

A. SIGNIFICADO DA HIPÓTESE EM UMA INVESTIGAÇÃO

Hipótese é uma suposição sobre a relação entre dois ou mais eventos. A função da hipótese é afirmar uma particular relação, de tal maneira que possa ser posteriormente verificada.[15] Em epidemiologia, as hipóteses procuram ligar a distribuição de um evento (por exemplo, uma doença) a fatores antecedentes que possam explicá-la (por exemplo, uma determinada exposição ambiental) ou, então, relacionar a ação de uma intervenção, preventiva ou curativa, ao efeito que produz.

A formulação da hipótese, a escolha do método para testá-la, o delineamento da investigação segundo os princípios aplicáveis a cada método e as inferências causais subseqüentes são tópicos muito relacionados. Na tentativa de melhor conhecê-los e aumentar a objetividade com que as diversas situações são investigadas, os estudiosos da área de saúde buscam argumentos e inspiração também em outras áreas do conhecimento. No Quadro 14.3 estão reproduzidas quatro estratégias dentre as enunciadas pelo filósofo inglês J Stuart Mill (1806-1873) em seu esquema de lógica, que servem como sistemática de raciocínio para a formulação de hipóteses e para a interpretação do conhecimento existente.[16] Estão assinaladas, no quadro, somente as estratégias

Quadro 14.3 Estratégias para a formulação de hipóteses e inferências causais

1. Método da diferença — Cria-se uma situação para estudo em que todas as condições são semelhantes, exceto uma. É o caso do método experimental, em que o investigador cria uma situação artificial, na qual tudo é semelhante entre dois grupos, com exceção de um fator. Este será a causa ou uma parte necessária do complexo causal.
2. Método da concordância — As situações comparadas têm somente uma circunstância em comum. O suporte para a aceitação de uma dada hipótese advém do fato de diferentes pesquisadores, usando diferentes métodos e em diferentes lugares, chegarem a condições semelhantes. É o caso, por exemplo, da associação entre fumo e câncer de pulmão.
3. Método da variação concomitante — Se a intensidade do fator varia, o suposto efeito também deve variar. É o caso da relação causal dose-dependente: quanto maior a dose de radiação, na população, maior é a incidência de leucemia. Quanto maior o número de fumantes inveterados, no segmento populacional observado, maior é a mortalidade por câncer do pulmão.
4. Método dos resíduos — Removidos da incidência e prevalência do agravo à saúde os fatores de risco já conhecidos, sobra um resíduo devido a outras causas, que podem ser identificadas, isoladas e quantificadas. Cerca de 90% dos casos de câncer de pulmão são atribuídos ao cigarro e os 10% restantes às demais causas. Outras afecções respiratórias também estão associadas ao fumo. Controlando-se o hábito de fumar, no delineamento da investigação — por exemplo, mediante o estudo exclusivo de não-fumantes — verifica-se a influência da poluição ambiental nas doenças respiratórias (sem o efeito confundidor do hábito de fumar).

Fonte: M Susser. Causal Thinking in the Health Sciences: Concepts and Strategies in Epidemiology. New York, Oxford University Press, 1973: 70-71.[16]

mais úteis à epidemiologia, com ilustração de assuntos atuais de investigação, na área de saúde.

B. INDÍCIOS DA EXISTÊNCIA DE ASSOCIAÇÃO DE EVENTOS

Muitas situações auxiliam o processo de formulação de hipóteses. Vejamos algumas ilustrações de como nascem ou amadurecem as suspeitas sobre a relação entre eventos, que servem de base para a formulação da hipótese (Quadro 14.4).

1. COMPARAÇÕES ENTRE SUBGRUPOS DA POPULAÇÃO (TEMA DO CAP. 9)

Uma oportunidade para elaborar hipóteses reside em efetuar comparações no seio de uma mesma população, buscando verificar se as freqüências do agravo à saúde variam nos seus diversos segmentos (entre faixas etárias, sexo, tipo de ocupação e de alimentação etc.) e se esta variação pode ser correlacionada a características biológicas, sociais, comportamentais, ambientais e outras, que são tomadas como potencialmente causais.

- Exemplo 1: consumo de álcool e cirrose hepática

A maior incidência de cirrose hepática e de alcoolismo crônico no sexo masculino, consistentemente encontrada em numerosas investigações, é forte indício da existência de relação causal entre alcoolismo e cirrose hepática.

- Exemplo 2: consumo de carne vermelha e doença cardiovascular

O consumo de carne vermelha tem sido incriminado como fator de risco para as doenças coronarianas. A suspeita adveio, dentre outros achados, da relativa baixa freqüência de arteriosclerose e hipertensão em vegetarianos. Tal constatação estimulou a realização de comparações de taxas de mortalidade por doenças coronarianas em vegetarianos e não-vegetarianos. Em uma investigação deste tipo, observou-se que os não-vegetarianos tiveram um risco 1,5 maior de óbito por doença coronariana.[17] O excesso de risco pode ser devido à carne que os não-vegetarianos consomem ou a alguma outra característica comum às pessoas que consomem carne, o que não está ainda devidamente esclarecido. Mas, como o consumo de carne pode aumentar o risco ou, ao contrário, proteger o indivíduo de outros agravos à saúde, as comparações entre vegetarianos e não-vegetarianos são estimuladas, de modo a verificar se outras condições crônico-degenerativas (por exemplo, doenças do colágeno e neoplasias do tubo digestivo) estão relacionadas também com o consumo do produto.

2. COMPARAÇÕES GEOGRÁFICAS (TEMA DO CAP. 10)

As comparações geográficas são muito úteis para levantar suspeitas sobre fatores causais. Comumente, a inspeção de freqüências é feita entre países, por facilidades na obtenção das respectivas informações. Muitas vezes, as comparações internacionais são empreendidas pelo fato de a heterogeneidade das populações propiciar maiores chances na detecção de grandes variações na prevalência de fatores de risco e de doenças, o que facilita formular hipóteses causais. As comparações intranacionais, por sua vez, têm a vantagem da uniformidade das informações, o que garante a sua comparabilidade. Uma opção (ver Quadro 14.3) é verificar se há concordância ou variação concomitante do fator de risco e da doença entre as áreas geográficas selecionadas para estudo.

- Exemplo 1: consumo de gorduras animais e arteriosclerose

Os povos que apresentam baixo consumo de gorduras de origem animal têm incidência reduzida de arteriosclerose, ao passo que aqueles cuja alimentação é rica em ovos, manteiga e outros alimentos com alto teor de lipídios de fontes animais mostram, ao contrário, elevada freqüência de arteriosclerose.

- Exemplo 2: consumo de cerveja e câncer de reto

Uma correlação geográfica positiva foi encontrada entre mortalidade por câncer de reto e consumo de cerveja. Nos locais onde há maior quantidade *per capita* de cerveja vendida à população, a mortalidade por câncer de reto é mais elevada. Tal achado motivou a realização de outras investigações, através de métodos analíticos mais potentes, que não confirmaram a relação causal entre consumo de cerveja e câncer de reto.[18]

Quadro 14.4 Modos de suspeitar de relação causal entre dois eventos e auxiliar a formulação de hipóteses

1. Comparações entre subgrupos da população
2. Comparações geográficas
3. Comparações de séries temporais
4. Investigação de casos
5. Achados laboratoriais
6. Lógica dedutiva
7. Descobertas ao acaso

3. COMPARAÇÕES DE SÉRIES TEMPORAIS (TEMA DO CAP. 11)

A observação de séries históricas é uma técnica muito utilizada para levantar suspeitas sobre fatores causais.

Por vezes, somente uma única série de informações está disponível para análise, tal como o número mensal de notificações de uma doença, durante alguns anos, em uma dada população. Nesta eventualidade, várias explicações podem ser levantadas, sem muita especificidade.

- Exemplo: notificações de casos de hepatite infecciosa

O aumento da incidência de hepatite infecciosa, constatado em uma unidade sanitária, pode ser imputado a numerosos aspectos de ordem biológica, cultural e ambiental, já incriminados como fatores de risco em pesquisas anteriores. As explicações advêm de conhecimentos externos, totalmente desvinculados da série de casos notificados.

Contudo, os dados adicionais para melhor esclarecer um problema, muitas vezes, são fáceis de obter, em especial, quando representam intervenções pontuais: por exemplo, o decréscimo de casos notificados após a vacinação dos grupos de risco.

Um outro exemplo é a redução da mortalidade por acidentes de trânsito após entrar em vigor uma lei que limite a velocidade nas estradas e obrigue o uso do cinto de segurança.

Quando duas séries estão disponíveis — uma relativa à doença e outra a um fator de risco — pode-se verificar se a variação de uma envolve também a da outra, para fins de correlação.

- Exemplo: refrigeração de alimentos e câncer gástrico

A proporção de residências com geladeiras elétricas no Japão aumentou rapidamente na década de 1960, época em que a mortalidade por câncer gástrico começou a declinar naquele país (Fig. 14.2). Os dados sugeriram a hipótese de que a refrigeração, talvez pela preservação dos alimentos ou por efeito indireto nas práticas dietéticas, tais como a redução da necessidade de salgar e manter alimentos em conservas, possa estar associada ao declínio de câncer gástrico naquele país.[19]

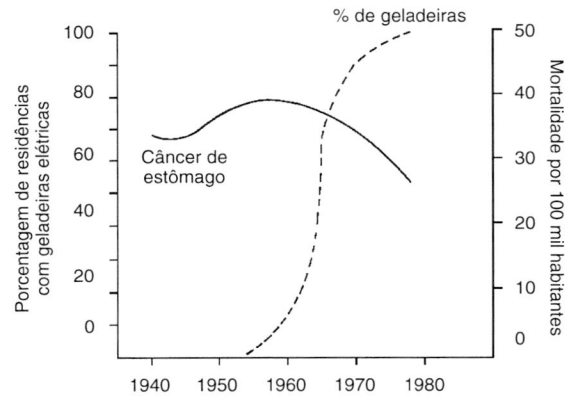

Fig. 14.2 Comparação entre a porcentagem de residências com geladeiras elétricas e a taxa de mortalidade por câncer de estômago, ajustada por idade e sexo, no Japão, no período 1940-1980. Fonte: CP Howson, T Hiyama e El Wynder. Epidemiologic Reviews 1986; 8:18.[19]

4. INVESTIGAÇÃO DE CASOS CLÍNICOS

A investigação de casos clínicos é uma oportunidade ímpar para o levantamento de suspeitas sobre fatores causais. O estudo aprofundado de um ou mais pacientes é uma das estratégias mais utilizadas em clínica para melhor explorar a etiologia, o curso de uma doença e a resposta à terapêutica. A sistemática consiste em investigar cuidadosamente um ou alguns pacientes portadores de uma dada afecção, com diagnóstico devidamente comprovado, na busca de fatores que possam ser relacionados ao comportamento da doença.

Em muitas oportunidades, são os casos atípicos ou raros os escolhidos para as investigações, que, se cuidadosamente realizadas, podem desvendar o mistério clínico.[20]

Na vigilância epidemiológica, o estudo de casos é também prática comum, pois investigam-se as notificações dos agravos à saúde com o intuito de levantar possíveis mecanismos de transmissão e identificar falhas nas medidas de prevenção e controle.[21,22]

Em ambas as circunstâncias, em clínica e em saúde pública, as observações de casos geram evidências para a formulação de hipóteses. Os clínicos estão particularmente bem situados para associar doenças a fatores antecedentes, através da reflexão sobre o conjunto de observações clínicas, anatomopatológicas, laboratoriais e epidemiológicas.[23]

- Exemplo 1: etiologia da doença de Chagas

O exemplo mais conhecido, entre nós, de estudo de caso é o de Carlos Chagas que, na investigação da doença apresentada por uma paciente, de nome Berenice, esclareceu aspectos até então desconhecidos da epidemiologia da tripanossomíase americana.[24] Entre outras descobertas, apontou o vetor responsável pela transmissão, identificou o parasita e descreveu as formas clínicas da doença.

- Exemplo 2: rubéola e malformação congênita

A associação entre rubéola e malformação congênita foi, pela primeira vez, suspeitada por um oftalmologista na Austrália, em uma época (1940-1941) em que não se atribuía qualquer efeito teratogênico às infecções.[25] A apresentação de alguns casos de catarata congênita em reunião científica periódica de oftalmologistas fez com que outros casos fossem identificados, o que possibilitou o respectivo esclarecimento etiológico.

- Exemplo 3: estilbestrol e câncer

A relação entre câncer de vagina e um medicamento, o estilbestrol, foi apontada por clínicos que, em curto espaço de tempo e numa mesma área geográfica, diagnosticaram sete casos, ocorridos em mulheres jovens. Este fato era inusitado, já que tal tipo de neoplasia é raríssimo em jovens. O interrogatório dos casos e seus familiares permitiu formular hipóteses etiológicas e, subseqüentemente, a realização de um estudo de caso-controle com as oito pacientes conhecidas até então e 32 controles incriminou aquele produto, quando usado no período pré-natal, por suas respectivas mães, afastando outros medicamentos que tinham sido postulados como potencialmente causais.[26] Em sete destes oito casos, as mães referiram o uso de estrogênio durante a gravidez. Das 32 utilizadas como controles, nenhuma havia empregado o produto.

- Exemplo 4: hábitos sexuais e SIDA (AIDS)

No início da década de 1980, casos de pneumonia por *Pneumocystis carinii* e de sarcoma de Kaposi em adultos jovens, do sexo masculino, começaram a ser diagnosticados em proporção inusitada.[27] Havia, nestes indivíduos, importante comprometimento do sistema imunológico. Foi uma mudança marcante na característica destas condições, que eram extremamente raras em jovens. Todos eram homossexuais do sexo masculino e, até então, previamente sadios. A partir destas observações e de outras que se sucederam, foram detectadas as características comportamentais de maior risco para a infecção pelo vírus da imunodeficiência adquirida (HIV) e as vias de transmissão do agente, o que apontou para os caminhos da prevenção. Muito está para ser conhecido sobre a SIDA (AIDS), mas se pode notar também que, em pouco tempo, muito se descobriu sobre a epidemiologia da doença, com a aplicação dos métodos epidemiológicos disponíveis. Comparativamente, para a maioria das outras doenças, os avanços no conhecimento do respectivo comportamento epidemiológico requereram bem mais tempo — décadas ou séculos — ao contrário do que ocorreu em relação à SIDA (AIDS), em que grandes progressos, no conhecimento de sua epidemiologia, foram alcançados em poucos anos.

O estudo de caso, aliado ou não a outras técnicas de pesquisa qualitativa, é muito útil, não somente para captar indícios da existência de associação entre eventos e no levantamento de hipóteses, mas também para explicar estas associações. E mais: a constatação de que os métodos qualitativos e quantitativos são entre si complementares tende a fazer crescer o uso conjunto destas técnicas no estudo de um tema, o que resulta em riqueza de detalhes para aumentar o conhecimento sobre a matéria.

5. ACHADOS LABORATORIAIS

O laboratório é fonte de inspiração sobre associações, passíveis de existirem em populações humanas. A partir de conhecimentos produzidos em laboratório, hipóteses são formuladas e testadas em estudos epidemiológicos. As generalizações, feitas a partir de resultados obtidos em investigações com animais, em laboratório, devem ser cuidadosas. O tipo de animal utilizado tem influência na generalização dos resultados. A maioria das investigações é realizada em animais de pequeno porte, como roedores, ou de mais fácil acesso, como os cães. Facilidades operacionais e custos reduzidos são importantes determinantes desta preferência. Por isto, raras vezes as pesquisas são feitas em animais filogeneticamente mais próximos do homem, como os primatas. Embora, a partir destes últimos, a extrapolação de resultados para o homem seja aceita com mais facilidade, ela também constitui uma interrogação, o que justifica estudos clínicos e epidemiológicos adicionais.

- Exemplo 1: tintura de cabelo e câncer

Em animais de laboratório, foi detectada a relação entre tintura de cabelo e tumores sediados em vários órgãos, o que estimulou a realização de investigações em seres humanos sobre o tema. Estudos epidemiológicos subseqüentes não confirmaram a associação.[28]

- Exemplo 2: violeta-de-genciana e câncer

O aparecimento de neoplasias em camundongos submetidos a cristal-violeta foi o ponto de partida para uma pesquisa, do tipo caso-controle, realizada em Goiânia, com o objetivo de verificar o eventual risco de desenvolvimento de câncer nos indivíduos que receberam transfusão de sangue violeta. O produto é recomendado e foi extensamente usado na Região Centro-Oeste em dezenas de milhares de pacientes, como aditivo ao sangue, pois constitui modo eficiente de evitar a transmissão do agente da doença de Chagas por via transfusional. Os resultados preliminares não apontaram para risco aumentado de câncer nos indivíduos que receberam transfusão de sangue violetado.[29]

6. LÓGICA DEDUTIVA

As hipóteses podem também ter origem em lógicas dedutivas. O pesquisador, a partir de uma teoria geral sobre um tema, que funciona como premissa, chega a uma proposição, que pode ser extrapolada e observada na prática. Sabe-se, por exemplo, que um fato consistentemente encontrado no passado de pacientes com hepatocarcinomas é a alta freqüência de hepatite infecciosa do tipo B. Assim, existem evidências de que uma infecção pode ser fator causal para o desenvolvimento de neoplasia. Logo, outros tipos de câncer podem ter, igualmente, origem infecciosa.

7. DESCOBERTAS AO ACASO

As hipóteses e os achados científicos são, muitas vezes, produto de observações e descobertas casuais, que somente as mentes bem preparadas estão capacitadas para reconhecer. Neste particular, são sempre atuais os dizeres atribuídos ao médico fisiologista e literato francês Claude Bernard (1813-1878): "quem não sabe o que procura, não sabe interpretar o que encontra"; ou então, como dizia Pasteur (1822-1895): "nos campos da observação, o acaso favorece apenas as mentes preparadas".[30] A literatura especializada relata várias situações em que o acaso interferiu no desenvolvimento da ciência, e que fatos ignorados e independentes entre si resultaram em descobertas acidentais de grande importância.[30,31]

- **Síntese**

As suspeitas sobre uma possível associação "exposição-doença" provêm de situações diversas, produto de reflexão sobre o conhecimento já disponível, entre os quais as informações estatísticas de estudos descritivos, as impressões clínicas provenientes da vivência junto aos enfermos e as evidências experimentais de laboratório. São estas suspeitas que servem de raciocínio básico para a formulação de hipóteses.

C. ELEMENTOS DE UMA HIPÓTESE

As hipóteses são os verdadeiros guias de uma investigação. Muito esforço inútil de coleta de dados pode ser poupado se uma hipótese for cuidadamente preparada, na fase de planejamento da investigação.

A hipótese, em termos ideais, contempla os seguintes aspectos:[32] a população, a exposição, a doença, a dose de exposição e o tempo necessário para detectar a doença (Quadro 14.5).

Quadro 14.5 Elementos de uma hipótese

1. a população — ou seja, as características das pessoas às quais a hipótese se aplica
2. a exposição (a causa hipotética)
3. a doença (ou outro efeito)
4. a relação dose-resposta, isto é, o tanto de causa necessário para produzir o efeito
5. a relação tempo-resposta, ou seja, o período entre exposição e aparecimento da doença

Veremos, posteriormente (Cap. 19), diversos critérios empregados na avaliação de uma relação causal, que muito auxiliam também na preparação de uma hipótese, já que a formulação e a avaliação da relação entre eventos são assuntos intrinsecamente ligados. Entre os critérios apontados estão: a seqüência cronológica entre exposição e doença e a plausibilidade biológica desta associação, ângulos que devem ser ponderados para bem fundamentar a hipótese.

Na apresentação dos métodos, em capítulo anterior, foram formuladas algumas hipóteses que associam exposição e doença. No caso de fumo e câncer de pulmão, a questão pode ser assim enunciada: o hábito de fumar aumenta a chance de aparecimento de câncer de pulmão? Um outro exemplo envolve toxoplasmose na gravidez e malformação congênita: qual o risco de a toxoplasmose na gravidez produzir malformações congênitas?

Há também outras hipóteses, evocadas naquele capítulo, em que a exposição a intervenções preventivas ou curativas é relacionada à prevenção ou cura de uma doença. Por exemplo: os exames periódicos de saúde são úteis na prevenção do infarto do miocárdio? Questões com semelhante teor relacionam somente dois elementos de uma hipótese — a exposição a exames de saúde e a prevenção da doença — deixando os demais implícitos. Esta é uma prática comum. Porém, quanto mais explícita for a hipótese, mais clara e direta é a sua verificação. No caso de exame periódico, poderiam ser acrescentadas informações sobre a freqüência dos exames e seu conteúdo, assim como as características dos beneficiários. Vejamos um exemplo de formulação de hipótese, na área da epidemiologia da nutrição.

D. ILUSTRAÇÃO DE FORMULAÇÃO DA HIPÓTESE

O peso ao nascer, como assinalado, é um importante fator determinante da morbimortalidade infantil. Tentar modificar a distribuição do peso ao nascer, com vistas a diminuir a incidência de recém-nascidos de baixo peso, tem sido a preocupação de muitos profissionais de saúde, no intuito de reduzir, rapidamente, as taxas de morbimortalidade infantil.

Será que a suplementação nutricional, nos moldes habitualmente utilizados nos programas sociais, poderia alcançar o objetivo de influenciar a distribuição do peso ao nascer? Foi esta idéia central que orientou a pesquisa realizada no início da década de 1970, pelo Departamento de Epidemiologia da Universidade de Columbia, em Nova York, sobre o efeito da suplementação nutricional de gestantes, cuja hipótese central passamos a resumir.[33-36]

Pode a suplementação nutricional, fixada em 40 gramas de proteína e 470 calorias diárias, acrescidos à dieta normal e aos cuidados rotineiros de atenção pré-natal de gestantes em risco de gerar recém-nascidos de baixo peso, quando administrada durante o segundo e o terceiro trimestres de gravidez, elevar o peso ao nascer, ou seja, acrescer-lhe, em média, 120 gramas? Este aumento no peso médio ao nascer foi julgado suficiente para produzir importante impacto na morbimortalidade infantil.

Para serem admitidas na investigação, as gestantes em risco deveriam ter uma ou mais das seguintes características: baixo peso corporal, reduzido consumo de proteínas e gestação anterior com concepto de baixo peso.

Os fatores de risco relacionados na pesquisa foram julgados os mais apropriados para aquela população e para aquela época. Em outras populações e épocas, outros poderiam ser os fatores de risco adotados para a seleção das participantes. Por exemplo, na investigação sobre a saúde das crianças nascidas em Pelotas,[37] os principais fatores de risco para peso baixo ao nascer foram os seguintes: renda familiar abaixo de um salário mínimo mensal, idade materna inferior a 20 anos, peso no início da gravidez abaixo de 49 kg, altura inferior a 150 cm, gestação anterior com concepto de baixo peso e não-comparecimento a programas de pré-natal.

III. TERCEIRA ETAPA: VERIFICAÇÃO DA HIPÓTESE

Após a delimitação do problema e a formulação da hipótese, chega o momento de testá-la cientificamente: é a investigação propriamente dita. Para tal, o pesquisador decide qual o tipo de método a ser empregado, de modo a obter informações pertinentes e pistas que concorram para elucidar o problema. Um bom delineamento é essencial para evitar erros, ambigüidades, omissões e outras falhas que possam comprometer a credibilidade dos resultados.

A etapa de teste da hipótese consiste, em última análise, na realização de uma investigação que permita encontrar respostas às indagações que a hipótese levantou. Esta investigação obedece a um delineamento, descrito em protocolo previamente estabelecido, que leve em conta, entre outros, os aspectos éticos e metodológicos, de modo a assegurar a validade dos resultados encontrados e afastar ao máximo eventuais tendenciosidades.

A adequada verificação de uma hipótese é conseqüência, embora não exclusiva, de um minucioso planejamento da pesquisa, de tal maneira que, ao final, após sua execução de acordo com critérios preestabelecidos, os resultados permitam aceitar ou rejeitar a hipótese formulada. Neste empreendimento, o investigador enfrenta problemas de natureza muito diversificada. Configuram questões centrais no delineamento de uma pesquisa, o reconhecimento e o controle de variáveis que possam influenciar nos resultados do estudo. Esta é uma questão complexa, ventilada em praticamente todos os capítulos deste livro que tratam de metodologia e de interpretação de resultados.

A melhor alternativa para o teste de uma hipótese, em epidemiologia, é o método experimental, do tipo ensaio randomizado. Na impossibilidade de usá-lo, faz-se a opção por outras estratégias, todas com menor capacidade de controlar variáveis que dificultam a interpretação dos resultados.

A. ILUSTRAÇÃO DE VERIFICAÇÃO DA HIPÓTESE

Na investigação do impacto da suplementação nutricional de gestantes sobre o estado nutricional do recém-nascido, hipótese formulada anteriormente, decidiu-se por realizar um estudo experimental, do tipo randomizado, em uma população na qual os recém-nascidos de baixo peso representavam 17% da casuística. As características desta investigação serão resumidas a seguir e servirão também de ilustração para a apresentação de outras questões metodológicas.

1. RECRUTAMENTO E ACOMPANHAMENTO DE PARTICIPANTES

Todas as gestantes que freqüentavam um mesmo hospital, no período 1970-1973, foram rastreadas, no intuito de identificar aquelas cujas características as situavam em alto risco de gerar recém-nascidos de baixo peso. De 6.335 mulheres registradas na clínica, 1.255 preenchiam os critérios de inclusão, das quais 1.051 aceitaram participar do ensaio. Destas, 814 foram acompanhadas integralmente até os respectivos partos, resultando em 769 recém-nascidos, que constituíram a amostra cujos resultados são aqui apresentados — além de nove gêmeos (18 crianças) e 36 óbitos fetais.

2. FORMAÇÃO DOS GRUPOS E CARACTERÍSTICAS DAS INTERVENÇÕES

As gestantes que aceitaram participar do ensaio foram alocadas aleatoriamente a três grupos, designados como Suplemento, Complemento e Controle (ou de Não-intervenção).

Às participantes pertencentes ao grupo Suplemento foi recomendado consumir, diariamente, um produto líquido contendo 40 gramas de proteína e 470 calorias, além da dieta habitual (Quadro 14.6).

Às participantes colocadas no grupo Complemento foi também oferecido um produto, de apresentação ou aspecto semelhante ao anterior, mas contendo somente 6 gramas de proteína e 322 calorias, a ser também ingerido além da dieta habitual.

As gestantes do grupo Controle receberam, apenas, a assistência pré-natal, vitaminas e sais minerais, cuidados comuns às demais participantes do estudo.

Todas as gestantes tiveram igual acesso ao mesmo hospital, e nem as participantes dos grupos Suplemento e Complemento, nem os observadores podiam diferenciar o conteúdo das bebidas recomendadas. Trata-se, portanto, de um ensaio clínico randomizado, no seu todo, e duplo-cego, no tocante aos grupos sob intervenção.

3. RESULTADOS DA INVESTIGAÇÃO

O ganho ponderal semanal médio das gestantes atingiu os níveis esperados, sendo maior nos grupos sob intervenção: 436 gramas (Suplemento), 431 gramas (Complemento) e 413 gramas (Controle).

Os resultados finais da investigação, ao contrário, informaram que o peso ao nascer não foi significativamente alterado.

As médias de peso ao nascer de cada grupo foram as seguintes: 2.938 gramas (Suplemento), 3.011 gramas (Complemento) e 2.967 gramas (Controle), diferenças estas não estatisticamente significativas. Outros parâmetros avaliados no recém-nascido e na placenta apresentaram semelhante padrão, com valores mais elevados no grupo Complemento, ficando o grupo Controle em posição intermediária.

4. CONCLUSÃO E IMPLICAÇÕES

A conclusão geral da investigação aqui resumida foi a de que, em populações com as características estudadas, sem sinais clínicos de má-nutrição mas com prevalência elevada de recém-nascidos de baixo peso, a suplementação nutricional na gestação, na quantidade e qualidade usadas na investigação, não produz, em média, resultados significativos no peso ao nascer e nos demais parâmetros investigados. A conclusão negativa não pode ser estendida a outras categorias de desnutrição ou a outras combinações ou tipos de suplementação alimentar.

Muitos estudos chegaram a resultados semelhantes, isto é, não detectaram efeitos benéficos da suplementação nutricional de gestantes sobre o estado de nutrição e saúde dos recém-nascidos. Já outras investigações realizadas na Guatemala e na Colômbia mostraram que a suplementação foi capaz de influenciar positivamente o peso e outras características do concepto.[14] Na falta de consenso, a controvérsia continua, embora seja cientificamente bem fundamentada a hipótese de que a intervenção nutricional sobre a gestante possa elevar o peso ao nascer, em níveis significativos, na direção desejada e, desta maneira, reduzir os níveis de morbidade e mortalidade perinatal e infantil.

A área de saúde está repleta de controvérsias, como a que ocorre em relação à eficácia da suplementação nutricional de gestantes.

- Exemplo: controvérsias na área da saúde

Será que a suplementação de vitaminas e sais minerais, a crianças de idade escolar, melhora o QI (quociente de inteligência)?[38]

Será que o consumo de álcool, em pequenas doses, é benéfico para a saúde, mais especificamente, para o sistema cardiovascular?[39]

Quadro 14.6 Estudo randomizado de comparação de dois tipos de suplementação nutricional de gestantes com um grupo-controle: conteúdo das intervenções e efeito no ganho ponderal durante a gestação e no peso do recém-nascido

Categoria	Suplemento	Complemento	Controle	Total
CONTEÚDO DAS INTERVENÇÕES:				
Proteína (g)	40	6	não	—
Calorias	470	322	não	—
Multivitaminas	sim	sim	sim	—
Atenção pré-natal	sim	sim	sim	—
RESULTADOS:				
Ganho ponderal total na gravidez (kg)*	10,6 ± 5,1	10,6 ± 5,1	9,8 ± 5,4	10,3 ± 5,3
Peso ao nascer (g)*	2938 ± 606	3011 ± 508	2970 ± 535	2972 ± 553
Número de recém-nascidos	249	256	264	769

*média ± desvio-padrão
Fonte: D Rush, Z Stein & M Susser. Diet in pregnancy: a randomized controlled trial of prenatal nutritional supplementation. New York, Alan Liss: National Foundation Original Articles, Series 16(3), 1980.[35]

Será que os contraceptivos orais aumentam o risco de câncer de mama?[40] E a amamentação protege contra este risco?[41]

Será que o hábito de fumar está relacionado ao envelhecimento precoce?[42]

Estes são exemplos de questões para os quais há respostas positivas e negativas publicadas na literatura, de modo que uma posição definitiva ainda não foi alcançada pelos especialistas. Trataremos oportunamente (Cap. 19) de critérios utilizados para julgar o conhecimento disponível sobre um dado problema, no intuito de verificar, com mais propriedade, as conexões causais entre eventos.

B. PLANEJAMENTO DA VERIFICAÇÃO DA HIPÓTESE

A verificação de uma hipótese segue princípios e etapas que, geralmente, são comuns a todas as investigações, independente do método de estudo empregado. Em última análise, consiste em reunir observações que sirvam como as melhores evidências para aceitar ou rejeitar a hipótese.

Qualquer verificação de hipótese tem o seu planejamento, no qual são decididas as características gerais da investigação, principalmente o tipo de método que será empregado e as técnicas mais apropriadas para obter as informações. Abrange, ainda, a coleta de dados, o seu tratamento estatístico e a interpretação dos resultados (Quadro 14.7).

A fase de planejamento é particularmente importante, visto ser o momento das grandes decisões sobre o andamento subseqüente da pesquisa. Muitas das dificuldades que ocorrem na interpretação dos resultados podem ser previstas, e podem ser tomadas providências para neutralizá-las ou minimizá-las, ainda nesta fase. Para maior explicitação, o Quadro 14.8 contém uma relação das diversas etapas do planejamento de um estudo, também aplicável a qualquer investigação, desde um simples levantamento transversal a pesquisas mais elaboradas do tipo caso-controle, coorte ou ensaio clínico randomizado.[43]

A realização de uma investigação apóia-se em conhecimentos situados em muitas áreas da ciência e da técnica, como estatística, psicologia, demografia e ciências sociais. Os profissionais de todas estas disciplinas enfrentam tarefas semelhantes ao lidar com grupos de indivíduos, tais como amostragem, preparação de questionários, definição de escalas de medição, uniformização da coleta de dados, processamento de dados, testes estatísticos e controle de fatores de confundimento. Por isto, comungam das mesmas preocupações e soluções. Desta maneira, publicações sobre metodologia originadas destes campos do conhecimento, assim como os compêndios de metodologia científica, que informam sobre detalhes concernentes à execução de um estudo, são úteis em epidemiologia.

As 10 fases do planejamento de um estudo, listadas no quadro mencionado, indicam que o investigador, para pesquisar um problema, necessita ter um conhecimento amplo do assunto a ser investigado e também de outros temas correlatos. Um dos

Quadro 14.7 Etapas de um trabalho científico

1. Planejamento
2. Execução (coleta de dados)
3. Análise (tratamento estatístico dos dados)
4. Interpretação (significado dos resultados)

Quadro 14.8 Planejamento de um estudo em 10 etapas

1. Revisão do assunto e preparação de uma detalhada exposição, por escrito, sobre os objetivos da investigação.
2. Especificação do delineamento da investigação, a ser utilizado para estudar o tema. Decisões quanto à necessidade de formação de um ou mais grupos de estudo.
3. Definição da população de referência, para a qual se buscarão as informações. Decisão com respeito a se toda a população de referência será estudada (um censo) ou apenas uma parte (a amostra).
4. Cálculo estatístico do tamanho da amostra e decisão de como as unidades serão selecionadas para compô-la.
5. Seleção e definição das variáveis, das escalas de mensuração de cada variável e dos métodos de coleta de dados.
6. Preparação e validação dos instrumentos a serem usados na coleta de dados (questionários, formulários e aparelhos).
7. Critérios para a seleção e o treinamento dos entrevistadores e examinadores.
8. Preparação para a coleta dos dados.
9. Preparação para o processamento dos dados.
10. Decisão quanto ao tipo de análise estatística e preparação para a interpretação dos resultados.

Fonte: S K Lwanga e C H Tye. La enseñanza de la estadística sanitaria. Genebra, OMS, 1987:145-147.[43]

aspectos que mais intimida o profissional de saúde ao realizar um estudo é a pouca familiaridade com questões estatísticas, em especial, sobre amostragem e testes de significância. Mas há também outros pontos que configuram questões centrais em pesquisas, como será ilustrado nas próximas seções, que obedecem ao seguinte roteiro:

1. Escolha do método
2. Ética
3. Comprovação da exposição e adesão às prescrições
4. Contaminação e co-intervenção
5. Avaliação cega e uso de placebos
6. Conclusões de uma investigação

1. ESCOLHA DO MÉTODO

Muitos fatores influenciam na escolha do método a ser usado para investigar um dado problema.

Da parte do "pesquisador", há o seu treinamento e conhecimento, da matéria, a experiência prévia com um particular tipo de investigação, o seu local de trabalho, interesse e a assessoria com que possa contar.

Questões "éticas", a serem consideradas na próxima seção, e "práticas", ligadas às características da população, da instituição que sedia o projeto, das agências financiadoras e do momento no qual a pesquisa será feita, são outros pontos que concorrem para a escolha de um ou outro tipo de estudo.

O tema em questão e o estágio do conhecimento sobre o assunto apontam para algumas direções a seguir. Por vezes, é conveniente efetuar estudos exploratórios e descritivos — situação comum na abordagem de temas pouco conhecidos, em que os estudos de casos encontram particular indicação e cujos resultados levam a delineamentos mais apropriados a serem preferencialmente empregados. Em outras ocasiões, são requeridas investigações quantitativas, até com a repetição de protocolos já utilizados: por exemplo, novos estudos do tipo caso-controle sobre a etiologia de uma doença rara ou sobre a proteção conferida pela vacinação BCG. Regra geral, é recomendável efetuar, primeiro, estudos descritivos e analíticos de realização mais rápida — como os transversais e os do tipo caso-controle — antes de elaborar extensos estudos de coorte. Mas há também momentos em que o conhecimento acumulado e as controvérsias justificam a realização de estudos observacionais prospectivos, e mesmo randomizados, quando esta opção é possível em face de condicionamentos éticos e práticos. Uma ilustração é a realização de ensaio clínico randomizado com uma droga, quando pesquisas clínicas preliminares em voluntários comprovaram efeitos benéficos da droga.

Na seqüência, apontaremos a escolha de alguns tipos de estudo em função do tema a ser investigado. Não se trata de uma relação exaustiva de todas as possibilidades de pesquisas, nem de todos os temas, apenas a lembrança e a ilustração de algumas alternativas, muito usadas para aumentar o nosso conhecimento sobre um determinado assunto.

- **Investigações sobre a eficácia de tratamentos**

As pesquisas destinadas a esclarecer se uma terapêutica é melhor do que outra, se ela é benéfica ou nociva quando comparada a um placebo, clamam por "delineamentos aleatorizados". Na impossibilidade de realizá-los, escolhe-se uma outra opção, de preferência um "estudo de coorte". A "série de casos" e o "estudo de casos", em que todos os pacientes são tratados de uma mesma maneira, são também muito usados neste tipo de avaliação. Porém, a ausência de grupo-controle interno para a comparação de resultados, características da série e do estudo de casos, acarreta problemas de interpretação dos resultados que, às vezes, são difíceis de contornar.

A investigação clínica de medicamentos tem sido objeto de muita reflexão por parte de especialistas na busca de consenso para organizar a precedência dos métodos. As suas etapas estão delineadas no Quadro 14.9, resumido de várias fontes.[44,45] O citado quadro serve de diretriz para a escolha dos métodos apropriados às respectivas fases. Note-se que as evidências produzidas por um ensaio randomizado (fase III, de pesquisa clínica) são requeridas antes da colocação de um produto no mercado. Antecedem tais ensaios pesquisas para determinar a segurança e a atividade terapêutica do produto.

Quadro 14.9 Fases da pesquisa clínica

- Fase I, de farmacologia clínica — Investigações preliminares sobre os efeitos do uso de uma substância administrada ao homem. Pesquisam-se, em poucos indivíduos, a dose, a toxicidade e os efeitos (por exemplo, a imunogenicidade de uma vacina em voluntários sadios). Em geral, são realizadas em centros especializados, nos quais é possível coordenar resultados clínicos, farmacológicos, imunológicos e de outra natureza.
- Fase II, de investigação clínica propriamente dita — Estudos para demonstrar a eficácia, a segurança do produto e a sua aceitabilidade. Inclui pesquisas delineadas com base em resultados da fase anterior, com ou sem grupo-controle, mas com maior número de pacientes.
- Fase III, de ensaio clínico randomizado — Constitui expansão da fase anterior, no intuito de determinar a eficácia do produto em indicações específicas e para melhor precisar os seus efeitos colaterais. Faz-se a comparação do novo produto com o produto tradicional ou com um placebo.
- Fase IV, de vigilância pós-comercialização — Após a introdução do produto no mercado, os estudos continuam, visando a melhor elucidar indicações, benefícios e riscos. A efetividade do produto é determinada.

Regra geral, um estudo randomizado necessita de claras justificativas para a sua realização. Como mostrado, ele deve ser precedido por investigações preliminares, laboratoriais e clínicas, que apontam para o momento no qual o ensaio randomizado é indicado ou exigido. Os resultados obtidos em cada fase justificam ou desaconselham passar para a seguinte, até chegar ao ensaio clínico randomizado (fase III) e às avaliações adicionais, de vigilância do uso do produto pela população (fase IV). Por vezes, na base de um ensaio randomizado, estão vários estudos de observação que dão resultados conflitantes, de modo que as controvérsias clamam por métodos mais "potentes" para elucidá-las.

A vigilância pós-comercialização de um novo produto — que já teve a sua eficácia e segurança comprovadas na fase III da pesquisa clínica — é indicada para detectar eventuais reações adversas e imprevisíveis, ainda não conhecidas. Estudos de coorte e de caso-controle são muito úteis nesta etapa, para obter as informações pertinentes.

- **Investigações sobre o impacto de vacinas**

As investigações sobre vacinas seguem, aproximadamente, as mesmas etapas das avaliações clínicas de medicamentos. Em síntese, para que uma vacina seja aprovada pelas autoridades e tenha o seu uso recomendado, devem ser vencidas diversas etapas, com posição de destaque para o "ensaio randomizado" (fase III da pesquisa clínica), que culmina o processo de avaliação antes da colocação do produto no mercado. Mesmo assim, apesar das precauções, nem todas as contra-indicações e efeitos colaterais das vacinas são detectados na fase de teste. Por isto, após a comercialização do produto, questões de segurança e efetividade são ainda investigadas, através de "estudos de observação".

A vigilância pós-comercialização de vacinas, assim como de medicamentos, pode ser feita por diversos tipos de estudo, de cunho transversal, prospectivo ou retrospectivo. O "estudo de caso-controle" é um dos delineamentos mais usados com este propósito, pela facilidade de execução, custos baixos e rapidez de resultados.

- **Investigações sobre etiologia**

Raramente é possível realizar pesquisas aleatorizadas para investigar a etiologia das doenças, por questões éticas e práticas. Como alternativa, são usados o "estudo de coorte" e "o de caso-controle". O primeiro é muito empregado em pesquisas de doenças de curto período de incubação ou naquelas em que os desfechos clínicos sejam freqüentes. O segundo é uma opção prática em investigação de doenças raras ou quando o pesquisador está diante do fato consumado — ou seja, a doença já ocorreu, como é o caso da elucidação das causas de uma epidemia.

Em muitos estudos de coorte e de caso-controle, assim como nos de cunho transversal, há uma busca por fatores de risco que possam ser rotulados como causas contribuintes para o aparecimento da doença, mesmo sem haver previamente uma hipótese específica que una estes fatores de risco ao desenvolvimento da doença.

- **Investigações sobre prognóstico**

Pelas mesmas questões éticas apontadas em "investigações das causas das doenças" recém-apresentadas, os estudos randomizados não podem ser empregados em avaliação de prognóstico. Este objetivo é alcançado com "estudos de observação", em especial os "estudos de coorte". Desta maneira, são mais bem evidenciadas as associações dos fatores de prognóstico presentes na época do diagnóstico com a evolução do processo, ou seja, com as curas, as complicações, a cronicidade e os óbitos. Estudos do tipo caso-controle podem também ser realizados para, a partir do óbito, por exemplo, identificar fatores que influenciaram o prognóstico.

- **Investigações sobre qualidade dos serviços**

Aqui, o "ensaio clínico randomizado" também constitui a melhor alternativa metodológica. Dificuldades práticas e custos, no entanto, têm feito com que ele seja pouco empregado. Na impossibilidade de realizá-lo buscam-se alternativas, sob a forma de estudos com ou sem grupo-controle. Este é um campo relativamente recente de interesse dos especialistas, tratado em mais detalhes no Cap. 24.

- **Outros temas de investigação**

Numerosas outras situações e temas podem ser investigados pelos métodos aqui mencionados. É o caso, por exemplo, de verificar os benefícios do diagnóstico precoce de certas afecções — ou seja, esclarecer se uma determinada conduta diagnóstica tem efeito na detecção precoce de casos e se este objetivo intermediário alcançado influencia a mortalidade pela doença ou a qualidade de vida.

Uma outra ilustração é representada pela determinação do impacto de mensagens preventivas em meios de comunicação de massa, de modo a verificar se elas alteram de fato a conduta das pessoas e se esta mudança comportamental repercute nas taxas de morbimortalidade por acidentes e por outros danos à saúde.

Estas e outras situações são investigadas mais convenientemente por "estudos randomizados". Na impossibilidade de usar tal metodologia, faz-se a opção por um outro tipo de pesquisa — estudo de coorte, de caso-controle etc. — que tem como principal limitação a dificuldade em controlar, adequadamente, os fatores de confundimento.

2. ÉTICA

Muitos produtos e procedimentos são potencialmente perigosos para o ser humano. O seu uso supõe a obtenção de maior "benefício" em relação aos "riscos". Isto, porém, precisa estar cientificamente fundamentado, o que aponta para a necessidade de testá-los com rigor.

a) DOCUMENTOS BÁSICOS

Desde longa data, os "códigos de ética" são debatidos e aperfeiçoados, no intuito de proteger as pessoas da experimentação científica mal conduzida. Tais códigos contêm os princípios e as diretrizes a serem seguidas em investigações clínicas e epidemiológicas.[46-48]

O documento internacional básico é a Declaração de Helsinque, datada de 1964, revista posteriormente em Tóquio, em 1975.[47]

Entre os documentos nacionais de relevância, encontram-se o Código de Ética Médica, do Conselho Federal de Medicina (CFM), aprovado em 1988, e as Normas de Pesquisas em Saúde, do Ministério da Saúde, também de 1988.[47,48]

A Declaração de Helsinque, assim como os dois documentos brasileiros mencionados devem ser do conhecimento dos membros de comitês de ética e dos profissionais de saúde, para que os seus princípios sejam integralmente aplicados.

b) QUESTÕES ÉTICAS PROEMINENTES

Entre as questões fundamentais a serem consideradas em julgamentos éticos, estão o respeito aos direitos humanos e a própria justificativa da investigação. Ela deve ser realizada? Produzirá conhecimento não-disponível até então? Os seus benefícios sobrepassam os riscos da intervenção? Para alguns, os aspectos éticos envolvem os dois lados da questão: tanto deve-se questionar se determinada investigação está justificada, quanto, em face de evidências positivas, se seria ético não realizá-la.

Quando a investigação está plenamente justificada, outras questões passam a ter proeminência.

- **Não-administração aos pacientes de um tratamento eficaz**

O tratamento aplicado a um grupo e negado ao outro, em estudos comparativos, é assunto para ser detidamente examinado. Eticamente, é vedado privar os participantes de receberem um tratamento reconhecidamente eficaz, já incorporado à prática médica. Não se pode deixar os componentes de um grupo-controle sem o benefício do tratamento, se considerado eficaz, para reservá-lo unicamente ao grupo experimental. Esta conduta só é aceitável quando há dúvidas quanto à eficácia do tratamento.

- **Tamanho da amostra**

O tamanho da amostra também tem um componente ético. A conduta é utilizar o menor tamanho de amostra, informado pelos cálculos, que seja adequado para levar a investigação a bom termo, de modo a colocar o menor número de participantes em risco de uso de métodos diagnósticos e tratamentos invasivos ou de efeitos colaterais ainda desconhecidos.

- **Consentimento do paciente**

O procedimento utilizado para lidar com os aspectos éticos, no dia-a-dia da pesquisa, consiste em informar ao participante os benefícios e os riscos, inclusive a chance de pertencer ao grupo de estudo ou ao grupo-controle, e solicitar o seu "consentimento", por escrito, para participar das investigações, conforme a Declaração de Helsinque. É dever também informá-lo de que, mesmo após dado o consentimento, ele pode desistir de continuar participando da pesquisa sem que nada de prejudicial lhe aconteça decorrente desta decisão.

Especialmente nos escalões sociais inferiores, a "passividade" e a "dificuldade de compreensão" dos elegíveis, quanto aos objetivos e riscos envolvidos nas pesquisas, são consideradas fatores responsáveis pelo reduzido número de recusas a este consentimento, o que é uma situação a ser levada em conta na seleção dos participantes.

- **Comitês de ética**

Em geral, é insuficiente contar somente com o consentimento dos participantes, o bom-senso e a intuição dos responsáveis pela pesquisa. Há necessidade de um processo prévio de decisão, racional e sistemático, aplicado através de "comitês", especialmente organizados para este fim, no intuito de observar os preceitos dos códigos de ética. Aliados às qualidades morais do pesquisador, os comitês, quando bem constituídos e informados sobre as recomendações éticas a serem cumpridas no julgamento de projetos de investigação, representam uma salvaguarda essencial para a proteção do bem-estar dos participantes de uma pesquisa. Esclarecimentos sobre a formação de tais comitês são encontrados nas "normas de pesquisa em saúde", do Ministério da Saúde (Ver Cap. 13, artigo 83 e seguintes).[48]

- **Informações confidenciais**

As considerações éticas aqui apresentadas aplicam-se fundamentalmente às investigações experimentais. Os estudos de observação têm, habitualmente, menor espectro de problemas éticos. Grande parte do conhecimento produzido em epidemiologia está basea-do em informações pessoais, quer obtidas por entrevista, quer de prontuários ou outras formas de registro de dados. São informações confidenciais, que devem, portanto, ser objeto de sigilo.[49,50] Regra geral, o sigilo tem expressão limitada em estudos epidemiológicos, visto que as informações atinentes a cada indivíduo não são publicadas e apenas divulgadas as referentes ao grupo. O problema aflora, com certa intensidade, quando diz respeito a danos à saúde que implicam estigma social, como a hanseníase e a SIDA (AIDS). Em saúde pública, portadores das condições mencionadas, assim como os seus contactos, devem ser identificados, para que todo um trabalho possa ser iniciado. Protege-se, dessa maneira, não só o indivíduo infectado, mas também a comunidade. A identificação do indivíduo possibilita a veiculação da informação para um maior número de pessoas mas no caso das doenças supostamente estigmatizantes há o perigo de o preconceito levar mais problemas ao doente em função desse conhecimento.

Algumas vezes, as questões concernentes ao "sigilo profissional" são levantadas quando o manuseio de informações de prontuário e demais folhas de observação clínica é feito por pessoas não obrigadas ao compromisso de segredo profissional.

A ampliação dos debates sobre a ética em epidemiologia é tema atual, por conta da necessidade de proteger os pesquisadores e os pacientes. Nós estamos em pleno decurso deste processo, com a elaboração de regras de conduta e com a produção de manuais de orientação sobre a matéria.[49-53]

3. COMPROVAÇÃO DA EXPOSIÇÃO E ADESÃO ÀS PRESCRIÇÕES

O objetivo principal de muitas investigações é avaliar a associação entre uma exposição — seja ela uma intervenção ou um fator de risco — e a ocorrência de uma doença. Em estudos comparativos, as conclusões se baseiam no fato de algumas pessoas haverem sido submetidas a uma dada exposição ou tratamento, enquanto outras não. Nem sempre, porém, as pessoas seguem as prescrições e recomendações. Por exemplo, o grau de cumprimento dos tratamentos médicos — ou seja, a adesão ou aderência às prescrições — se relaciona com a qualidade da assistência.[54] Vejamos algo mais sobre a adesão em investigações científicas.

a) ESTUDOS DE INTERVENÇÃO

Um passo intermediário na avaliação de qualquer intervenção consiste em comprovar se realmente a intervenção foi executada nos moldes propostos.[55,56] Esta comprovação é essencial.

Em intervenções isoladas, do tipo aplicação de vacina ou medicamento em dose única, não há problema em supervisionar e constatar a administração do produto. A intervenção pode se dar sob direta inspeção do investigador ou de seus auxiliares. Nem sempre, porém, a situação é assim tão simples: por exemplo, quando são várias as doses a aplicar, em indivíduos não-internados, o caso se complica.

- Exemplo: suplementação nutricional de gestantes

Na pesquisa sobre suplementação nutricional, usada como ilustração em diversas passagens do capítulo, caberia verificar se as gestantes seguiram as recomendações na forma como foram prescritas. A adesão das gestantes aos tratamentos significa: comprovar se elas consumiram a suplementação nutricional prescrita, além da dieta habitual e não em substituição a ela. Esta é uma questão difícil de esclarecer adequadamente, mas que representa um elo crucial a ser esmiuçado para levar a bom termo o teste de hipóteses.

Diversas evidências permitiram afirmar que as gestantes, na investigação aqui considerada, seguiram os regimes prescritos, segundo os dados obtidos através de histórias dietéticas, de visitas domiciliares levadas a efeito para reforçar o respeito às prescrições, de contagem do número restante de recipientes que continham o produto e não tinham sido ainda consumidos e da presença de "marcadores biológicos": a riboflavina colocada no produto e detectada na urina. Uma técnica que costuma levar ao cumprimento correto das prescrições consiste em dar ao participante conhecimento de que o consumo do produto pode ser constatado por exames de laboratório — no caso, a urina. Além das diferentes estratégias mencionadas, o ganho ponderal na gestação, conforme verificado na pesquisa sobre suplementação nutricional, foi coerente com a ingesta recomendada, o que representa, também, evidência indireta para validar a informação sobre o consumo.

b) ESTUDOS DE OBSERVAÇÃO

Problema idêntico ao enfrentado nos estudos de intervenção ocorre com os de observação, nos quais o investigador deve assegurar-se do nível real de exposição das pessoas ao fator de risco em foco. Muitas vezes, o conhecimento preciso do nível de exposição pode não apresentar dificuldades. Em outras oportunidades, porém, a coleta de dados sobre a exposição não é simples e a complexidade de certos temas dificulta, sobremaneira, a realização de estudos epidemiológicos, em especial, os retrospectivos.

- Exemplo 1: informações sobre o hábito de fumar

Em muitas investigações, como as de prevalência do hábito de fumar, é suficiente, mediante a realização de entrevistas ou a aplicação de questionários autopreenchidos, determinar se as pessoas fumam, quantos cigarros consomem diariamente e outros detalhes sobre o hábito de fumar. As imprecisões nas respostas são admitidas como relativamente pouco significativas, de modo que não impedem a utilização dos seus resultados. Em investigações sobre causalidade, é exigida maior precisão nas informações. É o caso, por exemplo, das pesquisas sobre o fumo como fator de risco de várias doenças ou sobre o impacto de programas para abandonar o hábito de fumar. Elas podem exigir o uso de marcadores biológicos, que reflitam, com maior propriedade, a exposição ao fumo. Entre os marcadores propostos, com esta finalidade, encontra-se o teor de tiocianato na saliva ou no soro, de monóxido de carbono no ar expirado e de nicotina no plasma ou na urina.

- Exemplo 2: informações sobre a dieta

O conhecimento da dieta dos indivíduos há anos ou décadas pode ser o dado mais relevante para pesquisar o papel dos fatores nutricionais na etiologia das doenças crônico-degenerativas. Este tipo de informação pode não ser obtido com exatidão por intermédio de inquéritos recordatórios, que fazem parte de estudos do tipo caso-controle. Conseqüência: os resultados destas pesquisas são questionados ou tendem a gerar controvérsias sobre o assunto. Por isto, existe um enorme esforço para avaliar a validade e a confiabilidade deste tipo de informação retrospectiva[57] ou para encontrar melhores alternativas para coletar tais dados.

4. CONTAMINAÇÃO E CO-INTERVENÇÃO

Um grande problema encontrado em estudos epidemiológicos é a não-comparabilidade dos grupos, cujos dados levantados pela pesquisa devam ser comparados entre si. Esta é uma dificuldade que permeia a avaliação de qualquer investigação e deve ser preocupação em qualquer estudo comparativo.

Em primeiro lugar, os grupos formados no início da pesquisa devem ter características semelhantes. Além disto, os grupos precisam ser conduzidos de maneira semelhante durante a investigação, para que não seja modificada esta comparabilidade inicial. Entre os numerosos problemas que alteram a comparabilidade dos grupos estão a contaminação e a co-intervenção.

A. CONTAMINAÇÃO

Uma intervenção, objeto de avaliação, é sempre planejada para ser aplicada (ou retirada) somente no grupo experimental e não no controle. Todavia, pode ser que os indivíduos colocados no grupo-controle também tenham acesso à mesma intervenção que estava restrita ao outro grupo, caracterizando o que se convencionou denominar "contaminação". Ela resulta em redução artificial de efeitos entre os dois grupos. Isto raramente ocorre quando o produto não foi ainda lançado no mercado. Mas pode ocorrer se ele foi objeto de farta divulgação na imprensa leiga e passou a estar ao alcance das pessoas interessadas.

- **Contaminação em estudos de intervenção**

Dentro do possível, deve-se evitar a ocorrência de contaminação, objetivo, às vezes, difícil de alcançar.

- Exemplo: efeito preventivo da aspirina

Em uma pesquisa empreendida para verificar o efeito preventivo da aspirina em baixas doses na prevenção de diversas condições, entre as quais, a enxaqueca, 86% dos indivíduos no grupo experimental relataram o uso do produto. Os restantes 14% não o consumiram, por diversas razões.[58] Mas, no grupo-controle, cujos componentes não deveriam utilizar o produto, 14% também usaram aspirina, o que caracteriza a contaminação. Após 60 meses de acompanhamento, foi constatada a ocorrência de enxaqueca em 6% dos indivíduos do grupo de estudo e 7,4% nos controles, diferença estatisticamente significativa: o produto foi, então, considerado eficaz na prevenção da enxaqueca. Pode-se também postular que tenha havido redução artificial na diferença dos resultados. É possível que, sendo o produto realmente eficaz, se ele tivesse sido usado integralmente pelos membros do grupo da aspirina e, ao contrário, se nenhum do grupo-controle o tivesse consumido, a diferença teria sido maior.

- **Contaminação em estudos de observação**

A contaminação pode ocorrer, também, em estudos de observação, com o mesmo efeito apontado, ou seja, o de reduzir artificialmente as diferenças entre os dois grupos.

- Exemplo 1: contaminação em estudo de coorte

Em estudos de coorte, a contaminação ocorre quando alguns indivíduos do grupo-controle são expostos (por exemplo, à radiação), mas a exposição não é informada aos investigadores, permanecendo desconhecida, de modo que estes indivíduos continuam pertencendo, erradamente, ao grupo-controle. O erro de classificação dos indivíduos faz com que a diferença de desfechos clínicos, entre expostos e não-expostos, tenda a ser atenuada.

- Exemplo 2: contaminação em estudo de caso-controle

Em investigação sobre malformação congênita e rubéola, questões de imprecisão diagnóstica podem fazer com que alguns controles, portadores de malformações congênitas leves, de difícil diagnóstico, associadas à rubéola na gravidez, não sejam identificados em tempo hábil e permaneçam naquele grupo. A conseqüência do erro de classificação dos indivíduos será atenuar a associação entre rubéola e malformação, ou mesmo, fazê-la desaparecer.

B. CO-INTERVENÇÃO

"Co-intervenção" significa a realização de procedimentos diagnósticos e terapêuticos adicionais em apenas um dos grupos. Tem efeito contrário à "contaminação", já que acarreta aumento artificial na diferença de resultados entre os dois grupos. É o caso, por exemplo, da utilização de maior número de testes diagnósticos no grupo experimental do que no de controle, com a idéia preconcebida de que os desfechos clínicos anormais devem estar concentrados no grupo experimental.

A "co-intervenção" é problema sério em qualquer investigação. Ela tende a ocorrer quando o observador tem conhecimento prévio do grupo a que o indivíduo pertence. Por isto, as avaliações duplo-cegas, em que tal informação é ocultada do examinador e do examinado, são valorizadas como meio de obter informações mais seguras sobre um evento.

5. AVALIAÇÃO CEGA E USO DE PLACEBOS

Os dados obtidos em uma investigação devem refletir a realidade com precisão. Se duas pessoas, independentemente uma da outra, coletam a mesma informação, os resultados obtidos por elas devem ser semelhantes, da mesma maneira que um mesmo indivíduo, em duas ocasiões, deve chegar a resultados semelhantes. Veremos, no Cap. 17, que nem sempre as informações obtidas e utilizadas em um estudo são 100% confiáveis, pois há numerosas armadilhas a serem transpostas no decorrer da coleta de dados, tais como a influência do ambiente onde a coleta se dá, das características da pessoa observada e de peculiaridades do observador. Estas influências se materializam através de uma enorme gama de problemas, que nem sempre são fáceis de neutralizar completamente.

Duas estratégias empregadas para melhorar a qualidade da informação e facilitar comparações no interior da própria pesquisa são a avaliação cega e a adoção de placebos.

A. AVALIAÇÃO CEGA

As avaliações ditas cegas (ou mascaradas) têm o objetivo de evitar erros de aferição, conscientes ou inconscientes, decorrentes do prévio conhecimento de detalhes que influenciam o julgamento.

• Exemplo: potenciais vícios metodológicos

O observador, quando tem prévio conhecimento de que o indivíduo está no grupo experimental ou no grupo-controle, é influenciado por este conhecimento e pode, em decorrência, favorecer um determinado diagnóstico. O indivíduo observado, por sua vez, desde que saiba do grupo em que está situado, é sugestionado em função deste conhecimento e passa a perceber e relatar um particular sintoma, com maior ou menor freqüência. Estas situações não ocorrem somente em estudos experimentais. Por exemplo: se o observador sabe que um indivíduo é exposto ou não, procura com mais vigor um determinado diagnóstico em função do conhecimento do tipo de exposição a que o indivíduo esteve sujeito. Ao contrário, sabedor do diagnóstico do paciente, o examinador procura a presença ou ausência da exposição de maneira diferente, em função de o examinado pertencer ao caso ou ao controle.

A direção do vício introduzido por uma avaliação defeituosa pode ser suspeitada pela análise detalhada de cada situação. Em geral, os vícios deste tipo criam diferenças artificiais entre os grupos, o que pode levar a conclusões incorretas, encontrando-se mais diferenças do que as realmente existentes.

• **Avaliação mono-cega, duplo-cega e triplo-cega**

Diversos procedimentos podem ser adotados, para evitar um viés de expectativa ou de suspeita diagnóstica:

• o indivíduo, seja o observado ou o observador, é mantido ignorante acerca do grupo a que o primeiro pertence — "estudo mono-cego" ou "mono-mascarado";

• tanto o observado como o observador desconhecem em que grupo o primeiro está colocado — "estudo duplo-cego" ou "duplo-mascarado"; e

• além do observado e do observador, também o analista de dados é desconhecedor da posição dos indivíduos em relação aos grupos — "estudo triplo-cego" ou "triplo-mascarado". Esta última situação, mais rara, ocorre em estudos multicêntricos.

• Exemplo: estudo triplo-cego

Em um estudo multicêntrico sobre poluição de rios, envolvendo seis países da América Latina (Bolívia, Chile, Colômbia, Equador, Panamá e Venezuela), a coleta de dados foi triplo-cega.[59] Os que coletavam os dados não conheciam a hipótese em teste, nem a categoria de risco das pessoas examinadas. Estas últimas também não detinham este conhecimento. O pessoal do laboratório central não sabia de onde provinham as amostras para exame. Os analistas de dados permaneceram sem saber os significados dos códigos de cada país e das categorias de risco e, inclusive, o relatório final foi escrito antes de ser rompido o sigilo dos códigos.

B. EFEITO PLACEBO

A palavra "placebo" (termo oriundo do latim *placere*: agradar) é usada para designar um procedimento ou produto aplicado ou receitado com fins sugestivos ou psicológicos. De uma maneira geral, na experimentação biológica, o placebo é considerado como um produto ou procedimento inócuo ou inerte do ponto de vista farmacológico, tanto que a ele se recorre na realização dos estudos comparativos do tipo duplo-cego.

São imputados ao placebo poderosos efeitos, responsabilizados por cerca de 30% a 40% da eficácia de diversas intervenções e medicamentos utilizados em uma grande variedade de patologias, em especial aquelas que envolvem respostas subjetivas.[60,61] Ao placebo são atribuídos diversos efeitos colaterais, ditos "nocebos", os mais diversos, inclusive sintomas de dependência e síndrome de abstinência.[61]

O efeito placebo, inespecífico, está vinculado à simbologia do ato de tomar um remédio ou de se submeter a um ritual ou procedimento, por exemplo, um exame físico e laboratorial ou uma cirurgia.

Em muitas situações clínicas, o efeito placebo é desejado e induzido pelo profissional de saúde: uma longa anamnese pode ter esta finalidade, assim como a prescrição de uma substância inerte, do ponto de vista farmacológico. No entanto, em certos tipos de pesquisas, como nas que têm o objetivo de determinar a eficácia de um produto ou procedimento, o efeito placebo constitui inconveniente a ser neutralizado. O investigador, neste caso, está interessado no efeito da intervenção, descontado o efeito devido ao placebo. Se este é aplicado no grupo-controle, a diferença entre os resultados obtidos no grupo experimental e no grupo-controle (Fig. 14.3) estima a eficácia específica do produto ou do procedimento em geral, seja de natureza farmacológica ou fisiológica, que a pesquisa tem o objetivo de determinar. Note-se que outros efeitos devem ser neutralizados para que a situação expressa na Figura 14.3 seja verdadeira, entre os quais, a regressão em direção à média (p. 330) e o efeito Hawthorne (p. 362).

A aplicação do placebo envolve questões éticas, que precisam ser consideradas.[62]

6. CONCLUSÕES DE UMA INVESTIGAÇÃO

Em uma investigação, muitos dos problemas ventilados nas seções anteriores podem estar presentes, isolados ou em combinação, de modo a influenciar os resultados.

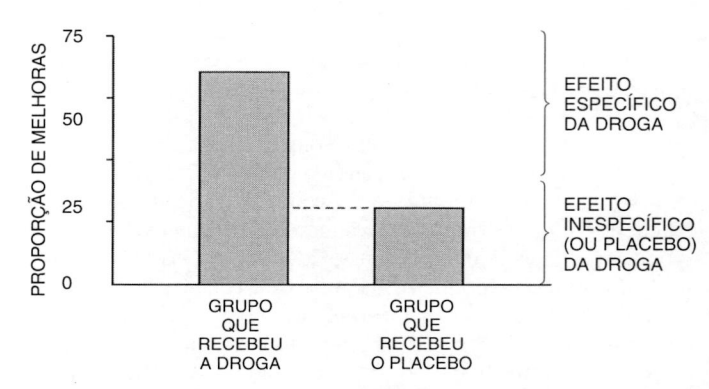

Fig. 14.3 Comparação entre os resultados do uso de uma droga e de um placebo em ensaio clínico randomizado: separação dos efeitos específicos e inespecíficos da droga.

a) ATITUDE FRENTE A ERROS

O conhecimento de detalhes da metodologia empregada na investigação, pela leitura do teor de um projeto ou de um artigo científico, permite suspeitar da presença de erros. É possível, inclusive, apontar para a direção que imprimem aos resultados — se a tendência é de exacerbar ou atenuar as diferenças entre os grupos — e até estimar a magnitude de seus efeitos. Poderá haver mais de um tipo de erro, atuando isoladamente. É possível haver uma somatória de erros, aumentando enormemente as diferenças, ou, ao contrário, competição entre eles, de modo a anulá-los reciprocamente. Na presença de muitos erros, fica difícil apontar os prováveis tipos de influência que imprimem aos resultados da investigação.

A melhor conduta, do ponto de vista científico, para aquele que faz o relato de uma investigação, em qualquer das situações apontadas, é a de reconhecer as limitações, em potencial, que existam no estudo e apontá-las, discutindo o provável impacto que possam ter nos resultados, em vez de ignorar completamente as limitações, na esperança de que passem despercebidas.

b) CONCLUSÕES NÃO-COMPROVADAS

Os resultados de um estudo aplicam-se, regra geral, somente à hipótese explicitada na investigação. É sempre conveniente estar alerta para este ponto, de modo a evitar falsas conclusões.

Um equívoco freqüentemente cometido consiste em emitir conclusões sobre aspectos não-incluídos no estudo: seria o caso, por exemplo, na pesquisa sobre suplementação nutricional de gestantes, que mostrou resultados negativos com um tipo particular de suplementação, concluir que todas as suplementações não funcionam.

Achados inesperados podem ocorrer apenas por acaso, devido ao fator chance, e devem ser interpretados com a devida cautela. Uma outra questão é a possibilidade, na interpretação dos achados, de confundir "associação" de eventos com "relação causa-efeito" entre os mesmos eventos — tema central do Cap. 19.

c) VIÉS DE PUBLICAÇÃO

O viés de publicação é a tendência dos investigadores, revisores e diretores de revistas em propor ou aceitar a publicação de manuscritos em função do tipo, da direção ou da intensidade dos resultados do estudo.[63]

A tendência do corpo editorial das revistas científicas, e dos próprios pesquisadores, é a de publicar pesquisas que mostrem resultados "positivos" — ou seja, apontem diferenças entre os grupos contrastados ou relatem a presença de associação de eventos. Ficam relegados a plano secundário os que apresentam achados "negativos", isto é, não revelam diferenças entre grupos ou qualquer associação entre variáveis[64] — o que está em acordo com o que dizia Francis Bacon em 1621: "o intelecto humano ... se comove mais por afirmações do que por negações".[65]

- Exemplo: viés de publicação

A avaliação dos 487 projetos aprovados pelo Comitê de Ética da cidade de Oxford, entre 1984 e 1987,[65] dos quais 285 (52%) tiveram os seus resultados publicados até maio de 1990, mostrou que foram publicados principalmente os que alcançaram resultados estatisticamente significativos. A tendência foi maior em estudos de observação do que nos experimentais.

A possibilidade da existência de distorções na publicação dos resultados de investigações sugere cautela na interpretação da revisão de artigos científicos, pois é possível que, ao lado de sucessos relatados na literatura, haja também fracassos, não-publicados, cujo número é desconhecido e difícil de ser determinado ou estimado. Este viés ocorre também na imprensa leiga.[66] Neste caso, a preferência é dada para a divulgação de resultados sensacionalistas, tratados de maneira superficial e sem desmentidos, mesmo quando posteriormente é verificada sua falsidade ou deturpação. No cômputo geral, a comunidade científica e o público tendem a ser informados de maneira distorcida, em muitas situações, sendo provável que tenham maior acesso a resultados positivos do que a negativos, que deveriam ser igualmente divulgados.

IV. APRESENTAÇÃO DOS RESULTADOS DE UMA INVESTIGAÇÃO

A. SEQÜÊNCIA DE APRESENTAÇÃO DOS TEMAS

Qualquer trabalho publicado em revista científica tem uma seqüência de apresentação de temas que pouco varia nas diversas áreas do conhecimento. Anteriormente, foi mostrado um roteiro para elaboração de estudo epidemiológico descritivo (Cap. 4), que não foge a estas idéias gerais. A ordem que aparece no Quadro 14.10 é utilizada pela maioria das revistas científicas modernas na publicação de artigos originais de investigação.

B. SUMÁRIO DE ARTIGO CIENTÍFICO

A literatura científica cresce de ano para ano. Milhões de artigos científicos são publicados, anualmente, em dezenas de

Quadro 14.10 Forma de apresentação de artigo, com o relato dos resultados de uma pesquisa científica original

- TÍTULO, acompanhado do nome dos autores, da titulação principal de cada um (professor, médico etc.) e do local de trabalho.
- SUMÁRIO: resume o conteúdo básico do artigo; há, também, a tradução do sumário, em idioma estrangeiro, colocada no final do artigo.
- INTRODUÇÃO: indica claramente o problema e contém revisão sucinta do assunto e o objetivo do estudo.
- MATERIAL E MÉTODOS: constam da descrição do processo de seleção dos indivíduos, inclusive o tamanho do grupo, dos métodos e procedimentos empregados, com suficiente detalhamento para que outros consigam repetir a metodologia e chegar a resultados equivalentes: nesta seção devem constar, por exemplo, o tipo de estudo, os detalhes da amostragem, da aleatorização, da intervenção, das mensurações e as outras questões referentes à coleta de dados, à confiabilidade das informações e às técnicas estatísticas empregadas.
- RESULTADOS: informa a seqüência lógica dos achados, sob a forma de texto, tabelas e ilustrações.
- DISCUSSÃO: realça os achados importantes do estudo, as conclusões pertinentes e as suas implicações ou aplicações; compara-os com o conhecimento já existente; sugere explicações para possíveis discrepâncias encontradas e inclui comentários sobre as limitações da investigação.
- REFERÊNCIAS BIBLIOGRÁFICAS: lista de obras referidas no artigo.

Quadro 14.11 Tópicos que devem constar de resumos estruturados de artigos científicos

- Objetivo: a questão científica de que trata o artigo
- Delineamento da investigação: o tipo de estudo utilizado
- Local de realização: incluindo as características principais do local onde o estudo foi efetuado
- Amostra: a forma de seleção e o número de indivíduos que entraram e dos que completaram o estudo
- Intervenção: indicar as suas características, no caso de haver algum procedimento ou tratamento em avaliação
- Métodos e resultados: a técnica de coleta de dados e os principais achados
- Conclusões: as conclusões principais e suas aplicações ou implicações

Fonte: Ad Hoc Working Group for Critical Appraisal of the Medical Literature, Annals of Internal Medicine 1987; 106(4): 598-604.[68]

milhares de revistas especializadas.[67] É impossível manter-se completamente atualizado, sequer ler uma pequena porção deste universo. Como o leitor é quem identifica o tema e decide se vale a pena a leitura detalhada do artigo, em geral, pela inspeção do título e do sumário, estes devem ser, além de sucintos, informativos. Para facilitar o leitor, na maioria das revistas, o sumário aparece após o título, logo no início do artigo. Ademais, exigem-se um mínimo de qualidade e uma estruturação adequada do seu conteúdo.

Em geral, um sumário contém "o que foi feito", "como foi feito", quais os "resultados" e as "conclusões" — estas, por vezes, complementadas pelas suas aplicações e implicações.

Recentemente, houve acordo sobre uma forma de apresentação de sumário dito "estruturado", em que os aspectos a constar são realçados, cada qual em um parágrafo específico (Qua-

Quadro 14.12 Avaliação crítica de trabalho científico

I. TÍTULO
1. O título é claro, exato e conciso, evitando palavras desnecessárias e sem abreviaturas?

II. RESUMO
2. Contém em poucas linhas o que foi feito, como foi feito, os resultados encontrados e as suas implicações?

III. DEFINIÇÃO DO TEMA PARA ESTUDO
3. O problema foi definido adequadamente?
4. É feita ligação do problema com trabalhos já publicados sobre o assunto?
5. O objetivo da investigação está descrito?

IV. DESENHO DA INVESTIGAÇÃO
6. Qual é o tipo de estudo?
7. O tipo de estudo é apropriado para alcançar o objetivo da investigação? Que limitação inerente ao método pode ter afetado os resultados?
8. O método foi aplicado corretamente?
9. Os aspectos éticos foram adequadamente conduzidos?

V. AMOSTRA (características do grupo estudado)
10. O grupo é adequado para alcançar o objetivo?
11. A amostra foi constituída ao acaso? Ela é, de alguma forma, viciada?
12. O tamanho da amostra é suficiente?

VI. AFERIÇÃO DAS INFORMAÇÕES
13. Os indicadores e procedimentos utilizados são os mais apropriados?
14. As variáveis foram definidas adequadamente?
15. Houve preparação (pré-teste) dos instrumentos de coleta de dados (questionários, aparelhos etc.)?
16. Houve treinamento dos coletadores de dados e examinadores?
17. Qual a confiabilidade das informações?

VII. ANÁLISE ESTATÍSTICA
18. As técnicas estatísticas, se empregadas, são adequadas ao problema?
19. Elas foram usadas de maneira correta?

VIII. CONSISTÊNCIA INTERNA DOS RESULTADOS
20. Os números das tabelas estão somados corretamente?
21. Os totais de uma tabela são os mesmos dos totais de outra tabela? Se são diferentes, há explicação para as diferenças?

IX. INTERPRETAÇÃO DOS RESULTADOS
22. As diferenças encontradas podem ser devidas simplesmente ao "acaso"?
23. As diferenças encontradas podem ser atribuídas a "viés de seleção", isto é, que ocorre na composição da amostra ou na constituição dos grupos de estudo?
24. As diferenças encontradas podem ser atribuídas a "viés de aferição", ou seja, aquele que incide na forma de obtenção dos dados?
25. As diferenças encontradas podem ser atribuídas a "viés de confundimento", isto é, explicadas por outros fatores, tais como idade, sexo ou outra variável de confundimento? Em outras palavras, as técnicas de controle de variáveis de confundimento foram corretamente empregadas?
26. Os resultados encontrados são discutidos e comparados aos de pesquisas anteriores?

X. CONCLUSÕES
27. As conclusões estão justificadas, frente aos resultados apresentados?
28. Elas são relevantes em relação ao problema e aos objetivos do estudo?

XI. ESTILO
29. O estilo é claro e direto, sem repetições desnecessárias?
30. O uso dos termos técnicos e do idioma é correto, de maneira geral?

XII. REFERÊNCIAS BIBLIOGRÁFICAS
31. Elas são atuais e oportunas?
32. Estão apresentadas em forma correta?

dro 14.11). Semelhante disposição de temas facilita a compreensão do trabalho e a comparação das características de várias pesquisas e de seus resultados. O modelo foi criado para comunicações clínicas, mas tem aplicação geral.[12,68] Muitas revistas já o adotaram e há adaptações do modelo para diferentes tipos de pesquisa.

O autor ou autores do resumo devem especificar, em um dos parágrafos (ver Quadro 14.11), o tipo de delineamento empregado na investigação. Para tal, pode-se adotar um dos termos mencionados no Cap. 12 — ver, em especial, a seção VI. Apenas pela explicitação da metodologia científica usada, pode-se fazer um julgamento prévio se as conclusões do estudo são pertinentes. O exame crítico de outros aspectos da investigação informa mais detalhes, como é mostrado a seguir.

C. AVALIAÇÃO CRÍTICA DE ARTIGO CIENTÍFICO

São numerosos os quesitos a serem verificados em um artigo científico, de modo a permitir uma avaliação crítica bem abalizada de seu conteúdo.[12,67-73] O Quadro 14.12 fornece subsídios para proceder a esta análise, pormenorizadamente. Alguns dos tópicos nele contidos são auto-aplicáveis, outros já foram debatidos, enquanto os demais serão ainda apresentados nos próximos capítulos.

V. COMENTÁRIO FINAL

Diversos aspectos metodológicos foram mostrados no capítulo. As etapas de uma investigação foram tomadas como referência, para a apresentação do assunto. O próximo capítulo amplia a discussão metodológica, através da abordagem dos princípios gerais da validade de um estudo, o que serve de esquematização para avaliar o teor de uma investigação científica.

QUESTIONÁRIO

1. Quais são as três fases de uma investigação? O que caracteriza cada uma das fases?
2. Comente alguns aspectos referentes à fase de "delimitação do tema".
3. Dê exemplos de como surgem ou amadurecem as suspeitas sobre a relação entre eventos, na área da saúde.
4. Que são hipóteses? Para que servem?
5. Quais são os elementos de uma hipótese?
6. Como são testadas as hipóteses?
7. Discorra sobre as etapas do planejamento de um estudo — ou seja, as etapas da verificação de uma hipótese.
8. Quais são os documentos básicos que orientam a ética das investigações? Quais são algumas das questões éticas proeminentes?
9. Por que, em uma investigação científica, a "comprovação da exposição" é importante? E a "adesão às prescrições"?
10. O que significa "contaminação", no contexto usado no capítulo? E "co-intervenção"?
11. Por que são recomendadas avaliações "cegas"? O que significa "duplo-cego"?
12. Quais são os efeitos de um placebo? Qual o inconveniente do efeito placebo em investigações de medicamentos?
13. O que se entende por "viés de publicação"? Quais as suas implicações?
14. Qual a seqüência de apresentação de assuntos, no relato de uma investigação? O que deve constar de um resumo de artigo científico?
15. Enumere alguns aspectos a serem ventilados na avaliação crítica de um artigo científico.

EXERCÍCIOS E LEITURA COMPLEMENTAR

14.1. Planeje uma investigação, de curta duração, para verificar se o hábito de beber chimarrão está associado ao câncer de esôfago.
14.2. Planeje uma investigação para testar a associação entre exposição à tinta de impressão, como a usada em gráficas, e a intoxicação por chumbo.
14.3. No capítulo, foram mostrados os passos de uma investigação experimental para verificar os efeitos da suplementação nutricional de gestantes. Com respeito a esta investigação, responda: a) Quais são os fatos básicos apresentados para justificar a suplementação nutricional de gestantes? b) Qual a hipótese formulada na investigação? c) Como foi testada a hipótese? d) A hipótese poderia ser verificada de outra maneira? Em caso positivo, como seria o delineamento desta alternativa?
14.4. Esboce uma investigação experimental para testar uma hipótese, por exemplo, sobre a eficácia de um medicamento ou de uma vacina. Se preferir, planeje uma investigação, de cunho observacional, para testar uma outra hipótese.
14.5. Identifique um artigo científico, uma dissertação, de mestrado ou doutorado, ou um projeto de pesquisa que trate de investigação epidemiológica de cunho analítico. Discuta a hipótese central do trabalho, verificando quais os elementos que foram explicitamente contemplados no texto.
14.6. Obtenha uma cópia dos documentos essenciais que regulamentam os princípios éticos. Dois documentos nacionais foram mencionados, no capítulo: 1. o Código de Ética Médica, do Conselho Federal de Medicina — em anexo, nesta publicação, consta a Declaração de Helsinque, revisada em Tóquio;[47] 2. as Normas de Pesquisas em Saúde, do Ministério da Saúde.[48]
Eles contêm informações essenciais para subsidiar o funcionamento de comitês de ética e para conhecimento dos profissionais de saúde, de maneira mais ampla. Em todos os ensaios com medicamentos, no Brasil, o voluntário, ou o seu responsável, deve ler e assinar o "Termo de Consentimento de Risco", conforme Portaria do Ministério da Saúde (Portaria número 16, de 27.11.1981, da DIMED, Divisão Nacional de Vigilância Sanitária de Medicamentos, publicada no Diário Oficial de 14.12.1981).
14.7. Selecione um artigo científico que relate os resultados de uma intervenção e verifique as questões éticas, implícitas na respectiva investigação. Elas foram adequadamente resolvidas? A investigação foi aprovada por um comitê de ética?
14.8. Selecione um artigo científico e verifique se a sua forma de apresentação está de acordo com as instruções que constam do capítulo.
14.9. Selecione um artigo científico e proceda à análise do seu sumário. Verifique se contém as informações necessárias

para o conhecimento, em suas linhas gerais, de seu conteúdo, sem ter de ler o restante do artigo.

14.10. Selecione um artigo científico e analise-o, em detalhe, tendo como referência as instruções sobre "avaliação crítica de trabalho científico", que constam do Quadro 14.12.

REFERÊNCIAS BIBLIOGRÁFICAS

1. PEREIRA Maurício G, ROSSO Pedro & SUSSER Mervyn. Biochemical parameters of the placenta. Early Human Development 1981; 5(3):107-114.
2. TACKER SB. Meta-analysis: a quantitative approach to research integration. Journal of the American Medical Association 1988; 256:1685-1689. Reproduzido, em espanhol, no Boletín de la Oficina Sanitaria Panamericana 1993; 115(4):328-339.
3. JENICEK M. Meta-analysis in Medicine: where we are and where we want to go. Journal of Clinical Epidemiology 1989; 42(1):35-44.
4. DICKERSIN Kay & BERLIN Jesse A. Meta-analysis: state of the art. Epidemiologic Reviews 1992; 14:154-176.
5. RIET G Ter, KLEIJNEN J & KNIPSCHILD. Acupuncture and chronic pain: a criteria-based meta-analysis. Journal Clinical of Epidemiology 1990; 43(11):1191-1199.
6. WILLIAMSON DF, PARKER RA & KENDRICK JS. The box plot: a simple visual method to interpret data. Annals of Internal Medicine 1989; 110:916-921.
7. MATON Paul N. Omeprazole. New England Journal of Medicine 1991; 324(14):965-975.
8. Epidemiologic Reviews. Baltimore, Maryland, Johns Hopkins University School of Public Health. Publicação anual, cuja série foi iniciada em 1979.
9. Annual Review of Public Health. Palo Alto, Califórnia, Annual Reviews Inc. Publicação anual, cuja série foi iniciada em 1980. Também da mesma editora: Annual Review of Medicine, igualmente um número anual; série iniciada em 1950.
10. MULROW Cynthia D. The medical review article: state of the art. Annals of Internal Medicine 1987; 106:485-488. Traduzido para o espanhol em: Boletín de la Oficina Sanitaria Panamericana 1992; 114(5):437-445.
11. OXMAN AD & GORDON GH. Guidelines for reading literature reviews. Canadian Medical Association Journal 1988; 138:697-703. Traduzido para o espanhol em: Boletín de la Oficina Sanitaria Panamericana 1992; 114(5):446-458.
12. HAYNES RB, MULROW CD, HUTH EJ, ALTMAN DG & GARDNER MJ. More informative abstracts revised. Annals of Internal Medicine 1990; 113:69-76. Traduzido para o espanhol em: Boletín de la Oficina Sanitaria Panamericana 1992; 113(1):45-63.
13. NUNES Roberto. Estudo e ações sobre reprodução humana e nutrição em Recife. Boletín de la Oficina Sanitaria Panamericana 1976; 81(4):304-312.
14. KENNEDY Eileen & KNUDSEN Odin. A review of supplementary feeding programmes and recommendations on their design. Em: M Biswas & P Pinstrup-Andersen. Nutrition and Development. Oxford, Oxford University Press, 1985:75-96.
15. GOODE William J & HART Paul K. Métodos em pesquisa social. Tradução de Carolina M Bori, São Paulo, Ed Nacional, 1979: 98.
16. SUSSER Mervyn. Causal thinking in the health sciences: concepts and strategies in epidemiology. New York, Oxford University Press, 1973.
17. SNOWDON DA, PHILLIPS RL & FRASER GE. Meat consumption and fatal ischemic heart disease. Preventive Medicine 1984; 13:490-500.
18. TUYNS AJ. Consommation de bière et cancer rectal. Revue d'Épidémiologie et de Santé Publique 1988; 36(2):144-145.
19. HOWSON Christopher P, HIYAMA Tomohiko & WYNDER Ernst L. The decline in gastric cancer: epidemiology of an unplanned triumph. Epidemiology Reviews 1986; 8:1-27.
20. RIESENBERG Donald E (editorial). Case reports in the medical literature. Journal of the American Medical Association 1986; 255(15):2067.
21. IVERSSON Lygia B. Significado do estudo de caso em epidemiologia. Cadernos de Saúde Pública (RJ) 1987; 3(1):16-21.
22. ARMENIAN Haroutune K. Case investigation in epidemiology. American Journal of Epidemiology 1991; 134(10):1067-1072.
23. SOUZA C Marcílio. Epidemiologia em medicina clínica. Educación Medica y Salud 1983; 17:7-19.
24. CHAGAS Carlos. Coletânea de trabalhos científicos. Brasília, Editora da Universidade de Brasília, 1981.
25. GREGG N McAlister. Congenital cataract following German measles in the mother. Transactions of the Opthalmological Society of Australia 1941; 3:35-46. Reproduzido, em inglês e em espanhol, em publicação da Organização Pan-Americana da Saúde: El desafio de la epidemiologia: problemas y lecturas seleccionadas. Washington, OPS (Publicación Científica 505), 1988:458-467 (edição em espanhol). Na edição em inglês, pp 426-434.
26. HERBST AL, ULFELDER H & POSKANZER DC. Adenocarcinoma of the vagina: association of maternal stilbestrol therapy with tumor appearance in young women. New England Journal of Medicine 1971; 284:878-881.
27. Centers for Disease Control and Prevention (CDC). Kaposi's sarcoma and pneumocystis pneumonia among homosexual men: New York City and California. Morbidity and Mortality Weekly Report 1981; 30:305-308.
28. KOENIG Karen L, PASTERNACK Bernard S, SHORE Roy E & STRAX Philip. Hair dye use and breast cancer: a case-control study among screening participants. American Journal of Epidemiology 1991; 133(10):985-995.
29. SOUSA Débora O, CARNEIRO Siderley S, GALVÃO Paulo M, IRUSTA Raúl C, CARDOSO Vasco M & LUQUETTI Alejandro O. Risco de desenvolver câncer em receptores de sangue violetado: validade da entrevista. Revista da Sociedade Brasileira de Medicina Tropical 1989; 22(suplemento 2):108.
30. ROBERTS RM. Descobertas acidentais em ciências. Tradução de André O Mattos. São Paulo, Papirus, 1993.
31. BEVERIDGE WIB. The art of scientific investigation. New York, Norton, 1957.
32. MacMAHON Brian & PUGH Thomas F. Epidemiology: principles and methods. Boston, Little, Brown and Company, 1970:29.
33. RUSH David, STEIN Zena & SUSSER Mervyn. The rationale for, and design of, a randomized controlled trial of nutritional supplementation in pregnancy. Nutrition Reports International 1973; 7(5):547-553.
34. RUSH David, STEIN Zena, CHRISTAKIS George & SUSSER Mervyn. The Prenatal Project: the first 20 months of operation. Em: Myron Winick. Nutrition and Fetal Development. New York, Wiley, 1974:95-125.
35. RUSH David, STEIN Zena & SUSSER Mervyn. Diet in pregnancy: a randomized controlled trial of prenatal nutritional supplementation. New York, Alan Liss: National Foundation Original Articles Series 16 (3), 1980.
36. RUSH David, STEIN Zena & SUSSER Mervyn. A randomized controlled trial of prenatal nutritional supplementation in New York City. Pediatrics 1980; 65:683-697.
37. VICTORA Cesar G, BARROS Fernando C & VAUGHAN J Patrick. Epidemiologia da desigualdade: um estudo longitudinal de 6.000 crianças brasileiras. São Paulo, Editora Hucitec, 1988:179
38. WHITEHEAD Roger G (editoral). Vitamins, schoolchildren, and IQ. British Medical Journal 1991; 302:548.
39. COLSHER Patricia L & WALLACE Robert B. Is modest alcohol consumption better than none at all?: an epidemiologic assessment. Annual Review of Public Health 1989; 10:203-219 (150 refs).
40. ROSENBERG Lynn, PALMER Julie R, CLARKE E Aileen & SHAPIRO Samuel. A case-control study of the risk of breast cancer in relation to oral contraceptive use. American Journal of Epidemiology 1992; 136(12):1437-1444.
41. YOO KY, TAJIMA K, KUROISHI T, HIROSE K, YOSHIDA M, MIURA S & MURAI H. Independent protective effect of lactation against breast cancer: a case-control study in Japan. American Journal of Epidemiology 1992; 135(7):726-733.
42. GRADY Deborah & ERNSTER Virgínia. Does cigarette smoking make you ugly and old? American Journal of Epidemiology 1992; 135(8):839-842.
43. LWANGA SK & TYE CY. La enseñanza de la estadística sanitaria. Genebra, OMS, 1987:145-147.
44. MÉNDEZ Rafael. La investigación clínica con nuevos medicamentos. Salud Publica de Mexico 1975; 17(1):51-62.
45. GERLIS Laurence & ALLEN Michael E. The script guide to good clinical practice. Richmont, PJB Publications Ltd, 1987.
46. ALCÂNTARA Hermes R. Deontologia e diceologia: normas éticas e legais para o exercício da medicina. São Paulo, Andrei, 1979.
47. Conselho Federal de Medicina (Brasil). Código de ética médica. Resolução CFM 1246/88, Rio de Janeiro, 1988.
48. Conselho Nacional de Saúde (Brasil). Normas de pesquisa em saúde. Resolução 01/88, Brasília, Ministério da Saúde, Diário Oficial número 4, de 5.1.1989.
49. GORDIS L, GOLD E & SELTSER R. Privacy and protection in epidemiologic and medical research: challenge and responsibility. American Journal of Epidemiology 1977; 105:163-168.
50. DIXON Richard E. Sacred secrets: confidentiality, informed consent and diagnostic test in the AIDS era. Infection Control & Hospital Epidemiology 1988; 9(5):187-188.
51. SUSSER Mervyn W, STEIN Zena & KLINE Jennie. Ethics in epidemiology. Annals of the American Academy of Political and Social Sciences 1978; 437:128-141.
52. LAST John M. Guidelines on ethics for epidemiologists. International Journal of Epidemiology 1990; 19(1):226-229. Ver cartas sobre o assunto na mesma revista, 1990; 19(3):760-761 e 1991; 20(2):571-572.
53. A ética e a pesquisa e a prática da epidemiologia. Revista do Instituto de Medicina Tropical de São Paulo 1991; 33(5):417-419.

54. HOMEDES Nuria & UGALDE Antonio. Que sabemos del cumplimiento de los tratamientos médicos en el Terceiro Mundo? Boletín de la Oficina Sanitaria Panamericana 1994; 116(6):491-517; 518-534.
55. ERAKER Stephen A, KIRSCHT John P & BECKER Marshall H. Understanding and improving patient compliance. Annals of Internal Medicine 1984; 100(2):258-268.
56. GOMES Marleide M. Aderência à terapia anticomicial. Revista Brasileira de Neurologia 1987; 23(5):145-158.
57. FRIEDENREICH Christine M, SIMANI Nadia & RIBOLI Elio. Measurement of past diet: review of previous and proposed methods. Epidemiologic Reviews 1992; 14:177-196.
58. BURING Julie E, PETO Richard & HENNEKENS Charles. Low-dose aspirin for migraine prophylaxis. Journal of the American Medical Association 1990; 264(13):1711-1713.
59. Interamerican Group for Research in Environmental Epidemiology. The health of Latin Americans exposed to polluted rivers: a triple-blind observational study. American Journal of Epidemiology 1990; 19(4):1091-1099.
60. BRODY Howard. The lie that heals: the ethics of giving placebos. Annals of Internal Medicine 1982; 97:112-118.
61. PRICE Linnie. Art, science, faith and medicine: the implications of the placebo effect. Sociology of Health and Illness 1984; 6(1):61-73.
62. KLUGE Eike-Henner. Placebos: some ethical considerations. Canadian Medical Association Journal 1990; 142(4):293-295.
63. DICKERSIN Kay. The existence of publication bias and risk factors for its occurrence. Journal of the American Medical Association 1990; 263(10):1385-1389. Traduzido para o espanhol em: Boletín de la Oficina Sanitaria Panamericana 1994; 116(5):435-446.
64. BEGG Colin B & BERLIN Jesse A. Publication bias and dissemination of clinical research. Journal of the National Cancer Institute 1989; 81(2):107-115.
65. EASTERBROOK Phillippa J, BERLIN Jesse A, GOPALAN Ramana & MATTHEWS David R. Publication bias in clinical research. Lancet 1991; 337(8746):867-872.
66. KOREN Gideon & KLEIN Naomi. Bias against negative studies in newspaper reports of medical research. Journal of the American Medical Association 1991; 266(13):1824-1826.
67. WARREN Kenneth S (Editor). Coping with the medical literature: a prime for the scientist and the clinician. Nova York, Praeger Publishers, 1981.
68. AD HOC working group for critical appraisal of the medical literature. A proposal for more informative abstracts of clinical articles. Annals of Internal Medicine 1987; 106(4):598-604.
69. Department of Clinical Epidemiology and Biostatistics. McMaster University. Canadian Medical Association Journal 1981; 124:555-558, 703-710, 869-872, 985-990 e 1156-1162.
70. Epidemiology Work Group. Guidelines for documentation of epidemiologic studies. American Journal of Epidemiology 1981; 114(5):609-618.
71. BAILAR John C & MOSTELLER Frederick. Guidelines for statistical reporting in articles for medical journals. Annals of Internal Medicine 1988; 108:266-273. Reproduzido, em espanhol, no Boletín de la Oficina Sanitaria Panamericana 1990; 108(4):317-332.
72. Comitê Internacional de Editores de Revistas Médicas. Requisitos uniformes para preparar los manuscritos que se proponen para publicación en revistas biomédicas. Boletín de la Oficina Sanitaria Panamericana 1989; 107(5):422-437.
73. FOWKES FGR & FULTON PM. Critical appraisal of published research: introductory guidelines. British Medical Journal 1991; 302:1136-1140.

Capítulo 15

Validade de Uma Investigação

I. Introdução, 326

II. Tipos de validade, 326
   A. Validade interna, 327
   B. Validade externa, 327

III. Viés metodológico, 328
   A. Conceito de viés, 328
   B. Classificação dos vieses, 328
   C. Controle de erros metodológicos, 329
   D. Conduta na interpretação dos resultados de uma investigação, 330

IV. Avaliação estatística dos resultados de uma investigação, 330
   A. Regressão em direção à média, 330
   B. Múltiplos desfechos clínicos, 331
   C. Análise de subgrupos, 332
   D. Testes estatísticos, 332

V. Comentário final, 335
   Questionário, 335
   Exercícios, 335
   Referências bibliográficas, 336

O capítulo aborda dois grupos de temas, ambos referentes a aspectos metodológicos de pesquisas. Inicialmente, será considerada a validade de uma investigação, com ênfase no estudo de fatores e situações que interferem nos resultados de uma pesquisa, reunidos sob a denominação de viés, cuja conceituação e classificação são também aqui mostradas. Tais conceitos e esquematizações são úteis como guias para avaliar a qualidade das investigações, como será realçado neste capítulo e nos três próximos.

O segundo grupo de temas diz respeito a princípios de estatística, que são empregados na avaliação dos resultados de uma investigação.

I. INTRODUÇÃO

Toda pesquisa tem aspectos positivos e negativos. Alguns são próprios ao tipo de método utilizado e outros à forma como a metodologia foi empregada. A aceitação das conclusões de uma pesquisa baseia-se na consideração detalhada de numerosas questões metodológicas atinentes a estes pontos.

Uma investigação abrange apenas um grupo reduzido de indivíduos, por impossibilidade prática de investigar-se toda a população. No grupo de indivíduos selecionados para estudo, o investigador procede às observações e mensurações sobre as variáveis de interesse: a exposição principal, a doença e as demais características das pessoas e do meio ambiente, o que deve ser feito com o maior rigor possível, incluindo a avaliação da qualidade dos dados obtidos. Em seguida, o pesquisador analisa estes dados e os interpreta. De posse dos resultados obtidos no grupo ou grupos estudados, formula as suas conclusões e extrapola-as para um universo maior de pessoas.

A validade de um estudo diz respeito ao grau de correção das conclusões alcançadas. Questões metodológicas, não adequadamente resolvidas no desenrolar da pesquisa, no modo de seleção das pessoas, na forma de obtenção dos dados ou na maneira de analisá-los, constituem ameaças à validade e, conseqüentemente, à credibilidade das conclusões.

II. TIPOS DE VALIDADE

Os pesquisadores usualmente distinguem dois tipos de validade:[1]

• validade interna — diz se as conclusões de uma investigação são corretas para a amostra estudada.

• validade externa — diz se as conclusões encontradas em uma investigação, cujos dados foram obtidos em uma amostra, são aplicáveis à população de onde a amostra proveio ou a outras populações.

• **Relação entre validade interna e externa**

Existe um equilíbrio entre os dois tipos de validade.[1-4] Os participantes de um estudo são escolhidos em função de critérios ou características, tais como pertencer a certo grupo etário ou segmento social, estar sob alto risco de um dano à saúde, concordar em ater-se ao protocolo da investigação e não apresentar contra-indicação para a inclusão e permanência no grupo. Em geral, um estudo-piloto é realizado para definir e escolher os procedimentos mais apropriados, visando a uniformização da coleta de dados, de modo a obter resultados que reflitam fielmente a realidade objeto da pesquisa. Tais preocupações são ditadas pela expectativa do investigador de elevar ao máximo a "validade interna" da investigação. No entanto, as mesmas decisões que levam à seleção dos indivíduos portadores de determinadas características para incluir no estudo também afastam outros, o que limita a representatividade da amostra e, conseqüentemente, a "validade externa".

Um exemplo extremo de investigação, que pode alcançar alta validade interna e baixa validade externa, é o "estudo de caso": nele é possível utilizar procedimentos adequados de aferição, rigorosamente aplicados, mas o fato da observação estar restrita a um único indivíduo limita a generalização dos resultados.

Do lado oposto ao estudo de caso, encontra-se o "recenseamento". O enorme trabalho exigido para alcançar todos os indivíduos da população, no intuito de obter alta validade externa, pode ocorrer em detrimento da validade interna — caso de a grande massa de dados ser coletada sem a necessária padronização, ou ser acompanhada de outros problemas operacionais de certa monta, que limitam a validade interna.

Em síntese, validade interna e validade externa funcionam como uma gangorra: ganha-se de um lado, mas perde-se do outro. Estas noções se aplicam tanto a estimativas de parâmetros populacionais como a estudos sobre associação de eventos. Vejamos estas noções com maior detalhe.

A. VALIDADE INTERNA

A validade interna, conforme foi mostrado, refere-se ao grau em que as conclusões de um estudo são corretas para a amostra de indivíduos investigados. Neste particular, a preocupação em uma crítica metodológica reside em verificar a adequação de detalhes técnicos no seio da própria investigação, como a comparabilidade dos grupos estudados, a precisão da técnica diagnóstica utilizada, a relevância dos indicadores empregados e o controle de fatores que possam dificultar a interpretação. Em decorrência deste processo de avaliação metodológica, tenta-se aferir se a presença de falhas internas na investigação tende a invalidar, enfraquecer ou interferir, de alguma forma, nas conclusões do trabalho.

Em estudos analíticos, a discussão da validade interna tem como questão central as inferências sobre a relação entre os dois eventos centrais da pesquisa, ou seja, a exposição e o efeito.

• **Exemplo: verificação do impacto de um tratamento médico**

O ângulo essencial de validade interna, em uma investigação experimental sobre os efeitos de um novo tratamento médico, consiste em verificar se a diferença nos resultados encontrados, entre o grupo tratado e o não-tratado, ao final da pesquisa, pode ser atribuída realmente ao tratamento aplicado em um grupo e não no outro ou se há ângulos metodológicos que comprometam tal conclusão. Este seria o caso, em exemplo, onde os grupos não são inteiramente comparáveis (em termos de idade dos pacientes, de gravidade da doença e de outros parâmetros fortemente vinculados a prognóstico). Outro exemplo seria se os grupos, apesar de semelhantes no início da investigação, haverem-se tornado diferentes durante o desenrolar do estudo por incorreções imputadas à equipe técnica do projeto ou a outras razões, independentes ou não da atuação dos investigadores.

B. VALIDADE EXTERNA

A validade externa apresenta-se sob a forma de, pelo menos, dois ângulos distintos de extrapolação de resultados (Fig. 15.1).

1. EXTRAPOLAÇÃO DA AMOSTRA PARA A POPULAÇÃO DE ONDE A AMOSTRA PROVEIO

A generalização dos resultados é feita da amostra estudada para a população de onde foi retirada a amostra.

• **Exemplo: estudo de prevalência em amostra aleatória**

Em um estudo de prevalência de hipertensão em uma cidade, os resultados obtidos, em amostra aleatória de algumas centenas de adultos do sexo masculino, são extrapolados para toda a população masculina de adultos da mesma cidade, aceitando-se uma certa margem de erro, ou seja, a variação ao acaso definida pelo intervalo de confiança.

O êxito de semelhante generalização é dependente da obediência às regras bem estabelecidas de amostragem estatística e está relacionado à representatividade dos participantes incluídos na amostra, em face da população de onde foi retirada esta amostra.

2. EXTRAPOLAÇÃO DA POPULAÇÃO INVESTIGADA PARA OUTRAS POPULAÇÕES

Os resultados encontrados em uma dada investigação — e já generalizados para uma determinada população — são utili-

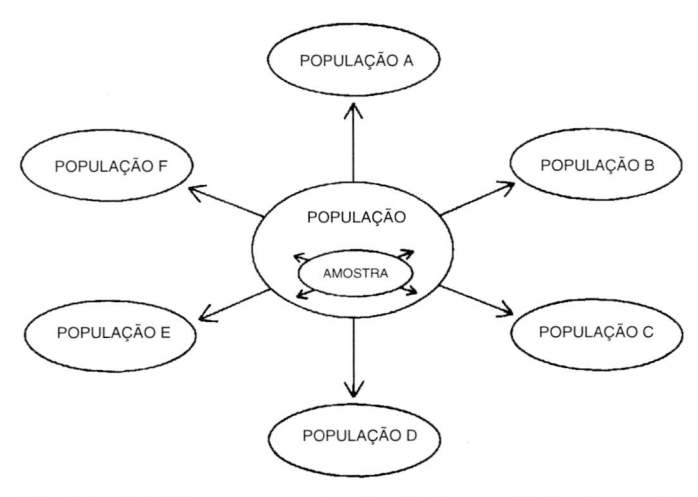

Fig. 15.1 Validade externa: generalização dos resultados da amostra para a população de onde a amostra proveio e para outras populações.

zados, de maneira mais ampla, para outras populações que não disponham de informações semelhantes.

- **População experimental e população de referência**

População experimental e população de referência são denominações empregadas para designar, respectivamente, a população investigada, de onde a amostra proveio (por exemplo, os alunos de uma determinada escola), e a população hipotética, para a qual as conclusões são também aplicadas (por exemplo, todos os escolares, independente da localização da escola).

- Exemplo: generalizações de resultados em investigações epidemiológicas

Os estudos epidemiológicos pioneiros, que apontaram para um nexo causal entre fumo e câncer de pulmão, foram realizados principalmente em homens, residentes em algumas cidades: os achados foram julgados aplicáveis a todos os homens, independentemente do local onde vivem, e também às mulheres.

A prevalência de osteoartrose em pessoas idosas, encontrada na Europa, é transportada para a população de idosos do Brasil, de modo a permitir estimativa sobre a quantificação do problema em nosso país. Os jornais da imprensa leiga estão repletos de extrapolações deste tipo, sobre estimativas de número de doentes no Brasil, que são baseadas em investigações realizadas no exterior. Este tipo de generalização é freqüentemente inadequada.

São feitas extrapolações de resultados não somente em relação a estatísticas de saúde, mas também para achados clínicos.

- Exemplo: situação clínica

Um profissional de saúde, avaliando o conteúdo de um artigo científico sobre terapêutica, tem interesse em saber se os pacientes incluídos na investigação são comparáveis aos de sua prática clínica, de modo que os resultados possam ser usados, por ele, em benefício de seus pacientes. A generalização, nestes casos, está subordinada à análise comparativa das características das pessoas incluídas na investigação, do local e da época em que se deu o estudo, com as da população para a qual as informações serão aplicadas.

- **Síntese sobre validade externa e comentários adicionais**

A validade externa diz respeito à extrapolação de resultados. Uma margem de incerteza sempre envolve qualquer generalização, cuja interpretação é um misto de ciência e arte.

A primeira extrapolação apontada — da amostra para a população "experimental" — é uma questão baseada na teoria estatística. O uso da estatística permite precisar o erro da estimativa, pelo cálculo do "intervalo de confiança": é a estimativa por intervalo.

O segundo tipo de extrapolação — da população estudada para outras populações — não tem a mesma conotação científica da anterior. O seu êxito é mais difícil de ser comprovado, pois é feito com base em julgamentos de caráter subjetivo. Em geral, os resultados de investigações analíticas que examinam relações biológicas (por exemplo, entre hábito de fumar e câncer de pulmão, entre consumo de vitamina A e vários tipos de câncer ou entre colesterol sérico e doença coronariana) são extrapolados para outras populações com maior grau de confiança do que os de estudos descritivos, do tipo prevalência e incidência, e dos que refletem aspectos culturais.

III. VIÉS METODOLÓGICO

A análise crítica da metodologia empregada em uma investigação informa sobre os seus aspectos positivos e igualmente expõe as possíveis falhas que constituem ameaças à validade da pesquisa. Desta maneira, tem-se uma noção da confiança que é possível depositar nos seus resultados e conclusões.

Para proceder convenientemente à análise metodológica de uma investigação, estando ela sob a forma de projeto, artigo científico, tese ou similar, o leitor deve conhecer as causas prováveis ou possíveis de erro e estar sempre alerta para elas. Neste particular, as limitações referentes à validade interna e externa podem ser convenientemente discutidas, em termos de "viés".

A. CONCEITO DE VIÉS

Viés é sinônimo de erro sistemático, vício, tendenciosidade, desvio, deturpação, distorção ou *bias* (do original inglês).

O dicionário editado pela Associação Internacional de Epidemiologia conceitua viés da seguinte maneira: "resultado ou inferência desviada da realidade ou os processos que levam a tais desvios" e complementa: "qualquer tendência na coleta, análise, interpretação, publicação ou revisão dos dados, que induz a conclusões sistematicamente diferentes da verdade".[5] Em outras palavras, viés é um erro sistemático introduzido em qualquer fase de um estudo.

Estão aqui excluídos de consideração os erros intencionais. Em geral, o viés é não-intencional e proveniente de questões conceituais e metodológicas não adequadamente resolvidas, quer por impossibilidade prática de dirimi-las, quer por não serem identificadas no devido tempo.

B. CLASSIFICAÇÃO DOS VIESES

No citado dicionário de epidemiologia,[5] são também apontados e definidos 26 tipos de viés. Caso fossem incluídos os termos equivalentes empregados por muitos autores, este número seria ainda mais elevado.

Embora a falta de padronização dificulte, sobremaneira, a comunicação entre os profissionais de saúde[6-10] e torne complexa a análise pormenorizada do assunto, os vieses podem ser convenientemente reunidos em três categorias: seleção, aferição e confundimento (ou de confusão de variáveis). Estes vieses são conceituados no Quadro 15.1 e exemplificados no Quadro 15.2. A seguir, descreveremos situações e apontaremos as suspeitas decorrentes da análise destas situações, que fazem pensar na existência de viés.

- Exemplo 1: suspeita de viés de seleção

Alguns estudos chegaram à conclusão de que os indivíduos de meia-idade que se exercitam três vezes por semana durante 30 minutos têm melhor saúde quando comparados com os que se exercitam mais vigorosamente ou são sedentários.

Questão a ser esclarecida concernente ao viés de seleção: será que os indivíduos com melhores níveis de saúde (aqueles em exercícios leves, três vezes por semana) não são os mais tran-

Quadro 15.1 Tipos de viés

VIÉS DE SELEÇÃO (da população ou da amostra): erro na identificação da população ou grupos de estudo; erro devido a diferenças sistemáticas entre as características daqueles indivíduos incluídos no estudo e daqueles que não o são; distorção sistemática introduzida pela maneira como os participantes são selecionados para o estudo, por perdas ou por não-resposta dos incluídos, originalmente, na amostra.

VIÉS DE AFERIÇÃO (da informação ou da observação): erro sistemático de diagnóstico de um evento, quando os resultados podem ser imputados à maneira como as variáveis são conceituadas ou medidas.

VIÉS DE CONFUNDIMENTO: erro sistemático que ocorre quando os resultados de uma associação entre dois fatores podem ser imputados, total ou parcialmente, a um terceiro fator não levado em consideração; este terceiro fator é a variável de confundimento.

qüilos e em menor risco de doença coronariana e de outros danos à saúde relacionados ao estresse e, por isto mesmo, escolheram um ritmo de exercício mais brando? Se este for o caso, os resultados de melhor saúde, nestes indivíduos, podem ser explicados por um viés de seleção, ou seja, pelas características dos grupos cujos resultados são comparados.

- Exemplo 2: suspeita de viés de aferição

A população tem a impressão de que a violência urbana está aumentando, já que as televisões em seus noticiários dão mais notícias sobre violência do que no passado.

Questão a ser esclarecida concernente ao viés de aferição: será que o número de crimes realmente aumentou, ou o tempo dedicado às reportagens sobre violência, nos noticiários das televisões, foi que cresceu?

Quadro 15.2 Ilustração de vieses metodológicos, classificados por categoria

VIÉS DE SELEÇÃO
- População de referência não adequada para os objetivos da investigação
- Tamanho de amostra insuficiente
- Falha no método de seleção da amostra
- Perdas na amostra: pessoas que incluídas na amostra não são contactadas ou são perdidas durante a coleta de dados
- Não-resposta de alguns participantes
- Não-equivalência de características dos grupos objeto de comparação

VIÉS DE AFERIÇÃO
- Definição inadequada das variáveis: seja quanto ao que deve ser considerado "caso" de doença ou de "exposição" ao fator de risco, seja quanto à conceituação precisa das demais variáveis
- Baixa validade dos instrumentos de coleta de dados (instrumento não apropriado para a mensuração)
- Uso inadequado de instrumentos apropriados
- Preparação deficiente dos observadores
- Maior ênfase na procura dos dados em um dos grupos ou em determinados segmentos da população
- Resposta equivocada das pessoas contactadas

VIÉS DE CONFUNDIMENTO
- Não levar em consideração fatores de confundimento
- Não levar em consideração a interação entre variáveis
- Análise estatística inadequada (ou ausente, em situações em que devia ter sido feita)

- Exemplo 3: suspeita de viés de confundimento

Suponhamos que em um estudo de coorte de grandes proporções, milhares de pessoas bebedoras contumazes de café sejam comparadas com um outro grupo, constituído também por milhares de indivíduos, mas que nunca tomam café. Ao final de vários anos de observação, descobre-se um número significativamente maior de casos de câncer da cavidade oral no grupo dos consumidores de café. Os resultados são publicados e a imprensa leiga adverte a população para o perigo do consumo excessivo de café.

Questão a ser esclarecida concernente ao viés de confundimento: será que o excesso de casos de neoplasia é devido ao consumo de substâncias contidas no café ou decorrente de um outro fator associado a ele? Como se sabe, o hábito de tomar café e o de fumar andam juntos, e o fumo contém substâncias de grande poder cancerígeno. A alta temperatura da bebida, como ela é habitualmente consumida, seria outro fator suspeito.

A forma de esquematização dos vieses, em três categorias, constitui a base para o leitor avaliar criticamente os projetos de pesquisa e os artigos científicos que relatam os seus resultados. Ela foi usada na parte final dos Caps. 9, 10 e 11 como auxílio para interpretar as diferenças de coeficientes entre segmentos da população, entre áreas geográficas e entre épocas distintas. Esta esquematização também é útil como orientação ao investigador, permitindo-lhe certificar-se de que, nas suas próprias pesquisas, realmente contornou os vícios mais comuns na condução de uma investigação.

C. CONTROLE DE ERROS METODOLÓGICOS

Saber onde os erros são mais freqüentemente cometidos, quando da realização de uma investigação, facilita a tarefa de evitá-los ou procurá-los, uma vez que a pesquisa esteja concluída.

De uma maneira abrangente, os erros são evitados ou neutralizados no planejamento da investigação, na sua execução e na análise dos dados.

1. FASE DE PLANEJAMENTO

Em primeiro lugar, sempre que possível, é aconselhável embutir no planejamento da investigação o controle das várias causas de erro: o que pode ser feito, por exemplo, mediante a escolha criteriosa do método mais adequado ao tema, das técnicas que garantam validade interna à investigação, dos indivíduos mais apropriados para a constituição da amostra, do tipo de dado a ser coletado, do instrumental adequado para a coleta dos dados e dos observadores ou entrevistadores que melhor se ajustem à situação a estudar.

2. FASE DE EXECUÇÃO

Desde que as questões metodológicas tenham sido decididas na fase de planejamento, a execução precisa ser conduzida de maneira a não introduzir qualquer viés. Por exemplo, para evitar o viés de seleção, deve-se procurar alcançar um alto nível de resposta das pessoas que constituem a amostra, de modo a não afetar a comparabilidade entre os grupos de estudo e de controle. A execução procurará prevenir o viés de aferição, de modo que os dados coletados representem a realidade ou, quando menos, os seus valores mais próximos. A conduta seguida pelos investigadores experientes é a de elaborar um "manual de instruções" para a orientação dos entrevistadores ou examinadores, elaborar ou escolher cuidadosamente os instrumentos de aferição (questionários, aparelhos etc.), treinar adequadamente as pessoas que os aplicam ou são responsáveis pelas mensurações, e supervisionar rigorosamente o trabalho de coleta e armazenamento dos dados.

3. FASE DE ANÁLISE DOS DADOS

Com os dados já disponíveis, o controle estatístico pode ser feito na etapa de análise, especialmente para separar o efeito de variáveis, mas na dependência de haver dados ou conhecimentos suficientes para isto. Os outros tipos de viés são mais dificilmente anulados nesta etapa. Alguns problemas de amostragem, por exemplo, não podem mais ser resolvidos na fase de análise dos dados. É o que ocorre quando, ao final do estudo, apenas um pequeno número de pessoas aparece em certas categorias, como é o caso de alcoólatras que não fumam, os quais, em geral, são pouco numerosos. Situações deste tipo somente são convenientemente resolvidas se houver nova coleta de dados para estas categorias.

D. CONDUTA NA INTERPRETAÇÃO DOS RESULTADOS DE UMA INVESTIGAÇÃO

Em qualquer interpretação de resultados, quando se comparam dois ou mais grupos e encontra-se alguma diferença ou associação estatística entre dois eventos, as seguintes alternativas devem ser consideradas, antes que sejam aventadas explicações etiológicas sobre o significado dos achados.

- **O acaso como explicação**

As diferenças de resultados ou a associação entre os eventos podem ser simplesmente devidas ao acaso. Os princípios da estatística são empregados para aceitar ou afastar o acaso como explicação provável para os achados. Na próxima seção, que trata de "avaliação estatística", o assunto será retomado.

- **O viés como explicação**

A presença de um viés, seja de seleção, de aferição ou de confundimento, deve ser verificada em qualquer investigação, bem como a sua possível influência sobre os resultados. A apreciação dos erros potenciais ou reais, sérios ou não, é decorrente de um processo de avaliação, de certa forma subjetivo, mas que está alicerçado na ponderação de numerosos aspectos. O conhecimento enfocado nos capítulos metodológicos deste livro é a base para realizar uma boa avaliação. Os próximos três capítulos tratam, cada um, de uma categoria de viés.

IV. AVALIAÇÃO ESTATÍSTICA DOS RESULTADOS DE UMA INVESTIGAÇÃO

A estatística ocupa posição de destaque na tomada de decisões em diversos campos do conhecimento, e a área de saúde não é exceção. Embora o tratamento do assunto seja aqui superficial, os tópicos a seguir resumem o processo de decisão e a terminologia nele utilizada. Para os aspectos mais especializados ou para aprofundar o estudo do tema, outras publicações sobre a matéria devem ser procuradas.[11-15]

No capítulo anterior foram mostradas as etapas de uma investigação: 1. delimitação do problema, 2. formulação da hipótese e 3. verificação da hipótese. Nesta terceira etapa, os dados são coletados, armazenados e analisados em termos estatísticos. Com este procedimento, determinam-se as características do grupo ou grupos investigados, assim como se as diferenças encontradas são significativas ou não. Não é propósito aqui fazer uma revisão sobre estatística, mas apresentar algumas situações que podem ocorrer na comparação de resultados entre grupos, no contexto de uma pesquisa, e tecer considerações gerais sobre os testes estatísticos.

A. REGRESSÃO EM DIREÇÃO À MÉDIA

Entende-se por "regressão em direção à média" a tendência de indivíduos com valores extremos de um parâmetro apresentarem, posteriormente, valores não tão extremos e mais próximos da média de distribuição deste parâmetro.

Desde longa data, observa-se que os pais muito altos tendem a ter filhos de menor estatura; ao contrário, os pais muito baixos, geram filhos de maior estatura. O mesmo ocorre com outras características humanas, como a inteligência. A repetição de exames laboratoriais também pode mostrar resultados que refletem esta regressão à média: por exemplo, os indivíduos com valores extremos de colesterol sérico no primeiro exame, quando reexaminados tendem a apresentar valores não tão extremos e mais próximos da média de distribuição deste parâmetro — no caso, valores mais baixos de colesterol sérico, mesmo na ausência de dieta ou medicação específica.

A regressão em direção à média precisa ser levada em conta nas avaliações. Se não há grupo-controle, o efeito produzido pela regressão em direção à média pode ser imputado inadvertidamente a uma droga ou a uma outra intervenção em teste. Vejamos dois exemplos em maior detalhe.

- Exemplo 1: avaliação do rendimento de alunos

Limitemo-nos a analisar os grupos enquadrados nas duas situações extremas seguintes: os estudantes que em uma primeira prova tiram nota zero e os que alcançam nota máxima nesta mesma avaliação. Um conjunto de circunstâncias ligadas ao aluno, ao professor, à matéria, à época da realização da prova e a outros fatores, inclusive chance, deve ter agido para que alguns tenham ido muito mal e outros muito bem no exame.

Numa segunda avaliação, passado algum tempo, mesmo que os alunos que tiraram nota zero não tenham estudado, eles alcançam uma nota igual ou maior que a anterior, pois é possível que alguns estudantes não repitam o zero pela combinação favorável de algumas das circunstâncias apontadas ou somente pelo fator sorte. Logo, a média deste grupo tende a ser maior.

Os alunos que, na primeira avaliação, conseguiram nota máxima, mesmo estudando bastante, somente poderão igualar os pontos anteriormente alcançados e jamais alcançarão uma nota maior; obviamente, é impossível obter nota superior a dez e alguns, provavelmente, receberão, ao contrário, nota inferior pela combinação desfavorável das mesmas razões apontadas ou simplesmente por falta de sorte. A média deste grupo tende a diminuir. Por isto, a tendência em relação à média também é conhecida por "regressão em direção à mediocridade".

Se houver alguma intervenção — por exemplo, preleção aos alunos com nota zero após a primeira prova — a melhoria nas notas pode ser erroneamente atribuída à preleção e não à regressão em direção à média. Da mesma maneira, se o professor faz preleção aos alunos com nota máxima, no intuito de mantê-los motivados para o estudo, pode sentir-se frustrado pela nota menor atribuída a alguns ou a todos os alunos.

• Exemplo 2: avaliação de programa educativo para diminuir acidentes de trânsito

Suponhamos uma situação extrema de motoristas de automóveis e ônibus com um prontuário de grande número de acidentes de trânsito: digamos seis ou mais no ano. Suponhamos também que o Departamento de Trânsito prepare um programa educativo para estes motoristas — com palestras, visitas a prontos-socorros e hospitais de acidentados etc. — visando a sensibilizá-los e melhor motivá-los para obedecer às regras de trânsito, tomar certas precauções e evitar acidentes. Independente da existência do programa, ou de ser ele bom ou ruim, é provável que este grupo de condutores de veículos com um passado repleto de acidentes tenha, no ano seguinte, um menor número de acidentes. Há a tendência de regressão em direção à média, da mesma maneira que aqueles que nunca tiveram qualquer acidente tendem a permanecer nesta posição ou dirigir-se em direção à média, pela ocorrência de algum tipo de acidente de trânsito. A avaliação de um programa, como o aqui esboçado, deve levar em conta este aspecto para não colocar como êxito do programa o efeito que pode ser devido a regressão.

• **Comentários**

Em estudos experimentais, é prática comum, por facilidades operacionais, selecionar os indivíduos sob maior risco para teste, já que tendem a apresentar efeitos mais rapidamente. Eis alguns exemplos. Os mais expostos à infecção pelo vírus da hepatite B são os preferidos para testes da eficácia de uma vacina contra este vírus. Os que apresentam pressão mais elevada são os escolhidos para testar medicamentos anti-hipertensivos. Aqueles com pronunciada restrição alimentar são incluídos em testes sobre a eficácia da suplementação alimentar. Os indivíduos de menor risco, ao contrário, podem não ser adequados para avaliação e são excluídos dos testes. Por exemplo, os que observam dieta normal não são apropriados para verificar o efeito da suplementação dietética sobre o peso ao nascer. Por isto, escolhem-se os indivíduos colocados nos extremos de distribuição de consumo alimentar. É possível que, quanto mais extremos eles forem nas respectivas distribuições, mais chance tenham de apresentarem resultados anormais em repetidas mensurações. Todavia, os escolhidos podem ter sido selecionados porque na primeira avaliação mostraram dieta deficiente, mesmo atípica, enquanto que em uma segunda avaliação e nas subseqüentes revelaram uma dieta mais equilibrada, caracterizando a regressão em direção à média.

Em geral, nas avaliações com indivíduos selecionados por apresentarem valores extremos na distribuição de uma variável, a interpretação dos resultados deve sempre considerar a regressão em direção à média.[16,17] Se os indivíduos não são selecionados desta maneira — ou seja, se são representativos da população —, esta regressão tem pouca influência nos resultados.

Em estudos não-controlados, é difícil separar o efeito da exposição (ou intervenção) em foco daquela conseqüente à regressão em direção à média. É possível, então, que, inadvertidamente, possa se imputar à intervenção efeitos que são simplesmente devidos a regressão. Na presença de grupo-controle, em testes sobre a eficácia de uma intervenção, os indivíduos de ambos os grupos (estudo × controle) estarão sob os mesmos efeitos de regressão, com tendência a anulá-los reciprocamente.

B. MÚLTIPLOS DESFECHOS CLÍNICOS

Uma pesquisa é delineada para testar uma hipótese, que é elaborada no planejamento do estudo. Foram já mostrados vários exemplos, nos quais o efeito de uma dada exposição é avaliado em relação à ocorrência de uma doença, de outro agravo à saúde ou de um particular desfecho clínico. Na verdade, em muitas investigações, vários desfechos clínicos são avaliados, concomitantemente. Assim, numerosas análises estatísticas tendem a ser realizadas com os dados de uma única investigação científica, de modo a verificar o efeito da exposição sobre muitos desfechos clínicos, que o investigador julga conveniente considerar. Vejamos possíveis conseqüências desta conduta.

• Exemplo 1: efeitos da suplementação nutricional de gestantes

A análise de dados, na investigação randomizada,[18] cujas características gerais foram apresentadas no capítulo anterior, foi dirigida para avaliar o impacto da intervenção nutricional, durante a gravidez, sobre o peso ao nascer; mas a análise dos dados foi também ampliada para considerar outros efeitos referentes ao desenvolvimento físico e mental dos recém-nascidos (altura, perímetro cefálico, prega cutânea, índice de Apgar, avaliação neurológica etc.), ao exame da placenta (peso, morfologia, dosagens bioquímicas etc.) e à mortalidade. Por exemplo, houve mais óbitos neonatais entre as mães que receberam o suplemento. Na maioria dos outros parâmetros, porém, não foi encontrada diferença significativa entre os grupos suplementados e o não-suplementado. Como os resultados, em que apenas uma ou algumas de muitas comparações alcançam diferenças estatisticamente significativas, devem ser interpretados? Vejamos outro exemplo, antes de fornecer orientação sobre a matéria.

• Exemplo 2: impacto de avanços tecnológicos

Incluem-se, na avaliação de uma nova tecnologia — de cunho terapêutico, por exemplo — numerosos ângulos de interesse, tais como a presença de sintomas e de sinais clínicos, os resultados de testes bioquímicos, o tempo de sobrevida, as condições de retorno ao trabalho, a qualidade de vida, a satisfação com os progressos alcançados pelo paciente e a percepção quanto a mudanças de seu próprio estado de saúde.

Em avaliação de 45 ensaios clínicos, publicados em três revistas médicas de grande circulação (British Medical Journal, Lancet e New England Journal of Medicine), em 1985, 30 investigações (dois terços) mencionaram quatro ou mais desfechos clínicos;[19] três trabalhos contaram com 10 ou mais desfechos clínicos.

No intuito de avaliar muitos desfechos clínicos, numerosos testes estatísticos são utilizados, numa mesma investigação, o que causa problemas de interpretação. Uma conseqüência previsível é o aumento do risco de "resultados falsos positivos" — ou "erro do tipo I". Por exemplo, em um ensaio com cinco desfechos clínicos, a chance de um tratamento alcançar o nível de significância de P menor que 0,05, simplesmente por acaso, é de 20%. O problema de múltiplas comparações pode ser contornado de diversas maneiras, entre as quais:[11,19]

Quadro 15.3 Estudo aleatorizado de comparação entre dois tipos de suplementação nutricional de gestantes "grandes fumantes" (15 ou mais cigarros ao dia) com um grupo-controle: ganho ponderal durante a gestação e peso do recém-nascido

Categoria	Suplemento	Complemento	Controle	Total
Número total de participantes	249	256	264	769
Prevalência de grandes fumantes (%)	10,8	11,7	7,2	9,8
RESULTADOS EM GRANDES FUMANTES:				
Ganho ponderal médio na gestação (kg)	9,3	9,4	6,1	8,5
Duração da gravidez (dias)	276	275	258	271
Peso médio ao nascer (g)	3.023	2.975	2.553	2.886

Fonte: Rush, Stein e Susser. Diet in pregnancy, 1980.[18]

• só considerar para teste de hipótese um único desfecho clínico, indicado previamente, ou diminuir o valor de P (para 0,01 ou para valor proporcional ao número de comparações);

• os achados adicionais, estatisticamente significativos, em que não há uma hipótese *a priori* para ser testada, são considerados como exploratórios, de interpretação cautelosa, sujeitos à confirmação em novas investigações.

C. ANÁLISE DE SUBGRUPOS

Este tipo de análise tem como justificativa o empenho do investigador em detectar efeitos diferenciados, restritos a determinados segmentos da população. Assim, além do teste da hipótese central da investigação em todos os participantes (grupo experimental × controle), é freqüente a realização de análises secundárias, repetindo-se o mesmo tipo de comparação (experimental × controle) em segmentos restritos de participantes.[19] São escolhidas para serem esmiuçadas características que influenciam o prognóstico, em especial se estão distribuídas desigualmente entre os grupos. É possível, com este procedimento, obter uma noção ou estimativa de efeitos em subgrupos, que tenham riscos diferenciados.

• Exemplo: efeitos da suplementação nutricional de gestantes

Ainda do estudo da suplementação nutricional de gestantes, mencionado várias vezes no capítulo, é extraída a seguinte ilustração. Os três grupos formados apresentaram distribuição equilibrada da maioria dos fatores de risco. Uma exceção foi a proporção de grandes fumantes (consumo diário de 15 ou mais cigarros), que teve a seguinte distribuição: 10,8% no grupo Suplemento, 11,7% no Complemento e 7,2% no Controle (Quadro 15.3). Como o fumo é um importante fator determinante do peso ao nascer, influenciando-o negativamente, a análise dos dados foi estratificada em relação ao hábito de fumar: os resultados da análise de subgrupos mostraram que o único efeito favorável no peso ao nascer, de significância estatística, foi a prevenção de peso baixo entre recém-nascidos de mães que eram grandes fumantes e receberam suplementação. Em conclusão, somente neste subgrupo houve benefícios detectáveis da suplementação, nos moldes empregados.

A análise de subgrupos não é isenta de controvérsias.[20] A amostra passa a ser de tamanho menor, o que é uma limitação — em termos técnicos, há maior chance de uma conclusão "falso negativa" — ou "erro do tipo II". Além disso, muitas comparações tendem a ser feitas, o que faz com que algumas, simplesmente por efeito do acaso, alcancem nível de significância estatística, com maior chance de uma conclusão "falso positiva", ou "erro do tipo I". (Os erros do tipo I e II são abordados com maiores detalhes no próximo capítulo.) Assim sendo, é recomendada prudência na aceitação dos achados em subgrupos, mesmo que produzidos em investigações aleatorizadas. Tais achados devem ser testados em novas investigações antes de sua aceitação. Eles não têm a mesma força dos resultados principais de um ensaio aleatorizado, servindo, principalmente, para a formulação de novas hipóteses.

D. TESTES ESTATÍSTICOS

Os testes estatísticos constituem uma ferramenta para auxiliar a tomada de decisões. A sua aplicação exige obediência a alguns preceitos que, por simplicidade, são aqui omitidos. A consulta a estatísticos ou a livros-textos sobre a matéria é recomendada para o uso criterioso desta técnica, especialmente, em situações complexas.

1. SISTEMÁTICA DO PROCESSO DE DECISÃO

Em estudo comparativo sobre a eficácia de dois tratamentos ou em qualquer comparação de dois conjuntos de dados — por exemplo, de duas médias ou duas proporções — sempre haverá diferenças a serem interpretadas, pois raramente os resultados encontrados nos grupos são exatamente iguais. Nestas circunstâncias, usam-se os testes de significância estatística, e o procedimento é o seguinte:

• Seleciona-se o teste estatístico adequado aos dados da pesquisa. A aplicação deste teste (t, qui quadrado, Fisher, etc.) fornece uma resposta quantitativa (por exemplo, t = 2,8). As fórmulas para os cálculos são encontradas em livros de estatística, e os programas de informática informam diretamente os resultados.

• O resultado encontrado (no exemplo, t = 2,8) é traduzido em termos de probabilidade (P): no caso, tem-se que P = 0,01. Este P é também obtido em tabelas existentes em livros de estatística ou informado diretamente em programas de informática.

• As probabilidades são transformadas em afirmações do tipo "há" ou "não há" diferenças estatísticas significativas entre os tratamentos. Tais afirmações devem ser interpretadas como "valores probabilísticos" e não de "certeza absoluta".

2. HIPÓTESE NULA E HIPÓTESE ALTERNATIVA

A verificação de uma hipótese, em termos estatísticos, visa a escolher uma, entre duas possíveis alternativas mutuamente exclusivas (Quadro 15.4). Este jargão dos especialistas pode ser assim exemplificado, tendo como referência a investigação do impacto da suplementação nutricional de gestantes no peso do recém-nascido:

• HIPÓTESE NULA: a suplementação alimentar, como ela foi proposta na investigação, "não" funciona. Nesta eventualidade, o tratamento aplicado "não é melhor" do que aquele oferecido ao grupo-controle. Foi o que aconteceu na pesquisa randomizada, descrita no Cap. 14, em que não foram encontradas diferenças estatisticamente significativas no peso ao nascer. No caso, aceita-se a hipótese nula.

• HIPÓTESE ALTERNATIVA: a suplementação alimentar "funciona". Isto significa que o tratamento aplicado obtém "melhor" resultado do que aquele oferecido ao grupo controle.

Em resumo, ao se usar um teste estatístico para comparar dois grupos, parte-se, usualmente, da hipótese nula: de não haver diferenças entre os grupos. Se esta hipótese não for a verdadeira, atestada pela aplicação do teste estatístico aos dados da pesquisa, aceita-se automaticamente a outra hipótese: que diz haver diferenças entre os grupos comparados.

3. DIFERENÇAS ESTATISTICAMENTE SIGNIFICATIVAS E NÃO-SIGNIFICATIVAS

Este jogo de palavras (hipótese nula e hipótese alternativa) é muito usado no processo decisório e tem correspondência nos valores de probabilidade (P), que expressam a chance de ocorrência de um dado evento.

A probabilidade de ocorrência de um evento é dada por um número, que varia de 0 e 1. Quando o evento é impossível de ocorrer, atribui-se probabilidade 0 — ele "nunca" acontecerá; um outro, certo de acontecer, tem probabilidade 1 — ele "sempre" ocorrerá. Em saúde, como é praxe, não se trabalha com as palavras "nunca" ou "sempre", mas com possibilidades. Quanto mais próximo de 0 estiver a probabilidade de ocorrência de um evento, menor é a chance de sua ocorrência; quanto mais próxima de 1, maior é a chance de sua ocorrência.

Algumas regras são utilizadas pelos estatísticos para aceitar ou rejeitar a hipótese nula, em função dos valores da probabilidade (P). O Quadro 15.5 resume estes aspectos e as conclusões que podem ser alcançadas com os valores de P.

Se "P é grande" (P maior do que 0,05), conclui-se que as diferenças entre tratamentos "não são estatisticamente significativas". Há "grande possibilidade" de que os resultados sejam "simplesmente devidos ao fator chance". "Aceita-se a hipótese nula." Em consequência, não são procuradas outras explicações

Quadro 15.4 Hipótese nula e hipótese alternativa

HIPÓTESE NULA – NÃO HÁ diferenças estatisticamente significativas entre os grupos comparados: é o que ocorre, por exemplo, quando se postula que a droga não é melhor do que o placebo.
HIPÓTESE ALTERNATIVA – HÁ diferenças estatisticamente significativas entre os grupos comparados: por exemplo, quando se postula que a droga é melhor do que o placebo.

Quadro 15.5 Interpretação do valor de P (probabilidade*), em comparação de resultados entre dois tratamentos

Valor de P	Interpretação das diferenças	Conclusão
> 0,05	Diferença pequena, entre os grupos, NÃO estatisticamente significativa. O mesmo que "NÃO HÁ diferença entre os grupos".	O acaso é a explicação mais provável para as diferenças encontradas.
< ou = a 0,05	Diferença grande, entre os grupos, estatisticamente significativa. Sinônimo de "HÁ diferença entre os grupos".	O acaso é explicação pouco provável para a diferença. Buscar outras explicações.

* Probabilidade de que as diferenças entre tratamentos sejam devidas ao acaso.

para as diferenças encontradas, que são consideradas pequenas e não merecedoras de maior atenção.

Se "P é pequeno" (P menor ou igual a 0,05), há "pequena possibilidade" de que os resultados sejam "simplesmente devidos ao acaso". Como consequência, "rejeita-se a hipótese nula": as diferenças entre tratamentos "são estatisticamente significativas". Outras possibilidades, que não o acaso, devem ser aventadas para explicar os achados. Uma delas é o "efeito real do tratamento" em avaliação. Contudo tal conclusão só deve ser aceita quando as outras três alternativas são afastadas: as diferenças nas características entre os grupos contrastados (viés de seleção), as formas diferenciadas de obter informações dos componentes dos grupos (viés de aferição) e o efeito de uma variável extrínseca (viés de confundimento).

• **Ponto de corte (P = 0,05)**

O critério para estabelecer o ponto de corte, que define se P é grande ou pequeno, é arbitrário. Este ponto, identificado como "alfa" ou "de significância estatística", é fixado na maioria das situações em 0,05, como no exemplo dado.

O nível de alfa, por vezes, é colocado em outro valor, como 0,01, quando há necessidade de maior precisão. Para simplificar, a discussão é aqui limitada a P = 0,05.

Observe-se que valores de P iguais a 0,06, 0,05 e 0,04 não são muito diferentes entre si, de modo que se requer certa flexibilidade na interpretação.[19,21] Por isto, os especialistas acham mais informativo colocar, ao lado dos resultados, o exato valor de P (por exemplo, P = 0,07 ou P = 0,02), em lugar de afirmações como "P maior do que 0,05" ou "P menor do que 0,05".

4. DIFERENÇAS ESTATISTICAMENTE SIGNIFICATIVAS E DIFERENÇAS RELEVANTES, EM CLÍNICA E EM SAÚDE PÚBLICA

O termo "significativo" tem o sentido geral de "expressivo" e o sentido particular que lhe é dado em estatística: "de probabilidade de um evento ocorrer por chance". Para tal, fixa-se o valor de alfa, em 0,05, na maioria das vezes. Em pesquisas, "significativo" tende a ser usado apenas com a conotação específica, própria da estatística.

É sabido que diferenças reais e enormes entre os tratamentos, quando examinadas em pequenas amostras, podem não atingir nível de significância estatística. Ao contrário, em grandes amostras, pequenas diferenças entre tratamentos podem ser estatisticamente significativas. Como o investigador deseja detectar somente diferenças entre grupos, revestidas de importância prática, e não diferenças de qualquer magnitude, ele calcula o tamanho da amostra apropriado para a sua investigação, tendo em vista a amplitude desta diferença.[11,23]

As considerações apresentadas indicam que diferenças "estatisticamente significativas" não são o mesmo que "clinicamente expressivas". As primeiras representam o resultado de cálculos e as últimas são produto de julgamento de especialistas, diante da magnitude das diferenças e suas implicações.

- **Exemplo:** tratamento da insuficiência coronariana

Os efeitos de um medicamento (metoprolol) foram avaliados em 20 pacientes portadores de insuficiência coronariana crônica.[22] Os resultados encontrados são reproduzidos no Quadro 15.6. As diferenças entre grupo experimental e o de controle são todas estatisticamente significativas, como assinalado no rodapé do Quadro 15.6. Mas elas serão igualmente importantes do ponto de vista clínico?

A amplitude das diferenças encontradas entre os dois grupos informa sobre a importância clínica do tratamento experimental. É ela que tende a mudar o comportamento dos clínicos, fazendo-os adotar ou não o novo produto ou procedimento. No tocante aos resultados do ensaio com o metropolol, a maioria dos especialistas na matéria teria provavelmente a opinião expressa nos próximos dois parágrafos.

A redução do número de crises de angina por semana foi clinicamente importante, na investigação: ocorreram apenas duas crises semanais no grupo experimental e seis no grupo-controle. O mesmo pode ser concluído com respeito ao consumo semanal de nitratos sublinguais, que foi dois terços menor no grupo que tomou o medicamento.

Já a diferença de pressão diastólica tem um significado clínico menos expressivo. A redução constatada, de 8,5 mm para 8 mm de mercúrio, aliada à superposição das distribuições (ver o tamanho dos desvios-padrão), à própria variação aleatória da pressão arterial e ao erro inerente a este tipo de mensuração, faz com que os resultados, embora estatisticamente significativos, sejam clinicamente menos relevantes do que os obtidos nos outros indicadores mencionados.

Quadro 15.6 Resultado da comparação entre um medicamento (metoprolol) e placebo, em 20 adultos do sexo masculino, em ensaio clínico aleatorizado, cruzado e duplo-cego

Indicadores	Metoprolol*	Placebo*
Número de crises de angina por semana	2,1 ± 0,2	5,8 ± 0,6
Consumo de nitratos sublinguais por semana	1,3 ± 0,2	4,2 ± 0,5
Freqüência cardíaca em repouso (bpm)	61,4 ± 10,3	84,6 ± 11,8
Pressão arterial sistólica em repouso (mmHg)	11,7 ± 1,9	12,5 ± 1,8
Pressão arterial diastólica em repouso (mmHg)	8,0 ± 1,1	8,5 ± 0,9

* Os valores expressam média e desvio-padrão da média.
Diferença entre os grupos: P < 0,01
Fonte: Abreviado de Dikran Armaganijan & Michel Batlouni. Arquivos Brasileiros de Cardiologia 1983; 41:158.[22]

Em síntese, na interpretação dos resultados de uma pesquisa, primeiro se verifica se as diferenças entre os grupos são ou não estatisticamente significativas.

Se elas "não são" estatisticamente significativas, o tamanho das diferenças entre grupo experimental e controle é irrelevante, não devendo ser considerado.

Se as diferenças "são" estatisticamente significativas, avalia-se a magnitude das diferenças para saber se têm expressão clínica.

Outra faceta do problema é a repercussão individual ou populacional do uso de um produto ou procedimento, por vezes difícil de ser devidamente avaliada. Pequenas diferenças, triviais em ambiente clínico, quando transpostas para grande número de pessoas, podem representar efeitos apreciáveis em termos de saúde pública. São diferentes pontos de vista, que necessitam ser ponderados para subsidiar as decisões.

5. DIFERENÇA BIDIRECIONAL OU UNIDIRECIONAL

Ao lado do tamanho da diferença entre os grupos, visto até o momento, um outro aspecto a considerar, na interpretação dos resultados da comparação, é a direção destas diferenças.

- **Teste bidirecional (ou bicaudal)**

Nem a hipótese nula nem a alternativa especificam a direção das diferenças. Isto caracteriza o teste bidirecional: será considerado tanto se o tratamento em teste for melhor do que o tradicional, como vice-versa. Por exemplo, é importante saber se um novo tratamento mata menos do que o tratamento tradicional; mas também é importante ter conhecimento de se o novo tratamento mata mais do que o antigo e, inclusive, pesquisar por quê.[23]

O teste bidirecional é o mais utilizado, a não ser que haja razões explícitas para não usá-lo. Na comparação de três ou mais grupos não há alternativa a não ser o teste bidirecional.

- **Teste unidirecional (ou unicaudal)**

Pode ser postulado, a priori, que as diferenças só interessam se forem em uma determinada direção; por exemplo, um tratamento novo, de custo mais elevado, só interessa se for melhor do que aquele usado rotineiramente. Em teste de uma nova vacina, considera-se que ela só será útil se as taxas de ataque da doença nos vacinados forem significativamente menores do que as do grupo-controle. No caso em que há razões que a justifiquem, admite-se a diferença em uma só direção — daí o termo "unidirecional" ou "unicaudal".

- **Implicações da escolha da direção dos resultados**

Foi mostrado que, não sendo postulada a direção das diferenças para um dos lados, a alternativa é aceitar diferenças em qualquer direção, o que caracteriza os testes bidirecionais. Na verdade, o teste é o mesmo, só que, para alcançar nível de significância estatística, exige-se maior diferença entre os grupos, do que a requerida com o teste unicaudal. Os 5% de zona de rejeição da hipótese nula estão divididos nas duas caudas da distribuição, o que influencia o padrão de comparação.

Nos testes unidirecionais, os 5% de zona de rejeição da hipótese nula passam a figurar em apenas uma das caudas da distribuição. Em conseqüência, o teste requer menor diferença entre os grupos (por exemplo, das médias) para ser estatisticamente significativo. Daí o pré-requisito de que, para usá-lo, este propósito deve ser especificado antes da análise dos dados. Tampouco deve-se empregá-lo para tornar um resultado não-significativo, significativo do ponto de vista estatístico.

6. PROGRAMAS APLICATIVOS DE ESTATÍSTICA PARA MICROCOMPUTADOR

Estatística e computação estão muito ligadas. No início da era dos computadores eletrônicos, na década de 1960, longas instruções tinham de ser fornecidas à máquina cada vez que um teste estatístico era formulado. Pouco a pouco, foram desenvolvidos os programas (ou *softs*), sob a forma de "pacotes estatísticos" ou "programas aplicativos" que eliminavam a necessidade das extensas programações de outrora.

Nos anos 70, havia apenas alguns poucos programas aplicativos em uso nos computadores de grande porte, entre os quais o SPSS (Statistical Package for the Social Sciences), o BMDP (Biomedical Computer Programs) e o SAS (Statistical Analysis System).

A proliferação dos microcomputadores, ditos "pessoais", nos anos 80, promoveu o aparecimento de novos programas aplicativos e a adaptação dos já existentes para uso neste tipo de máquina, através dos quais os cálculos estatísticos são realizados, com relativa facilidade, sem a necessidade de consultas a especialistas.

Um programa muito popular em epidemiologia é o "Epi-Info", produzido pelos Centers for Disease Control and Prevention (CDC) e pela Organização Mundial da Saúde (OMS), inclusive com versão em português.[24] Ele não é tão potente como os três outros citados, mas tem a vantagem da simplicidade e de ser suficiente para a maioria das situações do dia-a-dia: processamento de texto, desenho de questionário, entrada de dados e técnicas estatísticas mais simples. Os dados entrados neste programa podem também ser levados para outros, como o SPSS e o SAS, para análises mais sofisticadas.

Hoje em dia, existem programas como os já citados, cujos defeitos e limitações foram sendo eliminados em sucessivas revisões e edições, de modo que o seu emprego representa segurança para o usuário. Cada aplicativo contém um manual, que informa sobre o modo de usá-lo e alguns trazem, inclusive, as noções básicas dos testes estatísticos que contém. Há também programas, de menor extensão e mais fáceis de operar, para cálculo de testes estatísticos, tamanho de amostra e outros temas. Alguns já foram amplamente testados e outros ainda não passaram por tal crivo, podendo conter erros, de modo a conduzir a conclusões equivocadas.[25] O uso crítico destes novos programas é recomendado, se possível confrontando os seus resultados com os de outro programa reconhecidamente preciso ou com cálculos feitos a partir de fórmulas encontradas em livros-textos de estatística, de modo a evitar erros até então não detectados nestes programas.

V. COMENTÁRIO FINAL

Diversos aspectos metodológicos foram debatidos no capítulo, como subsídio à formulação de esquemas a serem empregados na avaliação do teor de uma investigação científica. Aspectos estatísticos foram apresentados, assim como o significado de viés e sua classificação. Os próximos três capítulos ampliam a discussão metodológica, através da abordagem, em cada capítulo, de uma das categorias de viés: seleção (Cap. 16), aferição (Cap. 17) e confundimento (Cap. 18).

QUESTIONÁRIO

1. O que se entende por validade de uma investigação?
2. Distinga a validade interna da externa.
3. O que significa viés? Como os vieses são classificados? Dê um exemplo de cada tipo de viés.
4. Como são prevenidos ou neutralizados os erros metodológicos de uma pesquisa?
5. Quais são as possíveis interpretações dos resultados de uma investigação?
6. O que se entende por "regressão em direção à média"?
7. Quais as implicações de investigar "múltiplos desfechos clínicos" com os dados de uma única pesquisa?
8. Quais as implicações de proceder a várias comparações de "subgrupos" com os dados de uma única pesquisa?
9. Qual é a sistemática do processo de decisão, na análise dos resultados de uma investigação, quando se usa um teste estatístico?
10. Reveja os significados de "hipótese nula e hipótese alternativa", "diferenças estatisticamente significativas e não-significativas" e "diferenças estatisticamente significativas e clinicamente relevantes".

EXERCÍCIOS

15.1. No capítulo anterior, foi fornecida orientação para a leitura de artigos científicos. No presente capítulo, aprofundou-se a discussão sobre os vieses metodológicos. Selecione um artigo científico e verifique a presença, em potencial (ou real), de vieses de seleção, de aferição e de confundimento.

15.2. Tendo como referências a classificação de viés, em três tipos, e as etapas de uma investigação, em 10 categorias, apresentadas no texto (Cap. 14), faça o seguinte exercício de reflexão: verifique em cada fase de uma investigação, quais são os vieses que têm maior chance de ocorrer.

15.3. Verifique quais são os vieses (seleção, aferição e confundimento) que ocorrem mais comumente nos seguintes estudos de observação: coorte, caso-controle e transversal.

15.4. Parte substancial da teoria sobre metodologia científica, inclusive seus aspectos éticos, pode ser apreendida, ou seu estudo aperfeiçoado, em discussões sobre artigos científicos. Grupos formados com esta finalidade, em atividades curriculares ou extracurriculares, têm o importante papel de estimular e orientar os mais jovens, no estudo do tema, e manter atualizados os mais experientes. Eles complementam os ensinamentos de cursos formais sobre o assunto ou aqueles encontrados em livros-texto. Procure verificar se, em seu local de trabalho ou de estudo, existe semelhante grupo, às vezes denominado "clube de revistas" ou "programa de educação continuada em epidemiologia". Se existir um, passe a freqüentá-lo; se não, estimule a sua implantação junto a lideranças que tenham características adequadas para fazê-lo funcionar.

REFERÊNCIAS BIBLIOGRÁFICAS

1. CAMPBELL DT & STANLEY JC. Experimental and quasi-experimental designs for research. Chicago, Rand McNally, 1966.
2. NUNNALLY JUM C. Psychometric theory. New York, McGraw-Hill, 1967.
3. ANASTASI ANNE. Psychological testing. New York, Macmillan, 1968.
4. KERLINGER Fred N. Foundations of behavioral research. 2.ª ed, Nova York, Holt, Rinehart and Wiston Inc, 1973.
5. LAST John M (Editor). A dictionary of epidemiology. New York, Oxford University Press, 1988.
6. SACKETT David L. Bias in analytic research. Journal of Chronic Disease 1979, 32:51-63.
7. KLEINBAUM David G; KUPPER Lawrence L & MORGENSTERN Hal. Epidemiologic research: principles and quantitative methods. Belmont, Lifetime Learning Publications, 1982.
8. FEINSTEIN Alvan R. Clinical epidemiology. Philadelphia, WB Saunders Co, 1985.
9. KOPEC JA & ESDAILE JM. Bias in case-control studies: a review. Journal of Epidemiology & Community Health 1990; 44(3):179-186
10. CHOI Bernard CK & NOSEWORTHY A Lynn. Classification, direction, and prevention of bias in epidemiologic research. Journal of Occupational Medicine 1992; 34(3):265-271.
11. FLEISS Joseph L. Statistical methods for rates and proportions. New York, Wiley, 1973.
12. COLTON Theodore. Statistics in medicine. Boston, Little, Brown and Company, 1974.
13. SNEDECOR George W & COCHRAN William G. Statistical methods. 7.ª ed, Ames, Iowa State University Press, 1980.
14. BAILAR John C & MOSTELLER Frederick. Medical uses of statistics. Massachusetts, NEJM Books, 1986.
15. ARMITAGE P & BERRY G. Statistical methods in medical research. 2.ª ed, Londres, Blackwell Scientific Publications, 1987.
16. DENISTON OL & ROSENSTOCK IM. The validity of nonexperimental designs for evaluating health services. Health Service Report 1973; 88(2):153-164.
17. DAVIS CE. The effect of regression to the mean in epidemiologic and clinical studies. American Journal of Epidemiology 1976; 104(5):493-498.
18. RUSH David, STEIN Zena & SUSSER Mervyn. Diet in pregnancy: a randomized controlled trial of prenatal nutritional supplementation. New York, Alan Liss: National Foundation Original Articles Series 16 (3), 1980.
19. POCOCK Stuart J, HUGHES Michael D & LEE Robert J. Statistical problems in the reporting of clinical trials: a survey of three medical journals. New England Journal of Medicine 1987; 317:426-432.
20. STALLONES Reuel A. The use and abuse of subgroup analysis in epidemiological research. Preventive Medicine 1987; 16(2):183-194.
21. ALTMAN Douglas G, GORE Sheila M, GARDNER Martin J & POCOCK Stuart J. Statistical guidelines for contributors to medical journals. British Medical Journal 1983; 286:1489-1493.
22. ARMAGANIJAN Dikran & BATLOUNI Michel. Avaliação dos efeitos do metoprolol de liberação prolongada na insuficiência coronária crônica. Arquivos Brasileiros de Cardiologia 1983; 41/2:157-159.
23. BLAND J Martin & ALTMAN Douglas G. One and two sided tests of significance. British Medical Journal 1994; 309:248.
24. DEAN AG, DEAN JA, BURTON AH & DICKER RC. Epi Info: versão 5.01b. Um sistema de processamento de texto, banco de dados e estatística para epidemiologia em microcomputadores. Tradução: Marilda LS Guedes. Atlanta, Centers for Disease Control, 1990.
25. BLAND J Martin & ALTMAN Douglas G. Misleading statistics: errors in textbooks, software and manuals. International Journal of Epidemiology 1988; 17(2):245-247.

Capítulo 16

SELEÇÃO DOS PARTICIPANTES PARA ESTUDO

I. Viés de seleção, 337
   A. Indícios para suspeitar da presença do viés de seleção, 338
   B. Modalidades de viés de seleção, 338
   C. Conduta frente ao viés de seleção, 339
   D. Causalidade e viés de seleção, 340

II. O uso de amostras para conhecer a população, 340
   A. Censo × amostragem, 341
   B. Amostras de conveniência, 341
   C. Amostras aleatórias, 343
   D. Fontes de erro nas pesquisas por amostragem, 343

III. Modo de escolha de amostras aleatórias, 344
   A. Quatro tipos básicos de amostras, 344
   B. Amostragem em estágios, 346
   C. Seleção do método em função do marco de amostragem, 346

IV. Perdas na amostra original, 346
   A. Quantidade de perdas aceitáveis, 347
   B. Qualidade das perdas: verificação da representatividade da amostra, 347

V. Tamanho da amostra, 348
   A. Considerações gerais sobre o tamanho da amostra, 348
   B. Precisão das estimativas amostrais, 350
   C. Tamanho da amostra para estudos descritivos, 350
   D. Tamanho da amostra para estudos comparativos, 352

VI. Comentário final, 355
   Questionário, 355
   Exercícios, 355
   Referências bibliográficas, 356

No capítulo anterior, foi assinalado que uma investigação para ser bem-sucedida e não ter problemas de validade deve evitar incorrer em três tipos de erro: 1. na seleção das pessoas para compor o grupo de estudo; 2. na aferição das informações sobre as variáveis de interesse; e 3. na interpretação da relação entre as variáveis. O primeiro destes tipos de erro é agora abordado.

Inicialmente, é conceituado o que se entende por viés de seleção e são tecidas considerações gerais sobre a matéria, com ilustrações das suas principais modalidades e de maneiras de lidar com o problema. Como se sabe, as informações existentes no sistema de saúde referem-se a dados rotineiros, não-aleatórios, ao lado de outros, em especial, as pesquisas de caráter amostral e aleatório. As implicações de usar tais informações serão debatidas. A maior parte do capítulo trata das amostras aleatórias, abordando-se os diversos ângulos do processo de escolha das pessoas para compor a amostra a ser investigada, assim como as conseqüências das perdas de participantes, durante o andamento da pesquisa, nos resultados finais obtidos. Complementa o capítulo a descrição de aspectos técnicos concernentes ao cálculo do tamanho de amostras.

I. VIÉS DE SELEÇÃO

Existe viés de seleção em uma investigação científica, também chamado de viés da "amostragem", da "amostra" ou da "população", quando há diferenças sistemáticas de características entre aqueles que são selecionados para estudo e aqueles que não o são.[1] Isto acontece se um ou mais subgrupos que compõem a população não estão devidamente representados na amostra selecionada para pesquisa. O mesmo raciocínio pode ser generalizado para ser aplicado em qualquer banco de dados ou informação estatística.

O significado de viés, conforme foi visto no capítulo anterior, é de tendenciosidade em observar e refletir a realidade. A sua presença, em uma investigação, tem como conseqüência produzir estimativas distorcidas, seja de um parâmetro populacional, seja da relação entre eventos.[1-6] O viés se manifesta, em uma pesquisa analítica, quando as pessoas incluídas não são representativas da população com respeito à distribuição da exposição, da doença ou de ambas.

Muitos problemas de seleção ocorrem mesmo antes da coleta das informações por problemas de concepção do banco de dados: caso de haver diferenças entre o que se quer fazer e o que é possível fazer. Por exemplo, a população investigada não é aquela de que se deseja obter a informação, mas a que teve de ser usada pela sua acessibilidade, pelo seu baixo custo ou por premência de tempo.

Outras vezes, os vieses decorrem pela maneira inapropriada de lidar com os numerosos problemas que afloram nos diversos estágios de uma pesquisa, seja no seu planejamento, seja em qualquer etapa do processo de reunir e manter as pessoas no estudo. Como exemplo, a própria coleta, armazenamento e análise dos dados, deixando de incluir uma certa proporção de indivíduos previamente selecionados, podem gerar este tipo de viés se, no final da investigação, resultar um grupo com características diferentes da amostra inicial. Inferências podem também resultar em semelhante viés; isto ocorre quando as características dos indivíduos selecionados para a amostra são diferentes da população-alvo para a qual os resultados são generalizados ou aplicados.

A. INDÍCIOS PARA SUSPEITAR DA PRESENÇA DO VIÉS DE SELEÇÃO

O esmerado planejamento da coleta de dados tende a evitar ou minimizar este tipo de erro. Por conseguinte, a ausência de um minucioso planejamento, assim como a constatação de uma coleta de dados pouco cuidadosa e com escassa supervisão, faz pensar na sua existência. Eis algumas situações específicas que levam a suspeitar da presença deste tipo de viés em uma investigação:

• o uso de dados de rotina, derivados do atendimento da demanda nos serviços de saúde, cujos resultados são extrapolados para toda a população;
• a escolha não-aleatória dos membros para compor a amostra em uma investigação populacional;
• as baixas taxas de resposta e de colaboração das pessoas ou as substanciais perdas de seguimento dos participantes;
• os novos indivíduos admitidos no decorrer de uma investigação, quando esta alternativa não tem sustentação científica; e
• a falta de adequados controles de qualidade, na constituição de um banco de dados ou nos vários estágios de uma pesquisa, de modo a não poder garantir que a execução do trabalho de campo corresponda à sua concepção e aos preceitos que regem a teoria sobre o assunto.

Tais situações somente resultam em viés se as pessoas não incluídas, ou posteriormente excluídas da investigação, têm características diferentes daquelas que constituem a amostra de estudo. A questão do viés de seleção é, muitas vezes, bem aparente, como no caso de alguns exemplos recém-apresentados. Outras vezes, ela é mais sutil, residindo na forma pela qual as informações são interpretadas ou generalizadas para um grupo mais amplo de pessoas.

• Exemplo: generalizações que induzem a erro
• Inferir a epidemiologia de uma condição, como o sarampo, nos internados em uma unidade hospitalar, sem atinar que, desta maneira, estão excluídos os casos não-complicados e aqueles que, por algum motivo, não procuram assistência médica.

• Utilizar as informações decorrentes das notificações de vigilância epidemiológica como se elas fossem aleatórias e representativas do que se passa na população.[7]

B. MODALIDADES DE VIÉS DE SELEÇÃO

Muitas situações que levam ao viés de seleção, algumas das quais mencionadas em parágrafos anteriores, recebem denominações próprias que as identificam como modalidades deste tipo de viés. Entre as mais freqüentemente mencionadas, estão as seguintes:

1. VIÉS DAS OPERAÇÕES DE AMOSTRAGEM

Os erros cometidos no processo de amostragem podem resultar em amostra não-representativa: caso, por exemplo, de parte da população ser omitida do cadastro de unidades, do qual a amostra é retirada.

2. VIÉS DE AUTO-SELEÇÃO

Este tipo de vício ocorre por diversos motivos, que fazem com que uma pessoa se coloque à disposição, voluntariamente, para ser incluída na investigação e fazer parte da amostra de estudo, o que também é referido como "viés do voluntariado".

3. VIÉS DAS PERDAS

Uma possibilidade de introduzir erro, em uma investigação, é ocorrer substancial proporção de não-respostas, mudanças de endereço, desinteresse e outros motivos de abandono por parte das pessoas já selecionadas para a pesquisa. Assim sendo, a informação é obtida apenas para uma parte da amostra, e uma constatação freqüente é a de existirem diferenças de características entre aqueles que querem participar de uma pesquisa e os que não o querem.

4. VIÉS DE ADMISSÃO

É uma possibilidade a ser lembrada quando se investiga a associação de eventos nos pacientes de hospitais e de outras instituições de saúde. O grupo estudado pode diferir, em muitas maneiras, da população geral ou de um segundo grupo que é utilizado como comparação.

• Exemplo: investigação hospitalar × comunitária
Em revisão sobre 23 artigos relatando o prognóstico de convulsões febris, na infância, observou-se que os trabalhos realizados com pacientes em 17 instituições de saúde mostraram resultados muito variáveis e, na maioria das vezes, desfavoráveis: uma incidência de 2% a 77% de novas convulsões.[8] Ao contrário, as seis investigações comunitárias (domiciliares) apontaram, consistentemente, para baixa freqüência de novas convulsões: as taxas de reincidência oscilaram entre 1,5% e 4,6%, sendo que em quatro estudos os resultados foram de 3%. Os autores concluíram que as pesquisas clínicas, em base institucional, tendem a produzir um quadro distorcido e mais grave do prognóstico, em virtude do tipo de paciente selecionado que investigam. A comparação entre os resultados hospitalares e os comunitários fez com que os autores questionassem a necessidade de instituir, de rotina, terapia anticonvulsivante para prevenir novos ataques convulsivos na infância, como era a praxe de então.

Um outro exemplo é o seguinte: em estudo de necropsias, certa ocasião foi detectada relação inversa entre tuberculose e câncer, o que levou a propor o tratamento do câncer por meio da tuberculose. O viés de admissão pode explicar a associação encontrada entre essas duas doenças. Essa distorção, também chamada "viés de Berkson",[9-10] ocorre por artifícios introduzidos quando há taxas diferenciadas de hospitalização (ou de necropsias) nos eventos investigados. A admissão de pacientes pode estar facilitada para um grupo de patologias e dificultada para outros, por motivos diversos, ligados ao hospital, aos profissionais de saúde e mesmo ao doente. Esse conjunto de fatores seleciona os pacientes de maneira diferente para os diversos grupos de patologias — e pode fazer com que os casos do hospital sejam sistematicamente diferentes dos controles hospitalares. Isto permite encontrar maior proporção de exposição em um dos grupos, em estudos de caso-controle ou transversal, influenciando artificialmente os resultados de pesquisa que investigue a associação dos eventos.

5. VIÉS DE AFILIAÇÃO

Este viés funciona de modo idêntico ao anterior. As pessoas que pertencem a certos grupos — por exemplo, atletas de uma agremiação esportiva — têm um nível de saúde, em geral, diferente do da população geral, de modo que os seus resultados não podem ser generalizados para toda a população, ou com ela ser comparados.

• Exemplo: investigações feitas em uma indústria
Por diversas razões (seleção profissional, maior capacidade de realizar tarefas etc.), o trabalhador em atividade costuma ser mais sadio do que o desempregado: é o "efeito trabalhador sadio", condição familiar aos que lidam com a saúde do trabalhador (já exemplificada no Cap. 9, p. 199).

6. VIÉS DA PREVALÊNCIA (OU DA PREVALÊNCIA-INCIDÊNCIA)

Casos graves e fatais, assim como os de curta duração, seja porque a evolução é benigna ou o tratamento eficaz, não são incluídos na investigação, quando ela é realizada em estádios tardios da doença.

Em estudos de prognóstico, recomenda-se que seja constituída uma "coorte de início" (inception cohort, em inglês), com pacientes identificados na época da exposição ao agente, em fase inicial dos transtornos clínicos ou do diagnóstico inicial.[11] De outra maneira, se os pacientes não forem incluídos no começo da evolução do processo, o prognóstico, traçado pela pesquisa, será dependente do tipo de paciente que é colocado na casuística e não refletirá adequadamente a história natural da doença. Exemplificando, imagine-se a hipotética história natural esquematizada na Fig. 16.1. As conclusões quanto a prognóstico serão substancialmente diferentes se considerarmos no estudo indivíduos colocados nos momentos A, B, C ou D do curso da doença.

Em estudos de caso-controle, postula-se, para evitar este tipo de viés, que sejam escolhidos somente os casos novos (os "incidentes"), e não os pacientes provenientes de avaliações seccionais (os "prevalentes").

Todas essas situações resultam em viés quando geram estimativas distorcidas da realidade, ou seja, produzem estatísticas viciadas ou associações artificiais entre exposição e doença, devido a características diferentes entre os incluídos e os não-incluídos na investigação, ou entre as características do grupo de estudo e do grupo-controle.

C. CONDUTA FRENTE AO VIÉS DE SELEÇÃO

O cuidadoso planejamento da investigação, acompanhado da sua esmerada execução, minimiza ou previne a ocorrência deste tipo de viés. Uma vez presente, constatado após a fase de coleta de dados, é, regra geral, difícil neutralizá-lo. Assim, a conduta mais apropriada é prevenir o seu aparecimento. Para tal, as diversas possibilidades de introduzi-lo devem ser lembradas, de antemão, para que possam ser levadas em consideração, no devido tempo. Entre as recomendações para evitar este tipo de viés, estão as seguintes:

• planejar cuidadosamente a pesquisa e estabelecer um esquema de controle de qualidade, em todos os estágios da investigação, de modo a evitar erros na seleção da amostra, na obtenção dos dados e no tratamento da informação;
• no caso de realizar uma pesquisa sob a forma de inquérito amostral, lidar com amostra de pequeno tamanho, calculada cientificamente, que seja suficiente para os objetivos da investigação, com os seus membros selecionados ao acaso e com um mínimo de perdas durante a fase de coleta e de tratamento dos dados.

No final de uma pesquisa, se há evidências de os resultados estarem afetados pelo viés de seleção, ele deve ser apontado, e não tentar mascará-lo para que passe despercebido. Além disso, pode-se especular sobre o efeito que provavelmente imprime aos resultados. Por exemplo, se em um estudo sobre estado nutricional, as classes sociais mais altas estão sub-representadas na amostra, é provável que os resultados da investigação

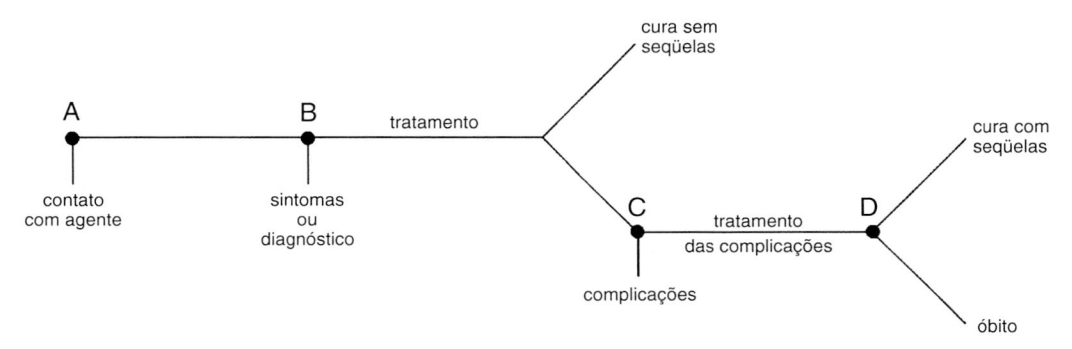

Fig. 16.1 Diagrama do curso de uma doença.

mostrem uma situação de má-nutrição protéico-calórica pior do que ela é na realidade.

D. CAUSALIDADE E VIÉS DE SELEÇÃO

Na vida real, há um processo de seleção que faz as pessoas se diferenciarem entre si, formando subgrupos com características próprias. Esta seleção pode ser uma explicação para resultados de estudos epidemiológicos. Assim sendo, em qualquer investigação — por exemplo, na comparação de resultados entre um grupo de estudo e outro de controle —, é preciso verificar se, no ponto de início das observações, os grupos já têm características diferentes, pois esta diferença inicial influenciará nos resultados finais.

- **Exemplo:** processo de "seleção" das pessoas

Conforme foi mostrado no Cap. 9, os indivíduos com problemas de saúde tendem a permanecer solteiros: em outras palavras, existe um processo de seleção para o casamento. Em média, os casados são mais sadios do que os solteiros, pois, neste segundo grupo, encontra-se o segmento dos que são afetados por algum problema de saúde, físico ou mental, que acarreta dificuldades em encontrar companheiro e constituir família.

O trabalhador em atividade é mais sadio do que o desempregado, como já referido no presente capítulo. Note-se que somente um trabalhador sadio pode permanecer por longo tempo em ocupações em ambiente insalubre. Um indivíduo doente, ou com esta aparência, é descartado desde o início, ou não se mantém em certas ocupações. Logo, é possível um estudo epidemiológico revelar, em média, melhores níveis de saúde nas ocupações insalubres.

Estes exemplos podem ser estendidos para outras situações, como no caso de se acreditar que somente os indivíduos mais aptos permaneçam fumantes, por mais tempo. Os fumantes menos aptos deixam o hábito de fumar mais cedo.

Evidencia-se, nestes exemplos, a presença de um processo de seleção subjacente, fazendo com que os grupos se diferenciem entre si. Isto pode ser uma armadilha para a interpretação correta de estudos epidemiológicos. Como se sabe, muitos estudos desse tipo têm como objetivo esclarecer a relação entre um fator e uma doença. O intuito é determinar se o fator é causa contribuinte de uma doença, ou seja, se pode ser considerado um fator de risco para esta doença. Para saber se a relação entre os eventos é causal, como será detidamente explicado no Cap. 19, devem ser afastadas outras explicações, uma das quais é este processo de seleção, que faz com que os grupos comparados, desde o início, tenham características diferentes. Isto pode acontecer, como mostrado, na comparação dos níveis de saúde entre solteiros e casados ou entre certas categorias profissionais e a população geral.

Um processo de seleção pode também ocorrer na investigação dos benefícios de dois tratamentos, na qual os grupos de participantes são formados sem recorrer à randomização.

- **Exemplo:** viés de seleção na avaliação de um tratamento médico

Suponhamos, como acontece nos hospitais, que os pacientes mais graves, acometidos de uma dada afecção, recebam um tratamento especial, enquanto os demais com o mesmo diagnóstico, o tratamento padrão. Os casos de pior prognóstico, sabe-se desde o início do tratamento, estarão concentrados em um dos grupos e não distribuídos igualmente entre eles. Esse aspecto — a gravidade dos casos, que pode ser detectada no início de um estudo de avaliação de tratamentos — terá repercussões no resultado final de uma investigação não randomizada que compare os dois grupos de pacientes, no intuito de averiguar o benefício do tratamento especial. Os efeitos do viés de seleção estarão misturados aos efeitos do tratamento, o que impedirá alcançar uma conclusão inequívoca, sobre a matéria; ou seja, se o tratamento especial é superior ou não ao usado como padrão.

Um outro exemplo é a comparação de prognóstico entre os que completam e os que não completam um tratamento médico. Uma possibilidade é encontrar-se maior taxa de sobrevida entre os que não completam o tratamento, o contrário do que seria esperado dentro da suposição de que o tratamento é eficaz. Nestes casos, deve-se procurar saber se não foram os pacientes mais graves os que seguiram o tratamento, o que explicaria os resultados aparentemente contraditórios.

Às vezes as diferenças entre os grupos não são de gravidade do processo da doença, mas em termos de nível socioeconômico, faixa etária e outras características, porém todas tendo efeito semelhante: o de deixar marcas no resultado final da investigação. As diferenças iniciais explicam parte dos resultados ou a sua totalidade. O viés de seleção pode atenuar, ou mesmo fazer desaparecer, verdadeiras associações, dificultando, sobremaneira, o reconhecimento de relações causais entre dois eventos. É possível também que produza associações artificiais, gerando resultados falso-positivos.

Em conclusão, a seleção das pessoas — que se processa naturalmente ou pela maneira como os grupos de uma pesquisa são constituídos — é uma das possibilidades que deve ser sempre lembrada na interpretação de uma investigação, no sentido de inferir causalidade entre eventos. Mais especificamente, o viés de seleção é uma das explicações para os resultados de uma investigação, quer simplesmente descritivas, quer nas que têm o objetivo de pesquisar a associação entre um fator e uma doença, quer nas que busquem determinar os efeitos de um tratamento.

II. O USO DE AMOSTRAS PARA CONHECER A POPULAÇÃO

Uma das grandes dificuldades que o profissional de saúde enfrenta na realização de um estudo de cunho epidemiológico é reunir, adequadamente, um número suficiente de indivíduos para compor o(s) grupo(s) a ser(em) investigado(s). Entre as questões que se colocam neste particular, estão as seguintes: todos os indivíduos da população devem ser incluídos na pesquisa ou apenas uma amostra? No caso de a escolha recair sobre a amostra, como se pode obtê-la de maneira correta? Quantas pessoas são necessárias para formá-la?

A teoria sobre amostragem estatística pode alcançar enorme sofisticação metodológica, considerando-se a necessidade de lidar com os múltiplos fatores envolvidos. As fórmulas e as explicações técnicas, em nível matemático, encontradas nas publicações especializadas, assustam o profissional de saúde, em geral não-familiarizado com este nível de detalhamento. No entanto, para a maioria das situações enfrentadas pelos usuários da área de saúde, apenas um conhecimento elementar do tema é suficiente, uma vez que o pesquisador já esteja plenamente convencido da necessidade de utilizar amostras de maneira adequada, quando o momento se apresenta. As referências empregadas na preparação do presente capítulo podem ser úteis para consulta adicional.[12-20]

A. CENSO × AMOSTRAGEM

Um censo envolve a enumeração de toda a população: por exemplo, o censo ou recenseamento da população do Brasil.

Entende-se por "amostra" um subconjunto de uma população, e por "amostra aleatória" um subconjunto da população por meio do qual se estabelecem ou estimam as propriedades e características desta população. As leis do acaso, ou seja, das probabilidades são empregadas para constituir a amostra com o objetivo de torná-la representativa da população.

A amostra é o conjunto de unidades selecionadas para estudo. O interesse é sempre conhecer o que se passa com a população, ou seja, com o universo que a amostra representa. Os dados da amostra só importam à medida que possam gerar informações confiáveis e válidas sobre a população. Essa é a idéia fundamental. Tal objetivo é alcançado, de maneira plena, com amostras compostas de forma aleatória, seguindo os preceitos já estabelecidos para este fim.

Um exemplo, fora da área de saúde, é trazido como ilustração para comprovar o acerto dos resultados baseados em uma amostra.

- Exemplo: resultados acertados obtidos em amostra

No segundo turno da eleição presidencial de 1989, no Brasil, uma pesquisa de "boca de urna", sob a forma de amostragem aleatória, veiculada pela televisão no próprio dia da eleição, baseada em poucas centenas de eleitores, previu a vitória de um dos candidatos, por uma diferença de 5%. A vitória foi confirmada posteriormente pela contagem final de todos os cerca de 80 milhões de votos colocados nas urnas de todo o País. Este não é um fato raro e isolado, mas consistentemente observado nas pesquisas de opinião e resulta do desenvolvimento científico das técnicas de amostragem.

A observação de numerosas situações do dia-a-dia nos informa de que o trabalho com amostras é essencial. As pesquisas de opinião pública são apenas uma de suas numerosas aplicações. Os controles de qualidade, na indústria, são sempre feitos em amostras. O IBGE utiliza corriqueiramente este procedimento, tanto em suas pesquisas como nos seus recenseamentos.

- Exemplo: Censo Demográfico decenal, do IBGE

Este órgão de estatística do Governo Federal faz, periodicamente, a contagem do número de todos os brasileiros e estrangeiros que vivem no País. No entanto, nesta mesma ocasião, é feita também uma amostragem, de maneira aleatória, para conhecimento das características da população brasileira. Trata-se de uma opção de aprofundar o estudo de certos temas, a custos compatíveis, que não poderiam ser extensivamente explorados se toda a população tivesse de ser investigada.

Em saúde, o trabalho com amostras também é essencial. Na avaliação da saúde de um indivíduo, retira-se uma amostra de sangue ou urina para exame e, pelos resultados, infere-se o que ocorre em todo o organismo. Em saúde coletiva, regra geral, trabalha-se com uma amostra de indivíduos para conhecer a saúde da população.

- **O real problema com que o investigador se defronta**

A comprovação do acerto dos resultados obtidos através de uma amostra, sobre as características da população, só é possível quando se faz, simultaneamente, também um recenseamento, como no pleito eleitoral mencionado, de modo a se confrontarem os resultados encontrados nos dois conjuntos. Na prática, esta situação é rara. O problema com que o investigador se defronta é escolher entre a realização de uma ou outra tarefa, ou seja: 1. "fazer um censo", incluindo todos os indivíduos de um dado universo, ou 2. "selecionar uma amostra" de indivíduos, para generalizar os resultados a todo este universo. Considerações de ordem prática ditarão o melhor caminho a seguir, se censo ou amostra.

1. POSSIBILIDADES DE REALIZAR RECENSEAMENTOS NA ÁREA DA SAÚDE

Um censo sobre temas de saúde é possível de ser realizado em ocasiões especiais. É o caso de comunidades isoladas, de pequenos tamanhos, onde se faz um recenseamento pelo diminuto número de pessoas que compõem o universo. Por exemplo, os grupos que no interior do País investigam a epidemiologia das doenças infecciosas, como a esquistossomose, a doença de Chagas e a leishmaniose, escolhem uma localidade rural, em zona endêmica, e realizam censo de todos os habitantes, para incluí-los em suas observações sobre a doença. Outras vezes, o número total de pacientes pode ser conhecido, como é o de leucemias ou SIDA (AIDS), em locais onde existe um registro de morbidade de boa qualidade. Sob este prisma, as estatísticas e investigações baseadas em toda a população representam o nível máximo de precisão que se pode alcançar.

2. AMOSTRAGEM: A SOLUÇÃO PRÁTICA

No estudo de um problema de saúde em comunidades de grande efetivo populacional, como em capital de um estado ou em todo um País, o censo é impossível. Centenas de milhares ou milhões de pessoas teriam que ser contactadas. A execução tornar-se-ia demorada e envolveria custos elevados e proibitivos. Uma propoção considerável de indivíduos poderia não ser alcançada. Haveria também a possibilidade de aumento de erros grosseiros de coleta de dados por se lidar com muitas pessoas, tanto o número grande de observados como os numerosos observadores ou examinadores. Nestas condições, opta-se por selecionar uma amostra.

O mesmo problema também ocorre em estudos clínicos em estabelecimentos de saúde: o número de pacientes ser enorme ou estar distribuído ao longo de um tempo também muito extenso, o que dificulta a reunião de dados sobre todos os pacientes. A opção por uma amostra se impõe em tais situações.

Em síntese, o trabalho em amostras, comparado aos censos, é operacionalmente mais simples. Além disso, ele pode ter maior exatidão, pois numerosas questões, passíveis de introduzir erros nos resultados, como diferenças em padronização de procedimentos e dificuldades em encontrar todos os indivíduos, são mais bem controladas quando se trabalha com um grupo de menor tamanho.

B. AMOSTRAS DE CONVENIÊNCIA

Existem dois tipos de amostras úteis de se diferenciarem: as de conveniência, ou não-aleatórias, e as aleatórias. Faremos, inicialmente, comentários sobre as primeiras, para depois concentrar a nossa atenção nas amostras aleatórias, pois são elas as que permitem chegar aos melhores resultados, em pesquisa populacional.

As amostras de conveniência, ou seja, não-aleatórias ou não-probabilísticas, são usadas intencionalmente em muitas ocasiões. Por vezes, os especialistas se referem a elas simplesmente como "amostras selecionadas", significando que os elementos que dela fazem parte foram selecionados por um julgamento de valor e não por questões de aleatoriedade estatística. Às vezes, a amostra é constituída apenas pelos mais acessíveis.

• Exemplo: amostras de conveniência

A coleta de amostras de ambientes contaminados (rios, baías e praias) quando se busca o local mais afetado como o mais apropriado.

Os pacientes que procuram os serviços de saúde constituem outra ilustração de amostra de conveniência, em geral não-representativa de doentes da comunidade. O mesmo sucede ao quadro estatístico produzido pela vigilância epidemiológica, devido ao caráter não-amostral e não-aleatório dos dados que lhe dão origem.[7]

As pessoas que estão em uma rodoviária ou em uma praça são outro exemplo de amostra não-representativa de toda a população.

Tais amostras são úteis para verificar se um problema existe, no universo em que estão inseridas: por exemplo, as pessoas, à medida que aparecem, digamos, em uma esquina, são interrogadas ou examinadas, sem um plano prévio de amostragem e sem se importar com o volume de recusas ao interrogatório e exame. Um outro exemplo é de inquéritos por telefone, no País, para verificar o impacto de programas educativos veiculados pelos meios de comunicação em massa. Estas são maneiras relativamente simples de obter informações úteis concernentes à saúde da população. Desde que a maneira de interrogar — ou de examinar, se for o caso — seja a correta, os resultados informam sobre a existência ou não do problema, e mesmo conferem noção de sua magnitude e importância.

Quais são as implicações das pesquisas baseadas em amostras de conveniência? Há o lado positivo, de produzir informações de certa forma úteis sobre um dado evento. No entanto, deve-se estar atento para não dar importância indevida às estimativas quantitativas obtidas por esta via. Em geral, a investigação em grupos não escolhidos aleatoriamente tem como conseqüência produzir estimativas que não correspondem às freqüências realmente existentes na população. Algumas situações ilustram este ponto.

• Investigação comunitária

Seja o caso de determinar a extensão do alcoolismo entre os adultos residentes de uma grande cidade. Se as pessoas de quem os dados são coletados forem selecionadas em um bar, à noite, a prevalência será provavelmente alta, o que também ocorrerá entre internados em hospitais psiquiátricos. Se a seleção dos membros da amostra for realizada entre os freqüentadores matutinos habituais de uma igreja, certamente a prevalência do alcoolismo será bem baixa. No entanto, nenhum destes grupos é representativo dos adultos de uma região e, se o objetivo é a representatividade da população de adultos da área, os dados devem ser coletados junto a todos os adultos ou em uma amostra aleatória deste universo. Mas se o objetivo é investigar a freqüência do alcoolismo naqueles segmentos específicos mencionados, não há por que se preocupar com a representatividade de outros segmentos da população.

• Investigação em estabelecimentos de saúde

A seleção das pessoas em instituições, como hospitais e centros de saúde, deixa de incluir indivíduos de outras clientelas, inclusive os que não se dirigem a qualquer estabelecimento de saúde, os quais, todavia, seria conveniente incorporar ao grupo sob avaliação, em muitas investigações, no intuito de mostrar um quadro mais realista do problema. No entanto, para um profissional de saúde que trabalha em hospital, na época atual, em que não se conta com uma estrutura flexível que permita trabalhos externos, como visitas a residências, escolas e locais de trabalho, torna-se difícil obter este conhecimento adicional sobre os demais pacientes que não procuram o estabelecimento de saúde. Como a amostra de pacientes reunidos nas instituições constitui geralmente um conjunto não-representativo de todos os pacientes, a generalização dos resultados, para a totalidade de pacientes, em termos rígidos, não pode ser feita.

Os achados de uma investigação, feita com pacientes de um estabelecimento de saúde, resumem a experiência da própria instituição, e servem, no máximo, como aproximação para o que acontece em instituições com características semelhantes. Assim, os resultados apurados em um hospital terciário podem estar adequados para termos de referência de hospitais de igual categoria, mas não para estabelecimentos que atendam exclusivamente demanda de atenção primária, nem para serem utilizados por clínicos, em seus consultórios, porque os casos costumam ser menos graves. Tampouco eles podem expressar o que ocorre na comunidade como um todo ou para descrever a evolução do amplo espectro de manifestações clínicas de uma doença.

• O problema da amostra de pacientes de consultório

Um médico, em seu consultório, tem possibilidades restritas de sortear pacientes da região na qual trabalha, para formar uma amostra aleatória a ser usada em uma investigação. Na verdade, isto é praticamente impossível, pelas dificuldades operacionais que tal procedimento acarretaria, em face dos poucos recursos de que o médico habitualmente dispõe para este mister.

A conduta geralmente adotada com o intuito de minimizar viés na escolha dos pacientes em investigações baseadas em consultórios ou instituição é considerar como componentes da amostra, para investigação de uma dada afecção, todos aqueles que forem cadastrados após uma certa data. Por exemplo, os 50 ou 100 pacientes, consecutivamente admitidos com um dado diagnóstico, que procuram o médico no seu consultório ou serviço em que trabalhe. Estes pacientes não podem ser considerados provenientes de escolha aleatória dentre todos os possíveis doentes. Trata-se de uma amostra de conveniência. Há um "filtro de seleção" que faz com que alguns doentes procurem o médico e outros, não — e a clientela refletirá este processo de seleção. Os pacientes terão características diferentes se o consultório for de nível primário, secundário ou terciário. Conseqüentemente, o prognóstico variará em função do nível de complexidade do estabelecimento onde o consultório está localizado. Um outro fator de influência é o tipo de acesso que os pacientes têm ao médico. Como aproximação, a amostra de pacientes consecutivamente reunidos poderá ser indicativa do que ocorre na clientela de médicos que trabalhem em condições semelhantes. Muitas vezes, esta é a generalização possível, de natureza não-estatística, mas a que se pode fazer com os resultados da investigação. Estes resultados servirão de base para o trabalho de outros médicos, que cliniquem em condições parecidas e cujos pacientes tenham características semelhantes aos incluídos na investigação.

Em síntese, as vantagens do uso de amostras não-aleatórias são apreciáveis, por conta das facilidades operacionais e dos custos reduzidos. Para conhecimento preliminar do problema, elas são muito úteis. Mas o método deve ser evitado quando o objetivo é estimar prevalência ou incidência, pois pode dar resultados enganosos no estudo da relação entre variáveis, como mencionado em seção anterior, no exemplo sobre a associação entre tuberculose e câncer.

C. AMOSTRAS ALEATÓRIAS

As amostras aleatórias, também chamadas de "casuais", "probabilísticas", "estatísticas" ou "ao acaso", são usadas quando o objetivo é determinar as características da população a partir do exame de um pequeno número de unidades. Elas são requeridas para situações em que as variações individuais têm de ser levadas em conta. As unidades para esta amostra são selecionadas ao acaso, de modo a obter uma amostra que tenha as mesmas características da população.

• **Conceito de seleção ao acaso (ou aleatória)**

Nem sempre há um perfeito entendimento do que significa "ao acaso", do ponto de vista estatístico, que é a noção central em amostragem. Aleatório ou ao acaso quer dizer que cada unidade tem a mesma probabilidade de fazer parte da amostra — ou uma probabilidade conhecida e diferente de zero. Alguns exemplos são trazidos para consideração.

• Exemplo 1: amostragem por telefone

Como se sabe, no País, nem todas as residências são providas de telefone. Logo, compor uma amostra, a partir dos nomes que constam da lista telefônica, não alcançará o objetivo de constituir amostra ao acaso, representativa de toda a população. Os que não possuem telefone não têm chance de aparecer na amostra. Por isto, não se faz pesquisa por telefone para coletar informações quantitativas sobre a população geral, mas a técnica pode ser útil para segmentos da população, como os membros de um clube recreativo de classe média ou de uma associação profissional ou, como já referido, para obter informações gerais sobre um dado evento.

• Exemplo 2: amostragem em universidade

Um estudante de 18 anos que freqüenta uma sala de aula de uma universidade não é um elemento escolhido ao acaso para representar jovens de 18 anos da região, pois os que chegam à universidade constituem amostra selecionada, não-representativa da juventude da localidade nesta faixa etária. Como é mais fácil encontrar indivíduos desta idade quando reunidos na universidade ou no serviço militar, tais grupos são investigados com freqüência, por exemplo, em inquéritos sobre doenças de transmissão sexual, tuberculose ou hábito de fumar. Embora sejam úteis como indicativo do que possa estar ocorrendo com os demais jovens desta idade, os resultados de semelhantes inquéritos não podem ser extrapolados como se não houvesse diferenças entre o conjunto estudado e a população geral. Se isto for feito, trata-se de ilustração de viés de seleção.

O profissional de saúde deve, portanto, estar atento para os significados da palavra "acaso", que tem diferente conotação para o leigo e para o especialista. Para obter amostras ao acaso, de cunho estatístico, todo julgamento humano é afastado. Somente nestas condições, podem-se usar as regras de inferência estatística (cálculo do erro amostral e determinação de freqüências por intervalo), de modo a fazer generalizações para a população a partir dos dados da amostra.

D. FONTES DE ERRO NAS PESQUISAS POR AMOSTRAGEM

Dois tipos de erro podem estar presentes nas pesquisas por amostragem: os de amostragem propriamente dita e os alheios à amostragem.[16]

1. ERROS DE AMOSTRAGEM

O preço que se paga por não se fazer um recenseamento é incorrer no erro de amostragem. Um exemplo ilustra este ponto.

• Exemplo: prevalência de hipertensão

Se uma pesquisa mostrar uma prevalência de 15% de hipertensão arterial em amostra aleatoriamente escolhida de adultos de uma dada região, deve haver um complemento, esclarecendo o erro de amostragem. Se ele é informado ser de 5%, para mais ou para menos, conclui-se que a prevalência de hipertensão, na população total de adultos da região, está situada na faixa de 10% a 20%.

Entenda-se, portanto, que informar a prevalência de um evento por um número isolado — no exemplo, 15% da população adulta é hipertensa — pode ser uma informação incompleta. Se toda a população fosse examinada, a afirmativa acima estaria inteiramente correta. Se os dados fossem obtidos apenas em uma amostra aleatória, o que é a situação mais freqüente, por questões operacionais e de custos, a informação estaria incompleta: a porcentagem de 15% constituiria apenas uma estimativa "pontual", sujeita a erros amostrais. Uma segunda amostra aleatória, da mesma população, daria outro resultado, provavelmente próximo a 15%, mas não exatamente 15%. Deste modo, pode-se generalizar afirmando o seguinte:

• os resultados obtidos em uma amostra aleatória sempre diferem dos de outra amostra aleatória, da mesma população, e do próprio resultado obtido pelo exame de toda a população, mesmo usando métodos idênticos de coleta de dados (questionários, entrevistadores etc.). Esta diferença de resultados, quando se trabalha com amostras aleatórias, é denominada "erro de amostragem" ou "variação amostral".

• por causa da variação amostral, os estatísticos e epidemiologistas preferem ir mais além da prevalência "pontual" — de 15% no exemplo da hipertensão — e proceder à estimativa "por intervalo". Para tal, calculam o erro da amostragem, pela determinação do tamanho do "intervalo de confiança", com vistas a informar que a prevalência do evento na população está muito provavelmente situada entre dois limites. Este tópico já foi matéria do Cap. 5, e o assunto será retomado, mais adiante, pois estas noções são utilizadas no cálculo do tamanho da amostra.

2. ERROS ALHEIOS À AMOSTRAGEM

À parte o erro de amostragem, decorrente da variação amostral, há numerosas possibilidades de cometer erros, durante o processo de escolher a amostra e na fase de coleta de dados.

De maneira geral, a seleção adequada de indivíduos é essencial para compor a amostra de estudo, de modo que ela seja representativa da população. No entanto, este cuidado é ainda insuficiente para evitar o viés de seleção. A execução esmerada do trabalho de campo deve manter a representatividade da amostra. Para tal, é imperioso fazer com que todos ou quase todos os seus componentes sejam encontrados e que não sejam incluídos novos indivíduos, indevidamente, situações que podem desfigurar as características da amostra que se pretende alcançar.[5] Estes temas são debatidos nas próximas seções.

III. MODO DE ESCOLHA DE AMOSTRAS ALEATÓRIAS

Há diversas maneiras de selecionar indivíduos para formar uma amostra probabilística, dependendo das características do universo que se intenta conhecer (Quadro 16.1). Os princípios básicos aqui apresentados aplicam-se igualmente a outras populações, como de animais e plantas, embora o texto se restrinja a comentários sobre amostragem de populações humanas.

A. QUATRO TIPOS BÁSICOS DE AMOSTRAS

Uma característica da amostra aleatória, conforme foi visto, é a de cada membro da população ter uma chance, que não seja zero, de fazer parte dela.

O modo de seleção das pessoas para compor a amostra, quando se busca torná-la representativa do universo, varia desde a forma aleatória simples e a sistemática, de escolha, a esquemas mais elaborados, nos quais são usados a estratificação e os conglomerados, em vários estágios.

1. AMOSTRA ALEATÓRIA SIMPLES

Como o próprio nome indica, é uma forma elementar de procedimento. Para sua preparação, há necessidade de uma lista das unidades a serem sorteadas. Essa lista de unidade é o "marco" ou "cadastro" de amostragem. A conduta pode ser a seguinte: numeram-se todos os indivíduos que compõem o universo e emprega-se um processo que dê igual possibilidade a todos de aparecerem na amostra, seja sorteando as unidades, por qualquer método, inclusive computador (loteria), ou usando quadro de números aleatórios (que é uma loteria já realizada). É um método semelhante ao utilizado no quotidiano, para saber, por exemplo, quem será encarregado de determinadas tarefas: o nome de cada um é colocado em um pedaço de papel, dobrado e juntado aos demais. Vários nomes podem ser, desta maneira, escolhidos, ao acaso, para compor a amostra. Quando o universo é pequeno, esta técnica funciona bem. O uso de tabela de números aleatórios pode simplificar o processo.

Quadro 16.1 Tipos de amostra

- Conveniência, não-aleatória ou não-probabilística
- Aleatória, probabilística, estatística, casual ou ao acaso
    - aleatória simples
    - sistemática
    - estratificada
    - por conglomerados

- **Uso de tabelas de números aleatórios**

Estas tabelas são criadas por um processo de sorteios sucessivos, designado a dar a cada dígito de 0 a 9 a mesma chance de aparecer, em cada sorteio. Uma reprodução de parte de uma destas tabelas, constando de 450 números, aparece no Quadro 16.2. Ao inspecioná-la, pode-se perceber que não há uma seqüência que una os números, embora haja repetições. O seu uso é uma garantia para não viciar as pesquisas que usem tal recurso na seleção de amostras.

- **Exemplo**: seleção de radiografias para compor a amostra

Para selecionar 10 radiografias, de uma série de 100, pode-se proceder da seguinte maneira: numerar todas as chapas, de 00 até 99. Em seguida, escolher 10 números de dois dígitos, ao acaso, com auxílio de uma tabela de números aleatórios. Os números sorteados identificam as radiografias que comporão a amostra.

Tomando-se as duas primeiras colunas do Quadro 16.2, para ilustração, as radiografias escolhidas seriam as de número:
13, 55, 18, 21, 17, 22, 26, 86, 96 e 35.
Ou, colocando-as em ordem crescente:
13, 17, 18, 21, 22, 26, 35, 55, 86 e 96.

Se o universo fosse composto por apenas 70 radiografias, para retirarmos uma amostra de 10, as chapas seriam, inicialmente, numeradas de 01 a 70. O uso da tabela de números aleatórios seria feito desconsiderando-se os números 00 e os maiores de 70 (ou seja, de 71 a 99). Portanto, o 86 e o 96, que constam da série anterior, não fariam parte da nova amostra, que passaria a ser composta das chapas de número:
13, 55, 18, 21, 17, 22, 26, 35, 29 e 36.
Ou, colocando-as em ordem crescente:
13, 17, 18, 21, 22, 26, 29, 35, 36 e 55.

Existem muitos artifícios para serem empregados no uso destas tabelas. Por exemplo, o início do processo poderia ser determinado pelo acaso: bastaria, com os olhos fechados, colocar a ponta de um lápis sobre a tabela, que apontaria para o primeiro número a constar da amostra. Os demais seriam escolhidos percorrendo-se a tabela, ou verticalmente, como mostrado, ou horizontalmente. Havendo um número repetido, ele seria descartado, já que, na maioria das amostragens, em saúde, o processo é feito sem reposição do número já escolhido. Se a amostra fosse de 120 unidades, os mesmos princípios seriam aplicados, com o cuidado de utilizar três dígitos da tabela de números aleatórios. Muitos livros de estatística contêm quadros mais extensos, do que o ilustrado no Quadro 16.2, para serem usados na seleção da amostra.

2. AMOSTRA SISTEMÁTICA

É uma forma também elementar de procedimento. Escolhem-se as unidades a intervalos fixos, a partir da unidade inicial, que é escolhida ao acaso. Como o procedimento anterior, exige uma listagem das unidades — o "marco de amostragem" — para a escolha sistemática das unidades. Quando há uma listagem já pronta ou seja fácil compô-la, pode-se usar a amostragem sistemática.

- **Exemplo 1**: amostra de radiografias

Para selecionar 50 radiografias de uma série de 100, podíamos colocá-las em ordem e escolher as de número par (ou ímpar).

Quadro 16.2 Tabela de números aleatórios

13213	30177	47967	93793	86693	98854
55632	60908	84108	55342	48479	63799
18801	25820	96198	66518	78314	97013
21093	93882	49192	44876	47185	81425
17106	64982	60834	85319	47814	08075
22257	11832	04344	95541	20366	55937
26999	43967	63485	93572	80753	96582
86151	78657	02184	29715	04334	15678
96289	90185	47111	66807	61849	44886
35795	44537	64428	35441	28318	99001
29678	16342	48592	25547	63177	75225
36453	33699	23672	45884	41515	04756
32002	78600	36924	59962	68191	62580
51423	58515	49920	03901	26597	33068
74273	05793	02900	63498	00782	35097

- Exemplo 2: amostra de prontuários

Numa seqüência numérica de prontuários, podiam ser selecionados todos os terminados por um determinado dígito, escolhido ao acaso.

- Exemplo 3: amostra de pacientes em serviço de emergência

Em um serviço de emergência, poderia ser selecionado, para a amostra, por ordem de chegada, todo o paciente que receber um número par ou um número terminado, por exemplo, pelo dígito 7.

A seleção sistemática deve ser evitada quando há a possibilidade de a sua utilização gerar algum vício na amostra, por regularidades cíclicas, quer suspeitadas *a priori*, quer por receio de que elas sejam posteriormente identificadas.

- Exemplo. distorção em processo sistemático de amostragem

Suponhamos que, no arquivo radiográfico de um certo hospital, o funcionário responsável tenha resolvido classificar as radiografias segundo sua procedência. Assim, atribuiu terminação par a todos os exames provenientes da enfermaria de pneumologia e "distribuiu" os demais algarismos pelas demais enfermarias. Nesta circunstância, caso o pesquisador não tenha tido conhecimento do "método", certamente incorreria em vício amostral ao sistematizar sua seleção segundo o Exemplo 1.

3. AMOSTRA ESTRATIFICADA

Muitas vezes, os métodos mais simples mencionados têm que ser complementados com outros, para que se atinja o objetivo de diminuir o número de unidades na amostra, no intuito de que haja maior facilidade no trabalho de campo, mantendo-a representativa do universo. Às vezes, é conveniente a divisão da população em alguns estratos, seja de sexo, idade, nível socioeconômico ou outro atributo, caracterizando a amostra estratificada. Optando por este procedimento, separa-se a população em subgrupos que não se superponham e escolhe-se uma amostra aleatória simples ou sistemática de cada estrato. É técnica recomendada para garantir a presença de determinados segmentos da população que, de outra maneira, poderiam estar sub-representados ou ausentes.

- Exemplo: amostra de trabalhadores, em fábrica de grande porte, estratificada por sexo

Em indústrias onde predominem empregados do sexo masculino, pode-se realizar uma pesquisa selecionando um número igual de homens e mulheres. Desta maneira, geram-se coeficientes para ambos os estratos, com um adequado grau de estabilidade. A taxa geral pode, por sua vez, ser ponderada em função da real distribuição dos estratos na população. No caso, dar maior peso aos homens do que às mulheres, proporcional à distribuição real que tenham no local de trabalho, no momento de calcular as taxas para toda a indústria.

4. AMOSTRA POR CONGLOMERADOS

O fato de a população ser muito dispersa, no espaço ou no tempo, acarreta enorme dificuldade para o uso de métodos citados anteriormente: o simples, o sistemático e o estratificado. É o caso de seleção de amostra de um país, estado ou cidade. Há meios de diminuir a extensão do trabalho de campo pela escolha de alguns grupos ou áreas apenas, denominados "conglomerados". O procedimento é o seguinte: primeiro, faz-se a divisão do universo em conglomerados que não se superponham; depois, selecionam-se alguns conglomerados, ao acaso; somente os conglomerados sorteados compõem a amostra. Não há realmente interesse em comparar estes conjuntos entre si, mas usá-los, somados, como amostra representativa de todo o universo.

- Exemplo 1: peso ao nascer em maternidades

Para compor uma amostra de recém-nascidos de uma grande cidade onde ocorrem anualmente dezenas de milhares de partos, poderíamos, inicialmente, fazer uma lista de todas as maternidades; em seguida, selecionar algumas maternidades ao acaso e nelas, por levantamento dos dados nos prontuários, recolher as informações sobre o peso ao nascer, no ano considerado.

- Exemplo 2: amostra para pesquisa sobre o aleitamento materno

Partindo-se das informações preliminares do IBGE, construiu-se uma amostra probabilística, por conglomerado, em que a unidade amostral foi o quarteirão, com o fito de investigar a duração do aleitamento materno, em Butantã, uma área urbana de São Paulo.[21] Dos 1.302 domicílios existentes na amostra, havia 105 famílias com crianças menores de um ano de idade. Os resultados correspondentes a este grupo apontaram para a prática do desmame precoce: a duração mediana do aleitamento materno foi de 2,8 meses (84 dias).

- Exemplo 3: amostragem empregada pelo Programa Ampliado de Imunização (PAI)

Um tipo simplificado de amostragem, por conglomerado, é usado pelo PAI. Esse programa, da Organização Mundial da Saúde, que inclui praticamente todos os países do mundo, visa a reduzir a mortalidade por seis doenças — difteria, tétano, coqueluche, poliomielite, sarampo e tuberculose —, através da ampliação do número de crianças vacinadas. Na prevenção destas afecções, especialmente para as cinco primeiro mencionadas, já existem vacinas de grande poder imunogênico, de modo que o seu uso generalizado, pela população infantil, possibilita chances reais de controlá-las, e mesmo eliminar algumas delas, em futuro próximo, como a poliomielite e o sarampo. Diante deste quadro, é essencial, para o êxito do programa, que as vacinas sejam amplamente usadas pelas crianças e que os progressos alcançados sejam acompanhados pelas autoridades sanitárias.

O uso das vacinas, pela população-alvo, segundo metodologia utilizada pelo PAI, pode ser estimado pela seleção aleatória de 210 crianças, distribuídas em 30 conglomerados de sete crianças cada um. Estudos comparativos evidenciaram que tal método, simples e de baixo custo, alcança os resultados com a precisão necessária para documentar os progressos na cobertura vacinal.[22-25]

Este método simplificado de amostragem tem sido usado com outros objetivos que não a verificação da cobertura vacinal: por exemplo, para estimar as taxas de incidência das seis doenças objeto do PAI[26] e as de prevalência da SIDA (AIDS).[27]

B. AMOSTRAGEM EM ESTÁGIOS

O processo de amostragem utilizado na prática pode requerer mais de um dos tipos básicos mencionados, sempre com o objetivo de retirar uma amostra que represente toda a população, economizando tempo e recursos. A "amostra estratificada", na verdade, é composta por, pelo menos, dois estágios: primeiro, formação de estratos e, posteriormente, escolha de uma amostra simples ou sistemática de cada estrato. O mesmo procedimento, em etapas, é, em geral, adotado na amostragem por conglomerados, por vezes identificada como "amostragem por conglomerados em etapas múltiplas". Em muitas situações, é conveniente combinar a amostragem estratificada e a de conglomerados, para depois escolher as unidades, de maneira aleatória ou sistemática.

• Exemplo 1: amostra de estudantes de Odontologia do País

Se quisermos estudar as características dos estudantes das faculdades de Odontologia do País, poderíamos fazer, em uma primeira etapa, uma lista de faculdades, e sortear algumas delas para compor a amostra. Em uma segunda etapa, faríamos uma amostragem (seja aleatória simples ou sistemática) de alunos nas faculdades selecionadas.

• Exemplo 2: amostra de prontuários médicos do País

O mesmo processo de etapas múltiplas seria conveniente para analisar prontuários médicos de hospitais do País. Primeiramente, haveria a seleção, ao acaso, dos hospitais, seguida da escolha, por amostragem aleatória simples ou sistemática, de prontuários, nos hospitais selecionados. Para garantir representatividade, o passo inicial poderia ser estratificar os hospitais por tamanho, ou seja, por número de leitos, de modo a selecionar os estabelecimentos hospitalares dentro de cada estrato.

• Exemplo 3: amostragem empregada pelo IBGE

O Instituto Brasileiro de Geografia e Estatística utiliza um método de etapas múltiplas na realização das suas Pesquisas Nacionais por Amostras de Domicílios, com a seguinte seqüência:

1. a área (de um município, por exemplo) é dividida em setores;
2. alguns setores são escolhidos por sorteio;
3. os setores selecionados são visitados e são preparadas listas dos domicílios, que constituem o marco de amostragem;
4. a partir das listas, os domicílios são sorteados por processo aleatório simples ou sistemático, para compor a amostra de domicílios a serem visitados na fase de coleta de dados.

Numerosas pesquisas domiciliares por conglomerados realizadas no País utilizam os dados básicos preparados pelo IBGE.

• Exemplo 4: amostra de idosos em São Paulo (SP), estratificada por nível socioeconômico

Em investigação domiciliar sobre as necessidades de saúde da população idosa, participaram 1.602 idosos residentes em São Paulo, de 60 anos de idade ou mais, escolhidos aleatoriamente.[28] Para tal, a cidade foi dividida em cinco regiões homogêneas, segundo nível socioeconômico. De cada região, foram selecionados subdistritos, ao acaso, de onde eram escolhidas, também ao acaso, as residências para compor a amostra. Os resultados desta pesquisa confirmaram a enorme carência, deste grupo etário em diversos aspectos, assim como a alta prevalência de doenças crônicas: somente 14% dos idosos referiram não ser portadores de nenhuma doença.

• **Amostragem multifásica**

Vale mencionar ainda um tipo especial de amostragem em etapas que tem sido muito utilizado em saúde, às vezes denominado "amostragem multifásica". Em amostra com maior número de indivíduos, um questionário é aplicado constando de identificação e interrogatório; em amostra retirada da anterior, de tamanho menor, é feito exame físico e, numa amostra ainda menor, exames complementares de laboratório. Alguns inquéritos nacionais de morbidade, descritos no Cap. 5, seguem esta metodologia.

C. SELEÇÃO DO MÉTODO EM FUNÇÃO DO MARCO DE AMOSTRAGEM

Nas circunstâncias onde já existe uma lista de unidades — o marco ou cadastro de amostragem — para ser usada, como ocorre em arquivos médicos, a amostragem simples ou a sistemática pode ser imediatamente empregada. Em estabelecimentos de saúde, tais métodos são freqüentemente suficientes.

Quando não existe o marco de amostragem, ou é difícil construí-lo, devemos pensar em utilizar um dos outros tipos citados. A amostragem por conglomerados em etapas múltiplas é mais complexa na teoria, tanto no planejamento como na análise, mas faz com que o trabalho de campo seja simplificado, pois concentra a coleta de dados, o que representa, no final, menores custos, mantendo a precisão no nível desejado. Por isto, ela é freqüentemente a preferida pelos especialistas.

IV. PERDAS NA AMOSTRA ORIGINAL

Investigações com baixos níveis de resposta podem ser "interessantes", no sentido de produzirem informação de certa maneira útil quando o assunto é pouco conhecido; mas devem ser interpretadas com prudência, e a generalização de resultados deve ser cuidadosa. Se não se consegue alcançar uma proporção substancial dos selecionados para compor a amostra, a representatividade pode ser afetada, levando a que o grupo de pessoas contactado não tenha as características da população que se pretenda representar.

Em geral, aqueles que consentem em participar em inquéritos ou são facilmente encontrados costumam ter características diferentes dos que não consentem ou que dificilmente são achados. Pode ser em razão destas diferenças que algumas pessoas participem e outras não de uma investigação. A dificuldade de interpretação das perdas, na amostra, reside em que elas podem estar diretamente relacionadas ao objeto de estudo. Por exemplo, em avaliação do estado de saúde de trabalhadores de uma indústria, os faltosos aos exames podem ser os doentes, por suspeita de que os resultados influenciem na permanência no emprego; ou, ao contrário, os mais jovens e sadios serem os faltosos, por despreocupação quanto ao problema de doença, o que gera um quadro mais sombrio sobre a saúde dos trabalhadores.

No tocante à generalização dos resultados, a regra é manter as perdas em um mínimo, compatível com as características da investigação.

A única maneira de assegurar-se de que não foi introduzido nenhum viés de seleção é contactar todos os indivíduos selecionados para compor a amostra. Por sua vez, se há perdas, a única certeza sobre os resultados — por exemplo, sobre a prevalência de hipertensão em uma região — é colocar limites nas estimativas de freqüências, admitindo-se que as perdas sejam todas de indivíduos sadios (não-hipertensos), no primeiro cálculo, e de indivíduos doentes (ou seja, hipertensos), no segundo cálculo. Forma-se, assim, um intervalo onde situa-se a verdadeira prevalência. No entanto, se as perdas forem grandes, tais intervalos são muito extensos e perdem o valor prático.

Alcançar 100% da amostra somente é conseguido em ocasiões excepcionais. Mesmo situações em que de antemão não se prevêem dificuldades na coleta de dados podem terminar com uma certa proporção de perdas.

O início da coleta de dados costuma ser estimulante, pois aquelas pessoas mais acessíveis são rapidamente contactadas, enquanto as mais difíceis de encontrar ou fazer colaborar são deixadas para depois. Em conseqüência, uma grande massa de dados é rapidamente acumulada. É a fase da euforia.

À medida que a coleta de dados se aproxima do final, os esforços são menos compensadores. É a fase de desânimo, na coleta de dados. Em geral, sobra, ao final, um resíduo, composto por membros não-localizados ou que se recusam a participar.

• Exemplo: prevalência do hábito de fumar entre universitários

Uma pesquisa sobre o hábito de fumar foi realizada na Universidade de Brasília, em amostra aleatória de 20% dos alunos de medicina (107 estudantes), nas semanas finais de um semestre escolar. A prevalência de fumantes foi de 14%. Nesta investigação, não se pôde contactar 4 estudantes dos selecionados para compor a amostra, embora fossem utilizadas estratégias que parecessem as mais apropriadas para alcançar todos os estudantes:[29] a busca ativa em salas de aula, inclusive em dias de prova (o sistema de matrícula, por disciplinas, foi um fator que dificultou a coleta de dados), e tentativas de contato dos faltosos por telefone ou através de colegas.

Às vezes são questões inesperadas que intervêm no desenrolar do trabalho, do tipo de uma greve prolongada, e que são difíceis de contornar. Outras vezes, são problemas conjunturais ou comportamentais, alguns possíveis de serem resolvidos ou minimizados se a coleta de dados puder ser prolongada além do tempo inicialmente previsto.

A. QUANTIDADE DE PERDAS "ACEITÁVEIS"

Mesmo incansáveis investigadores falham em alcançar 5% a 10% dos membros da amostra.[30] Segundo alguns, a falta de informações sobre 10% da amostra é preocupante, e perdas de 20% seriam catastróficas.[11] Outros colocam esta última cifra em 30%.[31] Estes números, com as amplas variações apontadas, mostram que não há consenso sobre este ponto; eles servem como orientação de ordem de grandeza, mas cada investigação é única, e informações adicionais sobre as perdas auxiliam a interpretação dos resultados.

• Exemplo: avaliação da medicina aiurvédica

Indubitavelmente, perdas elevadas trazem dúvidas quanto à correção das conclusões. Este é o caso da avaliação do impacto da medicina aiurvédica, praticada na Índia, há milênios, no tratamento da obesidade de adultos.[32] O estudo mostrou resultados superiores com o uso de qualquer dos três tipos de tratamentos empregados quando comparados aos encontrados no grupo-placebo, o que pesaria a favor deste tipo de terapêutica. Embora o número de pacientes estudados tenha sido pequeno, o que chama mais a atenção são as perdas elevadas, principalmente no grupo-controle. De 22 participantes iniciais, pertencentes a este grupo, apenas 10 foram acompanhados até o final da investigação, o que significa perdas de mais da metade dos indivíduos. Nos demais grupos, as perdas de acompanhamento foram menores, inferiores a 20%, apontando para problemas específicos ligados ao grupo-controle. Em tal eventualidade, as conclusões da pesquisa ficam sob suspeita.

B. QUALIDADE DAS PERDAS: VERIFICAÇÃO DA REPRESENTATIVIDADE DA AMOSTRA

Não somente a "quantidade" de perdas é importante, mas também a sua "qualidade". Perdas inferiores às mencionadas, aceitáveis pelos padrões usuais, digamos inferiores a 20% da amostra original, podem também acarretar distorções nos resultados, desde que distribuídas desigualmente. Por isto, é conveniente acumular evidências de como elas se distribuem, se igualmente nos grupos (perdas ao acaso) ou concentradas em um particular subgrupo da população (perdas sistemáticas).

1. PERDAS AO ACASO

Quando as perdas "são ao acaso", seus efeitos tendem a ser mutuamente anulados se as amostras são de grande tamanho. Não havendo direção preferencial para os erros, sendo ora para um, ora para outro lado — ou seja, não havendo viés — as perdas não produzem efeito significativo no resultado da investigação. Elas são interpretadas como subamostra representativa da amostra original. Os resultados obtidos podem então ser generalizados para a população.

2. PERDAS SISTEMÁTICAS

Quando as perdas "não são ao acaso", ou seja, se há viés ou erros sistemáticos na mesma direção, os efeitos se acumulam e se fazem sentir no resultado final da investigação, distorção esta que constitui o "viés de seleção". Se as perdas se localizam em um particular segmento social — por exemplo, entre as famílias de menor nível de instrução — passa a ser arriscado generalizar os resultados obtidos na amostra para toda a população, pois neles estará incompleta a contribuição real dos componentes daquele segmento (ou seja, dos de menor nível de instrução).

• **Indicadores de representatividade da amostra**

Como separar os efeitos ao acaso dos sistemáticos? Habitualmente, isto se faz pela comparação de "indicadores de representatividade" entre dois ou mais conjuntos. O conhecimento da distribuição de idade, sexo e classe social, por exemplo, serve para este propósito, embora possa ser difícil chegar a uma conclusão inequívoca, na matéria, em certos casos. Eis algumas possibilidades de comparação de indicadores:

a) COMPARAÇÃO ENTRE AS CARACTERÍSTICAS DA AMOSTRA FINAL, DA QUAL FOI POSSÍVEL COLETAR DADOS, COM AS DA POPULAÇÃO TOTAL

As informações sobre a população total são provenientes de recenseamentos, de registros abrangentes ou de pesquisas reconhecidamente cuidadosas com a aplicação da técnica de amostragem probabilística. Este tipo de comparação é comumente usado em estudos transversais.

• Exemplo 1: inquérito de morbidade (prevalência), em São Paulo (SP)

Na investigação sobre as condições de saúde das crianças do Município de São Paulo, em 1984-1985, foram sorteados 3.378 domicílios para compor a amostra, dos quais, alguns não puderam ser localizados e em um certo número, apesar de localizado, não foi possível contactar os seus moradores.[33] Nos domicílios, apenas as crianças interessavam aos propósitos da investigação: 1.318 foram identificadas, das quais, 1.016 integralmente estudadas. A Fig. 16.2 mostra o fluxo do processo de obtenção da amostra. Os investigadores alcançaram o tamanho desejado: um mínimo de mil, o que permitia estimar a prevalência dos principais eventos dentro de um intervalo de confiança (de 95%) de mais ou menos 3%. Foi sorteado um número de domicílios 20% superior para compensar as eventuais perdas.

A verificação da representatividade da amostra final, da qual foram coletados os dados, foi feita pela comparação da distribuição de escolaridade do chefe de família, obtida na investigação, com a encontrada na Pesquisa de Orçamentos Familiares, realizada dois anos antes, no mesmo município. A comparação evidenciou, segundo os autores desta investigação, que a amostra para o estudo das condições de saúde das crianças do Município de fato representava o universo de crianças de menos de cinco anos de idade do município.

A escolaridade é um dos parâmetros mais usados para tal tipo de comparação, pois, além de indicar o estrato social da família, não apresenta problemas especiais de reprodutibilidade que possam comprometer a comparação entre as duas pesquisas.

• Exemplo 2: inquérito de morbidade (prevalência) na Finlândia

Em amostra probabilística dos adultos do País, cerca de 8 mil pessoas de 30 anos e mais, de ambos os sexos, foram entrevistadas e, independentemente, examinadas, em meados da década de 1980.[34] A distribuição de diversas variáveis, como a idade, o nível de instrução e o estado civil, na amostra investigada e na população do país, era semelhante, atestando a representatividade da amostra.

b) COMPARAÇÃO DAS CARACTERÍSTICAS DO GRUPO EM DUAS OU MAIS OCASIÕES

• Exemplo 1: estudo de coorte em Pelotas (RS)

A comparação das características do grupo em diferentes ocasiões foi a estratégia utilizada no estudo longitudinal de crianças nascidas em Pelotas no ano de 1982.[35] Cerca de 6 mil crianças foram acompanhadas durante anos nesta pesquisa. Em épocas aprazadas, foram feitos os devidos contactos com os membros da coorte, de modo a coletar os dados pertinentes: sobre crescimento e desenvolvimento, morbidade e outros. Nos diversos acompanhamentos, buscou-se verificar se as perdas de seguimento, que inevitavelmente ocorrem nesses casos, alteraram significativamente a composição do grupo inicial. As informações coletadas permitiram mostrar que isso não ocorreu: pois, em relação à renda familiar e ao peso ao nascer dos componentes da coorte, não houve variações apreciáveis nos diversos acompanhamentos seccionais efetuados.

• Exemplo 2: estudo de coorte em Framingham (EUA)

Nesta investigação longitudinal pioneira, que apontou para a importância de diversos fatores de risco na gênese das doenças coronarianas, como o colesterol sérico elevado e o hábito de fumar, e que está descrita no Cap. 22, o procedimento de comparar as características da amostra, em diferentes épocas, também foi seguido.[36] Foram ainda esmiuçadas as razões da não-resposta dos indivíduos inicialmente incluídos na amostra, e faltosos a exames subseqüentes, o que auxiliou a interpretação sobre a seletividade ou não das perdas.

Quando há diferenças nas comparações mencionadas, suspeita-se ou conclui-se que a amostra em foco não representa a população. No caso, há um viés de seleção.

V. TAMANHO DA AMOSTRA

As idéias gerais a seguir apresentadas, forçosamente superficiais, são úteis para entender os princípios gerais de cálculo do tamanho de amostras e para facilitar o diálogo com os especialistas — e mesmo para lidar com as situações mais simples. Nos compêndios de estatística, o tema é abordado com os devidos detalhes e neles o leitor encontra maiores esclarecimentos sobre o assunto, sendo que alguns textos tratam o assunto em grande profundidade.[37-40]

O Quadro 16.3 resume algumas noções básicas de estatística, úteis para resumir as características de uma amostra e para o cálculo do tamanho amostral.

A. CONSIDERAÇÕES GERAIS SOBRE O TAMANHO DA AMOSTRA

Qual o tamanho mínimo de amostra necessário para a realização de uma investigação? Essa questão só tem resposta objetiva se algumas informações adicionais são também especificadas. Veremos no decorrer do capítulo que o tamanho da amostra é o resultado do balanceamento de algumas poucas questões básicas. Entre elas, encontra-se a precisão requerida para as estimativas, ou seja, o erro de amostragem que pode ser tolerado. Esta precisão depende do uso que se pretenda fazer dos resultados, como será aqui ilustrado.

A generalização dos resultados da amostra para a população, o que realmente interessa, sempre envolve certo grau de imprecisão. Quanto maior o tamanho da amostra, maior a precisão da estimativa. É a "lei dos grandes números" enunciada, há séculos, pelo francês Jacques Bernouilli (1674-1705). Entre as suas implicações, estão as assinaladas a seguir.

Pequenas amostras tendem a gerar conclusões instáveis. Modificações substanciais nos seus resultados podem ocorrer pelo simples acréscimo de umas poucas unidades. Da mesma

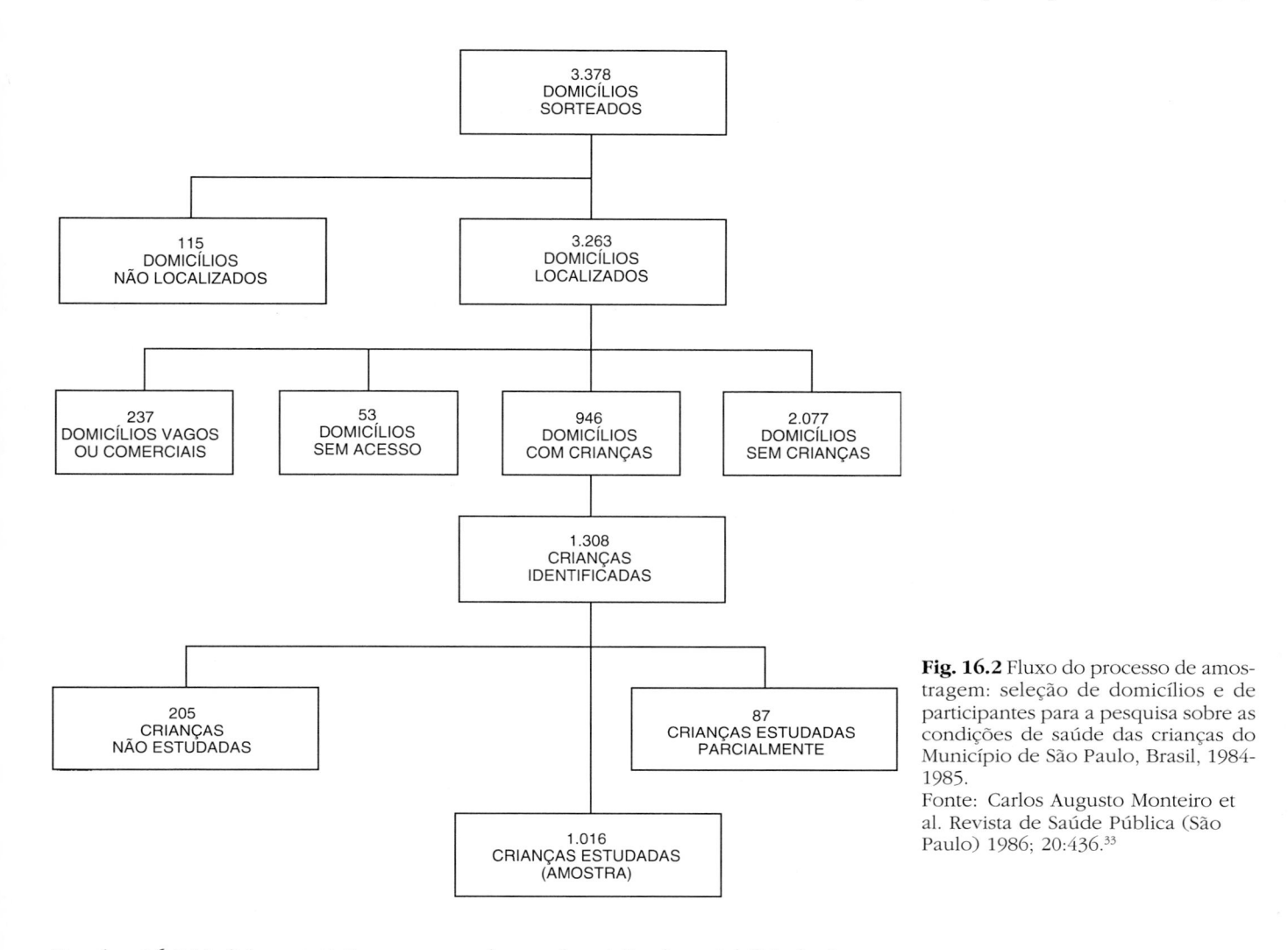

Fig. 16.2 Fluxo do processo de amostragem: seleção de domicílios e de participantes para a pesquisa sobre as condições de saúde das crianças do Município de São Paulo, Brasil, 1984-1985.
Fonte: Carlos Augusto Monteiro et al. Revista de Saúde Pública (São Paulo) 1986; 20:436.[33]

Quadro 16.3 Medidas estatísticas empregadas na descrição da variabilidade dos eventos

- AMPLITUDE: distância entre o menor e o maior valor da distribuição.
- DESVIO-PADRÃO: medida da variação dos valores em torno da média; usada para variáveis contínuas. A "média" informa onde os valores do grupo estão centrados, e o "desvio-padrão" complementa esta informação, pois resume o agrupamento dos valores em torno da média.
- ERRO-PADRÃO: medida da variação que se espera ocorrer, apenas pelo efeito do acaso, quando somente se seleciona uma amostra para estimar um parâmetro populacional. Representa o desvio-padrão de uma medida se repetidas amostras, de um mesmo universo, fossem examinadas. Por exemplo, indica a variabilidade da média, em diversas amostras aleatórias. O seu valor, na prática, é obtido em uma única amostra, o que serve como estimativa da média de todo o universo.

O erro-padrão (E) depende do tamanho do desvio-padrão (D) e do tamanho da amostra "n". A fórmula que os une é a seguinte:

$$E = D/\sqrt{n}$$

No caso de uma proporção, a fórmula é:

$$E = \sqrt{pq/n}$$

sendo: "p" = a proporção dos indivíduos da amostra que tem a característica, em foco (por exemplo, obesidade), e
"q" = a proporção dos indivíduos da amostra que não tem esta característica (ou seja, os que não são obesos).

O erro-padrão é uma medida da imprecisão de uma estimativa e é usado para estimar o tamanho do intervalo de confiança.

- INTERVALO DE CONFIANÇA: extensão de valores de uma variável, definida por dois limites, calculados com os dados de uma amostra, no interior do qual se encontra, com uma certa probabilidade (em geral, 95%), o verdadeiro valor do parâmetro populacional. Para determinar este intervalo, toma-se o valor da medida (por exemplo, de prevalência, obtida na amostra), ao qual se diminuem ou se acrescentam dois erros-padrão.

Por exemplo, se a prevalência de hipertensos, na amostra aleatória, for de 10% e o erro-padrão, 1%, forma-se um intervalo de confiança de 8% a 12%, no qual o verdadeiro e desconhecido valor de prevalência de hipertensão, na população, estará contido, com 95% de certeza.

forma, os achados podem diferir substancialmente dos de uma outra amostra aleatória da mesma população.

Grandes amostras, corretamente selecionadas, permitem conhecer com mais propriedade o que ocorre na população. Os seus resultados são estáveis, não apresentando os inconvenientes mencionados para as amostras de menor tamanho. No entanto, grandes amostras têm um efeito perigoso, se as unidades que a compõem não são selecionadas adequadamente. Elas tendem a inspirar confiança, e tal confiança será indevida se um processo aleatório de seleção não for usado de modo correto.

Manter o tamanho da amostra em um mínimo é conveniente por questões práticas e financeiras e, às vezes, até por implicações éticas, como no caso de teste de um produto potencialmente perigoso para a saúde.

Pode-se demonstrar, como é feito em livros sobre amostragem, que o número de unidades de uma amostra não necessita ser muito grande para os resultados da pesquisa alcançarem os seus objetivos. A partir de um certo número, variável para as diversas situações, o ganho em precisão é pequeno e geralmente não compensa o trabalho de campo adicional. Embora não exista uma amostra de tamanho único para ser usada em todas as pesquisas, os especialistas geralmente acreditam, conforme realça uma publicação da Associação Americana de Estatística,[16] que um tamanho de amostra moderado seja suficiente para a maioria dos casos. Por exemplo, com aproximadamente 1.500 pessoas pode-se ter um quadro aproximado das atitudes e opiniões da população com relação a assuntos de importância nacional. As recentes pesquisas de opinião pública, cobrindo o território nacional, raramente excedem o número de 2 mil entrevistados. A chave do êxito das estimativas, com tão poucas unidades em relação ao enorme universo que representam, é a seleção adequada da amostra, sem descurar dos demais detalhes dos inquéritos amostrais por entrevistas.

B. PRECISÃO DAS ESTIMATIVAS AMOSTRAIS

A precisão tolerada para a estimativa é a questão estatística mais importante e a mais complexa para o profissional de saúde que se defronta com o problema de determinar o tamanho de uma amostra. Quando o nível de precisão tolerado é especificado (por exemplo, um erro de 2%, para mais ou para menos), o número de pessoas para incluir na amostra pode ser matematicamente calculado. Esta precisão para os resultados é decidida pelo profissional da saúde e não pelo estatístico, em função da margem de erro tolerável para as estimativas.

• **Erro de amostragem tolerável para as estimativas**

A teoria da amostragem postula que uma pesquisa, para ser útil, não necessita ser 100% precisa. Ela deve ser suficientemente precisa para os objetivos para os quais foi criada. Isto significa que uma certa margem de erro pode ser tolerada. Mas esta margem não é a mesma para todas as pesquisas.

• **Exemplo: margens de erro em sondagens pré-eleitorais**
Em uma capital de estado onde os dois candidatos a prefeito estejam muito próximos um do outro na preferência do público, exige-se uma pequena margem de erro nas pesquisas pré-eleitorais. Conseqüentemente, uma amostra de grande tamanho deverá ser usada.

Ao contrário, em uma outra capital, onde há grande distanciamento entre os candidatos, uma margem maior de erro não causará qualquer prejuízo às conclusões da sondagem e pode ser tolerada. Logo, uma amostra de menor tamanho poderá ser usada. A teoria da amostragem tem em conta este e outros fatores para calcular o tamanho da amostra.

Conforme foi ilustrado, o erro tolerável depende da finalidade da investigação. É necessário ponderar a influência que os erros de amostragem, de vários tamanhos, imprimirão aos resultados e aos usos que se farão destes resultados. O erro de amostragem é maior ou menor em função do tamanho da amostra: em grandes amostras, há pequenos erros de amostragem e vice-versa.

A informação sobre o tamanho destes erros deve acompanhar as estatísticas provenientes de pesquisas que usam amostras aleatórias. Um exemplo foi fornecido, anteriormente, sobre o erro de amostragem: de 5%, em pesquisa sobre a prevalência de hipertensão, o que resultou em um intervalo de confiança para a prevalência de hipertensão, na população, de 10% a 20%. Vejamos outro exemplo de estimativa por intervalo.

• **Exemplo: prevalência do alcoolismo**
Uma investigação sobre alcoolismo, em adultos, que informasse a prevalência de 10% e um erro amostral de 2%, permitiria construir o intervalo de confiança para a estimativa, cujos limites seriam 8% e 12%. Entre estes limites, está, provavelmente, a verdadeira prevalência, na população. Desta maneira, se a população adulta fosse de 100 mil pessoas, poder-se-ia chegar às seguintes cifras: a prevalência pontual de 10% de alcoolismo informaria a existência estimada de 10 mil pessoas com problemas desta natureza. O intervalo de confiança de 8% a 12% indicaria que a população contém entre 8 mil e 12 mil pessoas com este tipo de problema.

Mesmo a estimativa por intervalo, um avanço em relação à estimativa por ponto, não é certeza absoluta. Trata-se de uma probabilidade com 95% de chances de estar correta (se o valor de "alfa" é colocado em 5%); e significa que em 5% o intervalo de confiança não é bom. Em outras palavras, se repetidas amostras aleatórias forem analisadas, o intervalo de confiança incluiria a verdadeira prevalência do alcoolismo na população em 95% das vezes. Mas esta precisão é suficiente em termos práticos.

Em síntese, o intervalo de confiança é uma medida da variação amostral devido ao fato de somente uma amostra da população ter sido estudada. Sua utilidade é a de indicar a precisão com que um parâmetro populacional é estimado.

• **Cálculo do intervalo de confiança**

O intervalo de confiança de 95% é obtido a partir do valor da estimativa por ponto: o exemplo foi dado de prevalência de 10% para o alcoolismo. A esta estimativa por ponto, proveniente dos cálculos com os dados da amostra, diminuem-se ou se somam dois erros-padrão.

O mesmo princípio de somar-se ou diminuir-se dois erros-padrão à estimativa por ponto, exemplificado pela prevalência do alcoolismo, que é uma proporção, é também aplicável a estimativas de outros parâmetros, como a média, o coeficiente de regressão e o risco relativo.

C. TAMANHO DA AMOSTRA PARA ESTUDOS DESCRITIVOS

As ponderações apresentadas até o momento, em especial, sobre o erro de amostragem — que induz a determinação do intervalo de confiança — são utilizadas no cálculo do tamanho da amostra. No processo de computação do tamanho amostral, outros fatores entram em jogo.

- **Tipo de evento**

Os eventos em saúde são expressos em escala qualitativa ou quantitativa.

A escala qualitativa é, em geral, do tipo dicotômico (normal/anormal, doente/sadio, vivo/morto e presente/ausente), de modo que os resultados são sintetizados por uma proporção: caso da prevalência do alcoolismo ou de qualquer agravo à saúde.

A escala quantitativa é própria das variáveis contínuas (gramas de peso e centímetros de altura são exemplos), cujos valores podem ser expressos em médias. Muitas das variáveis, naturalmente contínuas, são transformadas em qualitativas, para fornecerem as informações mais úteis aos profissionais de saúde: por exemplo, em lugar de informarem-se a média e o desvio-padrão da pressão arterial, na amostra, determina-se a prevalência de hipertensão.

- **Estimativas sobre o evento**

A provável freqüência do evento na população, no caso das proporções, e a provável dispersão dos valores em torno da média são informações que também são utilizadas no cálculo do tamanho da amostra. Estas duas situações, de proporção e da média, são detalhadas a seguir. Note-se que elas têm alguns pontos em comum, embora utilizem diferentes fórmulas matemáticas.

a) CASO DE UMA PROPORÇÃO

Vejamos o cálculo do tamanho da amostra "n" para estimar a prevalência de alcoolismo. Neste particular, de variável qualitativa (dicotômica), necessita-se do conhecimento aproximado:

1. da própria prevalência "p" da condição que vai ser investigada;
2. da proporção dos que não têm a condição investigada ("q"). Ela é dada simplesmente por diferença, de modo que haja a seguinte igualdade: p + q = 100% (ou p + q = 1, se expressa em termos probabilísticos);
3. da precisão requerida para a estimativa — que, conforme foi visto, está relacionada ao erro de amostragem, ou seja, ao intervalo de confiança.

- Exemplo: cálculo do tamanho da amostra — caso de proporção

Admitindo-se a precisão requerida ser de 3%, para mais ou para menos, em torno da prevalência, o que significa um erro de amostragem de 3% e um erro-padrão igual a 1,5%. Admitindo-se também que os especialistas estimem a prevalência "p" de alcoolismo, na população, ser da ordem de 10%, tem-se q = 90%. Com estes dados, chega-se ao tamanho da amostra: 400 (ver Quadro 16.4 para os cálculos).

Feita a seleção aleatória das pessoas para compor a amostra e coletados os dados pertinentes em todos os seus membros, chega-se a um resultado não de 10% como era a suposição inicial, mas de, por exemplo, 12%. A partir desse número, estima-se que a verdadeira prevalência de alcoolismo na população estará compreendida no intervalo de confiança de 3% para mais e

Quadro 16.4 Cálculo do tamanho da amostra para estimativa de proporção: exemplo da prevalência de alcoolismo

Dados necessários:
- Estimativa da proporção "p" de alcoolismo, na população = 10% = 0,1
- Estimativa da proporção "q" dos livres de alcoolismo, na população = 90% = 0,9
- Note-se que p + q = 100% = 1
- Precisão desejada em torno da prevalência = 3% (intervalo de confiança de 95% e que equivale a dois erros-padrão em torno da prevalência). Logo, o erro-padrão representa a metade deste valor:
- Erro-padrão "E" = 1,5% = 0,015
- Cálculo do tamanho da amostra, "n":
    Fórmula (*): $n = pq/E^2$
    $n = 0,1 (0,9)/0,015^2 = 0,09/0,000225 = 400$
    Tamanho da amostra = 400

(*) A fórmula provém de : $E = \sqrt{pq/n}$.

para menos, em torno daquele valor encontrado na amostra — cujos limites são, portanto, de 9% e 15%.

Se o intervalo é julgado muito extenso, pode-se melhorar a precisão da estimativa (ou seja, diminuir o intervalo de confiança) pelo aumento do tamanho da amostra. Para ilustrar, uma amostra aleatória de 900 pessoas dará um erro de 1%, para mais ou para menos, em torno da prevalência pontual encontrada nesta nova coleta de dados. Uma amostra menor, de 144 indivíduos, terá um erro de 5% em torno da prevalência.

b) CASO DE UMA MÉDIA

Seja o exemplo de determinar o peso médio de recém-nascidos em uma maternidade. Qual o tamanho de amostra necessário? Nesta eventualidade, de variável contínua, o cálculo do tamanho da amostra "n" requer:

1. a estimativa prévia da variabilidade do parâmetro na população, o que é dado pelo desvio-padrão "D";
2. a precisão desejada para a estimativa — que está relacionada ao intervalo de confiança — ou seja, ao erro-padrão "E".

- Exemplo: cálculos do tamanho da amostra — caso da média

O desvio-padrão é estimado, no exemplo do peso ao nascer, em cerca de 500 gramas (D = 500 gramas). Este valor é determinado por levantamentos, mesmo superficiais, de prontuários da própria maternidade. A revisão da literatura também pode fornecer estimativas sobre o tamanho do desvio-padrão.

Como regra prática, sobre o tamanho do desvio-padrão, pode-se usar o seguinte raciocínio: se a distribuição do evento é normal, ou seja, em forma de sino ou aproximadamente com este formato, a distância entre o menor e o maior valores da distribuição contém cerca de seis desvios-padrão. Por exemplo, se o menor peso for 1.500 gramas e o maior, 4.500 gramas, tem-se uma diferença de 3.000 gramas que corresponde a seis desvios-padrão: logo, cada desvio-padrão vale aproximadamente 500 gramas.

Admitindo-se a precisão desejada da estimativa para a média estar em cerca de 100 gramas para mais ou para menos (o que representa dois erros-padrão em torno da média), chega-se

Quadro 16.5 Cálculo do tamanho da amostra para estimativa da média: exemplo do peso ao nascer

Dados necessários:

- Estimativa do desvio-padrão "D" = 500 g
- Precisão desejada em torno da média = 100 g (intervalo de confiança de 95% e que equivale a dois erros-padrão em torno da média). Logo, o erro-padrão representa a metade deste valor:
- Erro-padrão "E" = 50 g
- Cálculo do tamanho da amostra "n"
    Fórmula (*): n = D²/E²
    n = (500)²/(50)² = 250.000/2.500 = 100
    Tamanho da amostra = 100

(*) A fórmula provém de: $E = D/\sqrt{n}$

ao valor do erro-padrão: no caso, equivale a 50 gramas (E = 50 gramas).

Os cálculo informam que o tamanho da amostra será de 100 (Quadro 16.5).

Retirada a amostra, de maneira aleatória, e verificados os pesos dos 100 recém-nascidos que a compõem, admitamos que a média obtida tenha sido de 3.100 gramas. A verdadeira média de peso ao nascer na maternidade estará compreendida em 3.100 ± 100 gramas, ou seja, no intervalo de confiança cujos limites são 3.000 e 3.200 gramas.

Pode-se aumentar o tamanho da amostra no intuito de elevar a precisão da estimativa, o que significa diminuir o intervalo de confiança.

Note-se que, quanto menor for a dispersão dos valores em torno da média, menor é o tamanho da amostra.

c) COMENTÁRIOS

Em geral, a amostra é de menor tamanho para estimar uma média, do que para estimativas de proporções.

As fórmulas aqui apresentadas constituem uma simplificação e uma primeira abordagem ao problema. Elas não só assumem que será usada amostra aleatória simples, como também que a amostra é relativamente pequena em relação ao universo, inferior a 10% do tamanho da população. Elas podem ser empregadas em situações elementares, comuns na prática do profissional de saúde.

A seleção de uma amostra é feita para economizar tempo e recursos. Assim sendo, um estatístico especializado em amostragem pode apontar para a maneira mais adequada de alcançar o menor tamanho de amostra com a precisão desejada, especialmente em situações complexas. Nestes casos, o que aqui é apresentado serve como ordem de grandeza para antever o tamanho aproximado da amostra ou como trabalho preliminar para ser realizado antes de o investigador contactar o estatístico, de modo a facilitar a comunicação entre os dois.

D. TAMANHO DA AMOSTRA PARA ESTUDOS COMPARATIVOS

Qual o tamanho dos grupos em estudos comparativos? Por exemplo, qual o número de pessoas necessário para a realização de um ensaio clínico randomizado? Quantas pessoas devem ser colocadas no grupo experimental e quantas no grupo-controle?

a) CONSIDERAÇÕES GERAIS

Em estudos comparativos, o cálculo do tamanho mínimo da amostra, adequado para um estudo, envolve ponderações sobre os aspectos práticos, antes mencionados, tais como limitações de tempo, recursos e disponibilidade de pacientes, ao lado de questões de cunho estatístico. Igualmente aqui se aplicam as considerações feitas sobre amostras de grande tamanho: se dois grupos não são comparáveis (por exemplo, experimental × controle), por distorções no processo de seleção dos indivíduos e não são tomadas as providências cabíveis, as conclusões estarão distorcidas, independente do tamanho dos grupos; mas, se baseadas em milhares de indivíduos, elas tendem a adquirir imerecida credibilidade.

As grandes diferenças entre grupos requerem pequenas amostras: por exemplo, demonstrar a eficácia de um tratamento contra a raiva exige pequena amostra, já que todo o indivíduo, comprovadamente afetado, tem evolução letal. Um ou alguns poucos doentes que se curam, por um novo tratamento, atestam a eficácia da terapia. Na posição oposta, estão as pequenas diferenças entre tratamentos, pois requerem grandes amostras: e esta, infelizmente, é a situação mais comum, já que o progresso terapêutico tem sido obtido por pequenas melhorias na tecnologia atualmente disponível ou por pequenos ganhos de eficácia com a adoção de novos produtos e procedimentos.

Os livros de estatística fornecem orientação, fórmulas e tabelas para os cálculos, e os programas aplicativos de uso em computador informam, diretamente, o tamanho mínimo da amostra, a partir de algumas decisões que devem ser tomadas *a priori*.[14, 41]

b) ILUSTRAÇÃO DE CÁLCULO DO TAMANHO DA AMOSTRA

O cálculo do tamanho da amostra, em estudos comparativos, exige a consideração de diversos aspectos, como é mostrado no exemplo, a seguir, de um ensaio clínico randomizado.

- **Exemplo:** eficácia da vacina contra a leishmaniose

Em avaliação de uma vacina contra a leishmaniose cutânea, em soldados expostos à infecção na floresta amazônica, chegou-se ao tamanho mínimo da amostra, de 580 indivíduos, para ser alcançado em cada grupo, experimental e controle, através da fixação dos seguintes parâmetros:[42]

1. ALFA de 0,05 (ou seja, 5%);
2. BETA de 0,10 (logo, a "potência da amostra", 1 −beta, foi de 0,90, ou seja, 90%);
3. DELTA de 50%: delta é uma estimativa do resultado do tratamento experimental descontado do que ocorre nos controles. A incidência de leishmaniose cutânea entre soldados, na região, em épocas anteriores, foi estimada em 10%, de modo que se postulou a sua redução para 5%, o que significa 50% de eficácia da vacina;
4. a relação de um participante no grupo experimental para um no grupo-controle;
5. um número de indivíduos, em cada grupo, cerca de 10% maior do que o calculado, foi incluído para ter em conta as possíveis perdas no decorrer da investigação.

O Quadro 16.6 resume os parâmetros mencionados e os passos a serem dados para o cálculo do tamanho da amostra em estudos comparativos, do tipo ensaio clínico randomizado. O significado destes parâmetros será mostrado, em maior detalhe, a seguir.

Quadro 16.6 Cálculo do tamanho dos grupos em um teste sobre a eficácia de um tratamento (por exemplo, droga × placebo)

---

a) ELEMENTOS NECESSÁRIOS PARA OS CÁLCULOS
• ALFA — em geral, colocado em 0,05 (algumas vezes, em 0,01): o que significa baixa probabilidade de erro do tipo I ou falso-positivo, isto é, concluir que a droga é útil quando de fato ela não o é.
• BETA — usualmente fixado entre 0,10 e 0,20; significa baixa probabilidade de erro do tipo II ou falso-negativo, isto é, concluir que a droga é inútil quando de fato ela é útil.
Se escolhido um beta de 0,20, o "poder estatístico de amostra" (1 − beta) passa a ser de 0,80: significa que uma verdadeira diferença entre tratamentos tem 80% de chance de ser detectada no ensaio clínico.
• DELTA — que é a diferença esperada de ser detectada (ou clinicamente expressiva que importa detectar) entre os dois tratamentos. Ela é fixada por estimativas. Por exemplo, o grupo experimental ter melhora de 40% e o controle, de 20% (uma redução ou delta de 50%).
b) CÁLCULOS
Estipulados os valores de alfa, beta (e, conseqüentemente, o poder estatístico) e delta, chega-se ao tamanho mínimo da amostra com o auxílio de quadros próprios para tal (ou por outros meios: fórmulas, nomogramas e programas de computação).
c) ANTECIPAÇÃO DAS PERDAS EM POTENCIAL E NÚMERO DE CONTROLES
A perda de uma certa proporção de participantes pode ser antecipada, de modo que esta porcentagem (em geral, de 10% a 30%) é acrescentada ao tamanho da amostra, calculado na etapa anterior. Chega-se, assim, ao número de participantes no grupo experimental; igual número é, em geral, colocado no grupo-controle, mas podem ser escolhidos dois ou mais controles por caso.

---

c) ERRO DO TIPO I E ERRO DO TIPO II

Quando dois tratamentos têm a mesma eficácia — por exemplo, uma droga comparada com um placebo —, é possível que uma investigação, realizada com o intuito de compará-los, mostre uma diferença estatisticamente significativa entre grupo experimental e controle, devida apenas ao fator chance. É o erro do tipo I ou falso-positivo.

Na situação oposta, quando dois tratamentos não têm a mesma eficácia — uma droga sendo melhor do que o placebo —, é possível que, apenas por questões de chance, a análise estatística dos resultados de uma investigação não mostre diferença entre as duas drogas. É o erro do tipo II ou falso-negativo.

As duas situações, respectivamente de resultado falso-positivo e falso-negativo, estão sintetizadas no Quadro 16.7. Mais detalhes são encontrados no Quadro 16.8, onde estão assinaladas as quatro possibilidades de resultados quando dois tratamentos são comparados: dois dos quais são corretos (células "a" e "d" do quadro) e dois incorretos (células "b" e "c" do mesmo quadro).

• **Como lidar com o erro do tipo I?**

É comum, nas pesquisas biomédicas, fixar o valor de alfa em 0,05 (ou seja 5%), que é o nível de significância estatística. Aceita-se este valor (P igual ou menor do que 0,05) como uma probabilidade pequena — de uma chance em vinte — de cometer o erro do tipo I. Às vezes, outro valor é estipulado: por exemplo, P igual ou menor do que 0,01, sendo que a conseqüência é a necessidade de um tamanho maior de amostra.

Quadro 16.7 Erros dos tipos I e II e seus significados na interpretação dos resultados de uma investigação em que há comparação de dois grupos

Erro	Sinonímia	Resultados da investigação	Realidade
Tipo I	Erro falso-positivo	Há diferença	Não há diferença
Tipo II	Erro falso-negativo	Não há diferença	Há diferença

• **Como lidar com o erro do tipo II?**

A necessidade prática de conservar a amostra no menor tamanho possível deve ser balanceada com a conveniência de manter baixa a probabilidade de cometer um erro do tipo II. Pequenas amostras têm grande possibilidade de incorrer no erro do tipo II, e o aumento da amostra diminui a chance desse erro.

Nas pesquisas biomédicas, aceita-se um valor de beta de 0,20, como uma probabilidade pequena: são duas chances em 10 de cometer o erro do tipo II. Às vezes, um outro valor é estipulado: o beta igual a 0,10, quando se deseja diminuir ainda mais a chance desse tipo de erro.

d) POTÊNCIA (OU PODER ESTATÍSTICO) DA AMOSTRA

Os artigos científicos abordam o erro do tipo II em termos de potência (*power* dos autores ingleses). A equivalência entre o beta e a potência é dada pela seguinte fórmula:

Potência = 1 − beta

Se o beta é de 0,20, a potência será de 0,80. Se o beta é de 0,10, a potência será de 0,90.

Em geral, os pesquisadores escolhem potências de 0,80 e 0,90 para efetuar os respectivos cálculos. Simulações com esses dois valores permitem calcular dois tamanhos de amostra, a partir dos quais se escolhe a alternativa mais em conta ou a possível de ser alcançada com os recursos disponíveis.

A "potência da amostra" ou "poder estatístico da amostra", na verificação de uma hipótese, é a probabilidade de detectar um resultado significativo, se ele de fato existe. Este poder pode ser reduzido, se a amostra for de tamanho reduzido.

• **Resultados negativos em uma investigação**

Considerações sobre a potência da amostra assumem particular importância quando os resultados da comparação entre os grupos (experimental × testemunha, casos × controles etc.) informam que as diferenças encontradas não são estatisticamente significativas, ou seja, se a investigação dá resultados negativos. Em tal eventualidade, é impossível afirmar se, na realidade, não há relação entre os dois eventos ou se os resultados negativos

Quadro 16.8 Comparação entre dois tipos de tratamentos: acertos e erros no processo de decisão, supondo-se que as diferenças reais sejam conhecidas

Diferenças estatisticamente significativas encontradas na investigação	Diferenças reais	
	SIM	NÃO
SIM	CORRETO Verdadeiro positivo a	ERRADO Erro do tipo I ou falso-positivo b
NÃO	ERRADO Erro do tipo II ou falso-negativo c	CORRETO Verdadeiro negativo d

Exemplo: ensaio clínico de uma nova droga *versus* a terapia tradicional.

A conclusão do ensaio clínico será correta se os resultados do ensaio clínico enquadrarem-se nas células (a) e (d); será incorreta, nas células (b) e (c). Eis os significados das células:
- (a) resultado correto, o que conduz à aceitação correta de uma droga vantajosa. "Verdadeiro positivo."
- (b) resultado "falso-positivo" (erro do tipo I). Para minimizar a possibilidade desse tipo de erro, aceita-se um baixo risco falso-positivo pela fixação de a probabilidade de cometê-lo (alfa) ser igual ou menor do que 0,05 (ou outro valor mais baixo, como 0,01); o que significa baixa probabilidade de aceitação imprópria de droga de pouco valor.
- (c) resultado "falso-negativo" (erro do tipo II). Para minimizar esse tipo de erro, aceita-se um baixo risco falso-negativo pela fixação de a probabilidade de cometê-lo (beta) ser da ordem de 0,20 (ou outro valor mais baixo, como 0,10 e 0,05); o que significa baixa probabilidade de rejeição imprópria de uma droga vantajosa.
- (d) resultado correto, o que conduz ao afastamento de uma droga sem valor ou prejudicial. "Verdadeiro negativo."

devem-se ao número reduzido de pessoas incluídas na observação, configurando a baixa potência da amostra para verificar a questão científica formulada.[43] Em síntese, na interpretação de resultados negativos existem duas possibilidades:

- o tratamento experimental realmente não é melhor nem pior do que o tratamento-controle (resultado verdadeiramente negativo) e
- as conclusões negativas refletem a falta de poder estatístico da amostra para detectar diferença entre os tratamentos (possibilidade de resultado falso-negativo).

O Quadro 16.8 mostra, esquematicamente, estes aspectos, realçando as quatro possibilidades para interpretar as conclusões de uma investigação. O objetivo é realizar um estudo com baixos riscos de erro do tipo I (falso-positivo) e do tipo II (falso-negativo).

e) ALTERNATIVAS: FIXAR A POTÊNCIA OU O TAMANHO DA AMOSTRA

Abstraindo-se de considerações sobre a antecipação das perdas e fixando-se o nível de significância (alfa) em 0,05 e o número de participantes igual nos dois grupos, as decisões do investigador ficam restritas, habitualmente, ao balanceamento entre a potência e o tamanho da amostra. Duas alternativas inversas são possíveis:

1. para um nível fixo de potência, chega-se ao tamanho da amostra.

Este é o procedimento do estatístico, quando é chamado para fazer os respectivos cálculos. Para isto, ele usa fórmulas, tabelas, nomogramas ou programas de informática. Esta foi a sistemática adotada no exemplo da vacina contra a leishmaniose, no qual a potência da amostra foi estipulada, *a priori*, em 0,90;

2. para um tamanho de amostra fixo, determina-se a potência da amostra.[14]

O número de indivíduos incluído na investigação será aquele possível de ser alcançado em função de questões logísticas e materiais, como limitações de orçamento e acesso a pacientes; por exemplo, em pesquisa sobre doenças raras, forçosamente haverá poucos pacientes para estudo. Quem interpreta um artigo científico encontra-se nesta posição: a de não poder influenciar o tamanho da amostra. Se a potência da amostra não for devidamente informada, ela pode ser estimada através de cálculos. Existem também gráficos para auxiliar o leitor a estimar a potência de um dado tamanho de amostra e verificar se as conclusões baseiam-se em tamanho de amostra de potência suficiente para detectar diferenças que sejam relevantes do ponto de vista clínico e de saúde pública.[44] Em geral, uma potência estatística de 0,8 ou mais é julgada satisfatória, pois está associada à baixa probabilidade de erro do tipo II. Constituem os gráficos, ou "nomogramas", também uma referência prática para estimar, aproximadamente, o tamanho mínimo de amostra necessário para uma investigação.

f) ESTUDOS DE COORTE E DE CASO-CONTROLE

Em qualquer estudo comparativo, são cabíveis as explicações aqui fornecidas. Diferenças são encontradas, porém, na forma de aplicá-las, o que aumenta a complexidade do assunto. Em geral, as fórmulas para determinar o tamanho da amostra, "n", advêm das fórmulas dos testes estatísticos, nas quais são feitas derivações para isolar o "n". Há diferenças nas fórmulas devido ao tipo de método empregado na investigação.

O cálculo do tamanho da amostra, em estudos de coorte e de caso-controle, envolve considerações sobre quatro elementos. Três deles são os mesmos para ambos os tipos de estudo, mas o quarto difere. Estes quatro elementos são os seguintes:

1. ERRO DO TIPO I — em geral, ALFA é colocado em 0,05 (às vezes, 0,01)
2. PODER ESTATÍSTICO DA AMOSTRA — na maioria das situações, fixado em 0,8 ou 0,9 (ou seja, um BETA de 0,2 ou 0,1).
3. RISCO RELATIVO (RR)

As investigações aqui enfocadas são planejadas para estudar a associação entre um fator de risco e uma doença. O risco relativo, como se sabe, mede a associação entre estes dois eventos.

Se o RR é grande, o que caracteriza uma associação forte, a associação é facilmente detectada. A amostra requerida é de pequeno tamanho.

Se o RR é pequeno, próximo de 1, caso das associações fracas, exigem-se grandes amostras para investigar adequadamente o tema.

No cálculo do tamanho da amostra, é necessária uma estimativa sobre o RR que seria importante detectar. O raciocínio clínico sobre a associação entre o fator de risco e a doença, a opinião de especialistas e a revisão da literatura permitem estimar este valor.

4. FREQÜÊNCIA DOS EVENTOS

Este é o elemento, dos quatro mencionados, que tem de ser estipulado, diferentemente, para cada tipo de estudo.

Os estudos de coorte necessitam da incidência da doença na população não-exposta, ou seja, no grupo-controle.

Os estudos de caso-controle requerem a prevalência do fator de risco na população não-doente, ou seja, no grupo-controle.

O raciocínio clínico, a opinião de especialistas e a revisão da literatura também permitem estimar estes valores.

De posse de estimativas sobre esses quatro elementos, aplicam-se as respectivas fórmulas para a computação do tamanho da amostra.[45]

Os nomogramas, que especificam em gráfico o tamanho do "n" em função do alfa, do poder estatístico e do risco relativo, separadamente para estudos de coorte e de caso-controle, são particularmente úteis para calcular o tamanho aproximado da amostra.[46] O resultado é lido diretamente do gráfico.

Os programas aplicativos para microcomputadores, que informam "n" a partir das informações aqui ventiladas, poupam tempo e evitam erros grosseiros de cálculos.

Para maiores detalhes sobre o tema, consultar um estatístico ou textos sobre o assunto.[14, 45, 47, 48] Em geral, o cálculo do tamanho da amostra envolve simulações sobre os diferentes aspectos técnicos aqui apresentados. Por exemplo, sobre duas estimativas do risco relativo ou do poder estatístico (se 0,80 ou 0,90). Estas simulações geram diferentes tamanhos de amostra. A decisão final depende principalmente de questões financeiras e operacionais, que indicarão as possibilidades práticas de alcançar um determinado tamanho de amostra em face dos recursos disponíveis.

VI. COMENTÁRIO FINAL

Diversos aspectos metodológicos foram comentados no capítulo, tendo, como eixo de apresentação do assunto, a identificação e o controle do viés de seleção. Foram abordadas diversas questões referentes à escolha das pessoas para serem incluídas em uma investigação, as perdas, a representatividade e o tamanho da amostra. Em toda investigação, o viés de seleção deve ser sempre considerado como possível explicação para os resultados encontrados. No próximo capítulo, o debate é ampliado pela abordagem de questões metodológicas sobre a aferição das observações, já que é uma outra fonte de viés, para ser detidamente ponderada, no planejamento de um estudo e na interpretação dos seus resultados.

QUESTIONÁRIO

1. O que se entende por viés de seleção?
2. Dê alguns indícios de situações que permitam suspeitar da presença de um viés de seleção.
3. Quais os principais tipos de viés de seleção?
4. Discorra, brevemente, sobre a conduta recomendada frente ao viés de seleção. Como o viés de seleção é evitado?
5. Explique por que o viés de seleção pode interferir na determinação da causalidade.
6. Quais as vantagens de proceder a uma amostragem em lugar de efetuar um recenseamento?
7. Quais as conseqüências de investigar amostras de conveniência?
8. Por que são usadas amostras aleatórias?
9. Quais os principais tipos de amostra? Dê exemplos.
10. Discuta as conseqüências das perdas ao acaso verificadas no decorrer de uma investigação. Faça o mesmo com respeito às perdas sistemáticas.
11. Dê exemplos de indicadores de representatividade. Para que servem?
12. O que significa intervalo de confiança? Qual a sua utilidade?
13. Quais são as informações necessárias para o cálculo do tamanho de uma amostra?
14. O que significa erro do tipo I? E erro do tipo II? Como lidar com eles?
15. Quais são os parâmetros necessários para determinar o tamanho de amostra em estudos de coorte? e em estudos de caso-controle?

EXERCÍCIOS

16.1. Em um exercício do Cap. 5, foi mostrado o resultado de uma pesquisa realizada no Distrito Federal, em 1985, em amostra aleatória de 1.011 adultos. A prevalência de alcoolismo foi de 10%. Qual o intervalo de confiança de 95% para esta proporção?

16.2. Se foi encontrada uma prevalência de 20% de parasitoses em amostra aleatória simples de crianças, qual o intervalo de confiança de 95% para esta proporção se o número "n" de crianças na amostra for de: a) 50? b) 100? c) 200? d) 500? e) 1.000? O que acontece com o intervalo de confiança com o aumento do tamanho da amostra?

16.3. Seja o caso de 1.000 participantes, em um congresso, em que metade é composta de fumantes. Um investigador, desconhecendo este fato e para determinar a prevalência do hábito de fumar entre os membros do congresso, deposita um questionário de autopreenchimento em todas as partes de inscrição. Ao final, consegue obter 400 respostas: um número bastante razoável de tamanho de amostra. Digamos que os resultados obtidos representam a colaboração de 20% dos que fumam (20% de 500 = 100 fumantes) e 60% dos que não fumam (60% de 500 = 300 não-fumantes). Resultados diferenciados de respostas não são inesperados, pois os não-fumantes e ex-fumantes tendem a colaborar mais em inquéritos deste tipo, enquanto os fumantes não, já que muitos têm mesmo antipatia por campanhas antitabagistas, que as investigações de freqüência evidentemente subsidiam. A amostra será, portanto, composta de 100 fumantes e 300 não-fumantes: conseqüentemente, a prevalência de fumantes na amostra de 400 pessoas é de 25% (100/400). Como as 400 respostas não constituem amostra aleatória, não há sentido em calcular intervalo de confiança. O resultado encontrado (25%, na amostra) foi muito abaixo do verdadeiro valor na população (que é de 50% de fumantes entre os freqüentadores do congresso).

Se tivesse sido feita uma amostra aleatória, entre os participantes deste congresso, de tamanho igual à metade da obtida (n = 200), e que o resultado obtido fosse de 45% de fumantes, qual seria o intervalo de confiança para esta prevalência? O que o intervalo de confiança significaria? Como este intervalo de confiança se relaciona com o resultado de 25% de fumantes obtido na amostra de voluntários?

16.4. Exercícios de amostragem. Os prontuários de uma unidade sanitária se prestam à amostragem sistemática. O leitor pode exercitar-se neste tipo de amostragem com os dados de 764 partos ocorridos no Hospital das Clínicas, de São Paulo, de 15.10.1982 a 15.12.1982.[17] Os dados sobre as seguintes variáveis estão disponíveis: dia e hora do parto, condições de alta, sexo, peso e comprimento do recém-nascido, tipo de nascimento (simples ou gemelar), idade, estado civil e número de gestações anteriores da mãe, duração da gravidez e tipo de parto (normal, cesariana ou fórceps). Calcule, por exemplo, a proporção de recém-nascidos de baixo peso em duas amostras aleatórias, sistematicamente selecionadas, compostas, respectivamente, de metade e de um terço dos partos. Uma outra sugestão é fazer o mesmo para a taxa de cesarianas.

16.5. Selecione um artigo científico publicado em revista de circulação periódica da área da saúde. Deve ser artigo que relate os resultados de pesquisa original. Qual a população incluída no estudo? Algum processo de amostragem foi usado? Ele está descrito? Existe a possibilidade de viés de seleção?

REFERÊNCIAS BIBLIOGRÁFICAS

1. LAST John M (Editor). A dictionary of epidemiology. New York, Oxford University Press, 1988.
2. GREENLAND S. Response and follow-up bias in cohort studies. American Journal of Epidemiology 1977; 106:184-187.
3. SACKETT David L. Bias in analytic research. Journal of Chronic Disease 1979, 32:51-63.
4. KLEINBAUM DG, MORGENSTERN H & KUPPER LL. Selection bias in epidemiologic studies. American Journal of Epidemiology 1981; 113:452-463.
5. JOOSTE PL, YACH D, STEENKAMP HJ, BOTHA JL & ROSSOUW JE. Drop-out and newcomer bias in a community cardiovascular follow-up study. International Journal of Epidemiology 1990; 19(2): 284-289.
6. CHOI Bernard CK & NOSEWORTHY A Lynn. Classification, direction, and prevention of bias in epidemiologic research. Journal of Occupational Medicine 1992; 34(3): 265-271.
7. SANCHES Odécio. Análise rotineira de dados de vigilância em saúde pública. Revista de Saúde Pública (SP) 1993; 27(4):300-304.
8. ELLEMBERG JH & NELSON KB. Sample selection and the natural history of disease: studies of febrile seizures. Journal of the American Medical Association 1980; 243:1337.
9. BERKSON J. Limitations of the application of fourfold table analysis to hospital data. Biometrics Bulletin 1946; 2:47-53.
10. ROBERTS RS, SPITZER WO, DELMORE T & SACKETT DL. An empirical demonstration of Berkson's bias. Journal of Chronic Disease 1978; 31:119-128.
11. Department of Clinical Epidemiology and Biostatistics. McMaster University. How to read clinical journals: 3. To learn the clinical course and prognosis of disease. Canadian Medical Association Journal 1981; 124:869-872.
12. Organización Mundial de la Salud. Los métodos de muestreo en las encuestas de morbilidad y en las investigaciones de salud pública. Genebra, OMS (Série de Informes Técnicos 336), 1966.
13. HILL Austin B. Principles of medical statistics. 9a. ed, New York, Oxford University Press, 1971.
14. FLEISS JL. Statistical methods for rates and proportions. New York, Wiley, 1973.
15. SNEDECOR George W & COCHRAN William G. Statistical methods. 7a. ed, Ames, Iowa State University Press, 1980, Cap 21:434-459.
16. FABER R, SHEATSLEY P, TURNER A & WAKSBERG J. What is a survey? Washington, American Statistical Association, 1980. (Existe tradução por Renato G Flores Jr, IBGE, mimeografada.)
17. RUIZ Felipe. Estatística básica aplicada à saúde. Brasília, Centro de Documentação do Ministério da Saúde, 1983:105.
18. LUTZ W. Como selecionar amostras para inquéritos. Tradução de Amélia E Leitão. Associação Internacional de Epidemiologia, 1986.
19. GUEDES Marilda LS & GUEDES José S. Bioestatística para profissionais de saúde. Rio de Janeiro, CNPq/Ao Livro Técnico SA, 1988.
20. LWANGA SK & LEMESHOW S. Sample size determination in health studies. Genebra, WHO, 1991.
21. ISSLER Hugo, LEONE Cláudio & QUINTAL Virgínia S. Duração do aleitamento materno em uma área urbana de São Paulo. Boletín de la Oficina Sanitária Panamericana 1989; 106(6):513-522.
22. HENDERSON RH & SUNDARESAN T. Cluster sampling to assess immunization coverage: a review of experience with a simplified sampling method. Bulletin of the World Health Organization 1982; 60(2):253-260.
23. LEMESHOW S & ROBINSON D. Surveys to measure programme coverage and impact: a review of the methodology used by the Expanded Programme on Immunization. World Health Statistical Quarterly 1985; 38:65-75.
24. SZWARCWALD Celia L & VALENTE J Leal. Avaliação da cobertura de vacinação em Teresina, Piauí: Brasil, 1983. Cadernos de Saúde Pública (RJ) 1985; 1(1):41-49.
25. SILVA Eunice PC. Métodos de amostragem para estimação da cobertura vacinal. Revista de Saúde Pública (SP) 1986; 20(5):377-384.
26. ROTHENBERG RB, LOBANOV A, SINGH KB & STROH JR G. Observations on the application of EPI cluster survey methods for estimating disease incidence. Bulletin of the World Health Organization 1985; 63(1):93-99.
27. HARRIS Donald R, LEMESHOW Stanley, LWANGA Steven L, CHIN James & DUCHESNEAU Roger. Evaluation of a standardized survey design proposed for use in epidemiological research on AIDS. International Journal of Epidemiology 1991; 20(4):1048-1056.
28. RAMOS Luiz Roberto, ROSA Tereza EC, OLIVEIRA Zélia M, MEDINA Maria Célia & SANTOS Francisco RG. Perfil do idoso em área metropolitana na região sudeste do Brasil: resultados de inquérito domiciliar. Revista de Saúde Pública (SP) 1993; 27(2):87-94.
29. PAINE Patricia A, AMARAL João A & PEREIRA Maurício G. Association between parental and student smoking behaviour in a Brazilian medical school. International Journal of Epidemiology 1985; 14(2):330-332.

30. FLETCHER CM & OLDHAM PD. Prevalence surveys. Em: Witts LJ. Medical surveys and clinical trials. 2a. ed, Londres, Oxford University Press, 1964:50-70.
31. SWAROOP Satya. Estatística sanitária. México, Fondo de Cultura Economica, 1964.
32. PARANJPE P, PATKI P & PATWARDHAN. Ayurvedic treatment of obesity: a randomized double-blind, placebo controlled clinical trial. Journal of Ethnopharmacology 1990; 29:1-11.
33. MONTEIRO Carlos A, ZUÑIGA Hilda PP, BENÍCIO Maria Helena D'A & SZARFARC Sophia C. Estudo das condições de saúde das crianças do Município de São Paulo (1984/85): 1. Aspectos metodológicos, características sócio-econômicas e ambiente físico. Revista de Saúde Pública 1986; 20(6):435-445.
34. HELIOVAARA M, AROMAA A, KLAUKKA T, KNEKT P, JOUKAMAA M & IMPIVAARA O. Relibility and validity of interview data on chronic diseases: the mini-Finland health survey. Journal of Clinical Epidemiology 1993; 46(2):181-191.
35. VICTORA Cesar G, BARROS Fernando C & VAUGHAN J Patrick. Epidemiologia da desigualdade: um estudo longitudinal de 6.000 crianças brasileiras. São Paulo, Editora Hucitec, 1988:25.
36. GORDON T & KANNEL W. The Framingham, Massachusetts study — 20 years later. In: Kessler II & Levin ML (Editores). The community as an epidemiologic laboratory: a casebook of community studies. Baltimore: The Johns Hopkins University Press 123-148, 1970.
37. COCHRAN William G. Sampling techniques. 3a. ed, New York, Wiley, 1967.
38. YATES Frank. Sampling methods for censures and surveys. 3a. ed, London, Griffin, 1971.
39. RUMEAU-ROUQUETE C, BRÉART G & PADIEU R. Méthodes en épidémiologie. 2a. ed, Paris, Flammarion, 1981:30-114.
40. KISH Leslie. Survey sampling. Nova York, Wiley, 1987.
41. DUPONT William D & PLUMMER JR Walton D. Power and sample size calculations: a review and computer program. Controlled Clinical Trials 1990; 11:116-128.
42. ANTUNES Carlos Maurício F, MAYRINK Wilson, MAGALHÃES Paulo A, COSTA Carlos A, MELO Maria N, DIAS Magno, MICHALICK Marilene SM, WILLIAMS Paul, LIMA Antonio O, VIEIRA João BF & SCHETTINI Antonio PM. Controlled field trials of a vaccine against New World cutaneous leishmaniasis. International Journal of Epidemiology 1986; 15(4):572-580.
43. FREIMAN JA, CHALMERS TC, SMITH Jr H, KUEBLER RR. The importance of beta, the type II error and sample size in the design and interpretation of the randomized controlled trial: survey of 71 negative trials. New England Journal of Medicine 1978; 299:690-694.
44. YOUNG Mark, Bresnitz Eddy A & STROM Brian L. Sample size nomograms for interpreting negative clinical studies. Annals of Internal Medicine 1983; 99:248-251.
45. SCHLESSELMAN James J. Sample size requirements in cohort and case-control studies of disease. American Journal of Epidemiology 1974; 99(6):381-384.
46. McNUTT LA & WOOLSON RF. Sample size for prospective and retrospective studies. Infection Control and Hospital Epidemiology 1988; 9(12): 562-266.
47. SCHLESSELMAN James J. Case-control studies: design, conduct, analysis. Nova York, Oxford University Press, 1982.
48. KAHN HA & SEMPOS CT. Statistical methods in epidemiology. New York, Oxford University Press, 1989:55.

Capítulo 17

AFERIÇÃO DOS EVENTOS

I. Viés de aferição, 358
   A. Indícios para suspeitar da presença de um viés de aferição, 358
   B. Tipos de viés de aferição, 359
   C. Causalidade × viés de aferição, 360

II. Erros de mensuração, 360
   A. Característica a ser medida e erro de mensuração, 360
   B. Classificação dos erros metodológicos, 360
   C. Etiologia dos erros de mensuração, 361
   D. Conduta para evitar ou minimizar erros de mensuração, 361

III. Reprodutibilidade e validade, 363
   A. Definição dos termos, 363
   B. Relação entre reprodutibilidade e validade, 363
   C. Necessidade de estimativas de reprodutibilidade e validade, 363

IV. Reprodutibilidade de um teste diagnóstico, 364
   A. Considerações gerais, 364
   B. Estimativa da reprodutibilidade, 364

V. Validade de um teste diagnóstico, 367
   A. Tipos de validade, 368
   B. Estimativa da validade em relação a um padrão, 369

VI. Comentário final, 373
   Questionário, 374
   Exercícios e leitura complementar, 374
   Referências bibliográficas, 375

O tema do presente capítulo ocupa substancial parcela dos compêndios de metodologia científica das pesquisas sociais,[1-6] e muitos textos, na área da saúde, tratam, pormenorizadamente, do assunto.[7-14] Uma das maneiras de abordá-lo consiste no estudo dos erros ou vieses que são introduzidos quando da realização de mensurações ou observações dos eventos. Essa sistemática será aqui adotada. Inicialmente, veremos o que se entende por viés de aferição e as suas principais modalidades. Em seguida, trataremos de aspectos gerais concernentes à mensuração de eventos e de dois conceitos fundamentais na matéria: a reprodutibilidade e a validade da informação.

I. VIÉS DE AFERIÇÃO

Dá-se o nome de "viés de aferição", de "informação" ou de "observação", ao erro sistemático de diagnóstico.

Em investigações de freqüências, ele aparece quando os achados obtidos com os dados da amostra diferem dos da população, simplesmente por problemas de aferição.

Em investigações comparativas, este tipo de erro pode estar presente quando a qualidade dos dados é diferente nos grupos comparados: por exemplo, entre o grupo de casos e o de controles.

A suspeita da presença do viés de aferição, em uma investigação, significa que os resultados nela encontrados podem estar distorcidos, de alguma maneira, quer para mais, quer para menos, em relação ao seu valor real. Supõe-se que tais achados não reflitam exatamente a situação que se pretenda estudar. Os resultados são imputados, em parte ou na totalidade, a questões conceituais ou metodológicas não adequadamente resolvidas, que perturbam a correta aferição do evento.

A. INDÍCIOS PARA SUSPEITAR DA PRESENÇA DE UM VIÉS DE AFERIÇÃO

O esmerado planejamento da coleta de dados tende a evitar ou minimizar este tipo de viés. Por conseguinte, a ausência de tal planejamento, assim como a constatação de uma coleta de dados pouco cuidadosa, faz pensar na existência dessas distorções. Eis algumas situações específicas que levam a suspeitar da presença desses desvios, em uma investigação:

- Ausência de definição do evento ou imprecisão nesta definição
- Uso de indicadores inapropriados para expressar o evento
- Questionário malfeito
- Aparelho de medição em mau estado de conservação
- Falta de manual de instruções para os entrevistadores
- Falta de pré-teste de instrumentos e procedimentos
- Obtenção de dados de terceiros (efeito *proxy*)
- Entrevistadores malpreparados ou que induzem a determinadas respostas
- Vários coletadores de dados, sem padronização e supervisão adequada
- Coleta de dados durante período muito longo, sem controle efetivo de qualidade
- Comparação de resultados de dois grupos, em que, em um deles, é empregada uma técnica diagnóstica não utilizada no outro.

B. TIPOS DE VIÉS DE AFERIÇÃO

Muitos dos indícios aqui apontados, para suspeitar da presença do viés, recebem denominações que os identificam como uma particular modalidade de erro de aferição.[15-20] Vejamos algumas destas modalidades.

1. VIÉS DO OBSERVADOR

O termo "observador" tem o significado amplo de referir-se àquele que coleta e lida com os dados: é o que entrevista, examina, mede, diagnostica, interpreta, julga. Este tipo de viés está presente quando há diferenças sistemáticas na coleta de dados, e elas são imputadas ao observador: por exemplo, por distorções na forma de interrogar, examinar e solicitar exames complementares, ou diagnosticar, anotar e notificar um evento.

2. VIÉS DE SUSPEITA DIAGNÓSTICA

Distorção introduzida quando se sabe ou se suspeita do verdadeiro estado do indivíduo observado. Por exemplo, em um estudo de coorte, procura-se com mais afinco a doença em expostos do que em não-expostos. Em situação oposta, de um estudo de caso-controle, busca-se o fator de risco com mais denodo nos casos do que nos controles.

Em geral, as perguntas dirigidas, de modo a influenciar o informante a responder de certa maneira, devem ser evitadas, pois as respostas obtidas não são necessariamente as corretas.

3. VIÉS POR USO DE INFORMANTE INADEQUADO

O recurso a informantes constitui uma estratégia indireta de se obterem dados sobre o que não se pode verificar diretamente junto ao próprio indivíduo. A obtenção de informações de terceiros, ou substitutos, é inevitável em muitas situações. A revisão de 271 artigos sobre etiologia de doenças não-infecciosas, publicados em uma conceituada revista, a American Journal of Epidemiology, entre 1980 e 1985, mostrou que 9% recorreram a "informantes aproximados" ou *proxys*.[21] Nem sempre eles são tão conhecedores dos fatos que devem relatar como o informante desejado.

O uso desta estratégia tende a aumentar o número de informações desconhecidas ou incorretas, o que pode influenciar as conclusões de uma investigação: é o chamado "efeito *proxy*", já mencionado (Cap. 5). A possibilidade de viés aparece, em estudos analíticos, quando os dados sobre os casos são coletados de informantes, enquanto os referentes aos controles são obtidos dos próprios indivíduos. É o que pode acontecer, por exemplo, em uma investigação do tipo caso-controle, se os casos já são falecidos e os controles não.[22]

Numerosos são os fatores que influenciam as respostas, e não somente a falta ou o conhecimento incompleto dos fatos. Ocorre, por exemplo, a não-compreensão dos conceitos e perguntas, e o desinteresse em dar as respostas devidas, o que pode gerar tendenciosidades nos resultados.

4. VIÉS DO INSTRUMENTO DE COLETA DE DADOS

O termo "instrumento", em pesquisas, tem a conotação de designar o recurso empregado na coleta de dados, como a ficha de exame e o questionário para entrevista.

Um instrumento inadequado ou defeituoso constitui uma séria limitação para a qualidade da informação produzida com o seu uso. Na verdade, uma das maiores dificuldades de uma pesquisa consiste na preparação e aferição de um instrumento apropriado para alcançar os objetivos a que a pesquisa se propõe. Estes temas serão debatidos, ainda neste capítulo, nas seções sobre reprodutibilidade e validade da informação. Acrescente-se apenas, no momento, que instrumentos não apropriados conferem aos resultados, sistematicamente, valores mais altos ou mais baixos, o que produz um quadro distorcido da realidade.

5. VIÉS DA FORMA DE DETECÇÃO

Neste caso, o instrumento pode ser bem concebido e testado, mas o erro sistemático é introduzido pelo modo de identificar e verificar os eventos nos grupos. O viés ocorre, em estudos comparativos, quando em um dos grupos é usado um instrumento de aferição e, no outro grupo, com o qual os resultados são comparados, um outro instrumento.

A diferença de critérios diagnósticos, entre os grupos contrastados, é um dos empecilhos encontrados na comparação de coeficientes de morbidade e mortalidade, seja em séries históricas de longa duração, seja entre regiões e instituições em uma mesma época. Em numerosas ocasiões, as diferenças apuradas entre coeficientes podem ser imputadas tanto a uma real diferença na incidência de casos como à variação de critérios diagnósticos, sem que se possa afirmar quanto é devido a um ou a outro fator. Por exemplo, a comparação das taxas de internação por doenças psiquiátricas, entre hospitais, é dificultada pela utilização de critérios diagnósticos diferentes nas diversas instituições, e mesmo em diferentes internações de um mesmo paciente em uma única instituição.[23]

Em estudos de caso-controle, o viés aparece quando os casos, no hospital, têm os seus diagnósticos confirmados de maneira apropriada, inclusive por testes laboratoriais, o que não é feito com os controles comunitários, identificados, por exemplo, apenas por anamnese.

6. VIÉS DE RECORDAÇÃO (OU DE MEMÓRIA)

É um erro sistemático devido a diferenças em lembrar episódios passados. Ele ocorre em estudos de caso-controle e transversal, que utilizam dados retrospectivos para aferir exposição a fatores de risco. Um exemplo ilustra o viés. Em caso de doenças graves, como a leucemia e a deficiência mental, o próprio doente e os familiares tendem a se informar mais sobre o agravo à saúde e às suas causas, de modo que rebuscam, no passado, exposições que poderiam estar relacionadas à doença, supervalorizando tais recordações: por exemplo, de terem se submetido à radiação, tomado medicamentos ou tido infecções. Os controles, ao contrário, não relembram facilmente tais acontecimentos, já que não estão despertos para o mesmo problema, pois não sofrem as suas conseqüências. Pelas suas características, esta distorção também é chamada de "viés de ruminação".

7. VIÉS DE PROCESSAMENTO DA INFORMAÇÃO

Deturpação nos resultados devida a erros de codificação, transcrição, digitação ou programação.

C. CAUSALIDADE × VIÉS DE AFERIÇÃO

Muitos estudos epidemiológicos têm como objetivo esclarecer a relação entre um fator e uma doença. O intuito é determinar se o fator é causa contribuinte da doença, ou seja, se pode ser considerado um fator de risco para esta doença. Para saber se a relação é causal, entre estes dois eventos, devem ser afastadas outras explicações, uma das quais é o viés de seleção, como mostrado no capítulo anterior. Uma outra explicação para os achados, que também deve ser detidamente ventilada, é o viés na obtenção da informação.

A aferição imprópria dos dados possibilita deturpações, mais sentidas em um dos grupos: por exemplo, quando se usa um determinado método diagnóstico, no grupo de casos, e um outro, de diferente poder discriminatório, no de controle. Outras ilustrações foram fornecidas de deturpações que podem ser introduzidas no processo de obtenção dos dados para uma pesquisa, que caracterizam o viés de aferição.

A conseqüência da presença do viés de aferição é dificultar a determinação causal entre eventos, seja porque induz à detecção de falsas associações entre os dois eventos (resultado falso-positivo) ou falha em detectar verdadeiras associações (resultado falso-negativo).

Em conclusão, o viés de aferição é uma das possibilidades que deve ser lembrada para explicar os resultados de investigações, seja em estudos descritivos, seja nos que têm o objetivo de pesquisar a associação entre um fator e uma doença ou nos que busquem determinar os efeitos de um tratamento.

II. ERROS DE MENSURAÇÃO

O melhor entendimento dos múltiplos aspectos referentes a erros de mensuração, assunto tratado no presente capítulo, auxilia a tarefa de evitá-los, ou minimizar os seus efeitos, o que eleva a qualidade das pesquisas.

A. CARACTERÍSTICA A SER MEDIDA E ERRO DE MENSURAÇÃO

Seja uma característica, como o peso corporal. Quando se faz a sua aferição, o resultado pode estar sub ou sobreestimado, em relação ao real valor, o que constitui o erro de mensuração.

Em termos gerais, o resultado final da mensuração de uma característica, humana ou do meio ambiente, pode ser decomposto em dois elementos (Fig. 17.1):

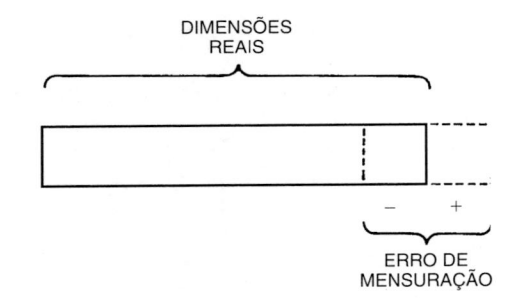

Fig. 17.1 Representação esquemática de um evento a ser medido (linha cheia) e o erro de mensuração (linha pontilhada).

1. a própria característica objeto de mensuração — peso corporal, glicemia e umidade do ar são exemplos; e
2. as variações de natureza metodológica que constituem os "erros" introduzidos pelo processo de mensuração, o que faz com que os resultados apurados sejam ora para menos, ora para mais, em relação ao seu real valor.

Para bem determinar a característica objeto de mensuração, é fundamental anular, se possível, ou manter em níveis reduzidos, o segundo componente: o erro metodológico. Este ocorre e tem importância prática quando os casos são colocados na categoria errada da variável. Se o resultado laboratorial de glicemia é 107 mg% (dentro da faixa de normalidade) mas o valor anotado na ficha é 187 (acima do limite da normalidade), trata-se de um erro de mensuração, grosseiro, por sinal. Tal resultado muda, erradamente, a categoria do indivíduo, em um inquérito de prevalência: de normal para anormal. Quando os erros são de grande magnitude, como no exemplo da glicemia, as quantificações de freqüências são falseadas e as verdadeiras relações entre eventos, obscurecidas.

- **Significado do termo "erro"**

O termo "erro" tem o significado de diferença entre o resultado de uma medição e o verdadeiro valor da característica. Em geral, este verdadeiro valor é desconhecido, mas pode ser estimado, por exemplo, pela média de medições repetidas do mesmo objeto. Por isto, em muitos exames, como o da prega cutânea, usado para avaliar o estado nutricional, aceita-se como mais representativa, não uma única medida, mas a média de pelo menos três, tomadas em seqüência.

Não é pejorativo, em si, expressar-se em termos de erro que esta ou aquela medição contém, pois ele está sempre presente nas mensurações de características contínuas (glicemia, traçados elétricos etc.) e é freqüente nas contagens de eventos: número de consultas ou de glóbulos vermelhos, por exemplo. O objetivo mais realista de uma coleta de dados é minimizar os erros de mensuração de modo a não invalidar as conclusões de um estudo.

B. CLASSIFICAÇÃO DOS ERROS METODOLÓGICOS

Uma forma de classificar os erros de mensuração é colocá-los em duas categorias, segundo sejam aleatórios ou não (Quadro 17.1). Os erros grosseiros, como o de transcrição de dados, acima mencionado, podem ser de uma ou de outra categoria.

Quadro 17.1 Classificação dos erros metodológicos

- Erro aleatório: casual ou não-sistemático
- Erro não-aleatório: não-casual, sistemático, tendenciosidade, distorção, vício, viés ou "bias"

- **Erro aleatório (ou casual)**

É o que ocorre quando os resultados das mensurações se encontram distribuídos em torno do real valor, do evento mensurado, mas sem predileção por um dos lados. Se dois exames de glicemia são realizados em amostras de sangue de um mesmo indivíduo, raramente os resultados são idênticos. Há sempre diferenças nos resultados que constituem o erro aleatório: por exemplo, 102 e 104 mg%. Em pesquisas analíticas, o erro aleatório tende a reduzir uma associação de eventos, porventura existente. Em geral, se este erro é de pequena amplitude, tem pouca importância prática nos resultados finais da investigação.

- **Erro não-aleatório (ou viés)**

Ele está presente quando as medidas estão constantemente desviadas para um dos lados, seja para mais seja para menos em relação ao seu valor real, e é abordado em detalhes no capítulo.

Um exemplo de instrumento que induz a erro não-aleatório é o aparelho de medir pressão arterial mal calibrado, que sempre acusa um nível de tensão superior ao real: caso do referido aparelho, quando não em uso, mostrar o ponteiro na marca de 1, 2 ou 3 mm de mercúrio, quando deveria estar no zero da escala. O resultado com o uso de tal aparelho estará, inevitavelmente, viciado por um erro sistemático, informando sempre a mais do que o verdadeiro valor da pressão arterial. Situação idêntica se observa quando, por falta de treinamento e orientação, o responsável pela verificação da pressão faz "arredondamento" sistemático e unidirecional dos valores encontrados.

Em outras situações, o erro pode estar, não para mais, como no exemplo, mas para menos. Em um ou outro caso, o resultado pode gerar uma associação artificial, entre os eventos. É possível também que dilua uma associação verdadeira e mesmo inverta a direção de uma associação. Em geral, nos resultados finais de uma investigação, as conseqüências do erro sistemático são mais sérias do que as do erro casual.

C. ETIOLOGIA DOS ERROS DE MENSURAÇÃO

Um princípio básico para nortear o controle de erros é conhecer e estar atento à sua etiologia. Os erros metodológicos podem ser, esquematicamente, colocados em três categorias (Quadro 17.2). É sempre útil ter em mente essas possíveis fontes de variação das mensurações, mas é difícil separar completamente os seus efeitos. Por isso, o termo "variação do observador" é, muitas vezes, usado para indicar qualquer diferença entre mensurações, seja quando imputado a diferentes observadores (variação "entre-observadores") ou, pelo mesmo observador, em diferentes ocasiões (variação "intra-observador"), independentemente de ser devido a ambiente, instrumentos ou pessoas envolvidas no processo.[24]

D. CONDUTA PARA EVITAR OU MINIMIZAR ERROS DE MENSURAÇÃO

Os erros são prevenidos ou minimizados pelo cuidadoso e detalhado delineamento da coleta de dados e da pesquisa de maneira geral, ocasião em que são escolhidas as melhores soluções, em acordo com o problema. Daí a importância de conhecer as diversas formas pelas quais os erros são introduzidos em uma investigação para que possam ser levadas em conta no seu planejamento e execução. Na verdade, isto se aplica para qualquer tipo de viés, seja ele de seleção, aferição ou confundimento de variáveis.

Muitas vezes o viés não pode ser evitado totalmente, mas apenas atenuado de modo a minimizar os seus efeitos. No Cap. 14, foi sugerida uma conduta frente a erros detectados em uma investigação: reconhecer as limitações, em potencial, que existam no estudo e nas mensurações, de maneira específica, e apontar para a provável direção e para o impacto que possam ter nos resultados, em vez de ignorar completamente as limitações, na esperança de que passem despercebidas.

Em algumas situações, pode-se mesmo neutralizar um viés, que é detectado na fase de análise de dados. Esse é o caso de certas variações sistemáticas, como as produzidas por aparelhos descalibrados, que sempre aumentam (ou diminuem) o valor real, de modo que as diferenças podem ser anuladas por simples operações aritméticas: por exemplo, através da transformação "Z", em que os dados são transformados para uma distribuição com média "zero" e "um" de desvio-padrão.

O conhecimento da etiologia de um evento aponta para os caminhos da prevenção. Assim, para prevenir os erros de mensuração, pode-se atuar nos seus três componentes etiológicos, como mostrado no Quadro 17.2: criar um ambiente propício para a mensuração e contar com instrumentos apropriados, adequadamente manejados por pessoal padronizado para fazê-los funcionar.

Na verdade, a conduta para evitar ou minimizar erros envolve cuidados diversificados em cada uma dessas três causas etiológicas apontadas e, pela importância que o assunto assume em epidemiologia, ele é tratado em diferentes partes deste livro.

No Cap. 5, na Seção IV-G sobre "dificuldades na realização de inquéritos", vários pontos foram levantados.

No Cap.14 (Seção III-B), na parte referente a "planejamento da verificação da hipótese", outros tópicos foram também ventilados, tendo sido sugeridas soluções ou feitas recomendações para manter elevada a qualidade da informação, tais como o procedimento duplo-cego de avaliação e o uso de placebos.

No presente capítulo, foram apresentados os principais tipos de viés de aferição: a simples verificação dos seus significados já aponta para alguns cuidados a serem tomados para evitá-los. Por exemplo, não usar, se possível, dados de informantes. Dois pontos adicionais a serem considerados serão ainda realçados, a seguir: a definição do evento e o efeito de observar e ser observado.

Quadro 17.2 Etiologia dos erros de mensuração

1. as circunstâncias nas quais são feitas as mensurações
2. o instrumento usado para a aferição
3. as pessoas envolvidas no processo, seja o observador ou o observado

1. DEFINIÇÃO DO EVENTO

Muitas falhas e inconsistências encontradas em resultados de pesquisa advêm de um "pecado original" na própria concepção da investigação: a pouca atenção dada à definição do evento ou a forma de aplicar essa definição. Nunca é demais insistir neste ponto: para que os achados reflitam a realidade, em qualquer investigação, há necessidade de definir com clareza o evento a ser pesquisado, os termos a serem usados e o modo de coletar os dados.

- **Critérios de inclusão e exclusão dos casos**

Em termos ideais, na definição do que seja um caso, estipulam-se os respectivos "critérios de inclusão" e os "critérios de exclusão": por exemplo, o que é considerado caso de diarréia, de constipação, de síndrome de imunodeficiência adquirida ou de linfadenopatia? O que é um caso em psiquiatria? Quais os critérios de inclusão de um indivíduo na casuística referente a cada uma dessas condições? Quais os critérios para excluí-lo da mesma série? Qualquer gânglio linfático palpável será considerado como um achado positivo ou somente os que alcançarem um determinado tamanho, digamos 1 cm? Questões como essa têm de ser esclarecidas de antemão, pois, de outra maneira, os dados coletados estarão viciados pela imprecisão dos conceitos utilizados na aferição, não refletindo, em conseqüência, a real dimensão do evento objeto da pesquisa.

As preocupações com a qualidade da informação aplicam-se tanto a estudos descritivos quanto aos de cunho analítico, sendo de particular relevância os problemas de aferição da exposição e da doença. Erros na verificação da presença de uma ou de outra podem invalidar as conclusões de uma pesquisa que procure associá-las. Definições reproduzíveis e válidas, da exposição e da doença, aplicáveis sem distorções, minimizam os erros de classificação dos eventos e aumentam, conseqüentemente, a credibilidade nas conclusões da investigação.

As mesmas preocupações quanto à definição correta de exposição e doença aplicam-se também à coleta de dados sobre as demais características das pessoas e do ambiente: as chamadas "variáveis extrínsecas" (ou seja, externas à relação "exposição-doença").

- **Escalas de mensuração**

Se os dados devem ser colocados em escalas (do tipo normal/anormal, valor baixo/médio/alto ou em número de cruzes, como na aferição da anemia e dos edemas), os critérios classificatórios e de demarcação dos limites das classes têm de ser explicitados com clareza, para que se constituam em normas inequívocas de orientação para examinadores e classificadores.

2. EFEITO DE OBSERVAR E SER OBSERVADO

O próprio fato de realizar uma investigação ou exame pode introduzir problemas de natureza variada, e mesmo influir na qualidade da informação obtida.

a) EFEITO DO OBSERVADOR

É possível que o observador possa ser indevidamente influenciado por uma característica, favorável ou desfavorável, da pessoa observada, de modo a alterar o seu julgamento por ocasião da aferição das características desta pessoa. Este efeito é denominado "halo" ou "auréola".[2] O examinador deve estar alerta para a possibilidade de introduzi-lo e tentar evitá-lo, pois, de outra maneira, existe o risco de a informação estar prejudicada por conotações subjetivas, introduzidas pelo examinador em função do examinado, e que constitui erro metodológico. O "efeito halo" pode tomar diferentes formas, seja na aferição da exposição, do desfecho clínico ou de outras variáveis de interesse.

Entre os cuidados utilizados para evitar ou minimizar o efeito halo, estão a adoção de definições objetivas dos eventos, a criação e adesão a normas estritas de conduta durante o processo de aferição, e as avaliações cegas. Em determinadas circunstâncias, quando possível, é conveniente medir uma só característica de cada vez, mascarando os demais atributos, do conhecimento do examinador. Por exemplo, proceder a diagnósticos radiológicos e de anatomia patológica, sem o conhecimento das hipóteses diagnósticas, da história pregressa e das características do paciente. Estes dados só seriam desvendados após o exame das radiografias e do material de anatomia.

b) EFEITO DE SER OBSERVADO

Uma outra dificuldade na condução de uma investigação é a possibilidade de a própria investigação influenciar a conduta das pessoas observadas. Este fenômeno é, por vezes, designado como "efeito Hawthorne", visto ter sido pela primeira vez descrito, na década de 1920, em fábrica com este nome. Notou-se, na ocasião, que a mera observação dos trabalhadores fazia aumentar a produtividade. Dois exemplos ilustram o efeito, na área da saúde.

- **Exemplo 1: inquérito dietético**

Supõe-se que a presença prolongada de um entrevistador na casa do entrevistado, em pesquisa sobre nutrição, como a do ENDEF, realizada no Brasil em 1974-1975, afete o comportamento alimentar da família.[25]

- **Exemplo 2: inquérito sobre o tabagismo**

A prevalência de fumantes foi menor em escolas submetidas a constantes inquéritos sobre o hábito de fumar.[26]

Esses exemplos ilustram situações que levam a suspeitar dos resultados de estudos de prevalência (ou de incidência), onde o observador pode influenciar o observado, pelo efeito que possam exercer repetidos exames ou interrogatórios, nas pessoas pertencentes a um mesmo grupo, de modo a mudar o comportamento e não mais refletir a respectiva freqüência na população geral.

- **Comentários**

Não basta a aplicação de definições estandardizadas e o uso de instrumentos bem calibrados para que o estudo saia a contento; é necessário criar condições ótimas de coleta de dados, evitando subjetividades e outros problemas por ocasião da aplicação das definições e de uso dos aparelhos e questionários.

Uma situação que pode afetar a exatidão das informações obtidas reside no entusiasmo e no interesse do observador ou do paciente, mesmo involuntários, como pode ocorrer na avaliação da eficácia de medicamentos. Isto ocorre, com maior freqüência, nas avaliações feitas sobre uma única série de casos, em que todos são tratados com o mesmo produto ou procedimento, sem que se tomem os cuidados apropriados. A expectativa do investigador de alcançar um bom resultado, com um determinado produto ou técnica, transmite-se também ao examinado, de muitos modos, entre os quais podem ser lembrados gestos de aprovação e reprovação, e a maneira de formular perguntas induzindo a certas respostas. A interpretação de um resultado de exame complementar duvidoso também é influenciada pela expectativa do examinador. Sabedor do diagnóstico ou de sua suspeita, a interpretação do exame sofre essa influência.

- **Técnicas para neutralizar as expectativas dos envolvidos na avaliação**

As técnicas usadas para evitar a subjetividade, tanto em estudos experimentais como de observação, baseiam-se na coleta de dados de maneira padronizada e "mascarada", tema discutido no Cap. 14.

Em certas ocasiões, é possível delegar a coleta de dados para pessoas não envolvidas com os objetivos e os resultados da investigação. Por exemplo, em pesquisa sobre a satisfação dos pacientes diante do atendimento de um centro de saúde, poder-se-ia contratar institutos de opinião pública, grupos acadêmicos ou mesmo outras categorias profissionais, que não as de saúde, como as professoras primárias, para a obtenção dos dados. Neste tipo de pesquisa, um outro problema também aflora: o do local mais apropriado para a entrevista. As pessoas que respondem a um questionário são mais francas em ambiente que lhes seja familiar, do que em locais de pouca privacidade, como salas de espera e corredores. Mas as melhores alternativas, em geral, envolvem custos adicionais para os quais raramente existem recursos nos orçamentos dos serviços de saúde ou que são difíceis de serem obtidos em fontes externas de financiamento.

III. REPRODUTIBILIDADE E VALIDADE

Dois conceitos fundamentais, em termos de qualidade da informação, são os de reprodutibilidade e validade, que serão assunto do restante do capítulo.

As informações utilizadas em epidemiologia, como se sabe, são derivadas de procedimentos diversos, entre os quais, o interrogatório, o exame físico, o exame laboratorial e os julgamentos baseados em combinação dos anteriores. Por simplicidade, no presente texto, as designações "teste", "exame" ou "prova" serão usadas para incluir qualquer destes procedimentos.

A. DEFINIÇÃO DOS TERMOS

Os termos "reprodutibilidade" e "validade" freqüentemente se prestam à confusão e é possível que sejam usados, em outras áreas, com significados distintos aos aqui apresentados. A seguinte conotação é dada no presente livro:

- **Reprodutibilidade** (confiabilidade, fidedignidade, repetibilidade ou precisão; em inglês: *reproducibility*, *reliability*, *repeatability*, *consistency*, *stability*, *precision*) — é a consistência de resultados quando a medição ou o exame se repete. Por exemplo, dois radiologistas que lêem independentemente um do outro as mesmas radiografias e chegam ao mesmo diagnóstico alcançam o nível máximo de reprodutibilidade. Mas os dois especialistas podem estar certos ou errados em seus diagnósticos.

- **Validade** (acuidade, acurácia ou exatidão; em inglês: *validity*, *accuracy*) — refere-se ao grau em que o exame é apropriado para medir o verdadeiro valor daquilo que é medido, observado ou interpretado. A validade informa se os resultados representam a "verdade" ou o quanto se afastam dela. Por exemplo, o eletrocardiograma (ECG) é teste de maior validade, comparado à auscultação cardíaca feita com o estetoscópio, no intuito de detectar alterações cardiovasculares típicas da doença de Chagas.

Utilizaremos, na seqüência, os termos "reprodutibilidade" (ou "confiabilidade") e "validade" para designar estes dois ângulos metodológicos, já que eles se prestam a menos confusão, e a tendência é empregá-los como linguagem-padrão na literatura científica na área de saúde.

B. RELAÇÃO ENTRE REPRODUTIBILIDADE E VALIDADE

Existe uma relação complexa entre reprodutibilidade e validade. Vejamos essa relação através de um exemplo fora da área de saúde.

- **Exemplo: teste de uma arma por um exímio atirador**

Se todos os tiros disparados acertarem o centro do alvo, a arma é confiável porque os tiros estão concentrados em um mesmo ponto. Ela também é de alta validade, por acertar a marca central.

Se os tiros estão concentrados mas fora do alvo, a arma é confiável, ou seja, repetindo-se a operação, obtêm-se os mesmos resultados. No entanto, ela é pouco válida; os tiros ficaram distantes da marca central do alvo.

Se os tiros estão dispersos, a arma é pouco confiável; e ela é de validade limitada, por não acertar o alvo.

O exemplo da arma pode ser generalizado para os testes diagnósticos.

Um teste de baixa reprodutibilidade forçosamente acarreta baixa validade, o que significa pouca utilidade.

Um teste de alta reprodutibilidade, no entanto, não assegura alta validade: observe-se que um exame pode ser reprodutível (dar resultados idênticos ou próximos quando o processo diagnóstico é repetido), mas não ser capaz de discriminar corretamente as diversas situações que se encontram na prática. Todos os resultados podem estar errados. Como esse aspecto é fundamental para separar corretamente doentes de sadios, a questão da validade tem de ser adequadamente esmiuçada, ao lado da reprodutibilidade, no sentido de avaliar a qualidade de um exame diagnóstico e, conseqüentemente, da informação por ele produzida.

C. NECESSIDADE DE ESTIMATIVAS DE REPRODUTIBILIDADE E VALIDADE

Qualquer levantamento ou pesquisa epidemiológica é enriquecida quando são informados os níveis de reprodutibilidade e validade dos instrumentos utilizados na aferição. É importante aferir ambos os parâmetros, tanto com referência a novos testes lançados no mercado, como testes já em uso mas aplicados em outros contextos. Por exemplo, os resultados de um questionário de identificação de alcoólatras obtidos em hospitais podem não ser os mesmos que os alcançados com o mesmo teste em pesquisa na estação rodoviária, na fábrica ou no domicílio. Em geral, questionários tendem a mostrar qualidade variável na dependência do contexto sociocultural em que são aplicados.

A suposição de coleta de dados isenta de erros raramente se revela verdadeira quando verificada na prática. Além disso, os diferentes tipos de exames utilizados para detectar um mesmo evento raramente têm igual nível de validade. Por isto, uma estimativa da reprodutibilidade (e mesmo da validade) das principais variáveis de uma pesquisa (ao menos, sobre a exposição principal e a doença) é freqüentemente necessária. Por vezes, usa-se, em inquéritos populacionais, um instrumento menos complexo do que outro, que teria sido o procedimento ideal mas proibitivo em termos operacionais ou financeiros. A comparação dos resultados obtidos com os dois procedimentos mencionados, em uma subamostra de participantes, fornece informações que podem ser usadas para corrigir as estimativas baseadas no instrumento utilizado no trabalho de campo.

Tendo estes conceitos e idéias gerais em perspectiva, vejamos a quantificação da reprodutibilidade e da validade.

IV. REPRODUTIBILIDADE DE UM TESTE DIAGNÓSTICO

Reprodutibilidade, reafirme-se, diz respeito à consistência ou concordância de resultados quando a mensuração ou o exame se repete, em condições idênticas.

A. CONSIDERAÇÕES GERAIS

1. NÍVEL DE REPRODUTIBILIDADE EM PESQUISAS LABORATORIAIS

É prática habitual dos pesquisadores de laboratório preocuparem-se com os níveis de reprodutibilidade de suas mensurações, observações e diagnósticos. Interessam-se em saber qual a concordância de resultados quando o processo é repetido. Automaticamente, rejeitam exames que não tenham alcançado exata concordância ou valores muito próximos a este ideal. Na maioria das vezes, conseguem alcançar os objetivos, pois trabalham em condições controladas de laboratório: um só observador, um só aparelho de alta precisão, com pouco uso, um ambiente livre de maiores perturbações e escolha da hora mais apropriada para proceder aos exames.

2. NÍVEL DE REPRODUTIBILIDADE EM PESQUISAS CLÍNICAS E EPIDEMIOLÓGICAS

Raramente é obtido, em pesquisas clínicas e epidemiológicas, o nível de reprodutibilidade encontrado em investigações de laboratório.[11,27] É comum constatar-se que clínicos competentes e experientes discordam entre si em questão de diagnóstico, que é um processo repleto de subjetividades e, por isto, suscetível a interpretações discordantes.

A sistematização da coleta de dados, com passos definidos e ordenados de conduta, tende a melhorar a qualidade da informação e, conseqüentemente, a concordância entre os clínicos que usam tal procedimento. O ensino de semiologia, nas escolas médicas, é guiado pelo princípio da sistematização na coleta de dados do paciente. Quando se afirma que um clínico tem "escola", isto significa, entre outras qualidades, que ele foi treinado e pratica uma rotina definida e ordenada de etapas para chegar ao diagnóstico e para aplicar o tratamento. Mesmo com a adoção de sistemáticas rígidas de procedimento, no entanto, ocorrem discordâncias entre profissionais competentes.[28-31]

• **Exemplo**: pesquisa pioneira sobre diagnósticos radiológicos

Uma das primeiras avaliações, na matéria, e que provocou muita celeuma, na época de sua publicação, em 1947, é mostrada como ilustração.[32] Cinco radiologistas examinaram, isoladamente, centenas de radiografias para determinar a presença ou ausência de tuberculose. As 131 radiografias em que houve diagnóstico da doença foram separadas para verificar o nível de concordâncias entre os examinadores: os cinco radiologistas concordaram integralmente em apenas 27. Nas demais radiografias, os resultados foram os seguintes: quatro radiologistas concordaram em 17 radiografias, três em outros 17 casos e dois em 23 casos. Nas restantes 47 radiografias, um examinador diagnosticou tuberculose e quatro encontraram a chapa negativa para aquela doença. As mesmas 131 radiografias foram examinadas, de novo, por um dos radiologistas, que tinha encontrado 59 casos de tuberculose, na primeira leitura: nesta segunda vez, foram 78 os diagnósticos de tuberculose, dos quais 23 eram "casos novos", pois tinham tido diagnóstico de normal na primeira avaliação; cinco radiografias que tinham sido positivas, na primeira leitura, passaram a ser negativas na segunda. Como o material era o mesmo, apenas reinterpretado, os resultados apontaram para a inconsistência de diagnósticos, de um mesmo radiologista, em duas ocasiões, além da maior discordância de diagnósticos quando são muitos os examinadores envolvidos.

A constatação de discordâncias espanta e frustra clínicos e epidemiologistas, mas ela é encontrada em praticamente todas as avaliações realizadas em ciências humanas. Estar consciente desta limitação é importante. A conscientização da existência do problema faz com que o nível de reprodutibilidade torne-se preocupação constante dos profissionais de saúde e, em conseqüência, que ele seja medido, que sejam refletidas as suas conseqüências sobre os resultados das investigações e que sejam tomadas providências para mantê-lo no mais alto grau possível.

Em geral, um nível baixo de reprodutibilidade tende a atenuar as verdadeiras correlações entre eventos, e mesmo fazê-las desaparecer. Isto limita a utilidade das pesquisas populacionais, pois prejudica a investigação de associações entre fatores de risco e danos à saúde.

B. ESTIMATIVA DA REPRODUTIBILIDADE

Há diversas maneiras de verificar a concordância de resultados entre leituras de um mesmo evento e, assim, estimar o erro cometido na sua aferição.[1,2,4,11-14,33] O tipo de dado, se expresso sob a forma de categorias (normal/anormal, por exemplo) ou em medidas contínuas (miligramas, mililitros etc.), é um dos elementos que influencia a forma de análise dos dados.

1. VARIÁVEIS EXPRESSAS EM CATEGORIAS

As variáveis expressas em categorias representam uma situação muito comum na área da saúde: casos dos diagnósticos médicos e da presença ou ausência de sintomas.

a) TAXA GLOBAL DE CONCORDÂNCIAS

Os resultados podem ser simplesmente apresentados através da taxa de concordância observada entre os examinadores.

Quadro 17.3 Interpretação de *kappa*

Kappa	Concordância
< 0,00	Ruim
0,00-0,20	Fraca
0,21-0,40	Sofrível
0,41-0,60	Regular
0,61-0,80	Boa
0,81-0,99	Ótima
1,00	Perfeita

Fonte: Adaptado de JR Landis & GG Koch, Biometrics 1977; 33:159-174.[36]

- Exemplo: taxa geral de concordâncias

Em investigações sobre a presença de sinais respiratórios, de resultados de auscultação respiratória e de diagnósticos de anemia e varizes esofagianas por endoscopia, a proporção de concordâncias observadas entre especialistas raramente foi inferior a 70% ou superior a 95%.[34]

Essa maneira simples e direta de expressar concordância, em termos de taxas brutas de concordâncias, no entanto, tem sido criticada, de modo que outras formas surgiram para substituí-la,[1] entre as quais a que se apresenta a seguir.

b) O INDICADOR DENOMINADO *"KAPPA"*

Constitui um avanço em relação à taxa geral de concordâncias. *Kappa* (símbolo: "*k*") é um indicador de concordância ajustada, pois leva em consideração, descontando no cômputo final, a concordância devida ao fator chance.[35] Essa maneira de expressar a confiabilidade tem sido muito usada.[11,14,23,33,36-40]

- **INTERPRETAÇÃO DE *KAPPA***

Kappa informa a proporção de concordâncias além da esperada pela chance e varia de "menos 1" a "mais 1". "Menos 1" significa completo desacordo e "mais 1", exato acordo nas leituras. Zero indica o mesmo que leituras feitas a esmo, ao acaso, do tipo "cara e coroa". A interpretação de outros valores de *kappa*, segundo orientação muito citada na literatura especializada,[36] está resumida no Quadro 17.3.

- Exemplo 1: concordância de diagnósticos psiquiátricos

Quadro 17.4 Índice de concordância (*kappa*) segundo hospital e categoria nosológica

Categoria nosológica	Hospital público	Hospital privado	Hospital de ensino
Neuroses e transtornos de personalidade	0,08*	0,53	0,62
Álcool e drogas	0,71	0,72	0,87
Esquizofrenia	0,30	0,81	0,82
Psicose maníaco-depressiva	0,17	0,76	0,74
Outras psicoses não-orgânicas	0,15*	0,51	0,32
Transtornos orgânicos	0,47	0,58	0,49
Todos os diagnósticos	0,34	0,69	0,49

* Não é possível rejeitar a hipótese nula de que *K* seja igual a zero.
Fonte: Adaptado de Evandro SF Coutinho, Carlos Henrique Klein, Anastácio F Morgado, Takumi Iguchi & Edinilsa R Souza. Jornal Brasileiro de Psiquiatria 1988: 37 (4): 197-200.[23]

Em três hospitais do Rio de Janeiro, um público, um privado e um de ensino, foi feito um estudo sobre a concordância entre diagnósticos psiquiátricos atribuídos em duas internações consecutivas de um mesmo paciente.[23] Os resultados encontrados estão no Quadro 17.4, por categoria nosológica. Eles se referem a pacientes com internações no mesmo hospital, onde se supõe que a concordância de diagnósticos deva ser mais alta do que se as internações fossem em hospitais diferentes. Certos valores de k, especialmente em um dos hospitais, são baixos, significando concordância igual à esperada ao acaso.

- Exemplo 2: concordância de diagnósticos em uma pesquisa clínica

Os níveis de reprodutibilidade referentes à avaliação da presença ou ausência de sinais respiratórios foram investigados em pesquisa clínica realizada na Inglaterra, efetuada com o propósito de subsidiar o ensino de semiologia médica.[38] Vinte e quatro médicos foram divididos em seis grupos de quatro; cada grupo examinou quatro pacientes com sinais bem definidos de problemas respiratórios. Os resultados são mostrados no Quadro 17.5. Alguns valores de *kappa* são extremamente baixos.

- Exemplo 3: confiabilidade dos dados de formulários de autorização de internação hospitalar (AIH).

Uma amostra de 1934 AIHs preenchidas em 10 hospitais privados da cidade do Rio de Janeiro, em 1986, foi analisada para verificar o grau de concordância entre os dados anotados nos formulários de autorização e as informações contidas nos prontuários médicos.[39] A confiabilidade, expressa pelo valor de *kappa*, foi alta (boa ou ótima) para a maioria das variáveis (Quadro 17.6).

- **Cuidados na interpretação de *kappa***

A interpretação de informações, como as apresentadas, exige prudência e necessidade de levar em conta alguns aspectos, entre os quais, os a seguir relacionados, o que torna complexa a verificação aprofundada da concordância entre observações e avaliações.

Quadro 17.5 Confiabilidade de sinais do aparelho respiratório

Sinais	*Kappa*
Sonoridade diminuída à percussão	0,52
Sibilos	0,51
Atrito pleural	0,51
Sonoridade aumentada à percussão	0,50
Baqueteamento	0,45
Diminuição do murmúrio respiratório	0,43
Estertores	0,41
Redução da expansão torácica	0,38
Cianose	0,36
Expiração prolongada	0,35
Ictus impalpável	0,33
Respiração brônquica	0,32
Distância cricoesternal	0,28
Taquipnéia	0,25
Diminuição do frêmito toracovocal	0,24
Pectorilóquia	0,11
Aumento do frêmito toracovocal	0,01
Traquéia desviada	0,01

Fonte: Adaptado de MA Spiteri, DG Cook & SW Clarke, Lancet 1988, 16 abril:873.[38]

Quadro 17.6 Índice de concordância entre o formulário de autorização de internação hospitalar (AIH) e o prontuário médico: hospitais privados, Rio de Janeiro, 1986

Variáveis	*Kappa*	Intervalo de confiança
VARIÁVEIS DEMOGRÁFICAS E ADMINISTRATIVAS:		
Grupo etário	0,97	0,93-1,00
Sexo	0,99	0,92-1,00
Tipo de admissão	0,41	0,34-0,48
Tempo de permanência	0,90	0,87-0,93
Cirurgião principal	0,89	0,82-0,95
Primeiro auxiliar cirúrgico	0,52	0,46-0,59
Segundo auxiliar cirúrgico	0,20	0,13-0,25
Anestesista	0,69	0,62-0,76
Consultas	0,28	0,26-0,31
VARIÁVEIS CLÍNICAS:		
Anatomia patológica	0,52	0,45-0,58
Ventilação	0,44	0,38-0,51
Fisioterapia	0,22	0,15-0,27
Hemoterapia	0,67	0,60-0,74
Nebulização	0,15	0,14-0,18
Patologia clínica	0,91	0,84-0,98
Radioterapia	0,81	0,74-0,88
ECG e eletroencefalograma	0,78	0,71-0,85
Diagnóstico principal (quatro dígitos)	0,72	0,68-0,76
Diagnóstico principal (três dígitos)	0,81	0,77-0,85
Procedimentos clínicos	0,74	0,69-0,80
Procedimentos cirúrgicos	0,94	0,89-0,99
Parto normal	0,89	0,82-0,96
Insuficiência cardíaca congestiva	0,91	0,84-0,97
Doença cerebrovascular aguda	0,79	0,72-0,86
Fratura de colo de fêmur	0,88	0,81-0,95
Hipertensão essencial	0,73	0,66-0,82
Hérnia inguinal	0,97	0,90-1,00
Diabetes *mellitus*	0,78	0,71-0,84
Óbito	0,97	0,90-1,00
Transferência	0,83	0,76-0,90
Nascido morto	0,93	0,86-1,00
Óbito de recém-nato	0,64	0,57-0,71

Fonte: Adaptado de Cláudia Maria T Veras e Mônica Martins. Cadernos de Saúde Pública 1994; 10(3):339-355.[39]

1. Tipo de evento e outros fatores

O nível de reprodutibilidade depende do tipo de evento em questão, mas também de numerosos fatores relacionados ao examinador, ao procedimento em teste e ao ambiente onde as observações são feitas. Alterações em qualquer um destes elementos tendem a fazer variar o nível de concordância entre duas mensurações. Para elevar a reprodutibilidade, são essenciais a clara definição do evento, regras inequívocas de mensuração e esquemas de classificação apropriados de modo que todos os casos tenham, sem ambiguidade, local para serem colocados. Mas também questões menos substantivas interferem no resultado final. Por exemplo, basta diminuir o número de categorias para as respostas (valores positivos e negativos em lugar de valor muito alto, alto, médio, baixo e muito baixo), para que a reprodutibilidade aumente.

2. Prevalência

A prevalência da condição, na população, afeta o resultado final.[34,41-43] Baixas prevalências tendem a estar associadas a baixos níveis de reprodutibilidade, pois o valor de *k* depende da concordância devida ao acaso. É possível encontrar baixos níveis de reprodutibilidade (*k* igual ou inferior a 0,40, segundo normas amplamente seguidas), devido à baixa prevalência do evento e não a erros substanciais relacionados ao procedimento diagnóstico empregado.[42] Daí a conveniência de fazer constar também a prevalência nos resultados que informam o nível de reprodutibilidade obtido ou mostrar os próprios dados originais. A tabela 2 × 2, ilustrada mais adiante, presta-se a este papel. Ou, então, comparar os resultados de testes, somente em população onde o evento tem a mesma prevalência.

3. Independência da avaliação

As avaliações devem ser independentes umas das outras, princípio também aplicável à verificação da validade, a ser ainda discutida no capítulo. Isto significa que um examinador, ao repetir o exame, deve ignorar resultados prévios, obtidos por ele ou por um outro examinador, sob pena de ser influenciado por este conhecimento e deturpar a avaliação, mesmo involuntariamente. Em muitas situações, um exame afeta o subseqüente: é o caso de inquéritos recordatórios sobre consumo de alimentos e de anamneses repetidas de um indivíduo sobre um mesmo assunto. Logo, em situações deste tipo, os exames não podem ser tão próximos um do outro de modo que uma avaliação influencie a seguinte. Nem sempre estes problemas têm solução fácil, mas muitas técnicas e artifícios são usados, com bons resultados, dependendo de cada situação em particular. Os livros de pesquisa social e muitos dos textos citados no início do presente capítulo contêm ensinamentos sobre esse e outros problemas relacionados à reprodutibilidade da informação; em especial, de como coletar dados de maneira correta, de modo a manter a reprodutibilidade no mais alto nível possível.

- **Cálculo de *kappa* (*k*)**

Um exemplo de cálculo de *kappa* é mostrado a seguir. Cem eletrocardiogramas (ECGs), preparados em condições uniformes, foram interpretados por dois especialistas, de maneira mascarada, em dois momentos diferentes.

Os resultados da primeira leitura de todos os ECGs aparecem no Quadro 17.7. O primeiro leitor encontrou 76 ECGs anormais e 24 normais. O segundo leitor informou 63 traçados anormais e 37 normais. A tabulação cruzada apontou para uma concordância em 85 e discordância em 15 dos 100 ECGs. A taxa geral de concordâncias foi de 85% e o valor de *kappa*, 65% (ver cálculos no rodapé do Quadro 17.7).

Avaliação posterior mostrou que a concordância de um observador com ele mesmo foi próxima a 100%, mais elevada,

Quadro 17.7 Cálculo de *kappa* (*k*): concordância entre dois cardiologistas na leitura de 100 eletrocardiogramas

MATRIZ PARA OS CÁLCULOS

Observador 1	Observador 2		Total
	ECG anormal	ECG normal	
ECG anormal	62 (a)	14 (b)	76
ECG normal	1 (c)	23 (d)	24
Total	63	37	100

FÓRMULA para o cálculo de *k*:

$$k = \frac{P_o - P_e}{1 - P_e}$$

Onde: Po = proporção de concordâncias observadas
Pe = proporção de concordâncias esperadas

Cálculo de Po e Pe:

$$P_o = \frac{a + d}{a + b + c + d} = \frac{62 + 23}{100} = 0{,}85$$

$$P_e = \frac{\{(a+b)(a+c)\} + \{(c+d)(b+d)\}}{(a+b+c+d)^2} = \frac{76 \times 63 + 24 \times 37}{(100)^2} = 0{,}57$$

Logo:

$$k = \frac{0{,}85 - 0{,}57}{1 - 0{,}57} = 0{,}65$$

Quadro 17.8 Coeficientes de variação (CV%) obtidos pela aplicação de três diferentes testes diagnósticos

Testes	Média	Desvio-padrão	CV%
A	300	26	8,7
B	250	25	10,0
C	200	24	12,0

$$\text{Coeficiente de variação (CV\%)} = \frac{\text{desvio-padrão}}{\text{média}} \times 100$$

portanto, do que entre avaliadores, o que não é de estranhar. Em geral, as pessoas tendem a concordar mais consigo mesmas do que com os outros, o que é facilmente constatado na vida real.

2. VARIÁVEIS EXPRESSAS DE FORMA CONTÍNUA

- **Desvio-padrão**

Em medidas quantitativas, quando são feitas repetidas mensurações de um mesmo evento, por exemplo, da freqüência cardíaca, o desvio-padrão informa sobre o nível de reprodutibilidade. Quanto menor o desvio-padrão, mais próximos estão os resultados um do outro, o que significa melhor reprodutibilidade.

- **Coeficiente de variação**

O coeficiente de variação, por expressar o desvio-padrão dividido pela média, tem a vantagem de facilitar as comparações. O resultado não tem unidades, sendo expresso em porcentagens. A interpretação é semelhante à do desvio-padrão: quanto menor o coeficiente de variação, melhor o nível de reprodutibilidade. O Quadro 17.8 resume os resultados obtidos com a simulação do uso de três métodos diagnósticos, em uma mesma série de pacientes. O teste A, com menor coeficiente de variação, tende a produzir resultados mais consistentes.

- **Coeficiente de correlação intraclasse**

O coeficiente de correlação, largamente utilizado em estatística, mede a associação entre os eventos, mas pode também ser usado para expressar concordância entre eles: por exemplo, entre duas mensurações de uma dada variável em uma mesma série de indivíduos. Porém, ele tem limitações: valores discordantes que se correlacionem não são discriminados pelos coeficientes de correlação habitualmente utilizados, como o de Pearson, que poderá indicar associação perfeita sem haver perfeita concordância nos resultados. Este é o caso, por exemplo, de uma balança que aponta consistentemente diferenças de dois quilos a mais em relação a uma outra. Por não apresentar semelhante limitação, um tipo especial de coeficiente de correlação, denominado "intraclasse", é o preferido pelos especialistas.[44,45]

V. VALIDADE DE UM TESTE DIAGNÓSTICO

A validade refere-se a quanto o resultado final reflete a real situação, ou seja, se o resultado pode ser aceito como expressão da verdade ou o quanto dele se afasta. Em um teste diagnóstico, a questão a ser investigada é a sua capacidade de discriminar corretamente doentes e sadios.

A suposição de utilidade de um determinado teste diagnóstico, de uma informação ou de um indicador, de maneira geral, repousa na verificação de como eles se comportam em relação a um ou mais tipos de validade, que são a seguir descritos.

A. TIPOS DE VALIDADE

Existem diversos tipos de validade, embora as classificações encontradas na literatura e a definição dos termos que as acompanhem nem sempre coincidam. A maioria das noções sobre validade é intuitiva, mas o tema pode ser abordado em nível de grande complexidade, como o leitor pode constatar pela leitura de obras especializadas.[1,2,46]

1. VALIDADE LÓGICA (OU CONSENSUAL)

O próprio termo aponta para o seu significado: trata-se de julgar uma informação, critério, indicador, teste ou medida por sua lógica ou obviedade.

• Exemplo 1: anotações de prontuário médico
Os dados sobre o sexo do paciente, constantes em prontuário, refletem com segurança a verdade sobre a real característica do paciente. Já idade e local de residência não têm a mesma validade; menor validade ainda possuem as informações, contidas em prontuário, sobre hábito de fumar e consumo de bebidas alcoólicas.

• Exemplo 2: detecção de alcoolismo
Existem muitos critérios para detectar o alcoolismo e cada um deles produz um quadro diferente de freqüências. Como a prevalência real em uma dada população é uma só, o encontro de diferentes níveis de alcoolismo, ao se usarem diversas técnicas, representa uma distorção da realidade. Quando o alcoolismo é investigado através de uma pergunta direta: "você bebe?", os especialistas suspeitam dos resultados, pois é comum a pessoa ocultar o consumo abusivo de álcool ou, na situação oposta, não ser conveniente passar por abstêmio em alguns segmentos da nossa sociedade. Daí procurarem desenvolver questionários para serem usados em inquéritos ou em triagens em estabelecimentos de saúde, de modo a que sejam menos diretos ou intimidativos, e retratem mais fielmente o problema do alcoolismo.

• Exemplo 3: ECG na doença de Chagas
Os cardiologistas consideram o eletrocardiograma (ECG) como o instrumento de escolha para a quantificação da prevalência de miocardite chagásica em inquéritos populacionais pela sua utilidade em detectar padrões eletrocardiográficos característicos da enfermidade. Além disso, é uma técnica fácil de ser aplicada, não-invasiva e de custo reduzido, que pode ser repetida, se necessário.

• Exemplo 4: nível de saúde da população
O nível de saúde de uma nação, segundo a opinião de especialista na matéria, apresentada no Cap. 4, pode ser avaliado empregando apenas três indicadores: mortalidade infantil, mortalidade materna e expectativa de vida. A maioria dos técnicos no assunto concorda com que os indicadores mencionados estejam entre os mais válidos para alcançar aquele objetivo.

Para muitos indicadores de saúde, o seu nível de validade é ditado por consenso ou opinião de especialistas. No entanto, obter o suporte de pessoal qualificado é apenas parte da questão, já que pode haver consenso no erro. Em conseqüência, trata-se de uma forma de validação relativamente fraca, embora muito utilizada.

2. VALIDADE DE CONTEÚDO

Na avaliação dos testes diagnósticos, a validade de conteúdo pode ser utilizada para julgar a sua utilidade. O teste será válido se é adequado para medir as facetas que devem ser medidas.

• Exemplo 1: qualidade de vida
Um teste para medir esta característica deve incluir diversos aspectos que fazem parte daquele conceito, entre os quais, a saúde física, a capacidade de realizar as tarefas do dia-a-dia, o estado emocional e o ângulo social.

• Exemplo 2: exame sobre o conhecimento dos alunos
Um teste válido de conteúdo, para medir o conhecimento dos alunos ao final de um determinado curso, poderia ser obtido por amostragem aleatória de todos os quesitos do programa que os estudantes deveriam dominar ao final do curso.

O consenso e o conteúdo de um exame, por vezes, não são suficientes para julgar o valor de um teste, de modo que evidências adicionais são necessárias para decidir sobre a sua utilidade.

3. VALIDADE DO *CONSTRUCTO*

A validade do *constructo* aparece como uma terceira faceta a ser considerada.[47,48] Ela é muito empregada em psicologia e na área de educação, e tem o seguinte princípio básico: se a característica a ser medida correlaciona-se com uma outra, ou com o conhecimento disponível, o teste deve também comportar-se desta maneira.

• Exemplo: validade do *constructo*
Se a prevalência do evento na população ou a sua intensidade em um indivíduo (como a depressão) aumentam com a idade, o resultado da aplicação do teste, para ele ser válido, deve também mostrar tendência crescente com a idade.

Se a teoria mostra que o ângulo a ser medido varia, de certa maneira, com as classes sociais, a mesma correlação deve ser esperada do novo teste para que tenha validade de *constructo*.

Se existe relação entre inteligência e facilidade de aprendizagem – e a teoria sobre o assunto mostra que sim[46] – um novo teste destinado a medir inteligência, e que meça adequadamente facilidade de aprendizagem, tem validade de *constructo* como medida de inteligência.

4. VALIDADE EM RELAÇÃO A UM PADRÃO

Esse outro tipo de validade é muito popular na área de saúde, em especial, em epidemiologia, farmacologia e patologia clínica. Refere-se a quanto, em termos quantitativos, um teste é útil para diagnosticar um evento (validade simultânea ou concorrente) ou para predizê-lo (validade preditiva). Para tal, compararam-se os resultados do teste com os de um padrão: esse pode ser o verdadeiro estado do paciente, se tal informação está disponível, um conjunto de exames julgados mais adequados ou uma outra forma de diagnóstico que sirva como referencial. Os prin-

Quadro 17.9 Modelo para avaliação da validade de um teste diagnóstico

MATRIZ PARA OS CÁLCULOS

Teste	Doentes	Sadios	Total
Positivo	Verdadeiro positivo (a)	Falso-positivo (b)	a + b
Negativo	Falso-negativo (c)	Verdadeiro negativo (d)	c + d
Total	a + c	b + d	N

N = número total de examinados = a + b + c + d

INDICADORES*

Sensibilidade	= a / a + c
Especificidade	= d / b + d
Prevalência (real)	= a + c / N
Prevalência estimada (teste)	= a + b / N
Valor preditivo positivo	= a / a + b
Valor preditivo negativo	= d / c + d
Classificação correta	= a + d / N
Classificação incorreta	= b + c / N
Índice de Youden	= (a / a + c) + (d / b + d) − 1

* Indicadores habitualmente expressos em porcentagens.

cípios de validade concorrente e preditiva são idênticos e serão apresentados a seguir.

B. ESTIMATIVA DA VALIDADE EM RELAÇÃO A UM PADRÃO

A aplicação de um teste, separadamente, a um grupo de doentes e de sadios, permite atestar o seu nível de validade.[27,49-51] Conhecendo-se a proporção de acertos (verdadeiros positivos e verdadeiros negativos) e de erros (falso-positivos e falso-negativos), estabelecem-se os diversos ângulos pelos quais a validade é expressa: a sensibilidade, a especificidade e os valores preditivos (Quadros 17.9 e 17.10).

- Exemplo: rastreamento de alcoolismo

Alguns questionários foram idealizados com o objetivo de captar a percepção do próprio entrevistado e das pessoas próximas sobre a ingestão excessiva de álcool.[52] Um deles, conhecido

Quadro 17.11 As quatro questões do teste CAGE para rastreamento de alcoolismo

1. Alguma vez o(a) Sr.(a.) sentiu que deveria diminuir a quantidade de bebida, ou parar de beber?
2. As pessoas o (a) aborrecem porque criticam o seu modo de beber?
3. O(a) Sr.(a.) costuma beber pela manhã para diminuir o nervosismo ou ressaca?
4. O(a) Sr.(a.) se sente culpado(a) pela maneira com que costuma beber?

pela sigla CAGE (Quadro 17.11), é composto de apenas quatro perguntas, havendo referências, na literatura, de que identifica corretamente tanto alcoólatras como não-alcoólatras em uma grande proporção de casos.

Tendo um grupo de alcoólatras e outro de não-alcoólatras, com o diagnóstico devidamente confirmado, que se disponham a responder o CAGE, obtêm-se estimativas da validade deste teste. Considerando-se positivas as pessoas que responderam afirmativamente a pelo menos duas das suas quatro perguntas, uma avaliação do método, realizada em São Paulo,[53] a partir do confronto com os diagnósticos de alcoolismo obtidos por exame psiquiátrico, mostrou os resultados expressos no Quadro 17.12.

1. SENSIBILIDADE E ESPECIFICIDADE DO TESTE

Estes indicadores são calculados pela análise vertical de uma tabela de contingência do tipo 2 × 2, se ela é disposta da maneira aqui mostrada.

- **Sensibilidade**

A aplicação do CAGE a alcoólatras, diagnóstico este firmado por exame psiquiátrico, revelou sensibilidade de 88%.

A "sensibilidade" é a capacidade que o teste apresenta de detectar os indivíduos verdadeiramente positivos, ou seja, diagnosticar corretamente os doentes, no caso, os alcoólatras.

- **Especificidade**

A aplicação do mesmo questionário a pessoas não-alcoólatras, também diagnosticadas por exame psiquiátrico, revelou especificidade de 83%.

Quadro 17.10 Sensibilidade, especificidade e valores preditivos

$$\text{Sensibilidade (\%)} = \frac{\text{verdadeiros positivos}}{\text{verdadeiros positivos} + \text{falso-negativos}} \times 100$$

$$\text{Especificidade (\%)} = \frac{\text{verdadeiros negativos}}{\text{falso positivos} + \text{verdadeiros-negativos}} \times 100$$

$$\text{Valor preditivo positivo (\%)} = \frac{\text{verdadeiros positivos}}{\text{verdadeiros positivos} + \text{falso-positivos}} \times 100$$

$$\text{Valor preditivo negativo (\%)} = \frac{\text{verdadeiros negativos}}{\text{falso negativos} + \text{verdadeiros-negativos}} \times 100$$

Quadro 17.12 Avaliação da validade de um exame diagnóstico: resultados da aplicação do teste CAGE em pacientes alcoólicos e não-alcoólicos de um hospital psiquiátrico da cidade de São Paulo

CAGE *	Pacientes Alcoólicos	Pacientes Não-alcoólicos	Total
Positivo	60 (a)	8 (b)	68
Negativo	8 (c)	38 (d)	46
Total	68	46	114 (N)

* CAGE positivo: a ocorrência de duas ou mais respostas positivas (ver Quadro 17.11).
Fonte: Jandira Masur e Maristela G Monteiro, Brazilian Journal of Medical and Biological Research 1983; 16:217.[53]

CÁLCULO DOS INDICADORES

Sensibilidade	= a / a + c	= 60 / 60 + 8	= 0,88	= 88%
Especificidade	= d / b + d	= 38 / 8 + 38	= 0,83	= 83%
Prevalência (real)	= a + c / N	= 68 / 114	= 0,60	= 60%
Prevalência estimada (CAGE)	= a + b / N	= 68 / 114	= 0,60	= 60%
Valor preditivo positivo	= a / a + b	= 60 / 60 + 8	= 0,88	= 88%
Valor preditivo negativo	= d / c + d	= 38 / 8 + 38	= 0,83	= 83%
Classificação correta	= a + d / N	= 60 + 38 / 114	= 0,86	= 86%
Classificação incorreta	= b + c / N	= 8 + 8 / 114	= 0,14	= 14%
Índice de Youden	= (a / a + c) + (d / b + d) − 1 =			
	= (60 / 60 + 8) + (38 / 8 + 38) −1 = 0,71			= 71%

A "especificidade" é a capacidade que o teste tem de detectar os verdadeiros negativos, isto é, de diagnosticar corretamente os indivíduos sadios, no caso, os não-alcoólatras.

- **Co-positividade e co-negatividade**

Os termos "co-positividade" e "co-negatividade" são usados como substitutos, respectivamente, para sensibilidade e especificidade, quando o padrão empregado é um outro teste considerado de referência para a doença em questão e não os diagnósticos de certeza de presença ou ausência da doença.[54] A tendência, no entanto, é manter os termos "sensibilidade" e "especificidade" para designar também estas situações.

- **Ponto de corte para delimitar resultados positivos**

O ideal seria utilizar um teste em que ambas as propriedades, "sensibilidade" e "especificidade", fossem de 100%. Na prática, isto raramente é possível, pois elas estão relacionadas de maneira inversa. A tentativa de melhorar a sensibilidade freqüentemente resulta na piora da especificidade. O problema assemelha-se ao do cobertor curto que ao cobrir a cabeça descobre os pés, e vice-versa. Isto decorre do fato de os resultados dos exames, na sua maioria, serem expressos em variáveis contínuas, não havendo uma separação clara e inquestionável entre o que é "normal" e "anormal". É o que ocorre, por exemplo, com a obesidade e a hipertensão, definidas em função de medições, respectivamente, da massa corporal e da pressão arterial, expressas em uma série contínua de valores; apenas adota-se um ponto, acima do qual, um resultado é considerado anormal. Nem sempre há consenso sobre a melhor localização desse ponto.

- Exemplo 1: obesidade

Na definição do excesso de peso, a maioria dos autores aceita um índice de massa corporal (peso dividido pela altura ao quadrado) superior a 25. Mas um outro valor pode ser estabelecido, por exemplo, 28 ou 30, o que faz aumentar a sensibilidade do exame mas reduz a sua especificidade.

- Exemplo 2: pressão arterial

O fato de variar o ponto de corte para rastreamento de hipertensão (pressão diastólica igual ou superior a 90, 95 ou 100 mm Hg) faz mudar os níveis de sensibilidade e especificidade. As decisões de aumentar o nível de uma ou outra advêm das conseqüências de seus efeitos deletérios, como os exemplos a seguir têm o intuito de mostrar.

- Exemplo 3: conduta em bancos de sangue

Em bancos de sangue não pode haver riscos de um resultado falso-negativo, em diagnósticos de infecção, pelas suas severas conseqüências: o sangue será veículo de contaminação. Logo, a sensibilidade desejável é de 100%, podendo a especificidade alcançar valor mais baixo. Os falso-positivos são relativamente pouco importantes.

- Exemplo 4: atitude em rastreamentos

O uso de um teste de baixa sensibilidade, em rastreamentos, não é recomendado, pois acarreta a exclusão de muitos doentes, deixando, portanto, de alcançar os objetivos do programa. Ao contrário, um teste de baixa especificidade tem, como conseqüência, a inclusão de muitos falso-positivos. Esses tendem a ser muito superiores, em número, aos verdadeiros positivos, ou seja, os doentes, que o rastreamento objetiva detectar. Isto significa levar muitos suspeitos, que na realidade são sadios, a prosseguirem em novos exames, mais complexos, dilapidando recursos que poderiam ser mais bem aproveitados, em outras tarefas, e provocando angústias e outros efeitos colaterais indesejáveis, que este processo diagnóstico tende a causar. Nestes casos, antes do rastreamento, uma estimativa do número de resultados falsos e verdadeiros pode ser feita para decidir da factibilidade do uso do teste.

- **Uso de gráficos para avaliar testes diagnósticos**

É possível avaliar um teste por meio de gráficos e mesmo usar esse procedimento para decidir qual o ponto de corte de uma distribuição, de modo a definir os níveis de sensibilidade e especificidade mais adequados. Uma ilustração é a curva ROC (do original inglês *receiver operating characteristic*).[49,55] Pela inspeção da curva, que é uma forma especial de combinar os valores da sensibilidade e da especificidade (ou da proporção de falso-positivos), identifica-se onde a distribuição deve ser mais bem cortada: no ponto mais próximo a um dos ângulos do gráfico, o superior esquerdo da Fig. 17.2. Quanto mais a curva se afasta deste ponto, mais inadequado é o ponto de corte da distribuição.

A visualização de dois testes, na curva, permite escolher aquele que é mais útil, isto é, o que tem melhor poder diagnóstico, em função de seus níveis de sensibilidade e especificidade; o melhor teste é o que mais se aproxima do limite superior esquerdo da figura.

- Exemplo: prognóstico de diarréia

A curva ROC foi utilizada, em Porto Alegre, para mostrar que a informação sobre "vômito" tem melhor poder prognóstico do que "número de evacuações", no intuito de prever a ocorrência de desidratação em casos de diarréia em crianças de menos de dois anos de idade.[56]

2. INDICADORES GLOBAIS DE CONCORDÂNCIAS

Existem indicadores globais de concordância (ver "classificação correta" e "classificação incorreta" no rodapé do Quadro 17.9). Eles servem para informar sobre o resultado geral da aplicação de um teste e sobre sua capacidade de refletir a real situação ou de predizer um evento futuro. Os seus resultados devem ser interpretados com cautela, visto as conseqüências da presença de erro falso-positivo e falso-negativo serem raramente equivalentes. Quando a sensibilidade e a especificidade são de conseqüências equivalentes, pode-se usar também o "índice de Youden", que varia de zero a um (ver Quadro 17.9).

As considerações emitidas quanto ao risco de cometer erro realçam um aspecto constante nas observações e mensurações na área da saúde: elas contêm, invariavelmente, um certo grau de erro, difícil de ser eliminado. Mas se é usado um teste com grande margem de erro, ou seja, um exame diagnóstico de validade excessivamente baixa, um grande número de pessoas será classificado erroneamente, o que produz um quadro deturpado da realidade, como é o caso do alcoolismo diagnosticado através de uma pergunta direta referida acima: você bebe?

3. VALOR PREDITIVO (OU DIAGNÓSTICO) DO TESTE

Aos clínicos interessa, sobremaneira, a análise horizontal da mesma tabela 2 × 2. Isto porque eles têm diante de si, na prática clínica, um paciente com um único resultado laboratorial do teste, seja positivo ou negativo: a tarefa é interpretar se se trata de um teste de um doente ou de uma pessoa sadia.

- **Valor preditivo positivo**

O "valor preditivo positivo" é a proporção de doentes entre os considerados positivos ao teste: 88% no exemplo do CAGE do Quadro 17.12. De cada 10 positivos, aproximadamente nove estão com o diagnóstico correto.

- **Valor preditivo negativo**

O "valor preditivo negativo" é a proporção de sadios entre os negativos ao teste: 83% no exemplo do CAGE do Quadro 17.12. Aproximadamente de cada grupo de 10 negativos, oito estarão corretamente diagnosticados.

- **Valor preditivo e prevalência**

Sensibilidade e especificidade são propriedades inerentes ao teste e não variam substancialmente a não ser por mudanças na técnica ou por erros na sua aplicação. O mesmo não ocorre com os valores preditivos do teste, que dependem da prevalência do evento. Em conseqüência, a interpretação do valor preditivo deve ser cuidadosa. Trata-se de uma questão de probabilidade, e não de certeza, em que assumem papel crucial não somente a sensibilidade e a especificidade do teste, mas também a prevalência do agravo à saúde no segmento populacional de onde vieram os pacientes.

O Quadro 17.13 contém simulações de um mesmo teste de 90% de sensibilidade e especificidade também de 90% — aplicado a populações de 10.000 pessoas, nas quais a prevalência da doença que o teste objetiva detectar é de, respectivamente, 1% e 10%. Observe-se que os valores preditivos positivos aumentam com a prevalência, enquanto os negativos diminuem. Esta mesma conclusão é encontrada no Quadro 17.14, onde estão assinalados os valores preditivos em relação a estes e outros níveis de prevalência.

Quando a doença é rara, notem-se essas duas situações:

1. O valor preditivo positivo é muito baixo. A maior parte dos exames positivos pertence a sadios, ou seja, representa resultados falso-positivos. Logo, os resultados positivos, em bai-

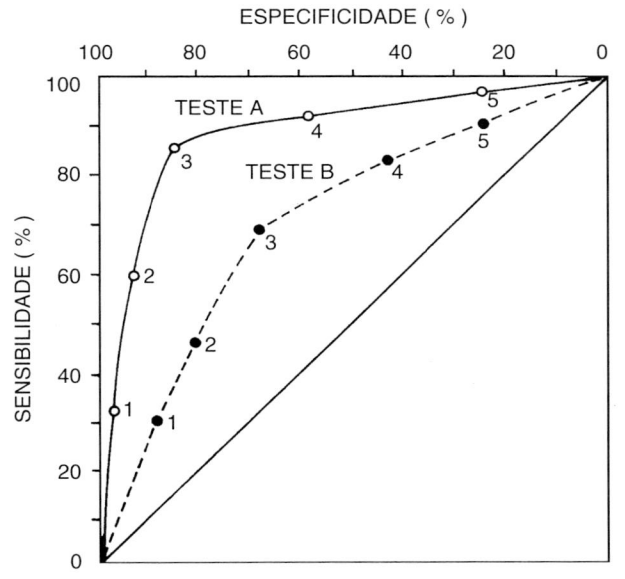

Fig. 17.2 Curva ROC: sensibilidade e especificidade de dois testes em cinco diferentes situações.
Interpretação: quanto mais próxima a *"performance"* do teste estiver do ângulo superior esquerdo (sensibilidade e especificidade de 100%), melhor é o teste; quanto mais se afasta dele, pior é o teste.

Quadro 17.13 Valores preditivos de um mesmo teste aplicado em populações de diferentes prevalências de uma doença: sensibilidade e especificidade do teste, 90%

A. Prevalência de 1%

Teste	Doença Sim	Doença Não	Total
+	90	990	1.080
−	10	8.910	8.920
Total	100	9.900	10.000

Valores preditivos:

$$\text{Positivo} = \frac{90}{1.080} = 0,083 = 8,3\%$$

$$\text{Negativo} = \frac{8.910}{8.920} = 0,999 = 99,9\%$$

B. Prevalência de 10%

Teste	Doença Sim	Doença Não	Total
+	900	900	1.800
−	100	8.100	8.200
Total	1.000	9.000	10.000

Valores preditivos:

$$\text{Positivo} = \frac{900}{1.800} = 0,5 = 50\%$$

$$\text{Negativo} = \frac{8.100}{8.200} = 0,988 = 98,8\%$$

Quadro 17.14 Valores preditivos de um teste diagnóstico com ambas as sensibilidade e especificidades de 90%, aplicados em populações com diferentes taxas de prevalência da doença

Prevalência (%)	Valor Preditivo Positivo	Valor Preditivo Negativo
0,1	0,9	100,0*
1,0	8,3	99,9
10,0	50,0	98,8
50,0	90,0	90,0

* Exatamente 99,99%, ou seja, um resultado falso-negativo para cada 10 mil exames negativos.

xas prevalências da doença, devem ser rotineiramente retestados. Neste sentido, o exame é um fracasso.

2. O valor preditivo negativo, por sua vez, é elevado em baixa prevalência. Os exames negativos serão quase que universalmente de sadios. Serão poucos os falso-negativos. Sob este outro ponto de vista, o exame é um sucesso.

Estas considerações devem ser levadas em conta na solicitação de exames complementares e no planejamento de rastreamentos de enfermidades.

Em primeiro lugar, pode-se prever o número de indivíduos triados, a serem enviados à etapa seguinte de diagnóstico, e os níveis de acertos e erros que serão cometidos, a partir do conhecimento da sensibilidade e da especificidade do teste, e da prevalência da condição.

O nível do valor preditivo positivo encontrado quando a doença é rara constitui forte razão para não rastrear populações sadias, em busca de doentes: escolher grupos de alto risco, desta doença, para efetuar este trabalho.

Existem maneiras de reduzir os resultados falso-positivos e falso-negativos de um teste. A repetição ou combinação de provas, em paralelo ou em série, é uma destas estratégias, embora aumente os custos. Na eventualidade de uso de dois testes, os seguintes critérios poderiam ser usados para basear o diagnóstico final:

- "positivo" se os dois testes dão resultados positivos
- repetição do teste se os resultados são discordantes
- "negativo", se os dois testes são negativos

- **Outras ilustrações de validade relativa a um padrão**

Numerosos relatos podem ser encontrados, na literatura especializada, sobre estimativas da validade relativa a um padrão: por exemplo, da história sobre picada de vetores — os triatomíneos ou barbeiros — para predizer infecção chagásica,[57] de referência a banhos de rio para inferir infecção esquistossomótica,[58] de sinais e sintomas como indicadores de esquistossomose,[59] de critérios para triagem visual de escolares,[60] de uso da antropometria,[61] da história dietética em pesquisa nutricional,[62,63] de uma fita em três cores para detecção de risco nutricional[64] e do consumo de alimentos em investigação de surto de intoxicação alimentar.[65]

Tais investigações estão justificadas, entre outros motivos, pela impossibilidade de observar diretamente o evento de interesse, de modo que se utiliza um indicador com este objetivo. A questão que se impõe nestes casos é verificar se ele é adequado para ser usado, como nos exemplos descritos a seguir.

- Exemplo 1: avaliação do estado nutricional

Em avaliação do estado nutricional de 355 crianças índias do Alto Xingu, a prevalência anual média de desnutrição protéico-calórica foi de 4,1%, em menores de um ano, e de 7,4%, na idade de um a sete anos.[61] O indicador usado para esta aferição foi o peso para a altura. Uma criança era considerada desnutrida se não alcançasse 90% da tabela de referência. O perímetro braquial, usado também nestas mesmas crianças para diagnóstico deste tipo de desnutrição, revelou sensibilidade de apenas 8,9% e especificidade de 99,3%.

• **Exemplo 2:** surto de intoxicação alimentar

Em investigação de surto de intoxicação alimentar, o consumo do alimento suspeito já ocorreu e tem-se que acreditar no relato que as pessoas fazem sobre o ocorrido. Será que elas referem fielmente o que consumiram quando são instadas a fazê-lo? Para verificar esta questão, uma refeição, servida a 32 pessoas, foi inteiramente filmada, sendo informado, na ocasião, que estava sendo testado um novo tipo de aparelho de gravação.[65] Dois a três dias depois, a pretexto de investigação das causas de um hipotético surto diarréico, nos comensais, todos os presentes àquela refeição foram convidados a preencher um questionário sobre o que tinham ou não consumido naquela ocasião. A comparação do relato com a fita gravada mostrou que, embora as correlações entre o consumo constatado e a história deste consumo fossem altas, somente 10 dos 32 indivíduos não cometeram erros. Os valores de sensibilidade para as diversas categorias de alimentos variaram de 81% a 95% e a especificidade, de 93% a 99%. Os valores preditivos também foram altos, mas não alcançaram 100%, para nenhuma categoria de alimento. Os níveis de erro encontrados, porém, não afetariam os resultados de uma investigação que procurasse esclarecer as causas de um eventual surto epidêmico.

4. ESTIMATIVA DE UM PARÂMETRO CORRIGIDA PELA VALIDADE DO TESTE

A prevalência de resultados positivos obtida pela aplicação de um teste, em uma dada população, não é sinônimo de prevalência da doença, na mesma população. Isto somente ocorreria com o uso de um teste perfeito, no qual as suas características, sensibilidade e especificidade, fossem de 100%. Em outras situações, com o emprego de testes imperfeitos, o que é a situação habitual, a freqüência de resultados positivos é uma "estimativa incorreta da real prevalência". Uma melhor estimativa pode ser obtida pela introdução de correção nos cálculos (Quadros 17.15 a 17.17), desde que sejam conhecidos os níveis de sensibilidade e especificidade do teste utilizado na coleta de dados, ou, então, os seus valores preditivos.[66]

Quadro 17.15 Fórmula empregada para a correção da prevalência, quando usado um teste diagnóstico imperfeito

$$Pc = \frac{Po + E - 1}{S + E - 1}$$

Onde: Pc = prevalência corrigida
Po = prevalência observada (a obtida com a coleta de dados)
S = sensibilidade
E = especificidade

Ver Quadro 17.16 para ilustração de cálculos.

• **Exemplo:** uso de um teste de sensibilidade (80%) e de especificidade (90%) em população com 20% de doentes

O Quadro 17.16 resume os resultados da aplicação de um teste em uma população composta por 500 pessoas, das quais 100 são doentes.

A prevalência estimada pelo teste é de 24%; portanto, um pouco mais elevada do que a realmente existente, fixada em 20%. (Esse último dado é sempre desconhecido, e o teste é usado para estimá-lo.)

Aplicando-se a fórmula apresentada (Quadro 17.15), corrige-se a prevalência de resultados positivos, tendo-se em conta a validade do teste. A prevalência corrigida passa a ser de 20%, o que coincide com os enunciados apresentados no início deste exemplo.

No Quadro 17.17, os cálculos estão feitos com a fórmula que utiliza os valores preditivos. Para esta última, apenas por arredondamentos, o resultado final não é exatamente de 20%, como na aplicação da primeira fórmula.

VI. COMENTÁRIO FINAL

Diversos aspectos metodológicos foram comentados no capítulo, tendo como eixo de apresentação do assunto a identificação e o controle do viés de aferição. Foram detalhadamente abordados os erros de mensuração, algumas alternativas para

Quadro 17.16 Ilustração de correção da prevalência obtida com a aplicação de um teste diagnóstico imperfeito

MATRIZ PARA OS CÁLCULOS

Teste	Doentes	Sadios	Total
Positivo	80 (a)	40 (b)	120
Negativo	20 (c)	360 (d)	380
Total	100	400	500 (N)

INDICADORES

Sensibilidade (S)	= a / a + c	= 80 / 100	= 0,80	= 80%
Especificidade (E)	= d / b + d	= 360 / 400	= 0,90	= 90%
Prevalência (real)	= a + c / N	= 100 / 500	= 0,20	= 20%
Prevalência observada (Po)	= a + b / N	= 120 / 500	= 0,24	= 24%
Valor preditivo positivo (VP)	= a / a + b	= 80 / 120	= 0,667	= 67%
Valor preditivo negativo (VN)	= d / c + d	= 360 / 380	= 0,947	= 95%

CORREÇÃO DA PREVALÊNCIA

Fórmula para o cálculo da prevalência corrigida (Pc):

$$Pc = \frac{Po + E - 1}{S + E - 1} = \frac{0,24 + 0,90 - 1}{0,80 + 0,90 - 1} = \frac{0,14}{0,70} = 0,20 = 20\%$$

Quadro 17.17 Fórmula alternativa* empregada para a correção da prevalência, quando usado um teste diagnóstico imperfeito

FÓRMULA: Pc = Po (VP) + (1 − Po) (1 − VN)

Onde: Pc = prevalência corrigida
Po = prevalência observada (a obtida na coleta de dados)
VP = Valor preditivo positivo
VN = Valor preditivo negativo
ILUSTRAÇÃO (dados do quadro anterior):
Pc = 0,24 (0,667) + (1 − 0,24) (1 − 0,947)
= 0,16008 + (0,76) (0,53)
= 0,16008 + 0,04028 = 0,20036 = 20%

* Outra fórmula encontra-se no Quadro 17.15.

evitar ou lidar com vícios que possam incidir na aferição dos eventos e diversas questões referentes à mensuração da reprodutibilidade e validade das informações. A mensagem que permeia o capítulo é de que, em qualquer investigação, o viés de aferição deve ser sempre considerado como uma possível explicação para os resultados encontrados.

No próximo capítulo, a discussão metodológica é ampliada, pela abordagem de questões relacionadas ao controle de variáveis e, mais especificamente, sobre o terceiro tipo de viés, denominado de confundimento.

QUESTIONÁRIO

1. O que significa "viés de aferição"?
2. Comente alguns tipos de viés de aferição.
3. Enuncie alguns cuidados a serem tomados para a correta definição de um evento.
4. As expectativas do examinador e do examinado podem influenciar o resultado final de alguma mensuração? Exemplifique.
5. Quais as possíveis conseqüências de os dados serem coletados, não diretamente do doente, mas através de "terceiros"?
6. Diferencie erro aleatório de erro não-aleatório. Exemplifique.
7. Qual a etiologia dos erros de mensuração? Qual a conduta para minimizá-los?
8. O que significa reprodutibilidade de um teste diagnóstico?
9. Como se estima a reprodutibilidade de um teste diagnóstico?
10. O que significa validade de um teste diagnóstico?
11. Diferencie reprodutibilidade de validade.
12. Quais são os tipos de validade de um teste diagnóstico?
13. Como se estima a validade de um teste diagnóstico?
14. O que significa "validade relativa a um padrão"?
15. Defina os seguintes termos: sensibilidade, especificidade, valor preditivo positivo e valor preditivo negativo.
16. Como estão relacionados o valor preditivo e a prevalência?
17. Como se faz a correção da prevalência obtida em um inquérito, levando-se em conta a validade do teste diagnóstico utilizado para obter as informações?

EXERCÍCIOS E LEITURA COMPLEMENTAR

17.1. Em qualquer investigação, a definição do que seja um "caso" é essencial. Há necessidade, para bem diagnosticar um caso de doença, em muitas investigações, de história clínica, acompanhada de exame físico e complementada por exames laboratoriais. Pode ser que os casos incluídos nas estatísticas de saúde não sejam assim tão bem definidos. Para refletir sobre o assunto, verifique, em artigos científicos (por exemplo, em inquéritos), se o autor define o evento que aborda; faça o mesmo com estatísticas de saúde. Eis algumas sugestões de temas para se exercitar na definição do "caso": caso psiquiátrico,[67] diarréia[68-70] e acidente.[71] Outros tópicos poderiam ser: constipação, enxaqueca, hipertensão arterial, acidente vascular cerebral, malária, desmame precoce e desnutrição protéico-calórica em pré-escolares (se o critério é antropométrico, como os desnutridos edemaciados são classificados?).

17.2. Durante a fase inicial de avaliação da validade de um teste diagnóstico, adota-se a tática de aplicá-lo em número aproximadamente igual de doentes e sadios. Trata-se de uma prevalência artificial, de 50%, excessivamente alta, pois, na vida real, as prevalências encontradas para quase todos os danos à saúde são muito mais baixas. Calcule os valores preditivos do CAGE (admita os mesmos valores fixos de sensibilidade, 88%, e especificidade, 83%) para diferentes prevalências de alcoolismo (0,1%, 1%, 10% e 20%). Mantenha as células "a" e "c" constantes, para facilitar os cálculos (são as mesmas do Quadro 17.12). Preencha os dados que faltam no quadro A anexo. O que acontece com os valores preditivos positivos e negativos quando se faz variar a prevalência?

17.3. Em condições ideais de laboratório, os testes para diagnóstico de anticorpos contra o HIV (vírus da imunodeficiência adquirida) alcançam valores de sensibilidade e de especificidade superiores a 99%.[72] Ambos são muito altos e estão entre os testes de maior validade encontrados em

Quadro A

Quadro com diferentes prevalências de alcoolismo para colocar os resultados da aplicação do teste CAGE (sensibilidade = 88%; especificidade = 83%)

Prevalência de alcoolismo (%)	Verdadeiros positivos N.º	Falso-positivos N.º	Falso-negativos N.º	Verdadeiros negativos N.º	Valor preditivo positivo (%)	Valor preditivo negativo (%)
0,1						
1,0						
10,0						
20,0						

Quadro B

Quadro com diferentes prevalências de SIDA (AIDS) para cálculos da validade do teste

Prevalência de alcoolismo (%)	Verdadeiros positivos N.º	Falso-positivos N.º	Falso-negativos N.º	Verdadeiros negativos N.º	Valor preditivo positivo (%)	Valor preditivo negativo (%)
0,1						
1,0						
10,0						
20,0						

laboratório. Suponhamos um teste para diagnóstico de infecção por HIV cuja sensibilidade e especificidade sejam de 99,5%. Sendo a população composta por 100 mil pessoas, calcule valores preditivos da aplicação do teste, supondo diferentes valores de prevalência da infecção (0,1%, 1%, 10% e 20%). Preencha os dados que faltam no quadro B anexo. O que acontece com os valores preditivos positivos e negativos quando se faz variar a prevalência? O que você aconselharia a um indivíduo procedente de grupo de baixo risco que tivesse um teste positivo?

17.4. No ano de 1976, foram relatados os resultados de avaliação de um teste para diagnóstico precoce da gravidez.[73] O produto utilizado para o teste, disponível em farmácias do país onde a avaliação foi realizada, era recomendado para uso, pela própria mulher, no caso de a menstruação atrasar e haver possibilidade de gravidez. Tratava-se de um teste colorimétrico, de rápido resultado, a ser efetuado na urina. A mudança de cor indicaria substância normalmente presente na urina de mulheres grávidas. Um total de 18 grávidas e 22 não-grávidas, com diagnóstico devidamente comprovado, fez o teste conforme instruções da bula. Os resultados obtidos foram os seguintes: nove testes positivos entre as 18 mulheres grávidas e nove positivos nas 22 não-grávidas. Você aprovaria o produto? Ou seja, você o recomendaria como um teste apropriado para o diagnóstico precoce da gravidez a ser usado pela própria interessada? Por quê?

17.5. Os resultados de triagem visual de 411 escolares, feita por professores de ensino de primeiro grau, foram comparados com os realizados por oftalmologistas, nas mesmas crianças.[60] Os achados foram os seguintes:
a) verdadeiros positivos: 56 alunos;
b) falso-positivos: 5 alunos;
c) falso-negativos: 48 alunos;
d) verdadeiros negativos: 302.
Monte uma tabela 2 × 2 e calcule os parâmetros que expressam validade.

17.6. Verifique se as seguintes afirmativas estão corretas em relação a um teste diagnóstico aplicado em condições ótimas de laboratório: a) um teste cuja sensibilidade seja de 100% não produz resultados falso-negativos; b) um teste cuja especificidade seja de 100% não produz resultados falso-positivos.

17.7. Em inquérito nacional de morbidade realizado na Finlândia, na década de 1980, as entrevistas e os exames da população, para gerar taxas de prevalência por doenças crônicas, foram feitos separadamente. As comparações entre estas duas fontes de dados mostraram que as entrevistas foram mais sensíveis para detectar doenças crônicas em velhos (65 anos e mais) do que em pessoas mais jovens (30 e 64 anos de idade). Por outro lado, a especificidade e a reprodutibilidade dos dados colhidos nas entrevistas foram menores nos idosos quando comparados com os obtidos em pessoas de 30 e 64 anos de idade. Interprete estes achados e teça considerações sobre as suas implicações. Para maiores detalhes, procure o artigo de onde essas informações foram retiradas.[74]

17.8. Um inquérito foi realizado, no qual foram tomadas as pressões arteriais de um milhão de adultos:[66] 24,7% apresentaram pressão arterial diastólica maior do que 90 mm. Colocando-se o ponto de corte um pouco acima, 11,6% estavam com a pressão arterial diastólica maior do que 95 mm. Estimativas médias informaram que a medida da pressão arterial, nos moldes realizados, apresentava sensibilidade de 93% e especificidade de 91,1%. Corrija as prevalências em função dos níveis de validade.

REFERÊNCIAS BIBLIOGRÁFICAS

1. NUNNALLY Jum C. Psychometric theory. New York, McGraw-Hill, 1967.
2. ANASTASI Anne. Psychological testing. New York, Macmillan, 1968.
3. KERLINGER Fred N. Foundations of behavioral research. 2a. ed, New York, Holt, Rinehart and Winston Inc, 1973.
4. SELLTIZ Claire, WRIGHTSMAN Lawrence S & COOK Stuart W. Research methods in social relations. 3a. ed, New York, Holt, Rinehart and Winston Inc, 1976.
5. MANN Peter H. Métodos de investigação sociológica. Tradução de Octávio A Velho, Rio de Janeiro, Zahar Editores, 1979.
6. BABBIE Earl. The practice of social research. 5a. ed, Belmont, California, Wadsworth Inc, 1989.
7. WITTS LJ (Editor). Medical surveys and clinical trials. 2a. ed, Londres, Oxford University Press, 1964:25-49.
8. FEINSTEIN Alvan R. Clinical judgment. New York, Robert E Krieger Publishing Co, 1967.
9. ABRAMSOM JH. Survey methods in community medicine. 2a. ed, Edimburgo, Churchill Livingstone, 1979.
10. BAUMAN Karl E. Research methods for community health and welfare. New York, Oxford University Press, 1980.
11. Department of Clinical Epidemiology and Biostatistics. McMaster University. Clinical disagreement. Canadian Medical Association Journal 1980; 123: 499-504; 613-617.
12. FEINSTEIN Alvan R. Clinical epidemiology: the architecture of clinical research. Philadelphia, Saunders, 1985.
13. SACKETT David L, HAYNES Brian & TUGWELL Peter. Clinical epidemiology: a basic science for clinical medicine. Boston, Little Brown, 1985.
14. KELSEY Jennifer L, THOMPSON W Douglas & EVANS Alfred S. Methods in observational epidemiology. New York, Oxford University Press, 1986:285-308.
15. SACKETT David L. Bias in analytic research. Journal of Chronic Disease 1979, 32:51-63.
16. RAPHAEL Karen. Recall bias: a proposal for assessment and control. International Journal of Epidemiology 1987; 16 (2):167-170.
17. LAST John M. A dictionary of epidemiology. New York, Oxford University Press, 1988.

18. DREWS Carolyn D & GREELAND Sander. The impact of differential recall on the results of case-control studies. International Journal of Epidemiology 1990; 19 (4):1107-1112.
19. NEUGEBAUER Richard & NG Stephen. Differential recalls as a source of bias in epidemiologic research. Journal of Clinical Epidemiology 1990; 43 (12):1337-1341.
20. CHOI Bernard CK & NOSEWORTHY A Lynn. Classification, direction, and prevention of bias in epidemiologic research. Journal of Occupational Medicine 1992; 34 (3):265-271.
21. NELSON Lorene M, LONGSTRETH Jr WT, KOEPSELL Thomas D & Van BELLE Gerald. Proxy respondents in epidemiologic research. Epidemiologic Reviews 1990; 12:71-86.
22. GORDIS Leon. Should dead cases be matched to dead controls? American Journal of Epidemiology 1982; 115 (1):1-5.
23. COUTINHO Evandro SF, KLEIN Carlos Henrique, MORGADO Anastácio F, IGUCHI Takumi & SOUZA Edinilsa R. Confiabilidade do diagnóstico psiquiátrico em hospitais do Rio de Janeiro. Jornal Brasileiro de Psiquiatria 1988; 37 (4):197-200.
24. ROSE G & BARKER DJP. Observer variation. British Medical Journal 1978; 2:1006-1007.
25. Pesquisa Nacional sobre Saúde e Nutrição. Resultados preliminares. INAN, Ministério da Saúde, 1990:10.
26. MURRAY M, SWAN AV, KIRYLUK S & CLARKE GC. The Hawthorne effect in the measurement of adolescent smoking. Journal of Epidemiology and Community Health 1988; 42:304-306.
27. SACKETT David L. A primer on the precision and accuracy of the clinical examination. Journal of the American Medical Association 1992; 267 (19).
28. FLETCHER CM & OLDHAM PD. Diagnosis in group research. Em: Witts, LJ (Editor). Medical surveys and clinical trials. 2a. ed, Londres, Oxford University Press, 1964:25-49.
29. KORAN M. The reliability of clinical methods, data and judgements. New England Journal of Medicine 1975; 293:642-646; 695-701.
30. FEINSTEIN A. A bibliography of publications on observer variability. Journal of Chronic Diseases 1985; 38:619-632.
31. EWLMORE Joann G & FEINSTEIN Alvan. A bibliography of publications on observer variability: final installment. Journal of Chronic Diseases 1992; 45:567-580.
32. BIRKELO CC, CHAMBERLAIN WE, PHELPS PS et al. Tuberculosis case finding: the effectiveness of various roentgenographic and photofluorographic methods. Journal of the American Medical Association 1947; 133:359-366.
33. FLEISS JL. Statistical methods for rates and proportions. New York, Wiley, 1973.
34. GJORUP Thomas. The kappa coefficient and the prevalence of a diagnosis. Methods of Information in Medicine 1988; 27 (4):184-186.
35. COHEN J. Weighted kappa. Psychological Bulletin 1968; 70:213-220.
36. LANDIS JR & KOCH GG. The measurement of observer agreement for categorical data. Biometrics 1977; 33:159-174.
37. KLEIN Carlos Henrique & COUTINHO Evandro SF. Confiabilidade de diagnósticos psiquiátricos: um programa prático para microcomputadores. Jornal Brasileiro de Psiquiatria 1988; 37 (1):51-54.
38. SPITERI MA, COOK DG & CLARKE SW. Reliability of eliciting physical signs in examination of the chest. Lancet 1988 (16 abril):873-875.
39. VERAS Cláudia Maria T & MARTINS Mônica S. A confiabilidade dos dados nos formulários de autorização de internação hospitalar (AIH), Rio de Janeiro, Brasil. Cadernos de Saúde Pública (RJ) 1994; 10 (3):339-355.
40. LOPES Cláudia de Souza. Fiabilidad de la ECID en la detección de factores de riesgo del abuso de drogas en adultos de Rio de Janeiro. Boletín de la Oficina Sanitaria Panamericana 1994; 116 (6):483-490.
41. FEINSTEIN Alvan R & CICCHETTI Domenic V. High agreement but low kappa. Journal Clinical of Epidemiology 1990; 43 (6):543-558.
42. POSNER KL, SAMPSON PD, CAPLAN RA, WARD RJ & CHENEY FW. Measuring interrater reliability among multiple raters: an example of methods for nominal data. Statistics in Medicine 1990; 9:1103-1115.
43. BYRT T, BISHOP J & CARLIN JB. Bias, prevalence and kappa. Journal of Clinical Epidemiology 1993; 46 (5):423-429.
44. SHROUT Patrick E & FLEISS Joseph L. Intraclass correlations: uses in assessing rater reliability. Psychological Bulletin 1979; 86 (2):420-428.
45. MARI Jair J, BLAY Sérgio L & IACOPONI Eduardo. Confiabilidade da versão brasileira da entrevista para estudos comunitários. Boletín de la Oficina Sanitaria Panamericana 1986; 100 (1):77-83.
46. BALTES PB, REESE HW & NESSELROADE JR. Life-span developmental psychology. Montery, Brooks/Cole Publishing Co, 1977.
47. KARNI Karen R. National certification exam for clinical laboratory scientists: a construct validity study. Evaluation & the Health Professions 1985; 8 (4):453-468.
48. SMITH Caroline. Validation of a patient satisfaction system in the United Kingdom. Quality Assurance in Health Care 1992; 4 (3): 171-177.
49. McNEIL BJ, KEELER E & ADELSTEIN SJ. Primer on certain elements of medical decision making. New England Journal of Medicine 1975; 293:211-215.
50. CASTELO FILHO Adauto & MARCOPITO Luis Francisco. A interpretação de testes diagnósticos. Revista da Associação Médica Brasileira 1984; 30: 64-66.
51. SOX HC. Probability theory in the use of diagnostic tests: an introduction to critical study of the literature. Annals of Internal Medicine 1986; 104:60-66.
52. JORGE Miguel R. O diagnóstico do alcoolismo. Em: Ramos, Sérgio P e Cols. Alcoolismo hoje. Porto Alegre, Artes Médicas, 1987:50-59.
53. MASUR Jandira & MONTEIRO Maristela G. Validation of the CAGE alcoholism test in a Brazilian psichiatric inpatient hospital setting. Brazilian Journal of Medical and Biological Research 1983; 16:215-218.
54. GUIMARÃES M Carolina S, COUTINHO Sérgio G & ANTUNES Carlos Maurício F. Normas para a sorologia de moléstias parasitárias. Revista da Sociedade Brasileira de Medicina Tropical 1987; 20 (1):55-58.
55. KNAUS William A, DRAPER Elizabeth A, WAGNER Douglas P & ZIMMERMAN Jack E. Apache II: a severity of disease classification system. Critical Care Medicine 1985; 13 (10):818-829.
56. VICTORA Cesar G, KIRKWOOD Betty R, FUCHS Sandra C, LOMBARDI Cintia & BARROS Fernando C. Is it possible to predict which diarrhoea episodes will lead to life-threatening dehydration? International Journal of Epidemiology 1990; 19 (3):736-742.
57. PEREIRA Maurício G. Valor do interrogatório no rastreamento de infecção chagásica. Revista da Sociedade Brasileira de Medicina Tropical 1984; 17:133-136.
58. BARRETO Maurício L. Causa versus predição: história de banhos em rios como fator de risco e preditor da infecção pelo Schistosoma mansoni. Revista de Saúde Pública (SP) 1987; 21 (4):305-309.
59. PROIETTI Fernando A & ANTUNES Carlos Maurício F. Sensitivity, specificity and positive predictive value of selected clinical signs and symptons associated with schistosomiasis mansoni. International Journal of Epidemiology 1989; 18 (3):680-683.
60. JOSÉ Newton Kara & TEMPORINI Edméa R. Avaliação dos critérios de triagem visual de escolares de primeira série do primeiro grau. Revista de Saúde Pública (SP) 1980; 14:205-214.
61. MORAES Mauro B, FAGUNDES-NETO Ulysses, BARUZZI Roberto G, PRADO Mariangela CO, WEHBA Jamall & SILVESTRINI Wagner S. Estado nutricional de crianças índias no Alto Xingu e avaliação do uso do perímetro braquial no diagnóstico da nutrição protéico-calórica. Revista Paulista de Medicina 1990; 108 (6):245-251.
62. WILLETT WC, SAMPSON L, STAMPFER MJ et al. Reproducibility and validity of a semiquantitative food frequency questionnaire. American Journal of Epidemiology 1985; 122:51-64.
63. FRIEDENREICH CM, SLIMANI N & RIBOLI E. Measurement of past diet: review of previous and proposed methods. Epidemiologic Reviews 1992; 14:177-196.
64. FERREIRA Haroldo S & OTT Ari MT. Validação da fita CIMDER de 3 cores como instrumento de detecção de risco nutricional entre pré-escolares. Revista de Saúde Pública (SP) 1994; 28 (1):20-27.
65. DECKER Michael D, BOOTH Anita L, DEWEY Mary J, FRICKER R Steve, HUTCHESON Jr Robert H & SCHAFFNER William. Validity of food consumption histories in a foodborne outbreak investigation. American Journal of Epidemiology 1986; 124 (5):859-863.
66. ROGAN Walter J & GLADEN Beth. Estimating prevalence from the results of a screening test. American Journal of Epidemiology 1978; 107 (1):71-76.
67. TARNOPOLSKY A, HAND DJ, McLEAN EK, ROBERTS HOWARD & WIGGINS RD. Validity and uses of a screening questionnaire (GHQ) in the community. British Journal of Psychiatry 1979; 134:508-515.
68. BAQUI Abdullah, BLACK Robert E, YUNUS Md, HOQUE AR Azimul, CHOWDHURY HR & SACK Bradley. Methodological issues in diarrhoeal diseases epidemiology: definition of diarrhoeal episodes. International Journal of Epidemiology 1991; 20 (4):1057-1063.
69. STANTON Bonita F, CLEMENS John D & AHMED, Shahnaz. Methodological considerations in defining chronic diarrhoea using a distributional approach. International Journal of Epidemiology 1990; 19 (2):439-443.
70. MORRIS SS, COUSSENS SN, LANATA CF & KIRKWOOD BR. Diarrhoea: defining the episodes. International Journal of Epidemiology 1994; 23 (3):617-623.
71. STEWART-BROWN Sarah, PETERS Tim J, GOLDING Jean & BIJUR Polly. Case definition in childhood accident studies: a vital factor in determining results. International Journal of Epidemiology 1986; 15 (3):352-359.
72. CHIN J. Public health surveillance of AIDS and HIV infections. Bulletin of the World Health Organization 1990; 68 (5):529-536.
73. BAKER Lawrence D, YERT Louise W, CHASE Mary C & DALE Edwin Dale. Evaluation of a "do-it-yourself" pregnancy test. American Journal of Public Health 1976; 66 (2):166-167 e 129-132 (editorial).
74. HELIOVAARA M, AROMAA A, KLAUKKA T, KNEKT P, JOUKAMAA M & IMPIVAARA O. Reliability and validity of interview data on chronic diseases: the mini-Finland health survey. Journal of Clinical Epidemiology 1993; 46 (2):181-191.

Capítulo 18

O Controle de Variáveis

I. Viés de confundimento (ou de confusão de variáveis), 377
   A. Terminologia, 377
   B. Indícios para suspeitar da presença do viés de confundimento, 378
   C. Causalidade e viés de confundimento, 379

II. Variável de confundimento, 379
   A. Características da variável de confundimento, 379
   B. Conduta para lidar com a variável de confundimento, 380

III. Interação de variáveis (ou modificação do efeito), 381
   A. Independência × interação de fatores, 381
   B. Efeitos sinérgicos × antagônicos, 381
   C. Conduta para lidar com a interação, 382

IV. Técnicas para neutralizar o confundimento, 382
   A. Restrição de categorias, 382
   B. Randomização, 382
   C. Grupo-controle, 386
   D. Emparelhamento de fatores, 388
   E. Estratificação, 390
   F. Controle estatístico na fase de análise dos dados, 391

V. Análise multivariada, 392
   A. Considerações gerais, 392
   B. Posição das variáveis independentes no modelo causal, 393
   C. Variável dependente quantitativa, 394
   D. Variável dependente qualitativa, 394

VI. Comentário final, 395
   Questionário, 395
   Exercícios, 396
   Referências bibliográficas, 396

O presente capítulo trata da interpretação da relação entre variáveis, na qual o "confundimento" e a "interação" assumem posição de destaque. Inicialmente, são tecidas considerações gerais sobre esses temas para depois apresentar técnicas utilizadas na neutralização de variáveis que dificultam a interpretação dos resultados de uma investigação. No final, há uma síntese sobre análise multivariada.

I. VIÉS DE CONFUNDIMENTO (OU DE CONFUSÃO DE VARIÁVEIS)

A. TERMINOLOGIA

- **As duas principais variáveis de uma pesquisa**

No estudo da relação entre dois eventos, uma dada "exposição" e uma dada "doença", que são as duas variáveis principais de uma pesquisa, a sistemática usada pelos investigadores é a seguinte: isola-se uma situação para investigação, de modo que seja possível pesquisar esta relação, isto é, entre a exposição principal e a doença, controlando-se as demais influências que se possam fazer sentir.

- **As variáveis externas (ou extrínsecas)**

As demais influências que se fazem sentir sobre exposição-doença são indesejáveis. São elas as outras situações ou eventos, isto é, fatores de risco, quer sejam características das pessoas ou do meio ambiente, chamadas genericamente de variáveis "externas" ou "extrínsecas", pois são externas ao binômio "exposição e doença". Em termos práticos, são variáveis externas todas aquelas cujos dados são coletados no decorrer da investigação, com exceção da exposição e da doença.

- **Exemplo: variáveis principais e externas de uma pesquisa**

Seja o caso de investigar a influência da poluição atmosférica na ocorrência de bronquite crônica. A Fig. 18.1 mostra as duas variáveis centrais, aqui usadas como ilustração: a poluição atmosférica e a bronquite crônica. Sobre este binômio, muitas influências se fazem sentir: são elas as variáveis externas. Quatro destas variáveis estão assinaladas, na figura, uma das quais é

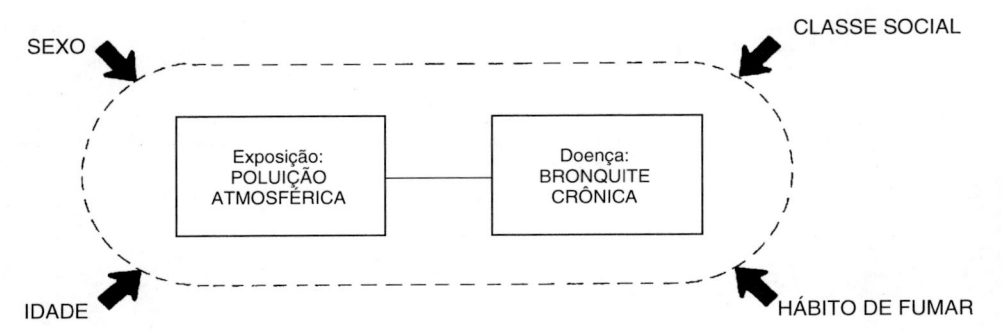

Fig. 18.1 Variáveis principais (dentro das linhas pontilhadas) e variáveis externas (identificadas por setas): ilustração de pesquisa sobre a associação entre poluição atmosférica e bronquite crônica.

o hábito de fumar. Existem muitas outras influências, mas apenas as quatro foram utilizadas para ilustrar a situação em tela.

- **Variável de confundimento (de confusão ou confundidora)**

Entre as variáveis externas, algumas são de confundimento e outras não. Não há consenso, no país, sobre o termo a utilizar, preferencialmente, para designar o que em inglês é chamado de *confounding:* que tem o significado de "confusão de variáveis". "Confundimento" é termo dicionarizado no nosso idioma. Ele está registrado no Vocabulário Ortográfico da Língua Portuguesa, publicação oficial da Academia Brasileira de Letras, datada de 1981.[1] Ambas as denominações, "confundimento" e "confusão de variáveis" serão usadas, neste texto, com o mesmo sentido, pois esta é situação prevalente, constatada pelo autor deste livro, nos contactos e discussões sobre a matéria com especialistas brasileiros.

Todas as variáveis externas são potencialmente confundidoras de uma relação em estudo. Se elas, de fato, confundem uma particular situação - ou seja, se há confundimento -, são denominadas "variáveis de confundimento" ou "variáveis de confusão". A idade e o sexo do paciente, por exemplo, quase sempre confundem a interpretação e, por isto, são variáveis externas, confundidoras em potencial. São elas as candidatas naturais a serem neutralizadas, para que uma dada associação seja adequadamente investigada.

- **Viés de confundimento**

Diz-se que há viés de "confundimento" ou de "confusão de variáveis" quando um resultado pode ser imputado, total ou parcialmente, a algum fator não levado em consideração no decorrer do estudo. (Fator, variável e evento são termos, no capítulo, utilizados como sinônimos.)

- Exemplo: poluição atmosférica, hábito de fumar e bronquite

Em uma investigação sobre poluição atmosférica e bronquite crônica, há confundimento se os efeitos da poluição atmosférica e do hábito de fumar estão misturados. O hábito de fumar confunde a interpretação da relação existente entre poluição e bronquite. Os três eventos mencionados podem ser assim identificados:

poluição atmosférica .... variável causal (exposição principal)
bronquite crônica .... variável efeito (doença)
hábito de fumar .... variável de confundimento

Haveria um viés se o efeito do hábito de fumar não fosse neutralizado, para que a relação entre poluição atmosférica e bronquite crônica possa ser devidamente investigada.

O que caracteriza o confundimento é a mistura de efeitos provocados por pelo menos duas variáveis sobre o desenvolvimento de uma doença - ou de um outro efeito objeto de estudo. Uma dessas variáveis é a exposição principal que representa o foco de interesse da pesquisa; a outra, a variável de confundimento, que pode interferir no efeito da primeira.[2-5]

- **Relatividade das situações**

No Quadro 18.1 há um outro exemplo, de modo a ilustrar a relatividade das situações e realçar que ser a exposição principal ou a variável de confundimento depende do objetivo de cada investigação. No presente exemplo, diferente do anterior (Fig. 18.1), as variáveis principais são o hábito de fumar (exposição principal) e o câncer de laringe (variável efeito). Estão também assinaladas algumas variáveis externas, duas das quais, idade e poluição atmosférica, são variáveis confundidoras.

B. INDÍCIOS PARA SUSPEITAR DA PRESENÇA DO VIÉS DE CONFUNDIMENTO

Existem muitas técnicas para identificar e neutralizar esse tipo de viés, que serão vistas no decorrer do capítulo. Suspeita-se de que o viés esteja presente, em uma investigação, quando

Quadro 18.1 Exposições* em uma investigação analítica

- EXPOSIÇÃO PRINCIPAL - é a VARIÁVEL HIPOTETICAMENTE CAUSAL, cuja associação com a doença (ou outro efeito) é investigada: seja o fumo essa variável, em estudo sobre a etiologia do câncer de laringe.
- EXPOSIÇÕES ADICIONAIS - são os demais fatores de risco, chamados genericamente de "VARIÁVEIS EXTERNAS" ou "EXTRÍNSECAS", subdivididas em dois grupos:
  1. VARIÁVEIS CONFUNDIDORAS ou de CONFUNDIMENTO: necessitam ser neutralizadas no planejamento ou na análise de dados (por exemplo: idade e poluição atmosférica, em investigações sobre fumo e câncer de laringe).
  2. VARIÁVEIS NÃO-CONFUNDIDORAS: não necessitam ser neutralizadas (por exemplo: obesidade e sedentarismo, em investigação sobre fumo e câncer de laringe).

* As variáveis independentes de uma investigação

não são usadas, de maneira correta, as técnicas apropriadas de controle de variáveis. Elas são empregadas quer na fase de planejamento, quer na de análise de dados, ou em ambas, em situações em que isto deveria ter sido feito: por exemplo, pelo uso da randomização, do pareamento, da estratificação de variáveis ou da análise multivariada.

C. CAUSALIDADE E VIÉS DE CONFUNDIMENTO

O assunto viés de confundimento aborda numerosos aspectos metodológicos e a própria essência da discussão de relação causal e não-causal, pois a confusão de variáveis é reflexo da complexa inter-relação dos eventos que existe no mundo real. Como foi assinalado, as pesquisas etiológicas, em epidemiologia, tentam investigar esta inter-relação - por exemplo, entre um fator de risco e uma doença - e, para tal, simplificam as condições de observação, de modo a evitar ou neutralizar as variáveis de confundimento.

Se presente em uma investigação, o confundimento induz a conclusão incorreta sobre a verdadeira relação entre dois eventos, pois um outro fator confunde a interpretação. Esse outro fator explica parte ou completamente os resultados encontrados. O problema reside não propriamente nos dois eventos centrais investigados (a exposição principal e a doença, exemplificados pela poluição atmosférica e a bronquite crônica), mas em uma variável externa a esse binômio (o hábito de fumar, em uma das ilustrações), que não foi neutralizada no planejamento do estudo ou na análise dos dados.

- **Explicações alternativas**

Para afirmar que há relação causal entre dois eventos, é necessário afastar explicações alternativas, de modo a evitar conclusões equivocadas. Os fatores de confundimento constituem uma destas explicações e, portanto, necessitam ser preocupação constante no desenvolvimento de uma pesquisa: no seu planejamento, na análise estatística e na interpretação dos seus resultados.

II. VARIÁVEL DE CONFUNDIMENTO

Antes de prosseguir na explanação do assunto, vejamos alguns pontos que foram apresentados nos parágrafos anteriores como introdução ao tema.

Viés de "confundimento" ou de "confusão de variáveis" designa uma situação em que os efeitos de duas exposições, sobre o risco de desenvolver uma doença (ou outro efeito), não estão separados.

A variável de confundimento, de confusão, confundidora ou confundível, constitui o "terceiro fator", que explica a associação ilusória entre as duas variáveis centrais de uma investigação, a "exposição" principal e a "doença".

O objetivo de uma pesquisa sobre poluição atmosférica e bronquite crônica, o exemplo dado (Fig. 18.1), é estimar o efeito isolado da poluição, sobre o risco de desenvolver bronquite crônica, independente da influência do hábito de fumar e de outras variáveis confundidoras.

A. CARACTERÍSTICAS DA VARIÁVEL DE CONFUNDIMENTO

Para que uma variável seja considerada de confundimento, ela deve preencher três critérios[5] (Fig. 18.2):

- estar associada à exposição principal em foco,
- independente desta exposição, ser também um fator de risco para a doença - ou seja, uma das causas do efeito em estudo - e
- não constituir elo de ligação entre exposição e doença.

A aplicação destas noções não está isenta de dificuldades.[6] Quando se comparam dois grupos, a variável de confundimento está desigualmente distribuída entre os grupos comparados. Por exemplo, se um deles é, em média, mais idoso do que o outro, a idade funciona como variável de confundimento. Semelhantemente à idade, todos os fatores de risco podem exercer, em certo momento, semelhante papel, tais como o sexo, o nível de instrução, a renda, a dieta, o estado nutricional e a gravidade da doença, dependendo da situação investigada. Alguns exemplos são apresentados a seguir, para ilustrar algumas situações de confundimento.

- Exemplo 1: fumo, outros hábitos e neoplasias

Diversas pesquisas vêm mostrando a relação existente entre o hábito de fumar e a incidência de diversos tipos de câncer, entre os quais os de orofaringe. Ora, as pessoas que fumam também têm outros hábitos, como o de ingerir bebidas alcoólicas, que podem estar etiologicamente associados ao aparecimento de neoplasias. Logo, em estudos sobre a associação entre fumo e câncer do orofaringe, é conveniente que se leve em consideração não só a questão do consumo do álcool, como dos outros hábitos, que possam estar relacionados ao álcool e tenham alguma ação cancerígena: um certo tipo de ocupação e a alimentação condimentada, por exemplo. É necessário também ter em conta as próprias características das pessoas, como a idade e o sexo. De outra maneira, os efeitos dos diversos fatores de risco poderiam estar misturados, confundindo a interpretação dos resultados.

- Exemplo 2: fatores de risco para a doença coronariana

Numerosos fatores relativos às pessoas e ao meio ambiente têm sido estudados na etiologia das doenças coronarianas. Alguns deles estão positivamente relacionados ao aparecimento

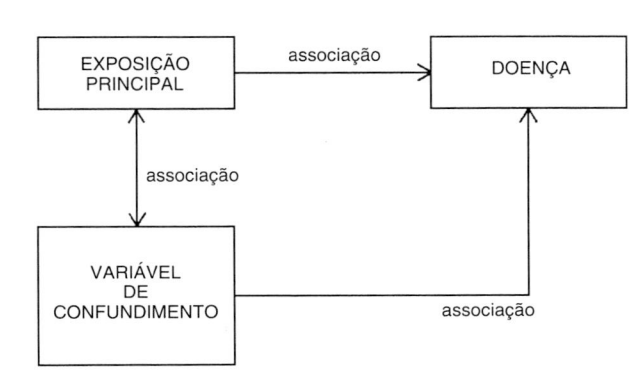

Fig. 18.2 Associações estatísticas entre a exposição principal, a doença e a variável de confundimento.

da afecção, caso do hábito de fumar e dos níveis elevados de colesterol sérico e de pressão arterial; outros, ao contrário, funcionam como fatores de proteção - um exemplo é o exercício físico regular. Há outras características que estão, de uma forma ou de outra, relacionadas a doenças coronarianas, exemplificadas pelo sexo, idade e tipo de comportamento. Tais fatores de risco estão muito inter-relacionados. Em conseqüência, a situação com que o investigador habitualmente se defronta é ter de levar em conta numerosos fatores, simultaneamente, quando do estudo da epidemiologia deste grupo de afecções.

• Exemplo 3: vacinas, antibióticos e doenças infecciosas

A interpretação da diminuição secular da mortalidade por doenças infecciosas, em função do efeito de vacinas e antibióticos, é dificultada, pois as condições sociais confundem a relação. O tema foi comentado no Cap. 8, onde foi realçado que o efeito "condições sociais" deve ser considerado quando se examina a relação entre a "exposição" (vacinas e antibióticos) e a "doença". As condições sociais distorcem a magnitude do efeito da exposição que se pretende investigar. A variável de confusão (condições sociais, no exemplo) tem relação causal com a doença (as infecciosas) e está associada à exposição (no caso vacinas e antibióticos), mas não faz parte do elo causal entre exposição e doença.

Os exemplos apresentados indicam que, para evitar conclusões equivocadas, a identificação de fatores de confusão necessita ser preocupação constante. Assim, quando os resultados de uma investigação apontam para a presença de associação entre duas variáveis, antes de aceitá-la na forma em que os dados sugerem, é conveniente verificar se há outras explicações para a associação, no caso, a ação de fatores de confusão.

Na situação inversa, ou seja, quando não se encontra uma associação entre variáveis, é possível que confundidores possam estar mascarando uma relação causal real. Em conclusão, o fator confundidor pode fazer aparecer ou desaparecer uma associação entre exposição e doença, e superestimar ou subestimar o verdadeiro efeito.

B. CONDUTA PARA LIDAR COM A VARIÁVEL DE CONFUNDIMENTO

A revisão da literatura sobre o tema sugere, entre as "variáveis extrínsecas", aquelas que podem causar viés de confundimento ao estudo da associação exposição-doença e devem ser objeto de preocupação. São elas as candidatas em potencial a serem controladas, isto é, neutralizadas. Lidar com elas é sempre um assunto complexo, havendo muitas maneiras de fazê-lo, englobadas em dois grupos de estratégias:

1. POR "PREVENÇÃO", NA FASE DE PLANEJAMENTO DO ESTUDO

A neutralização de variáveis de confundimento se faz pela adoção de técnicas como randomização, constituição de grupo controle, estratificação, restrição de certas categorias e emparelhamento. O procedimento recomendado é usar uma ou mais estratégias para anular os efeitos de fatores que são confundidores, em potencial, antes de iniciar a fase de coleta de dados da pesquisa.

2. POR "AJUSTE", NA FASE DE ANÁLISE DE DADOS

Nem sempre, no planejamento, são neutralizadas todas as possibilidades de confusão de variáveis. É possível ainda eliminar os efeitos das variáveis de confundimento, após a coleta de dados, por meio de análise estratificada (variável por variável) ou multivariada (análise conjunta das variáveis). Tais formas de ajuste permitem, em termos matemáticos, identificar, entre as variáveis extrínsecas, as confundidoras, de modo a levá-las em consideração na análise estatística.[5,7-9] Os procedimentos estatísticos utilizados para este fim possibilitam estimar parâmetros (o risco relativo ou o *odds ratio* entre exposição e doença) sem o efeito distorcedor de variáveis de confundimento. Tais procedimentos são particularmente úteis em estudos de observação.

Neutralizar o confundimento, na fase de análise de dados, pode não ser possível em algumas situações. A falta de informações sobre a variável extrínseca é exemplo: daí a importância de planejar cuidadosamente a coleta de dados, incluindo, no questionário utilizado na pesquisa, as variáveis de confundimento. Uma outra ilustração é o pequeno tamanho da amostra, o que implica baixo poder estatístico e limita o uso de determinadas técnicas: por exemplo, da estratificação da variável confundidora.

É sempre conveniente evitar o viés de confundimento por atuação na fase de planejamento da pesquisa, embora ele deva ser também procurado na etapa de análise de dados. A randomização é a melhor técnica para neutralizar a confusão de variáveis, mas não se pode desprezar o uso das demais. Na prática, utiliza-se uma combinação de procedimentos com esta finalidade, mesclando estratégias apropriadas para a fase de planejamento com outras para a de análise de dados.

• **Variável interveniente (ou intermediária)**

Foi assinalado que, para ser confundidora, a variável deve estar associada tanto à exposição como à doença. Um cuidado especial é com a variável interveniente.

Se a variável for um elo de ligação na cadeia de eventos - isto é, uma "variável interveniente" - não deve ser considerada de confundimento nem deve ser neutralizada.

• Exemplo: nutrição materna, peso ao nascer e mortalidade infantil

O baixo peso ao nascer constitui um caminho pelo qual a nutrição da gestante influencia a mortalidade infantil. O peso ao nascer é, portanto, uma variável interveniente - ou intermediária - entre a exposição principal e o efeito. Logo, em um estudo observacional sobre a associação entre nutrição materna e mortalidade infantil, peso ao nascer não pode ser considerado como fator de confundimento, pois, se controlado, tende a subestimar a relação entre aqueles dois eventos.

O exemplo mostra a necessidade de considerar, no controle de variáveis, não somente os aspectos estatísticos mas, principalmente, os biológicos, ou mais precisamente, os seus componentes biopsicossociais. Daí a importância de um planejamento cuidadoso para o bom andamento da investigação, na qual estejam incluídas a revisão da literatura e uma detalhada reflexão sobre a relação entre os eventos.

III. INTERAÇÃO DE VARIÁVEIS (OU MODIFICAÇÃO DO EFEITO)

Ao lado do confundimento, a interação de fatores é uma outra importante preocupação metodológica. Ela significa a interdependência entre dois ou mais fatores para alterar a magnitude de um dado efeito.[2,5,7-11]

A. INDEPENDÊNCIA × INTERAÇÃO DE FATORES

Dois medicamentos podem produzir os seus efeitos de duas maneiras, quer de forma independente quer interdependente. Nessa segunda alternativa está a interação medicamentosa, situação comum na prática clínica. Por exemplo, o cálcio dado por via oral pode reduzir a absorção de tetraciclina: há, portanto, uma interação entre o cálcio e a tetraciclina. Da mesma maneira, dois fatores de risco podem também produzir os seus efeitos seja de forma independente seja em interação.

- **Fatores independentes um do outro**

Ambos os fatores têm influência na ocorrência de uma doença, mas esta influência é isolada. É a forma mais simples de conceber os efeitos das variáveis. Em muitos casos é uma suposição irreal.

- **Interação entre os fatores**

A magnitude da associação entre um fator causal e uma doença pode diferir em função do nível de uma terceira variável. Quando um fator tem efeito diferente, dependendo do nível de outro fator, esse efeito diferencial é denominado "interação". No caso, existe dependência entre dois fatores (ou mesmo mais de dois fatores) para alterar a magnitude de um efeito. Em termos quantitativos, diz-se que há interação quando o coeficiente de incidência de uma doença na presença de dois ou mais fatores de risco difere do coeficiente de incidência que seria esperado pela combinação dos efeitos individuais destes fatores de risco.[8]

A interação pode dar-se somente em uma categoria da variável, tal como manifestar-se em determinado sexo, grupo etário ou localização geográfica.

A revisão da literatura indica que a interação entre eventos é uma preocupação de pesquisadores, o que pode ser avaliado pela seguinte estatística: de 17 artigos sobre etiologia do câncer publicados em 1988, em uma das mais conceituadas revistas de epidemiologia (American Journal of Epidemiology), os efeitos conjuntos de múltiplos fatores foram pesquisados em 12.[12] Na verdade, pode-se esperar que, no futuro, semelhante preocupação alcance 100% das pesquisas.

Em Medicina, um exemplo bem conhecido de interação é a já referida interação medicamentosa. No caso, os efeitos habituais de uma droga são modificados pela administração prévia de outra droga ou pela presença de substâncias químicas no organismo.

B. EFEITOS SINÉRGICOS × ANTAGÔNICOS

A interação pode ter como conseqüência a produção ou o controle de um agravo à saúde, visto os efeitos da interação serem sinérgicos ou antagônicos.[13,14]

- **Sinergismo**

Existe sinergismo quando a presença de um fator de risco aumenta o efeito biológico do outro. Assim sendo, o efeito combinado dos dois fatores é maior do que o dos dois isoladamente. Considere-se o consumo de cigarros e da exposição a asbesto na etiologia do câncer de pulmão.[14] Isoladamente, cada um dos fatores de risco está relacionado ao aparecimento da neoplasia. O risco relativo para fumo é estimado em 10 e para asbestos em 5. No entanto, se o indivíduo fuma e trabalha com asbesto, o risco relativo é muito maior, da ordem de 50.

Um caso particular de sinergismo ocorre quando as pessoas têm a doença somente se expostas aos dois fatores mas não a um deles isoladamente.

- **Antagonismo**

Existe antagonismo quando o fator reduz, elimina ou reverte o efeito do outro fator. Note-se que também há antagonismo se as pessoas têm maior risco de contrair a doença se expostas a um fator isoladamente, mas não a ambos os fatores em conjunto. Por exemplo, os indivíduos, de maneira geral, quando expostos a picada de mosquitos anofelíneos infectados pelo *Plasmodium vivax*, têm alto risco de contrair malária. No entanto, as pessoas com estigma de anemia falciforme têm reduzido risco de contrair a doença se expostas a esses mesmos mosquitos.

Na vida real, as pessoas estão usualmente sujeitas a muitos fatores de risco, de modo que o conhecimento da eventual interdependência que possam apresentar é freqüentemente importante. Este conhecimento é útil em prevenção e controle. Uma possibilidade é a de promover o antagonismo, já que o efeito, em potencial, é benéfico. Ou então, desfazer o sinergismo: atuando, preferencialmente, naquele(s) fator(es) que, por suas características, seja(m) mais facilmente alterável(is). Na presença de sinergismo, evitar o efeito de um dos fatores resulta, geralmente, em substancial redução no risco de doença.

- Exemplo 1: interação medicamentosa

Se duas drogas interagem para potencializar os seus efeitos, o sinergismo pode ser usado em benefício do paciente; ou, no caso contrário, as drogas ou substâncias terem efeitos antagônicos de modo que não devam ser administradas juntas, como é o caso de antibiótico e álcool.

- Exemplo 2: método de ensino e característica dos alunos

Em salas de aula, pode-se observar que cursos bem estruturados alcançam melhores resultados do que cursos informais, sobre o mesmo assunto. Mas será que tais conclusões, que são "em média" observadas pela comparação de dois ou mais métodos de ensino, aplicam-se a todos os alunos? Pode ser que não. É possível que os alunos de mais alto e de mais baixo QI, por exemplo, se dêem melhor com métodos informais de ensino. Os valores médios, das turmas, esconderão esta particularidade, ou seja, a interação. Esta, no exemplo, significa que o efeito de uma variável (método de ensino) não é o mesmo nas diversas categorias da outra variável (quociente de inteligência).[15]

A interação de fatores é um importante componente das intervenções. As campanhas de educação para a saúde, por exemplo, devem tê-la em conta: pode-se esperar que um particular método de educação em massa funcione bem para um determinado segmento e não para toda a população. Daí, a conveniência de usar diferentes métodos e mensagens em programas educativos de modo a alcançar maior número de pessoas.

C. CONDUTA PARA LIDAR COM A INTERAÇÃO

No desenrolar de um estudo, a identificação de interação de variáveis se faz por análise estratificada ou multivariada, as mesmas utilizadas para lidar com as variáveis de confundimento. Na análise, a interação é detectada quando a relação entre duas variáveis, expressa pelo risco relativo ou pelo *odds ratio*, varia em função de uma outra variável.

Ao contrário do viés de confusão de variáveis, a interação de variáveis não é controlada. Detectadas as interações, elas são apontadas, levadas em conta no prosseguimento da análise estatística e descritas para se ter a informação de como se comporta a associação entre exposição e doença, na presença de um outro fator, ou em diversos níveis deste fator.

IV. TÉCNICAS PARA NEUTRALIZAR O CONFUNDIMENTO

Neutralizar as variáveis de confusão é um dos objetivos metodológicos principais de uma investigação. Isto se faz, como já foi esquematizado, por adoção de abordagens apropriadas, decididas preferencialmente na fase de planejamento da investigação, embora ainda haja espaço para o emprego de técnicas de ajuste na fase de análise dos dados. Elas podem ser usadas, quer isoladamente, quer em combinação.[16] Algumas, entre as mais utilizadas, estão listadas no Quadro 18.2 e são comentadas a seguir.

A. RESTRIÇÃO DE CATEGORIAS

Trata-se da escolha de somente determinados segmentos da população, com alto grau de homogeneidade, para serem incluídos na amostra a ser investigada: é o caso de selecionar somente um sexo ou uma faixa etária. Se o estudo restringe-se a um só sexo e a uma só faixa etária, estes dois fatores, sexo e idade, estarão controlados, ou seja, neutralizados, e não terão mais influência nos resultados.

• Exemplo: investigação com restrição de categorias populacionais

Em Cubatão (SP), onde está situado o maior pólo sideropetroquímico da América Latina, a poluição ambiental alcançou níveis assustadores, o que lhe garantiu notoriedade internacional, principalmente na primeira metade da década de 1980, quando esta cidade foi eleita pela imprensa leiga como a mais poluída do mundo. Essa situação teve como conseqüência forte pressão sobre as indústrias locais para a implantação de programas mais enérgicos de controle. A adoção das medidas fez a poluição rapidamente diminuir, sendo um dos seus reflexos o reaparecimento dos peixes nos rios do município, a partir de 1988, que passaram a fazer novamente parte do cardápio de muitos dos habitantes da região. Uma pesquisa foi então realizada entre a população residente às margens dos rios com o objetivo de conhecer, nessa população, as concentrações sangüíneas de diversas substâncias, entre as quais chumbo, mercúrio e praguicidas organoclorados.[17] No intuito de eliminar as variáveis de confusão, como o tabagismo e a exposição no ambiente de trabalho, confinou-se a pesquisa às crianças de 1 a 10 anos de idade. Entre os achados, verificou-se que as consumidoras de peixes e outros produtos dos rios de Cubatão apresentavam teores médios de mercúrio significativamente maiores em comparação às crianças não consumidoras de organismos aquáticos de qualquer natureza. Esta restrição neutralizou a idade como fator de confusão. Se isso não tivesse sido feito e houvessem sido admitidos adultos, na investigação, os resultados poderiam também ser imputados a outros fatores: por exemplo, ao trabalho em fontes poluidoras.

O procedimento de utilizar grupos homogêneos — pela exclusão, do estudo, de determinados subgrupos da população — assim como o emparelhamento, destina-se a anular variáveis identificadas, *a priori*, como confundidoras em potencial.

B. RANDOMIZAÇÃO

Randomização, também denominada de "aleatorização" ou "casualização", é a alocação, por um processo de decisão ao acaso, de pessoas ou conglomerados para compor os grupos de estudo e de controle. Constitui a melhor estratégia para formar grupos com características semelhantes, desde que haja número suficiente de unidades a alocar. O procedimento é utilizado tanto para anular as variáveis suspeitas como as não suspeitas de serem confundidoras. O resultado esperado com o uso da randomização é neutralizar todas as variáveis externas.

1. CONSIDERAÇÕES GERAIS SOBRE RANDOMIZAÇÃO

Um estudo randomizado necessita de claras justificativas para a sua realização. Em geral, ele é precedido por investigações preliminares: por exemplo, no caso de vacinas e medicamentos, as pesquisas laboratoriais e clínicas prévias apontam para o momento em que o ensaio randomizado está indicado ou exigido.

A Fig. 18.3 mostra a estrutura de um ensaio clínico randomizado, em mais detalhe do que em esquema apresentado anteriormente no Cap. 13. A randomização está assinalada, situando-a no fluxo de etapas e decisões que têm de ser tomadas, desde a definição da população de referência à formação dos grupos experimental e controle, e o final da investigação. Note-se que poderiam ter sido formados mais grupos — três, quatro e mesmo mais - porém, para simplificar a exposição do assunto, o texto estará limitado a apenas dois: o experimental e o controle.

Quadro 18.2 Técnicas para controlar variáveis de confundimento

Restrição de categorias
Randomização
Grupo-controle
Emparelhamento
Estratificação
Controle estatístico

```
┌─────────────────────────┐
│ POPULAÇÃO DE REFERÊNCIA │
└─────────────────────────┘
            │
            ▼
┌─────────────────────────┐
│  POPULAÇÃO EXPERIMENTAL │
└─────────────────────────┘
            │           ← Amostragem
            ▼
      ┌─────────┐
      │ AMOSTRA │
      └─────────┘
            │           ← Aplicação de critérios de
            │             inclusão e exclusão
    ┌───────┴───────┐
    ▼               ▼
┌─────────┐   ┌──────────┐
│  NÃO    │   │PREENCHEM │
│PREENCHEM│   │    OS    │
│   OS    │   │CRITÉRIOS │
│CRITÉRIOS│   └──────────┘
└─────────┘         │     ← Convidados a
              ┌─────┴──┐    participar
              ▼        ▼
          ┌──────┐ ┌────────┐
          │ NÃO  │ │ACEITAM │
          │ACEITAM│ │PARTI-  │
          │PARTI-│ │CIPAR   │
          │CIPAR │ └────────┘
          └──────┘      │    ← Randomização
                 ┌──────┴──────┐
                 ▼             ▼
           ┌─────────┐   ┌────────┐
           │ GRUPO   │   │ GRUPO- │
           │EXPERI-  │   │CONTROLE│
           │MENTAL   │   └────────┘
           └─────────┘        │   ← Acompanhamento
            1│    2│      3│  4│
             ▼     ▼       ▼   ▼
        ┌────────┬────────┬────────┬────────┐
        │COMPLE- │  NÃO   │COMPLE- │  NÃO   │
        │ TAM    │COMPLE- │ TAM    │COMPLE- │
        │TRATA-  │TAM     │TRATA-  │TAM     │
        │MENTO   │TRATA-  │MENTO   │TRATA-  │
        │        │MENTO   │        │MENTO   │
        └────────┴────────┴────────┴────────┘
```

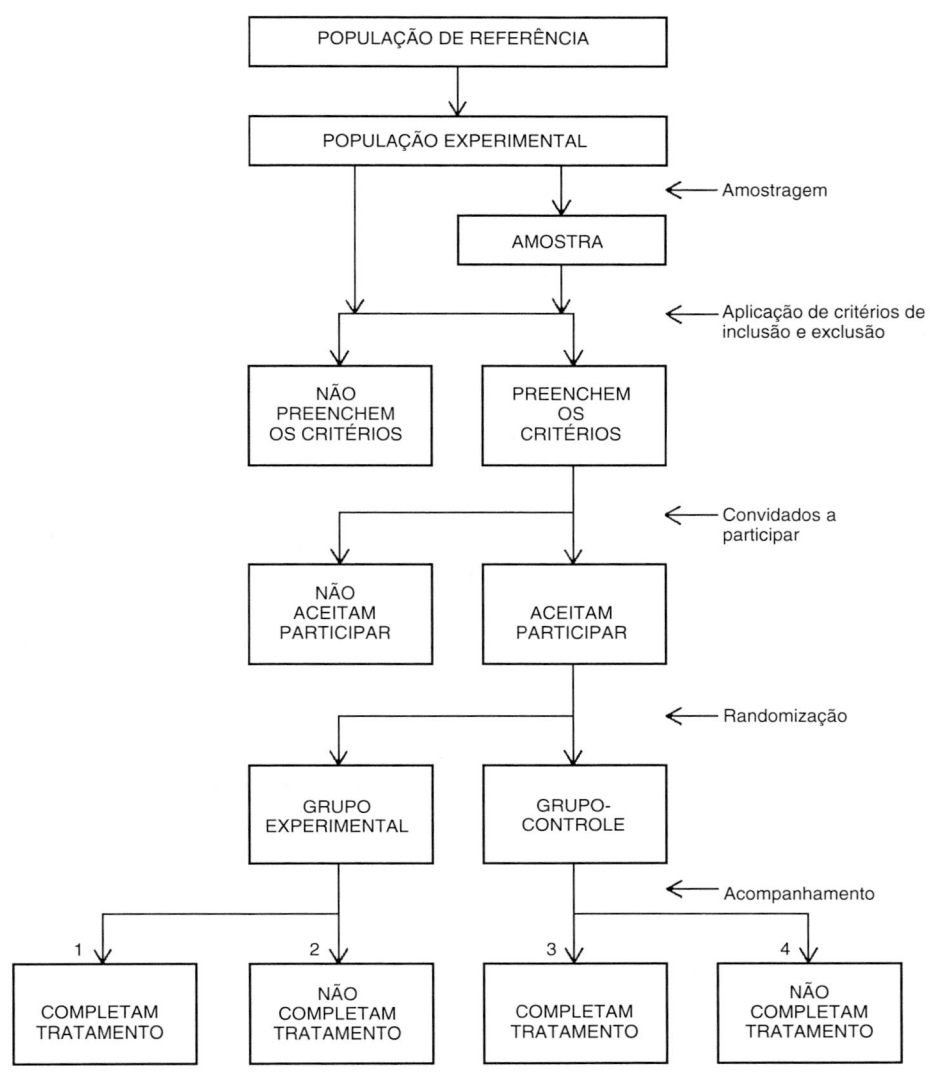

Fig. 18.3 Fluxo de participantes em ensaio clínico randomizado.

a) POPULAÇÃO DE REFERÊNCIA E POPULAÇÃO EXPERIMENTAL

A "população de referência" é ampla, no mais das vezes hipotética, definida em suas caraterísticas gerais, e inclui os segmentos para os quais os resultados da investigação são generalizados. Por exemplo, as crianças menores de um ano de idade, de todo o planeta, em um teste da eficácia de uma nova vacina contra a coqueluche.

A "população experimental" é aquela acessível ao investigador e onde a pesquisa é realizada. Por exemplo, os residentes de uma cidade, os escolares da rede pública de ensino de primeiro grau de um município e os clientes de um determinado estabelecimento de saúde. As características desta população devem ser próximas das de referência, para que a generalização de resultados seja feita com mais propriedade.

A investigação pode incluir toda a população experimental ou apenas uma "amostra", quer escolhida ao acaso, quer selecionada por conveniência do investigador.

Para admissão ao estudo, os indivíduos devem preencher os critérios, previamente fixados, de inclusão e exclusão, e concordar em participar da pesquisa.

b) FORMAÇÃO DOS GRUPOS EXPERIMENTAL E CONTROLE

Os que aceitam participar da investigação são alocados ao acaso para formar os dois grupos. Esta escolha, ao acaso, de subdividir os participantes em grupos, é denominada "randomização", ou seja, a "alocação de unidades por um processo aleatório".

Em geral, o processo é realizado com o uso de uma tabela de números aleatórios ou por números gerados por programa de computação. Se adequadamente conduzido, os fatores de confundimento se distribuem, igualmente, nos grupos, dentro dos limites do acaso.

c) OPÇÕES DE ANÁLISE DE DADOS

Em cada um dos grupos, experimental e controle, há os indivíduos que completam e os que não completam o tratamento. As "perdas" trazem um complexo dilema para a fase de análise de dados, pois a comparação de resultados pode ser feita de pelo menos duas maneiras:

Quadro 18.3 Características básicas dos participantes de estudo randomizado sobre profilaxia da enxaqueca, através de pequenas doses de aspirina tomadas regularmente

Características	Aspirina (N = 11.037)	Placebo (N = 11.034)
Idade (anos)	53,2 ± 9,5	53,2 ± 9,5
História de hipertensão %	14,0	13,9
Pressão sangüínea sistólica, mmHg	126,2 ± 12,0	126,1 ± 11,7
Pressão sangüínea diastólica, mmHg	78,9 ± 7,5	78,8 ± 7,5
História de nível elevado de colesterol %	7,0	6,8
Nível de colesterol, mmol/L	5,48 ± 1,5	5,48 ± 1,18
História de diabetes %	2,5	2,3
História de angina %	1,4	1,2
Infarto miocárdico parietal %	13,0	13,1
Atualmente fumante %	11,0	11,1
Ex-fumante %	39,7	39,1
Consumo diário de álcool %	24,9	24,9
Exercícios mais de uma vez por semana %	72,5	72,0
Índice de massa corporal, kg/m^2	24,9 ± 3,1	24,9 ± 3,0
Consumo de multivitaminas %	19,9	19,9

Alguns valores são apresentados como média ± desvio padrão.
Fonte: JE Buring, R Peto & C Hennekens, Journal of the American Medical Association 1990; 264: 1712[19].

- entre aqueles que completaram o tratamento no grupo experimental e no grupo controle - ou seja, entre os grupos 1 e 3 da Fig. 18.3. Trata-se de opção habitual na verificação da "eficácia" de tratamentos;
- pela "intenção de tratar", na qual são incluídos todos os que foram aleatorizados para formar os grupos, independente de terem ou não completado o tratamento.[18] A comparação se faz dos resultados nos grupos 1 e 2 *versus* 3 e 4, da Fig. 18.3. É uma alternativa para testar a "efetividade" de tratamentos, ou seja, para aferir o seu efeito no "mundo real", com suas imperfeições. Em tal comparação, é necessário também saber o paradeiro dos que não completaram o tratamento, sejam eles do grupo experimental ou controle.

- **Verificação do Êxito da Randomização**

A randomização tem o objetivo de distribuir igualmente, nos grupos, as variáveis confundidoras. Mesmo que o processo de randomização tenha sido realizado adequadamente, seguindo regras precisas que garantam a influência somente do fator acaso, é sempre conveniente verificar se o objetivo da randomização foi alcançado.

Se o número de indivíduos é grande, a chance de alcançar comparabilidade também é grande. O Quadro 18.3 mostra as características praticamente idênticas de dois grupos, criados por randomização, cada um composto por 11 mil adultos, em um ensaio de cunho preventivo para testar o efeito protetor da aspirina.

Raramente são feitas pesquisas com amostra tão grande de participantes, como no exemplo da aspirina. Se o número de indivíduos é pequeno, porém, o objetivo de formar grupos semelhantes pode não ser atingido. Então, aquelas importantes características que não foram distribuídas igualmente entre os grupos deverão ser objeto de controle, na fase de análise de dados. Este controle adicional é feito muitas vezes, mesmo que as diferenças entre os grupos não sejam estatisticamente significativas, pois elas têm possibilidade de exercer efeito diferencial nos grupos.

Em síntese, a randomização tem o objetivo de anular os fatores confundidores; sendo a técnica empregada, pode-se verificar se o objetivo foi realmente alcançado, através da comparação das características dos grupos formados.

2. TIPOS DE ALOCAÇÃO ALEATÓRIA

Há diversos tipos de randomização (Quadro 18.4), desde os modelos mais simples a outros, sofisticados, como mostrado a seguir:[20]

a) RANDOMIZAÇÃO SIMPLES

É a forma mais empregada, na qual os participantes são colocados diretamente nos grupos de estudo e controle, sem etapas intermediárias. Por exemplo, com o uso de uma tabela de números aleatórios, os números ímpares vão para o tratamento experimental e os pares, para o grupo controle.

b) RANDOMIZAÇÃO EM BLOCOS

Caracteriza-se pela formação de blocos de número fixo de indivíduos, de igual tamanho (*block randomization* dos autores ingleses): por exemplo, quatro indivíduos constituem um bloco, se há dois tratamentos a serem testados. Esses são aplicados aos indivíduos do bloco inicial e depois, bloco por bloco, até que termine o processo de alocação dos participantes na pesquisa. Tem a vantagem de alcançar um número de participantes igual nos grupos de estudo e controle, mesmo que a investigação seja interrompida antes de seu final. Esta vantagem é utilizada em investigações com poucos pacientes, pois a randomização sim-

Quadro 18.4 Tipos de randomização

1. Simples
2. Em blocos
3. Pareada (emparelhada)
4. Estratificada
5. Por minimização

ples, quando se faz com uma tabela de números aleatórios, possui o inconveniente de só garantir igualdade de número de pessoas, nos dois grupos, quando há elevado número de participantes a alocar.

c) Randomização pareada (ou emparelhada)

Inicialmente, são formados pares de participantes e a alocação ao acaso é feita no interior do par, de modo que um indivíduo receba o tratamento experimental e o outro, o tratamento controle.

d) Randomização estratificada

Estratos são formados previamente e a escolha aleatória dos indivíduos é feita dentro de cada estrato. Em uma próxima seção, quando é abordada a estratificação na fase de planejamento da investigação, há exemplo deste tipo de aleatorização.

e) Randomização por minimização

É uma técnica especial, de alocação de unidades, com vigilância e ação imediata, para reduzir ou impedir diferenças entre os grupos durante o próprio processo de alocação dos indivíduos. Procede-se da seguinte maneira: no início, usa-se a randomização simples e depois, já com alguns indivíduos colocados nos grupos de estudo e controle, as características dos grupos são computadas. Os cálculos são refeitos, à medida que novos participantes são selecionados, os quais serão colocados em um dos grupos, de modo a diminuir diferenças porventura detectadas (por exemplo, de idade e de classe social) ou para manter o balanceamento já alcançado. O uso da informática permite que muitas variáveis possam ser assim acompanhadas e alcançar mínimas diferenças entre os grupos. Trata-se de técnica nova, ainda pouco empregada.[21]

3. DELINEAMENTO FATORIAL E ANÁLISE SEQÜENCIAL

Duas técnicas que podem gerar economia de tempo e recursos são o delineamento fatorial e a análise seqüencial. Ambas exigem assessoria estatística especializada e, na verdade, são relativamente pouco usadas. Em linhas gerais, têm as características explanadas a seguir.

a) Delineamento fatorial

Trata-se de um tipo de desenho de investigação empregado para verificar, em um único experimento, os efeitos de vários fatores. Ele é mais usado em pesquisas industriais do que em saúde, mas seu potencial é grande em pesquisas clínicas. Por exemplo: em doenças raras, poucos são os pacientes e muitos os fatores cujos efeitos interessa investigar, de modo que é pouco prático testá-los um a um, em experimentos separados. Mesmo em condições que ocorrem com maior prevalência, pode ser conveniente, em termos operacionais e custos, analisar mais de um fator simultaneamente.[19,22]

A forma mais simples de delineamento fatorial consiste na análise de dois fatores, como é o caso de duas drogas, A e B. Um paciente pode ser alocado a um dos seguintes grupos de tratamento: 1. grupo A; 2. grupo B; 3. grupo AB; e 4. grupo-controle (placebo). Assim, com quatro pacientes formando um bloco, pode-se alocar cada um, aleatoriamente, a um dos quatro grupos de tratamento. Uma técnica estatística, a análise de variância, permite determinar o efeito independente da droga A, da droga B e a interação entre A e B.

- **Exemplo:** aspirina e beta-caroteno na prevenção da enxaqueca

Para avaliar o efeito de duas práticas preventivas sobre a saúde, 22.071 médicos foram alocados, aleatoriamente, a um dos quatro grupos seguintes: 1. aspirina; 2. beta-caroteno; 3. aspirina e beta-caroteno; e 4. placebo.[19] A análise estatística possibilita isolar o efeito de cada uma das práticas preventivas e suas interações. Um dos resultados evidenciou que a aspirina era eficaz na prevenção de episódios de enxaqueca. A vantagem deste tipo de delineamento consiste em que, tanto para testar o efeito da aspirina como do beta-caroteno, os mesmos 22 mil indivíduos participaram. Assim, no teste do efeito preventivo da aspirina, milhares de indivíduos estavam no grupo experimental e no grupo controle. Da mesma maneira, no teste do efeito preventivo do beta-caroteno, milhares de indivíduos pertenciam ao grupo experimental e outros milhares ao grupo controle.

Este tipo de delineamento é também referido como "esquema" ou "desenho fatorial 2×2" (2×2 *factorial design*, dos autores ingleses) porque investiga dois fatores, cada um em dois níveis: no caso, presença e ausência da droga. Poderia também investigar uma mesma droga, em duas dosagens. Três fatores poderiam ser testados, em mais de duas doses cada um, embora cresçam, proporcionalmente, as dificuldades metodológicas. É raro encontrar pesquisas que usem a investigação simultânea de quatro ou mais fatores, sob a forma de delineamentos fatoriais.

b) Análise seqüencial

Trata-se de um método de análise estatística, de modo a poder concluir a investigação logo que uma decisão seja alcançada: se a hipótese é ou não rejeitada.[23-25] Ela é usada em ensaios clínicos, com randomização em pares. À medida que os resultados de cada par estão disponíveis, eles são acrescentados aos demais. Os testes de significância estatística são então realizados com os dados acumulados, para indicar se já são suficientes para estabelecer uma conclusão ou se a coleta de dados deve ainda continuar.

Em ensaios terapêuticos, a análise seqüencial tem aplicação, especialmente em doenças raras. Se um tratamento é marcadamente superior a um outro, a diferença entre os tratamentos pode ser detectada com um número relativamente pequeno de pacientes e a investigação imediatamente interrompida.

4. QUESTÕES ÉTICAS DA RANDOMIZAÇÃO

A randomização envolve considerações éticas, debatidas antes, mas que sempre devem ser convenientemente recordadas. Um ponto central é a privação do grupo-controle do benefício de um novo tratamento, para o qual haja evidências de ser nitidamente superior ao tratamento habitual, o que é uma atitude condenável. Da mesma maneira, é condenável submeter os membros do grupo-controle a uma intervenção que possa prejudicá-los.

Quadro 18.5 Significados da palavra "controle"

1. Ato de regular, corrigir ou fazer retornar ao normal.
2. Fiscalização sobre atividades ou produtos, para que não se desviem das normas preestabelecidas (controle de qualidade).
3. Conjunto de ações e intervenções dirigidas a reduzir prevalência ou incidência (programa de controle de doenças).
4. Um dos grupos em estudos comparativos (designado como grupo controle ou testemunha). Os membros deste grupo diferem do outro em termos da exposição a que são submetidos (no ensaio clínico randomizado e no estudo de coorte) ou da doença de que são portadores (em estudos de caso-controle).
5. Remoção do efeito de uma ou mais variáveis que dificultam a interpretação dos resultados, por diversas técnicas, seja no planejamento da investigação, seja na análise dos dados (controle estatístico); sinônimo de ajustar, anular ou neutralizar variáveis confundidoras.

C. GRUPO CONTROLE

A palavra "controle" é empregada com muitos significados, na área de saúde.[26-28] Cinco deles estão transcritos no Quadro 18.5: os de número 4 e 5 são comentados neste capítulo.

- **A importância da comparação de riscos para fundamentar conclusões**

O objetivo central dos estudos analíticos é o de investigar a associação entre eventos: por exemplo, a de um fator de risco e um dano à saúde (infecção e malformações congênita, radiação e leucemia etc.). Diversos enfoques podem fazer suspeitar que exista associação entre dois fatores e até trazer subsídios para que ela seja aceita como de natureza causal. O estudo aprofundado de um "único caso", de alguns poucos casos ou de uma "série de casos" pode ser suficiente, como ilustrado em outras partes deste livro com as pesquisas pioneiras sobre a doença de Chagas e sobre o glaucoma congênito devido à rubéola. No entanto, na maioria das vezes, a interpretação da associação de eventos envolve a "comparação de riscos".

- Exemplo: comparação de riscos

O risco de uma gestante, com toxoplasmose adquirida na gravidez, ter filho com coriorretinite e outras anomalias congênitas, comparado com o de uma gestante sem toxoplasmose adquirida na gravidez ter filho com estes problemas de saúde.

Para efetuar a comparação de riscos, o "estudo de casos" e a "série de casos" não são suficientes. Há necessidade de investigações comparativas, entre segmentos populacionais, como os infectados e os não-infectados, já que a "diferença de risco entre os dois grupos é a informação básica de interesse".

Em situação semelhante está a avaliação de intervenções. Na maioria das vezes, não é somente o efeito da intervenção no grupo em que ela foi aplicada, o centro de atenção do investigador. Ele está inclusive mais interessado na diferença de efeitos: por exemplo, entre os resultados de dois métodos de educação para a saúde ou do efeito de uma droga comparada com um placebo.

As sofisticações metodológicas de muitas investigações são produto da necessidade de efetuar comparações, da melhor maneira possível, entre grupos com características semelhantes. Nos estudos aleatorizados, há formação de pelo menos dois grupos, para comparar resultados no interior da própria pesquisa. Nas pesquisas de observação, esta é também uma opção, que é empregada nos estudos de coorte, caso-controle e transversal.

- **Tipos de grupo-controle**

Qualquer investigação utiliza um determinado padrão, denominado "controle" ou "testemunha", para contrastar resultados[23], como sugere a classificação resumida no Quadro 18.6.

1. CONTROLES INTERNOS

Representam a forma mais conveniente de comparação. No próprio desenrolar da investigação são formados, pelo menos, dois grupos: o de estudo e o de controle. Pertencem a esta categoria as comparações efetuadas no seio de um estudo de intervenção (experimental × controle), de coorte (expostos × não-expostos) ou caso-controle (doentes × não-doentes).

A adoção de controles internos tem importante conotação prática: se os indivíduos que formam os grupos pertencem ao mesmo ambiente e à mesma época, ficam reduzidas as explicações a serem procuradas para justificar eventuais diferenças que possam ser encontradas, entre os grupos, ao final da investigação.

A existência de controles, no interior de uma pesquisa, facilita o emprego, de maneira mais apropriada, de outros procedimentos que conferem maior validade interna à investigação, tais como a técnica de observação duplo-cega e o uso de placebos.

A comparação interna de resultados diminui a chance de conferir créditos indevidamente a uma dada intervenção, por benefícios provenientes de outros fatores.

- Exemplo: tratamento de úlcera péptica

Após doze semanas de tratamento de úlcera péptica, em um estudo aleatorizado, obtiveram-se as seguintes porcentagens de curas comprovadas por exame radiológico e endoscópico: 89% com o uso de cimetidina e 70% com placebo.[29]

Se não houvesse grupo interno de comparação, como ocorre em uma série de casos, na qual todos são tratados com o mesmo produto, as curas devidas ao efeito placebo poderiam ser, inadvertidamente, atribuídas à cimetidina.

Apesar das vantagens do uso de grupo-controle interno, a sua escolha constitui uma das grandes dificuldades de uma pesquisa. Poderia não haver necessidade de formar grupo-controle

Quadro 18.6 Tipos de grupo-controle

1. GRUPO CONTROLE INTERNO (simultâneo, paralelo, concomitante ou concorrente) - é constituído durante o próprio desenrolar da investigação. Exemplo: estudo de caso-controle e ensaio clínico randomizado.
2. GRUPO CONTROLE EXTERNO (histórico, não-simultâneo, não-paralelo, não-concomitante ou não-concorrente) - ao contrário do anterior, não há formação de grupo controle durante o desenrolar da investigação; por isto, a pesquisa é, muitas vezes, classificada como "sem uso de grupo controle" ou "não-controlada". Os dados do grupo controle são coletados antes dos referentes ao grupo de estudo (por isto denominado de "histórico"). Exemplo: série de casos tratados com um medicamento, comparada com outra série de pacientes, mais antigos, do mesmo hospital, nos quais o medicamento não foi usado (estudo do tipo antes-depois).

interno em muitas situações, se houvesse, para comparação, a freqüência do evento na população geral. Tratar-se-ia, por exemplo, em um estudo de caso-controle, de comparar a freqüência de exposição a um fator encontrado nos doentes, com a freqüência de exposição ao mesmo fator, na população geral. Havendo diferenças na prevalência da exposição entre casos e a população geral, cria-se a suspeita de que essa exposição é fator causal na produção da doença.

Na maioria das vezes, porém, as informações sobre a população geral, em forma que permita sua imediata utilização em estudos comparativos, não estão disponíveis, de modo que o investigador tem de escolher outro grupo de comparação a que tenha acesso. Em um estudo clínico randomizado, ele próprio cria o grupo-controle, fazendo apenas atuar o fator "chance". Em um estudo de coorte, separa o grupo de expostos dos não-expostos ou, ainda melhor, agrupa os indivíduos sob diferentes graus de exposição, para compará-los com os não-expostos. Em estudos de caso-controle, escolhe o grupo testemunha entre muitas alternativas, tais como os vizinhos dos casos, os voluntários do banco de sangue ou os freqüentadores do mesmo hospital mas portadores de uma outra doença.

- **Etapas na interpretação dos resultados de investigações co grupo controle interno**

A escolha do grupo-controle, aqui sintetizada, muito depende do delineamento utilizado e foi tratada nas respectivas seções dos Cap. 12 e 13. No entanto, o raciocínio norteador dos estudos com controle interno segue uma seqüência geral, que pode ser assim sintetizada:

1. Formação de grupos homogêneos, diferentes em apenas um fator

Em termos ideais, os grupos comparados devem diferir em apenas um importante aspecto. Nos ensaios clínicos randomizados, os grupos são diferentes quanto à exposição (por exemplo, uns são vacinados e outros, não); nos estudos de coorte, a situação é semelhante (por exemplo, há fumantes e não-fumantes). Em estudos de caso-controle, os grupos são diferentes quanto ao efeito: o caso é representado pelo doente e o controle, pelo não-doente;

2. Neutralização de fatores de confundimento

Outras diferenças eventualmente apresentadas pelos grupos necessitam ser removidas, pois elas funcionam como fatores de confundimento. Um exemplo é representado por diferenças de sexo e idade entre os grupos. A remoção do confundimento se dá seja no planejamento da investigação, seja na análise dos dados;

3. Interpretação de resultados somente após a neutralização dos fatores de confundimento

Para maior segurança, somente após a remoção do efeito das variáveis de confundimento, a associação entre exposição e doença é interpretada, no intuito de verificar uma possível relação causa-efeito. A precaução é necessária para concluir com segurança se há efeito isolado da exposição, independente de outros fatores. Essa segurança, em estudos de observação, nunca é total; daí as controvérsias que existem sobre muitos temas na área da saúde, apesar de numerosas investigações dedicadas a elucidá-las.

2. CONTROLES EXTERNOS OU HISTÓRICOS

Representam, em face dos controles internos, uma forma menos conveniente de comparação. Nos estudos que os utilizam, há somente uma única amostra; constitui exemplo a série de casos reunida em um hospital. A comparação dos resultados obtidos em uma série de casos é feita com o conhecimento disponível, que pode estar expresso de diferentes formas:

- pelos resultados observados em "outros pacientes, em período anterior, na mesma instituição" - o que caracteriza os estudos do tipo "antes-depois";
- por resultados provenientes de uma "outra série de casos, em outro hospital";
- por valores esperados; definidos em "normas" sobre o assunto; ou
- por critérios tendo como base o senso comum.

Em todas as situações mencionadas, os controles são ditos "externos" e os estudos que os empregam são designados genericamente como "não-controlados": seja pela ausência de grupo-controle interno seja porque não há neutralização de variáveis de confundimento.

O grande problema de interpretação de resultados produzidos dessa maneira resulta de não haver formação de grupos homogêneos, diferentes em apenas um aspecto - o tratamento ou exposição sob investigação - o que seria a condição ideal para ser criada em uma pesquisa. De outra maneira, encontram-se muitas diferenças entre o grupo de estudo e o padrão usado como referência. As pessoas pertencentes a um e outro conjunto podem estar sujeitas a diferentes riscos, que variam no espaço e no tempo. Há também o fato de que muitos episódios de doença desaparecem espontaneamente. Tais situações, advindas durante uma investigação, são mais bem detectadas e seus efeitos levados em conta em estudos com controle interno, já que os membros do grupo-testemunha servem de termos de comparação. Quando só há um grupo de pessoas, estas influências são difíceis de isolar. Por exemplo, se um medicamento for aplicado aos pacientes, alguns deles podem melhorar pela ação específica do medicamento mas, também, por outros meios: a ação de algum outro produto que a pessoa passe também a usar, a própria evolução clínica da doença - que pode chegar à cura espontânea em certa proporção de casos - ou o efeito de outras condições a que os pacientes estão submetidos. Seria ingênuo afirmar, em uma série de casos tratados com um medicamento, que todos os resultados obtidos são devidos à ação deste medicamento. A cura da úlcera péptica, em 70% dos casos com o uso de placebo, como mencionado antes, nesta mesma seção, ilustra eloqüentemente este ponto.

A ausência de um grupo de controle interno influencia a verificação dos efeitos; por isto, é apontada como facilitadora do viés da aferição, pois as investigações que usam esta maneira simplificada de avaliação tendem a alcançar, mais freqüentemente, resultados positivos.

- **Exemplo: tratamento de problemas respiratórios**

Em revisão de publicações sobre tratamento de problemas respiratórios em crianças, as 18 pesquisas que utilizaram grupo-controle (isto é, controle interno) alcançaram 50% de êxito terapêutico, enquanto nas 19 investigações sem uso de grupo controle (ou seja, com controle externo), este percentual aumentou para 89%.[30]

A falta de controles adequados pode ser minimizada quando se procede a avaliações cegas dos resultados, o que é por vezes difícil de ser conseguido em uma única série de casos. Uma outra precaução é levar em conta, na análise e na interpretação, outros fatores que têm influência na evolução do processo: é o caso, por exemplo, de conduzir a análise de dados segundo faixa etária e gravidade da doença.

Embora os controles externos não constituam a forma mais adequada de investigação, por vezes, representam a única ou a alternativa mais viável, e numerosas questões de grande interesse são assim pesquisadas.[31,32]

- Exemplo: intoxicação por cloroquina

Um estudo retrospectivo de pacientes, em um hospital parisiense, revelou que a ingestão de mais de 5 gramas de cloroquina, de uma só vez, era invariavelmente fatal.[33] Um novo esquema terapêutico, com o uso de diazepam, adrenalina e imediata ventilação pulmonar, foi testado em 11 novos pacientes, consecutivamente admitidos no mesmo hospital, que tinham ingerido uma quantidade igual ou superior a 5 gramas de cloroquina, dos quais somente um faleceu. Os resultados sugeriram que o novo esquema terapêutico empregado é efetivo para este tipo de intoxicação.

Apesar de sua evidente utilidade, os estudos com controles externos não têm o mesmo peso científico dos produzidos por investigações mais estruturadas, nas quais há formação de um grupo interno para termos de comparação. Os seus resultados tendem a ser mais questionados porque não há direta evidência de como um tratamento compara-se com um outro. Muitos fatores podem estar contribuindo para os resultados, tais como variações nas técnicas de avaliação e nas características dos doentes e do ambiente. Sua maior indicação consiste na avaliação preliminar de intervenções; no cômputo geral, têm força limitada para formular um juízo definitivo do valor de tratamentos.

D. EMPARELHAMENTO DE FATORES

Em estudos comparativos, pode-se optar por formar:

- "grupos independentes" entre si - que representam a alternativa mais comum (por exemplo, na randomização simples);
- "grupos com indivíduos emparelhados", assunto desta seção.

As técnicas de análise estatística são diferentes, conforme se trate de uma ou outra situação.

O emparelhamento ou o pareamento (*matching* dos autores ingleses) é utilizado para selecionar grupos-controle, de modo a anular determinadas variáveis de confundimento. Os grupos tornam-se assim mais homogêneos, pois o procedimento, se bem aplicado, faz desaparecer ou diminuir as diferenças de características, entre os grupos, sem modificar a variável principal que está sendo investigada. Ele é empregado em investigações prospectivas,[34] caso da randomização pareada já mencionada, ou retrospectivas.[8,34-37]

Há diversos tipos de emparelhamento (Quadro 18.7).

Quadro 18.7 Tipos de emparelhamento (pareamento) de fatores

1. Natural (gêmeos)
2. Auto-emparelhamento (o indivíduo consigo mesmo)
3. Artificial (parelha de indivíduos)

1. EMPARELHAMENTO NATURAL: CASO DOS GÊMEOS

O estudo de gêmeos é efetuado com o intuito de separar os efeitos genéticos daqueles vinculados ao meio ambiente. Gêmeos homozigotos têm todos os genes em comum, ao passo que os heterozigotos, apenas a metade. Ao lado da homogeneidade genética, a maioria das parelhas de gêmeos também comunga de hábitos e exposições ambientais semelhantes, especialmente na infância. Isto permite que sejam encontradas situações especiais para estudos epidemiológicos. A vantagem da investigação de gêmeos reside em que muitas variáveis de confundimento são controladas naturalmente.

- Exemplo: Registro Sueco de Gêmeos

Em países do norte da Europa, existem registros de gêmeos que facilitam investigações de longa duração. Esse foi o caso de um estudo de coorte, com 21 anos de seguimento, baseado no Registro Sueco de Gêmeos, que permitiu identificar parelhas em que um gêmeo fumava e o outro, não. Os resultados mostraram o maior risco de óbito por todas as causas (mortalidade geral), por doenças cardiovasculares e por câncer do pulmão, na categoria dos gêmeos fumantes comparada à de não-fumantes.[38]

2. AUTO-EMPARELHAMENTO

O indivíduo que funciona como o seu próprio controle constitui um exemplo extremo de emparelhamento, como no ensaio cruzado convencional, no ensaio individualizado e em avaliações do tipo "antes-depois", ilustrados a seguir.

a) ENSAIO CRUZADO (OU DE CRUZAMENTO)

Nos ensaios clínicos cruzados (*crossover design* dos autores ingleses), cada paciente recebe dois (ou mais) tratamentos em seqüência. Na comparação de dois tratamentos (por exemplo, duas drogas ou droga × placebo), procede-se da seguinte maneira: a metade da amostra é selecionada para receber os tratamentos em uma dada ordem e, a outra metade, na ordem inversa.

A vantagem do uso desta forma de avaliação advém da eliminação de um problema presente nas comparações paralelas, qual seja, de diferenças entre os grupos de indivíduos. O delineamento cruzado produz resultados com menor número de participantes do que seria necessário se os grupos fossem paralelos.[34,39,40]

Entre as estratégias metodológicas utilizadas para melhorar a qualidade dos estudos cruzados encontram-se:[40] 1. a randomização, como método de seleção dos pacientes para o tratamento inicial; 2. o mascaramento do ponto de cruzamento dos tratamentos, através do procedimento duplo-cego de aferição; e 3. a verificação do efeito da ordem dos tratamentos, na análise dos dados.

- **Exemplo:** homeopatia × placebo em insônia

Quarenta e quatro pacientes com insônia receberam, em esquema cruzado duplo-cego, medicação homeopática e placebo, durante três meses.[41] Metade dos pacientes começou o tratamento com a medicação homeopática e, após o quadragésimo quinto dia, passou a tomar o placebo, ocorrendo o inverso com a outra metade. Vinte e seis pacientes terminaram o tratamento, tendo havido melhora da insônia em todos, constatada pelos médicos homeopatas envolvidos na investigação e por um questionário de sono, independentemente aplicado. Também não houve distinção entre a melhora apresentada por pacientes que começaram o tratamento recebendo o medicamento e os que receberam inicialmente o placebo.

O ensaio cruzado deve ser evitado quando o tratamento tem efeito permanente ou de longa duração, como pode ser o caso da ação de um antibiótico ou de uma técnica de educação para a saúde. Tampouco é recomendado em condições crônicas, em que haja mudanças significativas no quadro evolutivo. Também não pode ser empregado em investigação de condições agudas, cujo resultado seja a cura definitiva, a seqüela ou a morte do paciente.

Idealmente, este tipo de ensaio aplica-se aos tratamentos de ação rápida e que cessam seus efeitos logo que sua administração é interrompida. A técnica está indicada em condições de longa duração, relativamente estáveis. Para segurança de que um tratamento não interfere no seguinte, na época de mudança de um para outro, deixa-se um período de repouso (por vezes denominado de "limpeza" ou *wash out*), para que os efeitos residuais sejam eliminados. Quanto maior for este período, maior segurança haverá de que a fase seguinte esteja livre dos efeitos da fase anterior. Também tem indicação na investigação de episódios que se repetem, com características semelhantes, como a insônia, já mencionada, a tensão pré-menstrual e a enxaqueca.

b) ENSAIO INDIVIDUALIZADO RANDOMIZADO
(ESTUDO "N DE 1")

Os ensaios clínicos convencionais, sejam eles paralelos ou cruzados, devem conter um número mínimo de participantes - que é variável, dependendo da hipótese formulada e da precisão requerida para a resposta. Raramente este número é pequeno, para não incorrer em erro do tipo II. Uma investigação com grande número de participantes requer uma infra-estrutura de certo porte, de custos elevados, justificável para algumas questões clínicas de maior relevância, impossível, porém, para elucidar todas as controvérsias clínicas. Além do mais, com estes delineamentos são usualmente testados tratamentos padronizados, que não são ajustados às necessidades de cada participante. Para elucidar algumas questões clínicas e para ajustes de tratamento, de modo a definir o melhor esquema terapêutico para o paciente, foram propostos os ensaios individualizados randomizados. Trata-se de um caso especial dos estudos cruzados, mas com um único paciente, daí o seu nome "n de 1" (n de número) ou ensaio clínico aleatorizado de "n de 1".

- **Exemplo:** droga × placebo

Um mesmo paciente recebe um e outro tratamento, se possível, de maneira duplo-cega, da seguinte maneira: os pares de tratamento (droga e placebo) são aplicados, seguidamente, em ordem aleatória, e continuados até que a efetividade da droga seja provada ou refutada.[42]

Este tipo de ensaio, individualizado, está indicado para condições crônicas e estáveis, as mesmas elegíveis para um ensaio cruzado convencional.

c) ESTUDO ANTES-DEPOIS

Na avaliação de um tratamento, o paciente pode servir como seu próprio controle, antes e depois do tratamento.[40] Para tal, constitui-se uma única série de casos, sem necessidade de formação de grupo controle paralelo. Comparam-se os resultados obtidos em um período de tratamento com os de um período-controle, no qual o tratamento não foi aplicado.

- **Exemplo:** ácido retinóico no tratamento da acne severa

A acne de 14 pacientes foi julgada suficientemente severa e de longa duração, rebelde aos tratamentos convencionais, de modo que a cura espontânea foi descartada, como sendo improvável, não interferindo, portanto, na avaliação do efeito do tratamento.[43] Em conseqüência, os autores acharam justificada a não-formação de grupo-controle interno. Após quatro meses de tratamento com ácido retinóico, a melhora foi considerada total em 13 pacientes e parcial no outro paciente.

No exemplo, os mesmos indivíduos são estudados em dois períodos, um anterior e outro posterior a uma dada intervenção. O fato de serem os mesmos indivíduos investigados, em dois períodos, torna-se uma vantagem, pela igualdade das características dos grupos, o que fortalece o desenho da pesquisa. O mesmo não sucederia se os indivíduos fossem diferentes nos dois períodos, anterior e posterior: é o que ocorre, por exemplo, em certas avaliações de tratamentos. Nestes casos, as porcentagens de curas, em duas séries de pacientes, uma estudada em um período e a outra série, em um outro período, são comparadas para verificar qual tratamento é mais benéfico. Um sério problema, na interpretação dos achados, é que os resultados finais podem ser imputados a diversos fatores, tais como, às diferentes características dos grupos, às circunstâncias do momento e aos efeitos do tratamento, em avaliação.

3. EMPARELHAMENTO ARTIFICIAL

É muito usado em epidemiologia, em especial, nos estudos de caso-controle, para neutralizar variáveis de confundimento.[8,34,36,37]

A técnica de emparelhamento é realizada pelo investigador através de formação de parelhas de pessoas com características semelhantes em determinados aspectos. Na verdade, pode haver dois ou mais controles por caso, situação que é indicada quando o número de casos é pequeno. Porém, a situação mais comum é a de emparelhar um caso e um controle.

O emparelhamento artificial é feito em função do conhecimento prévio de importantes características que perturbam o estudo de uma relação causal e que devem ser neutralizadas na fase de planejamento da investigação, de modo a facilitar a interpretação dos seus resultados.

- **Variável Qualitativa e Quantitativa**

Quando a variável escolhida é qualitativa (como o sexo e o local de residência), seleciona-se o controle que estiver na mesma categoria, ou seja, de igual sexo e lugar.

Em variáveis quantitativas, como idade, fixa-se uma distância máxima de limite para a seleção do controle: em adultos, por exemplo, até cinco anos a mais ou a menos do que a idade do caso.

- **Que Variáveis Parear**

Uma dificuldade inicial reside em decidir o que incluir no pareamento. A revisão da literatura sobre o tema em investigação aponta para algumas variáveis de confundimento que são candidatas naturais ao emparelhamento. As variáveis emparelhadas não mais funcionarão como fatores de confundimento na fase de interpretação dos resultados da pesquisa. Raramente as variáveis a parear podem ser em número superior a cinco, pelas dificuldades práticas que engendram. Só há interesse em parear variáveis de confundimento: idade e sexo estão quase sempre nesta categoria. Mas o emparelhamento não deve alterar, em estudos de caso-controle, a distribuição da exposição que é investigada; os grupos comparados devem ser o mais possível similares quanto à suscetibilidade à doença.

- **Sobreemparelhamento**

Situação prejudicial que resulta de pareamento excessivo, pois as variáveis não deveriam ou não precisariam ser emparelhadas (*overmatching* dos autores ingleses).[8,36] Três destas situações são mencionadas a seguir:[27]

a) o emparelhamento obscurece uma verdadeira relação causal entre exposição e doença; a variável escolhida para ser pareada pode ser um elo entre exposição e doença - ou seja, uma variável interveniente ou intermediária -, ser parte do mecanismo etiológico que leva à doença ou, de alguma maneira, estar relacionada ao fator de risco que está sendo investigado. Os casos e controles tornam-se muito semelhantes, acarretando estimativas viesadas, falsamente baixas, dos riscos.[8,36]

b) o emparelhamento é desnecessário, quando feito com variáveis pouco importantes para a investigação e que não têm relação com a doença; elas não poderiam mesmo confundir a interpretação.

c) o emparelhamento é complexo, quando realizado com muitas variáveis ou com fatores estreitamente relacionados, complicando o processo e acarretando dificuldades em encontrar os respectivos controles.

- **Análise Estatística de Estudos Pareados**

Na análise dos estudos emparelhados, o par deve ser tomado como unidade. Um exemplo será mostrado no Cap. 20, p. 439, sobre avaliação do efeito protetor da vacina BCG, no qual se pode comparar a análise de estudos pareados e não-pareados.

Se é feito o emparelhamento, mas a análise dos dados não o considera, a consequência é uma maior dificuldade em detectar a associação entre fator de risco e doença, se esta associação de fato existir; ou, então, obtém-se uma subestimativa do risco relativo. Os resultados são, portanto, conservadores, em relação ao que teria sido obtido se a análise estatística conservasse o pareamento decidido na fase de planejamento do estudo.

As variáveis de confundimento que não foram pareadas podem ser investigadas na fase de análise de dados, por estratificação e regressão múltipla. Um tipo especial de regressão múltipla é usada para estudos pareados.[37,44]

Uma desvantagem do emparelhamento é não poder mais investigar as variáveis que foram pareadas, já que estão igualmente distribuídas entre casos e controles.

E. ESTRATIFICAÇÃO

Estratificação é a separação de um grupo em subgrupos ou estratos. Ela é útil tanto na fase de planejamento, aqui ilustrada, como na de análise de dados, assunto da próxima seção.

- **Estratificação na Fase de Planejamento**

Na fase de planejamento, a estratificação é empregada para assegurar a distribuição equilibrada de importantes fatores de prognóstico. Ela é usada isoladamente, ou associada a um outro procedimento, como a randomização. Raramente, é feita com mais de três variáveis, pelas dificuldades operacionais que acarreta. Dois exemplos ilustram o seu uso.

- **Estratificação com Apenas uma Variável**

Na forma mais simples, quando uma só variável é selecionada para controle na fase de planejamento, ela é dividida em categorias: por exemplo, se o peso corporal é o critério para estratificação, pode-se formar duas, três ou mais categorias de peso corporal. Os membros do grupo de estudo são distribuídos nestas categorias e os controles são escolhidos também para as categorias formadas.

- **Estratificação com Mais de uma Variável**

Na investigação sobre suplementação nutricional, anteriormente usada como ilustração (Cap. 14), as gestantes foram escolhidas para participar na investigação quando portadoras de pelo menos um de três fatores de risco de gerar recém-nascido de baixo peso. Estes fatores de risco foram também empregados para formar estratos; a randomização era, então, feita no interior de cada estrato.

Por exemplo, se uma gestante com peso deficiente era recrutada, ela era colocada no grupo Suplemento; uma segunda, com peso deficiente, iria para o grupo Complemento; e, uma terceira, possuidora de tal característica, ficaria no grupo Controle, se esta fosse a ordem ditada pela chance. O mesmo foi feito para os outros fatores de risco.

Na verdade, a estratificação com três variáveis forma sete estratos, devido às possíveis combinações, pois algumas gestantes são portadoras de somente um fator de risco, mas há as que possuem dois ou mesmo todos os três fatores.

Com o procedimento descrito, há a certeza de que os fatores de risco selecionados, usados como critérios para a estratificação, estão distribuídos igualmente entre os três grupos: no caso, Suplemento, Complemento e Controle. Logo, estão anulados dos resultados da investigação os efeitos dos fatores de risco usados na estratificação. Eventuais diferenças entre os grupos, encontradas no final da pesquisa, não podem ser imputadas àqueles fatores de risco.

O uso da estratificação, associada à randomização, como descrita na pesquisa sobre suplementação nutricional, constitui uma melhoria em relação à randomização simples, pois esta última somente garante igualdade de características entre grupos, dentro dos limites do acaso.

F. CONTROLE ESTATÍSTICO NA FASE DE ANÁLISE DOS DADOS

O controle estatístico, nesta etapa da investigação, é realizado com o intuito de neutralizar variáveis que estão distribuídas desigualmente entre os grupos, quando tal desigualdade é detectada ou suspeitada após a coleta dos dados. Essa eventualidade ocorre se a tentativa de anular as variáveis na fase de planejamento, por exemplo, por randomização, não obteve o êxito desejado ou então quando o controle é deixado para ser feito na análise dos dados.

Em geral, nos ensaios aleatorizados realizados com amostras de grande tamanho, bem planejados e conduzidos de maneira adequada, alcança-se o objetivo de formar e manter os grupos com características semelhantes. Neste caso, não são necessários a estratificação de variáveis ou o uso de outras técnicas de controle do confundimento. Já nos ensaios aleatorizados, onde haja pequeno número de participantes, e em estudos de observação, de maneira geral, defronta-se ao final da investigação com resultados referentes a grupos que, comparados entre si, não têm características semelhantes: por exemplo, um deles possui maior número de pessoas idosas ou de analfabetos. Em casos como estes, que são a maioria, tem-se que tornar os grupos "comparáveis", por ajustamentos na fase de análise de dados. As técnicas mais comumente empregadas para alcançar este objetivo são a "estratificação" e a "análise multivariada", explicadas a seguir. Tanto uma como outra servem para identificar os fatores confundidores e a interação entre variáveis.

1. ESTRATIFICAÇÃO NA FASE DE ANÁLISE DE DADOS

Na análise dos dados de uma investigação, quando são comparados os grupos de estudo e controle, pode-se formar também subgrupos, em função de determinadas características que se queira analisar em mais detalhe: é o caso de separar obesos e não-obesos, cardiopatas e não-cardiopatas ou fumantes e não-fumantes. Em seguida, confrontam-se os resultados obtidos no grupo de estudo e de controle no interior de cada uma das categorias formadas: por exemplo, primeiro somente entre os obesos e depois entre os não-obesos.

- **Exemplo: controle do efeito do fumo em experimento**

Em capítulo anterior, no relato da investigação randomizada sobre suplementação nutricional de gestantes, foi mostrado que a análise de dados para detectar os efeitos da suplementação sobre o peso ao nascer foi conduzida também por categoria de fumantes. Os resultados mostraram que as crianças cujas mães eram grandes fumantes foram as únicas que se beneficiaram da suplementação nutricional. Os dados que atestam esta conclusão estão no Quadro 15.3.

A análise estratificada possibilita verificar o efeito de uma exposição sobre o risco de desenvolvimento de uma doença, neutralizando o efeito de outra exposição, suspeita de estar confundindo a associação.

- **Exemplo: café, fumo e doença cardiovascular**

Será que o hábito de beber café está relacionado, etiologicamente, à mortalidade por doença coronariana?

Em avaliação superficial pode parecer que sim, pois em grandes bebedores de café encontra-se maior incidência da afecção (Quadro 18.8a). Para que tal afirmação tenha crédito, é preciso afastar outras explicações.

Sabe-se que há estreita relação entre tomar café e fumar, e que os grandes fumantes têm maior incidência de infarto (Quadro 18.8b).

Assim, é conveniente separar os efeitos do café e do fumo, sobre a afecção, o que pode ser feito por um quadro de dupla entrada (Quadro 18.8c). A análise conjunta dos dois fatores evidencia que o fumo, e não o café, é o fator causal mais importante. Note-se que a incidência de infarto entre fumantes é alta, seja ele bebedor ou não de café. Por consequência, a associação entre beber café e ter infarto é secundária, de natureza não-causal.

O que se procurou fazer, no exemplo, foi examinar a associação entre beber café e ser portador de coronariopatia, controlando-se o efeito confundidor do fumo. Em conclusão, o procedimento permite isolar o efeito, se existente, do consumo de café na ocorrência de coronariopatias, independente de um outro fator: o hábito de fumar.

- **Estimativa Ajustada do Risco Relativo**

Há diversos procedimentos para estimar o risco relativo, por estratificação, controlando-se o efeito da variável de confundimento, como o de Mantel-Haenszel e o de Woolf.[7-9,45]

O método de Mantel-Haenszel foi o primeiro a ser usado e é o mais utilizado.[45] Baseia-se na formação de estratos da vari-

Quadro 18.8 Incidência de infarto do miocárdio em relação ao consumo de café e ao hábito de fumar, isoladamente e em combinação

a. Incidência de infarto do miocárdio em relação ao consumo de café

Consumo diário de 10 ou mais xícaras	Coeficiente anual por 100 mil habitantes
Sim	200
Não	100

b. Incidência de infarto do miocário em relação ao hábito de fumar

Hábito de fumar	Coeficiente anual por 100 mil habitantes
Sim	300
Não	50

c. Incidência de infarto do miocário* em relação ao consumo diário de café e ao hábito de fumar

Consumo diário de 10 ou mais xícaras	Hábito de fumar	
	Sim	Não
Sim	310	48
Não	290	55

* Coeficiente anual por 100 mil habitantes

ável de confundimento, verificando-se a associação entre exposição-doença no interior de cada estrato, pelo cálculo do risco relativo ou do *odds ratio*. O procedimento permite também combinar, quando apropriado, as estimativas dos riscos relativos, de todos os estratos, para gerar uma média ponderada global, na qual o efeito da variável de confundimento está neutralizado. Em geral, na presença de forte interação, esta síntese é evitada.

A estratificação é uma maneira simples de o investigador familiarizar-se com os dados de uma pesquisa e de detectar como a associação entre exposição e doença varia em diferentes níveis de uma outra variável. Contudo, ela não é isenta de dificuldades. O procedimento é trabalhoso para ser realizado, quando há muitas variáveis, já que a estratificação se faz variável por variável suspeita de ser confundidora. Mesmo quando esta estratégia é factível, a interpretação do conjunto de resultados torna-se complexa. O número de unidades em cada estrato é outra limitação. Se há poucos indivíduos em um estrato, a estimativa do risco relativo é imprecisa. Daí a importância dos métodos de análise multivariada, que foram desenvolvidos para contornar as limitações da estratificação.

2. ANÁLISE MULTIVARIADA

Quando são muitos os fatores a serem simultaneamente considerados, está indicado o emprego de uma das formas de análise estatística multivariada.

- Exemplo: consumo de álcool e pressão arterial

Numerosas investigações mostraram que o consumo de álcool está relacionado com a pressão arterial elevada. A relação é considerada causal e a resposta é dose dependente, pois, para maior consumo de álcool são encontrados, em média, maiores níveis de pressão arterial.[46] Nos estudos que mostraram semelhantes resultados, e foram considerados adequadamente analisados, a relação entre álcool e pressão se manteve depois que muitos fatores de confusão foram neutralizados por análise multivariada: o sexo, a raça, a idade, a obesidade, o tipo de bebida alcoólica, o consumo de café e o hábito de fumar.

Há numerosas técnicas para realizar, simultaneamente, o controle de variáveis: os modelos log-lineares e a regressão logística são exemplos.[47,48] Ao contrário da estratificação, elas aceitam, com facilidade, um grande número de variáveis explicativas, sejam discretas ou contínuas. Programas estatísticos, para computador, tornam o procedimento relativamente simples de ser empregado, sendo uma das razões de seu crescente uso. Suas limitações são próprias ao modelo matemático escolhido, o que é um assunto complexo. Para os não versados na matéria, os resultados de uma análise multivariada assemelham-se aos provindos de uma "caixa preta", em que não se sabe como foram produzidos. Para aqueles que não dominam os rudimentos desta técnica, são mostrados, mais adiante, alguns detalhes sobre o tema.

O produto final da análise multivariada, com o objetivo aqui empregado, é de gerar uma estimativa do risco relativo (ou do *odds ratio*), entre exposição e doença, na qual foi neutralizado o efeito das variáveis de confundimento que entraram no modelo; ou seja, é determinado o efeito isolado de uma dada exposição, independente do efeito de outros fatores, no risco de desenvolvimento da doença.

3. COMBINAÇÃO DAS DUAS FORMAS DE ANÁLISE: ESTRATIFICADA E MULTIVARIADA

A sofisticação dos métodos modernos de análise de dados faz com que o investigador tenda a abandonar as análises mais simples, o que não é uma boa prática. A análise multivariada tem vantagens pela possibilidade de investigar concomitantemente vários fatores, mesmo com um tamanho de amostra que desfavoreceria a adoção de estratificação. Mas possui a desvantagem de obscurecer a relação entre fatores, ao contrário do que se consegue com a inspeção de tabelas. Por isto, é conveniente proceder à análise estratificada dos dados, ao lado do uso de um dos modelos de análise multivariada, procurando comparar os resultados de um com os do outro. Diferenças de resultados, entre as duas formas de abordagens, devem ser esmiuçadas e devidamente esclarecidas.

4. RESULTADOS AJUSTADOS E NÃO-AJUSTADOS

De maneira geral, o investigador conduz a análise de dados de dois modos:

- controlando a variável extrínseca - por ajustamento usando análise estratificada e multivariada - ou
- não controlando a variável extrínseca.

O viés de confundimento é avaliado, usualmente, pela comparação de estimativas ajustadas e não ajustadas (do risco relativo ou do *odds ratio*). Duas possibilidades se abrem:

- se ambas as análises, ajustada e não-ajustada, dão resultados semelhantes, utiliza-se, nas conclusões da investigação, a análise não-ajustada, já que ela fornece resultados não distorcidos sobre a associação de eventos pesquisada;
- se as análises diferem em seus resultados, o ajustamento é necessário. Os resultados ajustados passam a vigorar e são eles os utilizados nas conclusões da investigação, visto o não-ajustamento fornecer achados deturpados, que devem ser rejeitados.

V. ANÁLISE MULTIVARIADA

Nos parágrafos anteriores foram mostradas duas técnicas de análise de dados: estratificada e multivariada. Sobre esta última, daremos agora maiores explicações.

A. CONSIDERAÇÕES GERAIS

Sob a denominação genérica de análise multivariada encontra-se um conjunto de técnicas usadas para lidar, simultaneamente, com muitas variáveis — que precisam ser levadas em conta, pois influenciam poderosamente os resultados — e uma grande massa de dados, situação comum no estudo de temas de saúde.[7,47-50]

A análise multivariada é extensão matemática lógica para o modelo da rede de causas.[51] A doença, como se sabe, é produto de múltiplos fatores, de modo que é de todo o interesse determinar quais são os fatores que, significativamente, concorrem para o aparecimento da doença, para sobre eles atuar de forma preventiva. A análise multivariada é um auxílio para esta determinação. Ela permite avaliar a relação entre duas variáveis, um fator de risco e uma doença, por exemplo, neutralizando o efeito de outros fatores de risco que complicariam a interpretação. O conhecimento derivado da aplicação dessa técnica permite predizer o que acontece com uma variável efeito (uma doença, por exemplo), a partir de um grupo de fatores de risco.

Em investigações causais, as variáveis são habitualmente classificadas em dependente e independente. Seja o caso de considerar dois fatores apenas: a altura e a idade de crianças. Como se sabe, a altura depende da idade. Logo, a altura é a variável dependente e a idade, a variável independente. Contudo, a altura depende também de outras influências, ou seja, de outras variáveis independentes. Em geral, nas investigações na área da saúde, o modelo empregado para investigar um tema é de considerar a presença de uma só variável dependente e várias independentes. Vamos elaborar estes conceitos um pouco mais para ilustrar a análise multivariada.

- **Variável Dependente (o Efeito)**

É o evento conseqüência a ser explicado. Doença, óbito ou outro efeito, como peso ao nascer, de que se pretende conhecer melhor as suas causas, é tomado como "variável dependente": isto é, a "variável efeito" ou a "variável resposta", designada comumente pela letra Y.

- **Variáveis Independents (as Exposições ou Fatores de Risco)**

São os fatores antecedentes, presuntivamente causais, utilizados para explicar o comportamento da variável dependente. Eles são usualmente designados pela letra X (X1, X2 etc.).

- Exemplo: pesquisa com uma variável dependente e quatro independentes

Em uma investigação sobre a influência do sexo, da idade, da classe social e do consumo de álcool nos coeficientes de mortalidade por cirrose hepática, as denominações das variáveis poderiam ser as seguintes:

mortalidade por cirrose .... variável dependente (Y)
sexo .... variável independente (X1)
idade .... variável independente (X2)
classe social .... variável independente (X3)
consumo de álcool .... variável independente (X4)

Podem ser incluídas, em um estudo, muitas variáveis independentes e não somente as quatro colocadas no exemplo. Quantificar a relação de cada uma delas com a variável dependente é a questão a ser esclarecida.

A análise multivariada informa a proporção da variação em Y, que é explicada por uma variável independente (X1, por exemplo), quando as demais (os outros Xs) são mantidas constantes. Essa proporção é o efeito isolado (ou independente, como se diz) de X1 sobre Y.

No uso da técnica, há sempre uma teoria ou hipótese para orientar o raciocínio, ou seja, o embasamento teórico que condiciona a formulação da hipótese, o planejamento e a coleta dos dados ou, quando eles já estão disponíveis, para sua análise. As variáveis são definidas claramente, para que os dados possam ser coletados, sem ambigüidade. Nestas circunstâncias, elas não precisam ser classificadas em termos de modelos: por exemplo, de hospedeiro e meio ambiente ou um outro apresentado no Cap. 3, embora tais classificações sejam perfeitamente viáveis, o que se faz através de decisões sobre o modo de agrupar as variáveis.

B. POSIÇÃO DAS VARIÁVEIS INDEPENDENTES NO MODELO CAUSAL

Pode-se elaborar todo um processo de relação entre as variáveis independentes, indicando a posição de cada uma na seqüência cronológica de eventos e as possíveis interações que importa considerar. Para facilitar a compreensão, constrói-se uma representação esquemática das relações entre variáveis; por exemplo, sob a forma de "rede de causas" ou mesmo um esquema simplificado como o da Fig. 18.4. As diversas variáveis independentes, de acordo com as suas posições no modelo causal, recebem denominação diversificada.[34,52] O assunto não é simples, pois a realidade que se busca representar costuma ser bastante complexa. A análise multivariada envolve um substancial trabalho de cálculo, o qual, todavia, é realizado rapidamente, com o auxílio de programas para computador.

A ordem de entrada das variáveis no modelo multivariado pode ser:

- automatizada pelo programa de computação (regressão *stepwise* ou seja, por "etapas", "passo a passo", "gradativa" ou "progressiva"). A seqüência das variáveis será ditada pelo tamanho do coeficiente de correlação entre X e Y;
- decorrente de critérios definidos pelo investigador (regressão em "seqüência forçada"). Por exemplo, na ordem em que as variáveis se encontram em um modelo de rede de causas: em primeiro lugar, colocam-se os fatores determinantes distais, depois os intermediários e, finalmente, os proximais.

- Exemplo: determinantes da mortalidade infantil

Em uma investigação sobre fatores de risco para a mortalidade infantil seriam colocados, na equação, os fatores de acordo com a época de sua atuação. A ordem seria então incluir, primeiro, as variáveis pré-concepcionais, aqui incluídas as demográficas; depois, as pré-natais, as perinatais e as pós-natais, nessa seqüência.

Os resultados globais da análise multivariada, em termos da proporção da variável dependente explicada pelas indepen-

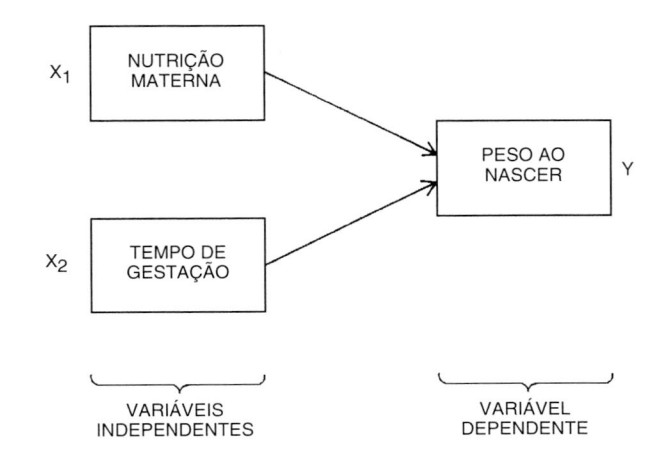

Fig. 18.4 Representação simplificada da relação entre três eventos: duas variáveis independentes e uma variável dependente.

dentes, serão os mesmos com a seqüência "progressiva" ou a "forçada". No entanto, a importância de cada variável independente é função da sua posição na seqüência de variáveis, ou seja, da configuração do modelo escolhido.

Em lugar de incluir todas as variáveis independentes, que foi possível coletar dados, ou mesmo somente as que estejam estatisticamente relacionadas à doença, a análise pode ser mais consistente se limitada a poucas variáveis, ou a uma combinação de variáveis pré-selecionadas, que sejam altamente relacionadas à variável resposta.[53]

C. VARIÁVEL DEPENDENTE QUANTITATIVA

Ilustraremos a técnica de regressão múltipla iniciando a exposição com o caso de a variável dependente ser de natureza quantitativa: o exemplo é do peso ao nascer, mas poderia ser um coeficiente ou outra forma de expressão numérica contínua. Depois, será a vez da variável dependente qualitativa: do tipo sadio/doente e vivo/morto.

- **Exemplo: fatores associados ao peso ao nascer**

Seja o caso de investigar os fatores associados com o peso ao nascer. Sabe-se que o peso dos recém-nascidos varia, na sua quase totalidade, entre um e cinco quilos. Alguns recém-nascidos têm peso muito baixo, outros muito alto e a maioria situa-se numa posição intermediária.

Muitos fatores podem explicar esta distribuição e a incidência de peso baixo ao nascer.[54] O tempo de gestação é um dos fatores: gestações curtas produzem bebês pequenos e gestações prolongadas, bebês maiores. Outras influências poderiam ser: o estado de nutrição da mãe e do pai, o tabagismo da mãe, as intercorrências patológicas durante a gravidez, a qualidade da atenção médica recebida, o intervalo decorrido desde a gestação anterior, a classe social da família e assim por diante.

É possível saber quanto da variação do peso ao nascer está associada à duração da gravidez, à nutrição materna e a outros fatores. Pode-se também esclarecer se as contribuições de cada parâmetro, na variação do peso ao nascer, são estatisticamente significativas ou não. As variáveis que não têm relação significativa com o peso ao nascer são retiradas da análise, sem prejuízos para os resultados. Sobra, assim, um menor número de condições, de influência significativa sobre o peso ao nascer, que são então analisadas e interpretadas detidamente.

Para simplificar, levemos em consideração apenas duas variáveis independentes, a duração da gravidez e a nutrição materna, em um estudo da variação do peso ao nascer - esta, a variável dependente da investigação. Cada uma das três variáveis está representada, não por um retângulo, como na figura anterior, mas por um círculo, na Fig. 18.5, para que melhor possa ser visualizada a relação recíproca entre elas.

- **Coeficiente de Determinação**

Dispondo-se, para cada recém-nascido de uma maternidade, de dados sobre as características citadas, pode-se saber quanto da variação do peso ao nascer está associada ao tempo de gestação, à nutrição materna e à interação das duas - esta última é representada pela área listrada da figura. Esse valor global pode ser conhecido e é denominado de "coeficiente de determinação": ele aparece como R^2, nos artigos científicos, variando de 0 a 100%. O coeficiente de determinação, no exemplo, constitui a

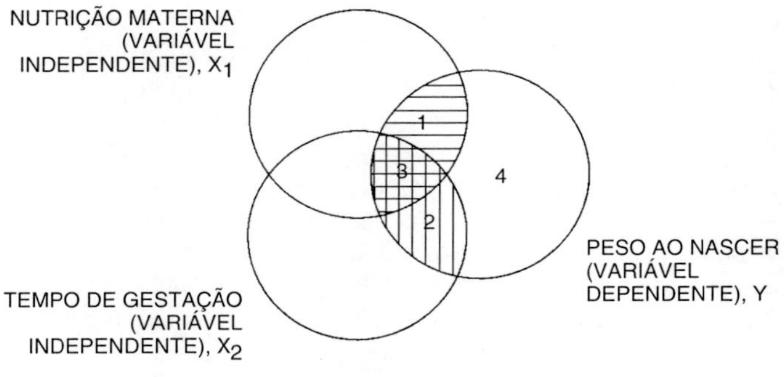

Fig. 18.5 Representação da relação entre três eventos: duas variáveis independentes e uma variável dependente. 1. Efeito isolado de X_1 em Y: proporção de Y explicada por X_1. 2. Efeito isolado de X_2 em Y: proporção de Y explicada em X_2. 3. Efeito conjunto de X_1 e X_2 em Y: proporção de Y explicada por X_1 e X_2. 4. Proporção de Y não explicada por X_1 e X_2.

proporção da "variação" da distribuição do peso ao nascer "explicada" por tempo de gestação e nutrição materna.

A inspeção da Fig. 18.5 mostra que sobra ainda um "resíduo": ele corresponde à "variação" de peso ao nascer "não explicada" pelas duas variáveis independentes incluídas no modelo. Esse resíduo é devido a outras variáveis independentes, não consideradas no modelo. É a "área em branco" do círculo que representa o peso ao nascer. Seu valor é dado por diferença: [100% - R^2]. Constitui a soma de todas as outras variáveis não-estudadas e que influenciam a distribuição de peso ao nascer.

Como a zona em branco é maior do que a listrada, ainda no círculo que representa peso ao nascer, pode-se concluir que menos de 50% da distribuição de peso ao nascer é explicada pela duração da gestação e pela nutrição materna.

Se mais variáveis fossem introduzidas, uma terceira, uma quarta ou uma quinta, que tenham correlação significativa com peso ao nascer, a tendência do valor de R^2 é aumentar, o que indica maior proporção da variação de peso ao nascer explicada pelo conjunto das cinco variáveis independentes, introduzidas nos cálculos.

Ressalte-se que estas avaliações quantitativas fornecem uma bússola para orientar as medidas preventivas, no caso, em direção às variáveis explicativas que mais influenciam o peso ao nascer e que podem ter anulados ou alterados os seus efeitos deletérios.

D. VARIÁVEL DEPENDENTE QUALITATIVA

A situação mais freqüente de investigação em epidemiologia é aquela em que a variável dependente não é expressa de forma contínua, como o peso ao nascer apresentada no exemplo anterior, mas em categorias.[49]

- **Regressão Logística**

Em caso de variáveis dicotômicas - por exemplo, vivo/morto, sadio/doente, normal/anormal e presente/ausente - é também possível utilizar métodos de análise multivariada.[37,44,55,56] O intuito é o de explicar a presença ou ausência da variável dependente (uma doença) em função de fatores antecedentes - os fatores de risco. Tais técnicas, englobadas na denominação "regressão logística" (ou análise logística, análise de regressão logística e regressão logística múltipla), são de desenvolvimento relativamente recente. Sua aplicação de maneira mais ampla, na epidemiologia, ocorreu a partir do final dos anos 60 e prevê-se que terão ainda maior utilização, no futuro.

O uso desta metodologia permite estimar as contribuições relativas das variáveis independentes incluídas na análise, quer de forma isolada, quer em integração, no intuito de predizer ou explicar o evento-resposta. Os resultados informam, através de um número, a participação de cada variável independente no comportamento da variável dependente em estudo.

- Exemplo 1: fatores associados à doença coronariana

Seja o caso de uma pesquisa onde há o acompanhamento de uma coorte de indivíduos de meia-idade, durante décadas, para investigar os fatores associados à mortalidade por doença coronariana, em especial, a influência do sexo, da idade e da presença de diabetes. A análise é feita por cálculos de certa complexidade, isolando-se um dos fatores, por exemplo, o sexo, e verificando-se a relação quantitativa que mantém com a mortalidade, controlando-se ao mesmo tempo os dois outros fatores incluídos na avaliação (idade e diabetes). A mesma sistemática é seguida para determinar os efeitos independentes da idade e da presença de diabetes, sobre a mortalidade por doença coronariana. O tamanho do risco relativo e o intervalo de confiança em torno dele informam a magnitude e a significância estatística da associação entre a mortalidade por doença coronariana e cada um dos fatores de risco introduzidos na análise. Esta foi a técnica de análise de dados utilizada no Estudo de Framingham, descrito em mais detalhes no Cap. 22.

- Exemplo 2: fatores de risco para fissura palatina

Uma investigação do tipo caso-controle foi realizada com o propósito de detectar possíveis fatores de risco para o aparecimento de fissuras orais (lábio leporino).[57] Foram aplicados formulários às mães de 450 casos tratados no Hospital de Pesquisa e Reabilitação de Lesões Lábio-Palatais de Bauru (SP) e também às mães de 450 controles, cujos filhos não eram portadores de fissura oral. Os seguintes fatores foram objeto de apreciação: local de moradia da mãe nos quatro primeiros meses de gestação, poluição, aplicação de pesticida e herbicida na lavoura, doenças dos pais, doenças das mães nos quatro primeiros meses de gestação, ingestão medicamentosa neste período, hereditariedade, tabagismo, consumo de bebidas alcoólicas e exposição a raios X. A análise foi feita em duas etapas. Na primeira, foi construída uma tabela 2 × 2 para cada variável independente, de modo a verificar a sua associação estatística com a presença ou ausência de fissura oral. Desta maneira foram eliminados alguns dos fatores mencionados, pois não mantinham relação estatística significativa com a presença de fissura oral. Na segunda foi composta a análise de regressão logística, cujos resultados são reproduzidos no Quadro 18.9. Nele estão assinaladas as estimativas do risco relativo (OR), por ponto e por intervalo de confiança de 95%, ajustadas para as variáveis de confusão incluídas na análise. Hereditariedade, epilepsia da mãe e ingestão de droga antiinflamatória foram consideradas como fatores de risco para fissuras palatinas.

Em síntese, como a doença é produto de múltiplas causas, para melhor investigar a sua ocorrência procura-se identificar os fatores que possam estar envolvidos no complexo causal, para levá-los em conta, ao mesmo tempo, na análise. A regressão logística oferece esta possibilidade de análise, pois assim é possível estudar o efeito de um determinado fator ou exposição, na morbidade ou mortalidade, controlando-se (isto é, anulando-se), estatisticamente, o efeito de outros fatores e exposições. A regressão logística informa o valor do risco relativo, ou do *odds ratio*, entre exposição e doença. Indica, também, o tamanho do intervalo de confiança (de 95% no exemplo) em torno do risco relativo, o que permite verificar a significância estatística dos resultados.

Quadro 18.9 Fatores associados a fissuras palatinas

Fatores	Odds ratio	Intervalo de confiança (95%)
Hereditariedade	4,96	2,99-8,22
Epilepsia da mãe	2,39	1,01-5,69
Ingestão de droga antiinflamatória	2,59	1,35-4,98

Fonte: Leonor CM Loffredo, José Maria P Souza, João Yunes, José Alberto S Freitas & Wilza C Spiri. Revista de Saúde Pública (SP) 1994; 28(3):213-217[57].

VI. COMENTÁRIO FINAL

Diversos aspectos metodológicos foram comentados no capítulo, tendo como eixo de apresentação do assunto o inter-relacionamento de variáveis, já que este é um tema importante em investigações científicas, pois confunde a percepção da realidade. O confundimento e a interação de variáveis foram explicados, assim como a maneira de lidar com eles. No próximo capítulo, a discussão metodológica é ampliada, pela abordagem de aspectos adicionais sobre a interpretação de uma relação causal.

QUESTIONÁRIO

1. Exemplifique o que se entende por viés de confundimento e por interação de variáveis.
2. Qual o significado das seguintes denominações: exposição principal, variável-efeito, variável extrínseca (ou externa) e variável de confundimento? Dê exemplos.
3. Quais são os indícios que fazem suspeitar da presença de viés de confundimento?
4. Discorra sobre a influência do confundimento na determinação da causalidade.
5. Como se lida com uma variável de confundimento? E com a interação de variáveis?
6. Como se faz o controle de variáveis na fase de planejamento de uma pesquisa?
7. Discorra sobre os seguintes temas: restrição de categorias, randomização, grupo controle, emparelhamento e estratificação.
8. Discuta as diferenças entre controles interno e externo. Quais as implicações de usar um ou outro tipo de controle?
9. Discorra sobre alguns tipos de emparelhamento de fatores.
10. Discuta, brevemente, os seguintes temas: auto-emparelhamento, estudo cruzado, estudo N de 1, estudo antes-depois, emparelhamento artificial e sobreemparelhamento.
11. O que significa delineamento fatorial? E análise seqüencial?
12. Como se faz o controle de variáveis na fase de análise de dados?

13. O que se entende por estimativa ajustada do risco relativo?
14. O que significa análise multivariada? Ilustre o seu uso.

EXERCÍCIOS

18.1. Simule uma situação em que haja confundimento.
18.2. Proceda ao delineamento de um estudo observacional, para investigar a associação de uma exposição e uma doença. Identifique algumas variáveis extrínsecas e indique a maneira de neutralizar os seus efeitos.
18.3. Selecione um artigo científico sobre etiologia ou tratamento. Verifique se o potencial para confundimento foi controlado de modo que as conclusões possam ser aceitas sem reservas.
18.4. As necessidades da análise estatística e o crescente uso do computador trouxeram grande sofisticação ao tratamento dos dados. Como conseqüência, os textos de epidemiologia, em nível intermediário e avançado, tornaram-se inacessíveis à maioria dos profissionais de saúde sem conhecimentos básicos de epidemiologia e estatística.[7-9] Os esquemas elaborados para identificar e neutralizar os fatores confundidores e a interação de variáveis encontram-se nesta situação. Uma outra ilustração é o uso das tábuas de vida, em investigações clínicas. Em geral, a matéria é aprendida em cursos de mestrado e doutorado, ou por orientação de especialistas, mesmo na ausência de cursos formais. Uma alternativa que, forçosamente, terá grande demanda e necessidade, entre nós, é dos cursos de curta duração, já populares em outros países. Em um breve período, diversos cursos são oferecidos, seja em congressos ou fora deles, que incluem desde a revisão de material elementar aos tópicos especializados e avançados de epidemiologia e estatística. Trata-se de uma boa opção para quem não pode freqüentar cursos de epidemiologia e estatística em nível de pós-graduação ou que, nesses cursos, não tem a oportunidade de estudar muitos dos ângulos metodológicos da epidemiologia moderna.

REFERÊNCIAS BIBLIOGRÁFICAS

1. Academia Brasileira de Letras. Vocabulário ortográfico da língua portuguesa. 1a. edição, 1a. impressão, Rio, Bloch Editores SA, 1981:188.
2. MIETTINEN OS. Confounding and effect modification. American Journal of Epidemiology 1974; 100:350-353.
3. ROTHMAN KJ. A pictorial representation of confounding in epidemiologic studies. Journal of Chronic Diseases 1975; 28:101-108.
4. MIETTINEN OS & COOK EF. Confounding: essence and detection. American Journal of Epidemiology 1981; 114:593-603.
5. ROTHMAN KJ. Modern epidemiology. Boston, Little Brown, 1986.
6. WEINBERG Clarice R. Toward a clearer definition of confounding. American Journal of Epidemiology 1993; 137(1):1-8.
7. KLEINBAUM David G, KUPPER Lawrence L & MORGENSTERN Hal. Epidemiologic research: principles and quantitative methods. Belmont, Lifetime Learning Publications, 1982.
8. SCHLESSELMAN James J. Case-control studies: design, conduct, analysis. New York, Oxford University Press, 1982.
9. KAHN HA & SEMPOS CT. Statistical methods in epidemiology. New York, Oxford University Press, 1989.
10. KUPPER L & HOGAN MD. Interaction in epidemiologic studies. American Journal of Epidemiology 1978; 108:447-453.
11. ROTHMAN KJ, GREENLAND S & WALKER AM. Concepts of interaction. American Journal of Epidemiology 1980; 112:467-470.
12. THOMPSON W Douglas. Effect modification and the limits of biological inference from epidemiologic data. Journal of Clinical Epidemiology 1991; 44(3):221-232.
13. ROTHMAN KJ. Synergy and antagonism in cause-effect relationships. American Journal of Epidemiology 1976; 103:506-511.
14. SARACCI R. Interaction and synergism. American Journal of Epidemiology 1980; 112:465-466.
15. MOSER CA & KALTON G. Survey methods in social investigation. 2a Ed, Londres, Heinemann, 1979.
16. KERLINGER Fred N. Foundations of behavioral research. 2a. ed, New York, Holt, Rinehart and Wiston Inc, 1973.
17. SANTOS FILHO Eládio, SOUZA E SILVA Rebeca, BARRETO Heloísa HC, INOMATA Odete NK, LEMES Vera RR, SAKUMA Alice M & SCORSAFAVA Maria Anita. Concentrações sanguíneas de metais pesados e praguicidas organoclorados em crianças de 1 a 10 anos. Revista de Saúde Pública (SP) 1993; 27(1):59-67.
18. NEWELL David J. Intention-to-treat analysis: implications for quantitative and qualitative research. International Journal of Epidemiology 1992; 21(5):837-841.
19. BURING Julie E, PETO Richard & HENNEKENS Charles. Low-dose aspirin for migraine prophylaxis. Journal of the American Medical Association 1990; 264(13):1711-1713.
20. ZELEN M. The randomization and stratification of patients to clinical trials. Journal of Chronic Diseases 1974; 27:365-375.
21. MOLLIÉ A & HILL C. Tirage au sort du traitement dans un essai thérapeutique avec distribution équilibrée de facteurs pronostiques: méthode de minimisation. Revue d'Épidémiologie et de Santé Publique 1988; 36(2):138-143.
22. TRUELOVE SC. Therapeutic trials. Em: Witts, LJ (Editor) Medical surveys and clinical trials. 2a. ed, Londres, Oxford University Press, 1964:161.
23. COLTON T. Statistics in medicine. Boston, Little, Brown and Company, 1974.
24. ARMITAGE P & BERRY G. Statistical methods in medical research. 2a. ed, Londres, Blackwell Scientific Publications, 1987.
25. FALISSARD B & LELLOUCH J. Les analyses intermédiaires dans les essais thérapeutiques: un rapide tour d'horizon des nouveaux développements. Revue d'Épidémiologie et de Santé Publique 1991; 39(4):365-372.
26. SUSSER Mervyn. Causal thinking in the health sciences: concepts and strategies in epidemiology. New York, Oxford University Press, 1973.
27. LAST John M. A dictionary of epidemiology. New York, Oxford University Press, 1988.
28. FERREIRA Aurélio BH. Novo dicionário da língua portuguesa. 2a. ed, Rio de Janeiro, Editora Nova Fronteira, 1986.
29. ISENBERG Jon I, PETERSON Walter L, ELASHOFF Janet D, SANDERSFELD Mary A, REEDY Terry J, IPPOLITI Andrew F, VAN DEVENTER Gary M, FRANKL Harold, LONGSTRETH George F & ANDERSON Daniel S. Healing of benign gastric ulcer with low-dose antacid or cimetidine: a double-blind, randomized, placebo-controlled trial. New England Journal of Medicine 1983; 308:1319-1324.
30. McMaster University, Department of Clinical Epidemiology and Biostatistics. How to read clinical journal: V. To distinguish useful from useless or even harmful therapy. Canadian Medical Association Journal 1981; 124:1156-1162.
31. BAILAR JC, LOUIS TA & LAVORI PW. Studies without internal controls. New England Journal of Medicine 1984; 311:156-162.
32. DUPONT WD. Randomized vs historical clinical trials: are the benefits worth the cost? American Journal of Epidemiology 1985; 122:940-946.
33. RIOU Bruno, BARRIOT Patrick, RIMAILHO Alain & BAUD Frederic J. Treatment of severe chloroquine poisoning. New England Journal of Medicine 1988; 318(1):1-6.
34. FLEISS JL. Statistical methods for rates and proportions. New York, Wiley, 1973.
35. MIETTINEN OS. Matching and design efficiency in retrospective studies. American Journal of Epidemiology 1970; 91:111-118.
36. MacMAHON Brian & PUGH Thomas F. Epidemiology: principles and methods. Boston, Little, Brown and Company, 1970.
37. BRESLOW NE & DAY NE. Statistical methods in cancer research, vol 1. The analysis of case-control studies. Lyon, Publicação Científica do IARC, número 32, 1980.
38. FLODERUS Birgitta, CEDERLÖF Rune & FRIBERG Lars. Smoking and mortality: a 21-year-follow-up based on the Swedish twin registry. International Journal of Epidemiology 1988; 17(2):332-340.
39. HUITON A, POLONIECKI J, HEWS R & BARKER N. A review of cross-over trials. Statistician 1982; 31(1):71-81.
40. LOUIS Thomas A, LAVORI Philip W, BAILAR John C & POLANSKY Marcia. Crossover and self-controlled designs in clinical research. New England Journal of Medicine 1984; 310:24-31.
41. CARLINI EA, BRAZ Sandra, TRONCONE Lanfranco RP, TUFIK Sergio, ROMANACH Anna K, PUSTIGLIONE Marcelo, SPOSATI Mário C, CUDõZIO FILHO Oswaldo & PRADO Maria Isabel A. Efeito hipnótico de

medicação homeopática e do placebo: avaliação pela técnica de "duplo-cego" e "cruzamento". Revista da Associação Médica Brasileira 1987; 33(5/6):83-88.
42. GUYATT Gordon, SACKETT David, ADACHI Jonathan, ROBERTS Robin, CHONG John, ROSENBLOOM David & KELLER Jana. A clinician's guide for conducting randomized trials in individual patients. Canadian Medical Association Journal 1988; 139:497-503.
43. PECK GL, OLSEN TG, YODER F et al. Prolonged remission of cystic and conglobate acne with 13-cis-retinoid acid. New England Journal of Medicine 1979; 300(7):329-333.
44. HOSMER David & LEMESHOW Stanley. Applied logistic regression. New York, Wiley, 1989.
45. MANTEL N & HAENSZEL W. Statistical aspects of the analysis of data from retrospective studies. Journal of National Cancer Institut 1959; 22:719-748. Reproduzido, em inglês e em espanhol, em publicação da Organização Pan-Americana da Saúde: El desafio de la epidemiologia - problemas y lecturas seleccionadas. Washington, OPS (Publicación Científica 505), 1988:533-553 (edição em espanhol). Na edição em inglês, pg 575-597.
46. UESHIMA H, OZAWA H, BABA S et al. Alcohol drinking and high blood pressure. Journal of Clinical Epidemiology 1992; 45(6):667-673.
47. HANLEY JA. Appropriate uses of multivariate analysis. Annual Review of Public Health 1983; 4:155-180.
48. GREENBERG RS & KLEINBAUM DG. Mathematical modeling strategies for the analysis of epidemiologic research. Annual Review of Public Health 1985; 6:223-245.
49. SOUZA José Maria P & BENÍCIO Maria Helena DA. Análise multivariada: um exemplo usando modelo log-linear. Revista de Saúde Pública (SP) 1985; 19(3):263-269.
50. EVANS Stephen JW. Uses and abuses of multivariate methods in epidemiology. Journal of Epidemiology & Community Health 1988; 42: 311-315.
51. STALLONES Reuel A. To advance epidemiology. Annual Review of Public Health 1980; 1:69-82.
52. BREILH Jaime & GRANDA Edmundo. Saúde na sociedade. Tradução de José da Rocha Carvalheiro e Cols. São Paulo, Instituto de Saúde/ABRASCO/Cortez Editora, 1989.
53. FEINSTEIN Alvan R, WELLS Carolyn K & WALTER Stephen D. A comparison of multivariable mathematical methods for predicting survival. Journal of Clinical Epidemiology 1990; 4:339-372.
54. BENÍCIO Maria Helena D'A, MONTEIRO Carlos Augusto, SOUZA José Maria P, CASTILHO Euclides A & LAMONICA Isildinha MR. Análise multivariada de fatores de risco para o baixo peso ao nascer em nascidos vivos do município de São Paulo, SP (Brasil). Revista de Saúde Pública (SP) 1985; 19(4):311-320.
55. LEE James. An insight on the use of the multiple logistic regression analysis to estimate association between risk factor and disease occurrence. International Journal of Epidemiology 1986; 15(1):22-29.
56. BOUYER J. La régression logistique en épidémiologie. Revue d'Épidémiologie et Santé Publique 1991; 39:79-88, 183-196.
57. LOFFREDO Leonor CM, SOUZA José Maria P, YUNES João, FREITAS José Alberto S & SPIRI Wilza C. Fissuras lábio-palatais: estudo caso-controle. Revista de Saúde Pública (SP) 1994; 28(3):213-217.

Capítulo 19

INTERPRETAÇÃO DA RELAÇÃO CAUSAL

I. Considerações gerais, 398
   A. Causalidade, 398
   B. Classificação das causas, 399

II. Associação e causalidade, 400
   A. Tipos de associação de eventos, 400
   B. Determinação da causalidade, 401
   C. Etapas na elucidação da relação causal, 401
   D. Elos intermediários entre causa e efeito, 402
   E. Esquema para a interpretação de relação causal, 403

III. A questão do método, 403
   A. Relatividade das situações, 404
   B. Ensaio randomizado: o melhor método, 404
   C. Alternativas para o ensaio randomizado, 404
   D. Ordem hierárquica dos métodos, 404

IV. A questão dos critérios de julgamento causal, 405
   A. Histórico sobre a interpretação de uma relação causal, 406
   B. Critérios para julgar causalidade, 406
     1. Seqüência cronológica, 406
     2. Força da associação, 407
     3. Relação dose-resposta, 409
     4. Consistência da associação, 409
     5. Plausibilidade da associação, 409
     6. Analogia com outras associações, 409
     7. Especificidade da associação, 409
   C. Síntese sobre o esquema de interpretação causal, 410

V. Medidas de risco, 410
   A. Risco absoluto (incidência), 410
   B. Risco relativo e *odds ratio*, 411
   C. Risco atribuível, 412
   D. Risco atribuível populacional, 412
   E. Uso das medidas de risco, 413
   F. Interpretação de dados populacionais e individuais, 413

VI. Comentário final, 414
   Questionário, 414
   Exercícios e leitura complementar, 414
   Referências bibliográficas, 416

O estudo das causas dos agravos à saúde é um dos temas centrais da epidemiologia. Em diversas passagens deste livro, o tema foi abordado por diferentes prismas: evolução histórica (Caps. 1 e 2), modelos causais (Cap. 3) e técnicas de investigação (Caps. 12 a 18). Trataremos, agora, de integrar esses conhecimentos, de modo a organizar o raciocínio sobre o estudo da causalidade e fornecer orientação prática sobre o assunto. A ênfase incide sobre a interpretação da correlação entre eventos, no intuito de diferenciar as relações causais das não-causais.

Na apresentação do assunto são feitas, inicialmente, considerações gerais sobre tipos de causas, associação estatística e relação causal, acompanhadas de esquema para interpretar causalidade. Em seguida, o esquema traçado é detalhado em torno de dois eixos principais: a apreciação dos métodos empregados na produção de evidências científicas e os critérios utilizados para julgar as informações sobre a relação entre eventos. No final, há uma síntese sobre as principais medidas de risco.

I. CONSIDERAÇÕES GERAIS

A. CAUSALIDADE

"Causalidade" significa o relacionamento das "causas" aos "efeitos" que produzem. Trata-se de um tema de grande complexidade e de intensa especulação em filosofia, cujos reflexos se fazem sentir nas demais áreas. Nas ciências da saúde, a complexidade não é menor, visto ser a doença produto de múltiplas causas; contudo, já existe um extenso corpo de conhecimentos próprios sobre o assunto.[1-3]

O estudo da causalidade abrange a pesquisa dos fatores responsabilizados pelo aparecimento das doenças, mas não está restrito a ela. A busca por condições e características dos pacientes que induzam a mau prognóstico clínico é, também, um caso especial de estudo de causalidade, pois investiga a relação entre eventos presentes no curso clínico da doença — em especial, na época do diagnóstico — e sua relação com a evolução do processo: um exemplo é a investigação sobre os fatores prognósticos da doença meningocócica. Da mesma maneira, as pesquisas sobre os efeitos de uma vacina, de uma droga, de uma conduta cirúrgica, de uma intervenção destinada a mudar os hábitos das pessoas, de um determinado diagnóstico ou do tipo de formação profissional representam outros exemplos de estudos sobre a relação causa-efeito.

Qualquer das situações mencionadas pode ser analisada sob uma das duas categorias seguintes:

• o estudo dos efeitos de determinados "fatores" na evolução da história natural da doença, para serem rotulados ou não como fatores de risco; e
• a investigação do impacto das "intervenções" propostas para mudar o curso dos acontecimentos, no sentido de prevenir ou mudar a evolução do processo, de modo a recomendá-las ou não para uso pela população.

Embora as pesquisas em epidemiologia possam ser classificadas nos dois grandes grupos apontados, elas requerem o mesmo raciocínio científico e técnicas semelhantes ou muito próximas de investigação. Por isto, "fator de risco" e "intervenção" são referidos genericamente como "exposição".

Essencialmente, as pesquisas têm em comum o fato de examinarem a relação entre dois eventos:

• uma "suposta causa" (a exposição) e
• um dado "efeito" (a doença).

Mais especificamente, para ter em conta a complexidade do tema, conforme foi detalhado no início do capítulo anterior, as investigações visam a esclarecer a relação entre um fator antecedente, hipoteticamente causal, a "exposição", e um dado "efeito", entre um emaranhado de outros "fatores potencialmente etiológicos" (as variáveis externas ou extrínsecas) — e, por isto, comungam das dificuldades comuns à interpretação das relações causais.

Deste modo, as considerações aqui apresentadas têm ampla aplicação, não estando restritas à etiologia dos agravos à saúde, sobre a qual, todavia, recai a ênfase do capítulo.

B. CLASSIFICAÇÃO DAS CAUSAS

Colocar as causas dos agravos à saúde em categorias é preocupação antiga dos cientistas. Existem muitas classificações, que se caracterizam ou diferenciam segundo o critério de julgamento adotado. Resumiremos algumas delas antes de nos atermos ao processo de determinação causal.

1. CAUSAS HUMANAS E AMBIENTAIS

Trata-se de classificação muito empregada. Embora haja a separação, em duas categorias (humanas e ambientais), as causas dos agravos à saúde são genericamente imputadas à interação entre elas, ou seja, entre a predisposição individual e as exposições ambientais.

• Exemplo: etiologia de agravos à saúde de natureza não-infecciosa

A hipertensão arterial é comumente explicada por uma complexa interdependência entre fatores genéticos e ambientais. O alcoolismo, o diabetes e as doenças alérgicas são outros exemplos de danos à saúde genericamente explicados desta maneira.

A interação entre predisposição genética e exposição ambiental é uma explicação muito encontrada, especialmente quando a etiologia da doença é pouco conhecida. Ela serve também como ponto de referência para aprofundar estudos sobre o tema, como foi mostrado no Cap. 3, por ocasião da apresentação dos modelos ecológicos. Lá, os fatores humanos e ambientais estão subdivididos em categorias, herança genética, estilo de vida e outros, que servem de modelo para investigar a etiologia dos agravos à saúde.

2. CAUSAS PROXIMAIS, INTERMEDIÁRIAS E DISTAIS

O critério para classificar as causas é a distância em que estejam das manifestações clínicas. As denominações se aplicam a mais de um modelo, como a "cadeia de eventos" e a "rede de causas".

• Exemplo 1: determinantes da fecundidade

Os fatores determinantes distais, ou seja, as causas básicas da fecundidade de uma população são de ordem socioeconômica, enquanto os intermediários e proximais (próximos ou imediatos), são ilustrados pela duração do período reprodutivo e o uso de métodos contraceptivos.

• Exemplo 2: etiologia da má-nutrição protéico-calórica primária

Os fatores socioeconômicos são as causas distais ou básicas da má-nutrição protéico-calórica primária, enquanto as intermediárias e proximais são representadas pelos elos que unem os fatores socioeconômicos às alterações físio-patológicas, tais como a alimentação deficiente e a intercorrência de infecções — pois essas causam perda excessiva de nutrientes.

3. CAUSAS PREDISPONENTES, DESENCADEADORAS E AGRAVANTES

São designações, como a própria terminologia sugere, que levam em conta o tipo de contribuição de um dado fator no desenvolvimento de um agravo à saúde. Na realidade, esta não é uma questão absoluta, imutável, mas relativa, pois um mesmo fator é colocado em mais de uma categoria, já que pode funcionar diferentemente, dependendo de cada situação, em particular, e do modelo causal elaborado.

• Exemplo: causas predisponentes, desencadeadoras e agravantes

A idade avançada é um fator predisponente para muitos danos à saúde, enquanto a poluição ambiental é desencadeadora de episódios de bronquite asmática, e o estresse emocional funciona como fator agravante deste processo.

As condições meteorológicas contribuem para a ocorrência de ataques cardíacos nos portadores de arteriosclerose coronariana, funcionando como fator desencadeante. O mesmo sucede com o estresse, pois ele pode também desencadear um ataque cardíaco.

A queda da defesa imunológica do organismo — por exemplo, por uso prolongado de corticóide sistêmico — predispõe à ocorrência de herpes simples, que se manifestará após a exposição a um fator irritante local: como o traumatismo produzido em relação sexual, que funciona como desencadeante do episódio. Se a defesa imunológica estiver seriamente comprometida, a manifestação do herpes tende a ser de muito maior severidade.

4. CAUSA NECESSÁRIA E SUFICIENTE

Uma causa é "necessária" quando sempre precede um efeito; é "suficiente" quando inevitavelmente inicia ou produz o efeito.[1,4] Vejamos alguns exemplos.

- **Doenças infecciosas**

Nas infecções, a causa necessária, ou essencial, é a presença do agente biológico. Ele é o fator principal, sem o qual não há infecção. No entanto, só o agente não é suficiente para o desenvolvimento da doença, que exige a contribuição de outros fatores, por vezes designados como "causas contribuintes", "contributórias", "co-fatores", "fatores coadjuvantes" ou "fatores de risco". São eles os que explicam por que nem todas as pessoas infectadas pelo bacilo da tuberculose desenvolvem a doença ou por que nem todos os portadores de infecção chagásica manifestarão a doença no futuro.

- **Doenças não-infecciosas**

Na etiologia das condições não-infecciosas, alguns agentes também já foram identificados, tais como o fumo e o álcool. Mas só eles não explicam a ocorrência da doença.

- Exemplo 1: fumo e câncer

Em uma população, há muito mais fumantes do que casos de neoplasias associadas ao hábito de fumar. Ora, como nem todo fumante desenvolve esta condição, conclui-se que outros fatores são também necessários para que ocorra a doença.

- Exemplo 2: agentes cancerígenos

Muitos agentes cancerígenos, além do fumo, já são conhecidos, tendo um papel etiológico devidamente confirmado por investigações científicas. Numerosos indivíduos estão expostos a estes agentes, mas somente uma certa proporção desenvolve neoplasias; logo, outros fatores também são importantes para a ocorrência destas neoplasias.

Para grande número de condições crônico-degenerativas, nenhum agente, porém, foi até hoje identificado: é o caso da maioria das afecções cardiovasculares e neuropsiquiátricas. No momento atual dos nossos conhecimentos, os fatores já detectados no complexo causal destas afecções crônico-degenerativas não são nem necessários nem suficientes. Na etiologia da insuficiência coronariana, a obesidade, a hipercolesterolemia e a hipertensão arterial são exemplos reconhecidos de fatores causais interatuantes, onde nenhum é necessário ou suficiente para produzir a doença. Eles são tratados genericamente como "causas contribuintes", "fatores de risco" ou algum dos sinônimos antes mencionados.

II. ASSOCIAÇÃO E CAUSALIDADE

Associação e causalidade não são sinônimos. Dois eventos podem estar associados, sem que um seja a causa do outro; eles podem também estar etiologicamente ligados. A separação entre estas duas situações é o assunto do restante do capítulo.

O termo "associação" tem o significado de relação (ou correlação) estatística entre dois ou mais eventos. Por exemplo, número de camisas e de pares de sapato são eventos associados: em geral, quem tem muitas camisas tem também muitos pares de sapato. Para serem mais precisos, muitos especialistas usam a expressão "associação estatística". Qualquer que seja a designação escolhida, ela não implica, necessariamente, que haja relação causal entre os eventos considerados.

"Causalidade", ou seja, a relação do tipo "causa e efeito" entre dois eventos, significa que a presença de um deles contribui para a presença de outro. É o que ocorre entre um fator de risco e uma doença. A remoção do fator de risco, por sua vez, diminui a freqüência da doença.

A. TIPOS DE ASSOCIAÇÃO DE EVENTOS

As associações de eventos podem ser colocadas em duas grandes categorias: "causais" e "não-causais". O Quadro 19.1 contém exemplos. O objetivo central das pesquisas é diferenciá-las, trazendo evidências e argumentos que permitam separar a relação causal da simples "coincidência" ou "associação estatística" não-causal, entre dois eventos. Estas noções são esmiuçadas, a seguir, através de exemplo.

- Exemplo: fumo, bronquite crônica e mancha nos dedos

Existe associação estatística entre os três eventos mencionados (Fig. 19.1), mas estas relações não são de mesmo teor. Se tomados dois a dois, pode-se comprovar que existem as seguintes associações estatísticas:

"A") entre fumo e bronquite crônica — os fumantes têm mais bronquite crônica do que os não-fumantes;

Quadro 19.1 Exemplos de associação de variáveis

- **Relação Causal**
Cigarro e bronquite crônica
Rubéola na gravidez e anomalia congênita
Estresse e úlcera péptica
Anticoncepcionais e tromboembolismo
Jardinagem e esporotricose
Banho de lagoa e esquistossomose
Atividade agrícola e doença de Chagas
Derrubada de mata e leishmaniose
Altitude e bócio endêmico
- **Relação não-causal**
Mancha nos dedos do fumante e bronquite crônica
Consumo de café e câncer de pulmão
Quantidade de chaves (no chaveiro) e coronariopatia
Hábito de barbear-se e infarto do miocárdio
Cabelos grisalhos e mortalidade
Gordura abdominal e doença cardiovascular
Masturbação e acne

Interpretação da Relação Causal **401**

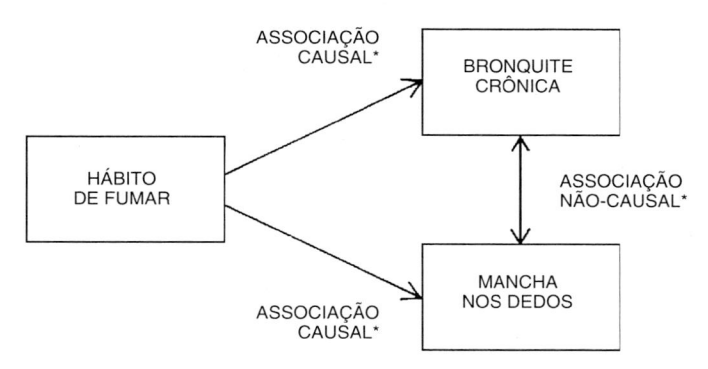

Fig. 19.1 Relações entre o hábito de fumar, bronquite crônica e mancha amarela nos dedos.
*Todas as associações são estatisticamente significativas.

"B") entre fumo e mancha nos dedos — os fumantes têm mais mancha amarelada nos dedos do que os não-fumantes;
"C") entre mancha nos dedos e bronquite crônica — as pessoas com mancha amarelada nos dedos têm mais bronquite crônica do que os sem mancha amarelada nos dedos.

1. ASSOCIAÇÃO CAUSAL

As situações "A" e "B" do exemplo recém-apresentado configuram ilustrações de associações causais.

Foi assinalado que uma associação é "causal", para termos práticos, em epidemiologia, quando a alteração na freqüência (ou intensidade) de um dos eventos acarreta mudanças no outro. Na ilustração, a diminuição da freqüência do hábito de fumar, na população, provoca diminuição da freqüência de bronquite crônica — e também de manchas nos dedos devidas ao cigarro. O tabaco é fator causal no aparecimento tanto de bronquite crônica como de manchas amareladas nos dedos que seguram o cigarro (Fig. 19.1).

No processo de raciocínio, para a associação ser considerada causal, as explicações alternativas devem ser afastadas. Com esse propósito, são escolhidos os métodos mais adequados para investigar o assunto e aplicados determinados "critérios de julgamento", a serem explicitados no capítulo, que são os melhores guias atualmente disponíveis para julgar etiologia, na ausência de experimentos aleatorizados.

2. ASSOCIAÇÃO NÃO-CAUSAL

A relação estatística não-causal, entre dois eventos, é aquela que pode ser explicada por um terceiro fator, por algum viés metodológico (de seleção ou de aferição) ou mesmo pelo simples efeito da "chance".

No exemplo do hábito de fumar, mostrado na Fig. 19.1, a associação entre mancha nos dedos e bronquite crônica é estatística mas de natureza não-causal. Os dois eventos são devidos a um fator em comum, o hábito de fumar.

• **Implicações das relações causais e não-causais**

A constatação de que uma associação é de natureza causal tem importante conotação, em termos práticos: isto porque, conhecidas as causas, abrem-se melhores oportunidades para a prevenção e o controle.

Reportando-se ao exemplo dado, tem-se que, se a freqüência de fumantes na população diminui, a incidência de bronquite crônica reduz-se, paralelamente. O mesmo não ocorreria se a relação fosse não-causal: fazer desaparecer apenas a mancha nos dedos dos fumantes não resultará em alteração dos efeitos do cigarro sobre o aparelho respiratório.

B. DETERMINAÇÃO DA CAUSALIDADE

O princípio da multicausalidade postula que existem vários fatores no complexo etiológico de um agravo à saúde, como já foi amplamente debatido neste livro. Cada um deles funciona com uma "causa contribuinte" da doença: por exemplo, o cigarro é causa contribuinte do câncer do pulmão, assim como a poluição atmosférica; os altos níveis de colesterol sérico e de pressão arterial o são para o infarto agudo do miocárdio.

• **Diretrizes para determinar causalidade**

Se um agravo à saúde é afetado por diversos fatores (diversas causas contribuintes), para se examinar a influência de um destes fatores (isto é, de uma única das causas contribuintes) é necessário neutralizar a influência dos demais fatores (ou seja, das demais causas contribuintes).

Em termos operacionais, como se determina que um dado fator é ou não uma causa contribuinte de um agravo à saúde?

A determinação se faz através do acúmulo de evidências de cunho estatístico ou de outra natureza, sobre a relação em exame, provenientes de estudos realizados com rigor metodológico, de modo que se possa julgar se há argumentos suficientes a favor da causalidade.

Havendo argumentos suficientes a favor de relação causal entre dois eventos, o fator antecedente é colocado na categoria de "causa contribuinte" para aquele agravo à saúde. A partir desta constatação, estão justificadas as medidas em prol da remoção ou atenuação do fator na coletividade: por exemplo, as medidas sistematizadas contra o hábito de fumar apareceram somente em meados da década de 1960, logo após os resultados, amplamente divulgados, de extensa revisão sobre o assunto.[5] Alguns anos mais tarde, o mesmo sucedeu com respeito à redução dos níveis séricos de colesterol.

Caso contrário, ou seja, não havendo argumentos suficientes a favor de causalidade, a relação é rotulada como "não-causal" ou "controvertida", até que evidências adicionais sejam trazidas para contestar o veredicto.

C. ETAPAS NA ELUCIDAÇÃO DA RELAÇÃO CAUSAL

Em linhas gerais, o processo de elucidação da causalidade foi delineado nos parágrafos anteriores. Esquematicamente, algumas etapas podem ser apontadas neste processo, de modo a esclarecer o significado da relação entre dois eventos, cujo objetivo principal, como referido, é diferenciar a simples associação estatística de uma verdadeira relação causal.

Primeira etapa — existe associação estatística?

É uma fase de acúmulo de informações e de cálculos. Como o fator "chance" pode explicar os resultados, é preciso neutralizá-lo. Os testes estatísticos (qui-quadrado, intervalo de confiança para o risco relativo etc.) informam se a associação, entre dois eventos, pode ser devida ao "acaso" ou se traduz ocorrências sistemáticas, cujas causas merecem ser pesquisadas.

Ao final de investigação bem conduzida, dois resultados são possíveis.

• O fator e a doença "não estão" associados estatisticamente

A análise está praticamente terminada. O tema é abandonado ou reexaminado, em uma nova investigação, para verificar a consistência de resultados negativos.

• O fator e a doença "estão" associados estatisticamente

Nesta eventualidade, o achado é apenas a primeira fase do processo de determinação causal. Conclui-se que existe "correlação" ou "associação", mas não necessariamente "relação causa-efeito", assunto ainda a ser esclarecido.

• **O papel do "acaso"**

Conforme ensina a teoria das probabilidades, uma associação estatisticamente significativa pode ser encontrada, em uma investigação, como conseqüência apenas do fator acaso: o que configura a presença de um resultado falso-positivo. O inverso também pode acontecer e encontrar-se um achado falso-negativo.

Uma maneira de evitar a aceitação de tais resultados, como verdadeiros, é confirmá-los por novos estudos sobre o tema. Em geral, um achado, devido ao acaso, não se mantém quando o procedimento que o gerou é repetido. Assim sendo, não é de admirar que a "consistência" dos resultados seja um dos critérios em que se baseia o processo de julgamento causal.

Segunda etapa — algum viés explica a associação encontrada?

A presença de viés pode fazer com que seja detectada uma associação estatística entre dois eventos. Portanto, na presença de associação estatística, devem ser afastadas as explicações alternativas, por conta dos vieses, seja de "seleção", de "aferição" e de "confundimento". Estes vieses, se presentes e se não puderem ser anulados, invalidam as conclusões do estudo ou, pelo menos, enfraquecem a sua credibilidade.

De particular importância, neste processo de avaliação, são os "ajustamentos de dados". Quando um efeito decorre da ação de mais de um fator, para estudar a influência de um deles, é preciso "ajustar", ou seja, "neutralizar" os demais. Os ajustamentos auxiliam a tarefa de determinar se existe associação estatística e se ela é provavelmente produzida pelo efeito "chance" ou por um "fator de confundimento".

Terceira etapa — a associação é causal?

Esta fase caracteriza-se por ser matéria para julgamento diante das evidências acumuladas. Para tal, os cientistas desenvolveram um certo número de "critérios de julgamento" que auxiliam a ordenação das informações disponíveis, no intuito de facilitar a decisão, de modo a afirmar se a relação é ou não causal.

Em síntese, três etapas foram apontadas no processo de elucidação de uma relação causal. Somente os estudos experimentais randomizados, bem conduzidos, permitem simplificar

Quadro 19.2 Possíveis explicações para uma associação estatística entre dois eventos

1. Chance
2. Viés de seleção
3. Viés de aferição
4. Viés de confundimento
5. Relação causal

As quatro primeiras explicações situam-se na categoria das relações não-causais.

estas fases e informar, com mais segurança, sobre a natureza causal da relação entre os eventos. O processo de determinação das causas consiste em gerar evidências estatísticas, para depois julgar estas mesmas evidências. De maneira esquemática, a associação estatística entre dois eventos pode ser devida a um dos cinco mecanismos listados no Quadro 19.2: por conseqüência, para afirmar que uma relação é causal, a quinta possibilidade listada no referido quadro, as quatro outras explicações devem ser antes descartadas. Assim sendo, ao deparar-se com uma relação estatisticamente significativa, entre um fator e uma doença, esta relação deve ser pormenorizadamente investigada, para verificar se ela pode ser devida simplesmente ao acaso ou a um viés, antes de rotulá-la como causal.

D. ELOS INTERMEDIÁRIOS ENTRE CAUSA E EFEITO

Desde que haja evidências de que a relação seja causal, uma quarta etapa pode ser ainda acrescentada, com o objetivo de determinar a existência ou não de "elos intermediários" entre "causa" e "efeito": ou seja, entre uma "exposição principal", em foco, e a "doença", em investigação. Por vezes, a terminologia empregada para lidar com os elos intermediários entre causa e efeito é associação "direta" ou "indiretamente" causal.[6]

• **Associação causal direta e indireta**

Na associação "direta" entre dois eventos, não existem elos intermediários ligando-os.[6] Se há um ou mais elos, que são as variáveis "intermediárias" ou "intervenientes", a relação é "indireta".

• Exemplo 1: altitude, iodo e bócio endêmico

Nas regiões de altitude elevada, o iodo é mais escasso do que, por exemplo, a nível do mar. Assim, nas regiões altas, os seus habitantes estão em maior risco de bócio endêmico. A cadeia dos acontecimentos tem a seguinte seqüência: altitude elevada, falta de iodo e bócio endêmico. A relação entre falta de iodo no organismo e bócio endêmico é direta, enquanto a existente entre altitude e bócio é considerada de natureza indireta. Note-se que entre altitude e bócio endêmico há um elo intermediário, um outro fator, caracterizando a associação causal indireta.

• Exemplo 2: determinantes da mortalidade infantil

Muitos fatores preconcepcionais e gestacionais influenciam a mortalidade na infância: classe social, assistência à saúde, intercorrências patológicas e duração da gestação são exemplos.[7] Tais determinantes podem atuar direta ou indiretamente. Um dos caminhos pelos quais os fatores mencionados atuam é através do peso ao nascer, o que traz suporte científico às intervenções, sob a forma de suplementação nutricional de gestantes, com o intuito de aumentar o peso ao nascer e, deste modo, diminuir a mortalidade infantil. Portanto, no exemplo, a associação entre classe social e mortalidade é indireta, enquanto a relação entre peso ao nascer e mortalidade é direta.

Em síntese, na acepção do termo aqui considerada, associação direta corresponde à relação entre uma causa proximal e a doença, enquanto associação indireta refere-se à relação quer das causas intermediárias quer das distais, com a doença.

- **Associação causal direta ou indireta e prevenção**

Rotular uma associação como direta ou indireta é uma questão relativa, a depender do conhecimento existente em um dado momento. Embora importante do ponto de vista do progresso do conhecimento, deve-se compreender que o fato de a relação ser ou não direta pode não ser crucial, para a ação preventiva. Em termos de prevenção e com vistas a uma ação imediata, freqüentemente é suficiente determinar qual das variáveis representa o elo fraco da cadeia de eventos ou do emaranhando de causas, que pode ser rompido e sobre ele concentrar as medidas resolutivas: por exemplo, iodar o sal de cozinha, no caso do bócio endêmico, ou imunizar as crianças para prevenir algumas doenças infecciosas. Vejamos duas outras ilustrações para fixar estas idéias.

- Exemplo 1: fumo e câncer de pulmão

Na relação entre fumo e câncer do pulmão, não é preciso saber quais as substâncias cancerígenas existentes na fumaça de um cigarro, para iniciar a ação preventiva. O alvo é o cigarro como um todo, pois ele é o veículo das substâncias nocivas. Combate-se o hábito de fumar visando a diminuir a sua prevalência na população. Pode ser que, no futuro, um melhor conhecimento dos agentes cancerígenos, existentes no cigarro, determine mudanças na estratégia de prevenção, para algo mais simples de ser conseguido.

- Exemplo 2: betacaroteno e neoplasias

Existe relação inversa entre ingestão de betacaroteno — ou provitamina A, um pigmento existente em vegetais e frutas de coloração amarelada, alaranjada e avermelhada — e câncer de pulmão. A mesma relação inversa também foi observada com outros tipos de câncer, entre os quais, estômago, esôfago, intestino delgado, colo e útero.[8] Ainda não está devidamente esclarecido se a associação é causal, já que outro fator da dieta pode ser o responsável pela associação. Também ainda não foi fixado, com clareza, quais as frutas e vegetais são mais benéficos e a quantidade mínima ou ótima a ser ingerida com finalidade preventiva. No entanto, enquanto se espera a identificação do agente específico, ou a combinação de fatores responsabilizados pelo efeito benéfico, orientação pode ser dada, à população, para aumentar o consumo de frutas e vegetais. No futuro, com o progresso do conhecimento, pode-se ser mais específico, identificando quais os vegetais ou frutas, ou quais os princípios ativos que devem ter maior consumo, na dieta, no intuito de alcançar o efeito anticancerígeno.

- **Um outro significado para associação indireta**

A denominação, como já foi mostrado, é usada para caracterizar a situação em que há elos intermediários entre causa e efeito.[6] Mas há um outro significado para esta mesma denominação: alguns autores[9] chamam a associação entre mancha nos dedos e bronquite crônica (ver Fig. 19.1) de "indireta", porque ambas estão relacionadas com alguma condição subjacente comum.

- **Associação espúria**

A associação que não é devida ao fator que se atribui é dita "espúria", "artificial", "fictícia" ou "falsa". Segundo o dicionário editado pela Associação Internacional de Epidemiologia, a denominação "associação espúria" se presta à confusão porque é usada com mais de um significado.[4]

Há os que incluem, como associação espúria, todas as situações que levam a uma relação estatística, não-causal entre dois eventos; no Quadro 19.2, algumas destas situações estão listadas.

Outros consideram associação espúria a decorrente de obra do acaso ou da presença de um viés de seleção ou de aferição, não incluindo as associações estatísticas provenientes da presença de um fator comum, causando-as — que são ditas indiretas.[9]

Portanto, o leitor ao usar os termos "indireta" ou "espúria" para qualificar uma associação deve ter presente que o seu significado não é o mesmo para todos os profissionais de saúde.

E. ESQUEMA PARA A INTERPRETAÇÃO DE RELAÇÃO CAUSAL

O processo de julgamento causal, no intuito de interpretar a relação entre uma dada exposição e um efeito, pode ser conduzido em torno de dois eixos centrais, a serem detidamente examinados nas próximas seções:

- a verificação do tipo de "método", de sua credibilidade em produzir as informações científicas e como ele foi utilizado, na prática, para produzir estas evidências;
- a aplicação de determinados "critérios" para julgar as evidências, uma vez de posse dos resultados de uma ou mais investigações sobre o tema.

III. A QUESTÃO DO MÉTODO

A aplicação dos diversos métodos, no estudo de um tema, gera informações que são incorporadas ao conhecimento existente. É comum acontecer que muitas informações se enquadram em um contexto coerente, enquanto outras são contraditórias. O conjunto tem de ser interpretado, cientificamente, à luz dos fatos, presentes e passados, levando-se em conta a forma como foram produzidos, com avaliação crítica de detalhes sobre a metodologia empregada. São questões de validade externa e interna, que precisam ser verificadas, e são discutidas nos capítulos metodológicos deste livro (Caps. 12 a 18).

Cada um dos métodos utilizados em epidemiologia tem suas próprias especificidades, o que significa aplicações particulares, aspectos positivos e limitações. Eles perseguem um objetivo comum, nas investigações em saúde, qual seja, o de tentar isolar os efeitos de uma particular exposição, seja ela um fator de risco ou uma intervenção, dos de outras exposições, fatores, intervenções e características da população, que atuam simultaneamente e confundem a interpretação. É o caso, por exemplo, de investigar os malefícios da poluição atmosférica, anulando-se os efeitos da idade, do fumo e dos outros hábitos das pessoas. Também serve de ilustração o processo de aferição do efeito de um tratamento médico, afastando-se outros fatores, como a gravidade da doença e a idade dos pacientes, que nitidamente influenciam o prognóstico. Cabe notar que este objetivo comum é tentado por estratégias diversas, o que faz um método diferente do outro, e traz problemas diferenciados de interpretação.

A. RELATIVIDADE DAS SITUAÇÕES

Os diversos métodos não têm a mesma capacidade de controlar os efeitos dos fatores de confundimento. Quanto mais adequadamente tais fatores forem controlados, mais fácil será a interpretação da relação entre eventos e serão mais bem aceitas, pela comunidade científica, as conclusões da investigação. Daí, o interesse na hierarquia dos métodos, tema em que não há consenso entre os especialistas. É importante ter a noção da hierarquia dos métodos, mas também da relatividade das situações.

Para uma particular ocasião, o melhor método será aquele que responda mais adequadamente às necessidades do momento. Na avaliação de um tratamento médico ou de uma vacina, sem dúvida o "ensaio clínico randomizado" é a melhor opção. Frente a uma epidemia ou em pesquisa sobre os fatores de risco associados a uma doença rara, os estudos do tipo "coorte histórico" ou de "caso-controle" são os mais indicados. Em outras situações, outros serão os delineamentos preferidos. Para um mesmo tema, muitos métodos podem ser usados, dependendo da situação do momento, de condicionantes éticos e da questão científica formulada.

B. ENSAIO RANDOMIZADO: O MELHOR MÉTODO

Mesmo tendo em mente as considerações apresentadas, e, em particular, a relatividade das situações, os cientistas são unânimes em considerar, em sentido amplo, o método experimental, do tipo ensaio randomizado, como a melhor opção, pois evita as principais limitações dos demais métodos. Sua força reside no potencial de formar grupos semelhantes, no início da investigação, e proceder à intervenção de forma uniforme, o que anula muitos dos fatores de confundimento que, se presentes, dificultam a interpretação dos resultados. Em um ensaio clínico randomizado, bem conduzido, a interpretação dos resultados é relativamente simples, e todo o processo de julgamento causal torna-se menos complicado. Por isto, uma das primeiras preocupações de quem tenta averiguar se um fator e uma doença estão relacionados, ou se uma intervenção é realmente eficaz, é certificar-se da existência de experimentos aleatorizados em seres humanos, sobre o tema, para dar crédito aos seus resultados.

No entanto, empregar uma metodologia de maneira apropriada, seja um ensaio clínico randomizado, um estudo caso-controle ou um outro tipo de investigação, não é uma tarefa simples, pois há muitas armadilhas na sua execução, entre as quais:

- a amostra de tamanho reduzido
- a desistência de participantes
- a não aderência rígida das pessoas às prescrições
- o viés ocorrido na forma de coletar os dados

A busca de aspectos positivos e limitações, no planejamento, na execução, na análise e na interpretação dos resultados, traz subsídios para a aceitação das conclusões de uma investigação ou, ao contrário, para induzir a sua rejeição, pela presença, em potencial, de vieses que possam explicar os resultados obtidos.

C. ALTERNATIVAS PARA O ENSAIO RANDOMIZADO

Em muitas situações, o método experimental randomizado não pode ser utilizado, por impedimentos éticos, como ocorre em pesquisas etiológicas que envolvem seres humanos: serve de ilustração o teste da ação de um agente supostamente teratogênico ou cancerígeno, como o mercúrio, usado no garimpo de ouro, onde um ensaio randomizado está fora de questão. Em numerosas outras eventualidades, não é operacionalmente possível usar a aleatorização: por exemplo, para verificar os efeitos do hábito de fumar, da obesidade e da paridade. Em outras circunstâncias, o investigador já tem diante de si o fato consumado, ou seja, os doentes. Nestes e em outros exemplos, em que um teste experimental randomizado não pode ser utilizado, a alternativa consiste em realizar a investigação através de outros métodos. Nas situações novas, por exemplo, em que pouco se sabe sobre o assunto, os estudos retrospectivos, do tipo caso-controle, podem ser os mais indicados: o intuito é, rapidamente, gerar informações sobre o tema e apontar os fatores de risco envolvidos. Os métodos usados em substituição ao ensaio randomizado, todos eles, produzem informações que são muito mais difíceis de interpretar; e esta costuma ser a situação mais comum: a de interpretar causalidade à base de estudos não-randomizados. Para melhorar a validade das inferências, em investigações deste tipo, postula-se que sejam empregadas técnicas e princípios semelhantes aos encontrados em estudos randomizados:[10-12] por exemplo, formação de grupos com características semelhantes, condições uniformes de observação dos eventos, definição clara do que seja um "caso", ou seja, critérios definidos de inclusão e exclusão, e avaliação duplo-cega.

D. ORDEM HIERÁRQUICA DOS MÉTODOS

Diante da constatação de que os diversos tipos de estudo produzem evidências que não têm a mesma força de argumentação para subsidiar o julgamento causal, é natural que surjam tentativas de classificar e hierarquizar os métodos. As seqüências que resultam destes esforços de síntese valem como termo geral de referência, pois, para situações específicas, a ordem pode ser questionada e a sua aplicação, inviabilizada.

De uma forma geral, a ordem hierárquica dos métodos analíticos é a seguinte, colocando-se, primeiro, a melhor alternativa:

1. estudo experimental do tipo "ensaio randomizado"
2. estudo de coorte (o prospectivo melhor do que o histórico)
3. estudo de caso-controle
4. estudo transversal

Pouca controvérsia existe quanto à seqüência hierárquica apresentada e quanto a que se mostra a seguir. Omitindo-se o estudo transversal mas incluindo as investigações clínicas "nãocontroladas", a ordem de métodos pode ser colocada, nestes termos:

    1. estudo experimental do tipo "ensaio randomizado"
    2. estudo de coorte (ou seja, com grupo de controle interno)
    3. estudo de caso-controle
    4. estudo de incidência ou a série de casos (um grupo único, sem formação de controle interno para comparação de resultados)
    5. estudo de caso

- **Outros delineamentos**

Há ainda outros métodos empregados para investigar um tema que, todavia, são difíceis de colocar em uma mesma hierarquia. Por exemplo, existem as "abordagens ecológicas" comparativas, sejam geográficas ou de séries temporais que, muitas vezes, são as únicas passíveis de produzir evidências sobre um determinado tema, como já foi referido (Caps. 10 a 14). Uma outra ilustração é a dos "modelos matemáticos", também descritos anteriormente, p. 286. Embora tentativas sejam feitas para compor ordens hierárquicas, incluindo todos estes métodos, os seus resultados são controvertidos.

- **Variações na aplicação dos métodos**

Por questões práticas, ligadas principalmente a custos e facilidade de obtenção dos dados, o investigador opta, para alcançar o seu objetivo, dentro do orçamento que dispõe e do método escolhido para pesquisar o tema, pela utilização de estratégias, que mais se adaptem à população estudada e ao ambiente em que se desenvolve a pesquisa. Assim, usa, por exemplo:

- voluntários em lugar de indivíduos aleatoriamente selecionados
- pacientes de hospital e não os representativos de uma população
- grupo-controle hospitalar em lugar de escolhido na comunidade
- dados secundários em lugar de primários
- dados retrospectivos em vez de prospectivos
- registros preexistentes, em substituição à coleta de dados, junto às pessoas, caso a caso, pelos próprios componentes do projeto de investigação
- dados de "informantes" em vez do próprio paciente

Há numerosas outras opções e, nem sempre, as melhores técnicas podem ser usadas, mas aquelas passíveis de utilização, em cada caso concreto. A credibilidade das conclusões da investigação decorre do uso das técnicas mais apropriadas, que se traduzam por melhor qualidade das informações, ou mesmo das que, apesar de não serem as melhores, alcancem um nível apropriado de validade e confiabilidade.

Em geral, na produção de evidências científicas sobre relações causais, mesmo tendo em conta a relatividade das situações e das numerosas técnicas utilizadas no interior de um mesmo método, as seguintes regras aplicam-se à maioria das situações:

- o estudo randomizado é superior ao não-randomizado
- o estudo prospectivo é superior ao retrospectivo
- o estudo de incidência é superior ao de prevalência
- o estudo com grupo-controle interno é superior ao sem grupo controle interno; ou seja, uma investigação onde haja formação simultânea de um grupo-controle é melhor do que uma outra que utilize comparações externas

IV. A QUESTÃO DOS CRITÉRIOS DE JULGAMENTO CAUSAL

Foi assinalado que é muito mais fácil inferir causalidade a partir de investigações randomizadas. Por isto, na verificação de relação causal entre os eventos, procura-se saber, de antemão, se há evidências da associação, provenientes de estudos randomizados (Quadro 19.3). Quando há controvérsias, de pesquisas deste tipo, ou as evidências são provenientes de estudos de observação, o julgamento causal torna-se mais complexo e baseia-se em questões não-estatísticas ou apenas indiretamente estatísticas. A decisão final repousa em um processo de julgamento, eminentemente subjetivo.

Para reduzir a subjetividade e trazer uniformidade ao julgamento, são usados alguns critérios para julgar causalidade; ou, mais exatamente, para verificar a probabilidade de haver relação causal entre um fator e um dado efeito (Quadro 19.3). Esses critérios, em conjunto, constituem uma espécie de "bom senso" aplicado aos resultados de uma ou mais investigações científicas sobre um tema.

Quadro 19.3 Roteiro para avaliação crítica de relação causal

A. Quanto ao MÉTODO e sua credibilidade em produzir as informações.
    a) EVIDÊNCIA EXPERIMENTAL — é a base mais sólida para julgar causalidade, e os seguintes aspectos merecem ser verificados nas respectivas investigações:
- A metodologia foi corretamente utilizada? A randomização foi feita adequadamente? Deu resultado? (ou seja, os grupos têm características semelhantes?) O tamanho de amostra é adequado? A intervenção foi aplicada de maneira correta?
- Os resultados podem ser explicados pelo acaso ou por algum viés? Ou seja, atribuídos ao viés de seleção, de aferição ou pela ação de variável de confusão?

    b) EVIDÊNCIA OBSERVACIONAL — embora os estudos de observação produzam informações que possam ser mais controvertidas do que em estudos experimentais, somente eles podem ser empregados em numerosas situações; neles verificar, pelo menos, os seguintes tópicos:
- O tipo de método (coorte, caso-controle etc.) é apropriado para alcançar os objetivos da investigação? Ele foi usado como manda a teoria? Com tamanho de amostra adequado?
- Os resultados podem ser explicados pelo acaso ou por algum viés? Ou seja, atribuídos ao viés de seleção, de aferição ou pela ação de uma variável de confusão?

B. Quanto à aplicação dos CRITÉRIOS DE JULGAMENTO
    1. A exposição é anterior à doença?
    2. A associação entre exposição e doença é forte?
    3. Existe relação dose-resposta?
    4. Os resultados de vários estudos apontam, consistentemente, para a mesma direção?
    5. A associação faz sentido em termos biológicos?
    6. A associação encontrada entre o fator e a doença é análoga a uma outra relação previamente descrita?
    7. A associação entre o fator e a doença é específica?

A. HISTÓRICO SOBRE A INTERPRETAÇÃO DE UMA RELAÇÃO CAUSAL

A decisão final sobre a natureza causal de um evento, insista-se, é o resultado de um processo de julgamento e, como tal, eminentemente subjetivo. Devido à subjetividade, é possível encontrar variações de interpretação entre os observadores, que, como pessoas humanas, estão sujeitos a preconceitos de toda ordem: de sexo, idade, classe social, política, religiosa, racial, regional, comportamental ou de outra natureza. De longa data, os pesquisadores tentam formular critérios, para que o processo de julgamento ganhe maior objetividade.

- **Postulados de Koch**

Uma das primeiras tentativas, na área da saúde, que resultou na elaboração de regras para estabelecer ou refutar uma relação causal, decorreu do estudo do papel de um agente infeccioso na etiologia de uma doença, esforço de síntese creditado a Robert Koch, na seqüência de suas pesquisas sobre a tuberculose.[13] Em 1882, aquele microbiologista alemão elaborou o que ficou conhecido como "postulados de Koch", resumindo o que se conhecia na época sobre a matéria (Quadro 19.4).

Ao tempo em que os postulados de Koch foram enunciados, não eram conhecidos muitos detalhes da história natural das doenças infecciosas, hoje evidentes: são exemplos o estado de portador, a infecção assintomática, os vírus e a identificação da infecção através de anticorpos, os quais constituem prova imunológica da presença da infecção. O progresso havido no conhecimento destas doenças fez com que os critérios fossem revistos e ampliados para abrangerem as novas descobertas, as doenças virais e todas as demais, levando em conta a teoria prevalente atual, da causalidade múltipla. O agente biológico é necessário para a infecção, e esta, também necessária, mas não suficiente, para a eclosão da doença. Outros fatores devem também estar presentes, pois sem eles a infecção não se transforma em doença.

A partir, principalmente, de meados do século XX, muito se discutiu e publicou, na literatura especializada, sobre as regras de interpretação de relações causais em doenças crônico-degenerativas, já que estas condições passaram a predominar no quadro nosológico de muitas sociedades.

Em 1964, o efeito do fumo sobre a saúde foi avaliado mediante a utilização de cinco critérios: a seqüência cronológica dos eventos e a força, a consistência, a coerência e a especificidade da associação. As informações assim organizadas apontaram para a existência de relação causal entre o hábito de fumar e o câncer de pulmão.[5] No ano seguinte, outros parâmetros foram acrescentados a essa lista.[14,15] Desde então, com pequenas modificações, eles passaram a ser extensamente empregados.

B. CRITÉRIOS PARA JULGAR CAUSALIDADE

No Quadro 19.5 aparecem os critérios mais comumente utilizados, hoje em dia, para julgar causalidade e, a seguir, mais informações são dadas, sobre eles.

1. SEQÜÊNCIA CRONOLÓGICA

A exposição ao fator causal, em exame, deve anteceder a doença. A cronologia dos acontecimentos é facilmente estabelecida em muitas ocasiões. Um exemplo é o da injeção de um medicamento e a referência à dor no local da aplicação. Como o efeito é imediato, não há dificuldade na interpretação: a injeção produziu a dor. No mesmo caso, encontra-se a queimadura produzida por exposição intensa ao calor; a interpretação da seqüência de acontecimentos é inequívoca: a causa precedeu o efeito. No entanto, nem sempre, a situação é de interpretação assim tão simples.

- **A exposição é anterior ou posterior ao início da doença?**

Por vezes, os acontecimentos se apresentam de maneira a confundir o observador. A perda de peso é um exemplo, pois pode ser um fator de risco para o aparecimento de uma doença ou o resultante das alterações causadas pelo processo da doença.

Quadro 19.5 Critérios de causalidade empregados para esclarecer a associação entre um fator de risco e uma doença

1. SEQÜÊNCIA CRONOLÓGICA: a exposição ao fator de risco deve anteceder o aparecimento da doença e ser compatível com o respectivo período de incubação ou latência.
2. FORÇA DA ASSOCIAÇÃO: a incidência da doença deve ser significativamente mais elevada nos indivíduos expostos do que nos não-expostos; esta relação é expressa, habitualmente, pelo risco relativo (RR) ou pelo "odds ratio" (OR): quanto maior for o RR (ou o OR), maior é a força da associação — o que significa maior probabilidade de que haja relação causal entre a exposição e a doença.
3. RELAÇÃO DOSE-RESPOSTA: se houver relação entre a intensidade (ou duração) da exposição e a ocorrência (ou gravidade) da doença, há argumentos em favor de associação causal.
4. CONSISTÊNCIA da associação: os resultados devem ser confirmados por diferentes pesquisadores, usando diferentes métodos, em diferentes populações.
5. PLAUSIBILIDADE da associação: há evidências adicionais de relação causal se os fatos novos enquadram-se, coerentemente, no conhecimento existente sobre a matéria — por exemplo, em termos de história natural da doença.
6. ANALOGIA com outras situações: se há antecedentes, na literatura, que permitiram estabelecer causalidade — caso de um dado vírus ser capaz de produzir câncer —, está justificado que, em outras situações assemelhadas, o mesmo pode acontecer: ou seja, que outros tipos de vírus também causem câncer.
7. ESPECIFICIDADE da associação: este critério informa o quanto da presença da exposição pode ser usado para prever a ocorrência da doença; se a exposição ao fator de risco pode ser isolada das outras exposições e ser capaz de produzir mudanças na incidência da doença, têm-se argumentos adicionais em favor de uma relação causal entre o fator e a doença.

Quadro 19.4 Postulados de Koch, 1882

1. O agente deve estar presente em cada doença, determinado por isolamento em cultura.
2. O agente não deve ser encontrado em casos de outra doença.
3. Uma vez isolado, o agente deve ser capaz de reproduzir a doença, experimentalmente, em animais.
4. O agente deve ser recuperado na doença induzida experimentalmente.

Fontes: WT Eckley, Journal of the American Medical Association 10:131-132, 1888; reproduzido na mesma revista 1988; 259: 931.
John M LAST, A dictionary of epidemiology. New York, Oxford University Press, 1988.[4,13]

MODELO:

DOENÇA → EXPOSIÇÃO → ALTERAÇÃO DO QUADRO CLÍNICO

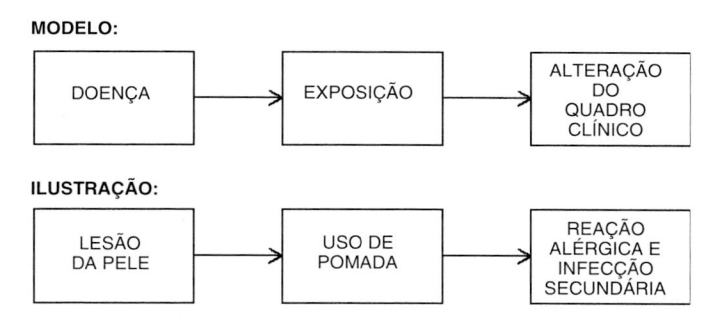

ILUSTRAÇÃO:

LESÃO DA PELE → USO DE POMADA → REAÇÃO ALÉRGICA E INFECÇÃO SECUNDÁRIA

Fig. 19.2 Seqüência de eventos: a doença gera uma exposição que produz outro efeito.

A Fig. 19.2 ilustra a seqüência de uma outra situação, freqüente em clínica. A própria doença induz ao uso de um medicamento (ou seja, há exposição a um novo agente) que, por sua vez, tem efeito colateral, alterando o quadro clínico anterior.

- **O caso das doenças crônico-degenerativas**

Nas doenças em que o período de incubação ou latência é longo, ou quando o início do agravo à saúde é insidioso e de difícil demarcação, a relação temporal entre os eventos pode não ser claramente discernível, como ocorre na avaliação do papel do estresse e da migração no aparecimento da doença mental. Nestas condições, o esclarecimento da seqüência cronológica muito depende do tipo de delineamento de investigação utilizado para estudar o tema.

a) DELINEAMENTO PROSPECTIVO

O enfoque prospectivo é o mais adequado para a elucidação da ordem temporal dos acontecimentos. O investigador, de corpo presente, identifica as causas e acompanha as pessoas para detectar o aparecimento dos efeitos: é o que acontece nos estudos de coorte prospectivo e no experimental. Este último é particularmente adequado para comprovar a seqüência cronológica, pois o investigador seleciona as pessoas, examina-as, constata a ausência do desfecho clínico e do fator em teste e, só então, intervém, submetendo-as à ação deste último; posteriormente, mede os efeitos manifestados. Em tal eventualidade, a seqüência cronológica é inquestionável. No entanto, na maioria das situações em que a temporalidade é matéria controvertida, o enfoque experimental é, por razão ética ou operacional, impedido de ser usado.

b) DELINEAMENTOS TRANSVERSAIS E RETROSPECTIVOS

Os estudos transversais, com as restrições apontadas anteriormente no Cap. 13, são menos adequados para elucidar a relação causal, pois as variáveis de interesse são medidas simultaneamente.[16] No entanto, em muitas oportunidades, é este o delineamento possível de ser usado, o que gera informações valiosas ao lado de resultados, por vezes controvertidos, sobre o tema.

Os estudos do tipo caso-controle comungam de muitas das dificuldades das investigações transversais, pois as exposições ocorreram no passado, e os dados a elas referentes têm que ser recolhidos por anamnese, ou por busca em arquivos ou por exames. Em muitas situações, esse tipo de delineamento não favo-

rece a determinação da relação temporal dos acontecimentos, mesmo com a especial atenção que é dada, nessa categoria de pesquisa retrospectiva, para a verificação da validade e da reprodutibilidade dos dados retrospectivos: por exemplo, pode haver reservas quanto à veracidade da história reprodutiva e dietética, do consumo de medicamentos e da exposição prévia a radiações.

2. FORÇA DA ASSOCIAÇÃO

É um critério quantitativo. As pesquisas, em epidemiologia, especialmente no campo das doenças crônicas, têm progredido através da análise estatística da associação entre um fator e uma doença.

Um fator é considerado causa contribuinte de uma doença se é parte de um complexo de circunstâncias no qual a freqüência da doença é aumentada pela sua presença e reduzida pela sua ausência.[17] Para que um fator seja considerado causa, a associação entre ambas deve ser estatisticamente significativa como foi visto anteriormente. Existe associação estatística quando, na presença de um fator, há maior probabilidade de presença, ou ausência, do outro fator. Se isto não ocorrer, os eventos são ditos "independentes". Há várias maneiras de verificar esta relação, como é o caso da análise de dados sob a forma de quadros, figuras e gráficos. A simples inspeção dos resultados pode indicar presença ou ausência de associação, o que é facilitado, por exemplo, quando as variáveis são colocadas em gráfico. Contudo, as técnicas estatísticas, como o teste do qui-quadrado, têm a vantagem de poder expressar os resultados em termos probabilísticos, ou seja, se a associação entre exposição e doença é estatisticamente significativa. No entanto, o qui-quadrado não é medida adequada da força da associação. Com este objetivo, usam-se outras técnicas, em especial, a correlação, a regressão e o risco relativo (ou o *odds ratio*).

1. CORRELAÇÃO E REGRESSÃO

Uma das possibilidades de quantificar a associação entre dois eventos é através da correlação e da regressão simples, técnicas estreitamente relacionadas. Existem diversos tipos de coeficientes de correlação, em função principalmente da forma dos dados, se qualitativos ou quantitativos. A interpretação, no entanto, pouco varia. A correlação é positiva, se as variáveis têm a mesma direção: por exemplo, renda e obesidade; ela é negativa, se têm direção oposta, como nível de escolaridade e prevalência de cárie dentária. O coeficiente de correlação varia no intervalo de "+1", quando há perfeita associação positiva, e "−1", na eventualidade de perfeita associação negativa. Quanto mais próxima de zero, mais fraca é a associação.

Enquanto a correlação mede a força da relação entre variáveis, a regressão fornece uma equação que descreve a relação matemática entre as variáveis. Por exemplo: $Y = a + bX$, é a fórmula da reta de regressão. Os resultados servem para predizer a ocorrência de um dos eventos (Y), pelo conhecimento do outro (X), já que (a) e (b) são constantes. Estas são questões eminentemente quantitativas, isentas de conotação causa-efeito, por si mesmas, pois um terceiro fator pode estar causando o relacionamento das variáveis.

Os princípios de correlação e regressão simples (ou seja, entre duas variáveis) podem ser estendidos para incluir mais variáveis, o que resulta na correlação e regressão múltiplas, cujos fundamentos foram delineados no capítulo anterior.

2. RISCO RELATIVO

O risco relativo (RR) é medida muito usada para expressar a força da associação entre dois eventos. O Quadro 19.6 mostra um exemplo do uso do risco relativo:[18] o consumo de cerveja, em estudo realizado na Bélgica, está associado ao câncer de esôfago (RR = 3), mas não ao de estômago, cólon e reto (RR = 1).

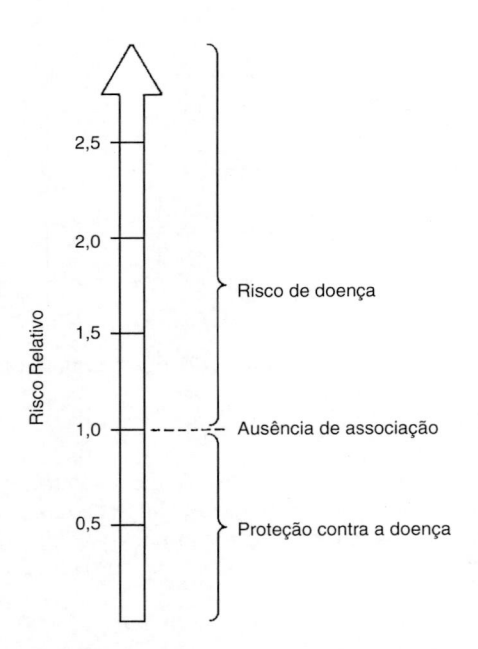

a) INTERPRETAÇÃO DO RISCO RELATIVO

A colocação dos riscos relativos em categorias, de risco baixo, intermediário e elevado, em termos quantitativos, é arbitrária, mas a escala de valores colocada na Fig. 19.3 deve estar presente quando da interpretação dos resultados.

Recorde-se que o risco relativo nada mais é do que a incidência da doença (ou de outro efeito) em um grupo dividido pela incidência no outro grupo. Note-se ainda os seguintes aspectos para auxiliar a interpretação:

- um risco relativo "igual a 1" indica incidência do agravo à saúde igual nos dois grupos comparados; portanto, a exposição não tem efeito detectável e conclui-se que não existe risco para a saúde na seqüência da exposição. Não há associação entre fator e doença;

- um risco relativo "maior do que 1" revela que a exposição constitui-se em "fator de risco" para a saúde. Por exemplo, o risco relativo de doença coronariana entre sedentários e não-sedentários é 2: logo, a chance de incidência daquela condição é duas vezes maior no grupo dos sedentários comparada com os não-sedentários. Outro exemplo: a média dos riscos relativos de câncer de pulmão, entre fumantes e não-fumantes, é da ordem de 10; conseqüentemente, o risco comparativo de morrer por câncer de pulmão é 10 vezes mais elevado em fumantes do que em não-fumantes;

- um risco relativo "menor do que 1" informa que a exposição é benéfica; ela constitui-se em "fator de proteção" para a saúde. Por exemplo: o flúor na prevenção da cárie e a aspirina, em baixas doses, na proteção contra o infarto do miocárdio, apresentam um risco relativo de aproximadamente 0,5.

Quanto mais o risco relativo "se afasta da unidade", maior a chance de a relação ser causal. Ao contrário, quanto "mais próximo o risco relativo estiver da unidade", mais difícil é interpretar a associação como causal: pequenos efeitos, isolados ou em conjugação, das variáveis confundidoras e de outros vieses podem ser responsáveis pela associação, embora os riscos relativos, de pequena magnitude, também possam perfeitamente ser devidos à relação causal.[19,20] É o que acontece, por exemplo, com um risco relativo da ordem de 1,5, quando estatisticamente significativo. Nestes casos, para concluir pela causalidade, é conveniente verificar se um resultado, de magnitude próxima, também é consistentemente encontrado em outras populações.

Quadro 19.6 Risco relativo (e intervalo de confiança) para câncer de aparelho digestivo entre bebedores de cerveja (comparados com não-bebedores), do sexo masculino, na Bélgica

Local do câncer	Risco relativo	Intervalo de confiança
Esôfago	3,16	1,53 - 7,21
Estômago	0,85	0,59 - 1,20
Cólon	0,88	0,62 - 1,23
Reto	1,05	0,74 - 1,49

Fonte: AJ Tuyns, Revue d'Épidémiologie et de Santé Publique 1988; 36(2):144.[18]

Fig. 19.3 Interpretação do risco relativo.

b) INTERVALO DE CONFIANÇA PARA O RISCO RELATIVO

Como interpretar se o risco relativo é igual ou diferente de 1? Isto é feito pela inspeção do intervalo de confiança. No Quadro 19.6 encontra-se um exemplo.

O intervalo de confiança define limites, entre os quais se encontra (em geral, com 95% de chance, ou seja, IC 95%) o verdadeiro valor do parâmetro, na população. As regras de interpretação são as seguintes:

- se o intervalo de confiança de 95% do risco relativo "inclui a unidade", os resultados não são estatisticamente significativos. Por exemplo: RR = 0,85 (IC 95%: 0,59 - 1,20);

- se, ao contrário, a "unidade não estiver incluída no intervalo de confiança", o risco relativo é estatisticamente significativo, de modo que é possível concluir por uma associação estatística entre exposição e doença. Neste caso, há duas possibilidades:

- o intervalo de confiança de 95% está todo ele "acima da unidade" — a exposição é interpretada como "fator de risco" para a doença. Por exemplo: RR = 3,16 (IC 95%: 1,53 - 7,21);

- o intervalo de confiança de 95% está todo ele "abaixo da unidade" — a exposição é interpretada como "fator de proteção" para a saúde. Por exemplo: RR = 0,47 (IC 95%: 0,23 - 0,97).

c) RISCO RELATIVO AJUSTADO

A força da associação é mais bem avaliada quando o cálculo do risco relativo é feito através do controle simultâneo das variáveis confundidoras. As técnicas de estratificação e de regressão múltipla permitem esta forma de ajustamento. As regras de interpretação do risco relativo, em termos numéricos, não diferem se foi feito ou não o ajustamento.

Em síntese, há diversas maneiras de se estimar a força da associação entre exposição e doença. O risco relativo calculado diretamente, ou estimado através do *odds ratio*, é o mais usado em epidemiologia. (Mais adiante, há uma outra seção, intitulada "medidas de risco", na qual a maneira de calcular riscos é mostrada e são apresentadas informações adicionais, sobre a matéria).

3. RELAÇÃO DOSE-RESPOSTA

Na busca de evidências adicionais, a relação dose-resposta é um ângulo a mais a ser explorado.[21] Se, com o aumento da dose de exposição, maior for a resposta, tem-se um argumento a mais em favor da associação causal.

- Exemplo: número de cigarros e câncer de pulmão

No estudo clássico dos médicos ingleses, sobre fumo e câncer de pulmão, tendo como categoria de referência o não-fumante, o risco de morrer por aquela condição foi de oito vezes maior nos fumantes de um a 14 cigarros ao dia (RR = 8), 20 vezes maior nos fumantes de 15 a 24 cigarros diários (RR = 20) e 32 vezes maior nos grandes fumantes, que consumiam 25 ou mais cigarros ao dia (RR = 32).[22]

4. CONSISTÊNCIA DA ASSOCIAÇÃO

A consistência de resultados é um aspecto da maior importância em ciência. Procura-se comprovar, para subsidiar o raciocínio causal, se a associação encontrada tem respaldo nas informações fornecidas pela revisão da literatura sobre a matéria. Um resultado estatisticamente significativo decorrente de uma investigação científica, mas que seja devido ao acaso, não se mantém quando são feitas novas investigações; ou seja, não é consistentemente encontrado.

Ensaios clínicos randomizados, que apontem consistentemente para a mesma direção, avaliados por um painel de especialistas reconhecidamente qualificados, que cheguem a consenso na matéria, representam provavelmente a melhor evidência de causalidade.[23]

Nem sempre, porém, há ensaios randomizados sobre os quais os julgamentos possam estar baseados, como ocorre em investigação sobre a etiologia das doenças. Diferentes estratégias, estudos de coorte, caso-controle e outras, usadas independentemente por diferentes pesquisadores, em diferentes populações, apontando para a mesma direção, conferem foros de credibilidade aos resultados. A partir de evidências, como estas, os resultados são então interpretados como expressão provável da realidade.

Falam a favor da consistência da associação causal encontrar-se, reiteradamente, a mesma distribuição do pressuposto fator causal e da doença; ou seja, alta freqüência da doença quando o fator em estudo está presente (ou é aplicado) e baixa freqüência da doença quando o fator está ausente (ou é retirado).

- Exemplo 1: fumo e saúde

A evidência de que o hábito de fumar está relacionado, etiologicamente, a numerosos agravos à saúde advêm, principalmente, do encontro de elevados riscos relativos, informando a existência de associação estatística entre fumo e os agravos à saúde, e de um gradiente de freqüência, destes agravos, que é dose-dependente, em centenas de investigações do tipo coorte e caso-controle, em diferentes partes do mundo.

- Exemplo 2: hepatite a vírus e hepatocarcinoma

Vários estudos mostraram forte correlação estatística entre a prevalência de marcadores de hepatite a vírus do tipo B e a de hepatocarcinoma, o que fala em favor de relação causal.

Uma correlação inversa, entre dois eventos, também tem igual significado causal: é o que acontece com uma dieta pobre em fibras, consistentemente encontrada em populações com alta incidência de câncer de intestino, o que aponta para a existência de associação causal entre estes dois eventos.

5. PLAUSIBILIDADE DA ASSOCIAÇÃO

Procura-se verificar se a associação encontrada, de fato, integra-se, de maneira coerente, ao conhecimento existente em termos biológicos, fisiopatológicos e epidemiológicos: por exemplo, se a relação é coerente com o que se sabe sobre a história natural da doença. Evidências procedentes de muitas disciplinas, em nível de laboratório, de clínica ou de população, são balanceadas, visando a apoiar o resultado encontrado ou trazer argumentos em contrário. A hipótese causal deve ser compatível com explicações a nível celular, tissular e de sistemas orgânicos, tendo em vista o conhecimento já acumulado sobre a matéria, como acontece com a que relaciona fumo ao câncer de pulmão.

Há questionamentos quanto ao uso deste critério, pois ele tende a impedir ou dificultar a aceitação de novas evidências, mesmo que verdadeiras, por não se enquadrarem no conhecimento existente. Mas, de qualquer maneira, fatos novos que colidam com o que se sabe sobre o assunto são, habitualmente, objeto de análise crítica intensiva.

6. ANALOGIA COM OUTRAS ASSOCIAÇÕES

Em algumas circunstâncias, é também possível julgar por analogia, conforme foi comentado no início do Cap. 14, por ocasião da explanação do tema "formulação da hipótese". Se há drogas, como a talidomida, e infecções, do tipo rubéola, que têm efeitos teratogênicos, é possível que outros medicamentos e infecções tenham também efeitos similares.

7. ESPECIFICIDADE DA ASSOCIAÇÃO

Um ângulo adicional a ser observado é a especificidade da associação, significando o quanto a presença de uma variável pode ser usada para predizer o aparecimento de outra, ou seja, de um dado efeito.[24] Esse aspecto é de difícil avaliação, pois as doenças são produto de múltiplas causas. Em muitas doenças de etiologia ainda controvertida, existem numerosas exposições a fatores potencialmente nocivos, cada uma produzindo efeitos diversos. Freqüentemente, lida-se com muitas pessoas expostas, em graus variáveis, a um fator causal, cujos efeitos, em geral, são relativamente raros e esta raridade, por si mesma, dificulta as avaliações. No entanto, se uma exposição pode ser separada das demais exposições e ser ainda capaz de produzir mudanças na incidência da doença, tem-se fortes argumentos em favor de relação causal entre o fator e a doença.

C. Síntese sobre o esquema de interpretação causal

Nas páginas anteriores, foi mostrado que, se há evidências de associação entre dois eventos, através da análise quantitativa, o processo de julgamento causal continua. Um esquema foi apresentado para auxiliar este julgamento (Quadro 19.3). A primeira parte, deste tipo de análise metodológica que visa a estabelecer causalidade sobre um tema, é a de identificar, em cada investigação incluída na avaliação, sobre uma dada associação, o tipo de método empregado, o seu valor intrínseco em produzir evidências científicas e a forma pela qual é utilizado nas situações específicas de cada investigação. Se as evidências são produto de estudos experimentais bem conduzidos, a associação causal pode ser mais facilmente inferida. No entanto, na maioria das situações, o enfoque experimental não pode ser usado e inferir causalidade nos estudos de observação é um trabalho mais complexo. Para auxiliar o processo de julgamento causal entre dois eventos, alguns critérios foram propostos, entre os quais, estão os seguintes, descritos no capítulo e definidos no Quadro 19.5:

- a seqüência cronológica dos eventos
- a força da associação entre os eventos
- a relação dose-resposta entre os eventos
- a consistência da associação
- a plausibilidade (ou coerência) da associação
- a analogia com outras situações
- a especificidade da associação

Um dos critérios que têm recebido mais atenção, em epidemiologia, é a força da associação. O fato de duas ou mais variáveis estarem estatisticamente associadas, com a força da associação entre elas expressa de maneira quantitativa, não significa, porém, que uma anteceda a outra, nem que uma seja a causa da outra, já que um terceiro fator pode estar implicado, causando a associação. Contudo, as estimativas quantitativas sobre a força de associação (e a dose-resposta), ao lado da verificação da seqüência cronológica, são muito úteis para, juntamente com informações adicionais provenientes da aplicação dos outros critérios, subsidiar os argumentos lógicos que permitam estabelecer a relação causa-efeito entre dois eventos.

Os critérios apresentados servem de orientação ao raciocínio. É importante ter em mente que a decisão sobre a natureza de uma relação causal está além de aspectos estatísticos, embora seja apoiada por evidências dessa natureza. A determinação da relação causa-efeito é questão de julgamento, diante dos fatos disponíveis, tendo-se em conta que devem ser descartadas outras explicações para a associação entre os eventos. No entanto, não há um único critério, uma única prova, cuja evidência seja indisputável, a favor ou contra. Os critérios simplesmente auxiliam a responder a questão fundamental, que está na base do raciocínio causal e que pode ser formulada nos seguintes termos: haverá outra explicação para a associação encontrada entre dois eventos, que represente melhor a verdade do que a de relação do tipo causa e efeito?[15] A análise crítica das evidências disponíveis subsidia a decisão sobre a natureza da associação entre dois eventos, se causal ou não-causal. A decisão final dependerá de haver o avaliador ou um grupo de avaliadores considerado satisfatoriamente atendidos os critérios mencionados.

V. MEDIDAS DE RISCO

Muitas medidas de risco são utilizadas, em epidemiologia, para representar quantitativamente a relação entre os eventos. Entre as mais usadas encontram-se o risco absoluto (incidência), o risco relativo, o *odds ratio*, o risco atribuível e o risco atribuível populacional. Faremos uma síntese deste material, com as seguintes considerações preliminares:

- ilustraremos os cálculos através do exemplo do câncer de pulmão em relação ao hábito de fumar. Assumiremos, como dados básicos para os cálculos, a incidência de 70 óbitos anuais por câncer por 100 mil fumantes e de sete óbitos anuais por câncer por 100 mil não-fumantes (Quadro 19.7); esse foi o resultado encontrado na pesquisa dos médicos ingleses,[22] utilizada em outras passagens deste livro;
- esses mesmos números estão expressos sob a forma de uma tabela 2 × 2, admitindo-se igual proporção de fumantes e não-fumantes na população, ou seja, prevalência de 50% de fumantes (Quadro 19.8); e
- no Quadro 19.9 há um resumo dos cálculos das principais medidas de risco.

A. RISCO ABSOLUTO (INCIDÊNCIA)

A medida de risco mais simples e a mais usada é a taxa de incidência, ou seja, a de ataque da doença. Ela mede o risco "absoluto" de ocorrência de um evento e indica, para um membro daquele grupo, a probabilidade que tem de ser acometido por um dado agravo à saúde, em um período especificado. O tema foi tratado com detalhe no início do Cap. 5.

Quadro 19.7 Coeficiente de mortalidade por câncer de pulmão em fumantes e não-fumantes em um estudo de coorte

Fumantes	Coeficiente*
Sim	70
Não	7

*Coeficiente anual de mortalidade por câncer do pulmão em 100 mil pessoas na categoria de risco.

Quadro 19.8 Número de óbitos por câncer de pulmão em fumantes e não-fumantes em um estudo de coorte

Fumantes	Óbitos		Total
	sim	não	
Sim	70 (a)	99.930 (b)	100.000 (a+b)
Não	7 (c)	99.993 (d)	100.000 (c+d)
Total	77 (a+c)	199.923 (b+d)	200.000 (N)

N = a + b + c + d

Nota: Os dados são equivalentes aos do Quadro 19.7, só que expressos sob a forma de Tabela 2 × 2.

Quadro 19.9 Ilustração do cálculo das principais medidas de risco

1. RISCO ABSOLUTO (INCIDÊNCIA)
• Coeficiente anual de mortalidade por câncer de pulmão em fumantes:
   70 óbitos por 100 mil fumantes
• Coeficiente anual de mortalidade por câncer de pulmão em não-fumantes:
   sete óbitos por 100 mil não-fumantes

2. RISCO RELATIVO (RR): é a razão entre dois riscos.
• RR = 70/7 = 10

3. *ODDS RATIO* (OR): é a razão dos produtos cruzados (calculado em tabela 2 × 2).
• $OR = \dfrac{ad}{bc} = \dfrac{70 \times 99.993}{7 \times 99.930} = \dfrac{6.999.510}{699.510} = 10,006$

4. RISCO ATRIBUÍVEL ao fumo (RA): é a diferença entre dois riscos.
• RA = 70 − 7 = 63 óbitos por 100 mil fumantes

5. RISCO ATRIBUÍVEL POPULACIONAL (RAP): é o excesso de risco na população devido ao fator de risco. Exemplo: se a prevalência (P) de fator de risco (fumo) é de 50%, os cálculos são os seguintes.
• $RAP = \dfrac{P(RR-1)}{P(RR-1)+1} = \dfrac{0,5(10-1)}{0,5(10-1)+1} = 0,82 = 82\%$

Nota: Os dados numéricos usados para os cálculos provêm dos Quadros 19.7 e 19.8.

• Exemplo: incidência de hepatite

Se entre as 40 crianças que freqüentaram uma creche, durante um ano, oito foram acometidas por hepatite infecciosa do tipo A, a taxa de incidência é de 20%. Esta forma de expressão indica, em termos médios, o risco de um indivíduo exposto ao perigo, e escolhido ao acaso, de ser afetado pela doença: 20% de risco, ou seja, de cada cinco, um é afetado.

Como as pessoas não têm igual chance de desenvolver a doença, é costume expressar a incidência por segmentos da população, tais como coeficientes específicos por sexo, faixa etária, grau de exposição e de imunidade.

A comparação de duas taxas de incidência, entre segmentos da mesma população ou de diferentes populações, gera outras medidas de risco. São estas medidas comparativas, resumidas a seguir, que permitem as interpretações científicas mais elaboradas. As explicações aqui apresentadas atêm-se às formas mais simples de cálculo. Há também métodos multivariados que estimam riscos, ajustando-os pelos efeitos de variáveis confundidoras, aplicáveis aos diversos delineamentos de investigação.[25-27]

B. RISCO RELATIVO E *ODDS RATIO*

O risco relativo é uma razão entre dois coeficientes de incidência. Por exemplo, entre o coeficiente de morbidade nos sedentários e nos não-sedentários; entre o coeficiente de letalidade nos tratados e nos não-tratados, por um dado medicamento.

A computação do risco relativo (RR) é simples, bastando dividir uma taxa de incidência por uma outra taxa de incidência. O resultado final não tem unidades, representando a relação entre dois coeficientes, ou seja, quantas vezes um risco é maior do que um outro.

• **Risco relativo nos principais tipos de estudo**

O risco relativo é calculado, diretamente, nos estudos que geram taxas de incidência: é o caso dos ensaios clínicos e dos estudos de coorte.

Em estudos de casos-controles, o risco relativo não pode ser diretamente computado; ele é estimado, indiretamente, pelo cálculo do que os autores ingleses denominam de *odds ratio* (OR).

Por aproximação, em estudos transversais, uma estimativa do risco relativo é obtida a partir de coeficientes em expostos e não-expostos; ou calcula-se o OR ou a razão de prevalências (ver Quadro 12.5, p. 275).

• **Traduções do termo *odds ratio* (or)**

Odds, em inglês, significa chance e *ratio*, razão. "Razão de chances", portanto, é uma tradução correta para *odds ratio*. Os especialistas, no entanto, ainda não encontraram o termo ideal a ser empregado, em português, para traduzi-lo, e, por isto, mantém-se o próprio original inglês, ou, então, usam-se, além de "razão de chances", "relação de chances", "chance relativa", "*odds* relativa", "razão de probabilidades" ou "razão dos produtos cruzados". A última denominação advém da maneira como são feitos os cálculos nos estudos de caso-controle: o produto das células "ad" é dividido pelo produto "bc" (Quadro 19.10).

• **Probabilidade e chance**

Probabilidade e chance são termos usados como sinônimos no dia-a-dia. Os livros de estatística fazem uma sutil diferença entre eles: a probabilidade compara o número de casos favoráveis com o de casos possíveis, enquanto a chance, o número de casos favoráveis com o de casos desfavoráveis. Trata-se, portanto, de diferentes maneiras de exprimir as possibilidades de ocorrência de um mesmo evento.

• Exemplo: probabilidade × chance

A probabilidade de sair cara quando se joga uma moeda é 1/2 (ou 0,5). A chance de sair cara é de 1 para 1.

A probabilidade de jogar um dado e sair o número 6 é 1/6. A chance de sair o número 6 é de 1 para 5.

Quadro 19.10 Estudo de caso-controle: ilustração do cálculo do *odds ratio* (OR ou razão dos produtos cruzados)

Exposição	Casos	Controles
Sim	350 (a)	200 (b)
Não	35 (c)	200 (d)
Total	385	400

Odds ratio (OR) $= \dfrac{ad}{bc} = \dfrac{350(200)}{200(35)} = 10$

Nota: Os controles constituem uma amostra da população de adultos, na qual a prevalência de fumantes é de 50%.

Veja-se que o tipo de comparação, sob a forma de probabilidade ou chance, é comum na vida diária: por exemplo, a chance de acertar na loteria, de um cavalo vencer uma corrida ou de um país ser campeão mundial de futebol.

O *odds ratio* é uma relação entre chances, como exemplificado a seguir.

- Exemplo: fumo e câncer de pulmão

Com os dados da tabela 2 × 2, apresentada no início desta seção (Quadro 19.8), pode-se constatar que a chance de um fumante ter câncer de pulmão é de 70 para 99.930; ou seja, um em 1.428.

O mesmo tipo de cálculo pode ser feito para a chance de um não-fumante ter câncer do pulmão: da ordem de sete para 99.993; isto é, um em 14.284.

O *odds ratio* é a razão entre estas duas chances, cujo resultado é 10. Por ter esta forma de cálculos, o termo *odds ratio* é traduzido como razão de chances, relação de chances e chance relativa. "*Odds* relativa" também é terminologia usada, talvez por ter a vantagem de manter as mesmas iniciais, OR, que identificam *odds ratio*.

- **Odds ratio como estimativa do risco relativo**

Quando a doença (ou a morte) é pouco freqüente (menos de 5% para alguns autores,[28] ou mesmo 10% para outros), o que é usualmente a situação encontrada na prática, para a maioria dos danos à saúde, o *odds ratio* é uma boa estimativa do risco relativo. O Quadro 19.11 constitui evidência de que a estimativa funciona bem, em eventos de baixa freqüência.

Uma explicação é a seguinte: as células "a" e "c" de uma tabela 2 × 2 pouco contribuem para o denominador dos coeficientes de incidência. Por exemplo: 70 dividido por 100 mil resulta em praticamente o mesmo que 70 dividido por 99.930. Desta maneira, omitindo-se "a" e "c" dos denominadores, chega-se à fórmula da razão dos produtos cruzados, a partir da fórmula do risco relativo.

Historicamente, o *odds ratio* foi utilizado como aproximação do risco relativo. No entanto, mais recentemente, constatou-se que o *odds ratio* constitui também uma medida própria de risco, inclusive com vantagens sobre o risco relativo.[28,29] Uma delas é que, ao contrário do risco relativo, o *odds ratio* pode ser calculado em qualquer tipo de estudo epidemiológico. Daí o seu uso estar se expandindo, embora o tema esteja ainda em franco debate e desenvolvimento.

Um risco relativo (ou *odds ratio*) da ordem de 10, como o encontrado na mortalidade por câncer do pulmão entre fumantes e não-fumantes, é alto, e indica uma forte associação entre fumo e câncer de pulmão; ou seja, o risco ou chance da doença está muito mais elevado entre os expostos. Um teste estatístico pode informar o respectivo nível de significância, ou seja, se estatisticamente diferente da unidade. A construção de intervalos de confiança para o RR (ou OR) é maneira muito usada de inferir a significância estatística dos resultados. A interpretação dos valores dos riscos relativos foi mostrada na seção sobre "força de associação", anteriormente, neste mesmo capítulo.

O risco relativo e o *odds ratio* sempre apontam para a mesma direção, embora possa haver diferenças numéricas entre as duas medidas. Tais diferenças são mínimas, quando as freqüências das doenças são baixas, e se tornam mais evidentes em doenças de maior freqüência.

C. RISCO ATRIBUÍVEL

O risco atribuível é a parte da incidência de um dano à saúde que é devida (ou atribuída) a uma dada exposição. Também é conhecido como "fração atribuível" ou "fração etiológica". A computação do risco atribuível é simples, feita pela subtração, entre dois coeficientes (ou proporções) — de expostos e não-expostos — usualmente expressos por taxas de incidência ou de mortalidade. Tal diferença informa sobre o risco em excesso, ou a fração atribuível ao fator de risco.

- Exemplo: risco atribuível

O coeficiente de mortalidade por câncer de pulmão, entre fumantes, é de 70 óbitos anuais por 100 mil e, em não-fumantes, de sete óbitos por 100 mil (Quadro 19.8). Logo, a diferença de 63 óbitos anuais, ocorridos em 100 mil fumantes, é atribuída ao hábito de fumar. Os restantes sete óbitos de câncer de pulmão, por 100 mil, entre os grandes fumantes (cerca de 10%), são atribuídos a outros fatores, como poluentes ambientais ou mesmo ao efeito do fumo inalado passivamente.

Diversas fórmulas pelas quais o risco atribuível pode ser calculado são mostradas no Quadro 19.12. Os resultados são expressos em coeficientes ou em proporção.

D. RISCO ATRIBUÍVEL POPULACIONAL

No cálculo do risco atribuível, como ilustrado, não é levado em consideração o fato de a freqüência do fator de risco variar entre populações. Há exposições muito comuns (fumo) e outras mais raras (radiação), que importa considerar, já que as suas repercussões populacionais são diferentes. Por isto, para verificar o risco atribuível a um fator de risco em toda a população, inclui-se nos cálculos a freqüência com que este fator de risco existe nesta população. Há, também, diversas maneiras de computá-lo (Quadro 19.13).

A prevalência do fator de risco na população pode ser determinada por um censo ou ser estimada por um inquérito amostral. A freqüência encontrada nos controles, em um estudo de

Quadro 19.11 Relação entre a fórmula do risco relativo e a do *odds ratio*

$$\text{Risco relativo (RR)} = \frac{a/a + b}{c/c + d}$$

$$RR = \frac{70/(70 + 99.930)}{7/(7 + 99.993)} = \frac{70/100.000}{7/100.000} = 10$$

As células "a" e "c" representam números muito pequenos em relação a "b" e "d". Logo, omitindo "a" e "c" do denominador da fórmula acima teríamos:

$$\frac{a/a + b}{c/c + d} = \frac{a/b}{c/d} = \frac{ad}{bc} = \text{odds ratio (OR)}$$

$$OR = \frac{ad}{bc} = \frac{70 \times 99.993}{7 \times 99.930} = \frac{6.999.510}{699510} = 10{,}006$$

Nota: O significado das letras e os dados para os cálculos estão no Quadro 19.8.

Quadro 19.12 Risco atribuível (RA): fórmulas para cálculo e ilustrações com o uso das informações de mortalidade por câncer, em fumantes e não-fumantes

Abreviações e valores para o uso das fórmulas (os dados para os cálculos são os dos Quadros 19.7 e 19.9):
Ie = Incidência em expostos (os fumantes) = 70 por 100.000
In = Incidência em não-expostos (os não-fumantes) = sete por 100.000
RR = Risco relativo = 10
RA = Risco atribuível à exposição (ao fumo, no exemplo)

$$\boxed{RA = Ie - In} = 70 - 7 = 63 \text{ óbitos por 100 mil expostos}$$

$$\boxed{RA = \frac{Ie - In}{Ie}} = \frac{70 - 7}{70} = 0,9 = 90\%$$

$$\boxed{RA = \frac{RR - 1}{RR}} = \frac{10 - 1}{10} = 0,9 = 90\%$$

Quadro 19.13 Risco atribuível populacional (RAP): fórmulas para cálculo e ilustração com o uso das informações sobre mortalidade por câncer de pulmão, em fumantes e não-fumantes

Abreviações e valores para o uso das fórmulas (os dados para os cálculos são os dos Quadros 19.7 e 19.9):
Ie = Incidência em expostos (os fumantes) = 70 casos por 100.000
In = Incidência em não-expostos (os não-fumantes) = sete casos por 100.000
It = Incidência na população total = 38,5 casos por 100.000
P = Prevalência do fator de risco na população = 50% de fumantes
RR = Risco relativo = 10
RAP = Risco Atribuível Populacional

$$\boxed{RAP = \frac{It - In}{It}} = \frac{38,5 - 7}{38,5} = 0,82 = 82\%$$

$$\boxed{RAP = \frac{(Ie - In)\,P}{It}} = \frac{(70 - 7)\,0,5}{38,5} = 0,82 = 82\%$$

$$\boxed{RAP = \frac{P\,(RR - 1)}{P\,(RR - 1) + 1}} = \frac{0,5\,(10 - 1)}{0,5\,(10 - 1) + 1} = 0,82 = 82\%$$

caso-controle, também é usada como estimativa da prevalência. Na falta de dados objetivos, este valor da prevalência é estipulado por consenso entre especialistas.

E. USO DAS MEDIDAS DE RISCO

As diversas medidas de risco aqui apresentadas têm utilidades diversas, como resumido a seguir.

A incidência é a medida básica da epidemiologia e a que permite derivar, diretamente, outras maneiras de quantificar risco.

O risco relativo e o *odds ratio* medem a associação entre fator de risco e doença, sendo muito empregados em pesquisas etiológicas. São utilizados para mostrar, quantitativamente, a força da associação, um dos principais critérios para julgar causalidade.

O risco atribuível também informa sobre a influência de um fator na ocorrência de uma doença, mas de um ângulo diferente do risco relativo e do *odds ratio*, pois especifica o quanto da doença é atribuído ao fator. O risco atribuível fornece uma estimativa da proporção de casos que poderia ser evitada, se a exposição fosse afastada. Ele é usado na determinação de prioridades e para prever o impacto de um programa de controle de fatores de risco. Um exemplo pode aclarar a sua utilidade.

• Exemplo: fumo, câncer de pulmão e doença coronariana

O risco relativo (ou o *odds ratio*) entre fumantes e não-fumantes é muito maior no câncer de pulmão (RR = 10) do que na doença coronariana (RR = 1,4) (Quadro 19.14). No entanto, como a doença coronariana é a mais comum das duas afecções, o fumo influencia muito mais a mortalidade por doença coronariana (177 óbitos anuais por 100 mil pessoas) do que a mortalidade por câncer de pulmão (63 óbitos anuais por 100 mil pessoas). Assim, o tamanho do risco atribuível indica que um programa eficaz contra o fumo evitaria maior número de óbitos por doença coronariana do que por câncer de pulmão.

F. INTERPRETAÇÃO DE DADOS POPULACIONAIS E INDIVIDUAIS

A associação estatística entre exposição e doença, encontrada em investigações epidemiológicas, e expressa pelas medidas de risco aqui apresentadas, é calculada para subgrupos da população. Foi dado exemplo da comparação de incidências de doenças entre fumantes e não-fumantes, cujos resultados permitiram determinar que há uma relação causal entre fumo e doença. Este é o procedimento habitual, já mostrado em diversas passagens deste livro.

Praticamente, em qualquer investigação, haverá os "expostos" que permanecem "sadios" e os "não-expostos" que ficam

Quadro 19.14 Coeficientes de mortalidade por câncer de pulmão e por doença coronariana, em relação ao hábito de fumar: cálculo do risco relativo e do risco atribuível ao fumo

Eventos	Câncer de pulmão	Doença coronariana
MORTALIDADE EM RELAÇÃO AO HÁBITO DE FUMAR		
Fumantes[*]	70	599
Não-fumantes[*]	7	422
MEDIDAS DE RISCO		
Risco relativo	70/7 = 10	599/422 = 1,4
Risco atribuível[*]	70 − 7 = 63	599 − 422 = 177

[*] Coeficiente anual de mortalidade por 100 mil
Fonte: Modificado de Judith Mausner & Anita Bahn. Epidemiology: an introduction text. Philadelphia, W.B. Saunders Company, 1974: 322.[30]

"doentes". Na vida real, encontram-se os "fumantes inveterados" em "boa saúde" e os "não-fumantes" que padecem de "câncer de pulmão". Portanto, em termos rígidos, aritméticos, a associação de eventos constatada em segmentos populacionais não pode ser transportada, sem erros, mecanicamente, a indivíduos.

A interpretação do risco relativo, para aplicá-lo a um único indivíduo, deve ser colocada em termos de probabilidade. Neste particular, assume papel de destaque a magnitude do risco relativo: quanto mais forte for a associação entre exposição e doença, informada pelo tamanho do risco relativo, maior a probabilidade de que a suposição de relação causal constatada em estudos epidemiológicos se mantenha em situações individuais.

VI. COMENTÁRIO FINAL

O capítulo aprofundou o estudo da causalidade e contém, juntamente com os sete anteriores (Caps. 12 a 18), as bases teóricas e práticas para a compreensão e interpretação dos principais métodos e técnicas de investigação utilizados em epidemiologia. Ilustrações de suas aplicações, em diferentes situações, serão ainda apresentadas nos próximos capítulos. Os exemplos a serem mostrados têm o objetivo de possibilitar ao leitor tomar contacto com diferentes ópticas de aplicação de uma mesma metodologia, o que pode ser de auxílio para sedimentar conhecimentos e facilitar a compreensão dos usos e limitações dos principais métodos.

QUESTIONÁRIO

1. Discorra sobre algumas classificações das causas das doenças.
2. Associação e causalidade são sinônimos? Explique.
3. Diferencie associação estatística de associação causal. Havendo associação estatística entre eventos, pode-se concluir que há relação do tipo causa e efeito? Exemplifique.
4. Qual o significado de associação espúria?
5. Por que é importante diferenciar a associação causal da não-causal?
6. Quais são as etapas na elucidação da relação causal?
7. O que são os Postulados de Koch?
8. Qual o melhor método para produzir evidências científicas? Quais são as alternativas? Comente a hierarquia dos métodos e a relatividade das situações encontradas no dia-a-dia. Por que estas hierarquias não podem ser aceitas sem restrições?
9. Quais são os critérios de julgamento habitualmente utilizados para subsidiar o raciocínio causal? Dê exemplos.
10. Quais são as principais medidas de risco utilizadas em epidemiologia? Ilustre com exemplos.

EXERCÍCIOS E LEITURA COMPLEMENTAR

19.1. A média dos riscos relativos de câncer de pulmão, quando se compara fumantes passivos e não-passivos, é de 1,4, resultado este consistentemente encontrado e estatisticamente significante. Interprete esta afirmação.
19.2. Calcule o risco relativo e o risco atribuível com os dados dos exercícios 1 a 5 do Cap. 12, p. 287.
19.3. Calcule o risco relativo e o risco atribuível com os dados do Quadro 14.2, p. 309, referentes às taxas de mortalidade em função do peso ao nascer.
19.4. Em um ensaio clínico randomizado, duplo-cego, de profilaxia da enxaqueca, participaram 22.071 médicos, com idade entre 40 e 84 anos. Aproximadamente metade dos participantes usou baixas doses de aspirina (325 mg), dia sim e dia não; a outra metade, apenas placebo.[31] Ao final de 60 meses de seguimento, em que as perdas foram pequenas (0,3%), obtiveram-se os seguintes resultados: 661 (6,0%) médicos do grupo de estudo relataram, pelo menos, um episódio de enxaqueca, após a entrada na investigação, comparado com 818 (7,4%) no grupo controle. O risco relativo foi de 0,80 e o intervalo de confiança de 95%, de 0,72 a 0,88 (P = 0,00001). Interprete os resultados. A aspirina, em baixas doses, mostrou ou não ser útil como preventivo de enxaqueca?
19.5. No mesmo estudo anterior, de investigação do efeito da aspirina, em baixas doses, como medicação preventiva, 4.237 (38,4%) dos incluídos no grupo que recebeu aspirina relataram dor de cabeça (excluídas as enxaquecas), nos 60 meses de seguimento, enquanto 4.324 (39,2%) também a relataram, no grupo controle. O risco relativo foi de 0,97 e o intervalo de confiança de 95% entre os limites 0,93 e 1,01 (P = 0,13). Interprete os resultados.
19.6. Calcule o risco atribuível populacional (RAP) em uma população com as seguintes características (os dados são de incidência anual de casos de câncer de pulmão em relação ao hábito de fumar):
   - Incidência em expostos (os fumantes) = 70 por 100.000
   - Incidência em não-expostos (os não-fumantes) = sete por 100.000
   - Incidência na população total = 19,6 por 100.000
   - Prevalência do fator de risco (fumo) na população = 20%
   - Risco relativo = 10
19.7. No presente capítulo, foram apresentados critérios para auxiliar a interpretação da relação entre eventos, no intuito de julgar causalidade. Comentários sobre estes critérios podem ser encontrados em diversas publicações.[1,6,15,32] Eis alguns temas nos quais os critérios foram utilizados para julgar associação causal:
   - cerveja e câncer de reto;[33]
   - água de abastecimento e câncer;[34]
   - tratamento com corticóides e osteoporose;[35]
   - hábito de fumar e saúde;[5,32,36,37]
   - hábito de fumar e leucemia;[38]
   - a saúde do fumante passivo, ou seja, do fumante involuntário;[39]
   - a saúde do motorista de ônibus;[40]
   - uso de espermicidas e ocorrência de malformações congênitas;[17]
   - lavagem das mãos e incidência de infecção;[41]
   - etiologia das doenças cerebrovasculares;[42]
   - eventos ocorridos na infância e risco de doenças cardiovasculares na idade adulta.[43]
19.8. Uma maneira detalhada de organizar as evidências para julgamentos causais é mostrada no Quadro 19.15. Trata-se de um conjunto de 12 critérios — baseados nos Postulados de Koch e incorporando outros, descritos no capítulo — úteis para o estudo da relação causal, tanto em doenças infecciosas como nas de natureza não-infecciosa.[44]

Quadro 19.15 Critérios de causalidade: segundo Evans

1. A causa pressuposta deve estar distribuída, na população, da mesma maneira que a doença.
2. A incidência da doença deve ser significantemente mais elevada nos indivíduos expostos à causa pressuposta do que nos não-expostos (a causa pode estar presente no meio ambiente ou representar resposta defeituosa do hospedeiro).
3. A exposição à causa pressuposta deve ser mais freqüente entre os acometidos pela doença do que nos indivíduos-controles sem a doença, quando todos os outros fatores de risco são mantidos constantes.
4. Cronologicamente, a doença deve seguir a exposição ao agente causal pressuposto.
5. Quanto maior a dose ou o período de exposição, maior a probabilidade de ocorrência da doença.
6. Para algumas doenças, o espectro de respostas do hospedeiro deve seguir a exposição ao agente pressuposto, ao longo de um gradiente biológico que compreende manifestações leves a graves.
7. A associação entre a causa pressuposta e a doença deve ser encontrada em diversas populações, quando diferentes métodos de estudo são usados.
8. Outras explicações para a associação devem ser descartadas.
9. A eliminação ou modificação da causa pressuposta, ou do vetor implicado na transmissão, deve fazer decrescer a incidência da doença (por exemplo, controle de água poluída e remoção do alcatrão do cigarro).
10. A remoção ou modificação das respostas do hospedeiro à exposição da causa pressuposta deve diminuir ou eliminar a doença (por exemplo, imunizações, drogas para reduzir o colesterol).
11. Quando possível, em nível experimental, a doença deve ocorrer mais freqüentemente em animais ou pessoas adequadamente expostas à causa pressuposta do que nas não-expostas; esta exposição pode ser deliberada, em voluntários, experimentalmente induzida, em laboratórios, ou demonstrada em exposição natural controlada.
12. Todas as associações e resultados devem ser compatíveis com os postulados biológicos e epidemiológicos.

Fonte: Alfred S Evans, Yale Journal of Biology and Medicine 1976; 49:175-195.[44]

Quadro 19.16 Estratégias para investigar as relações causais: segundo Susser

1. Simplificar as condições de observação por isolamento de um segmento da realidade para estudo.
2. Rastrear fatores irrelevantes e retirá-los do modelo de causalidade adotado.
3. Testar a associação entre variáveis pela introdução de variáveis adicionais na fase de análise.
4. Usar noções de probabilidade de modo a produzir inferências quantitativas sobre a variância explicada (e também a não explicada) da variável dependente.
5. Utilizar os "critérios de julgamento"

Fonte: Mervyn Susser. Causal thinking in the health sciences: concepts and strategies in epidemiology. New York, Oxford University Press, 1973:73-162.[1]

O leitor é convidado a aplicar esses critérios aos temas mencionados no item anterior ou a um outro de sua preferência.

19.9. Os critérios para inferências causais, discutidos no capítulo, deixam ainda a desejar, segundo os seus críticos. Ver, por exemplo, a discussão sobre exceções e reservas na aplicação destes critérios.[45]

19.10. A complexidade inerente ao estudo de causalidade[1,45,46] estimula os pensadores da área de epidemiologia a buscar novas alternativas. Cinco tipos de estratégias foram discutidas, em livro clássico sobre o tema;[1] elas foram propostas para lidar com a variabilidade inerente aos fenômenos biológicos e sociais, na população, e com as incertezas das respectivas inferências causais. O Quadro 19.16 resume as estratégias mencionadas e pode auxiliar o leitor a refletir sobre o assunto.

19.11. Existem muitos modelos de representação causal, sobre saúde e doença: rede de causas e múltiplas causas-múltiplos efeitos são exemplos. A representação estatística destes dois modelos, com a respectiva quantificação da associação entre eventos, pode ser feita através de técnicas de análise multivariada, como exemplificado no capítulo anterior. Um tipo de análise multivariada, denominada *path analysis* (análise de trajetória), constitui maneira atraente para aprofundar estudos sobre o complexo causal dos agravos à saúde. Trata-se de uma forma de análise multivariada que usa técnicas de regressão, o que permite estudar simultaneamente vários fatores e suas interações. A direção e as inter-relações das variáveis podem ser mostradas em diagramas, calculando-se então os coeficientes de correlação entre as variáveis.[47] Diversas alternativas de posição das variáveis podem ser construídas e mostradas em diagramas.[48] O procedimento permite eliminar as alternativas menos prováveis e tem sido mais empregado em sociologia. Regras existem para aplicar a técnica[47] mas, na verdade, ela é pouco usada na área da saúde.

19.12. O capítulo aborda causalidade sem definir o que seja "causa". Em termos simples, causa é um fato em virtude do qual se dá outro fato. A filosofia busca a causa das coisas, com o sentido de desvendar a origem dos fenômenos. A epidemiologia procura as causas das doenças — ou seja, seus fatores básicos, intermediários e proximais. Na pesquisa sobre as doenças crônicas, assume papel preponderante a identificação dos fatores de risco. Estas e outras noções sobre causas, ou para inferir causalidade, foram apresentadas no capítulo. No entanto, o que foi mostrado constitui uma enorme simplificação. Os filósofos têm debatido o assunto, por séculos, mostrando a complexidade da definição de causa: a referência[49] contém síntese sobre a matéria, e mais sobre o assunto pode ser encontrado em capítulos e livros sobre causalidade ou em textos de pesquisa social.

19.13. Em epidemiologia raciocina-se, habitualmente, por "lógica indutiva", pela qual, partindo-se do particular, compõe-se a teoria geral. Os critérios de organização e avaliação crítica, que visam a subsidiar a discussão causal, abordados no capítulo, foram desenvolvidos sob a perspectiva do raciocínio indutivo. Mas a questão é complexa e controvertida. Recentemente, cresceu o interesse no debate e no questionamento da posição prevalente do raciocínio indutivo em epidemiologia, pela aplicação da "lógica dedutiva", na qual parte-se do geral para o específico. A figura do filósofo Karl Popper está no centro da discussão, com a busca de novos caminhos para a aquisição de conhecimentos. Alguns epidemiologistas manifestaram-se nesta disputa, postulando que o debate deveria ser ampliado, visando a melhor precisar a lógica do raciocínio causal. Esta é uma discussão para grupos mais avançados — por exemplo, de doutorado, ou para estudiosos motivados pelos aspectos teóricos da epidemiologia. Muitas obras[50-59] contêm reflexões e referências adicionais sobre este e outros temas, úteis para reflexões, especulações e pesquisas.

REFERÊNCIAS BIBLIOGRÁFICAS

1. SUSSER Mervyn. Causal thinking in the health sciences: concepts and strategies in epidemiology. New York, Oxford University Press, 1973.
2. MacMAHON Brian. Causes and entities of disease. Em: CLARK Duncan W & MacMAHON Brian. Preventive and community medicine. 2a. ed, Boston, Little, Brown and Company, 1981:17-23.
3. ROTHMAN KJ (Editor). Causal inference. Chestnut Hill, Massachusetts, Epidemiology Resources Inc, 1988.
4. LAST John M. A dictionary of epidemiology. New York, Oxford University Press, 1988.
5. United States Department of Health, Education and Welfare. Smoking and health: report of the Advisory Committee to the Surgeon General. Washington, Public Health Service, 1964.
6. MacMAHON Brian & PUGH Thomas F. Epidemiology: principles and methods. 2a. ed, Boston, Little, Brown and Company, 1970.
7. BROSS Dean S & SHAPIRO Sam. Direct and indirect associations of five factors with infant mortality. American Journal of Epidemiology 1982; 115(1):78-91.
8. SMITH Allan H & WALLER Kim D. Serum beta-carotene in persons with cancer and their immediate families. American Journal of Epidemiology 1991; 133(7):661-671.
9. MAUSNER Judith & KRAMER Shira. Epidemiology: an introduction text. 2a. ed, Philadelphia, W.B. Saunders Company, 1984.
10. MAINLAND D. Elementary medical statistics. Philadelphia, Saunders, 1964.
11. HORWITZ RI. The experimental paradigm and observational studies of cause-effect relationships in clinical medicine. Journal of Chronic Diseases 1987; 40:91-99.
12. GRAY-DONALD Katherine & KRAMER Michael S. Causality inference in observacional and experimental studies. American Journal of Epidemiology 1988; 127(5):885-892.
13. ECKLEY WT. The germ-theory of disease: an antiseptic treatment. Journal of the American Medical Association 10:131-132, 1888; reproduzido na mesma revista 1988; 259:931.
14. HILL Austin B. The environment and disease: association or causation. Proceedings of the Royal Society of Medicine 1965; 58:295-300. Reproduzido em: Boletin de la Oficina Sanitaria Panamericana 1992; 113(3):233-242.
15. HILL Austin B. Principles of medical statistics. 9a. ed, New York, Oxford University Press, 1971.
16. FLANDERS W Dana, LIN Lillian, PIRKLE James L & CAUDIL Samuel P. Assessing the direction of causality in cross-sectional studies. American Journal of Epidemiology 1992; 135(8):926-935.
17. SCHLESSELMAN James J. "Proof" of cause and effect in epidemiological studies: criteria for judgment. Preventive Medicine 1987; 16(2):195-210.
18. TUYNS AJ. Consommation de bière et cancer rectal. Revue d'Épidémiologie et de Santé Publique 1988; 36(2):144-145.
19. WYNDER EL, HIGGINS ITT & GORDON L (Editores). Workshop on guidelines to the epidemiology of weak associations. Preventive Medicine 1987; 16:139-212.
20. Proceedings of a symposium on weak associations in epidemiology. International Journal of Epidemiology 1988; 17(4):948-974.
21. WEISS NS. Infering causal relationships: elaboration of the criterion of dose-response. American Journal of Epidemiology 1981; 113:487-490.
22. DOLL Richard & HILL Austin B. Mortality in relation to smoking: ten year's observations of British doctors. British Medical Journal 1964; 1:1399-1410; 1460-1467. Reproduzido, em inglês e em espanhol, em publicação da Organização Pan-Americana da Saúde: El desafio de la epidemiologia: problemas y lecturas seleccionadas. Washington, OPS (Publicación Científica 505), 1988:682-722 (edição em espanhol). Na edição em inglês, pg 631-667.
23. COCHRANE A. Effectiveness and efficiency. Londres, Nuffield, 1972.
24. WEST RR. Specificity of association in analysis of mortality and inference on causality. International Journal of Epidemiology 1991; 20(4):984-988.
25. BRESLOW NE & DAY NE. Statistical methods in cancer research, vol 1. The analysis of case-control studies. Publicação Científica da IARC (International Agency for Research on Cancer), número 32, 1980.
26. BRESLOW NE & DAY NE. Statistical methods in cancer research, vol 2. The design and analysis of cohort studies. Publicação Científica da IARC (International Agency for Research on Cancer), número 82, 1987.
27. COUGHLIN Steven S, NASS Catharie C, PICKLE Linda W, TROCK Bruce & BUNIN Greta. Regression methods for estimating attributable risk in population-based case-control studies: a comparison of additive and multiplicative models. American Journal of Epidemiology 1991; 133(3):305-313.
28. KAHN HA & SEMPOS CT. Statistical methods in epidemiology. New York, Oxford University Press, 1989:55.
29. RODRIGUES Laura & KIRKWOOD Betty R. Case-control designs in the study of commom diseases: updates on the demise of the rare disease assumption and the choice of sampling scheme for controls. International Journal of Epidemiology 1990; 19(1):205-213.
30. MAUSNER Judith & BAHN Anita. Epidemiology: an introduction text. 1a. Ed, Philadelphia, W.B. Saunders Company, 1974.
31. BURING Julie E, PETO Richard & HENNEKENS Charles. Low-dose aspirin for migraine prophylaxis. Journal of the American Medical Association 1990; 264(13):1711-l713.
32. McMASTER University, Department of Clinical Epidemiology and Biostatistics. How to read clinical journal: 4. To determine etiology or causation. Canadian Medical Association Journal 1981; 124:985-990.
33. KABAT Geoffrey C, HOWSON Christofer P & WYNDER Ernest. Beer consumption and rectal cancer. International Journal of Epidemiology 1986; 15(4):494-501.
34. TIERMAN JE. A rational evaluation of cancer mortality: associations with treated drinking water. Journal of Environmental Health 1983; 46:118-126.
35. GUYATT Gordon H, WEBBER Colin E, MEWA Amir A & SACKETT David L. Determining causation — a case study: adrenocorticosteroids and osteoporosis. Journal of Chronic Diseases 1984; 37(5):343-352.
36. United States Department of Health and Human Services. The health consequences of smoking: a report of the Surgeon General. Rockville, Public Health Service, 1982.
37. BURCH PRJ. The Surgeon General's epidemiologic criteria for causality. Journal of Chronic Diseases 1984; 37:148-156.
38. SIEGEL Michael. Smoking and leukemia: evaluation of a causal hypothesis. American Journal of Epidemiology 1993; 138(1):1-9.
39. ERIKSEN Michael P, LeMAISTRE Charles A & NEWELL Guy R. Health hazards of passive smoking. Annual Review of Public Health 1988; 9:47-70.
40. WINKLEBY Marilyn A, RAGLAND David R, FISHER June M & SYME Leonard S. Excess risk of sickness and disease in bus drivers: a review and synthesis of epidemiological studies. International Journal of Epidemiology 1988; 17(2):255-262.
41. LARSON Elaine. A causal link between handwashing and risk of infection? Examination of the evidence. Infection Control and Hospital Epidemiology 1988; 9(1):28-36.
42. GOMES Marleide M. A questão da causalidade das doenças cerebrovasculares. Revista Brasileira de Neurologia 1990; 26(Suplemento 1):20S-27S.
43. ELFORD Jonathan, WHINCUP Peter & SHAPER AG. Early life experience and adult cardiovascular disease: longitudinal and case-control studies. International Journal of Epidemiology 1991; 20(4):833-844.
44. EVANS Alfred S. Causation and disease: the Henle-Koch postulates revisited. Yale Journal of Biology and Medicine 1976; 49:175-195.
45. ROTHMAN Kenneth J. Modern epidemiology. Boston, Little Brown and Co, 1986:7.
46. SUSSER Mervyn. Judgment and causal inference: criteria in epidemiologic studies. American Journal of Epidemiology 1977; 105(1):1-15.
47. RICE Treva, VOGLER George P, PERRY Tammy S, LASKARZEWSKI Peter M, PROVINCE Michael A & RAO DR. Heterogeneity in the familial aggregation of fasting plasma glucose in five North American populations: the Lipid Research Clinics Family Study. International Journal of Epidemiology 1990; 19(2):290-296.
48. SUSSER Mervyn & STEIN Zena. Third variable analysis: application to causal sequences among nutrient intake, maternal weight, birthweight, placental weight, and gestation. Statistics in Medicine 1982; 1:105-120.
49. COOK Thomas D & CAMPBELL Donald T. Quasi-experimentation: design & analysis issues for field setting. Chicago, Rand McNally, 1979:6.
50. BARATA Rita CB. A historicidade do conceito de causa. Em: Textos de Apoio — Epidemiologia 1. Rio de Janeiro, Escola Nacional de Saúde Pública/ABRASCO, 1985:11-27.
51. PEARCE N & CRAWFORD-BROWN D. Critical discussion in epidemiology: problems with the Popperian approach. Journal of Clinical Epidemiology 1989; 42:177-184.
52. BUCK C. Problems with the Popperian approach: a response to Pearce and Crawford-Brown. Journal of Clinical Epidemiology 1989; 42:185-187.
53. ALMEIDA-FILHO Naomar. Epidemiologia sem números: uma introdução crítica à ciência epidemiológica. Rio de Janeiro, Campus, 1989.

54. COSTA Dina C (Organizadora). Epidemiologia: teoria e objeto. 2a. ed, São Paulo, Hucitec/Abrasco, 1994.
55. SUSSER Mervyn. What is a cause and how do we know one? A grammar for pragmatic epidemiology. American Journal of Epidemiology 1991; 133(7):635-648.
56. NG Stephen KC. Does epidemiology need a new philosophy? a case study for logical inquiry in the acquired immunodeficiency syndrome. American Journal of Epidemiology 1991; 133(11):1073-1077.
57. MORABIA Alberto. On the origin of Hill's causal criteria. Epidemiology 1991; 12(5):367-369. Reproduzido em: Boletin de la Oficina Sanitaria Panamericana 1992; 113(3):243-247.
58. AYRES José Ricardo CM. O problema do conhecimento verdadeiro na epidemiologia. Revista de Saúde Pública (SP) 1992; 26(3):206-214.
59. SCHRAMM Fermin R & CASTIEL Luis David. Processo saúde-doença e complexidade em epidemiologia. Cadernos de Saúde Pública (RJ) 1992; 8(4):379-390.

Capítulo 20

DOENÇAS INFECCIOSAS

I. Considerações gerais, 419
   A. Progressos alcançados e situação atual, 419
   B. Terminologia, 420
   C. Etiologia, 421
   D. Curso da doença no organismo humano, 425

II. Medidas de prevenção e controle, 426
   A. Medidas gerais, 426
   B. Medidas específicas, 426

III. Quantificação do problema das doenças infecciosas na coletividade, 427
   A. Mortalidade por doenças infecciosas, 427
   B. Morbidade por doenças infecciosas, 428

IV. Estudos analíticos de observação, 433
   A. Estudos de coorte, 434
   B. Estudos de caso-controle, 434

V. Estudos de intervenção, 435
   A. Estudos randomizados, 435
   B. Estudos não-randomizados, 437
   C. Avaliação de programas de controle, 439

VI. Comentário final, 442
   Questionário, 442
   Exercícios e leitura complementar, 442
   Glossário de doenças infecciosas, 443
   Referências bibliográficas, 445

As doenças infecciosas constituem a área mais tradicional da epidemiologia. O presente texto contém, nas seções iniciais, um apanhado geral do corpo de conhecimentos do que, hoje, é a epidemiologia das doenças infecciosas, incluídas também na apreciação as medidas de prevenção. Não há detalhes sobre cada doença, em particular; para obtê-los, o leitor deve procurar outras publicações, quer nacionais[1-3] quer estrangeiras.[4-6] Após esta parte introdutória, abordam-se a quantificação da doença na população e a aplicação dos métodos da epidemiologia, no estudo deste grupo de afecções, inclusive na avaliação de programas de controle. Em caráter complementar, o texto inclui um glossário de termos, específico para as doenças infecciosas.

I. CONSIDERAÇÕES GERAIS

Os resultados das pesquisas científicas sobre as doenças infecciosas fizeram com que muito se conheça sobre elas, tanto em termos de descrição da sua história natural, quanto de questões relativas à prevenção e ao controle.

A. PROGRESSOS ALCANÇADOS E SITUAÇÃO ATUAL

Embora importantes exceções existam, as doenças infecciosas, como grupo, são mais facilmente prevenidas e tratadas do que qualquer outro importante conjunto de agravos à saúde.[7]

Uma das doenças infecciosas mais temíveis na história da humanidade, a varíola, foi erradicada do planeta. Afecções igualmente graves, como a peste, diminuíram progressivamente de incidência ou desapareceram de muitas regiões. Os coeficientes de mortalidade por doenças infecciosas e parasitárias, por sua vez, mostram tendência decrescente, na maior parte do mundo. Houve mesmo uma grande euforia entre os profissionais de saúde, em meados do século XX, conseqüente ao uso generalizado de vacinas, sulfas, antibióticos, inseticidas e outros produtos, quando se pensou que, finalmente, a eliminação das doenças infecciosas seria alcançada dentro de pouco tempo. A previsão não se efetivou, mesmo nos países considerados, hoje, altamente desenvolvidos.[8] O que de fato aconteceu, em muitos lugares, foi a mudança no padrão das doenças infecciosas.[9]

Para algumas afecções há vacinas eficazes — por exemplo, contra a difteria, o tétano, a coqueluche, o sarampo, a poliomielite, a rubéola e a caxumba — vacinas estas que contribuíram, nos últimos anos, para a diminuição da morbidade e da mortalidade específicas, associadas àquelas enfermidades. As infecções intestinais, em muitas regiões, são menos freqüentes que outrora, o mesmo ocorrendo com as transmitidas por artrópodes vetores. No entanto, as condições devidas a contágio direto são tão ou mais prevalentes que no passado, e as enfermidades transmitidas através do aparelho respiratório tornaram-se relativamente mais importantes.

Novas entidades foram sendo reconhecidas ou apareceram, aos nossos olhos, sob uma forma diferente ou com freqüência maior. O exemplo mais dramático é o da síndrome da imunodeficiência adquirida, SIDA (AIDS), pelo número de pessoas acometidas, pela gravidade de seu prognóstico e pelo comprometimento de uma proporção apreciável de recursos do sistema de saúde. Contudo, há também afecções comuns, para as quais novos agentes foram identificados, como é o caso da enterite bacteriana por *Campylobacter* e o da associação do *Helicobacter pylori* com gastrite e úlcera péptica. Novas vias de transmissão surgiram, como as diálises e os transplantes, acarretando também mudanças nos grupos de risco. A infecção hospitalar tornou-se um importante problema de saúde pública. O aparecimento de microorganismos resistentes a medicamentos, como na hanseníase, tuberculose e malária, é um problema adicional. Se acrescentarmos à lista as infecções urinárias, as vulvovaginites, as dermatites, as conjuntivites e as otites, todas bastante freqüentes, podemos afirmar que as doenças infecciosas, em conjunto, constituem ainda um dos mais importantes grupos de afecções, em qualquer parte do mundo. Nos Estados Unidos, alguns especialistas sustentam que elas permanecem como a mais importante causa de morbidade.[10]

Assim, se de um lado constata-se que muito já foi feito, com a conseqüente melhoria da situação, sabe-se, de outro, que os níveis de ocorrência das doenças infecciosas continuam ainda muito elevados e que elas continuarão a ser, ainda por longo tempo, um dos principais problemas de saúde em qualquer parte do mundo.

Os riscos de contrair infecções não são os mesmos para todos os indivíduos: eles variam de lugar para lugar e, dentro de uma mesma região, há marcadas diferenças sociais e de outra natureza, tais como de sexo e de idade. Embora as cifras globais escondam importantes detalhes, elas são úteis para ilustrar a magnitude do problema.

• **Dados sobre a situação mundial**

No final da década de 1980, a Organização Mundial da Saúde estimava que cerca de 2,7 bilhões de pessoas — a metade da população mundial — viviam em áreas endêmicas de malária, registrando-se 100 milhões de casos novos a cada ano; mais de 200 milhões estavam infectadas pela esquistossomose, 110 milhões por filariose e oncocercose, 16 milhões por tripanossomíase, 12 milhões por leishmaniose e outros 12 milhões por hanseníase.[11]

Estimativas para o ano de 1990, também da Organização Mundial da Saúde, segundo a revista *Time* (edição de 12.9.1994, p. 38), em uma reportagem com o subtítulo "Nós estamos perdendo a luta contra as doenças infecciosas?", colocavam as mortes mundiais nas seguintes cifras anuais: infecções respiratórias agudas (4.300.000 óbitos), doença diarréica (3.200.000 óbitos), tuberculose (3.000.000 óbitos), hepatite B (1 a 2.000.000 óbitos), malária (1.000.000 óbitos), sarampo (880.000 óbitos), tétano neonatal (600.000 óbitos), SIDA (AIDS) (550.000 óbitos) e coqueluche (360.000 óbitos).

• **Dados sobre o Brasil**

Os dados referentes ao Brasil indicam que as doenças infecciosas constituem problema de saúde pública de grande magnitude.[1-3,12,13] Eis algumas estimativas, para ilustração, embora muitas destas informações devam ser aceitas com reservas.

As verminoses intestinais são altamente prevalentes, estimando-se a existência de dezenas de milhões de pessoas afetadas.

As infecções respiratórias agudas e a doença diarréica são responsabilizadas por cerca de 100 mil óbitos anuais.

A malária é endêmica, especialmente na região da Amazônia Legal, que corresponde a, aproximadamente, metade do território nacional — cerca de 4 milhões de quilômetros quadrados — onde vivem 10 % da população brasileira (15 milhões de pessoas). A incidência da doença está aumentando rapidamente. No período 1980-1990, os casos confirmados de malária triplicaram, passando de 170 mil para 530 mil. Em outros países da América Latina, a situação é semelhante, não somente em relação à malária mas também quanto a outras doenças endêmicas antes julgadas controladas ou não-existentes, que ressurgem como importantes problemas de saúde pública, como as epidemias de dengue e cólera.

A esquistossomose, fortemente endêmica no Nordeste, apresenta focos disseminados por quase todo o País. Aproximadamente 40 milhões de pessoas estão expostas ao risco de infecção, e estima-se que haja 6 milhões de pessoas infectadas.

A doença de Chagas é endêmica em muitos estados brasileiros, e as estimativas apontam para cerca de 6 milhões de indivíduos infectados pelo *Trypanosoma cruzi*.

Afecções como a tuberculose e a hanseníase têm incidência elevada no País. A leishmaniose, o tracoma, a filariose e a febre amarela, entre muitas outras, são importantes problemas atuais de saúde pública. A SIDA (AIDS), aqui, como em outras partes do mundo, tem incidência assustadoramente crescente.

A infecção hospitalar é problema de grande relevância: ela afeta um em cada dezoito pacientes admitidos em hospitais norte-americanos[14] — proporção esta que seria estimativa conservadora para as nossas taxas de infecção hospitalar.

O Quadro 20.1 mostra o número de casos notificados de algumas doenças infecciosas, no País. Tais estatísticas não costumam refletir a exata incidência; elas ressentem-se de uma certa proporção de subnotificação, variável de afecção a afecção, o que significa subestimativa da real incidência da doença infecciosa, na população.

B. TERMINOLOGIA

"Infecção" é o processo pelo qual um agente biológico penetra, desenvolve-se ou multiplica-se no organismo de outro ser vivo. O processo pode ser inaparente ou evoluir com manifestação clínica — neste último caso, trata-se de "doença infecciosa". Assim, é comum fazer-se referência à "infecção chagásica" e à "doença de Chagas" como entidades separadas, o mesmo acontecendo com a tuberculose, a esquistossomose etc.

As expressões "doença infecciosa", "doença transmissível", "doença contagiosa" e "doença infecto-contagiosa" são usadas, por vezes, com significado idêntico, embora possam ser feitas restrições a esta equivalência de termos, o que faz com que muitos especialistas não os adotem como sinônimos.

• **Doença infecciosa**

É a denominação mais encontrada em clínica e em patologia: ela reflete a existência do processo biológico subjacente, produzido pelo agente infeccioso.

Quadro 20.1 Notificações de doenças infecciosas ao Ministério da Saúde: Brasil, em 1992

Cólera	33.284
Coqueluche	5.155
Dengue	3.215
Difteria	276
Febre amarela	12
Febre tifóide	1.825
Leishmaniose	20.857
• Tegumentar	19.461
• Visceral	1.396
Hanseníase	228.775
Leptospirose	2.083
Malária	577.098
Doença meningocócica	4.578
Meningite tuberculosa	415
Meningites (demais)	22.637
Peste	25
Raiva humana	60
Tétano	1.551
• Acidental	1.322
• Neonatal	229
Sarampo	7.887
SIDA (AIDS)	9.945
Tuberculose	85.955
• Pulmonar	3.616
• Extrapulmonar	12.339

Fonte: Ministério da Saúde, Brasil, Informe Epidemiológico do SUS 1993: 2(3):111-116.[15]

• **Doença infecciosa e parasitária (DIP)**

Esta é a denominação tradicionalmente empregada na Classificação Internacional de Doenças (CID). No entanto, nela não estão incluídas todas as doenças infecciosas. Por exemplo, a meningite bacteriana faz parte de outra categoria, a das Doenças do Sistema Nervoso. Em busca de maior precisão, a Décima Revisão da CID muda a denominação do capítulo para "algumas doenças infecciosas e parasitárias", visando a refletir a não-inclusão de condições infecciosas que estão colocadas em outros grupos da classificação. Para garantir comparações, é sempre conveniente recorrer à Classificação Internacional de Doenças, quando se quantifica a morbidade ou a mortalidade, mantendo-se a expressão nela adotada, de "doenças infecciosas e parasitárias", e especificando-se a que Revisão faz-se referência. Desta maneira, sabe-se quais são as entidades que estão incluídas no grupo, assim como as excluídas dele e, em dúvida, pode-se consultar o manual de instruções que acompanha a Classificação.

• **Doença transmissível**

A expressão é muito empregada em saúde pública. Ela realça a noção de transmissão ou propagação: por exemplo, a peste bubônica é uma doença transmissível, transmitida pela pulga do rato. No mais das vezes, refere-se à transmissão do agente etiológico: no caso, o bacilo *Yersinia pestis*. A designação enfatiza o risco de disseminação da afecção (ou do agente), na coletividade. Segundo técnicos da OMS, as doenças transmissíveis são "aquelas transmitidas de seres humanos para seres humanos, ou de animais para seres humanos, trazidas até nós por insetos ou outros vetores, ou transmitidas através do ar que respiramos, da água que bebemos e mesmo do solo que pisamos".[16]
No entanto, certas doenças não-infecciosas são também transmissíveis — é o caso da transmissão vertical, de pais para filhos, das afecções genéticas. Em termos operacionais, a designação doença transmissível inclui as doenças colocadas no grupo das infecciosas e parasitárias da Classificação Internacional de Doenças (o grupo I da CID, Nona Revisão), às quais são acrescentadas as meningites, as infecções respiratórias agudas, a pneumonia e a influenza.[17] A este propósito, ver a seção "Exercícios e leitura complementar", em seu item 20.8, no final do presente capítulo.

• **Doença contagiosa ou infectocontagiosa**

São designações que implicam a conotação de transmissão por contato direto. Nesta acepção do termo, nem todas as doenças infecciosas são contagiosas, como é o caso da malária e do tétano.

Em síntese, as denominações mencionadas têm peculiaridades que fazem com que não sejam perfeitamente equivalentes. Em algumas circunstâncias, exige-se precisão com o termo utilizado. Esse é o caso de dados estatísticos, que recebem denominação precisa, os quais devem ser devidamente informados — por exemplo, se se trata de "doenças infecciosas e parasitárias" ou "doenças transmissíveis", já que dizem respeito a diferentes agrupamentos de infecções. Em outras ocasiões, quando se abordam generalidades sobre o tema, os termos são empregados como equivalentes, não havendo necessidade de maior precisão.

C. ETIOLOGIA

Detalhes da história natural da doença, já focalizados anteriormente (Cap. 3), não serão aqui repetidos, mas utilizados como alicerce para informações adicionais sobre este grupo de afecções.

1. COMPLEXO CAUSAL

A causa "necessária" da doença infecciosa é o seu "agente biológico específico": o bacilo da tuberculose, o vírus da rubéola etc. Mas o agente nem sempre é "suficiente" para produzir a doença; outros fatores, que são as "causas contribuintes", têm de estar presentes como, por exemplo, no caso da tuberculose, a redução da resistência do organismo do hospedeiro — esta diminuição da resistência, por sua vez, tem seus próprios fatores determinantes, caracterizando a multicausalidade na produção da doença.

O homem está em permanente contato com microorganismos de numerosas espécies, que colonizam o meio ambiente e o próprio organismo humano. Alguns destes agentes são persistentemente patogênicos, enquanto outros o são ocasionalmente, como é o caso das bactérias existentes no intestino, constituintes da flora normal daquela parte do organismo, que causam doenças ao invadirem o sistema geniturinário.

Quando uma população entra, pela primeira vez, em contacto com um germe patogênico, o efeito costuma ser devastador. A dizimação de índios pela tuberculose, gripe ou sarampo, tem sido atribuída, em grande parte, à falta de resistência a essas doenças. Situação similar ocorre com os imigrantes, no Brasil, que buscam a região Centro-Oeste ou a Amazônia para trabalho agropecuário ou de mineração, tornando-se presas fáceis de doenças, contra as quais o índio tem mais resistência. Contactos repetidos com o agente, por uma ou muitas gerações, tendem a fazer decrescer a severidade do processo infeccioso. O morador autóctone de uma região endêmica de malária sofre muito menos as suas conseqüências do que um imigrante recente. Isto é válido para muitas outras afecções. Assim, observando-se o fenômeno em nível populacional, o estágio final de adaptação entre o parasita e seu hospedeiro produz um número muito elevado de infecções que raramente evoluem para a fase clínica ou acabam em casos fatais. Na natureza, encontra-se muito maior número de casos de infecções do que de doenças, sendo estas a exceção.[8] A Fig. 20.1 sintetiza estes aspectos.

Características do ambiente físico e biológico são, muitas vezes, fatores fundamentais no circuito de transmissão. A cólera se alastra, rapidamente, em ambientes sem condições adequadas de saneamento básico. As florestas são propícias para o desenvolvimento de anofelíneos, ao contrário do cerrado, circunstância que influencia a distribuição da malária. Uma outra particularidade desta doença é não ocorrer em lugares elevados, pela impossibilidade de adaptação do vetor às grandes altitudes. Numerosos agentes etiológicos de doenças infecciosas e parasitárias são frágeis e não resistem a condições desfavoráveis, como o clima seco, o frio e a exposição direta à luz solar. Para certas doenças, como a febre amarela e a leishmaniose, a distribuição da enfermidade segue a de seus vetores e reservatórios. Muitas infecções existem na natureza independentemente da presença do homem, produto de condições naturais próprias a uma dada localidade, e da existência de insetos vetores e de reservatórios de agentes patogênicos. Estes "focos naturais", como detalhado no Cap. 10, ao lado da maneira com que os seres humanos têm contato com eles e das condições inadequadas em que vive a maioria da população, explicam a endemicidade de numerosas doenças infecciosas. Muitas das doenças de "massa" — as endemias de grande prevalência em regiões subdesenvolvidas — estão ligadas ao binômio desnutrição/infecção e associadas à pobreza e à ignorância, situações estas comuns nas nações industrializadas, até poucas décadas. Em tais condições, não é difícil inferir uma relação causal, de modo que as soluções definitivas passam necessariamente por medidas na esfera socioeconômica, ao lado de outras, de natureza mais específica, decorrentes do próprio avanço científico e tecnológico, em termos de prevenção, cura e reabilitação.

A migração dos doentes, por sua vez, faz com que o impacto da doença possa ser sentido em outras áreas, mesmo urbanas, até então livres da transmissão através do vetor. A urbanização acelerada leva para as cidades grande número de pessoas infectadas pelo *Trypanosoma cruzi*; no Distrito Federal, ao final da década de 1970, a doença de Chagas era responsabilizada por um em 10 óbitos de adultos, embora não houvesse transmissão vetorial.[18] A presença de grande número de indivíduos infectados nas cidades, apesar da ausência do inseto vetor, pode ter, como conseqüência, o aumento da transmissão através de outros mecanismos — caso da infecção chagásica pós-transfusional ou transplacentária.

O incremento do turismo e do intercâmbio de produtos animais e vegetais tende a facilitar a transmissão de enfermidades entre regiões e países.

O próprio desenvolvimento do sistema de saúde gera condições favoráveis ao aparecimento de infecções. A prática da hospitalização traz o risco de infecção hospitalar, problema ainda não resolvido com as técnicas de prevenção atualmente empregadas. O uso extensivo e inadequado de antibióticos facilita a eclosão de infecções por germes a eles resistentes. A crescente utilização de técnicas invasivas de diagnóstico e de tratamento (energia nuclear, citostáticos, cirurgias etc.), que alteram profundamente o meio interno, tem como efeito indesejável facilitar o aparecimento de infecções oportunistas, pois servem de porta de entrada ou diminuem a resistência do paciente a diversos microorganismos.

No reino animal, a seleção natural tende a eliminar os seres biologicamente mais fracos. Na espécie humana, as pessoas mais frágeis são protegidas pela aplicação de tecnologias cada vez mais potentes, o que resulta em uma proporção crescente de indivíduos menos aptos, ou mais suscetíveis, que vivem mais tempo, chegando a idades avançadas, o que era exceção no passado. Os velhos, por sua vez, são mais suscetíveis às doenças infecciosas, pelo enfraquecimento de mecanismos não-específicos de resistência e redução da eficácia da imunidade celular e humoral. Como conseqüência, a interação de muitos fatores, não somente nas pessoas idosas mas em todas as idades, pode fazer com que problemas antigos, hoje julgados controlados ou de importância declinante, sejam exacerbados ou surjam novas agressões.

2. BASES BIOLÓGICAS DO COMPLEXO CAUSAL DAS DOENÇAS INFECCIOSAS

Na epidemiologia das doenças infecciosas, há um conjunto de fatores de natureza biológica que, para serem corretamente interpretados, exigem análise de complexos aspectos sociais e comportamentais. Nesta seção, vamos apresentar alguns desses fatores biológicos, a serem considerados no complexo causal das doenças infecciosas.

Segundo o modelo muito em voga da tríade epidemiológica, para que haja infecção é necessária a presença de: 1. um agente específico; 2. um meio ambiente propício à transmissão; e 3. um hospedeiro suscetível. A interação destes três elementos é explicada de diversas maneiras, uma das quais, bastante utilizada e bem simples, é representada pela chamada "cadeia epidemiológica" ou "cadeia de infecção", com a qual tenta-se ordenar a seqüência dos principais aspectos biológicos envolvidos nos eventos que levam à infecção ou à doença. Seis componentes estão identificados na Fig. 20.2 — usada como roteiro para as explicações dadas a seguir. Informações adicionais sobre a cadeia epidemiológica são encontradas no Quadro 20.2.

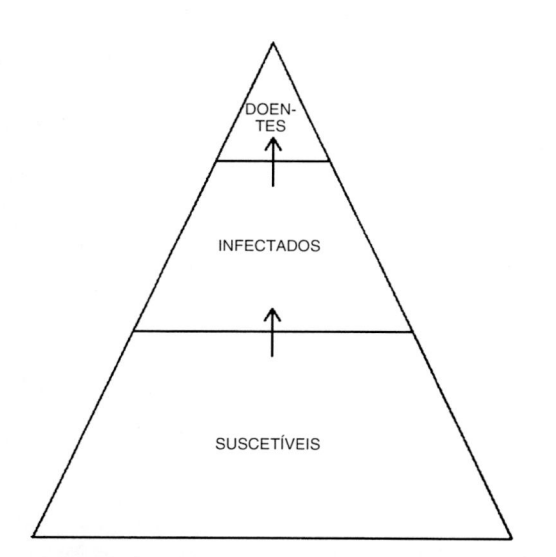

Fig. 20.1 *Iceberg* da doença infecciosa.

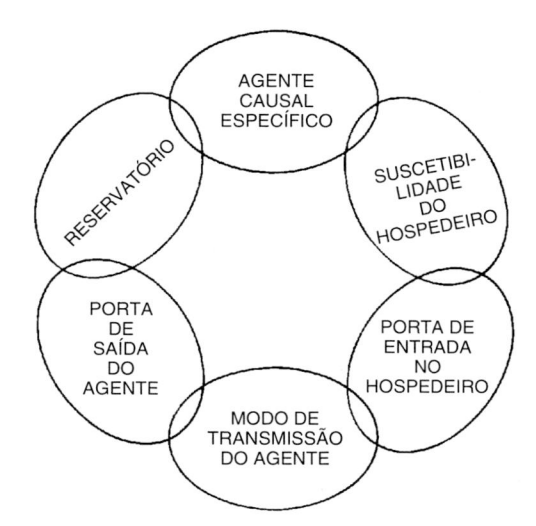

Fig. 20.2 Cadeia epidemiológica.
Fonte: Organização Pan-Americana da Saúde, 1980.[19]

Diversas características do agente são importantes na manifestação ou não do processo infeccioso, no organismo do hospedeiro (ver Quadro 20.2). Três delas — infectividade, patogenicidade e virulência — serão abordadas mais adiante, neste capítulo, pois são utilizadas como parâmetros para a definição de indicadores epidemiológicos.

Variações na composição genética do agente podem alterar profundamente as manifestações do processo infeccioso, como evidencia o emprego das modernas técnicas de biologia molecular. Reconhece-se, hoje em dia, que o tipo de cepa é um determinante crítico na produção da doença. As diferentes cepas de uma mesma espécie variam em sua capacidade de produzir doença. Por exemplo, uma das hipóteses para explicar a variação regional das manifestações clínicas da doença de Chagas repousa na existência de diferentes cepas de tripanossomas.

Mutações genéticas, por sua vez, fazem com que recursos já disponíveis, como as vacinas contra a gripe, deixem de ser eficazes para os vírus mutantes. Os agentes microbianos são vulneráveis a numerosas substâncias fabricadas pelo homem. No entanto, o surgimento de cepas resistentes, que pode ocorrer com o uso prolongado de antibióticos, é um enorme problema de saúde pública. A resistência do agente pode ser explicada, tanto por mutações, como por predominância de formas antes minoritárias. Quando os indivíduos são infectados por germes resistentes a antibióticos — o caso de muitos gram-negativos e gram-positivos encontrados em ambiente hospitalar ou de cepas de bacilos da tuberculose e da blenorragia —, o resultado é elevada morbidade. Isto porque, no caso, a resistência é manifestada pelo agente, e ele a leva consigo, quando passa de pessoa a pessoa, independen-

a) AGENTE ETIOLÓGICO

Os agentes biológicos devem estar presentes no organismo acometido e ter sua responsabilidade causal comprovada no processo infeccioso. Eles compreendem os seguintes grupos: 1. vírus, 2. riquétsias, 3. bactérias, 4. fungos, 5. protozoários e 6. helmintos.

Quadro 20.2 Cadeia epidemiológica das doenças infecciosas: quadro sinóptico dos principais elementos da cadeia, suas características principais e exemplos

---
1. AGENTE ETIOLÓGICO:
- Infectividade = capacidade de se instalar no hospedeiro e nele multiplicar-se (isto é, infectar)
- Patogenicidade = capacidade de produzir doença
- Virulência = capacidade de produzir manifestações graves
- Antigenicidade = capacidade de produzir anticorpos
- Mutagenicidade = capacidade de alterar características genéticas
- Vulnerabilidade a antibiótico e demais substâncias

2. RESERVATÓRIO E FONTE DE INFECÇÃO:
- Homem: seja em fase clínica e subclínica da doença, ou estado de portador
- Animal: selvagem ou doméstico
- Solo: esporos (formas de resistência)

3. PORTA DE SAÍDA DO AGENTE DO RESERVATÓRIO:
(semelhante às portas de entrada, ver abaixo)

4. VIAS DE TRANSMISSÃO:
- Direta: por contato físico ou gotículas de saliva
- Indireta:
  - veículo: água, alimento, objeto, sangue
  - Vetor: mecânicos (moscas) ou biológicos (triatomídeo)
  - Ar: aerossóis provenientes de ressecção de material

5. PORTA DE ENTRADA NO HOSPEDEIRO:
- Respiratória: sarampo, psitacose
- Intestinal (ou alimentar): hepatite infecciosa, cólera
- Pele e mucosas (sem vetor): micoses, doenças de transmissão sexual
- Sangue (por vetores): malária, doença de Chagas

6. HOSPEDEIRO:
- Refratariedade: resistência da espécie a uma doença (o homem é refratário à malária dos roedores)
- Resistência e suscetibilidade: maior ou menor resposta positiva do organismo
- Imunidade: produção de anticorpos, ativa ou passiva, natural ou artificial
  - ativa: natural (por doenças) e artificial (por vacinas)
  - passiva: natural (transplacentária) e artificial (por soros)
- Características que fazem variar suscetibilidade ou exposição aos agentes: estado nutricional, classe social, estresse, idade e sexo

temente de o novo hospedeiro haver usado ou não antibióticos, anteriormente.

As modificações do agente podem, ao contrário, atenuar a gravidade do processo infeccioso. Postula-se que a virulência da sífilis e da peste, que tanta devastação causaram na Europa, séculos atrás, tenha sofrido substancial alteração, de modo que, hoje em dia, estas afecções são, comparativamente, muito menos importantes do que o foram no passado. Por analogia, pode-se colocar a seguinte questão que somente o passar do tempo permitirá responder: a SIDA (AIDS) terá menor letalidade daqui a algumas gerações?

b) RESERVATÓRIO

Para viverem e se multiplicarem, os agentes necessitam de um local apropriado, o que é representado, principalmente, pelo organismo do próprio ser humano (nas antroponoses), de um animal (nas zoonoses) ou por um vegetal (nas fitonoses). O animal ou o homem pode estar doente ou funcionar como portador.

O termo portador refere-se à pessoa (ou animal) que alberga um agente infeccioso específico de uma doença, sem apresentar sintomas clínicos.[5] O estado de portador pode ocorrer nas infecções inaparentes (portador são), no período de incubação da doença, na fase de convalescença e mesmo após a convalescença (portador crônico).

c) PORTA DE SAÍDA DO RESERVATÓRIO

Enquanto os agentes estiverem confinados ao reservatório, não há progresso na cadeia epidemiológica. Para tanto, faz-se necessário que escapem do reservatório, através de uma "via de eliminação". Em geral, trata-se de um orifício natural do corpo (aparelho respiratório, digestivo e geniturinário), uma lesão da pele ou mucosas, ou o próprio sangue, havendo também outras portas de saída menos comuns, como leite, suor, lágrimas e sêmen.

O tempo durante o qual os agentes abandonam o hospedeiro representa o "período de transmissibilidade", variável para cada doença, mas que pode ser conhecido pela observação de grupos de pacientes. A duração desses períodos permite fixar a extensão do isolamento requerido aos pacientes, para que se evite ou se limite a propagação da infecção.

d) VIAS DE TRANSMISSÃO

A transmissão do agente, desde o reservatório ao indivíduo suscetível, pode dar-se por via direta ou indireta.

- **Transmissão direta**

Trata-se de transferência rápida de agentes. Acontece no contato direto de superfícies, como no ato de tocar, morder, beijar e ter relações sexuais (contágio imediato).

Também é considerada direta a transmissão por projeção de gotículas de muco e saliva através do ato de falar, cantar, tossir, cuspir e espirrar; é igualmente uma transferência rápida de material fresco e infectante para o indivíduo são (contágio mediato).

- **Transmissão indireta**

A transmissão indireta pode dar-se de diversas maneiras:
• mediante objetos ou veículos contaminados: por exemplo, roupas, talheres, água, alimentos, produtos biológicos (sangue, urina) e qualquer outro material ou substância que sirva de comunicação entre a fonte e o indivíduo suscetível;
• por intermédio de um inseto vetor, que se constitui em uma via de transmissão meramente "passiva" ou participa "ativamente" no ciclo de transmissão, sendo elo essencial da cadeia — caso da dengue; e
• através de aerossóis microbianos, isto é, de suspensão no ar de material infectante: por exemplo, provenientes da evaporação de secreções expelidas por um doente e que permanecem no ar por muito tempo.

Entre os numerosos fatores que influenciam a propagação de agentes, por via direta ou indireta, estão a densidade populacional, as condições higiênicas e a proporção de indivíduos suscetíveis, na coletividade.

e) PORTA DE ENTRADA NO HOSPEDEIRO

A porta de entrada tem muita relação com a via de transmissão. Quatro grupos podem ser formados:

• as infecções respiratórias, transmitidas por via direta ou indireta, através do ar ou das gotículas de Flügge (constituídas de muco e saliva que são expelidas por um movimento expiratório brusco, como no espirro e tosse, e alcançam indivíduos sãos);
• as infecções digestivas, transmitidas por alimentos, água ou algum objeto que se leva à boca;
• as do tegumento, em geral, veiculadas por contacto direto, sem intervenção de vetores;
• as transmitidas pela introdução do agente na corrente circulatória, através de uma perfuração da pele ou mucosa, como no caso da picada de artrópodes.

f) INDIVÍDUO SUSCETÍVEL

Não basta a simples presença do agente, no organismo, para que haja infecção: é necessário também que o novo hospedeiro seja suscetível. Suscetibilidade e resistência são os dois lados de uma gangorra.

"Suscetível" é qualquer pessoa, ou animal, que se supõe não possuir resistência contra um agente infeccioso e, por esta razão, pode contrair a infecção ou a doença, se entrar em contacto com este agente.[5]

Entende-se por "resistência" o conjunto de mecanismos que servem de defesa contra a invasão ou multiplicação de agentes infecciosos, ou contra os efeitos nocivos de seus produtos tóxicos.[5] A resistência a infecções pode ser inespecífica ou específica.

1. RESISTÊNCIA INESPECÍFICA (inerente ou natural)

É a que o organismo apresenta naturalmente, em geral associada a características de sua anatomia e fisiologia, e independente da ação dos anticorpos. O organismo humano possui mecanismos inespecíficos de defesa, visando a impedir a entrada desses agentes ou debelar infecções já instaladas. Para isto, conta com a integridade da pele e das mucosas, e com a proteção de elementos presentes nos líquidos orgânicos (sangue, linfa, lágrima, suco gástrico etc.).

2. RESISTÊNCIA ESPECÍFICA (ou imunidade)

É o estado de resistência relacionado à presença de anticorpos, substâncias produzidas pelo organismo e que possuem ação particular sobre o microorganismo responsável pela infecção ou sobre suas toxinas.[5] O indivíduo será imunologicamente resistente se adquire anticorpos de forma passiva ou ativa.

- IMUNIDADE PASSIVA — é aquela em que os anticorpos são produzidos fora do organismo servindo de exemplos a inoculação de gamaglobulina e soros, e a passagem transplacentária de mãe para o feto; nestes casos, a imunidade é de curta duração, vigendo apenas durante o tempo em que o fator administrado permanece em suficiente quantidade no organismo recipiente.

- IMUNIDADE ATIVA — é aquela em que a própria pessoa produz os seus anticorpos; como ocorre se ela é afetada pela própria doença (isto é válido para algumas afecções, como sarampo e difteria, e não para outras, como blenorragia e sífilis) ou quando é submetida à vacinação.

A transmissão do agente ao homem, assim como a evolução da doença infecciosa no indivíduo infectado, dependem de numerosos outros fatores do agente, do ambiente e do hospedeiro, como sexo, idade, classe social, tipo de ocupação e local de residência, os quais determinam que o indivíduo tenha ou não chance de contacto com agentes patogênicos, exponha-se em maior ou menor grau a contrair a afecção, resista diferentemente aos agravos e também procure, com eficácia variável, limitar o dano, uma vez afetado o seu organismo.

D. CURSO DA DOENÇA NO ORGANISMO HUMANO

O agente pode induzir o processo infeccioso, através da invasão e multiplicação em um organismo suscetível, pela produção de toxina, e sua conseqüente absorção pelo organismo, ou pela resposta imunitária do novo hospedeiro.

1. REAÇÕES DO ORGANISMO

As reações do organismo do hospedeiro aos agentes microbianos podem ser de diferente intensidade:

- **Colonização**

É o caso da simples localização dos agentes na pele e mucosas, onde se reproduzem, sem produzir infecção ou doença. A presença de um germe na superfície corporal, aliás como em qualquer material ou equipamento, não caracteriza infecção, mas contaminação.

- **Infecção**

Fala-se de infecção quando há reação do organismo, detectável por testes especiais, mas sem a presença de sintomas. Para melhor caracterizar esse estádio, usa-se comumente a expressão "infecção inaparente" ou "subclínica".

- **Doença (ou doença infecciosa)**

Caracterizada pelo aparecimento de sintomas. Como esses podem ser leves e inespecíficos, os limites entre infecção e doença nem sempre são precisos, dependendo dos critérios e dos métodos diagnósticos utilizados.

2. PERÍODO DE INCUBAÇÃO

Período de incubação é o intervalo compreendido entre a exposição ao agente infeccioso e o aparecimento de sinais e sintomas, ou seja, entre o momento do contágio e o início das manifestações.[20] A duração deste período pode ir de algumas horas (nas toxiinfecções alimentares) a anos. Nem sempre o período de incubação é fixo — caso da tuberculose, cuja incubação pode variar de poucas semanas a muitos anos. Quando não há sintomatologia — caso das infecções inaparentes — a determinação do período de incubação fica prejudicada.

3. PERÍODO DE TRANSMISSIBILIDADE

O isolamento de pacientes é feito durante o período de transmissibilidade. Reserva-se a palavra "quarentena" para a restrição de liberdade de movimento de pessoas ou animais domésticos sãos, que estiveram expostos ao contágio de uma doença infecciosa, durante o período de transmissibilidade, no sentido de prevenir a transmissão durante o período de incubação.[5]

Em muitas doenças infecciosas, a eliminação dos agentes, pelo organismo infectado, inicia-se antes do aparecimento de manifestações clínicas; ela não está relacionada à presença ou à ausência das manifestações, de modo que, em qualquer eventualidade, com ou sem sintomas, pode haver eliminação de microorganismos pelo hospedeiro. A transmissão que ocorre sem relação com exteriorizações clínicas facilita a circulação dos germes e a propagação de epidemias. Por exemplo, na hepatite a vírus do tipo A o agente pode ser encontrado nas fezes, cerca de duas semanas antes do aparecimento da icterícia. No sarampo, o período de transmissibilidade inicia-se, aproximadamente, quatro dias antes e termina quatro dias após o aparecimento da erupção cutânea. A transmissão do agente, antes de instalada a fase clínica, dificulta enormemente a adoção de medidas de prevenção de surtos.

A duração do período de transmissão varia de doença a doença, mas, para muitas, como o sarampo e a rubéola, há uma diminuição progressiva da eliminação de microorganismos com o início da fase clínica. Em doenças infecciosas crônicas, a transmissibilidade pode durar longo tempo, e até estender-se por toda a vida do paciente, em ausência de tratamento eficaz. No glossário que acompanha este capítulo, há mais detalhes sobre o período de transmissibilidade das doenças.

4. CURSO AGUDO E CRÔNICO

A evolução de infecções clinicamente aparentes pode ser aguda (sarampo e rubéola) ou crônica (tuberculose e hanseníase). Na verdade, nem todas as doenças são imutavelmente agudas ou crônicas.[21] Algumas, de evolução aguda, podem cronificar-se pelo aparecimento de complicações ou repercussões tardias — caso da otite pós-sarampo, da cirrose pós-hepatite e de muitas doenças crônicas, em que se suspeita de etiologia infecciosa, de que são exemplos o carcinoma hepático, linfoma, a leucemia, o diabetes e a úlcera gástrica. Inversamente, o diagnóstico precoce e um novo tratamento eficaz podem fazer com que uma doença passe a ter evolução de curta duração.

O tempo de evolução usado como critério para distinguir casos "agudos" de "crônicos" é fixado por decisões arbitrárias, aplicáveis a cada doença infecciosa, em função de objetivos específicos, tais como o de definir o tempo em que o médico deve ter uma atitude expectante ou, ao contrário, de intervenção: por exemplo, a diarréia será crônica após umas poucas semanas de duração, enquanto a hepatite infecciosa exige um tempo maior, medido em meses, após o qual ela passa a ser considerada crônica, e métodos diagnósticos mais sofisticados podem estar indicados para revelar o real estado do órgão. Ressalte-se que outras terminologias também costumam ser empregadas, com significado nem sempre evidente ou comum a todos os profissionais de saúde: estão, neste caso, a duração "subaguda" da doença e a classificação dos casos em "leves", "moderados" ou "graves". Embora estes termos sejam muito utilizados, freqüentemente é difícil delimitar, com precisão, os seus limites; para tanto, faz-se necessária a definição de critérios objetivos, consoantes as manifestações da doença, de modo a possibilitar a verificação da real intensidade destas. Em geral, tais critérios são desenvolvidos e testados em investigações clínico-epidemiológicas bem conduzidas.

II. MEDIDAS DE PREVENÇÃO E CONTROLE

Dispõe-se, hoje em dia, de numerosas medidas para o combate às doenças infecciosas, classificadas, a seguir, em dois grandes grupos, conforme sejam de caráter inespecífico (geral) ou específico.

A. MEDIDAS GERAIS

Nesta categoria, estão as ações genéricas que concorrem para prevenir as doenças ou limitar as suas conseqüências: elevação do nível de vida da população, do poder aquisitivo do salário, da melhoria de condições de trabalho e dos padrões de escolaridade, de alimentação e nutrição, de saneamento ambiental, de habitação e de previdência social. Elas situam-se na esfera socioeconômico-político-cultural e visam a neutralizar ou limitar a ação dos fatores determinantes sociais de numerosas doenças infecciosas. Não é demais realçar que foram as medidas desse grupo, segundo estudiosos da matéria (ver Cap. 8), as principais responsáveis pela diminuição acentuada da mortalidade por doenças infecciosas, em muitos países.

B. MEDIDAS ESPECÍFICAS

Compreendem as ações voltadas para uma doença, em particular, ou para um grupo de condições com características comuns (as diarréicas, as de natureza respiratória, as de transmissão sexual etc.). Tais medidas podem ser adotadas permanentemente ou, ao contrário, de forma esporádica, caso em que são aplicadas quando algum sinal de alarme é detectado. Elas podem ser "universais", recomendadas para todas as pessoas, "seletivas" para determinados segmentos da população em maior risco, ou "individualizadas", na base de avaliação clínica de cada caso.

A melhor aplicação das medidas específicas requer conhecimentos sobre a epidemiologia de cada doença. Segundo modelo muito utilizado, a doença resulta de uma interação complexa de diversos fatores da tríade agente-hospedeiro-meio ambiente; logo, as possibilidades de prevenção serão maiores por um melhor conhecimento das características do agente, das reações de defesa do organismo humano às agressões do agente patogênico e de detalhes pertinentes ao meio ambiente. No momento atual, esses conhecimentos são bastante desiguais, assim como as possibilidades de êxito das intervenções. Há afecções para as quais existem medidas preventivas de comprovada eficácia (sarampo, pólio), outras em que elas são aplicadas com menor grau de sucesso (coqueluche, hanseníase) e ainda aquelas para as quais não existem medidas preventivas adequadas (encefalites virais).

As medidas de prevenção podem ser dirigidas para fatores do: 1. agente (combater os microorganismos patogênicos e, se possível, eliminá-los); 2. hospedeiro (reduzir a suscetibilidade frente à agressão) e 3. meio ambiente (impedir ou dificultar a transmissão). As medidas, por sua vez, são aplicadas em diversos momentos da cadeia ou rede de eventos. No entanto, para que a prevenção tenha sucesso não é necessário que os esforços sejam dirigidos para todos os fatores do agente, do hospedeiro e do meio ambiente. Tradicionalmente, as ações básicas de saúde pública, voltadas ao controle das doenças infecciosas, são o saneamento ambiental, a educação para a saúde e a vacinação. Mas para cada doença, isoladamente, são identificados os pontos mais vulneráveis, sobre os quais os esforços são concentrados. Por isto, o conhecimento da epidemiologia de cada doença, em particular, é importante, em prevenção.

- **Exemplo**: medidas prioritárias no controle das doenças

O controle da poliomielite faz-se pela vacinação, ou seja, alterando a resposta do organismo frente à agressão, que é uma medida de proteção específica (prevenção primária). Antes do aparecimento da vacina, que foi colocada no mercado mundial em meados da década de 1950, a única opção para lidar com esta afecção era, além do tratamento de suporte na fase aguda, a reabilitação das pessoas portadoras de seqüelas (prevenção terciária).

O controle da hanseníase está centrado na expansão da busca de casos e no tratamento através da terapia multidroga.

O combate à febre tifóide e à cólera faz-se, preferentemente, no meio ambiente, já que a prevenção baseia-se no saneamento ambiental.

Nas enfermidades de transmissão sexual, a ênfase é colocada na educação para a saúde, de modo que os próprios parceiros interponham barreiras à transmissão do agente e procurem auxílio especializado, ao primeiro sinal da doença.

O controle das doenças infecciosas utiliza medidas que visam a romper a cadeia de transmissão, segundo conceituação já tradicional em epidemiologia. Os esforços são usualmente concentrados: 1. na redução da exposição das pessoas aos agentes e 2. na proteção do indivíduo suscetível, por indução da imunidade específica, por vacina. Uma vez o indíviduo exposto ou infectado, atua-se o mais precocemente possível, para evitar a evolução do processo em direção à doença propriamente dita ou suas conseqüências: por exemplo, pela quimioprofilaxia ou pelo diagnóstico precoce e pronto tratamento.

- **Elenco de medidas de controle**

Os elementos que compõem a cadeia epidemiológica servem como referência para a enumeração das medidas disponíveis no controle das doenças infecciosas. De maneira simplificada, podemos organizar as medidas em três grupos, segundo o seu ponto de atuação seja: 1. nos reservatórios; 2. na interrupção da seqüência de eventos que vai do reservatório até o homem; e 3. na proteção do indivíduo suscetível (Quadro 20.3).

Quadro 20.3 Relação de medidas específicas, utilizadas no controle das doenças infecciosas

- **ATUAÇÃO NOS RESERVATÓRIOS**
- animal: eliminação (ratos), vacinação (gado e animais domésticos)
- humano: isolamento (meningite meningocócica), diagnóstico e tratamento (portadores crônicos de salmonelose)
- meio ambiente: desinfecção (destruição dos agentes fora do organismo, pelo formol, raios ultravioletas etc.) e limitação da exposição aos agentes (do solo e das cavernas)
- **INTERRUPÇÃO DE TRANSMISSÃO NO MEIO AMBIENTE**
- saneamento ambiental (da água, ar e solo)
- vigilância sanitária (de gêneros alimentícios e drogas)
- controle de vetores (desinsetização e moluscicidas)
- **PROTEÇÃO DO INDIVÍDUO SUSCETÍVEL**
- educação para a saúde, incluindo higiene pessoal
- imunização ativa e passiva
- quimioprofilaxia e quimioterapia
- diagnóstico precoce de casos (busca de casos)
- tratamento efetivo

A observação da situação, em cada comunidade, aponta para as medidas mais apropriadas, em um dado momento, a serem implementadas, e em que intensidade elas devem ser aplicadas. Daí, a importância da quantificação adequada do problema, tema tratado a seguir. A "vigilância epidemiológica", cujo objetivo é acompanhar a evolução de determinados problemas de saúde na população, será tratada no próximo capítulo.

III. QUANTIFICAÇÃO DO PROBLEMA DAS DOENÇAS INFECCIOSAS NA COLETIVIDADE

No processo de quantificação da magnitude do problema das doenças infecciosas na população, costuma-se, inicialmente, para se ter uma noção global, utilizar as informações provenientes dos sistemas rotineiros de registro e, em especial: 1. as informações de mortalidade produzidas pelo sistema de estatísticas vitais e 2. os resultados do atendimento da demanda sob as suas diversas formas, tais como internações, consultas ambulatoriais, notificações compulsórias, exames laboratoriais e práticas hemoterápicas.

A vantagem do uso dessas fontes, que estão disponíveis de imediato, deve ser balanceada frente às suas duas principais limitações, em potencial: o problema da "cobertura populacional" a que as informações estatísticas se referem e da "fidedignidade" da própria informação.

Na impossibilidade do uso de informações rotineiras, geradas por bancos de dados já existentes, promove-se nova coleta de dados, por exemplo, por meio de inquéritos.

A. MORTALIDADE POR DOENÇAS INFECCIOSAS

As estatísticas de mortalidade constituem-se nos indicadores mais utilizados para descrever as condições de saúde da população e para mostrar a sua evolução. Em geral, as informações de séries históricas apontam para uma substancial redução de óbitos por doenças infecciosas e parasitárias, na América Latina, embora a SIDA (AIDS) e a epidemia de cólera possam alterar ou atenuar a tendência decrescente.

- **Exemplo 1: mortalidade na Inglaterra**

A mortalidade geral, naquele país, decresceu lenta e progressivamente, desde o século XIX. Estima-se que três quartos dessa redução foram devidos ao declínio das doenças infecciosas.

- **Exemplo 2: mortalidade no Brasil**

A mortalidade por doenças infecciosas e parasitárias representa proporção cada vez menor do obituário geral. Na década de 1930, cerca de 50% dos óbitos foram atribuídos a esse grupo de causas, proporção reduzida a menos de 10%, meio século mais tarde (Fig. 20.3).

Em 1980, cerca de 750 mil óbitos foram registrados no Sistema de Informações de Mortalidade do Ministério da Saúde, dos quais 161 mil por causas mal definidas. As DIPs foram assinaladas como causa básica de quase 70 mil óbitos, constituindo-se na terceira causa de mortalidade (Quadro 20.4).

Em 1988, dos 834 mil óbitos registrados, 160 mil foram atribuídos a causas mal definidas (Quadro 20.4). As DIPs foram assinaladas como causa básica de 48 mil óbitos, passando para a quinta posição, na classificação por grandes grupos de causas.

No quadro geral das doenças infecciosas e parasitárias, as enfermidades infecciosas intestinais predominam amplamente, seguidas da septicemia, da doença de Chagas e da tuberculose (Quadro 20.5). Note-se que o quadro é composto por causas potencialmente evitáveis com a aplicação do conhecimento hoje disponível.

A interpretação de informações sobre a mortalidade, no Brasil, deve ser cuidadosa. Os números absolutos conferem uma noção de grandeza ao evento, mas a abrangência do sistema de informações é de aproximadamente 75%: admite-se que haja algo em torno de 250 mil óbitos que não são registrados, a cada ano, no País. Outras questões importantes são as referentes à qualidade dos diagnósticos da *causa mortis*, ao preenchimento de atestados de óbitos e numerosas facetas do funcionamento do sistema de informações de mortalidade, que foram abordadas no Cap. 6. Familiaridade com essas questões é necessária, para evitar interpretações equivocadas das estatísticas de mortalidade.

As informações mais precisas sobre mortalidade dizem respeito a grupos de causas, como as DIPs e as doenças infecciosas intestinais. Já as estatísticas sobre certas entidades isoladas — cólera, esquistossomose e outras — devem ser interpretadas com cuidado. Nesses casos, as referentes a doenças que evoluem com elevada letalidade, como a raiva, tendem a ser mais precisas do que as de baixa letalidade. Se uma doença tem evolução crônica e, conseqüentemente, sem risco iminente de morte, é possível que ela não seja mencionada no atestado, por ocasião do óbito, mesmo que este tenha ocorrido por uma de suas complicações.

A interpretação das estatísticas deve estar baseada, se possível, na análise dos coeficientes específicos de mortalidade — por exemplo, sobre doença de Chagas,[18] tuberculose[24] e diarréia[25] — pois eles permitem mostrar aspectos da distribuição dos óbitos, por um particular dano à saúde, não aprendidos pelo uso de números absolutos ou da mortalidade proporcional. As vantagens e limitações dos usos dos coeficientes (que medem risco) e da mortalidade proporcional (que não mede risco) também foram já apontadas. Os coeficientes são calculados, preferentemente, para locais onde o sistema de registro de óbitos seja suficientemente abrangente, como na Capital Federal e em alguns estados e capitais.

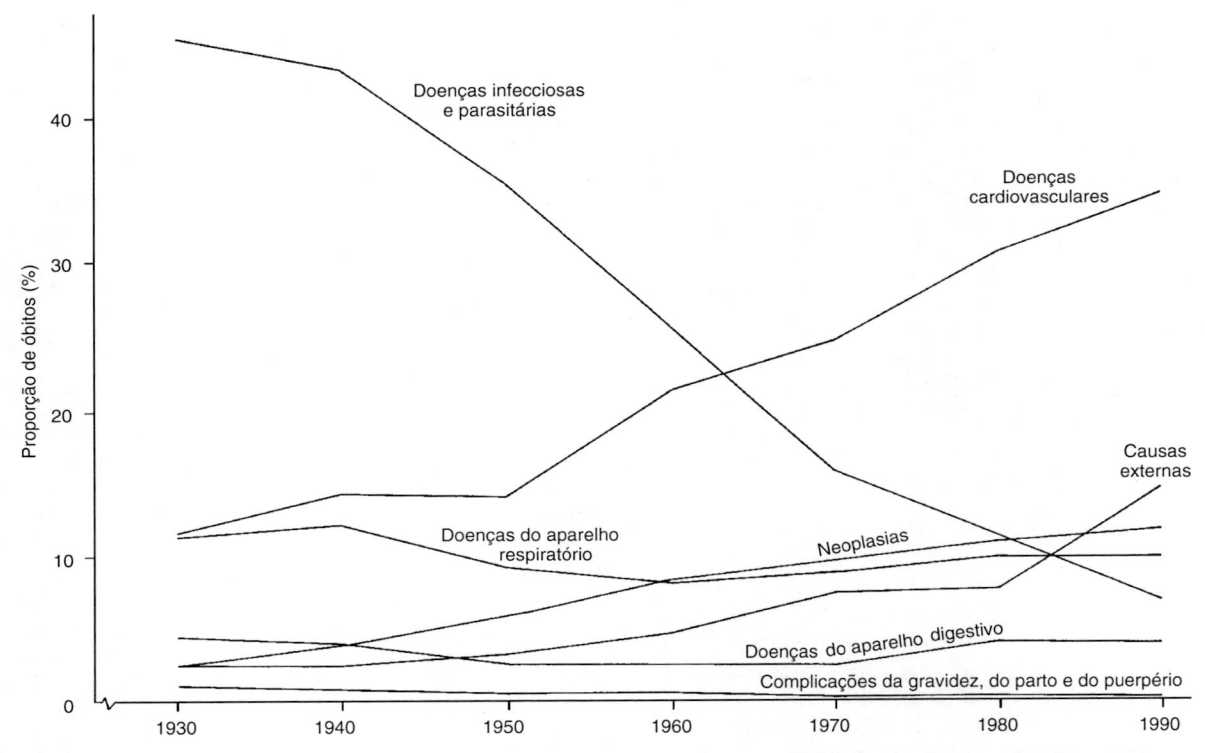

Fig. 20.3 Evolução da mortalidade proporcional por grandes grupos de causas nas capitais brasileiras, de 1930 a 1990.
Fonte: RADIS, DADOS, 1984 (agosto): 8 e Ministério da Saúde, 1989.[22,23]

B. MORBIDADE POR DOENÇAS INFECCIOSAS

As estatísticas de morbidade podem ser preparadas com dados procedentes de diversas fontes. No Cap. 5, o tema foi abordado em seus aspectos gerais. Na seqüência, alguns tópicos adicionais, específicos para as doenças infecciosas, serão apresentados, obedecendo ao seguinte roteiro:

1. Sistemas rotineiros de informação sobre morbidade
2. Inquéritos de morbidade
3. Epidemiologia sorológica
4. Indicadores epidemiológicos
5. Incidência × prevalência

1. SISTEMAS ROTINEIROS DE INFORMAÇÃO SOBRE MORBIDADE

As estatísticas provenientes do atendimento da demanda de pacientes aos serviços de saúde fornecem uma informação preliminar sobre o perfil de morbidade. Elas trazem dados importantes para o conhecimento da realidade. Trata-se, porém, de uma visão seletiva do problema das doenças infecciosas, na coletividade. Como alertado em outras partes deste livro, os pacientes com sintomatologia mais nítida, os de evolução grave e os que apresentam mais de uma doença são os que tendem a procurar assistência médica; dentre estes, uma proporção será objeto de notificação ou de internação — são eles os incluídos nas estatísticas dos estabelecimentos de saúde. Portanto — e nunca é

Quadro 20.4 Mortalidade no Brasil: número de óbitos registrados no Sistema de Informações de Mortalidade do Ministério da Saúde, segundo os seis principais grandes grupos de causas, em anos selecionados

Causas*	1980		1985		1988	
Aparelho circulatório	185.215	(1)	214.193	(1)	232.193	(1)
Externas	70.212	(2)	85.845	2)	96.174	(2)
Neoplasias	61.253	(4)	71.023	(3)	79.210	(3)
Aparelho respiratório	59.621	(5)	62.329	(4)	71.069	(4)
Infecciosas e parasitárias	69.553	(3)	49.946	(5)	47.881	(5)
Perinatais	51.747	(6)	46.419	(6)	44.756	(6)
Demais causas	91.880	—	91.867	—	102.521	—
Mal definidas	161.246	—	166.609	—	159.901	—
Total**	750.727	—	788.231	—	834.338	—

( ) Ordem de classificação.
* Capítulos da CID-9
**Estima-se que representem 75% do total de óbitos ocorridos no País.
Fonte: Estatísticas de Mortalidade, Ministério da Saúde, Brasil, 1980, 1985 e 1988.[23]

Quadro 20.5 Mortalidade no Brasil: número de óbitos por doenças infecciosas e parasitárias registrados no Sistema de Informações de Mortalidade do Ministério da Saúde segundo as principais causas básicas, em anos selecionados

Doenças*	1980	1985	1988
Infecciosas intestinais	40.052	23.729	21.088
Septicemia	6.053	6.124	8.036
Doença de Chagas	6.191	7.263	6.257
Tuberculose	7.013	5.140	5.305
Malária	511	943	1.168
Hepatite a vírus	870	810	738
Esquistossomose	834	673	724
Tétano**	772	654	64
Sarampo	3.263	1.165	400
Sífilis	291	282	321
Difteria	518	253	93
Coqueluche	394	140	43
Demais	2.791	2.770	3.104
Total	69.553	49.946	47.881

*Classificação Internacional de Doenças (CID-BR).
**Excluído tétano neonatal: 631 óbitos (em 1980), 323 óbitos (em 1985) e 219 óbitos (em 1988).
Fonte: Estatísticas de Mortalidade, Ministério da Saúde, Brasil, 1980, 1985 e 1988.[23]

demais realçar —, as informações rotineiras tendem a mostrar um quadro que não expressa fielmente a morbidade experimentada pela população. Os sistemas rotineiros de informação não permitem, habitualmente, estimar a freqüência do evento na coletividade, com exatidão — informam somente a "freqüência detectada" ou "notificada". Tampouco permitem reconhecer a distribuição real da doença, exceto para algumas de maior gravidade, como a raiva e a meningite meningocócica; muitos doentes, na maioria das situações, não seriam incluídos nos cálculos. No entanto, mesmo imperfeitos, tais sistemas fornecem importantes subsídios para verificar a presença do problema na localidade e para identificar os grupos afetados, dados estes a serem cotejados, se possível, com outras informações — e, em conjunto, utilizados na avaliação e redirecionamento de programas de prevenção e controle.

• Exemplo 1: incidência de casos congênitos de doença de Chagas

A diminuição ou o desaparecimento de casos congênitos de doença de Chagas, em maternidades de região endêmica, aponta para a redução da transmissão vetorial da afecção, o que pode ser evidência da efetividade do programa de controle da doença.

• Exemplo 2: ocorrência de esquistossomose hepatoesplênica

A diminuição de casos graves de esquistossomose mansônica, em hospitais de região endêmica, como ocorreu no Nordeste após um amplo programa de controle levado a efeito na segunda metade da década de 1970, sugere a diminuição da transmissão vetorial da afecção e melhoria no controle da doença na região.[26]

Quando há necessidade de determinar freqüências com maior precisão, recorre-se aos inquéritos, que são planejados para proporcionar este conhecimento.

2. INQUÉRITOS DE MORBIDADE

Os inquéritos epidemiológicos são muito utilizados para detectar a presença de agravos à saúde, na população, informando sobre freqüência e distribuição, assim como sobre numerosos outros aspectos associados.

É de toda conveniência — seja no caso de medir infecção, doença, uso de vacinas ou outro tópico relacionado às doenças infecciosas — que o inquérito seja realizado em amostra representativa da população, ou mesmo, em toda a população, se ela for de tamanho reduzido. A amostragem por conglomerados é uma técnica muito utilizada para selecionar os componentes da amostra, de modo a limitar os custos da investigação, como detalhado no Cap. 16. No trabalho de campo, colhe-se material, de maneira padronizada, que permita o diagnóstico do evento, além de dados adicionais sobre aspectos relevantes da sua epidemiologia, tais como as características das pessoas — a idade, o sexo, a ocupação, as vacinações anteriores etc. — e as condições de residência e do peridomicílio, que podem estar associadas à morbidade. O objetivo de cada inquérito indicará o tipo de dado que deva ser coletado.

Já ficou assinalado que uma infecção pode ser bem evidente, com sinais e sintomas que a caracterizam com clareza, ou, ao contrário, passar despercebida, não sendo reconhecida em função de evolução branda, sintomatologia inespecífica ou por situar-se abaixo do limiar clínico. Em vista da forma particular de expressão — infecção ou doença — diversos tipos de inquérito podem ser realizados.

• Inquérito por entrevistas

A alternativa mais simples de inquérito é realizá-lo por entrevista — na tentativa de certificar-se sobre as afecções de que uma pessoa foi ou está acometida e, às vezes, sobre óbitos na família que possam ser atribuídos às doenças infecciosas.

Os inquéritos recordatórios, com o intuito de quantificar morbidade, têm, como ponto falho, a circunstância de o entrevistado poder informar erroneamente ou lembrar-se apenas de algumas afecções, geralmente as mais recentes ou as mais sérias, que levaram à internação, à seqüela ou a um outro forte impacto na vida da pessoa. Jamais serão incluídas as infecções subclínicas e, mesmo as de exteriorização clínica, dependerão, para o seu registro, de percepções individuais, da precisão do diagnóstico, do conhecimento desta informação, da lembrança que o indivíduo guarde do episódio e da exatidão com que relate o ocorrido. A memória das pessoas também falha, quando se busca verificar o uso prévio de vacinas, de modo que este método apresenta certo grau de imprecisão para a quantificação da cobertura vacinal da população. Sendo possível, tenta-se obter, em inquéritos deste tipo, alguma evidência objetiva, como as cicatrizes (BCG) ou a inspeção da ficha e da carteira individual, onde as vacinas são anotadas.

• **Inquérito por avaliação clínica**

Uma segunda modalidade de inquérito consiste em incluir, além da entrevista, a avaliação clínica, a partir da qual averiguam-se, detidamente, os sintomas e procuram-se os sinais específicos da afecção, as cicatrizes (seja da vacina ou da doença), as seqüelas (pólio) ou alguma alteração característica, como o aumento do tamanho de órgãos — casos da malária, esquistossomose e leishmaniose.

• **Inquérito por exames complementares de diagnóstico**

Uma terceira alternativa de inquérito, além da entrevista e do exame físico, é a de incluir exames complementares de diagnóstico. Embora não haja critérios infalíveis de detecção de infecções, a experiência clínica tem mostrado que é possível reconhecer, com relativamente alta precisão, numerosas doenças infecciosas, por informações obtidas simplesmente através de interrogatório, exame físico, exame de urina — elementos anormais e sedimento — e contagem de glóbulos sangüíneos. A precisão pode ser aumentada pelo uso de técnicas adicionais, como os testes para detectar a eventual presença, no organismo, de marcas de contacto prévio com um agente, denunciando doença atual ou anterior, típica ou atípica, aparente ou inaparente. Além dos exames sorológicos — os inquéritos sorológicos são descritos na próxima seção —, há uma ampla gama de testes diagnósticos que pode ser usada, em função da doença em foco e de suas manifestações clínicas. Em tese, todos os exames complementares aplicáveis ao estudo clínico-laboratorial de uma infecção podem ser utilizados em inquéritos epidemiológicos: a microscopia direta, a detecção de antígenos microbianos, a cultura de material e os testes cutâneos são exemplos. No entanto, questões de praticidade, ao lado da validade e da confiabilidade destas informações, têm de ser levadas em conta.

As técnicas mencionadas para o reconhecimento da infecção/doença constituem métodos indiretos de avaliação, de validade e confiabilidade variáveis. Assim, uma das limitações dos inquéritos consiste na própria dificuldade de medir, diretamente, a morbidade. Esta dificuldade é apontada como um dos principais fatores que retardam o reconhecimento das doenças infecciosas como problemas ainda mais importantes de saúde pública, em nosso meio, para os quais as cifras disponíveis representam consideráveis subestimativas.[27] Daí, a importância de sempre estar alerta a problemas de diagnóstico e monitorizar a qualidade da coleta de dados, sejam clínicos ou laboratoriais, com o intuito de mantê-los no mais alto grau de precisão possível.

O advento explosivo de técnicas laboratoriais modernas, de maior precisão, algumas inclusive de custo comparativamente menor, que estão sendo progressivamente utilizadas em investigações populacionais, vem influenciando positivamente o nosso conhecimento sobre as doenças infecciosas. Neste particular, salienta-se a substituição de técnicas tradicionais por métodos mais rápidos e sensíveis, como o ensaio imunoenzimático (ELISA), a imunofluorescência e o radioimunoensaio, e o desenvolvimento recente da área de biologia molecular, através das técnicas de anticorpos monoclonais.

3. EPIDEMIOLOGIA SOROLÓGICA

O termo "inquérito sorológico" é aplicado aos inquéritos em que é feito o teste sistemático da presença de antígenos, anticorpos ou outros componentes do sangue de indivíduos provenientes de uma população aparentemente sadia. Em geral, são os anticorpos o foco da pesquisa. Esta forma de inquérito tem ocupado posição de destaque, nas últimas décadas, no avanço do conhecimento sobre a ocorrência e a distribuição das doenças infecciosas.[28-32]

O diagnóstico sorológico indica a presença de infecção, no passado ou no presente. Dois ou mais exames sorológicos seriados, de um mesmo indivíduo, podem revelar se uma infecção é recente ou não, em vista de mudanças no teor de anticorpos. O tipo de gamaglobulina também permite apontar se a infecção é recente — a IgM tem curta duração no organismo e funciona como marcador de infecção recente, ao contrário da IgG específica, que permanece por longo tempo.

Medindo prevalência ou incidência, o inquérito sorológico informa sobre a situação da afecção, na coletividade, o que pode ser utilizado para orientar programas — por exemplo, dirigir a imunização para a proteção de certos grupos prioritários — ou para avaliar os seus resultados.

• **Representatividade populacional nos inquéritos sorológicos**

Semelhantemente a outras formas de inquérito, é conveniente que os diagnósticos sorológicos sejam realizados em indivíduos que componham um grupo representativo da população.

• **Exemplo:** inquérito sorológico nacional sobre infecção chagásica

No período 1975-1980, foi feito um inquérito nacional sobre infecção chagásica, em amostra aleatória, cobrindo as áreas rurais do território nacional, com exceção do Estado de São Paulo e Distrito Federal, que já dispunham deste tipo de informação.[33] A prevalência de reações sorológicas positivas foi de 4,2%, com amplas variações regionais. As mais altas prevalências foram registradas nos seguintes estados: Rio Grande do Sul e Minas Gerais (8,8%), Goiás (7,4%), Sergipe (6%), Bahia (5,4%), Piauí e Paraná (4%), e Paraíba (3,5%). Tais resultados permitiram definir as áreas endêmicas da doença de Chagas no País e serviram como subsídios para avaliar os programas de controle de doença.

A meta de alcançar toda a população, mesmo sob a forma de amostragem, envolve problemas operacionais de certa monta e custos também elevados, em especial quando é necessário cobrir grandes extensões territoriais. Os próprios autores do mencionado inquérito sorológico nacional sobre doença de Chagas alertaram que os seus resultados deveriam ser confrontados com outros, sobre a doença, em cada localidade, pois foram encontrados dados discrepantes, em face do que se sabia, na ocasião, sobre a epidemiologia da doença. Assim, em vista de problemas operacionais e custos, uma alternativa mais prática é a pesquisa em grupos especiais, como os escolares e soldados. Nesses casos, de inquéritos em grupos específicos da população, os problemas de generalização de resultados aparecem pois nem sempre é possível estender à toda população os resultados referentes a um particular segmento dela. Ademais, alguns desses estudos são feitos em amostras de conveniência, não-representativas dos seus respectivos grupos: por exemplo, com a colaboração dos soldados mais acessíveis e não de uma amostra aleatória de soldados. O Cap. 16 abordou o problema da generalização de resultados, cujos ensinamentos devem ser tidos em conta no uso dos resultados destes inquéritos.

• Exemplo: inquéritos sorológicos em grupos específicos

Inquéritos sorológicos para o conhecimento da situação epidemiológica têm sido realizados em, praticamente, todo o País. Na metade da década de 1960, por exemplo, foi feito um extenso inquérito entre soldados, para o diagnóstico da presença de arboviroses, poliomielite, sarampo e caxumba.[34,35] Os resultados apontaram alta prevalência de anticorpos, para todas estas entidades, quando comparações foram feitas com recrutas de países do Primeiro Mundo.

Uma outra ilustração, de inquérito em grupos específicos, é o de estudos sorológicos periódicos de prevalência, em escolares, para verificar o sucesso ou o fracasso do programa de controle da doença de Chagas. No Estado de São Paulo, no período 1975 a 1983, a prevalência da infecção chagásica em inquéritos sorológicos, em alunos da primeira série do curso primário, por meio da imunofluorescência indireta, decresceu de 0,75%, em 1976, para 0,07%, em 1992, e zero, em 1983.[36]

Também em escolares foram feitos inquéritos sorológicos sobre o dengue, em cinco escolas públicas do Rio de Janeiro.[37] A porcentagem de crianças com anticorpos contra o vírus do dengue 1 foi de 25%, em 1986, e 45%, em 1987. A prevalência mais alta de alunos com anticorpos contra o citado vírus ocorreu no bairro da Penha (75,7%) e a menor, no de Copacabana (19,4%). De posse dos dados recolhidos, os autores constataram a enorme extensão da epidemia de dengue que assolou o município do Rio de Janeiro, em 1986-1987, e estimaram o número de infectados em mais de um milhão de pessoas.

Os inquéritos sorológicos constituem uma alternativa particularmente útil para o exame de populações isoladas ou para as quais não se disponha de informações adequadas de morbidade e mortalidade.[38] Nesses casos, substituem, ou servem para validar, as estimativas, as informações esparsas ou as vagas suspeitas sobre a existência de uma doença infecciosa, na localidade. Tais investigações informam se um determinado agente circula ou circulou na região. Os pesquisadores e técnicos do Instituto Evandro Chagas, de Belém do Pará, por exemplo, têm grande experiência com esse tipo de abordagem, visto estarem permanentemente preocupados em detectar e monitorizar a presença de agentes biológicos de doenças, na Floresta Amazônica.[39-41]

• **Limitações dos inquéritos sorológicos**

Três limitações são mais evidentes nos inquéritos sorológicos, embora possam estar também presentes em outros tipos de investigação:

• a própria questão da retirada do material para exame (o sangue), em trabalhos comunitários, pois o procedimento tende a diminuir a colaboração das pessoas;
• o transporte e a conservação do material a ser enviado ao laboratório, para análise;
• os resultados falso-positivos e falso-negativos e, daí, a preocupação com o uso de testes simples, práticos e de comprovada validade e reprodutibilidade.

Uma alternativa que contorna as duas primeiras limitações, apontadas acima, é a de testar as amostras de material biológico que chegam ao laboratório, para exame, por motivos clínicos diversos. Embora tenha o inconveniente de referir-se à amostra viciada, ou seja, não-representativa da população, os resultados podem fornecer informações sobre a presença e a distribuição de anticorpos na população. Uma ilustração desse enfoque é a revisão de artigos sobre sorologia, realizada em trabalhos comunitários e nos bancos de sangue, que foram utilizados para compor a epidemiologia da doença de Chagas no País, inclusive sua tendência temporal, na qual foi postulado que, no ano de 1991, a incidência de sorologia positiva estaria próxima de zero.[42]

4. INDICADORES EPIDEMIOLÓGICOS

As estatísticas sobre a freqüência e a distribuição das doenças infecciosas, na população, devem preencher alguns requisitos, sem os quais os resultados têm utilidade limitada. Entre os requisitos, convém mencionar:

• a definição de "caso", através da especificação dos critérios de inclusão e dos de exclusão de pacientes na casuística; isto porque o diagnóstico correto de infecção ou doença é fundamental para a realização dos estudos epidemiológicos;
• a delimitação do tamanho e das características da população de onde os casos são provenientes, ou melhor, das pessoas suscetíveis expostas ao risco.

De posse do número de casos que ocorrem na população e do número de pessoas que a compõem, calculam-se as respectivas taxas de morbidade (incidência e prevalência) e de mortalidade.

Desde meados do século XIX, muito foi pesquisado e revelado sobre a epidemiologia das doenças infecciosas, tanto por observação da sua ocorrência, em populações, como por investigações laboratoriais — de microbiologia (incluindo aqui parasitologia, micologia e disciplinas afins), de imunologia e de "epidemiologia experimental". Deteremos a atenção sobre esta última, já mencionada em capítulo sobre métodos.

A epidemiologia experimental — segundo a concepção vigente há décadas — tem por objetivo "estudar as doenças tais como ocorrem entre animais de laboratório, fazendo-as variar experimentalmente, em extensão e intensidade, procurando determinar e medir os fatores que influem nestas variações".[43] À época em que a epidemiologia experimental, com semelhante abordagem, esteve muito em evidência, no período 1920-1950, ela permitiu confirmar muitos dos achados epidemiológicos produzidos ou suspeitados no estudo de coletividades humanas, apontando também para outros, passíveis de fornecer ilações significativas para estudos epidemiológicos. Neste particular, estão as noções de infectividade, patogenicidade e virulência. Em termos gerais, esses três indicadores podem ser definidos em relação às características do agente ou, mais precisamente, da relação agente-hospedeiro-meio ambiente.

• **Infectividade**

A infectividade é a capacidade de produzir infecção. Em laboratório, nas investigações realizadas em animais, é possível estabelecer correspondência entre o número mínimo de agentes e a probabilidade de infecção.

Em coletividades humanas, ou no seio de famílias, a infectividade é estimada através da taxa de infecção, ou seja, a freqüência com que a infecção incide, seja de maneira aparente ou inaparente, entre os indivíduos suscetíveis. Por métodos apropriados, entre os quais os inquéritos sorológicos, baseados na propriedade de antigenicidade dos agentes, é possível detectar a proporção de indivíduos com anticorpos, entre os expostos à infecção.

O grau de infectividade é também estimado através do cálculo do "coeficiente de incidência de casos secundários" — ou "taxa de ataque secundário" — que é um indicador apropriado para uso em epidemias em recintos fechados, como domicílios e creches. O próximo capítulo, na seção sobre "investigação através da série de casos", tratará do assunto com maior detalhe.

Note-se que, se um agente tem alta infectividade, como os vírus do sarampo e da gripe, pode-se prever que haja rápida difusão da infecção entre os suscetíveis, ao contrário do que ocorre na hanseníase e nas doenças produzidas por fungos, em que a infectividade dos agentes é relativamente reduzida.

• **Patogenicidade**

A patogenicidade é a capacidade de produzir doença. É medida pela relação entre o número de indivíduos que apresentam manifestações clínicas e o de infectados.

Quando se acompanha a transmissão de uma doença infecciosa, nos diversos membros de uma comunidade, nota-se que a proporção de infecções inaparentes, em relação aos casos clínicos, varia de uma doença para outra. Na raiva, no sarampo e na gripe, quase todos os casos são clinicamente evidentes, ao contrário da toxoplasmose e da tuberculose, que têm patogenicidade mais baixa. A poliomielite possui ainda menor proporção de casos aparentes — inferior a 1%. As demais infecções tendem a situar-se em posição intermediária entre a raiva e a poliomielite (Fig. 20.4).

A patogenicidade pode estar relacionada ao tipo de cepa: por exemplo, a variedade "El Tor" tem menor patogenicidade do que o vibrião colérico clássico. Em determinadas afecções, como na esquistossomose, é possível correlacionar o nível de patogenicidade à intensidade da infecção, estimada através da contagem de ovos do parasita nas fezes.

• **Virulência**

A virulência é a capacidade de produzir casos graves ou letais. Tem relação estreita com a patogenicidade e, por vezes, os dois termos são usados como equivalentes, visto ser difícil diferenciá-los. A proporção de casos graves varia conforme a doença: é mais elevada no tétano, em relação à tuberculose, e maior nesta, comparada à rubéola.

A relação entre o número de casos de evolução grave e o de casos existentes é a forma pela qual a virulência é expressa quantitativamente. Se todos os pacientes com evolução grave fossem internados, as hospitalizações seriam um indicador válido de virulência. No entanto, há outros fatores, além da severidade do processo, que influenciam as internações, o que diminui a validade deste indicador para refletir a virulência. Para muitas doenças infecciosas, a virulência é expressa pela taxa de letalidade, que habitualmente é dada pela relação entre os casos fatais e os casos detectados.

Os três indicadores apontados — infectividade, patogenicidade e virulência — se expressos sob a forma de coeficientes, como no Quadro 20.6, fornecem estimativas dos seguintes riscos: de um indivíduo suscetível e exposto, de infectar-se (infectividade); uma vez infectado, de adoecer (patogenicidade) ou de apresentar manifestações severas da doença (virulência).

Tais indicadores são úteis para auxiliar o processo de determinação de prioridades e a tomada de decisões. Por exemplo, as doenças de maior infectividade, patogenicidade e virulência são, naturalmente, as candidatas à maior preocupação por parte das autoridades sanitárias, desde que haja número considerável de pessoas afetadas, aferido este número pelas taxas de incidência ou prevalência.

5. INCIDÊNCIA × PREVALÊNCIA

Os inquéritos sobre doenças infecciosas podem ser longitudinais, para determinar a incidência, ou transversais, para quantificar a prevalência. A taxa de incidência de esquistossomose, por exemplo, diz respeito ao número de negativos — ou seja, sem infecção — que se tornam positivos (infectados) decorrido um certo tempo, em relação ao total de negativos, no início do período: ela indica a porcentagem dos casos "novos" de infecção durante esse tempo de observação. A taxa de prevalência informa a porcentagem de infectados, entre o total de examinados, quando se faz um estudo transversal; inclui casos "novos" e "antigos".

A decisão de realizar uma ou outra modalidade de investigação depende de fatores diversos, entre os quais, o tipo de doença em questão e a praticidade na obtenção dos dados.

A incidência é a medida mais importante da epidemiologia — mas pode ser difícil consegui-la, de modo que, em muitas ocasiões, a prevalência é a única informação disponível ou a mais rapidamente obtida.

No caso de afecções de evolução aguda ou de nítido caráter sazonal — sarampo e meningite, por exemplo —, o conhecimento da incidência é a informação básica de interesse. Os in-

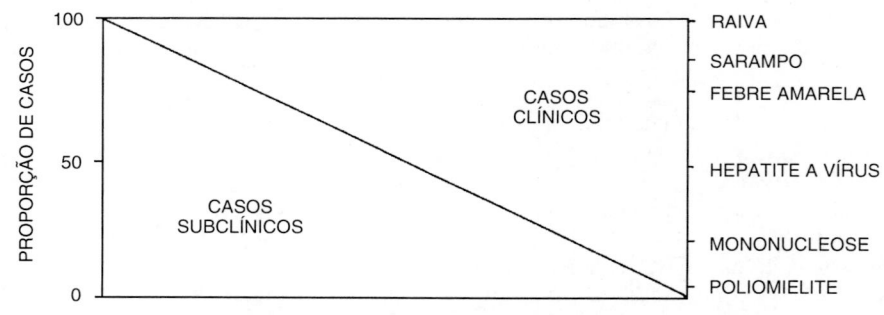

Fig. 20.4 Distribuição de casos clínicos e subclínicos de algumas doenças infecciosas.

Quadro 20.6 Infectividade, patogenicidade e virulência

INFECTIVIDADE: capacidade de produzir infecção, (medida pela proporção de infectados entre os expostos).

$$= \frac{\text{Número de infectados}}{\text{Total de expostos (ou suscetíveis)}} \times 100$$

PATOGENICIDADE: capacidade de produzir doença, (medida pela proporção de doentes entre os infectados).

$$= \frac{\text{Número de casos clínicos da doença}}{\text{Total de infectados}} \times 100$$

VIRULÊNCIA: capacidade de produzir manifestações graves de doença, (medida pela proporção de casos graves entre os doentes; habitualmente, utiliza-se a taxa de letalidade para expressar virulência).

$$\text{Taxa de letalidade} = \frac{\text{Número de óbitos pela doença}}{\text{Número de casos da doença}} \times 100$$

---

quéritos de prevalência, nesses casos, têm utilidade limitada, pois fornecem informações que podem induzir interpretações errôneas, visto que as freqüências variam em função da época do ano em que são realizados.

Em afecções de natureza crônica, são feitos, habitualmente, estudos de prevalência — ou seja, investigações transversais, em razão de facilidades operacionais. Na mesma situação, estão as afecções agudas, que deixam evidência sorológica ou de outra natureza (seqüela, cicatriz etc.).

Os inquéritos de prevalência são de mais fácil realização, comparados aos de incidência, e, por isto, encontram-se publicados muitos estudos de prevalência e, relativamente, poucos de incidência. São exemplos os inquéritos para determinar a prevalência da doença de Chagas,[33] da esquistossomose[44] e do tracoma.[45] Em alguns dias, semanas ou meses — o tempo suficiente para coletar os dados e o material para exame, assim como para proceder as análises — os respectivos resultados podem ser conhecidos, o que permite ao pessoal dos serviços adotar medidas imediatas, baseadas no conhecimento bastante exato da situação. Como as variações de freqüência da maioria das doenças infecciosas crônicas são de amplitude reduzida, durante o ano, os resultados permanecem válidos por muito tempo.

Os objetivos de um estudo transversal, sobre uma dada doença infecciosa, podem ser simplesmente os de determinar a prevalência e a distribuição do problema, na coletividade, mas também ir além, de modo a identificar fatores de risco associados com a presença da doença.

• Exemplo: prevalência e fatores de risco para o tracoma em Bebedouro, São Paulo

O tracoma é uma ceratoconjuntivite contagiosa, de início insidioso e longa evolução que, quando não tratada, pode levar à cegueira. Acredita-se que a doença tenha sido introduzida, no País, no século XIX, a partir de imigrantes europeus. A afecção está associada a más condições de higiene e foi erradicada da Europa, da América do Norte e do Japão. Em 1960, foi também considerada erradicada do Estado de São Paulo. No início dos anos 80, porém, vários casos de tracoma foram diagnosticados na cidade de Bebedouro, daquele estado, e, no período de apenas um ano, cerca de 700 casos foram notificados, motivando a realização de investigações adicionais sobre o tema. Em 1985, uma pesquisa transversal, utilizando amostragem por conglomerados em dois estágios e envolvendo 2.939 pessoas, de todas as idades, detectou a prevalência de 7,2% de tracoma, mas nenhum caso de cegueira imputado à doença.[45] Os fatores de risco associados à presença do tracoma, identificados no decorrer do inquérito, confirmaram o baixo nível socioeconômico e de higiene das pessoas afetadas.

IV. ESTUDOS ANALÍTICOS DE OBSERVAÇÃO

Historicamente, os métodos de que hoje dispomos para proceder a investigações epidemiológicas foram primeiramente aplicados ao estudo de doenças de cunho infeccioso. Tais investigações eram conduzidas, habitualmente, por clínicos e por pesquisadores de laboratório com formação em microbiologia e imunologia. Muito foi feito, e continua a ser feito, por cientistas com as características mencionadas, na identificação de agentes etiológicos, no esclarecimento dos mecanismos de transmissão e na descrição das reações do organismo frente às infecções, assim como em questões sobre diagnóstico, prognóstico e numerosos outros aspectos da história natural das doenças, inclusive as maneiras de controlá-las.

A transição epidemiológica fez com que o extenso conhecimento metodológico, adquirido e testado em investigações sobre doenças infecciosas, fosse pouco a pouco aplicado às afecções crônico-degenerativas não-transmissíveis. As doenças infecciosas crônicas, em especial a tuberculose, são apontadas como o modelo que facilitou o estudo do comportamento epidemiológico das doenças crônico-degenerativas.[46]

A ênfase das pesquisas sobre a história natural da doença infecciosa caracterizou-se pelo estudo intensivo de pacientes, de maneira prospectiva, e na determinação de taxas de incidência, em investigações populacionais. Isto fez com que fossem comparadas as taxas, em diferentes segmentos da população, no intuito de permitir inferências causais. Daí, a eleição dos estudos de coorte, como modalidade de pesquisa preferida pelos pesquisadores de doenças infecciosas. Comparativamente, as investigações retrospectivas, em especial do tipo caso-controle, foram empregadas em menor escala e só mais recentemente. Nas próximas páginas, veremos algumas particularidades e ilustrações de pesquisas sobre doenças infecciosas, utilizando estas duas metodologias — dos estudos de coorte e de caso-controle — pela importância que elas ocupam em investigações etiológicas.

A. ESTUDOS DE COORTE

Em síntese, a realização de investigações de cunho longitudinal, em locais onde as doenças infecciosas ocorrem com grande freqüência e os temas possam ser investigados em maior profundidade, tem sido uma estratégia, de muito sucesso, adotada pelos pesquisadores para promover estudos descritivos e analíticos, com o objetivo de pesquisar a dinâmica das doenças infecciosas.

- **Investigações sobre doenças endêmicas no Brasil**

A sistemática de estudos comunitários longitudinais tem sido adotada, no Brasil, principalmente, em investigações de doenças infecciosas endêmicas crônicas, como a doença de Chagas, a esquistossomose e a leishmaniose. Como tais condições são de transmissão preponderantemente rural, comunidades isoladas ou pequenas cidades são escolhidas para sediar um projeto, no qual o acompanhamento das pessoas revele-se mais fácil e prático, de modo a pesquisar a afecção no seu ambiente natural e desvendar as suas características principais. Nesses locais, a assistência médica é, em geral, precária ou inexistente, de modo que são instalados postos para diagnóstico e tratamento, o que facilita alcançar os objetivos de investigação. Parte considerável dos esforços, nessas pesquisas, tem sido dirigida para determinar as formas de expressão da doença, clínica e subclínica, e o valor e a tolerabilidade de terapêuticas propostas para influenciar a evolução da enfermidade.

Numerosos exemplos podem ser encontrados, no País, de estudos prospectivos, com muitos anos de duração, cujas referências, em detalhe, são encontradas nos livros-textos sobre doenças infecciosas, de autores nacionais, citados neste capítulo. Apenas para ilustrar, serão mencionadas pesquisas pioneiras em doença de Chagas e esquistossomose.

- **Exemplo 1:** pesquisas sobre a doença de Chagas

Em Bambuí, município do estado de Minas Gerais, investiga-se a história natural da doença de Chagas, desde a década de 1940 — quando existia intensa transmissão vetorial, e a afecção ocorria em elevada prevalência — até a época atual, na qual a transmissão já foi interrompida.[47] Em numerosas outras localidades, no País,[48-52] estudos longitudinais de morbidade e controle da doença de Chagas também têm sido realizados, igualmente iniciados em épocas em que a enfermidade apresentava alta prevalência e onde era grande a infestação das habitações pelo inseto vetor — o barbeiro — continuando depois da adoção de medidas efetivas de controle, em que foram grandemente reduzidas a população de vetores, nas residências, e a prevalência de infecção nas crianças nascidas após a aplicação das medidas de controle.

- **Exemplo 2:** pesquisas sobre a esquistossomose

Semelhantemente à doença de Chagas, grupos de pesquisadores escolheram, para investigar a esquistossomose em seu ambiente natural de transmissão, áreas de regiões hiperendêmicas, especialmente do Nordeste do país.[53-55] Trabalho de campo pioneiro, na matéria, foi realizado na Paraíba, por Samuel Pessoa. Posteriormente, outros locais sediaram projetos, muitos dos quais permanecem ativos até hoje, mesmo em áreas onde a doença sofreu notável redução.

- **Comentários**

As unidades de campo, para pesquisar a doença infecciosa no próprio local onde ocorre a transmissão vetorial, exigem complexa infra-estrutura de apoio, continuidade de objetivos e pessoal qualificado e motivado. Registre-se que, em praticamente todas as investigações de doenças infecciosas crônicas, no Brasil, o Ministério da Saúde oferece apoio logístico, material e recursos humanos. Auxílio financeiro também tem sido dado pelo Ministério da Saúde, além de instituições nacionais de ciência e tecnologia — como o Conselho Nacional de Desenvolvimento Científico e Tecnológico (CNPq) e a Financiadora de Estudos e Projetos (FINEP) — e organismos internacionais.[56]

Em geral, tais investigações são iniciadas por estudo transversal, de avaliação das condições ecológicas, sociodemográficas e clínicas de residentes na localidade, a que se seguem exames posteriores, seriados, nos quais numerosos aspectos da história natural da doença podem ser esclarecidos. É possível, em condições adequadas de trabalho de campo, determinar a prevalência, a incidência e ir mais além, para investigar com mais propriedade o complexo etiológico (agentes, vetores e fatores diversos associados ao aparecimento da infecção e da doença). Outros temas de pesquisa são a suscetibilidade individual, a precisão do diagnóstico, as formas clínicas e o seu curso, a repercussão da doença no indivíduo e na coletividade, assim como o impacto de medidas preventivas e curativas. Pode-se manter um registro atualizado, periódica ou continuamente, de cada indivíduo da localidade ou daqueles que constituam a amostra selecionada para investigação. Pode-se, também, promover repetidos estudos de prevalência, com as mesmas pessoas — para avaliar o quadro evolutivo individual —, ou em pessoas diferentes, escolhidas aleatoriamente, para verificar, por exemplo, a mudança do nível de infecção, na população. Em locais onde a transmissão vetorial foi controlada, a vigilância de vetores ou de subgrupos mais expostos, na população, ou mais fáceis de contactar, como os escolares, costuma ser feita para subsidiar os programas de controle: por exemplo, para a identificação de casos autóctones e para levantamentos malacológicos.

As pesquisas longitudinais, nas quais os indivíduos são acompanhados em seus locais de residência, nas próprias áreas endêmicas, têm o objetivo de evitar que os resultados sejam apurados em amostras viciadas, o que pode ocorrer em investigações baseadas em hospitais, com populações que representem a demanda espontânea por cuidados médicos. Em pacientes hospitalizados ou nos que simplesmente encontrem-se em atendimento ambulatorial, a doença, em geral, está em fase mais avançada, e as lesões são mais graves. No entanto, muitos aspectos clínicos e terapêuticos podem também ser convenientemente investigados nos pacientes que procuram cuidados especializados.

Um dos principais problemas, no Brasil atual, das investigações aqui ilustradas, onde há o acompanhamento de residentes em comunidades rurais de áreas endêmicas, é a grande magnitude da migração campo-cidade, o que pode descaracterizar a população inicial e introduzir tendenciosidades de seleção na amostra de pessoas que são efetivamente observadas.

B. ESTUDOS DE CASO-CONTROLE

Esta modalidade de investigação retrospectiva, como mostrado em outras partes deste livro, é usada cada vez mais, como método de pesquisa etiológica em doenças crônico-degenerativas de cunho não-infeccioso. No cap.22, o assunto será tratado com maior extensão. Na elucidação de epidemias, o método também é muito empregado. No próximo capítulo (p. 460), há exemplos que ilustram esta abordagem. Contudo, o uso deste tipo de delineamento, na elucidação de fatores de risco das doenças infecciosas de caráter endêmico, em países do Terceiro Mundo, é relativamente limitado, se comparado a outras formas de investigação.

Uma vantagem do estudo de caso-controle, sobre as investigações do tipo coorte, reside na maior rapidez de execução e no custo reduzido. No entanto, a necessidade de utilizar dados retrospectivos, para caracterizar a exposição, que é uma desvantagem inerente ao método, constitui uma das principais razões para o seu pouco uso no campo das doenças infecciosas. Mesmo sendo relativamente pouco empregado, muitas ilustrações de pesquisas do tipo caso-controle, sobre doenças infecciosas, podem ser encontradas na literatura especializada, como na seguinte amostra de referências: SIDA (AIDS),[57] coqueluche,[58] diarréia,[59-61] doença de Chagas,[62,63] esquistossomose,[64] febre purpúrica brasileira,[65] febre tifóide,[66] infecção respiratória,[67] meningite[68,69] e tuberculose.[70] Eis um resumo de uma das pesquisas mencionadas.

• Exemplo: fatores de risco para a SIDA (AIDS)

Uma investigação com o objetivo de identificar fatores de risco para a SIDA (AIDS), em homossexuais e bissexuais do sexo masculino, realizada em Minas Gerais, utilizou 45 casos, diagnosticados em 1986-1987, e 133 controles sero-negativos, atendidos na mesma clínica, no mesmo período.[57] Os seguintes fatores de risco foram encontrados independentemente associados com a doença (entre parênteses, é fornecido o *odds ratio*): práticas sexuais com homens norte-americanos ($OR = 5,5$) ou com alguém que mais tarde desenvolveu a enfermidade ($OR = 4,3$), 100 parceiros ou mais do mesmo sexo durante a vida sexual ($OR = 3,9$), idade superior a 30 anos ($OR = 3,5$) e raça branca ($OR = 2,7$).

V. ESTUDOS DE INTERVENÇÃO

Um importante campo de aplicação da epidemiologia, na área das doenças infecciosas, consiste na avaliação do impacto das intervenções propostas para alterar o seu curso, sejam elas medidas de prevenção primária (vacinas, por exemplo), secundária (tratamento médico ou cirúrgico) ou terciária (uma técnica de reabilitação motora). Apresentaremos, sucessivamente, os ensaios randomizados e os não-randomizados, para depois discorrer sobre a verificação do impacto de programas de controle.

A. ESTUDOS RANDOMIZADOS

Uma das primeiras experiências modernas de avaliação na área de saúde, com a metodologia de alocação aleatória de pacientes para formar grupos, foi no tratamento da tuberculose com a estreptomicina, publicado em 1948.[71] Contudo, as principais ilustrações do uso de ensaios deste tipo, no campo das doenças infecciosas, são dos testes profiláticos, em especial, das vacinas,[72] a ênfase das próximas seções.

Os estudos de intervenção são feitos tendo como unidade de observação, sejam os indivíduos, sejam as comunidades, como detalhado a seguir.

1. ENSAIO CLÍNICO RANDOMIZADO

Quando se trata de avaliar uma medida de prevenção primária, somente indivíduos sadios são selecionados para compor a amostra a ser estudada. A sistemática pode ser resumida da seguinte maneira.

• **Delineamento de investigação randomizada para testar vacinas**

Os indivíduos são escolhidos por terem certas características definidas previamente — no caso das vacinas, os sadios que sejam suscetíveis à doença que a vacina pretende evitar. Um requisito adicional a ser considerado é o risco de adquirir a doença, no período do ensaio. Por vezes, é conveniente selecionar indivíduos em alto risco, de modo a diminuir o tamanho da amostra e o tempo de duração da avaliação. Outras vezes, prefere-se os de baixo risco, ou mesmo os que não correm risco algum de serem infectados — por exemplo, pelo HIV (vírus da imunodeficiência adquirida), quando os resultados são aferidos pela taxa de anticorpos depois de aplicada a vacina.

Definidos e aplicados os critérios de inclusão e exclusão das pessoas, na amostra de estudo, aquelas selecionadas que concordam em participar da investigação são alocadas, aleatoriamente, ao grupo experimental e ao grupo-controle. Os componentes do primeiro recebem a vacina em avaliação, e os do segundo, um placebo ou uma outra vacina supostamente menos eficaz, de modo que sirva de termo de comparação — por exemplo, uma vacina já existente no mercado. As duas coortes de pessoas são então acompanhadas, de maneira idêntica, em condições que permitam garantir comparabilidade de exposição à infecção, para os vacinados e para os não-vacinados. Como é habitual nos ensaios clínicos, adotam-se técnicas que evitem distorções no processo de aferição das informações, de modo a não introduzir diferenças artificiais entre os grupos — o método duplo-cego é recomendado, com esse propósito. Os efeitos, tais como incidência de doenças, óbitos, reações colaterais ou conversão sorológica, são anotados, para cálculo das respectivas taxas de incidência. Compara-se, por exemplo, a incidência de casos nos que receberam e nos que não receberam a vacina. O grupo que recebeu a vacina, se ela é de fato eficaz, apresentará menor número de casos da doença, evolução clínica menos severa ou conversão sorológica em níveis significadamente mais elevados, em comparação aos resultados do grupo-controle.

• Exemplo 1: avaliação da vacina Salk

Em 1954, aconteceu o que foi considerado "o maior experimento da saúde pública", em que cerca de um milhão de crianças participaram.[73] O objetivo foi avaliar a proteção conferida pela vacina Salk, contra a poliomielite. Na parte do estudo referente à alocação aleatória para formar os dois grupos, o experimental e o controle, em um total de 400 mil crianças, obteve-se o resultado sintetizado no Quadro 20.7. A vacina foi capaz de prevenir 70% dos casos de poliomielite; os cálculos da eficácia da vacina aparecem no rodapé do quadro. Embora o efeito protetor da vacina fosse limitado, na ocasião, representou um notável avanço para a época. O progresso tecnológico, desde então, aumentou consideravelmente o poder imunogênico conferido pelas vacinas contra a poliomielite, o que motivou a instituição de programas para a erradicação da doença em futuro próximo.

• Exemplo 2: avaliação de vacina contra a leishmaniose cutânea

Uma vacina para proteger contra a leishmaniose cutânea foi testada, no Brasil, entre soldados expostos ao risco de con-

Quadro 20.7 Resultados da avaliação da vacina Salk em investigação randomizada pioneira sobre a prevenção da poliomielite

Grupos	Números de pessoas	Números de casos	Incidência por 100 mil
Vacinados	200.000	33	16,5
Não-vacinados	200.000	110	55,0

Fonte: T Francis et al., American Journal of Public Health 1955; 45(5):1-62.[73]

$$\text{Risco relativo} = \frac{\text{Incidência em vacinados}}{\text{Incidência em não-vacinados}} = \frac{16,5}{55,0} = 0,4$$

$$\text{Eficácia da vacina} = \frac{\text{Incidência em não-vacinados} - \text{Incidência em vacinados}}{\text{Incidência em não-vacinados}} = \frac{55,0 - 16,5}{55,0} = 70\%$$

Proteção conferida pela vacina = 55 - 16,5 = 38,5 casos por 100 mil

traírem a doença por estarem em treinamento na Floresta Amazônica.[74] Dois ensaios foram conduzidos, em 1981 e 1983, envolvendo aproximadamente 1.300 indivíduos, que foram alocados aleatoriamente ao grupo vacinado e placebo. Não foram encontradas diferenças estatisticamente significativas na incidência da doença, no período de um ano após a aplicação do produto, entre os que receberam o produto e os que não o receberam. No teste realizado em 1981, por exemplo, a incidência de casos de leishmaniose foi de 8,7% no grupo vacinado (25 casos de leishmaniose em 311 vacinados) e 11,1% no grupo-controle (X^2 = 0,97; $P > 0,05$; diferença não significativa). Análises complementares mostraram resultados estatisticamente significativos para um dos subgrupos testados: os vacinados com teste positivo à Reação de Montenegro apresentaram menor incidência de casos da doença — 2,9%, ou seja, três casos em 104 selecionados (Quadro 20.8).

Muitas outras vacinas foram também avaliadas através de ensaios preventivos randomizados, sendo exemplos as usadas contra a coqueluche,[58] o sarampo,[75-77] a hepatite B,[78] a varicela[79] e a malária.[80]

2. ENSAIO COMUNITÁRIO RANDOMIZADO

Por vezes, é mais econômico, em vez de indivíduos — como nos exemplos mostrados —, alocar grupos de pessoas ou áreas para avaliar intervenções preventivas, como na SIDA (AIDS)[81] e na hepatite infecciosa do tipo B.[82,83]

• Exemplo: avaliação de vacina contra a hepatite B

A vacina atualmente disponível, para proteger contra esta doença, tem efeitos comprovadamente benéficos e, por isto, a política recomendada é a vacinação em grupos de alto risco, ou mesmo sua aplicação em massa, em regiões onde a doença tenha alta prevalência.[84]

Uma forma de avaliação do impacto da vacinação contra a hepatite B foi proposta em Gâmbia, na África, consistindo na formação de diversas coortes, escolhidas aleatoriamente. Naquele país africano, mais de 90% da população se acham infectados pelo vírus da hepatite B na idade de 15 anos. Porém, a vacina disponível no mercado internacional é de alto custo de fabricação, o que impede o seu uso mais generalizado. Diante desta situação, a estratégia, em Gâmbia, consistiu na vacinação regular dos recém-nascidos, antes que eles tivessem a oportunidade de se exporem ao vírus selvagem, mas de uma maneira que levasse em conta os parcos recursos locais. Aleatoriamente, selecionou-se uma área do país, onde o esquema de imunização de rotina passou a incluir também a vacina contra a hepatite B. Alguns meses depois, na dependência da disponibilidade de recursos e do produto, uma segunda área foi selecionada, também ao acaso, para a aplicação da nova vacina. E, assim, sucessivamente, o plano objetivou estender a vacinação a todo o país. Durante o próprio desenrolar do programa, formam-se grupos de vacinados e de não-vacinados, que permitem avaliar os benefícios da vacina.

Em uma amostra de crianças de um ano de idade, um inquérito sorológico mostrou que o grupo imunizado tinha uma proporção menor de infecção persistente. A proporção de crianças que não obtiveram resposta positiva à vacina foi inferior a

Quadro 20.8 Teste de uma vacina contra a leishmaniose cutânea em soldados servindo na Floresta Amazônica: Manaus, 1981

Grupos	Casos (N.º)	Participantes (N.º)	Incidência (%)
Vacinados "protegidos"*	3	104	2,9
Vacinados "não-protegidos"**	22	207	10,6
Placebo	32	289	11,1
Total	57	600	9,5

$x^2 = 6,43$; diferença estatisticamente significativa ($p < 0,05$).
*Teste cutâneo positivo.
**Teste cutâneo negativo.
Fonte: Carlos Maurício F Antunes, Wilson Mayrink, Paulo A Magalhães, Carlos A Costa, Maria N Melo, Magno Dias, Marilene SM Michalick, Paul Williams, Antonio O Lima, João BF Vieira & Antonio PM Schettini. International Journal of Epidemiology 1986; 15(4):572-580 (tabela adaptada).[74]

2%. Os resultados parciais atestaram, segundo seus avaliadores, o benefício conferido pela vacina e apontaram para a conveniência de incluir a vacinação contra a hepatite B nos programas de imunização de rotina nos países africanos.

A avaliação final dos efeitos a longo prazo desta vacina, no projeto descrito, ainda deve demorar: o período de latência para o aparecimento de complicações devidas à infecção é medido em anos ou décadas. Espera-se que as concentrações de anticorpos induzidos pela imunização ativa gerem proteção adequada frente aos riscos da hepatite B persistente, como a cirrose e o hepatocarcinoma. O cuidadoso recolhimento de informações sobre o estado vacinal e sobre a incidência de hepatopatias permitirá a verificação direta dos efeitos da intervenção. Note-se que se trata de um projeto de imunização cuja avaliação foi decidida ainda na fase de planejamento.

• **Limitações dos ensaios randomizados**

O uso da aleatorização, para a formação dos grupos de estudo e de controle, constitui a melhor opção de avaliação de tratamentos: ganha-se em qualidade metodológica, e a interpretação dos resultados é facilitada.

As investigações em que áreas, e não pessoas, são alocadas para receberem as vacinas oferecem uma alternativa para situações onde a aleatorização individual é considerada antiética ou pouco prática — já que a escolha aleatória de áreas é operacionalmente mais simples. A adoção de um tal desenho de investigação, no entanto, encontra oponentes, especialmente na esfera política, pois a decisão de sortear áreas pode não ser do agrado daqueles que têm o poder de decidir sobre a destinação dos recursos.

Algumas situações que contra-indicam o ensaio randomizado são as seguintes:[82,85] a privação do benefício de um tratamento eficaz para o grupo-controle; a dificuldade na observação de efeitos, particularmente quando raros, pois exige um grande número de participantes; o longo tempo de observação necessário em muitas investigações; os enormes recursos que demandam, por tratar-se de um procedimento caro.

Existem também outras limitações, que raramente são apreciadas em obras sobre o assunto, mas vale a pena ressaltar, pois são da maior importância em países subdesenvolvidos, e são aplicáveis a, praticamente, qualquer tipo de investigação:

• a descontinuidade administrativa e a instabilidade das instituições, que contra-indicam projetos de longo prazo, e

• a falta de uma infra-estrutura eficiente, óbice que resulta em uma infinidade de pequenos e grandes problemas que acabam por inviabilizar a execução de projetos de investigação, que exigem rigorosa observação de sua execução, como o ensaio randomizado.

B. ESTUDOS NÃO-RANDOMIZADOS

Existem diversas alternativas metodológicas para testar intervenções a serem utilizadas quando a aleatorização deve ser evitada, por questões éticas ou operacionais. Regra geral, nas pesquisas em que não é usada a aleatorização dos participantes para formar grupos, torna-se, comparativamente, mais difícil isolar o efeito da intervenção, de outras influências, sociais e ambientais, a que as pessoas estão igualmente expostas e que confundem a interpretação.[86,87] Três tipos de delineamentos serão ilustrados a seguir: a série de casos, o estudo de coorte e o de caso-controle.

1. SÉRIE DE CASOS

Os estudos de série de casos representam opção para testar produtos ou procedimentos. Não há grupo interno para a comparação de resultados, pois todos os indivíduos participantes da pesquisa são submetidos à mesma intervenção. Vacinas raramente são investigadas desta maneira, mas a metodologia é muito usada em avaliações terapêuticas: neste caso, todos os doentes recebem um determinado tratamento médico.

• **Exemplo:** raios *laser* no tratamento da leishmaniose

Um total de 108 pacientes, residentes na antiga União Soviética, portadores de lesões cutâneas de leishmaniose, dos quais 97 tinham recebido, sem êxito, outros tratamentos, foi selecionado para estudo.[88] Raios *laser* de CO_2 foram aplicados nas lesões. Verificou-se que a recuperação era indolor e cinco vezes mais rápida do que com o uso de outras técnicas. Após sete anos de acompanhamento, 82 pacientes não haviam tido recorrência de lesão.

• **Comentários**

Não havendo formação concomitante de grupo-controle, os resultados obtidos com a série de casos têm que ser confrontados com outros, quer obtidos na mesma população, quer provenientes de populações, às vezes, com características diferentes ou em que foram usados outros métodos de aferição. Estas desigualdades trazem consideráveis dificuldades para a interpretação dos achados.

Uma opção conveniente de comparação de resultados, obtidos na série de casos, é a de utilizar as informações disponíveis, sobre os mesmos casos, antes de ser feita a intervenção. Por exemplo, a confrontação de duas biópsias, antes e depois de um tratamento. A vantagem reside na comparabilidade das características dos grupos, nas duas etapas (pois são as mesmas pessoas), o que fortalece o delineamento da investigação.

Uma outra possibilidade de comparar os resultados da série de casos é fazê-la a partir dos dados obtidos, na mesma instituição, em período anterior, no qual outras pessoas foram observadas mas não submetidas ao tratamento em avaliação. Por exemplo, a comparação de porcentagens de curas em dois períodos, anterior e posterior ao início do novo tratamento. Esse delineamento apresenta a desvantagem das diferentes características dos grupos comparados.

Outras vezes, os resultados são confrontados com os existentes na literatura especializada — como parecem ter sido os dos raios *laser* no tratamento da leishmaniose — , com normas sobre o assunto ou com o senso comum.

É possível, em cada uma dessas comparações, ter evidências sobre a utilidade e a segurança do produto ou procedimento, em avaliação. Em praticamente todas essas eventualidades, porém, os problemas de interpretação são múltiplos, entre os quais a dificuldade de levar em conta o efeito das curas espontâneas ou devidas a outros fatores, a possibilidade de variação nas técnicas diagnósticas em que se baseia a aferição dos resultados e a falta de comparabilidade da série de casos com o padrão usado como referência.

2. ESTUDO DE COORTE

As investigações em que são formados, concomitantemente, pelo menos, dois grupos de pessoas, de maneira não-aleatória, constituem uma outra alternativa de avaliação dos efeitos de uma intervenção: por exemplo, voluntários × não-voluntários.[72,89-91] Nos estudos de coorte, ao contrário da série de casos, existe um grupo interno de comparação.

- **Exemplo: avaliação de vacinas**

A proteção conferida pela vacina contra a coqueluche pode ser verificada pela comparação do estado imunitário de crianças que completaram o esquema de imunização, recomendado rotineiramente, com as que, por qualquer motivo, não foram adequadamente vacinadas — e constituem os controles.[58] A efetividade da vacina é estimada pela diferença de resultados obtidos entre vacinados e não-vacinados, de maneira semelhante à mostrada, no presente capítulo, no Quadro 20.7, no exemplo da vacina Salk.

- **Comentários**

Nesse tipo de avaliação, em que é usada a metodologia dos estudos de coorte, os grupos, cujos resultados são comparados entre si, não são formados aleatoriamente. É possível, portanto, que não tenham características semelhantes. Assim sendo, a falta de comparabilidade entre os grupos vacinados e não-vacinados, em termos de características demográficas e do grau de exposição à infecção, confunde a interpretação dos resultados.[72] Isto porque esta falta de comparabilidade (ou seja, o viés de seleção), e não somente o efeito da vacina, pode explicar parte dos resultados encontrados, quando estes favorecem um dos grupos comparados, o que deve ser devidamente apurado, antes que qualquer conclusão seja emitida sobre a matéria.

3. ESTUDO DE CASO-CONTROLE

Uma opção de metodologia de avaliação, que também apresenta a vantagem de formação simultânea de dois grupos de participantes, é representada pelo estudo de caso-controle.[72,89,90,92,93]

A execução de um estudo desse tipo, no intuito de avaliar intervenções, segue os princípios já enunciados para o método, que foram ilustrados, em diversas passagens, neste livro, na descrição de pesquisas etiológicas. A análise de dados, em um estudo de caso-controle para verificar o efeito de uma vacina, também é idêntica à de outros tipos de estudo de caso-controle. Para que a estimativa do risco relativo seja mais realista, é necessário o controle de fatores de confusão, especialmente na fase de análise de dados, como é habitual, aliás, sempre que se usa esta metodologia. Como também foi visto anteriormente, trata-se de estratégia cujos resultados podem ser obtidos rapidamente e a custos relativamente reduzidos. Estas vantagens recomendam o emprego de estudos de caso-controle para a verificação do efeito de vacina que esteja sendo usada rotineiramente pela população — e, portanto, já submetida e aprovada em testes laboratoriais e clínicos, entre os quais situa-se o ensaio clínico randomizado.

- **Exemplo 1: avaliação de vacina contra a coqueluche**

A freqüência de vacinação, entre casos de coqueluche, é comparada com a freqüência de vacinação, entre os controles, sem coqueluche — ou com a população geral.[58] Se a vacina protege contra a doença, pode-se esperar que haja menor número de vacinados entre os casos do que entre os controles.

- **Exemplo 2: vacina BCG e proteção contra a hanseníase**

Na cidade de Goiânia, em Goiás, no período 1989-1990, todos os 62 casos novos de hanseníase, em escolares, diagnosticados em um centro de saúde, foram comparados com 186 controles, de mesmo sexo e idade.[94] A presença de cicatriz, deixada pelo BCG, foi de 39% (24/62), no grupo de casos, e de 77% (143/186), no de controles. Os resultados apontam para um efeito protetor da vacina BCG. O Quadro 20.9 contém a estrutura básica de análise de um estudo de caso-controle, incluindo a fórmula utilizada para estimar a efetividade da vacina. Pode-se notar que a presença de cicatriz está associada negativamente com a hanseníase: OR de 0,19 (intervalo de confiança de 95%, 0,10-0,37). Estes dados informam que há um risco médio 5,3 maior de hanseníase entre os não-vacinados. O efeito protetor (efetividade) da vacina foi de 81% (intervalo de confiança de 95%, 63%-90%).

- **Estudo de caso-controle emparelhado**

No delineamento de um estudo de caso-controle, pode haver a formação de parelhas, de modo a neutralizar, de antemão, certas variáveis de confusão. Em estudos de campo, para avaliar vacinas, esta técnica é recomendada, por ter diversos atrativos, o que resulta em economia de recursos.[72] Por exemplo, os controles são selecionados à medida que os casos são visitados e investigados, o que conduz a certa homogeneidade socioeconômica e de acesso a serviços de imunização.

- **Exemplo: vacina BCG e proteção contra a meningite tuberculosa**

A proteção conferida pelo BCG, contra a tuberculose, ainda é assunto controvertido. Vários estudos prospectivos, sobre a associação entre a vacina BCG e a meningite tuberculosa, revelaram resultados contraditórios, com níveis de proteção variando de zero a 76%.[95] Diante da controvérsia, postulou-se que os estudos de caso-controle, pela sua maior rapidez de realização e menor custo, poderiam ser empregados para esclarecer o problema. No entanto, eles também produziram achados conflitantes. Questões metodológicas, não adequadamente resolvidas, podem explicar as diferenças de resultados encontradas por diferentes investigadores, advogando-se que novos estudos de caso-controle devessem ser efetuados, levando-se em conta os problemas apontados de viés de seleção, de aferição e de confundimento de variáveis.[95] No Brasil, como em outros países da América Latina,

Quadro 20.9 Estudo de caso-controle para avaliação da efetividade de uma vacina: associação entre vacina BCG intradérmica e hanseníase, em escolares de Goiânia (GO), 1989-1990

Cicatriz vacinal	Casos	Controles
Sim	24 (a)	143 (b)
Não	38 (c)	43 (d)
Total	62	186

$Odds\ ratio\ (OR) = \dfrac{ad}{bc} = \dfrac{24(43)}{143(38)} = \dfrac{1032}{5434} = 0,19\ (p < 0,01)$

Intervalo de confiança de 95% para o OR: 0,10-0,37.
Efetividade da vacina: 1 - OR = 1 - 0,19 = 0,81 = 81%.
Fonte: Miriam LO Rodrigues, Simonne A Silva, Joaquim CA Neto, Ana Lúcia SS Andrade, Celina Maria T Martelli & Fabio Zicker. International Journal of Leprosy 1992; 60(3):335-339 (quadro adaptado).[94]

várias investigações com o uso da metodologia de caso-controle foram realizadas sobre este tema;[95-98] uma delas é aqui utilizada para ilustrar a análise de dados de estudo emparelhado.

No Quadro 20.10 estão os resultados encontrados em estudo de caso-controle pareado, realizado em Salvador, na Bahia, mostrando o efeito protetor da vacina BCG intradérmica na meningite tuberculosa.[98] Para cada caso foi apontado um controle, pareado por idade, residente na mesma área dos casos e sem história de meningite ou de doença neurológica. No passado de casos e controles, procurou-se verificar se receberam vacina BCG intradérmica: a informação buscada pode ser a cicatriz vacinal ou o registro de sua aplicação no cartão de vacinação.

Os estudos pareados são analisados conservando os pares, a partir da colocação dos pares nas quatro células de uma tabela 2 × 2. A significância estatística pode ser avaliada pelo teste de McNemmar, um tipo de qui-quadrado. Somente as células "b" e "c", em que há pares discordantes, contribuem para avaliar a relação entre vacina e doença. Como detalhado no Quadro 20.10, estas duas células são utilizadas para calcular o *odds ratio* e a proteção conferida pela vacina BCG intradérmica na meningite tuberculosa — que foi alta, de 91%, no exemplo. Detalhes sobre aspectos estatísticos de estudos de caso-controle pareados são encontrados em livros especializados,[99-102] que contêm, inclusive, fórmulas para a computação do erro-padrão.

• **Comentários**

A justificativa para realizar um estudo do tipo de caso-controle, quer pareado ou não, pode ser a de avaliar a vacina em condições habituais de uso; ou, então, conhecer o seu comportamento em diferentes segmentos da população. Ademais, é um delineamento prático, sem questionamentos éticos, para monitorizar a utilidade das vacinas aplicadas de rotina.

A escolha do grupo-controle ideal é, freqüentemente, a sua maior dificuldade, em face da necessidade de garantir comparabilidade entre casos e controles, embora não seja a única.[72,95] Outros pontos críticos, como detalhado no Cap. 13, que tratou das características deste tipo de investigação, são: a criteriosa seleção dos casos, a coleta padronizada de dados, em casos e controles, e a anulação do efeito de variáveis de confundimento.

Em geral, a proteção conferida pela imunização rotineira, avaliada por esse tipo de estudo, tende a ser menor do que a aferida em estudos aleatorizados e bem controlados, realizados antes de colocada a vacina, no mercado, devido a numerosos problemas, entre os quais os de manutenção do produto, relacionados, principalmente, a transporte e armazenamento inadequados.

Uma vacina, imunogenicamente potente, bem conservada, e que seja amplamente usada pela população de risco, constitui ingrediente fundamental para alcançar o controle e mesmo a erradicação da doença, na coletividade. A identificação precoce de problemas, seja na cobertura populacional, seja com a potência da vacina — através de estudos de caso-controle ou outras formas de vigilância "pós-comercialização" do produto — permite pronta ação corretiva por parte das autoridades sanitárias, para sanar as deficiências.

C. AVALIAÇÃO DE PROGRAMAS DE CONTROLE

Apresentadas diversas alternativas de estudos de intervenção, nas seções anteriores, vejamos alguns aspectos adicionais referentes à avaliação de programas de controle de doenças infecciosas.

Em geral, as investigações sobre prevenção da doença exigem grande número de participantes, bem maior do que seria necessário em testes terapêuticos.

A melhor forma de avaliação de intervenção é através do ensaio randomizado. No entanto, mesmo com o uso desse tipo de investigação, o resultado de um programa de controle é difícil de avaliar. Há efeitos diretos e indiretos que são imputados à intervenção, que devem ser levados em conta.[103,104]

1. EFEITOS DIRETOS E INDIRETOS DA INTERVENÇÃO

O efeito direto de uma intervenção é a proteção conferida ao indivíduo. No caso da vacinação, trata-se da imunidade individual adquirida pelo uso da vacina, refletida por altas taxas de anticorpos protetores. Em um programa de vacinação em massa, se a vacina é eficaz, haverá aumento da proporção de indivíduos com taxa de anticorpos específicos que protegem contra a doença.

Os efeitos indiretos são decorrentes de a intervenção haver alcançado uma proporção significativa de indivíduos e, por isso, ter sido alterada, na coletividade, a estrutura dos eventos que habitualmente levam à doença. Aumentando a proporção de pessoas imunes, passa a funcionar a "imunidade de grupo", que acarreta mudanças na intensidade da transmissão de agentes, na coletividade.

• **Imunidade de grupo**

A "imunidade de grupo" — também chamada "de rebanho", "coletiva", "populacional" ou "comunitária" — é a resis-

Quadro 20.10 Estudo de caso-controle (pareado) para avaliação da efetividade de uma vacina: associação entre vacina BCG intradérmica e meningite tuberculosa, em Salvador (BA), 1986 — distribuição dos pares (de casos e controles) em relação ao estado vacinal das crianças de 0-14 anos que participaram da investigação

Casos	Controles		Total de pares
	Vacinado	**Não-vacinado**	
Vacinado	17 (a)	3 (b)	20
Não-vacinado	35 (c)	8 (d)	43
Total de pares	52	11	63

$X^2 = 25,3$; $P < 0,001$.
Odds ratio = b/c = 3/35 = 0,09
Efetividade da vacina: $1 - OR = 1 - 0,09 = 0,91 = 91\%$
Fonte: Maria da Conceição N Costa, Eduardo LA Mota & Lorene LS Pinto. Boletín de la Oficina Sanitaria Panamericana 1991; 110:26-32 (quadro adaptado).[98]

tência à disseminação dos agentes patogênicos, na população, devido à elevada proporção de indivíduos imunes.[105,106] Ela confere proteção indireta aos suscetíveis. Dessa maneira, a imunidade de grupo tende a subestimar a eficácia de uma vacina.

Não é necessário que se atinja 100% de imunidade, na população, para que se alcance o controle de uma doença infecciosa; mas, quanto maior for a proporção de pessoas imunes a um determinado agente, em uma população, menor é a chance de circulação desse mesmo agente, e, conseqüentemente, de risco de doença para os suscetíveis. A diminuição da imunidade coletiva (por exemplo, por entrada de suscetíveis, na coletividade, ou por desaparecimento progressivo da imunidade nos indivíduos antes resistentes) facilita a circulação de agentes, o que aumenta o perigo de epidemias.

Algumas das conseqüências relacionadas à diminuição da transmissão de agentes, na população, são o aumento da idade à primeira infecção e a maior duração do período entre epidemias. Por exemplo, em países do Primeiro Mundo, onde quase todas as crianças são vacinadas contra o sarampo, os surtos dessa doença aparecem em adultos jovens, em especial nas universidades e quartéis.

Regra geral, a combinação dos efeitos diretos e indiretos da intervenção é a responsável pela diminuição da incidência e, conseqüentemente, da prevalência e da mortalidade atribuídas à doença.

2. DIFICULDADES DE ALGUMAS FORMAS DE AVALIAÇÃO DE PROGRAMAS

a) USO DE DADOS DE PREVALÊNCIA E A COMPARAÇÃO COM METAS

Teoricamente, os programas de controle de doenças são avaliados em relação a suas metas, previamente fixadas, estabelecidas ainda na fase de planejamento — como, por exemplo, a de reduzir a prevalência (ou a incidência) de uma determinada afecção, em uma certa proporção de casos. Sabida a freqüência do evento, antes do início do programa, a repetição do inquérito, seja durante a execução das ações ou ao seu final, informará o caminho percorrido.

Raramente, no entanto, é feito o detalhamento de metas quantitativas, fixadas *a priori*, ou é determinada, com a precisão necessária, a prevalência (ou a incidência) do evento, na população, em época anterior ao programa. É comum os programas serem julgados válidos por si mesmos, segundo as autoridades sanitárias que os iniciam, e mantidos com interesse variável através do tempo — com maior entusiasmo no início e baixo desempenho nas fases subseqüentes, quando freqüentemente ocorrem dificuldades no suprimento de recursos. Aqueles que trabalham em programas de saúde têm consciência de como é difícil mantê-los, com grande eficiência, por longo tempo.

Uma outra opção, para avaliar programas, consiste em comparar os resultados dos inquéritos de prevalência, não somente com os dados de base, existentes antes do início do programa, mas com os achados de inquéritos subseqüentes. Dessa maneira, podem ser quantificados, em diferentes épocas, os níveis de anticorpos ou a freqüência de infecções, doenças, seqüelas, gravidade do processo, complicações e outros desfechos clínicos.

• Exemplo: doença de Chagas
Os inquéritos sorológicos proporcionam um indicador para estimar a prevalência da infecção chagásica, o eletrocardiograma representa um instrumento para determinar a prevalência da cardiopatia e a abreugrafia, para quantificar as alterações digestivas, associadas à doença. O uso desses indicadores permite acompanhar a evolução da infecção e da doença, na população, se os inquéritos são repetidos a convenientes intervalos. A inspeção da evolução das taxas de prevalência, medidas em toda a população ou em segmentos mais fáceis de contactar, como recrutas militares e escolares,[36] é utilizada para atestar o impacto do programa.

Para cada agravo à saúde, haverá grupos etários, mais ou menos adequados, para medir a respectiva prevalência. Mantendo-se o exemplo da doença de Chagas, a diminuição da prevalência da infecção chagásica, em crianças residentes em região endêmica, reforça a crença na diminuição da transmissão domiciliar através de vetores.

A interpretação dos estudos de prevalência, repetidos na mesma população, com a finalidade de inferir o êxito ou o fracasso de um programa, não é uma tarefa simples. Outras modificações, nas pessoas e no ambiente, também ocorrem, juntamente com a implementação do programa. Separar o impacto do programa, do efeito das demais influências que se fazem sentir, simultaneamente, é uma tarefa difícil, como já foi assinalado. O uso de uma área, em que não tenha havido intervenção, é uma alternativa empregada para comparar resultados.

A prevalência, como indicador do impacto de uma intervenção, pode não ser a opção mais adequada, já que inclui somente os "casos sobreviventes", sejam eles recentes ou antigos. Por isto, muitas vezes, é conveniente utilizar a taxa de incidência.

b) USO DE DADOS DE INCIDÊNCIA

A incidência é medida mais útil em avaliações, comparada à prevalência, pois reflete com maior propriedade a dinâmica da doença, visto que inclui somente a anotação da freqüência com que aparecem os casos novos. Se a transmissão é dificultada ou interrompida, os novos casos da afecção, após a intervenção, tornam-se mais raros ou desaparecem. Como conseqüência, nos serviços de atenção à saúde, deixam de aparecer casos novos da doença e diminuem as notificações, às autoridades sanitárias, daquelas condições sujeitas à vigilância. Quando a intervenção é reconhecidamente eficaz, como é o caso da vacinação em massa contra a poliomielite e o sarampo, esta sistemática de comparação "antes" e "depois" pode funcionar. Em outras palavras, o progresso pode ser adequadamente acompanhado pela alteração das notificações da doença, nos meses subseqüentes.

• Exemplo: notificações após vacinação em massa contra o sarampo
Em 1987, na região metropolitana de São Paulo, foi realizada uma campanha de vacinação em massa, alcançando 86% da população-alvo.[107] O inquérito sorológico subseqüente, em amostra aleatória desta mesma população, apontou um total de 94,1% crianças protegidas contra o sarampo (intervalo de confiança de 95%: 93,7% a 94,6%). Uma imediata repercussão na incidência do sarampo foi constatada, pois o número de casos notificados caiu de 222 casos por 100 mil, em 1987, para três casos por 100 mil, em 1988.

Nem sempre o recurso às notificações revela-se uma alternativa correta para avaliar intervenções: esse é o caso das afecções para as quais as notificações não costumam refletir, nem aproximadamente, a real incidência da doença, como ocorre com as doenças agudas de baixa letalidade e as grandes endemias, entre as quais a esquistossomose, a doença de Chagas e a leishmaniose. Nessas situações em que a qualidade do sistema de notificações é questionada, pode haver necessidade de vigilância rigorosa de uma comunidade ou de um determinado segmento populacional, mediante o uso de técnicas mais sensíveis de detecção de casos, de modo a produzir informações confiáveis a serem usadas na avaliação. Evidências provenientes de conjuntos de pessoas, que não representem a população do ponto de vista estatístico, podem dar uma noção qualitativa do sucesso do programa: são exemplos a alteração do número de internações, de óbitos e de exames laboratoriais positivos.

Na avaliação de intervenções, através de dados de rotina, há problemas que não têm resposta fácil. Um deles ocorre quando o efeito da intervenção é pequeno e não muito evidente; nesse caso, a interpretação da informação rotineira torna-se difícil, já que estão misturados os efeitos da intervenção, com os de outros fatores e intervenções que fazem também variar a incidência da doença e com os provenientes da qualidade dos dados que, em geral, é deficiente. Nestas condições, estudos epidemiológicos com formação de grupo-controle interno são os mais indicados.

c) USO DE GRUPO CONTROLE

O sucesso ou o fracasso de um programa, em última análise, é medido pela diminuição da freqüência ou da gravidade da doença, na coletividade. A redução do número de casos é tomada como expressão de decréscimo no ritmo de transmissão da doença. Foi assinalado que estudos comparativos entre segmentos da população ou áreas, cujas unidades foram escolhidas aleatoriamente, representam a melhor opção em termos de interpretação, mas enfrentam problemas éticos e restrições, muitas vezes difíceis de contornar. A seleção *a priori* de áreas geográficas a funcionarem como controles — uma alternativa aparentemente simples — significa retirá-las do campo de benefício do programa; isto porque, colocadas na categoria de "controle", as áreas apenas fornecem dados para comparação de resultados. Em conseqüência, tal procedimento, habitualmente, encontra também muitas resistências.

Há a alternativa de comparação de resultados em áreas relativamente homogêneas em termos socioeconômicos e ambientais, se possível, contíguas, mas com diferentes formas de intervenção. Um exemplo é a comparação de áreas onde o programa de controle de uma doença esteja em fases diferentes de implantação, ou ainda sem intervenção, de modo a inferir o impacto do programa.[108]

Os estudos de coorte e de caso-controle representam alternativas válidas para a avaliação do programa. O estudo do tipo caso-controle está sendo cada vez mais utilizado nas avaliações de intervenções, especialmente de vacinas, como nos exemplos mostrados sobre o BCG, já que, por serem retrospectivos, não apresentam os mesmos problemas éticos, encontrados em determinados tipos de estudos, além de terem custo reduzido e rápida execução. Estas alternativas de estudos não-randomizados são particularmente úteis para testar ou vigiar intervenções e programas, cuja eficácia já foi provada, mas que são levados a efeito em situações habituais de uso, ou seja, com algumas imperfeições.

Todas as alternativas de avaliação, como alertado em diversas partes deste livro — mesmo com o uso de grupo-controle interno, mas sem que haja aleatorização dos participantes para formar os grupos — enfrentam dificuldades de interpretação dos resultados, em especial, a de isolar o efeito da intervenção das demais influências a que as pessoas simultaneamente estão sujeitas e que confundem a interpretação. Por vezes, a dificuldade consiste em separar o efeito da intervenção das curas espontâneas, pois estas podem ocorrer em uma certa proporção de casos. Outras vezes, o problema reside em isolar o efeito da intervenção daquele representado pelos outros fatores que atuam simultaneamente. Existe ainda a dificuldade de separar o efeito da intervenção daquele produzido pela tendência do evento a retornar a seus valores médios ("regressão em direção à média").

3. MÚLTIPLAS INTERVENÇÕES

Um aspecto adicional a considerar é representado pela inclusão de múltiplas estratégias, aplicadas simultaneamente. As avaliações do impacto de um programa desta natureza podem indicar que a transmissão de uma determinada doença endêmica está sendo reduzida, mas será difícil imputar o sucesso a uma das estratégias empregadas.

• **Exemplo**: controle da esquistossomose no Brasil

Em 1975, o Ministério da Saúde lançou o Programa Especial de Controle da Esquistossomose — PECE,[109] em oito estados do Nordeste do País, com o objetivo de eliminar a transmissão e reduzir a prevalência desta parasitose. Constava ele de tratamento dos doentes, em grande escala, com oxamniquina oral, ao lado de medidas voltadas a melhorias ambientais, ao controle do caramujo e a educação sanitária da população, — estas aplicadas em menor escala.

A prevalência de esquistossomose na vasta região brasileira abrangida era de 22%, no início do programa. Nos meses seguintes, quase 3 milhões de pessoas receberam o tratamento com oxamniquina. Avaliações subseqüentes, após a fase de ataque com a medicação, mostraram que a prevalência diminuiu em muitas localidades.[110-112] No Rio Grande do Norte, por exemplo, a prevalência inicial de positividade passou de 20% para 3%, nas avaliações subseqüentes efetuadas pela SUCAM, constantes da fase de vigilância do programa. Avaliação efetuada na Paraíba mostrou a redução da prevalência, embora em algumas localidades isto não tenha ocorrido.[112] Resultados insatisfatórios também foram constatados em Pernambuco, sem que se tenha encontrado explicação para o sucedido.[111] Em Sergipe, foi observada uma queda acentuada nas cirurgias corretivas da hipertensão porta, relacionada ao início de implantação do PECE, o que levou a concluir que os casos graves de esquistossomose foram grandemente reduzidos, no estado, apontando para um sensível declínio da prevalência da doença, bem como da intensidade das infecções.[113] As informações do sistema de mortalidade, do Ministério da Saúde, no período 1977-1986, também suportam a tese do êxito do programa.[114]

Em síntese, há substanciais evidências de que houve marcada redução da prevalência da esquistossomose, na região, associada à implantação do programa (PECE). Ao mesmo tempo em que este estava em atividade, porém, muitas áreas endêmicas sofreram extensas transformações socioeconômicas e ambientais: novos assentamentos humanos, construções de açudes, migrações etc. O programa levado a efeito constava de tratamento em massa e de outras medidas: educação sanitária, saneamento e aplicação de moluscicidas. Isolar o efeito dos diversos fatores que possam ter contribuído para a diminuição das taxas de morbidade por esquistossomose, de modo a especificar a contribuição de cada um dos diversos componentes do programa, para esta melhoria, não é tarefa simples de ser realizada — embora o crédito maior seja conferido ao tratamento em massa da população-alvo.

VI. COMENTÁRIO FINAL

As doenças infecciosas constituem importante área de aplicação dos conceitos e métodos da epidemiologia. O capítulo apresenta uma visão geral da matéria, embora muitos aspectos tenham sido omitidos, alguns dos quais foram abordados, anteriormente, ou o serão, posteriormente. O índice remissivo, ao final do livro, orienta como encontrá-los. O próximo capítulo, que trata de vigilância epidemiológica e inclui a investigação de epidemias, dá ênfase às doenças infecciosas, em especial às de caráter agudo. Desta maneira, os tópicos nele contidos constituem um complemento ao presente capítulo. Por outro lado, o estudo das doenças infecciosas de evolução crônica tem aspectos metodológicos semelhantes aos das não-infecciosas crônicas: por esse motivo, a parte final do Cap. 22 contém material igualmente aplicável às doenças infecciosas crônicas. Complementa o presente capítulo um glossário baseado em obra já clássica no assunto.[5] Outras referências foram também utilizadas na sua preparação.[1-3,115,116]

QUESTIONÁRIO

1. Qual a magnitude do problema das doenças infecciosas, na atualidade?
2. As denominações "doença infecciosa" e "doença transmissível" são sinônimas? E "doença infecciosa" e "parasitária"?
3. Comente a etiologia das doenças infecciosas.
4. O que significa período de transmissibilidade? E de incubação? Qual a utilidade do conhecimento da duração desses períodos em prevenção de doenças?
5. Classifique e exemplifique as medidas utilizadas na prevenção e no controle das doenças infecciosas.
6. Como se quantifica a magnitude das doenças infecciosas na população?
7. O que significa epidemiologia sorológica? Para que serve? Dê exemplos de inquéritos sorológicos realizados no País.
8. Diferencie infectividade, patogenicidade e virulência.
9. Dê exemplos de pesquisas epidemiológicas sobre doenças infecciosas em que tenham sido utilizados os seguintes métodos: estudo de coorte, estudo de caso-controle, ensaio clínico randomizado, ensaio comunitário randomizado e ensaio comunitário não-randomizado.
10. Quais são os efeitos diretos e indiretos da aplicação em massa de uma vacina em uma população?
11. Comente algumas dificuldades em usar dados de prevalência para avaliar programas de saúde.
12. Qual o melhor indicador para avaliar programas de saúde, prevalência ou incidência? Por quê? Exemplifique.
13. Comente algumas alternativas para avaliar programas de controle de doenças infecciosas.
14. Quais as dificuldades em avaliar um programa composto por múltiplas intervenções? Qual a conclusão a que se pode chegar com respeito aos componentes deste programa?

EXERCÍCIOS E LEITURA COMPLEMENTAR

20.1. Se a infectividade e a patogenicidade de um germe forem altas, o que tende a ocorrer com a introdução de um caso infectante na coletividade? Dê um exemplo de doença que pode ser enquadrada nessa categoria.
20.2. Se a infectividade é elevada e baixa a patogenicidade, o que tende a ocorrer na coletividade? Dê exemplo de doença que pode ser enquadrada nessa categoria.
20.3. Se a infectividade é baixa, como se dá a transmissão da infecção?
20.4. Os dados, no quadro a seguir, resumem os resultados obtidos, em um ano de observação, de um teste randomizado com uma nova vacina. Qual o efeito protetor da vacina?

Grupos	Número de pessoas	Número de casos
Vacinados	5.000	5
Não-vacinados	5.000	25
Total	10.000	30

20.5. As mães de 30 crianças recém-nascidas, portadoras de anomalias congênitas do coração, foram interrogadas: 10 relataram que tinham tido rubéola no primeiro trimestre da gestação em questão. No grupo de 300 controles — recém-nascidos sem malformação congênita —, 20 mães afirmaram haver tido rubéola também no primeiro trimestre da gravidez. Faça uma tabela 2 × 2 com os resultados e responda: qual o tipo de estudo? Existe associação entre o relato de infecção e a malformação?
20.6. Selecione uma doença imunoprevenível — por exemplo, o sarampo. Como está a incidência na sua comunidade? As pessoas acometidas tinham sido vacinadas anteriormente? Há estatísticas sobre isto? Qual o nível de cobertura vacinal nos grupos de risco? As informações disponíveis sobre a morbimortalidade estão em acordo com a cobertura vacinal informada pelas autoridades? Por exemplo, alta cobertura da vacina e, paradoxalmente, muitos casos da doença. As vacinas têm sido aplicadas nos grupos de risco? O que poderia ser feito, e não é, para o controle da doença?
20.7. Verifique como está a situação das doenças infecciosas na sua comunidade. As informações usualmente disponíveis são as de mortalidade, de notificações de doenças e de internações hospitalares. Coteje as informações sobre incidência de doenças com as de programas de prevenção e controle: por exemplo, cobertura vacinal.
20.8. Para fazer uma comparação entre a incidência das doenças infecciosas e parasitárias (DIP) e das doenças transmissíveis (DT), eis algumas informações úteis: pela Classificação Internacional de Doenças (CID-9), as DIPs correspondem às enfermidades de códigos 001 até 139. As DTs incluem todas as DIPs mais as meningites (códigos 320 a 322), as infecções respiratórias (códigos 460 a 466), a pneumonia (códigos 480 a 486) e a influenza (código 487) (OPS 1992).[17]
20.9. Comente os aspectos positivos e as limitações da separação entre doenças infecciosas e não-infecciosas.

20.10. Para os interessados em metodologia de pesquisas, os seguintes textos fornecem uma visão da aplicação dos principais métodos de investigação, complementando os ensinamentos contidos nos Caps. 12 e 13: seções IV e V do presente capítulo, seção III do próximo capítulo e seções IV e V do Cap. 22.

20.11. Eis uma relação de revistas científicas sobre epidemiologia das doenças infecciosas, entre as mais lidas pelos especialistas: Revista da Sociedade Brasileira de Medicina Tropical, Revista do Instituto de Medicina Tropical de São Paulo, Reviews of Infectious Diseases, Journal of Infectious Diseases, Transactions of the Royal Society of Tropical Medicine and Hygiene, American Journal of Tropical Medicine and Hygiene e Tropical Diseases Bulletin (há sumários). As revistas gerais e as de saúde pública, listadas no Cap. 2, contêm também numerosos artigos sobre o tema.

GLOSSÁRIO DE DOENÇAS INFECCIOSAS

AGENTE INFECCIOSO: microorganismos (vírus, riquétsia, bactéria, fungo, protozoário) ou helmintos, capazes de produzir infecção ou doença infecciosa. PARASITA ou PARASITO constitui termo sinônimo de agente infeccioso.

ANTROPONOSE: doença em que somente o homem é acometido; por exemplo, sarampo, varíola e gripe.

CASO ESPORÁDICO: um ou outro caso de uma doença diagnosticada em uma comunidade; aplica-se às doenças não-endêmicas. A ocorrência de um único caso de doença transmissível numa população em que tal enfermidade havia muito não se registrava, ou o aparecimento de uma moléstia em região até então indene, requer investigação epidemiológica e notificação imediatas; dois casos de tal doença, relacionados no mesmo tempo e espaço, constituem indício suficiente de transmissão de modo a ser considerada, ou suspeitada, a ocorrência de uma epidemia.

CASO-ÍNDICE: primeiro paciente diagnosticado e levado ao conhecimento do pessoal dos serviços; pode não ser o caso primário.

CASO PRIMÁRIO: primeiro caso da doença; aquele que a introduz na coletividade.

CASO SECUNDÁRIO: o que se segue ao primário, decorrido o tempo representado pela duração de um período de incubação.

COLONIZAÇÃO: simples localização de agentes biológicos na pele e mucosas, onde se reproduzem, sem produzir infecção ou doença.

COMUNICANTE: pessoa que tenha mantido contato com doentes ou portadores de agentes infecciosos, ou com ambientes onde tais doentes e portadores permaneceram.

CONTACTO: qualquer pessoa ou animal que esteve em contacto com pessoa ou animal infectado, ou com ambiente contaminado, de modo a ter tido oportunidade de contrair a infecção.

CONTÁGIO: forma de transmissão direta das doenças, que se faz mediante contacto íntimo entre a fonte de infecção e o hospedeiro suscetível.

CONTAMINAÇÃO: presença de agente infeccioso na superfície do corpo, no vestuário e nas roupas de cama, em brinquedos, instrumentos ou pensos cirúrgicos, em outros objetos inanimados ou em substâncias como a água, o leite e os alimentos. Por exemplo, contaminação do sistema de abastecimento de água pelo refluxo de uma fossa séptica. A contaminação é distinta da poluição, que implica a presença de substâncias nocivas, mas não necessariamente infecciosas, no ambiente.

CONTROLE (de uma doença): conjunto de ações e intervenções dirigidas a reduzir a prevalência ou a incidência; manter a doença em níveis de incidência reduzidos, que deixe de constituir problema de saúde pública.

DESINFECÇÃO: destruição de agentes infecciosos situados fora do organismo, mediante a aplicação direta de meios físicos ou químicos.

- Desinfecção concorrente é a aplicação de medidas desinfectantes feita imediatamente após a expulsão de matérias infecciosas do corpo do indivíduo infectado; ou logo depois de se terem com elas contaminado objetos de uso, antes que qualquer pessoa entre em contacto com tais matérias ou objetos.
- Desinfecção terminal é a aplicação de medidas desinfectantes que se faz após o paciente ter sido removido, por morte ou hospitalização, depois que deixou de constituir fonte de infecção; ou depois de ter sido suspenso o isolamento ou outras medidas.

DOENÇA CONTAGIOSA: aquela cuja transmissão se dá por mecanismo direto; o mesmo que DOENÇA INFECTOCONTAGIOSA.

DOENÇA INFECCIOSA: doença do homem ou dos animais, resultante de uma infecção.

DOENÇA METAXÊMICA: aquela transmitida por vetores.

DOENÇA TRANSMISSÍVEL: doença causada por agentes específicos (ou por seus produtos metabólicos), que resultam da transferência do agente (ou de seus produtos) — de forma direta ou indireta — de um reservatório para um hospedeiro suscetível. DOENÇAS TRANSMISSÍVEIS, INFECCIOSAS, e INFECCIOSAS E PARASITÁRIAS são sinônimos, embora restrições possam ser feitas à exata equivalência de termos (ver comentários no início do capítulo). No Brasil, alguns autores consideram doenças infecciosas somente as causadas por vírus, bactérias e fungos, atribuindo a expressão DOENÇA PARASITÁRIA exclusivamente às determinadas por protozoários e helmintos.

ELIMINAÇÃO (de uma doença): o mesmo que erradicação regional; é a erradicação da doença de uma área geográfica: por exemplo, a eliminação da poliomielite das Américas (ver erradicação).

ENDEMIA: presença constante de uma doença ou de um agente infeccioso em determinada área geográfica; a prevalência usual de determinada doença, nesta área.

EPIDEMIA: ocorrência, numa comunidade ou região, de casos da mesma doença, em número que ultrapassa nitidamente a incidência normalmente esperada. O número de casos que caracteriza a presença de uma epidemia varia segundo o agente infeccioso, o tamanho e o tipo da população exposta, sua experiência prévia com a doença, e o tempo e o lugar da ocorrência.

EPIDEMIOLOGIA MOLECULAR: aplicação das técnicas de genética molecular, em estudos epidemiológicos, para identificar cepas de agentes infecciosos.

ERRADICAÇÃO (de uma doença): completo desaparecimento da transmissão de agentes patogênicos da doença (incidência igual a zero); exemplo, erradicação mundial da varíola.

FITONOSE: doença dos vegetais.

FÔMITES: objetos que, contaminados, propagam a infecção.

FONTE DE INFECÇÃO: todo ser animado ou inanimado onde pode ser encontrado o agente infeccioso; é a pessoa, animal, objeto ou substância da qual um agente infeccioso passa para um hospedeiro.

GOTÍCULAS DE FLÜGGE: perdigotos; salpicos de saliva que alguém lança quando fala.

HOSPEDEIRO: o homem ou outro animal vivo, inclusive aves e artrópodes, que ofereçam meio de subsistência ou alojamento a um agente infeccioso. Alguns protozoários e helmintos passam fases sucessivas em hospedeiros alternados, de diferentes espécies. O hospedeiro em que o parasita atinge a maturidade ou passa sua fase sexuada denomina-se "hospedeiro primário ou definitivo"; aquele em que o parasita se encontra em forma larvária ou assexuada, hospedeiro "secundário ou intermediário". O hospedeiro de transporte é um portador no qual o microorganismo permanece vivo, mas não se desenvolve.

IMUNIDADE: estado de resistência geralmente associado à presença de anticorpos que possuem ação específica sobre o microorganismo responsável por determinada doença infecciosa ou sobre suas toxinas. A imunidade passiva humoral, de curta duração (de alguns dias a vários meses), pode ocorrer naturalmente, por transferência de mãe a filho, ou ser obtida artificialmente, pela inoculação de anticorpos protetores específicos (soro de convalescente ou hiperimune, ou imunoglobulina humana). A imunidade ativa, que dura anos, pode ser adquirida naturalmente, em conseqüência de uma infecção com ou sem manifestações clínicas, ou artificialmente, mediante a inoculação de frações ou produtos do agente infeccioso, do próprio agente, morto ou atenuado, ou de suas variantes. A imunidade ativa depende da imunidade celular, que é conferida pela sensibilização de linfócitos-T, e da imunidade humoral, que se baseia na resposta dos linfócitos-B.

IMUNIDADE DE GRUPO (de rebanho, coletiva ou populacional): resistência à disseminação de agentes patogênicos na coletividade, devido à elevada proporção de indivíduos resistentes ao agente; confere proteção indireta aos indivíduos suscetíveis.

INFECÇÃO: penetração e desenvolvimento ou multiplicação de um agente infeccioso no organismo do homem ou de outro animal. A multiplicação de bactérias da flora normal (exemplo: do trato intestinal) não é encarada como infecção, enquanto a multiplicação de outros organismos é uma infecção. Infecção não é sinônimo de doença infecciosa; o resultado da infecção pode ser clinicamente inaparente ou manifesto. A presença de agentes infecciosos vivos na superfície do corpo ou em roupas e objetos de uso não constitui infecção, mas contaminação de tais superfícies ou objetos.

INFECÇÃO AGUDA: aquela de curso súbito e curta duração.

INFECÇÃO ENDÓGENA: aquela causada por um agente já presente no organismo, tendo sido a infecção previamente aparente.

INFECÇÃO EXÓGENA: infecção causada por agentes patógenos (vírus, bactérias, fungos, protozoários e helmintos) que não participam da flora normal.

INFECÇÃO HOSPITALAR: infecção que, ocorrendo em hospital ou outro serviço médico, atinge um paciente que não a apresentava nem a estava incubando no momento da admissão; ou que é efeito residual de uma infecção adquirida durante uma admissão prévia. Inclui as infecções adquiridas no hospital, mas que se manifestam após a alta; e também as infecções que ocorrem entre os funcionários desses serviços.

INFECÇÃO INAPARENTE (subclínica ou silenciosa): aquela presença de infecção em um hospedeiro, sem o aparecimento de sinais ou sintomas clínicos. As infecções inaparentes só são identificadas por métodos de laboratório ou através do desenvolvimento de reação positiva a provas cutâneas específicas. Sinônimo: infecção subclínica, oculta ou assintomática.

INFECÇÃO MACIÇA: infecção resultante da entrada de um grande número de agentes patogênicos na circulação ou nos tecidos.

INFECÇÃO OPORTUNISTA: a que se instala em indivíduos com defeitos em mecanismos de defesa antiinfecciosa, resultante de alterações da imunidade específica ou inespecífica, muitas vezes associadas com doenças consuntivas, neoplasias malignas e terapêutica imunodepressora.

INFECÇÕES PERSISTENTES: aquelas em que o microorganismo sobrevive, mesmo em presença de alta concentração de uma substância antimicrobiana, sem parecer ser variante (mutante) resistente, uma vez que sua descendência é completamente suscetível. São classificadas em infecções crônicas, latentes e lentas, discriminadas abaixo.

- **INFECÇÃO CRÔNICA**: infecção em que os patógenos persistem na circulação, com permanente risco de transmissão veiculada pelo sangue. Ex.: vírus da SIDA (AIDS) e da hepatite B.
- **INFECÇÃO LATENTE**: caracteriza-se pela persistência do agente na intimidade de tecidos, sob forma quiescente (ou seja, em repouso ou inativa). Ex.: vírus do herpes simples e do varicela-zoster, e *Mycobacterium tuberculosis*.
- **INFECÇÃO LENTA**: aquela causada por vírus que, após a primoinfecção, permanecem latentes e, somente meses ou anos depois, se reativam, determinando doença com lesões progressivas e irreversíveis do sistema nervoso central. Ex.: a panencefalite esclerosante subaguda, causada pelo vírus do sarampo.

INFECÇÃO SECUNDÁRIA: aquela que ocorre, principalmente na pele, após sofrer algum tipo de agressão, por exemplo, corte; por vezes, usa-se a denominação para complicações infecciosas que advêm no curso de um processo patológico subjacente.

INFECTIVIDADE: capacidade de produzir infecção.

INFESTAÇÃO: ectoparasitismo; o alojamento, desenvolvimento e reprodução, em geral, de artrópodes, na superfície do corpo de um indivíduo (escabiose, sarna e pediculose, por exemplo). Designação também usada para objetos e locais que albergam ou abrigam formas animais, especialmente artrópodes e roedores.

ISOLAMENTO: a separação de pessoas ou animais infectados, durante o período de transmissibilidade da doença, em lugar e condições que previnam ou limitem a transmissão direta ou indireta do agente infeccioso a indivíduos ou animais suscetíveis ou que o possam transmitir a outros. Ao contrário, quarentena aplica-se às restrições para os contactos sadios de um caso infeccioso.

NOTIFICAÇÃO: comunicação às autoridades sanitárias da ocorrência de um agravo à saúde.

NOTIFICAÇÃO NEGATIVA: comunicação, às autoridades sanitárias, da ausência de casos, de um dado agravo à saúde, na área de abrangência da unidade sanitária.

PATOGENICIDADE: capacidade de produzir doença.

PERÍODO DE INCUBAÇÃO: intervalo de tempo que decorre entre a exposição a um agente infeccioso (ou às suas toxinas) e o aparecimento da primeira manifestação, seja ela um sinal ou sintoma da doença respectiva.

PERÍODO DE TRANSMISSIBILIDADE: período durante o qual o agente infeccioso pode ser transferido, direta ou indiretamente, de um indivíduo infectado a outra pessoa, ou de um animal infectado ao homem, ou de um homem infectado a um animal, inclusive artrópodes.

Em algumas doenças, como a difteria e a infecção estreptocócica, nas quais as mucosas se infectam logo após a penetração do agente patogênico, o período de transmissibilidade é contado da data da primeira exposição ao contágio de uma fonte de infecção até o momento em que os microorganismos infectantes desaparecem das mucosas afetadas, isto é, desde antes do aparecimento dos sintomas prodrômicos até o término do estado de portador, se este se apresenta. Algumas doenças são mais contagiosas durante o período de incubação do que durante as suas manifestações clínicas.

Em enfermidades como a tuberculose, a hanseníase, a sífilis, a gonorréia e algumas das salmoneloses, as condições de transmissibilidade podem persistir durante um longo período, às vezes intermitente, no qual as lesões abertas permitem a eliminação dos agentes infecciosos pela pele ou pelos orifícios do corpo.

Nas doenças transmitidas por artrópodes, como a malária e a febre amarela, os períodos de transmissibilidade (ou mais propriamente infectividade) são aqueles em que o agente infeccioso permanece no sangue ou em outros tecidos do indivíduo afetado, em quantidade suficiente para permitir a infecção do vetor. Os artrópodes apresentam, igualmente, um período de transmissibilidade, isto é, aquele durante o qual o agente infeccioso se encontra presente nos seus tecidos, em forma e localização (estado infectante) tais que possibilitam a transmissão da infecção.

PESSOA IMUNE: pessoa (ou animal) que possui anticorpos protetores específicos ou imunidade celular, em conseqüência de uma infecção ou imunização anterior, ou cujo organismo se acha predisposto, graças a qualquer destas circunstâncias, a reagir eficazmente para prevenir a infecção e/ou a doença clínica, quando em contacto com o agente infeccioso específico. A imunidade é relativa, podendo uma proteção normalmente considerada eficaz ser superada por um inóculo excessivo do agente infeccioso ou por sua introdução por uma porta de entrada inusitada; pode ser também afetada por terapia com medicamentos imunossupressores, doença concomitante, ou processo de envelhecimento.

PESSOA INFECTADA: pessoa que alberga um agente infeccioso apresentando ou não manifestações clínicas. Pessoa ou animal infectante é aquele do qual o agente infeccioso pode ser transmitido em condições naturais.

POLUIÇÃO: presença de substâncias nocivas no ambiente, mas não necessariamente infecciosas.

PORTADOR: pessoa infectada, que alberga um agente infeccioso de uma doença, sem apresentar sintomatologia própria e que constitui fonte potencial de infecção para um indivíduo suscetível.

PROFILAXIA: conjunto de medidas para evitar o aparecimento de doenças ou que se destinam ao seu controle.

QUARENTENA: restrição das atividades de pessoas sãs, que tenham estado expostas a uma doença transmissível, durante o seu período de incubação, para prevenir a disseminação da doença durante este período. Por exemplo, impedir a entrada em países onde existe o *Aedes aegypti*, de pessoas não-vacinadas e procedentes de zona endêmica de febre amarela, com vistas a evitar o risco de uma epidemia.

QUIMIOPROFILAXIA: administração de uma substância química, inclusive antibióticos, para prevenir o desenvolvimento de uma infecção ou sua evolução para a forma ativa e manifesta da doença.

QUIMIOTERAPIA: emprego de substância química para curar uma doença infecciosa clinicamente manifesta ou limitar sua evolução.

REFRATARIEDADE: resistência de uma espécie a uma doença.

RESERVATÓRIO: local onde o agente infeccioso se aloja ou se multiplica. Trata-se de ser humano ou animal, artrópode, planta, solo ou matéria inanimada (ou combinação destes) em que um agente infeccioso normalmente vive e se multiplica, em condições de dependência primordial para a sobrevivência e no qual se reproduz de modo a poder ser transmitido a um hospedeiro suscetível. Ex.: o homem é o reservatório dos vírus da poliomielite e do sarampo; vegetais são reservatórios de fungos; animais são reservatórios de numerosos parasitas. O reservatório pode se tornar ou não fonte de infecção.

RESISTÊNCIA: soma total de mecanismos que o organismo interpõe à progressão da invasão ou multiplicação de agentes infecciosos ou aos efeitos nocivos de seus produtos tóxicos. "Resistência natural" é a capacidade de resistir à doença independentemente da existência de anticorpos ou de reação específica de tecidos. Deve-se, em geral, a características anatômicas ou fisiológicas do hospedeiro; pode ser genética ou adquirida, permanente ou temporária. Sinônimo: imunidade não-específica. "Resistência específica" é o mesmo que imunidade.

SUSCETÍVEL: pessoa que não possui resistência contra um agente infeccioso e, por esta razão, pode contrair a infecção ou a doença, se entrar em contacto com este agente.

TRANSMISSÃO HORIZONTAL: passagem de um agente de doença entre dois indivíduos, em qualquer situação, excluídos a gravidez e o período perinatal.

TRANSMISSÃO VERTICAL: passagem de um agente de doença da mãe para o filho durante a gravidez, no parto e na primeira semana de vida.

VEÍCULO: ser, animado ou inanimado, que serve apenas de transporte para o agente infeccioso, transferindo-o a hospedeiros suscetíveis, sem ser o responsável pela sua sobrevivência na natureza. Os veículos animados, constituídos por insetos, são denominados VETORES. Exemplo de veículo inanimado: fômites.

VETOR: artrópode ou outro invertebrado que conduz o agente de uma pessoa ou animal a outra pessoa ou animal.

VIGILÂNCIA DE UMA DOENÇA: consiste na coleta, análise e disseminação de dados relevantes para a prevenção e o controle de determinados agravos à saúde.

VIRULÊNCIA: capacidade de produzir casos graves ou letais da doença; pode ser indicada, por exemplo, pelas taxas de letalidade.

ZOONOSE: infecção ou doença infecciosa de animais; há tendência ao uso do termo para as afecções humanas transmitidas ou adquiridas de animais vertebrados: por exemplo, raiva, brucelose, carbúnculo, leptospirose, tuberculose bovina e psitacose.

REFERÊNCIAS BIBLIOGRÁFICAS

1. NEVES Jayme. Diagnóstico e tratamento das doenças infecciosas e parasitárias. 3a. ed, Rio de Janeiro, Editora Guanabara, 1983.
2. AMATO NETO Vicente & BALDY José Luis S. Doenças transmissíveis. 3a. ed, São Paulo, Sarvier, 1989.
3. VERONESI Ricardo. Doenças infecciosas e parasitárias. 8a. ed, Rio de Janeiro, Ed. Guanabara Koogan, 1991.
4. Report of the committee on infectious diseases. American Academy of Pediatrics, 1986.
5. BENENSON Abram S (Editor). El controle de las enfermedades transmisibles en el hombre. 14a. ed, Washington, OPS (Publicación Científica N.º 507), 1987.

6. MANDELL Gerald L, DOUGLAS R Gordon & BENNETT John E. Principles and practice of infectious diseases. 3a. ed, New York, Churchill Livingstone, 1990.
7. HARRISON'S Principles of internal medicine. 10a. ed, São Paulo, McGraw-Hill, 1983:839.
8. DUBOS R. Man adapting. New Haven, Yale University Press, 1965.
9. LORBER Bennett. Changing patterns of infectious diseases. American Journal of Medicine 1988; 84 (3, parte 2/2):569-578.
10. DOWDLE Walter R. Surveillance and control of infectious diseases: progress toward the 1990 objectives. Public Health Reports 1983; 98(3):210-218.
11. Tropical Disease Research (TDR): a global partnership at work. Genebra, UNDP/WORLD BANK/WHO Special Programme for Research and Training in Tropical Diseases, 1988.
12. SUCAM. O controle das endemias no Brasil: de 1979 a 1984. Brasília, Ministério da Saúde, 1985.
13. Organização Pan-Americana da Saúde. As condições de saúde nas Américas. Washington, OPS, publicação quadrienal, 1982, 1986, 1990.
14. HALEY Robert W. The nationwide nosocomial infection rate: a new need for vital statistics. American Journal of Epidemiology 1985; 121(2):159-167.
15. Ministério da Saúde, Brasil. Informe Epidemiológico do SUS 1993:2(3):111-116.
16. TORRIGIANI Giorgio & PARRA William. Doenças transmissíveis. A Saúde do Mundo 1988; julho:3-4.
17. Organização Pan-Americana da Saúde. La mortalidad por enfermidades transmisibles. Boletín Epidemiológigo (OPS) 1992; 13(2):1-6. Traduzido de: Journal of Public Health Policy 1991; 12(4):464-474.
18. PEREIRA Maurício G. Características da mortalidade urbana por doença de Chagas. Boletín de la Oficina Sanitaria Panamericana 1984; 96(3):213-221.
19. Organização Pan-Americana da Saúde. Princípios de epidemiologia para el control de enfermidades. Washington, OPS, 1980.
20. SARTWELL Phillip E. The incubation period and the dynamics of infectious disease. American Journal of Epidemiology 1966; 83(2):204-216.
21. BARRETT-CONNOR Elizabeth. Infectious and chronic disease epidemiology: separate and unequal? American Journal of Epidemiology 1979; 109(3):245-249. Reproduzido, em inglês e em espanhol, em publicação da Organização Pan-Americana da Saúde: El desafio de la epidemiologia: problemas y lecturas seleccionadas. Washington, OPS (Publicación Científica 505), 1988:148-152 (edição em espanhol). Na edição em inglês, pp 142-145.
22. Radis, Dados 7 (Fundação Osvaldo Cruz) 1984 (agosto):8.
23. Ministério da Saúde. Estatísticas de mortalidade, Brasil. Publicação anual desde 1977.
24. RUFFINO-NETTO Antonio & PEREIRA José Carlos. Mortalidade por tuberculose e condições de vida: o caso do Rio de Janeiro. Saúde em Debate 1981;12: 27-34.
25. PEREIRA Maurício G & ALBUQUERQUE Zuleica P. Epidemiologia da diarréia na infância: análise das estatísticas vitais do Distrito Federal. Jornal de Pediatria 1983; 55(1):50-58.
26. ANDRADE ZA & BINA JC. The changing pattern of pathology due to "Schistosoma mansoni" infection. Memórias do Instituto Oswaldo Cruz 1985; 80:363-366.
27. BARBOSA Frederico S. Epidemiologia das doenças infectuosas. Em: Jayme Neves. Diagnóstico e tratamento das doenças infecciosas e parasitárias. Rio de Janeiro, Guanabara, 1983:115-131.
28. Organização Mundial da Saúde. Immunological and hematological surveys. Geneva, OMS (Technical Report Series Nº 181), 1959.
29. PAUL John R. Clinical epidemiology. 2a. ed, Chicago, University of Chicago Press, 1966:73.
30. Organização Mundial da Saúde. Multipurpose sorological survey and WHO Reference Banks. Geneva, OMS (Technical Report Series Nº 454), 1970.
31. EVANS Alfred S. The need for serologic evaluation of immunization programs. American Journal of Epidemiology 1980; 112(6):725-731.
32. EVANS Alfred S & BRACHMAN Philip S. Emerging issues in infectious disease epidemiology. Journal of Chronic Diseases 1986; 39(12):1105-1124.
33. CAMARGO Mario E, SILVA Guilherme R, CASTILHO Euclides A & SILVEIRA Antonio C. Inquérito sorológico da prevalência de infecção chagásica no Brasil, 1975/1980. Revista do Instituto de Medicina Tropical (SP) 1984; 26(4):192-204.
34. FLOREY CV, CUADRADO RR, HENDERSON JR & GOES P. A nation serum survey of Brazilian military recruits: methods and sampling results. American Journal of Epidemiology 1964; 86(2):314-318.
35. NIEDERMAN James C, HENDERSON Jack R, OPTON Eduard M, BLACK Francis L & SKVRNOVA Kvetuse. A nation serum survey of Brazilian military recruits: II. antibody patterns with arboviruses, polioviruses, measles and mumps. American Journal of Epidemiology 1964; 86(2):319-329.
36. SOUZA Antônio G, WANDERLEY Dalva MV, BURALLI Geraldo M & ANDRADE José Carlos R. Consolidation of the control of Chagas' disease vectors in the state of São Paulo. Memórias do Instituto Oswaldo Cruz 1984, 79 (suplemento):125-131.
37. FIGUEIREDO Luiz TM, CAVALCANTE Sílvia MB & SIMÕES Marcos C. Encuesta serológica sobre el dengue entre escolares de Rio de Janeiro, Brasil, 1986 y 1987. Boletín de la Oficina Sanitaria Panamericana 1991; 116(6):525-533.
38. BLACK Francis L, HIERHOLZER Walter J, PINHEIRO Francisco P, EVANS Alfred S, WOODALL John P, OPTON Edward M, EMMONS Jean E, WEST Bernice S, EDSALL Geoffrey, DOWNS Wilbur G & WALLACE Gordon D. Evidence for persistence of infectious agents in isolated human populations. American Journal of Epidemiology 1974; 100(3):230-250.
39. PINHEIRO FP, BENSABATH G, ANDRADE AHP, LINS ZC, FRAIHA H, LAINSON R, SHAW JJ & AZEVEDO MC. Infectious diseases along Brazil's Trans-Amazon Highway: surveillance and research. Bulletin of Pan American Health Organization 1974; 8:111.
40. LINHARES Alexandre C, PINHEIRO Francisco P, FREITAS Ronaldo B, GABBAY Yvone B, SHIRLEY Jane A & BEARDS Graham M. An outbreak of rotavirus diarrhea among a nonimmune, isolated South American Indian community. American Journal of Epidemiology 1981; 113(6):703-710.
41. Instituto Evandro Chagas: 50 anos de contribuição às ciências biológicas e à medicina tropical. Belém, Fundação SESP (Ministério da Saúde) 1986, dois volumes.
42. FEITOSA MF & KRIEGER H. An appraisal of the epidemiology of "Trypanosoma cruzi" serology in Brazil. Memórias do Instituto Oswaldo Cruz 1991, 86:159-167.
43. BARROS-BARRETO João de. Tratado de higiene. 3a. ed, Rio de Janeiro, Livraria Atheneu, 2.º: vol, 1956:12.
44. BARBOSA Frederico S. Cross-sectional studies on "Schistosoma mansoni". Annals of Tropical Medicine and Parasitology 1975, 69:207-216.
45. LUNA Expedito JA, MEDINA Norma H, OLIVEIRA Marcia B, BARROS Oswaldo M, VRANJAC Alexandre, MELLES Heloisa HB, WEST Sheila & TAYLOR Hugh R. Epidemiology of trachoma in Bebedouro, State of São Paulo, Brazil: prevalence and risk factors. International Journal of Epidemiology 1992; 21(1):169-177.
46. COMSTOCK George W. Tuberculosis: a bridge to chronic disease epidemiology. American Journal of Epidemiology 1986; 124:1-15.
47. DIAS João CP, CANÇADO J Romeu & CHIARI Cléa A. Doença de Chagas. Em: Neves, Jayme. Diagnóstico e tratamento das doenças infecciosas e parasitárias. 3a. ed, Rio de Janeiro, Editora Guanabara, 1983:694-724.
48. CANÇADO J Romeu (organizador e editor). Doença de Chagas. Belo Horizonte, Imprensa Oficial do Estado de Minas Gerais, 1968.
49. BRENER Zigman & ANDRADE Zilton. Trypanosoma cruzi e doença de Chagas. Rio de Janeiro, Editora Guanabara, 1979.
50. CNPq. Reunião sobre avaliação de resultados e perspectivas de pesquisa em estudos longitudinais na doença de Chagas. Salvador, Bahia, 1984.
51. Recent advances in Chagas' disease: symposium held to honor the memory of Carlos Chagas at the fiftieth anniversary of his death. Memórias do Instituto Oswaldo Cruz 1984, 79 (suplemento):1-172.
52. COURA José R. Morbidade e mortalidade da doença de Chagas no Brasil. Revista da Sociedade Brasileira de Medicina Tropical 1989; 22(suplemento 2):48-52.
53. CNPq. Epidemiologia e controle da esquistossomose e o Nordeste semiárido. Brasília, CNPq, 1978, 77 pgs.
54. PESSOA Samuel B & MARTINS Amilcar V. Parasitologia médica. Rio de Janeiro, Editora Guanabara, 1982.
55. REY Luís. Parasitologia. 2a. ed, Rio de Janeiro, Editora Guanabara, 1991.
56. Fuentes de financiamento para la investigación de enfermedades transmisibles. Boletín de La Oficina Sanitaria Panamericana 1990; 109(2):181-199.
57. COSTA Maria Fernanda FL, OLIVEIRA Mariza R, OLIVEIRA Edison I, PAULINO Urquiza HM, GRECO Dirceu B, CHIARI Cléa A, GUIMARAES Mark DC, PROIETTI Fernando A, ULTUNES Carlos MF & MUÑOZ Alvaro. Factors associated with AIDS and AIDS-like syndrome among homosexual and bisexual men in Minas Gerais, Brazil. International Journal of Epidemiology 1990; 19(2):429-434.
58. FINE PEM & CLARKSON JA. Reflections on the efficacy of pertussis vaccines. Reviews of Infectious Diseases 1987; 9:866-883.

59. GRIFFIN Patricia M, RYAN Caroline A, NYAPHISI Makase, HARGRETT-BEAN Nancy, WALDMAN Ronald J & BLAKE Paul A. Risk factors for fatal diarrhea: a case-control study of African children. American Journal of Epidemiology 1988; 128(6):1322-1329.
60. VICTORA Cesar G, KIRKWOOD Betty R, FUCHS Sandra C, LOMBARDI Cintia & BARROS Fernando C. Is it possible to predict which diarrhoea episodes will lead to life threatening dehydration? International Journal of Epidemiology 1990; 19(3):736-742.
61. GORTER Anna C, SANDIFORD Peter, SMITH George D & PAUW Johanna P. Water supply, sanitation and diarrhoeal disease in Nicaragua: results from a case-control study. International Journal of Epidemiology 1991; 20(2):527-533.
62. ZICKER Fábio. Chagas' disease and social security: a case-control study in an urban area, Goiás, Brasil. Revista de Saúde Pública (SP) 1988; 22(4):281-287.
63. STARR Mark D, ROJAS Julio C, ZELEDÓN Rodrigo, HIRD David W & CARPENTER Tim E. Chagas's disease: risk factors for house infestation by "Triatoma dimidiata", the major vector of "Trypanosoma cruzi" in Costa Rica. American Journal of Epidemiology 1991; 133(7):740-747.
64. BARBOSA Frederico S & COSTA Dirceu PP. Incapaciting effects of schistosomiase mansoni on the productivity of sugar-cane cutters in Northeastern Brazil. American Journal of Epidemiology 1981; 114(11):102-111.
65. KERR-PONTES Ligia RS & RUFFINO-NETTO Antonio. Estudo epidemiológico da febre purpúrica brasileira: epidemia em localidade do Estado de São Paulo (Brasil), 1986. Revista de Saúde Pública (SP) 1991; 25(5):375-380.
66. CORTÉS AB et al. Análisis de casos y testigos en transmisión de tifoidea en la Ciudad de Mexico, en 1975. Salud Publica de Mexico 1977; 19(4):481-491.
67. VICTORA Cesar G, SMITH Peter G, BARROS Fernando C & VAUGHAN J Patrick & FUCHS Sandra C. Risk factors for deaths due to respiratory infections among Brazilian infants. International Journal of Epidemiology 1989; 18(4):918-925.
68. NERY-GUIMARÃES Reinaldo. As meningites virais no município do Rio de Janeiro, 1978. Revista de Saúde Pública (SP) 1981; 15(5):455-471.
69. STUART James M, CARTWRIGHT Keith A, DAWSON J Adrian, RICKARD Janet & NOAH Norman D. Risk factors for meningococcal disease: a case control study in South West England. Community Medicine 1988; 10(2):139-146.
70. CARON-RUFFINO Márcia & RUFFINO-NETO Antonio. Associação entre alcoolismo e tuberculose pulmonar. Revista de Saúde Pública (SP) 1979; 13:183-194.
71. Medical Research Council. Streptomycin treatment of pulmonary tuberculosis. British Medical Journal 1948; 2:769-782.
72. ORENSTEIN Walter A, BERNIER Roger H & HIMMAN Alan R. Assessing vacine efficacy in the field. Epidemiologic Reviews 1988; 10:212-241.
73. FRANCIS T, NAPIER JA, VOIGHT RB et al. Evaluation of 1954 field trials of poliomyelitis vaccine. American Journal of Public Health 1955; 45(5):1-62. Reproduzido, em inglês e em espanhol, em publicação da Organização Pan-Americana da Saúde: El desafio de la epidemiologia: problemas y lecturas seleccionadas. Washington, OPS (Publicación Científica 505), 1988:910-928 (edição em espanhol). Na edição em inglês, pp 838-854.
74. ANTUNES Carlos Maurício F, MAYRINK Wilson, MAGALHÃES Paulo A, COSTA Carlos A, MELO Maria N, DIAS Magno, MICHALICK Marilene SM, WILLIAMS Paul, LIMA Antonio O, VIEIRA João BF & SCHETTINI Antonio PM. Controlled field trials of a vaccine against New World cutaneous leishmaniasis. International Journal of Epidemiology 1986; 15(4):572-580.
75. Medical Research Council Measles Vaccine Committee. Vaccination against measles: a clinical trial of live measles vaccine given alone and live vaccine preceded by killed vaccine. British Medical Journal 1966, February 9:441-446.
76. LINNEMANN Jr Calvin C. Measles vaccine: immunity, reinfection and revaccination. American Journal of Epidemiology 1973; 97(6):365-371.
77. MARKS James S, HAYDEN Gregory & ORENSTEIN Walter A. Methodologic issues in the evaluation of vaccine effectiveness: measles vaccine at 12 vs 15 months. American Journal of Epidemiology 1982; 116(3):510-523.
78. SZMUNESS Wolf, STEVENS Cladd E, HARLEY Edward J, ZANG Edith A, OLESZKO William R, WILLIAM Daniel C, SADOVSKY Richard, MORRISON John M & KELLNER Aaron. Hepatitis B vaccine: demonstration of efficacy in a controlled clinical trial in a high-risk population in the United States. New England Journal of Medicine 1980; 303(15):833-841.
79. WEIBEL RE, NEFF BJ, KUTER BJ et al. Live attenuated varicella virus vaccine: efficacy trial in healthy children. New England Journal of Medicine 1984; 310(22):1409-1415, 1456-1457 (editorial).
80. VALERO MV, AMADOR LR, GALINDO C, FIGUEROA J, BELLO MS, MURILLO LA, MORA AL, PATARROYO G, ROCHA CL, ROJAS M, APONTE JJ, SARMIENTO LE, LOZADA DM, CORONELL CG, ORTEGA NM, ROSAS JE, ALONSO PL & PATARROYO ME. Vaccination with SPf66, a chemically synthesised vaccine, against "Plasmodium falciparum" malaria in Colombia. Lancet 1993; 341(8847):705-710.
81. MEYER Laurence, JOB-SPIRA Nadine, BOUYER Jean, BOUVET Elizabeth & SPIRA Alfred. Prevention of sexually transmitted diseases: a randomised community trial. Journal of Epidemiology and Community Health 1991; 45:152-158.
82. SMITH PG. Evaluating interventions against tropical diseases. International Journal of Epidemiology 1987; 16(2):159-166.
83. The Gambia Hepatitis Study Group. Hepatitis B vaccine in the Expanded Programme of Immunization: the Gambian experience. Lancet 1989; 1(8646):1057-1060.
84. Vacuna contra la hepatitis B: atacando una pandemia. Boletín Informativo PAI 1990; 12(1):2-4.
85. HALL AJ & AABY P. Tropical trials and tribulations. International Journal of Epidemiology 1990; 19(4):777-781.
86. GREENLAND S & NEUTRA R. Control of confounding in the assessment of medical technology. International Journal of Epidemiology 1980; 9:361-367.
87. FINE Paul EM & CHEN Robert T. Confounding in studies of adverse reactions to vaccines. American Journal of Epidemiology 1992; 136(2):121-135.
88. BABAJEV KB, BABAJEV OG & KOREPANOV VI. Treatment of cutaneous leishmaniasis using a carbon dioxide laser. Bulletin of the World Health Organization 1991; 69(1):103-106.
89. SMITH PG, RODRIGUES LC & FINE PEM. Assessment of the protective efficacy of vaccines against common disease using case-control and cohort studies. International Journal of Epidemiology 1984; 13(1):87-93.
90. ORESTEIN Walter A, BERNIER Roger H, DONDERO Timothy J, HINMAN Alan R, MARKS James S, BART Kenneth J & SIROTKIN Barry. Field evaluation of vaccine efficacy. Bulletin of the World Health Organization 1985; 63(6):1055-1068.
91. COMSTOCK GW. Vaccines evaluation by case-control and prospective studies. American Journal of Epidemiology 1990; 131:205-207.
92. TILLET Hilary E. Statistical analysis of case-control studies of communicable diseases. International Journal of Epidemiology 1986; 15(1):126-133.
93. BRISCOE John, BALTAZAR Jane & YOUNG Beverly. Case-control studies of the effect of environmental sanitation on diarrhoea morbidity: methodological implications of field studies in Africa and Asia. International Journal of Epidemiology 1988; 17(2):441-447.
94. RODRIGUES Miriam LO, SILVA Simonne A, NETO Joaquim CA, ANDRADE Ana Lúcia SS, MARTELLI Celina Maria T & ZICKER Fabio. Protective effect of intradermal BCG against leprosy: a case-control study in Central Brazil. International Journal of Leprosy 1992; 60(3):335-339.
95. WÜNSCH-FILHO Victor, MONCAU José Eduardo C & NAKAO Neusa. Methodological considerations in case-control studies to evaluate BCG vaccine effectiveness. International Journal of Epidemiology 1993; 22(1):149-155.
96. CAMARGOS Paulo AM, GUIMARAES Mark DC & ANTUNES Carlos Maurício F. Risk assessment for acquiring meningits tuberculosis among children not vaccinated with BCG: a case-control study. International Journal of Epidemiology 1988; 17(1):193-197.
97. WÜNSCH-FILHO Victor, CASTILHO EA, RODRIGUES LC & HUTTLY SRA. Effectiveness of BCG vaccination against tuberculosis meningitis: a case-control study in São Paulo, Brazil. Bulletin of the World Health Organization 1990; 68:69-74.
98. COSTA Maria da Conceição N, MOTA Eduardo LA & PINTO Lorene LS. Efeito protetor do BCG intradérmico na meningite tuberculosa. Boletín de la Oficina Sanitaria Panamericana 1991; 110(1):26-32.
99. FLEISS Joseph L. Statistical methods for rates and proportions. New York, Willey, 1973:74.
100. BRESLOW NE & DAY NE. Statistical methods in cancer research, vol 1. The analysis of case-control studies. Lyon, Publicação Científica do IARC, número 32, 1980.
101. SCHLESSELMAN James J. Case-control studies: design, conduct, analysis. New York, Oxford University Press, 1982.
102. HOSMER David & LEMESHOW Stanley. Applied logistic regression. New York, Wiley, 1989:187.
103. STRUCHINER Claudio J, HALLORAN M Elizabeth, ROBINS James M & SPIELMAN Andrew. The behavior of common measures of association used to assess a vaccination programme under complex disease

transmission patterns: a computer simulation study of malaria vaccines. International Journal of Epidemiology 1990; 19:187-196.
104. HALLORAN M Elizabeth, HABER Michael, LONGINI Jr Ira M & STRUCHINER Claudio J. Direct and indirect effects in vaccine efficacy and effectiveness. American Journal of Epidemiology 1991; 133(4):323-331.
105. FOX JP, ELVEBACK LR, SCOTT W et al. Herd immunity: basic concepts and relevance to public health immunization practices. American Journal of Epidemiology 1971; 94:179-189.
106. FINE Paul EM. Herd immunity: history, theory, practice. Epidemiologic Reviews 1993; 15(2):265-302.
107. PANNUTI CS, MORAES JC, SOUZA VAUF, CAMARGO MCC, HIDALGO NTR et al. Measles antibody prevalence after mass immunization in Sao Paulo, Brazil. Bulletin of the World Health Organization 1991; 69(5):557-560.
108. CARNEIRO Mariângela & ANTUNES Carlos Maurício F. A quasi-experimental epidemiological model for evaluating public health programmes: efficacy of a Chagas disease control programme in Brazil. Bulletin of the World Health Organization 1994; 72(5):721-728.
109. MACHADO Paulo A (Coordenador). Programa Especial de Controle da Esquistossomose (PECE). VI Conferência Nacional de Saúde, Anais. Brasília, Ministério da Saúde, 1977:265-471.
110. MACHADO Paulo A. The Brazilian programme for schistosomiasis control, 1975-1979. American Journal of Tropical Medicine and Hygiene 1982; 31:76-86.
111. AMATO-NETO Vicente. Comentários sobre o Programa Especial de Controle da Esquistossomose (PECE). Revista da Associação Médica Brasileira 1982; 28 (11):276.
112. COURA José Rodrigues, MENDONÇA Maria Zélia G & MADRUGA João P. Tentativa de avaliação do Programa Especial de Controle da Esquistossomose (PECE) no Estado da Paraíba. Revista da Sociedade Brasileira de Medicina Tropical 1987; 20(2):67-76.
113. MENEZES-NETTO Alexandre G. Esplenectomia e derivação esplenorenal distal realizadas em Sergipe antes e após o Programa Especial de Controle da Esquistossomose (PECE). Revista da Sociedade Brasileira de Medicina Tropical 1987; 20(1):41-43.
114. SILVEIRA Antonio Carlos. Mortalidade por esquistossomose no Brasil, 1977-1986. Revista da Sociedade Brasileira de Medicina Tropical 1990; 23(3):133-140.
115. STEDMAN. Dicionário médico. Tradução: Sérgio A Teixeira. 23a. ed, Rio de Janeiro, Guanabara, 1979.
116. LAST John M. A dictionary of epidemiology. New York, Oxford University Press, 1988.

Capítulo 21

VIGILÂNCIA EPIDEMIOLÓGICA

I. Considerações gerais, 449
   A. Conceito de vigilância epidemiológica, 450
   B. Objetivos da vigilância epidemiológica, 450
   C. Atividades da vigilância epidemiológica, 450

II. Principais fontes de dados, 451

III. Investigações epidemiológicas, 455
   A. Situações que justificam investigação epidemiológica, 455
   B. Investigação de casos, 456
   C. Elucidação de epidemias, 456
   D. Investigação através de série de casos, 458
   E. Investigação através de estudo de caso-controle, 460
   F. Investigação através de estudo de coorte, 461

IV. Sistema Nacional de Vigilância Epidemiológica, 462
   A. Níveis hierárquicos, 462
   B. A real morbidade e o quadro produzido pelas notificações, 463
   C. Razões para a subnotificação, 465
   D. Elementos para a avaliação do sistema, 466
   E. Divulgação das informações, 466
   F. Crítica ao atual sistema de vigilância, 467

V. Tópicos adicionais, 469
   A. Esquemas especiais de vigilância epidemiológica, 469
   B. Programas horizontais e verticais, 471
   C. Fases de um programa, 473
   D. Grupos de agravos à saúde e seu controle, 474
   E. Estimativa da cobertura dos serviços, 475
   F. Controle e erradicação de doenças, 476

VI. Comentário final, 478
   Questionário, 478
   Exercícios e leitura complementar, 478
   Referências bibliográficas, 479

A vigilância epidemiológica é a forma tradicional de utilização da epidemiologia, nos serviços de saúde. Inicialmente, daremos uma visão geral da matéria, para depois ilustrar a investigação de epidemias, sob diferentes enfoques. Na seqüência, descreveremos a estrutura do sistema de vigilância existente, com orientação sobre os cuidados na interpretação das informações rotineiras por ele produzidas. Complementa o capítulo a apresentação de diversos aspectos referentes a serviços e programas de saúde, que estão muito relacionados à vigilância epidemiológica.

I. CONSIDERAÇÕES GERAIS

O termo vigilância, conforme o significado que lhe é dado na área da saúde, tem, pelo menos, duas conotações: a de observação de pessoas e a de danos à saúde, com vistas a possibilitar alguma forma de intervenção ou controle.

• **Vigilância de pessoas**

A vigilância de pessoas será aqui tratada brevemente. Consiste ela na observação sistemática de determinados indivíduos, a fim de facilitar o pronto diagnóstico de infecções ou doenças de que podem ser acometidos.[1] Trata-se de uma estratégia de uso freqüente na prática clínica e na de saúde pública, de que é exemplo o exame periódico de portadores de alguma característica que os coloquem em maior risco de morbidade (lactentes, gestantes) ou, quando já doentes, para detectar complicações tão cedo quanto possível: por exemplo, o exame periódico de diabéticos, infartados e glaucomatosos. O exame periódico também é realizado em indivíduos expostos a um fator considerado prejudicial para a saúde (trabalhadores que manipulam certos produtos) ou, então, em pessoas suscetíveis que tiveram contacto com um doente. Em certas ocasiões especiais, um regime de quarentena pode ser instituído. É o caso do afastamento de crianças da escola, na vigência de doenças transmissíveis, no próprio estabelecimento ou fora dele, com vistas a diminuir a propagação da infecção que a aglomeração escolar evidentemente facilita.

A finalidade principal da vigilância de pessoas é a de tomar, ao primeiro sinal de alarme, uma pronta atitude de natureza médica, odontológica ou de outro teor. A vigilância pode ser também parte de pesquisas sobre a história natural da doença, como é o caso da investigação do estudo de fatores de risco e de prognóstico, ou da eficácia de uma vacina, medicamento, cirurgia, diagnóstico precoce ou outro tipo de intervenção.

- **Vigilância da doença**

Esta segunda maneira de entender o termo é o tema do presente capítulo.

A. CONCEITO DE VIGILÂNCIA EPIDEMIOLÓGICA

As variações de freqüência de uma doença são imediatamente notadas quando, em curto prazo, o número de casos assume valores excepcionalmente altos ou baixos; por exemplo, as epidemias explosivas, conseqüentes à intoxicação alimentar. Na maioria das vezes, porém, as mudanças de incidência das doenças não são assim tão nítidas. Com a finalidade de detectar variações de tendências, traçar o perfil de doenças e problemas julgados prioritários, e agir em função deste diagnóstico, a sociedade custeia um sistema conhecido como "vigilância epidemiológica".[2-14]

A vigilância epidemiológica pode ser simplesmente definida como aparece no Quadro 21.1.

Quadro 21.1 Conceito de vigilância epidemiológica

Sistema de coleta, análise e disseminação de informações relevantes para a prevenção e o controle de um problema de saúde pública.

Uma amostra dos conceitos de vigilância epidemiológica, encontrados na literatura especializada a partir da década de 1960, é também apresentada, a seguir, pois fornece uma visão detalhada da utilidade dessa importante arma de saúde pública.

- "A contínua observação da distribuição e da tendência de incidência de uma doença através da sistemática coleta, análise e interpretação de morbidade, de mortalidade ou de alguma outra fonte de dados."[2]
- "Meio de obter dados que permitam descrever as características das doenças e adotar medidas de controle para prevenir sua propagação."[8]
- "Conjunto de atividades que proporcionam a informação indispensável para conhecer, detectar ou prever qualquer mudança que possa ocorrer nos fatores condicionantes do processo saúde-doença, com a finalidade de recomendar e adotar oportunamente as medidas indicadas que levem à prevenção e ao controle da doença"; essa definição aparece em publicação do nosso Ministério da Saúde.[9]
- "Estudo continuado de todos os aspectos da ocorrência e da propagação de uma doença, aspectos estes de interesse para seu controle efetivo"; essa definição encontra-se em publicação oficial da Associação Americana de Saúde Pública, traduzida pela Organização Pan-Americana da Saúde.[1]
- "Coleta, análise e interpretação, de forma contínua e sistemática, de dados sobre saúde, essenciais ao planejamento, implementação e avaliação da prática de saúde pública, ao lado de disseminação oportuna das informações para aqueles que necessitam conhecê-las. O elo final da cadeia de eventos que compõem a vigilância epidemiológica consiste na aplicação das informações para prevenção e controle. Um sistema de vigilância inclui capacidade operacional de coleta de dados, sua análise e disseminação para subsídio ao desenvolvimento de programas de saúde." Este é o conceito seguido nos Centros de Controle e Prevenção de Doenças, dos Estados Unidos.[10]

Essas colocações indicam que a vigilância epidemiológica tem uma dupla conotação, sintetizada pelas seguintes palavras:

- **"MONITORIZAÇÃO" E "CONTROLE"**

Na base do sistema, existe a "monitorização" de agravos à saúde: são as observações acumuladas que formam um banco de dados sobre determinados problemas de saúde que afetam a população. Sobre esta base, apóia-se um processo de análise e interpretação, realizado por pessoal especializado, de modo que resulte na disseminação de informações para aqueles que necessitam conhecê-las, ao lado de recomendações, e mesmo ações, para possibilitar um efetivo "controle" da situação.

A utilidade de um sistema de vigilância epidemiológica pode variar enormemente. Em alguns locais, existe grande dinamismo. Em outros, há apenas um mero armazenamento das poucas notificações recebidas. Entre os dois extremos, uma infinidade de situações intermediárias é encontrada. No entanto, o sistema, mesmo não sendo perfeito — pois raramente abrange todos os casos de doença de uma população ou de uma amostra representativa —, já se mostrou de grande utilidade na proteção à saúde da população.

B. OBJETIVOS DA VIGILÂNCIA EPIDEMIOLÓGICA

As informações produzidas pelo sistema de vigilância epidemiológica funcionam como um mecanismo de alerta, continuado, sobre a incidência de determinados agravos à saúde. O seu objetivo geral é gerar a informação pertinente e promover o seu uso com o propósito de tomar medidas para melhorar a saúde pública.[10] Os principais objetivos específicos da vigilância epidemiológica são os seguintes:

- informar sobre a magnitude e a distribuição dos agravos à saúde, na população, usualmente em termos de morbidade e mortalidade; os dados produzidos pela vigilância epidemiológica são muito úteis para apontar os grupos mais afetados ou sob alto risco de adoecer, a variação geográfica dos casos (ou a progressão regional de uma doença) e a tendência do evento com o passar do tempo;
- recomendar ou iniciar ações oportunamente, a fim de circunscrever o problema, se possível, na fase inicial de expansão, reduzir os seus níveis de morbidade e mortalidade, ou até mesmo eliminar o agravo à saúde, na localidade. Em algumas condições, o objetivo das ações é evitar a disseminação da doença para áreas indenes, como ocorre na vigilância do dengue;
- avaliar medidas de saúde pública; por exemplo, o impacto de campanhas de vacinação ou a proteção e a segurança conferidas por um produto, como vacinas e medicamentos (reações colaterais, resistência adquirida etc.)

C. ATIVIDADES DA VIGILÂNCIA EPIDEMIOLÓGICA

No intuito de alcançar os seus objetivos, o sistema de vigilância epidemiológica é planejado e mantido com determina-

Quadro 21.2 Atividades principais de um sistema de vigilância epidemiológica

Coleta, análise e interpretação de dados de rotina
Investigação epidemiológica
Recomendação ou aplicação de medidas de controle
Divulgação das informações

das características, para que possa realizar as atividades que lhe são próprias (Quadro 21.2). Para tal, coloca-se, em funcionamento, como mostrado, um sistema que possibilite acumular dados relevantes sobre alguns agravos à saúde, inclusive com investigações especiais, de modo a permitir o aprimoramento da qualidade dos dados e adquirir outros mais, que fornecem as bases para orientar a tomada de decisões.

A situação pode requerer atuação imediata, nos pontos vulneráveis da rede causal, seja direcionada às pessoas (campanhas de imunização, adoção de quimioprofilaxia) ou ao meio ambiente, como ocorre nos casos de contaminações ambientais. Por vezes, recomendam-se também medidas de médio e longo prazos, na busca de resultados mais duradouros. Tais medidas tomam a forma de recomendações exclusivas para a área da saúde — como é o caso de reforçar a periodicidade de vacinações ou o de adotar novas condutas de diagnóstico e de tratamento — ou, ao contrário, extensivas também a outros setores, como o de obras públicas (drenagem de córregos), agricultura (mudança do tipo de irrigação) e habitação.

Todas as informações e as ações subseqüentes são divulgadas, para conhecimento dos profissionais de saúde e do público em geral.

II. PRINCIPAIS FONTES DE DADOS

Um número limitado de agravos à saúde é objeto de vigilância. As autoridades sanitárias decidem quais são eles e passam a acompanhar a evolução de suas incidências, recorrendo às fontes de dados disponíveis ou criando novas, para alimentar o sistema de vigilância epidemiológica. O Quadro 21.3 contém relação de 10 fontes de dados, cujos aspectos mais característicos são realçados a seguir.

1. NOTIFICAÇÃO COMPULSÓRIA DE CASOS

A base do nosso sistema de vigilância epidemiológica é a "notificação compulsória" de casos. A Fig. 21.1 mostra a notificação que é usada na Secretaria da Saúde do Distrito Federal.

Quadro 21.3 Fontes de dados para vigilância epidemiológica

1. Notificação compulsória de casos
2. Prontuários médicos
3. Atestados de óbitos e registros de anatomia patológica
4. Resultados laboratoriais
5. Registros de bancos de sangue
6. Investigação de casos e de epidemias
7. Inquéritos comunitários
8. Distribuição de vetores e reservatórios
9. Uso de produtos biológicos
10. Notícias veiculadas na imprensa

Trata-se de uma comunicação oficial, às autoridades sanitárias, da ocorrência de um agravo à saúde. Qualquer pessoa pode fazê-la: o médico, o dentista, o enfermeiro, outro profissional de saúde ou mesmo um leigo.

As notificações de doenças são úteis em, pelo menos, três tipos de situação:

• como ponto de partida para investigações que beneficiam diretamente o paciente, seus familiares, vizinhos e toda a comunidade — já que medidas são imediatamente tomadas, se necessárias, em face das evidências encontradas no local da investigação;

• para averiguar, quando da investigação dos casos, as falhas das medidas de controle implantadas;

• para fornecer, ao lado dos resultados das investigações subseqüentes e de dados de outras fontes, como atestados de óbitos e exames laboratoriais, os elementos necessários para a composição de indicadores que reflitam o quadro epidemiológico da doença, na coletividade, e o impacto das medidas de controle.

• Lista de doenças sujeitas à notificação compulsória

Dentre as dezenas ou centenas de agravos à saúde que poderiam ser objeto de vigilância, apenas alguns são selecionados com essa finalidade.

A OMS, em seu Programa Ampliado de Imunizações, aponta duas situações que justificam a inclusão de uma doença na lista daquelas sujeitas à notificação:

• a existência de um ativo programa de controle para a doença — se possível, com metas estabelecidas em termos de incidência e prevalência;

• a certeza de que a notificação de um caso ou de uma epidemia acarretar investigações para esclarecer as respectivas causas.

Em regiões onde a vigilância epidemiológica não funciona a contento, postula-se que haja apenas um mínimo de dados coletados de forma rotineira, nos serviços de saúde: é o caso, por exemplo, de ficarem sujeitas à notificação apenas limitado número de doenças de maior importância em saúde pública enquanto as informações sobre as demais passam a ser obtidas por outros meios, como os inquéritos.[11] Há posições opostas, que serão apresentadas no capítulo, de ampliar o elenco de doenças sujeitas à notificação compulsória, incluindo agravos à saúde tanto de natureza infecciosa como não-infecciosa. Nos Estados Unidos, a lista compõe-se de 50 doenças; no Brasil, de cerca de duas dezenas.

• Diretrizes do Ministério da Saúde, no Brasil

A definição do elenco de doenças sujeitas à notificação, em um país, depende de orientação geral emanada do Ministério da Saúde. Periodicamente, faz-se a revisão e a atualização da lista, mediante a introdução ou retirada de algumas doenças. Isto é universal. Em cada país, existe um órgão central que toma estas decisões.

A relação elaborada pelo Ministério da Saúde, no Brasil, incorpora as doenças sujeitas ao "Regulamento Sanitário Internacional" (cólera, peste e febre amarela) e as que são objeto de vigilância da OMS, de importância epidemiológica no País (poliomielite e malária).[1] Inclui também as doenças de particular importância para a saúde pública, geralmente as que requerem

DF - SECRETARIA DE SAÚDE

NOTIFICAÇÃO COMPULSÓRIA DE CASOS

Nº 4050

☐ CÓLERA	☐ PESTE	☐ VARÍOLA	☐ FEBRE AMARELA
☐ POLIOMIELITE		☐ HEPATITE	
☐ TÉTANO		☐ RAIVA	
☐ COQUELUCHE		☐ FEBRE TIFÓIDE	
☐ DIFTERIA		☐ LEISHMANIOSE	
☐ SARAMPO		☐ ESQUISTOSSOMOSE	
☐ RUBÉOLA		☐ MALÁRIA	
☐ TUBERCULOSE		☐ DOENÇA DE CHAGAS	
☐ HANSENÍASE		☐ D. DE TRANSMISSÃO SEXUAL ESPECIFICAR	
☐ D. MENINGOCÓCICA		☐ OUTRAS ESPECIFICAR	
☐ OUTRAS MENINGITES			

PACIENTE : | IDADE : | SEXO :

ENDEREÇO : | PROCEDÊNCIA :

INÍCIO DA DOENÇA : / / | ÓBITO : / / | UNIDADE DE ATENDIMENTO : | PRONTUÁRIO N.o

DIAGNÓSTICO :
SUSPEITO : ☐
CONFIRMADO : ☐

NOTIFICANTE :
ENDEREÇO :

DATA : / /

NOTA: Enviar a 1.a e a 2.a vias com a MÁXIMA URGÊNCIA À SECRETARIA DE SAÚDE. A 3.a via pertence ao Notificante. As Unidades de Atendimento da FHDF usarão a 2.a via para as Providências de Saúde Pública.

Providências da Saúde Pública :

Gráfica Central da FHDF

Fig. 21.1 Fórmulario para notificação compulsória de casos, utilizado na Secretaria de Saúde do Distrito Federal.

investigação epidemiológica ou a aplicação imediata de medidas especiais de controle.

Em 1979, o Ministério da Saúde compôs uma relação de doenças de notificação compulsória em todo o território nacional, acompanhada do nome de três outras, a serem notificadas apenas em áreas específicas (Quadro 21.4).

Cada Unidade da Federação, por sua vez, utiliza a lista do Ministério da Saúde ou amplia o elenco de doenças, de acordo com a realidade local, segundo a visão dos seus técnicos e autoridades, como faz o Estado de São Paulo, onde um grande número de agravos à saúde é sujeito à notificação.[12] A Fig. 21.1 contém a relação de doenças de notificação compulsória adotada na Secretaria da Saúde do Distrito Federal. No Rio de Janeiro, a Secretaria Municipal de Saúde requer a notificação das doenças transmissíveis, segundo a lista do Quadro 21.4, e também dos seguintes danos à saúde: acidentes de trabalho que levam a óbito e necessitam de intervenção médica de emergência,

Quadro 21.4 Doenças de notificação compulsória no território nacional

I. EM TODO O TERRITÓRIO NACIONAL	
Cólera	Coqueluche
Difteria	Doença meningocócica e outras meningites
Febre amarela	Febre tifóide
Hanseníase	Leishmaniose
Oncocercose	Peste
Poliomielite	Raiva humana
Sarampo	Tétano
Tuberculose	Varíola

II. EM ÁREAS ESPECÍFICAS		
Esquistossomose	Filariose	Malária

Fonte: Ministério da Saúde, Portaria n.º 608, de 22.10.1979.

toxinfecções alimentares, intoxicações por agrotóxicos e outras intoxicações exógenas.

2. PRONTUÁRIOS MÉDICOS

Os diagnósticos das internações e das consultas são também aproveitados para complementar as notificações, seja para acrescentar dados não-preenchidos, mas previstos no prontuário, ou dados ainda desconhecidos por ocasião da notificação, ou para detectar novos casos, não-notificados. As doenças que requerem internação, como meningite, tétano e difteria, podem ser acompanhadas, apenas, com informações de hospitais, especialmente em determinadas épocas. Esse procedimento foi seguido, em algumas cidades brasileiras, durante o auge da epidemia de meningite meningocócica, que assolou o País na metade da década de 1970, em que as anotações diárias dos casos novos eram buscadas nos hospitais, por pessoal especialmente designado para essa função.

Além de o hospital constituir-se em fonte de dados para o sistema de vigilância epidemiológica, o seu próprio funcionamento gera problemas, que podem ser acompanhados através de um sistema de notificações voluntárias ou com o uso de processos mais elaborados. É o caso da vigilância das infecções hospitalares, em que a procura ativa de casos ocupa posição de destaque.

3. ATESTADOS DE ÓBITO

Os atestados de óbito são utilizados em vigilância epidemiológica como fonte de informação complementar às notificações.[15] Os funcionários que lidam com o registro de mortalidade, nas secretarias de saúde, comunicam aos seus colegas da vigilância epidemiológica os óbitos entre cujas causas aparecem doenças sujeitas ao controle, quer se trate de causa básica ou associada do falecimento. Em alguns estados, tal comunicação já é feita de rotina, por meio de cópias xerográficas das próprias declarações de óbito.

Os atestados de óbito servem de mecanismo de alerta, na detecção de epidemias.[16,17] Para isto, será preciso contar com um registro de óbitos suficientemente abrangente e com atestados adequadamente preenchidos, implantando-se paralelamente um processo de análise de dados, rápido e eficiente, para que a tendência do evento seja detectada em tempo útil.

4. RESULTADOS DE LABORATÓRIO

Os laboratórios, por serem locais de confirmação diagnóstica, constituem recursos valiosos para detectar casos de doenças sujeitas a notificação. Na base do resultado produzido em laboratório estão o médico ou o odontólogo, que iniciam o processo com pedidos de exame ou a própria retirada do material biológico, no caso de líquor e de biópsia, e o pessoal de apoio, que faz com que esse material chegue ao seu destino, em boas condições de exame. Os dados laboratoriais de boa qualidade, na realidade, não só complementam as notificações compulsórias, mas têm também o caráter de recurso adicional, para as investigações epidemiológicas, visando a precisar o diagnóstico etiológico.

Um problema no uso de informações de laboratório, em vigilância rotineira de doenças infecciosas, é a habitual demora de a comunicação chegar às autoridades sanitárias, informando o ocorrido. Esta demora constitui um fator negativo, impedindo uma pronta ação, no controle da propagação da doença.[18]

O laboratório de microbiologia é particularmente útil em vigilância epidemiológica, pois retém informação pormenorizada sobre agentes infecciosos isolados de amostras enviadas a exame por motivos clínicos diversos. A ocorrência e as características das bactérias resistentes à medicação constituem exemplo de informações obtidas por esta via. Laboratórios mais bem equipados, assim como aqueles designados como de "referência", que realizam exames especializados, como tipagem de bactérias e de vírus, são valiosos para a verificação do progresso da infecção na comunidade e a identificação de microorganismos responsáveis por epidemias. A importância do laboratório, para a vigilância epidemiológica, será ainda maior, no futuro, diante das novas técnicas que estão sendo incorporadas à prática.

- **Epidemiologia molecular**

A integração da biologia molecular na investigação epidemiológica deu origem a um novo campo do saber, denominado "epidemiologia molecular". Seu objetivo é tipar, em investigações epidemiológicas, os agentes de doenças, através de técnicas de genética molecular.[19-22] A validade destas técnicas é muito maior do que as tradicionais provas diagnósticas, o que se traduz por melhores oportunidades para investigar o papel dos agentes e dos fatores de risco na ocorrência e distribuição das enfermidades. Na atualidade, a epidemiologia molecular é mais uma ferramenta, de alta sensibilidade e especificidade, com que o pessoal de saúde conta para elucidar epidemias.

5. BANCOS DE SANGUE

Os bancos de sangue constituem importante fonte de informação sobre a morbidade.

- **Exemplo: bancos de sangue em Goiânia**

Nessa cidade, de quase um milhão de habitantes, cerca de 6% da população adulta, em apenas dois anos, 1985-1987, foram submetidos a rastreamento em banco de sangue.[23,24] As seguintes soroprevalências foram encontradas: 3,3% para doença de Chagas, 1,3% para hepatite B e 1,4% para sífilis.

Em outras cidades, especialmente as de grande porte, um enorme contingente de pessoas também é examinado em bancos de sangue. No entanto, representa uma amostra selecionada: constituída de voluntários, adultos jovens, principalmente do sexo masculino, que se submetem a rastreamento — procedimento esse que visa a afastar suspeitos e doentes. Em termos de busca de casos, a análise da soropositividade pode fornecer dados úteis para a vigilância epidemiológica, informando sobre casos subclínicos e dando uma noção da importância e da distribuição geográfica da infecção.

Como indicador de infecção, para extrapolar as informações a toda a população, os dados de bancos de sangue têm limitações, pela já apontada seletividade da amostra. No entanto, a padronização dos procedimentos, em especial, o método de triagem e as técnicas laboratoriais empregadas, tornaria os bancos de sangue locais privilegiados para estudo, em indivíduos adultos, da tendência secular destas infecções.[24]

Os achados, em doadores de sangue, tendem a estar bem correlacionados com os resultados de inquéritos populacionais, o que faz com que sejam postulados como indicadores epidemiológicos, de obtenção rápida, em substituição aos inquéritos, em locais onde tais investigações não possam ser realizadas.

6. INVESTIGAÇÃO DE CASOS E DE EPIDEMIAS

Alguns casos notificados são objeto de pesquisa, domiciliar ou institucional. As doenças de maior gravidade ou de baixa incidência, especialmente quando objeto de programas de erradicação e controle (poliomielite, sarampo e malária em certas regiões), são as mais adequadas para a investigação de casos individuais. Esta segue uma rotina preestabelecida, e o pessoal delas encarregado é especialmente treinado para a tarefa. Os seus objetivos são os de confirmar o diagnóstico, seguir a cadeia epidemiológica, identificar os contactos e proteger os suscetíveis, na tentativa de bloquear a transmissão. O trabalho de campo, durante a investigação de casos isolados ou no decurso de epidemias, faz aparecer numerosos outros casos que permaneceriam desconhecidos. A investigação de casos e de epidemias é apresentada mais adiante, neste capítulo.

7. INQUÉRITOS COMUNITÁRIOS

São investigações destinadas a identificar a situação de uma comunidade quanto a um dado evento, em geral, com o objetivo de determinar freqüência, distribuição e fatores a ele relacionados. Diversos tipos de inquérito podem ser feitos, por meio de entrevistas, exame físico ou exame laboratorial; nesta última modalidade, as investigações sorológicas têm importância especial. Os inquéritos focalizam uma só doença (malária, por exemplo) ou um grupo delas (as afecções respiratórias ou as preveníveis por imunização); cobrem toda a população ou apenas amostras; abrangem toda a comunidade ou limitam-se a grupos especiais, como escolares ou trabalhadores de determinada indústria.

Os inquéritos são empregados para descortinar o quadro epidemiológico do agravo à saúde e são muito úteis para elucidar situações controvertidas. Por exemplo, há ocasiões onde observa-se a aplicação de uma enorme quantidade de vacinas — de eficácia comprovada e atestada por ensaios clínicos bem controlados, como é o caso da vacina contra o sarampo —, mas nenhum impacto sobre a incidência da doença. Algo deve ser esclarecido. A vacina usada é de qualidade questionável? Há problemas com a conservação do produto? Os grupos de maior risco estão sendo devidamente cobertos? Ou serão apenas estatísticas imprecisas? Um inquérito comunitário para estabelecer a cobertura vacinal, em amostra representativa da população, pode ser o caminho para melhor conhecer a situação e orientar as medidas a tomar.

• **Exemplo:** inquérito sobre o sarampo no Distrito Federal

No ano de 1983, na cidade satélite de Planaltina, foi realizado um inquérito por conglomerado, em amostra representativa da população infantil, para tentar explicar a aparente discrepância entre o grande número de doses de vacina aplicadas e o reduzido impacto na doença.[25] Os resultados do inquérito mostraram que a proteção média conferida pela vacina era de apenas 65%, sensivelmente inferior aos 90% a 95% teoricamente esperados. A proteção foi de somente 43%, quando usada antes dos nove meses de idade, e de 83% — próxima, portanto, ao encontrado em boas condições de uso — para a vacina aplicada a partir daquela idade.

A dificuldade em obter dados válidos e confiáveis em sistemas rotineiros de notificação de doenças faz com que os inquéritos sejam utilizados como fonte de informação suplementar. Um elemento facilitador para a realização de semelhantes inquéritos é o acesso privilegiado, hoje em dia, a microcomputadores, e ao uso de amostragem por conglomerados, de forma simplificada (tema apresentado no Cap. 16), de modo que informações relevantes, obtidas por este meio, podem ser rapidamente apuradas, divulgadas e usadas para a tomada de decisões.[11]

8. DISTRIBUIÇÃO DE VETORES E RESERVATÓRIOS

O conhecimento da distribuição de vetores e de reservatórios é importante para o controle de alguns agravos à saúde. Por exemplo, a distribuição de artrópodes vetores da doença de Chagas e a presença do *Trypanossoma cruzi* em animais são mais generalizadas nas Américas do que a infecção humana, o que constitui uma ameaça epidemiológica.

Cada doença tem, no seu complexo causal, as suas próprias especificidades, de modo que as estratégias de controle variam. Para aquelas veiculadas por vetores, o conhecimento do tipo de vetor responsabilizado pela transmissão, de sua distribuição e densidade, de seus hábitos, inclusive resistência a inseticidas, auxilia na indicação de caminhos mais apropriados para o seu controle. As preocupações das autoridades sanitárias quanto ao comportamento dos mosquitos transmissores da febre amarela urbana e do dengue, para os quais é montado um sistema de vigilância, constituem exemplo. Uma outra ilustração é o programa de vigilância de vetores resistentes aos inseticidas.[26]

9. USO DE PRODUTOS BIOLÓGICOS

A coleta de dados sobre o uso de certos produtos, como medicamentos, vacinas, soros, imunoglobulinas e inseticidas, pode complementar informações rotineiras sobre morbidade e proporcionar uma melhor noção sobre a imunidade da população.

Há diversos níveis onde a informação pode ser buscada: sobre a "aquisição" do produto, a sua "distribuição" ou a "utilização" pela população. Na Inglaterra, quando a poluição atmosférica é alta, aumenta o consumo de medicamentos para tratamento de doenças pulmonares. Este aumento de utilização de medicamentos está correlacionado à elevação das taxas de morbidade e mortalidade por afecções respiratórias.

Em geral, a informação referente à utilização de um produto é de maior serventia do que a de aquisição e distribuição, pois ele pode ter sido adquirido e distribuído mas não utilizado, ou usado inadequadamente.

• **Exemplo 1:** vacina obrigatória contra a febre aftosa

As autoridades brasileiras exigem, do fazendeiro, a apresentação de comprovante de aquisição do produto, prevendo que, se ele é comprado, será aplicado no rebanho. É uma estratégia que simplifica a fiscalização. Embora a maioria dos fazendeiros adote este procedimento, de imunizar o seu gado nas épocas aprazadas, é possível que alguns adquiram a vacina sem utilizá-la, na forma apropriada, ou mesmo não a apliquem, de forma alguma, nas suas reses.

Nem sempre a simples utilização de um produto de boa qualidade é indicação suficiente para concluir que a população está devidamente protegida.

• **Exemplo 2**: vacinação de rotina contra a poliomielite

As vacinas de rotina podem estar sendo aplicadas a segmentos em baixo risco. Esta foi a situação da vacinação contra a poliomielite, em algumas localidades, antes das campanhas de massa realizadas no Brasil, nos anos 80. Como a avaliação da cobertura era simplesmente feita, em muitos locais, pelo número total de doses aplicadas na população, a inclusão de escolares, em grande número, informava um enorme uso de vacinas e dava uma falsa noção de cobertura vacinal nos grupos realmente necessitados, os menores de cinco anos. Somente quando este grupo de crianças em alto risco foi integralmente coberto, a doença regrediu significativamente.

• **Exemplo 3**: vacinação de rotina contra o sarampo

No mencionado inquérito sobre o sarampo, realizado no Distrito Federal, o número de vacinas utilizado até então, nos centros de saúde, fazia pensar em cobertura total nas crianças menores de cinco anos.[25] Os resultados do inquérito, ao contrário, revelaram que cerca de um quarto das crianças, nesta faixa etária, não estava vacinado. A imunização efetuada nos não-vacinados baixou rapidamente a incidência da doença.

10. NOTÍCIAS DE JORNAIS E DE OUTROS MEIOS DE COMUNICAÇÃO

Os jornais, a televisão e o rádio, muitas vezes, são os primeiros a alertar as autoridades sanitárias sobre a possível ocorrência de casos e epidemias. Tais notícias devem ser levadas em consideração pelos profissionais de saúde. Nas áreas rurais, eventuais rumores e comentários dos habitantes locais constituem fonte importante de informação: uma ilustração é a morte de macacos, sem causa aparente, o que faz pensar na possibilidade de febre amarela silvestre. Tais informações, se investigadas, são valiosas para a identificação precoce de problemas ou na detecção de casos que passariam despercebidos.

Não é somente em relação às doenças infecciosas que as notícias da imprensa são úteis para o pessoal de saúde. Elas também o são no caso de compor um banco de dados sobre as causas externas de óbitos. Como se sabe, muitos atestados de óbito são preenchidos de maneira incompleta. Por vezes, aparece apenas menção à doença ou estado mórbido que causou diretamente a morte e não esclarece as causas antecedentes. Por exemplo, somente é informado que ocorreu traumatismo cranioencefálico ou politraumatismo. A leitura diária dos jornais permite completar este e outros atestados em que a causa do óbito esteja faltando, esclarecendo se ele foi devido a atropelamento, queda, homicídio ou outra causa. Desta maneira, melhora-se a qualidade do sistema de informações com dados passíveis de serem usados para subsidiar programas de saúde pública.

III. INVESTIGAÇÕES EPIDEMIOLÓGICAS

No processo de vigilância de um agravo à saúde na população, há necessidade de realizar investigações epidemiológicas para melhor conhecimento da situação existente, assunto esse abordado na presente seção.

Vejamos, inicialmente, como os especialistas em doenças infecciosas empregam os termos "investigação", "inquérito" e "levantamento".

• **Investigação epidemiológica**

A denominação tem o sentido amplo de designar qualquer estudo epidemiológico, seja ele descritivo ou analítico. Em vigilância de doenças infecciosas, o termo tem também a conotação restrita de pesquisa, a partir de casos ou portadores, para a obtenção de dados complementares que permitam detectar as fontes de infecção e o modo de transmissão.

• **Inquérito epidemiológico**

É o estudo de uma amostra de indivíduos, em geral, escolhidos aleatoriamente, com o propósito de quantificar a magnitude e a distribuição de um evento na coletividade. Um exemplo é o inquérito domiciliar para verificar a cobertura da vacina contra o sarampo na população infantil;[25] um outro exemplo é a pesquisa sobre a morbidade.[27]

• **Levantamento epidemiológico**

É um estudo realizado com dados já existentes em arquivos. Por exemplo, com o objetivo de estimar a cobertura vacinal, inspecionam-se as fichas de vacinação, existentes na unidade sanitária, relacionando a quantidade aplicada de uma dada vacina, obtida por esta via, com o número de crianças residentes na localidade.

As três alternativas, investigação, inquérito e levantamento, constituem formas diferenciadas de complementação da informação rotineira. Não raro, representam atividades que, apesar de complementares, são fundamentais para apontar as ações corretivas e preventivas mais apropriadas, em face do conhecimento pormenorizado de cada situação. No entanto, tais estudos, em especial, os inquéritos, envolvem substancial trabalho adicional, em termos técnicos e administrativos, nem sempre viável de ser realizado com os recursos disponíveis. Em conseqüência, é possível que a situação mais freqüente defrontada pelo profissional de saúde seja a de ter de agir diante de dados de rotina, via de regra, uma informação fragmentada, com limitações em termos de qualidade e abrangência.

Discorreremos, a seguir, sobre situações que justificam a realização de investigações epidemiológicas, para depois abordar, sob diferentes enfoques, algumas maneiras de tentar elucidar as causas de uma epidemia.

A. SITUAÇÕES QUE JUSTIFICAM INVESTIGAÇÃO EPIDEMIOLÓGICA

A investigação epidemiológica, com a conotação dada em vigilância de doenças infecciosas, é realizada através de entrevista com o paciente ou com os seus contactos, o que pode envolver, além de anamnese, exame físico e coleta de material para testes laboratoriais. No Quadro 21.5 estão listadas cinco situações em que há indicação para a realização de investigações epidemiológicas.[28]

1. DOENÇA PRIORITÁRIA

Em geral, uma investigação é um procedimento demorado, de modo que não pode ser realizado para todas as notificações. No estágio atual de conhecimento da epidemiologia das diversas doenças, das tecnologias disponíveis para controlá-las

Quadro 21.5 Justificativas para a realização de investigação epidemiológica

1. Doença prioritária
2. Número de casos excedendo a freqüência habitual
3. Suspeita de fonte comum de infecção
4. Evolução da doença mais severa do que habitualmente
5. Dano à saúde desconhecido na região

Fonte: Organização Pan-Americana da Saúde, 1980:4-21.[28]

e da capacidade dos serviços de saúde para envolver-se em programas de controle, é compreensível a conveniência de atribuir, ao elenco de doenças, diferentes graus de prioridade, com o objetivo de selecionar:

• dentre as doenças notificáveis, aquelas a serem objeto de investigação — têm precedência as que representam maior risco para a população e, em particular, as que sejam objeto de programas de controle;

• dentre os casos notificados da doença, os que devem ser investigados — por exemplo, aqueles que possam ser contactados durante o período de transmissibilidade, em detrimento de outras notificações, da mesma doença, mas comunicadas com muito atraso em relação à sua ocorrência.

2. NÚMERO DE CASOS EM EXCESSO

O acompanhamento da evolução do número de casos de um dado agravo à saúde pode ser realizado através do "diagrama de controle". A utilidade da técnica já foi apontada no Cap. 11. Em síntese, o diagrama de controle é usado para monitorizar a incidência de doenças sazonais, pois permite detectar freqüências em excesso, em relação às que seriam esperadas naquele local e naquela época do ano.

É conveniente, por vezes, acompanhar a evolução em subgrupos da população, definidos em termos de idade, ocupação ou algum outro importante parâmetro. Serve de exemplo a epidemia de meningite meningocócica, ocorrida no Brasil, na década de 1970: um dos fatos marcantes consistiu no aparecimento, nas escolas, de muitos casos de meningite, situação pouco comum nos anos não-epidêmicos, onde os escolares são relativamente pouco afetados.

3. FONTE COMUM DE INFECÇÃO

As epidemias ligadas a uma fonte comum — em geral, água ou alimento contaminados — podem produzir grande número de casos, em pouco tempo. Nesta eventualidade, há razão suficiente para investigar os casos e tentar localizar a fonte comum, de modo que as medidas corretivas possam ser imediatamente tomadas.

4. QUADRO CLÍNICO GRAVE

A gravidade de um dano à saúde, na coletividade, pode ser avaliada através de diversos parâmetros, de que são exemplos as taxas de letalidade, de internações e de absenteísmo ao trabalho e na escola. Quando se suspeita que a doença esteja evoluindo de maneira mais grave do que habitualmente, através de alterações nos parâmetros que reflitam a gravidade do dano, tais como aumento pronunciado do absenteísmo ou das internações, essa evidência constitui motivo para investigar a ocorrência.

5. DOENÇA DESCONHECIDA NA REGIÃO

A ocorrência de um ou mais casos de uma síndrome julgada não-existente na localidade é justificativa suficiente para iniciar uma investigação. É o que ocorre quando do aparecimento de um único caso suspeito de cólera, em local antes livre desta infecção intestinal. Por vezes, não há diagnóstico firmado, mas sintomas incomuns ou síndromes desconhecidas, que precisam ser esclarecidas.

• **Exemplo:** febre negra de Lábrea

Nove casos de um tipo especial de hepatite foram diagnosticados na Bacia Amazônica. A investigação evidenciou que eles evoluíram com icterícia, agitação psicomotora e coma, em pacientes com hepatite crônica do tipo B.[29] Suspeitou-se de associação desta condição crônica com infecção aguda pelo vírus delta.[30]

B. INVESTIGAÇÃO DE CASOS

A investigação epidemiológica de casos de doenças transmissíveis permite determinar:

• a fonte de infecção
• as vias de transmissão
• os contactos
• os demais casos
• as medidas de controle apropriadas
• os fatores de risco
• os ensinamentos para lidar com situações semelhantes, no futuro.

• **Roteiro para a investigação de casos**

Um roteiro destinado a auxiliar a identificação da cadeia de transmissão, por ocasião do estudo do caso, é apresentado no Quadro 21.6, sob a forma de perguntas. Durante a investigação do caso, são verificados os dados de identificação e as características mais importantes, da pessoa e do ambiente, onde estes fatos estão ocorrendo, entre os quais, detalhes sobre o passado clínico, a evolução do processo, a cronologia dos acontecimentos, os contactos, os procedimentos diagnósticos, terapêuticos e outros de interesse para a elucidação do episódio. Como ocorre na prática clínica, estes dados não são guardados na memória do investigador, mas transcritos em papel. Muitas das melhores investigações epidemiológicas foram feitas apenas com um bloco de anotações e um lápis. Para facilitar a padronização da coleta de dados, no entanto, é conveniente preencher questionários previamente testados, denominados "fichas epidemiológicas". Como os dados necessários variam para cada doença, existem muitas fichas epidemiológicas em uso.[9,31] As secretarias de saúde dos estados reproduzem os modelos ou os adaptam para uso local, promovendo periodicamente o seu aperfeiçoamento. Quando não existem modelos já testados, o próprio interessado tem de desenvolvê-los, circunstância que costuma ser uma das grandes dificuldades da fase de planejamento de uma investigação.

C. ELUCIDAÇÃO DE EPIDEMIAS

A investigação de um caso pode conduzir à identificação de vários outros e à suspeita de que se trata de um surto ou epidemia. Às vezes, a suspeita decorre da existência de um número

Quadro 21.6. Roteiro para a investigação de um caso: questões a serem formuladas e a conduta subseqüente para respondê-las

Pergunta	Conduta
1. O diagnóstico está correto?	Confirmar o diagnóstico.
2. De quem foi contraída a infecção?	Identificar a fonte de contágio.
3. Qual a via de disseminação da infecção, da fonte ao doente?	Identificar a via de transmissão.
4. Que outras pessoas podem ter sido infectadas pela mesma fonte de contágio?	Identificar os contactos e os demais casos.
5. A quem o caso ainda pode transmitir a doença?	Proteger os suscetíveis.

Fonte: Modificado de publicação do Ministério da Saúde, 1985:11.[9]

elevado de notificações, de atendimentos de emergência ou de alguma outra indicação: por exemplo, notícias veiculadas na imprensa.

• **Surto × epidemia**

Surto e epidemia são sinônimos, pois não existe, tecnicamente, diferenciação entre os termos. Mas, na linguagem de todos os dias, dá-se a conotação de "surto" a um aumento localizado de casos, de pequenas proporções: por exemplo, em uma creche, orfanato, colégio ou prisão. Um outro exemplo é o surto de malária entre usuários de drogas.[32] Usa-se "epidemia" quando o episódio é de maior vulto, envolvendo grande número de pessoas afetadas ou extensas áreas geográficas — de uma cidade, por exemplo. Como inexistem critérios precisos para definir os seus limites, o uso dos termos depende, largamente, de quem os utiliza. As autoridades sanitárias preferem empregar a denominação "surto", quando não querem dar maiores repercussões a um episódio ou simplesmente não desejam alarmar a população.[33]

• **Configuração da epidemia**

A epidemia configura-se quando ocorrem casos de uma mesma doença, em número significativamente maior do que se-

ria esperado, em um determinado local e época. A freqüência esperada, ou "nível endêmico", pode ser calculada desde que se disponha de informação concernente à incidência, em passado recente. No Cap. 11 (p. 255), no tópico referente à análise das variações sazonais, foi assinalado que a definição do nível endêmico leva em consideração o fato de que, embora ocorram oscilações na incidência de cada doença, também é possível estabelecer o seu respectivo limite superior de flutuação habitual. Deste modo, suspeita-se da existência de uma epidemia quando o número de casos ultrapassa tal limite, denominado "limite máximo esperado" ou "limiar epidêmico".

• **Exemplo: incidência de sarampo, no Distrito Federal**

O diagrama de controle empregado para acompanhar o número de casos notificados de sarampo à Secretaria de Saúde do Distrito Federal foi mostrado anteriormente (Fig. 11.13). O número de notificações no período 1976-1982 foi usado para o cálculo da média mensal de casos e o limite superior da faixa endêmica da doença. Estes valores mensais foram colocados em gráfico, constituindo o diagrama de controle que serviu de parâmetro para acompanhar a evolução da incidência do sarampo. No segundo trimestre do ano de 1983, os casos incidentes eram nitidamente superiores aos esperados para aquela época do ano (Fig. 21.2). A constatação da elevação do número de casos motivou a realização do inquérito para verificar a cobertura da vacina contra o sarampo na população infantil.[25]

Por vezes, a epidemia é muito evidente, mesmo para os leigos, como nas toxinfecções alimentares, quando muitas pessoas ingerem alimentos contaminados e adoecem praticamente ao mesmo tempo, com sintomatologia semelhante.

• **Etapas de uma investigação**

Descobrir as causas de epidemias é um serviço de busca minuciosa e, por isto, os epidemiologistas são chamados de "detetives da medicina" ou "detetives da saúde".[34,35] É um trabalho semelhante ao da elucidação de um crime ou das causas de um incêndio. Tem-se que ir ao local, entrevistar as pessoas, examinar indícios, recolher material para exames e levantar todas as evidências possíveis, na tarefa de incriminar "culpados", sejam agentes, pessoas, fatores ou circunstâncias, e refazer a seqüência de acontecimentos que levou à epidemia. Identificar as causas ou a fonte de transmissão é a base para o controle da situação.[36]

Na investigação, a primeira tarefa consiste em determinar se a ocorrência configura realmente uma epidemia. Em caso afirmativo, os esforços são orientados para esclarecer suas caracte-

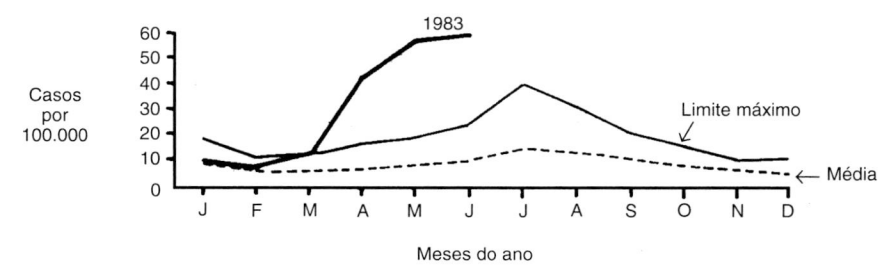

Fig. 21.2 Média mensal e limite máximo esperado (1976-1982) e coeficiente de incidência do sarampo no primeiro semestre de 1983, no Distrito Federal.
Fonte: Secretaria de Saúde do Distrito Federal, segundo Roberto A Becker e Rosely C Oliveira, Boletín de la Oficina Sanitaria Panamericana 1985; 98:456.[25]

rísticas e causas (fonte de infecção, modo de transmissão etc.), de modo que medidas terapêuticas ou de prevenção e controle possam ser imediatamente tomadas, visando a limitar a expansão do evento. A investigação de uma epidemia guarda relação com o estudo de caso, apresentado, anteriormente, neste capítulo. O número de casos pode ser grande, o que significa um expressivo volume de dados a ser coletado, requerendo uma certa sistemática de procedimento. Por isto, é sempre conveniente seguir uma rotina de trabalho preestabelecida, cuja seqüência de fases pode ser modificada em função das circunstâncias do momento. Algumas fases podem ser concomitantemente realizadas, desde que não se perca a noção do conjunto e das ações essenciais a serem realizadas.

As etapas de investigação de uma epidemia nada mais são do que a aplicação do método científico a uma dada situação, como descrito no início do Cap. 14, em que se destacam, como fases bem definidas, a caracterização do problema, a formulação da hipótese e a sua verificação.

- **Roteiro para a investigação de uma epidemia**

No processo de investigação de uma epidemia, procura-se resposta a algumas perguntas básicas, seguindo um processo ordenado de raciocínio.[37-39] A sistematização da investigação em

Quadro 21.7 Roteiro para investigação de epidemias

1. Trata-se realmente de uma epidemia?

   É a delimitação do problema, que consiste na confirmação ou não da existência de uma epidemia:
   - definir o que deve ser considerado "caso";
   - verificar os diagnósticos;
   - reunir os dados sobre os casos identificados e distribuí-los em relação às características da pessoa, lugar e tempo;
   - comparar os resultados obtidos com os do passado recente.

2. O que parece tê-la causado?

   É a formulação da hipótese:
   - a epidemiologia descritiva fornece as bases para suspeitar das fontes de infecção e modos de propagação.

3. O que deve ser feito para comprovar as suas causas?

   É a verificação da hipótese:
   - acumular evidências clínicas, epidemiológicas e laboratoriais;
   - planejar estudos adicionais para confirmar a hipótese.

4. Como pode ser a epidemia detida e outras de mesmo tipo prevenidas?

   São as conclusões e aplicações práticas:
   - implementar medidas imediatas de vigilância e controle para toda a população ou para grupos sob maior risco;
   - sugerir ou iniciar medidas de médio e longo prazos;
   - comunicar os resultados às autoridades;
   - preparar relatório (artigo) sobre o episódio.

Ver também as referências Leavell e Clark, Medicina preventiva, 1976:68; Kelsey, Methods in observacional epidemiology, 1986:212; Maria da Glória LC Teixeira & Maria da Conceição N Costa, Informe Epidemiológico do SUS 1993; 2(1):57-65.[37-39]

fases, especificadas no Quadro 21.7, é apenas uma simplificação. Trata-se, na realidade, de um procedimento complexo, com numerosas facetas por onde o trabalho de campo pode enveredar. O esquema apresentado é geral e de aplicação universal, mas deve compreender adaptações, de modo a ajustar-se a cada circunstância, em particular. Como toda simplificação, esconde detalhes. Em cada uma das fases, há ângulos diversos a serem considerados. Assim, no plano operacional, as fases podem ser desdobradas, para enfatizar alguns dos aspectos mais importantes.

As causas de uma epidemia são investigadas através de diversos tipos de delineamentos. Em geral, o início dos trabalhos começa sem uma hipótese clara, de modo que um estudo descritivo é realizado para gerar hipóteses a serem testadas em investigações analíticas. A seguir, ilustraremos três modalidades de pesquisa: a série de casos, o estudo de caso-controle e o estudo de coorte.

D. INVESTIGAÇÃO ATRAVÉS DE SÉRIE DE CASOS

O estudo detalhado de uma série de pacientes é uma estratégia muito usada na investigação de epidemias e, de maneira mais ampla, da história natural das doenças.

1. CONSIDERAÇÕES GERAIS

São incluídos na investigação todos os pacientes, ou apenas uma amostra, com um mesmo diagnóstico devidamente confirmado: constituem-se eles a "casuística" para estudo. O passado de cada componente desse grupo é vasculhado, com o intuito de descortinar situações, fatores e exposição a agentes que possam estar relacionados com o aparecimento do episódio.

Uma vantagem apreciável da série de casos é a sua simplicidade, em face das pesquisas que usam grupo-controle interno para comparação de resultados. O valor da série de casos, como produtor de evidências científicas, depende da seleção correta dos pacientes a investigar, assim como da validade e da reprodutibilidade das informações sobre o episódio. Freqüentemente, o quadro final é falho, se os casos são em número reduzido e não-representativo dos doentes, e se os dados são recolhidos sem a necessária uniformidade no processo de coleta. O problema de falta de uniformidade ocorre, freqüentemente, quando o material é retirado de prontuários. Em geral, a informação é mais precisa se a anamnese e o exame clínico são conduzidos através de um protocolo de investigação, preparado em fase anterior à coleta de dados, pois possibilita a sua padronização e, deste modo, o controle da variação entre observadores, seja na forma de observar seja na de registrar o ocorrido.

- **O problema da falta de grupo-controle interno**

A ausência de um grupo-controle interno é uma das características da série de casos. Ela traz dificuldades para a interpretação dos resultados obtidos. Por exemplo, na elucidação de um surto de gastroenterite, fica difícil incriminar o alimento suspeito, simplesmente pela análise da série de casos, pois não é pela freqüência de consumo do alimento, à refeição, que a suspeita é reforçada. Descartados certos fatores como os relacionados ao aspecto físico do alimento, indicação suficiente para enviá-lo a exame laboratorial, a suspeita e a incriminação do alimento no complexo etiológico do surto epidêmico advêm de estudos comparativos, seja caso-controle ou coorte, pois a diferença entre freqüências é o ponto central de interesse, como será exemplificado nas próximas seções. No entanto, muitas vezes, o estudo de uma série de casos é suficiente para sugerir e esclarecer a etiologia, como na ilustração a seguir.

- **Exemplo: epidemia por óleo de cozinha adulterado**

Na Espanha, em 1981, ocorreu um episódio de repercussão mundial, quando milhares de pessoas foram tratadas em hospitais, em curto espaço de tempo, com síndrome de angústia respiratória. Entre os meses de maio de 1981, quando foi detectado o primeiro caso, até junho de 1982, foram identificados 19.828 pacientes, dos quais 315 faleceram.[40,41] As informações obtidas da investigação de uma série de casos internados permitiram determinar as seguintes características: distribuição desigual por estrato social — por haver incidência elevada entre a população mais pobre —, ausência de casos em crianças menores de seis meses de idade e inexistência de transmissão nos hospitais. Estas observações serviram como argumento para afastar, como pouco provável, a hipótese infecciosa do episódio. Suspeitou-se de intoxicação alimentar, e um médico do Hospital Menino Jesus, de Madri, optou por concentrar a investigação em crianças de seis a 12 meses de idade, grupo etário sujeito a dietas pouco diversificadas e de mais fácil acompanhamento.[40] Constatou-se que 100% dos pacientes tinham consumido óleo adulterado, vendido como se fosse azeite, de porta em porta, em recipiente de plástico de cinco litros. Ao exame bromatológico, o material mostrou conter anilina e diversos tipos de óleos de preço mais baixo. A apreensão do produto, em mãos de vendedores e nas residências dos compradores, terminou com a epidemia.

- **Efeito da remoção do agente suspeito**

O estudo da série de casos, no episódio do óleo adulterado ocorrido na Espanha, permitiu esclarecer a etiologia. Mas, ressalte-se, uma prova adicional, além do exame laboratorial, dá suporte às conclusões desta investigação: a constatação de que a remoção do agente suspeito (o óleo de cozinha adulterado) fez desaparecer a doença. Nem sempre é possível dispor de uma prova semelhante; muitas vezes, é difícil ligar, inequivocamente, a diminuição da incidência à remoção do agente suspeito, pois outras explicações podem ser aventadas, devido à presença de muitos fatores de confusão. Há também a possibilidade de a remoção da causa suspeita haver ocorrido na fase descendente da curva epidêmica da doença, o que enfraquece a hipótese causal que procure relacioná-las.

Em geral, as investigações que usam controle interno (os estudos de caso-controle e de coorte) substituem, com vantagem, as séries de casos, neste particular.

2. ROTINA DE TRATAMENTO DOS DADOS NA SÉRIE DE CASOS

O êxito na elucidação de epidemias muito depende da qualidade dos dados que se possa conseguir, da presteza com que sejam obtidos e do modo como são tratados.

O tratamento dos dados segue a sistemática já tradicional em epidemiologia descritiva: define-se o que deve ser considerado um "caso", reúnem-se os "dados" pertinentes de cada caso e procede-se à análise estatística, distribuindo os dados em relação às características das "pessoas" afetadas (faixa etária, sexo etc.) e separando-os por "local" e em unidades de "tempo" (por dia, semana ou outra unidade).

Pela inspeção de tabelas, mapas ou gráficos, preparados nesta ocasião, tenta-se levantar alguma pista sobre as possíveis causas, os modos de transmissão e a época provável de exposição.

Entre as informações úteis a serem apuradas, atentamente, no estudo do episódio, estão o "tipo de epidemia", através da inspeção do traçado da curva epidêmica, e a "data provável de exposição", que é informada pelo cálculo do período de incubação dos casos.

a) TRAÇADO DA CURVA EPIDÊMICA

A disposição cronológica dos casos, em gráfico, permite suspeitar do tipo mais provável de epidemia, o que facilita a formulação de hipóteses quanto aos agentes etiológicos envolvidos. Como ilustrado anteriormente, no Cap. 11 (p. 259), há dois tipos principais de epidemia:

- "EXPLOSIVA" — originária de uma fonte comum, em geral, alimento, água ou produto contaminados. Em tal eventualidade, ela será brusca, ocorrendo conglomerado de casos, em pouco tempo.
- "PROGRESSIVA" — ao contrário da anterior, a epidemia pode ser gradual, regular ou irregular, como ocorre na propagação de agentes de pessoa a pessoa ou nas enfermidades transmitidas por intermédio de vetor. A distribuição cronológica mostra os casos dispersos, em maior período de tempo.

b) DETERMINAÇÃO DO PERÍODO DE INCUBAÇÃO

O conhecimento da duração do período de incubação dos casos, de uma dada doença infecciosa, aponta para a época em que as pessoas estiveram expostas ao contágio, e possibilita a identificação do agente envolvido no episódio, já que as características do período de incubação da maioria dos agentes são bem estabelecidas. Cálculos precisos podem ser feitos para afecções cujo período de incubação seja relativamente fixo. Determinada a data provável do contágio, por cálculos, em geral, bem simples, é possível esmiuçar o que ocorreu na época, no intuito de esclarecer como se deu a exposição e o modo de transmissão, e identificar outras pessoas, igualmente expostas, de modo a tomar medidas imediatas para limitar a extensão do episódio.

- **Exemplo: toxinfecções de origem alimentar**

O conhecimento do período de incubação é particularmente útil em toxinfecções de origem alimentar. Em presença de um surto, pode ser conveniente calcular o período de incubação de cada caso. Isto porque ele varia de indivíduo para indivíduo, dentro de certos limites, em função da distribuição irregular do agente causal no alimento, da quantidade de alimento ingerido e da resistência individual. De posse das estimativas do tempo de duração dos períodos de incubação dos casos, pode ser calculada a média (ou mediana), assim como verificados o menor e o maior períodos de incubação. O período de incubação mediano pode ser identificado, diretamente, em um gráfico; ele corresponde ao momento em que ocorreram 50% dos casos. A informação sobre a duração do período de incubação, obtida pela observação de muitos casos, ou mesmo de um único caso, acrescida dos sinais e sintomas que os pacientes apresentam e das características epidemiológicas do episódio, permitem suspeitar do microorganismo mais provável de estar envolvido e orientar os exames de laboratório necessários, no intuito de identificar o agente etiológico. Orientação para suspeitar dos microrganismos mais prováveis e para selecionar os testes de laboratório mais indicados, em função da presença de sintomas e da duração do período de incubação, é encontrada em publicações especializadas.[42]

Em epidemias por fonte comum, pode-se estabelecer a data provável do contágio, por cálculos relativamente simples.[28,38]

- Exemplo: determinação da época provável de contágio

Seja o caso de um surto de sarampo, em um jardim-de-infância, onde ocorreram 10 casos entre os dias 9 e 14 do mês de março. O período de incubação do sarampo varia de oito a 13 dias. Com estes dados, emprega-se o seguinte procedimento:

1. Toma-se o período de incubação mínimo (oito dias) e conta-se para trás a partir da data de início do primeiro caso (9 de março): 9 − 8 = 1.º de março.
2. Toma-se o período de incubação máximo (13 dias) e conta-se também para trás, a partir da data de início do último caso (14 de março): 14 − 13 = 1.º de março.

A data provável de exposição seria o dia 1.º de março.

3. TERMINOLOGIA

- **Casos primário e secundário**

A vigilância epidemiológica e a investigação de epidemias têm seu ponto de partida representado pela identificação de doentes. Trata-se, na maioria das vezes, de casos clínicos, e não de infecção inaparente.

O primeiro caso de doença, aquele que a introduz na coletividade, é chamado "primário". Em seguida, aparecem os casos "secundários"; estes ocorrem após decorrido o tempo representado pela duração de um período de incubação, que, como se sabe, é variável conforme a doença. A evolução é mais claramente percebida quando se observa a transmissão da doença entre familiares ou no seio de instituições fechadas, do tipo creche, orfanato ou prisão. Depois, surgem os "terciários", e outras ondas sucessivas de casos, em intervalos correspondentes à duração do período de incubação da doença.

- **Caso-índice**

Na prática de vigilância epidemiológica, interessa, sobremaneira, o primeiro paciente diagnosticado, levado ao conhecimento do pessoal dos serviços. Trata-se, em linguagem especializada, do "caso-índice", que pode não ser o primário. A partir dele, são identificados os contatos.

- **Coeficiente de ataque (ou de incidência)**

Conhecidos os doentes, pode-se calcular os coeficientes de incidência. Trata-se de relacionar o número de casos novos detectados da doença, diagnosticados ou notificados no decurso de um certo período de tempo, ao total de pessoas sujeitas ao risco.

Quando se lida com epidemias, o termo "coeficiente de ataque" é usado como sinônimo de taxa de incidência. Igual a qualquer coeficiente de incidência, coloca-se o número de casos novos da doença no numerador e o correspondente à população sob risco no denominador; desse, são excluídas as pessoas não-suscetíveis: por exemplo, as vacinadas e as já imunes porque apresentaram anteriormente a doença, quando isto for indicado e houver possibilidade de identificá-las, por exemplo, por investigações imunológicas.

O coeficiente de ataque secundário é o número de casos, entre os contactos, que aparecem após a exposição ao caso primário e durante o período de incubação imputado à doença.[43] Em outras palavras, é a freqüência de casos secundários, entre os suscetíveis, dos quais são retirados os casos primários.

Em situações especiais, quando é possível determinar o número de pessoas expostas, de infectados, de doentes e de óbitos, pode-se calcular vários indicadores epidemiológicos: infectividade, patogenicidade e virulência, como detalhado no capítulo anterior.

4. INFORMAÇÕES ADICIONAIS PARA A ELUCIDAÇÃO DE EPIDEMIA

Configurar o perfil da epidemia, determinar a época provável de contágio e suspeitar as suas possíveis causas, pelo estudo da série de casos, podem não ser o bastante. Nesta eventualidade, a pesquisa etiológica prossegue através da coleta de dados adicionais para comprovar as suspeitas. Com esta finalidade, "estudos epidemiológicos controlados" estão indicados; em geral, do tipo caso-controle ou coorte, como será ilustrado nas próximas seções. As evidências assim produzidas, através de uma ou mais abordagens, na tentativa de confirmar as suspeitas ou afastá-las, fornecem os subsídios para firmar o diagnóstico e para orientar a aplicação de medidas preventivas.

E. INVESTIGAÇÃO ATRAVÉS DE ESTUDO DE CASO-CONTROLE

O processo de elucidação das causas de epidemias pode ser conduzido através de estudos com formação de grupo-controle. Com tal propósito, o método de caso-controle é cada vez mais usado.[44,45] Em revisão bibliográfica de artigos publicados em inglês através do sistema Medline e na apuração direta em sete revistas científicas, a proporção de uso desta metodologia foi de um em 519 artigos (0,2%), em 1960-1965, e de 144 em 845 artigos (17%), no período 1980-1985.[44]

Para suspeitar ou incriminar um alimento, ou qualquer outro produto, como fator causal em uma epidemia, nesta modalidade de investigação, a sua freqüência, no passado dos casos, deve ser maior, em termos estatísticos, do que nos controles.

- Exemplo: epidemia de hepatite a vírus, no Rio de Janeiro

Tome-se como exemplo a epidemia de hepatite que ocorreu em uma localidade perto de Angra dos Reis, em 1974, atribuída à inoculação de gamaglobulina contaminada.[46] A população residente era, na época, de 1.616 pessoas, a maioria de classe média e ligada às Centrais Elétricas de Furnas. Entre outubro de 1974 e fevereiro de 1975, foram detectados 17 casos de hepatite.

A incidência de hepatite, no episódio, foi de 1% (17/1.616). Se a investigação ficasse restrita aos 17 pacientes, teríamos um estudo de série de casos, cujas características gerais foram descritas anteriormente. Mas os autores tentaram descobrir a fonte de infecção através de uma avaliação comparativa do tipo caso-controle. Para tal, além de investigarem os casos, formaram também o grupo-controle, composto de indivíduos da mesma localidade, não acometidos de hepatite.

No passado de pacientes e controles, foram identificados possíveis fatores causais, havendo sido pesquisados muitos aspectos que, por razões diversas, os responsáveis pela investigação julgaram que poderiam estar envolvidos com a transmissão da doença, entre os quais, consumo de vegetais contaminados, banho de mar, viagens e inoculação de gamaglobulina. O último item foi incluído, para investigação, porque um grande número de pessoas recebeu injeção do produto, em agosto de 1974, dois meses antes do início da epidemia, e havia rumores, por notícias de jornais, de contaminação do medicamento, provocando epidemias em outros locais do País. Houve diferença significativa apenas na freqüência de exposição prévia à gamaglobulina (Quadro 21.8).

Mesmo aceitando-se como mais provável a hipótese de veiculação através deste produto, notem-se os seguintes aspectos que, em geral, aparecem no estudo de epidemias, e tendem a enfraquecer a hipótese formulada:

• entre os 14 casos dos quais foi possível obter história pregressa, um paciente com hepatite referiu não haver recebido qualquer injeção, nos meses anteriores ao início da doença; a proporção de expostos à gamaglobulina, neste grupo, foi de 93%, ou seja, 13 em 14 casos; o paciente que não recebeu gamaglobulina pode ter sido infectado por outras formas de transmissão;

• entre os 107 controles — esses, por definição, indivíduos não acometidos por hepatite — 50 (47%) também tinham sido inoculados com gamaglobulina, mas não ficaram doentes. Qual a explicação? Produto proveniente de lotes não contaminados? Ou apenas indicação de que outros fatores são necessários para o aparecimento da doença?

No processo de investigação, soube-se que a inoculação do produto foi feita com seringas e agulhas descartáveis, o que em princípio afastava este meio de propagação. Exames laboratoriais, por sua vez, confirmaram a contaminação da própria gamaglobulina pelo vírus do tipo B. Deste modo, evidências de diferentes ângulos apontaram para uma relação causal entre inoculação da droga, contaminada, e hepatite. É interessante observar que a gamaglobulina foi usada para evitar justamente a doença pela qual foi responsabilizada.

F. INVESTIGAÇÃO ATRAVÉS DE ESTUDO DE COORTE

Nesta modalidade de pesquisa, busca-se refazer os acontecimentos, pela identificação de expostos e não-expostos, para então calcular as taxas de ataque (ou de incidência da doença), em um e outro grupo: trata-se, portanto, de um "estudo de coorte histórico". Assim, na elucidação de um episódio de intoxicação alimentar, um alimento será incriminado se houver taxa de ataque de intoxicação mais alta no grupo dos que o consumiram, contrastado com uma taxa de ataque baixa nos que não o consumiram.

• Exemplo: surto de gastroenterite em restaurante, no Paraná

Em Curitiba, ocorreu um surto de gastroenterite aguda resultante de ingestão de maionese contaminada, entre as 306 pessoas que se alimentaram em um restaurante, no dia 28.7.1981.[47] Ao todo 181 (59%) indivíduos foram afetados. O episódio de intoxicação alimentar foi investigado, tendo sido possível estudar detalhadamente 98 pessoas, entre doentes e sadios. Nesta amostra, foi feita a identificação do número de expostos e de doentes, para cada alimento. Por exemplo, o grupo de consumidores de maionese (os expostos) teve uma taxa de ataque de toxinfecção alimentar de 95%, enquanto na de não-consumidores de maionese (os não-expostos) a taxa de ataque foi de 5% (Quadro 21.9). A diferença nos coeficientes de incidência, entre expostos e não-expostos, fez suspeitar do creme de maionese como o alimento principal envolvido no episódio. A hipótese é reforçada quando, como ocorreu no presente episódio, as taxas de incidência de gastroenterite são muito próximas, nos consumidores e nos não-consumidores dos demais alimentos (Quadro 21.10).

O quadro clínico de 58 doentes evoluiu com febre, diarréia, cólicas e vômitos. De 11 doentes pesquisados, com exames complementares de laboratório, isolou-se, por coprocultura, *Salmonella enteritidis* em 10. Entre 30 não-doentes, a bactéria foi

Quadro 21.8 História pregressa de injeção de gamaglobulina e de consumo de vegetais em pacientes com hepatite e no grupo-controle: Praia Brava, Estado do Rio de Janeiro, 1974-1975

A. Injeção de gamaglobulina em casos e controles

Inoculação de gamaglobulina	Casos	Controles
Sim	13	57
Não	1	50
Total	14	107

Excluídos três casos de hepatite com informação desconhecida sobre inoculação de gamaglobulina
Diferença entre casos e controles: $p < 0,05$ (estatisticamente significativa)
$OR = 13(50)/57(1) = 11,4$.

B. Consumo de vegetais em casos e controles

Consumo de vegetais	Casos	Controles
Sim	11	50
Não	6	35
Total	17	85

Excluídos 22 controles com informação desconhecida sobre consumo de vegetais.
Diferença entre casos e controles: $p > 0,05$ (não-significativa)
$OR = 11(35)/50(6) = 1,3$.

Fonte: Adaptado de Anastácio F Morgado e Joir G Fonte, Bulletin of the Pan American Health Organization 1979:182.[46]

Quadro 21.9 Taxas de incidência de gastroenterite entre consumidores e não-consumidores de maionese em restaurante de Curitiba, no dia 28.7.81

| Alimento com Maionese | Gastroenterite | | Total | Incidência (%) |
	sim	não		
sim	56	3	59	95
não	2	37	39	5
Total	58	40	98	59

Risco relativo = 95/5 = 19
Fonte: Coriolano CS Mota, Homero RA Vieira, Isabel P Puzyna, Jamil Kalache, José F Konolsaisen & Natal J Camargo, Higiene Alimentar 1983; 2(3):123-130.[47]

Quadro 21.10 Taxas de incidência de gastroenterite entre consumidores e não-consumidores de seis alimentos servidos em um restaurante de Curitiba, no dia 28.7.81

Alimento	Taxas de ataque		Risco relativo
	Consumidor	Não-consumidor	
Maionese	95	5	19,0
Risoto	70	48	1,5
Nhoque	76	50	1,5
Macarrão	67	58	1,2
Frango	75	36	2,1
Lasanha	78	40	1,6

Fonte: Coriolano CS Mota, Homero RA Vieira, Isabel P Puzyna, Jamil Kalache, José F Konolsaisen & Natal J Camargo, Higiene Alimentar 1983; 2(3):123-130.[47]

isolada em apenas uma pessoa, a cozinheira do restaurante, apontada como a possível fonte de infecção.

Pela análise adicional dos pontos críticos, no restaurante, passíveis de terem atuado como co-fatores, os autores da investigação concluíram que o creme de maionese, contaminado provavelmente na fase de manipulação, pela cozinheira, preparado com antecedência e conservado em geladeira, que apresentava refrigeração inadequada, permitiu a multiplicação bacteriana, em nível suficientemente elevado, ultrapassando em muito a dose infectante. Os autores também enfatizaram que o episódio serviu para realçar a importância de atenção preventiva junto aos manipuladores de alimentos, no intuito de evitar surtos semelhantes, através de atividades de assessoria técnica, supervisão e fiscalização de carteiras sanitárias, que devem ser acompanhadas de criterioso exame médico.

IV. SISTEMA NACIONAL DE VIGILÂNCIA EPIDEMIOLÓGICA

Um Sistema Nacional de Vigilância Epidemiológica, ainda incipiente, está sendo montado progressivamente no Brasil e em outros países, com as características, a seguir, apresentadas.

A. NÍVEIS HIERÁRQUICOS

O sistema de vigilância epidemiológica é organizado em níveis,[48,49] como ilustrado na Fig. 21.3.

1. NÍVEL LOCAL

É a parte operativa, onde estão os profissionais de saúde que entram em contacto com os pacientes. A estes profissionais cabe reter os dados individuais de cada paciente e tomar as medidas cabíveis em cada caso: diagnóstico, imunização, tratamento, aconselhamento ou encaminhamento a outras unidades.

A objetividade que a unidade sanitária pode alcançar no desempenho de suas funções está relacionada a numerosos fatores. Necessita-se de estrutura apropriada, salários condignos e ambiente de trabalho estimulante. A formação e a motivação do pessoal que trabalha na unidade são outros importantes condicionantes do ritmo de trabalho de vigilância epidemiológica, que podem variar desde a quase completa passividade até a busca ativa de casos, chegando mesmo a incluir avaliações comunitárias de atividades, numerosas e diversificadas.

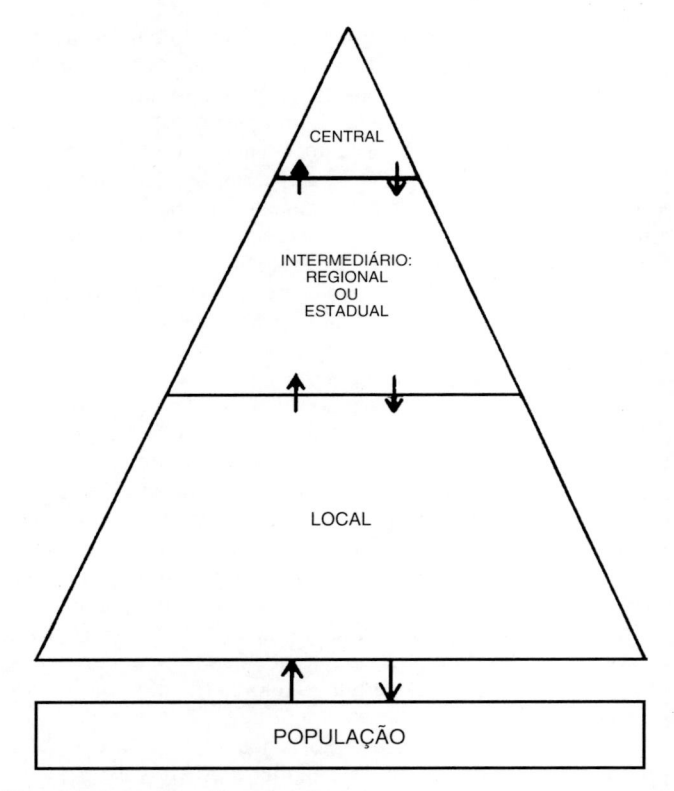

Fig. 21.3 Níveis administrativos do sistema de vigilância epidemiológica e de programas de controle de doenças.

Note-se que a maioria das instituições de saúde do nível local atende à demanda de pacientes que procuram os seus serviços, havendo ainda aquelas mantidas pelo poder público, que têm uma tarefa adicional, a de zelar pela saúde comunitária, extramuros, da população residente nas cercanias. Estes estabelecimentos públicos, em relação à vigilância epidemiológica, têm duas atividades principais, quer internas, na unidade, quer externas, na comunidade. Elas se materializam, além de outras atividades, pela formação de um banco de dados e pela realização de investigações.

• **Formação de um banco de dados**

De cada agravo à saúde, selecionado para vigilância epidemiológica, acumulam-se dados relevantes, de modo a permitir diagnósticos coletivos, a qualquer momento. À medida que as notificações são recebidas, elas são examinadas — e completadas, se necessário —, investigadas (segundo as prioridades) e reunidos os seus dados, que são submetidos a um processo rotineiro de análise, interpretação e decisão sobre as ações necessárias.

Uma visão crítica das atividades desenvolvidas, na unidade, é freqüentemente informativa, buscando relacionar o aparecimento de casos novos com as atividades de controle e, assim, tentar explicar a situação encontrada.

• **Realização de investigações**

Os profissionais de saúde promovem investigações de notificações, inquéritos epidemiológicos e mesmo visitam determinados domicílios, por algum critério de risco, previamente fixado, para identificar indivíduos não atendidos nos serviços e necessitados de cuidados preventivos e curativos. Às vezes o objetivo é verificar o comportamento da doença e a proteção conferida pelas medidas adotadas nos serviços.

2. NÍVEL INTERMEDIÁRIO: REGIONAL E ESTADUAL

As diversas instituições são reunidas em microrregiões, ou delegacias regionais, que têm o papel de supervisão e apoio técnico ao nível local, fazendo cumprir o que emana do escalão superior. A função do órgão estadual, que costuma ser desempenhada por um departamento de saúde pública (ou instituto de saúde), através de sua equipe de epidemiologistas, é de sintetizar e analisar os dados oriundos do nível local, assim como coordenar, estimular, recomendar, difundir e avaliar o que está sendo feito.

3. NÍVEL CENTRAL

O Ministério da Saúde, através dos seus técnicos, exerce funções normativas e de assessoria, cabendo-lhe estimular o funcionamento de todo o sistema e garantir ou estimular a sua qualidade. Para isto, traça as grandes linhas de atuação, unifica procedimentos, distribui recursos, recomenda concentração de esforços em determinada direção (para certas medidas de ação, formação de pessoal e investigações), acompanha tendências e faz diagnósticos globais. A análise, a interpretação e a difusão de informações constituem algumas das suas principais funções. É também o nível que se relaciona com instituições internacionais, para as quais envia as informações pertinentes. Recebe, por sua vez, dos organismos internacionais, sugestões, estímulos e assessoria. O Programa Ampliado de Imunizações (PAI) é um exemplo de aplicação nacional das formulações mais gerais, produzidas em nível internacional.

B. A REAL MORBIDADE E O QUADRO PRODUZIDO PELAS NOTIFICAÇÕES

As notificações raramente representam todos os casos ocorridos da doença, em uma dada população. A Fig. 21.4 assinala as numerosas possibilidades de "perda" da informação, o que distorce o quadro final produzido pelas notificações, afastando-o do verdadeiro perfil de morbidade.

De uma maneira geral, o aumento do número de notificações é condição necessária, mas não suficiente, para se concluir pela existência de uma epidemia. Há numerosas situações e problemas que levam à ocorrência de falsos-positivos (notificações incorretas) e falsos-negativos (subnotificações).

1. DEFINIÇÃO DE "CASO" PARA PROPÓSITO DE VIGILÂNCIA

A utilidade das estatísticas baseadas nas notificações compulsórias pode estar limitada pela falta de uniformidade na definição do que deve ser considerado um "caso". Por sua vez, o progresso científico e tecnológico requer revisões periódicas das definições, de modo a incorporar os novos conhecimentos[50,51] ou para adequá-las às novas necessidades dos programas.[52] À medida que definições uniformes sejam adotadas, e incorporadas à prática, a comparação de estatísticas de diferentes áreas geográficas e épocas produz informação mais útil para o funcionamento de serviços e programas.

- **Casos suspeitos e confirmados**

Os casos notificados, muitas vezes, traduzem apenas suspeitas e não diagnósticos confirmados. Note-se que no formulário de notificação do caso — ver Fig. 21.1, mostrado no início do capítulo — há espaço para assinalar qual das alternativas é a correta naquele momento, esclarecendo se o diagnóstico está "confirmado" ou "suspeito".

Os casos suspeitos representam diagnósticos presuntivos baseados em evidências clínicas e epidemiológicas: por exemplo, a notificação de um caso é feita, quando há sinais e sintomas atribuíveis à uma doença notificável, aliada à história de contágio compatível com a duração do período de incubação. Para algumas afecções, esse critério é suficiente para rotular o caso como de diagnóstico comprovado: sarampo, por exemplo. Outras vezes, porém, os critérios têm de ser mais rígidos, requerendo comprovação laboratorial: caso da malária. O exame laboratorial positivo justifica rotular um caso como comprovado, mesmo na ausência de quadro clínico e epidemiológico típico da doença.

As autoridades sanitárias, quando possível, na preparação das estatísticas, separam as duas situações: casos suspeitos e casos confirmados, e mesmo outras categorias operacionais. Para algumas doenças, esta questão é de maior importância do que em outras. Por exemplo, uma notificação de poliomielite recebe maior atenção, desencadeando uma série de ações voltadas para confirmar o diagnóstico, por meios clínicos e laboratoriais, enquanto que, em relação a outras doenças, como rubéola e coqueluche, tamanha preocupação não se justifica, a não ser em ocasiões especiais.

- **Exemplo: classificação das notificações de poliomielite**

No informe semanal "Poliomielite", do Ministério da Saúde, de 29.3.1986, havia um total acumulado de 125 notificações, no primeiro trimestre do ano. Pelo andamento das investigações, os casos estavam assim classificados: 31 suspeitos, 89 prováveis, quatro confirmados e um descartado.

- **Mudança de critérios para definir uma doença**

Em 1985, o Ministério da Saúde, no Brasil, mudou o critério para "caso confirmado" de poliomielite, passando a exigir o isolamento laboratorial do poliovírus.

No tocante ao combate à cólera, o Ministro da Saúde alardeou, em 1992, que seriam cadastrados inicialmente como "doentes" todos os que apresentassem sintomas da doença em locais onde o vibrião colérico tivesse sido já detectado. Até então, exigia-se comprovação laboratorial. Segundo as autoridades, nesta nova maneira de apuração, todos os casos de diarréia seriam tratados como se fossem de cólera e aumentar-se-iam as chances de evitar o avanço da doença.

Estes são dois exemplos de mudanças de critérios de definição de casos, justificadas em função da situação epidemiológica daqueles momentos. São as novas exigências que aparecem na vigência de programas de controle e erradicação.[52] Mas elas tendem a se refletir nas estatísticas de casos imputados à doença. O efeito que imprimem às estatísticas pode ser suspeitado, seja de inflacionar ou subestimar os registros de casos da doença, na localidade.

- **Efeito de notícias alarmantes na imprensa**

Tenha-se em conta que notícias alarmantes, veiculadas pela imprensa, influenciam o comportamento de pacientes e profissio-

MORBIDADE

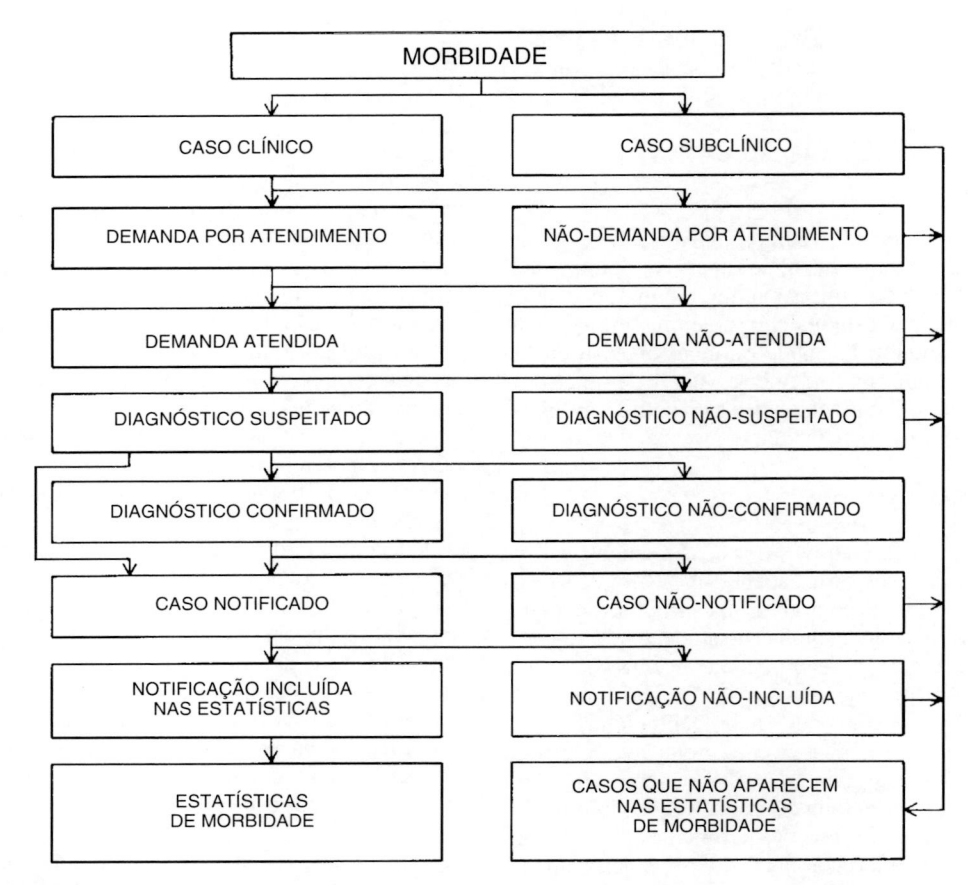

- CASO CLÍNICO
  - DEMANDA POR ATENDIMENTO
    - DEMANDA ATENDIDA
      - DIAGNÓSTICO SUSPEITADO
        - DIAGNÓSTICO CONFIRMADO
          - CASO NOTIFICADO
            - NOTIFICAÇÃO INCLUÍDA NAS ESTATÍSTICAS
              - ESTATÍSTICAS DE MORBIDADE

- CASO SUBCLÍNICO
  - NÃO-DEMANDA POR ATENDIMENTO
  - DEMANDA NÃO-ATENDIDA
  - DIAGNÓSTICO NÃO-SUSPEITADO
  - DIAGNÓSTICO NÃO-CONFIRMADO
  - CASO NÃO-NOTIFICADO
  - NOTIFICAÇÃO NÃO-INCLUÍDA
  - CASOS QUE NÃO APARECEM NAS ESTATÍSTICAS DE MORBIDADE

Fig. 21.4 Relação entre a morbidade verdadeiramente incidente na população e as estatísticas sobre as doenças sujeitas à vigilância epidemiológica.

nais de saúde, mesmo em locais distantes. É possível que uma epidemia em São Paulo ou no Rio de Janeiro, por exemplo — de dengue, de hepatite ou de outra doença transmissível —, alardeada amplamente pela televisão e rádio, faça com que muitos indivíduos, com receio de estarem acometidos, procurem os profissionais de saúde para se consultarem. Esses, por sua vez, pensam também na afecção alardeada pela imprensa, como hipótese diagnóstica, buscando confirmá-la ou afastá-la. Poderá haver, em conseqüência, um aumento do número de notificações informando acertadamente a doença; e, também, um certo número de notificações de suspeitas que não são confirmadas posteriormente.

• **Casos autóctones e importados**

No intuito de melhor descortinar a situação epidemiológica de uma dada região, faz-se a separação dos casos em: 1. "autóctones", quando oriundos da própria região, e 2. "importados", que são os casos introduzidos no local e procedentes de outras regiões. Estão nessa segunda categoria, entre outros, os que vieram em busca de assistência médica, não-acessível em seus locais de residência ou procedência.

• Exemplo: malária no Estado de São Paulo
Dados da Superintendência de Controle de Endemias (SU-CEN) indicam que foram notificados 3.066 casos, em 1987, dos quais cerca de 90% foram considerados "importados", após devida verificação, pois a transmissão se deu fora dos limites do estado, sendo originários da Região Amazônica, principalmente dos Estados de Rondônia, Mato Grosso e Pará.[53]

2. OUTROS FATORES QUE DISTORCEM OS RESULTADOS ESTATÍSTICOS

Muitos fatores influenciam a qualidade das estatísticas derivadas do sistema de notificação de doenças, à parte questões de definição de termos, entre os quais, a gravidade da doença, os métodos diagnósticos e aspectos técnicos e administrativos diversos.

• **Gravidade do processo**

As doenças mais graves, como raiva, tétano, difteria e meningite, tendem a ter menor quantidade de sub-registros, ao contrário das que são clinicamente benignas e raramente estão associadas a complicações.

• **Métodos diagnósticos**

Os métodos diagnósticos utilizados influenciam o grau de notificação, assim como o interesse e o envolvimento dos profissionais de saúde nas atividades de controle. A incerteza do diagnóstico induz à subnotificação. O aparecimento de novas técnicas diagnósticas e de novas doenças, ou de mudanças nas classificações, tem também reflexo nas notificações, o que deve ser lembrado em interpretação de séries históricas.

Os casos subclínicos não são detectados pelo sistema de vigilância epidemiológica, salvo quando são efetuadas investigações especiais.

- **Maior procura por casos**

As unidades de vigilância epidemiológica mais atuantes, que organizam adequadamente o sistema de informações e desempenham maior atividade de investigação e de prevenção primária, tendem a receber maior número de notificações. Isto é bem visível quando se inicia um programa de controle ou erradicação. Os passos iniciais do programa geram uma maior descoberta de casos que, de outra maneira, passariam despercebidos. Haverá então uma falsa noção de aumento de incidência — uma "pseudo-epidemia".

O próprio dinamismo do sistema, com surtos periódicos de entusiasmo dos profissionais de saúde, promovendo maior número de palestras e discussões sobre o tema, pode ter efeito semelhante.

Se houver mudanças na técnica de notificação, poderá haver alterações — em geral, aumento do número de notificações — independentemente de variações na verdadeira incidência da doença. Esta é uma situação observada em infecção hospitalar: a instalação de "vigilância ativa" faz aparecer casos que não seriam detectados pela "vigilância passiva", esta baseada em notificações voluntárias.

Comparações espaciais e temporais devem levar em consideração estas diferenças entre as unidades, ou no dinamismo de uma mesma unidade, com o passar do tempo.

- **Mudanças na população sob risco ou na oferta de serviços**

Efeito semelhante ao relatado para uma "maior procura de casos" ocorre pelo aumento brusco da população ou da oferta de serviços, que podem dar a impressão de estar ocorrendo epidemia.

- Exemplo: notificações de sífilis no Distrito Federal

Na capital do País, houve, anos atrás, uma brusca mudança no padrão de oferta de serviços básicos de saúde.[54,55] No início do ano de 1980, a Secretaria de Saúde do Distrito Federal dispunha de uma rede de sete hospitais e cinco centros de saúde. Para sanar a deficiência de atenção primária, foram construídos, simultaneamente, 40 novos centros, que passaram a funcionar em 1982. A oferta de consultas médicas mais do que duplicou, e o controle de doenças de transmissão sexual passou dos hospitais para os centros de saúde. As notificações de sífilis também aumentaram, de cerca de 750, em 1981, para 3.200, em 1982 (Fig. 21.5). Em tais condições, fica difícil, sem a realização de avaliações complementares, separar o efeito do maior uso dos serviços, pela população, a explicação mais plausível, de um eventual aumento na incidência da doença.

3. CONCLUSÃO SOBRE A INTERPRETAÇÃO DE DADOS ROTINEIROS

A correta interpretação de uma série histórica é, em parte, função do adequado conhecimento das limitações peculiares à fonte de dados que lhe deu origem. No entanto, mesmo diante da impossibilidade de contar, para a maioria das doenças, com

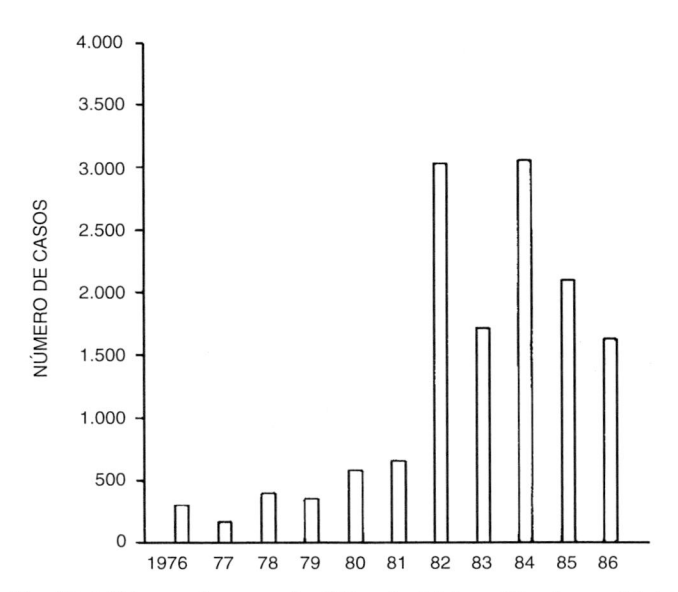

Fig. 21.5 Número de casos de sífilis adquirida notificados no Distrito Federal, no período 1976-1986.
Fonte: Departamento de Saúde Pública, Secretaria de Saúde, Distrito Federal.

100% de notificações, e de haver outras limitações, como apontado no capítulo, constata-se que o sistema pode fornecer informações valiosas sobre a saúde da população.

A interpretação é orientada no sentido de identificar tendências e conferir menos ênfase a números absolutos, devido ao problema de sub-registros. A figura do *iceberg* é uma representação conveniente para realçar a existência de casos ocorridos na comunidade e não comunicados às autoridades. A parte invisível do *iceberg* representa a porção desconhecida das estatísticas de morbidade. A parte visível, formada pelas notificações, serve para denunciar a presença e a evolução da afecção, da mesma forma que a ponta do *iceberg* informa a sua presença e movimentação, indicando a existência de uma massa de gelo, ainda maior, que está submersa. Porém, este raciocínio, no tocante a doenças, deve ser aplicado de maneira cuidadosa, e sempre com a devida atenção, em face do que já se sabe sobre a epidemiologia de cada afecção e as limitações na qualidade do dado.

- Exemplo: notificação e taxa de letalidade do sarampo

A subnotificação mascara a incidência do evento e faz variar artificialmente a taxa de letalidade. Quando há poucas notificações, elas referem-se, geralmente, a casos graves, o que resulta em elevada taxa de letalidade. Esta situação é verificada freqüentemente na vigilância epidemiológica do sarampo. Se o programa se torna mais dinâmico, aumenta o número de notificações, principalmente de casos não-complicados, o que gera menor taxa de letalidade. Logicamente, tais variações nas taxas de letalidade são fictícias, refletindo apenas níveis diferentes de notificações.

C. RAZÕES PARA A SUBNOTIFICAÇÃO

Há causas técnicas e comportamentais que diminuem a cooperação dos profissionais de saúde, levando-os a não informar às autoridades as doenças notificáveis de que têm conhecimento. Entre as causas do sub-registro, encontram-se:

- a própria incerteza do diagnóstico, como já mencionado;
- o desejo de esconder o diagnóstico, pelo constrangimento que tal conhecimento possa ocasionar ao paciente — caso das doenças de transmissão sexual; ou porque o fato possa interferir nas relações entre o profissional de saúde e o paciente;
- questões operacionais, ilustradas pela falta de formulário no momento apropriado de notificar ou por falta de tempo do profissional de saúde para trâmites burocráticos; como as notificações são feitas voluntariamente, a quantidade de dados a ser solicitada, de cada caso, deve ser mínima; a necessidade de preenchimento de longos formulários tende a limitar a cooperação das pessoas e a estimular a subnotificação;
- a indiferença, especialmente dos clínicos, resultante da descrença na utilidade do sistema de vigilância epidemiológica, e, em especial, de notificar afecções como esquistossomose e doença de Chagas, na atual situação epidemiológica do País; esta é, provavelmente, a razão principal das subnotificações.

D. ELEMENTOS PARA A AVALIAÇÃO DO SISTEMA

Qualquer banco de dados é passível de conter imperfeições, e o de vigilância epidemiológica, é particularmente sujeito a falhas. Se as imperfeições estão presentes, os indicadores preparados com esse material estarão viciados, pelas mesmas distorções existentes no banco de dados. Os principais critérios para avaliar os indicadores e, conseqüentemente, os bancos de dados, foram explicitados anteriormente. São questões referentes a múltiplos aspectos: simplicidade, flexibilidade, aceitabilidade, validade, representatividade e oportunidade.[56] O Quadro 21.11 contém comentários sobre estes seis critérios, aos quais juntaremos algumas informações adicionais sobre validade.

- **Sensibilidade, especificidade e valores preditivos**

A validade dos dados apostos nas notificações compulsórias pode ser determinada mediante sua comparação com os resultados de outros métodos de coleta de informações, julgados mais completos. Comparam-se notificações compulsórias com atestados, prontuários e fichas de laboratório, na tentativa de quantificar as taxas de concordância.[8,57] Os resultados informam diversos aspectos de interesse, entre os quais, a sensibilidade, a especificidade e o valor preditivo de uma notificação.

- Exemplo: infecção hospitalar em berçário de alto risco

Dois métodos de vigilância epidemiológica foram comparados em um berçário de alto risco, no Distrito Federal: a notificação rotineira, feita voluntariamente, e a busca ativa de casos, realizada por pessoal especializado na tarefa, através de revisão sistemática de prontuário e exame dos recém-nascidos.[58] Durante três meses de vigilância, os dados foram obtidos de 66 recém-nascidos, o que correspondeu a 93% do total de internações no período. A prevalência estimada de infecção hospitalar pela notificação rotineira foi de 27% e a da vigilância ativa, de 30%. Embora as prevalências fossem próximas, houve muitas notificações rotineiras falso-positivas e falso-negativas, de modo que a sensibilidade da notificação rotineira foi de 60% e a especificidade, de 87%. Outros indicadores obtidos pela comparação de dados dos dois sistemas de vigilância estão no rodapé do Quadro 21.12: o valor preditivo positivo foi de 67%, enquanto o valor preditivo negativo, de 83%.

E. DIVULGAÇÃO DAS INFORMAÇÕES

Os profissionais de saúde, de maneira geral, e os que notificam, em particular, necessitam estar informados do que está se passando na comunidade, em termos de morbidade, mortalidade e potenciais riscos à saúde. Eles precisam agir, em suas atividades diárias, em função do conhecimento aprofundado da situação local.

Quando alguém notifica um caso de doença, tem noção apenas parcial do que está ocorrendo na coletividade. A notificação pode corresponder a um caso isolado ou, na situação oposta, a um entre muitos. Esta noção de conjunto só será possível aos notificadores se receberem de volta a informação ampla sobre as demais notificações, acrescida das medidas tomadas em função da situação encontrada.

A utilidade do sistema de vigilância epidemiológica, assim como a sua retroalimentação, dependem, sobretudo, de as informações alcançarem as pessoas certas, no devido tempo. A divulgação dos resultados deve estar dirigida, pelo menos, às autoridades que tomam decisões e aos profissionais da área que fazem as notificações e que, por força das atividades que exercem, usarão os resultados na sua prática diária.

O notificante que não recebe alguma forma de resposta e atenção da parte do pessoal dos serviços de saúde tende a ficar desestimulado para continuar notificando as doenças de que tem conhecimento. A atenção ao notificante pode ser materializada através de contacto pessoal, telefone ou carta, tornando-o ciente das providências tomadas, ou mediante amplo relato efetuado em reuniões periódicas. Mas isto é raro. O mais comum é a divulgação das informações — o diagnóstico coletivo, baseado nas notificações, e as medidas recomendadas frente à situação encontrada — ser feita por meio de "boletins epidemiológicos".

- **Boletins epidemiológicos**

Os boletins epidemiológicos fornecem, pelo menos, três tipos de informação:

- quadros estatísticos, que mostram os casos notificados, suspeitos e confirmados, estratificados por características das

---

Quadro 21.11 Critérios para avaliar a vigilância epidemiológica

1. Simplicidade — em relação à estrutura e à forma de funcionamento.
2. Flexibilidade — em adaptar-se a novas necessidades (por exemplo, na coleta de dados adicionais sobre uma doença já incluída na lista ou na inclusão de um novo agravo à saúde nesta mesma lista).
3. Aceitabilidade — dos profissionais de saúde em participar no sistema de vigilância.
4. Validade — em termos principalmente de "sensibilidade" (ou seja, a capacidade de identificar corretamente casos e epidemias) e "valor preditivo positivo" (isto é, a proporção dos casos detectados que são realmente doentes).
5. Representatividade — os dados devem refletir a distribuição da doença em relação aos diversos segmentos populacionais, usualmente em termos das características das pessoas, lugar e tempo.
6. Oportunidade — que reflete a agilidade da coleta dos dados e do fluxo de informações, de modo que os resultados estejam disponíveis para serem prontamente utilizados no controle da doença.

Fonte: Centros de Controle e Prevenção de Doenças (CDC), Morbidity and Mortality Weekly Report 1990; 37(Suplemento 5):5-12.[56]

Quadro 21.12 Comparação dos resultados obtidos através da notificação rotineira com os da vigilância ativa de casos de infecção hospitalar, em berçário de alto risco Hospital de Base do Distrito Federal, fevereiro a abril de 1986

Notificação rotineira	Vigilância ativa de casos		Total
	Presença de infecção	**Ausência de infecção**	
Presença de infecção	12 (a)	6 (b)	18
Ausência de infecção	8 (c)	40 (d)	48
Total	20	46	66

Indicadores epidemiológicos:

Prevalência real*	(a + c) / (a + b + c + d)	=	12+8/12+6+8+40	=	20/66	= 30,3%
Prevalência estimada**	(a + b) / (a + b + c + d)	=	12+6/12+6+8+40	=	18/66	= 27,3%
Concordância	(a + d) / (a + b + c + d)	=	12+40/12+6+8+40	=	52/66	= 78,8%
Discordância	(b + c) / (a + b + c + d)	=	6+8/12+6+8+40	=	14/66	= 21,2%
Sensibilidade	a / (a + c)	=	12/12+8	=	12/20	= 60,0%
Especificidade	d / (b + d)	=	40/6+40	=	40/46	= 86,9%
Valor preditivo positivo	a / (a + b)	=	12/12+6	=	12/18	= 66,7%
Valor preditivo negativo	d / (c + d)	=	40/8+40	=	40/48	= 83,3%

* Determinada pela vigilância ativa.
** Determinada pela vigilância rotineira.
Fonte: Jane L Garrison & Maurício G Pereira. Revista da Associação Médica Brasileira 1991; 37(1):15-21.[58]

pessoas (em geral, faixa etária), local e tempo (por semana epidemiológica). Um consolidado anual, baseado em dados definitivos, costuma ser também publicado;
• relatos de investigações; e
• revisões, abordando o estado atual da distribuição de um agravo à saúde, dos fatores de risco associados a este agravo ou das respectivas medidas de controle, acompanhadas de recomendações sobre as formas mais adequadas de atuação.

• Boletins epidemiológicos, no Brasil

Alguns estados, no País, mantêm boletins epidemiológicos de circulação periódica. Por vezes, eles têm sua circulação atrasada ou interrompida, o que limita a sua utilidade. Em nível nacional, no Brasil, havia o "Boletim Epidemiológico" do Ministério da Saúde, que circulou desde 1969, constituindo-se, por 20 anos, no principal veículo de divulgação regular de dados epidemiológicos.[59] Em 1992, o Ministério da Saúde voltou a divulgar, regularmente, informações de saúde, através do "Informe Epidemiológico do SUS" (Sistema Único de Saúde).

• Boletins epidemiológicos, no exterior

A Organização Pan-Americana da Saúde mantém um boletim epidemiológico, mensal, com dados das Américas, enquanto o da Organização Mundial da Saúde é de periodicidade semanal (Weekly Epidemiological Record).

Praticamente, cada país possui o seu boletim epidemiológico. Cabe mencionar a existência do MMWR (Morbidity and Mortality Weekly Report), publicado pelos "Centros de Controle e de Prevenção de Doenças", norte-americanos, conhecidos pela sigla CDC, talvez o mais completo dos boletins de grande circulação que chegam até nós.[51,56] Traduções do material nele contido aparecem nos boletins de outros países. Como o seu próprio título indica, tem periodicidade semanal, sendo divulgados os dados estatísticos referentes à semana imediatamente anterior à data de aparecimento do boletim. Para facilitar a interpretação dos dados sobre as 50 doenças notificáveis, daquele país, já que o volume de dados é grande, foi introduzida, em 1989, uma nova maneira de apresentação das informações, ao lado da já tradicional forma tabular de divulgação dos dados. Mudanças na freqüência dos casos, para menos ou para mais em relação ao que é esperado, são colocadas sob a forma de gráfico, em barras horizontais, de modo que se torna fácil apreender as variações de freqüências, e a simples inspeção das diferenças fornece uma noção da evolução da situação,[60] como mostra a Fig. 21.6.

É comum em muitos países, inclusive no Brasil, que se divulguem boletins durante campanhas ou na vigência de programas de controle de determinadas doenças, visando a informar sobre os progressos alcançados e os caminhos recomendados: por exemplo, sobre o andamento do Programa Ampliado de Imunizações e do controle da cólera e da SIDA (AIDS).

Os boletins epidemiológicos têm circulação limitada, em geral, ao pessoal da saúde pública. Como outros profissionais de saúde deveriam conhecer o seu conteúdo, especialmente os clínicos, resumos ou extratos deste material poderiam ser publicados em outras revistas que alcançam esta audiência: por exemplo, extratos do mencionado Morbidity and Mortality Weekly Report aparecem no Journal of the American Medical Association, a revista da Associação Médica Americana. No Brasil, seria o caso de utilizar uma ou mais, das que circulam regularmente, como a Revista ou o Jornal da Associação Médica Brasileira, para esta divulgação. Semelhante procedimento, além de servir de fonte de informações para um público mais amplo, concorreria também para a própria melhoria do material contido nos boletins epidemiológicos.

F. CRÍTICA AO ATUAL SISTEMA DE VIGILÂNCIA

Não há referências a país cujo sistema de vigilância epidemiológica seja perfeito. No entanto, pelo potencial na prote-

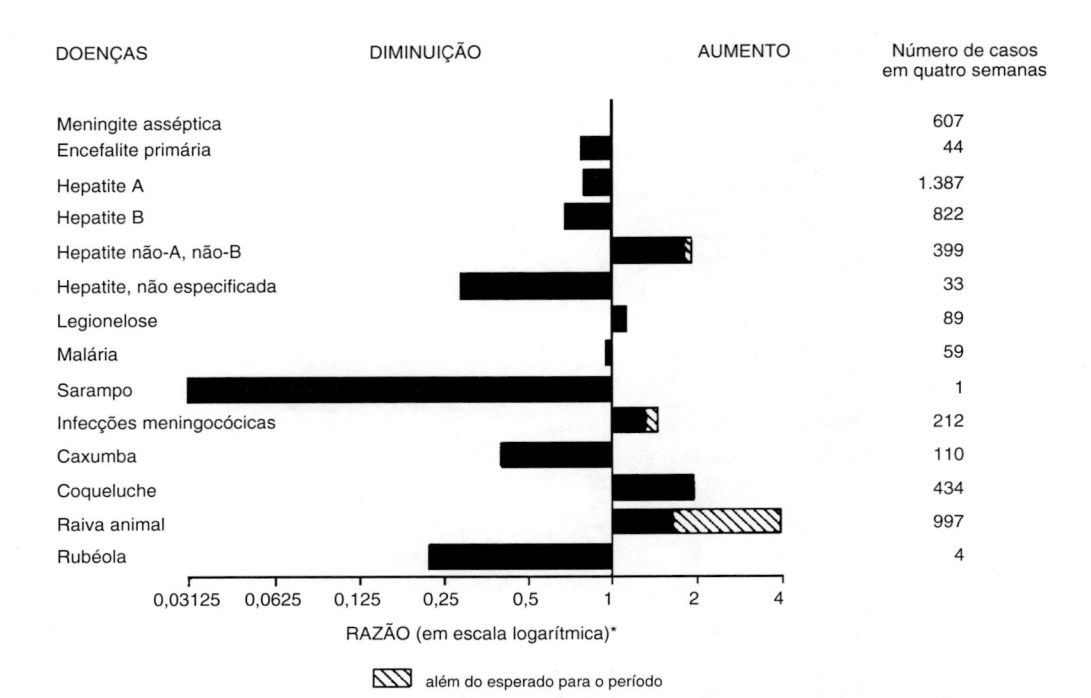

DOENÇAS	DIMINUIÇÃO	AUMENTO	Número de casos em quatro semanas
Meningite asséptica			607
Encefalite primária			44
Hepatite A			1.387
Hepatite B			822
Hepatite não-A, não-B			399
Hepatite, não especificada			33
Legionelose			89
Malária			59
Sarampo			1
Infecções meningocócicas			212
Caxumba			110
Coqueluche			434
Raiva animal			997
Rubéola			4

RAZÃO (em escala logarítmica)*

▧ além do esperado para o período

Fig. 21.6 Confronto entre as notificações de doenças para o período de quatro semanas terminado em 1.1.1994 e as recebidas em períodos comparáveis dos cinco anos anteriores nos Estados Unidos.
*Razão entre os dados das quatro semanas do período de referência e os de períodos anteriores. O ponto onde começa a barra listrada foi fixado pela média e dois desvios-padrão de dados anteriores.
Fonte: CDC, Morbidity and Mortality Weekly Report 1994; 42(51):1002.

ção da saúde da população, o seu melhoramento é objetivo continuamente perseguido. Avaliações periódicas podem constituir caminho para este aperfeiçoamento.

Nas Conferências Nacionais de Saúde, realizadas em Brasília, a partir de 1975, o tema foi discutido por especialistas que mostraram a situação existente e apontaram caminhos a seguir. Em numerosas outras oportunidades, debates e reflexões sobre o assunto apontam para possíveis alternativas e soluções.[12,13,49,62-66]

No seminário realizado no ano de 1983, na cidade de Buenos Aires, promovido pela Organização Pan-Americana da Saúde, tendo por tema "Usos e Perspectivas da Epidemiologia", discutiu-se amplamente o estado da vigilância epidemiológica nas Américas, e as conclusões não foram otimistas.[49] Elas merecem reparo especial, e as considerações, a seguir, foram retiradas dos anais sobre o citado seminário.

1. DIAGNÓSTICO DA SITUAÇÃO

Os problemas enfrentados pela vigilância epidemiológica, semelhantes em muitos países, estão sintetizados a seguir:

Trata-se de sistema para detectar situações anormais e para promover intervenção rápida de controle, mas, em muitos países, estes sistemas se converteram em mecanismos passivos de notificação de casos.

Os dados cobrem somente uma parte da população, usualmente a atendida nos serviços públicos, e são qualitativamente limitados, devido a deficiências nos serviços de diagnóstico.

O sistema não tem um mecanismo simples de funcionamento, sendo fracionado, caracterizando-se por uma variedade de formulários para notificação de casos de doenças, cujo controle, normalização e supervisão dependem de programas distintos e independentes entre si.

Há deficiência na análise dos dados em nível local, e somente em algumas circunstâncias a informação obtida gera ações imediatas, devido à limitada capacidade gerencial existente.

O fluxo de informações também deixa a desejar. Em nível local, efetua-se coleta de dados e, no nível intermediário, a sua agregação ou compilação, para envio ao nível central. Quando os dados são divulgados, sob a forma de tabelas estatísticas com reduzida análise, já decorreu algum tempo e as informações carecem de oportunidade para a tomada de decisões.

2. PROPOSIÇÕES

Diante do sombrio diagnóstico, os especialistas reunidos no citado seminário[49] apontaram para alguns aspectos que merecem ênfase:

- **Melhor análise e utilização dos dados**

Foi realçada a absoluta conveniência da análise local dos dados e sua utilização para a imediata tomada de decisões, fazendo-se também necessária a análise, nos níveis progressivamente superiores (intermediário e central), para contribuir ao conhecimento do problema, para sustentar as decisões em cada um dos níveis e para permitir o processo central de normalização e planejamento.

- **Expansão dos eventos sujeitos à vigilância**

As ações de vigilância poderiam incluir problemas como a desnutrição, as afecções crônicas, os acidentes, as intoxicações, a contaminação ambiental e as condições relacionadas ao trabalho — e mesmo fatores de risco relacionados a esses agravos.

No entanto, os mecanismos usados na vigilância epidemiológica das afecções de evolução aguda podem não ser o melhor instrumento para o conhecimento adequado da ocorrência e distribuição desses problemas. Outras fontes e formas de coleta de dados precisam ser definidas, assim como métodos de análise para a avaliação das ações preventivas e curativas que se adotem. Em alguns países, a vigilância epidemiológica está sendo expandida, consideravelmente, para incluir outros danos e riscos para a saúde, mantendo os mesmos objetivos da vigilância epidemiológica de doenças infecciosas, quais sejam, determinar a magnitude do problema e sua distribuição, acompanhar tendências e auxiliar a adoção, das medidas de controle, bem como avaliá-las.

Recorde-se que existem posições discordantes. Ao invés de expandir o número de eventos sujeitos à vigilância, como recomendado pelos participantes do Seminário de Buenos Aires, dever-se-ia reduzir a lista, complementando os dados de rotina de outros modos, por exemplo, através de investigações para obter as informações necessárias.[11]

Avaliação do sistema de vigilância epidemiológica no Estado de São Paulo[12] apontou lacunas e, em conseqüência, a necessidade de:

- adequar o sistema de vigilância epidemiológica às transformações que estão ocorrendo no setor saúde, e que cada nível tenha suas atribuições definidas claramente;
- estabelecer a coordenação dos vários níveis no âmbito estadual, de modo que as análises dos dados obtidos subsidiem o planejamento de saúde dos municípios e do Estado.

3. COMENTÁRIOS

É possível prever que o sistema de vigilância epidemiológica, existente no Brasil e na maioria dos países, melhore somente a longo prazo. A melhoria passa, necessariamente, por uma eliminação das condições insatisfatórias de recursos materiais, de remuneração e de trabalho, da maneira mais ampla, ao lado da adequada capacitação do pessoal de saúde, em epidemiologia.[65,67,68]

Um círculo vicioso de desestímulo do pessoal e de má qualidade da informação proveniente de vigilância epidemiológica caracteriza a situação, em muitos serviços de saúde. Parte da culpa, em nível dos serviços, costuma ser imputada aos profissionais que devem notificar e não o fazem, ou que devem anotar os dados adequadamente em prontuários ou atestados e não os anotam. É difícil convencê-los a notificar, uma vez que muitos suspeitam ser a notificação de doenças um insumo para municiar um banco de dados sem utilidade prática, pois nada acontece após a notificação, a não ser a produção de estatísticas, de pouca utilidade, pois são defasadas e incompletas. A conscientização progressiva dos profissionais de saúde, sobre estes assuntos, a melhor capacitação do pessoal, em epidemiologia, a demonstração da utilidade da vigilância, na prática, através de exemplos concretos, e mudanças nas condições de trabalho são caminhos para a melhoria do nosso sistema de informação de saúde.

A situação apontada conduz à subutilização dos epidemiologistas nos serviços de saúde. Ela poderia ser remediada se houvesse um fluxo adequado de notificações, que subsidiariam a principal função atual da epidemiologia nos serviços, a vigilância epidemiológica. Daí, a necessidade de o epidemiologista tentar também outros caminhos, entre os quais, a busca ativa de casos através de revisão de prontuários, a análise rotineira da demanda, a participação em reuniões clínicas e administrativas, a preparação de diagnósticos coletivos periódicos e a realização de inquéritos nos serviços e na comunidade. Também pode ter êxito a busca de novas formas de vigilância, por exemplo, os postos-sentinelas, como será descrito ainda neste capítulo.

V. TÓPICOS ADICIONAIS

Nas seções anteriores, foram abordadas as características principais da vigilância epidemiológica, como ela funciona no Brasil, inclusive as investigações para prover dados adicionais que melhor retratem a situação. O futuro da vigilância epidemiológica tem sido objeto de amplo debate, nos níveis nacional[12,13,63-66] e internacional, realçando o potencial e as variedades de seu uso.[49,69,70] Em muitos países, especialmente do Primeiro Mundo, o sistema está sendo expandido para também coletar dados de alguns subgrupos da população, de modo a melhor acompanhar a evolução da situação de saúde e avaliar eventuais progressos em direção a objetivos e metas previamente estabelecidos. Entre os focos de atenção dessa vigilância, estão não somente o estado de saúde da população, através da monitorização das doenças e dos fatores de risco, mas também as tecnologias, o acesso e a utilização dos serviços de saúde. Nas próximas seções, prosseguiremos o debate sobre o assunto, obedecendo ao seguinte roteiro:

A. Esquemas especiais de vigilância epidemiológica.
B. Programas horizontais e verticais de saúde.
C. Fases de um programa.
D. Grupos de agravos à saúde e seu controle.
E. Estimativa da cobertura dos serviços.
F. Controle e erradicação de enfermidades.

A. ESQUEMAS ESPECIAIS DE VIGILÂNCIA EPIDEMIOLÓGICA

Problemas relativos à abrangência e à qualidade das informações, nos sistemas tradicionais de vigilância, têm estimulado a imaginação dos profissionais de saúde, levando-os à criação de outras formas de coleta de dados, no sentido de complementar as informações rotineiras sobre as doenças de notificação compulsória, ou mesmo de outros agravos à saúde não cobertos pelo sistema formal de vigilância epidemiológica.

Apresentaremos agora algumas possibilidades de esquemas especiais de vigilância. No próximo capítulo, será ilustrada a vigilância de fatores de risco de doenças crônicas de natureza não-infecciosa.

- **Vigilâncias ativa e passiva**

Condições especiais permitem o estabelecimento de um sistema que descortina, com bastante precisão, o que ocorre na comunidade, em termos de doenças notificáveis. Tais ocasiões especiais acontecem quando é montado um esquema paralelo de informações, de mescla de notificações voluntárias e busca ativa de casos. Isto é mais fácil acontecer em situações alarmantes, como na epidemia de meningite meningocócica que assolou o Brasil na década de 1970. Também ocorre quando se dá prioridade absoluta, através de propósito definido e esforço continuado, a programas de controle ou erradicação, como no caso da varíola nos anos 60 e 70; ou quando o universo é bem delimitado, exemplificado pela vigilância da infecção hospitalar.[58]

• Desastres naturais

Às vezes, o problema aparece repentinamente e necessita de ação imediata, como é o caso dos desastres naturais: as grandes enchentes, os desmoronamentos e as secas prolongadas são exemplos. Na verdade, apesar de a maioria desses eventos aparecer abruptamente, existe possibilidade de prevê-los e tomar precauções para limitar os seus efeitos. No País, o trabalho de alívio, após as catástrofes, é coordenado pela "Defesa Civil", forma pela qual a sociedade atua de maneira interdisciplinar, com o objetivo de rápida capacidade de mobilização, de modo a coordenar as ações e os recursos no intuito de enfrentar a situação.

A importância do tema fez com que a OMS dedicasse o Dia Mundial de Saúde, do ano de 1991, a desastres naturais, veiculando na ocasião a seguinte advertência: "as catástrofes não avisam, estejamos preparados". A aplicação da metodologia já disponível, na área de saúde, permite reduzir a morbimortalidade associada aos desastres e produzir informações que possibilitem avaliações, a curto e a médio prazos, dos seus efeitos, assim como da efetividade das medidas aplicadas na ocasião.[71-77]

• Notificação por leigos

Uma possibilidade de vigilância epidemiológica em moldes não-tradicionais consiste em mantê-la bem simples, com a participação de pessoal auxiliar e da população, sob a forma de voluntariado. Trata-se de esquema recomendado principalmente para áreas rurais ou urbanas periféricas.[76] Muitas estratégias engenhosas podem ser instituídas para a detecção de casos que, de outra maneira, passariam despercebidos aos sistemas de vigilância adaptadas a cada dano ou evento relacionado à saúde.

• Exemplo: notificação de casos por leigos

A comunicação da ocorrência de óbitos infantis, em áreas rurais, visando ao melhor conhecimento da situação local, de modo a subsidiar os programas de saúde.

A notificação da presença de "barbeiros", pela população, na fase de vigilância epidemiológica de um programa de controle da doença de Chagas.[79-81]

A adoção de prêmios às pessoas que notifiquem casos de doença objeto de programas intensivos de controle e erradicação, como ocorreu nos de combate à varíola e à poliomielite.

• Postos-sentinelas

Uma opção que tem recebido atenção crescente dos especialistas é a vigilância através dos postos ou estações-sentinelas. Ela consiste na seleção de um estabelecimento de saúde — ou de alguns estabelecimentos, caso em que funcionam em rede integrada — onde são concentrados os esforços para a obtenção, com o maior rigor, das informações epidemiológicas desejadas. Tal estratégia pode estar indicada para locais onde o sistema de vigilância é deficiente, ou inexistente, para situações que representem preocupação especial ou simplesmente para complementar o sistema rotineiro de informações. Esse esquema de vigilância tem a possibilidade de incluir a coleta de dados sobre qualquer tipo de agravo à saúde, desde que os respectivos casos sejam atendidos na unidade escolhida; servem de exemplo a vigilância-sentinela do sarampo, da coqueluche, das doenças sexualmente transmitidas e mesmo das que habitualmente não são incluídas em listas de notificação compulsória, mas que representam importantes causas de morbidade e mortalidade, como as diarréias e as infecções respiratórias.

A escolha dos postos que deverão servir de sentinelas é feita quer aleatoriamente, buscando alcançar representatividade geográfica, quer em função do número de casos que atendam ou da cooperação das pessoas; se somente essa última alternativa pesar na escolha, a representatividade da informação estará prejudicada. A vigilância-sentinela pode ser constituída por profissionais de saúde, em vez de estabelecimentos. Assim, aqueles que lidam mais diretamente com doenças notificáveis, como clínicos gerais e pediatras, são convidados a registrá-las regularmente e enviar os resultados, periodicamente, às autoridades sanitárias. Alguns exemplos de uso de postos-sentinelas são mostrados a seguir.

• Exemplo 1: Organização Mundial da Saúde

A OMS montou um sistema de postos-sentinelas em cidades de grande porte dos 25 países subdesenvolvidos mais populosos; entre elas está a cidade de São Paulo.[82] O propósito foi o de obter dados que melhor retratassem a tendência das seis doenças, objeto do Programa Ampliado de Imunizações, já que as informações de rotina não foram consideradas suficientemente sensíveis para demonstrar o impacto do programa.

• Exemplo 2: Brasil

O Ministério da Saúde estimulou a implantação de vigilância-sentinela do HIV, no País, com o objetivo de obter dados de melhor qualidade e consistência, que concorressem para um conhecimento adequado da situação.[83] A mesma estratégia está sendo usada para a vigilância das doenças sexualmente transmitidas e para o monitoramento da freqüência relativa de cepas de *Neisseria gonorrhoeae*, em clínicas pré-natal e maternidades.[83]

• Exemplo 3: Estados Unidos

A vigilância epidemiológica da gripe, em um município daquele país, foi montada com a colaboração de profissionais de saúde que trabalham em atenção primária.[84] Eles colhiam, de todos os pacientes que se apresentavam com sintomatologia respiratória e febre, amostra de secreção da orofaringe, no momento da consulta, e enviavam o material para exame laboratorial. Os notificadores foram selecionados dentre aqueles cuja clientela abrangia todos os grupos etários e socioeconômicos do município.

Uma outra ilustração é a vigilância intensiva, efetuada em quatro municípios-sentinelas, para determinar a tendência da incidência de hepatite a vírus.[85] Em cada caso detectado, o diagnóstico é confirmado e o paciente entrevistado para identificar fatores de risco e fonte de infecção.

O uso de computadores para a comunicação eletrônica, entre os estados e o órgão central, os Centros de Controle e de Prevenção de Doenças (CDC), está se expandindo, progressivamente, naquele país.[86] O programa "Epi Info", desenvolvido por técnicos do CDC, é usado com esse propósito. Ilustração de como usar o Epi Info em vigilância epidemiológica é encontrada no próprio manual: a versão 5.01b foi traduzida para o português.[87] Aliás, o CDC tem tido marcada atuação, em vigilância epidemiológica e investigação de epidemias.[60,87-90]

• Exemplo 4: Inglaterra

Semanalmente, é feita a coleta de dados sobre afecções como caxumba, herpes zoster, varicela e rubéola.[91] O esquema, baseado na colaboração de clínicos gerais, é de grande potencial em vigilância, pois são esses profissionais de saúde que fazem os diagnósticos, mas, pelos seus afazeres, habitualmente, têm ligação muito restrita, ou mesmo nenhuma, com os departamentos de saúde pública.

• Exemplo 5: França

Desde 1984, foi constituída, naquele país, uma rede de informações, com a colaboração de clínicos, aos quais foram cedidos, gratuitamente, terminais de computador, ligados à estação central, através de linha telefônica, cuja utilização também é gratuita.[91-93] A cada semana, 250 clínicos notificam os casos novos de sarampo, caxumba, influenza e hepatite a vírus, assim como de uretrite aguda em homens, permitindo que um perfil da ocorrência destas condições possa ser elaborado. Duas limitações principais foram reconhecidas no sistema francês: 1. os médicos são voluntários, e não escolhidos aleatoriamente, o que pode significar falta de representatividade da amostra; isto, porém, não afeta o valor do sistema na detecção precoce de epidemias; 2. a precisão de certos diagnósticos é questionável. Para contornar, em parte, esse problema, está sendo planejada a coleta de soros dos pacientes com diagnóstico de hepatite, a serem examinados em um único laboratório.

• Exemplo 6: Holanda

O sistema holandês é formado por uma rede de clínicos gerais, que cobre 1% da população do país e funciona desde 1970.[94-96] Os informes de cada estação-sentinela são semanais. O objetivo é registrar continuamente a morbidade, como em outros países, mas também ocorrências julgadas importantes, em saúde pública e merecedoras de estudo: por exemplo, as esterilizações masculinas e femininas, as queimaduras, as tentativas de suicídio, as mamografias, as colpocitologias e as prescrições de determinados medicamentos. A cada dois anos, é feito recenseamento da clientela, para determinar a população sob risco.

Investigações especiais são levadas a efeito, periodicamente: por exemplo, incesto, anorexia nervosa e eutanásia foram temas de escrutínio. Em uma das pesquisas, chegou-se à conclusão de que, dos 34 pacientes que solicitaram eutanásia e foram identificados pelos postos-sentinelas, em 1989, 80% eram portadores de neoplasia maligna.[94]

• Exemplo 7: Bélgica

Desde 1979, cerca de 150 clínicos gerais, escolhidos aleatoriamente, funcionam como "vigias" da morbidade por determinadas doenças, nos moldes semelhantes aos descritos para outros países.[97] Ao contrário, porém, da Inglaterra e da Holanda, onde há vinculação de pacientes a profissionais de saúde, na Bélgica o paciente tem acesso a qualquer médico. Isto causa problemas quanto a delimitação da população sob risco, prejudicando a correlação com as informações de morbidade. Essa questão é investigada através de avaliações pontuais que permitem identificar a população sob risco ou algum viés de seleção, tal como, de não-participação de determinados segmentos de médicos ou de clientelas, na rede de notificação.[98]

• **Comentários**

Tradicionalmente, os esquemas de vigilância epidemiológica estão baseados em dados provenientes do atendimento da demanda a profissionais e a estabelecimentos de saúde, ou, então, no funcionamento de registros, como os de óbito. Logo, ao lado de aspectos positivos, entre os quais a disponibilidade do dado e a alta qualidade de muitos diagnósticos, encontram-se problemas potenciais de diversas ordens. A coleta universal de dados facilita a ocorrência de subnotificações, em vista de ser feita em numerosos locais, de exigir a cooperação de muitas pessoas e de necessitar de um grande esforço de coordenação, o que não foi conseguido satisfatoriamente na maioria dos sistemas de saúde. A escolha de postos-sentinelas apresenta-se como uma opção viável para efetuar a vigilância, de modo a obter dados de boa qualidade, com a colaboração de pequeno número de pessoas e a vantagem adicional de possibilitar uma coordenação mais fácil das atividades.

Um problema de difícil solução é a questão da seletividade da amostra, ou seja, do viés de seleção no banco de dados gerado pela vigilância. Teoricamente, é possível instituir uma coleta de informações aplicável a toda uma população, a partir de apenas uma amostra representativa, ou do estudo de subgrupos bem específicos, definidos em função da idade, como em creches ou escolas, da ocupação ou de alguma outra característica marcante. Por exemplo, na Austrália, há evidências de que a morbidade registrada nos arquivos de médicos generalistas pode ser utilizada para estimar a morbidade, na população geral, desde que os médicos sejam aleatoriamente selecionados, assim como os seus clientes sejam também aleatoriamente escolhidos.[99]

Definidos os postos ou grupos de pessoas mais adequados, a preocupação dos responsáveis pela vigilância é dirigida para alcançar alto grau de precisão na aferição das informações.

Os esquemas especiais de vigilância são testados, habitualmente, em nível de investigação, em projetos de curto prazo de duração, quando se obtêm bons resultados. Experiências recentes, em alguns países europeus, objetivam usar os postos-sentinelas, como sistemas permanentes de vigilância epidemiológica. Inclusive, há o propósito de formar uma rede de postos-sentinelas, no seio da Comunidade Econômica Européia, de modo a facilitar a cooperação técnica, entre os países, e dispor de informações internacionais comparáveis.[94]

Todos esses esquemas de detecção de casos, somente poderão ser recomendados para aplicação mais ampla, após submetidos previamente à avaliação crítica, cujos parâmetros já foram delineados. Nesse particular, assume especial importância a questão da uniformidade e da adequação da definição do que deve ser considerado um "caso" da doença, pois somente definições que alcancem altas sensibilidade, especificidade e reprodutibilidade permitem o estabelecimento de sistemas de coleta de dados cujos resultados sejam mais próximos da realidade.

B. PROGRAMAS HORIZONTAIS E VERTICAIS

Há dois métodos principais para enfrentar os problemas de saúde de uma região: os horizontais (serviços permanentes) e os verticais (campanhas). Eles são usados isoladamente ou em combinação.

• O enfoque horizontal é aquele em que as ações são desenvolvidas rotineiramente por uma rede de serviços que beneficia toda a população e voltada para os problemas existentes: todos o almejam.

• A estratégia vertical consiste em enfrentar os problemas prioritários através de campanhas de saúde pública, cuja definição é feita em função das necessidades e prioridades locais.

A coexistência desses dois enfoques, horizontal e vertical, é comum em países do Terceiro Mundo, produto de particularidades locais ou de épocas específicas, mas praticamente inexistente em países desenvolvidos.

• **Situação nos países desenvolvidos**

Em muitas regiões do planeta, já foi criado um sistema de saúde que responde adequadamente às necessidades e aos anseios da população, inclusive a das áreas rurais. Os recursos são colocados em nível local, ou seja, descentralizados, onde estão os problemas e onde são executadas as tarefas para enfrentá-los, procurando-se ofertar serviços em função das necessidades. Em geral, adota-se o procedimento de atendimento integral à saúde das pessoas. O nível central é utilizado, principalmente, como referência técnica, para assessoria, para padronização de procedimentos e para garantir qualidade.

• **Situação nos países subdesenvolvidos**

Nos países do Terceiro Mundo, recursos relativamente reduzidos são reservados ao setor de saúde e aos da área social, de maneira geral. Embora as cidades sejam privilegiadas em relação ao campo, as deficiências nas áreas urbanas são também marcantes. Comumente, existem barreiras de acesso aos serviços locais de saúde, de ordem geográfica, financeira e de outra natureza, em detrimento, especialmente, dos grupos de menor renda. Mesmo quando há oferta de serviços, o seu poder resolutivo pode ser reduzido, em certos locais ou para determinados grupos sociais. Em outras palavras, há deficiências nos serviços regulares de assistência à saúde. Por isto, o nível central, além de constituir-se em referência para supervisão, normalização e assessoria, é instado também a executar ações, de modo a aumentar a cobertura e garantir um mínimo de atenção à saúde de segmentos populacionais em maior risco. Como parte desta estratégia, o poder público define programas especiais para lidar com problemas prioritários. Alguns programas estão voltados ao enfrentamento das principais endemias, em geral, de doenças transmissíveis e carenciais. Tais programas podem ser horizontais ou verticais, com planejamento e execução por pessoal dos níveis de governo estadual ou federal.

• Exemplo: programas verticais no Brasil
No âmbito do Ministério da Saúde, montaram-se muitos programas verticais, entre os quais, aqueles voltados para as nossas principais endemias de transmissão vetorial ou de incidência predominantemente rural. Eles estiveram por certo tempo reunidos no DNERu (Departamento Nacional de Endemias Rurais). Esse órgão, em 1970, juntamente com a Campanha de Erradicação da Malária e a Campanha Nacional da Varíola, deu origem à SUCAM (Superintendência de Campanhas de Saúde Pública). Com a fusão da SUCAM e da Fundação SESP (Serviço Especial de Saúde Pública) em 1990, foi criada a Fundação Nacional de Saúde, que tem a responsabilidade de uma ampla gama de programas verticais. Os órgãos citados foram responsáveis pelos programas de erradicação da varíola, da febre amarela urbana e da bouba, no Brasil. Por outro lado, interromperam a transmissão natural da malária em grandes extensões do país, particularmente nas áreas de maior densidade populacional e importância econômica. Está em fase avançada a interrupção da transmissão natural da doença de Chagas.

Em nível estadual, também existem programas verticais. A SUCEN (Superintendência de Controle de Endemias, Secretaria Estadual de Saúde), no Estado de São Paulo, é exemplo de instituição que executa programas verticais, um dos quais para o controle da doença de Chagas. À SUCEN é dado crédito pela interrupção no Estado, nos anos 70, da transmissão natural da doença de Chagas através do vetor.[53,100]

Nos programas verticais, as decisões são no nível central, e há concentração de recursos e esforços em uma direção. Em geral, a ênfase é colocada na ação extramuros, junto à habitação e ao local de trabalho: borrifação, drenagem de coleções de água, aplicação de larvicidas ou moluscicidas, busca ativa de casos etc. Nos programas horizontais, onde as ações são executadas por serviços permanentes, estes, com poucas exceções, ficam restritos ao atendimento da demanda espontânea a eles dirigida.

• **Descentralização das ações**

A decisão sobre que enfoque ou programa incentivar, em um dado momento, depende de considerações diversas, entre as quais, o acesso da população aos serviços, o nível de endemicidade da afecção, a distribuição do evento na coletividade, as formas de combatê-lo, as atividades de controle já existentes e a possibilidade de mobilizar recursos, produtos e procedimentos para resolver problemas. Isto envolve questões em diversos níveis, especialmente os de operacionalização e de custos, que devem ser compatíveis com os recursos disponíveis ou passíveis de captação. Freqüentemente, o suporte financeiro adequado constitui uma importante limitação.[101]

Periodicamente, é levantada a questão dos rumos a seguir, decidindo-se quanto à aplicação dos recursos em ações de enfoque unidirecional (campanhas) ou nas de cunho multidirecional (serviços básicos). Esta questão vem à baila, motivada pela constatação da multiplicidade de ações numa mesma região, decorrente da existência de programas distintos e independentes, conduzindo a gastos desnecessários.

A história do Brasil é uma seqüência de tentativas de resolver os problemas através de mudanças de rumo, ora centralizando, ora descentralizando. O que ocorre na área de saúde, na verdade, é expressão de uma política mais ampla, predominante em particular época e encontrada em outros setores da vida nacional.[102] A frustração diante dos resultados obtidos com um tipo de enfoque faz com que aumente a corrente dos que defendem a posição oposta e a fazem predominar. Daí, a ocorrência de sucessivos movimentos pendulares, de centralização e de descentralização, que tende a prosseguir enquanto a solução horizontal, descentralizada, de oferta de serviços regulares, não estiver suficientemente desenvolvida, com cobertura e qualidade suficientes para satisfazer as necessidades da população.

A Constituição de 1988 tem, como um dos princípios do setor saúde, a descentralização. A Lei Orgânica da Saúde (Lei 8080/90) exclui ação executiva rotineira do governo federal, com poucas exceções.

Se, por um lado, almejam-se serviços básicos de saúde para todos, com argumentos convincentes de que "o necessário tem de ser acessível" ou de que "o atendimento deve ser integral" à saúde das pessoas, há também de considerar conjunturas próprias a determinados locais e épocas. Em face da extensão territorial a ser coberta, no País, e do diferenciado nível de desenvolvimento das regiões, a população de algumas delas não pode prescindir de certos programas verticais, pelo menos, em futuro próximo.[101-105] O objetivo dos programas especiais é sanar deficiências. O desafio a ser enfrentado, nestes locais, é a transferência progressiva da competência técnica e dos recursos para os municípios, e, como objetivo intermediário, a ser alcançado em muitas regiões, a modificação progressiva dos serviços especiais de saúde pública e sua maior integração com as ações de rotina, executadas pela rede básica, de modo a contornar obstáculos e evitar duplicações, que o enfoque fragmentado, centrado em doenças específicas, tende a gerar.

Em termos de epidemiologia e da informação de saúde, a descentralização das ações para os municípios e serviços requer, além de vontade política e outros condicionantes técnicos, a ênfase no treinamento de pessoal local, em especial, na geração da informação adequada e na análise e uso apropriado desta informação.

C. FASES DE UM PROGRAMA

Para que uma doença infecciosa se mantenha na população, é necessária a sobrevivência do respectivo agente em um dado reservatório, que pode ser o homem, um animal ou o próprio solo, particularmente quando abriga formas de resistência do parasita. Esse aspecto é de fundamental importância para a condução dos programas de controle e erradicação das doenças. É comum os programas tomarem a forma de "campanhas", com prazo limitado de duração.

Os programas, de controle ou de erradicação, e as medidas neles inseridas variam de doença para doença. No entanto, seja qual for a afecção em questão, o programa é organizado em etapas (Quadro 21.13), cuja duração e estratégias dependem da magnitude e da distribuição da doença na região, dos seus fatores determinantes, da sua vulnerabilidade às medidas preventivas e do volume de recursos disponíveis.

Dois objetivos são claramente discerníveis nos programas de controle de doenças transmissíveis: evitar futuros casos e detectar os atualmente existentes. O êxito dos programas será medido, em última instância, por sua capacidade em diminuir a incidência e a prevalência da doença ou reduzir a gravidade (por exemplo, da esquistossomose).

- **Primeira fase: preparatória**

É a etapa de preparação da equipe e de obtenção dos dados para subsidiar a fase seguinte. Regra geral, tem a característica de conhecimento inicial do terreno, da população-alvo e dos recursos disponíveis para alcançar os objetivos e metas.

- Exemplo: controle da doença de Chagas

No programa do Ministério da Saúde, no Brasil, para o controle desta endemia, ao lado de outras providências, é feito o reconhecimento geográfico preliminar, para situar os domicílios, que são então inspecionados para saber se contêm barbeiros infectados, de modo a classificar as localidades e definir a forma de trabalhá-las com inseticidas.

- **Segunda fase: de ataque**

A fase de ataque caracteriza-se pelo trabalho intensivo com aplicação de medidas específicas para cada agravo à saúde, com a finalidade de limitar a transmissão, proteger o indivíduo suscetível ou reduzir a gravidade do processo. As medidas são aplicadas durante algum tempo e avaliações periódicas ditarão quando suspendê-las.

- Exemplo 1: borrifação de inseticidas no programa de controle da doença de Chagas

É medida implementada na fase de ataque de um programa de controle da doença de Chagas para combater vetores ou inativar reservatórios. O objetivo é aplicar inseticidas no domicílio e no peridomicílio de prédios de localidades infestadas pelo "barbeiro", no menor tempo possível.

- Exemplo 2: vacinação em massa contra o sarampo

A vacinação em massa da população suscetível, em programa de controle do sarampo, está justificada quando é alta a incidência da doença e são baixas as coberturas vacinais na população-alvo. O objetivo da fase de ataque é lograr, rapidamente, um alto grau de imunidade contra a doença, no maior número de pessoas da população-alvo, no menor tempo possível.

- **Terceira fase: de consolidação (manutenção ou vigilância)**

Nesta fase, a vigilância epidemiológica assume posição de destaque. Na etapa anterior, de ataque, visto haver muitos casos da doença, as medidas preventivas são aplicadas de maneira bastante ampla. Quando, porém, o número de casos é substancialmente reduzido, o foco das ações precisa ser direcionado para particularidades da situação local, naquele momento. A vigilância permite, então, detectar áreas ou segmentos populacionais, nos quais as ações precisam ser intensificadas ou revistas. A investigação de casos passa a ser fundamental para orientar tais medidas, assim como para identificar os motivos de eventuais fracassos.

- Exemplo 1: controle da esquistossomose no Nordeste

Em meados da década de 1970, foi implantado no País o Programa Especial de Controle da Esquistossomose, PECE. As suas três fases foram apresentadas na VI Conferência Nacional de Saúde.[106] Nos anos seguintes, a incidência da enfermidade foi grandemente reduzida, como ilustrado no capítulo anterior. A transmissão da doença passou a se dar, principalmente, por conta de alguns poucos focos peridomiciliares, de pequena extensão e bem delimitados.[107] Existe metodologia para identificá-los, rapidamente, o que permite um combate direcionado para neutralizar os focos, a custo compatível, logo após a fase de ataque; essa foi feita com ênfase na quimioterapia em massa. A não-atuação, no momento oportuno, por inércia ou outro fator, tende a fazer com que não se rompa o ciclo da doença, já que a retransmissão é quase imediata, a partir dos focos peridomiciliares, inutilizando o trabalho de massa realizado.[107]

- Exemplo 2: controle do sarampo

Na fase de consolidação de um programa de controle do sarampo, os esforços são dirigidos para vigiar cuidadosamente a incidência da doença, investigando casos e epidemias, para identificar as deficiências do programa e propor medidas visando à sua melhoria. A ocorrência de um caso ou de suspeita de baixa cobertura da vacina, em determinados subgrupos da população, justifica uma investigação imediata, que subsidia, se indicada, a execução de "vacinação de bloqueio" dos suscetíveis.[25]

Quadro 21.13 Fases de um programa de controle ou erradicação de doenças

1. Fase preparatória
2. Fase de ataque
3. Fase de consolidação

Questões como a existência de bolsões de suscetíveis, efetividade da vacina e resistência a drogas são avaliadas a partir de pesquisas executadas nesta fase de consolidação do programa. Se o número de casos ainda é grande, as investigações de campo têm menos sentido ou prioridade. Ao contrário, quando a fase de ataque diminui, em muito, a incidência da doença, os poucos casos restantes merecem uma investigação intensiva. É também nesta fase, de consolidação do programa, que se situam os estudos para determinar a real efetividade da intervenção, através de qualquer dos métodos possíveis de serem realizados: repetidos exames sorológicos seccionais e investigação de caso-controle são exemplos.

- **Escolha de indicadores em relação à fase do programa**

A escolha de indicadores para refletir a situação epidemiológica depende da etapa do programa. Inicialmente, são necessários os indicadores que expressem a magnitude e a distribuição da doença, assim como os que reflitam os recursos existentes ou mobilizáveis, para fazer face à situação e às necessidades do programa. Durante a fase de ataque, pode ser mais conveniente colher informações que reflitam o "processo": um exemplo é a cobertura populacional das vacinas nos grupos de risco. Mais adiante, no andamento do programa, quando a cobertura atinge níveis aceitáveis, os indicadores de "resultados", como a incidência da doença e a mortalidade, são os mais utilizados para julgar a efetividade da intervenção.

D. GRUPOS DE AGRAVOS À SAÚDE E SEU CONTROLE

O controle das doenças consideradas prioritárias, no território nacional, é esquematizado a partir do seu enquadramento em quatro grandes grupos:

- As doenças "imunopreveníveis", para as quais pode-se esperar redução da morbidade e da mortalidade através de imunização por meio de vacinas usadas de rotina.[108]

A poliomielite, a difteria, o tétano, a coqueluche, o sarampo e a tuberculose constituem objeto do chamado "Programa Nacional de Imunizações" (PNI), instituído em 1973, pelo Ministério da Saúde, com o objetivo de vacinar todas as crianças do País, de modo a controlar ou eliminar estes agravos. As vacinações de gestantes, para a prevenção do tétano neonatal, e de populações selecionadas, contra a hepatite B, foram também incorporadas ao programa.[109]

A contrapartida do PNI, em nível mundial, é o Programa Ampliado de Imunizações (PAI), instituído nos anos 70, sob a égide da Organização Mundial da Saúde, com o objetivo de vacinar todas as crianças do planeta, contra estas doenças.[110] Estimativas da época apontavam uma cobertura de apenas 5%, nas crianças, ao final do primeiro ano de vida, em países do Terceiro Mundo, proporção esta que se estimou elevar-se a 80%, vinte anos depois.[111]

Os objetivos do Programa Nacional de Imunizações são alcançados através da melhoria da atuação da rede básica dos serviços de saúde e da instituição da vacinação em massa. Esta última foi feita desde o início da década de 1980, para a poliomielite, com os "dias nacionais de vacinação" e, na década de 1990, para o sarampo. Os avanços conseguidos nas coberturas vacinais no território nacional estão no Quadro 21.14, especificando-se a média para o País, nos anos 1981 e 1991 — 10 anos, portanto, de diferença —

ao lado das menores e maiores coberturas estimadas para as grandes regiões brasileiras, naqueles anos. Em geral, as coberturas mais baixas são encontradas nas regiões Norte e Nordeste, as mais altas, no Sul e Sudeste, enquanto a região Centro-Oeste situa-se em posição intermediária. A obtenção de mais de 100% de cobertura, em uma das regiões, aponta para falhas nas estimativas de população, utilizadas para o cálculo deste indicador.

Os níveis de incidência das doenças imunopreveníveis são acompanhados através de notificações ou de inquéritos, e alguns indicadores de uso de vacinas são rotineiramente calculados (Quadro 21.15). Há outras doenças imunopreveníveis, como a rubéola e a caxumba, cujas vacinas estão disponíveis, mas que, pelo seu alto custo, ainda são relativamente pouco utilizadas pela população.

- As chamadas "grandes endemias" que, no passado, eram predominante ou exclusivamente rurais[112] — cujo controle é realizado, na maioria das Unidades da Federação, por ações verticais a cargo da Fundação Nacional de Saúde, órgão do Ministério da Saúde.

Dentre as doenças aqui incluídas, são consideradas prioritárias as seguintes: malária, doença de Chagas, esquistossomose, leishmaniose e febre amarela; recebem atenção especial a peste, a filariose e o bócio endêmico.[113] Recentemente, o dengue foi acrescido à lista de doenças sob vigilância especial.

- Um terceiro grupo de afecções é também objeto de atenção das autoridades sanitárias: hanseníase, tuberculose, raiva humana, meningites e febre tifóide, para as quais há medidas de controle disponíveis.

O leitor encontrará informações gerais e instruções de como conduzir investigações sobre estas doenças, e também sobre as incluídas no PNI, em guias de vigilância epidemiológica, revisados periodicamente,[9] e publicações específicas, sobre cada doença, editadas pelo Ministério da Saúde. Note-se que, progressivamente, outras doenças deverão ser incluídas nesta lista, em função da incorporação de novas descobertas científicas e tecnológicas.

- Um quarto grupo de agravos à saúde, igualmente colocado como prioritário pelas autoridades sanitárias, engloba as situações novas ou inusitadas, em face da magnitude ou importância que apresentam ou possam apresentar no futuro.

Entre os agravos à saúde, objeto recente de sistemas de vigilância, estão a SIDA (AIDS), as infecções hospitalares e a

Quadro 21.14 Coberturas vacinais de rotina (%) em crianças menores de um ano, de ambos os sexos, no Brasil, nos anos 1981 e 1991

Vacinas	1981		1991	
	Média	Variação	Média	Variação
Pólio oral	38	17-57	67	46-93
Tríplice	47	16-74	80	73-93
Sarampo	72	47-85	85	72-100
BCG	65	36-93	87	72-103

Resultados expressos em prevalências (%): cobertura vacinal média e variação entre a menor e a maior cobertura vacinal nas cinco regiões brasileiras —Norte, Nordeste, Sudeste, Sul e Centro-Oeste.
Fonte: Ministério da Saúde, Boletim Epidemiológico do SUS 1992; 1(5):139-148 (quadro adaptado).[109]

Quadro 21.15 Indicadores para avaliação de vacinas

INDICADORES DE PROCESSO

- Cobertura da vacina:

$$= \frac{\text{Número de pessoas vacinadas no grupo etário}}{\text{Número de pessoas no grupo etário}} \times 100$$

- Taxa de abandono da vacina (se aplicada em três doses):

$$= \frac{\text{Número de primeiras doses} - \text{Número de terceiras doses}}{\text{Número de primeiras doses}} \times 100$$

- Taxa de perda da vacina:

$$= \frac{\text{Vacinas adquiridas} - \text{Vacinas aplicadas}}{\text{Vacinas adquiridas}} \times 100$$

INDICADORES DE RESULTADOS

- Eficácia da vacina:

$$= \frac{\text{Incidência em não-vacinados} - \text{Incidência em vacinados}}{\text{Incidência em não-vacinados}} \times 100$$

- Incidência em não-vacinados:

$$= \frac{\text{Número de casos em não-vacinados no período}}{\text{Número de pessoas não-vacinadas}} \times 100*$$

- Incidência em vacinados:

$$= \frac{\text{Número de casos em vacinados no período}}{\text{Número de pessoas vacinadas}} \times 100*$$

* 100 ou outra constante mais apropriada (1.000, 10.000 etc.).

cólera. As anomalias congênitas constituem um exemplo, do passado, que merece ser recordado.

• **Exemplo 1**: talidomida e anomalias congênitas

Anos atrás, ocorreu uma epidemia de focomelia — anormalidade em que os membros são curtos, ou em que os pés e as mãos se inserem no tronco — relacionada ao uso da talidomida.[114] A partir das observações iniciais, associando o aparecimento da mal-formação com a ingestão do produto, foi instituída, em muitos lugares, a centralização das notificações dos casos dessas mal-formações atribuídos à droga. Sabido que mesmo os médicos de grande atividade clínica viram, na sua prática diária, na época, apenas um ou poucos casos, fica evidente que somente a partir das notificações fornecidas por grande número de profissionais de saúde e pessoas leigas pôde-se melhor avaliar o impacto teratogênico do medicamento.

• **Exemplo 2**: anomalias congênitas em Cubatão

Por vezes, a vigilância é advogada para agravos circunscritos a uma dada localidade. Em Cubatão, no Estado de São Paulo, a poluição ambiental atingiu níveis alarmantes em alguns anos das décadas de 1970 e 1980. À época, a ocorrência de nascimentos de crianças com defeitos congênitos do sistema nervoso central, anencefalia e meningomielocele estimulou a criação de um sistema para exame de todos os recém-nascidos na região. O objetivo foi investigar se estes eventos incidiam em número excessivo, caso em que seriam investigados possíveis fatores causais; ou, ao contrário, se apareciam em freqüências esperadas, comparáveis às de outras regiões, como parece ter sido o que aconteceu em Cubatão.

E. ESTIMATIVA DA COBERTURA DOS SERVIÇOS

No planejamento e na execução de um programa, ou na verificação do seu impacto na população, pode ser conveniente avaliar a extensão da cobertura populacional alcançada pelos serviços de saúde. A verificação da cobertura fica restrita, usualmente, a certas ações específicas, como é o caso dos níveis de imunização ou do uso de sais de reidratação oral, nos grupos de risco. Ela é feita com base em informações provenientes de inquéritos ou a partir de dados de rotina.[115]

• **Dados de inquéritos**

O método de amostragem por conglomerado vem sendo amplamente recomendado, como meio prático para estimar a cobertura dos serviços, em inquéritos populacionais.

Em locais onde há suficiente oferta de serviços de saúde, as avaliações de cobertura, realizadas por meio de entrevistas domiciliares, permitem verificar se a população usa ou não os serviços, inclusive com a especificação da porcentagem de cobertura de muitos de seus componentes: o serviço pré-natal, o ambulatório de pediatria e o pronto-socorro, entre outros. Diversos tópicos podem ser, igualmente, abordados por ocasião do inquérito, tais como a morbidade incidente na população e os conhecimentos das pessoas sobre temas de saúde.

Uma desvantagem dos inquéritos reside no seu custo, em geral elevado. Além disso, eles são trabalhosos e requerem assessoria especializada. Outra limitação inerente aos inquéritos, com o tamanho de amostra habitualmente utilizado, está no uso dos seus resultados; eles somente são aplicáveis à população como um todo, já que os referentes a cada conglomerado não podem ser tomados isoladamente para representar a área de onde vieram. Isto traz dificuldades práticas para a atuação dos profissionais de saúde, que necessitam de informações pormenorizadas para as diversas áreas e estratos da população, úteis para subsidiar as ações de saúde.

Já em locais onde a oferta de serviços é limitada — nas áreas rurais mais longínquas, por exemplo — os resultados de inquéritos populacionais podem ser antecipados com bastante precisão. Regra geral, constata-se a baixa cobertura dos serviços. Assim sendo, os recursos talvez pudessem ser mais bem empregados, não para realizar inquéritos abrangendo grandes regiões, mas para direcioná-los a áreas específicas, tendo em conta os objetivos de cada situação: por exemplo, para áreas próximas aos serviços, de modo a verificar o alcance e a utilização que deles faz a população local.[116]

• **Dados de rotina**

Para estimar cobertura, com o uso dos dados de rotina, tem-se que relacionar atendimentos na unidade de saúde à população de onde vieram os pacientes. No Cap. 23, na seção sobre "aplicação de conceitos", nos estenderemos sobre o assunto, sendo agora apresentadas apenas algumas considerações gerais. Os dados de rotina têm limitações quando se trata de estimar a cobertura de serviços, pois a informação neles produzida refere-se à amostra não-aleatória da população — e ela comporta apenas os que espontaneamente procuram os serviços. Além disso, há restrições quanto à qualidade dos dados de fichas, atestados e prontuários, embora ela possa ser melhorada quando há um esforço continuado nesse sentido. Os dados rotineiros dos serviços têm a vantagem de estarem disponíveis, a todo momento. Um outro aspecto positivo é o de que possibilitam a análise contínua da informação, por áreas geográficas, permitindo identificar onde os problemas estão concentrados. Tais informações podem ser empregadas para reorientar as ações de saúde, em benefício de locais onde seja maior a densidade de problemas ou em que se suspeite de baixas coberturas dos serviços.

Em síntese, a avaliação da cobertura dos serviços, a partir dos dados de rotina, é relativamente simples e fornece relevantes informações para subsidiar o trabalho do pessoal de saúde. Os dados provenientes de inquéritos, por sua vez, permitem determinar a extensão da cobertura, em geral, com maior exatidão do que a partir dos serviços; funcionam ainda como medida independente da cobertura populacional estimada pelos serviços, ou seja, seus resultados servem para validar os dados de rotina, além de gerar outras informações sobre a saúde da população, também utilizadas no dia-a-dia dos serviços.

F. CONTROLE E ERRADICAÇÃO DE DOENÇAS

O "controle" tem por objetivo diminuir a incidência da doença, até o nível em que deixe de constituir um problema de saúde pública. Quando se busca a "erradicação", o objetivo é mais ambicioso, de eliminar a doença de um determinado local, área ou região; implica, portanto, não existir caso da doença, isto é, incidência igual a zero. Para tal, deve haver a completa eliminação do agente patogênico, de modo a não mais ocorrer a transmissão da infecção.[117-120] O controle pode ser considerado uma fase no processo de erradicação.

• Exemplo: erradicação da varíola

Em nível mundial, a erradicação somente foi conseguida em relação à varíola.[120-123] São muitas as razões para explicar o sucesso deste empreendimento, entre as quais, a ausência de um reservatório animal e a existência de uma vacina altamente eficaz, de baixo custo e de fácil aplicação e aceitação pela população. Quando tais condições estão presentes, é possível, ou mesmo recomendável, organizar um programa de erradicação que, no entanto, só terá êxito se houver "vontade política", de modo que ele possa ser executado com determinação e continuidade. Se os aspectos operacionais e financeiros não forem levados devidamente em conta, mesmo com a disponibilidade de técnicas eficazes, nenhum programa terá sucesso. A vacina contra a varíola existe há dois séculos e esteve disponível, gratuitamente, nos serviços de saúde, mas nem todas as pessoas eram imunizadas. Em consequência, ocorriam, anualmente, dezenas de milhares de casos. Em 1966, exatamente 170 anos após o uso da vacina por Jenner, pela primeira vez, foi iniciado um trabalho, amplo e bem organizado, para erradicar a varíola da face da Terra (Quadro 21.16). Em pouco mais de uma década de esforço continuado, o objetivo de erradicá-la foi alcançado. Os executores do programa de erradicação creditam o sucesso do programa a diversos fatores, entre os quais, a forma de gerência adotada.

Quadro 21.16 Cronologia da erradicação de varíola

Data	Ano de referência	Evento
1796	0	Vacina usada pela primeira vez, por Jenner
1798	2	Jenner publica suas observações
1966	170	Início do Programa de Erradicação Mundial
1971	175	Último caso na América Latina (no Brasil)
1975	179	Último caso na Ásia (em Bangladesh)
1977	181	Último caso na África (na Somália)
1978	182	Dois casos acidentais em laboratório (Inglaterra)
1980	184	A OMS declara a varíola erradicada no mundo

Fonte: Adaptado de A Saúde no Mundo (OMS) 1980:24.[122]

• **Eliminação (ou erradicação regional)**

Eliminação é um termo algumas vezes usado para designar a erradicação de doenças, como o sarampo e a poliomielite, de uma vasta região, que pode ser um continente, país, macrorregião, estado ou mesmo parte de um estado.

• Exemplo: eliminação da poliomielite nas Américas

Um dos objetivos a que se dedica a Organização Pan-Americana de Saúde e os governos da região das Américas é a eliminação da poliomielite, do continente, até o ano 2000. No Brasil, foram promovidas vacinações em massa das crianças, a partir do início da década de 1980, que alcançaram grande cobertura. No Quadro 21.17, está reproduzido o número de casos confirmados de poliomielite, no País, no período compreendido entre o ano de 1980, no qual foram confirmados cerca de 1.000 casos, e o biênio 1990-1991, quando a incidência da doença foi reduzida a zero. As evidências apontaram para a interrupção, no País, da circulação do "vírus selvagem", o que produz paralisias.

A eliminação de uma doença implica a existência de uma situação instável, pois a qualquer momento a infecção pode ser reintroduzida por um portador ou vetor vindo de fora. A ocorrência de alguns casos da doença, em uma área considerada livre, não invalida a afirmação de que a erradicação regional tenha sido conseguida, desde que venham a ser comprovados como importados de uma outra região, ou seja, que a transmissão deu-se fora dos limites geográficos da área em questão. Um exemplo sobre a malária, em São Paulo, já foi mencionado: todos os casos notificados da doença são investigados pelo pessoal da SUCEN, que os classifica como "autóctones" ou "importados", visando ao controle de focos residuais e, se possível, à eliminação da malária no Estado.[53]

• **Notificação negativa de uma doença**

Quando o programa de erradicação ou de eliminação de uma doença é eficaz, as autoridades sanitárias instituem a "notificação negativa". Isto ocorreu com a erradicação da varíola e, mais recentemente, com a poliomielite e o sarampo. Trata-se de comunicação periódica, às autoridades, da ausência de casos, desta doença, na área de abrangência da unidade de saúde. Por

Quadro 21.17 Distribuição dos casos notificados de poliomielite, no Brasil: 1980-1991

Ano	1980	1981	1982	1983	1984	1985	1986	1987	1988	1989	1990	1991
Total de casos	1.042	123	57	50	134	328	601	194	108	26	0	0

Fonte: Ministério da Saúde, Boletim Epidemiológico do SUS 1992; 1(1).[124]

exemplo, do diretor do centro de saúde ao secretário de saúde do município e deste para o responsável pelo órgão estadual de saúde que, por sua vez, notifica ao Ministério da Saúde a ausência de casos.

- **Via de transmissão e possibilidade de erradicação**

O modo de transmissão influencia, sobremaneira, a perspectiva de erradicação. Eis alguns princípios gerais:[125]

• qualquer doença transmitida exclusivamente pela picada de um vetor pode ser eliminada de áreas urbanas; foi o que aconteceu com a febre amarela urbana no Brasil, erradicada décadas atrás, embora ela possa, periodicamente, constituir um perigo, em potencial, pela reintrodução do vetor na localidade;

• qualquer doença transmitida através do ciclo fecal-oral tem reduzidas chances de disseminação, se houver sistema de saneamento básico eficaz e um mínimo de higiene; e

• infecções transmitidas por via oral somente são bloqueadas eficazmente com imunização.

- **Características que impedem a erradicação**

Há quatro características que retiram as doenças transmissíveis da categoria de erradicáveis, pelo menos com o uso da tecnologia atualmente disponível:

• infecção de animais selvagens, em cujo ciclo o homem entra esporadicamente, o que ocorre com a febre amarela silvestre;

• infecções em que o homem é portador por muito tempo e as transmite ainda muitos anos após tê-las contraído, como é o caso da tuberculose;

• infecções produzidas por vírus, de diversificados tipos antigênicos, como a gripe;

• infecções para cujo combate não tem sido possível, até o presente, obter grande cooperação da população, como é o caso das doenças de transmissão sexual e de outras tidas como muito banais, pela população, para justificar um maior empenho.

Essas colocações indicam que os programas de controle ou de erradicação de doenças não se devem basear apenas em questões de biologia, de tecnologia ou de logística, mas incluir também aspectos comportamentais, levando-se em conta atitudes e motivações, tanto dos beneficiários como dos profissionais de saúde.

- **Doenças potencialmente erradicáveis**

O êxito das campanhas de erradicação da febre amarela urbana e do *Aedes aegypti*, nas Américas, e da varíola, em nível mundial, ao lado do fracasso de outras tentativas, como a de erradicar a malária, permitiram um melhor conhecimento dos complexos fatores que levaram a estes resultados.[126] Assim, em 1988, aproximadamente uma década após a erradicação da varíola, foi constituído um grupo permanente de especialistas para avaliar a possibilidade de erradicar outras doenças.[127] Em face da experiência até então adquirida e após intenso escrutínio, seis afecções foram consideradas "potencialmente erradicáveis" com a tecnologia já disponível: poliomielite, caxumba, rubéola, filariose, cisticercose e dracunculose — desta última, nunca foram notificados casos no País. Mais de 20 outras enfermidades foram detidamente analisadas e colocadas na categoria de "não-potencialmente erradicáveis", com os meios hoje disponíveis, entre as quais, o tétano neonatal, a difteria, a coqueluche, a hepatite B e a febre amarela.

- **Classificação das doenças em termos de possibilidade de controle**

As estratégias de controle das doenças mudam, com o tempo, pelo aparecimento de novos produtos e o desenvolvimento de novos procedimentos.

• Exemplo: mudança de estratégias de controle

Na década de 1940, o uso de inseticidas criou novas perspectivas para o controle das doenças transmitidas por vetores, como a malária e a doença de Chagas. Posteriormente, o surgimento de inseticidas com ação residual mais prolongada mudou as estratégias adotadas nos programas de controle. Contra a esquistossomose, nos anos 70, houve alteração na ênfase dos programas, que até então estavam centrados no combate ao caramujo, para basear-se na aplicação em massa de medicamentos no tratamento dos pacientes, ao lado da educação sanitária, do combate ao hospedeiro intermediário e do saneamento básico.

A poliomielite é outro exemplo: na década de 1950, a vacina Salk foi colocada no mercado, logo depois substituída pela Sabin, de aplicação oral. Antes do aparecimento dessas vacinas, não havia medida eficaz para lidar com a doença; apenas se fazia, na fase aguda, o tratamento das complicações da paralisia, especialmente as do aparelho respiratório. Após esta fase, estava indicada, naquela época, como agora, a reabilitação física dos pacientes portadores de seqüelas.

Apesar das dificuldades de natureza diversa, entre as quais, as mudanças decorrentes do progresso na forma de controlar as doenças, os especialistas tentam colocar os agravos à saúde em categorias. Dois exemplos ilustram este ponto.

Uma classificação das doenças infecciosas, em termos de possibilidade de prevenção, é encontrada em conhecido livro de medicina preventiva.[37] Em termos simplificados, as enfermidades são divididas nas categorias:

• doenças que podem requerer apenas "vigilância permanente" (como a febre amarela);

• doenças que requerem "aplicação mais intensiva de medidas preventivas já disponíveis" (sarampo e poliomielite são exemplos) ou

• doenças que requerem pesquisas para o "desenvolvimento de medidas específicas adequadas" (SIDA (AIDS), herpes, resfriado comum e pneumonias virais).

As doenças endêmicas, em uma outra forma de classificação, estão divididas em dois grandes grupos, embora haja alguns casos intermediários que não caibam em nenhum deles.[128] O critério classificatório fundamenta-se em o complexo causal da doença ser menos ou mais dependente das condições socioeconômicas, o que tem conotações para as possibilidades de sucesso ou fracasso das medidas de controle. O seu autor assim caracterizou os grupos que a compõem:

Grupo 1: inclui as doenças cujo complexo causal depende relativamente pouco de fatores socioeconômicos, de que são exemplos a varíola, a bouba, a febre amarela urbana e a poliomielite. Elas podem ser controladas com investimento unidirecional, através da aplicação de medidas reconhecidamente eficazes e passíveis de serem usadas em grande escala. A racionalização das ações, o empenho na execução das tarefas e os recursos que garantam a continuidade dos trabalhos permitem alcançar os objetivos de controle ou erradicação.

Grupo 2: engloba as doenças cujo processo causal é fortemente dependente de fatores de ordem socioeconômica, exemplificadas pelas parasitoses intestinais, a esquistossomose, as leishmanioses, a tuberculose e a doença de Chagas. Elas apresentam alguns complicadores que explicam os fracassos que se tem registrado nos esforços para combatê-las. São afecções que estão muito ligadas ao modo de vida das populações e para as quais não existem medidas simples e eficazes de controle. O combate às mesmas depende, à parte as questões de tecnologia e racionalização de sua aplicação, como as do grupo anterior, de medidas mais amplas e decisivas na promoção global da vida das pessoas.

Embora a descoberta de uma tecnologia eficaz, de fácil aplicação e custo reduzido possa fazer com que uma doença passe do segundo para o primeiro grupo, a classificação apresentada enfatiza as dificuldades atuais encontradas na prevenção e no controle de muitas doenças endêmicas.

VI. COMENTÁRIO FINAL

A vigilância epidemiológica é uma estratégia utilizada pelos profissionais de saúde, nos serviços, para colocar em prática os conceitos da epidemiologia. O capítulo apresenta uma visão geral do tema, incluindo ilustração de técnicas para a investigação de epidemias. Foi enfatizada a sua aplicação a doenças infecciosas e, em especial, às de evolução aguda, mas a vigilância não está confinada somente a elas, podendo incluir outras afecções, os fatores de risco e as práticas de saúde. Ilustração de sua aplicação a doenças crônico-degenerativas é apresentada no próximo capítulo.

QUESTIONÁRIO

1. O que se entende por vigilância epidemiológica? Para que serve?
2. Quais as fontes de dados utilizadas no sistema de vigilância epidemiológica?
3. O que é uma notificação compulsória de casos? Para que serve?
4. Quem deve notificar uma doença? Só médicos e enfermeiros?
5. Apenas os casos comprovados devem ser notificados? E os suspeitos?
6. Quais as doenças de notificação compulsória? Existe variação estadual na lista de doenças sujeitas à notificação? Como se selecionam enfermidades para compor a lista?
7. Dê exemplos de situações que justificam investigação epidemiológica.
8. Quais os principais métodos da epidemiologia utilizados em investigações de surtos? Dê exemplos.
9. Como está estruturada a vigilância epidemiológica no País?
10. A pessoa que notifica recebe alguma informação de retorno? Explique como poderia ser isto feito de maneira ideal.
11. O sistema atual de vigilância epidemiológica funciona bem? Quais as suas deficiências? Quais os critérios para avaliar a vigilância epidemiológica?
12. Dê alguns exemplos de postos-sentinelas.
13. O que são programas horizontais e verticais? Por que existem programas verticais em regiões subdesenvolvidas?
14. Qual a relação da vigilância epidemiológica com os programas de controle de doenças? Quais são as fases de um programa?
15. Resuma as atividades de controle efetuadas em relação a quatro grupos de agravos à saúde julgados prioritários pelas autoridades sanitárias.
16. Como se estima a cobertura das ações de saúde?
17. Faça um paralelo entre controle e erradicação de doenças.

EXERCÍCIOS E LEITURA COMPLEMENTAR

21.1. Em pesquisa sobre as causas de um surto de toxinfecção alimentar, foram encontrados os resultados resumidos no Quadro 21.18. Qual é o alimento suspeito?

21.2. Dezesseis casos de rubéola foram diagnosticados em uma escola, entre os dias 18 e 26 do mês. Sabendo-se que o período de incubação da doença varia entre duas e três semanas, qual a época provável de contágio?

21.3. Toda epidemia envolve aspectos políticos. De um lado, encontram-se os aspectos sociais que facilitam ou dificultam o aparecimento e disseminação dos agentes patogênicos. De outro, situam-se as tentativas das autoridades de não conferir maior expressão a evidentes sinais de alerta sobre a presença ou proximidade de epidemias. Em janeiro de 1991, confirmou-se a existência de uma epidemia de cólera no Peru, e o Ministério da Saúde alertou a população sobre os riscos ligados ao hábito de comer peixe cru. Esta modalidade representa 75% do consumo de peixe, no país. A exportação de peixes e de frutos do mar constitui importante pauta do comércio exterior do Peru. Segundo a revista "Veja" (edição de 27.3.1991, pg 33), o Ministro da Pesca esforçou-se para mascarar a epidemia e mostrar que as informações sobre ela eram exageradas. Em solidariedade aos pescadores, apreensivos com a possibilidade de restrição de consumo, pela população, comeu em público, sendo filmado pela televisão, um prato à base de

Quadro 21.18 Número de doentes e sadios em função de terem ingerido ou não cinco alimentos em um surto de toxinfecção alimentar

Alimentos	Ingeriram o alimento		Não ingeriram o alimento	
	Doentes	Sadios	Doentes	Sadios
Arroz	46	12	30	14
Feijão	48	20	28	6
Picadinho de carne	74	17	2	9
Salada	36	12	40	14
Laranja	62	22	14	4

Fonte: Mirtha N Uboldi-Eiroa. Coletânea ITAL (Campinas) 1989; 19(2):101-112.[42]

peixe cru, para demonstrar que as pessoas não corriam risco de contrair a cólera ingerindo este alimento, desde que preparado em condições higiênicas. O Presidente da República repetiu o mesmo gesto. Em conseqüência, o Ministro da Saúde exonerou-se do cargo. Correu boato de que o Ministro da Pesca desapareceu por alguns dias, sendo ventilada a possibilidade de que tenha sido acometido pela doença. Há discussão mais ampla sobre os aspectos políticos das epidemias.[33]

21.4. Faça um levantamento da situação das notificações compulsórias na sua unidade de trabalho — ou de local de prática, se você ainda é estudante. Qual o seu diagnóstico? O que informam estes registros? É possível calcular taxas de cobertura, abandono e perdas de vacinas? Que investigações foram feitas tendo como ponto de partida as notificações? Quais os problemas encontrados no levantamento? Como está estruturada a vigilância epidemiológica? Quais as falhas no sistema de vigilância? Quais as sugestões para melhorar a situação?

21.5. Proceda a um estudo de caso. Ele pode ser realizado através de acompanhamento do trabalho rotineiro do pessoal que, nos serviços públicos de saúde, dedica-se a estas atividades.

21.6. Que programas verticais existem na sua região? A quem estão subordinados? Como é feita a integração dos programas verticais com os serviços de atenção primária? Escolha um programa vertical e verifique em que situação ele se encontra — ou seja, em que fase pode ser colocado.

21.7. Quais os danos à saúde, entre os sujeitos à notificação, que deveriam ser, prioritariamente, objeto da vigilância epidemiológica na sua região? Quais os problemas de saúde que, embora não priorizados pelo Sistema Nacional de Vigilância Epidemiológica, deveriam ser objeto de monitorização por parte dos serviços de saúde?

21.8. Para um levantamento sobre as diretrizes da vigilância epidemiológica, no Brasil, existem muitos documentos para consulta. Em 1975, foi assinada a lei do Sistema Nacional de Vigilância Epidemiológica (Lei número 6.259, de 30.10.1975, do Ministério da Saúde). Depois vieram outros instrumentos legais necessários para a implantação do sistema: decreto de regulamentação e portarias ministeriais. A portaria número 608, de 22.10.1979 (que substitui a de número 314, de 27.8.1976), enumera as doenças de notificação compulsória em todo o território nacional.

As três Conferências Nacionais de Saúde, realizadas no qüinqüênio 1975-1980, contêm ampla discussão sobre o tema, inclusive diagnósticos da situação e recomendações.[5,129-131] As seções sobre doenças endêmicas, nesses Anais, também são úteis, assim como uma publicação do Ministério da Saúde, datada de 1985, sobre o assunto.[9] A Lei 8.080, de 19.9.1990, sobre o Sistema Único de Saúde, trata também de vigilância epidemiológica. São úteis ainda diversas publicações, contendo análise crítica da vigilância epidemiológica, no País, e propostas para a sua reformulação.[12,13,63-66]

21.9. O que é mais conveniente em vigilância epidemiológica: ter dados incompletos, rapidamente, ou dados completos, tardiamente? Reflita e tire as suas próprias conclusões.

REFERÊNCIAS BIBLIOGRÁFICAS

1. BENENSON AS (Editor). El controle de las enfermedades transmisibles en el hombre. 14a. ed, Washington, OPS (Publicación Científica N.º 507), 1987.
2. LANGMUIR Alexander D. The surveillance of communicable diseases of national importance. New England Journal of Medicine 1963; 268:182-192. Reproduzido em publicação da Organização Pan-Americana da Saúde. El desafio de la epidemiologia: problemas y lecturas selecionadas. Washington, OPS (Publicação Científica 505), 1988:855-867 (edição em inglês) e 929-942 (edição em espanhol).
3. FOSSAERT PH, LLOPIS A & TIGRE CH. Sistemas de vigilância epidemiológica. Boletín de la Oficina Sanitaria Panamericana 1974; 76:512-525.
4. DOLL Richard. Surveillance and monitoring. International Journal of Epidemiology 1974; 3:305-314. Traduzido para o espanhol em: Atencíon Médica (Argentina) 1973; 2 (3/4):33-68.
5. JUAREZ Edmundo. Sistema nacional de vigilância epidemiológica. Anais da V Conferência Nacional de Saúde, Brasília, Ministério da Saúde, 1975:137-148.
6. Symposium on methods of surveillance in planning for health. International Journal of Epidemiology 1976; 5(1):13-92.
7. Les méthodes modernes de surveillance des maladies transmissibles. Revue d'Epidémiologie et de Santé Publique 1977; 25:349-533.
8. HINMAN Alan R. Analisis, interpretación, utilización y difusion de la información sobre sistemas de vigilancia de enfermedades transmisibles. Boletín de la Oficina Sanitaria Panamericana 1978; 83(3):232-238.
9. Ministério da Saúde. Guia de vigilância epidemiológica. Brasília, Centro de Documentação do Ministério da Saúde, 1985.
10. THACKER Stephen B & BERDELMAN Ruth L. Public health surveillance in the United States. Epidemiologic Reviews 1988; 10:164-190.
11. FRERICHS Ralph R. Epidemiologic surveillance in developing countries. Annual Review of Public Health 1991; 12:257-280.
12. PERRENOUD Beatriz AF & MORAES José Cassio de. O sistema de vigilância epidemiológica sob a crise do setor saúde. Saúde e Sociedade (São Paulo) 1992; 1(1):15-23.
13. PAIM Jairnilson S & TEIXEIRA Maria da Glória LC. Reorganização do sistema nacional de vigilância epidemiológica na perspectiva do Sistema Único de Saúde (SUS). Informe Epidemiológico do SUS (Brasília) 1992; 1(5):25-57.
14. DECLICH S & CARTER AO. Public health surveillance: historical origins, methods and evaluation. Bulletin of the World Health Organization 1994; 72(2):285-304.
15. Vigilância epidemiológica e causa básica de morte. Boletim. Centro da OMS para a Classificação de Doenças em Português 1986; 7(3):3-4.
16. SERFLING GE. Methods for current statistical analysis of excess pneumonia — influenza deaths. Public Health Reports 1963; 78:494-506.
17. CHOI K & THACKER SB. An evaluation of influenza mortality surveillance 1962-1979. American Journal of Epidemiology 1981; 113:215-235.
18. DOMINGUEZ Angela, CANELA Jaume & SALLERAS Luis. Inclusion of laboratory test results in the surveillance of infectious diseases. International Journal of Epidemiology 1991; 20(1):290-292.
19. TACKET Carol O. Molecular epidemiology of salmonella. Epidemiologic Reviews 1989; 11:99-108.

20. PIGNATARI Antonio Carlos C. Application of DNA analysis of microorganisms in the study of nosocomial infections. Revista do Hospital São Paulo, Escola Paulista de Medicina, 1990, 2(1):1-6.
21. TOMPKINS Lucy S. The use of molecular methods in infectious diseases. New England Journal of Medicine 1992; 327(18): 1290-1297.
22. HLADY WG, MULLEN RC, MINTZ CS, SHELDON BG, HOPKINS RS & DAIKOS GL. Outbreak of legionnaire's disease linked to a decorative fountain by molecular epidemiology. American Journal of Epidemiology 1993; 138(8):555-562.
23. ANDRADE Ana Lúcia SS, MARTELLI Celina MT, PINHEIRO Edmo D, SANTANA Cesar L, BORGES Francisco P & ZICKER Fábio. Rastreamento sorológico para doenças infecciosas em banco de sangue como indicador de morbidade populacional. Revista de Saúde Pública (SP) 1989; 23(1):20-25.
24. MARTELLI Celina MT, ANDRADE Ana LSS, CARDOSO Divina DP, ALMEIDA E SILVA Simonne & ZICKER Fábio. Considerações metodológicas na interpretação do rastreamento sorológico da hepatite B em doadores de sangue. Revista de Saúde Pública (SP) 1991; 25(1):11-16.
25. BECKER Roberto A & OLIVEIRA Rosely C. Eficácia da vacina e outros aspectos do sarampo em surto ocorrido em Planaltina, Distrito Federal, Brasil. Boletín de la Oficina Sanitaria Panamericana 1985; 98(5):454-462.
26. SHIDRAWI GR. Programa mundial de la OMS para la vigilancia de vectores resistentes a los plaguicidas. Boletín de la Oficina Sanitaria Panamericana 1992; 113(3):223-232.
27. ROHDE Jon E & SADJIMIN Tonny. Teaching epidemiology in developing countries: a field exercise. International Journal of Epidemiology 1980; 9(4):369-373.
28. Organización Panamericana de la Salud. Princípios de epidemiologia para el control de enfermedades. Washington, OPS, 1980.
29. SANTOS J Barberino. Febre negra na região de Lábrea (AM): estudo clínico, epidemiológico e histopatológico. Revista de Patologia Tropical (Goiânia) 1983; 12(1):53-143.
30. BENSABATH Gilberta, HADLER Stephen C, SOARES MC Pereira, FIELDS Howard, DIAS Leônidas B, POPPER Hans & MAYNARD James E. Hepatitis delta virus infection and Labrea hepatitis: prevalence and role in fulminant hepatitis in the Amazon Basin. Journal of the American Medical Association 1987; 258(4):479-483.
31. Sistemas de vigilância epidemiológica de las enfermedades transmisibles y zoonosis. Washington, OPS (Publicação Científica N.º 288), 1974.
32. BARATA LCB, ANDRIGUETTI MTM & MATOS MR. Surto de malária induzida entre usuários de drogas injetáveis. Revista de Saúde Pública 1993; 27(1):9-14.
33. BARATA Rita CB. Saúde e direito à informação. Cadernos de Saúde Pública (Rio de Janeiro) 1990; 6(4):385-399.
34. PAUL John R. Clinical epidemiology. 2a. ed, Chicago, University of Chicago Press, 1966.
35. ROUECHÉ Berton. Os detetives da medicina. Rio de Janeiro, Editora Record, 1980.
36. GOODMAN Richard A, BUEHLER James W & KOPLAN Jeffrey P. The epidemiologic field investigation: science and judgment in public health practice. American Journal of Epidemiology 1990; 132(1):9-16.
37. LEAVELL Hugh R & CLARK E Gurney. Medicina preventiva. Tradução de Cecília F Donnângelo, Moisés Goldbaum & Uraci S Ramos (edição em inglês, 1965). São Paulo, McGraw-Hill do Brasil, 1976.
38. KELSEY Jennifer L, THOMPSON W Douglas & EVANS Alfred S. Methods in observacional epidemiology. New York, Oxford University Press, 1986:212.
39. TEIXEIRA Maria da Glória LC & COSTA Maria da Conceição N. Investigação de epidemias. Informe Epidemiológico do SUS 1993; 2(1):57-65.
40. TABUENCA Juan M. Toxic-allergic sindrome caused by ingestion of rapeseed oil denatured with aniline. Lancet 1981; 2:567-568.
41. KILBOURNE Edwin M, RIGAU-PEREZ Jose G, HEATH Jr Clark, ZACK Matthew M, FALK Henry, MARTIN-MARCOS Manuel & CARLOS Ana. Clinical epidemiology of toxic-oil syndrome: manifestations of a new illness. New England Journal of Medicine 1983; 309(23):1408-1414.
42. UBOLDI-EIROA Mirtha N. Investigação de surtos de toxinfecção bacteriana causados por alimentos processados. Coletânea ITAL (Campinas) 1989; 19(2):101-112.
43. KEMPER JT. Error sources in the evaluation of secondary attack rates. American Journal of Epidemiology 1980; 112:457-464.
44. FONSECA Maria Goretti P & ARMENIAN Haroutune K. Use of the case-control method in outbreak investigations. American Journal of Epidemiology 1991; 133(7):748-752.
45. DWYER Diane M, STRICKLER Howard, GOODMAN Richard A & ARMENIAN Haroutune K. Use of the case-control method in outbreak investigations. Epidemiologic Reviews 1994; 16(1):109-123.
46. MORGADO Anastácio F & FONTE Joir G. An outbreak of hepatitis attributable to inoculation with contaminated gamma globulin. Bulletin of the Pan American Health Organization 1979; 13(2):177-186.
47. MOTA Coriolano CS, VIEIRA Homero RA, PUZYNA Isabel P, KALACHE Jamil, KONOLSAISEN José F & CAMARGO Natal J. Toxiinfec-ção alimentar por salmonella enteritidis: relato de um surto ocorrido em Curitiba-PR, Brasil, julho de 1981. Higiene Alimentar 1983; 2(3):123-130.
48. ACUÑA Daniel L & ROMERO Arturo. Perspectivas de la investigación epidemiológica en el control y vigilancia de las enfermedades. Em: OPS 1984:161-189 (ver próxima referência). Reproduzido em: Salud Publica de Mexico 1984; 26(3):281-296.
49. Organização Pan-Americana de Saúde. Usos y perspectivas de la epidemiologia. Washington, OPS (Publicação Científica PNSP 84-47), 1984.
50. SACKS JJ. Utilization of case definitions and laboratory reporting in the surveillance of notifiable communicable diseases in the United States. American Journal of Public Health 1985; 75:1420-1422.
51. Centers for Disease Control and Prevention (CDC). Case definitions for public health surveillance. Morbidity and Mortality Weekly Report 1990; 39 (RR-13):1-43.
52. VERANI José Fernando S, MARANHÃO Eduardo P & LAENDER Fernando. Desenvolvimento dos sistemas de vigilância epidemiológica da varíola e da poliomielite: a transformação de conceitos em categorias operacionais. Cadernos de Saúde Pública 1993; 9(1):28-38.
53. ALVES Maria José CP, BARATA Luiz CB, BARATA Rita CB, ALMEIDA Maria do Carmo RR, GUTIERREZ Eliana B, WANDERLEY Dalva MV & ANDRADE José CR. Aspectos sócio-econômicos dos indivíduos com malária importada na região metropolitana de São Paulo, Brasil. Revista de Saúde Pública (SP) 1990; 24(4):253-258.
54. FREJAT Jofran. Plano de assistência à saúde do Distrito Federal. Brasília Médica 1980; 18(12):37-46.
55. PEREIRA Maurício G, GARCIA Frederico & ABREU João TS. Cuidados primários de saúde no Distrito Federal. Brasília Médica 1981; 18(3):107-114.
56. Centers for Disease Control and Prevention (CDC). Guidelines for evaluating surveillance systems. Morbidity and Mortality Weekly Report 1988; 37(Suplemento 5):1-18.
57. MARIER R. The reporting of communicable diseases. American Journal of Epidemiology 1977; 105:587-590.
58. GARRISON Jane L & PEREIRA Maurício G. Infecção hospitalar em berçário de alto risco: comparação de dois métodos de vigilância epidemiológica. Revista da Associação Médica de Brasília 1991; 37(1):15-21.
59. RISI Jr João Baptista. Considerações sobre a publicação de dados epidemiológicos pelo Ministério da Saúde. Informe Epidemiológico do SUS (Brasília) 1992; 1(4):27-32.
60. STROUP DF, WHARTON M, KAFADAR K & DEAN AG. Evaluation of a method for detection aberrations in public health surveillance data. American Journal of Epidemiology 1993; 137(1):373-380.
61. Centers for Disease Control and Prevention (CDC). Morbidity and Mortality Weekly Report 1994; 42(51/52):1002.
62. Seminário sobre perspectivas da epidemiologia frente à reorganização dos serviços de saúde, Rio de Janeiro, 1986. Relatório Final. Rio de Janeiro, ABRASCO, 1986:109-127.
63. SILVA Luiz Jacintho da. Vigilância epidemiológica: uma proposta de transformação. Saúde e Sociedade (São Paulo) 1992; 1(1):7-14.
64. CARVALHO Marília S & MARZOCCHI Keyla BF. Avaliação da prática de vigilância epidemiológica nos serviços públicos de saúde no Brasil. Revista de Saúde Pública (SP) 1992; 26(2):66-74.
65. Relatório final do seminário nacional de vigilância epidemiológica. Informe Epidemiológico do SUS (Brasília) 1992; 1(5):3-24.
66. Ministério da Saúde. Anais do seminário nacional de vigilância epidemiológica. Brasília, Fundação Nacional de Saúde, CENEPI, 1993.
67. CASTIEL Luis D & SAID Rosa VA. A capacitação em epidemiologia no Brasil e a experiência do curso de especialização em epidemiologia da Escola Nacional de Saúde Pública. Cadernos de Saúde Pública (RJ) 1987; 3(3):221-235.
68. ABRASCO. A saúde e a política social no governo Collor. Boletim da Associação Brasileira de Pós-Graduação em Saúde Coletiva 1990; 9 (abril):1-3.
69. Centers for Disease Control and Prevention (CDC). Surveillance Summaries. Special foccus I & II: public health surveillance and international health, 1992. Morbidity and Mortality Weekly Report 1992; 41 (SS-1 e SS-4).
70. Centers for Disease Control and Prevention (CDC). Proceedings of the 1992 international symposium on public health surveillance. Morbidity and Mortality Weekly Report 1992; 41 (suplemento):1-218.

71. LOGUE JN, MELICK ME & HAMSEN H. Research issues and directions in the epidemiology of disasters. Epidemiologic Reviews 1981; 3:140-162.
72. Vigilancia epidemiológica con posterioridad a los desastres naturales. Washington, Organización Panamericana de la Salud, Publicación Científica 420, 1982.
73. GUIMARÃES Cid. Administração sanitária das emergências nas catástrofes naturais. Revista de Saúde Pública (SP) 1984; 18(6):516-518.
74. Assessing needs in the health sector after floods and hurricanes. Washington, Panamerican Health Organization (série Cadernos Técnicos 11), 1987.
75. LECHAT Michel F. The epidemiology of the health effects of disasters. Epidemiologic Reviews 1990; 12:192-198.
76. Centers for Disease Control and Prevention (CDC). Recommendations and reports. Famine-affected, refugee and displaced populations: recommendation for public health issues. Morbidity and Mortality Weekly Report 1992; 41 (RR-13):1-76.
77. ZEBALLOS José Luis. Efectos de los desastres naturales en la infraestructura de salud: lecciones desde una perspectiva médica. Boletín de la Oficina Sanitaria Panamericana 1993; 115(5):381-388.
78. World Health Organization. Lay reporting of health information. Genebra, OMS, 1978.
79. DIAS João Carlos P & Garcia Angelina LR. Vigilancia epidemiológica con participación comunitaria: un programa de enfermedad de Chagas. Boletín de la Oficina Sanitaria Panamericana 1978; 84(6):533-544.
80. LIMA Virgília LC, YAGUCHI Mariko K & ALVES Zulimar CPVT. Aspectos da atividade de notificação de barbeiros pela população no controle de "Panstrongylus megistus" em 12 municípios da região noroeste do Estado de São Paulo, Brasil, 1974 a 1983. Revista de Saúde Pública (SP) 1990; 24(6):497-505.
81. GARCIA-ZAPATA Marco Túlio & MARSDEN Philip. Enfermedad de Chagas: control y vigilancia con insecticidas y participación comunitaria en Mambai, Goiás, Brasil. Boletín de la Oficina Sanitaria Panamericana 1994; 116(2):97-110.
82. KIRSCH Thomas D. Local area monitoring. World Health Statistics Quarterly 1988; 41(1):19-25.
83. Ministério da Saúde, Programa Nacional de Doenças Sexualmente Transmissíveis. Protocolo de vigilância sentinela das doenças sexualmente transmissíveis. Boletim Epidemiológico DST 1994; 1(3):1-8.
84. FRANK Arthur L, TABER Larry H, GLEZEN W Paul, GEYER Elizabeth A, McLLWAIN Susan & PAREDES Abel. Influenza B virus infection in the community and the family: the epidemics of 1976-1977 and 1979-1980 in Houston, Texas. American Journal of Epidemiology 1983; 118(3):313-325.
85. Centers for Disease Control and Prevention (CDC). Changing patterns of groups at high risk of hepatitis B in the United States. Morbidity and Mortality Weekly Report 1988; 37:429-437.
86. Centers for Disease Control and Prevention (CDC). National electronic telecommunications system for surveillance: United States, 1990-1991. Mortality and Morbidity Weekly Report 1991, 40(29):502-503.
87. DEAN AG, DEAN JA, BURTON AH & DICKER RC. Epi Info: versão 5.01b. Um sistema de processamento de texto, banco de dados e estatística para epidemiologia em microcomputadores. Tradução: Marilda LS Guedes. Atlanta, Centers for Disease Control, 1990.
88. FOEGE William H. The changing priorities of the Center for Disease Control. Public Health Reports 1978; 93(6):616-621.
89. LANGMUIR Alexander D. The Epidemic Intelligence Service of the Center for Disease Control. Public Health Reports 1980; 95(5):470-477.
90. MUSIC Stanley I & SCHULTZ Myron G. Field epidemiology training programs: new international health resources. Journal of the American Medical Association 1990; 263(24):3309-3311.
91. McCORMICK Anna. French lessons on surveillance of communicable diseases. British Medical Journal 1987; 294(6564):74-75.
92. VALLERON Alain-Jacques, BOUVET Elisabeth, GARNERIN Phillipe, MÉNARES Juan, HEARD Isabelle, LETRAIT Sylvia & LEFAUCHEUX Jacques. A computer network for the surveillance of communicable diseases: the French experiment. American Journal of Public Health 1986; 76(11):1289-1292 (ver editorial pp. 1285-1286).
93. MARY Murielle, GARNERIN Philippe, ROURE Colette, VILLEMINOT Sylvie, SWARTZ Tiberio A & VALLERON Alain-Jacques. Six years of public health surveillance of measles in France. International Journal of Epidemiology 1992; 21(1):163-168.
94. Continous morbidity registration sentinel stations: the Netherlands 1988/1989. Utrecht, NIVEL Netherlands Institute of Primary Health Care, 1991.
95. FROOM JL, CULPEPPER L & GROB P. Diagnosis and antibiotic treatment of acute otitis media: report from International Primary Care Network. British Medical Journal 1990; 300:582-586.
96. SPRENGER Marc JW, MULDER Paul GH, BEYER Walter EP & MASUREL Nic. Influenza: relation of mortality to morbidity parameters, Netherlands, 1970-1989. International Journal of Epidemiology 1991; 20(4):1118-1124.
97. STROOBANT A, LAMOTTE JM, CASTEREN V Van, CORNELIS R, WALCKIERS D & COLIN Y. Epidemiological surveillance of measles through a network of sentinel general practitioners in Belgian. International Journal of Epidemiology 1987; 15 (3):386-391.
98. LOBET MP, STROOBANT A, MERTENS R, CASTEREN V Van, WALCKIERS D, MASUY-STROOBANT G & CORNELIS R. Tool for validation of the network of sentinel general practitioners in the Belgian health care system. International Journal of Epidemiology 1987; 16(4):612-618.
99. O'TOOLE Brian, DRIVER Brian, BRITT Helena & BRIDGES-WEBB Charles. Using general practitioners to measure community morbidity. International Journal of Epidemiology 1991; 20(4):1125-1132.
100. WANDERLEY Dalva MV. Vigilância entomológica da doença de Chagas no Estado de São Paulo. Revista de Saúde Pública (SP) 1991; 25(1):28-32.
101. MILLS Anne. Vertical vs horizontal health programmes in Africa: idealism, pragmatism, resources and efficiency. Social Science and Medicine 1983; 17(24):1971-1981.
102. PRATA Aluízio. O combate às doenças endêmicas e a pendular regionalização dos serviços de saúde. Revista da Sociedade Brasileira de Medicina Tropical 1990; 23(1):1-4.
103. GONZALEZ CL. Mass campaigns and general health services. Geneve, Public Health Papers 29, WHO, 1965.
104. TAUIL Pedro L. Controle de endemias: rede básica ou órgãos verticais? A Saúde no Brasil (Ministério da Saúde) 1983; 1:118-119.
105. TEIXEIRA Maria da Glória LC & PAIM Jairnilson P. Os programas especiais e o novo modelo assistencial. Cadernos de Saúde Pública (RJ) 1990; 6(3):264-277.
106. MACHADO Paulo A. Modelo (Programa Especial de Controle da Esquistossomose, PECE). Anais da VI Conferência Nacional de Saúde. Brasília, Ministério da Saúde, 1977:267-284.
107. KLOETZEL Kurt. Ciência auto-sustentada: o caso da esquistossomose. Cadernos de Saúde Pública (RJ) 1992; 8(2):204-206.
108. RISI JR João B, BECKER Roberto A & FRANZOSI Ivanildo T. Immunization programmes in Brazil. Assignment Children 1985; 69(72):380-395.
109. Ministério da Saúde. Série histórica de coberturas vacinais de rotina por Unidade Federada, Brasil, 1980-1991. Informe Epidemiológico do SUS (Brasília) 1992; 1(5):139-148.
110. CUTTS ET, WALDMAN RJ & ZOFFMAN HMD. La vigilancia en el Programa Ampliado de Inmunización. Boletín de la Oficina Sanitaria Panamericana 1994; 117(3):230-238.
111. Immunization coverage. World Health Statistics Annual, 1991. Genebra, OMS, 1992:19-20.
112. Ministério da Saúde. Endemias rurais: métodos de trabalho adotados pelo DNERu. Departamento Nacional de Endemias Rurais, 1968.
113. SUCAM. O controle das endemias no Brasil: de 1979 a 1984. Brasília, Ministério da Saúde, 1985.
114. TAUSSIG HB. A study of the German outbreak of phocomelia. Journal of the American Medical Association 1962; 180(13):1106-1114.
115. BORGDORFF MW & WALKER GJA. Estimating vaccination coverage: routine information or sample survey. Journal of Tropical medicine and Hygiene 1988, 91:35-42.
116. MALISON MD, SEKEITO P, HENDERSON PL, HAWKINS RV, OKWARE SI & JONES TS. Estimating health service utilization, immunization coverage, and childhood mortality: a new approach in Uganda. Bulletin of the World Health Organization 1987; 65(3):325-330.
117. COCKBURN Aidan. The evolution and eradication of infectious diseases. Baltimore, The Johns Hopkins Press, 1963.
118. ANDREWS JM & LANGMUIR Alexander D. The philosophy of disease eradication. American Journal of Public Health 1963; 53:1-21.
119. EVANS Alfred S. The eradication of communicable diseases: myth or reality? American Journal of Epidemiology 1985; 122(2):199-207.
120. FORATTINI Oswaldo P. Varíola, erradicação e doenças infecciosas. Revista de Saúde Pública (SP) 1988; 22(5):371-374.
121. HENDERSON DA. Smallpox eradication. Public Health Report 1980; 95:422-426.
122. A varíola está morta. A Saúde do Mundo (OMS) 1980; maio (número dedicado ao tema).
123. FENNER F, HENDERSON DA, ARITA I, JEZEK Z & LADNYI ID. Smallpox and its eradication. Genebra, OMS, 1988.
124. Ministério da Saúde. Séries históricas de agravos e doenças transmissíveis. Informe Epidemiológico do SUS (Brasília) 1992; 1(1):17-72.
125. BURNET MacFarlane & WHITE David O. Natural history of infectious disease. Cambridge, Cambridge University Press, 1972:155.
126. YEKUTIEL Perez. Lessons from the big eradication campaigns. World Health Forum 1981; 2(4):465-490 (inclui discussão de mesa-redonda; ver, também, mesma revista, 1982; 3(3):339-340).

127. Centers for Disease Control and Prevention (CDC). Recommendations of the International Task Force for Disease Eradication. Morbidity and Mortality Weekly Report 1993; 42(RR-16):1-38.
128. BARBOSA Frederico S. Atuação dos serviços de saúde no controle das doenças endêmicas. A Saúde no Brasil (Brasília) 1983; 1(4):198-204.
129. Ministério da Saúde. V Conferência Nacional de Saúde, Anais. Brasília, Ministério da Saúde, 1975:249.
130. Ministério da Saúde. VI Conferência Nacional de Saúde, Anais. Brasília, Ministério da Saúde, 1977:133.
131. Ministério da Saúde. VII Conferência Nacional de Saúde, Anais. Brasília, Ministério da Saúde, 1980:185.

Capítulo 22

Doenças Não-Infecciosas

I. Considerações gerais, 483
   A. Terminologia, 483
   B. Etiologia, 484
   C. Curso da doença, 486

II. Medidas de prevenção e controle, 486
   A. Prevenção primária, 486
   B. Prevenção secundária, 490

III. Quantificação do problema na coletividade, 491
   A. Mortalidade, 491
   B. Morbidade, 494
   C. Vigilância epidemiológica, 497
   D. Estimativas e extrapolação de informações, 498

IV. Estudos analíticos de observação, 499
   A. Estudo de caso-controle, 500
   B. Estudo de coorte, 502

V. Estudos de intervenção, 505
   A. Ensaio clínico randomizado, 505
   B. Estudo clínico não-randomizado, 507

VI. Comentário final, 509
   Questionário, 509
   Exercícios e leitura complementar, 509
   Referências bibliográficas, 510

As doenças não-infecciosas constituem extensa área de aplicação da epidemiologia. O presente texto contém, nas seções iniciais, considerações gerais sobre a matéria, inclusive sobre medidas preventivas. Na seqüência, a maneira de quantificar o problema, na coletividade, é abordada, assim como os principais métodos de investigação, divididos em estudos de observação e de intervenção. Registre-se que, embora alguns destes tópicos já tenham sido apresentados anteriormente, em suas linhas gerais, eles são aqui colocados juntos, complementados, e são ilustradas as aplicações da epidemiologia neste campo da morbidade.

I. CONSIDERAÇÕES GERAIS

As doenças não-infecciosas, especialmente no adulto, são muito comuns, o que pode ser constatado por expressões como: "todos nós somos doentes crônicos",[1] "sadio é o que não sabe que é doente" ou "sadio é o que não foi suficientemente examinado".

A passagem do tempo faz com que as pessoas adquiram afecções que, de uma maneira ou outra, são controladas, embora sem se livrar totalmente de muitas, como é o caso de deficiências visuais e auditivas, arteriosclerose, hipertensão arterial, glaucoma, diabetes, cirrose hepática, rinite alérgica, bronquite, asma, artroses, osteoporose, dermatoses, neurose, úlceras, cólon irritável, hemorróidas e cálculo renal. Como a prevalência deste grupo de condições aumenta progressivamente com a idade e há um número cada vez maior de adultos que alcança a meia-idade e idades avançadas, as doenças aqui enfocadas tendem a predominar amplamente no quadro nosológico.

A. TERMINOLOGIA

O grupo de afecções incluídas na categoria "não-infecciosa" é muito variado, e a terminologia utilizada para designá-lo presta-se à confusão, em situação semelhante à descrita para as doenças infecciosas.

As designações "não-infecciosa", "não-transmissível", "crônico-degenerativa", "crônica não-transmissível" ou, simplesmente, "crônica" são muitas vezes empregadas como sinônimos,[2-4] embora possam ser feitas restrições a este procedimento.

• **Doença crônica**

Um aspecto freqüentemente associado ao grupo de afecções discutido neste capítulo é o fato de apresentar evolução de longa duração; por isto, o termo "doença crônica" é usado como sinônimo de não-infecciosa, sendo o mais encontrado em publicações estrangeiras.[2] Mas muitas doenças infecciosas são crônicas.

• Exemplo: doenças infecciosas crônicas

As parasitoses intestinais, a hanseníase, a tuberculose, a esquistossomose e a doença de Chagas são alguns exemplos. No início do Cap. 20 (p. 425), sobre doenças infecciosas, onde o tema foi discutido, é realçado que ser aguda ou crônica não é atributo de muitas doenças: uma afecção, habitualmente de evolução aguda, pode cronificar-se pela ocorrência de complicações e uma condição crônica pode se transformar em aguda se o tratamento precoce encurta a sua evolução e evita seqüelas.

• **Doença crônico-degenerativa**

A denominação "crônico-degenerativa" é muito empregada[4] e encontra apoio no tipo de acometimento encontrado em afecções incluídas na categoria, como arteriosclerose, artropatias e diabetes. No entanto, esta denominação não é exatamente equivalente a "não-infecciosa". Em algumas doenças infecciosas, também pode ocorrer um processo degenerativo.

• Exemplo: doenças infecciosas crônico-degenerativas
Na doença de Chagas crônica, acompanhada de miocardiopatia, megaesôfago e megacólon, há alterações degenerativas de tecido muscular e dos gânglios nervosos. A hanseníase é outra doença infecciosa que evolui de maneira crônica com alterações degenerativas.

• **Doença não-transmissível**

Uma das características atribuídas ao grupo de enfermidades de que trata o capítulo é o fato de não serem transmitidas de uma pessoa para outra. Não há risco de propagação, na coletividade, visto não haver transmissão de um agente e, por isto, a denominação não-transmissível é muito usada para designar este grupo de enfermidades.[3] No entanto, há algumas doenças não-infecciosas que são transmissíveis, como as afecções genéticas.

Em síntese, há evidentes dificuldades em encontrar um termo ideal para designar o conjunto de doenças aqui enfocado, e mesmo de definir com clareza as afecções incluídas no rótulo de doença "não-infecciosa", "não-transmissível", "crônica" ou "crônico-degenerativa". Aceitando-se as imperfeições e exceções, algumas características são, habitualmente, imputadas ao grupo de doenças comentadas, no capítulo: o fato de não serem propagadas por contágio, direto ou indireto; apresentarem longo período de latência, início insidioso e curso prolongado. Caracterizam-se também pela sua etiologia multicausal, embora os conhecimentos sobre os mecanismos etiológicos e fisiopatológicos sejam ainda incipientes.

Todos os termos mencionados para designar o grupo de doenças tratadas no capítulo podem ter muitos significados e, por isto, é conveniente, no preparo de informações que reflitam a magnitude destas condições, especificar o que está ou não incluído na denominação. Algumas vezes, a especificação depende da fonte de dados, como ficará patente nas seções sobre morbidade e mortalidade.

No capítulo será utilizada qualquer das denominações mencionadas para designar este grupo de doenças, entre as que foram mencionadas. As condições a serem aqui abordadas são as crônicas do tipo cardiovascular, neoplásica, osteoarticular, digestiva, respiratória, genitourinária, endócrina e neuropsiquiátrica, excluindo-se de consideração as doenças infecciosas clássicas, de evolução crônica, pois foram assunto dos Caps. 20 e 21: trataremos, portanto, das doenças crônicas não-infecciosas — ou não-transmissíveis. Note-se, no entanto, que muitos aspectos conceituais e metodológicos, a serem descritos, são aplicáveis a todas as doenças crônicas, sejam infecciosas ou não.

B. ETIOLOGIA

As últimas décadas trouxeram avanços no conhecimento sobre a etiologia das doenças não-infecciosas, embora muito ainda precise ser esclarecido. Resumiremos, a seguir, alguns pontos básicos sobre aspectos etiológicos, nos quais se apóiam a prevenção e a pesquisa deste grupo de afecções.[5-7] Note-se a analogia com as doenças infecciosas.

1. FATORES CAUSAIS

As doenças crônicas resultam de um processo multifatorial, em geral, gradativo e cumulativo, que é explicado por uma inter-relação complexa entre fatores hereditários e não-hereditários.

• **Agentes**

Para algumas doenças não-infecciosas, existe agente etiológico conhecido: por exemplo, o mercúrio e o chumbo, responsáveis por intoxicações, e o vírus da hepatite B associado ao hepatocarcinoma. Outros exemplos são o fumo, o álcool, os pesticidas, os fertilizantes, o monóxido de carbono, o dióxido de enxofre (SO_2) e as radiações. No entanto, a maioria das doenças crônico-degenerativas não tem agente responsabilizado como etiológico — o que não significa que ele não exista.

• **Exposição a fatores de risco**

A ausência de um agente conhecido, no complexo causal de um agravo à saúde, dificulta, enormemente, as pesquisas sobre o assunto. Diante desta situação, o objetivo das pesquisas passou a ser, não a identificação de agentes, como se faz nas doenças infecciosas, mas os fatores de risco associados ao aparecimento da doença. Tais fatores ocupam papel de destaque na compreensão da etiologia das doenças crônicas, na atualidade.

São chamadas de "fatores de risco" as circunstâncias do ambiente ou as características das pessoas, herdadas ou adquiridas, que lhes conferem uma maior probabilidade de acometimento, imediato ou futuro, por um dano à saúde.

A intensidade da exposição das pessoas a agentes e fatores de risco, para produzir um dano à saúde, pode variar, desde um único contacto, caso da radiação pelo césio, a reiteradas doses, como pode ocorrer em trabalhadores de certas indústrias químicas ou no hábito de fumar e beber.

Um enorme investimento em pesquisas está sendo feito para identificar fatores de risco, e a maneira mais eficiente de lidar com eles, no intuito de reduzir a incidência e prevalência deste grupo de doenças. Mas os fatores de risco informam a ocorrência da doença em termos de probabilidade, e não de certeza, de modo que não explicam convenientemente o aparecimento da doença. Dois exemplos ilustram este ponto.

• Exemplo 1: doença cardiovascular no sexo feminino
A mulher hipertensa, que fuma e usa anticoncepcional, é séria candidata a sofrer de doença cardiovascular. Mas haverá mulheres, provavelmente a maioria, que, possuidoras dos mesmos fatores de risco, não sofrerão conseqüências detectáveis destas exposições sobre o sistema circulatório.

• Exemplo 2: morte prematura de adultos
Existem pessoas que fumam e comem desbragadamente, são sedentárias, obesas e vivem sob permanente estresse, condi-

ções que predispõem à morte prematura, em termos estatísticos. A maioria dos indivíduos, nestas condições, terá vida relativamente curta, mas haverá os que, apesar da presença destes fatores de risco, viverão por longo tempo.

• Predisposição do organismo

A hereditariedade tem importante papel na explicação de diferenças de freqüências de danos à saúde na população. As pessoas variam nas respectivas cargas genéticas que recebem de seus antepassados — aí incluída a maior ou menor suscetibilidade (ou resistência) às agressões externas. Isto ocorre tanto para as doenças infecciosas como para as não-infecciosas.

Uma promissora linha de pesquisas consiste em melhor conhecer os fatores genéticos que tornam as pessoas mais ou menos vulneráveis às doenças e, desta maneira, possibilitar aconselhamento e tratamento, em função deste conhecimento. A "epidemiologia genética" é um passo nesta direção.

• Exposição x predisposição

Em síntese, as pessoas se expõem de maneira desigual aos riscos e respondem também de maneira não-uniforme às agressões. Um misto de "exposição" ambiental e "predisposição" do organismo, em complexa interação, é a explicação, em termos gerais, para o aparecimento da doença. Na verdade, estes dois elementos devem ser considerados, cada um, como constituídos por um conjunto de fatores que precisam ser mais bem conhecidos.

2. MODELOS DE ORGANIZAÇÃO DOS FATORES CAUSAIS

Em capítulo anterior (p. 45), foi realçado que temos uma visão fracionária do mundo e das coisas que nos cercam, o que limita a nossa compreensão sobre a multiplicidade e relatividade dos fatores envolvidos no processo da doença. A nossa própria limitação como seres humanos nos faz tentar isolar um segmento da realidade para estudo, de modo a simplificar as condições de observação. Esta simplificação toma a forma de construção de modelos de organização do processo da doença, para servir de paradigma de raciocínio.

• Cadeia de eventos

Nesta forma de expressão, há uma série única de eventos, de modo a espelhar sinteticamente a história natural da doença crônico-degenerativa. A Fig. 22.1 é exemplo. Tal representação constitui uma enorme simplificação da realidade, mas que tem sido muito útil em termos didáticos.

• Rede de causas

Modelo muito usado para representar a etiologia das doenças crônico-degenerativas que tem, como embasamento, o fato de diversos fatores concorrerem para o aparecimento e manutenção da enfermidade. Os fatores identificados como causas contribuintes da doença são colocados em figura, o que dá uma idéia de emaranhado ou rede de causas.

• Exemplo: doença coronariana

A doença coronariana é mais comum naqueles que relatam história familiar de mortes prematuras por coronariopatia arteriosclerótica, comparados aos que na família não têm antepassados que sofreram de semelhantes episódios. Há evidências também de que a doença coronariana é mais encontrada nos que experimentam estresse continuado, têm comportamento do tipo A, vida sedentária, dieta rica em lipídios de origem animal, colesterol sérico elevado e são obesos, fumantes e hipertensos. Isto para se fixar em apenas alguns aspectos da etiologia da coronariopatia arteriosclerótica. Se o indivíduo é portador de mais de um fator de risco, suas chances de doença tornam-se maiores e tanto maiores quanto maior for o número de fatores envolvidos.

• Múltiplas Causas e Múltiplos Efeitos

Embora a rede de causas seja muito útil para refletir a etiologia das doenças crônicas, ela também é uma simplificação da realidade. Cada um dos fatores de risco colocados no Quadro 22.1 está associado a mais de uma das doenças crônicas listadas no mesmo quadro: por exemplo, a obesidade é fator de risco tanto para a afecção coronária como para o diabetes. A situação de dupla vinculação — e mesmo tripla ou mais — é comum aos outros fatores de risco. Assim sendo, o modelo múltiplas causas e múltiplos efeitos reproduz a situação da doença crônica ainda com maior exatidão, comparado à rede de causas. As relações múltiplas entre fatores de risco e doenças têm uma importante conotação prática, em prevenção: a eliminação ou atenuação de um fator de risco tem repercussão positiva em mais de uma doença crônica.

Muitos outros fatores, não mencionados nesta seção, alguns abordados em outras partes deste livro, estão implicados no complexo causal do grupo de doenças aqui ventilado. As afecções crônico-degenerativas estão muito associadas à idade, ao processo de envelhecimento e ao modo de vida das pessoas. A industrialização, a urbanização da população, a poluição ambiental,

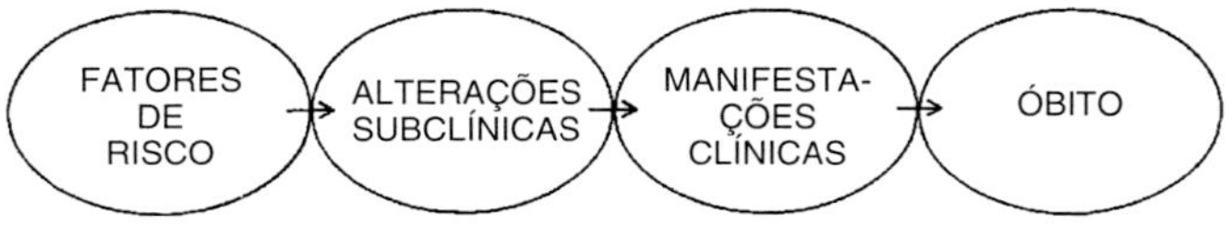

Quadro 22.1 Relação dos principais fatores de riscos e de agravos à saúde de natureza crônico-degenerativa

Fatores de risco	Doenças
1. História familiar de doença crônica	
2. Estresse/tipo de personalidade	
3. Vida sedentária/falta de exercício	A - Coronariana
4. Dieta inadequada	B - Cerebrovascular
• Excesso de colesterol	C - Câncer
• Excesso de gordura saturada	D - Diabetes
• Excesso de determinados elementos/nutrientes	E - DPOC**
5. Hipercolesterolemia	F - Cirrose
6. Obesidade	
7. Hábito de fumar	
8. Hipertensão arterial	
9. Exposição a agentes específicos*	

* Exposição inadvertida ou excessiva à radiação, ao álcool, à sílica, ao mercúrio, ao chumbo e a muitos outros agentes existentes no meio ambiente, incluindo o de trabalho.
** DPOC: Doença Pulmonar Obstrutiva Crônica

Fig. 22.1 Cadeia de eventos representando de maneira simplificada a história natural da doença crônico-degenerativa.

FATORES DE RISCO → ALTERAÇÕES SUBCLÍNICAS → MANIFESTAÇÕES CLÍNICAS → ÓBITO as condições de trabalho, as preocupações, o estilo de vida, a dieta, o desemprego e a modernização da sociedade, da maneira como é habitualmente feita, produzem estímulos que concorrem para aumentar a incidência das doenças metabólicas e degenerativas, de natureza ocupacional, de acidentes e violências de todos os tipos, assim como de patologias sociais (uso de drogas) e ambientais (intoxicações).

- **Enfoques no estudo da doença**

O tipo de investigação empregado para pesquisar as causas de uma doença é marcadamente dependente do modelo adotado pelo investigador. Alguns estudiosos da matéria concentram suas observações na compreensão dos aspectos etiológicos "macro", em nível de sociedade.[8] Outros pesquisam as questões eminentemente biológicas, em nível das células, moléculas, órgãos e tecidos. Há ainda os que tentam acomodar aspectos sociais e biológicos a uma visão unitária. São diferentes formas de enfocar um mesmo problema. A situação favorável do controle das doenças crônicas, em muitos países, é reflexo das diversas formas de abordagem. O estudo destas enfermidades, tanto em nível de indivíduos como de populações, tem sido muito útil. O enfoque tradicional da epidemiologia consiste em pesquisar o assunto através da identificação de fatores de risco, na população. Nesta particular forma de investigação, pode haver uma causa principal — como a presença de agentes — mas também causas contribuintes, ou co-fatores. Cada um destes co-fatores ou fatores de risco contribui de forma parcial para explicar a ocorrência e distribuição da doença.

C. CURSO DA DOENÇA

As doenças crônicas se exteriorizam e progridem com sintomatologia permanente, ou fases assintomáticas entremeadas de exacerbações clínicas.

- **Período de latência**

Semelhantemente às doenças infecciosas, onde há um período de incubação — limitado entre a exposição ao agente e o aparecimento de manifestações —, nas doenças crônico-degenerativas, aceita-se a existência de um "período de latência" ou "pré-clínico", de idêntico significado.[9] Este período foi mais bem descrito em relação às radiações associadas ao câncer, como as de Hiroshima e Nagasaki, pois a data de exposição das pessoas foi bem marcada, na primeira semana de agosto de 1945. Entre os sobreviventes japoneses, foram detectados períodos de latência, relativamente curtos, de cinco a 10 anos de duração, nas leucemias de crianças, e outros que duraram três a quatro décadas, como as neoplasias de estômago e o mieloma múltiplo.

Com vistas a possibilitar melhores oportunidades de controle e com a finalidade de atuar em fase de comprometimento ainda relativamente reduzido do organismo, procura-se identificar sinais que auxiliem o diagnóstico das pessoas afetadas ainda neste estágio "pré-clínico". É o caso da busca de lesões pré-cancerosas, através da colpocitologia. Mas o início insidioso da doença no organismo humano e o longo período de latência que precede as manifestações clínicas fazem com que a fase patogênica seja de difícil delimitação.

Em termos comparativos, a detecção de estados subclínicos das doenças crônico-degenerativas é menos exata do que nas infecciosas, já que para estas dispõe-se de numerosos marcadores biológicos — entre os quais, os testes cutâneos e os sorológicos que denunciam a presença da infecção. Pesquisas estão sendo realizadas justamente para detectar a doença não-infecciosa ainda no período de latência. Por exemplo, por técnicas imunológicas procuram-se células e enzimas, em quantidades infinitesimais, cuja presença indique neoplasia, antes do aparecimento de manifestação clínica. Estas mesmas técnicas poderiam ser úteis para detectar a doença primária e as metástases, precocemente.

A identificação de uma doença crônica, em grande número de casos, ocorre por ocasião de exacerbação aguda. É o que acontece no infarto agudo do miocárdio ou em episódios de cólicas renais, cujas exteriorizações clínicas representam uma ou mais fases agudas de um processo crônico subjacente.

- **Fatores prognósticos**

O curso da doença pode ser previsto a partir de um melhor conhecimento dos fatores prognósticos. Assim, o coma prevê um mau prognóstico para o acidente vascular cerebral, ao passo que a manutenção da consciência indica melhores possibilidades de recuperação. Muitas pesquisas em que se usa a epidemiologia em ambiente clínico são realizadas para, justamente, completar o conhecimento sobre a evolução das doenças, através da identificação de fatores presentes no momento do diagnóstico, que possam ser preditivos do curso da doença.

- Exemplo: prognóstico do diabetes

Fatores presentes no momento do diagnóstico do diabetes, em um grupo de 294 pacientes, foram analisados em termos de sua associação com tempo de sobrevida.[10] A hipertensão arterial, a albuminúria e evidências da presença de doença cardiovascular estavam associadas às menores taxas de sobrevida.

Nas revistas especializadas estão aparecendo estudos de prognóstico, com freqüência cada vez maior, tanto os que incluem somente doentes vistos em instituições, como aqueles de maior abrangência, realizados em base populacional e territorial.[11] Nessas investigações estão incluídos não apenas os casos graves, mas também os benignos, ocorridos em uma dada comunidade e que, em grande número, jamais procuram tratamento especializado.

II. MEDIDAS DE PREVENÇÃO E CONTROLE

O cerne do controle das doenças crônico-degenerativas, e dos agravos à saúde, de maneira geral, reside em evitar ou postergar a data do seu aparecimento (prevenção primária) e limitar a extensão do dano, uma vez o indivíduo esteja afetado (prevenção secundária). Alguns aspectos de uma e outra forma de prevenção serão, a seguir, realçados (Quadro 22.2). Nem sempre a prevenção secundária das doenças crônicas tem limites nítidos com a terciária — ou seja, a reabilitação —, de modo que esta outra forma de atuação, embora de grande importância no trato das doenças crônicas, não é aqui tratada isoladamente.

A. PREVENÇÃO PRIMÁRIA

O objetivo da prevenção primária consiste em manter o indivíduo sadio o maior tempo possível. Foi já realçado que as medidas para lidar com as doenças não-infecciosas não têm a

Quadro 22.2 Medidas preventivas aplicadas na prevenção e controle das doenças não-infecciosas

Prevenção primária
- Mudança de estilo de vida
- Educação para a saúde
- Saneamento ambiental
- Saúde ocupacional

Prevenção secundária
- Diagnóstico precoce
- Auto-observação
- Rastreamento em massa
- Exame periódico de saúde
- Recuperação da saúde

Prevenção terciária
- Reabilitação motora

---

mesma eficácia, comparadas às disponíveis para lutar contra as infecções. Uma justificativa, para explicar esta menor eficácia, advém da falta de agentes conhecidos, no complexo causal da maioria das doenças crônico-degenerativas. Um outro aspecto, que concorre para aumentar as dificuldades, deve-se às características das doenças crônicas: início insidioso, assintomático ou de exteriorização clínica inespecífica, aliado à evolução longa e vagarosamente progressiva. Tais características concorrem para que a prevenção primária seja um esforço dirigido a um objetivo ainda bastante longínquo, nebuloso e incerto, e não um problema real e atual, que deva merecer prioridade, na visão das pessoas que seriam as beneficiadas. Por exemplo, controlar o nível de colesterol sérico desde a infância, com o intuito de evitar acidente vascular cerebral e infarto de miocárdio na meia-idade ou velhice. Este alvo longínquo torna a prevenção primária algo pouco prático — ou menos prioritário — para a população, de maneira geral.

Por outro lado, o diagnóstico freqüentemente é feito com a doença em estágio avançado, como um achado de avaliação clínica esporádica ou no momento de agudização do processo. Nesta etapa, muitas das alterações patológicas são, freqüentemente, irreversíveis, com os meios atuais de intervenção.

Apesar das dificuldades para a sua implementação, mas diante do rol de medidas existentes, a prevenção primária constitui o principal enfoque da luta contra este grupo de afecções.

Algumas doenças crônicas representam complicações de condições patológicas potencialmente evitáveis, de modo que a atuação é dirigida para evitar o aparecimento destas condições ou minimizar os seus efeitos, quando já presentes no organismo. É o caso das complicações tardias das afecções perinatais e dos acidentes de trânsito.

Duas maneiras de agir preventivamente são: a "redução ou eliminação" das exposições ambientais e a "proteção do indivíduo" contra as exposições existentes no meio ambiente. Uma das principais estratégias pelas quais a prevenção se materializa é através dos fatores de risco.

• Atuação através de fatores de risco

A figura do fator de risco é central no raciocínio causal da moderna epidemiologia. Em diversas passagens deste livro, eles foram mencionados. Se, através da aplicação da epidemiologia analítica, um ou mais fatores de risco são detectados na etiologia de um agravo à saúde, esta evidência é tomada como a base científica que conduz à ação, com vistas a reduzir a morbidade e a mortalidade.

Muitos fatores de risco já foram identificados no aparecimento das doenças crônico-degenerativas: alguns não são passíveis de mudança, enquanto outros são manejáveis pelo próprio indivíduo ou com auxílio profissional (Quadro 22.3).

O conceito de fator de risco foi mostrado no início do capítulo. Na realidade, o termo "fator de risco" é usado com um dos três significados abaixo:[12]

1. de "determinante", ou seja, um atributo ou exposição que aumenta a probabilidade de ocorrência de uma doença ou de outro evento específico;

2. de "fator de risco modificável", isto é, um determinante que pode ser alterado por intervenção, reduzindo a probabilidade de ocorrência de um dano à saúde; no Quadro 22.3, há uma categoria reservada aos fatores suscetíveis de serem influenciados diretamente pelo setor saúde;

3. de "marcador de risco" e não, necessariamente, de fator causal.

• Fator de risco e causalidade

Uma das dificuldades da atuação através da identificação dos fatores presentes em fase anterior ao aparecimento das manifestações clínicas é o fato de que eles podem estar apenas associados ao aparecimento da doença, e não estarem causalmente relacionados a ela. E, somente neste último caso, quando a relação é causal, a eliminação dos fatores de risco diminui a freqüência da doença. Além disso, a presença de um fator, como causa contribuinte de uma doença, informa o risco, mas de uma maneira probabilística e não de certeza absoluta. Consequentemente, muitos indivíduos, apesar de possuírem o fator em foco, jamais se tornarão, no futuro, portadores da doença a ele associada.

A falta de conhecimento mais aprofundado sobre a causalidade da doença fez com que, nos países onde as afecções crônico-degenerativas se tornaram problemas altamente prioritários, houvesse, a partir de 1950, um vultoso investimento de recursos em pesquisas. Ao final do capítulo, por ocasião da ilustração dos métodos, será enfatizada a tendência atual das investigações científicas sobre a etiologia das doenças crônico-degenerativas. Ressalte-se, no momento, que os resultados dos investimentos só aparecem a longo prazo, de modo que o progresso no controle deste grupo de afecções será também muito vagaroso, dependente do ritmo em que os novos conhecimentos sejam adquiridos, divulgados e utilizados pela população.

• Medidas individuais e coletivas de prevenção da doença

As medidas disponíveis para lidar com os fatores de risco podem ser de natureza individual ou coletiva.

Quadro 22.3 Classificação dos fatores de risco

- Não-modificáveis: sexo e idade
- Modificáveis
  - pela ação direta dos serviços de saúde: estado imunitário, atenção pré-natal e nível de colesterol sérico
  - por ação em outros setores: pântanos, analfabetismo e pobreza

1. NÍVEL INDIVIDUAL DE ATUAÇÃO

Ao contrário do que ocorre nas doenças transmissíveis, a pessoa afetada (o asmático, o cardíaco, o reumático, aquele com silicose etc.) não apresenta risco de propagação de agentes de doença na comunidade. Não havendo o perigo coletivo, de aparecimento de novos casos em função de contágio, é costume colocar sobre o próprio indivíduo a tarefa de evitar o aparecimento da doença, no seu organismo, ou de procurar tratar-se, uma vez doente.

• Mudança de estilo de vida

A ênfase atual de prevenção primária da maioria das doenças crônico-degenerativas reside na modificação do estilo de vida, se ele é considerado risco para a saúde.

As decisões, para estas mudanças, são deixadas ao arbítrio de cada um dos que seriam os beneficiários, em potencial. Em geral, elas requerem alteração de costumes do dia-a-dia, a que as pessoas se mantêm condicionadas, por inércia e por força do ambiente sócio-cultural em que vivem. Para que decidam em favor de modificações julgadas salutares, são fornecidas, ao público, de maneira ampla, as informações de alerta sobre riscos e também sobre as estratégias de como anular ou minimizar os seus efeitos; por exemplo, como parar de fumar, reduzir o nível de colesterol sérico ou o mínimo de exercício físico a ser estimulado. Exigem-se, então, do indivíduo mudanças para as quais, na maioria das vezes, ele não está preparado e motivado, pois não encontra benefícios imediatos para este comportamento, especialmente quando jovem, e que implicam, quase sempre, esforços pessoais de certa monta para a obtenção de resultados.

• Estimativa individualizada de risco

É possível ir além de informações gerais e impessoais sobre fatores de risco, de modo a fornecer uma visão individualizada do problema. Para tal, é oferecida ao interessado, uma estimativa quantitativa da probabilidade de desenvolver uma dada condição — por exemplo, de ocorrência de infarto do miocárdio, em vista da presença de determinados fatores de risco, tais como idade, obesidade, hábito de fumar e nível de estresse. Esta estratégia tem a finalidade de alertar a própria pessoa sobre a sua saúde, em futuro próximo e em termos probabilísticos, de maneira que se sinta mais motivada a alterar sua posição em relação aos fatores de risco. O enfoque de avaliação de risco, em nível individual, possibilita exercer o que se convencionou denominar "medicina prospectiva".

A técnica de estimativa de risco funciona, em geral, da seguinte maneira: a partir das características do indivíduo e de seu estilo de vida, comparando-as com padrões — em que a mortalidade, por sexo, faixa etária e outros parâmetros, está especificada — obtém-se uma estimativa da maior ou menor chance de morrer, dentro de um certo tempo — digamos 10 anos. Pode-se também prever, em média, a redução nos riscos que adviria da alteração dos fatores de risco que estivessem presentes.[13] Estes princípios constituem a base de "pacotes" de aconselhamento para a adoção ou reforço de práticas preventivas.[14] O advento dos microcomputadores fez com que um maior número de programas de estimativa de risco esteja disponível para uso clínico. De um lado, isto traz aspectos positivos, ligados à promoção de modos de vida mais saudáveis; de outro, uma exagerada quantificação de probabilidades, aplicadas para cada indivíduo, baseada em médias que foram calculadas na base de alguns poucos fatores de risco.

2. NÍVEL COLETIVO DE ATUAÇÃO

Como apoio ao trabalho individual, de prevenção das doenças, são empregadas medidas coletivas de proteção do indivíduo e do meio ambiente. São os métodos clássicos de saúde pública, que estão em constante aprimoramento. São exemplos: manter a água pura para consumo, o alimento saudável, os dejetos convenientemente recolhidos, a habitação confortável, o ar não contaminado e o local de trabalho sem risco para a saúde física e mental. Estes exemplos são, na realidade, de objetivos a serem alcançados pela sociedade de maneira mais ampla. Estratégias particularmente importantes em saúde pública são: 1. a educação para a saúde, 2. o saneamento ambiental e 3. a atenção à saúde do trabalhador. Embora tais tópicos não sejam exclusivos de prevenção primária e nem específicos das doenças não-infecciosas, eles serão aqui colocados como ponto de reflexão na prevenção das doenças crônico-degenerativas.

1. EDUCAÇÃO PARA A SAÚDE

A educação para a saúde tem evoluído continuamente no intuito de tentar responder às necessidades mutantes da sociedade, a fim de melhor enfrentar problemas de saúde, novos e emergentes, assim como outros mais antigos, ainda não devidamente equacionados.[15-20] Tem como objetivo predispor, capacitar ou reforçar atitudes individuais ou coletivas que conduzam à saúde, o que significa preparar as pessoas, em diferentes contextos sócio-culturais, para serem capazes, de maneira consciente, de decidir as suas ações, em direção a uma melhor saúde pessoal, familiar e coletiva.

Buscam-se, através da educação para a saúde, estratégias de impacto reconhecido para combater "o mal que faz a falta de informação" ou para estar de acordo com o dito: "o indivíduo mais bem informado está mais protegido". Isto inclui a abordagem de múltiplos aspectos, como a higiene pessoal, as informações sobre os fatores de risco e as maneiras de lidar com eles, o combate à inércia em relação à saúde, incentivando a adoção de um estilo de vida e de atitudes saudáveis, e a procura de orientação especializada, quando se fizer necessário, para tentar alterar fatores de risco, para o diagnóstico precoce e para o tratamento oportuno.

Os métodos empregados para atingir estes objetivos incluem a comunicação de massa, reforçada por programas na escola, no trabalho ou em organizações comunitárias, visando a alcançar a família e cada indivíduo, em função de suas necessidades. A educação para a saúde, isoladamente, pode ter pouco impacto na saúde das pessoas, e mesmo ser rotulada de "ingênua" em face da complexidade dos problemas, se não for acompanhada também por atuação em outros níveis, tais como, as melhorias nas condições ambientais e de trabalho. Mesmo com tais ressalvas, note-se que existem problemas de saúde, cujo controle é favorecido ou está baseado em mensagem preventiva, dirigida aos segmentos populacionais em maior risco ou para toda a população. Este é o caso das doenças de transmissão sexual, em particular a SIDA (AIDS), e da prevenção do risco ambiental e ocupacional.

2. SANEAMENTO AMBIENTAL

O homem civilizado, para atender às suas necessidades, criou ecossistemas, diferentes dos ecossistemas naturais, como as cidades, as pastagens e os campos cultivados. A interferência no meio ambiente trouxe aspectos positivos, em termos, por exemplo, de alimentos em maior quantidade e melhores oportunidades de trabalho, transportes e lazer, mas também efeitos deletérios consideráveis — entre os quais, a poluição atmosférica, pela produção de gases tóxicos provenientes da atividade industrial e da movimentação dos veículos em centros urbanos, o desmatamento e a contaminação do solo, rios, mares e alimentos por poluentes químicos das indústrias, esgotos e inseticidas. Em conseqüência, no meio ambiente estão presentes substâncias tóxicas e agentes químicos, físicos e biológicos que são riscos potenciais para a saúde humana.[21-25]

O desequilíbrio ecológico e a poluição crescente do meio ambiente trazem reações — cujo protótipo é a Conferência das Nações Unidas para o Meio Ambiente e Desenvolvimento, a RIO-92, assim denominada por se ter realizado nesta cidade brasileira. Ela foi uma tomada de posição e consciência política de que os diversos ecossistemas regionais precisam ser respeitados, o conhecimento científico disponível sobre o assunto, devidamente aplicado, e o processo de desenvolvimento não se constituir em produtor de miséria para os grupos socialmente menos favorecidos.[26,27]

Para que o ar, a água, o solo e os gêneros alimentícios sejam de boa qualidade e não representem agressões à saúde, a sociedade criou normas a serem cumpridas por todos, sob a fiscalização das autoridades. Para tal, são construídos equipamentos e instalações de modo a decompor detritos, antes de lançá-los em rios ou mares: as estações de tratamento de esgoto e os filtros industriais são exemplos.

As normas e rotinas, para controle ambiental, advêm de estudos epidemiológicos de avaliação e monitorização de riscos. Tais estudos possibilitam testar relações causais, de modo a produzir informação científica pertinente sobre o efeito de determinadas exposições, no organismo humano, e, assim, subsidiar a adoção de medidas preventivas. Estes mesmos métodos são utilizados para avaliar o sucesso ou o fracasso de tais intervenções. Em vista da complexidade do assunto, impossível de ser aqui tratado em seus diversos ângulos, vejamos apenas a poluição do ar em alguns detalhes.

• Exemplo: poluição atmosférica e mortalidade

Em países como a Inglaterra, investigações têm mostrado que a variação da mortalidade por doença respiratória está correlacionada à poluição atmosférica.[28] As mesmas relações encontram-se entre o aumento da poluição e o aumento do número de internações e consultas por problemas respiratórios e de medicações para tratar destes episódios. No Brasil, semelhante relação pode também ser constatada.[29]

Os estudos de causalidade enfrentam numerosos problemas, para a sua realização, entre os quais, o longo período de latência da maioria das doenças aqui ventiladas, ao contrário, por exemplo, de uma intoxicação aguda, na qual, a relação causal é relativamente mais fácil de ser esclarecida. Um outro problema é a migração das pessoas de um lugar para outro, ou a mudança de empregos, o que faz variar o tipo e a intensidade das exposições, dificultando a determinação de relações causais.

A urbanização da população promove a concentração das pessoas, dos veículos e das indústrias, gerando e mantendo a poluição ambiental. Os ventos, por sua vez, levam os poluentes a grandes distâncias. De uma maneira geral, as fontes de emissão de poluentes precisam ser identificadas e vigiadas, mas a vigilância da poluição custa caro para as indústrias e para a sociedade como um todo, o que faz com que nem sempre esta vigilância seja feita, ou, quando realizada, não siga inteiramente os moldes preconizados. Mas em numerosas localidades, uma vigilância de boa qualidade já foi estabelecida.

• Exemplo: vigilância do meio ambiente na cidade de São Paulo

Sete países latino-americanos, entre os quais, o Brasil, fornecem dados sobre a qualidade do ar ao Sistema Mundial de Vigilância do Meio Ambiente, que inclui 50 países.[30] A cidade de São Paulo faz parte deste sistema e possui redes automatizadas, com monitores da qualidade do ar, que informam diariamente sobre a poluição atmosférica. Baseadas neste conhecimento, medidas podem ser adotadas para prevenir a má qualidade do ar, ou remediá-la, uma vez que a situação tenha alcançado níveis críticos: por exemplo, impedir ou diminuir a circulação de carros particulares, no centro da cidade, e controlar rigorosamente a poluição por parte de veículos de uso coletivo.

O campo da saúde ambiental engloba ambientes abertos e fechados, como as residências e o local de trabalho. A importância deste último, na saúde da população, faz com que seja tratado em separado.

3. SAÚDE DO TRABALHADOR

A saúde relaciona-se estreitamente com a ocupação e as condições de trabalho.[31-34] Ilustra este ponto a ocorrência das doenças profissionais clássicas.

• Exemplo: doenças profissionais

A silicose, por exemplo, é enfermidade que acomete trabalhadores expostos à inalação, por um longo período, de partículas de sílica de indústrias de mineração e pedreiras. A inalação do pó ou das fibras de amianto causam a asbestose, e a poeira de algodão, linho, cânhamo e sisal, as lesões da bissinose.[33]

A ocorrência de doenças profissionais, assim como de acidentes de trabalho, deve ser notificada às autoridades da Seguridade Social (INSS), através da "Comunicação de Acidentes de Trabalho" (CAT). Embora seja uma notificação que funcione ainda precariamente, constitui insumo usado para a vigilância epidemiológica destas condições.[35-38]

Ao lado das doenças profissionais clássicas e dos acidentes, que estão comprovadamente ligados ao trabalho, existem outros danos à saúde cujo nexo causal não é tão evidente, com a ocupação, mas que ocorrem em alta freqüência em determinadas condições ou ambientes de trabalho. São problemas de saúde, físicos e mentais, que incidem em maior freqüência em certas ocupações embora, em nível individual, uma relação causal seja difícil de ser estabelecida. Tais danos não são específicos do trabalhador, mas têm forte impacto na sua saúde e no seu trabalho: por exemplo, a hipertensão arterial e as nevralgias. Não existem estatísticas rotineiras sobre estes problemas, cujo conhecimento é obtido, habitualmente, por investigações especiais.

A área de saúde do trabalhador tem sido objeto de intensas pesquisas epidemiológicas.[31,39-41] Elas têm o objetivo geral de promover a saúde física e mental do trabalhador e, em especial, de identificar riscos à saúde, relacionados a condições e ambientes de trabalho, que pavimentem os caminhos da prevenção. A produção de tal conhecimento permite a fixação de normas, cuja implantação e efeitos podem ser monitorizados. A colocação da informação ao alcance de todos, sobre os riscos e as maneiras de lidar com eles, permite que os interessados se protejam adequadamente. As auditorias, internas e externas — por intermédio dos próprios trabalhadores, empregados, sindicatos e autoridades do governo — são ponto fundamental para a aplicação efetiva do conhecimento epidemiológico já disponível.

O dinamismo nos métodos de trabalho, com a adoção de novos produtos e processos, na produção de bens e serviços, exige também um alerta continuado, para identificar as novas exposições, sem descurar da vigilância dos riscos já conhecidos. A simples vigilância dos riscos e dos danos possibilita a realização de valiosos estudos descritivos, cujos dados são úteis para verificar a existência de problemas e para levantar hipóteses: por exemplo, pela comparação das taxas de incidência ou prevalência de determinados agravos à saúde, em trabalhadores de diferentes ocupações, verifica-se um possível nexo causal entre uma dada exposição e o aparecimento da doença. Os estudos analíticos, por sua vez, em especial, os de coorte histórica e os de caso-controle, são particularmente indicados para investigações etiológicas. Estas e outras técnicas da epidemiologia, para o levantamento e teste de hipóteses, têm sido amplamente usadas no estudo das relações entre trabalho e saúde.[31,39-41]

A saúde do trabalhador apresenta diferentes conotações, em função do local e da época.[33] Na década de 1980, no país, ocorreu um intenso movimento de reivindicação de melhores condições de trabalho e de uma nova política para o setor, processo este que se encontra em andamento e tem motivado intensamente o pessoal de saúde pública.[42]

B. PREVENÇÃO SECUNDÁRIA

A prevenção secundária tem o objetivo de evitar ou retardar o progresso da doença que se instalou e está em atividade no organismo. As mesmas estratégias descritas na seção anterior também aqui se aplicam, mas o cerne da prevenção secundária é o "diagnóstico precoce", para que o tratamento também seja precoce e oportuno.

1. DIAGNÓSTICO PRECOCE

O diagnóstico advém de dados obtidos na história e no exame clínico e laboratorial. A compreensão das exposições a que o indivíduo esteve sujeito é utilizada no processo diagnóstico e para a prevenção de risco adicional.

Três estratégias são principalmente utilizadas com a finalidade de diagnosticar os agravos à saúde em início de evolução.

1. AUTO-OBSERVAÇÃO

Ao indivíduo são fornecidas as informações e as técnicas para que ele próprio reconheça os sintomas e sinais precoces ou de alarme. Se um deles está presente, a pessoa é orientada para procurar auxílio especializado. É o caso da mulher que rotineiramente observa e palpa os próprios seios, à busca de nódulos.[43] As autoridades sanitárias também promovem, através dos meios de comunicação em massa, campanhas para que as pessoas procurem, no próprio organismo, sinais denunciadores de problemas de saúde. Por exemplo: durante os anos 70 e 80, no Brasil, campanhas periódicas, pelo rádio e pela televisão, insistiam para que os portadores de manchas na pele, especialmente de sinais que mudassem de cor, procurassem o médico. A meta era o diagnóstico precoce do melanoma maligno.

2. RASTREAMENTO EM MASSA

Empresas públicas e privadas organizam programas de triagem para a identificação de indivíduos, aparentemente sadios, com alto risco de serem portadoras de uma dada condição. Utiliza-se, para tal fim, um teste, do tipo peso corporal e pressão arterial, ou um questionário, simples e rápido, para aplicação em massa, por pessoal auxiliar: por exemplo, o CAGE para o alcoolismo. Desta maneira, são detectadas as pessoas, positivas a um dado exame de triagem, que são enviadas a investigações diagnósticas especializadas, para confirmar os resultados do rastreamento, mediante exames complementares. O tema foi descrito no Cap. 5 (Parte IV-F), sob o título "inquérito em duas etapas".

3. EXAME PERIÓDICO DE SAÚDE

Por decisão pessoal, por recomendações técnicas ou por imposição institucional, caso de pilotos de avião, muitos se submetem periodicamente a exames para diagnóstico precoce.[44] Em algumas áreas, como em odontologia, obstetrícia e pediatria, o procedimento já é uma rotina. Em cardiologia (para adultos de meia-idade do sexo masculino) e oftalmologia (visando ao glaucoma em adultos), a prática está se expandindo. Virtualmente, em cada especialidade, há exemplos de uma ou mais condições que são objeto de busca ativa. A sistemática é a seguinte: exames recomendados em base periódica, em função do risco, para detectar a doença em fase precoce, ainda em evolução subclínica. O exame pode tomar a forma de testes clínicos ou laboratoriais apropriados para a idade, sexo e ocupação.[14] Visando a complementar a avaliação, pode-se fornecer uma estimativa quantitativa, individual, da probabilidade de desenvolver uma dada complicação, visto a presença de fatores de prognóstico, nos mesmos moldes do que foi apresentado na seção anterior.

• **"Tempo ganho" pelo diagnóstico precoce**

O diagnóstico precoce, feito em fase de evolução subclínica da doença, permite um ganho de tempo, de modo que o tratamento possa ser também iniciado precocemente.[45] Este "tempo ganho" é o intervalo entre o diagnóstico feito, em um rastreamento, e quando ele teria sido feito pelo aparecimento de sintomatologia típica. A suposição, inerente ao diagnóstico precoce, é de a intervenção subseqüente ser capaz de influenciar positivamente o curso da doença.

Se o tratamento é mais efetivo, quando aplicado na fase subclínica, do que posteriormente, na fase clínica, espera-se um real benefício para o paciente. Se isto não ocorre, o diagnóstico precoce, neste particular, não traz benefícios para o paciente.

Para avaliar se o diagnóstico precoce acarreta ou não benefício, é aconselhável ter em conta a possibilidade do "viés do tempo ganho" (*lead time bias* dos autores ingleses).

• Exemplo: "tempo ganho" pelo diagnóstico precoce

O diagnóstico de uma afecção é habitualmente feito na fase sintomática da doença (ponto B, na Fig. 22.2). É a época em que o paciente procura espontaneamente atenção médica. Antecipando-se o diagnóstico para a fase pré-clínica (ponto A da figura), por um dos métodos mencionados, tem-se o "tempo ganho", assinalado na mesma figura. O viés ocorre por considerar este período (AB), indevidamente, como tempo de maior sobrevida. Em caso de moléstia incurável, não há melhoria real no tempo de sobrevida, se é feito diagnóstico precoce: há simplesmente

CURSO DA DOENÇA

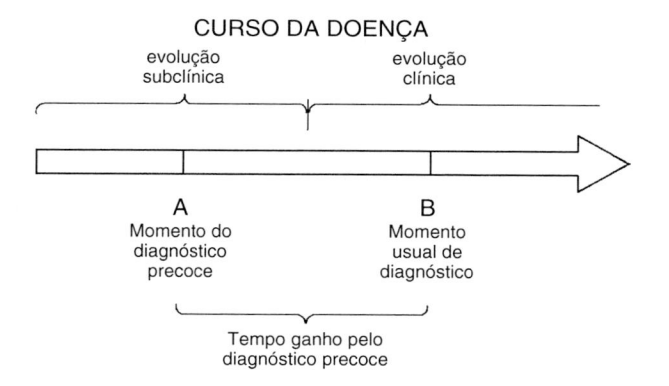

Fig. 22.2 Representação do tempo ganho pelo diagnóstico precoce.

antecipação da época do diagnóstico, ou seja, aumento do período de tempo de que se sabe o diagnóstico.

2. RECUPERAÇÃO DA SAÚDE

Uma vez o diagnóstico tenha sido estabelecido, segue-se o tratamento e também uma estimativa de prognóstico. O tratamento tem dois componentes que visam, respectivamente, a:

- combater o processo da doença e as manifestações já presentes no momento do diagnóstico, como é o caso de uma cirurgia de hérnia estrangulada;
- evitar um mal futuro, identificado como provável por estudos anteriores sobre prognóstico da afecção — um exemplo é a prescrição de anticoagulantes em infarto agudo do miocárdio ou de dietas em determinados tipos de litíase renal.

Algumas características podem ser atribuídas ao tratamento das doenças não-infecciosas.

Em primeiro lugar, o tratamento é, em geral, menos eficaz do que o existente para a maioria das enfermidades infecciosas. A falta de intervenções inteiramente satisfatórias — o equivalente de vacinas e antibióticos em doenças infecciosas — resulta em que numerosas alternativas e formas de tratamento sejam propostas ou lançadas no mercado, muitas delas sem verificação prévia, suficiente, de sua eficácia. Desta maneira, uma das áreas de grande preocupação atual é a de avaliação de intervenções destinadas ao cuidado das doenças crônico-degenerativas.

Uma segunda característica é o tratamento não ter o objetivo de cura definitiva — por impossibilidade de consegui-la — mas sim de aumentar a sobrevida, evitar as complicações e melhorar a qualidade de vida. Apesar do uso intensivo de numerosas tecnologias (medicamentos, diálise, cirurgias, fisioterapia etc.), a intervenção constitui, em geral, um paliativo, sendo o paciente acompanhado por longo tempo e necessitando ter seu estado de saúde repetidamente avaliado. Para que esta assistência atinja seus objetivos, ela deve preencher alguns requisitos: garantir fácil acesso aos serviços, ser abrangente, contínua, coordenada e de boa qualidade. Isto requer estrutura adequada, para a qual exige-se qualificação de uma equipe interdisciplinar, o que também significa recursos elevados para a sua capacitação e manutenção. Se os recursos para a saúde são insuficientes, apenas parte da população poderá ter os cuidados de que necessita, e o sistema, como um todo, perde muito de seu poder resolutivo e credibilidade. No mundo atual, um dos grandes problemas a ser resolvido é justamente colocar à disposição das populações, por critérios técnicos, que lhes garantam uso adequado, a um custo compatível, as tecnologias modernas de maior eficácia diagnóstica, terapêutica e de reabilitação de pacientes.

Os custos do tratamento terão posição de destaque, cada vez maior, nas discussões sobre o tema. O custo da recuperação da saúde, em escala crescente, é atribuído à adoção das modernas técnicas de diagnóstico e tratamento das doenças crônicas, e à especialização do pessoal de saúde necessário para realizar estas tarefas. Muitas destas medidas usadas no tratamento são empregadas, com maior intensidade, no final da evolução do processo da doença, em geral, na fase de internação do paciente, nos últimos dias, semanas ou meses de vida. Por isto, há toda uma questão ética que envolve o cuidado com o paciente terminal, que estará cada vez mais presente, na prática clínica, à medida que a população envelheça e aumente a prevalência de afecções crônicas, em especial, nos mais idosos.

Um aspecto adicional a realçar, no tratamento das doenças não-infecciosas, diz respeito aos seus efeitos colaterais. O uso de meios invasivos, como radiações, diálises e cirurgias, pelos inconvenientes que induz, pode vir a representar um sério fator de agressão ao organismo e, conseqüentemente, de diminuição da qualidade de vida das pessoas a eles submetidas.

III. QUANTIFICAÇÃO DO PROBLEMA NA COLETIVIDADE

As estatísticas de morbidade fornecem a informação necessária para refletir a magnitude e a importância das doenças crônicas na coletividade. No entanto, obtê-las de maneira precisa, através de inquéritos ou registros populacionais de doenças, envolve coleta de dados laboriosa e dispendiosa, nem sempre exeqüível, na prática. Daí a utilização que se faz de dados nem sempre tão precisos, porém mais fáceis de obter, através do uso de fontes rotineiras de informações estatísticas de morbidade, como as provenientes de internações e consultas. Há também os dados sobre mortalidade, que refletem indiretamente a morbidade e dão uma noção da importância de algumas doenças, na coletividade. Estes temas serão tratados, a seguir, começando a descrição pela mortalidade.

A. MORTALIDADE

1. CONSIDERAÇÕES GERAIS

As estatísticas de mortalidade são muito úteis para analisar a situação de saúde da população, para detectar tendências e para levantar hipóteses etiológicas.

- **Diagnóstico da situação de saúde**

Os perfis de saúde, em países desenvolvidos e subdesenvolvidos, em geral, são construídos e comparados entre si com o uso deste tipo de estatística. Nos Caps. 6 e 8, há exemplos e, mais adiante, mostraremos outras ilustrações.

- **Análise de tendências**

As estatísticas de mortalidade são empregadas convenientemente como indicadores de tendências para grandes grupos de causas. Embora haja exceções, as estatísticas são menos apropriadas quando se procura quantificar entidades isoladas: por exemplo, um determinado tipo de afecção cardiovascular ou de neoplasia. Entre as razões apontadas para esta limitação, estão questões de preenchimento inadequado de atestados, de que é exemplo a menção de neoplasia sem esclarecimento do seu tipo.

• **Hipóteses etiológicas**

As diferenças de mortalidade entre populações e subgrupos, de uma mesma população, são muito empregadas para gerar hipóteses causais.

• Exemplo: Investigação Interamericana de Mortalidade

Nesta pesquisa houve uniformidade de procedimentos, visando justamente a permitir comparações entre regiões. Nela foram encontradas diferenças surpreendentes.[46] O Quadro 22.4 é uma ilustração. O coeficiente de mortalidade por diabetes, por exemplo, foi quatro vezes mais elevado na cidade do México, do que em Cali, na Colômbia. O de câncer gástrico foi seis vezes maior em Bogotá, do que na cidade do México. Estas diferenças constituíram achados totalmente inesperados, os quais formam a base para levantar hipóteses sobre a associação de doenças com fatores de risco e, assim, orientar a realização de novas investigações.

• **Causas múltiplas de óbito**

A análise de todos os diagnósticos, que aparecem nos atestados de óbitos, tende a produzir maior quantidade de informação, quando comparada com a que se limita à causa básica do óbito. O procedimento de análise das "causas múltiplas de óbito" é útil para investigar a associação de eventos: por exemplo entre *diabetes mellitus*, hipertensão e doenças cerebrovasculares.[47] No entanto, ela não contorna incorreções resultantes de deficiências no atestado. Estas somente são convenientemente resolvidas por pesquisas especiais, nas quais os atestados são refeitos e completados com dados de hospitais e de outras fontes. As mencionadas Investigações Interamericanas de Mortalidade seguiram este procedimento.

Quadro 22.4 Coeficientes de mortalidade por *diabetes mellitus* e câncer gástrico, ajustados por idade, entre adultos, em diversas cidades; Investigação Interamericana de Mortalidade, 1962-1964

Cidade (país)	*Diabetes mellitus*	Câncer gástrico
Ribeirão Preto (Brasil)	14,3	28,6
São Paulo (Brasil)	16,0	21,2
La Plata (Argentina)	15,3	15,7
Santiago (Chile)	13,2	27,6
Lima (Peru)	15,3	25,4
Bogotá (Colômbia)	10,0	41,3
Cáli (Colômbia)	8,1	23,4
Caracas (Venezuela)	19,7	19,7
Guatemala (Guatemala)	18,6	28,8
México (México)	37,6	6,8
São Francisco (EUA)	8,6	8,1
Bristol (Inglaterra)	4,4	13,1

Coeficientes anuais por 100 mil habitantes entre 15 e 74 anos
Fonte: RR Puffer e GW Griffith, Pan American Health Organization (Publicação Científica N.º 151), 1968:44.[46]

2. CLASSIFICAÇÃO DAS DOENÇAS CRÔNICAS EM RELAÇÃO AO RISCO DE ÓBITO

O grupo das doenças crônicas, pela sua heterogeneidade, inclui condições que não têm a mesma expressão como causas de óbito. Dois grupos de afecções podem ser identificados.

• **Afecções com alto risco de óbito**

O grupo compreende as doenças cardiovasculares e neoplásicas, que representam um perigo real e imediato de óbito. Embora nem todas as entidades aqui incluídas tenham o mesmo prognóstico, os dois conjuntos, que compreendem dois capítulos da Classificação Internacional de Doenças, aparecem com grande destaque nas estatísticas de mortalidade. Como as estatísticas de mortalidade representam, na época atual, a principal fonte de dados para quantificar a magnitude e a tendência histórica destas afecções, ou, pelo menos, para uma primeira aproximação ao tema, o termo "doenças crônico-degenerativas" ou "não-transmissíveis" freqüentemente está limitado, em termos estatísticos, aos dois grupos de patologias mencionadas: as cardiovasculares e as neoplásicas.[3,4]

O longo curso de evolução do processo torna possível que, por ocasião da morte, haja superposição de outras afecções, o que dificulta, por vezes, ao médico a seleção da causa básica do óbito. Nos muito idosos, a dificuldade é ainda maior.

Em geral, as estatísticas de mortalidade são mais precisas para as afecções que evoluem rapidamente, com elevadas taxas de letalidade; inversamente, serão menos precisas quando é longo o intervalo entre o início dos sintomas (ou do diagnóstico) e a data do óbito, situação comum nas doenças tratadas no presente capítulo.

• **Afecções com baixo risco de óbito**

Este segundo grupo inclui as demais afecções crônicas não-infecciosas, excetuadas as cardiovasculares e neoplásicas, em que o risco de morte prematura é relativamente reduzido. Tais afecções costumam acarretar certo nível de incapacidade residual, caso das artrites, ou evoluir em satisfatório grau de compensação, até por longo tempo, graças à aplicação de tratamentos já disponíveis: as enfermidades crônico-degenerativas do aparelho digestivo, excetuados os neoplasmas, encontram-se nesta situação.

As doenças deste segundo grupo, por não implicarem risco imediato de morte, têm menor chance de serem mencionadas em atestados de óbito, comparadas às do primeiro grupo, mesmo quando o desenlace se deveu a uma de suas complicações. Como conseqüência, as estatísticas de mortalidade são menos utilizadas, ou menos precisas, como fonte de dados para medir a magnitude e a importância deste segundo grupo de doenças.

3. PERFIL DA MORTALIDADE

O conhecimento da situação atual e da evolução secular das doenças crônico-degenerativas tem sido possível através, principalmente, da análise das estatísticas de mortalidade.

a) PAÍSES DO PRIMEIRO MUNDO

Nos países hoje considerados desenvolvidos, as doenças cardiovasculares e neoplásicas representam algo em torno de 75% dos óbitos.

• Exemplo: distribuição dos óbitos em 1986-1988

De 11 milhões de óbitos constatados, cada ano, nos países desenvolvidos, no período 1986-1988,[48] a metade foi atribuída às doenças cardiovasculares. Deste total, 2,4 milhões foram codificados como doença isquêmica do coração e 1,5 milhão como doença cerebrovascular. O câncer, em todas as suas formas, foi responsabilizado por 2,3 milhões de óbitos (21%), dos quais 500 mil por câncer de pulmão. As causas externas constituíram causa básica de 750 mil óbitos, anualmente — entre elas, o suicídio e os acidentes de veículo a motor, cada um, foram responsabilizados por cerca de 180 mil mortes.

• **Doenças Cardiovasculares**

O estudo da tendência das doenças cardiovasculares, o mais importante grupo de causas de óbito, nos países desenvolvidos, mostra que elas aumentaram progressivamente de importância, em relação inversa ao declínio das infecciosas e parasitárias, atingindo níveis alarmantes por volta da metade do século XX. Para termos de comparação, em 1930, as doenças cardiovasculares eram responsabilizadas por 20% dos óbitos em um dos estados norte-americanos mais desenvolvidos — isto é, um óbito em cada cinco;[49] esta proporção, 50 anos depois, ultrapassava 50% — ou seja, de um óbito em cada dois. Mais ou menos por esta época, observou-se que os coeficientes de mortalidade por afecções coronarianas e cerebrovasculares mostravam tendência decrescente em certos países, como Austrália, Bélgica e Estados Unidos, tendência estacionária, em outros, enquanto que os demais continuaram com coeficientes em elevação.[50]

As razões para explicar convenientemente as variações de tendências ainda são pouco conhecidas. Nos países onde a mortalidade por doenças cardiovasculares está claramente em declínio, a hipótese é de uma combinação de fatores: a diminuição da própria incidência de cardiopatias — devido à redução de prevalência de fatores de risco, como o fumo, a obesidade e o sedentarismo — associada à maior sobrevida de doentes, por melhor assistência médica.

A interpretação da tendência secular da mortalidade por doenças cardiovasculares, como de outras afecções, é dificultada por diversas razões: os métodos diagnósticos, clínicos e laboratoriais mudam, com o passar do tempo, assim como as populações, que se tornam mais velhas; a forma de análise dos dados também varia, entre países. Muitas investigações estão sendo realizadas para melhor se conhecerem os fatores relacionados à mortalidade por cardiopatias.

• Exemplo: projeto MONICA da OMS

Para esclarecer detalhes sobre a tendência da mortalidade por doenças coronarianas, e os fatores a elas associados, a Organização Mundial da Saúde encarregou-se de coordenar, durante 10 anos, uma investigação multicêntrica, conhecida como projeto MONICA, cuja coleta de dados foi iniciada em 1984, e da qual participam 40 centros em 27 países. O objetivo é investigar, com padronização de definições e procedimentos, as tendências das enfermidades cardiovasculares e de seus fatores determinantes.[51-53] Para tal são coletados dados que permitam expressar quantitativamente quatro aspectos:

• a taxa de incidência de cardiopatias,
• a taxa de letalidade,
• os níveis de fatores de risco e
• a assistência médica.

Espera-se, com os dados desta pesquisa, ser possível averiguar quanto da variação da mortalidade está relacionada a mudanças na incidência da doença, na sobrevivência dos pacientes e na interação destes dois fatores. Resultados parciais do projeto confirmam a importância das taxas elevadas de colesterol, da hipertensão arterial, da obesidade e do fumo como os principais fatores de risco.[52] As enormes variações encontradas nos coeficientes de mortalidade, entre países, apontam também para a necessidade de concentrar esforços na busca de melhores métodos preventivos para serem usados pela população.

• **Neoplasias**

A mortalidade por neoplasias, nas sociedades industrializadas, representa cerca de um óbito em cada cinco e, em muitos países, tem mostrado coeficientes cada vez mais elevados. Há algumas décadas, em 1930, em um dos estados mais desenvolvidos dos Estados Unidos, a proporção era de apenas um óbito por câncer em cada 10.[49]

A ordem de importância dos diversos tipos de câncer varia de região para região, embora, na maioria delas, verifica-se que, nos homens, o aumento dos coeficientes é liderado pelo câncer de pulmão e, na mulher, pelas neoplasias do aparelho genital e de mama.

• Exemplo: mortalidade por neoplasias nos Estados Unidos

A tendência da mortalidade pelos principais tipos de neoplasias, nos Estados Unidos, para ambos os sexos, foi mostrada em capítulo anterior (Fig. 11.6, p. 252). Nota-se tendência crescente do câncer de pulmão e de próstata; decrescente no câncer de estômago, cólon e reto. Para alguns tipos de neoplasias, as razões da variação de coeficientes são conhecidas ou suspeitadas, como é o caso do câncer de pulmão, associado principalmente ao hábito de fumar. Para outros, o quadro não é muito nítido: a diminuição do câncer de estômago, constatada também em muitos países, ainda não tem suas causas devidamente elucidadas.[54]

b) SITUAÇÃO NO BRASIL

Nos países em desenvolvimento, as doenças crônico-degenerativas aparecem representadas em importância crescente nas estatísticas de mortalidade. As razões para este crescimento foram já apontadas no Cap. 8 e podem ser assim resumidas: a diminuição da mortalidade geral, da mortalidade infantil e da mortalidade por doenças infecciosas e parasitárias, assim como a redução da fecundidade e das deficiências nutricionais acarretam aumento da população e provocam o seu envelhecimento. Tais modificações estão associadas à industrialização, à urbanização e a mudanças de hábitos de vida, tendo como resultante um aumento pronunciado das doenças degenerativas, em especial, as cardiovasculares.[55] Como foi ilustrado no Cap. 9, o risco de enfermar e morrer por doenças não-transmissíveis, na América Latina como no resto do mundo, é mais alto nas pessoas de estratos socioeconômicos menos favorecidos.[56]

As informações em muitos países em desenvolvimento limitam-se a distribuições proporcionais, cuja interpretação deve ser cuidadosa — a própria redução da mortalidade por doenças infecciosas faz realçar a importância relativa das demais causas, em especial, dos óbitos por enfermidades cardiovasculares e neoplásicas. No Brasil, a tendência é mostrada na Fig. 22.3.

A título de ilustração, eis alguns dados para o país, segundo os registros do Ministério da Saúde, referentes ao ano de

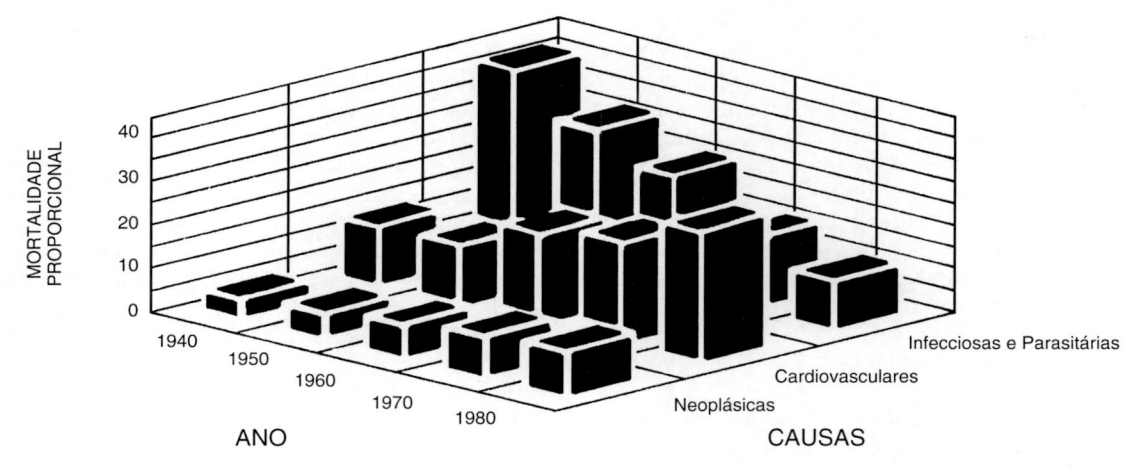

Fig. 22.3 Mortalidade proporcional, por algumas causas, em capitais brasileiras, no período 1940-1980. Fonte: RADIS.[3]

1985:[57] os 214 mil óbitos por doenças do aparelho circulatório e os 71 mil por neoplasias representaram aproximadamente a metade das 621 mil mortes por causas definidas de morte registradas no Sistema de Informações de Mortalidade. Estão excluídos deste número os quase 167 mil óbitos imputados a causas mal definidas no atestado — o que dá o total de 788 mil óbitos registrados naquele ano, no país. As causas externas também constituíram importante grupo, nas estatísticas de mortalidade, sendo assinaladas como causa básica em 86 mil óbitos, naquele ano. (Em capítulo anterior, estas informações numéricas já foram apresentadas — ver Quadro 20.4.)

As estatísticas de mortalidade, no país, devem ser interpretadas com cautela, pois além do grande número de óbitos por causas mal definidas, cerca de 20%, estão incluídos somente 75% dos óbitos ocorridos, com maior representação das regiões Sul e Sudeste. Estas regiões, as mais desenvolvidas do país, têm características próprias de mortalidade, com maior proporção ainda de óbitos por doenças crônico-degenerativas, quando comparadas com a média nacional.

B. MORBIDADE

1. CONSIDERAÇÕES GERAIS

A questão da mensuração da morbidade apresenta-se de maneira diferente, dependendo de se o objetivo é medir a morbidade geral ou a específica, seja de uma dada doença, em particular, ou de um grupo de enfermidades afins.

a) MORBIDADE GERAL: DEFINIÇÃO OPERACIONAL DE DOENÇA CRÔNICA

Definir doença crônica, para que sirva a propósito de inquéritos gerais de morbidade, é uma questão ainda não resolvida satisfatoriamente, mas que tem ocupado a atenção de muitos pesquisadores. Por exemplo, dois critérios combinados têm sido usados com este propósito:[58]

• uma condição é considerada crônica quando é descrita pelo entrevistado como tendo, pelo menos, três meses de duração;

• algumas condições, se presentes, são sempre consideradas crônicas, independentemente da data de seu início: entre elas, estão neoplasias, anomalias congênitas, doenças da tireóide, diabetes, gota, artrite, reumatismo, psicoses, febre reumática, hipertensão, acidente vascular cerebral, enfisema, asma, bronquiectasia, úlcera gástrica e duodenal, calculose renal, doença da próstata e eczema. Esta lista, embora incompleta, já indica que as doenças crônicas englobam numerosos distúrbios cardiovasculares, neoplásicos, mentais, reumáticos, digestivos, respiratórios, glandulares e outros de natureza muito diversificada.

Uma comissão de especialistas adotou, por volta de 1950, uma definição que talvez seja ainda hoje a mais citada. É considerada doença crônica "qualquer afastamento ou desvio da normalidade que tenha uma ou mais das seguintes características: ser permanente, deixar incapacidade residual, ser causado por alterações patológicas irreversíveis, requerer treinamento especial do paciente para reabilitação e, presuntivamente, longo período de supervisão, observação ou cuidado".[59] Todavia, a aplicação de tal definição apresenta dificuldades de monta, discutidas na própria publicação que contém a definição,[59] e que ainda hoje não foram devidamente esclarecidas. Que se entende por incapacidade residual? Por longo período de observação? Que seria treinamento especial?

As pesquisas dedicadas a determinar a prevalência ou incidência de doenças crônicas, com precisão, incluem entrevistas, exames clínicos e laboratoriais. Algumas vezes, o diagnóstico só é aceito se há concordância entre dois examinadores, quando, separadamente, aplicam a definição acima de doença crônica. Neste processo, leva-se também em conta o grau de incapacidade funcional. Todavia, mesmo que se tenha o cuidado de utilizar, na avaliação, somente médicos especialmente treinados e de estabelecer o diagnóstico final de presença ou ausência de doença crônica quando há concordância de opinião entre, pelo menos, dois examinadores, a decisão final é freqüentemente arbitrária. Por exemplo, um acidente pode deixar seqüelas de graus diferentes e mesmo nenhuma alteração residual. Os casos que geram limitações permanentes, sem maior gravidade, não são incluídos na casuística, ao contrário dos que apresentam incapacidade de maior intensidade. A grande dificuldade reside na delimitação desta linha de demarcação.

Na maioria dos inquéritos gerais de morbidade, como referido no Cap. 5, a informação é obtida por entrevistas, sem haver exame médico dos componentes da amostra que é selecionada para estudo. Uma ilustração é a pesquisa realizada em Salvador, na Bahia, em que os dados foram obtidos por questionário, sendo a fidedignidade dos diagnósticos médicos, referidos pelo informante, verificada pelas características do tratamento que o paciente seguiu ou por comprovação em exames laboratoriais, cujos resultados estivessem disponíveis na ocasião.[60]

b) MORBIDADE ESPECÍFICA

Nas investigações voltadas para determinadas condições (por exemplo, sobre diabetes ou bronquite crônica), os critérios de diagnóstico são claramente definidos, pela própria facilidade de se lidar com um problema apenas. Assim sendo, adotando critérios bem estabelecidos e padronizando-se adequadamente a coleta de dados, é possível separar, sem ambigüidades, as pessoas afetadas e as não-afetadas.

A ausência de definições ou de critérios operacionais precisos, de fácil aplicação e reprodutibilidade, o que acontece ainda hoje no tocante a muitas entidades, como neuroses e enxaquecas, constitui um fator que limita a realização de investigações para o conhecimento desta morbidade.

2. PERFIL DA MORBIDADE

A transição demográfica e epidemiológica, já completada em muitos países, fez com que as causas predominantes de morbimortalidade, antes de natureza infecciosa, passassem a ser as não-infecciosas. A associação destas últimas com o processo de desenvolvimento fez com que fossem cognominadas de "doenças da civilização" ou "das sociedades afluentes". No entanto, tais afirmações devem ser interpretadas com cautela.

O declínio das doenças infecciosas é acompanhado por um aumento das não-infecciosas, já que estas enfermidades aumentam com a idade (Quadro 22.5) e as pessoas vivem mais tempo. Contudo, a distribuição das doenças não-infecciosas, no seio da população, mostra uma relação inversa com a classe social. As afecções cardiovasculares, por exemplo, em muitos países do Primeiro Mundo, são mais prevalentes nas classes sociais menos favorecidas (o Quadro 22.6 é exemplo). Na atualidade, alguns afirmam que as enfermidades crônicas são "doenças dos pobres nas sociedades ricas" e "doenças dos ricos nas sociedades pobres". Porém, estas relações estão mudando freqüentemente.

As razões para semelhante perfil da morbidade são diversas. A transição demográfica e epidemiológica explica o predomínio das condições crônico-degenerativas. Contudo, no seio de uma sociedade, a distribuição da morbidade evidencia que a doença penaliza os menos favorecidos em termos socioeconômicos. As classes sociais mais afluentes são mais informadas ou tendem a captar melhor as mensagens sobre prevenção de doenças — fazer dieta, não fumar, exercitar-se etc. —, o que influencia a incidência e a mortalidade por doenças crônicas. Além do

Quadro 22.5 Prevalência de distúrbios cardiovasculares em inquérito nacional por entrevistas, segundo faixa etária: Estados Unidos, 1972

Idade (anos)	< 17	17 - 44	45 - 64	65+	Todas as idades
Coeficiente (por 1.000)	10,5	24,6	88,8	198,7	50,4

Fonte: CS Wilder. U.S. Department of Health, Education and Welfare. Prevalence of chronic circulatory conditions, 1972, 1974:20.[61]

Quadro 22.6 Prevalência (por 1.000) de distúrbios cardiovasculares em inquérito nacional por entrevistas, segundo renda familiar: Estados Unidos, 1972

Renda Familiar (dólares)	45-64 anos	65+ anos	Todas as idades*
até 3.000	162,7	233,6	141,1
3.000-4.999	117,8	199,6	78,0
5.000-6.999	98,7	190,7	54,5
7.000-9.999	88,2	188,9	39,9
10.000-14.999	74,3	158,9	32,8
15.000 e mais	66,6	174,8	35,2
Total	88,8	198,7	50,4

* Inclui também menores de 45 anos de idade
Fonte: CS Wilder. U.S. Department of Health, Education and Welfare. Prevalence of chronic circulatory conditions, 1972, 1974:20.[60]

mais, têm melhor acesso à assistência à saúde de boa qualidade, e condições adequadas de trabalho e de vida, fatores que influenciam poderosamente a situação de saúde.

3. FONTES DE DADOS PARA TRAÇAR O PERFIL DA MORBIDADE

Numerosos aspectos metodológicos influenciam o quadro estatístico de morbidade, entre os quais as características da amostra e a forma de aferição dos casos.[62]

• **Características da amostra**

Um aspecto sempre relevante, que afeta o perfil epidemiológico, é a "representatividade" dos indivíduos incluídos no quadro estatístico. Um banco de dados que não incluir determinados segmentos da população gera um perfil distorcido da situação — o que constitui o viés de seleção.

• **Modo de aferição da morbidade**

Além da preocupação com a amostragem, outro ponto de particular importância é o conceito do que seja um "caso". Um mesmo indivíduo pode ser portador de muitas condições crônicas e passar, perante os demais e para si mesmo, como sadio, enquanto um outro, não necessariamente hipocondríaco, com as mesmas condições, pode vir a ser considerado enfermo. As estatísticas provenientes de inquéritos por entrevistas refletirão essas facetas. Em geral, a magnitude do problema na população pode ser expressa de maneira muito diferente, dependendo dos critérios utilizados para definir morbidade que, por sua vez, estão muito relacionados à fonte de dados empregada. Por outro lado, o viés de aferição é introduzido por inconsistências em qualquer das etapas de mensuração da morbidade.

São muitas as fontes de dados utilizadas para o conhecimento da morbidade por doenças crônicas (Cap. 5, p. 82); entre as principais, encontram-se as informações sobre a demanda de atendimentos e os inquéritos.

a) ESTATÍSTICAS SOBRE O ATENDIMENTO DA DEMANDA

Esta é uma forma relativamente simples de determinar a morbidade, representada pelas informações registradas em unidades de saúde concernentes aos diagnósticos de pacientes internados, de atendimentos ambulatoriais e de exames realizados em laboratórios. Periodicamente, são preparados quadros informativos sobre alguns destes aspectos. Se não existirem informações estatísticas, elas podem ser preparadas a partir de prontuários ou fichas existentes nos serviços.

Os quadros estatísticos decorrentes do atendimento da demanda geram perfis imperfeitos da morbidade devido, principalmente, à seletividade da amostra. O uso de registros rotineiros de morbidade requer, de quem os utiliza, familiaridade com as limitações e inconsistências existentes em dados institucionais. Se a afecção é grave, requer hospitalização e ela é obtida facilmente — o que pode ser inferido desde que haja, no local, leitos em quantidade suficiente ou por uma investigação especial — as estatísticas dos hospitais podem representar boas aproximações aos valores reais que a doença apresenta na população. As afecções raras e graves podem estar nesta categoria. Todavia, a interpretação é, em geral, dificultada por causa dos múltiplos fatores que fazem com que um doente procure um hospital e seja nele internado.

• Exemplo: estatísticas sobre hospitalizações

Nestas estatísticas, usualmente, não estão separadas as primeiras internações das reinternações. Assim, ao se defrontar com tendência declinante de um agravo à saúde — por exemplo, cirrose hepática —, em séries históricas construídas com dados de hospitalização, mais de uma explicação pode ser aventada: 1. uma diminuição do número de pacientes com a doença, na população; 2. um menor número de hospitalizações, entre aqueles com este diagnóstico; ou 3. uma combinação de ambos os fatores.

b) INQUÉRITOS

A freqüência de doenças crônicas na comunidade, em que se exige representatividade e a necessária qualidade na aferição de cada caso, pode ser determinada através de inquéritos de morbidade, em amostra aleatória da população.

• **Prevalência × Incidência**

Os inquéritos de prevalência, por apresentarem maiores facilidades operacionais, são os mais encontrados na literatura, comparados aos de incidência. Os Quadros 22.7 e 22.8 são o

Quadro 22.7 Prevalência de eventos cardiovasculares selecionados* referidos em inquérito nacional por entrevistas: Estados Unidos, 1972

Diagnósticos	Taxa por 1.000
Doença cardíaca	50,4
Doença hipertensiva	60,1
Doença cerebrovascular	7,5
Arteriosclerose	3,4
Varizes	36,8
Hemorróidas	47,7
Flebites e tromboflebites	1,6
Circulação deficiente	4,6
Anomalia congênita do sistema circulatório	4,4

8a. Revisão da Classificação Internacional de Doenças, CID-8.
* Não inclui internados em qualquer tipo de instituição.
Fonte: CS Wilder. U.S. Department of Health, Education and Welfare. Prevalence of chronic circulatory conditions, 1972, 1974:2.[61]

Quadro 22.8 Prevalência dos agravos à saúde mais freqüentes em pessoas idosas (65 anos e mais): Estados Unidos, 1985

Diagnósticos	Prevalência por 1.000
Artrite	473
Hipertensão	415
Doença cardiovascular	305
Deficiência auditiva	294
Influenza	214
Trauma	176
Distúrbios ortopédicos	171
Catarata	164
Sinusite crônica	155
Depressão	147
Neoplasia maligna	145
Diabetes	104
Deficiência visual	97
Incontinência urinária	88
Varizes	76

Fonte: Inquérito nacional de entrevistas, completado por outras pesquisas, segundo LP Fried e TL Bush. Epidemiologic Reviews 1988:57.[63]

resultado de inquéritos de prevalência. Relativamente poucos países, porém, detêm informações sobre o tema com a necessária abrangência e qualidade.

Os inquéritos de incidência são muito menos utilizados, para determinar a morbidade por doenças crônicas, devido ao extenso período de latência destas afecções, o que torna a investigação um projeto de longa duração; há ainda outras dificuldades, entre as quais o diagnóstico do início da doença. Como exemplo, cite-se a investigação realizada em Framingham, iniciada com o objetivo de determinar incidência e que cedo transformou-se em uma investigação etiológica sobre doenças cardiovasculares (a ser descrita ainda neste capítulo, na seção de "estudo de coorte").

• **Tipos de Inquérito**

Os inquéritos podem estar limitados a entrevistas, ou complementados por avaliação clínica e laboratorial. Os primeiros são muito utilizados com o intuito de medir a magnitude das doenças crônicas, visto serem de concepção e execução mais simples, prescindindo de pessoal especializado, embora sejam menos precisos quanto a questões de diagnóstico. Os inquéritos de morbidade, nos quais há exame físico e laboratorial, costumam ter alto custo. Na literatura especializada, tais inquéritos, especialmente com relação a doenças crônicas, são encontrados, com mais freqüência, em países de alta renda *per capita*.

A validade da entrevista domiciliar, como indicador do verdadeiro estado de saúde do indivíduo, pode ser verificada pela comparação dos seus resultados com outros mais precisos, como o exame médico. Se duas fontes são utilizadas, haverá diferentes estimativas de morbidade.

• Exemplo 1: o inquérito norte-americano de morbidade

O inquérito norte-americano, cuja cobertura abrange todo o país, envolve a avaliação da morbidade geral e específica de amostra representativa da população adulta. O Quadro 22.9 contém exemplo de resultados obtidos por entrevistas e por exames. Parte das diferenças encontradas pode representar casos até en-

Quadro 22.9 Prevalência (%) de algumas doenças cardiovasculares e de hipertensão entre a população de 18-79 anos, segundo fonte de dados obtida em inquérito nacional de morbidade: Estados Unidos, 1972

Diagnósticos	Entrevistas(a)	Exames(b)
Doença cardiovascular	6,6	13,2
Reumática	0,5	1,1
Coronariana	2,3	2,8
Congênita	0,4	0,2
Hipertensiva	1,5	9,5
Hipertensão	10,2	15,3

a) Health Interview Survey
b) Health Examination Survey
Fonte: CS Wilder. U.S. Department of Health, Education and Welfare. Prevalence of chronic circulatory conditions, 1972, 1974:16.[61]

tão não diagnosticados, ou, então, refletir diferentes dimensões da morbidade, pois a entrevista registra a morbidade percebida pelo entrevistado, enquanto o exame detecta desvios da normalidade, segundo critérios próprios dos profissionais da saúde.

- Exemplo 2: o inquérito finlandês de morbidade

Em amostra representativa dos adultos do país, cerca de 8 mil pessoas de 30 anos e mais, de ambos os sexos, foram entrevistadas e, independentemente, examinadas.[64] A estimativa da morbidade crônica foi muito próxima, respectivamente, 56% e 54%. A prevalência de doenças cardiovasculares foi a mesma (23%), por ambos os métodos, mas a entrevista subestimou a prevalência de enfermidades respiratórias (menos 52%), musculoesqueléticas (menos 25%) e mentais (menos 78%). Os autores deste relato realçaram a utilidade de ambas as formas de coleta de dados, no intuito de monitorizar a saúde da população, mas cautela deve ser tomada na utilização de alguns dos seus resultados.

Quanto aos inquéritos específicos de morbidade — ou seja, voltados para uma só condição ou grupo de condições afins —, a literatura especializada está repleta de exemplos. É raro não se encontrar uma revista estrangeira indexada, de saúde pública ou clínica médica, que não contenha pelo menos um artigo publicado a cada ano, relatando os resultados de um inquérito deste tipo. Neles, os critérios de exclusão e inclusão de casos estão definidos, com minúcias, e os dados são obtidos, usualmente, através de entrevistas, exame clínico e laboratorial, e, em termos ideais, em amostra representativa da população.

C. VIGILÂNCIA EPIDEMIOLÓGICA

A inexistência de um sistema rotineiro de vigilância epidemiológica que inclua as doenças não-infecciosas, na América Latina, foi assinalada por ocasião do seminário interamericano sobre o tema, cujas conclusões constam do capítulo anterior.[65] Na oportunidade, salientou-se que a vigilância epidemiológica deveria ser expandida, para incorporar agravos à saúde de natureza não-infecciosa, pela importância que passaram a ocupar no quadro de morbimortalidade. Em outras oportunidades, foi também sugerida a inclusão de doenças crônicas não-infecciosas no sistema de vigilância epidemiológica.[66] Mas são raros os países que dispõem de um semelhante sistema de registro. Em alguns estados brasileiros já se inicia a inclusão das doenças crônicas na vigilância epidemiológica. Por exemplo, em Campinas, desde de 1993, as neoplasias malignas tornaram-se enfermidades de notificação obrigatória.[67] As informações assim obtidas vão subsidiar o registro de câncer em base populacional implantado no município. Uma tentativa de obter informações sobre fatores de risco de doenças crônicas, em nível populacional, no exterior, é mostrada a seguir.

- Exemplo: vigilância de fatores de risco comportamentais

Desde 1981, os Centros de Controle e Prevenção de Doenças (CDC), norte-americanos, em colaboração com alguns estados daquele país, passaram a realizar entrevistas, por telefone, usando questionário padronizado, de modo a coletar dados sobre fatores de risco e práticas preventivas. O objetivo foi gerar informações, em nível estadual, que pudessem subsidiar e avaliar programas de controle de fatores de risco, e detectar tendências. Outros estados aderiram também ao programa que foi ampliado e resultou, em 1984, no que se denominou "Sistema de vigilância de fatores de risco comportamentais".[68-70] Em 1990, o programa cobria 90% da população do país.

Nove afecções foram selecionadas para vigilância, por este sistema, em função de suas altas taxas de mortalidade e de suas demonstradas associações a meios conhecidos e práticos de prevenção (Quadro 22.10). Os óbitos atribuídos a estas nove condições representavam, na época, 52% da mortalidade e significavam cerca de cinco óbitos anuais por mil habitantes daquele país.

As fontes de dados selecionadas para alimentar o sistema de vigilância foram as estatísticas de mortalidade e de altas hospitalares, além dos mencionados inquéritos sobre fatores de risco e sobre medidas preventivas utilizadas pela população.[68] Informes periódicos dão conta da evolução da situação. A prevalência dos fatores de risco incluídos na vigilância aparece no Quadro 22.11. Informações sobre os critérios para definir a presença de fatores de risco e o uso de medidas preventivas estão no Quadro 22.12. Para cada afecção, é estimada a mortalidade que poderia ser prevenida se o conhecimento disponível tivesse sido aplicado. Os cálculos são feitos pela relação da doença com fatores de risco, potencialmente controláveis, através da computação do "risco atribuível populacional". Este indicador informa a proporção da doença que não teria ocorrido se o efeito do fator de risco tivesse sido neutralizado ou, no caso de medidas preventivas, se elas tivessem sido adequadamente utilizadas pela população de risco.

O sistema implantado permite acompanhar a tendência da mortalidade por doenças crônicas potencialmente preveníveis,

Quadro 22.10 As nove doenças crônicas objeto do Sistema de Vigilância de Fatores de Risco Comportamentais, dos Estados Unidos, em 1988

1. Doença coronariana
2. Doença cerebrovascular
3. Diabetes
4. Doença pulmonar obstrutiva crônica (DPOC)
5. Câncer de pulmão
6. Câncer de mama
7. Câncer cervical
8. Câncer colorretal
9. Cirrose hepática

Fonte: RF Anda et al. Morbidity and Mortality Weekly Report 1990: 39(SS-2):17-20.[69]

Quadro 22.11 Prevalência (%) de fatores de risco e de uso de medidas preventivas em adultos de 18 anos e mais de idade, de ambos os sexos: Sistema de Vigilância de Fatores de Risco Comportamentais, Estados Unidos, 1988

Fatores de risco/Medidas preventivas	Mediana	Variação
1. Obesidade	20,9	14,7-28,0
2. Fumo	24,7	14,7-34,4
3. Vida sedentária	58,0	45,3-73,6
4. Ingestão excessiva de álcool, periodicamente	15,3	7,1-25,3
5. Ingestão excessiva de álcool, regularmente	5,8	3,3-10,8
6. Dirigir alcoolizado	3,2	1,4-6,2
7. Falta do uso do cinto de segurança	30,1	6,5-67,4
8. Colesterol sérico já dosado	49,8	41,3-58,2
9. Mamografia já feita (idade 40 anos e +)	54,0	42,0-67,5

Resultados expressos em prevalência mediana (%) e menor e maior prevalência nos estados pesquisados. Os critérios para definir a presença de fatores de risco e o uso de medidas preventivas estão no Quadro 22.12.
Fonte: RF Anda et al. Morbidity and Mortality Weekly Report 1990; 39(SS-2):1-21.[69]

para cada estado daquele país. A uniformidade dos dados também possibilita comparações regionais e o uso da informação para a formulação de prioridades, a adequação das políticas de saúde às necessidades e a avaliação de seus resultados.

Ressalte-se que outros agravos à saúde poderiam ser objeto de vigilância, usando metodologia semelhante, com coleta de dados em múltiplas fontes, como são exemplos as doenças relacionadas ao trabalho, os acidentes de trânsito e outras violênci-

Quadro 22.12 Critérios para definir a presença de fatores de risco e o uso de medidas preventivas, empregados no inquérito realizado para subsidiar o Sistema de Vigilância de Fatores de Risco Comportamentais, Estados Unidos, 1988

1. Obesidade — definido pelo índice de massa corporal: peso (kg) dividido pela altura (m) ao quadrado; > 27,8 em homens e > 27,3 em mulheres. Valores que representam o percentil 85 para a idade de 20-29 anos.
2. Fumantes — pessoas que tenham fumado pelo menos 100 cigarros e eram fumantes na época da coleta de dados.
3. Vida sedentária — menos de três seções de 20 minutos de atividade física por semana.
4. Ingestão excessiva de álcool, periodicamente — consumo de cinco ou mais drinques em uma única ocasião, no último mês.
5. Ingestão excessiva de álcool, regularmente — consumo de 60 ou mais drinques no último mês.
6. Alcoolizado à direção de veículo — pessoas que haviam dirigido após ter bebido em excesso, ao menos uma vez no último mês.
7. Falta do uso do cinto de segurança — pessoas que algumas vezes, raramente ou nunca usavam o cinto de segurança.
8. Colesterol sérico já dosado — pessoas que já tinham feito, pelo menos uma vez, exame de colesterol no sangue.
9. Mamografia já feita (idade de 40 anos e +) — mulheres desta faixa etária que já tinham sido submetidas, pelo menos uma vez, a exame de mamografia.

Dados obtidos por entrevistas telefônicas.
Fonte: RF Anda et al. Morbidity and Mortality Weekly Report 1990; 39(SS-2):1-21.[69]

Quadro 22.13 Prevalências de fatores de risco (em %) de doenças crônicas não-transmissíveis em adultos residentes no município de São Paulo, segundo sexo, obtidas em inquérito domiciliar em meados da década de 1980

Fator de risco	Homens	Mulheres	Total
Hipertensão	31,0	14,4	22,3
Obesidade	14,2	21,4	18,0
Fumo	44,6	31,9	37,9
Alcoolismo	12,6	3,3	7,7
Sedentarismo	57,3	80,2	69,3

Fonte: RR Rego, FAN Berardo, SSR Rodrigues, ZMA Oliveira, MB Oliveira, C Vasconcelos, LVO Aventurato, JEC Moncau & LR Ramos, Revista de Saúde Pública (SP) 1990; 24(4):280.[71]

as, as causas maternas de morbidade e mortalidade, as anomalias congênitas e as afecções perinatais.

No Brasil, as informações sobre a prevalência de fatores de risco de doenças crônicas provêm de investigações isoladas, como as realizadas em São Paulo (Quadro 22.13)[71] e em Porto Alegre (Quadro 22.14).[72] A definição dos fatores de risco varia nos dois estudos, o que pode explicar parte das diferenças encontradas. Muito úteis são também os relatos contendo a análise crítica dos estudos de prevalência de um agravo à saúde, pois eles trazem as possíveis explicações para as variações encontradas nos coeficientes, assim como recomendações para a uniformização de critérios em futuros estudos.[62]

D. ESTIMATIVAS E EXTRAPOLAÇÃO DE INFORMAÇÕES

Os inquéritos de morbidade produzem estimativas de freqüências, aplicáveis *stricto sensu* somente para a população de onde os dados foram coletados. Nem sempre, porém, a extrapolação fica restrita à população de onde provieram os dados. Extrapolações de cifras foram tratadas nos Caps. 15 e 16, mas vejamos o tema em outros detalhes, já que as doenças não-infecciosas têm sido o principal foco destas estimativas.

a) GENERALIZAÇÃO DA AMOSTRA PARA A POPULAÇÃO

Estimativas de freqüência, no sentido estatístico do termo, são feitas quando se seleciona uma amostra, de maneira aleató-

Quadro 22.14 Prevalências de fatores de risco (em %) de doenças crônicas não-transmissíveis em adultos residentes no município de Porto Alegre, segundo sexo, obtidas em inquérito domiciliar em meados da década de 1980

Fator de risco	Homens	Mulheres
Hipertensão	15 (12-18)	15 (12-18)
Obesidade	16 (13-19)	24 (21-27)
Fumo	52 (47-57)	33 (30-36)
Alcoolismo	13 (10-16)	3 (2-4)
Sedentarismo	38 (33-43)	58 (54-62)

( ) = intervalo de confiança de 95%.
Fonte: BB Duncan, MI Schmidt, CA Polanczyk, RS Rosa & AC Achutti, Revista de Saúde Pública (SP) 1993; 27(1):45.[72]

ria, e os resultados encontrados na amostra são extrapolados para toda a população. Trabalha-se com amostras por conveniências operacionais. A partir da amostra, fazem-se afirmações sobre a freqüência do parâmetro para toda a população, com uma dada margem de erro, definida pelo intervalo de confiança.

• Exemplo: prevalência de hipertensão arterial em Porto Alegre (RS)

A taxa de prevalência de hipertensão arterial na população adulta daquela cidade gaúcha, em meados da década de 1980, foi estimada em 15%, no inquérito por entrevistas domiciliares, aleatoriamente escolhidas.[72] Pelo fato de esta cifra ter sido obtida em amostra, calculou-se também o erro da estimativa, dado pelo tamanho do intervalo de confiança: de 3%, para mais ou para menos, como se pode ver no Quadro 22.14. Logo, o verdadeiro e desconhecido valor da taxa de prevalência de hipertensão arterial, na população, situava-se entre 12% e 18%.

A taxa exata de prevalência só seria conhecida se toda a população fosse incluída na investigação, o que é impraticável, pois implicaria contactar centenas de milhares de indivíduos. Contudo, na maioria das situações, os inquéritos amostrais fornecem estimativas com erro de pequena magnitude, como no exemplo da hipertensão arterial, que são suficientes em termos práticos.

b) UTILIZAÇÃO DE INFORMAÇÕES DE UMA POPULAÇÃO PARA OUTRA POPULAÇÃO

Há ainda um outro tipo de extrapolação de informações, encontrado com freqüência nos dias atuais, que não é baseado na teoria estatística, mas visa a preencher uma lacuna, muito sentida entre planejadores e profissionais da saúde: a falta de informações epidemiológicas em uma região e o uso, a título de aproximação, daquelas encontradas em outra população. Será que freqüências observadas em um país — como 3,7% de varizes, 4,7% de hemorróidas e 0,4% de anomalias congênitas do sistema circulatório, encontradas nos Estados Unidos, apresentadas no Quadro 22.7 — podem ser extrapoladas para outro país?

A extrapolação dos dados norte-americanos ou europeus para o Brasil é uma prática freqüente e sedutora, já que naquelas regiões são feitas muitas investigações para determinação de freqüências. O raciocínio é o seguinte, baseado em uma simples regra de três.

• Exemplo: prevalência de *diabetes mellitus*

Se a freqüência detectada em um estudo metodologicamente bem conduzido, no exterior, apontou para a existência de 45 diabéticos em cada 1.000 adultos de 30 anos e mais,[73] um país como o Brasil, com cerca de 50 milhões de pessoas nesta faixa etária, teria 2,25 milhões de diabéticos.

Raciocínios como este são feitos por profissionais de saúde e reproduzidos na imprensa leiga, com o propósito de chamar a atenção para um problema do qual não dispomos de estatísticas confiáveis. No exemplo do diabetes, três fatores, pelo menos, permitem adiantar que as taxas entre os dois países podem ser bem diferentes. A distribuição por sexo e idade das populações não é idêntica, assim como os níveis de obesidade, fatores estes relacionados com a freqüência de diabetes. Se, por um lado, os fatores citados podem ser levados em conta mediante cálculos (a computação seria feita ajustando os valores por sexo, idade e nível de obesidade), outros aspectos, muitos ainda não identificados, mas relacionados com a doença, poderiam também diferir entre as duas populações consideradas, o que influenciaria as taxas de diabetes, tornando os resultados de uma população diferentes dos de outra população.

Os números apurados em uma dada pesquisa servem como subsídio para uma noção de ordem de grandeza da prevalência do diabetes — e não como uma cifra mágica para simples extrapolação. Para conhecer a real dimensão do problema, temos de gerar as nossas próprias informações, através de uma melhor utilização dos dados disponíveis ou por estudos especialmente desenhados para coletá-los. No intuito de preencher este vazio, ainda no caso do diabetes, as autoridades sanitárias brasileiras promoveram um inquérito nacional, em diversas capitais, no ano de 1987, entre indivíduos na faixa etária de 30 a 69 anos de idade, cujos resultados mostraram uma prevalência média de 7,6%.[74]

A quantificação da freqüência de diabetes depende do método diagnóstico empregado. Exames laboratoriais periódicos poderiam acrescentar novos nomes ao grupo de diabéticos e mesmo retirar alguns falso-positivos. O número de pessoas incluídas na avaliação pode também influenciar os resultados: sabe-se que as pequenas amostras tendem a produzir cifras menos precisas; aumentando-se o tamanho da amostra, as cifras tornam-se mais estáveis e mais próximas à da população.

A estimativa da prevalência de diabetes em uma comunidade, por outro lado, pode não ser representativa de um estado ou de um país, como um todo. Ela também não é constante, no tempo. Estes comentários sobre diabetes são válidos para a maioria dos demais agravos à saúde.

Em síntese, para regiões que não disponham de informação estatística, é comum tomarem-se os dados de alguma outra região que os tenha, como estimativa aproximada. Neste tipo de generalização, há sempre um risco de erro, que é menor quando as comunidades são semelhantes. No entanto, uma grande dificuldade é estabelecer quando as populações são semelhantes. Os estudos epidemiológicos têm mostrado que, mesmo em populações com características aparentemente semelhantes, há grandes variações de morbidade. São estas diferenças que servem de ponto de partida para pesquisar etiologias, como foi ilustrado em diversas partes deste livro. Um exemplo é a marcada variação de coeficientes de morbidade por câncer gástrico, entre países, cujos fatores determinantes ainda são pouco conhecidos, embora muita especulação exista sobre a matéria.

IV. ESTUDOS ANALÍTICOS DE OBSERVAÇÃO

Os métodos usados pela epidemiologia, para pesquisar as doenças não-infecciosas, são os mesmos empregados no estudo das enfermidades infecciosas. Entre as principais opções de investigação encontram-se:

• a comparação das taxas da doença, em subgrupos da população — por exemplo, por sexo, idade, ocupação, classe social e hábitos diversos;
• a investigação de freqüências da enfermidade em diferentes regiões e países;
• os estudos da tendência temporal das doenças;
• as pesquisas seccionais, ou a repetição destas pesquisas, numa dada população;

• a realização de estudos de caso-controle e coorte. Pela importância que estes métodos analíticos assumiram na investigação das doenças crônicas, eles serão, a seguir, comentados em maior detalhe.

• **Estudos de caso-controle × estudos de coorte**

Estas duas modalidades de investigação foram aperfeiçoadas, neste último meio século, justamente para fazer face às necessidades das pesquisas das doenças crônico-degenerativas — o grande desafio que os cientistas da saúde passaram a enfrentar com o advento da transição epidemiológica. Embora os mesmos princípios científicos se apliquem à pesquisa das doenças infecciosas e das não-infecciosas, as investigações voltadas para este segundo grupo de afecções têm se caracterizado por algumas particularidades, entre as quais a crescente aplicação de métodos estatísticos sofisticados, com uso do computador, de modo a facilitar as enormes tarefas de cálculo, decorrentes da necessidade de lidar com múltiplos fatores, simultaneamente.

Uma das dificuldades encontradas pelos pesquisadores no estudo das doenças não-infecciosas, e que está na origem dos problemas metodológicos das pesquisas sobre este grupo de afecções, foi realçada no início do capítulo e decorre de não haver agente etiológico conhecido. Ao contrário das doenças infecciosas, pois nestas há agentes microbiológicos, rotulados como "etiológicos", as pesquisas sobre as afecções crônico-degenerativas evoluíram na tentativa de avaliar o papel exercido pelos fatores de risco. Neste processo de investigação de etiologia das doenças crônicas, em muitas das quais o período de latência é medido em anos ou décadas, a sistemática de estudos prospectivos mostrou-se extremamente cara e de resultados a muito longo prazo, de modo que foi necessário também utilizar enfoques retrospectivos, em especial, o estudo de caso-controle.

Classicamente, as pesquisas epidemiológicas analíticas sobre doenças crônicas têm progredido através do isolamento de uma situação para exame — a relação entre dois eventos, designados como "exposição" e "doença", conforme já foi mostrado — controlando-se outros fatores (ou seja, outras exposições) que dificultam a interpretação dos resultados. A exposição principal — que é o foco de interesse, na investigação — pode ser um fator existente no ambiente, uma característica pessoal, uma intervenção para alterar o curso da história natural da doença ou um outro fator suspeito de estar contribuindo para a ocorrência da doença.

A forma de apresentação do assunto, nas próximas seções, é a seguinte: para cada um dos métodos, caso-controle e coorte, serão mostrados os detalhes de uma ou mais pesquisas, usando esta metodologia, o que serve de ilustração para os comentários sobre as questões técnicas peculiares a cada uma delas. O referencial para debater o tema é a classificação dos vieses em três categorias — seleção, aferição e de confundimento de variáveis — o que permite aquilatar o potencial, as limitações e as dificuldades, do uso destes métodos, no esclarecimento de relações causais das doenças crônico-degenerativas. Os tópicos agora abordados complementam os ensinamentos dos Caps. 12 e 13, que devem ser considerados, no texto a seguir.

A. ESTUDO DE CASO-CONTROLE

Como já foi amplamente mostrado, esta modalidade de investigação é de cunho retrospectivo. Escolhem-se os casos, os controles e determinam-se as características de uns e outros, assim como as suas experiências de vida, que possam explicar o agravo à saúde presente nos casos e ausente nos controles.

1. CONSIDERAÇÕES GERAIS E EXEMPLO DE ESTUDO DE CASO-CONTROLE

Em revisão de quatro revistas científicas (Lancet, New England Journal of Medicine, American Journal of Epidemiology e Journal of Chronic Diseases), em 1956-1957 e em 1976-1977 — intervalo de 20 anos entre os dois pontos de referência — o número de artigos de caso-controle aumentou de quatro a sete vezes.[75] Este aumento é imputado, principalmente, às pesquisas em doenças crônicas.

• **Exemplo: Tabagismo e câncer de pulmão**

São numerosas as pesquisas para elucidar o papel do fumo como causador de doenças.[76-82] Seus resultados apontam, consistentemente, para o efeito nocivo do tabagismo sobre a saúde. Antes de traçar alguns marcos das pesquisas epidemiológicas sobre o assunto — usando o câncer de pulmão como exemplo típico de afecção associada ao fumo —, vejamos um breve histórico sobre o uso do tabaco.

• **O uso do fumo, pela população**

O fumo era conhecido entre os habitantes das Américas, antes do descobrimento, e desconhecido no resto do mundo. Nos séculos seguintes, foi levado a todos os continentes, embora o hábito de usá-lo permanecesse reduzido, durante muito tempo. A situação somente se alterou no início do século XX, pois a industrialização aumentou a produção do fumo e diminuiu os custos, facilitando o acesso ao produto. Cigarros a preços acessíveis e prontos para o consumo, aliados à propaganda bem conduzida, fizeram aumentar dramaticamente o número de fumantes: não é raro encontrarem-se cidades onde a proporção de adultos fumantes seja superior a 50%. Na América Latina, em 33 estudos da população adulta do sexo masculino, entre 1970 e 1980, a prevalência mediana foi 40%, sendo a menor e a maior porcentagem, respectivamente, 28% e 62%.[83] As quatro pesquisas brasileiras, incluídas nesta casuística, informaram as seguintes proporções de fumantes: 33%, 50%, 54% e 59%. Para o sexo feminino, as taxas são consistentemente mais baixas, em torno da metade a um terço das cifras encontradas nos homens. Entretanto, estas relações estão se alterando, com a prevalência de fumantes diminuindo entre os homens e aumentando entre as mulheres.

• **O período de latência para o aparecimento do câncer de pulmão**

O período de latência entre o início do hábito de fumar e o aparecimento de carcinoma broncogênico é grande, cerca de 30 anos. Em conseqüência, somente na década de 1920, nos países com dados estatísticos confiáveis, detectou-se o início da epidemia de câncer de pulmão, que ainda permanece em escala ascendente.

Exemplo sobre esta relação no Canadá foi mostrado anteriormente (ver Fig. 11.4, p. 249). Diante do fato, os estudiosos passaram a especular sobre as possíveis causas desta elevação, sendo uma delas o aumento de consumo de cigarros. Uma outra explicação consistia na contaminação ambiental proveniente de emanações de fontes diversas, entre as quais as dos veículos e da atividade industrial.

• A formulação da hipótese relacionando fumo e câncer

A hipótese sobre a relação fumo-câncer, na realidade, é antiga, sendo conhecida há mais de dois séculos,[80] mas somente adquiriu credibilidade e importância quando análises de estatísticas apontaram para a consistência das indicações fornecidas pela justaposição das duas séries históricas, a de consumo anual de cigarros e a da mortalidade anual por câncer de pulmão, como ilustrado na mencionada Fig. 11.4.

• A abordagem para investigar o assunto

Diante das evidências crescentes sobre uma possível relação causal entre o consumo de cigarro e o câncer, o passo seguinte foi o de verificar a hipótese, em nível individual. Uma estratégia particularmente propícia é a do estudo de caso-controle, pois os resultados podem ser obtidos rapidamente. Os casos de câncer de pulmão, confirmados em exames complementares, são confrontados com indivíduos, escolhidos como controles, de características semelhantes aos casos mas comprovadamente isentos da neoplasia. De todos os casos e controles, incluídos na casuística, são colhidos os dados pertinentes, entre os quais, sobre o hábito de fumar. No ano de 1950, quatro estudos, seguindo esta metodologia, foram publicados, apontando para uma associação positiva entre hábito de fumar e câncer de pulmão.[84] Os resultados de uma destas investigações estão reproduzidos no Quadro 22.15, onde se pode notar que a freqüência de fumantes de cigarros foi muito maior em casos (91,2%) do que em controles (65,2%).[85] Resultados semelhantes também foram encontrados em outras investigações que utilizaram esta metodologia, consistência que sugere relação causal entre o hábito de fumar e a neoplasia.

2. ASPECTOS METODOLÓGICOS DOS ESTUDOS DE CASO-CONTROLE

O estudo de caso-controle é particularmente indicado para ser realizado por clínicos, já que os pacientes os procuram, espontaneamente, ou são a eles referidos para consulta. Quatro aspectos, pelo menos, são fundamentais na condução de uma pesquisa deste tipo:

- a seleção criteriosa dos pacientes,
- a escolha adequada dos controles,
- a obtenção de dados comparáveis sobre a exposição em casos e controles, e
- a anulação do efeito de variáveis de confundimento.

Estes são quatro aspectos cruciais, mas não os únicos. O cuidado com numerosos detalhes metodológicos é essencial para evitar vieses que, se presentes, enfraquecem ou invalidam as conclusões. Há dezenas de vieses, como discutido anteriormente, agrupados em três categorias, que usaremos para aprofundar a discussão sobre o assunto.

a) VIÉS DE SELEÇÃO

A escolha de casos e controles, se não adequadamente realizada, resulta no que é habitualmente denominado "viés de seleção".

• A escolha dos casos

No planejamento de um estudo de caso-controle, como aliás de qualquer investigação, fixam-se os critérios diagnósticos que permitem definir o que deva ser considerado um "caso". Definições objetivas, através da especificação minuciosa dos critérios para "inclusão" e "exclusão" dos casos, resultam na reunião de uma série homogênea de pacientes para investigação, o que facilita a detecção de fatores antecedentes causais e a extrapolação de resultados.

Prefere-se incluir somente "casos novos" na casuística: lida-se, portanto, com incidência e não com a prevalência. Os estudos de caso-controle que incluem os pacientes provenientes de avaliações seccionais estão, de certa forma, viciados, já que excluem aqueles que morrem ou desaparecem, em fase inicial, ou se curam antes que tenham chance de participar na investigação. Os esforços dos responsáveis pela pesquisa são dirigidos para incluir "todos os casos" incidentes na população, ou uma "amostra representativa" destes casos, seguindo critérios que garantam a representatividade. Como a maioria das investigações é realizada em hospitais, é possível que os pacientes ali reunidos constituam, em determinadas circunstâncias, mas não em outras, um segmento representativo de todos os pacientes. É previsível que, para muitas condições, tendam a aparecer para tratamento e cuidados especializados apenas os gravemente enfermos ou os que são portadores de mais de uma afecção.

• A escolha dos controles

A seleção de controles é considerada o calcanhar de Aquiles do método.[86,87] Existem muitas possibilidades de escolha.

1. POPULAÇÃO GERAL

O grupo controle ideal é a população geral de onde provêm os casos. Uma vigilância rigorosa sobre a incidência serve para identificar casos e controles, ambos representativos dos seus respectivos segmentos populacionais. Mas esta situação raramente é possível, por dificuldades operacionais, a não ser em condições especiais, propiciadas em pesquisas com bom nível de financiamento.

2. VIZINHOS

Uma fonte alternativa e adequada de controles consiste nos vizinhos dos casos. Em geral, eles têm as mesmas condições sociais do que os casos, o que confere homogeneidade de carac-

Quadro 22.15 Hábito de fumar e categoria de fumante (expressos em porcentagem) em 605 casos de câncer de pulmão e 780 controles hospitalares, de mesmo sexo, idade e situação econômica

Categoria	Casos*	Controles*
Fumante de cigarro	91,2	65,2
Fumante de charuto	3,5	7,8
Fumante de cachimbo	4,0	12,4
Não-fumante	1,3	14,6
TOTAL	100,0	100,0

* Expressos em porcentagens
Fonte: Adaptado da figura 4 de EL Wynder & EA Graham, Journal of the American Medical Association 1950, 143(4):329-336.[85]

terísticas aos grupos, de casos e de controles, formados com este procedimento.

3. CONTROLES HOSPITALARES

Como as investigações são, no mais das vezes, realizadas a partir de pacientes identificados em hospitais, por questões práticas costuma-se escolher também os controles no próprio hospital, sendo as opções mais freqüentes os portadores de uma outra afecção, os freqüentadores de uma outra clínica ou do banco de sangue (já que os doadores são voluntários aparentemente sadios). Uma outra opção freqüente é escolher os controles da relação de pacientes do arquivo médico da instituição.

Em síntese, o grupo de comparação ideal vem da comunidade e é representativo da população não-doente. Os vizinhos dos casos, muitas vezes, podem ser usados como substitutos. Por facilidades operacionais, porém, muitos investigadores selecionam o grupo controle no próprio hospital onde os casos foram diagnosticados. O problema da não-representatividade dos controles hospitalares deve ser considerado. Uma conduta recomendada para aumentar a confiança nos resultados, mas que acrescenta dificuldades operacionais e eleva os custos, consiste em selecionar mais de um grupo-controle hospitalar:[88] por exemplo, utilizar-se um da enfermaria e outro da sala de emergências, quando um grupo comunitário é julgado fora de cogitações. Desta maneira, se os resultados da comparação dos casos, com mais de um grupo-controle, são semelhantes, apontando para a mesma direção, tem-se maior convicção de que a associação detectada entre exposição e doença é, de fato, real. Trata-se de uma salvaguarda contra o viés de seleção quando suspeita-se de que as pessoas do grupo-controle não são representativas da população geral.

b) VIÉS DE AFERIÇÃO

De casos e controles são obtidos os dados sobre o presente e o passado, referentes à exposição ao fator de risco em estudo e sobre os demais atributos e características que importa conhecer. Portanto, de cada participante, faz-se uma anamnese dirigida a fatores de risco selecionados, tendo como roteiro um questionário previamente testado.

Os dados sobre as exposições devem ser "coletados de maneira semelhante" quer para os casos, quer para os controles. Quando o entrevistador desconhece a condição do entrevistado, se se trata de caso ou controle, é mais fácil obter dados não viciados sobre os fatores de risco. Todos os dados, ou apenas parte, podem ser resumidos de prontuários, e a mesma ressalva acima é válida: a conveniência em manter desconhecida a condição de caso ou de controle, embora seja mais difícil ocultar estas posições quando os prontuários são manuseados.

Cuidados como os mencionados têm o objetivo de evitar introduzir um procedimento diferencial de aferição em função do diagnóstico. De outra maneira, há a possibilidade, que deve sempre ser evitada, de entrevistar ou vasculhar o passado com mais afinco, dos casos, até que eles se recordem de uma possível exposição, reservando aos controles um contato rápido e superficial, com a idéia preconcebida de que não devem ter sido mesmo expostos ao fator de risco. A deturpação, enfatize-se, tende a ocorrer quando o entrevistador, observador ou examinador conhece a hipótese que está sendo testada ou o diagnóstico do indivíduo, favorecendo involuntariamente um dos grupos e introduzindo uma diferença artificial na aferição.

As mesmas recomendações se aplicam quando a exposição é detectada por exame laboratorial — o método de obtenção de dados deve ser semelhante em casos e em controle.

c) VIÉS DE CONFUNDIMENTO

A interpretação da associação exposição-doença, para ser inequívoca, precisa estar respaldada por efetivo controle de situações e circunstâncias que, de outro modo, poderiam explicar os resultados encontrados. Este controle pode ser feito de duas maneiras, no planejamento da investigação ou durante a análise estatística dos dados.

Na fase de planejamento, é prática comum selecionar os indivíduos-controle de uma maneira tal que tenham características semelhantes aos casos. Uma técnica é restringir as possibilidades de haver diferenças que sejam inconvenientes — tais como, os casos serem mais velhos do que os controles — formando, sempre, grupos homogêneos, por decisões quanto a quem incluir ou deixar de incluir: por exemplo, selecionar apenas uma determinada faixa etária ou somente um dos sexos. Uma outra técnica é o emparelhamento, pelo qual um controle será escolhido se apresenta características próximas à do caso; é o que ocorre, por exemplo, quando ambos são do mesmo sexo e de idade aproximada, aceitando-se um pequeno número de anos de diferença. A escolha dos controles no próprio hospital ou na mesma área de residência dos casos introduz uma certa uniformidade de características dos participantes, especialmente de natureza socioeconômica, o que constitui um aspecto positivo, nas situações em que esta semelhança é requerida.

Na fase de análise, havendo dados coletados sobre os fatores de confusão (sexo, idade, nível sócioeconômico etc., e por isto os questionários são extensos), pode-se conduzir a análise estatística com o objetivo de verificar os efeitos destas variáveis na associação exposição-doença. Uma maneira de conduzir a análise é estratificar os resultados: por sexo, faixa etária etc. As tabulações deste tipo têm o inconveniente de exigir um número muito grande de pessoas no estudo, no sentido de evitar categorias com poucos participantes, o que nem sempre é viável em termos práticos, ou possível de obter nas doenças raras. Uma técnica que contorna a dificuldade, permitindo controlar simultaneamente os vários fatores capazes de alterar as estimativas, é representada pela regressão logística. Nesta alternativa, os cálculos são mais complexos, embora facilmente realizados com um programa de informática, disponível em pacotes estatísticos para microcomputadores.

B. ESTUDO DE COORTE

À medida que evidências científicas, sobre um tema, apontam consistentemente para a existência da relação entre exposição-doença, ou há resultados contraditórios produzidos por investigações ecológicas, transversais e do tipo caso-controle, uma das melhores estratégias à nossa disposição é realizar um estudo de coorte.

1. CONSIDERAÇÕES GERAIS E EXEMPLOS DE ESTUDO DE COORTE

Anteriormente, foi mostrado o delineamento de um estudo de coorte. Em síntese, identifica-se um grupo de pessoas e coleta-se a informação pertinente sobre a exposição de interesse, de modo que o grupo é seguido, no tempo, com o intuito de determinar quais os seus membros desenvolvem a doença, em foco, e se esta exposição está relacionada à ocorrência desta doença. Em geral, os exemplos de estudo de coorte mostram a incidência entre expostos a um fator de risco, comparando-a com a incidência observada em não-expostos a este mesmo fator de risco. Essa forma simples de estudo de coorte, com apenas dois grupos, é a aqui utilizada como modelo, para mostrar mais detalhes sobre o assunto.

Apresentaremos dois exemplos de estudos de coorte — um dos quais é a continuação do relato sobre as pesquisas para elucidar o papel do fumo como causador de doença. Depois dos exemplos, serão realçados aspectos metodológicos concernentes a este tipo de pesquisa.

- **Exemplo 1: Tabagismo e câncer de pulmão (estudo dos médicos ingleses)**

Várias investigações do tipo caso-controle, referidas no capítulo, precederam o aparecimento, em 1956, do primeiro estudo de coorte;[89] os resultados dos primeiros 10[90] e 20 anos,[91] de seguimento, estão também disponíveis.

- **A abordagem para investigar o assunto**

O delineamento de um estudo de coorte para pesquisar fumo e câncer de pulmão pode ser assim sintetizado: os pesquisadores, no início do estudo, obtiveram os endereços dos quase 60 mil médicos ingleses, de ambos os sexos, na época inscritos no Conselho de Medicina daquele país. Pelo correio, enviaram um questionário a cada um indagando sobre características pessoais e do hábito de fumar, que resultou em cerca de 41 mil respostas. Estava assim determinado o grau de exposição ao fator de risco, identificando-se os fumantes e o número de cigarros consumidos ao dia. Para a detecção de doenças foi montado um esquema, que se revelou apropriado em avaliações posteriores, com a participação de funcionários do sistema oficial de informações sobre mortalidade, dos quais recebiam cópias de atestados em que a profissão assinalada era a de médico. Desta maneira, com o passar do tempo, acumularam evidências de que os fumantes apresentavam maior incidência de câncer de pulmão, comparados aos não-fumantes, e de que havia uma resposta dose-dependente nesta relação, pois no grupo dos grandes fumantes a incidência de neoplasias era muito mais elevada do que nos demais grupos de fumantes (Quadro 22.16): por exemplo, a incidência deste tipo de câncer foi de 227 casos por 100 mil fumantes, comparativamente muito menor no outro grupo, de sete casos em 100 mil não-fumantes.

Quadro 22.16 Mortalidade atribuída ao câncer de pulmão, em relação ao hábito de fumar cigarros: estudo dos médicos ingleses, 1951-1961

Consumo diário de cigarros	Mortalidade*
0	7
1 - 14	57
15 - 24	139
25 e +	227
Total	65

* Taxa anual por 100.000 mil adultos na categoria
Fonte: R Doll & AB Hill, British Medical Journal 1964; 1:1399-1410; 1460-1467.[90]

Note-se que uma investigação do tipo coorte permite que sejam pesquisados muitos efeitos, simultaneamente, como a incidência de câncer da boca e da laringe, e, avaliando a sua relação com o hábito de fumar, e mesmo com outros fatores de risco, como o consumo de álcool e a poluição ambiental, cujos dados tenham sido coletados e estejam disponíveis, para análise.

- **Exemplo 2: Estudo de Framingham, sobre fatores de risco das doenças coronarianas**

A segunda ilustração do método de coorte, a ser aqui apresentada, é retirada das pesquisas sobre fatores de risco das doenças cardiovasculares, mais especificamente, das afecções coronarianas. Como já referido, a transição epidemiológica por que passaram muitas regiões, de uma situação de "alta mortalidade-alta fecundidade" em direção à "baixa mortalidade-baixa fecundidade", fez-se com um aumento pronunciado dos coeficientes de morbidade por afecções cardiovasculares degenerativas, que predominam, amplamente, no quadro geral de mortalidade.

- **A formulação da hipótese relacionando fatores de risco e doença coronariana**

Semelhantemente ao relatado com referência à associação fumo-câncer de pulmão, as razões para a elevação dos coeficientes da doença coronariana foram sendo levantadas, paulatinamente, pelos estudiosos da matéria. Havia, no início, a impressão de que a arteriosclerose — a condição básica para o desenvolvimento de doenças cardiovasculares degenerativas — era uma conseqüência natural e inevitável do processo de envelhecimento. Pouco a pouco, evidências foram sendo acumuladas, apontando para a importância de fatores constitucionais e ambientais na gênese do processo, questionando a sua inevitabilidade e abrindo caminhos para a prevenção. Numerosos fatores de risco foram assim relacionados, etiologicamente, ao aparecimento das doenças coronarianas.

- **A abordagem para investigar o assunto**

Diante da magnitude do problema das doenças coronarianas e do pouco conhecimento de sua etiologia, somado à tendência, na época, de selecionar comunidades para funcionarem como laboratórios epidemiológicos,[92] o Serviço de Saúde Pública norte-americano, em 1947, decidiu financiar uma investigação de longa duração, o estudo de Framingham,[93-95] que se tornou o modelo norte-americano mais bem acabado de estudo de coorte.[84]

Framingham é uma pequena cidade, na época com cerca de 28 mil habitantes, localizada perto de um grande centro urbano, a 30 km de Boston. Aproximadamente dois terços das famílias, cujos membros tinham entre 30 e 59 anos de idade, foram selecionadas, dos quais 2.038 recusaram ou não puderam participar. Assim, 4.469 adultos de ambos os sexos entraram no estudo, acrescidos posteriormente de 740 voluntários, perfazendo um total de 5.209 participantes.

O exame inicial, em 1950, repetido a cada dois anos, consistia em extensa anamnese, incluindo a pesquisa de vários fatores de risco, exame físico detalhado e numerosos exames complementares de diagnóstico: radiografia do tórax, eletrocardiograma, dosagem de lipídios, glicose, ácido úrico etc. O paciente era também visto por um segundo médico que repetia os exames realizados pelo primeiro. Como o seguimento das pessoas ainda continua,[96] inclusive dos seus descendentes, outros tipos de dados foram acrescidos à lista inicial, com o propósito de testar novas hipóteses, levantadas com o passar do tempo. Deste modo pode-se acompanhar as pessoas e detectar, independentemente, os fatores de risco, em primeiro lugar, e as doenças, posteriormente.

Nos 15 primeiros anos, ou seja, no oitavo exame, 4.114 participantes foram examinados, já que 531 tinham morrido e houve 564 perdas de acompanhamento, cujos motivos procurou-se também elucidar: 327 por recusa em continuarem a ser examinados e 237 por mudança de residência para outra região.[92] Numerosos artigos científicos foram publicados relatando os resultados encontrados no estudo de Framingham. Em livro publicado, em 1980, estão listadas cerca de 200 publicações, de modo que muito foi produzido sobre a epidemiologia das condições crônico-degenerativas, a partir de dados desta pesquisa.[95]

Entre os fatores de risco identificados ou confirmados na história natural das afecções coronarianas, por esta investigação, estão sexo, idade, nível de colesterol sérico, pressão arterial e fumo. Os resultados de Framingham têm sido consistentemente confirmados em numerosas investigações. O Quadro 22.17 ilustra um dos achados: a relação direta entre nível de colesterol sérico e incidência de coronariopatias.

Como as doenças coronarianas estão associadas a mais de um fator causal, operando juntos e interagindo seus efeitos, estudos como o de Framingham permitiram quantificar os riscos combinados resultantes de vários fatores. Em geral, para cada um deles, tomado isoladamente, o risco relativo é da ordem de 1,5 a 3 — isto é, comparando-se o grupo que tem um fator de risco presente (ou em excesso) com aquele que não o possui (ou em nível baixo). Mas a combinação de vários fatores eleva o risco relativo para 10 ou mais. A magnitude deste número indica a chance elevada de doença coronariana para os indivíduos que possuem vários fatores de risco.

2. ASPECTOS METODOLÓGICOS DOS ESTUDOS DE COORTE

Nos dois exemplos apresentados, que ilustram o estudo de coorte — sobre fumo e câncer de pulmão em médicos ingleses e sobre fatores de risco das doenças cardiovasculares, na cidade de Framingham — algumas características metodológicas foram realçadas. Um estudo de coorte, comparado ao caso-controle, tende a ser menos sujeito a vieses. Vejamos alguns dos vieses em estudos de coorte, seguindo a mesma sistemática de classificação em três categorias.

Quadro 22.17 Risco de sofrer "ataque cardíaco" em 10 anos, em homens de 30 e 59 anos de idade, de acordo com o nível de colesterol sérico: estudo de Framingham

Níveis de colesterol	Razão de morbidade*
< 200	50
200-219	58
220-239	80
240-259	147
260 e +	186

* Razão de morbidade = (casos observados/casos esperados) × 100.
Para interpretar a razão de morbidade, ver Cap. 6.
Fonte: TR Dawber, WB Kannel & LP Lyell, Annals of the New York Academy of Sciences 1963; 103:539-556.[93]

a) VIÉS DE SELEÇÃO

Durante o andamento da investigação de Framingham, foram admitidos voluntários, o que tem sido criticado como um afastamento do planejamento inicial, configurando um vício de seleção. Na pesquisa com os médicos ingleses, cerca de um terço dos que compunham a lista do Conselho de Medicina daquele país não respondeu ao questionário inicial, de modo que não puderam ser incluídos no estudo. Os resultados seriam os mesmos, se todos fossem incluídos? Esta é uma questão que se impõe em casos semelhantes e, para a qual, nem sempre é possível uma resposta inequívoca.

Os resultados observados nos médicos foram generalizados para toda a população do país e mesmo do mundo. Isto porque a avaliação foi feita neste grupo de profissionais, por facilidades operacionais, e não havia razão para suspeitar de que os efeitos biológicos seriam outros, se um diferente grupo populacional, como advogados ou dentistas, fosse o escolhido.

O viés de seleção pode estar presente se os grupos expostos e não-expostos são formados de maneira desigual, em função de sua relação com a doença pesquisada. Habitualmente, isto não ocorre em estudos de coorte prospectivos, visto, no plano da investigação, ficar decidido, em primeiro lugar, verificar o nível de exposição das pessoas ao fator de risco e, assim, constituir os grupos. Após esta fase, independentemente dos fatores de risco, serão conhecidos os dados de incidência da doença, já com os grupos formados. No entanto, quando são utilizados arquivos para ser montada uma coorte histórica — logo, a exposição e a doença já ocorreram —, é possível que isto possa influenciar a formação dos grupos. Por exemplo, se somente for possível retraçar fielmente o paradeiro de doentes, os expostos não-doentes ou falecidos podem estar sub-representados, o que vicia os resultados da investigação.

b) VIÉS DE AFERIÇÃO

O viés de aferição está presente, em estudos de coorte, quando a maneira de observar os resultados é desigual nos dois grupos comparados, os expostos e os não-expostos. Semelhantemente ao descrito para o estudo de caso-controle, onde a melhor conduta é manter o entrevistador não ciente dos diagnósticos, já que isto pode influenciar a coleta de dados sobre o passado das pessoas, no estudo de coorte também a melhor conduta é manter o observador desconhecendo o estado dos participantes, se exposto ou não-exposto, evitando que saiba detalhes sobre o fator de risco, pois podem influenciar também o seu diagnóstico clínico.

Um dos problemas a evitar, em qualquer investigação, é o erro de classificação (o indivíduo exposto ser considerado não-exposto ou vice-versa). Um outro problema é a mudança na exposição: por exemplo, o fumante que passa a não fumar ou o obeso, em dieta, pois apresenta níveis baixos de colesterol. No estudo de Framingham, um problema adicional aparece e que teve de ser cuidadosamente tratado: o de lidar com múltiplas mensurações, de uma mesma variável (colesterol e glicose, por exemplo), já que os exames foram repetidos regularmente. Nestas ocasiões, a regressão em direção à média, já comentada anteriormente, pode ser uma das explicações para a variabilidade dos resultados.

c) VIÉS DE CONFUNDIMENTO

Na interpretação de qualquer resultado, seja ou não encontrada associação entre exposição e doença, é sempre conveniente considerar a possibilidade de um terceiro fator estar interferindo e alterando a relação entre os dois eventos. Estes cuidados foram tomados em ambas as investigações, como na seguinte ilustração.

No estudo de Framingham, foi detectada associação positiva entre o hábito de beber café e a mortalidade geral. Como se sabe, o consumo de café é fortemente relacionado ao fumo: quem fuma bebe mais café do que quem não fuma. Quando a correção foi feita por esta última correlação, nenhum efeito adverso do consumo de café foi detectado.[95] A relação existente era entre fumo e mortalidade geral; aquela detectada entre café e mortalidade foi explicada pelo hábito de fumar.

Não foi possível avaliar, no estudo de Framingham, a incidência de coronariopatias no grupo dos grandes bebedores de álcool; poucos homens encontravam-se nesta categoria e quase nenhuma mulher, de modo que as conclusões seriam pouco precisas. Este exemplo ilustra o fato de que mesmo o seguimento de milhares de pessoas, por décadas, não produz número suficiente de indivíduos para testar determinadas hipóteses.

V. ESTUDOS DE INTERVENÇÃO

Na tentativa de alterar a história natural da doença crônico-degenerativa, numerosas intervenções foram propostas e avaliadas por estudos epidemiológicos. Ilustraremos o assunto através de exemplos de estudos randomizados e não-randomizados. Seguindo a mesma sistemática anteriormente adotada, descreveremos algumas pesquisas, com o uso destes métodos, e comentaremos as questões metodológicas, tendo como referência a classificação dos vieses em três categorias. A maneira como o assunto é debatido traz ensinamentos que complementam os mostrados anteriormente, em especial nos Caps. 12 e 13.

A. ENSAIO CLÍNICO RANDOMIZADO

Este tipo de investigação caracteriza-se pelos grupos, experimental e controle, serem formados por um processo aleatório de decisão. Por exemplo, pacientes portadores de doença coronariana são sorteados para seguir o tratamento cirúrgico ou o médico. Pesquisas aleatorizadas têm mostrado a superioridade da intervenção cirúrgica.[97,98] Na seqüência serão dados outros exemplos de ensaio clínico randomizado concernentes ao controle de fatores de risco.

1. CONSIDERAÇÕES GERAIS

Numerosas características da população e do ambiente foram, nos últimos 50 anos, colocadas na categoria de fatores de risco para as doenças crônico-degenerativas, tais como hábito de fumar e colesterol sérico elevado. Diante do conhecimento acumulado, os caminhos da prevenção se abriram para tentar a redução da prevalência de fatores de risco, na população. Este esforço de grandes proporções necessitava, porém, de uma sólida base científica, de modo que pesquisadores, em número crescente, passaram a testar a eficácia dos métodos propostos para reduzir os fatores de risco e aferir o impacto desta redução sobre a prevenção de ataques cardíacos.

A partir da década de 1970, foram iniciados diversos projetos de estudos controlados de prevenção primária, de larga escala.

• Exemplo 1: Clínica de Investigação dos Lipídios

A pesquisa testou uma droga antilipídica, através de investigação multicêntrica, aleatorizada, controlada com placebo e duplo-cega.[99] Foram objeto de estudo 3.806 homens de meia idade, assintomáticos, com hipercolesterolemia primária, acompanhados durante 7,4 anos, em média, tempo em que os participantes seguiram dieta com baixo teor lipídico. Os resultados mostraram a eficácia da diminuição do nível de colesterol sérico na redução da morbidade e da mortalidade por doença coronariana. Os autores realçaram que os resultados constituíam forte indício do papel etiológico destes lipídios na patogênese das coronariopatias.

• Exemplo 2: investigação sobre múltiplos fatores de risco

Uma outra investigação é o "Ensaio de Intervenção sobre Múltiplos Fatores de Risco", conhecida pela sigla MRFIT (Multiple Risk Factor Intervention Trial), que foi levada a efeito no período 1973-1982.[100,101] Trata-se de um estudo randomizado, cujos participantes estavam em alto risco de doença coronariana. Cerca de 13 mil homens de meia idade, entre 35 e 57 anos, foram incluídos na pesquisa e acompanhados, em média, por sete anos. Formaram-se dois grupos de participantes, o experimental e o controle.

A seguinte prescrição foi reservada ao grupo experimental: tratamento da hipertensão arterial e aconselhamento para abandonar o hábito de fumar e alterar a dieta alimentar, no intuito de reduzir os níveis de colesterol sérico. Ao grupo controle, os planejadores da investigação reservaram o mesmo tipo de acompanhamento e de rotina de exames, mas sem o programa educacional reservado aos membros do outro grupo.

Os resultados foram inesperados e decepcionantes. A mortalidade geral foi um pouco mais elevada no grupo experimental, diferença esta sem significado estatístico: 41,2 e 40,4 óbitos por 1.000, respectivamente. A mortalidade por doença coronariana foi inferior no grupo experimental, também sem significância estatística: 43,4 e 47,7 óbitos por 1.000. A conclusão geral do ensaio multicêntrico, que envolveu 28 instituições, foi de que não houve diferenças significativas entre os grupos. Algumas explicações para os achados são as seguintes:

• **Intervenção tardia**

O ensaio envolveu indivíduos de meia-idade, em alto risco. Para estes, é possível que a prevenção primária tenha sido instituída muito tardiamente e com chances reduzidas de alterar o processo já instalado no organismo. Esta interpretação reforça a tese advogada pelos cardiologistas de que a prevenção da doença coronariana deva estar alicerçada no controle de fatores de risco desde a infância.

• **Contaminação**

O regime proposto para o grupo experimental reduziu de fato o nível dos três fatores de risco em foco. Mas houve "contaminação" do grupo controle. Contaminação significa a aplicação inadvertida do procedimento experimental aos membros do grupo-controle e ela tende a subestimar os efeitos do programa. Em outras palavras, os indivíduos colocados no grupo-controle receberam também o regime reservado ao grupo experimental. A contaminação diminuiu as diferenças de níveis de fatores de risco entre os dois conjuntos de participantes. Pressão arterial e colesterol foram reduzidos aos mesmos níveis, em ambos os grupos, havendo diferenças significativas somente quanto ao fumo, menos freqüente no experimental.

A contaminação é difícil de evitar em casos como o presente, ao contrário, por exemplo, de quando se compara uma vacina não existente no mercado e um placebo. Os fatores de risco objeto do MRFIT eram, naquela época, como ainda hoje, assunto freqüente da imprensa leiga, que veicula conclusões de artigos científicos publicados em revistas especializadas. Os participantes do grupo-controle sabiam que estavam sendo objeto de avaliação de uma intervenção, conheciam qual era esta intervenção e poderiam submeter-se a ela: o controle da pressão arterial, a dieta e a abstenção de fumo, por vontade própria de prevenir doenças coronarianas. Para reforçar e adotar estas prescrições preventivas, havia o fato de que os resultados dos exames de participantes colocados no grupo-controle eram enviados a clínicas e consultórios, indicados pelos próprios interessados, cujos médicos, provavelmente, reforçavam a necessidade de controlar fatores de risco como meio de evitar o infarto do miocárdio. O ensaio, por sua vez, teve lugar em um país — Estados Unidos — e em uma época onde a mortalidade por doenças cardiovasculares estava declinando, fato este, segundo algumas autoridades, conseqüente à redução da prevalência dos fatores de risco das doenças coronarianas, em vista da disseminação dos resultados de estudos como os de Framingham.

A dificuldade em manter os grupos separados, de modo a não haver contaminação, pode também ser ilustrada por uma outra pesquisa, realizada na Finlândia, que investigou os efeitos de um programa de educação para a saúde.[102] O programa constava de mensagens para a população reduzir o consumo de lipídios, deixar de fumar e controlar a pressão arterial, e foi lançado em uma província do norte do país. Houve redução destes fatores de risco, nesta província, mas também em outras partes da Finlândia, que serviram como controles.

• **Resultados da análise de subgrupos**

A análise de subgrupos, no MRFIT, mostrou que a intervenção teve efeitos diferenciados. Entretanto, quando se aumenta o número de comparações dentro de uma mesma base de dados, alguns subgrupos apresentam resultados acima e outros abaixo da média, chegando mesmo, em algumas comparações, a alcançar diferenças em níveis de significância estatística, apenas por obra do acaso. Embora haja problemas estatísticos de certa monta na análise de subgrupos e encontre-se número reduzido de pessoas em determinadas categorias, ela é sempre feita, podendo auxiliar no levantamento de novas hipóteses. Por exemplo, um subgrupo que teve mortalidade quase dois terços mais elevada foi o dos hipertensos com anormalidades eletrocardiográficas. O uso de diuréticos foi outro fator que mostrou efeitos desfavoráveis. Resultados como estes geram polêmica e também novas investigações para esclarecê-los.

• **Teste de outras hipóteses**

Um ensaio clínico, como o resumido, no qual há o seguimento de milhares de pessoas, gera uma base de dados padronizados, armazenada em computador, passível de ser utilizada para testar hipóteses de outra natureza que não as propostas originalmente. Um dos subprodutos do MRFIT foi confirmar que os fumantes involuntários em suas residências — caso em que um cônjuge fuma e o outro não — estão em risco mais elevado de óbito, se comparados aos casais de não-fumantes.[103]

2. ASPECTOS METODOLÓGICOS DOS ENSAIOS CLÍNICOS RANDOMIZADOS

Uma investigação deste tipo tem a arquitetura de um estudo de coorte, com a característica peculiar de que o investigador utiliza uma técnica de alocação aleatória, para formar grupos com características semelhantes, de modo que as pessoas em um dos grupos recebam um tipo de tratamento, enquanto os membros do outro grupo, selecionados pelo mesmo processo aleatório, permanecem como controles. Como conseqüência desta semelhança de estrutura, os estudos experimentais comungam de algumas dificuldades, assim como de aspectos positivos próprios aos estudos de coorte. Vejamos alguns vícios metodológicos, em potencial, dos estudos experimentais randomizados.

a) VIÉS DE SELEÇÃO

Uma investigação experimental segue as seguintes etapas que se referem a questões de validade externa e interna.

Em primeiro lugar, há a definição da "população de referência", à qual os resultados serão generalizados. Esta pode ser toda uma população de uma área ou algum de seus segmentos, como é o caso de determinada ocupação, sexo ou grupo de risco; por exemplo, as gestantes.

Em uma segunda etapa, delimita-se a "população experimental", da qual serão selecionadas as pessoas que, contactadas, aceitam ou recusam participar na investigação. Esta população é escolhida, na maioria dos casos, em termos de aspectos práticos, como facilidade de acesso e cooperação, do que por representatividade estatística, embora o investigador procure garantir uma certa proximidade entre as características da população de referência e da experimental. Por exemplo, as gestantes que freqüentam um dado serviço de pré-natal são escolhidas, na impossibilidade prática de obter uma amostra aleatória de todas as gestantes da região. Mas espera-se que as conclusões sejam válidas às demais gestantes da mesma região, ou, até em base muito mais ampla, a todas as gestantes com características semelhantes às incluídas na avaliação.

Na terceira fase, os partipantes que concordam em participar, informados das intervenções e dos riscos a que estarão sujeitos, são separados aleatoriamente e formam os grupos, experimental e controle. Este processo, de randomização, tende a formar grupos de pessoas com características semelhantes entre si e iguais às do grupo de participantes de onde foram selecionadas.

A situação descrita, ou seja, de um ensaio clínico randomizado, é a ideal, em epidemiologia, para verificar a relação causa-efeito. Os grupos experimental e controle tendem a ter características semelhantes, sendo formados antes do aparecimento dos efeitos. A alocação aleatória dos participantes aos grupos é a melhor opção para evitar o viés de seleção entre os grupos experimental e controle. No entanto, deve-se ter presente que as pessoas, para serem escolhidas a participar na investigação, são avaliadas por critérios objetivos de "inclusão" e "exclusão". Deste modo, é também possível, por utilização de critérios muito restritos, selecionar participantes que não sejam representativos daqueles aos quais as conclusões se destinariam.

Uma descaracterização dos grupos ocorre também pelas perdas de seguimento e pela não-cooperação dos participantes, em especial, quando tais situações estão diferentemente distribuídas entre os grupos experimental e controle.

b) VIÉS DE AFERIÇÃO

A possibilidade de coleta de dados de anamnese e exame físico, assim como a leitura de exames complementares, de maneira duplo-cega, com o uso de placebos, é um dos aspectos positivos dos ensaios randomizados. Esta técnica é empregada para evitar os vícios sistemáticos na aferição.

Nem sempre, porém, é possível ocultar de observadores e observados o grupo a que estes últimos pertencem. Por exemplo, na investigação sobre múltiplos fatores de risco (MRFIT), apenas os partipantes colocados no grupo experimental receberam, da parte dos organizadores, um programa estruturado de aconselhamento para mudar hábitos. Logo, todos os participantes facilmente ficaram sabendo a que grupo pertenciam, já que tinham sido previamente informados de que, se colocados no grupo controle, não receberiam qualquer programa educativo.

c) VIÉS DE CONFUNDIMENTO

Em ensaios clínicos randomizados, o fator causal em investigação é aplicado, em uma fase da pesquisa na qual existe a certeza de que os efeitos ainda não apareceram. Para isto, estabelecem-se critérios de inclusão ou exclusão das pessoas, para participar no estudo, e todos os potenciais candidatos são examinados. Um dos critérios de exclusão, no início da pesquisa, é ser portador das manifestações clínicas e dos efeitos que serão buscados durante o desenrolar da investigação e na sua etapa final. Deste modo, a seqüência cronológica dos acontecimentos, ao aparecer um agravo à saúde, em qualquer dos participantes, é facilmente comprovada e a interpretação de resultados, facilitada.

Quando as técnicas recomendadas para um estudo experimental randomizado são aplicadas adequadamente, há menos possibilidade do viés de confundimento. Esta possibilidade real de controlar as variáveis de confusão faz com que a investigação randomizada seja a melhor entre as opções metodológicas para inferências causais, em epidemiologia — em especial, no teste da eficácia das intervenções. Assinale-se que as técnicas de análise multivariada e outras mais, já referidas, podem também ser usadas, na fase de análise dos dados, para neutralizar o efeito de variáveis potencialmente confundidoras.

B. ESTUDO CLÍNICO NÃO-RANDOMIZADO

Apesar das vantagens de cunho científico proporcionadas pelas investigações randomizadas, o pesquisador não pode usá-las, em numerosas oportunidades, ou por questões éticas ou logísticas. Daí, a importância que ocupam as investigações não-randomizadas, na epidemiologia atual. Nelas, os grupos, cujos resultados são comparados entre si, "não" foram formados de maneira aleatória. Em consequência, é provável que não tenham características semelhantes, o que constitui uma grande limitação, pois dificulta a interpretação dos resultados da pesquisa.

Três alternativas utilizadas para testar intervenções, sem o uso da técnica de aleatorização para organizar os participantes em grupos, são ilustradas nesta seção.

1. ESTUDO DE COORTE, EM INVESTIGAÇÃO DE INTERVENÇÕES

Neste tipo de delineamento, empregado com o intuito de avaliar intervenções, há a formação de, pelo menos, dois grupos, sem o uso da randomização para compô-los. Um recebe uma dada intervenção e o outro não. Os resultados encontrados em cada grupo são, então, comparados.

• Exemplo 1: avaliação dos resultados de cirurgia de revascularização do miocárdio

Na impossibilidade de efetuar uma investigação randomizada — como as mencionadas, em que pacientes com poblemas coronarianos foram sorteados para seguir tratamento cirúrgico ou médico[97,98] — pode-se optar por um estudo de coorte. Por exemplo, os arquivos médicos de um serviço de cardiologia serem usados para fornecer dados e formar dois grupos de pacientes com evolução conhecida: os pacientes operados pela cirurgia de ponte-safena e os submetidos apenas ao tratamento médico conservador.

• Exemplo 2: avaliação de tratamento da litíase renal

A comparação de resultados entre os pacientes com litíase renal, operados de maneira diferente, através da nefrolitotomia e da litotripsia. O primeiro significa incisão do rim para a remoção do cálculo e o segundo, um procedimento de despedaçar o cálculo com choques extracorpóreos. Uma investigação não-aleatória, com formação de duas coortes, cada uma submetida a um dos tratamentos, realizada em Londres, apontou para a superioridade da litotomia na retirada dos cálculos renais.[104]

• Exemplo 3: avaliação de prevenção da litíase renal

O aumento do volume urinário é recomendado para indivíduos com tendência à formação de cálculos renais. Um limite mínimo de excreção, de dois litros diários de urina, é prescrição médica freqüente a pacientes com tendência à litíase renal. Será que as pessoas que seguem este conselho e aumentam a eliminação de urina têm realmente menos episódios de cálculo renal?

Clínicos interessados em responder a esta questão poderiam se associar e entrar em acordo para que todos sugerissem tal conduta preventiva a seus pacientes, que comprovadamente tivessem tido cálculo renal, e segui-los prospectivamente, para verificar se os resultados são, de fato, benéficos. O Quadro 22.18 simula resultados que poderiam ser obtidos, já que, na vida atual, alguns pacientes certamente seguiriam as recomendações, enquanto outros, por motivos diversos, não poderiam fazê-lo. Formar-se-iam, assim, os dois grupos: expostos e não-expostos à conduta preventiva. Note-se que a constituição dos grupos não é aleatória. A incidência de cálculos renais nos dois grupos seria determinada e os resultados, comparados. O risco de desenvol-

Quadro 22.18 Incidência de cálculo renal entre pessoas com baixo e alto volumes urinários (eliminação de dois ou mais litros diários de urina)

Volume urinário	Cálculo renal		Total
	Sim	Não	
Baixo	200	1.800	2.000
Alto	20	1.980	2.000
Total	220	3.780	4.000

Incidência de cálculo renal:
   Volume urinário baixo: 200/2.000 = 100 por 1.000
   Volume urinário alto: 20/2.000 = 10 por 1.000
Risco relativo = 100/10 = 10
Intervalo de confiança de 95% para o risco relativo: 6,34 - 15,77
Risco atribuível à maior excreção líquida = 100 - 10 = 90 por 1.000

ver cálculo renal foi 10 vezes maior (RR = 10) no grupo que manteve baixo volume urinário diário. A conclusão é de que o procedimento é benéfico.

- **Aspectos metodológicos do estudo de coorte**

As questões metodológicas referentes à avaliação de intervenções, pelo estudo de coorte, assim como de caso-controle, este a ser ainda ilustrado, não diferem das que foram já comentadas em seções anteriores, neste capítulo, referentes a "estudos analíticos de observação". No caso agora aqui abordado, de estudo de coorte, a "exposição" em teste é uma intervenção — aumentar o volume urinário para prevenir litíase renal, em exemplo mostrado. A intervenção representa a prescrição médica combinada a decisões de parte dos pacientes de a seguirem ou não. São estas decisões que definem os pertencentes aos grupos de estudo e controle. O longo tempo necessário para o seguimento das pessoas e para a conseqüente obtenção dos dados sobre os resultados, que ocorre em muitas investigações, é uma importante limitação.

Como não houve aleatorização das exposições, a interpretação dos resultados deve ser cautelosa: os achados podem não refletir o que teria sido encontrado se um ensaio randomizado tivesse sido realizado. Em estudos não-randomizados, surge sempre a dúvida de se os resultados obtidos são reflexo, total ou parcialmente, dos efeitos de seleção dos pacientes comparados (viés de seleção) ou se podem ser imputados à intervenção em avaliação. Somente os estudos randomizados, com grande número de participantes, tendem a contornar este tipo de distorção. Os benefícios dos tratamentos, em estudos não-randomizados, são, muitas vezes, de difícil interpretação, devido às características dos grupos e, conseqüentemente, a seus prognósticos, sem os tratamentos, serem diferentes. Logo, o resultado final da comparação das duas intervenções tem de levar em conta esta diferença inicial. Seria simplista fundamentar-se a comparação unicamente na maior taxa de sobrevida, ou outro desfecho clínico, possibilitados por um dos tratamentos utilizados. É preciso fazer ajustes no planejamento ou na análise dos dados, para considerar os fatores prognósticos, que diferenciam os dois grupos e confundem a interpretação. Por exemplo, promover a estratificação dos pacientes por sexo, idade e gravidade da doença.

A aplicação dos critérios de julgamento, discutidos no Cap. 19, auxilia também o processo de decisão. Por exemplo, o tamanho do risco relativo (e do *odds ratio*) pesaria a favor de uma forte associação causal entre volume urinário e litíase renal.

2. ESTUDO DE CASO-CONTROLE, EM INVESTIGAÇÃO DE INTERVENÇÕES

As investigações de caso-controle representam uma das alternativas para avaliar intervenções.

- **Exemplo 1: avaliação de prevenção da litíase renal**

A mesma associação — alto volume urinário e prevenção de litíase renal — pode ser investigada de maneira retrospectiva, através de um estudo de caso-controle. O investigador selecionaria os pacientes com episódios de cálculo renal, com diagnóstico devidamente comprovado, e procuraria informar-se do volume urinário diário destes pacientes. Selecionaria um grupo controle, de indivíduos sem episódios de calculose renal, de características demográficas e socioeconômicas semelhantes, e obteria a mesma informação sobre a excreção urinária habitual.

Os resultados obtidos poderiam ser os resumidos no Quadro 22.19. O *odds ratio* é de 11, o que evidencia a forte associação entre prevenção da litíase renal e alto volume urinário — ou seja, resultados semelhantes aos obtidos pelo estudo de coorte.

- **Exemplo 2: avaliação de rastreamento**

Rastreamentos são recomendados como estratégias de diagnóstico precoce para alguns agravos à saúde: por exemplo, de hipertensão arterial, glaucoma e câncer de colo de útero. A eficácia de semelhante procedimento pode ser verificada por estudos prospectivos — seja com o uso de aleatorização do rastreamento, isto é, sob a forma de um ensaio clínico randomizado, ou sem o uso desta aleatorização (estudo de coorte). Uma vez o rastreamento tenha sido empregado, em uma dada população, a sua efetividade pode ser também avaliada por estudos de caso-controle. A sistemática é a seguinte: os casos de uma doença, que é objeto de rastreamento, são comparados com controles, para verificar, no passado, se casos e controles foram ou não submetidos a rastreamento.[105-110] A "exposição" a ser pesquisada, em cada participante da pesquisa com esta forma de delineamento, é saber, no passado de casos e controles, se eles foram submetidos a rastreamento para detectar a doença em foco. O rastreamento do câncer cérvico-uterino serve como exemplo.

Um estudo em quatro países latino-americanos — Colômbia, Costa Rica, México e Panamá—, que incluiu 759 casos de câncer cérvico-uterino invasivo e 1.430 controles, mostrou que 50% dos casos e 29% dos controles nunca tinham sido rastreados para esta doença (risco relativo = 2,5; intervalo de confiança de 95% = 2,1 a 3,3).[110] Os autores concluíram que em áreas de alta incidência deste tipo de neoplasia, o rastreamento de mulheres sexualmente ativas parece ser um meio efetivo de baixar a incidência e a mortalidade por câncer cervical. Foi verificado também que o rastreamento era menos comum em mulheres idosas e de baixo nível socioeconômico, justamente os grupos que dele mais se beneficiariam e onde os rastreamentos deveriam estar concentrados.

- **Aspectos metodológicos do estudo de caso-controle**

As vantagens práticas, próprias de um estudo de caso-controle em relação ao estudo de coorte, fazem com que seja um método que tenda a ser cada vez mais utilizado para avaliar intervenções, em especial, pelo fato de não necessitar de acompanhamento de pessoas e os resultados serem obtidos em amostras de menor tamanho, e, rapidamente, em função do ritmo com que

Quadro 22.19 História de eliminação de baixo e alto volumes urinários, em pessoas com e sem cálculo renal

Volume urinário	Cálculo renal	
	Presente	Ausente
Baixo	90	45
Alto	10	55
Total	100	100

$$\text{Odds ratio} = \frac{(90 \times 55)}{(45 \times 10)} = \frac{4.950}{450} = 11$$

Intervalo de confiança de 95% para o *odds ratio*: 4,86 - 25,48 os pacientes são identificados e incluídos na investigação. A dificuldade de constituir um grupo-controle adequado e a obtenção de informações retrospectivas confiáveis representam importantes limitações, já apontadas para o método.

3. SÉRIE DE CASOS, EM INVESTIGAÇÃO DE INTERVENÇÕES

Comparada aos estudos de coorte e caso-controle, a série de casos constitui método mais "fraco" para produzir evidências científicas.

• Exemplo: prognóstico de pacientes que recusaram submeter-se à cirurgia de revascularização do miocárdio

A série de casos é exemplificada pela investigação realizada no Instituto do Coração, em São Paulo, para responder à seguinte questão: o que acontece a pacientes com doença coronariana que recusam cirurgia?[111] A revisão da literatura, sobre o tema, informa que estudos randomizados mostraram que a cirurgia de ponte-safena melhora a sobrevida de pacientes com doença coronariana quando comparada com tratamento médico conservador. No entanto, entre 6% e 8% dos pacientes, em diversas séries estudadas, recusaram o procedimento. No Instituto do Coração, no período 1977-1983, esta proporção de recusas correspondeu a 151 pacientes — de um total de 2.520 selecionados para cirurgia. Uma avaliação prospectiva, com dois a oito anos de seguimento, dos pacientes que recusaram a cirurgia, mostrou que o tratamento — com medicamentos, dieta e mudanças de hábito de vida — reduziu a incidência de angina. A conclusão final do estudo foi de que "o tratamento médico em pacientes selecionados, com doença coronariana avançada mas função ventricular preservada, está associado a longo tempo de sobrevida e à remissão de sintomas, embora a progressão da arterosclerose coronariana ocorra em alguns pacientes".

• **Aspectos metodológicos da série de casos**

Os resultados de uma série de casos são importantes para a prática médica, servindo como referência para termos de comparação: por exemplo, sobre o prognóstico de uma afecção, o que pode ser aplicado a pacientes com características semelhantes às dos que foram estudados na série de casos. Os resultados servem também como ponto de partida para novas avaliações: no exemplo, sobre o tipo de doente coronariano que mais se beneficiaria da cirurgia de ponte-safena e aquele que poderia não ser operado, mas encaminhado para outro tratamento, menos invasivo.

As características dos pacientes incluídos em uma série de casos explicam, muitas vezes, os resultados encontrados — e não propriamente as intervenções. Os doentes menos graves ou oligossintomáticos podem ser os que recusam a cirurgia (o que significa um viés de seleção): são eles os que, habitualmente, apresentam os melhores prognósticos, o que se reflete nos resultados da investigação que os compare com os operados. O vice-versa também seria possível — investigar somente pacientes em pior estado — o que agravaria o prognóstico de uma série de casos que tivesse esta característica.

A ausência de grupo-controle interno é uma importante limitação da série de casos, pois impede comparações, no interior de uma mesma investigação, de resultados em pacientes com características semelhantes e usando as mesmas técnicas diagnósticas. Pode ser também que este tipo de desenho facilite o viés da aferição, se um procedimento cego (em geral duplo-cego) de coleta de dados não é adotado.

Em síntese, nas séries de casos em que uma intervenção é avaliada, a melhora dos pacientes pode ser devida à intervenção, em foco. Contudo, raramente se tem certeza sobre este aspecto, visto ser difícil separar o efeito da intervenção dos produzidos por outros fatores, como as melhoras espontâneas, a atenção que os pacientes recebem e as intervenções que também influenciam o prognóstico.

VI. COMENTÁRIO FINAL

As doenças não-infecciosas representam uma das principais áreas de aplicação dos conceitos e métodos usados na epidemiologia. Uma visão geral sobre o tema foi apresentada no capítulo, complementando tópicos tratados ou abordados superficialmente, em seções anteriores.

QUESTIONÁRIO

1. Comente os fatores causais das doenças crônico-degenerativas. Defina fator de risco. Quais são os três significados de fator de risco apontados no capítulo?
2. Dê exemplo de alguns modelos para representar os fatores causais das doenças crônico-degenerativas.
3. Comente o curso das doenças crônico-degenerativas.
4. Em que medidas está baseado o controle das doenças tratadas no capítulo? Comente cada uma delas.
5. Como se quantifica a magnitude das doenças crônico-degenerativas na população?
6. Como se classificam as doenças em relação ao risco de óbito?
7. Qual o perfil da mortalidade em países do Primeiro e Terceiro Mundo? E o de morbidade?
8. Comente a vigilância epidemiológica das doenças crônicas.
9. Quais as vantagens e limitações das extrapolações de dados de morbidade?
10. Ilustre o uso dos estudos de caso-controle em pesquisas etiológicas. Quais as vantagens e limitações do método?
11. Ilustre o uso dos estudos de coorte em pesquisas etiológicas. Quais as vantagens e limitações do método?
12. Ilustre o uso dos estudos randomizados. Quais as vantagens e limitações do método?
13. Ilustre o uso dos estudos não-randomizados. Quais as vantagens e limitações do método?

EXERCÍCIOS E LEITURA COMPLEMENTAR

22.1. Quais são os principais fatores de risco das doenças coronarianas?
22.2. Quais são os principais fatores de risco das doenças cerebrovasculares?
22.3. Quais são os principais fatores de risco das neoplasias malignas?
22.4. Quais são os principais fatores de risco dos acidentes de trânsito?
22.5. Quais são os principais fatores de risco da doença pulmonar obstrutiva crônica?

22.6. A educação para a saúde constitui uma importante estratégia para lidar-se com as doenças. Em que a epidemiologia pode auxiliar a educação para a saúde?

22.7. O saneamento ambiental constitui uma importante estratégia para lidar-se com as doenças. Em que a epidemiologia pode auxiliar a política de saneamento ambiental de um município?

22.8. A proteção à saúde do trabalhador constitui uma importante estratégia para lidar-se com as doenças. Em que a epidemiologia pode auxiliar a proteção da saúde do trabalhador?

22.9. Uma investigação foi realizada entre estudantes universitários para verificar a associação entre o hábito de fumar e a bronquite crônica. Na época do vestibular, todos os 1.200 calouros responderam a um questionário, sobre o hábito de fumar, e foram também examinados, constatando-se um número de 200 fumantes e nenhum caso de bronquite crônica. Quatro anos depois, os mesmos universitários foram examinados no serviço de saúde da universidade. Entre os 200 fumantes, 120 eram portadores de bronquite crônica, enquanto de mil não-fumantes, 60 tinham bronquite crônica. Calcule: a) a taxa de prevalência do hábito de fumar entre calouros; b) a taxa de prevalência de bronquite crônica na época do vestibular; c) a taxa de bronquite crônica, quatro anos depois; d) a taxa de incidência de bronquite nos fumantes, nestes quatro anos; e) a taxa de incidência de bronquite nos não-fumantes, nestes quatro anos; f) o risco relativo; g) o risco atribuível ao fumo.

22.10. Entre 10 mil fumantes inveterados (consumo de um maço ou mais de cigarros ao dia), acompanhados durante 30 anos, 200 faleceram de câncer de pulmão. Entre 500 mil fumantes moderados (consumo de um a 19 cigarros ao dia), foram também constatados 200 óbitos por câncer de pulmão, no período. Em dois milhões de não-fumantes, ocorreram 200 óbitos por câncer de pulmão, em igual período. Qual o tipo de estudo e quais os riscos que podem ser calculados com os dados acima?

22.11. As pessoas expostas à radiação nuclear, em um acidente ocorrido em uma usina, foram examinadas, periodicamente, durante vários anos, no intuito de diagnosticar precocemente os efeitos deletérios à saúde. Entre 1.500 trabalhadores da usina, 15 apresentaram leucemia, no período de 10 anos. Em 12 mil adultos, não-trabalhadores na usina, mas residentes nas suas proximidades, 12 casos de leucemia foram detectados no mesmo período. Nos demais habitantes do município, excluídos os dois grupos acima definidos, houve dois casos em 10 mil adultos, também no mesmo período. Qual o tipo de estudo? Calcule os riscos devidos à radiação.

22.12. Faça uma comparação entre as doenças infecciosas e as não-infecciosas.[112-114] Existem muitos pontos em comum e há quem afirme que a diferença é mais para uso didático do que real.[113] Reflita sobre o assunto e tire as suas próprias conclusões.

REFERÊNCIAS BIBLIOGRÁFICAS

1. EMANUEL Elliott. We are all chronic patients. Journal of Chronic Diseases 1982; 35:501-502.
2. The Commission on Chronic Illness (4 volumes) I. Prevention of chronic illness (1956); II. Chronic illness in the United States: care of the long-term patient (1957); III. Chronic illness in a rural area: the Hunterdon study (1958); IV. Chronic illness in a large city (1959). Cambridge, Massachusetts, Harvard University Press, 1956-1959.
3. Ministério da Saúde. Controle das doenças não-transmissíveis no Brasil. Brasília, Divisão Nacional de Doenças Crônico-Degenerativas, 1986.
4. Ministério da Saúde. Doenças crônico-degenerativas: evolução e tendências atuais. Brasília, Centro de Documentação do Ministério da Saúde, 1988.
5. LITVAK Jorge, RUIZ Luis, RESTREPO Helena E & McALISTER Alfred. El problema creciente de las enfermedades no transmisibles, un desafio para los paises de las Americas. Boletín de La Oficina Sanitaria Panamericana 1987; 103(5):443-449.
6. Noncommunicable diseases: a global problem. World Health Statistics Quarterly 1988; 41(3, 4) (coleção de 15 artigos sobre o tema).
7. ROTHENBERG Richard B & KOPLAN Jeffrey P. Chronic disease in the 1990s. Annual Review of Public Health 1990; 11: 267-296.
8. GONÇALVES Ricardo BM. Reflexão sobre a articulação entre a investigação epidemiológica e a prática médica a propósito das doenças crônicas degenerativas. Em: Textos de Apoio — Epidemiologia 1. Rio de Janeiro, Escola Nacional de Saúde Pública/ABRASCO, 1985:29-86.
9. ARMENIAN HK & LILIENFELD AM. Incubation period of disease. Epidemiologic Reviews 1983; 5:1-15.
10. GOTTLIEB Marise S. The natural history of diabetes: factors present at time of diagnosis which may be predictive of survival. Journal of Chronic Diseases 1974; 27:435-445.
11. Department of Clinical Epidemiology and Biostatistics. McMaster University. How to read clinical journals: 3. To learn the clinical course and prognosis of disease. Canadian Medical Association Journal 1981; 124:869-872.
12. LAST, John M (Editor). A dictionary of epidemiology. New York, Oxford University Press, 1988.
13. DeFRIESE, Gordon H & FIELDING, Jonathan. Health risk appraisal in the 1990s: opportunities, challenges, and expectations. Annual Review of Public Health 1990; 11:401-418.
14. BRESLOW L & SOMERS AR. The lifetime health monitoring program: a practical approach to preventive medicine. New England Journal of Medicine 1977; 296:601-608.
15. World Health Organization. New approaches to health education in primary health care. WHO Technical Report Series 690, 1983.
16. HUBLEY JH. Barriers to health education in developing countries. Health Education Research 1986; 1(4):233-245.
17. PILON André F. Desarrollo de la educación en salud: una actualización de conceptos. Revista de Saúde Pública (SP) 1986; 20(5):391-396.
18. LOEVINSOHN Benjamin P. Health education interventions in developing countries: a methodological review of published articles. International Journal of Epidemiology 1990; 19(4):788-794.
19. NUTBEAM D, SMITH C & CATFORD J. Evaluation in health education: a review of possibilities and problems. Journal of Epidemiology & Community Health 1990; 44(2):83-89.
20. MOHR Adriana & SCHALL Virgínia T. Rumos da educação em saúde no Brasil e sua relação com a educação ambiental. Cadernos de Saúde Pública 1992; 8(2):199-203.
21. MACLURE MK & MACMAHON B. An epidemiologic perpective of environmental carcinogenesis. Epidemiologic Reviews 1980; 2:19-48.
22. Eléments d'éco-epidemiologie. Genebra, OMS (Critères d'Hygiène de l'Environnement 27), 1986.
23. Environmental epidemiology. World Health Statistics Quarterly 1990; 43(3): 118-197 (coletânea de nove artigos sobre o tema).
24. UPTON Arthur C (Organizador). Medicina do meio ambiente. Clínicas Médicas da América do Norte 1990; 2:247-574.
25. DUCHIADE Milena. Epidemiologia ambiental: uma (antiga) ciência nova. Informe Epidemiológico do SUS 1992; 1(6):27-50.
26. LEAL Maria do Carmo, SABROZA Paulo C, RODRIGUEZ Rodolfo H & BUSS Paulo M. A ética do desenvolvimento e as relações com saúde e ambiente. Rio de Janeiro, Fundação Oswaldo Cruz, 1992, 28 pgs.
27. Conferência internacional de meio ambiente, desenvolvimento e saúde. Carta da saúde, agenda sanitária e relatórios finais. Rio de Janeiro, Fundação Oswaldo Cruz, 1992, 37 pgs.
28. CHINN S, FLOREY CV, BALDWIN IG & GORGOL M. The relation of mortality in England and Wales 1969-1973 to measurements of air pollution. Journal of Epidemiology and Community Health 1981; 35:174-179.
29. PENNA Maria Lúcia F & DUCHIADE Milena P. Contaminación del aire y mortalidad infantil por pneumonía. Boletín de La Oficina Sanitaria Panamericana 1991; 110(3):199-207.
30. WEITZENFELD Henyk. Contaminación atmosférica y salud en América Latina. Boletín de La Oficina Sanitaria Panamericana 1992; 112(2):97-109.
31. MENDES René. Medicina do trabalho e doenças profissionais. São Paulo, Sarvier, 1980.

32. WEGMAN David H & FINE Lawrence J. Occupational health in the 1990s. Annual Review of Public Health 1990; 11:89-103.
33. MENDES René & DIAS Elizabeth C. Da medicina do trabalho à saúde do trabalhador. Revista de Saúde Pública (SP) 1991; 25(3):341-349.
34. FACCHINI Luiz A, WEIDERPASS Elisabete & TOMASI Eliane. Modelo operário e percepção de riscos ocupacionais e ambientais: o uso exemplar de estudo descritivo. Revista de Saúde Pública (SP) 1991; 25(3):394-400.
35. SANTOS Ubiratan P, WÜNSCH-FILHO Victor, CARMO José Carlos, SETTIMI Maria M, URQUIZA Sérgio D & HENRIQUES Cláudio MP. Sistema de vigilância epidemiológica para acidentes do trabalho: experiência na zona norte do Município de São Paulo (Brasil). Revista de Saúde Pública (SP) 1990; 24(4):286-293.
36. ALVES Sonia & LUCHESI Geraldo. Acidentes do trabalho e doenças profissionais no Brasil: a precariedade das informações. Informe Epidemiológico do SUS (Brasília, Ministério da Saúde) 1992; 1(3):5-19.
37. LUCCA Sérgio R & MENDES René. Epidemiologia dos acidentes de trabalho fatais em área metropolitana da região sudeste do Brasil, 1979-1989. Revista de Saúde Pública (SP) 1993; 27(3):168-176.
38. WÜNSCH-FILHO Victor, SETTIMI Maria M, FERREIRA Clara SW, CARMO José Carlos, SANTOS Ubiratan P, MARTARELO Norton A & COSTA Danilo F. Sistema de informação para a ação: subsídios para a atuação prática dos programas de saúde dos trabalhadores a nível local. Cadernos de Saúde Pública (SP) 1993; 9(2):136-148.
39. MONSON R. Occupational epidemiology. Boca Raton, Florida, CRC Press, 1980.
40. KARVONEN M & MIKHEEV MI (Editores). Epidemiology of occupational health. WHO Regional Publications, European Series, número 20, 1986.
41. Epidemiology of work-related diseases and accidents. Genebra, WHO, Technical Report Series, número 777, 1989.
42. Associação Brasileira de Pós-Graduação em Saúde Coletiva. Saúde e trabalho: desafios para uma política. Rio, ABRASCO, 1990.
43. SEMIGLAZOV VF & MOISEYENKO. Current evaluation of the contribution of self-examination to secondary prevention of breast cancer. European Journal of Epidemiology 1987; 3(1):78-83.
44. Canadian Task Force on the Periodic Health Examination. The periodic health examination. Canadian Medical Association Journal 1979; 121:1193-1254.
45. MORRISON Alan S. The effects of early treatment, lead time and length bias on the mortality experienced by cases detected by screening. International Journal of Epidemiology 1982; 11(3):261-267.
46. PUFFER Ruth R & GRIFFITH G Wynne. Patterns of urban mortality. Washington, Pan American Health Organization (Publicação Científica No. 151), 1968: 44.
47. MELO MS, LOLIO CA, LUCENA MAF, KIRZNER CF, MARTINS SM & BARROS MNDS. Causas múltiplas de morte em diabéticos no município de Recife, 1987. Revista de Saúde Pública 1991; 25(6):435-442.
48. LOPES Alan D. Who dies of what? A comparative analysis of mortality conditions in developped countries around 1987. World Health Statistics Quarterly 1990; 43(2):105-114.
49. BIGELOW GH & LOMBARD HL. Cancer and other chronic diseases in Massachusetts. Cambridge, Riverside Press, 1933. Reproduzido em publicação da Organização Panamericana da Saúde. El desafio de la epidemiologia: problemas y lecturas selecionadas. Washington, OPS (Publicação Científica 505), 1988:103-111 (edição em inglês) e 106-114 (edição em espanhol).
50. PISA & UEMURA K. Trends of mortality from ischaemic heart disease and other cardiovascular diseases in 27 countries, 1968-1977. WHO Quarterly Bulletin 1982; 35:11-47.
51. TUNSTALL-PEDOE H. Tendencias de las enfermedades cardiovasculares y factores de riesgo: el proyecto MONICA de la OMS. Cronica de la OMS 1985; 39(1):3-5.
52. The WHO MONICA Project. Geographical variation in the major risk factors of coronary heart disease in men and women aged 35-64 years. World Health Statistics Quarterly 1988; 41(3/4):115-140.
53. The WHO MONICA Project. Ecological analysis of the association between mortality and major risk factors of cardiovascular disease. International Journal of Epidemiology 1994; 23(3):505-516.
54. HOWSON Christopher P; HIYAMA Tomohiko & WYNDER Ernst L. The decline in gastric cancer: epidemiology of an unplanned triumph. Epidemiologic Reviews 1986; 8:1-27.
55. Cardiovascular mortality in the developing countries. World Health Statistics Quarterly 1993; 46(2):90-150.
56. NICHOLS Eric S. Diferenciales de mortalidad en las enfermedades no transmisibles según el nivel socioeconómico: el caso de América Latina. Boletín de la Oficina Sanitaria Panamericana 1993; 115(3):255-269.
57. Ministério da Saúde. Estatísticas de mortalidade, Brasil, 1985. Brasília, Centro de Documentação, 1988.
58. WILDER Charles S. Health characteristics by geographic region, large metropolitan areas, and other places of residence, United States, 1980-81. Vital and health statistics, series 10: data from the National Health Survey, number 146. Publication number (PHS) 84-1574, National Center for Health Statistics, 1984.
59. The Commission on Chronic Illness. Volume IV. Chronic in a large city. Cambridge, Massachusetts, Harvard University Press, 1959:149-152 e 185-187.
60. LESSA Ines, ALMEIDA Fátima AA, ALVES Josilene FA, SOUZA Maria Eugênia B, JESUS Maria de Fátima S & CARICCHIO Rosangela. Prevalência de doenças crônicas em um bairro de Salvador, Bahia, Brasil. Boletín de la Oficina Sanitaria Panamericana 1982; 93(4):376-387.
61. WILDER Charles S. Prevalence of chronic circulatory conditions, United States, 1972. Vital and Health Statistics, series 10: data from the National Health Survey, number 94. Publication (HRA) 75-1521, 1974.
62. LESSA Ines. Estudos brasileiros sobre a prevalência da hipertensão arterial: análise crítica dos estudos de prevalência. Informe Epidemiológico do SUS 1993; 2(3):57-75.
63. FRIED Linda P & BUSH Trudy L. Morbidity as a focus of preventive health care in the elderly. Epidemiologic Reviews 1988; 10:48-64.
64. HELIOVAARA M, AROMAA A, KLAUKKA T, KNEKT P, JOUKAMAA M & IMPIVAARA O. Relibility and validity of interview data on chronic diseases: the mini-Finland health survey. Journal of Clinical Epidemiology 1993; 46(2):181-191.
65. Organización Panamericana de la Salud. Usos y perspectivas de la epidemiologia. Washington, OPS (Publicação Científica PNSP 84-47), 1984.
66. Relatório final do seminário nacional de epidemiologia das doenças crônicas não transmissíveis. Informe Epidemiológico do SUS (Brasília) 1993; 2(4):21-32.
67. BRITO Anna Valéria. Registro de câncer de base populacional de Campinas: dados de 1991. Informe Epidemiológico do SUS 1993; 2(5):5-25.
68. REMINGTON Patrick L, SMITH Meredith Y, WILLIAMSON David F, ANDA Robert F, GENTRY Eileen M & HOGELIN Gary C. Design, characteristics, and usefulness of state-based behavioral risk factor surveillance:1981-87. Public Health Reports 1988; 103(4):366-375.
69. ANDA Robert F, WALLER Michael N, WOOTEN Karen G, MAST Eric E, ESCOBEDO Luís G & SANDERSON Lee M. Behavioral risk factor surveillance, 1988. Em: CDC Surveillance Summaries 1990. Morbidity and Mortality Weekly Report 1990; 39(SS-2):1-21.
70. SIEGEL Paul Z, BRACKBILL Robert M, FRAZIER Emma, MARIOLIS Peter, SANDERSON Lee M & WALLER Michael N. Behavioral risk factor surveillance, 1986-1990. Morbidity and Mortality Weekly Report 1991; 40(SS4):1-23.
71. REGO RA, BERARDO FAN, RODRIGUES SSR, OLIVEIRA ZMA, OLIVEIRA MB, VASCONCELLOS C, AVENTURATO LVO, MONCAU JEC & RAMOS LR. Fatores de risco para doenças crônicas não-transmissíveis: inquérito domiciliar no município de São Paulo, SP (Brasil): metodologia e resultados preliminares. Revista de Saúde Pública 1990; 24(4):277-285.
72. DUNCAN BB, SCHMIDT MI, POLANCZYK CA, HOMRICH CS, ROSA RS & ACHUTTI AC. Fatores de risco para doenças não-transmissíveis em área metropolitana na região sul do Brasil: prevalência e simultaneidade. Revista de Saúde Pública 1993; 27(1):43-48.
73. BARRETT-CONNOR Elizabeth. The prevalence of diabetes mellitus in an adult community as determined by history or fasting hyperglycemia. American Journal of Epidemiology 1980; 11:705-712.
74. Comissão Coordenadora. Estudo multicêntrico sobre a prevalência do "Diabetes mellitus" no Brasil. Informe Epidemiológico do SUS (Brasília, Ministério da Saúde) 1992; 1(3):47-73.
75. COLE P. The evolving case-control study. Journal of Chronic Diseases 1979; 32:15-27.
76. United States Department of Health. Education and Welfare. Smoking and Health: Report of the Advisory Committee to the Surgeon General. Washington, Public Health Service, 1964.
77. RIGATTO Mário. Fumo e sociedade contemporânea: cifrões. Em: Médicos e Sociedade. São Paulo, Fundo Editorial Byk-Procienx, 1976.
78. ZARIDGE DG & PETO R. Tobacco: a major international health hazard. Lyon, International Agency for Research on Cancer (Scientific Publication 74), 1986.
79. ROSEMBERG José. Tabagismo: sério problema de saúde pública. São Paulo, Almed, 1987.
80. McGINNIS J Michael, SHOPLAND Donald & BROWN Clarice. Tobacco and health: trends in smoking and smokeless tobacco consumption in the United States. Annual Review of Public Health 1987; 8:441-467.
81. RAVENHOLT RT. Tobacco's global death march. Population and Development Review, 1990; 16(2):213-240.

82. FOEGE William H. The growing brown plague. Journal of the American Medical Association 1990; 264(12):1580. (Editorial, número dedicado aos malefícios do fumo sobre a saúde).
83. El tabaquismo en las Américas. Boletín Epidemiológico (OPS) 1989; 10(3):1-5.
84. SUSSER Mervyn. Epidemiology in the United States after World War II: the evolution of technique. Epidemiologic Reviews 1985; 7:147-177.
85. WYNDER EL & GRAHAM EA. Tobacco smoking as a possible etiologic factor in bronchiogenic carcinoma. Journal of the American Medical Association 1950, 143(4):329-336. Reproduzido, em inglês e em espanhol, em publicação da Organização Pan-Americana da Saúde: El desafio de la epidemiologia: problemas y lecturas seleccionadas. Washington, OPS (Publicación Científica 505), 1988:492-505 (edição em espanhol). Na edição em inglês, pp 458-470.
86. MacMAHON Brian & PUGH Thomas F. Epidemiology: principles and methods. Boston, Little, Brown and Company, 1970.
87. WACHOLDER Sholom, McLAUGHLIN Joseph K, SILVERMAN Debra T & MANDEL Jack S. Selection of controls in case-control studies. American Journal of Epidemiology 1992; 135(9):1019-1050.
88. FAIRWEATHER William R. Comparing proportion exposed in case-control studies using several control groups. American Journal of Epidemiology 1987; 126(2):170-178.
89. DOLL Richard & HILL Austin B. Lung cancer and other causes of death in relation to smoking. British Medical Journal 1956; 2:1071-1081.
90. DOLL Richard & HILL Austin B. Mortality in relation to smoking: ten year's observations of British doctors. British Medical Journal 1964; 1:1399-1410; 1460-1467. Reproduzido, em inglês e em espanhol, em publicação da Organização Pan-Americana da Saúde: El desafio de la epidemiologia: problemas y lecturas seleccionadas. Washington, OPS (Publicación Científica 505), 1988:682-722 (edição em espanhol). Na edição em inglês, pp 631-667.
91. DOLL R & PETO R. Mortality in relation to smoking: 20 years observations on male British doctors. British Medical Journal 1976; 2:1525-1536.
92. KESSLER II & LEVIN ML (Editores). The community as an epidemiologic laboratory: a casebook of community studies. Baltimore, John Hopkins Press, 1970.
93. DAWBER TR, KANNEL WB & LYELL LP. An approach to longitudinal studies in a community: the Framingham Study. Annals of the New York Academy of Sciences 1963; 103:539-556. Reproduzido, em inglês e em espanhol, em publicação da Organização Pan-Americana da Saúde: El desafio de la epidemiologia: problemas y lecturas seleccionadas. Washington, OPS (Publicación Científica 505), 1988:669-681 (edição em espanhol). Na edição em inglês, pp 619-630.
94. GORDON T & KANNEL W. The Framingham, Massachusetts study — 20 years later. In: Kessler II & Levin ML (Editores). The community as an epidemiologic laboratory: a casebook of community studies. Baltimore, The Johns Hopkins University Press 1970:123-148.
95. DAWBER TR. The Framingham Study: the epidemiology of coronary heart disease. Cambridge (MA), Harvard University Press, 1980.
96. PINSKY Joan L, JETTE Alan M, BRANCH Laurence G, KANNEL William B & FEINLEIB Manning. The Framingham disability study: relationship of various coronary heart disease manifestations to disability in older persons living in the community. American Journal of Public Health 1990; 80(11):1363-1367.
97. PEDUZZI Peter & HULTGREN Herbert N. Effect of medical vs surgical treatment on symptoms in stable angina pectoris: the Veterans Administration Cooperative Study of surgery for coronary arterial occlusive disease. Circulation 1979; 60(4):888-900.
98. VARNAUKAS E & The European Coronary Surgery Group: twelve-year follow-up of survival in the randomized European Coronary Surgery Group. New England Journal of Medicine 1988; 319(6):332-337.
99. Lipid Research Clinics Program. The Lipid Research Clinics Coronary primary prevention trial results. Journal of the American Medical Association 1984; 251:351-364. Reproduzido, em inglês e em espanhol, em publicação da Organização Pan-Americana da Saúde: El desafio de la epidemiologia: problemas y lecturas seleccionadas. Washington, OPS (Publicación Científica 505), 1988:854-877 (edição em espanhol). Na edição em inglês, pp 786-806.
100. SHERWIN R, KAELBER CT, KEZDI P et al. The Multiple Risk Factor Intervention Trial (MRFIT). II — The development of the protocol. Preventive Medicine 1981; 10:402-425.
101. Multiple Risk Factor Intervention Trial (MRFIT). Multiple risk factor research trial: risk factor changes and mortality results. Journal of the American Medical Association 1982; 242:1465-1477.
102. PUSKA P, SALONEN J & TUOMILHETO J et al. Changes in coronary risk factors during comprehensive five-year community programme to control cardiovascular diseases: North Karelia Project. British Medical Journal 1979; 2:1173-1178.
103. SVENDSEN KH, KULLER LH, MARTIN MJ & OCKENE JK. Effects of passive smoking in the Multiple Risk Factor Intervention Trial. American Journal of Epidemiology 1987; 126:783-795.
104. MAYS Nicholas, CHALLAH Sabri, PATEL Swatee et al. Clinical comparison of extracorporeal shock wave lithotripsy and percutaneous nephrolithotomy in treating renal calculi. British Medical Journal 1988; 297:253-258.
105. SASCO Annie J. Validity of case-control studies and randomized controlled trials of screening. International Journal of Epidemiology 1991; 20(4):1143-1144.
106. MOSS SM. Case-control studies of screening. International Journal of Epidemiology 1991; 20(1):1-6.
107. KNOX George. Case-control studies of screening procedures. Public Health (Londres) 1991; 105(1):55-61.
108. FRIEDMAN DR & DUBIN N. Case-control evaluation of breast cancer screening efficacy. American Journal of Epidemiology 1991; 133:974-984.
109. WEISS Noel S, McKNIGHT Barbara & STEVENS Nancy G. Approaches to the analysis of case-control studies of the efficacy of screening for cancer. American Journal of Epidemiology 1992; 135(7):817-823.
110. HERRERO Rolando, BRINTON Louise A, REEVES William C, BRENES Maria M, BRITTON Rosa C, GAITAN Eduardo & TENORIO Francisco. Screening for cervical cancer in Latin America: a case-control study. International Journal of Epidemiology 1992; 21(6):1050-1056.
111. HUEB Whady, BELLOTTI Giovanni, RAMIRES José AF, LUZ Protásio L & PILEGGI Fulvio. Two-to eight-year survival rates in patients who refused coronary artery bypass grafting. American Journal of Cardiology 1989; 63(3):155-159.
112. LILIENFELD AM. Epidemiology of infectious and noninfectious disease: some comparisons. American Journal of Epidemiology 1973; 97:135-147.
113. BARRETT-CONNOR Elizabeth. Infectious and chronic disease epidemiology: separate and unequal? American Journal of Epidemiology 1979; 109(3): 245-249. Reproduzido, em inglês e em espanhol, em publicação da Organização Pan-Americana da Saúde: El desafio de la epidemiologia: problemas y lecturas seleccionadas. Washington, OPS (Publicación Científica 505), 1988:148-152 (edição em espanhol). Na edição em inglês, pp 142-145.
114. LOWER Gerald M. The ecology of infectious and neoplastic disease: a conceptual unification. Ecology of Disease 1983; 2(4):397-407.

Capítulo 23

SERVIÇOS DE SAÚDE

I. Marco de referência para estudo do tema, 513

II. Oferta de serviços de saúde, 515
   A. Sistemas de saúde, 515
   B. Forças no setor saúde, 516
   C. Lei do mercado, 516
   D. Organização da oferta, 517

III. Tecnologia para a saúde, 519
   A. Classificação das tecnologias, 519
   B. Assistência à saúde e tecnologia, 520

IV. Eqüidade e acesso aos serviços, 522
   A. Eqüidade, 522
   B. Acesso, 522

V. Necessidades de saúde, demanda e utilização de serviços, 523
   A. Necessidades de saúde, 523
   B. Demanda, 524
   C. Relações entre necessidades, demanda e oferta de serviços, 525
   D. Utilização de serviços de saúde, 527

VI. Aplicação dos conceitos, 529
   A. Clientela do médico geral, 529
   B. Unidade sanitária e sua área de influência, 530
   C. Atuação comunitária do agente de saúde, 531
   D. Enfoque de risco, 532
   E. Epidemiologia hospitalar, 533

VII. Comentário final, 534
   Questionário, 534
   Exercícios e leitura complementar, 534
   Referências bibliográficas, 535

Os serviços de saúde representam uma outra grande área de aplicação dos conceitos e métodos da epidemiologia, ao lado das doenças infecciosas e das não-infecciosas, assuntos de capítulos anteriores. Das três, a de serviços de saúde é a de aplicação mais recente da epidemiologia e, talvez por isso, seus contornos ainda não estejam inteiramente delineados e estruturados. Serão apresentados e comentados, neste capítulo e no próximo, alguns dos temas que vêm recebendo maior atenção dos especialistas. A vigilância epidemiológica, instrumento pelo qual a epidemiologia é habitualmente utilizada nos serviços de saúde, é tratada em outro local deste livro.

Inicialmente, após descrever o modelo que servirá de referencial na abordagem do tema, são tecidas considerações sobre a oferta de serviços, sobre a tecnologia neles empregada e sobre questões relativas à eqüidade e ao acesso da população aos serviços. Em seguida, são debatidas as necessidades da população, a demanda e a utilização dos serviços. Ao final, há exemplos de situações em que esses conceitos são utilizados.

I. MARCO DE REFERÊNCIA PARA ESTUDO DO TEMA

Os serviços de saúde fazem parte do meio social onde vivem as pessoas, sendo um dos elementos que podem alterar a freqüência e a distribuição dos agravos à saúde, e melhorar a qualidade de vida da população.

• **O perfil de morbidade e os serviços de saúde**

O perfil de morbidade da população deve determinar, em grande parte, o tipo, a quantidade e a distribuição de serviços colocados à disposição da coletividade, com vistas a manter ou melhorar o seu nível de saúde. Por tal razão, o conhecimento do perfil de agravos à saúde prevalentes na região, tradicional tarefa do pessoal de saúde pública, é um indicador insubstituível para a provisão de serviços e de recursos, seja em termos de pessoal, seja de equipamentos, medicamentos e demais insumos usados em atividades de natureza preventiva, diagnóstica, terapêutica e de reabilitação. No entanto, embora a oferta guarde relação com as necessidades, é imperioso reconhecer que outros fatores também influenciam, poderosamente, a distribuição de serviços, além da morbidade incidente na população.

As premissas básicas

Tratando-se de temas como tipos de serviços de saúde e de questões relacionadas à quantidade, distribuição e qualidade desses serviços, duas premissas se aplicam:

1. os serviços de saúde devem ser em número suficiente, para que as pessoas os utilizem sem atropelo e, para isto, é conveniente que estejam estrategicamente localizados e acessíveis à clientela que realmente deles necessite, da mesma maneira que qualquer outro serviço essencial, como escolas ou meios de transporte;

2. além de existirem em número suficiente, adequadamente distribuídos, e estarem de acordo com as necessidades e expectativas da população, os serviços devem ter a capacidade de resolver os problemas de saúde, razão própria das suas existências.

Uma questão central para debate

Será possível organizar os serviços de saúde, em quantidade e qualidade suficientes, e a custo compatível, de modo que os indivíduos os utilizem, na medida das necessidades, fiquem satisfeitos com esse contacto e tenham os seus problemas resolvidos?

Em algumas regiões do planeta, as pessoas são orgulhosas do sistema de saúde que criaram. Essa é a situação de muitos países europeus. Na Inglaterra, pesquisas de opinião pública colocam consistentemente o Serviço Nacional de Saúde, que cobre todo o país, como o serviço público mais admirado.[1] Na América Latina, há também exemplos marcantes, em geral, de nações de pequena extensão territorial, como é o caso de Costa Rica e de Cuba, pois seus sistemas de saúde são muito apreciados pela população.

No Brasil, na segunda metade do século XX, a leitura de jornais ou o contacto com pacientes e com profissionais da área aponta para uma situação que está longe de ser considerada satisfatória. Há muito descontentamento, tanto dos usuários como dos encarregados do atendimento, todos aspirando à sua melhoria ou reformulação. Essa situação refletiu-se nos resultados de pesquisa de opinião pública, realizada nas regiões metropolitanas brasileiras e publicada nos jornais do País em 25.5.1990, na qual os entrevistados indicaram que o principal problema dos brasileiros era a saúde, mais especificamente, a crise nos serviços de saúde. Até essa data, os temas que encabeçavam a lista eram a segurança, a educação e o emprego. Nos anos seguintes, os resultados das pesquisas de opinião pública têm colocado a saúde, consistentemente, como o problema que mais preocupa a população brasileira. A falta de acesso e a baixa qualidade dos serviços estão na base dessas preocupações. Por exemplo, em 12.2.1995, o *Jornal do Brasil* publicou matéria em primeira página revelando que o drama da saúde é o que mais preocupa o brasileiro. Os principais resultados da pesquisa que originou a notícia foram os seguintes: quase metade da população com mais de 16 anos (48%) aponta o drama da saúde pública como principal problema do Brasil. Bem atrás, com 29% de menções, vem a educação como a segunda prioridade. A falta de segurança aparece em terceiro lugar, mas apenas com 9% das citações.

Os temas fundamentais para estudo

Quando uma pessoa procura estudar, com maior profundidade, o assunto de que trata o capítulo, chega, pelo menos, à conclusão de que o tema não é simples. O sistema de saúde, como um todo, é extremamente complexo. Os serviços, isoladamente, são organizações complexas. As pessoas são, também, igualmente complexas. Seus hábitos, interesses, valores e atitudes não são homogêneos, estão na base da maioria dos problemas operacionais e em estreita relação com a esfera política.[2] Deste modo, é possível generalizar, afirmando-se que são "complexas as razões que fazem com que um serviço esteja disponível para a população, seja usado por ela e deste contato resulte algo positivo para saúde".[3] Na sentença, aparecem alguns elementos fundamentais da prestação de serviços, que merecem realce e investigação:

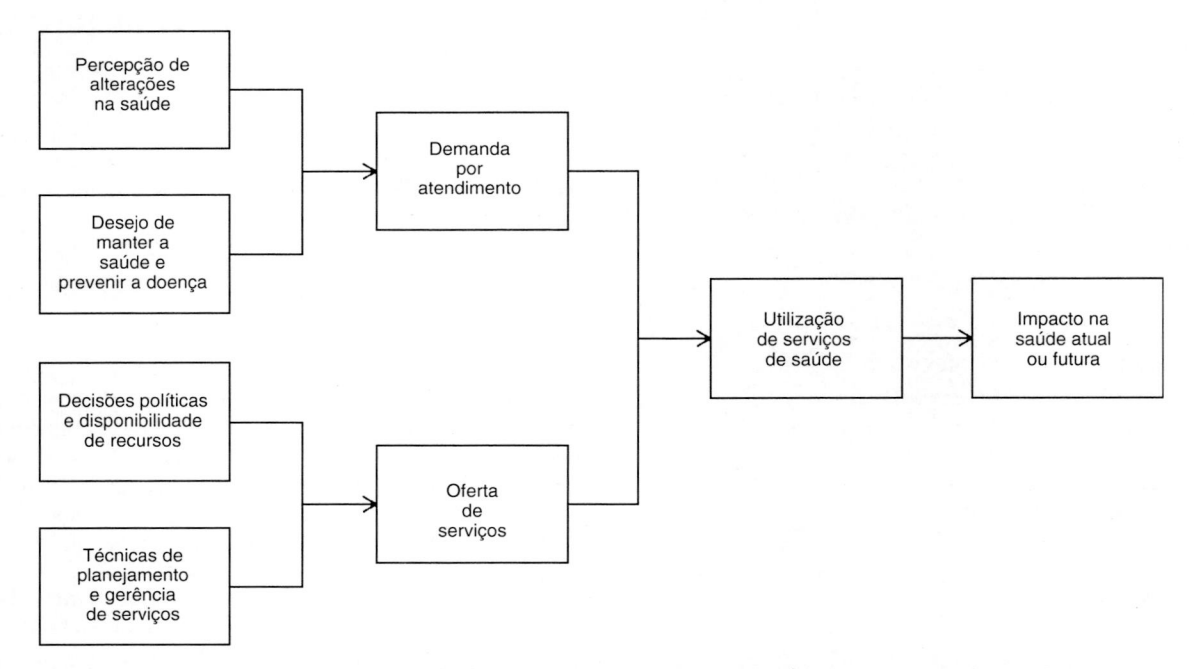

Fig. 23.1 Diagrama mostrando as relações entre as necessidades de saúde e o processo de atendimento.

1. a questão da disponibilidade dos serviços, que depende de fatores, como vontade política, nível de financiamento, recursos humanos, tecnologia e habilidade gerencial de fazer tudo isso funcionar adequadamente;

2. o uso dos serviços de saúde, que está ligado a características da oferta, bem como à conduta das pessoas frente à morbidade e aos serviços, o que envolve aspectos econômicos, sociais, culturais e comportamentais;

3. a resolubilidade do contacto paciente-profissional de saúde, que tem também os seus próprios fatores determinantes, como o tipo de problema, a classe social do cliente, a oportunidade do contacto do usuário com o sistema de saúde, a relação interpessoal estabelecida entre o usuário e o profissional de saúde, a tecnologia disponível para enfrentar a situação e a adesão do paciente às prescrições.

- **Modelo para referência**

A Fig. 23.1 contém alguns elementos essenciais para o estudo dos serviços de saúde. Dois fluxos, ali assinalados, confluem para a utilização dos serviços.

A seqüência da parte de cima da figura tem como ponto de partida um problema de saúde. As "necessidades" das pessoas, em termos de saúde, transformam-se em "demanda" e geram a "utilização" dos serviços.

A seqüência da parte de baixo da mesma figura assinala fatores determinantes da "oferta" de serviços. A própria existência de oferta, por sua vez, influencia a "utilização".

A "utilização" de serviços, que está na confluência das duas seqüências apresentadas, pode ou não acarretar "impacto" na saúde das pessoas. Daí, as preocupações em avaliar a "qualidade" dos serviços, com vistas a verificar o seu real desempenho, e mesmo o seu valor potencial, obtido em condições ideais, em termos de benefícios para a saúde das pessoas, de modo a colocar os serviços na posição em que confiram maior benefício a menor custo.

Os tópicos realçados no modelo descrito são o assunto do presente capítulo e do próximo. Eles podem ser estudados de diversas maneiras, entre as quais sobressai o enfoque da epidemiologia. Entende-se por epidemiologia nos serviços de saúde "o estudo e a avaliação, pelos métodos usados em epidemiologia, da maneira como os serviços de saúde são ou deveriam ser organizados".[4] Implícita está a noção de conhecer a situação, para racionalizar, planejar, acompanhar e avaliar; também, nessa conceituação, inclui-se a produção de novos conhecimentos, para melhorar a prestação de serviços de saúde à população.

II. OFERTA DE SERVIÇOS DE SAÚDE

Serviço de saúde é um termo genérico, dado ao local destinado à promoção, proteção ou recuperação da saúde, em regime de internação ou não, qualquer que seja o seu nível de complexidade. Na verdade, os serviços de saúde são classificados em dois grandes grupos, conforme se dirijam: 1. à prestação de assistência direta à saúde das pessoas (em hospitais, centros de saúde, consultórios etc.) ou 2. às ações sobre o meio ambiente, a fim de controlar os fatores que exercem efeitos prejudiciais à saúde (por exemplo, o saneamento da água de abastecimento e de esgotos). A ênfase do presente texto está no primeiro grupo.

Na essência da assistência à saúde das pessoas está a relação entre o "paciente" e o "profissional". É para propiciá-la, em condições adequadas, que os serviços e todo o sistema de saúde existem. Esse contacto não ocorre no vazio, mas em um contexto, onde fatores condicionantes ou associados se fazem presentes. A Fig. 23.2 representa uma tentativa de expressar, de maneira simplificada, as grandes determinantes da própria organização dos serviços e da interação paciente-profissional de saúde. No círculo externo, estão as condicionantes sócio-políticas, as mesmas referidas no Cap. 3. A saúde é um dos muitos fatores que têm estreita influência sobre a qualidade de vida, também dependente de condições adequadas de trabalho, alimentação, moradia, transporte, educação, lazer e saneamento. Esses últimos fatores afetam, direta ou indiretamente, o nível de saúde das pessoas.

Os ingredientes políticos e socioeconômico-culturais, ao lado do desenvolvimento das ciências da saúde, moldam as características do sistema colocado à disposição da população e são responsáveis, em grande parte, pelo modo como os pacientes e os profissionais interagem. Essa interação está colocada no centro da figura.

A. SISTEMAS DE SAÚDE

Os sistemas de saúde são o resultado de condicionantes históricas e de decisões políticas do passado e do presente. No mundo atual, encontram-se regiões em que eles são totalmente mantidos pelo Estado, e outras, nas quais a iniciativa privada tem o principal papel. Entre esses dois extremos, há regimes mistos, apresentando combinações diversas entre estabelecimentos públicos e particulares, onde muitas formas de seguro social são encontradas. Esse é o caso da maioria dos países da América Latina, onde podem ser identificados três setores principais:

1. o setor privado, no qual o profissional se estabelece onde julga conveniente e determina quanto valem os seus serviços; o respectivo acesso é difícil para a população de baixa renda;

2. o setor estatal (federal, estadual ou municipal), dedicado ao atendimento gratuito da população carente;

3. o setor previdenciário, sustentado por contribuições do empregado, do empregador e do Estado, e por este comandado, de tal forma que pode ser considerado, para os objetivos do tema deste capítulo, uma extensão do setor estatal.

Estima-se que os seguintes percentuais aplicavam-se à população brasileira, na década de 1980: 20% das pessoas tinham a cobertura do setor privado, 20% a do setor oficial (governos federal, estadual e municipal), 40% a da previdência social e 20% delas não tinham qualquer amparo.[5] A partir da Constituição de 1988, não há mais separação entre setor estatal e o previdenciário, na saúde, e o atendimento é universal.

No setor privado, são atendidas as pessoas que têm recursos suficientes para pagar o preço estipulado. O médico, o dentista e outros profissionais de saúde cobram pelo que julgam valer os seus préstimos, de acordo com os valores máximo e mínimo prevalentes na comunidade. As pessoas de recursos têm acesso garantido aos serviços privados e as que não têm maneira de arcar com as despesas não são neles atendidas. A regulamentação do setor é simples: faz-se pelo preço, seja ele pago diretamente pelos pacientes ou por alguma forma de seguro. Uma porcentagem pequena da população brasileira, como foi mostrado, ao redor de 20%, está incluída nessa categoria.

No setor estatal, englobando aqui a previdência social, não há pagamento direto do atendimento pelo paciente. O Estado determina a quantidade de serviços que estará disponível para a população, em função dos recursos, tanto financeiros, que periodicamente aloca ao setor, como de capacidade instalada de serviços e de pessoal. Por exemplo, médicos e dentistas são contratados para atendimento de 12 a 16 clientes por turno de quatro horas, em cada dia útil. Hospitais e unidades sanitárias são construídos com um determinado número de consultórios e leitos. Para maior volume de atendimento, seja de internações, consultas ou exames laboratoriais, há a necessidade de mais recursos ou, então, de maior produtividade.

A crise econômico-financeira por que passam os países, em especial, os subdesenvolvidos, a crônica falta de recursos para o setor saúde, associada à tendência à universalização do atendimento (cobertura para todos, inclusive nas áreas rurais) e o aumento dos custos dos serviços, acima da inflação, ao lado de fatores outros, como a má gerência e a utilização política dos recursos, têm contribuído para fazer crescerem os problemas enfrentados pela assistência médica, periodicamente em crise financeira. No meio rural, há deficiência marcante de serviços, e a urbanização acelerada da população, através de um grande contingente de migrantes pobres, aumenta em muito o número de pessoas que procuram os serviços gratuitos do estado, existentes nas cidades. Ocorre que, se a demanda for maior que a oferta, aumenta o tempo de espera e, conseqüentemente, surgem as filas. Uma sala de espera permanentemente cheia, ou um longo tempo aguardando atendimento, que é regulado através de marcação de consultas, são fatores que desestimulam a demanda. Esse esquema de regulamentação do sistema, reprimindo demandas, leva ao descontentamento dos usuários, que ficam privados dos serviços essenciais, quando dele necessitam. Como a insatisfação da população é grande no País, quanto ao nível de acesso aos serviços e quanto à sua capacidade resolutiva, crescem as manifestações em favor da reestruturação do sistema.

B. FORÇAS NO SETOR SAÚDE

A prestação de assistência médica e odontológica implica interação de, pelo menos, dois grupos de interessados, representados pelos clientes e pelos prestadores de serviços, conforme mostra o núcleo da Fig. 23.2. Cada um dos lados tem a sua própria concepção de assistência ideal. As posições assumidas por uns e outros, freqüentemente, não são as mesmas. Na realidade, esses dois grupos não são homogêneos.

• **Clientes**

Os clientes — ou seja, a população — podem ser classificados em diferentes categorias. Uma delas, de ordem econômica, é identificada pela forma como remunera os serviços utilizados, o que pode ser feito diretamente ou através da previdência social, civil ou militar, e do seguro-saúde, privado ou estatal. Cada uma dessas categorias tem a sua forma própria de pressão. Da mesma maneira, a população difere em relação a fatores socioculturais que, por sua vez, estão relacionados a diferentes níveis de saúde, de percepção das necessidades e de utilização dos serviços.

• **Prestadores de serviços**

Os prestadores de serviços de saúde também não são um grupo homogêneo. Entre os seus componentes, encontram-se:[6] o complexo industrial — em especial a indústria farmacêutica e de equipamentos médico-hospitalares —, o conjunto de médi-

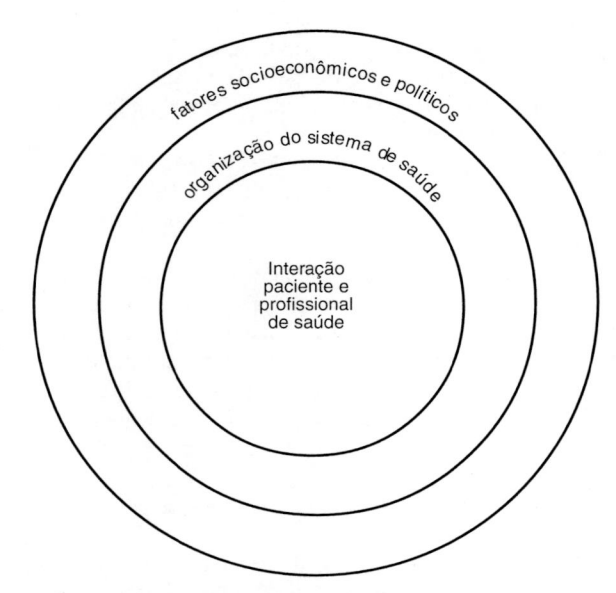

Fig. 23.2 Diagrama mostrando os principais macrofatores que influenciam a relação entre o paciente e o profissional de saúde.

cos autônomos e de empresas médico-hospitalares, a medicina de grupo e os sindicatos dos profissionais de saúde.

Atuando como modificadores, na relação paciente-profissional, encontram-se fatores diversos, como a intervenção governamental, a educação universitária e a tecnologia da saúde, que tendem, no momento, a privilegiar a especialização e a aparelhagem de ponta, embora com um movimento importante em favor da atenção primária, visando a estender serviços essenciais destinados a satisfazer as necessidades básicas da população.

C. LEI DO MERCADO

A procura e a oferta, em termos econômicos, estão profundamente ligadas. A procura ou a demanda por um determinado bem ou serviço indica a quantidade que os indivíduos desejam adquirir, de cada um. Entre os fatores que podem influenciar a procura estão o preço, o nível de renda e as necessidades individuais, traduzidas por gostos e preferências.

Do outro lado, está a oferta, representada pelo comportamento dos produtores. A quantidade a ser ofertada também é influenciada por muitos fatores, entre os quais, o preço, o custo de produção, o nível de avanço tecnológico, os objetivos da empresa e a própria demanda.

Não havendo intervenções na lei da oferta e da procura, o mecanismo de mercado tende ao equilíbrio nos preços e ao ajuste do suprimento, ao nível da respectiva demanda. O preço baixa com o aumento da oferta, e vice-versa. Há freqüentes intervenções nesse mecanismo. É o caso dos oligopólios e dos tabelamentos governamentais; estes visam a proteger, ora o consumidor, ora o produtor, dependendo das circunstâncias do momento.

• **Aplicação da lei do mercado aos serviços de saúde**

A situação é delicada, quando se aplica a lei do mercado aos serviços de saúde. Além da oferta e da demanda, outros fatores têm de ser levados em consideração. Duas constatações, pelo menos, justificam essa preocupação. Primeiro, os usuários não dispõem de meios eficazes para avaliar o que estão consumindo, ao contrário do que pode ocorrer em uma loja, ao se comprar um objeto ou equipamento. Segundo, uma parte da população, nos moldes atuais de oferta, não tem qualquer acesso aos serviços de saúde existentes, estando totalmente excluída do sistema formal de atendimentos.

Diante dessa situação, o Estado intervém, em favor do interesse comum, fixando normas a serem seguidas por fabricantes ou a serem atendidas na provisão de serviços. Com a finalidade de fazer cumprir tais recomendações, são criados departamentos de saúde pública, órgãos de fiscalização e agências de proteção ao consumidor.

A escassez de serviços e bens não é igualmente distribuída entre a população, penalizando especialmente os grupos econômica e politicamente mais fracos. Por isso, os países, seja qual for a ideologia que neles impere, tendem a oferecer facilidades ou criar programas para os segmentos mais vulneráveis da sociedade. Nos países ocidentais capitalistas, são criadas instituições para consultas e internações gratuitas, nas quais remédios e alimentos são distribuídos.

Por outro lado, a oferta é organizada em função das necessidades de saúde da população, do retorno financeiro para os investimentos ou de ambas. O desejo de consumir remédios, de consultar-se e de se submeter a exames complementares de diagnóstico, manipulado franca ou subliminarmente pela propaganda, tende a deturpar ou distanciar a oferta das necessidades reais da população. Essas forças podem fazer com que um equipamento de tecnologia, de ponta, de eficácia comprovada e altos custos, esteja sendo utilizado por critérios apenas financeiros, excluindo pacientes com indicações precisas para o seu uso, mas que a ele não têm acesso, simplesmente em função do seu baixo poder aquisitivo.

D. ORGANIZAÇÃO DA OFERTA

As ações de saúde estão dirigidas no sentido de evitar o aparecimento da doença ou para deter ou modificar o seu curso, quer no indivíduo, quer na coletividade. O desenvolvimento científico e tecnológico produz novas alternativas de intervenção, e mesmo a eficácia das medidas já disponíveis é alterada com o tempo. Lançam-se no mercado novos produtos, tais como vacinas e medicamentos, cada vez mais potentes, e modificações de procedimentos elevam a eficácia de diagnósticos e tratamentos. Essas novas situações modificam condutas tradicionais de manejo de doentes e de proteção da saúde da população.

Através de técnicas de planejamento, procura-se organizar a oferta de serviços e orientar as suas ações para a satisfação das necessidades da sociedade. Na nossa situação atual, há um sistema misto no qual coexistem o planejamento voltado para as necessidades sociais e o *laissez-faire* do sistema liberal. Essa combinação faz com que muitas outras forças passem, também, a exercer o seu papel.

Com vistas a atingir a necessária racionalização na colocação dessas medidas à disposição da população, vem sendo recomendado o seu ordenamento, em níveis de diferente complexidade, assim como a adoção de outras providências, de modo a facilitar o acesso das pessoas aos diversos tipos de serviços.[7-12] A construção do sistema de saúde do Distrito Federal, por exemplo, permitiu colocar em prática muitos desses princípios.[13-15] Na verdade, os exemplos sobre a aplicação desses conceitos são incontáveis. Em cada país ou região, há um sistema de saúde em que alguns ou todos esses conceitos e estratégias foram ou estão sendo aplicados. Em conseqüência, apesar de haver uma grande variedade de sistemas de saúde, algumas de suas características são comuns a todos.

1. HIERARQUIZAÇÃO DOS SERVIÇOS

A representação mais conhecida do ordenamento dos serviços de saúde toma a forma de uma pirâmide, em que as ações estão agrupadas em níveis de complexidade crescente (Fig. 23.3). Em sua base, estão as medidas mais simples, colocadas à disposição das pessoas em postos e centros de saúde, ambulatórios e consultórios capacitados a atender as situações mais freqüentes. Essas medidas mais simples representam o atendimento primário, ou seja, os "cuidados primários de saúde", forma pela qual os usuários devem dar entrada no sistema e com ele estabelecer o primeiro contacto. A atenção primária, por lidar, na maioria dos casos, com problemas de natureza simples, pode ser mesmo feita sem a participação direta de médicos e outros profissionais de nível superior; foi dessa maneira que alguns países estenderam a cobertura dos serviços de saúde às áreas rurais.

Em posição intermediária, ou de atenção secundária, estão as ações mais complexas, manejadas por especialistas. Esses são encontrados em clínicas e hospitais de pequeno ou médio portes; suas atividades servem de apoio e complementação ao nível precedente.

No topo da pirâmide, está o hospital de maior porte, terciário, onde concentra-se o que existe de mais especializado, em termos de equipamento e de pessoal.

No cômputo geral, os hospitais exercem a função principal, na atenção secundária e terciária, e a de apoio, na atenção primária. A forma de pirâmide confere uma noção de volume dos três níveis: muitos serviços primários, alguns secundários e um mínimo de terciários. Estima-se que 90% dos problemas que demandam assistência à saúde possam ser resolvidos em nível primário, 8% nos serviços secundários e 2% necessitam de cuidados terciários, pois envolvem alta especialização.[2]

- **Serviços básicos de saúde**

A terminologia "serviços básicos de saúde" é muito usada, mas não equivale à atenção primária ou a cuidados primários de saúde. No Brasil, esse tema foi debatido por ocasião da VII Conferência Nacional de Saúde, realizada em 1980, pois, na época, havia a tentativa de implantar, no País, o "Programa Nacional de Serviços Básicos de Saúde" — PREV-SAÚDE[16] — que, afinal, não ultrapassou a fase de planejamento. Os serviços básicos de saúde

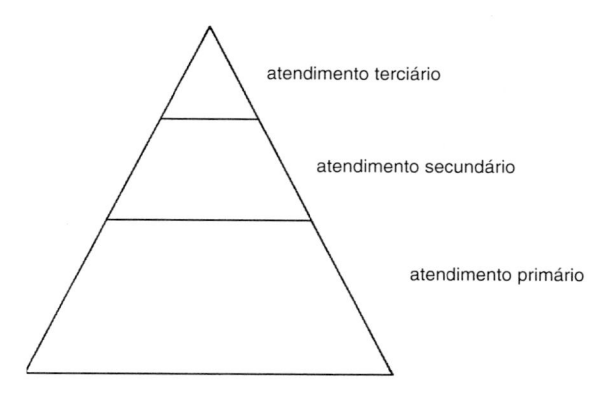

Fig. 23.3 Pirâmide de serviços de saúde.

compreendem, na área de atendimento às pessoas, os cuidados primários, além de um mínimo de serviços de maior complexidade, indispensáveis à execução de ações de apoio aos serviços primários.

2. REGIONALIZAÇÃO DOS SERVIÇOS

A regionalização, como o próprio nome indica, é uma diretriz que, a partir da delimitação geográfica da área de atuação de um serviço ou de seu sistema de saúde, objetiva a racionalização da prestação de serviços, mediante a descentralização na tomada de decisões e a hierarquização das ações, por níveis de complexidade da atenção.[17,18] Ela diz respeito à organização espacial dos serviços (Fig. 23.4) e requer que as pequenas estruturas, como postos e centros de saúde, fiquem responsabilizadas pela prestação de cuidados gerais e regulares à população de áreas restritas. Inversamente, as grandes estruturas, com pessoal e tecnologias especializadas, têm a seu cargo os cuidados, também especializados, relativos a uma extensa área geográfica. Nos ambulatórios dessas estruturas maiores devem ser atendidos os pacientes referidos pelos postos e centros de saúde — e não os que espontaneamente decidem por uma consulta hospitalar, salvo as urgências.

As linhas gerais traçadas constituem uma proposta amplamente aceita para racionalizar o atendimento e ao mesmo tempo fazer face aos crescentes custos da assistência à saúde, de tal maneira que os serviços sejam dispostos, estrategicamente, evitando a duplicação de esforços, mas conservando a capacidade de satisfazer as necessidades da população, em termos de saúde. Nem se pense que a regionalização constitua um requisito indispensável somente para o bom funcionamento dos serviços de saúde, mas também o apanágio dos sistemas de administração, em geral, do qual são exemplos corriqueiros de sua utilização os sistemas de educação, de segurança e de tributação, entre muitos outros.

A proporção entre tipos de serviço e a população a atender é quantificada com base em estudos específicos, levando-se em conta as características do local, as necessidades das pessoas e os recursos mobilizáveis.[19] As investigações realizadas sobre o tema permitiram estabelecer que, em termos gerais, são válidas as seguintes cifras: um hospital geral (terciário), para uma grande região ou populações de cerca de um milhão ou mais de habitantes; um hospital regional (secundário), para populações entre 50 e 500 mil habitantes, e um centro de saúde, para grupos entre 5 e 50 mil pessoas. Os postos de saúde são colocados como satélites dos centros, para atender populações reduzidas, localizadas em áreas rurais dispersas, ou urbanas em maior grau de necessidade, não dispondo de profissionais de saúde de nível superior, permanentemente.

Os serviços têm ainda outras denominações, de que são exemplos as de hospitais comunitários (pequenos hospitais), unidades sanitárias mistas (centros de saúde com uns poucos leitos) e policlínicas (unidades de consultas externas, com especialistas), todos tendo por objetivo atender a demanda de atenção primária ou, em outros casos, a de atendimentos mais especializados. No Brasil, o Ministério da Saúde, periodicamente, atualiza e publica as denominações que os seus técnicos apontam como as mais atualizadas, acompanhadas das respectivas definições relativas aos diversos tipos de estabelecimentos de saúde.[20]

• **Municipalização dos serviços de saúde**

No Brasil, na época atual, há um forte movimento para a implantação e a consolidação de um sistema único de saúde, no bojo do qual é exigida a municipalização dos serviços, ou seja, a opção pela organização sanitária, baseada no município.[21-29]

A descentralização, que acompanha a municipalização, implica levar as decisões para onde as ações realmente ocorrem. A justificativa, para esse movimento, repousa no elementar princípio de que, em cada município, é mais fácil o acesso à informação, assim como gerar essa informação, se ela não existe; e é também possível conhecer mais de perto as reivindicações dos moradores, de modo que a priorização dos problemas e as respectivas soluções são muito mais rápidas e eficientes, para muitos dos problemas da região, quando tomadas nesse nível. O controle social é, também, mais eficazmente exercido, possibilitando contornar as dificuldades e diminuir os desperdícios que a centralização tem causado ou facilitado.

A municipalização seria, portanto, a forma preconizada, diante da situação do momento, de viabilizar o direito à saúde para todos os cidadãos. Devido à diferente capacidade dos municípios em lidar com os problemas locais de saúde, a descentralização também se processa de maneira diferente. A formação de distritos sanitários — e, daí, o termo "distritalização"[27] — é uma estratégia adotada para alcançar os objetivos da descentralização. Em locais mais desenvolvidos, é possível a organização de vários distritos sanitários, em um mesmo município. Em outros, forma-se um distrito sanitário que coincida com o próprio município. Haverá, também, locais em que o distrito sanitário exige a união de vários municípios, para que a descentralização se processe a contento.

3. ALGUNS PRINCÍPIOS ADICIONAIS

O esquema de regionalização e hierarquização exige, para funcionar adequadamente, além de um aporte suficiente de recursos financeiros e uma política conveniente de recursos humanos, a observância de alguns pontos, entre os quais:

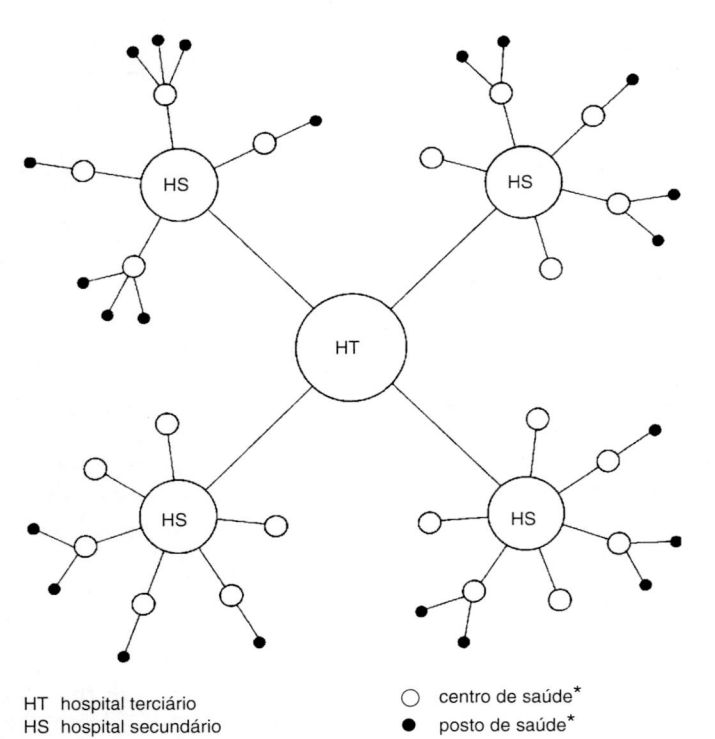

HT hospital terciário
HS hospital secundário
○ centro de saúde*
● posto de saúde*

Fig. 23.4 Disposição espacial e hierárquica dos serviços de saúde de uma região.
*Atendimento primário.

• a explicitação de critérios para o funcionamento de um sistema de referência e contra-referência, entre os diversos níveis;
• a coordenação e a integração entre as instituições;
• a adoção de esquemas, para a supervisão e a avaliação das atividades;
• o estabelecimento de um sistema de informações apropriado;
• a participação dos usuários, no direcionamento e adequação do sistema à realidade;
• a seleção de tecnologias e de pessoal adequados à complexidade do nível de atendimento. Esse tópico é detalhado, a seguir.

III. TECNOLOGIA PARA A SAÚDE

O termo "ciência" tem o significado de avanço do conhecimento, enquanto "tecnologia", o de aplicação deste conhecimento.

A. CLASSIFICAÇÃO DAS TECNOLOGIAS

Há diversas formas de classificar tecnologias, algumas das quais são aqui apontadas.

1. PRODUTOS E PROCESSOS

A tecnologia abrange dois componentes:

• os "físicos", ou seja, os produtos, como equipamentos e medicamentos, e
• os "lógicos", isto é, os processos ou procedimentos, como as técnicas cirúrgicas e os métodos de organização.

Uns e outros são importantes, em saúde. O termo "tecnologia médica" é usado para designar a ambos, ou seja, os produtos, inclusive medicamentos, e os procedimentos médicos e cirúrgicos empregados na prestação do atendimento à saúde, assim como os sistemas de organização e apoio, nos quais é feito esse atendimento.[30]

A complexidade crescente dos produtos parece ser uma característica do progresso tecnológico atual. No entanto, certos segmentos são pouco dependentes de aparelhagem: por exemplo, a saúde mental e a epidemiologia. Neles, a tecnologia de processos predomina amplamente. Embora ambos estejam associados, lidar com produtos é relativamente mais simples do que com processos, já que, nos últimos, fatores socioculturais têm maior influência.[31]

2. TECNOLOGIAS DEFINITIVAS E PARCIAIS (OU PALIATIVAS)

As tecnologias de saúde são classificadas, sob outro ângulo, em duas categorias:[32]

• "definitivas" — caso das vacinas e antibióticos — que podem evitar ou curar determinadas doenças, permanentemente, e
• "parciais" ou "paliativas", assim chamadas porque oferecem alívio ou prolongam a vida sem curar a doença, como a cirurgia de revascularização do miocárdio, os hipoglicemiantes orais e a diálise renal.

Comparativamente, no atual sistema de saúde, há maior número de tecnologias paliativas do que definitivas. O uso crescente das tecnologias paliativas tende a manter os pacientes em tratamento especializado, por mais tempo, o que significa, à parte os significativos progressos na aplicação do conhecimento científico e na expectativa de vida, aumentos na prevalência dos danos à saúde e uma elevação progressiva de gastos com saúde.

Uma outra característica do sistema de saúde atual é de que os progressos tendem a ser conseguidos por pequenos avanços nas tecnologias paliativas. Por exemplo, não existe cura para a arteriosclerose, mas é possível acompanhar os efeitos do aperfeiçoamento de tratamentos paliativos para essa condição, com a adoção de drogas hipocolesterolêmicas e a cirurgia de revascularização do miocárdio. Às vezes, são melhorias em diversos setores, como na anestesia, na técnica cirúrgica e nos cuidados pós-operatórios, que têm como resultante a diminuição da morbimortalidade associada à arteriosclerose ou a melhor qualidade de vida das pessoas.

3. TECNOLOGIA APROPRIADA

Há evidências de que a absorção intensiva e acrítica de tecnologias de ponta, vindas do exterior, por parte de países em desenvolvimento, concorreu para aumentar a defasagem entre o tipo de serviços ofertado e as necessidades da maioria da população. Pressões internas e internacionais, muitas das quais relacionadas a retornos financeiros de investimentos, são responsabilizadas pelas importações exageradas de algumas novas tecnologias. A avaliação da transferência dessas tecnologias tem sido postulada, como um meio para promover a racionalização do seu uso e colaborar para melhor assistência à saúde da população.[33] Um movimento que tem o objetivo de fazer face à importação acrítica de tecnologias e também ao exagero na construção de grandes estruturas atende pelo nome de "tecnologia apropriada".

A tecnologia será apropriada se resolve os problemas e atende as necessidades das pessoas, o que depende das características do lugar, da época e da população.[31,34] Ela tem o sentido de "socialmente apropriada". Sua origem, ou a sua força, reside na contestação das grandes estruturas que, durante uma certa época, eram apresentadas como a maneira de solucionar os problemas da população.[31,35,36] Este movimento oferecia uma opção, diante do contexto de então, para valorizar o mais simples, o mais humano, com maior uso de recursos locais, e sem perda de sua capacidade de solucionar os problemas. A Organização Mundial da Saúde e o UNICEF apresentam uma série de ações que se enquadram nesse conceito. No documento de Alma-Ata, de 1978, sobre atenção primária, há ilustrações e diretrizes nesse sentido.[34] O amplo uso de sais para reidratação oral constitui exemplo de tecnologia apropriada para a saúde infantil.

A organização racional do sistema de prestação de serviços de saúde requer o balanceamento de tecnologias diversas, com ênfase nas mais simples, em acordo com o perfil da demanda, visando a atender as necessidades básicas da população, ao lado de outras mais complexas, utilizadas a partir de critérios técnicos. Requer também um esforço de adequação de tecnologias, o que envolve criatividade, conhecimento dos problemas e das alternativas disponíveis. Em qualquer eventualidade, a tecnologia deve ter fundamentação científica, que ateste a sua eficácia/efetividade e a sua segurança. Mas o movimento em favor da "tecnologia apropriada" requer algo mais, em face da limitação crônica de recursos e outros condicionantes: a reduzida complexidade, a aceitabilidade para aquele que a utiliza e recebe, a factibilidade em termos econômicos, a maximização dos recursos locais, o controle e manutenção por pessoal local, e a possibilidade de ser adaptada a novas situações. Não significa, porém, a adoção de tecnologias de qualidade inferior, mas sim a sua adequação à situação, com menor custo, de modo a permitir a sua extensão a maior número de indivíduos.

B. ASSISTÊNCIA À SAÚDE E TECNOLOGIA

Os temas concernentes à assistência à saúde, à política nacional de saúde e à tecnologia, estão muito relacionados, de modo que alguns aspectos a eles referentes, a seguir mostrados, já foram antes abordados ou mencionados, nos contextos próprios ao tema então apresentado.

1. MODERNIZAÇÃO DA SOCIEDADE

Nas últimas décadas, a atenção à saúde sofreu grandes transformações. Em passado não muito distante, o ambiente em que se realizava a assistência à saúde das pessoas era muito mais simples. O médico trabalhava sozinho, fazendo diagnósticos e tratamentos, com base no exame clínico. Visitas domiciliares eram freqüentes, o que significava médico à cabeceira do doente. Predominava a clínica geral. Os partos eram assistidos em domicílio. Muitos dos leitos hospitalares eram ocupados por indigentes. Na maioria das vezes, o paciente falecia em sua própria residência, junto aos familiares.

A modernização da sociedade alterou completamente o quadro recém-descrito. O médico com sua maleta, em visita domiciliar, passa a ser mais exceção do que regra. O hospital tornou-se um elemento essencial na atenção à saúde. Algumas das conseqüências foram as seguintes.

- **"Medicalização" dos nascimentos e óbitos**

Nascimentos e óbitos, que eram eventos essencialmente domiciliares, mudaram de arena, passando a ocorrer, predominante ou exclusivamente, em hospitais. Dados da Previdência Social (INAMPS), para o ano de 1991, apontaram para a existência de 3,1 milhões de internações, no País, somente para a categoria "complicações da gravidez, parto e puerpério", a maioria referente a parto normal ou parto por cesariana, o que constituiu a primeira causa de hospitalização: aproximadamente, um quarto do total das internações. O aumento da oferta de serviços de saúde, a urbanização da população e o desaparecimento das grandes famílias são fatores responsabilizados pelas mudanças, ao lado da forte crença no poder da ciência e da tecnologia.

- **Maior precisão de diagnósticos e tratamentos**

O desenvolvimento científico e tecnológico possibilitou maior precisão no diagnóstico e no tratamento das doenças. As numerosas descobertas, ocorridas em áreas como a farmacologia e a microbiologia, e a melhoria nas técnicas de anestesia e cirurgia concorreram para que surgissem especialidades e subespecialidades, a que são aplicados mais intensivamente os novos conhecimentos, circunstância que também concorreu para o próprio desenvolvimento das ciências da saúde. Novos procedimentos e produtos foram sendo descobertos e incorporados, em ritmo crescente, à rotina do atendimento. Os aparelhos de uso nos estabelecimentos de saúde tornaram-se mais complexos. Os hospitais se modernizaram. Os exames complementares passaram a ter importância e, em muitos casos, preponderância. Embora muito ainda esteja por ser feito, visto que não há tratamento adequado para numerosas afecções, as últimas décadas testemunharam uma incessante melhoria no arsenal diagnóstico e terapêutico, o que se traduz por maior resolubilidade e segurança das intervenções. No entanto, a relação com o paciente sofreu a interferência dos exames e dos equipamentos. O poder resolutivo de muitas intervenções cresceu, às vezes, através de métodos invasivos, o que aumentou os efeitos iatrogênicos. Os custos financeiros também subiram. Do orçamento reservado para a saúde, proporção progressivamente maior passou a ser utilizada na aquisição de equipamentos complexos e na manutenção de pessoal especializado em seu manejo.

2. SITUAÇÃO NOS PAÍSES DESENVOLVIDOS E SUBDESENVOLVIDOS

Nos países desenvolvidos, onde os fatos relatados, como a ênfase na medicina hospitalar, a sofisticação dos aparelhos e a especialização dos recursos humanos, foram primeiramente observados e documentados, a mudança ocorreu em resposta à própria alteração do perfil nosológico, decorrente da transição epidemiológica. A adoção de soluções mais complexas foi progressiva e, em certa proporção, respondeu à necessidade do manejo de pacientes crônicos, muitos de idade avançada, prolongando a vida sem, necessariamente, curar as doenças. Tais países, que destinam entre 5% e 12% do seu Produto Nacional Bruto para a área de saúde, constataram que, mesmo dispondo de recursos nunca antes imaginados, os custos envolvidos na atenção à saúde eram maiores do que os recursos disponíveis. E mais: os custos estavam cada vez mais elevados. Resultado: esses países passaram a rediscutir, mais intensamente, os seus modelos de prestação de serviços, de modo a preservar-lhes a necessária resolubilidade e abrangência, mas a um custo acessível — tema que se tornou central na discussão sobre a reformulação dos seus sistemas de saúde.

As regiões em desenvolvimento, ainda às voltas com elevadas taxas de incidência de doenças potencialmente evitáveis, importaram também as soluções recentes, adotadas nas regiões desenvolvidas, como a tecnologia de ponta, a especialização profissional e a medicina hospitalar, sem que a maioria da população tivesse acesso adequado ao mínimo de cuidados básicos de saúde. O modelo norte-americano de prestação de serviços — predominante, no mundo, a partir do término da Primeira Grande Guerra, em 1918 — tornou-se o paradigma para o qual se voltaram os olhos dos políticos e profissionais de saúde, como meta para a organização dos sistemas de saúde, nos seus respectivos países. Grandes hospitais foram construídos, e recursos, cada vez maiores, alocados para fazê-los funcionar. Atente-se a que a construção e o equipamento desses estabelecimentos constituem um processo dispendioso; mas muito mais dispendiosa é a sua manutenção. Não raro, em dois ou três anos, o hospital consome, no seu custeio, recursos semelhantes aos gastos efetuados na sua implantação.

- **A Conferência de Alma-Ata, sobre os cuidados primários de saúde**

Na metade do século XX, nos países subdesenvolvidos, ficou evidente que a medicina hospitalar e especializada não estava de acordo com as necessidades da maioria da população, que ainda não usufruía dos benefícios de um adequado atendimento básico de saúde. A constituição da OMS, datada de 1946, ao lado de sua famosa definição, reproduzida no Quadro 23.1,

Quadro 23.1 Trechos das constituições da Organização Mundial da Saúde e do Brasil

Organização Mundial da Saúde, 1946

- A saúde é um estado de completo bem-estar físico, mental e social, e não somente a ausência de doenças.
- O gozo do grau máximo de saúde que se pode lograr é um dos direitos fundamentais de todo ser humano, sem distinção de raça, religião, ideologia política ou condição econômica e social.
- Os governos têm responsabilidade na saúde de suas populações, a qual somente pode ser cumprida pela adoção de medidas sanitárias e sociais adequadas.

Brasil, 1988

- A saúde é direito de todos e dever do Estado, garantido mediante políticas sociais e econômicas que visem à redução do risco de doença e de outros agravos e ao acesso universal e igualitário às ações e serviços para sua promoção, proteção e recuperação (artigo 196).

adiantava que os governos têm a responsabilidade pela saúde de seus povos, e que tal responsabilidade só podia ser exercida por meio de medidas sanitárias e sociais, adequadas e eqüitativamente distribuídas.[37] Nos anos seguintes, a situação pouco se alterou, apesar de importantes exceções.[38] Com o objetivo de reverter esse quadro, a OMS e o UNICEF promoveram, em 1978, na cidade asiática de Alma-Ata, capital do Cazaquistão, a Conferência Internacional sobre Cuidados Primários de Saúde.[34] A reunião foi realizada na antiga URSS (União das Repúblicas Socialistas Soviéticas), já que, nos países socialistas, havia um compromisso, e uma realidade, de construir um sistema de saúde com ênfase no acesso eqüitativo da população a um mínimo, porém adequado, nível de serviços de saúde. Embora o conceito de "cuidados primários de saúde" seja antigo, a Conferência constituiu-se em importante marco de referências e de tomada de posição política sobre o assunto, além de promover o debate e clarear os objetivos dos cuidados primários de saúde e de um sistema de saúde neles baseado (ver Quadro 23.2).

Um modelo de prestação de serviços foi instituído no Brasil, e na maioria dos países subdesenvolvidos, com características semelhantes, embora não formalmente proposto com esse objetivo. Há críticas quanto ao seu funcionamento, visto que os princípios norteadores de sua implantação parecem haver sido o privilegiamento do curativo sobre o preventivo, do complexo sobre o simples, de grandes sobre pequenas estruturas, do hospital sobre o centro de saúde, do especializado sobre o geral. Numerosas obras, no País, apontam para as incoerências do modelo.[12,39-43] Como não poderia deixar de ser, o seu financiamento sempre foi problemático. A ênfase atual na edificação de uma rede de serviços de atenção primária, mais visível a partir da década de 1970, é uma tentativa de equilibrar a oferta com as necessidades. Alguns dados ilustram a evolução da infra-estrutura de serviços.[44] O primeiro centro de saúde surgiu em 1925, no País. Em 1950, apenas as cidades maiores possuíam unidades desse tipo. Em 1980, a rede já compreendia 18.350 unidades, entre centros, postos, unidades mistas e policlínicas, além de 5.100 hospitais. Em 1990, o número total de estabelecimentos de saúde, no País, ascendia a 35.701. Estamos atualmente tentando expandir a base da pirâmide de serviços básicos de saúde e lutando para adequar todo o sistema de atendimento às necessidades. Nesse processo de adequação, alguns aspectos serão ainda realçados.

3. RELAÇÃO "PACIENTE-PROFISSIONAL DE SAÚDE"

Uma das críticas à medicina moderna é a desumanização do atendimento a pacientes, que é imputada, em parte, ao próprio progresso da ciência, como um efeito colateral da adoção, indiscriminada e acrítica, de tecnologia e de modelos, importados, para a solução de problemas. A forma prevalente de atendimento, um tanto impessoal e de cunho tecnocrático, é criticada por muitos, que reagem a esse estado de coisas, na tentativa de humanizar, novamente, a relação paciente-profissional de saúde, fazendo com que aquele seja visto na sua integridade como ser humano, com suas apreensões físicas, mentais e sociais. Freqüentemente, o paciente, insatisfeito com o relacionamento vigente no sistema formal de atendimento, busca alternativas que coloquem a relação paciente-profissional de saúde em mais alta conta. A conseqüência é o crescimento da procura pelas chamadas "terapias complementares", "não-convencionais" ou "alternativas": homeopatia, acupuntura, fitoterapia e outras.

Em todas as intervenções há, pelo menos, a soma de dois fatores: o "efeito específico", por exemplo, o de cunho farmacológico de um dado medicamento, que está mesclado ao "efeito-placebo", resultante do mero ato de observar ou intervir.

O resultado final de qualquer intervenção pode ser benéfico, embora acompanhado de certa proporção de fracassos, gerando os clientes satisfeitos e os insatisfeitos. O crescente número de pessoas que buscam as formas complementares ou alternativas de tratamento faz prever que o número de insatisfeitos também cresça, com essas opções. Conseqüentemente, tende a aparecer um movimento mais enérgico no sentido de testá-las cientificamente; o que pode ser efetuado com os métodos abordados no Cap. 12, no sentido de verificar seus "efeitos específicos", independentemente do "efeito-placebo". Paralelamente, procura-se conhecer melhor as avaliações já feitas, verificando a adequação da metodologia utilizada, para que seja determinada a real

---

Quadro 23.2 Cuidados primários de saúde: conceito e conteúdo

CONCEITO

A acessibilidade de todos os indivíduos e famílias de uma comunidade a serviços essenciais de saúde prestados por meios que lhes sejam aceitáveis, através de sua participação integral e a custo que a comunidade e o País possam absorver. Como tal, são parte integrante tanto do sistema nacional de saúde, do qual constituem o núcleo, como do desenvolvimento socioeconômico geral da comunidade.

CONTEÚDO

Os cuidados primários de saúde incluem, pelo menos:
- educação no tocante a problemas prevalentes de saúde e aos meios para sua prevenção e controle
- promoção da distribuição de alimentos e da nutrição apropriada
- provisão adequada de água de boa qualidade e saneamento básico
- cuidados de saúde materno-infantil, inclusive planejamento familiar
- imunização contra as principais doenças infecciosas
- prevenção e controle de doenças localmente endêmicas
- tratamento apropriado de doenças e lesões comuns
- promoção da saúde mental
- fornecimento de medicamentos essenciais

Fonte: Declaração de Alma-Ata, 1978. OMS/UNICEF, 1979.[34]

efetividade destas terapias e em que circunstâncias funcionam ou deixam de funcionar, possibilitando recomendar, após avaliações objetivas, as melhores opções. O objetivo final é fazer com que qualquer tipo de terapia, convencional ou não, seja avaliado e usado criteriosamente, conforme as suas reais indicações, cientificamente comprovadas.

4. PROGRESSO IRREVERSÍVEL DOS AVANÇOS TECNOLÓGICOS

O progresso na tecnologia da saúde, para diagnóstico e tratamento, veio para ficar, ao menos em futuro próximo previsível. Não há sentido em afastar os equipamentos e os procedimentos mais complexos, indiscriminadamente, pelo simples fato de serem complexos. Por exemplo: o diagnóstico por imagens, de que a tomografia computadorizada e a ressonância magnética são protótipos, substitui, com vantagens, as técnicas invasivas e dolorosas. Os raios *laser*, em determinadas condições, tomam o lugar do bisturi. Não se pode colocar tais recursos como simples excessos tecnológicos ou modismos. Muitos tratamentos e exames complementares de diagnóstico representam reais avanços, em termos de precisão, rapidez e segurança, concorrendo para a melhoria na assistência prestada à população. Essas tecnologias, em si mesmas, não podem ser culpadas pelo desarranjo verificado no sistema de saúde dos países subdesenvolvidos. O uso que se faz dessas tecnologias é que deve ser tópico para debate. Colocá-las em um contexto em que possam funcionar adequadamente, conferindo maior benefício a um custo compatível, é o desafio a ser enfrentado. No entanto, muitas tecnologias "convencionais" não passariam em um teste de utilidade, nos mesmos moldes propostos para as outras terapias "não-convencionais": testá-las cientificamente é o caminho a trilhar, e a epidemiologia pode muito colaborar nessa tarefa de avaliação.

5. DISPONIBILIDADE E ACESSO À TECNOLOGIA

A tecnologia deve estar voltada para o bem-estar da sociedade. Nesse particular, não basta desenvolver aquelas julgadas mais adequadas, mas também assegurar mecanismos de transferência, para que estejam "acessíveis" a toda a população. De outra maneira, se amplos segmentos populacionais não têm acesso aos serviços, as tecnologias neles colocadas irão beneficiar uma parcela diminuta, em geral, a elite, aquela camada minoritária da população, prestigiada e dominante, constituída de indivíduos que têm poderes e influência sobre os demais. Daí, a necessidade de monitorização e avaliações constantes, que contemplem não somente a eficácia/efetividade/eficiência das tecnologias, mas também outros aspectos de interesse, como o de a elas terem acesso os diversos segmentos sociais.

IV. EQÜIDADE E ACESSO AOS SERVIÇOS

Esses dois tópicos estão muito relacionados e têm sido centrais no debate sobre serviços de saúde, nas últimas décadas.

A. EQÜIDADE

O tema escolhido para nortear os debates do III Congresso Brasileiro de Epidemiologia, realizado em 1995, foi a eqüidade, o que mostra a importância do assunto.

A eqüidade deveria ser uma característica da oferta dos serviços de saúde. Ela diz respeito à igualdade de oportunidades no acesso à saúde e, como tal, é um direito de todo cidadão.[45-48] Se há desigualdades no seio da sociedade, o problema tende também a existir nos serviços de que essa mesma sociedade dispõe — e os de saúde não constituem exceção à regra.

Na Constituição brasileira, de 1988, a saúde é colocada como um direito de todos e um dever do Estado, como expresso no Quadro 23.1. Trata-se de uma questão de justiça social, de direitos humanos fundamentais, o de promover a eqüidade, em matéria de saúde. No entanto, essa é uma área, como tantas outras, em que a teoria e a prática estão, muitas vezes, bastante dissociadas. Todos os dirigentes, não importa de que país sejam, esposam o princípio da eqüidade. Os técnicos, especialmente os economistas, tentam mostrar que não basta esposar esse princípio, já que a eqüidade decorre de mudanças profundas, com financiamento adequado, sem as quais a situação permanece inalterada.

Embora a eqüidade possa ser vista de diferentes perspectivas,[49] há consenso em que deva ser enfocada em termos de acesso a bens e serviços; ou seja, para assegurar a eqüidade, o acesso das pessoas a bens e serviços de saúde de boa qualidade tem de estar garantido. Assim, a acessibilidade é fundamental, para que a eqüidade seja concretizada.

B. ACESSO

Trata-se de um conceito cuja perfeita definição ainda oferece dificuldade aos especialistas.[50,51] Tem o significado amplo de representar o grau de adequação entre o cliente e o sistema de saúde. Implica garantia de ingresso do indivíduo no sistema de saúde, ou o uso de bens e serviços considerados socialmente importantes, sem obstáculos físicos, financeiros ou de outra natureza. O acesso à saúde envolve múltiplos aspectos, de ordem socioeconômica e cultural, que extrapolam a assistência à saúde.

A acessibilidade aos bens e serviços deveria ser garantida em seus diversos componentes:[34,52]

1. acessibilidade geográfica — através do adequado planejamento da localização dos serviços de saúde; entre outros fatores, a distância, o tempo necessário para cobri-las e os meios de transporte devem ser aceitáveis pela população; nas áreas rurais, este aspecto assume particular relevância;[53]

2. acessibilidade econômica — implica a remoção de barreiras derivadas do sistema de pagamento ou contribuição pelo usuário; isto significa que, quaisquer que sejam as formas de pagamento adotadas, o custo dos serviços deve estar ao alcance da comunidade e do País;

3. acessibilidade cultural — com a adequação das normas e técnicas aos hábitos e costumes da população usuária;

4. acessibilidade funcional — através de oferta de serviços oportunos e adequados às necessidades da população.

• **Desequilíbrio no acesso aos serviços de saúde**

Mesmo em países hoje considerados altamente desenvolvidos, como os do norte da Europa, existe desequilíbrio na oferta de serviços.[54] Há uma desigualdade bastante visível, a de ordem geográfica, com privilegiamento das áreas urbanas em detrimento das rurais. Ela é inevitável, pois é nas cidades que estão concentradas as pessoas e, em consequência natural, nelas são encontrados os serviços básicos para a população residente e os serviços especializados para todos, residentes e não-residentes. Isso é universal.

Nos países subdesenvolvidos, com poucas exceções, a atenção primária é deficiente ou ausente, nas áreas rurais. No Brasil, em termos históricos, tem havido uma efetiva melhora na oferta quantitativa de serviços básicos. Esse crescimento não foi harmônico, com a tradicional concentração de recursos nas regiões Sul e Sudeste, beneficiando, principalmente, as cidades. O desequilíbrio deu origem a experiências pioneiras, como a que realizou a extinta Fundação SESP, do Ministério da Saúde, que em municípios do interior do País, especialmente das regiões Norte, Nordeste e Centro-Oeste, implantou uma rede de serviços, hierarquizada e regionalizada, gratuita, integrando saúde e saneamento, medicina preventiva e curativa.

Ao lado da desigualdade espacial, há marcadas variações sociais, no acesso e uso de serviços de saúde. Em algumas sociedades, muito já foi conseguido em termos de facilitar o acesso dos diversos segmentos sociais aos serviços. Os Estados Unidos, ao contrário, apesar da posição de liderança, em numerosos aspectos, estão longe de alcançar o que já se realizou em outras nações, nesse particular. A constatação de que milhões de norte-americanos não tinham acesso adequado aos serviços de saúde, principalmente os pobres e os idosos, fez com que o governo daquele país instituísse dois programas, Medicare e Medicaid, nos quais bilhões de dólares foram investidos, de modo a tentar reverter aquela situação.

O desequilíbrio no acesso aos serviços de saúde apresenta-se com características muito acentuadas, nos países subdesenvolvidos. Em épocas de crise, como nas décadas de 1980 e 1990, no Brasil, de fechamento de hospitais e de falta de verbas para as atividades de rotina, as limitações, para os grupos menos privilegiados da sociedade brasileira, chegam à beira da catástrofe (ver reportagem da revista *Veja*, edição de 18.8.93, página 42).

Acessibilidade implica prestação contínua e organizada de serviços, que as pessoas possam usufruir. Mas não basta dispor os serviços em posições estratégicas e inferir que o acesso da população aos serviços esteja assegurado. É conveniente questionar, constantemente, se eles estão realmente atingindo os segmentos que mais necessitam de atenção.[55-57] Em geral, a preocupação das autoridades sanitárias é direcionada para a falta ou a dificuldade de acesso de subgrupos menos privilegiados da população. A vigilância dos grupos em maior risco, com particular atenção às suas necessidades em saúde, é postulada como forma de verificar acesso aos serviços e assegurar a eqüidade.[58] Esse e outros enfoques precisam ser aplicados e testados, para verificar o acesso da população aos serviços, e assegurar eqüidade, com um mínimo de qualidade e a um custo compatível.[47] Isto nos leva a discorrer sobre outros temas, muito correlacionados, que são tratados, a seguir.

V. NECESSIDADES DE SAÚDE, DEMANDA E UTILIZAÇÃO DE SERVIÇOS

No início do capítulo, foi mostrada uma esquematização que relaciona diversas facetas passíveis de avaliação, nos serviços de saúde. Aprofundaremos, agora, a análise de uma de suas partes, a que une os problemas de saúde ao uso dos serviços. A Fig. 23.5 assinala os três elementos a serem considerados, que estão colocados em uma seqüência de eventos. Ela nos indica que, havendo serviços disponíveis, as "necessidades" das pessoas em

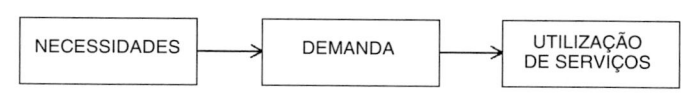

Fig. 23.5 Modelo linear relacionando as necessidades de saúde, a demanda e a utilização de serviços.

termos de saúde, seja de prevenção primária, secundária ou terciária, transformam-se em "demanda" que, por sua vez, gera a "utilização" dos serviços.

Os elementos do modelo podem ser considerados dois a dois: entre "necessidade e demanda" e entre "demanda e utilização", que é a seqüência habitual na esquematização linear apresentada. Contudo, pode ser também considerada a relação entre "necessidades e utilização": esse é o caso dos serviços oferecidos aos necessitados, sem demanda propriamente dita, como ocorre no rastreamento de problemas de saúde, em que as soluções são imediatamente oferecidas ou sugeridas após um achado anormal ao exame; serve de exemplo a oferta de tratamento anti-hipertensivo aos casos de hipertensão arterial, detectados após procura ativa na comunidade. Por sua vez, a utilização cria novas necessidades de saúde, talvez em outro nível, gerando novas demandas, e assim por diante.

Veremos o conceito de "necessidade" e a sua relatividade, as várias formas de "demanda" e as variações de "uso dos serviços de saúde", realçando alguns dos seus significados, a utilidade de estudos sobre tais tópicos e a maneira de medi-los.

A. NECESSIDADES DE SAÚDE

Todos os que se dedicam a investigar o tema encontram uma primeira dificuldade: definir necessidade.

• **Conceito de necessidade**

O termo está associado a palavras como "instinto", "privação", "míngua", "falta", "carência" ou "problema". Há as necessidades básicas, cujo atendimento é indispensável para que cada indivíduo possa desenvolver todo o seu potencial de crescimento, desenvolvimento e bem-estar. O assunto extrapola a área de saúde. Um comitê das Nações Unidas, em 1952, listou 12 componentes do nível de vida de uma população, para os quais importaria desenvolver indicadores que possibilitassem a respectiva quantificação e, ainda, estabelecer índices mais abrangentes para traduzir, conjuntamente, distintos aspectos. Entre os 12 componentes aparece a saúde, no topo da relação.[59]

Uma constatação inicial, de quem busca definir "necessidade" e maneiras de quantificá-la, é verificar que se trata de um conceito relativo, a depender de quem o define.[60] Necessidade pode ser concebida como qualquer distúrbio da saúde e do bem-estar, tanto do ponto de vista do paciente como do profissional, que possa acarretar demanda ao sistema de saúde. Essa demanda pode ser de prevenção, cura ou reabilitação. Ela será atendida ou não, remediada ou não, dependendo das circunstâncias.

Do ponto de vista operacional, necessidade é a diferença entre a real situação de saúde, encontrada no momento do exame, e a situação ideal. Definir o que é uma situação "ideal" representa outro ponto para debate. Alguns tentam estimá-la no limite do possível, a partir do conhecimento disponível. A aplicação de indicadores, que funcionam como normas, é uma das formas de fixar esse ideal.

- **Necessidades percebidas e não-percebidas**

Um problema de saúde pode ser logo notado pelo próprio indivíduo e por sua família ou, ao contrário, passar inteiramente despercebido, sendo somente identificado por algum exame especializado.

- **Opinião do paciente**

Havendo a própria pessoa tomado conhecimento de alguma anormalidade na sua saúde, ela pode nada fazer, recorrer à automedicação, ao sistema informal ou procurar atendimento profissional.

Quando o indivíduo não tem a percepção de que é portador de alguma condição anômala, o diagnóstico só será feito se ele se submeter espontaneamente a exames, ou então participar de alguma forma de rastreamento, organizado pelo pessoal dos serviços.

Há grandes variações individuais, tanto na percepção das necessidades como na conduta subseqüente. Há influência, por exemplo, do significado conferido à saúde e à doença, e da importância que se dá a elas. No Cap. 5 (p. 81), foram mostradas três facetas da morbidade, que devem ser tidas em conta na apreciação das necessidades de saúde da população. As opiniões de prestadores de serviços e pacientes podem não coincidir, nesses aspectos. Então, quando um cliente se apresenta para consulta, há o confronto entre o que ele julga ser sua própria necessidade e a visão científica do profissional, após pesar as evidências de que dispõe. Muitas pesquisas estão sendo desenvolvidas nesta linha, visando ao melhor conhecimento da interação paciente-profissional de saúde.[61-65] Os inquéritos sobre conhecimentos, atitudes e prática representam opções para reunir informações sobre esse tema.

- **Opinião do profissional de saúde**

Para um profissional de saúde, o conceito de necessidade depende da sua visão científica, de sua experiência e do que possa realizar, em função da tecnologia existente ou ao seu dispor.[60] O médico costuma raciocinar em termos de diagnóstico etiológico, anatômico e funcional, visando a prescrever um tratamento que lhe pareça mais adequado, e preocupa-se mais com a gravidade e o prognóstico. O cliente tem uma visão menos científica do processo e, freqüentemente, irrealista, sobre o potencial dos meios de diagnóstico e tratamento disponíveis. Em razão de possuir diferente noção de gravidade e prioridade, o cliente confere importância especial à forma de atendimento e à satisfação pessoal dela resultante. A atenção e a compreensão, manifestadas pelo profissional em relação às queixas e aos sentimentos, ansiedade e desconforto do paciente, são sempre do agrado deste último e tendem a estabelecer um bom relacionamento entre ambos, o que resulta em maior grau de aderência às prescrições e mesmo em um efeito benéfico, de cunho inespecífico ou não-farmacológico, na evolução de muitas condições: o chamado "efeito-placebo".

- **Confronto de opiniões: paciente × profissional de saúde**

A maior evidência da diferença de opiniões entre clientes e profissionais de saúde é a divergência freqüente sobre a necessidade de tomar remédio ou de realizar exames complementares. Por

Quadro 23.3 Relação entre as necessidades percebidas pelo paciente e as definidas pelo profissional de saúde

Percebidas pelo paciente	Definidas por profissionais		Total
	Sim	Não	
Sim	Concordância na existência de necessidade a	Discordância b	a + b
Não	c Discordância	d Concordância na ausência de necessidade	c + d
Total	a + c	b + d	a + b + c + d

a + b = dados obtidos em inquéritos de morbidade, por entrevistas
a + c = dados obtidos em inquéritos de morbidade, por exame clínico e laboratorial

vezes, o cliente está mais interessado no resultado de um determinado exame laboratorial do que na própria opinião do médico.

As diversas situações que se encontram na prática podem ser colocadas em quatro grupos, com referência à concordância entre a opinião do profissional de saúde e a do paciente, acerca de um determinado problema de saúde (Quadro 23.3):

a) ambos "concordam" em que algo de anormal existe — nesses casos, a aceitabilidade das prescrições pelo paciente costuma ser alta;

b) há "discordância", mas apenas o cliente sente a necessidade de cuidados especializados adicionais, visão não compartilhada, pelo médico, ao exame — se este não for suficientemente convincente, o paciente tende a continuar tentando novos contactos com outros profissionais ou a se dirigir ao sistema informal de atendimento, no qual a relação pessoal é muito valorizada, embora a eficácia específica da intervenção, excluído o seu efeito-placebo, possa ser contestada;

c) também há "discordância", mas, ao contrário da situação anterior, o cliente não sente absolutamente nada; servem de exemplos os exames periódicos de saúde, em que o paciente não tem queixas, mas os resultados apontam para desvios da normalidade (hipercolesterolemia, hipertensão, excesso de ácido úrico etc.) ou para uma condição subclínica existente (tuberculose, hanseníase, diabetes);

d) cliente e médico "concordam" em que está tudo bem — esse é o caso dos resultados normais ou negativos, em exames de saúde.

B. DEMANDA

O termo "demanda" tem o sentido de ir em busca de um bem ou serviço de saúde. É a necessidade que se transforma em ação. A demanda está relacionada tanto à necessidade como à oferta (Fig. 23.5). A percepção de um problema de saúde gera demanda, mas também a existência de um serviço provoca demanda, que pode provir de um indivíduo com problemas de saúde, em graus variáveis, ou sem quaisquer problemas de saúde — simplesmente quando ele deseja manter a saúde e prevenir a doença. Há muitas variedades de demanda (Quadro 23.4), a saber:

Quadro 23.4 Tipos de demanda por serviços de saúde

1. Potencial: o mesmo que necessidades da população
2. Reprimida (ou abafada)
3. Derivada
4. Induzida
5. Não-satisfeita
6. Satisfeita (ou atendida): é a utilização dos serviços de saúde

- **Demanda em potencial**

É o mesmo que necessidade, abordada em parágrafos anteriores.

- **Demanda reprimida (ou abafada)**

É a necessidade reconhecida como tal pelo paciente, mas que não chega a ser transformada em procura por atendimento, pois esse é julgado não-disponível.[66] Este tipo de demanda pode ser avaliado mediante a comparação da natureza e do volume das necessidades com o uso de serviços. Soluções aplicáveis, quando a demanda reprimida é detectada, consistem na melhoria do acesso aos serviços e na maior difusão de informações sobre eles.

- **Demanda derivada**

É a parte das necessidades sentidas — ou da demanda reprimida nos meios formais de assistência — voltada para o sistema informal de atendimento.

- **Demanda induzida (ou provocada)**

Como o próprio termo indica, é a gerada pelos profissionais de saúde, que atuam na comunidade: por exemplo, através de rastreamentos da população aparentemente sadia.

- **Demanda não-satisfeita**

É a necessidade, percebida pelo paciente, que se transforma em busca de atendimento, o qual, por sua vez, não é materializado. As filas representam expressão desse tipo de demanda, que ocorre tanto em relação a consultas, como hospitalizações, exames e pareceres de especialistas. O aumento da quantidade de recursos humanos ou de serviços à disposição da população, ou a elevação de sua produtividade, costuma ser o caminho mais indicado para resolver o problema. Quando existe um processo de regionalização de serviços, é particularmente indicado checar o sistema de referência de pacientes, pois, como se sabe, alguns pacientes são enviados de uma unidade mais simples para outra mais complexa, visando à atenção especializada. A vigilância deste processo, o que pode ser feito pelo acompanhamento do paciente e a marcação do tempo decorrido entre a data do pedido de auxílio especializado até a sua real efetivação pelo atendimento, permite identificar e quantificar a demanda não-satisfeita.

- **Demanda satisfeita (ou atendida)**

É representada pelo atendimento dos pacientes, ou seja, o volume de serviços prestados pelas unidades. Ela é tratada como "utilização" ou "uso" de serviços de saúde.

C. RELAÇÕES ENTRE NECESSIDADES, DEMANDA E OFERTA DE SERVIÇOS

Em regiões onde há serviços em quantidade suficiente, que estejam bem distribuídos e não existam barreiras para sua utilização, as necessidades podem traduzir-se em demanda que, por sua vez, é atendida nos locais competentes. Este modelo linear (necessidade, demanda e atendimento) não costuma, na maioria das vezes, refletir fielmente a realidade, em especial, nos países do Terceiro Mundo. A insuficiência de serviços faz com que nem a demanda nem os usos reflitam as necessidades de saúde da população. Nesses casos, a oferta de serviços de saúde, mesmo sem ônus para o paciente, não é suficiente para garantir uma adequada cobertura populacional. Além de boa parte dos indivíduos com problemas de saúde, mesmo em adiantado estádio de doença, não demandar atendimento, há também uma certa proporção dos que demandam, que não é atendida nos serviços (Fig. 23.6).[67] Existem, ainda, indivíduos

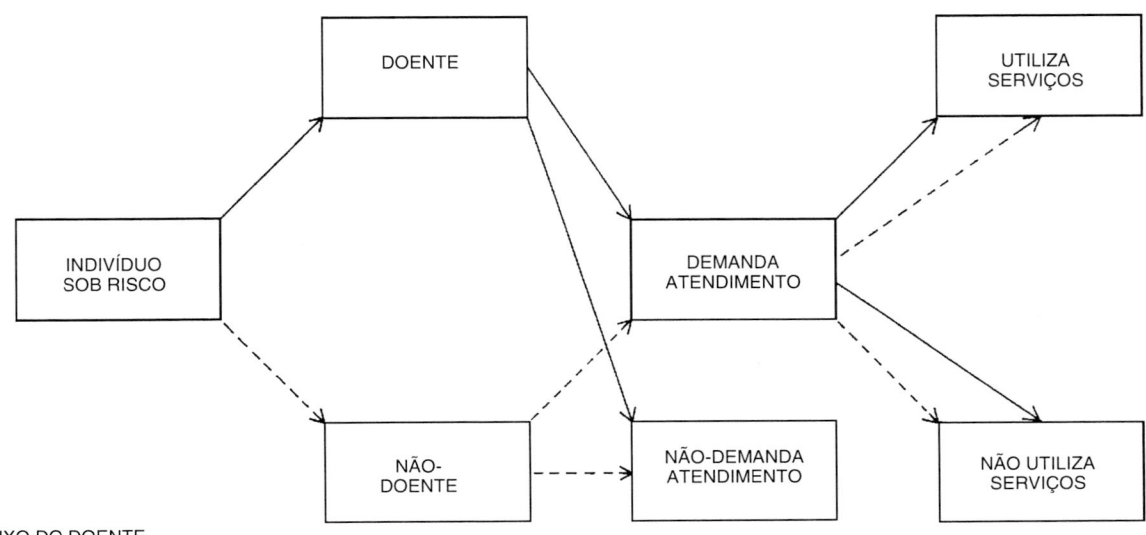

Fig. 23.6 Relações entre as necessidades de saúde, a demanda e a utilização de serviços de saúde.

sadios que procuram por atenção especializada, para certificarem-se de que estão realmente sadios, para prevenir futuros agravos à saúde ou, simplesmente, para informarem-se melhor dos riscos a que estão sujeitos e da conduta que devem seguir.

- **Modelo tridimensional**

A combinação entre necessidades, demanda e oferta gera diferentes situações, que podem ser visualizadas através de um modelo tridimensional, útil para explorar as suas relações recíprocas (Fig. 23.7). As "necessidades" estão representadas pelo círculo à esquerda da figura, e a "demanda", pelo da direita. A "oferta" de serviços constitui o círculo de baixo.

A superposição dos círculos, da maneira mostrada na figura, faz com que sejam formadas sete áreas, ou situações, para exame. A situação identificada pelo número 1, na figura, localiza a área em que há superposição dos três círculos. As áreas com os números 2, 4 e 6 contêm a superposição de dois círculos, enquanto nas de número 3, 5 e 7 não há qualquer superposição. Note-se também que cada círculo apresenta quatro subdivisões. Tomando-se como referência cada um dos círculos, pode-se tirar algumas conclusões:

- **Em relação às necessidades**

Parte das necessidades é transformada em demanda (áreas com os números 1 e 4, na Fig. 23.7) e parte não gera demanda, embora haja serviço disponível (área número 2). O resíduo (área número 3) é a necessidade que não se transforma em demanda por não haver serviço disponível.

- **Em relação à demanda**

Identifica-se uma parte atendida (os números 1 e 6, na figura) e outra não atendida, nos serviços (números 4 e 5).

- **Em relação à oferta de serviços de saúde**

Há o componente que representa a utilização dos serviços de saúde (áreas numeradas 1, 2 e 6) e um resíduo de ociosidade (número 7).

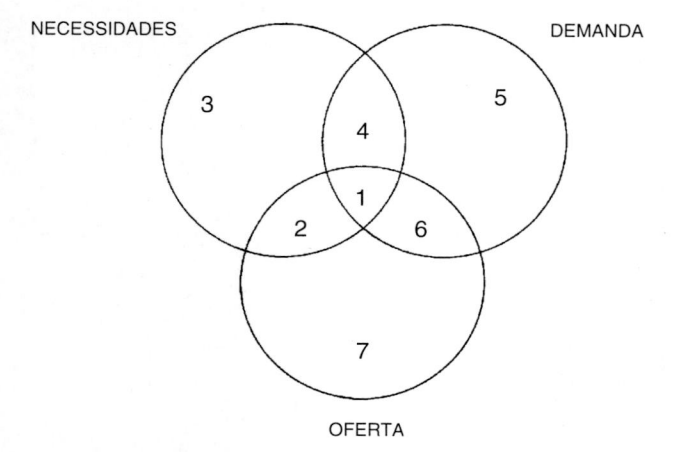

Fig. 23.7 Sete situações resultantes da inter-relação entre as necessidades de saúde, a demanda e a oferta de serviços de saúde. Detalhes sobre as sete situações encontram-se no texto e no Quadro 23.5.

As sete situações típicas, formadas pela superposição dos círculos, estão assinaladas no Quadro 23.5, acompanhadas de alguns comentários.

Note-se ainda que a decisão de realizar um rastreamento é influenciada não somente pelas necessidades, mas também pela existência de serviços. Isto pode ser deduzido pela comparação das situações identificadas pelos números 2 e 3, do Quadro 23.5.

Ressalte-se que a impossibilidade de atendimento da demanda gera filas e descontentamento dos usuários (situações números 4 e 5).

Quadro 23.5 Situações resultantes da combinação entre necessidades (N), demanda (D) e oferta (O) de serviços de saúde

Situações*	N	D	O	Comentários
1	+	+	+	Situação ideal: necessidade real que se transforma em demanda, que é satisfeita. Exemplo: paciente operado de apendicite aguda ou criança febril, atendida em pronto-socorro.
2	+	−	+	Necessidade que não gera demanda, embora haja serviços disponíveis. Exemplo: hanseníase não tratada; há indicações para instituir programas de rastreamento.
3	+	−	−	Necessidade, sem demanda e sem serviços; situação freqüente em áreas rurais; rastreamento questionável, já que não há possibilidade de atendimento (comparar com situação n.º 2).
4	+	+	−	Situação geradora de filas; descontentamento do cliente, por não-atendimento de uma demanda realmente necessária.
5	−	+	−	Descontentamento do cliente, por não-atendimento da demanda. Exemplo: certos casos de procura não justificada por remédios ou exames laboratoriais; situação de conflito e geradora de filas, em potencial (comparar com a situação n.º 4).
6	−	+	+	Demanda atendida, mas não justificada na base de necessidades; abuso ou desperdício de recursos. Exemplo: pessoas que se submetem a exames de tomografia computadorizada de crânio, já na seqüência da primeira consulta, tendo como queixa uma simples cefaléia.
7	−	−	+	Não há necessidade nem demanda para os serviços existentes; ociosidade. Exemplo: as casas de repouso para tuberculosos, que deixaram de ser utilizadas após o advento dos antibióticos e do tratamento ambulatorial, quando a rotina passou a ser a não-internação do paciente.

*Ver também o significado dos números na Figura 23.7.

- **Cobertura**

Em locais de reduzida oferta de serviços — áreas rurais, por exemplo — a cobertura por eles proporcionada será forçosamente baixa. As pessoas usam pouco os serviços, não porque não tenham necessidade deles; acontece que, quando se dirigem a um dos poucos serviços existentes, têm dificuldade em ser atendidas. Aliás, essa é uma situação comum nos países do Terceiro Mundo: serviços repletos de pacientes e cobertura populacional deficiente. Em decorrência, um dos problemas com que se defrontam os planejadores de saúde é o de aumentar a oferta, tornando-a mais abrangente, mesmo com os recursos financeiros que são habitualmente alocados ao setor. Uma alternativa é a de redirecionar a assistência à saúde, reduzindo o uso excessivo de certos tipos de serviços, por pessoas cujas demandas excedem suas necessidades, e aumentar a cobertura para as pessoas necessitadas, que não recebem os cuidados devidos.

O termo "cobertura" tem o significado de designar a medida de quanto um serviço, colocado à disposição de uma população, realmente cobre as necessidades potenciais dessa população.[34,68,69] A cobertura é expressa como uma porcentagem, em que, no numerador, se coloca o número representativo do desempenho alcançado (por exemplo: número de pessoas vacinadas) e, no denominador, o número correspondente ao desempenho esperado (por exemplo: o número total de pessoas que deveriam ter sido vacinadas). Em termos de saúde pública, expressa a porcentagem da população-alvo que recebe ou recebeu cuidados.

- Exemplo: cobertura dos serviços

A porcentagem de crianças de um a quatro anos, de uma dada comunidade, imunizadas com cada uma ou com todas as vacinas de rotina. No Cap. 21 (p. 475), foi abordada a estimativa da cobertura dos serviços de imunização, obtida através de dados de rotina e de inquéritos.

A cobertura de serviços pré-natais, por sua vez, relaciona o número de gestantes acompanhadas, por pessoal treinado para essas tarefas, e o número total de gestantes, da comunidade.

Nos exemplos, a cobertura diz respeito à relação entre componentes específicos dos serviços de saúde, oferecidos à população, e os seus respectivos destinatários. Ela poderia ser medida para todo um estabelecimento ou até para todo o sistema de saúde.

- **Quantificação dos diversos aspectos do modelo**

Na quantificação de necessidades, demanda e uso de serviços, há muitos ângulos passíveis de medição e cada um deles com muitos indicadores. Em geral, as fontes de dados são numerosas, sendo as mais usadas os inquéritos comunitários e os institucionais, o levantamento amostral de prontuários, de fichas e de atestados, e as estatísticas diversas, sobre serviços e população.

Os inquéritos, principalmente os de base populacional-territorial, constituem a opção mais abrangente para o conhecimento desses aspectos. O objetivo é verificar se a necessidade, percebida pelo indivíduo, gerou demanda e se esta foi atendida, nos serviços. Uma outra possibilidade de averiguação é através de informações rotineiras, nos serviços. Se a estes falta, freqüentemente, a base populacional-territorial, oferecem, em contrapartida, a facilidade de obtenção dos dados e o alto nível dos diagnósticos. Para algumas doenças mais graves (tétano, difteria, meningite), pode ocorrer a seguinte igualdade: "necessidade = demanda = utilização de serviços". Para outras, a situação é de interpretação mais complexa, podendo ser estimada com base em um fator de correção, que permite correlacionar esses parâmetros.

Se os inquéritos são limitados a entrevistas, apenas as queixas e problemas referidos pelos entrevistados são tomados em consideração para identificar as necessidades. Se as entrevistas são acompanhadas por exame clínico, com ou sem recurso à confirmação laboratorial, passam a ser uma definição profissional, o que representa um outro ângulo da matéria. Em geral, as necessidades percebidas pela população e as objetivamente determinadas pelos profissionais de saúde não coincidem, em uma certa proporção de casos. No Quadro 23.3, as primeiras são conhecidas pela adição das células "a" + "b", enquanto as determinadas pelos profissionais de saúde referem-se à soma das células "a" + "c".

Questões cruciais nos inquéritos, como já visto em outras partes deste livro, são os cuidados com a seleção da amostra e a confecção do instrumento para a coleta de dados. Inerentes ao instrumento, estão aspectos de confiabilidade e validade: a sensibilidade, a especificidade e o padrão de comparação usado para definir e rotular as pessoas como doentes e sadias. Os questionários costumam enfocar sintomas já percebidos pelo indivíduo e a sua conduta frente a eles. Na seqüência, as questões passam a abordar as características do relacionamento entre o paciente e os profissionais do serviço, seguido do levantamento de fatores associados à demanda ou à não-demanda por cuidados, e ao uso e ao não-uso dos serviços. Na realidade, os dados passíveis de coleta são numerosos e diversificados, dependendo dos objetivos específicos de cada inquérito, que devem estar bem definidos, para que um instrumento adequado de coleta de dados possa ser elaborado.

Como a população não é homogênea em relação à necessidade, à demanda e ao uso de serviços de saúde, é conveniente conhecer detalhes dos indicadores que refletem esses parâmetros, nas diversas categorias em que uma população pode ser classificada. Relacionadas a esse objetivo, existem centenas de variáveis, algumas de mais fácil coleta (sexo, idade, local e data de ocorrência) e outras, mais complexas, como a classe social, mas que, em conjunto, permitem uma melhor compreensão da situação.

D. UTILIZAÇÃO DE SERVIÇOS DE SAÚDE

Foi comentada, páginas atrás, a utilização de serviços dentro de uma perspectiva mais ampla, com o devido realce de suas relações com as necessidades da população, a demanda e a oferta. Vejamos agora algumas características e implicações das informações sobre a utilização dos serviços de saúde.

- **O serviço como unidade de observação**

O planejador de saúde, por vezes, tem de lidar com os três elementos: a necessidade, a demanda e a utilização de serviços. Contudo, para questões de gerenciamento de um estabelecimento — na provisão, por exemplo, de medicamentos, leitos e pessoal para um hospital — o conhecimento da demanda atendida passa a ser o parâmetro norteador para as reflexões, e sobre o qual os cálculos de previsão de recursos estarão baseados.[70-74] Nesse caso, o serviço é a unidade de observação. As estatísticas produzidas referem-se somente aos usuários. O sistema de informações gera um quadro de que constam os diagnósticos mais encontrados na demanda atendida, as características dos usuários e uma série de indicadores de atividade e produtividade, tais como a média de permanência e as taxas de mortalidade geral hospitalar, de infecção hospitalar e de ocupação dos leitos.

- **A população como unidade de observação**

As estatísticas derivadas de um sistema de informações em base populacional referem-se a usuários e a não-usuários. As características de ambos podem ser descritas. Em geral, por estimativas derivadas de inquéritos amostrais de prevalência, determina-se a utilização dos serviços pela população, na conformidade de exemplos anteriores. Muitas informações são obtidas dessa maneira, de modo a descrever o sistema de saúde, o nível de utilização de serviços e os fatores potencialmente causais, entre muitos tópicos de interesse, habitualmente pesquisados por essa via.

O tema de que trata a presente seção pode ser investigado de vários ângulos,[54,75-78] quer no seu todo (uso global de serviços curativos e preventivos), quer separadamente, em um ou mais de seus diversos componentes: internações hospitalares, consultas médicas, odontológicas e de pré-natal e imunizações, entre outros. Nos Caps. 4 e 5, esse tema foi inicialmente debatido, em especial, nos tópicos sobre inquéritos, sabido que eles, muitas vezes, incluem pesquisa sobre os usos de serviços de saúde.

1. FATORES DETERMINANTES DA UTILIZAÇÃO DE SERVIÇOS

O uso de serviços, sob uma perspectiva histórica, tem certamente aumentado, embora haja grandes variações, quando se comparam populações ou segmentos de uma mesma população.[79] O conhecimento de tais variações fornece indícios acerca de seus principais fatores determinantes e permite planejar investigações mais específicas, a esse respeito. A comparação de informações sobre o uso de serviços de saúde fornece, também, importantes indicações para a melhoria da qualidade dos cuidados prestados à população.

A utilização dos serviços é a resultante de um processo complexo, em que entram em jogo numerosas forças, entre as quais:

• do lado da população, os riscos e os danos à saúde a que as pessoas estão sujeitas ou de que são portadoras, além dos seus atributos, conhecimentos, atitudes e práticas;

• do lado dos serviços, as suas características principais como a oferta, o acesso, a continuidade dos cuidados, a qualidade tecnocientífica e os custos.

A própria noção de que a saúde é um direito e um pré-requisito para o bem-estar, e de que os meios de prevenção, cura e reabilitação são cada vez mais eficazes, tende a aumentar a busca pelos serviços. Por outro lado, há um sentimento comum aos clientes, produtores de serviços e mesmo autoridades, de que, quanto mais serviços, melhor; daí, a pressão para implantá-los, com ou sem planejamento de sua melhor localização ou características.

Há, também, um estímulo ao consumo de bens e serviços, dirigido àqueles com recursos suficientes para suportar os seus custos, seja por interesses claros ou velados, justificados ou não.

- **Características das pessoas e utilização de serviços**

As características das pessoas são determinantes de importância na utilização dos serviços, como ilustram os seguintes exemplos.

As mulheres usam mais os serviços de saúde do que os homens, e os velhos e as crianças, mais do que os adolescentes e adultos jovens. Os últimos são, em geral, mais sadios do que, por exemplo, os idosos, e também menos conscientes dos riscos e das conseqüências das doenças e traumatismos. Conhecidas as características das pessoas e dos clientes em potencial, a oferta pode ser dimensionada em função das necessidades dos diversos segmentos da população: recém-nascidos, escolares, adolescentes, idosos etc.

A utilização dos serviços de saúde varia com as classes sociais. Uma relação perversa une esses dois termos da equação, a chamada "lei inversa dos cuidados",[80] que diz o seguinte: "aqueles em maior necessidade têm os piores serviços" — ou nenhum acesso a cuidados profissionais. Quanto mais pobre o indivíduo, maior será a probabilidade de ter problemas de saúde e menor a atenção que recebe. A melhor distribuição da renda nacional tende a atenuar essas diferenças; embora não haja uma relação linear para todos os níveis de renda (ou seja, quanto maior é a renda, maior é o consumo de serviços). Uma estratégia para aumentar a utilização, a par da melhor distribuição da renda, e que é freqüentemente adotada, consiste em facilitar o acesso da população de baixa renda aos bens e serviços. Em países altamente desenvolvidos, tais programas têm feito com que os grupos de menor renda tenham mais consultas médicas do que os grupos economicamente mais favorecidos. Um ponto a considerar, nessas condições, é o significado, para a saúde, da maior utilização de serviços; outro diz respeito à qualidade dos cuidados, que pode variar, não em função da utilização dos serviços, mas da classe social do paciente.

A experiência tem mostrado que famílias de mesma renda podem ter usos de serviços de saúde muito diferentes,[81] evidenciando que outras influências estão em jogo. Haverá, provavelmente, numerosas dessas variáveis, muitas das quais com alto grau de intercorrelação; cabe mencionar o nível de escolaridade, a posse da informação, o local de trabalho e de residência, a situação no emprego, a participação em sistema de previdência e seguro social, e a organização local dos serviços.

- **Incorporação de tecnologias e utilização de serviços de saúde**

A incorporação de tecnologias pode diminuir ou aumentar o uso de serviços. As "tecnologias definitivas" — denominação já conceituada, neste capítulo, como é o caso das vacinas e antibióticos, que podem evitar ou curar determinadas doenças — diminuem a utilização dos serviços, por sua atuação na redução do número ou da duração dos agravos à saúde.

Ao contrário, as "tecnologias parciais ou paliativas", como as diálises, os marca-passos e certos medicamentos e cirurgias, por aumentarem a sobrevida sem curar a doença, promovem o maior uso dos serviços.

A tendência relativamente recente de fazer com que todos os partos sejam realizados em hospitais, e também neles internar os doentes graves e terminais, tende a aumentar o uso de serviços. Na mesma direção, também, podem atuar os rastreamentos, os exames periódicos de saúde, a vigilância de pessoas sob especial risco e as rotinas para acompanhamento de pacientes. Os progressos verificados na área de diagnósticos tendem a fazer com que os respectivos testes sejam amplamente utilizados, mesmo de forma acrítica. Um exemplo é o emprego da ultra-sonografia, em obstetrícia, que é repetida várias vezes no curso da gravidez, constituindo-se em exame rotineiro e requisito de "boa qualidade no atendimento" — independentemente de laboratórios e os profissionais de saúde estarem aptos ou não a fazerem diagnósticos, com alta validade e confiabilidade, no uso dessas novas técnicas.

- **Características do estabelecimento, formas de pagamento e utilização de serviços de saúde**

A utilização dos serviços de saúde é, em parte, determinada pelos próprios estabelecimentos de saúde. Os perfis diferentes de utilização de serviços refletem os diferentes critérios de oferta, que estimulam um determinado tipo de demanda, desestimulando outros, o que se reflete no quadro da morbidade atendida. Por exemplo, a realização de prostatectomias e o tratamento de queimados dependem das características do hospital e do seu corpo clínico. As autorizações de internação hospitalar (AIH), do Ministério da Saúde, que são usadas para pagamento dos serviços prestados, refletem esse processo seletivo de hospitalizações.

A forma de pagamento é uma importante variável, que influencia o uso dos serviços. Se a remuneração do profissional de saúde for vinculada ao serviço prestado, a tendência é aumentar a utilização: os casos mais conhecidos são das amigdalectomias e cesarianas, que tendem a ter alta incidência, com essa forma de remuneração. Se o pagamento é feito pelo cliente, em base regular, a um dos planos de seguro-saúde existentes no mercado, cria-se um mecanismo moderador, de contenção dos usos, especialmente de exames complementares, cirurgias e internações. Todavia, esses seguros reembolsam alguns procedimentos e serviços e não outros, o que se reflete nos quadros estatísticos. O profissional de saúde, por sua vez, se assalariado, tende a produzir menos do que aquele que recebe por unidade de atendimento ou em termos de comissão, o que tem correspondência nas taxas de utilização dos serviços, pela população.

2. INTERPRETAÇÃO DAS VARIAÇÕES NO USO DOS SERVIÇOS

A terminologia "variações no uso dos serviços" refere-se aos diferentes níveis de consumo *per capita* de um serviço, como consultas, internações, medicamentos e procedimentos diagnósticos ou cirúrgicos.[82] O foco de atenção pode ser o serviço médico, o dentário ou as outras formas de cuidados, quer curativos quer preventivos.

As variações são vistas como especialmente significativas quando as explicações usuais, do tipo características demográficas e socioeconômicas, e fatores ligados às condições de saúde, tenham sido controladas. As diferenças de uso, se ainda persistirem, após neutralizados os fatores mencionados, são então imputadas a questões relacionadas aos serviços, tais como formas de organização e de pagamento.[82,83] Muita incerteza existe quanto às interpretações das variações nos usos dos serviços de saúde.

Comparações têm mostrado grande oscilação no uso de procedimentos diagnósticos e terapêuticos, entre países, entre regiões de um mesmo país, e entre instituições e profissionais de saúde, dentro de uma mesma região:[84-87] serve de exemplo o número de consultas, de endoscopias, de radiografias, de internações por grupo de diagnósticos afins, de apendicectomias, de amigdalectomias e de cesarianas. As informações sobre tais variações não têm uma explicação simples, mas sempre levantam questões quanto à eficácia, à eficiência e à eqüidade.[87] O que significa um coeficiente baixo de utilização? Será que implica subutilização de um serviço necessário? E um coeficiente elevado de utilização? Pode representar utilização adequada ou excessiva; no último caso, os resultados não seriam benéficos para o paciente, em vista de potenciais efeitos iatrogênicos, o que levaria a pior prognóstico, pelo menos para uma certa proporção de pacientes. A relação entre o uso e a qualidade dos serviços é assunto complexo e ainda pouco conhecido. O tema "qualidade" é abordado, mais adiante, no próximo capítulo.

3. UTILIZAÇÃO DE SERVIÇOS E GASTOS COM O SETOR SAÚDE

Para o setor saúde, são alocados, a cada ano, recursos correspondentes a uma certa proporção do PIB — Produto Interno Bruto. Embora haja variação entre países, as oscilações são pequenas, de ano a ano, no interior de um mesmo país.

Deve-se ter em conta que o aumento de recursos para todo o setor saúde é, em geral, difícil de ser conseguido e, quando obtido, trata-se de processo vagaroso de negociação, em vista da oposição de outros setores da vida nacional — educação, transporte, forças armadas etc. —, que disputam os mesmos recursos. Concedê-los a uma área significa não alocá-los a outras que, naturalmente, se oporão a semelhante procedimento.

No interior do setor saúde, o mesmo raciocínio também se aplica. Ceder recursos para um tipo de atividade significa não alocar os mesmos recursos para outras atividades. A alocação de insumos é um processo consciente e político de decisões. Mas há um outro aspecto, não menos importante, e que influencia o emprego desses insumos: o uso desnecessário, em uma direção (por exemplo, quando são usados numerosos exames complementares e medicamentos), impede o uso adequado dos mesmos recursos financeiros, em outra direção, já que o montante total dedicado à saúde é relativamente constante.

Em conclusão, há uma relação complexa entre usos de serviços e alocação de recursos no interior do sistema de saúde, mesmo que os profissionais de saúde não se dêem conta dessa associação, na prática do dia-a-dia, quando prescrevem os diversos métodos de diagnóstico e tratamento ou decidem as formas de lidar com os seus pacientes.

VI. APLICAÇÃO DOS CONCEITOS

A aplicação das noções de eqüidade, acesso, necessidade, demanda, oferta, utilização e cobertura, apresentadas no capítulo, requer adaptação às condições peculiares de cada situação. É o que ocorre, por exemplo, no planejamento de saúde, que constitui uma tentativa deliberada e sistematizada de melhor utilizar os recursos, serviços e bens disponíveis e mobilizáveis, em função das necessidades mais legítimas da sociedade. O assunto foi tratado nas seções finais do Cap. 4, p. 68. Numerosas referências estão disponíveis sobre o assunto.[88-97] À guisa de ilustração adicional, os seguintes temas serão comentados:

A. Clientela do médico geral
B. Unidade sanitária e sua área de influência
C. Atuação comunitária do agente de saúde
D. Enfoque de risco
E. Epidemiologia hospitalar

A. CLIENTELA DO MÉDICO GERAL

Em alguns locais, encontram-se médicos, isoladamente ou em grupos, responsáveis pela assistência integral a populações definidas: por exemplo, na Inglaterra e em Cuba, o sistema de saúde é baseado nesses profissionais. Toda a população desses países tem fácil acesso aos serviços, e a cobertura é de, praticamente, 100%.

As informações produzidas por inquéritos de saúde e as provenientes do atendimento da demanda, nos serviços, podem ser utilizadas para compor um quadro sobre a natureza e o tamanho dos problemas que aparecem na prática clínica e que esses médicos irão, em termos probabilísticos, encontrar nos seus afazeres diários. Alguns desses problemas são bem evidentes, enquanto outros, subclínicos, só são detectados quando ativamente procurados. O tema foi abordado no Cap. 4; referências adicionais podem ser encontradas na bibliografia do capítulo.[98] O exemplo a seguir ilustra esse ponto.

- **Exemplo**: problemas de saúde encontrados na clientela do médico generalista

Na Inglaterra, foram quantificados os problemas enfrentados, em média, pelo médico generalista.[99] Foi tomada como base, para os cálculos, uma clientela de 2.250 pessoas, com a seguinte distribuição etária: 23% de menores de 15 anos, 65% com idade entre 15 e 64 anos e, os demais, 12%, de idosos, com 65 anos e mais. As necessidades sentidas e não-sentidas foram expressas quantitativamente. Tais informações foram provenientes de inquéritos realizados na comunidade, sobre determinadas doenças, assumindo-se que a mesma freqüência de doenças seria encontrada entre os clientes. Os dados são muito volumosos para serem aqui reproduzidos. Note-se apenas que, desta maneira, tem-se uma noção quantitativa dos agravos à saúde que seriam, em média, diagnosticados com certa facilidade e, de outros, que passariam despercebidos ao profissional de saúde, se não fossem especificamente procurados. Por exemplo, metade dos casos de infecção urinária em mulheres adultas passaria despercebida, já que as pacientes aparecem à consulta, por outros motivos; a oportunidade deve ser aproveitada para tentar detectar essas e outras condições, precocemente, e evitar complicações futuras. Nesse grupo de 2.250 pessoas ocorrem, em média e em um ano, sete novos casos de câncer.

B. UNIDADE SANITÁRIA E SUA ÁREA DE INFLUÊNCIA

A população da área de influência de um estabelecimento de prestação de serviços de saúde pode ser classificada em dois grupos: o de usuários e o de não-usuários.

O conhecimento das características dos usuários pode ser obtido pela análise dos prontuários ou por entrevistas diretas com aqueles que buscam o estabelecimento. Muitos hospitais mantêm estatísticas, em geral mensais ou anuais, sobre o seu funcionamento, que expressam diretamente o volume de atendimento ou os índices dele derivados. No Cap. 5, sobre morbidade, foi realçada a enorme utilidade de informações facilmente obtidas pela análise da demanda atendida. Tais informações indicam, por exemplo, os diagnósticos e tratamentos mais comuns, em pacientes de ambulatório, e as principais causas de internação, o que pode ser utilizado no planejamento e na reorganização dos serviços e programas de saúde.

Algumas unidades exercem, por força de sua própria posição no sistema de saúde, responsabilidades outras além do atendimento da demanda. São exemplos os hospitais regionais e algumas unidades sanitárias, mantidas pelo poder público. Essa responsabilidade pode ser expressa pela preocupação em conhecer o "não-usuário" ou, mais especificamente, as características daquele que necessita de serviços, mas não o recebe. É principalmente este último o que tem maiores chances de ser afetado por uma doença evitável ou tornar-se um paciente crônico ou um incapacitado em conseqüência da doença, de modo que ele deveria, com maior razão, beneficiar-se dos serviços oferecidos. As características do não-usuário, assim como as do usuário, podem ser descritas através de um inquérito comunitário. Traçado o perfil do não-usuário, ou seja, com o conhecimento de características (fatores de risco) que o identifiquem, o trabalho de saúde comunitária é facilitado. Esses critérios podem ser aplicados, por todo o pessoal da unidade, para a identificação de indivíduos que possuam tais características, os quais devem ser alvo de uma vigilância especial. Em seção subseqüente, esse tema será expandido, sob a denominação de "enfoque de risco".

O trabalho comunitário da unidade sanitária, usualmente, limita-se ao acompanhamento de gestantes, à realização de vacinações de rotina e à vigilância de algumas doenças infecciosas, como a tuberculose. Esse quadro está plenamente justificado, diante da escassez de recursos e da situação social e ambiental deficiente, ainda prevalente em grande parte do País. Mas a transição epidemiológica por que o Brasil está passando faz emergir outros problemas, como prioritários. O mesmo enfoque, aqui mostrado, pode ser usado para lidar com tais situações, sejam elas agravos à saúde (hipertensão, diabetes, acidentes, consumo de drogas) ou faixas etárias de maior risco (adolescentes e idosos).

Quando a população tem distribuição geográfica bem definida, como ocorre no Distrito Federal, a população de referência de uma unidade sanitária é mais facilmente definida. Em cidades não-planejadas, que representam a maioria, esta delimitação pode ser mais complexa. Decisões, freqüentemente arbitrárias sobre a população-alvo da unidade, têm de ser tomadas à base de informações, tais como seus hábitos, nível socioeconômico, serviços utilizados, distâncias, meios de locomoção e outros critérios.

Obtida a estimativa do tamanho da população e da área em que a unidade deve concentrar seus esforços, alguma forma de avaliação do tipo de serviço necessário pode ser realizada, assim como da oferta existente e daquela realmente utilizada. O conhecimento desses aspectos permite alterar a oferta, se indicado, de modo a melhor adequá-la às necessidades.

A observação direta da população (por censos ou inquéritos), em inúmeras ocasiões, costuma ser substituída por outros métodos menos onerosos. A opinião de líderes ou de peritos são alternativas empregadas. Trata-se de levantar as necessidades, e também obter indicações sobre as possíveis soluções, através da opinião de autoridades, leigas ou profissionais, baseando-se na experiência prévia dessas pessoas com os seus próprios problemas e os da comunidade. A confiabilidade e a validade desse método podem muito variar, dependendo principalmente do grau de adequação da autoridade em relação ao tema. Da mesma maneira, os inquéritos e censos também podem ter diferentes níveis de confiabilidade e validade, em função dos cuidados com que foram planejados e executados.

A área de influência de uma unidade sanitária contém grupos heterogêneos. Há sempre pessoas e famílias que, por razões de facilidade de locomoção, local de trabalho ou preferência pessoal, dirigem-se a profissionais ou estabelecimentos de outras áreas. Como elas têm acesso à assistência e, desta forma, possuem mais chances de terem as suas necessidades satisfeitas, em geral não constituem problema. Todavia, pode ser que esses casos, quando muito numerosos, dificultem a programação local de saúde, prejudicando, em exemplo, o reconhecimento exato da cobertura de vacinas ou da atenção pré-natal. Uma estimativa da proporção desses casos, em relação ao total da população, pode ser obtida por inquéritos comunitários.

O conhecimento da população da área de influência da unidade sanitária, feita por levantamento, junto às lideranças, ou por inquéritos e censos, na população, permite identificar pessoas, famílias, residências ou áreas específicas sobre as quais deve concentrar-se o trabalho dos agentes de saúde, de outros profissionais e mesmo de trabalhadores voluntários.

C. ATUAÇÃO COMUNITÁRIA DO AGENTE DE SAÚDE

Esforços recentes têm sido feitos para estender a cobertura do sistema de saúde às áreas rurais e urbanas mal servidas, através dos agentes de saúde. A popularidade desses profissionais de saúde adveio, principalmente, da experiência da China, um país de baixa renda *per capita*, que conseguiu oferecer um mínimo de cuidados à sua população de mais de um bilhão de habitantes, através dos "médicos de pés-descalços". Muitos países já contam com extensa experiência no assunto.[100-106]

• Exemplo: agentes de saúde, no Brasil

A extinta Fundação SESP, do Ministério da Saúde, há muito possuía os seus agentes de saúde, que atuavam em áreas desassistidas, integrados às comunidades do interior do País. Durante décadas, desde 1943, este órgão do Governo Federal formou pessoal auxiliar com o objetivo de fazer funcionar as suas unidades locais, com ampla atividade extramuros.[107] Entre esses agentes, encontravam-se as visitadoras sanitárias, os guardas para a malária e os auxiliares de saneamento — os antigos guardas sanitários.

No Distrito Federal, no início da década de 1980, por ocasião da implantação de um extenso plano de atenção primária,[14] criou-se a figura do agente de saúde;[15] em número de 10, por centro de saúde, esses agentes estavam voltados às atividades extramurais.

No Ceará, na segunda metade da década de 1980, foram preparados os agentes comunitários de saúde, que prestam assistência a um determinado número de famílias. O trabalho que executam tem sido amplamente difundido pelo UNICEF, como um dos pilares responsáveis pela pronunciada diminuição da mortalidade infantil, verificada no Estado. Eles acompanham a vacinação e a dieta das crianças e ensinam às mães cuidados simples, como o preparo e a administração do soro caseiro, uma mistura de açúcar, sal e água, indicado em casos de diarréia e que evita a desidratação.

Ao agente de saúde não é exigido um maior grau de escolaridade, havendo locais em que o nível educacional é mínimo, aceitando-se mesmo pessoas apenas alfabetizadas. Os riscos que isso traz para o programa são atenuados com a ministração de adequados cursos e rígida supervisão das atividades. Não há o propósito de aqui definir o perfil do agente de saúde, mas apenas o de enfatizar a conveniência de raciocinar, nesse nível, em termos populacionais.[108] O agente de saúde é um elo de ligação importante entre dois conjuntos: de um lado, os serviços, com os seus profissionais, produtos e procedimentos que necessitam ser bem utilizados; de outro, a população, com seus problemas e expectativas. O lema que deve orientar as atividades do agente é estar a par do que acontece nestes dois conjuntos, a ser resumido da seguinte maneira: conhecer o que ocorre dentro e fora dos muros da unidade sanitária, e verificar se os serviços estão adequados à resolução dos problemas de saúde das pessoas, ou se podem ser reorientados em tal sentido. Três aspectos desse processo merecem ser realçados:

1. o conhecimento da população de referência, alvo e beneficiária, em potencial, da unidade prestadora de serviços;
2. o conhecimento da utilização de serviços, pela população;
3. a capacidade ou a motivação para relacionar eventos com população, ou seja, confrontar números que representam população com números sobre volume de atendimento e, desta maneira, raciocinar em termos de coeficientes.

Essas três facetas são utilizadas na programação local de saúde, visando a orientar atividades rotineiras ou iniciar novas ações.

• Exemplo: comparações em nível local, que subsidiam a programação de saúde

O conhecimento do tamanho da população em idade de ser vacinada e a sua comparação com o número de vacinações realmente aplicadas.

O confronto do número estimado de gestantes, na comunidade, com o número de consultas pré-natais ou de partos.

A comparação entre o número esperado de hipertensos, na comunidade, e os realmente diagnosticados e tratados corretamente. É interessante aqui recordar uma situação que é encontrada em muitas comunidades: a regra das metades. Em uma avaliação populacional transversal, metade dos hipertensos não sabe que é hipertensa. Metade dos que sabem não está em tratamento. Metade dos que estão em tratamento não o faz corretamente.

O relacionamento desses dois grupos de dados — eventos com população ou casos esperados com os observados — confere significado às estatísticas demográficas e sanitárias. Por sua vez, se as estatísticas passam a ter significado, é natural o caminho para uma melhora de sua qualidade, tanto em termos de reprodutibilidade como de validade. A melhoria das estatísticas, em casos como os apresentados, tende a estar correlacionada com melhorias na saúde da população.

As estatísticas podem também ser estendidas, de modo a auxiliar a mensuração de impactos, através, por exemplo, do conhecimento da incidência de doenças evitáveis por imunização e da mortalidade perinatal, por diarréias e por infecções respiratórias. Esses resultados podem ser relacionados ao trabalho do pessoal, o que estimulará a persecução de novos objetivos de controle e erradicação.

A interpretação da situação epidemiológica local, mediante o uso de técnicas simples, deve ser considerada mais como "uma capacidade de análise" do que uma tarefa adicional para o agente de saúde.[108]

A revisão de seis programas de saúde, centrados no agente de saúde, mostrou que alguns objetivos foram alcançados com o uso desse profissional de saúde, mas não todos os objetivos a que se propunham.[104] Em geral, consegue-se aumentar a cobertura dos serviços, o que concorre para diminuir as desigualdades no seio da população. Há evidências, porém, de que, em alguns locais, os cuidados são de qualidade discutível e com reduzido impacto nos níveis de saúde da população.

D. ENFOQUE DE RISCO

Algumas pessoas têm maior probabilidade de adoecer do que outras. Não é preciso ser um técnico no assunto para perceber que existem indivíduos mais e outros menos expostos a perigos. Há os que andam de motocicleta sem a proteção do capacete, os que não usam cinto de segurança nas estradas, assim como os que fumam desbragadamente. Eis outros exemplos associados à menor sobrevida de crianças pequenas: mães adolescentes ou de mais de 40 anos de idade, desnutrição durante a gestação, pobreza, analfabetismo, desemprego, falta de atendimento pré-natal, ausência de um sistema de assistência ao parto na localidade, falta de condições mínimas de saneamento básico no domicílio e baixo peso do recém-nascido; há também as que fumam e consomem bebidas alcoólicas, em demasia, durante a gestação.

As circunstâncias do ambiente ou as características de indivíduos, herdadas ou adquiridas, associadas com a maior probabilidade de ter ou desenvolver um dano à saúde, são chamadas, genericamente, de "fatores de risco". Seu número chega à casa das centenas ou milhares. Muitos já foram identificados e muitos outros ainda o serão, no futuro. O conhecimento da existência de maior risco para alguns indivíduos ou segmentos da população é utilizado, na prática, pelos profissionais de saúde. Essa utilização chama-se "enfoque de risco".[109-111] Trata-se de um método de trabalho para o atendimento às pessoas, às famílias e às comunidades, baseado no conceito de risco. Ele pode ser usado em consultórios, em instituições e na população como um todo, permitindo escalar as prioridades em função das maiores necessidades. Em conseqüência, é dedicada atenção mais intensiva às pessoas colocadas na categoria de maior risco, reduzindo-se, em contrapartida, as preocupações com aquelas de menor risco.

Para que esse tipo de enfoque funcione, na prática, pelo menos duas condições devem ser preenchidas:

• que o grau de risco possa ser medido; e
• que o atendimento diferencial às diversas categorias de risco seja efetivado e resulte em maior benefício às pessoas.

Neste ponto, deve-se realçar que, se por um lado, há um mínimo de cuidados de saúde a que todas as pessoas devem ter acesso (exemplo, serviços básicos de saúde e saneamento), por outro, nem todas as pessoas podem ter acesso, indiscriminadamente, a toda a tecnologia de saúde hoje disponível, por ser isto inviável, em termos de custos. A alternativa seria, então, orientar os cuidados em função das necessidades. Daí, a conveniência do enfoque de risco.

No capítulo anterior, foi mostrado que os fatores de risco são classificados em modificáveis, como o hábito de fumar, e não-modificáveis: como a idade. Tanto uns como outros podem ser utilizados para compor um sistema de notação, que permita estabelecer uma escala, na qual as pessoas sejam colocadas em função de seus riscos. Para isto, selecionam-se alguns parâmetros que apresentem real poder de discriminar as pessoas. Em seguida, atribui-se um peso a cada um dos fatores; a soma dos pesos constituirá a escala de risco. Seja o hábito de fumar um dos fatores para medir o risco de infarto, junto com mais quatro outros. A cada um se daria um peso, digamos, no valor máximo de 2. Para o hábito de fumar poderia ser usado o seguinte esquema: zero para não-fumantes, 1 para fumantes leves e 2 para aqueles que consomem 10 ou mais cigarros ao dia. O mesmo se faria para os quatro outros fatores de risco, de modo que, quanto maior número de pontos a pessoa somar, nesse índice preditivo de infarto do miocárdio, maior será o seu risco de acometimento pela afecção. A escala variaria entre 10 (máximo possível) e zero. Para simplificar, a escala pode ser resumida a dois graus de risco, alto e baixo. Para cada uma das categorias, poder-se-ia indicar uma ou mais condutas preventivas. O índice de Apgar é uma ilustração de escala que permite conduta diferenciada em função do risco do recém-nascido, detectado logo depois do parto.

• **VANTAGENS DO ENFOQUE DE RISCO**

Entre as vantagens de semelhante abordagem estão as seguintes:[109,110]

1. AUMENTO DA COBERTURA DOS SERVIÇOS DE SAÚDE

O uso de um sistema de registro, simples e prático, permite que haja rastreamento de todos ou da maioria dos membros de um grupo e que sejam identificados os de maior risco. Essa estratégia possibilita detectar um número relativamente restrito de famílias (ou indivíduos) que são responsáveis por uma grande proporção dos problemas de saúde incidentes na comunidade. A essas famílias e indivíduos se dará especial atenção. Desse modo, o aumento da cobertura pode efetivar-se, com menor custo *per capita*.

2. REDISTRIBUIÇÃO DOS RECURSOS EM FUNÇÃO DAS NECESSIDADES

As famílias ou indivíduos, identificados pelo critério de risco, passam a receber atenção especial, de modo que os recursos podem ser redimensionados, para melhor adequação ao nível de complexidade que o problema exige. A importação acrítica de modelos do exterior, tanto de serviços de saúde como de escalas de risco, tende a manter a situação inalterada ou a distanciar a oferta de serviços das necessidades reais, o que positivamente não é uma boa prática. O enfoque de risco pode ser tanto uma ferramenta para medir necessidades de saúde, como para satisfazê-las, reorganizando os serviços. Implícita nestas considerações, e para que o enfoque de risco traga benefícios e as pessoas sejam devidamente atendidas, há a conveniência de uma avaliação do funcionamento dos serviços, das possibilidades de mudanças e da estratégia a adotar para que isso ocorra. Essa avaliação é salutar, para adequar os serviços às suas finalidades, embora seja freqüentemente intimidativa para o pessoal lotado na assistência direta à população.

3. PARTICIPAÇÃO DE OUTROS SETORES E DA COMUNIDADE

Muitos dos fatores determinantes do risco diferenciado, entre as pessoas e as famílias de uma mesma comunidade, estão fora do setor saúde, de modo que a estratégia de identificação e encaminhamento de soluções é reforçada pela participação de outros setores da sociedade. A alteração dos fatores de risco pode dar-se ao nível, por exemplo, do setor de agricultura (por maior estímulo à produção local de alimentos básicos) e de transportes (facilitando o acesso aos serviços de saúde).

Veicular a informação adequada sobre fatores de risco é um dos caminhos para interromper a história natural da doença, em fase precoce — pela alteração do fator de risco — ou, em fase patogênica, fazendo com que o indivíduo, já afetado, busque serviços especializados para diagnóstico, cura ou reabilitação. Os fatores de risco servem como temas para a educação sanitária e para orientar a procura de serviços, pela população. Esse processo pode ser potencializado pela participação mais ativa das pessoas, das instituições e de diversos setores da vida nacional.

- **CONSEQÜÊNCIAS NEGATIVAS DO ENFOQUE DE RISCO**

Ao lado das repercussões, de sentido positivo, que o enfoque de risco propicia, na cobertura dos serviços, na redistribuição de recursos e na participação das pessoas, há conseqüências negativas que importa considerar, visto que podem causar transtornos ao sistema de saúde ou limitar o próprio uso desse enfoque.[111]

1. AUMENTO DA DEMANDA

Em face do grande número de pessoas que são enviadas ou passam a buscar os serviços de saúde, visando a alguma forma de intervenção ou acompanhamento, há aumento de demanda e de utilização dos serviços. Se não houver uma preparação do sistema de saúde para recebê-las, o aumento das filas e da insatisfação será a conseqüência natural, acarretando índices elevados de desistências na busca de atenção especializada e, em conseqüência, desprestígio para todo o sistema de saúde. Essa situação ocorre, por exemplo, quando é feita a triagem de problemas de saúde de pessoas em rodoviárias, com o envio dos suspeitos para atendimento em serviços de emergência, já saturados de pacientes, e não preparados para esse volume adicional de demanda.

2. AUMENTO DO ATENDIMENTO DE PESSOAS SADIAS

Como as pessoas triadas são consideradas de alto risco, e não doentes, uma certa proporção delas nunca irá ter a doença, mesmo que não haja alteração do fator de risco. Decorre, daí, que um maior número de pessoas sem problemas de saúde passará a freqüentar os serviços de saúde, ocupando o lugar dos doentes. Não havendo redimensionamento da oferta, pode ocorrer situação semelhante à que habitualmente prevalece entre consultas de rotina e de emergência, nos locais de pequena oferta de atenção primária: os serviços de emergência ficam repletos de pacientes com queixas banais, que são mal atendidos e ocupam o tempo que deveria ser dedicado àqueles que realmente necessitam de cuidados — os acidentados e outras urgências — para os quais os serviços foram dimensionados.

E. EPIDEMIOLOGIA HOSPITALAR

O hospital apresenta especificidades e desafios próprios, onde a epidemiologia pode ser amplamente empregada. Para ilustrar, cinco pontos da epidemiologia hospitalar são comentados a seguir (Quadro 23.6).

1. VIGILÂNCIA DA INFECÇÃO HOSPITALAR

Esta é a forma tradicional de uso da epidemiologia, nos hospitais. Dada a freqüência com que ocorrem e o alto custo, em termos financeiros e de sofrimento humano, as infecções hospitalares tornaram-se um grave problema de saúde pública, exigindo a implantação de programas específicos para controlá-las.[112-116]

Quadro 23.6 Epidemiologia hospitalar

1. Vigilância da infecção hospitalar
2. Controle de qualidade
3. Análise da utilização dos serviços
4. Melhoramento da notificação compulsória
5. Aprimoramento de decisões clínicas

O cerne desses programas é o enfoque epidemiológico: o equacionamento do problema, a partir das condições observadas em cada hospital. Tal opção deixa em segundo plano, como enfatiza o manual do Ministério da Saúde,[113] os rituais mágicos de profilaxia e as soluções tecnológicas — do tipo novos desinfetantes, filtros de ar e outros aparelhos de controle ambiental, lançados no mercado — que se têm mostrado de pouca utilidade, isoladamente, sem a análise epidemiológica que indique as medidas mais oportunas. Para tal, há necessidade de definir o que é um "caso", de dimensionar a população sob risco, de coletar dados abrangentes e de qualidade, de modo a gerar taxas confiáveis de freqüência, em um trabalho preliminar de epidemiologia descritiva. A partir dessas informações, distribuídas em relação às características das pessoas, do lugar e do tempo, são formuladas algumas questões. Por que a infecção hospitalar encontra-se nos níveis detectados? Quais são os fatores a ela associados? Como ela vem evoluindo e como se compara com outros hospitais ou normas já estabelecidas? O que é comum aos casos e não aos controles?[117] A resposta a questões como essas auxilia a identificação de riscos, de agentes causais e de formas de prevenção, concorrendo para a melhor utilização dos recursos hospitalares.

2. CONTROLE DE QUALIDADE

O epidemiologista é, por vocação ou formação, um elemento para dirigir ou auxiliar o controle de qualidade de uma instituição. Há três maneiras de julgar a qualidade de um serviço.[118] Primeiro, por exame da "estrutura" existente. Segundo, pelo estudo dos "processos" de atendimento empregados, mediante a verificação de sua compatibilidade com o que pode e deve ser feito, em face do conhecimento e dos recursos disponíveis. Terceiro, pela verificação dos seus "resultados", procurando-se determinar se produzem o devido impacto na saúde dos pacientes. Esses pontos serão detidamente examinados no próximo capítulo. Insuficiência de recursos e falhas no processo são constatações freqüentes, nos nossos hospitais. Exageros podem também ser detectados na utilização dos recursos, de modo que é conveniente conhecer pormenorizadamente a situação, acompanhar a sua tendência e investigar as suas causas, que podem provir, por exemplo, do problema da medicalização dos pacientes e da requisição abusiva de complexos exames complementares, antes que sejam usados os meios mais simples e rotineiros de diagnóstico. A auditoria médica de prontuário e a formação de comitês permanentes para investigar óbitos representam formas de exercer este controle de qualidade.

3. ANÁLISE DA UTILIZAÇÃO DOS SERVIÇOS

Esse uso da epidemiologia está estreitamente ligado ao anterior e refere-se às estatísticas de produção dos serviços. O que elas informam aos administradores do hospital e o que deveriam informar é o ponto a ser detidamente investigado, em cada situação. Os dados produzidos pelo funcionamento dos serviços constituem subsídios para decisões, por permitirem, se adequadamente trabalhados, uma visão coletiva e evolutiva dos problemas, o que indica caminhos a seguir, para melhorar o atendimento ou diminuir os custos. Nesse particular, o uso da epidemiologia ou, mais exatamente, o epidemiologista, pode auxiliar na definição do tipo de dado mais necessário, como ele deve ser coletado, sua freqüência e destino, assim como a forma de análise, de modo a gerar indicadores úteis para o funcionamento do hospital, possibilitando a confecção de séries temporais e comparações de resultados entre instituições, por exemplo, de taxas de cesarianas, de readmissões, de reações transfusionais, de mortalidade operatória e de uso de medicamentos.

4. MELHORAMENTO DA NOTIFICAÇÃO COMPULSÓRIA

O hospital faz parte do sistema de vigilância epidemiológica da região onde está inserido. Em geral, há um grupo de profissionais de saúde, no hospital, que se dedica às tarefas de vigilância epidemiológica e tem relações com os Departamentos de Saúde Pública das Secretarias de Saúde. Ao contrário do trabalho que é feito nesses órgãos regionais, ou em muitos centros de saúde mantidos pelo Estado, não há vigilância da população ou intervenções, além dos muros da instituição. A atuação é dirigida, especificamente, para a proteção da saúde dos pacientes que demandaram atendimento hospitalar. Um dos aspectos dessa atuação é o de zelar pela qualidade da informação; a análise dos dados disponíveis, em tempo útil, permite atuar, no interior do hospital, em função deste conhecimento.

5. APRIMORAMENTO DE DECISÕES CLÍNICAS

O uso dos fundamentos da epidemiologia, no raciocínio clínico, é uma das tendências recentes, como foi realçado no Cap. 1, na seção intitulada "Epidemiologia clínica". Em outras partes deste livro, o tema foi também ilustrado; servem de exemplo as seções do Cap. 2, que versam sobre prognósticos e procedimentos diagnósticos. Os vieses metodológicos, tema que ocupou os Caps. 15 a 18, são particularmente importantes e devem ser levados em conta, na interpretação das informações clínicas e no aprimoramento das decisões dos profissionais de saúde, quanto aos seus pacientes.

Na atualidade, a epidemiologia tem um forte componente de metodologia científica, como foi também detalhado em diversas partes deste livro. Nesse particular, a epidemiologia é aqui colocada, não como uma especialidade entre as outras especialidades da área da saúde, mas como uma forma sistematizada de abordagem dos problemas, que fornece os subsídios para a avaliação crítica das situações, que todo profissional de saúde deve estar capacitado a realizar. Os ensinamentos metodológicos, contidos na epidemiologia, constituem fundamentos para bem organizar os serviços e, em especial, para produzir a informação, adequada e padronizada, concorrendo, deste modo, para a melhoria da assistência e a preparação de trabalhos científicos, que divulguem os resultados obtidos, na instituição, a um público mais amplo, através da publicação de artigos científicos.

VII. COMENTÁRIO FINAL

Os serviços de saúde representam uma extensa área para o uso da epidemiologia. Uma visão geral do tema foi apresentada, no capítulo, abordando-se as relações entre a organização da oferta, as necessidades da população e diversos temas correlatos. O próximo capítulo complementa o estudo desses aspectos, através do debate sobre a qualidade dos serviços de saúde.

QUESTIONÁRIO

1. Descreva o marco conceitual utilizado para abordar os temas do capítulo.
2. Quais são os principais setores dos sistemas de saúde na América Latina?
3. Discorra sobre as forças existentes no interior de um sistema de saúde.
4. Quais são as conseqüências da aplicação da lei de mercado aos atuais serviços de saúde?
5. Comente alguns princípios de organização da oferta de serviços de saúde.
6. A oferta de serviços é igualmente distribuída na população? Dê exemplo.
7. O que se entende por tecnologia? Comente algumas classificações de tecnologia, usadas nas ciências da saúde.
8. Discorra sobre "tecnologia e relação médico-paciente".
9. O que significa necessidade e como ela é medida?
10. Quantas variedades de demanda foram apresentadas no capítulo? Dê exemplo de cada uma delas.
11. Como se mede a utilização de serviços de saúde?
12. A utilização de serviços de saúde varia com as características da população? Exemplifique.
13. Comente as inferências que podem ser feitas sobre o conhecimento das variações de uso de serviços de saúde.
14. Que relações existem entre necessidade, demanda, oferta e usos de serviços de saúde?
15. Comente as aplicações dos conceitos de necessidades, oferta e usos de serviços de saúde em algumas situações: no planejamento, na clientela de médicos generalistas e na cobertura da população adstrita a uma unidade sanitária. Como os agentes de saúde podem empregar tais conceitos, nas suas atividades diárias?
16. O que é enfoque de risco? Para que é empregado? Quais as suas vantagens e limitações?
17. Discorra sobre algumas atividades que podem ser realizadas sob a rubrica de "epidemiologia hospitalar".

EXERCÍCIOS E LEITURA COMPLEMENTAR

23.1. No hospital ou centro de saúde em que você trabalha, ou a que tenha acesso, verifique quais são os indicadores gerados pelo sistema de informação existente. As estatísticas dizem respeito, provavelmente, à demanda atendida. Qual tem sido a utilidade dessas estatísticas? Que outros indicadores poderiam ser gerados para melhor conhecer a situação e melhor utilizar os recursos existentes?
23.2. Na comunidade em que você vive ou trabalha, reflita sobre as necessidades de saúde da população e sobre a utilização dos serviços.
23.3. Como as pessoas usam os serviços de saúde? Por que elas usam os serviços?
23.4 Qual a utilidade dos estudos de usos de serviços, para o planejamento de saúde?

23.5. Como está o coeficiente de infecção nosocomial, no hospital em que você trabalha, estuda ou a que tenha acesso? Estime o número absoluto de casos, no período de um ano, a partir do nível de infecção e do número de altas (ou de leitos). Quantos dias a mais de internação foram causados pela infecção? Se não houver dados locais disponíveis, use os seguintes: um coeficiente médio de infecção hospitalar de 5%, o prolongamento da estada no hospital por mais sete dias devido à infecção e um custo de 100 dólares por paciente-dia. Quanto seria economizado se a taxa de infecção hospitalar fosse reduzida à metade? Nessa eventualidade, quantos pacientes a mais poderiam ser internados?

23.6. Na publicação "O desafio da Epidemiologia",[119] da Organização Pan-Americana da Saúde, há mais de uma dezena de artigos, considerados clássicos, sobre serviços de saúde e políticas de saúde. A Organização Pan-Americana da Saúde publicou, também, outras coletâneas sobre o assunto. Uma delas, intitulada "Investigações de serviços de saúde: uma antologia", contém uma centena de artigos, selecionados por especialistas na matéria.[120] Também merecem registro os textos sobre sistemas locais de saúde, SILOS,[121,122] sobre formação em epidemiologia para o desenvolvimento dos serviços de saúde[123] e uma coletânea de artigos que aparece em número especial da revista "Educación Médica y Salud".[124]

23.7. No capítulo, são feitas referências a obras sobre a situação da saúde, no Brasil, que possibilitam, ao leitor, aprofundar-se nos temas aqui tratados. Existem muitas outras que não foi possível citar. As publicações do CEBES (Centro Brasileiro de Estudos de Saúde) constituem referência adicional para exame, em especial a revista "Saúde em Debate". Muitos dos seus artigos tratam dos fatores determinantes sociopolíticos da situação de saúde e da conjuntura onde estão inseridos os serviços. Alguns dos temas abordados são os seguintes: a crise no setor, a democratização das decisões, a seguridade social (saúde, previdência e assistência social), a saúde do trabalhador e a atenção primária.

REFERÊNCIAS BIBLIOGRÁFICAS

1. National Health Service. Medical Care Review 1978; 35:818-834.
2. MACEDO Carlyle G. Extensão das ações de saúde através de serviços básicos. Anais da VII Conferência Nacional de Saúde. Brasília, Centro de Documentação do Ministério da Saúde, 1980:17-29.
3. BRYANT John. Health & the developing world. Ithaca, Cornell University Press, 1969:89
4. PEMBERTON John. Medical care. Em: WW Holland (Editor). Data handling in epidemiology. Londres, Oxford University Press, 1970:33-42.
5. KISIL Marcos. Educación en administración de salud. Boletín de la Oficina Sanitaria Panamericana 1985; 99(3):266-285.
6. Documento elaborado pelo grupo Cebes, Campinas. Saúde em Debate 1980 (9):14-20.
7. GARFIELD SR. The delivery of medical care. Scientific American 1970; 222:15-23.
8. HANLON John J. Public health: administration and practice. Saint Louis, Mosby Co, 1974.
9. SEIXAS José C. Sistema Nacional de Saúde. Em: Anais da V Conferência Nacional de Saúde, Brasília, 1975:31-41. Reproduzido em Textos de Apoio: Ciências Sociais 1, ABRASCO, Rio, 1983:59-79.
10. MAHLER H. Plan de "salud para todos". Cronica de la OMS 1977; 31:548-556.
11. CHAVES M. Saúde e sistemas. 3a. ed, Rio de Janeiro, Fundação Getúlio Vargas, 1980:42
12. GONÇALVES Ernesto L (Coordenador). Administração de saúde no Brasil. São Paulo, Livraria Pioneira Editora, 1982.
13. MELLO Henrique B. Plano geral da rede médico-hospitalar de Brasília. Revista do Serviço Especial de Saúde Pública 1959; 11(1):1-121.
14. FREJAT Jofran. Plano de assistência à saúde do Distrito Federal. Brasília Médica 1980; 18(1/2):37-46.
15. PEREIRA Maurício G, GARCIA Federico & ABREU João TS. Cuidados primários de saúde no Distrito Federal. Brasília Médica 1981; 18(3):107-114.
16. Ministério da Saúde. Extensão das ações de saúde através dos serviços básicos. Anais da VII Conferência Nacional de Saúde. Brasília, Centro de Documentação, 1980.
17. BRAVO Alfredo L. Regionalización, organización y funcionamiento coordinado de los servicios de salud en zonas rurales y urbanas. Boletín de la Oficina Sanitaria Panamericana 1974; 77(3):231-243.
18. ARBONA G & ARELLANO AB Ramirez. Regionalización de los servicios de salud: la experiencia de Puerto Rico. Washington, OPS (Publicación científica 395), 1980.
19. WHITE Kerr L. Life and death and medicine. Scientific American 1973; 229:23-33.
20. Ministério da Saúde. Terminologia básica em saúde. Centro de Documentação do Ministério da Saúde, Brasília, 1987.
21. DALLARI Sueli G. Municipalização dos serviços de saúde. São Paulo, Editora Brasiliense, 1985.
22. DALLARI Sueli G. O papel do município no desenvolvimento de políticas de saúde. Revista de Saúde Pública (SP) 1991; 25(5):401-405.
23. CORDEIRO Hésio. Sistema Único de Saúde. Rio de Janeiro, Ayuri, 1991.
24. Planejamento e Políticas Públicas (IPEA, Brasília) 1991; 5:3-164 (número dedicado ao processo de descentralização na área da saúde).
25. Os caminhos da municipalização. Radis, Tema 12 (Fundação Oswaldo Cruz) 1991; 9:1-28.
26. Municipalização das ações e serviços de saúde. Saúde em Debate (CEBES, Brasília) 1993; (número 38):4-17; ver também pgs 18-31 e 41-54.
27. VILLAÇA-MENDES Eugênio (Organizador). Distrito sanitário: o processo social de mudanças das práticas sanitárias do Sistema Único de Saúde. São Paulo, Hucitec & Abrasco, 1994.
28. MORAES Ilara HS & KALIL Maria Eunice (Coordenadoras). Sistemas locais de saúde (SILOS): bibliografia comentada da produção brasileira. Rio, ENSP/Cooperação Italiana, 1993.
29. MERCADANTE Otávio A, YUNES João & CHORNY Adolfo. Descentralización y municipalización de los sistemas de salud en São Paulo, Brasil. Boletín de la Oficina Sanitaria Panamericana 1994; 116(5):381-396.
30. Evaluación de la eficacia y seguridad de la tecnología médica: estudio de casos. Washington, OTA — Oficina de Evaluación Tecnológica (tradução e adaptação da Organização Pan-Americana da Saúde), 1978.
31. PEREIRA, Maurício G. Tecnologia apropriada para a saúde. A Saúde no Brasil (Brasília) 1983; 1(2):66-73.
32. BENSON Herbert. Medicina humanista. Tradução: Marina C Celidônio. São Paulo, Braziliense, 1980:89.
33. ATTINGER Ernst O & PANERAI Ronney B. Transferability of health technology assessment with particular emphasis on developing countries. International Journal of Technology Assessment in Health Care 1988; 4:545-554.
34. OMS/UNICEF. Cuidados primários de saúde: declaração de Alma-Ata 1978. Brasil, UNICEF, 1979.
35. SCHUMACHER EF. O negócio é ser pequeno: um estudo de economia que leva em conta as pessoas. Tradução: Octávio Alves Velho. Rio de Janeiro, Zahar, 1977. 261p.
36. A Saúde do Mundo. Tecnologia para a saúde. Organização Mundial da Saúde, 1985 (junho).
37. World Health Organization. Basic documents. Geneva, WHO, 1992:1-18.
38. Proposições alternativas para o atendimento das necessidades básicas de saúde nos países em desenvolvimento. Estudo conjunto OMS/UNICEF. UNICEF, 1975. 188p.
39. MELO Carlos Gentile. Saúde e assistência médica no Brasil. São Paulo, CEBES-HUCITEC, 1977.
40. GUIMARÃES Reinaldo (Organizador). Saúde e medicina no Brasil. Rio, Graal, 1979.
41. LANDMANN Jayme. Política nacional de saúde. Rio, Cultura Médica, 1980.
42. MELO Carlos Gentile. O sistema de saúde em crise. São Paulo, CEBES-HUCITEC, 1981.
43. GUIMARÃES Reinaldo & TAVARES Ricardo (Organizadores). Saúde e sociedade no Brasil. Rio, Relume-Dumará, ABRASCO, IMS, 1994.
44. PEREIRA Maurício G. Tecnologia médica e serviços de saúde. Conferência interamericana sobre avaliação tecnológica em saúde. Brasília, CNPq, 1985:216-226.
45. MUSGROVE P. Measurement of equity in health. World Health Statistics Quarterly 1986; 39:325-335.
46. DAVIS Karen. Inequality and access to health care. The Milbank Quartely 1991; 69(2):253-273.
47. SMITH Karl A (Editorial). Accessibility, ethics and equity in health care. Social Science and Medicine 1993; 36(12):iii-vii.

48. KADT Emanuel & TASCA Renato. Promovendo a eqüidade: um novo enfoque com base no setor saúde. São Paulo, Hucitec/Cooperação Italiana, 1993.
49. MOONEY Gavin. What does equity in health mean? World Health Statistics Quarterly 1987; 40:296-303.
50. PENCHANSKY Roy & THOMAS Willian. The concept of access: definition and relationship to consumer satisfaction. Medical Care 1981; 19(2):127-140.
51. FRENK Julio. El concepto y la medición de accesibilidad. Salud Pública de México 1985; 27(5):438-453.
52. UNGLERT Carmem VS. O enfoque da acessibilidade no planejamento da localização e dimensão de serviços de saúde. Revista de Saúde Pública (SP) 1990; 24(6):445-452.
53. THOUEZ Jean-Pierre, BODSON Paul & JOSEPH Alun E. Some methods for measuring the geographic accessibility of medical care in rural regions. Medical Care 1988; 26(2):34-44.
54. KAMPER-JORGENSEN Finn. Causes of differences in utilization of health services. Scandinavian Journal of Social Medicine 1984; suplemento 34:57-66.
55. YERGAN J, LOGERFO J, SHORTELL S, BERGNER M, DIEHR P & RICHARDSON W. Health status as a measure of need for medical care: a critique. Medical Care 1981; 19(12, suplemento):57-68. Ver também outros artigos no mesmo número.
56. FASSIN D & BROUSSELLE C. Les enquêtes d'accès aux soins en Afrique: problèmes méthodologiques. Revue d'Epidémiologie et de Santé Publique 1991; 39(1):89-99.
57. GOGORCENA MA, CASTILLO M, CASAJUANA J & JOVÉ FA. Accessibility to primary health care centres: experience and evaluation of an appointment system program. Quality Assurance in Health Care 1992; 4(1):33-41.
58. TAYLOR Carl. Surveillance for equity in primary health care: implications from international experience. International Journal of Epidemiology 1992; 21(6):1043-1049.
59. World Health Organization. Measurement of levels of health. Genebra, WHO, Technical Report Series 137, 1957.
60. DONABEDIAN Avedis. Aspects of medical care administration. Cambridge, Harvard University Press, 1973.
61. DiMATTEO M, PRINCE L & TARANTO A. Patient's perceptions of physicians' behavior. Journal of Community Health 1979; 4:280-290.
62. WARTMAN SA, MORLOCK LL, MALITZ FE & PALM E. Impact of divergent evaluations by physicians and patients of patients' complaints. Public Health Reports 1983; 98(2):141-145.
63. ROTER Debra L & HALL Judith A. Studies of doctor-patient interaction. Annual Review of Public Health 1989; 10:163-180.
64. FERNANDES João Cláudio L. A quem interessa a relação médico-paciente? Cadernos de Saúde Pública 1993; 9(1):21-27.
65. SIMMONS Ruth & ELIAS Christopher. The study of client-provider interactions: a review of methodological issues. Studies in Family Planning 1994; 25(1):1-17.
66. ALDERSON Michael. An introduction to epidemiology. Londres, MacMillan Press, 1983.
67. YAZLLE-ROCHA Juan S. Utilização de leitos hospitalares gerais em Ribeirão Preto, São Paulo (Brasil). Revista de Saúde Pública (SP) 1975; 9(4):477-493.
68. TANAHASHI T. Health service coverage and its evaluation. Bulletin of the World Health Organization 1978; 56(2):295-303.
69. SELWYN BJ & CHAVEZ MR. Coverage and patterns of ambulatory medical care in Tlalpan, Mexico City. Social Science and Medicine 1985; 21(1):77-86.
70. YAZLLE-ROCHA Juan S & NOGUEIRA Jarbas L. Padrões de morbidade em assistência primária na região de Ribeirão Preto (SP), Brasil. Revista de Saúde Pública (SP) 1985; 19:215-224.
71. BORDIN Ronaldo, MENGUE Sotero S, KOHLER José L, SESSEGOLO André LF, HECKMANN Irajá C & SANT'ANNA Urbano L. Composição da demanda de uma unidade sanitária em área rural: Viamão, Brasil, 1987. Revista AMRGS (Porto Alegre) 1989; 33(1):59-64.
72. TANAKA Oswaldo Y & ROSENBURG Cornélio P. Análise da utilização pela clientela de uma unidade ambulatorial da Secretaria da Saúde do Município de São Paulo. Revista de Saúde Pública (SP) 1990; 24(1):60-68.
73. RADAELLI SM, TAKEDA SMP, GIMENO LID, WAGNER MB, KANTER FJ, MELLO VM, BORGES JC & DUNCAN BB. Demanda de serviços de saúde comunitária na periferia de área metropolitana. Revista de Saúde Pública (SP) 1990; 24(3):232-240.
74. CARVALHO Marília S, d'ORSI Eleanora, PRATES Enirtes C, TOSHI Wálria DM, SHIRAIWA Tizuko, CAMPOS Tatiana P, ELL Érica, GARCIA Norma L, JUNQUEIRA Ana P, SERRÃO Simone A & TAVARES Elda L. Demanda laboratorial em três serviços da rede pública do Município do Rio de Janeiro, Brasil. Cadernos de Saúde Pública (RJ) 1994; 10(1):17-29.
75. ROSENSTOCK IW. Why people use health services? Milbank Memorial Fund Quarterly 1966; 44:94-124.
76. FIEDLER JL. A review of the literature on access and utilization of medical care with special emphasis on rural primary care. Social Science & Medicine 1981;15C: 129-142.
77. MULLER Charlotte. Review of twenty years of research on medical care utilization. Health Services Research 1986; 21 (2, part 1):129-144.
78. WOUTERS AV. Padrones de utilización de la atención de salud en países en desarrollo: función del medio tecnológico en la derivación de la demanda de atención de salud. Boletín de la Oficina Sanitaria Panamericana 1993; 115(2):128-139. Traduzido de: Bulletin of the World Health Organization 1992; 70(3):381-389.
79. Health Affairs 1984; 3(2):1-148. Número versando sobre variações na utilização de serviços de saúde.
80. HART JT. The inverse care law. Lancet 1971; 1:404-412.
81. ANDERSON Oddin W. The utilization of health services. Em: Freeman HE, Levine S & Reeder LG. Handbook of medical sociology. Englewood Cliffs, EEUU, Prentice-Hall Inc, 1963:349-367.
82. BROOK Robert H & LOHR Kathleen N. Efficacy, effectiveness, variation, and quality. Medical Care 1985; 23(5):710-722.
83. Health service research 1984: planning for the third decade of health service research. Medical Care 1985; 23(5):737-746.
84. WINNBERG JE & GITTELSOHN A. Variation in medical care among small areas. Scientific American 1982; 246:100.
85. McPHERSON K, WINNBERG JE, ROVIND OB & CLIFFORD P. Small area variations in the use of common surgical procedures: an international comparison of New England, England and Norway. New England Journal of Medicine 1982; 307:3310.
86. BROOK RH, LOHR WR, CHASSIN MR, KOSECOFF J, FINK A & SOLOMON D. Geographic variations in use of services: do they have any clinical significance? Health Affairs 1984; 3:63-73.
87. JOHANSEN Kirsten S. Comparison of information: a way to improve the quality of care. Quality Assurance of Health Care 1992; 4(4):329-336.
88. HOLLAND WW & GILDERDALE Susie. Epidemiology and health. Londres, Henry Kimpton Publishers, 1977.
89. HOLLAND WW & WAINWRIGHT AT. Epidemiology and health policy. Epidemiologic Reviews 1979; 1:211-232.
90. KNOX EG. Epidemiology in health care planning. Oxford, Oxford University Press, 1979.
91. TERRIS M. Epidemiology as a guide to health policy. Annual Review of Public Health 1980; 1:323-344.
92. IBRAHIM Michael A. Epidemiology and health policy. Rockville, Maryland, Aspen Publications, 1985.
93. LEVINE Sol & LILIENFELD Abraham. Epidemiology and health policy. New York, Tavistock Publications, 1987.
94. DEVER GE Alan. A epidemiologia na administração dos serviços de saúde. Tradução: Luis GC Chester et Cols. São Paulo, PROAHSA/Livraria Pioneira e Editora, 1988.
95. KULLER Lewis H. Epidemiology and health policy. American Journal of Epidemiology 1988; 127(1):2-16.
96. VAUGHAN JP & MORROW RH. Manual of epidemiology for district health management. Geneva, World Health Organization, 1989.
97. JAMISON Dean T & MOSLEY W Henry. Disease control priorities in developing countries: health policy responses to epidemiological change. American Journal of Public Health 1991; 81(1):15-22.
98. WOOD Maurice, MAYO Fitzhugh & MARSLAND David. Practice-based recording as an epidemiological tool. Annual Review of Public Health 1986; 7:357-389.
99. LAST JM. The iceberg: completing the clinical picture in general practice. Lancet 1963; 2:28-31. Reproduzido em Organização Pan-Americana da Saúde. El desafio de la epidemiologia: problemas y lecturas selecionadas. Washington, OPS (Publicação Científica 505), 1988 (coletânea de artigos, em espanhol e inglês):917-922 (edição em inglês) e 1000-1006 (edição em espanhol).
100. KING Maurice. Medical care in developing countries: a symposium for Makerere. London, Oxford University Press, 1966.
101. NEWELL KW (Editor). Health by the people. Geneva, WHO, 1975.
102. WERNER D. O agente de saúde. Saúde da Comunidade, São Paulo, EP, 1984.
103. BENDER Deborah E & PITKIN Kathryn. Bridging the gap: the village health worker as the cornerstone of the public health care model. Social Science and Medicine 1987; 24(6):512-528.
104. BERMAN Peter A, GWATKIN Davidson R & BURGER Susan E. Community-based health workers: head start or false start towards health for all. Social Science and Medicine 1987; 25(5):443-459.
105. FERNANDES João Cláudio L. Agentes de saúde em comunidades urbanas. Cadernos de Saúde Pública (RJ) 1992; 8(2):134-139.
106. STOCK-IWAMOTO Christiel & KORTE Rolf. Primary health workers in North-East Brazil. Social Science and Medicine 1993; 36(6):775-782.
107. BASTOS NC de Brito. Programa de formação de recursos humanos para a saúde: 38 anos de experiência da Fundação SESP, 1948-1980. Revista da Fundação SESP 1984; 29(1):3-54.

108. Organização Mundial da Saúde. Utilización de la epidemiologia en la atención primaria de salud. Cronica de la OMS 1980: 34(1):18-21.
109. BACKETT EM, DAVIES AM & PETROS-BARVAZIAN A. The risk approach in health care with special reference to maternal and child health, including family planning. Public Health Papers (OMS), Número 76, 1984.
110. SARUE P Eduardo, BERTONI V Nora, DIAZ Angelo G & SERRANO Carlos V. Tradução: ORTIZ, Enrique R. O conceito de risco e a programação dos cuidados à saúde: manual de aprendizagem inicial. Brasil, 1984.
111. CHAMBERLAIN RW. Strategies for disease prevention and health promotion in maternal and child health. Journal of Public Health Policy 1984:185-197.
112. WENZEL RP (Editor). CRC handbook of hospital acquired infections. Florida, Bacon Raton, 1981.
113. Ministério da Saúde. Manual de controle de infecção hospitalar. Brasília, Centro de Documentação, 1985.
114. HALEY RW, CULVER DH, WHITE JW, MORGAN WM, EMORI TG, MUNN VP & HOOTON TW. The efficacy of infection surveillance and control programs in preventing nosocomial infections in U.S. hospitals. American Journal of Epidemiology 1985; 121:182-205.
115. ZANON Uriel & NEVES Jaime. Infecções hospitalares: prevenção, diagnóstico e tratamento. Rio de Janeiro, MEDSI, 1987.
116. Estados Unidos, Centers for Disease Control and Prevention (CDC). Vigilância epidemiológica por componentes. Tradução: Solange de Lima Torres, Valerie Rumjanik & Fabíola de A Nunes. Brasília, Ministério da Saúde, Coordenação de Controle de Infecção Hospitalar, 1994.
117. GROSS PA & Van ANTWERPEN C. Nosocomial infections and hospital deaths: a case-control study. American Journal of Medicine 1983; 75:658-662.
118. DONABEDIAN Avedis. Contributions of epidemiology to quality assessment and monitoring. Infection Control and Hospital Epidemiology 1990; 11(3):117-121.
119. Organización Panamericana de la Salud. El desafio de la epidemiologia: problemas y lecturas seleccionadas. Washington, OPS (Publicação Científica 505), 1988 (coletânea de artigos, edição em espanhol e em inglês).
120. WHITE Kerr L, FRENK Julio, ORDOÑEZ Cosme, PAGANINI José María & STARFIELD Barbara. Investigaciones sobre servicios de salud: una antologia. Washington, Organización Panamericana de la Salud (Publicação Científica 534), 1992 (coletânea de artigos, edição em espanhol e em inglês).
121. PAGANINI José María & MIR Roberto Capote. Los sistemas locales de salud: conceptos, métodos, experiencias. Washington, Organização Pan-Americana da Saúde (Publicação Científica 519), 1990.
122. Sistemas locales de salud. Boletín de la Oficina Sanitaria Panamericana 1990; 109(5/6):421-660 (número especial dedicado ao tema).
123. La formación en epidemiología para el desarrollo de los servicios de salud. XIV Conferencia de la Asociación Latinoamericana y del Caribe de Educación en Salud Pública (ALAESP) (Mexico, 15-19 Noviembre 1987), Organización Panamericana de la Salud (OPS), Publicación Serie Desarrollo de Recursos Humanos N°. 88.
124. Epidemiología: capacitación en los servicios de salud. Educación Médica y Salud 1990; 24(3):222-320 (número especial dedicado ao tema).

Capítulo 24

Qualidade dos Serviços de Saúde

I. Considerações gerais, 538
   A. Conceito de qualidade, 538
   B. Quadro referencial para estudo da qualidade dos serviços, 539

II. Avaliação da estrutura, 540
   A. Classificação dos recursos, 540
   B. Vantagens e limitações da avaliação da estrutura, 543

III. Avaliação do processo, 543
   A. Nível individual: auditorias e comissões, 544
   B. Nível coletivo: indicadores de processo, 546
   C. Vantagens e limitações da avaliação de processo, 547

IV. Avaliação dos resultados, 548
   A. Satisfação do usuário, 548
   B. Indicadores de saúde, 549
   C. Vantagens e limitações da avaliação de resultados, 550

V. Eficácia, efetividade e eficiência, 551
   A. Eficácia, 551
   B. Efetividade, 552
   C. Eficiência, 553
   D. Aplicação dos conceitos de eficácia, efetividade e eficiência, 553

VI. Pesquisas em serviços de saúde, 554
   A. Métodos epidemiológicos utilizados em avaliação de serviços, 554
   B. Incorporação dos resultados das pesquisas, 557

VII. Comentário final, 557
   Questionário, 558
   Exercícios, 558
   Referências bibliográficas, 558

O presente capítulo, que versa sobre a avaliação da qualidade dos serviços, contém tópicos hoje incluídos no tema "epidemiologia nos serviços de saúde". Inicialmente, serão tecidas considerações gerais e apresentados conceitos básicos sobre a matéria. Depois, o assunto será dissecado em torno de dois temas centrais: a avaliação da estrutura, do processo e dos resultados da atuação dos serviços; e a aferição da eficácia, efetividade e eficiência das intervenções. Complementa o capítulo uma síntese relativa aos métodos da epidemiologia, utilizados para produzir conhecimentos, nesta área.

I. CONSIDERAÇÕES GERAIS

Avaliar qualidade das ações e dos serviços de saúde é fundamental. O melhor conhecimento do desempenho nos serviços constitui um elemento da maior relevância na progressiva caracterização do que deve ser considerado um sistema de saúde desejável e economicamente acessível ao país.[1]

O termo "avaliar" significa determinar, apreciar ou fazer julgamentos. Tem o sentido de determinar o valor ou a quantidade de alguma coisa, e comparar os resultados com normas ou outros valores e quantidades, que sirvam como parâmetros, tais como os obtidos por consenso ou verificados em um grupo-controle.

Teoricamente, pode-se avaliar qualquer intervenção, cuidado de saúde ou organização, quer se ocupe de prevenção, diagnóstico, tratamento ou reabilitação, quer seja uma ação isolada, um procedimento, um produto, um programa, um serviço, um outro componente ou mesmo todo o sistema de saúde.[2-4]

A. CONCEITO DE QUALIDADE

Os especialistas na matéria encontram enorme dificuldade em definir o que se entende por "qualidade", havendo diferentes pontos de vista —do cliente, do profissional de saúde, do funcionário do governo e do órgão financiador, entre outros —, assim como muitas facetas passíveis de serem consideradas.

A Associação Brasileira de Normas Técnicas (ABNT) define qualidade como "a totalidade de propriedades e características de um produto ou serviço, que confere sua habilidade em satisfazer necessidades explícitas e implícitas".[5]

O dicionário editado pela Associação Internacional de Epidemiologia nos diz que a qualidade dos cuidados é "um nível de execução e realização que caracteriza a assistência prestada".[6]

Qualidade é também entendida como "a contribuição do serviço para o êxito do tratamento, do resultado clínico ou de qualquer forma de desfecho dos problemas de saúde dos pacientes".[7]

Embora haja diferentes maneiras de abordar o conceito de qualidade, existe consenso em que o termo significa o grau de adequação ou excelência alcançado na execução das ações e serviços, medido através de comparação com parâmetros apropriados. A dificuldade reside em decidir, objetivamente, quais são os parâmetros que expressam qualidade e como medi-los adequadamente.

- **Características consideradas desejáveis na aferição da qualidade**

No estágio atual dos nossos conhecimentos, o conceito de qualidade geralmente denota um extenso elenco de características desejáveis de produtos, procedimentos e serviços.[8-17] A existência de muitos critérios, a serem considerados na avaliação da qualidade, tem o importante papel de realçar que a qualidade não pode ser traduzida por apenas um deles. Entre os critérios propostos, estão os listados e definidos no Quadro 24.1. A eficácia, a efetividade e a eficiência têm recebido particular atenção e são analisadas no final do presente capítulo. A eqüidade, a aceitabilidade, a acessibilidade, a adequação e a qualidade técnico-científica revestem-se de importância, pois trazem à baila pontos essenciais para consideração.

Ainda há outras características que poderiam ser acrescentadas à lista apresentada, como a continuidade e a coordenação dos cuidados, e o relacionamento do profissional de saúde com o paciente, que deve revestir-se de cordialidade, dignidade e respeito mútuo. Por exemplo, em uma pesquisa realizada em serviço de assistência materno-infantil e planejamento familiar, de Santiago do Chile, as clientes consideraram como qualidade o fato de "serem tratadas como seres humanos".[18]

São muitas, portanto, as características que podem servir de critérios para a avaliação da qualidade dos serviços. Mesmo que fiquemos restritos às mencionadas no Quadro 24.1, desprezando outras facetas que poderiam ser incluídas, restam muitos pontos para debate, um dos quais é o fato de as pessoas valorizarem, diferentemente, os critérios apresentados. Isto aporta dificuldades para a aplicação desses conceitos e, em conseqüência, para a avaliação da qualidade.

B. QUADRO REFERENCIAL PARA ESTUDO DA QUALIDADE DOS SERVIÇOS

1. HISTÓRICO

As preocupações com a qualidade dos serviços de saúde prestados à população constituem tema já considerado de interesse, há décadas. Os Estados Unidos são pioneiros na matéria.[12,19-21] Um dos primeiros documentos sobre o tema, naquele país, é o Relatório Flexner sobre educação médica, de 1910, que investigou a fundo os cursos de medicina e os hospitais de então, propondo drásticas medidas para o seu aprimoramento, o que repercutiu no fechamento de escolas e na criação de normas mais explícitas para o funcionamento dos hospitais e para a qualificação do pessoal que neles trabalha. Com o passar do tempo, as normas foram expandidas e aperfeiçoadas. Outros temas relacionados à qualidade, além do trabalho médico e da estrutura hospitalar, passaram também a ser objeto de pesquisa e debate.[12-14,19] Na década de 1960, com a implantação de extensos programas de saúde, especialmente o MEDICARE e o MEDICAID, dotados de enormes recursos para os hospitais, ficou patente a necessidade de acompanhar, com mais rigor, a aplicação desses recursos, o que concorreu para o desenvolvimento e aperfeiçoamento de instrumentos de avaliação do desempenho dos serviços.

Outros países desenvolvidos seguiram esses passos, com reflexos também entre os especialistas de, praticamente, todo o mundo, que adotaram métodos e indicadores semelhantes. Uma enorme quantidade de referências já está disponível, sobre o assunto, na área de saúde.[1,7-32] Embora muito já se tenha avançado na matéria, o tema ainda está em fase de desenvolvimento de conceitos, de métodos e de formas de abordagem, podendo-se antecipar que um extenso contingente de conhecimentos virá à tona nos próximos anos. A melhoria da qualidade, em saúde, como não poderia deixar de ser, sofre influência do que ocorre em outras áreas, quer do setor secundário (industrial) quer do terciário (de serviços). Uma dessas fortes influências provém do Japão, onde os programas de gerência de "qualidade total", nas empresas, constituem um recurso da administração moderna, que está revolucionando a economia daquele país, com reflexos em todo o mundo.

2. PANORAMA ATUAL

Nos nossos serviços de saúde, são usados muitos produtos e procedimentos, cuja eficácia ainda não foi cabalmente demonstrada. A área de medicamentos serve de exemplo. Nos anos 60, milhares de drogas, já aprovadas e usadas pelo povo norte-americano, foram examinadas por um grupo de peritos que concluiu não haver, para um terço delas, provas suficientes de eficácia que justificassem o seu uso.[33] Conclusões, como essa, podem ser estendidas, praticamente, a todas as outras tecnologias da área de saúde, apontando para a necessidade de melhor avaliá-las.

Por outro lado, a eficácia de muitos produtos e procedimentos já ficou cabalmente demonstrada. São exemplos de procedimentos eficazes as cirurgias recomendadas em casos de apendi-

---

Quadro 24.1 Componentes do conceito de qualidade de serviços de saúde e seus significados

1. Eficácia: capacidade de produzir o efeito desejado, quando o serviço é colocado em "condições ideais de uso".
2. Efetividade: capacidade de produzir o efeito desejado, quando em "uso rotineiro"; é a relação entre o impacto real e o impacto potencial.
3. Eficiência: relação entre o impacto real e o custo das ações.
4. Eqüidade: distribuição dos serviços de acordo com as necessidades da população.
5. Acesso: remoção de obstáculos à utilização dos serviços disponíveis.
6. Adequação: suprimento de número suficiente de serviços em relação às necessidades e à demanda.
7. Aceitação: fornecimento de serviços de acordo com as normas culturais, sociais e de outra natureza, e com as expectativas dos usuários em potencial.
8. Qualidade técnico-científica: a aplicação das ações em acordo com o conhecimento e a tecnologia disponível.

Fonte: Adaptado de Hannu Vuori 1991, Cadernos de Ciência e Tecnologia N.°, CEBES, 1991:17.[17]

cite aguda e de partos distócicos, a redução de fraturas ou o emprego de antibióticos e sulfas, pois alcançam os objetivos para os quais foram utilizados, exercendo impacto significativo no sentido desejado. Mas, para alcançar este resultado positivo, é necessário que os produtos e processos, reconhecidamente benéficos, sejam aplicados dentro de um padrão aceitável de racionalidade e qualidade. Pode-se utilizar bem ou mal um mesmo equipamento ou uma mesma técnica, sendo muitas as possíveis razões desta variação, que merecem estudo pormenorizado, e que influenciam a qualidade final da intervenção levada a efeito.

A qualidade de um serviço pode estar relacionada a aspectos de natureza muito diversa, ligados ao pessoal que trabalha nas suas unidades (número, tipo de formação, motivação etc.), aos equipamentos de que dispõe, ao apoio financeiro que lhes é dado, à forma de organização e de pagamento que adota e à interação de muitos desses fatores. Seguir as normas e contar com recursos humanos, materiais e financeiros, em quantidade e qualidade que se aproximem de padrões julgados bons ou ótimos, tendem a melhorar o rendimento, por unidade de recurso utilizado. Mas isto não é tudo, pois, mesmo em tais condições, não fica assegurado que o contacto do cliente com os serviços resulte em algo positivo para a sua saúde. Por isto, freqüentemente, o tema necessita de uma análise mais aprofundada, incluindo outros parâmetros, visando a medir o real impacto das intervenções e dos serviços sobre os usuários.

3. MODELO DONABEDIAN PARA AVALIAÇÃO DE QUALIDADE

O modelo apresentado por Donabedian, na década de 1960, e que leva o seu nome,[8-10] é fartamente usado em todo o mundo como a referência fundamental para a avaliação da qualidade dos serviços de saúde. Ele separa os componentes básicos, para uma avaliação de qualidade, em três categorias: estrutura, processo e resultados (Fig. 24.1), sendo muito útil na aquisição de dados sobre a presença ou ausência de atributos que constituem ou definem a qualidade.

• a "estrutura" diz respeito aos recursos ou insumos utilizados na assistência à saúde;
• o "processo" engloba as atividades ou os procedimentos empregados pelos profissionais de saúde para transformar os recursos em resultados, como, por exemplo, os exames diagnósticos e o tratamento médico;
• os "resultados" (ou o "impacto") dessas intervenções na saúde das pessoas são representados pelas respostas ou mudanças verificadas nos pacientes, servindo de exemplos o desaparecimento dos sintomas, a redução da mortalidade, o aumento da capacidade de realizar as atividades do dia-a-dia e a melhoria da qualidade de vida.

As avaliações pioneiras sobre qualidade estiveram voltadas para o primeiro elemento, do modelo - a estrutura - evoluindo progressivamente para abarcar processos e resultados, considerados formas mais elaboradas de verificação da qualidade. Em muitos países industrializados, a avaliação da estrutura recebe pouca ou nenhuma atenção, talvez pela existência, desde longa data, de recursos suficientes para colocar, à disposição da população, uma infra-estrutura quantitativamente adequada. Esse não é o caso dos países do Terceiro Mundo.

As três categorias que compõem o modelo nem sempre são facilmente separadas. Enquanto a distinção entre a estrutura e os demais componentes é aparentemente mais simples de ser feita, o mesmo não ocorre entre processo e resultados. Por exemplo, os exames complementares e as cirurgias são produtos intermediários da prestação de serviços. As consultas, as vacinações e a alta hospitalar representam outros ângulos da questão, assim como a satisfação do paciente, o desfecho clínico imediato de cada intervenção, os efeitos a longo prazo do tratamento e os coeficientes de infecção hospitalar e de mortalidade. Separá-los em termos de processo e resultado pode dar lugar a controvérsias. Alternativas foram propostas para alterar esse modelo, incorporando-lhe subdivisões ou acrescentando-lhe categorias,[12] mas o esquema original permanece, até o momento, como o mais empregado, por sua utilidade e simplicidade.

II. AVALIAÇÃO DA ESTRUTURA

A avaliação estrutural baseia-se no princípio de que a qualidade de um programa, serviço ou intervenção está em direta relação com a infra-estrutura de que dispõe; isto é, com os recursos existentes ou aplicados para fazer a estrutura funcionar.

A lógica que permeia este tipo de avaliação é de que uma boa infra-estrutura propicia bom atendimento aos clientes, o que leva a bons resultados.

Na avaliação da estrutura, os recursos existentes - por exemplo, em um serviço ou sistema de saúde - são computados e comparados com outros serviços e sistemas, ou a padrões, estabelecidos como desejáveis.

A. CLASSIFICAÇÃO DOS RECURSOS

Os recursos podem ser classificados em humanos, materiais e financeiros (Fig. 24.2), havendo ainda o componente organizacional da estrutura.

É importante conhecer a quantidade de recursos, bem como as suas especificidades e a maneira como estão organizados, com

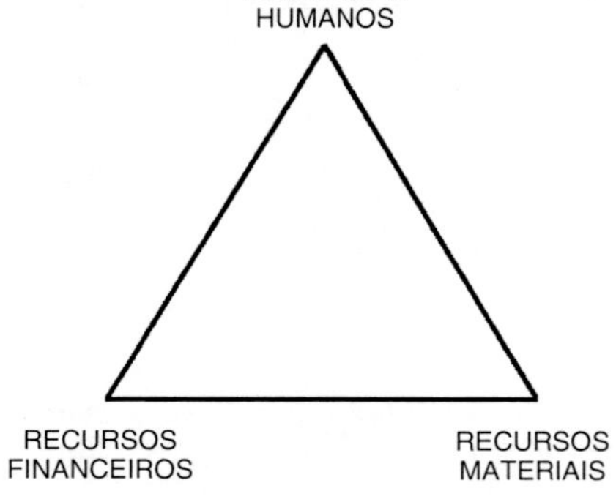

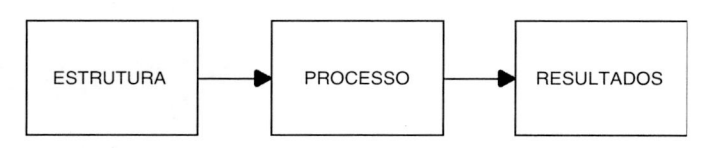

Fig. 24.1 Os três componentes para avaliação dos serviços de saúde.

Fig. 24.2 Classificação de recursos.

um mínimo de responsabilidades claramente definidas. Eis alguns exemplos de avaliação estrutural:

- Exemplo 1: programas de residência médica

O credenciamento de programas de residência em clínica médica, no País, exige um certo número de leitos, por residente a ser treinado. Essas normas também requerem um mínimo de tempo de duração do aprendizado, de modo a melhor formar os profissionais de saúde, que assim obteriam melhores resultados, em suas práticas futuras. Os programas de residência médica são avaliados pelo Ministério da Educação e Cultura (MEC), através do uso de normas, como as já citadas. Os serviços de saúde, por sua vez, podem ser avaliados pela qualidade dos seus recursos humanos: por exemplo, pelo percentual de médicos jovens que tenham feito residência médica.

- Exemplo 2: programas de mestrado e doutorado

A avaliação de programas de mestrado e doutorado é desenvolvida, também, na mesma linha do exemplo anterior: um mínimo de quantidade em recursos materiais e humanos é exigido, ao lado de elevada capacitação do pessoal docente. São verificados, não somente os padrões mínimos, mas ainda outros, os *standards* de excelência, sobre os quais são feitas as classificações dos programas: o nível A traduz o de melhor qualidade, na classificação do MEC. Os orientadores de teses de pós-graduação, especialmente doutorado, devem ter atividade independente de pesquisa, consubstanciada por publicações originais, em revistas indexadas internacionalmente. Os coordenadores de mestrados e doutorados devem informar os números referentes a detalhes da infra-estrutura de que dispõem, para o devido acompanhamento, avaliação e credenciamento periódicos. Como os programas de pós-graduação, especialmente doutorado, são destinados a formar pesquisadores, os institutos de pesquisa e as instituições de ensino superior, de maneira geral, podem ser avaliados pelo número de indivíduos de que dispõem na área de investigação ou docência, possuidor de diplomas de mestrado e doutorado. Uma outra maneira de avaliação é representada pelo número de publicações em revistas indexadas.

- Exemplo 3: postos de saúde

A extinta Divisão Nacional de Organização dos Serviços de Saúde, do Ministério da Saúde, publicou vários manuais, nas décadas de 1970 e 1980, com orientações, padrões e normas de construção, instalação e funcionamento de serviços de saúde, que realçavam o componente estrutural. São exemplos as seguintes publicações: "Construções e instalações de serviços de saúde", de 1978, e "Hospital geral de pequeno e médio porte: equipamento e material", de 1980. Nesse tipo de publicação, podem ser encontrados indicadores para avaliar a estrutura física: por exemplo, a proporção de postos de saúde providos de geladeiras em uso.

- Exemplo 4: consultórios de atenção primária de saúde

Em 1990, foi realizado um inquérito na Jamaica, por meio de visitas a 366 consultórios do setor público e a 189 do setor privado, com o intuito de avaliar os componentes estruturais.[34]

Os dados obtidos permitiram determinar a porcentagem de consultórios que contavam com determinados equipamentos (por exemplo, balanças, tensiômetros e termômetros) e materiais (seringas e agulhas, entre outros). Pesquisou-se também se dispunham de 10 medicamentos essenciais, se realizavam exames laboratoriais e, em caso positivo, se os seus resultados eram entregues em prazo inferior a uma semana.

Entre as diferenças encontradas estavam as seguintes: nos ambulatórios públicos, os diagnósticos, as orientações pré-natais e os serviços de planejamento familiar eram melhores do que os da rede privada. Nos consultórios particulares, encontravam-se melhores equipamentos e materiais, e os resultados laboratoriais eram entregues mais rapidamente.

- **Padrões de comparação**

Constitui prática comum estipular valores, sobre a estrutura do sistema de saúde, que funcionem como padrões de comparação. Os dados locais são então computados e seus resultados confrontados a esse padrão.

- Exemplo: número de leitos hospitalares, por habitante

Qual a relação leito/população ideal que permite satisfazer, adequadamente, as necessidades de saúde de uma população?

Uma constatação freqüente é a de que, havendo oferta de leitos, há demanda por eles. A demanda, como se diz, é insaciável.[35] Se a oferta for de 10 leitos hospitalares, por 1.000 habitantes, esses leitos tendem a ser utilizados no seu total. No entanto, uma cifra, como a citada, constituiria excesso, na opinião da maioria dos especialistas no assunto, o que leva a gastos desnecessários. Muitas investigações e reflexões têm o objetivo de estabelecer a relação ideal de leitos em termos populacionais.[35] Estudos realizados na Inglaterra, na década de 1960, propunham o número de sete leitos hospitalares, por 1.000 habitantes; outras investigações, à mesma época, mostravam que eram suficientes três leitos hospitalares, por 1.000 habitantes. Estimativas mais recentes indicaram que bastavam dois leitos hospitalares, por 1.000 habitantes. Um total de quatro leitos hospitalares e meio, por 1.000 habitantes, por sua vez, é comumente citado como a cifra recomendada pela Organização Mundial da Saúde, a ser empregada no planejamento de saúde.[36]

Na Paraíba, nas 11 regiões em que o Estado está dividido, a relação de leitos hospitalares, por 1.000 habitantes, em 1980, variou entre 8,7, na capital João Pessoa (taxa elevada, por qualquer padrão), e 0,8, na região de Guarabira, taxa francamente deficitária, também por qualquer dos padrões mencionados.[35] Os leitos da capital, como se sabe, recebem, além dos residentes de João Pessoa, também os pacientes de outras regiões do Estado, o que explica este número elevado de leitos. No entanto, para que o processo de regionalização funcione adequadamente, é necessária a construção de leitos, em áreas desfavorecidas - como parece ser a situação no interior do Estado, em especial na região de Guarabira, com grande deficiência em número de leitos.

Comparações semelhantes podem ser feitas mediante a aplicação de muitos outros indicadores: por exemplo, o número, *per capita*, de médicos, de dentistas, de enfermeiros, de agentes de saúde, de consultas, de centros de saúde e de gastos em saúde. Às vezes, a relação não se expressa por habitantes, como é o caso do número de auxiliares por enfermeira ou de agentes por centro de saúde.

Os padrões usualmente empregados representam consenso, valores mínimos, médios ou máximos, estipulados por especialistas, reconhecidamente capacitados, e validados por outras autoridades na matéria. Os padrões têm o importante papel de fornecer um valor que possa servir de guia ou meta para o planejamento de saúde: por exemplo, um máximo de quatro leitos neonatais por 1.000 nascimentos, dedicados a cuidados intermediários e intensivos, além do qual admite-se que tais recursos passem a ser ociosos.

Uma grande dificuldade é a escolha dos padrões a adotar. Em geral, eles são estipulados com base na experiência de regiões mais avançadas, de modo que a importação acrítica destes valores pode levar a intervenções artificiais, em desacordo com as necessidades locais e, portanto, incapazes de mudarem, para melhor, a situação que determinou a sua adoção. Outras vezes, são valores repetidos por muitos, por longo tempo, sem que se saiba exatamente como foram gerados. Na verdade, há bastante decepção com o uso de numerosos indicadores, tais como os que estipulam o número de médicos ou leitos por 1.000 habitantes.[37] Padrões como esses devem ser vistos mais como um número que fornece uma ordem de grandeza, muitas vezes representativa de situações ideais, para determinados locais e épocas, do que cifras mágicas que separariam o bom do mau. Além de criticável, nem sempre há consenso sobre o padrão ideal a ser utilizado, como ilustrado com o exemplo do número de leitos. Mesmo sujeitos a restrições, tais padrões são muito empregados em planejamento e avaliação, na falta de melhores opções.

- **Inventário dos recursos**

Para que uma avaliação da estrutura possa ser realizada, há necessidade de gerar dados válidos e confiáveis sobre os recursos disponíveis. Em outras palavras, precisa-se de um sistema de informações que mostre a situação com um mínimo de precisão.

A maneira mais simples é realizar um inquérito transversal de modo a preencher os quesitos de um instrumento para a coleta de dados, previamente testado.[34]

Uma outra opção é a de manter um cadastro dos serviços de saúde existentes em uma dada localidade, atualizado periodicamente, com as suas características operacionais. A expressão dos insumos, em termos de coeficiente (por 1.000 habitantes, por exemplo), permite comparações geográficas e temporais. Muitos desses dados são condensados e divulgados, como é o caso, no País, do "Cadastro de Estabelecimentos de Saúde", publicado pelo Ministério da Saúde, e que está disponível para os anos 1981, 1983 e 1985.

Desde 1975, o IBGE - em acordo com o Ministério da Saúde, do qual utiliza a terminologia e a classificação dos estabelecimentos - passou a coletar, apurar e divulgar, periodicamente, os resultados de sua pesquisa sobre "Assistência Médico-Sanitária". O objetivo é incluir todos os estabelecimentos que prestam serviços de saúde e assistência médica, no País, de modo a dispor-se de um quadro do nível de oferta de entidades públicas e privadas. Também são coletados dados sobre o uso desses serviços, pela população. Nos Anuários Estatísticos, do IBGE, aparecem os resultados dessa pesquisa, acompanhados das definições dos termos usados. Por exemplo, o Anuário de 1992 apontou para a seguinte situação referente ao ano de 1990: um total de 35.701 estabelecimentos de saúde no País dos quais 23.858 públicos e 11.843 particulares.

No processo de conhecimento dos recursos com que conta a comunidade ou o sistema de saúde, há dois aspectos básicos a considerar: 1. a decisão sobre o que incluir no inventário e 2. o modo de reunir as informações necessárias à respectiva quantificação. Como foi assinalado, este processo de coleta de informações pode ser esporádico ou contínuo. Nessa segunda eventualidade, estão disponíveis arquivos, a partir de cujos dados são, periodicamente, elaborados diagnósticos dos recursos existentes.

A natureza dos itens a serem incluídos no inventário é sempre assunto para escolha criteriosa, em face da grande diversidade dos recursos.

1. RECURSOS FINANCEIROS

Os países ricos despendem mais em saúde, em termos absolutos e relativos (ver Cap. 4, p. 60). Nas regiões subdesenvolvidas, menos de 5% do PIB são dedicados ao setor "saúde". Nas épocas de crise mais aguda, a situação financeira fica ainda pior, como no início da década de 1990, no Brasil, quando as verbas, no prazo de três anos, diminuíram de cerca de um terço. Embora sejam recursos vultosos, ao redor de 10 bilhões de dólares, representam pouco, em números *per capita*. Para termos de comparação, os Estados Unidos despenderam 600 bilhões de dólares, ao ano, aproximadamente à mesma época. No caso do Brasil, a insuficiência de recursos não permite ainda enfrentar a contento a situação epidemiológica, o que se reflete na dificuldade em aumentar a cobertura e a efetividade do sistema de saúde, em especial, dos serviços de atenção primária.

Os recursos financeiros são agrupados segundo se destinem a "investimentos" (capital para equipamentos, edifícios e máquinas) ou "manutenção", grupo que inclui gastos com pessoal e material de consumo. A procedência dos recursos também pode ser estratificada: pública, privada, convênios e outras especificações. A discriminação da vinculação dos recursos, e seu acompanhamento, ano a ano, possibilitam apontar para eventuais inconsistências, nessas alocações, e aconselhar o seu redirecionamento, de modo a ficarem compatíveis com a realidade de cada região.

2. RECURSOS FÍSICOS (OU MATERIAIS)

Os recursos físicos referem-se aos diferentes estabelecimentos de saúde (número, tipo e localização) e a detalhes do que existe no seu interior: clínicas, equipamentos de raios X, laboratórios, farmácias, unidades de anatomia patológica etc.

No capítulo anterior, foram tecidas considerações sobre a organização da oferta dos serviços e sobre a tecnologia para a saúde. Foi realçada a conveniência de estabelecer-se um equilíbrio entre os serviços de atenção primária, secundária e terciária, de acordo com as necessidades da população. A política de desenvolvimento da infra-estrutura física deve estar subordinada a esses princípios gerais.[38] Contudo, a falta de diretrizes claras, aliada aos investimentos vultosos, usualmente em grandes estruturas, são de interesse de muitas construtoras e empreiteiras e, às vezes, de políticos e funcionários públicos, mas nem sempre de acordo com o que deve ser feito, para o setor. A vigilância dos recursos físicos possibilita avaliar qual a real política que está sendo praticada, na implantação da infra-estrutura de serviços. Como toda vigilância, ela depende de um bom sistema de informações, sobre os eventos considerados.

3. RECURSOS HUMANOS

Os recursos humanos incluem as categorias de pessoal em atividade, seu número e qualificação: por exemplo, médicos, por especialidade, possuidores ou não de título de especialista. Além de médicos, dentistas, enfermeiros, nutricionistas, psicólogos e assistentes sociais, há também outros profissionais e funcionários, das áreas técnica e administrativa. O regime de trabalho e a carga horária são dados a levar em consideração, visto que têm influência no rendimento individual e no da equipe. O processo de análise pode ser bem detalhado, dependendo da sua finalidade. Por exemplo, no planejamento de recursos humanos, pode-se estratificar o pessoal existente, segundo idade e sexo (exemplo: número de médicos, por grupo etário), o que permite estimar as possíveis perdas, no decorrer do tempo, e as épocas necessárias de reposição.

Semelhantemente ao que é exigido em termos de infra-estrutura física, também faz-se necessário adequar os recursos humanos às necessidades de saúde da população. Estas últimas, na verdade, constituem o referencial sobre o qual devem ser projetados tanto a infra-estrutura física das unidades de saúde, quanto os recursos humanos que as farão funcionar, adequadamente.

O tipo de formação do profissional e a educação continuada a que deve estar submetido são alguns ângulos importantes dessa questão. A especialização excessiva dos recursos humanos, como meta para todos os profissionais de nível superior, e a colocação de especialistas em nível não compatível com as suas formações, como, por exemplo, um especialista em medicina nuclear em atendimento ambulatorial de clínica médica, em nível primário, geram insatisfação e desinteresse do profissional, além de crise no sistema. Este tópico está muito relacionado à tecnologia, que recebeu reparo especial no Cap. 23 (Parte III).

B. VANTAGENS E LIMITAÇÕES DA AVALIAÇÃO DA ESTRUTURA

A existência de uma boa estrutura concorre para o bom atendimento aos pacientes, o que leva a bons resultados. A avaliação estrutural informa sobre o potencial de fazer aquilo que a organização se propõe a fazer: por exemplo, se o hospital pode bem atender a população ou se o programa de residência médica é potencialmente capaz de bem formar residentes. Semelhante avaliação é feita pela análise dos recursos disponíveis, procurando-se determinar se são quantitativa e qualitativamente adequados.

A avaliação da estrutura é relativamente de fácil realização. Os dados são obtidos sem muita dificuldade, quer nos registros existentes, quer por inspeção local. As conclusões de tal avaliação tendem a ser rapidamente conhecidas e são úteis para identificar deficiências. A presteza com que os resultados são obtidos agrada, de maneira geral, a planejadores, administradores e políticos.

Essa modalidade de análise, no entanto, não pode determinar se o resultado final obtido é de boa qualidade. Trata-se do principal ponto vulnerável do uso das informações sobre recursos em avaliação de qualidade: a dificuldade ou impossibilidade de ligarem-se, em um nexo causal, as mudanças na estrutura como responsáveis pelos resultados alcançados, pois muitos fatores confundem a interpretação. A limitação desagrada aos investigadores e estudiosos da matéria, que procuram formas mais elaboradas de avaliação. Pode ser que recursos crescentes sejam aplicados para manter a estrutura, ou para ampliá-la, sem que haja, em contrapartida, qualquer impacto nos resultados.

- **Exemplo:** número de dentistas e saúde oral

A premissa é a de que um maior número de dentistas, na região, é melhor do que um número menor destes profissionais. No entanto, os dentistas podem estar distribuídos desigualmente. Mesmo que se leve em conta a sua distribuição, relacionar a atuação de dentistas com a saúde oral da população, na ausência de investigações controladas, pode levar a conclusões equivocadas, já que a saúde oral também depende de fatores localizados fora do setor "saúde", como a classe social. O mesmo raciocínio é válido para outros recursos, como número de médicos, enfermeiros, leitos e dotações de recursos financeiros, alocados ao setor "saúde".

Às vezes, estruturas físicas deficientes podem estar associadas a bons resultados. Essa é uma das razões para a ênfase na formação de recursos humanos, defendida por muitos, pois bons profissionais de saúde alcançam bons resultados, mesmo em precárias condições materiais e financeiras. Tal argumento é empregado pelos que defendem uma melhor formação básica, a reciclagem periódica dos profissionais já em atividade e até a necessidade de exames regulares de reavaliação de conhecimentos, proposta esta que, por diversas vezes, foi acaloradamente debatida, no Brasil, e adotada em alguns países.

Uma dificuldade, já apontada nesse tipo de avaliação, é a escolha do padrão com o qual a estrutura existente deva ser comparada. Em que pese a esta e outras dificuldades, a ênfase colocada na questão da infra-estrutura, com vistas a que ela alcance um mínimo aceitável pelos padrões estipulados, tem um efeito positivo, nada desprezível: o de prevenir a sua deterioração que poderia advir se não houvesse preocupação com esse tipo de avaliação.

Em síntese, na comparação de recursos, que é a alternativa mais simples, ou menos custosa, em confronto com as de processo e resultados, parte-se do princípio de que um determinado valor mínimo deve ser alcançado. Freqüentemente, o argumento é levado um pouco longe, postulando-se então que, quanto mais recursos houver, melhor pode ser a situação de saúde. Mas nem sempre a existência de mais recursos significa melhor qualidade dos serviços ou melhor nível de saúde para a população. Além disso, o excesso de recursos, em uma direção, significa falta de recursos, em outras direções. Regra geral, um mínimo de estrutura é necessário, mas não suficiente, para garantir qualidade. A estrutura apenas possibilita alcançar qualidade, que depende também de outros fatores. A investigação do "processo" informa aspectos adicionais do desempenho dos serviços, mais estreitamente ligados à qualidade.

III. AVALIAÇÃO DO PROCESSO

Em estágio mais avançado do que o anterior, no modelo de cadeia de eventos, está a análise processual. Muito do progresso alcançado na avaliação da qualidade da prestação de serviços tem sido conseguido por esta via, especialmente nos países do Primeiro Mundo.

A questão central, neste tipo de avaliação, versa sobre a utilização dos recursos empregados. Se as pessoas fazem o que deve ser feito, à vista do conhecimento disponível, os resultados da assistência à saúde serão melhores do que nas situações em que as pessoas não seguem os procedimentos recomendados.

A análise processual está direcionada a identificar os procedimentos "necessários" para o manejo dos casos atendidos e verificar se eles foram realmente aplicados, na forma por que deveriam tê-lo sido. Além disso, permite detectar os procedimentos "desnecessários", que podem ser limitados ou abandonados, de modo a apontar para alternativas melhores, a serem recomendadas. O desfecho dessa avaliação seria uma melhor assistência ao paciente, que levaria, em conseqüência, a melhores resultados clínicos. Ao lado da melhoria da assistência, um outro efeito esperado, através de semelhante tipo de análise, é a economia de recursos que, sem vigilância e supervisão, tendem também a serem gastos em procedimentos desnecessários.

- **Padrões de comparação**

É costumeiro tentar manter um mínimo de qualidade, mediante a obediência a padrões que expressem o conhecimento científico e tecnológico alcançado e que representem consenso entre os estudiosos. Assim, são estabelecidas normas, rotinas e condutas para as mais variadas situações, problemas e intervenções, e que constituem a base sobre a qual são feitos os julgamentos. Os padrões são expressão da amplitude das variações aceitáveis de um indicador ou critério.[12] Eles constituem o nível desejado de excelência, a ser alcançado em um hospital e em qualquer unidade ou componente do sistema de saúde. Servem também de termo de comparação e de modelo para imitação.[39]

- Exemplo 1: taxa de ocupação hospitalar

Pode-se estabelecer uma taxa de ocupação anual, mínima, para um ou para todos os hospitais de uma organização ou região: 80% seria, em exemplo, um padrão razoável para esse indicador. A Fundação Hospitalar do Distrito Federal, da Secretaria de Saúde, proprietária de nove hospitais, alcançou a média de 70% de ocupação de seus leitos, no período 1981-1990, inferior, portanto, ao padrão estipulado. É interessante notar a tendência decrescente, no período: de 76%, em 1981, passou a ser progressivamente menor, até alcançar somente 68%, em 1990, indicando, portanto, um movimento em direção oposta ao padrão. Providências podem ser então tomadas para tentar aumentar a taxa de ocupação; os resultados dessas medidas deverão ser acompanhados para saber-se se a tendência foi revertida.

- Exemplo 2: taxa de infecção hospitalar

A taxa de infecção hospitalar é fixada em, digamos, 10%, acima da qual os cuidados são considerados inaceitáveis. Podem ser também estipulados padrões "ótimos", a serem eventualmente atingidos, como é o caso de procurar manter a taxa de infecção hospitalar em menos de 3%.[39]

De uma maneira esquemática, a verificação do "processo" faz-se em nível individual (verificação caso a caso) e coletivo (comparação de coeficientes e médias). A repartição é apenas de ordem didática, pois os dois enfoques, individual e coletivo, estão intimamente relacionados e são usados associados, para o melhor conhecimento do problema, tanto em extensão como em profundidade. Por exemplo, investigam-se os prontuários médicos, um a um, para verificar a qualidade do seu preenchimento, o que gera um indicador de processo: o percentual dos prontuários médicos preenchidos corretamente. Esse indicador serve para comparar serviços de instituições diferentes e de uma mesma instituição, no decorrer do tempo.

A. NÍVEL INDIVIDUAL: AUDITORIAS E COMISSÕES

A avaliação, neste particular, é realizada através de atuações esporádicas ou contínuas. O objetivo da análise do processo, em nível individual, pode ser de ordem financeira, ou seja, o de conter os custos ou o de, simplesmente, não efetuar remuneração indevida para pagamento de serviços. Essa atuação moderadora de custos é levada a efeito por um órgão financiador, como o Ministério da Saúde.

Um outro foco de avaliação é, especificamente, a qualidade dos serviços. Nesse caso, ela é feita, por exemplo, para verificar a adequação de uma internação, cirurgia, consulta ou exame complementar de diagnóstico. Poderia também ser levada a efeito para investigar o tempo de espera de uma consulta, de uma internação ou de um parecer de especialista. Na realização de tais avaliações de procedimentos, podem-se utilizar "comissões" ou "comitês", que são formas institucionalizadas, quer pontuais quer contínuas, de atuação. Os membros que compõem tais comissões procuram verificar a situação local e aplicar os conhecimentos já disponíveis sobre a matéria. As comissões ou comitês de controle de qualidade atuam por um procedimento conhecido como "auditoria".

- **Auditoria médica**

O exame para avaliar procedimentos, realizado por peritos, é denominado "auditoria": por exemplo, a contabilidade de uma firma ou as contas de um banco são avaliadas por esse método. Em termos ideais, a auditoria tem o objetivo geral de verificação e de melhoria da qualidade; para tal, tendo por base um diagnóstico inicial da situação, são formuladas sugestões que visam ao seu aperfeiçoamento. Ela pode ser "interna" ou "externa", tomando esta última designação, quando realizada por pessoal de fora do serviço. Estas noções gerais se aplicam igualmente à área da saúde; nela, a auditoria engloba três ângulos distintos:[40]

- "éticos" — vinculados aos preceitos de deontologia;
- "técnicos" — ligados à aplicação dos conhecimentos técnico-científicos;
- "administrativos" — relacionados à obediência às normas de cada instituição.

- COMITÊS DE CONTROLE DE QUALIDADE, EM ESTABELECIMENTOS DE SAÚDE

Há muitas possibilidades de formação de comitês, com o intuito de verificar a adequação do processo de atenção à saúde, em seus aspectos éticos, técnicos e administrativos. Eis alguns exemplos:

1. COMISSÃO DE ÉTICA

Os hospitais constituem "comitês de ética" para julgar a adequação das pesquisas, a serem neles realizadas, ou a assistência prestada, de modo a determinar se estão de acordo com os preceitos estabelecidos nos códigos que regem a matéria. O assunto foi tratado no Cap. 14, p. 317, no qual foram apontadas as referências básicas sobre o tema: os documentos do Ministério da Saúde e do Conselho Federal de Medicina. Em geral, ética e qualidade andam juntas. A preocupação com a ética é uma preocupação com a qualidade dos serviços. Os serviços de melhor qualidade são aqueles em que os preceitos éticos são seguidos, com rigor. Se ambas, ética e qualidade, constituem preocupação constante dos profissionais de saúde, a confiança dos usuários, nos serviços, está praticamente assegurada.

2. COMISSÃO DE PRONTUÁRIO

A auditoria médica de prontuário é uma das formas mais encontradas de avaliação do processo de atenção à saúde das pessoas.[40-45] A suposição que norteia a constituição e o funcionamento desse tipo de auditoria é a de que melhores prontuários tendem a estar associados com melhor qualidade de atendimento.

Uma primeira dificuldade, na avaliação do prontuário médico, é a que concerne ao seu nível de preenchimento. Em geral, ele é deficiente: por pressa na efetuação das anotações ou pelo fato de o médico não acreditar na sua utilidade.

• **Exemplo:** avaliação de registros de assistência ambulatorial, em Maringá (PR), no ano de 1981

Os prontuários referentes a todos os atendimentos realizados no mês de outubro, em três Núcleos Integrados de Saúde, foram revistos.[46] As hipóteses diagnósticas estavam ausentes em 50% dos prontuários e eram ilegíveis em 15%.

Muitas auditorias se restringem ao objetivo intermediário de julgar a presença ou a ausência de anotações, no prontuário, no sentido de melhorar o seu conteúdo, para que possa refletir, com maior precisão, o que se passa com o paciente. Progressivamente, são incluídas, na verificação, a conveniência das condutas médicas realizadas e a sua relação com o diagnóstico e a evolução do caso. A má qualidade dos prontuários, fato freqüentemente constatado, faz com que os resultados do trabalho dessas comissões demorem a aparecer, desestimulando quem faz a avaliação.

Uma outra dificuldade é o padrão de referência contra o qual o prontuário é comparado, problema sempre presente nas avaliações de qualidade. Dois enfoques são adotados:

• **critérios implícitos:** um profissional qualificado na matéria, com base nos seus próprios conhecimentos no assunto, verifica se a conduta diagnóstica e o tratamento a que foi submetido o paciente coincidem com o que efetivamente deveria ter sido adotado.

• **critérios explícitos:** são aqueles desenvolvidos por consenso entre especialistas e aprovados por profissionais de saúde que tratam de pacientes assemelhados; desta maneira, são criados padrões, mínimos ou ótimos, para cada agravo à saúde ou situação, que são então aplicados por profissionais de saúde, experientes na matéria.

Outras questões também podem ser verificadas no prontuário, tais como a oportunidade da admissão do paciente, a duração da internação e os cuidados de enfermagem. Por vezes, é possível avaliar o tempo de espera entre os procedimentos e a coordenação entre os diferentes setores.

O procedimento empregado, na auditoria, é o de rever prontuários, aleatória ou sistematicamente, e, daí, em face das deficiências encontradas, tomar providências para a melhoria de seu conteúdo, de modo que a continuidade do atendimento ao paciente seja baseada em dados mais precisos.

A auditoria envolve, além da análise crítica de diversos aspectos referentes à qualidade do atendimento, comparando-os com normas ou dados assemelhados, um desejo geral de mudanças para melhorar a qualidade da informação. Os resultados da auditoria, quando é feita de forma continuada, permitem promover e acompanhar as mudanças na qualidade da informação. Esse procedimento tende a fazer com que os diagnósticos coletivos, a partir de prontuários, sejam revestidos de maior precisão; o procedimento favorece, também, as atividades de ensino e de pesquisa.

Há locais em que a auditoria médica já deu resultados positivos, contribuindo para mudar a atitude de profissionais de saúde frente ao registro de dados, de modo a facilitar a sua recuperação e a modificar, para melhor, a rotina dos serviços.[40] Nesses casos, há um ativo engajamento dos profissionais de saúde no processo de auditoria. Mudanças no Serviço Nacional de Saúde, da Inglaterra, realçaram o papel da auditoria na melhoria da qualidade do atendimento.[42,43] Em muitos outros casos, porém, não há o envolvimento adequado do corpo clínico da instituição, de modo que os benefícios não surgem e somente o auditor parece preocupado com a melhoria da qualidade dos registros.

3. COMISSÃO DE CONTROLE DE INFECÇÃO HOSPITALAR

A infecção hospitalar é inevitável em muitas situações. A severidade da doença, a imunodeficiência de alguns pacientes e a necessidade de proceder a exames diagnósticos invasivos são alguns fatores que aumentam os perigos de infecção. No entanto, há riscos evitáveis. Reduzi-los ou anulá-los acarreta melhoria de resultados clínicos, o que beneficia diretamente o paciente e também influencia os indicadores de produção e produtividade hospitalar, que podem ser medidos em termos de menor tempo de internação, menor número de exames complementares de diagnóstico e menor uso de medicamentos, o que significa baixar os custos hospitalares.

A vigilância epidemiológica da infecção hospitalar faz-se, de maneira passiva, pela notificação espontânea de casos, ou de forma ativa, a qual implica a procura sistemática dos casos novos, pelos profissionais de saúde encarregados da atividade, conforme o exemplo dado no Cap. 21 (p. 466). O fito é produzir dados confiáveis e continuados, sobre morbidade e mortalidade, segundo as características das pessoas e do local da instituição. Essas são as informações básicas para determinar os níveis endêmicos de infecção, os picos epidêmicos e os fatores humanos e ambientais envolvidos, o que sugere a melhor ação corretiva em consonância com o conhecimento da situação. Embora sejam louváveis as iniciativas individuais, é indispensável uma ação conjunta, institucionalizada, para o sucesso da transferência de informações e a adoção de medidas eficazes no controle da infecção hospitalar. Esta ação é materializada com o funcionamento de uma comissão permanente de controle de infecção hospitalar, que deve existir em cada hospital.

4. COMISSÃO DE ÓBITOS

Os óbitos ocorridos em uma instituição ou em toda uma área geográfica, como município ou estado, podem ser investigados com o intuito de aferir a adequação de diagnósticos e de procedimentos.

• **Exemplo:** "Comitês de Morte Materna"

No Paraná, desde 1989, funcionam comitês desse tipo, como parte de uma estratégia para melhorar as informações sobre a situação da mortalidade materna.[47] O objetivo é conhecer as circunstâncias em que os óbitos ocorreram, para tomar as medidas preventivas cabíveis, de modo a evitar casos semelhantes. Em 1991, através de análise de prontuários e de entrevistas com médicos e familiares, foram investigados cerca de 3.000 óbitos de mulheres em idade fértil, sendo confirmadas 171 mortes maternas obstétricas e 18 mortes maternas não-obstétricas. Considerou-se que 85% dos óbitos eram evitáveis.

5. COMISSÃO DE EXAMES AUXILIARES DE DIAGNÓSTICO E USO DE MEDICAMENTOS

Vigilância epidemiológica e auditorias podem ser instaladas, com o objetivo de analisar a utilização de exames auxiliares de diagnóstico ou o uso de medicamentos. A sistemática da auditoria é conduzida segundo um dos seguintes esquemas: a) verificação da presença de exames e uso de medicamentos em situações em que eles não seriam necessários; ou b) ao contrário, averiguação de suas ausências, em circunstâncias que exigiriam sua utilização.[1]

- Exemplo: uso de antibióticos em pacientes internados

Em um hospital público de 130 leitos, no Distrito Federal, no período 1986-1989, foi desenvolvido um programa de vigilância epidemiológica e de controle de infecção hospitalar.[48] Como parte do programa, foram efetuados estudos seriados de prevalência, para identificar práticas que pudessem estar associadas a piores prognósticos e maiores custos hospitalares. A taxa de infecção de feridas baixou de 24,4%, em 1987, para 3,5%, em 1989. No mesmo período, houve uma redução de 74% no uso profilático de antibióticos e economia de aproximadamente 2 milhões de dólares.

6. OUTRAS COMISSÕES

Comitês podem ser instalados para lidar com problemas específicos, tais como a deiscência de sutura cirúrgica ou qualquer outra ocorrência, inusitada ou desfavorável, detectada na instituição.

Muitas das comissões aqui mencionadas não precisam funcionar como sistemas isolados, desconectados entre si. Tradicionalmente, os pontos de partida para a melhoria da qualidade do processo são as comissões de infecção hospitalar e de prontuário. O objetivo geral que perseguem, ou seja, a melhoria contínua da qualidade, faz com que outros problemas sejam detectados, além daqueles específicos para os quais as comissões foram criadas, como o uso desnecessário de antibióticos e de exames complementares. Assim sendo, as recomendações ou as soluções para tais problemas são implantadas, mesmo na ausência de comitês voltados exclusivamente para eles.

As auditorias utilizadas para avaliar procedimentos têm uma conotação negativa: o caráter punitivo, voltado para identificar um "culpado", no mais das vezes, o médico. Isso pode causar desconfianças e falta de colaboração dos profissionais de saúde, ou provocar atitudes corporativistas, de defesa de grupos profissionais ameaçados. Uma alternativa é a de envolver, a todos, no processo de avaliação, com as naturais dificuldades de semelhante empreendimento; outra opção é representada pela criação de incentivos para os bons desempenhos. A identificação de bons desempenhos é também feita pela comparação de coeficientes, o que caracteriza o nível coletivo de avaliação.

B. NÍVEL COLETIVO: INDICADORES DE PROCESSO

Na avaliação do processo, são empregados diversos indicadores, como a taxa de ocupação de leitos hospitalares, o tempo médio de permanência ou qualquer outro, que reflita os procedimentos de atenção à saúde.[49] No Quadro 24.2, figuram alguns indicadores de avaliação da atividade hospitalar.

Os dados sobre os serviços, prestados de fato à população (consultas, internações, exames), são relacionados aos recursos destinados a mantê-los. O mais comum é confrontar serviços e custos. Assim são quantificados os gastos com consultas, internações e exames, de modo a elaborar indicadores, de que é exemplo o de custo do paciente-dia. A classificação, por diagnóstico ou por procedimento, permite informações adicionais, úteis para o melhor conhecimento da situação. Também bastante usado é o indicador que relaciona os serviços ao pessoal incumbido de prestá-los

Quadro 24.2 Indicadores mais empregados em avaliação rotineira de serviços de saúde

- TAXA DE CESÁREAS:

$$\frac{\text{Número de cesáreas, em determinado período}}{\text{Números de partos, no mesmo período}} \times 100$$

- TAXA DE COBERTURA:

$$\frac{\text{População atendida, em determinada atividade, em determinado período e área}}{\text{População-alvo da mesma área, estimada na metade do mesmo período}} \times 100$$

- TAXA DE INFECÇÃO HOSPITALAR:

$$\frac{\text{Número de infecções atribuíveis ao hospital, em determinado período}}{\text{Número de saídas,* no mesmo período}} \times 100$$

- TAXA DE MORTALIDADE GERAL HOSPITALAR:

$$\frac{\text{Número de óbitos de pacientes internados, em determinado período}}{\text{Número de saídas,* no mesmo período}} \times 100$$

- TAXA DE MORTALIDADE MATERNA HOSPITALAR:

$$\frac{\text{Número de óbitos por causas maternas, em determinado período}}{\text{Número de egressos* da obstetrícia, no mesmo período}} \times 100$$

- TAXA DE MORTALIDADE OPERATÓRIA:

$$\frac{\text{Número de óbitos operatórios, em determinado período}}{\text{Número de atos operatórios, no mesmo período}} \times 100$$

- TAXA DE MORTALIDADE POR INFECÇÃO HOSPITALAR:

$$\frac{\text{Número de óbitos por infecção hospitalar, durante determinado período}}{\text{Número total de saídas,* no mesmo período}} \times 100$$

- TAXA DE OCUPAÇÃO HOSPITALAR:

$$\frac{\text{Número de pacientes-dia, em determinado período}}{\text{Número de leitos-dia, no mesmo período}} \times 100$$

- ÍNDICE DE CONCENTRAÇÃO:

$$\frac{\text{Número de determinada atividade realizada, em determinado período}}{\text{Número total de clientes, assistidos no mesmo período}}$$

- ÍNDICE DE INTERVALO DE SUBSTITUIÇÃO:

$$\frac{\% \text{ de desocupação} \times \text{média de permanência em dias}}{\% \text{ de ocupação}}$$

Quadro 24.2 Indicadores mais empregados em avaliação rotineira de serviços de saúde (continuação)

- ÍNDICE DE RENOVAÇÃO OU GIRO DE ROTATIVIDADE:

    $$\frac{\text{Número de saídas,* em determinado período}}{\text{Números de leitos, no mesmo período}}$$

- MÉDIA DE PERMANÊNCIA (OU TEMPO MÉDIO DE PERMANÊNCIA):

    $$\frac{\text{Número de pacientes-dia, durante determinado período}}{\text{Número de pacientes egressos,* no mesmo período}}$$

* Por alta ou óbito.
Fonte: Terminologia básica em saúde, Ministério da Saúde, Brasília, 1987:31-37.

(consultas por médico, em exemplo), ou ao estabelecimento, aos equipamentos e, principalmente, à população; no último caso, enquadra-se o número de consultas por habitantes, muito utilizado.

As comparações de indicadores de funcionamento, entre instituições, ou no seio de uma mesma instituição, permitem identificar as de melhor e as de pior desempenho. Um estudo mais detalhado dos serviços com valores muito desviados das médias possibilita suspeitar, ou mesmo identificar, com maior rigor, os fatores diferenciais envolvidos e atuar em função deste conhecimento. Aprende-se com o que tiver melhor desempenho e aplica-se o que for aplicável aos de pior desempenho. Outras vezes, a verificação do comportamento das séries históricas aponta para a tendência do evento e sugere o caminho a seguir, embora não permita afirmar, com segurança, os responsáveis pelas alterações eventualmente detectadas.

- Exemplo: produtividade em hospitais públicos do Distrito Federal

As informações para o período 1981-1990, concernentes a alguns indicadores de atividade hospitalar, estão assinaladas no Quadro 24.3, para os nove hospitais da rede pública do Governo do Distrito Federal. Os números revelam tendência de queda da produtividade, evidenciada pela diminuição da taxa de ocupação e aumento da média de permanência e do intervalo de substituição.[50] Este último indicador assinala o tempo médio em que um leito permanece desocupado entre a saída de um paciente e a admissão de outro; ele relaciona a taxa de ocupação com a média de permanência. Houve, portanto, dilatação do período em que os leitos permaneceram desocupados, entre uma internação e a seguinte, e a tendência a manter os pacientes internados por um período maior.

Análises adicionais dos dados de atividade hospitalar evidenciaram que a produtividade mais baixa encontrava-se nos leitos das clínicas médica e cirúrgica. As razões aventadas para explicar tal situação foram numerosas, sendo listadas apenas as mais evidentes, segundo a visão do autor do artigo: o número insuficiente de profissionais, a falta de material, a ausência de manutenção de equipamentos, as obras intermináveis, a inexistência de um hospital de apoio (que foi posteriormente criado), a deficiente supervisão do trabalho nas clínicas, a falta de racionalização no uso dos recursos disponíveis, a inexistência de uma mentalidade de gerencial por parte dos diretores de hospitais e de clínicas.

Em que pese à atuação de uma certa força inercial, dentro da instituição, a avaliação das causas apontadas, ao lado da formulação de soluções que as corrijam, deveria ser feita, sistematicamente, hospital por hospital, clínica por clínica, com a identificação de responsabilidades, em cada nível e em cada um dos órgãos da instituição. A busca de adequação dos indicadores, aos níveis da década anterior ou aos preconizados pelo órgão federal (anteriormente o INAMPS; depois a Secretaria Nacional de Assistência à Saúde, do Ministério da Saúde), representaria maior número de leitos à disposição da população do Distrito Federal, o que significaria menor tempo de espera, para internações, e diminuição das filas. Simulações realizadas pelo autor deste trabalho[50] indicam que o esforço de melhoria do rendimento institucional poderia significar o equivalente à agregação de 900 novos leitos à rede da Fundação Hospitalar do Distrito Federal que, na época, contava com aproximadamente 3.000 leitos.

Registre-se uma faceta das avaliações de qualidade, ilustrada com o exemplo da produtividade em hospitais públicos do Distrito Federal: a utilização de mais de um indicador, em número compatível com os objetivos da avaliação. Os indicadores escolhidos passam, então, a ser acompanhados no tempo para a verificação de suas colocações, em relação a padrões previamente estabelecidos, de suas tendências, assim como da posição relativa que apresentem entre si.

- **Padrão x meta**

"Padrão" tem um significado diferente de "meta".[5] O primeiro é um referencial para comparação: trata-se do valor arbitrado para um indicador, por exemplo, uma taxa de ocupação de 80%.

Meta é um valor pretendido, em relação ao padrão, a ser alcançado em tempo definido. No caso dos hospitais públicos de Brasília que, em conjunto, tiveram uma taxa de ocupação de 68%, em 1990, seria o caso de fixar uma meta, digamos 75% de ocupação, a ser alcançada em três anos — ou em outro período de tempo, levando-se em conta as necessidades e a disponibilidade de recursos.

A apuração periódica do indicador permite acompanhar os progressos obtidos, em relação à meta e ao padrão, possibilitando o levantamento de informações pertinentes ao desempenho alcançado, em todo o período.

C. VANTAGENS E LIMITAÇÕES DA AVALIAÇÃO DE PROCESSO

Há toda uma lógica que dá embasamento e justifica a avaliação de processo, visto tratar-se de um instrumento que con-

Quadro 24.3 Taxa de ocupação, média de permanência e intervalo de substituição nos hospitais da Fundação Hospitalar do Distrito Federal, nos anos de 1981 a 1990

Ano	Taxa de ocupação (%)	Média de permanência (dias)	Intervalo de substituição (dias)
1981	76	7,8	2,5
1982	74	7,9	2,7
1983	75	8,4	2,8
1984	72	8,2	3,2
1985	68	8,7	4,1
1986	70	8,9	3,8
1987	66	8,6	4,5
1988	68	8,8	4,1
1989	68	8,2	3,9
1990	68	8,2	3,8
81-90	70	8,4	3,5

Fonte: Relatório Estatístico, Fundação Hospitalar do Distrito Federal, 1989, segundo Hugo Fernandes Filho, Brasília Médica 1992; 29:8.[50]

corre para a melhor aplicação dos recursos destinados aos serviços de saúde. Embora as questões ligadas diretamente ao paciente sejam também consideradas, no processo da avaliação de prestação de serviços — por exemplo, a adesão do paciente às prescrições do médico — em geral, o foco de atenção (e de crítica) é o profissional de saúde. Em conseqüência, este enfoque tende a motivar os avaliadores e desmotivar os avaliados.

Certas avaliações de processos podem ser efetuadas rapidamente, o que permite utilizar as informações deles resultantes em decisões imediatas sobre as eventuais mudanças. Como já foi assinalado, esse tipo de trabalho, no qual as informações são rapidamente obtidas, é do agrado de administradores e planejadores. Outras avaliações, ao contrário, são demoradas, por dificuldades diversas, como aquelas relativas a prontuários, à falta de padrão de referência para confrontar resultados, ou as decorrentes da demora na obtenção dos dados necessários para a composição dos indicadores.

O ponto mais vulnerável das avaliações processuais é a sua insuficiência no tocante às investigações causais. Não é possível inferir, apenas pela análise isolada dos procedimentos, se as ações a esse nível são responsáveis pela melhoria das condições de saúde das pessoas. Somente estudos controlados poderiam avaliar, com maior propriedade, a relação causal entre processos e resultados.

Apesar das limitações, trata-se de um tipo de avaliação que tende a crescer, no futuro, por vários motivos. Um deles é o de estar o processo "mais próximo" dos resultados do que os recursos (Fig. 24.1) e, quanto mais próximo do efeito estiver a causa, maior especificidade pode ter uma intervenção, sobre essa causa, o que pode também significar maior impacto resolutivo.

Um outro ponto que reforça a utilidade da análise de processos é que ela tende, pelo simples fato de existir, a melhorar a qualidade da assistência ou, pelo menos, a prevenir a sua deterioração — o que poderia ocorrer, se não houvesse esse tipo de avaliação.

Uma razão adicional é o sentimento dominante, entre usuários e profissionais da saúde, de que há muito a fazer, na prestação de serviços, para aumentar a sua produtividade. Assim, se os resultados devem ser melhorados, a atuação sobre o processo parece uma forma coerente de ação, especialmente quando já há recursos suficientes aplicados na saúde, como ocorre em países do Primeiro Mundo, ou quando não se pode aumentar, em curto prazo, tais recursos.

A dificuldade em avaliar resultados, o mais objetivamente possível, assunto a seguir abordado, é um motivo a mais para reforçar a conveniência da avaliação processual.

IV. AVALIAÇÃO DOS RESULTADOS

Avaliar resultados, no contexto aqui ventilado, significa saber o que ocorre com as pessoas, após passarem pelos serviços de saúde. Dois aspectos têm sido principalmente pesquisados na busca da mensuração dos resultados das ações levadas a efeito nos serviços de saúde, relacionados, respectivamente:

• à satisfação do usuário e
• aos níveis de saúde/doença das pessoas e da coletividade.

A. SATISFAÇÃO DO USUÁRIO

O grau de satisfação do usuário em relação ao serviço a ele prestado, dentro de certos limites, está relacionado à quantidade e à qualidade dos cuidados e da atenção recebida, no referido serviço.

O contacto do paciente com o sistema de saúde e a resposta deste à demanda, na tentativa de responder às necessidades e expectativas do paciente, geram numerosas oportunidades através das quais o sistema de saúde é avaliado pelo usuário. Deve-se considerar a satisfação, de modo geral, bem como aquela referente a aspectos específicos dos serviços. Como há muitos aspectos que podem ser enfocados, o conhecimento da satisfação do paciente enveda por diversos caminhos.[51-57] São questões sobre a cortesia e a competência dos profissionais de saúde, a presteza no primeiro contacto, o tempo de espera, o entrosamento das unidades, a burocracia, o horário, o ruído ambiental, a limpeza do prédio, a adequação de equipamentos, a alimentação, o alívio de sintomas, a solução de problemas, os custos e muitos outros aspectos. Cada um deles pode ser enfocado de forma diversa, conforme se trate de ambulatório, internação, cirurgia, maternidade, emergência, radioterapia ou qualquer outro setor do estabelecimento ou componente do sistema de saúde.

• Exemplo 1: satisfação do usuário, em hospital universitário do Município do Rio de Janeiro

Em pesquisa que incluiu 158 pacientes, entrevistados após a consulta inicial, o percentual de clientes satisfeitos foi de 71%.[56] Em relação a certos aspectos específicos, os seguintes níveis de satisfação da clientela foram encontrados: com a matrícula (63%), a informação recebida (66%), o serviço social (71%), a enfermagem (83%) e os médicos (90%).

• Exemplo 2: satisfação do usuário, em postos de saúde de Pelotas (RS)

Uma amostra de 10% dos pacientes que freqüentaram dois postos de saúde da rede de assistência primária foi entrevistada no domicílio, 15 dias após a consulta.[57] A satisfação do paciente ou do seu responsável, no caso de consultas pediátricas, foi observada em 90% das entrevistas. A resolução do problema, cura ou melhora, foi alcançada em 88% dos pacientes. Observou-se associação entre resolubilidade e disponibilidade de medicamentos, no posto.

As opiniões de 29 profissionais de saúde de nível superior, ao final de um turno de trabalho, foram também pesquisadas. A satisfação dos profissionais mostrou-se linearmente associada com a percepção de melhor relação profissional-paciente e com a expectativa de melhor prognóstico para o paciente.

Em que pese à satisfação (ou insatisfação) poder ser avaliada entre aqueles que buscaram cuidados e não conseguem obtê-los, situação comum em locais com oferta restrita de serviços, a ênfase desse tipo de estudo está voltada a verificar o grau de satisfação, entre os pacientes que foram atendidos em um dado estabelecimento de saúde, através da quantificação da satisfação no que tange a aspectos específicos ou no cômputo geral, como nos exemplos dados. A satisfação pode se restringir ao processo de atendimento ou englobar os resultados do próprio atendimento.

A avaliação pode ser episódica ou estar baseada em dados obtidos de forma contínua: por exemplo, um em cada cinco pacientes que deixam o hospital responde a um questionário sobre satisfação, de modo que a direção do estabelecimento passa a dispor de informações sobre o assunto e de conhecimento evolutivo da situação, o que serve de subsídio, se for o caso, para a revisão e a melhoria do atendimento. A pesquisa é feita no próprio hospital ou então por carta, telefone ou outra forma de contacto.

É conveniente, em muitas situações, avaliar a satisfação de pacientes nas diversas áreas, visto que ela pode variar em função dos serviços utilizados. A obtenção dos dados, para essa avaliação, é feita por meio de inquéritos, cujos objetivos devem estar bem definidos, ao lado de cuidados adequados com os aspectos metodológicos,[58] entre os quais, a confiabilidade e a validade das informações.[59,60]

Embora seja patente, pela revisão da literatura, que o impacto dos serviços é, em numerosas oportunidades, avaliado através da medição da satisfação do usuário, há questionamentos sobre a matéria, nos quais se clama por melhores evidências de que o conhecimento da satisfação do usuário concorra realmente para a melhoria da qualidade dos serviços.[61]

A avaliação da satisfação do usuário é um meio relativamente recente de investigar a qualidade dos serviços. Classicamente, esta avaliação tem sido feita pela verificação de mudanças nos indicadores de saúde.

B. INDICADORES DE SAÚDE

Os níveis de mortalidade e morbidade são os mais usados indicadores de impacto dos serviços de saúde. A morbidade pode ser enfocada de diversas maneiras, em função da severidade do processo, existência de seqüelas, graus de incapacidade e outros critérios, tais como as taxas de sobrevivência ou as de letalidade (óbitos entre os doentes), de pacientes reabilitados e de efetivamente curados.

Qualidade de vida, bem-estar e restabelecimento funcional são outros modos de medir impacto. Os indicadores de saúde foram detalhadamente apresentados no Cap. 4 e seguintes. Neles, foi também realçado que não basta, para avaliar resultados, haver informações somente sobre os indicadores de saúde, nas instituições ou nas populações consideradas. Como toda avaliação, em epidemiologia, se baseia em comparações, os eventos devem estar, preferencialmente, expressos em coeficientes, acompanhados de dados sobre variáveis que permitam neutralizar o confundimento.

1. CONTROLE DO CONFUNDIMENTO

A saúde é produto de múltiplos fatores, muitos dos quais precisam ser neutralizados, para que os resultados encontrados em uma avaliação possam ser devidamente valorizados. Isolar o efeito de um fator — no caso, a prestação de serviços — sobre a morbimortalidade (ou uma outra forma de expressão dos resultados) requer a neutralização de outros fatores, que também influenciam a morbimortalidade e confundem a interpretação.[62-65] Nessas situações, há necessidade de proceder a ajustamentos dos dados.

- Exemplo: comparação da mortalidade hospitalar

A comparação de 93 hospitais, nos Estados Unidos, mostrou que as taxas de mortalidade hospitalar variavam entre 0,3 e 5,8 por 100 internações.[63] Após ajustamento por idade, origem do paciente e diagnóstico, a mortalidade variou entre 0,36 e 1,36 óbitos por 100 internações; portanto, havia hospitais com mortalidade quatro vezes maior do que outros.

As taxas ajustadas permitiram identificar 11 hospitais (12%), onde elas excediam as taxas esperadas, por mais de dois desvios-padrão. Tais hospitais podem estar atendendo a uma população excessivamente enferma ou possuir serviços de qualidade inferior.

Semelhante forma de triagem é útil para investigar mais atentamente os hospitais cujos resultados estejam nitidamente fora dos valores centrais da distribuição. Ou seja, conhecer os hospitais com melhores taxas para, se possível, aprender com eles e aplicar os seus métodos nos demais; e, também, investigar os de piores taxas, para entender por que chegaram a semelhante resultado e, havendo algo de errado, apontar as deficiências a serem sanadas.

2. SEVERIDADE DOS PROBLEMAS DE SAÚDE

Existem muitas formas de avaliar a gravidade de um dano à saúde (ver Cap. 4): um exemplo é o APACHE II, utilizado para aquilatar o estado de saúde de pacientes internados em unidades de terapia intensiva. Essa e outras escalas de risco[7,66] permitem ter em conta a gravidade dos casos, nas comparações entre hospitais, como mostrado na ilustração da mortalidade em hospitais norte-americanos[63]. A maioria dos indicadores descritos na literatura especializada aplica-se a pacientes hospitalizados. Dois modos de levar em conta a severidade dos danos à saúde são mostrados, a seguir, já que são muito utilizados nesta modalidade de estudos.

- **Grupos de diagnósticos homogêneos**

Trata-se de um sistema de classificação de pacientes internados em hospitais que atendem casos agudos — definidos como aqueles em que a média de permanência do paciente não ultrapassa 30 dias.[67-71] Foi desenvolvido com o nome de *Diagnosis Related Groups (DRG)* (em português: grupo de diagnósticos homogêneos ou afins), motivado principalmente pela enorme demanda gerada pela implantação do programa MEDICARE, de assistência médica aos carentes. O sistema DRG já sofreu várias revisões, semelhantemente ao que ocorre com a Classificação Internacional de Doenças, à qual está acoplado. Compõe-se ele de 470 grupos de diagnósticos afins que, por sua vez, estão reunidos em 23 categorias principais de diagnósticos. Cada um dos DRGs está reservado a pacientes clinicamente semelhantes, com padrões também próximos de consumo de recursos. Os dados dos pacientes, utilizados para incluí-los nos grupos, são provenientes de resumos de alta.

Com o tempo, o sistema ganhou prestígio, e vários países passaram a utilizá-lo. Ele tem sido empregado para avaliar a utilização de serviços e a qualidade dos cuidados. Permite relacionar os tipos de pacientes atendidos no hospital ao consumo de bens e serviços usados durante a hospitalização. A sua utilização, juntamente com dados sobre custos, oferece subsídios para o acompanhamento, a gerência e o planejamento dos serviços. A padronização alcançada com o uso do DRG possibilita comparações entre hospitais, regiões e países, tendo em conta a gravidade dos casos atendidos, o que melhora a qualidade das comparações e estimula a realização de pesquisas sobre o tema. Nos Estados Unidos e em Portugal, o sistema é empregado para pagamento a hospitais.[70]

- **Estadiamento da doença**

Não é novidade, em clínica médica, a especificação de estádios de uma doença em função de sua gravidade. O procedimento está sendo empregado para um crescente número de enfermidades.[7,72] Em oncologia, as subdivisões são muito utilizadas. Em linhas gerais, reserva-se o estádio I para os pacientes em que as complicações são mínimas; com o emprego de terapia apropriada, os pacientes dessa categoria, em elevado percentual, freqüentemente superior a 90%, sobrevivem por pelo menos cinco anos, em diversos tipos de câncer. Os estádios intermediários, II e III, são progressivamente mais severos, enquanto o IV reveste-se de pior prognóstico, com risco iminente de óbito, de modo que as taxas de sobrevida em cinco anos são baixas.

- Exemplo 1: estadiamento dos casos de câncer de mama

Na casuística de um grupo de pesquisadores da Faculdade de Medicina de Botucatu, no período 1975-1987, quando foram diagnosticados 143 casos de câncer de mama, a seguinte distribuição de pacientes, por estadiamento, foi registrada:[73] estádio I, 36% (52 casos), estádio II, 14% (20 casos), estádio III, 43% (62 casos) e estádio IV, 6% (nove casos).

- Exemplo 2: estadiamento dos casos de câncer de ovário

Os resultados da análise retrospectiva dos dados de registro de câncer de 77 hospitais de Illinois, nos EUA,[74] estão reproduzidos no Quadro 24.4. A casuística está restrita aos casos classificados patologicamente — ou seja, aqueles submetidos a cirurgia. Os estádios mais altos estão associados com diminuição significativa da sobrevida.

Os pacientes que se encontram nos estádios mais avançados da doença, como era de esperar, têm pior prognóstico. Eles tendem a demandar mais cuidados: de internação, de quimioterapia, de radioterapia, cirurgias etc. Logicamente, os custos do tratamento serão, também, proporcionalmente maiores. Registre-se que há um movimento contrário à concentração de recursos em pacientes terminais (estádio IV), que pouco se beneficiariam da terapêutica, propugnando a racionalização de sua aplicação, para permitir o atendimento de um número maior de pacientes, ou seja, aqueles com maiores possibilidades de recuperação (estádios I a III) ou nos quais as intervenções resultam em melhoria da qualidade de vida.

A especificação, para cada doença ou grupo de doenças afins, de estádios clínicos progressivamente mais graves, permite conferir uniformidade a estudos comparativos. Por exemplo, no confronto de coeficientes de mortalidade entre serviços de oncologia, o recurso ao estadiamento dos casos permite neutralizar o efeito confundidor que, de outra maneira, seria introduzido pelo fato de haver variações na proporção de casos severos atendidos. A análise multivariada, por sua vez, melhoraria as comparações por permitir ajustes que anulam o efeito de outros fatores confundidores, como a idade dos pacientes.

Quadro 24.4 Distribuição de estádios de 1.309 pacientes com carcinoma de ovário e risco relativo (RR) de mortalidade, de acordo com informações de 77 hospitais com registros ativos de câncer: Illinois, 1983-1988

Estádio	Pacientes (N.º)	RR	Intervalo de confiança (95%)
I	190	1,00	-
II	73	1,46	0,79-2,70
III	231	4,05	2,59-6,31
IV	815	7,54	4,97-11,44

RR ajustado por idade e grau histológico.
Fonte: Adaptado de Roger Hand, Amy Fremgen, Joan Chmiel et al, Journal of the American Medical Association 1994; 4(1, suplemento):1137.[74]

3. AVALIAÇÃO DE RESULTADOS E CLASSE SOCIAL

Numerosas pesquisas têm apontado para a associação entre classe social e saúde; o Cap. 9 contém ilustrações e referências sobre o tema. Foi também mencionada, no capítulo anterior, a lei inversa (ou perversa) dos cuidados, que diz o seguinte: aqueles com maiores necessidades têm os piores serviços. Em investigações sobre serviços de saúde, essa associação deve ser sempre lembrada, em especial, na comparação de resultados. Uma pesquisa sobre prognóstico exemplifica a relação em causa.

- Exemplo: incidência de infecção, após transplante renal

Em São Paulo, o seguimento, durante quatro anos, de 224 pacientes submetidos a transplante renal, desde janeiro de 1985, mostrou os seguintes resultados, por classe social:[75]
- em 104 pacientes da classe alta, acompanhados em clínica privada, 25 (24%) tiveram infecção;
- em 120 pacientes de classe socioeconômica inferior, seguidos em hospital público, 60 (50%) apresentaram infecção.

A diferença das taxas de infecção, entre os dois grupos, foi estatisticamente significativa ($p = 0,0002$). O número de hospitalizações foi maior também nos de baixa condição socioeconômica.

Diversos parâmetros, que poderiam influenciar o prognóstico, foram também analisados, verificando-se que não influíam nos resultados, pois não diferiam, significativamente, entre os dois grupos. Esses parâmetros foram: idade, sexo, tipo de doador, doença renal primária, número de rejeições, creatinina sérica e uso de ciclosporina. Diante dos resultados, os autores concluíram que a baixa condição socioeconômica é fator de risco para o paciente transplantado.

4. RELAÇÃO ENTRE QUANTIDADE E QUALIDADE: O EFEITO VOLUME

Diversas pesquisas têm mostrado que há um "efeito-volume" sobre a qualidade; ou seja, muitos procedimentos técnicos alcançam melhores resultados quando realizados em maior número. Por exemplo, centros e cirurgiões, com maior número de operações de revascularização do miocárdio, o que significa maior experiência no assunto, têm a seu crédito maiores taxas de sobrevida de pacientes.[76] O mesmo se aplica ao tratamento de pacientes com SIDA (AIDS) portadores de pneumonia por *Pneumocystis carinii*:[64] maior tempo de sobrevida, em centros com maior número de pacientes. Tais constatações apontam para a conveniência de centralizar certos procedimentos, em determinados serviços, no intuito de alcançar melhores resultados. Na Holanda e na Suécia, o procedimento de centralização já é regulamentado, no que tange às cirurgias de revascularização do miocárdio.

C. VANTAGENS E LIMITAÇÕES DA AVALIAÇÃO DE RESULTADOS

Os objetivos da prestação de serviços de saúde — ou seja, da própria existência da infra-estrutura de serviços e dos procedimentos que nela têm lugar — são os de manter ou melhorar a saúde das pessoas. Nada mais natural, portanto, do que avaliar a assistência prestada em termos de verificar se seus objetivos foram ou não alcançados, junto à população.

Uma primeira dificuldade na realização desse tipo de avaliação é a escolha do melhor indicador para expressar os resultados. Existe um enorme elenco de indicadores, e não há consenso sobre quais os mais relevantes. Se a escolha recair nos que reflitam resultados a longo prazo, a pesquisa torna-se demasiada cara e impossível de ser realizada, em muitas situações, devido a problemas operacionais advindos da necessidade de seguir, por longo tempo, uma coorte de pessoas ou o que se passa em uma instituição. Mesmo que uma pesquisa, desse tipo, possa ser realizada, é provável que os resultados cheguem demasiado tarde para influenciar o sistema de saúde, pois ele está em constantes modificações.

Em certas avaliações de curto prazo, contudo, as informações relevantes sobre resultados podem ser obtidas de maneira relativamente fácil, o que é conseguido ou de maneira contínua, com o uso de bases de dados já existentes, ou esporádica, por meio de inquéritos transversais.

Uma limitação inerente aos indicadores de resultados, usados para avaliar qualidade, é o próprio fato, no qual a avaliação se baseia, já haver ocorrido: ou seja, é tarde para tomar providências. O episódio serve apenas como lição para o futuro, de modo a beneficiar outros pacientes. Daí, surgirem propostas para agir também precocemente, na cadeia de acontecimentos, por atuação na estrutura, no processo, ou em ambos, com o fito de evitar ou minimizar a ocorrência de resultados desfavoráveis e, assim, melhorar a qualidade dos serviços. Isso se obtém, por exemplo, intensificando o treinamento em serviço, despertando lideranças apropriadas e a responsabilidade individual, em relação ao processo global, de modo a motivar o pessoal para fazer o que deve ser feito,[77] além de manter a estrutura em funcionamento adequado, sem problemas maiores quanto a recursos financeiros, materiais e humanos. Esta é uma ilustração de enfoque que está recebendo atenção cada vez maior, chamada de busca da "qualidade total", um método de gerenciamento, de inspiração japonesa, fundado na motivação e na participação de todo o pessoal da instituição, traduzindo-se em maior grau de satisfação de clientes e empregados.

As avaliações apoiadas em indicadores que refletem as mudanças no estado de saúde das pessoas têm o apelo natural por lidarem com os desfechos clínicos, que são melhores em alguns estabelecimentos ou localidades, do que em outros. Inferências causais são então efetuadas à base de estudos comparativos, ao menos em nível de especulação. Tais especulações são tanto mais válidas quanto maior for o controle exercido sobre as variáveis de confundimento. No entanto, a neutralização de variáveis de confundimento é uma tarefa complexa, para a qual os dados pertinentes têm que ser gerados com tal propósito, pois raramente existem, na forma desejada, em bases rotineiras de informação. Muitos estudos multicêntricos são desenvolvidos, nesta linha, qual seja a de produzir informações confiáveis sobre resultados, que permitam avaliar a qualidade, neutralizando a influência de variáveis extrínsecas, que podem confundir a interpretação.

A maior limitação dos estudos isolados sobre resultados é a dificuldade de relacionar as variações nos resultados às mudanças na estrutura e no processo. Os achados podem não ser devidos à ação dos serviços de saúde, mas, por exemplo, às características das pessoas (viés de seleção) ou a outras influências a que elas estão simultaneamente expostas.[64] Os resultados não apontam para o que está certo ou errado, funcionando mais como um sistema de triagem. Um exemplo é a mencionada pesquisa sobre a mortalidade em 93 hospitais, que apontou para a possível presença de problemas, em alguns deles.[63] É necessário realizar investigações adicionais, em profundidade, nos hospitais que apresentam maiores taxas de mortalidade, sobre seus recursos e procedimentos, para apontar os aspectos deficientes.

As inferências causais mais consistentes são provenientes de estudos bem conduzidos, em que haja o delineamento de um protocolo de investigação, no qual as possíveis variáveis de confundimento tenham sido identificadas, previamente, de modo que se colham dados sobre elas, no devido tempo. Isto requer conhecimento do tema, objetividade, continuidade de esforços, tempo e recursos compatíveis. Mas são as pesquisas controladas que relacionam as mudanças ocorridas na estrutura e no processo a alterações verificadas nos resultados — por exemplo, sob a forma de um ensaio randomizado — que constituem forma superior de avaliação, comparadas às investigações isoladas da estrutura, do processo ou dos resultados. Essas pesquisas controladas são abordadas nas próximas seções.

V. EFICÁCIA, EFETIVIDADE E EFICIÊNCIA

As avaliações do impacto das ações de saúde são usualmente classificadas em três categorias, identificadas pelos termos "eficácia", "efetividade" e "eficiência". Referem-se eles a três dos diversos ângulos que uma avaliação de qualidade pode abarcar, como mostrado no início deste capítulo (ver Quadro 24.1). Em linhas gerais, os serviços de saúde têm de ser eficazes, efetivos e eficientes. Vejamos os significados desses termos e a forma de determiná-los (Quadros 24.5 e 24.6).

A. EFICÁCIA

Indica a utilidade ou o benefício — por exemplo, de um procedimento clínico — quando aplicado em condições bem contro-

Quadro 24.5 Definição de eficácia, efetividade e eficiência

EFICÁCIA: é o grau em que uma determinada intervenção, procedimento, regime ou serviço produz um resultado benéfico, em condições "ideais" de observação; trata-se do resultado no "laboratório".

EFETIVIDADE: é o grau em que uma determinada intervenção, procedimento, regime ou serviço produz um resultado benéfico, quando empregado no "mundo real", em uma população definida; é o resultado verdadeiramente observado nas condições habituais de uso.

EFICIÊNCIA: refere-se aos efeitos alcançados em relação ao esforço despendido, em termos de recursos e tempo utilizados; é o resultado obtido, tendo em conta os insumos empregados.

Fonte: Adaptado de John M Last. A dictionary of epidemiology. New York, Oxford University Press, 1988:41.[6]

Quadro 24.6 Terminologia, em português e em inglês, e significado prático de eficácia, efetividade e eficiência

Português	Inglês	Significado*
Eficácia	Efficacy	Utilidade em condições ideais
Efetividade	Effectiveness	Utilidade em condições usuais
Eficiência	Efficiency	Rendimento dos recursos

*Ver texto para maiores detalhes

ladas. Para ser eficaz, o procedimento deve ser capaz de produzir o efeito desejado, em situações "ideais de uso".

Um ensaio clínico randomizado, conduzido adequadamente, é considerado a maneira mais apropriada para gerar informações que permitam determinar a eficácia. O procedimento é corriqueiro, em testes de medicamentos e vacinas, e está sendo usado também em uma variedade de outras situações, como na avaliação de procedimentos cirúrgicos e de programas de educação para a saúde. Mais adiante, mostraremos exemplo da aplicação desse método, na avaliação da qualidade da assistência à saúde.

Ensaios clínicos randomizados, que apontem consistentemente para a mesma direção, avaliados por um painel de especialistas reconhecidamente qualificados, que chegam ao consenso sobre a matéria, representam provavelmente a melhor evidência de causalidade.[78]

A eficácia é necessária, mas não suficiente, para avaliar a qualidade. Outros aspectos entram em jogo, quando os serviços eficazes são colocados à disposição da população. Daí, a necessidade de avaliar a efetividade.

B. EFETIVIDADE

A medida da efetividade é uma outra abordagem usada na verificação da qualidade. O termo tem significado aproximado ao de eficácia, mas com a diferença de que não se refere a situações "ideais" de avaliação, mas a condições "normais" de uso. A efetividade diz respeito à utilidade ou ao benefício, de um produto ou procedimento, quando usado pela população. Trata-se de uma característica dos serviços de saúde, embora não imutável, visto que uns são mais efetivos do que outros em utilizar um produto ou procedimento reconhecidamente eficaz.

A efetividade está muito relacionada ao dia-a-dia das pessoas, pois algumas delas podem usar o produto ou o procedimento de maneira inadequada ou fora das suas especificações. Nessas condições, o benefício, ou seja, a efetividade do que se está usando, é reduzido. Esses conceitos podem ser mais bem diferenciados através de exemplos.

• Exemplo 1: vacinação contra a poliomielite

Ensaios clínicos controlados já mostraram a eficácia da vacinação oral contra a poliomielite. Se a vacina, colocada em um dado estabelecimento, é mal conservada ou usada após o prazo de validade, o resultado é a falta de proteção adequada da população. Conclusão: uma vacina eficaz, usada com baixa efetividade.

• Exemplo 2: tratamento da tuberculose com quimioterápicos

O tratamento da tuberculose pulmonar é altamente eficaz mas, como tem longa duração e ainda outros inconvenientes, a conseqüência é que alguns pacientes não completam o tratamento ou o fazem de maneira incorreta. Em conseqüência, sua efetividade, além de ser muito menor do que sua eficácia, varia nos diversos serviços, em função da adequação com que o tratamento é levado a efeito. Os tisiologistas brasileiros têm enorme experiência em fazer com que os pacientes, portadores dessa doença, completem o tratamento específico, mesmo em condições deficientes de trabalho. Na verdade, esse é um dos melhores exemplos de trabalho de equipe, na área de saúde, onde, em alguns locais, com evidente limitação de recursos, a participação coordenada de médicos, enfermeiros, assistentes sociais e pessoal auxiliar faz com que a efetividade do tratamento de tuberculose seja próxima ao nível da eficácia, determinada em condições ideais de avaliação. No entanto, a efetividade é muito variável, de serviço para serviço. Por exemplo, em avaliação das atividades de um centro de saúde, em Ribeirão Preto, Estado de São Paulo, a proporção de curas, em todas as formas de tuberculose, foi de 66%, um resultado inferior ao encontrado em outras investigações, tomadas como referência pelo Ministério da Saúde, que se situaram em torno de 80%.[79]

Em muitas ocasiões, serviços cujos profissionais manejam tratamentos de alta eficácia, como o de tisiologia citado, não estão disponíveis para os doentes que, obviamente, nessas condições, não podem beneficiar-se deles. Outras vezes, faltam medicamentos, o que dificulta a continuidade do tratamento que, como se sabe, não deve ser interrompido, antes do prazo estipulado pelo médico. Resultado: alta eficácia do procedimento, mas baixa efetividade em sua utilização nos serviços.

O ideal seria somente colocar à disposição da população produtos e procedimentos de alta eficácia. Mas isto nem sempre ocorre, pois para muitos agravos à saúde, como certos tipos de câncer, os tratamentos disponíveis não conferem altas taxas de sobrevida. Da mesma maneira, o ideal seria somente medir efetividade em procedimentos de alta eficácia.

O objetivo de um serviço ou de qualquer componente do sistema de saúde é elevar a sua efetividade ao nível de sua eficácia. No conceito de efetividade, está embutida a noção de eficácia e segurança, ao lado da disponibilidade de seu uso pela população.

Uma investigação randomizada é a melhor forma de avaliar efetividade.[78] Porém, raramente é possível realizar um estudo aleatorizado, para avaliar a efetividade, de modo que outros métodos, menos "potentes", têm de ser usados com essa finalidade. Nesses estudos, não-randomizados, a preocupação principal é com o controle das variáveis de confundimento.[80]

A vigilância epidemiológica possibilita a preparação de séries históricas, a partir das quais pode ser avaliada a efetividade dos serviços e dos programas. Esse é o caso das campanhas de vacinação em massa, contra a poliomielite, efetuadas no Brasil, na década de 1980, que mostraram reflexos evidentes na diminuição da incidência da doença. O desaparecimento de casos novos, em 1990, constitui um atestado da efetividade do programa, já que a vigilância foi aperfeiçoada no decorrer da década e foi o primeiro ano, no País, em que não houve caso detectado de poliomielite.

• **Controvérsias sobre os termos eficácia e efetividade**

Embora seja facilmente demonstrada a diferença principal entre eficácia e efetividade, e a destas com eficiência (ver Quadro 24.6), ainda existe certa confusão quanto aos seus significados. Na realidade, diferentes disciplinas usam os mesmos termos, mas nem sempre com um significado idêntico.

Em relação aos serviços de saúde, pode ser difícil diferenciar, em certas situações, o que são condições "ideais" e "usuais", o que pode impedir a mensuração adequada da eficácia e da efetividade. Há uma corrente de especialistas que opta pelo emprego de um só termo — eficácia — para designar as duas situações: por exemplo, a avaliação da "eficácia" dos esquemas de imunização, em condições rotineiras de aplicação. No caso, o termo correto seria "efetividade". Na verdade, a adoção dos três vocábulos, "eficácia", "efetividade" e "eficiência", com os significados aqui apresentados (Quadro 24.6), parece ser a posição dominante na epidemiologia.

C. EFICIÊNCIA

Além da avaliação das partes técnica e humana das intervenções que — são tidas em conta, habitualmente, nos estudos de eficácia e de efetividade, existe uma terceira dimensão que diz respeito à parte econômica das ações. Os estudos sobre eficiência — que são os que tratam desta parte econômica das avaliações — nos trazem ainda mais ao mundo real, onde há limitações e restrições de natureza diversa, especialmente na área da saúde, na qual há ainda pouca experiência nesses estudos. Como se sabe, os recursos a serem investidos são limitados, ao contrário das necessidades, geralmente ilimitadas. Além disso, os custos da assistência à saúde sobem a uma taxa maior do que a taxa média da inflação. Em conseqüência, uma das preocupações fundamentais passou a ser a eficiência da assistência à saúde.

A essência dos estudos de eficiência reside no balanceamento entre os "ganhos" alcançados e os "custos" da produção, medidos estes últimos em recursos humanos, materiais e financeiros, advindos de sua colocação à disposição da população. As análises de custo-benefício e outras assemelhadas são mais empregadas por profissionais de saúde com formação em economia.[81-87]

A Fig. 24.3 mostra a relação entre custos e benefícios.[16] No início do eixo transversal, os custos são reduzidos, bem como os benefícios; esses, inclusive, podem chegar a zero, ao contrário dos custos. Movendo-se, para a direita, na figura, os aumentos de custos estão associados a grandes benefícios. Progressivamente, essa situação favorável tende a mudar: o maior uso de técnicas diagnósticas e tratamentos especializados faz com que os custos se elevem rapidamente, com acréscimo de benefícios relativamente reduzidos. Essa situação desfavorável é patente no extremo direito do gráfico. Portanto, se possível, os cuidados deveriam ser dispensados aos pacientes, preferencialmente, em posição anterior a essa escalada dos custos ou, mais precisamente, na posição, na figura, na qual os custos são inferiores aos benefícios.

Os estudos de eficiência são feitos para avaliar intervenções, programas e tecnologias eficazes e efetivas (adjetivos relativos à eficácia e efetividade). A comparação de duas tecnologias, ou de duas alternativas de uso de uma mesma tecnologia, informa a de maior eficiência, ou seja, a que alcança os objetivos com menores recursos.

As investigações pioneiras sobre eficiência, na área de saúde, apareceram na segunda metade do século XX, sob a forma de "análises de custo-benefício". Nelas são comparados os custos do serviço com os seus efeitos benéficos, todos expressos em unidades monetárias. Exemplos de benefícios são a redução de gastos futuros com o tratamento e o aumento de renda das pessoas, em função da melhoria das suas condições de saúde. A comparação de duas ou mais tecnologias permite determinar qual, no jargão dos economistas, tem a melhor relação custo-benefício, o que serve para justificar se um particular programa ou intervenção, por exemplo, de imunização,[88] é justificado economicamente.

As limitações das análises de custo-benefício, no tocante ao alcance de alguns objetivos, deram origem a análises mais elaboradas, entre as quais, a de "custo-efetividade" (*cost-effectiveness analysis*, em inglês).[83,89-92]

Sempre foi e continua a ser uma grande dificuldade definir tudo o que deve ser considerado como custos; por isso, nem sempre é possível chegar a conclusões inequívocas sobre se os ganhos ultrapassam ou não os custos.

D. APLICAÇÃO DOS CONCEITOS DE EFICÁCIA, EFETIVIDADE E EFICIÊNCIA

Os parágrafos anteriores mostraram que há uma espécie de seqüência, unindo as avaliações de eficácia, de efetividade e de eficiência. Em primeiro lugar, os serviços devem ser eficazes; eficácia que significa a capacidade em produzir o efeito desejado. Diversas razões fazem com que um serviço, comprovadamente eficaz, não alcance todo o seu potencial — o que justifica o conhecimento de sua efetividade. Contudo, um serviço efetivo pode ter um custo muito elevado, incompatível com os recursos disponíveis, de modo que outras alternativas devem ser pensadas; daí, a importância de determinar a eficiência das diversas opções, com vistas a escolher aquela de mais viável implementação.

A aplicação dos conceitos de eficácia, efetividade e eficiência é ilustrada, a seguir, através de um exemplo.

- Exemplo: avaliação de programas de cuidados neonatais intensivos

Os programas de cuidados neonatais intensivos, que promovem a organização e a coordenação dos serviços existentes em uma área geográfica definida, visam a intervir para que cada neonato (recém-nascido nas quatro primeiras semanas de vida) tenha disponível um nível de atenção compatível com o seu risco de morte ou de morbidade. Em investigação sobre o tema, os três ângulos desta avaliação foram assim formulados:[93]

- **As questões básicas a avaliar em programas de cuidados neonatais intensivos**

1. Quanto à eficácia, a indagação foi colocada nos seguintes termos: será que um programa de cuidados neonatais intensivos funciona? Trata-se de verificar se traz mais bem do que mal quando implementado, cuidadosamente, em condições ótimas de funcionamento.

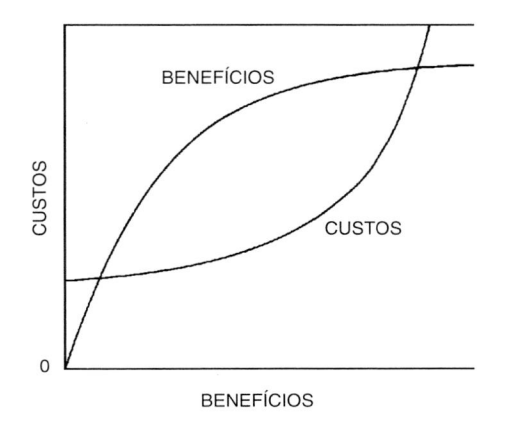

Fig. 24.3 Relação entre custos e benefícios.

2. Quanto à efetividade, a questão foi assim resumida: será que um determinado programa de cuidados neonatais intensivos, em aplicação em uma dada instituição, funciona? A resposta implica verificar se o programa fará mais bem do que mal, quando implementado em condições normais de funcionamento.

3. Quanto à eficiência, perguntou-se: vale a pena implantar tal programa? Trata-se de saber se os recursos necessários para sustentar o programa são mais bem gastos desta maneira do que de uma outra forma.

- **As respostas para as questões formuladas em avaliação de programas de cuidados neonatais intensivos**

Os autores da avaliação, aqui usada como ilustração, chegaram às seguintes conclusões:[93]

1. A eficácia de algumas intervenções incluídas no programa tem sido validada por ensaios clínicos randomizados bem conduzidos.

2. Quanto à efetividade, o mesmo não se pode adiantar, na avaliação publicada em 1981:[93] segundo os seus autores, supõe-se geralmente que os programas de cuidados neonatais intensivos, que incorporam essas intervenções, são geralmente efetivos na redução dos óbitos e de incapacidade. Entretanto, a alta efetividade desses programas ainda não foi rigorosamente demonstrada. Já em editorial, datado de 1990 — uma década mais tarde, portanto —, um outro investigador assinala que, de fato, as evidências indicam que o programa é efetivo, influenciando positivamente as taxas de sobrevida de neonatos.[94]

3. Avaliações de cunho econômico, por sua vez, produziram resultados que ainda não permitem elucidar, de forma inequívoca, a eficiência do procedimento.[93,94] Detalhes metodológicos, não adequadamente solucionados, impedem uma resposta clara quanto a esse ponto.

Uma extensa bibliografia já está disponível sobre o tema.[93-99] Regra geral, tem-se demonstrado que as unidades de cuidados intensivos neonatais, em muitos países, são eficazes e efetivas na redução da mortalidade de recém-nascidos de alto risco, mas são necessárias avaliações adicionais de sua eficiência. A qualidade da sobrevida, as questões éticas, a indicação para sua utilização e o custo elevado dessa modalidade de atenção ainda representam problemas abertos a debate.

VI. PESQUISAS EM SERVIÇOS DE SAÚDE

Nas seções precedentes, foram descritas investigações que ilustram a aplicação de alguns métodos da epidemiologia na elucidação de diversos aspectos dos serviços de saúde. Faremos, agora, um apanhado geral da matéria.[33,78,100]

A. MÉTODOS EPIDEMIOLÓGICOS UTILIZADOS EM AVALIAÇÃO DE SERVIÇOS

As investigações sobre serviços de saúde são realizadas, em sua forma mais simples, com o objetivo de descrever um determinado aspecto dos serviços de saúde, seja ele referente à estrutura, ao processo ou aos resultados: por exemplo, a variação das taxas de cesarianas ou da mortalidade hospitalar. Às vezes, os estudos descritivos envolvem diversos aspectos dos serviços. Os dados assim produzidos informam a situação existente, o que é empregado para subsidiar o planejamento e a organização dos serviços, assim como para reflexões e debates sobre o assunto, o que aponta para possíveis soluções. Eles também são úteis para a formulação de hipóteses, que podem ser testadas em investigações analíticas subseqüentes. Tais investigações têm o intuito de esclarecer nexos causais entre:

"ESTRUTURA × RESULTADO" ou
"PROCESSO × RESULTADO"

Diversos delineamentos podem ser empregados, com esse propósito, e são os mesmos já amplamente debatidos, neste livro. Note-se a analogia entre os binômios apresentados com o que se coloca a seguir:

"EXPOSIÇÃO × DOENÇA"

O binômio "exposição x doença" foi usado como referencial, para debater aspectos metodológicos das investigações sobre etiologia dos agravos à saúde, abordados no Cap. 12 e seguintes. As mesmas conotações lá apontadas, referentes a delineamentos e técnicas de pesquisa sobre a etiologia das doenças, aplicam-se também aos tópicos do presente capítulo, apenas com as adaptações próprias para o estudo adequado do tema. A "exposição" pode ser tanto a "estrutura", quanto o "processo", dependendo dos objetivos da investigação. A "doença", por sua vez, corresponde aos "resultados".

- **Exemplo: relação entre estrutura e resultados**

Uma pesquisa realizada em 23 enfermarias pediátricas de 14 hospitais de Buenos Aires teve o objetivo de estudar a relação entre variáveis estruturais (volume e tipo de pessoal, tamanho das unidades hospitalares e especialização dos serviços) e os resultados da assistência à saúde, medidos esses pela mortalidade hospitalar e pelo ganho de peso de crianças com doença diarréica aguda.[31] Os achados estatisticamente significativos encontrados foram os seguintes: uma relação inversa entre o número de enfermeiras e a mortalidade hospitalar e uma relação direta entre a experiência profissional e o ganho ponderal das crianças. Não foi encontrada associação entre as variáveis estruturais que refletem o compromisso dos médicos com a instituição e o tamanho das enfermarias e do hospital com os indicadores de resultados considerados na investigação.

- **Fatores confundidores**

Como se sabe, muitos fatores influenciam a saúde das pessoas, à parte as ações, os programas e, de maneira geral, os serviços de saúde.

As avaliações mais simples, de cunho descritivo, permitem fazer inferências sobre os fatores que determinam uma dada situação. As investigações epidemiológicas sobre causalidade, utilizando métodos do tipo analítico, examinam a influência de um desses fatores, isoladamente (por exemplo, um novo procedimento), sobre os indicadores que expressam resultado (a morbimortalidade por um dado agravo à saúde é exemplo), neutralizando simultaneamente a influência dos demais fatores, ou seja, as variáveis extrínsecas que poderiam confundir a interpretação e precisam ser controladas.[80] Na investigação usada como ilustração,[31] na qual foi estudada a relação entre estrutura e resultados, foi feito, na fase de análise estatística, o ajustamento pela idade dos pacientes, gravidade e estado nutricional dos casos.

Na verdade, o objetivo de neutralizar fatores confundidores é tentado, em investigações científicas, sejam elas descritivas ou analíticas. A qualidade de uma pesquisa e a aceitação das suas conclusões são função de haver sido acertadamente realizado esse controle de variáveis.

As pesquisas sobre serviços de saúde, como as investigações de maneira geral, podem ser randomizadas ou não-randomizadas; nessas últimas, pode haver ou não a constituição de um grupo-controle interno, para a comparação de resultados. Essa classificação de tipos de estudo, já usada anteriormente em outras partes deste livro, serve de roteiro para apresentar o tema, em maiores detalhes.

1. ESTUDOS RANDOMIZADOS

Constituem o padrão de excelência entre todos os métodos, pela sua maior capacidade de controlar as variáveis de confusão.[101] A comparação, por exemplo, entre duas tecnologias, de modo a julgar qual delas obtém melhores resultados, é feita, em termos ideais, através de estudos desse tipo. É o caso de verificar se o melhor tratamento do câncer de mama é representado pela mastectomia somente ou pela mastectomia acompanhada de radiação.[102] Em uma investigação sobre esse tema, os dois esquemas terapêuticos são, aleatoriamente, distribuídos em dois grupos de pacientes com câncer de mama, e os indicadores que expressam resultados, como a taxa de sobrevida em cinco anos ou da qualidade de vida, após as intervenções, são então computados, para decidir a questão.

As avaliações de "processo x resultados", através de investigações randomizadas, como na ilustração sobre mastectomia e radiação, não são raras na literatura especializada da área da saúde. Em outras partes deste livro, há outras referências sobre avaliações desse tipo (ver, por exemplo, Cap. 22). Muito mais raras são as investigações sobre a relação "estrutura x resultados", na qual o "acaso" foi utilizado para formar os grupos, de modo que as comparações de resultados possam ser feitas em igualdade de condições. Dois exemplos de pesquisa com semelhante delineamento são mostrados, a seguir.

• Exemplo 1: randomização de pessoal de saúde

Um total de 1.598 famílias que recebiam tratamento clínico de dois médicos generalistas, de um bairro de classe média, no Canadá, foi dividido, aleatoriamente, e as famílias alocadas a um de dois grupos:[103] o "grupo convencional", no qual o tratamento era feito pelos médicos, como vinha até então sendo realizado, e um outro, onde os cuidados estavam a cargo de duas enfermeiras, que tinham completado um programa sobre manejo de condições habitualmente encontradas em atenção primária. Os grupos, experimental e controle, tinham características comparáveis, no início do estudo. Ao final de um ano de acompanhamento, os resultados, medidos de diversas formas, incluindo aspectos físicos, mentais e sociais, foram semelhantes nos dois grupos. Essa conclusão aponta para a possibilidade de delegação de certas funções, para enfermeiros, quando expressamente treinados para cumpri-las.

• Exemplo 2: randomização de planos de saúde

No período 1974-1982, 3.958 pessoas, com idade entre 14 e 61 anos, e sem incapacidade física, foram aleatoriamente alocadas para receber dois tipos de plano.[104] Um, de assistência médica livre de despesas para o cliente, e o outro, em que o cliente devia pagar parte das despesas. Como era de esperar, aqueles colocados no segundo grupo usaram em menor proporção os serviços de ambulatório e foram hospitalizados menor número de vezes, um terço a menos. Para os participantes, especialmente de baixa renda, com problemas específicos de saúde de fácil diagnóstico e tratamento (miopia, hipertensão), o fato de não terem de pagar as despesas trouxe melhoras desses problemas. Contudo, em diversos fatores de risco, entre os quais hábito de fumar, obesidade e hipercolesterolemia, e em vários indicadores de saúde física, mental e social, não houve diferenças estatisticamente significativas entre os dois grupos.

Em vez da randomização se efetuar em termos individuais, como nos exemplos mostrados, ela pode ser feita por conglomerados. Questões éticas ou práticas motivam essa escolha. Por exemplo, clientelas e não indivíduos passam a ser a unidade de interesse. As vantagens e limitações de semelhante abordagem foram apontadas (Quadro 13.5).

As pesquisas aleatorizadas produzem as melhores evidências sobre a relação causal, mas dificuldades diversas, mostradas também em outras partes deste livro, limitam a sua utilização. No cômputo geral, elas são relativamente pouco usadas. Assim sendo, outros métodos têm de ser empregados, e muito do conhecimento hoje disponível provém de investigações não-randomizadas, nas quais as condições de observação são de mais difícil controle.

2. ESTUDOS NÃO-RANDOMIZADOS

Os estudos desse tipo podem ser realizados com a formação de controles internos ou externos.[105] A primeira alternativa, abordada logo a seguir, é uma forma mais elaborada de avaliação, comparada à que usa somente controles externos.

a) ESTUDOS NÃO-RANDOMIZADOS COM CONTROLES INTERNOS

Entre os métodos mais usados, com controles internos, estão os estudos de coorte e de caso-controle.

No estudo de coorte, grupos com diferentes experiências são comparados: por exemplo, indivíduos submetidos a dois tipos diferentes de programa de saúde. A composição dos grupos é agora ditada, não por randomização, mas por um outro meio. Os resultados são medidos da mesma maneira que nos estudos randomizados, ou seja, por indicadores, como as taxas de morbimortalidade ou de qualidade de vida.

No estudo do tipo caso-controle, as informações sobre resultados constituem o ponto de partida da pesquisa:[106,107] por exemplo, os óbitos ocorridos em uma unidade neonatal de cuidados intensivos; nesse caso, o grupo-controle seria constituído pelos sobreviventes, da mesma unidade. Na história pregressa de casos e controles, são procuradas razões — por exemplo, intervenções efetuadas em um grupo e não em outro — que possam explicar a ocorrência dos óbitos.

As vantagens e desvantagens de um e outro método orientarão a escolha de um deles. Em geral, o estudo de coorte é pouco prático, em muitas situações, devido aos altos custos, ao longo tempo de duração e ao grande tamanho da amostra. O estudo do tipo caso-controle, ao contrário, não apresenta essas desvantagens, sendo, porém, mais sujeito a vieses de seleção e de aferição. Em ambos os tipos de estudo, deve ser tomado cuidado especial com vistas ao controle do confundimento.[80]

b) ESTUDOS COM CONTROLES EXTERNOS
(OU HISTÓRICOS)

O outro tipo de avaliação, relativamente mais simples, é aquele baseado em dados de um único grupo de estudo. Não há formação, concomitante, de grupo-testemunha. A vigilância epidemiológica produz dados desse tipo. O padrão para comparação dos resultados pode ser escolhido de diversas maneiras.

Nos estudos do tipo "antes e depois", o grupo testemunha provém do passado, e, geralmente, é selecionado na mesma população ou instituição de onde procede o grupo de estudo.

• Exemplo: avaliação de uma lei sobre uso de cintos de segurança, em automóveis

Tome-se o caso de uma lei que passou a vigorar a partir de uma certa data e que instituiu o uso obrigatório de cintos de segurança.[108] Se os indicadores de morbimortalidade, pertinentes para a avaliação dos resultados, mostrarem diminuição brusca ou evolução decrescente, após a aplicação da lei, tais informações são utilizadas como suporte para evidenciar o êxito do dispositivo legal, ou seja, da sua efetividade.

No entanto, a efetividade dos cintos de segurança pode ser questionada, se baseada unicamente em uma série histórica. Outras modificações, concomitantes, podem ter ocorrido de modo a também explicar parte ou a totalidade dos resultados. Isso acontece comumente em estudos que usam controles externos. Em certos casos, há maior motivação na coleta de dados, após a implantação da intervenção. Em outros, o resultado positivo decorre do efeito das diferenças nas características da população ou nos métodos diagnósticos entre as duas épocas comparadas. Por exemplo, pode ter havido maior fiscalização da polícia nas estradas para verificar o uso do cinto de segurança, e os motoristas, além de passarem a utilizar o cinto, diminuíram também a velocidade com que conduziam os seus veículos. Na avaliação de procedimentos terapêuticos, algumas dessas dificuldades podem ser mais facilmente apontadas: se em uma série de casos tratados, uma certa proporção melhora com um novo tratamento, o êxito pode ser imputado não só ao novo tratamento, em teste, mas também às curas espontâneas, que amiúde ocorrem, à melhor atenção que os pacientes passam a receber na vigência do novo tratamento, ao viés de aferição dos fatos — quando não são tomados cuidados para efetuar uma coleta apropriada dos dados —, ao simbolismo de tratar o paciente (o que caracteriza o efeito placebo) e a numerosos outros fatores que concorrem para melhorar o prognóstico do grupo tratado. É difícil, nos estudos com controles históricos, isolar os efeitos do novo tratamento dos demais, de modo a bem aquilatar a contribuição específica do novo tratamento à mudança do estado de saúde das pessoas tratadas.

Há outras alternativas de comparação dos dados de uma série de casos ou de qualquer estatística referente a uma dada população ou instituição. As dificuldades de interpretação são, aproximadamente, as mesmas encontradas nas comparações temporais, do tipo "antes e depois", pois deve-se sempre ponderar e julgar a influência de possíveis diferenças nas características da população e nos métodos diagnósticos empregados, entre a série de casos e o padrão usado para comparação, diferenças estas que podem distorcer as conclusões.

Uma opção na realização de comparações, consiste em usar padrões, preestabelecidos como desejáveis, por peritos no assunto. Uma outra alternativa repousa na utilização de informações referentes a uma outra população ou instituição — ou seja, realizar comparações do tipo "aqui e lá". O emprego de taxas de mortalidade hospitalar constitui exemplo, já utilizado, no capítulo.[63] O cuidado com fatores de confundimento é essencial para bem interpretar os resultados obtidos.[80] Os ajustamentos tendem a melhorar a qualidade da informação, o que já foi ilustrado, pela comparação das taxas de mortalidade hospitalar.[63] No entanto, nem sempre as conclusões obtidas após os ajustamentos são seguras, devido à falta de dados para fazer ajustamen-tos de variáveis, cujos efeitos seria importante neutralizar, ou por haver inadequação de uso desse procedimento: por exemplo, em termos de variáveis demográficas ou de severidade da doença.

3. APRECIAÇÃO SOBRE OS MÉTODOS EPIDEMIOLÓGICOS EM AVALIAÇÃO DE SERVIÇOS DE SAÚDE

Embora os estudos randomizados sejam os mais adequados para inferir causalidade, eles são complexos, demorados e de custo elevado. Em termos relativos, um pequeno número de investigações desse tipo está disponível para que seus resultados sejam devidamente ponderados e, se esse for o caso, utilizados para mudar a conduta das pessoas, nos serviços. O mesmo pode ser adiantado para outras investigações controladas, dos tipos coorte e caso-controle.

Como há muito maior número de situações a pesquisar, e relativamente poucas investigações controladas, já realizadas, numerosos problemas permanecem controvertidos, sem os subsídios que a aplicação de um método "forte" poderia trazer. Essa situação tende a perdurar por muito tempo, pois há numerosas combinações de "estrutura ou processo *versus* resultados" que poderiam ser objeto de investigação, em epidemiologia, mas que não podem ser enfrentadas com a atual capacidade técnica, na área de metodologia de avaliação de serviços de saúde. Além do mais, os próprios estudos controlados devem ser replicados, para que alcancem credibilidade. Muitas vezes, eles dão resposta a algumas perguntas, selecionadas entre um elenco enorme de questões que poderiam também ser formuladas; é o caso, por exemplo, de um estudo cujos resultados são avaliados apenas em termos de mortalidade e morbidade, deixando de considerar estado funcional, qualidade de vida, capacidade de trabalho e outros aspectos que poderiam ser de igual ou maior interesse na avaliação. Considere-se também que os resultados poderiam ser favoráveis, em alguns indicadores, e desfavoráveis em outros, de modo que as conclusões da investigação dependem dos indicadores selecionados para refletir os resultados. Assim sendo, outras investigações e mesmo outros tipos de delineamentos precisam ser utilizados.

Os métodos menos "fortes", que são os de controle externo, como as comparações "antes e depois" e "aqui e lá", tendem a ser muito usados, pelas facilidades operacionais que proporcionam, especialmente para verificar a consistência das associações e para a vigilância do uso, no mundo real, de intervenções comprovadamente eficazes. Esses delineamentos, que são úteis para verificar a "efetividade" (ou seja, nas condições normais de uso), raramente podem estabelecer a "eficácia" de uma intervenção (isto é, nas condições ideais de uso).

Os estudos da modalidade caso-controle e muitos do tipo coorte são realizados quando um produto ou procedimento também já está em uso pela população, servindo, nestes casos, para estimar a efetividade em situações específicas e avaliar riscos de reações adversas.

Diante da situação descrita, de numerosos temas passíveis de investigação, cujos resultados trariam benefícios para o funcionamento dos serviços, é natural que seja postulado um incremento nas pesquisas epidemiológicas sobre serviços de saúde e que os seus métodos sejam internamente válidos, generalizáveis e relevantes, em relação à política de saúde da região.

4. OUTROS TIPOS DE ESTUDO

Os investigadores tentam também outros enfoques, menos segmentados,[1] entre os quais, os estudos de "trajetória", que têm o objetivo de acompanhar um grupo de clientes, através do sistema, para verificar como é abordado cada tipo de problema. Uma outra alternativa é descrita a seguir.

- **Estudo de situações traçadoras**

Situações ou eventos traçadores (*tracers*, em inglês) são condições facilmente diagnosticadas e relativamente freqüentes, cujos resultados podem ser afetados por cuidados especializados.[109] A investigação detalhada dessas situações permite avaliar a qualidade dos serviços, identificando os pontos fortes e os vulneráveis, de cada prática.

- Exemplo: situações ou eventos traçadores

A infecção do ouvido médio, a perda de audição, a deficiência visual e a anemia ferropriva.[110]

A hipertensão, a doença coronariana, o diabetes e a depressão.[111]

Os cuidados de saúde bucal.[112]

Os serviços de fisioterapia. Uma investigação, realizada na Finlândia, sobre os serviços de fisioterapia que existem em todos os centros de saúde daquele país, revelou, segundo seus autores, que eles são um bom indicador do funcionamento geral dos centros.[113]

Na verdade, numerosos eventos funcionam, habitualmente, como traçadores, mesmo que, nas publicações que divulguem os seus resultados, não seja empregada esta terminologia, específica, o que dificulta a revisão bibliográfica da matéria.

B. INCORPORAÇÃO DOS RESULTADOS DAS PESQUISAS

A incorporação dos resultados das pesquisas à prática, no dia-a-dia dos serviços, é um desafio para os profissionais da saúde.[114-116] Qual é o efeito de levar adiante avaliações do desempenho dos serviços de saúde? Será que os padrões de cuidados mudam em conseqüência da disseminação de informações científicas? Será que os seus resultados são usados, pelos profissionais de saúde, para tomadas de decisão?

Investigações sobre esses aspectos são escassas, com exceção, talvez, do impacto dos ensaios clínicos controlados. As pesquisas, são principalmente, de dois tipos.[115]

O primeiro tipo de avaliação parte dos resultados de investigações realizados em uma determinada área — por exemplo, a da prevenção do aborto pelo uso do estilbestrol, a dos efeitos terapêuticos do repouso no manejo de pacientes com hepatite a vírus ou a do tratamento da hipertensão. De posse dos resultados que indiquem consenso, na literatura especializada, verifica-se se os médicos têm conhecimento deles.

O segundo tipo começa com a prática médica e, a partir da coleta de dados a ela referentes, determina-se em que grau a prática está afinada com os resultados das pesquisas.

Segundo avaliações feitas sobre diversos temas, no Primeiro Mundo, a maioria dos autores chega à conclusão de que o impacto dos ensaios clínicos controlados, na prática dos cuidados de saúde, exceto em algumas poucas áreas relevantes, tem deixado a desejar: a incorporação do conhecimento é extremamente vagarosa. Por exemplo, apesar de haver suficientes evidências de que o repouso absoluto no leito é inócuo, como coadjuvante no tratamento da hepatite a vírus, essa prática continua sendo recomendada.[115] Um outro exemplo é mostrado a seguir.

- **Exemplo: avanços na terapia do infarto agudo do miocárdio**

Cardiologistas, clínicos gerais e médicos de família tratam, rotineiramente, pacientes com infarto do miocárdio, nos Estados Unidos.

Ensaios clínicos randomizados mostram que a maior sobrevida de infartados está associada, entre outros fatores, ao uso de terapia trombolítica, de aspirina e de beta-bloqueadores. Por outro lado, não há evidências de que o uso de diltiazem, em pacientes com congestão pulmonar, e de lidocaína profilática seja realmente benéfico. A partir dessas evidências, provenientes de revisão da literatura, 1.211 cardiologistas, clínicos gerais e médicos de família daquele país foram entrevistados acerca dos efeitos desses tratamentos na sobrevida do paciente e também foi-lhes perguntado se usariam tais medicamentos nos seus próprios pacientes.[116] A análise das respostas fornecidas pelos entrevistados permitiu concluir que os clínicos gerais e os médicos de família estão menos a par dos avanços no tratamento do infarto do miocárdio do que os cardiologistas. Em face desses achados, os autores consideraram de toda a conveniência melhorar a disseminação da informação concernente a ensaios randomizados para clínicos gerais e médicos de família, em especial, porque eles devem ter uma participação mais ativa em um novo sistema de saúde, que se pretende construir no futuro.

VII. COMENTÁRIO FINAL

Os serviços de saúde representam uma extensa área para aplicação da epidemiologia. Uma visão geral do tema foi apresentada neste capítulo e no anterior, tratando-se, inicialmente (Cap. 23), das relações entre oferta de serviços, necessidades da população e temas correlatos: a demanda e a utilização dos serviços. O presente capítulo contém discussão sobre a avaliação da qualidade dos serviços, abordada através de comentários acerca de "estrutura, processo e resultados"; estes últimos são debatidos, por sua vez, em termos de "eficácia, efetividade e eficiência".

QUESTIONÁRIO

1. O que significa qualidade dos serviços de saúde?
2. Como é investigada a qualidade dos serviços de saúde?
3. Discorra sobre a avaliação de estrutura. Dê exemplos.
4. Comente a avaliação do processo. Dê exemplos.
5. O que significa auditoria médica de prontuários? Como ela é feita?
6. Dê exemplos de comitês de qualidade.

7. Como a epidemiologia descritiva e a analítica são úteis na investigação de infecções hospitalares?
8. Como se faz a avaliação de resultados?
9. Conceitue e exemplifique eficácia, efetividade e eficiência.
10. Dê exemplos de alguns tipos de estudos utilizados na determinação da qualidade dos serviços de saúde.
11. Comente a incorporação dos resultados das pesquisas à prática dos serviços.

EXERCÍCIOS

24.1. Verifique como funcionam as comissões — de ética, de infecção hospitalar, de prontuário médico e outras — no hospital em que trabalhe ou a que tenha acesso. Há resultados concretos do funcionamento dessas comissões?

24.2. No estabelecimento de saúde a que tenha acesso, verifique quais são os indicadores gerados pelo sistema de informação existente. Observe se eles estão limitados a questões de volume de atendimentos (número de internações, consultas, exames etc.) ou se existe algo mais (por exemplo, a expressão dos resultados, em termos de coeficientes). É possível usá-los para inferir a qualidade dos serviços? Os indicadores disponíveis são usados para tomar decisões?

24.3. Se não há nenhuma forma de avaliação da qualidade, no serviço onde você trabalha (ou estuda), como ela poderia ser feita? De que tipo seria essa avaliação da qualidade?

24.4. Escolha aleatoriamente alguns prontuários, onde haja anotações recentes. Verifique o seu preenchimento. Qual o diagnóstico, de posse desses prontuários? Quais são as principais limitações e as prováveis causas dessas limitações? O que pode ser feito para melhorar a qualidade dos prontuários, caso sejam considerados deficientes?

24.5. No Brasil, existe uma legislação básica, instituída pelo Ministério da Saúde, formulando diretrizes para o controle e prevenção da infecção hospitalar. A portaria 196, de 24.6.1983, obriga todos os hospitais do País a manter comissões de controle de infecção hospitalar (CCIH).[117] A portaria 930, de 27.8.1992 (publicada no Diário Oficial, de 4.9.1992), revoga a 196, na tentativa de aperfeiçoar o controle. Nesse documento, que também obriga a criação de uma CCIH, em cada hospital, são abordados muitos outros tópicos de importância, na prevenção e controle da infecção hospitalar, tais como os conceitos básicos, a organização de comissões e os critérios para diagnóstico.

24.6. Dê exemplos de aplicação dos conceitos de eficácia, efetividade e eficiência.

24.7. Os ensinamentos contidos no presente livro servem como base para a realização de pesquisas aplicadas. O desafio a muitos profissionais de saúde é desenvolver ou participar de um ambiente de trabalho no qual se integrem a prestação de serviços e a pesquisa. Além disso, deve-se sempre evitar o egoísmo: o de guardar os resultados de avaliações e pesquisas somente para si, em lugar de apresentá-los em reuniões científicas, levá-los a congressos e publicá-los na literatura especializada, de modo a alcançarem ampla divulgação.

REFERÊNCIAS BIBLIOGRÁFICAS

1. AZEVEDO Antonio C. Avaliação de desempenho de serviços de saúde. Revista de Saúde Pública (SP) 1991; 25(1):64-71.
2. SCHULBERG Herbert C, SHELDON Alan & BAKER Frank. Program evaluation in the health fields. New York, Behavioral Publications, 1969 (reprodução de 35 artigos publicados na literatura especializada).
3. HOLLAND Walter W. Evaluation of health care. Oxford, Oxford University Press, 1983.
4. ROSSI Peter H & FREEMAN Howard E. Evaluation: a systematic approach. 3.ª Ed, Beverly Hills, Sage Publications, 1985.
5. Programa Brasileiro de Qualidade e Produtividade. Critérios para a geração de indicadores de qualidade e produtividade no serviço público. Brasília, Instituto de Pesquisa Econômica e Aplicada (IPEA), mimeografado, 15 pgs., 1990.
6. LAST John M. A dictionary of epidemiology. New York, Oxford University Press, 1988.
7. HORNBROOK MC. Techniques for assessing hospital case mix. Annual Review of Public Health 1985; 6:295-324.
8. DONABEDIAN Avedis. Evaluating the quality of medical care. Millbank Memorial Fund Quarterly 1966; 44:166-206.
9. DONABEDIAN Avedis. A guide to medical care administration. Volume 1: concepts and principles. American Public Health Administration, 1969 (revised).
10. DONABEDIAN Avedis. A guide to medical care administration. Volume 2: medical care appraisal. American Public Health Administration, 1969 (revised).
11. DONABEDIAN Avedis. The quality of medical care. Science 1978; 200(4344):856-864. Traduzido para o espanhol em Ciencia y Desarrollo 1981; 37:68-89.
12. DONABEDIAN Avedis. Explorations in quality assessment and monitoring. Volume 1: The definition of quality and approaches to its assessment. Ann Harbor, Health Administration Press, 1980.
13. DONABEDIAN Avedis. Explorations in quality assessment and monitoring. Volume 2: The criteria and standards of quality. Ann Harbor, Health Administration Press, 1982.
14. DONABEDIAN Avedis. Explorations in quality assessment and monitoring. Volume 3: The methods and findings of quality assessment and monitoring - an illustrated analysis. Ann Harbor, Health Administration Press, 1985.
15. MAXWELL RJ. Quality assessment in health. British Medical Journal 1984; 288:1470-1472.
16. VUORI H. Research needs in quality assurance. Quality Assurance in Health Care 1989; 1(2):147-159.
17. VUORI Hannu. A qualidade da saúde. Londrina, Divulgação em Saúde para Debate, Cadernos de Ciência e Tecnologia N.º 1, CEBES, 1991:17-25.
18. VERA Hernán. The client's view of high-quality care in Santiago, Chile. Studies in Family Planning 1993; 24(1):40-49.
19. BROOK Robert H & LOHR Kathleen N. Efficacy, effectiveness, variations and quality. Medical Care 1985; 23(5):710-722.
20. ELLWOOD Paul M. Outcomes management: a technology of patient experience. New England Journal of Medicine 1988; 318(23):1549-1556.
21. DURAND-ZALESKI I, AUDET AM, GREENFIELD S & JOLLY D. L'évaluation de la qualité des soins aux Etats-Unis. Revue d'Épidémiologie et de Santé Publique 1991; 39(1):467-476.
22. SANAZARO PJ. Quality assessment and quality assurance in medical care. Annual Review of Public Health 1980; 1:37-68.
23. BROOK Robert H & LOHR Kathleen N. Monitoring quality of care in the Medicare program. Journal of the American Medical Association 1987; 258:3138-3141.
24. STEFFEN Grant E. Quality medical care: a definition. Journal of the American Medical Association 1988; 260(1):56-61.
25. ROEMER MI & MONTOYA-AGUILAR C. Quality assessment and assurance in primary health care. WHO Offset Publication, número 105, 1988.
26. Assessing quality of care: three different approaches. Business & Health 1990; August:27-42.
27. MADUREIRA Paulo R & DE CAPITANI Eduardo M. Qualidade da atenção em rede hierarquizada: a interface serviço/paciente. Cadernos de Saúde Pública 1990; 6(2):158-174.
28. REIS Eduardo JFB, SANTOS Fausto P, CAMPOS Francisco E, ACÚRCIO Francisco A, LEITE Marcelo TT, LEITE Maria Léa C, CHERCHIGLIA Mariângela L & SANTOS Max A. Avaliação na qualidade dos serviços de saúde: notas bibliográficas. Cadernos de Saúde Pública 1990; 6(1):50-61.
29. AKERMAN Marco & NADANOVSKY Paulo. Avaliar os serviços de saúde: avaliar o quê? Cadernos de Saúde Pública 1992; 8(4):361-366.
30. HURST Keith. Specifying quality in health and social care. Quality Assurance in Health Care 1992; 4(3):193-197.
31. PAGANINI José Maria. Calidad y eficiencia en hospitales. Boletín de la Oficina Sanitaria Panamericana 1993; 115(6):482-510.

32. NOGUEIRA Roberto P. Perspectivas da qualidade em saúde. Rio, Qualitymark, 1994.
33. MOSES Lincoln E & BYRON W BROWN Jr. Experiences with evaluating the safety and efficacy of medical technologies. Annual Review of Public Health 1984; 5:267-292.
34. PEABODY John W, RAHMAN Omar, FOX Kristin & GERTLER Paul. Calidad de la atención en estabelecimientos públicos y privados de atención primária de salud: comparaciones estructurales en Jamaica. Boletín de la Oficina Sanitaria Panamericana 1994; 117(3):193-212.
35. RODRIGUES-FILHO José. A oferta e a procura dos serviços médico-hospitalares no Brasil. Revista de Administração Pública 1983; 17(4):95-101.
36. D'OLEO Rafael JM & FÁVERO Manildo. Perfil sociodemográfico da população que demanda assistência médico-hospitalar em região do Estado de São Paulo, Brasil, 1988. Revista de Saúde Pública (SP) 1992; 26(4):256-263.
37. BRIDMAN Robert F. Prefácio. Em: KOHN, Robert & WHITE, Kerr L. Health care: an international study. Oxford, Oxford University Press, 1976.
38. WANG B. Um modelo para desenvolvimento de infra-estrutura física para saúde. Revista Brasileira de Engenharia 1987; 4(1):18-30.
39. HEIDEMANN EG. The contemporary use of standards in health care. Geneve, World Health Organization (publicação WHO/SHS/DHS/93.2), 1993.
40. COSTA José Augusto. Auditoria médica em cirurgia. Revista da Associação Médica Brasileira 1992; 38(2):95-96.
41. SANAZARO PJ. Medical audit experience in the USA. British Medical Journal 1974; 1:271.
42. HOPKINS Anthony. Approaches to medical audit. Journal of Epidemiology & Community Health 1991; 45(1):1-3.
43. RICHARDS Clive. Impact of medical audit advisory groups. British Medical Journal 1991; 302:153-155 (o volume 302 contém vários artigos sobre o tema).
44. MACPHERSON D & MANN T. Medical audit and quality of care: a new English initiative. Quality Assurance in Health Care 1992; 4(2):89-95.
45. LOMBRAIL P, LEROYER A, VITOUX-BROT C, DOLFUSS C, BOURRILLON A, BEAUFILS F, HASSAN M & BRODIN M. Effectiveness of the daily record review at the medical emergency room department in a French teaching children hospital. Quality Assurance in Health Care 1992; 4(3):205-215.
46. SCOCHI Maria José. Indicadores de qualidade dos registros e da assistência ambulatorial em Maringá, Estado do Paraná, Brasil, 1991: um exercício de avaliação. Cadernos de Saúde Pública (RJ) 1994; 10(3):356-367.
47. BRAGA Luiz Fernando CO, NAZARENO Eleusis R, FANINI Maria Leonir, SOARES Vânia Maria N & HIRATA Vera Marisa. Relatório dos Comitês de Morte Materna do Paraná, 1991. Informe Epidemiológico do SUS 1992; 1(7):29-49.
48. CAVALCANTI Mariângela DA, BRAGA Oswaldo B, TEÓFILO Carlos Henrique, OLIVEIRA Egione N & ALVES Antônio. Cost improvements through the establishment of a prudent infection control practices in a Brazilian general hospital. Infection Control and Hospital Epidemiology 1991; 12(11):649-653. Ver também editorial, pgs. 647-648.
49. AZEVEDO Antonio Carlos. Padrões de funcionamento para hospitais gerais. Residência Médica (Ministério de Educação e Cultura) 1982; 4(1):121-135.
50. FERNANDES-JUNIOR Hugo. A produtividade nos hospitais da Fundação Hospitalar do Distrito Federal. Brasília Médica 1992; 29(3/4):5-9.
51. PENCHANSKY Roy & THOMAS Willian. The concept of access: definition and relationship to consumer satisfaction. Medical Care 1981; 19(2):127-140.
52. PÉREZ Reinaldo & IBARRA Ana Maria. La evaluación de la satisfacción de la problación con los servicios de salud. Revista Cubana de Administración de Salud 1985; julio-septiembre:255-262.
53. PELICIONI Maria Cecília & WESTPHAL Márcia F. Serviços de saúde: utilização e opinião dos usuários. Revista Paulista de Hospitais 1991; 39(5/8):69-75.
54. CUNNINGHAM Lynne. The quality connection in health care: integrating patient satisfaction and risk management. San Francisco, Jossey-Bass Publishers, 1991.
55. FITZPATRICK Ray. Surveys of patient satisfaction. British Medical Journal 1991; 302:887-889 e 1129-1132.
56. LEMME Antonio C, NORONHA Gerson & RESENDE José B. A satisfação do usuário em hospital universitário. Revista de Saúde Pública (SP) 1991; 25(1):41-46.
57. HALAL Iná S, SPARRENBERGER Felipe, BERTONI Anete M, CIACOMET Carla, SEIBEL Carlos E, LAHUDE Flávia M, MAGALHÃES Gilson A, BARRETO Lírio & LIRA Rita CA. Avaliação da qualidade de assistência primária à saúde em localidade urbana da Região Sul do Brasil. Revista de Saúde Pública (SP) 1994; 28(2):131-136.
58. EHNFORDS Margareta & SMEDBY BJÖRN. Patient satisfaction surveys subsequent to hospital care: problems of sampling, non-response and other losses. Quality Assurance in Health Care 1993; 5(1):19-32.
59. SMITH Caroline. Validation of a patient satisfaction system in the United Kingdom. Quality Assurance in Health Care 1992; 4(3):171-177.
60. KRISTJANSON Linda. Validity and reliability testing of the farmcare scale: measuring family satisfaction with advanced cancer care. Social Science and Medicine 1993; 36(5):693-701.
61. VUORI H. Patient satisfaction - does it matter? Quality Assurance in Health Care 1991; 3(3):183-189.
62. LUFT Harold & HUNT Sandra S. Evaluating individual hospital quality through outcome statistics. Journal of the American Medical Association 1986; 255(20):2780-2784.
63. DUBOIS Robert W, BROOK Robert H & ROGERS William H. Adjusted hospital death rates: a potencial screen for quality of medical care. American Journal of Public Health 1987; 77(9):1162-1166. Ver também o editorial:1155-1156.
64. GREENFIELD S, ARONOW HU, ELASHOFF RM et al. Flaws in mortality data: the hazards of ignoring comorbid disease. Journal of the American Medical Association 1988; 260:2253-2255.
65. HOLAHAN J, BERENSON RA & KACHAVOS PG. Area variations in medicare procedures. Health Affairs 1990; 9(4):166-175.
66. GROSS Peter A. Severity of illness indicators. Infection Control & Hospital Epidemiology 1989; 10(6):257-260.
67. VLADECK Bruce C & KRAMER Paula S. Case mix measures: DRGs and alternatives. Annual Review of Public Health 1988; 9:333-359.
68. McMAHON Jr LF. Diagnosis related groups: past and future. Infection Control and Hospital Epidemiology 1988; 9(10):471-474.
69. VERAS Cláudia MT, BRAGA NETO Francisco C, NORONHA Marina F & MARTINS Mônica S. Diagnosis Related Groups - DRGs: avaliação do uso de uma metodologia de mensuração do produto hospitalar com utilização de base de dados do SAMHPS/AIH na cidade do Rio de Janeiro. Cadernos de Saúde Pública (RJ) 1990; 6(3):330-337.
70. NORONHA Marina F, VERAS Cláudia MT, LEITE Iuri C, MARTINS Mônica S, BRAGA NETO Francisco & SILVER Lynn. O desenvolvimento dos "Diagnosis Related Groups" - DRGs: metodologia de classificação de pacientes hospitalares. Revista de Saúde Pública (SP) 1991; 25(3):198-208.
71. International comparability of DRGs. Health Policy 1991; 17(2):97-194. Número especial dedicado ao tema.
72. GONNELA JS, HORNBROOK MC & LOUIS DZ. Staging of disease: a case-mix measurement. Journal of the American Medical Association 1984; 251:637-644.
73. LUCA LA, SCHMITT FC, TRAIMAN P, OLIVEIRA JUNIOR B, ANDRADE LM, RUDGE MVC & LUNARDI MT. Considerações sobre o câncer localmente avançado de mama acrescidas de identificação dos receptores de estrogênios usando anticorpos monoclonais. Revista da Associação Médica Brasileira 1993; 39:17-32.
74. HAND Roger, FREMGEN Amy, CHMIEL Joan et al. Procedimentos de estadiamento, controle clínico e resultado de sobrevida para carcinoma ovariano. Journal of the American Medical Association 1994; 4(1, suplemento):1136-1140.
75. IANHEZ LE, SAMPAIO M, CHOCAIR PR, FONSECA JA & SABBAGA E. Influência da condição sócio-econômica na infecção pós-transplante renal. Revista da Associação Médica Brasileira 1993; 39:33-36.
76. BANTA David & BOS Michael. The relationship between quantity and quality with coronary artery bypass graft surgery. Health Policy 1991; 18(1):1-10.
77. Using quality improvement tools in health care setting. Illinois, The Joint Commission on Accreditation of Health Care Organization, 1992.
78. COCHRANE A. Effectiveness and efficiency. Londres, Nuffield, 1972.
79. FORSTER Aldaísa, HALPERN Luciana, RUFFINO-NETTO Antonio & TOZZE Gabriela B. Avaliação e custos do subprograma de controle da tuberculose no Centro de Saúde Escola de Ribeirão Preto, 1988. Cadernos de Saúde Pública 1992; 8(2):183-189.
80. GREENLAND Sander & NEUTRA Raymond. Control of confounding in the assessment of medical technology. International Journal of Epidemiology 1980; 9(4):361-367.
81. Department of Clinical Epidemiology and Biostatistics. McMaster University. How to read clinical journals: 7. To understand an economic evaluation. Canadian Medical Association Journal 1984; 130:1428-1433; 1542-1549.
82. MILLS A. Survey and examples of economic evaluation of health programmes in developing countries. World Health Statistics Quarterly 1985; 38:402-431.
83. Economic evaluation in the health field. World Health Statistics Quarterly 1985; 38(4):351-437 (coletânea de seis artigos).

84. EISENBERG John M, FREUND Deborah, GLICK Henry, HALL Jane, HALSTEAD Scott, LABELLE Roberta & INCLEN Economics Faculty. Clinical economics education in the International Clinical Epidemiology Network. Journal of Clinical Epidemiology 1989; 42(7):689-695.
85. HURLEY J. What does economics have to offer: risk-benefits analysis? Canadian Journal of Public Health 1991; 82(3):S21-S28.
86. JOHANNESSON Magnus & JÖNSSON Bengt. Economic evaluation in health care; is there a role for cost-benefit analysis? Health Policy 1991; 17(1):1-23.
87. ZUÑIGA CG, PEÑA PH, GUERRERO CO, FERNANDEZ RZ & BURGOA CS. Evaluación económica y toma de decisiones en salud ambiental. Revista de Saúde Pública (SP) 1994; 28(2):153-166.
88. CREESE AL & HENDERSON RH. Cost-benefit analysis and immunization programmes in developing countries. Bulletin of the World Health Organization 1980; 58(3):491-497.
89. WEINSTEIN MC & STAVON WB. Foundations of cost-effectiveness analysis for health and medical practices. New England Journal of Medicine 1977; 296:716.
90. CREESE AL, SRIYABBAYA N, CASABAL G & WISESO G. Cost-effectiveness appraisal of immunization programmes. Bulletin of the World Health Organization 1982; 60(4):621-632.
91. SHEPARD DS, ROBERTSON RL, CAMERON CSM, SATURNO P, POLLACK M, MANCEAU J, MARTINEZ P, MEISSNER P & PERRONE J. Cost effectiveness of routine and campaign vaccination strategies in Ecuador. Bulletin of World Health Organization 1989; 67(6):649-662. Traduzido para o espanhol em Boletín de la Oficina Sanitaria Panamericana 1992; 112(2):110-130.
92. MURRAY CJL, KREUSER J & WHANG W. Cost-effectiveness analysis and policy choices: investing in health systems. Bulletin of the World Health Organization 1994; 72(2):663-674.
93. SINCLAIR John C, RORRANCE George W, BOYLE Michael, HORWOOD Sargent P, SAIGAL Saroj & SACKETT David. Evaluation of neonatal-intensive-care-programs. New England Journal of Medicine 1981; 305(9):489-494.
94. PANETH Nigel. Technology at birth. American Journal of Public Health 1990; 80:777-892.
95. NEUTRA RR, FIENBERG SE, GREENLAND S & FRIEDMAN EA. Effect of fetal monitoring on neonatal death rates. New England Journal of Medicine 1978; 299:324-326.
96. PANETH N, KIELY JL, WALLENSTEIN S, MARCUS M, PAKTER J & SUSSER M. Newborn intensive care and neonatal mortality in low-birth-weight infants: a population study. New England Journal of Medicine 1982; 307:149-155.
97. SHY KK, LARSON EB & LUTHY DA. Evaluating a new technology: the effectiveness of electronic fetal heart rate monitoring. Annual Review of Public Health 1987; 8:165-190.
98. ALMEIDA RT, PANERAI RB, CARVALHO M & LOPES JMA. Avaliação de cuidados intensivos neonatais. Londrina, Divulgação em Saúde para Debate, Cadernos de Ciência e Tecnologia N.º 1, 1991: 45-49.'
99. SANTOS-EGGIMANN Brigitte & SHAPIRO Sam. Neonatal intensive care units: is the level of utilization still paralleled by infant mortality? International Journal of Epidemiology 1994; 23(3):528-535.
100. IBRAHIM Michael A. Epidemiology and health policy. Rockville, Maryland, Aspen Publications, 1985.
101. CHALLAH S & MAYS NB. The randomized controlled trial in the evaluation of new technology. British Medical Journal 1986; 292:877-879.
102. FISHER Bernard, REDMOND Carol, FISHER Edwin R, BAUER Madeline et al. Ten-year results of a randomized clinical trial comparing radical mastectomy and total mastectomy with or without radiation. New England Journal of Medicine 1985; 312(11):674-681. Reproduzido, em inglês e em espanhol, em publicação da Organização Pan-Americana da Saúde: El desafio de la epidemiologia: problemas y lecturas seleccionadas. Washington, OPS (Publicación Científica 505), 1988:1023-1035 (edição em espanhol). Na edição em inglês, pg. 938-949.
103. SACKETT David, SPITZER Walter O, GENT Michael & ROBERTS Robin S. The Burlington randomized trial of the nurse practitioner: health outcomes of treatment. Annals of Internal Medicine 1974; 80:137-142. Reproduzido, em inglês e em espanhol, em publicação da Organização Pan-Americana da Saúde: El desafio de la epidemiologia: problemas y lecturas seleccionadas. Washington, OPS (Publicación Científica 505), 1988:1007-1014 (edição em espanhol). Na edição em inglês, pg 923-929.
104. BROOK RH, WARE Jr JE, ROGERS WH, KEELER EB et al. Does free care improve adults' health? New England Journal of Medicine 1983; 309(23):1426-1434.
105. DENISTON OL & ROSENSTOCK IM. The validity of nonexperimental designs for evaluating health services. Health Service Report 1973; 88(2):153-164.
106. GREENLAND Sander, WATSON Erica & NEUTRA Raymond R. The case-control method in medical care evaluation. Medical Care 1981; 19(8):872-878.
107. BALTAZAR Jane C. The potential of the case-control method for rapid epidemiological assessment. World Health Statistics Quarterly 1991; 44:140-144. Traduzido em: Boletín de la Oficina Sanitaria Panamericana 1994; 117(1):44-52.
108. TURSZ A. Evaluation de l'application d'une loi ou d'une réglementation. Revue d'Épidémiologie et de Santé Publique 1991; 39 (Supplement 1):S43-S50.
109. KESSNER DM, KALK CE & SINGER J. Assessing the quality: the case for tracers. New England Journal of Medicine 1973; 288:189-194.
110. KESSNER David M et al. Assessment of medical care for children. Washington, Institute of Medicine, Nacional Academy of Sciences, Contrasts in Health Status, Volume 3, 1974.
111. TARLOV AR, WARE JE, GREENFIELD S, NELSON EC, PERRIN E & ZUBKOFF M. The medical outcome study: the application of methods for monitoring the results of medical care. Journal of the American Medical Association 1989; 262(7):925-930. Ver também, no mesmo número, as páginas 907-919 e 943.
112. D'HOORE W & Van NIEUWENHUYSEN JP. Application de la méthode des traceurs à l'évaluation de la qualité des soins dentaires chez 3237 écoliers belges. Revue d'Épidémiologie et Santé Publique 1991; 39(1):63-69.
113. KEKKI Pertti. Empleo de una actividad "trazadora" para evaluar un centro de salud. Foro Mundial de la Salud 1990; 11(4):455-458.
114. KESSNER David M. Diffusion of new medical information. American Journal of Public Health 1981; 71(4):367-368.
115. BANTA H David. Tecnologia para a saúde. Londrina, Divulgação em Saúde para Debate, Cadernos de Ciência e Tecnologia N.° 1, CEBES, 1991:8-16.
116. AYANIAN JZ, HAUPTMAN PJ, GUADAGNOLI E, ANTMAN EM, PASHOS CL & McNEIL BJ. Knowledge and practices of generalist and specialist physicians regarding drug therapy for acute myocardial infarction. New England Journal of Medicine 1994; 331(17):1136-1142.
117. Ministério da Saúde. Manual de controle de infecção hospitalar. Brasília, Centro de Documentação, 1985.

GLOSSÁRIO GERAL DE TERMOS

ACURÁCIA: o mesmo que acuidade ou validade de um teste diagnóstico.

ADESÃO (ou aderência): em conformidade com as instruções. Por exemplo, um passo intermediário na avaliação de qualquer intervenção consiste em comprovar se realmente a intervenção foi executada nos moldes propostos; ou seja, se os participantes seguiram as recomendações na forma como foram prescritas.

ALEATÓRIO: escolhido ao acaso; o mesmo que casual; diz-se da escolha, ao acaso, das unidades que deverão compor uma amostra.

ALEATORIZAÇÃO: o mesmo que casualização e randomização (ver esta).

ALFA: nível de significância estatística; ver erro do tipo I.

AMOSTRA: subconjunto da população. Pode ser de conveniência (não-aleatória) ou aleatória.

AMOSTRA ALEATÓRIA: composta ao acaso; as leis do acaso (de probabilidades) operam em tais circunstâncias para torná-la representativa da população. Tipos principais de amostra: aleatória simples, sistemática, estratificada e por conglomerados.

AMOSTRA NÃO-ALEATÓRIA (por vezes dita "selecionada" ou "viciada"): escolhida por conveniência ou por julgamento de valor; as leis do acaso não operam em tais circunstâncias.

AMOSTRAGEM: processo de seleção de unidades que deverão compor a amostra; pode ser feita, por exemplo, por meio da "tabela de números aleatórios".

ANÁLISE BIVARIADA: análise de duas variáveis: por exemplo, distribuição da mortalidade por sexo e idade.

ANÁLISE MULTIVARIADA: conjunto de técnicas usadas para investigar, simultaneamente, o efeito de duas ou mais variáveis independentes sobre uma variável dependente: por exemplo, colesterol sérico e idade sobre a mortalidade por doença coronariana. Em estatística, o termo designa os métodos analíticos para estudo simultâneo de duas ou mais variáveis dependentes (e várias independentes).

ANÁLISE SEQÜENCIAL: método de análise estatística que possibilita terminar um experimento logo que uma resposta, com um certo grau de precisão, seja alcançada.

ANÁLISE UNIVARIADA: análise de uma variável apenas: por exemplo, distribuição da mortalidade por sexo.

ASSOCIAÇÃO: relação estatística entre dois eventos; empregada usualmente com o significado de "associação estatística".

ASSOCIAÇÃO CAUSAL: que exprime causa; existe associação causal quando a alteração na freqüência (ou qualidade) de um dos eventos acarreta mudanças no outro (ver causalidade).

ASSOCIAÇÃO DIRETA: não há elos intermediários entre "causa" e "efeito" (ver associação indireta).

ASSOCIAÇÃO ESPÚRIA: expressão usada com mais de um significado; o mesmo que "artificial", "fictícia" ou "falsa", pois imputada a erro de delineamento, viés metodológico ou chance. Relação que não é devida ao evento ao qual se atribui. Às vezes, é usada para significar qualquer relação estatística não-causal.

ASSOCIAÇÃO ESTATÍSTICA: relação quantitativa entre dois eventos, que podem estar ou não relacionados em termos de causa-efeito.

ASSOCIAÇÃO INDIRETA: dois sentidos são encontrados para esta expressão; diz-se haver associação indireta: a) quando há elos intermediários entre "causa" e "efeito"; b) quando a relação é devida à presença de um terceiro fator (ou seja, a associação estatística entre dois eventos é explicada pela presença de um terceiro).

ASSOCIAÇÃO NÃO-CAUSAL: a relação estatística encontrada entre dois eventos é devida a fatores como chance, viés ou o efeito de outras variáveis.

ASSOCIAÇÃO NEGATIVA: eventos em direção oposta; inversamente relacionados: por exemplo, classe social e incidência de desnutrição primária.

ASSOCIAÇÃO POSITIVA: os dois eventos têm a mesma direção; diretamente relacionados: por exemplo, renda e escolaridade.

AVALIAÇÃO CEGA (ou mascarada): o indivíduo observado, o observador e/ou o analista de dados desconhecem a que grupo o primeiro pertence. Em oftalmologia, prefere-se o termo "mascarado".

• Avaliação mono-cega: quando um deles, o observado ou o observador, desconhece a que grupo o primeiro pertence.

• Avaliação duplo-cega: quando o observado e o observador desconhecem a que grupo o primeiro pertence.

• Avaliação triplo-cega: quando o observado, o observador e o analista (e todos os demais que lidam com os dados) desconhecem a que grupo o primeiro pertence.

BASE DE DADOS: conjunto de dados; por exemplo, de uma pesquisa.

BETA: ver erro do tipo II.

BIAS (pronúncia: baias): distorção sistemática; o mesmo que erro sistemático, viés, vício e tendenciosidade.

CADASTRO (ou marco) DE AMOSTRAGEM: rol de unidades ou indivíduos, como na relação de domicílios, utilizado para selecionar uma amostra.

CASUALIZAÇÃO: o mesmo que aleatorização e randomização (ver esta).

CAUSALIDADE: relação de causa e efeito.

CAUSALIDADE (critérios de julgamento): conjunto de orientações que serve de base à aferição da causalidade. Os critérios mais usados são: 1. a seqüência cronológica entre exposição ao fator de risco e o aparecimento da doença; 2. a força da associação entre os eventos; 3. a relação dose-resposta; 4. a consistência da associação; 5. a plausibilidade (ou coerência) da associação; 6. a analogia com outras situações; e 7. a especificidade da associação.

COEFICIENTE (ou taxa): freqüência com que um evento ocorre na população; proporção de uma população possuidora de uma determinada característica. Exemplo: coeficiente de morbidade (incidência ou prevalência) e de mortalidade.

COEFICIENTE AJUSTADO: coeficiente que sofreu transformações matemáticas de modo a eliminar o efeito de uma ou mais variáveis.

COEFICIENTE DE ATAQUE: o mesmo que coeficiente de incidência.

COEFICIENTE DE INCIDÊNCIA: ver incidência.
COEFICIENTE DE PREVALÊNCIA: ver prevalência.
COEFICIENTE DE VARIAÇÃO: é o desvio-padrão expresso como porcentagem da média.
CO-INTERVENÇÃO: realização de procedimentos diagnósticos e terapêuticos adicionais, em um dos grupos.
CO-MORBIDADE: agravo à saúde de que o paciente é portador, excluído de consideração o agravo à saúde objeto de investigação.
CO-NEGATIVIDADE: substituto para especificidade, quando o padrão de referência para a doença não é o diagnóstico de certeza.
CONFIABILIDADE: o mesmo que reprodutibilidade.
CONFOUNDING: termo inglês que significa confundimento ou confusão de variáveis.
CONFUNDIDOR: o mesmo que variável de confundimento ou de confusão.
CONFUNDIMENTO: situação em que os efeitos de duas variáveis, sobre uma terceira, não estão separados; por exemplo, na avaliação exposição-doença (sedentarismo e incidência de coronariopatias), um outro fator (como a idade), além da exposição em questão (o sedentarismo), está determinando parte do efeito (ou seja, é responsável também por parte da incidência de coronariopatias). Em conseqüência, a idade funciona como variável de confundimento ou de confusão, pois perturba o estudo da associação entre sedentarismo e coronariopatias.
CONFUSÃO DE VARIÁVEIS: ver confundimento.
CONTAMINAÇÃO: presença de um agente infeccioso na superfície do corpo, roupas, alimentos etc. (ver este verbete no glossário de doenças infecciosas, Cap. 20); a aplicação, no grupo-controle, de procedimentos reservados ao grupo de estudo.
CONTROLE: diversos significados: ato de regular ou fiscalizar; conjunto de ações para prevenir, reduzir ou eliminar doenças e agentes mórbidos (programa de controle de doenças); grupo-testemunha; remoção do efeito de uma ou mais variáveis que confundem a interpretação.
CONTROLE EXTERNO (histórico, não-paralelo, não-simultâneo, não-concomitante ou não-concorrente): grupo de indivíduos cujos dados foram coletados, em geral, antes dos do grupo de estudo, dados estes usados como padrão para comparação dos resultados.
CONTROLE INTERNO (paralelo, simultâneo, concomitante ou concorrente): grupo de indivíduos formado durante o próprio desenrolar da investigação; é encontrado na "investigação controlada". Exemplo, estudo de caso-controle.
COORTE: grupo de pessoas com alguma característica em comum; por exemplo, as crianças nascidas em determinado ano (ver estudo de coorte).
COORTE DE INÍCIO (*inception cohort*): grupo de pessoas com características comuns (por exemplo, pacientes portadores de uma dada doença utilizados em investigação sobre prognóstico desta doença), reunidas em fase inicial dos transtornos clínicos, tal como na época de exposição à causa suspeita ou no momento do diagnóstico, e que são seguidas por um certo tempo de modo a conhecer os desfechos clínicos.
CO-POSITIVIDADE: substituto para sensibilidade, quando o padrão de referência para a doença não é o diagnóstico de certeza.
CORRELAÇÃO: relação mútua entre dois eventos; a presença de um prediz ou favorece a ocorrência do outro; a correlação simples mede a força do relacionamento de duas variáveis; a correlação múltipla envolve três ou mais variáveis.
CRITÉRIO-PADRÃO (ou de referência): método, medida ou procedimento tido como o melhor, entre as alternativas; o que mais se aproxima da "verdade". Um exame ou conjunto de exames diagnósticos que constitui o melhor *standard* para a aferição da sensibilidade, especificidade e outros atributos de um novo teste de rastreamento ou de diagnóstico.
DELINEAMENTO DE UMA INVESTIGAÇÃO: o mesmo que estrutura, arquitetura, configuração, modelo, protocolo, desenho ou *design* da pesquisa; os traços gerais e específicos da metodologia da investigação, tais como: o tamanho da amostra, a existência ou não de grupo controle, as características dos participantes, as observações necessárias, a freqüência da coleta de dados e outros aspectos técnicos, que permitam alcançar os objetivos do estudo.
DESENHO (de uma investigação): o mesmo que delineamento.

DESIGN: o mesmo que delineamento.
DESVIO-PADRÃO: afastamento-padrão em relação à média; informa a dispersão dos valores em torno da média.
DIFERENÇAS ESTATISTICAMENTE SIGNIFICATIVAS: diferenças não-aleatórias; que não são imputadas ao acaso; algum fator que, não o acaso, explica as diferenças — por exemplo, entre as médias de duas amostras. Ver P (de probabilidade).
DIFERENÇAS NÃO-ESTATISTICAMENTE SIGNIFICATIVAS: as diferenças são triviais e imputadas ao acaso; os dois grupos comparados são semelhantes, do ponto de vista estatístico. Ver P (de probabilidade).
DISTRIBUIÇÃO NORMAL: curva normal ou de Gauss, em forma de sino; distribuição simétrica de freqüências, determinada pelo conhecimento da média e do desvio-padrão. Propriedades: a média ± 1 desvio-padrão abrange 68% das observações; a média ± 2 desvios-padrão inclui 95% das observações; a média ± 3 desvios-padrão encerra, praticamente, todas as observações (99%).
DUPLO-CEGO: avaliação na qual o observador e o observado desconhecem certos detalhes do que é avaliado (por exemplo, a que grupo o avaliado pertence, se exposto/não-exposto ou doente/não-doente) (ver avaliação cega).
EFEITO COORTE: devido a uma geração; as gerações têm, em geral, risco diferenciado de adquirir uma doença ou um outro resultado, diferença esta que é denominada "efeito coorte".
EFEITO DE SER OBSERVADO (ou efeito Hawthorne): o próprio ato de observar um indivíduo influencia a conduta da pessoa que se sabe observada: ela muda de atitude e distorce os resultados.
EFEITO HALO (ou auréola): a tendência da parte do observador de ser influenciada, indevidamente, por uma característica, favorável ou desfavorável, da pessoa observada, de modo a alterar seu julgamento (do observador) sobre as demais características (do observado).
EFEITO *PROXY*: ver *proxy*.
EFETIVIDADE (*Effectiveness*): a extensão de quanto uma determinada intervenção, procedimento, programa, regime ou serviço produz um resultado benéfico, quando empregado no "mundo real", em uma população definida; é o resultado verdadeiramente observado nas condições habituais de uso, ou seja, a sua utilidade em condições usuais.
EFICÁCIA (*Efficacy*): a extensão de quanto uma determinada intervenção, procedimento, programa, regime ou serviço produz um resultado benéfico, em condições ideais de observação; trata-se do resultado no "laboratório", ou seja, da sua utilidade em condições ideais.
EFICIÊNCIA (*Efficiency*): refere-se aos efeitos alcançados em relação ao esforço despendido em termos de recursos e tempo; é o resultado tendo em conta os insumos utilizados; trata-se do rendimento dos recursos; os estudos sobre eficiência (por exemplo, de "custo-benefício" ou "custo-efetividade") são empregados para fazer comparações entre duas ou mais intervenções (ou procedimentos, programas, regimes, serviços etc.), entre si, de modo a escolher a que é mais apropriada — ou seja, que tenha melhor relação custo-benefício ou custo-efetividade — para ser recomendada ou implementada.
EMPARELHAMENTO (ou pareamento): formação de parelhas ou pares de indivíduos com características semelhantes, por exemplo, de sexo e idade.
ENSAIO CLÍNICO: o mesmo que investigação ou estudo clínico. Em metodologia científica, a denominação tem a conotação de pesquisa clínica em condições controladas — o que tende a ser sinônimo de ensaio clínico randomizado.
ERRO ALFA: ou "erro do tipo I".
ERRO BETA: ou "erro do tipo II".
ERRO DE AMOSTRAGEM: erro na estimativa do parâmetro populacional. É determinado pelo cálculo do "intervalo de confiança".
ERRO DO OBSERVADOR: o mesmo que variação do observador.
ERRO DO TIPO I: erro falso-positivo; encontram-se diferenças estatisticamente significativas, nos resultados de um estudo, quando, na verdade, trata-se de diferenças ao acaso; leva a afirmar-se que há associação entre exposição e doença (ou há diferença entre dois tratamentos) quando ela, de fato, não existe. A probabilidade de cometer este erro é designada por "alfa" (ou "nível de significância estatística").

ERRO DO TIPO II: erro falso-negativo; não se encontram diferenças estatisticamente significativas (só variações ao acaso), nos resultados de um estudo, quando, na verdade, tais diferenças são reais; leva a afirmar-se que não há associação entre exposição e doença (ou não há diferença entre dois tratamentos) quando ela, de fato, existe. A probabilidade de cometer este erro é designada por "beta". O complemento de beta, ou seja, 1-beta, é denominado "poder estatístico do teste".

ERRO NÃO-SISTEMÁTICO: devido ao acaso.

ERRO-PADRÃO: medida da variação que se espera ocorrer, apenas pelo efeito do acaso, quando somente seleciona-se uma amostra aleatória para estimar um parâmetro populacional. Dois erros-padrão para um lado e para outro de um valor estatístico (por exemplo, da prevalência) é o procedimento usado, comumente, para construir o intervalo de confiança.

ERRO SISTEMÁTICO: não é devido ao acaso; o mesmo que tendenciosidade ou viés.

ESCALAS DE MENSURAÇÃO (tipos): nominal (sexo e raça), ordinal (classe social e grau de satisfação), intervalar (temperatura — a posição do zero é estabelecida por convenção) e razão (peso e altura — o zero significa ausência).

ESPECIFICIDADE: proporção de testes negativos entre os sadios. Diferenciar de sensibilidade.

ESQUEMA FATORIAL 2×2 (2×2 *factorial design*): investiga dois fatores, em dois níveis, em uma única investigação; por exemplo, duas drogas em duas dosagens.

ESTIMATIVA (ou estimação) DE UM PARÂMETRO DA POPULAÇÃO: valor calculado a partir de uma amostra.

ESTIMATIVA PONTUAL: fornece um único valor, calculado com os dados da amostra, que representa o parâmetro populacional; por exemplo, a prevalência de hipertensão, na amostra, ser de 10%.

ESTIMATIVA POR INTERVALO (ou intervalar): fornece um intervalo de possíveis valores, no qual admite-se que, provavelmente, o parâmetro populacional esteja contido; por exemplo, a proporção de hipertensos estar entre 8% e 12%. Ver erro de amostragem e intervalo de confiança.

ESTRATIFICAÇÃO: o processo de divisão da população ou da amostra em estratos ou subgrupos. Em uma investigação, ela pode ser feita, *a priori*, na fase de recrutamento dos participantes, ou *a posteriori*, durante a fase de análise de dados; em geral, com a finalidade de neutralizar variáveis de confusão.

ESTUDO ANALÍTICO: investigação que tem por objetivo examinar associação de eventos. Por exemplo, entre obesidade e arteriosclerose. Em geral, formula-se uma hipótese que relaciona os dois eventos e procura-se esclarecer se a associação é causal (comparar com estudo descritivo).

ESTUDO ANTES-DEPOIS (ou antes e depois): investigação na qual os indivíduos, submetidos a determinado tratamento (ou exposição), são comparados com os de um período anterior, cujo tratamento (ou exposição) é diferente. Por exemplo, a análise das estatísticas de mortalidade por acidentes de trânsito, antes e depois de uma lei para limitar a velocidade dos veículos; os pacientes com diagnóstico comprovado de raiva, e sob um novo tratamento, são comparados com os resultados obtidos anteriormente — quando a letalidade era invariavelmente de 100%. Se o tratamento não é mortal e o tratamento não cura definitivamente, pode-se estudar os mesmos indivíduos em dois períodos, anterior e posterior; a vantagem é a maior comparabilidade dos grupos, em confronto com estudos em que os indivíduos são diferentes nos dois períodos.

ESTUDO CONTROLADO: investigação em que são tomados cuidados para neutralizar fatores de confundimento; em que há grupo-controle formado durante o desenrolar da pesquisa, ou seja, com formação de grupo interno para comparação de resultados. Exemplo: estudo de caso-controle.

ESTUDO CRUZADO (ou de cruzamento; *crossover design*, dos autores ingleses): método para comparar dois ou mais tratamentos, no qual os participantes, após completar um tratamento, passam a receber o outro tratamento. A alocação aleatória, em geral, é empregada, assim como a avaliação duplo-cega. Quando os participantes mudam de um para outro tratamento, há uma fase de "limpeza" ou *wash out* (ver este verbete).

ESTUDO DE CASO: o mesmo que "relato de caso"; investigação aprofundada da doença, em um paciente; utiliza-se a expressão "estudo de casos" quando estão incluídos poucos pacientes — para alguns, menos de uma dezena de casos (ver série de casos).

ESTUDO DE CASO-CONTROLE: particular forma de investigação etiológica, de cunho retrospectivo; parte-se do efeito em busca das causas (comparar com estudo de coorte). Grupos comparáveis de indivíduos, com e sem um determinado agravo à saúde, são comparados com respeito a exposições que sofreram no passado, de modo a testar a hipótese de que tais fatores de risco são causas contribuintes da doença. Por exemplo, pacientes acometidos de câncer de estômago são comparados com igual número de indivíduos (grupo-controle), de mesmo sexo e idade, mas sem câncer de estômago; o passado de alcoolismo — o fator de risco em avaliação — é determinado nos dois grupos.

ESTUDO DE CASO-CONTROLE ANINHADO: é o estudo de caso-controle realizado dentro de um outro tipo de investigação — por exemplo, de um estudo de coorte.

ESTUDO DE COORTE: particular forma de investigação de fatores etiológicos; parte-se da causa em busca dos efeitos (comparar com estudo de caso-controle). Um grupo de pessoas é identificado, e a informação pertinente sobre a exposição de interesse é coletada, de modo que o grupo pode ser seguido, no tempo, verificando os que desenvolvem e os que não desenvolvem a doença em foco, e se esta exposição prévia está relacionada à ocorrência da doença. No caso mais simples de comparação, o subgrupo de indivíduos expostos a um fator de risco é comparado com o outro subgrupo de não-expostos a este mesmo fator. A incidência do agravo à saúde, nos dois grupos, é comparada. Por exemplo, indivíduos expostos a um acidente radioativo são comparados com controles não-expostos à radiação; a incidência de leucemia é determinada para cada grupo. Existem dois tipos de estudo de coorte: prospectivo e retrospectivo (ou histórico).

ESTUDO DE COORTE PROSPECTIVO: estudo de coorte no qual o pesquisador acompanha, de corpo presente, a investigação; é uma pesquisa em direção do futuro: o(s) grupo(s) é(são) formado(s) no presente — às vezes, a exposição já aconteceu, mas o efeito ainda não ocorreu ao iniciar-se a investigação.

ESTUDO DE COORTE RETROSPECTIVO (ou histórico): trata-se de uma pesquisa sobre eventos passados, conservando-se o princípio do estudo de coorte, isto é, da causa em direção ao efeito e com grupo-controle; o efeito já ocorreu quando a investigação é realizada.

ESTUDO DE OBSERVAÇÃO: investigação de situações que ocorrem naturalmente, sem a interferência do investigador; observação opõe-se a experimentação.

ESTUDO DESCRITIVO: investigação que tem o propósito de informar a distribuição de freqüências, sem a preocupação de testar hipóteses. Por exemplo, inquérito sobre a prevalência de parasitoses intestinais em escolares, especificando as freqüências por sexo e faixa etária (comparar com estudo analítico).

ESTUDO ECOLÓGICO: pesquisa realizada com estatísticas; a unidade de observação e análise não é constituída de indivíduos, mas de grupos de indivíduos; daí, sua sinonímia: estudo de grupos, de agregados, de conglomerados, estatísticos ou comunitários. Por exemplo, a investigação sobre a variação dos coeficientes de mortalidade por cirrose e o consumo *per capita* de álcool em diversos países.

ESTUDO EXPERIMENTAL: investigação na qual as condições estão sob direto controle do investigador.

ESTUDO EXPERIMENTAL ALEATORIZADO: o mesmo que estudo randomizado.

ESTUDO INDIVIDUALIZADO RANDOMIZADO (ou "n de 1", "n" de número ou tamanho da amostra): investigação de um único paciente, em que pares de tratamentos (exemplo, uma droga e um placebo) são aplicados, em ordem aleatória, em geral, duplo-cega. Os pares de tratamentos são continuados até que a efetividade da droga seja evidenciada ou refutada.

ESTUDO LONGITUDINAL: investigação na qual cada indivíduo é observado em mais de uma ocasião; as observações referem-se a, pelo menos, dois momentos na vida das pessoas (comparar com estudo transversal).

ESTUDO N DE 1: ver estudo individualizado randomizado.
ESTUDO NÃO-CONTROLADO: investigação em que não há grupo-controle formado durante o desenrolar da investigação; ou seja, não há grupo interno para comparação de resultados (ver estudo controlado) — por exemplo, a série de casos; investigação em que as variáveis de confundimento não foram neutralizadas.
ESTUDO NÃO-RANDOMIZADO: investigação na qual a alocação de indivíduos, para formar os grupos de estudo, não é feita ao acaso; ela é determinada pela conveniência do pesquisador ou por outra razão, que não se enquadra em seleção estatística ao acaso (ver estudo randomizado).
ESTUDO QUASE-EXPERIMENTAL: o mesmo que estudo experimental não-randomizado.
ESTUDO RANDOMIZADO (ou aleatorizado): investigação na qual a alocação de indivíduos, para a formação de grupos de estudo, é feita ao acaso, como, por exemplo, com o uso de tabela de números aleatórios. Conforme a unidade a alocar, os dois tipos principais de estudo randomizado são: o "estudo clínico randomizado" (alocação de indivíduos) ou "estudo comunitário randomizado" (alocação de grupos de indivíduos).
ESTUDO TRANSVERSAL (ou seccional): investigação para determinar prevalência; para examinar a relação entre eventos (exposição, doença e outras variáveis de interesse), em um dado momento. Por exemplo, a associação entre hábito de fumar e bronquite crônica, entre os participantes de um congresso.
EVENTOS ASSOCIADOS: guardam dependência entre si.
EVENTOS INDEPENDENTES: não-associados entre si.
EXATIDÃO: mesmo que validade.
EXPERIMENTO NATURAL: conjunto de circunstâncias que ocorrem naturalmente e em que as pessoas estão sujeitas a diferentes graus de exposição a um fator, simulando, assim, uma verdadeira experiência planejada com esta finalidade.
EXPOSIÇÃO: a quantidade ou intensidade de um fator ao qual o indivíduo ou grupo está ou esteve sujeito. Em epidemiologia de doenças infecciosas, significa proximidade ou contágio com agentes biológicos, potencialmente infectantes.
EXPOSIÇÃO PRINCIPAL: é a variável causal (ou hipoteticamente causal) de um estudo; é uma das duas variáveis centrais dos estudos epidemiológicos analíticos — a outra é a doença. Por exemplo, na investigação dos efeitos da poluição atmosférica sobre a bronquite crônica, a poluição atmosférica é a exposição principal.
EXPOSTO: indivíduo exposto é o submetido à ação de determinado fator; grupo exposto é aquele cujos membros estão ou estiveram sob a ação de um fator de risco ou intervenção; os desfechos clínicos, no grupo de expostos, são comparados com os do grupo de não-expostos, para inferir riscos.
FALÁCIA ECOLÓGICA: interpretação enganosa, decorrente de atribuir-se a um indivíduo o que se observou em estudos com base em estatísticas.
FATOR DE CONFUSÃO: o mesmo que variável de confusão.
FATOR DE RISCO: atributo ou circunstância do ambiente ou característica do indivíduo, herdada ou adquirida, associada à maior probabilidade de este mesmo indivíduo apresentar, no futuro, um dano a saúde.
FIDEDIGNIDADE: o mesmo que reprodutibilidade.
FRAÇÃO ETIOLÓGICA (ou atribuível): o mesmo que risco atribuível.
GRUPO-CONTROLE: o mesmo que grupo-testemunha; utilizado para comparação de resultados; pode ser interno e externo (ver controle).
HIPÓTESE: suposição ou conjectura sobre a relação entre dois ou mais eventos.
HIPÓTESE ALTERNATIVA: suposição de que, no resultado final da investigação, "há diferenças significativas" entre os grupos; é alternativa em relação à hipótese nula.
HIPÓTESE NULA: suposição de que, no resultado final da investigação, "não há diferenças significativas" entre os grupos; a diferença encontrada é trivial, em termos estatísticos, e explicada pelo fator "chance".

INCIDÊNCIA: número de novos casos de um evento, em uma população definida, em um período de tempo especificado. O coeficiente de incidência é este número expresso em unidade de população.
INFERÊNCIA CAUSAL: processo de raciocínio que induz a formulações de afirmativas sobre a relação entre variáveis.
INFERÊNCIA ESTATÍSTICA: processo de fazer afirmativas sobre a população a partir dos dados da amostra; envolve o uso de teste de significância, a determinação do erro amostral ou a construção de intervalo de confiança.
INQUÉRITO (*survey*): termo usado com o sentido amplo de investigação não-experimental, na qual os indivíduos da amostra são interrogados ou examinados para determinar o nível, a presença e a ausência das características de interesse.
INTERAÇÃO (ou modificação do efeito): interdependência entre dois ou mais fatores, de que decorre alteração da magnitude de um dado efeito; a combinação do efeito de duas variáveis difere da soma de seus efeitos separadamente: por exemplo, infecção e desnutrição interagem para aumentar o risco de mortalidade.
INTERVALO DE CONFIANÇA: estipula o erro de amostragem; extensão de valores de uma variável, definida por dois limites, de modo a incluir o verdadeiro valor do parâmetro, na população (em geral, com 95% de chance); informam-se dois valores, um menor e outro maior, calculados com os dados da amostra, que definem os limites, no interior dos quais se encontra o verdadeiro valor do parâmetro populacional: por exemplo, prevalência de desnutrição de $10 \pm 2\%$, ou seja, entre 8% e 12% (ver erro-padrão).
LOGÍSTICO (modelo logístico): modelo matemático que utiliza logaritmo: por exemplo, para verificar a associação entre um ou mais fatores de risco e uma doença.
MARCO DE AMOSTRAGEM: ver cadastro de amostragem.
MÉDIA (aritmética): o quociente da soma dos valores pelo número de mensurações; informa onde está localizado o valor central do grupo.
MEDIANA: o valor central quando as mensurações são alinhadas do menor ao maior valor; o ponto ou posição que divide a distribuição em duas metades.
METANÁLISE: processo de utilizar métodos estatísticos para combinar resultados de diferentes estudos.
MODA: a categoria mais freqüente de uma escala. Na série 1, 2, 2, 2, 3, 3, 4 e 5, a moda é a posição 2, pois ela aparece três vezes.
MORBIDADE, estatísticas de: referente ao número de casos de doenças — ou de agravos à saúde, de maneira geral.
MORTALIDADE, estatísticas de: referente ao número de óbitos.
NATALIDADE, estatísticas de: referente ao número de nascimentos.
NOCEBO: reação colateral do placebo.
NORMAL: diversos significados: o que segue uma norma; característica biológica habitual ou prevalente (em geral, cobre 95% da população); aquilo que é desejável biológica ou culturalmente; o que está associado a baixo risco à saúde, no futuro; variação dos resultados de um exame diagnóstico, além do qual a doença específica está presente ou a terapia traz mais benefícios do que malefícios.
N.S.: "não significativo", do ponto de vista estatístico (ver P).
ODDS-RATIO (OR): o mesmo que *odds relativa*. Outros sinônimos: "chance relativa", "relação de chances", "razão de chances", "razão de probabilidades", "razão cruzada" ou "razão dos produtos cruzados". A última denominação advém da maneira como são feitos os cálculos, nos estudos de caso-controle: o produto das células "ad", de uma tabela 2 x 2, é dividido pelo produto "bc". OR é utilizado como medida de associação em estudos de caso-controle; é estimativa do risco relativo; OR constitui também uma medida própria de risco. As outras denominações advém do fato de o OR corresponder à chance de exposição em casos dividida pela chance de exposição em controles.
ODDS-RATIO AJUSTADO: *odds-ratio* em que uma ou mais variáveis confundidoras foram neutralizadas.
ODDS-RELATIVA (OR): o mesmo que *odds ratio*.
P (de probabilidade): estimativa estatística de que um resultado é devido ao acaso; um achado p = 0,05 (por vezes p = 0,01) é tomado, arbitrariamente, como ponto de corte para decisões (ver a seguir).
P IGUAL OU MENOR DO QUE 0,05: critério usualmente empregado para indicar que as diferenças são significativas; o acaso é explicação

pouco provável para as diferenças encontradas; um fator ou conjunto de fatores pode estar determinando as diferenças.

P MAIOR DO QUE 0,05: critério usualmente empregado para indicar que as diferenças não são significativas; o acaso pode ser a explicação para as diferenças encontradas.

PADRÃO-OURO (*gold standard*): o mesmo que critério-padrão.

PARÂMETRO: medida derivada da população (de todo o "universo" e não de uma "amostra").

PAREAMENTO: o mesmo que emparelhamento.

PERCENTIL (ou centil): uma das 100 divisões de uma distribuição de freqüências; um centésimo desta distribuição. Palavras assemelhadas: "decil" (um décimo da distribuição de freqüências); "quintil" (um quinto); "quartil" (um quarto) e "tercil" (um terço).

PERÍODO DE LATÊNCIA: aquele compreendido entre a exposição e a manifestação da doença. É usado em relação às doenças não-infecciosas e equivale ao período de incubação das doenças infecciosas.

PESQUISA DE CAMPO: termo usado com o significado de coleta de dados ou de inquérito.

PLACEBO: de *placere*, agradar; procedimento ou produto inerte ministrado com fins sugestivos ou morais; influência psicológica que o profissional de saúde ou o tratamento, seja um produto ou procedimento, exerce sobre o paciente; em alguns trabalhos de investigação, de avaliação de uma intervenção, é o tratamento aplicado a indivíduos do grupo-controle e que ignoram se estão no grupo experimental ou controle, de modo a se investigar o valor real da intervenção, tornando possível descontar, do resultado final, o efeito inespecífico decorrente do mero ato de intervir.

PODER ESTATÍSTICO DO TESTE (ou potência estatística do teste): a probabilidade de detectar um resultado significativo, se ele de fato existe; ver erro do tipo II.

POPULAÇÃO: qualquer conjunto de unidades (por exemplo, residentes em um estado, trabalhadores rurais, clientes e recém-nascidos). Em estatística, tem o sentido de universo, cujas características são investigadas, em geral, pelo estudo de amostras. Em epidemiologia, este mesmo conceito é mantido. É importante diferenciar dois tipos de população, exemplificados, a seguir, em estudos de morbidade, de modo a julgar a possível presença de um viés de seleção:
• a população usualmente definida em bases territoriais, como em um município ou bairro — a morbidade preparada a partir de residentes de uma localidade é dita "populacional" ou "em base populacional"; nela estão representados os sadios e os doentes, sejam eles clientes ou não de um profissional de saúde;
• a de uma instituição de saúde — a morbidade observada entre os indivíduos que demandam por atendimento em estabelecimento de saúde é dita "institucional"; nestes casos, há um filtro de seleção, que faz com que alguns doentes se tornem clientes e outros não; para certos propósitos e generalizações, as estatísticas assim preparadas são viciadas.

POPULAÇÃO DE REFERÊNCIA: população hipotética, para a qual os dados da investigação são generalizados; por exemplo, todas as gestantes.

POPULAÇÃO EXPERIMENTAL: população acessível, que serve de objeto à investigação; por exemplo, as gestantes de um hospital.

POTÊNCIA ESTATÍSTICA DO TESTE: o mesmo que poder estatístico.

PRECISÃO: o mesmo que reprodutibilidade.

PREVALÊNCIA: número ou proporção de pessoas portadoras de um evento em um particular momento. O coeficiente de prevalência é este número expresso em unidade de população.

PROSPECTIVO: concernente ao futuro; diz-se do estudo de um grupo seguido do presente ao futuro.

PROXY: palavra inglesa que significa procuração ou delegação; é utilizada, em português, para designar o informante ou a técnica em que uma pessoa responde por outro ou pelos demais; o "efeito *proxy*", em geral, denota subnotificação da informação.

RANDOMIZAÇÃO: o mesmo que aleatorização e casualização. Processo de alocação, ao acaso, de unidades destinadas a compor os grupos de estudo e controle; técnica utilizada em estudos experimentais (ver estudo randomizado).

RASTREAMENTO (triagem ou *screening*): identificação, entre indivíduos aparentemente sadios, daqueles suspeitos de estarem enfermos ou que apresentam alto risco de danos à saúde.

RAZÃO DE CHANCES: ver *odds ratio*.

RAZÃO DE PRODUTOS CRUZADOS: ver *odds ratio*.

REGRESSÃO: técnica de análise estatística; informa, em termos matemáticos, através de uma equação, a relação entre duas (regressão simples) ou mais variáveis (regressão múltipla).

REGRESSÃO EM DIREÇÃO À MÉDIA: o fato de indivíduos, com valores extremos de um parâmetro, em uma primeira avaliação, quando examinados em uma segunda ocasião, tenderem a apresentar valores não tão extremos e mais próximos da média de distribuição do parâmetro.

REGRESSÃO LOGÍSTICA: forma de regressão múltipla em que a variável dependente é expressa em forma de categorias: sadio/doente, vivo/morto. As variáveis independentes podem ser contínuas ou categóricas.

REPRODUTIBILIDADE (de um teste): o mesmo que confiabilidade, fidedignidade, repetibilidade e precisão. Consistência de resultados, quando o exame é repetido. Capacidade do teste para produzir resultados semelhantes ou próximos quando ele é repetido, em condições semelhantes, desde que o pesquisador desconheça os resultados anteriores da aplicação do teste; por exemplo, quando dois patologistas acertam (ou erram) o diagnóstico, após examinarem, independentemente um do outro, a mesma lâmina; um resultado é reprodutível (confiável ou preciso) quando a repetição dá o mesmo resultado; por exemplo, uma balança precisa é aquela que informa o mesmo peso, quando a pesagem de um mesmo objeto é repetida. Diferenciar de validade de um teste.

RESULTADOS NEGATIVOS (de uma investigação): os que mostram ausência de efeito de um tratamento (ou de efeito colateral detectável de sua aplicação) ou não detectam associação entre fator de risco e doença.

RESULTADOS POSITIVOS (de uma investigação): aqueles que detectam efeitos de um tratamento (ou efeito colateral de sua aplicação) ou mostram associação entre fator de risco e doença.

RETROSPECTIVO: referente ao passado; que utiliza dados já coletados. O estudo de caso-controle é retrospectivo, porque volta ao passado, na tentativa de elucidar etiologia. Ver estudo de coorte retrospectivo.

RISCO: probabilidade de um indivíduo desenvolver um resultado (doença ou outro desfecho clínico), em um certo período de tempo.

RISCO ABSOLUTO: o mesmo que incidência.

RISCO ATRIBUÍVEL: sinônimo: "fração atribuível" ou "fração etiológica". É a proporção de um dano à saúde, entre os expostos, que é devida (ou atribuída) a um fator de risco; ou seja, informa o quanto da distribuição do dano à saúde é devido ao fator de risco, em foco. O cálculo é feito por simples subtração, entre dois coeficientes (ou proporções) — de expostos e não-expostos ao fator de risco — usualmente expressos por taxas de incidência ou de mortalidade. A diferença informa sobre o risco em excesso, ou a fração atribuível ao fator de risco.

RISCO ATRIBUÍVEL POPULACIONAL: a proporção de um dano à saúde, na população, que é devida (ou atribuída) a um fator de risco. Leva em conta a prevalência do fator de risco, na população: por exemplo, 80% dos casos de câncer de pulmão são atribuídos ao fumo.

RISCO COMPETITIVO: um evento que retira um indivíduo de estar sujeito a outro resultado clínico. Por exemplo, o óbito por acidente de trânsito afasta a possibilidade de óbito por neoplasia, o que dificulta a interpretação de investigações sobre os efeitos de radiações.

RISCO RELATIVO (RR): a razão entre dois riscos; a razão entre duas taxas de incidência ou de mortalidade. Corresponde ao risco da doença entre os indivíduos que tenham tido uma dada exposição dividido pelo risco da doença entre aqueles que não tenham tido esta exposição. Informa quantas vezes um risco é maior que outro. Por exemplo, um risco relativo igual a 2 significa risco duas vezes maior em um grupo, em relação a outro.

RISCO RELATIVO AJUSTADO: um risco relativo em que uma ou mais variáveis confundidoras foram neutralizadas. Quando nenhuma variável é neutralizada, trata-se de um risco relativo "bruto" ou "não-ajustado".

SCREENING: o mesmo que rastreamento.

SENSIBILIDADE: proporção de testes positivos, entre os doentes. Diferenciar de especificidade.

SÉRIE DE CASOS: conjunto de pacientes com um mesmo diagnóstico ou submetidos a uma mesma intervenção. Trata-se, em geral, de série consecutiva de pacientes, vistos em um hospital ou em outra instituição de saúde, durante um certo período. Não há grupo-controle interno, ou seja, composto simultaneamente. A comparação é feita com controles externos. Para alguns, a série de casos deve incluir um mínimo de 10 casos.

SIGNIFICÂNCIA ESTATÍSTICA: a probabilidade de que as diferenças, encontradas em estudos comparativos, sejam triviais e devidas ao acaso; a probabilidade de rejeitar a hipótese nula (ver P).

SOBREEMPARELHAMENTO (*overmatching*): situação prejudicial que resulta de procedimentos inadequados no pareamento: uma ou mais variáveis não deveria(m) ou não precisaria(m) ser pareada(s).

SOBREVIDA, análise de: conjunto de técnicas estatísticas para estudar a evolução de um evento, no tempo, e fazer inferências sobre os efeitos do tratamento e sobre outras influências.

TEMPO GANHO POR DIAGNÓSTICO PRECOCE (*lead time*, dos autores ingleses): quando o diagnóstico é feito precocemente; ocorre, por exemplo, em rastreamentos. Pode induzir a viés, por estimativas artificialmente altas das taxas de sobrevivência, quando doenças graves são detectadas em fase pré-clínica.

TESTES ESTATÍSTICOS: testes utilizados para avaliar se os resultados encontrados podem ser imputados à chance; ou seja, se podem ser devidos ao acaso.

TRATAMENTO: em metodologia científica, designa qualquer procedimento, produto ou intervenção passível de mudar o curso dos acontecimentos, não estando, portanto, restrito a fins terapêuticos; em uma experiência, os tratamentos podem ser: a vacina para um grupo e o placebo para o outro.

VALIDADE: capacidade de refletir a verdadeira situação; a validade pode ser externa e interna. Em epidemiologia, a validade de um estudo é estimada, à parte os erros aleatórios, pela presença, em potencial, de vícios de seleção, de aferição e de confusão.
• Validade externa (de um estudo): capacidade de generalização dos resultados.
• Validade interna (de um estudo): grau em que as conclusões de um estudo são corretas, para a amostra de indivíduos investigados.

VALIDADE (de um teste): o mesmo que acuidade, acurácia e exatidão. Capacidade do teste para produzir resultados semelhantes ou próximos ao verdadeiro valor da característica que está sendo medida; a proporção em que o teste mede o que deve ser medido. Uma prova de função pulmonar é válida se separar, adequadamente, os indivíduos com função pulmonar normal e anormal. Tipos de validade: lógica (ou consensual), de conteúdo, de *constructo* e relativa a um padrão.
• Validade lógica (ou de consenso): grau em que os especialistas concordam, entre si, em suas opiniões, por exemplo, acerca da utilidade de um instrumento de mensuração.
• Validade de conteúdo: adequação do conteúdo de um teste para medir as facetas que devem ser medidas; por exemplo, um teste de qualidade de vida deve contemplar a saúde física, a autonomia de realizar as atividades do dia-a-dia, o estado mental e o ângulo social.
• Validade de *constructo*: trata-se de uma outra forma de validade de um teste. Se a característica a ser medida, pelo teste, correlaciona-se com uma outra, ou com o conhecimento disponível, os resultados do teste devem apresentar resultados compatíveis — ou seja, correlacionados, comportando-se como seria esperado; por exemplo, se a depressão aumenta com a idade, o resultado da aplicação de um novo teste, para medir depressão, deve mostrar tendência crescente com a idade.
• Validade relativa a um padrão: proporção ou grau em que um teste reflete um padrão; pode ser concorrente ou preditiva. É expressa por meio da sensibilidade, da especificidade e dos valores preditivos.

VALIDADE CONCORRENTE: capacidade da medida de refletir um padrão.

VALIDADE PREDITIVA: capacidade da medida de predizer a ocorrência de um acontecimento futuro; é expressa pelo valor preditivo (ver a seguir).

VALOR PREDITIVO (ou de predição): acerto dos resultados de um teste; indica o número ou a proporção de doentes e sadios, em função do resultado de um teste diagnóstico. O valor preditivo pode ser positivo ou negativo (ver a seguir).

• Valor preditivo negativo: indica, entre os resultados negativos de um exame, quantos pertencem a sadios.
• Valor preditivo positivo: indica, entre os resultados positivos de um exame, quantos pertencem a doentes.

VARIABILIDADE METODOLÓGICA: é o erro introduzido pelo processo de mensuração. Ela tem diversas causas (o aparelho, o operador, o meio ambiente etc.); pela dificuldade em separá-las, a variação metodológica é, por vezes, globalmente designada como "variação do observador" ou "erro do observador" (ver a seguir).

VARIAÇÃO BIOLÓGICA: espectro de valores apresentados pelas características biológicas; por exemplo, da pressão arterial. Nas mensurações de uma característica, em um grupo de pessoas, há que se atentar para a variabilidade biológica e para a variação metodológica introduzida no processo de mensuração (ver a seguir).

VARIAÇÃO DO OBSERVADOR: erro metodológico, introduzido pelo observador no processo de mensuração de um evento. Pode ser de dois ou mais observadores ao mesmo tempo (variação entre observadores) ou de um mesmo observador em diferentes ocasiões (variação intraobservador). Ver variação biológica.

VARIÁVEL: característica ou atributo que pode tomar diferentes valores. Exemplos: sexo (masculino e feminino), idade, profissão e número de filhos. Em termos práticos, variável é a característica em que se coletam dados em uma investigação.

VARIÁVEL (tipos): qualitativa (sexo e cor), quantitativa discreta (ou descontínua, como batimentos cardíacos e número de filhos) e quantitativa contínua (temperatura e peso).

VARIÁVEL CAUSAL (ou hipoteticamente causal): é o fator causal em estudo. É uma das duas variáveis principais de uma investigação epidemiológica: a outra é a variável efeito. Pode ser um fator de risco (hábito de fumar, nível elevado de colesterol) ou uma intervenção (aplicação de uma vacina, de um medicamento e de um programa). A variável causal é sempre uma variável independente. Por vezes, usa-se "exposição principal" ou simplesmente a palavra "exposição", para designá-la.

VARIÁVEL DE CONFUNDIMENTO (de confusão, confundidora ou confundível): é a que confunde a interpretação causal. Trata-se de uma terceira variável que explica a associação ilusória entre duas outras variáveis (a exposição principal, hipoteticamente causal, e o efeito, em estudo); por exemplo, na investigação entre contraceptivos orais e coronariopatias, o fumo é variável de confundimento. Toda variável que se suspeita ser de confundimento é candidata, em potencial, a ser controlada (isto é, ter seus efeitos neutralizados), nas investigações causais, quer na fase de planejamento, quer na fase de análise de um estudo (ver confundimento).

VARIÁVEL DE CONFUSÃO: o mesmo que variável de confundimento.

VARIÁVEL DEPENDENTE: o mesmo que variável-efeito, variável-resposta, variável explicada ou variável predita; por exemplo, uma doença, ou o estado nutricional. A variável "dependente" é influenciada pelas variáveis "independentes".

VARIÁVEL ECOLÓGICA: a que descreve o que ocorre em grupos de indivíduos; por exemplo, porcentagem de obesos ou de fumantes.

VARIÁVEL-EFEITO: é a variável dependente. Por exemplo: um agravo à saúde ou à qualidade de vida.

VARIÁVEL EXTERNA (ou extrínseca): é toda e qualquer variável, outra que não seja a exposição principal e a variável-efeito, em tela. É uma variável independente e confundidora, em potencial, da associação exposição-doença, em investigação: por exemplo, na associação entre consumo de álcool e pressão arterial, são diversas as variáveis extrínsecas, entre as quais a idade, o sexo, a obesidade e o fumo. Em qualquer investigação, a variável externa é candidata a ter seus efeitos neutralizados. A neutralização se faz no planejamento ou na análise dos dados. Na fase de análise dos dados, pode-se diferenciar, entre as variáveis externas, as que não são confundidoras das que o são — estas últimas, as variáveis de confusão, devem ser neutralizadas por estratificação ou análise multivariada.

VARIÁVEL INDEPENDENTE: o mesmo que variável antecedente, explicativa ou preditora; por exemplo, um tratamento, um fator de risco ou uma característica pessoal, que podem influenciar o efeito (este chamado de "variável dependente").

VARIÁVEL INTERVENIENTE (ou intermediária): é uma variável independente situada na seqüência causal, entre uma outra variável independente e a dependente.
VIÉS: distorção, tendenciosidade ou erro sistemático, introduzido em qualquer fase de um estudo; erro que não é devido ao acaso.
VIÉS DE AFERIÇÃO (da informação ou da observação): erro sistemático de diagnóstico de um evento; quando os resultados podem ser imputados à maneira como as variáveis são conceituadas ou medidas.
VIÉS DE CONFUNDIMENTO (ou de confusão de variáveis): erro sistemático que ocorre quando os resultados de uma associação entre dois fatores podem ser imputados, total ou parcialmente, a um outro fator não levado em consideração; este outro fator é a variável de confusão.
VIÉS DE PUBLICAÇÃO: tendência dos investigadores, revisores e editores de revistas em propor ou aceitar a publicação de manuscritos em função da direção ou da intensidade dos resultados do estudo.

VIÉS DE SELEÇÃO (da população ou da amostra): erro na escolha da população ou dos grupos para estudo, devido a diferenças sistemáticas entre as características daqueles indivíduos incluídos no estudo e daqueles que não o são; distorção sistemática introduzida pela maneira como os participantes são selecionados para o estudo, por perdas ou por não-resposta dos incluídos na amostra original; diferenças nas características dos grupos que são, entre si, comparados.
WASH OUT (ou "fase de *wash out*"): etapa de limpeza; designa o período, em geral, em um ensaio terapêutico, no qual o tratamento é retirado para que seus efeitos desapareçam e não influenciem a etapa subseqüente da investigação. A fase de *wash out*, ou de "limpeza", tem o sentido de remover o efeito do tratamento e fazer com que os indivíduos retornem às suas características habituais. É usado em pesquisas nas quais os participantes mudam de um tratamento para outro (ver estudo cruzado).

SUGESTÕES PARA USAR O LIVRO EM CURSOS DE EPIDEMIOLOGIA

Este livro foi escrito para ser utilizado em cursos de graduação e pós-graduação, e mesmo fora de salas de aula.

USO DO LIVRO EM DISCIPLINAS DE GRADUAÇÃO

Em cursos formais de epidemiologia, o material pode ser coberto em apenas um semestre letivo. Nos casos em que for mais conveniente desenvolvê-lo em tempo maior, a divisão do texto, em duas partes, a serem ministradas em dois semestres, pode ser a seguinte:

1ª PARTE: PRINCÍPIOS DE EPIDEMIOLOGIA

Caps. 1 a 11
Cap. 12 (as Seções I a V)
Caps. 20 a 24

2ª PARTE: MÉTODOS DA EPIDEMIOLOGIA

Caps. 12 a 19

O material desta 2ª parte é particularmente útil para os alunos na fase final dos cursos de graduação.

Pode ser conveniente iniciar o curso com uma recordação da matéria (Caps. 1 e 2) e incluir, ao final, os capítulos de aplicação dos métodos, a saber:

Cap. 20: Seção III ao fim
Cap. 21: Seção III
Cap. 22: Seção III ao fim
Cap. 24: todo ele

Em cursos introdutórios, os seguintes tópicos podem ser excluídos ou apresentados como leitura optativa:

Cap. 4: V
Cap. 5: I-C e I-D
Cap. 6: IV ao final
Cap. 8: IV ao final
Cap. 12: VII
Cap. 13: todo ele
Cap. 16: V
Cap. 18: V
Cap. 19: todo ele

USO DO LIVRO EM DISCIPLINAS DE PÓS-GRADUAÇÃO

O conteúdo integral do livro pode ser estudado, em um semestre, mediante o agrupamento dos seus temas. A critério do professor, recomendar-se-ia aos alunos a leitura de um a dois capítulos, antes de cada aula ou seminário. Paralelamente, deverá ser feita a seleção de um ou mais artigos, publicados na literatura especializada, cuja leitura também será recomendada aos alunos. As referências, ao final de cada capítulo, constituem fontes para a escolha desses artigos.

Os seminários são particularmente úteis na pós-graduação. A ênfase de cada seminário deve residir no esclarecimento de dúvidas geradas pela leitura do material. Um outro objetivo é ilustrar a aplicação dos princípios e métodos da epidemiologia, contidos no livro, através, principalmente, da avaliação crítica dos artigos selecionados para leitura.

RESPOSTAS DOS EXERCÍCIOS

CAP. 2 (QUESTÃO 1)

Resposta 2.1. a) Os riscos absolutos, ou seja, as incidências de neoplasias, são dados no enunciado do exercício. As incidências são de 10 por mil, em expostos e 2 por mil, em não-expostos.

b) O risco relativo (RR) é obtido pela divisão de um coeficiente pelo outro. O RR é de 5, indicando que os expostos à radiação têm cinco vezes mais chance de adquirir a doença que os não-expostos.

c) O risco atribuível é obtido pela subtração de um coeficiente do outro: oito casos de neoplasias por mil habitantes expostos são atribuíveis à radiação. Desta forma, se for possível anular o efeito da radiação, a incidência de neoplasia, naquela população, será reduzida para apenas dois casos por mil habitantes, que é a taxa concernente aos não-expostos. Deduz-se que estes casos residuais são atribuídos a outros fatores, mas não devidos à radiação.

CAP. 4 (QUESTÕES 1 E 2)

Resposta 4.1. Seguir o "roteiro para a elaboração de um estudo epidemiológico descritivo" (Quadro 4.12). Os próximos capítulos (5 a 11) fornecem orientação adicional para o detalhamento de aspectos diversos, deste diagnóstico.

Resposta 4.2. O Quadro 4.17 fornece orientação de possíveis indicadores, inclusive metas para termos de comparação. A mensuração desses e de outros aspectos é tema dos Caps. 5 a 8.

CAP. 5 (QUESTÕES 1 A 22)

Resposta 5.1. Prevalência, mais especificamente, prevalência detectada: $(2.000/1.176.935) \times 10.000 = 17$ casos de tuberculose por 10 mil habitantes. (O resultado pouco variaria, se o cálculo fosse feito com 1.200.000, no denominador.)

Resposta 5.2. Incidência detectada: $(473/1.500.000) \times 100.000 = 32$ casos anuais por 100 mil habitantes. Prevalência detectada: $(2.563/1.500.000) \times 100.000 = 171$ casos por 100 mil habitantes (quase dois por mil habitantes).

Resposta 5.3. a) $(8/200 = 4\%)$; b) $(2/200 = 1\%)$; c) $(3/200 = 1,5\%)$; d) $(4/200 = 2\%)$; e) zero. Os cálculos poderiam ser feitos, para alguns coeficientes, retirando-se, do denominador, as crianças que adquiriram a doença.

Resposta 5.4. Incidência: número de gestantes que desenvolveram infecção durante a gravidez: $(14/280) \times 100 = 5\%$.

Resposta 5.5. Prevalência: $(100/1011) \times 100 = 10\%$.

Resposta 5.6. Prevalência de uso de contraceptivos orais entre clientes do centro de saúde: $(90/150) \times 100 = 60\%$.

Resposta 5.7. Incidência: $(25/500) \times 100 = 5\%$.

Resposta 5.8. Incidência de encefalite pós-sarampo: $(2/4.000) \times 10.000 =$ cinco casos de encefalite em 10 mil crianças com sarampo.

Resposta 5.9. Prevalência de crianças de baixo peso ao nascer: $(3/30) \times 100 = 10\%$.

Resposta 5.10. Prevalência de diagnósticos à necropsia.

Resposta 5.11. Prevalência de sorologia positiva entre os recrutas. A prevalência diminuiu, a cada ano. Esta tendência decrescente pode ser reflexo do programa de controle da doença de Chagas, na região, mas outras explicações são igualmente possíveis: por exemplo, imigração de infectados e emigração de sadios.

Resposta 5.12. Incidência de óbitos entre os doentes (ou seja, letalidade): $(48/400) \times 100 = 12\%$.

Resposta 5.13. Prevalência de fumantes inveterados entre pacientes com enfisema pulmonar grave, atendidos na referida unidade.

Resposta 5.14. Prevalência no nascimento $(70/35.000) \times 1.000 =$ duas anomalias congênitas graves por mil recém-nascidos em hospitais. Este é um ponto de difícil compreensão e gera controvérsias. A incidência de malformações seria medida entre a população de embriões (ver referência[154], pg. 34). Esse número é raramente conhecido. Muitas malformações levam ao aborto ou à morte fetal. As anomalias detectadas, no nascimento, representam somente aquelas que permitiram a sobrevivência do feto até o nascimento. Trata-se de coeficiente de prevalência, pois refere-se à freqüência em um mesmo momento: a data do nascimento.

Resposta 5.15. Se a duração média da doença aumenta e não há mudança na incidência, a taxa de prevalência de diabetes tende a se elevar.

Resposta 5.16. a) câncer de pele, mama e útero; b) câncer de pulmão, estômago, pâncreas e esôfago.

Resposta 5.17. Em termos de coeficientes de incidência (em um ano, por exemplo) e de incidência acumulada (ou cumulativa), estipulando o período coberto pelas informações. No Brasil, no período 1982-1988, o total de casos detectados foi de quase 4 mil, o que gera um coeficiente de incidência cumulativa de três casos de SIDA (AIDS) por 100 mil habitantes. O denominador é composto pelas pessoas que, teoricamente, poderiam vir a desenvolver a doença.

Resposta 5.18. A incidência é dada pela fórmula: I = P/D. Assim: 6/2 = 3 casos novos por 100 mil habitantes. Inversamente, se soubéssemos apenas a incidência (I) e a prevalência (P), teríamos uma estimativa da duração (D) da doença: D = P/I. Ou seja, 6/3 = 2 anos de duração média.

Resposta 5.19. Os registros estão classificados no presente capítulo (Parte III-C); os critérios para avaliá-los figuraram no início do capítulo anterior.

Respostas 5.20 a 5.22. As questões formuladas estão entre as que nortearam o seminário da ABEM, de 1969, mencionado no capítulo e cujos Anais constituem excelente material para estudo.[59] A ABRASCO (Associação Brasileira de Saúde Coletiva) também produziu material sobre os temas "inquérito de morbidade" e "diagnóstico coletivo". Com respeito à Questão 5.22, muitos especialistas defendem um certo grau de uniformidade nos inquéritos de morbidade, pois, de outra maneira, torna-se difícil a comparação de resultados.[68,79]

CAP. 6 (QUESTÕES 1 A 11 E 13 E 14)

Resposta 6.1. Navio Lombardia. Informações básicas: tripulantes (340), dos quais, não afetados (7) e afetados (333); entre esses últimos, óbitos (234) e sobreviventes (99).

Coeficiente de incidência da doença: 333/340 = 98%.
Coeficiente de mortalidade : 234/340 = 69%.
Coeficiente de letalidade: 234/333 = 70%.

O episódio é narrado no livro "História da Febre Amarela no Brasil" (página 85), mencionado no Cap. 4.

Resposta 6.2. Mortalidade no DF, sexo feminino, por idade. Por ser a capital do país, é possível que não haja subestimativas do número de óbitos ou esta seja de pequena monta, embora não tenha sido ainda efetuada qualquer avaliação neste sentido. Visto tratar-se de mortalidade por idade, é provável que o viés de aferição da informação seja pequeno, pois a idade é parâmetro objetivamente definido e de obtenção relativamente fácil. A mortalidade proporcional e os respectivos coeficientes estão no quadro a seguir.

Idade (anos)	Óbitos (N.º)	%	População (N.º)	Coeficientes*
< 1	658	28,6	19.493	3,38
1-4	121	5,2	65.998	0,18
5-19	127	5,5	210.942	0,06
20-48	529	23,0	262.641	0,20
50 e +	851	36,9	43.568	1,90
Ignorado	18	0,8	569	1,80
Total	2.304	100,0	603.211	3,82

*Coeficientes por mil habitantes.

Resposta 6.3. Mortalidade no DF, sexo feminino, por causas. Quanto à possibilidade de enumeração de óbitos, ver resposta anterior. Comparada à mortalidade por idade, a mortalidade por causas tende a apresentar maior possibilidade de tendenciosidades, em sua aferição. A mortalidade proporcional e os respectivos coeficientes estão no quadro a seguir.

Causas	Óbitos (N.º)	%	Coeficientes*
Doenças infecciosas e parasitárias	292	12,6	4,8
Neoplasias	285	12,4	4,7
Doenças do aparelho respiratório	297	12,9	4,9
Perinatais	291	12,6	4,8
Externas	182	7,9	3,0
Mal definidas	50	2,2	0,8
Demais	378	16,4	6,2
Total	2.304	100,0	38,2

*Coeficientes por mil habitantes.

Resposta 6.4. Mortalidade infantil no DF, 1983–1989. As taxas anuais de mortalidade infantil estão assinaladas no quadro. A tendência é declinante.

Ano	1983	1984	1985	1986	1987	1988	1989
Coeficientes*	31,1	27,4	27,8	26,8	25,6	21,8	23,8

*Coeficientes de mortalidade infantil por mil nascidos vivos.

Resposta 6.5. Mortalidade infantil no DF em 1980, por causa.

Causas	Óbitos (N.º)	%	Taxa por mil
Perinatais	728	46,1	28,4
Doenças infecciosas e parasitárias	309	19,6	12,1
Doenças do aparelho respiratório	235	14,9	9,2
Anomalias congênitas	103	6,5	4,0
Mal definidas	12	0,8	0,5
Demais	191	12,1	7,5
Total	1.578	100,0	61,6

Resposta 6.6. Distrito Federal, em 1991

1. 3.363/6.864 = 49%
2. 931/39.103 = 23,81 por mil
3. 330/39.103 = 8,44 por mil
4. 601/39.103 = 15,37 por mil
5. 486/39.103 = 12,43 por mil
6. 552/6.864 = 8,04%
7. 931/6.864 = 13,56%
8. 330/6.864 = 4,81%
9. 601/6.864 = 8,76%
10. 6.864/1.596.274 = 4,3 por mil

Resposta 6.7. Cidade X, em 1989. Resultados sintetizados no quadro a seguir.

Indicador	Coeficiente (por mil)	Cálculos
Natalidade	36,2	(9.400 × mil)/260.000
Natimortalidade	20,0	(89 × mil)/(89 + 9.400)
Mortalidade infantil	50,0	(470 × mil)/9.400
Mortalidade materna	212,8*	(20 × mil)/9.400
Mortalidade geral	9,0	(2.350 × mil)/260.000

*por 100 mil nascidos vivos.

Resposta 6.8. Coeficiente de letalidade do sarampo (10%): quatro óbitos entre os 40 doentes. Trata-se de um coeficiente de incidência, ou seja, taxa de surgimento de óbitos entre os acometidos pela doença.

Resposta 6.9. Os coeficientes são os seguintes:

Incidência	200/1000 = 20%
Mortalidade	10/1000 = 1%
Letalidade	10/200 = 5%

Resposta 6.10. Cálculo da letalidade e da incidência
a) coeficiente de letalidade: L = M/I = 1/20 = 0,05 = 5%.
b) coeficiente de incidência: I = M/L = 1/5 = 0,20 = 20%.

Resposta 6.11. Dados do Anuário de Mortalidade, Ministério da Saúde. Discuta os resultados em termos de tendenciosidades de seleção e de aferição.

Resposta 6.13. Visita ao cartório. Os resultados podem ser discutidos em termos de cobertura e qualidade das informações. Na preparação dos dados, os seguintes passos podem ser seguidos: selecione um período — uma semana, várias semanas, alguns meses ou mesmo todo um ano. Colete os dados do período: o sistema tradicional consiste em transcrevê-los para folhas de papel almaço — uma linha para cada óbito. Faça colunas para as principais variáveis: por exemplo, data do óbito, local do óbito, sexo, idade e *causa mortis*. Separe residentes de não-residentes na localidade. Prepare estatísticas incluindo somente os residentes, ou então de todos os óbitos. A preparação de planilhas para computação eletrônica facilita enormemente as tarefas de cálculo.

Resposta 6.14. Causa da morte. Na Parte I do atestado médico seriam preenchidos os seguintes diagnósticos:

a) peritonite	três dias
b) perfuração de intestino delgado	três dias
c) febre tifóide	10 dias

CAP. 7 (QUESTÕES 1 E 2)

Resposta 7.1. Três mil nascidos vivos e mil óbitos, no ano. Aproximadamente, 60 nascidos vivos e 20 óbitos, por semana. Essas informações são úteis para planejar a oferta de serviços: número de leitos em maternidades, tamanho de cemitérios, necessidade de pessoal para fazer funcionar os serviços etc. A taxa de crescimento natural anual (excesso de nascidos vivos sobre os óbitos) é de 20 por mil habitantes; ou, em números absolutos, 2 mil pessoas.

Resposta 7.2. Cálculo da TFT e da TBR

Faixa etária (anos)	Nascidos vivos por 1.000 mulheres	Nascidos vivos por mulher
15-19	20,0	0,020
20-24	200,0	0,200
25-29	250,0	0,250
30-34	150,0	0,150
35-39	100,0	0,100
40-45	50,0	0,050
45-49	10,0	0,010
Total	780,0	0,780

a) Cálculo da taxa de fecundidade total:

TFT = 0,780 × 5 = 3,9 nascidos vivos por mulher

b) Proporção de nascidos vivos do sexo feminino: 3.898/8.120 = 0,48

Cálculo da taxa de bruta de reprodução:

TBR = 3,9 × 0,48 = 1,9 filha por mulher

c) As taxas mostram a capacidade de substituição de uma geração pela outra. A TFT estipula que cada mulher terá, em média, quase quatro filhos, ao final de sua vida reprodutiva. A TBR diz que cada mãe terá, também em média, quase duas filhas, ao final de sua vida reprodutiva. A população praticamente dobrará em uma geração, no caso, sem levar em conta a mortalidade.

CAP. 8 (QUESTÕES 1-5, 8 E 9)

Resposta 8.1. Os números apontam para uma melhoria das condições de saúde. Os dados do Quadro 8.22 gerariam as taxas assinaladas no quadro a seguir.

Mortalidade	1980		1987	
	%	Taxa	%	Taxa
Neonatal	57,3	35,3	66,6	17,0
Infantil tardia	42,7	26,3	33,4	8,5
Infantil	100,0	61,6	100,0	25,5

Taxa por mil nascidos vivos.

Resposta 8.2. O Quadro 8.23 indica uma diminuição marcada na mortalidade infantil, mais bem expressa por meio de taxas: de 61,6 a 25,5 óbitos por mil nascidos vivos. A variação na mortalidade por causas é apresentada no quadro a seguir.

Causas de Óbito	1980		1987	
	%	Taxa	%	Taxa
Perinatais	46,1	28,4	52,1	13,3
Doenças infecciosas intestinais	17,4	10,7	7,8	2,0
Infecções respiratórias agudas	14,3	8,8	7,4	1,9
Anomalias congênitas	6,5	4,0	16,9	4,3
Deficiências nutricionais e anemias carenciais	3,8	2,3	3,7	0,9
Demais causas	11,9	7,3	12,1	3,1
Total	100,0	61,6	100,0	25,5

Taxa por mil nascidos vivos.

Resposta 8.3. Os números do Quadro 8.24 apontam para uma melhoria das condições de saúde, em Cuba.

Resposta 8.4. Aprofunde a discussão sobre a transição demográfica e epidemiológica. Material adicional, para reflexão sobre a matéria, é encontrado em livros-texto de demografia, de economia e de sociologia.

Resposta 8.5. A escolha da(s) enfermidade(s) a ser(em) pesquisada(s) depende de numerosos fatores, entre os quais, o nível de desenvolvimento da comunidade, a nosologia local e o interesse do investigador. A escolha pode recair em uma doença transmissível, do tipo malária e hanseníase, ou uma não-transmissível, como diabetes e hipertensão. Às vezes, a preferência é dada a fatores de risco: tabagismo, alcoolismo e outros.

Resposta 8.8. A população estimada para 1.7.1942, pelo método aritmético, é de 238.975 habitantes. O cálculo é feito por uma simples regra de três. Se em 118 meses houve um aumento de 148.023 habitantes (359.400 − 211.377), em 22 meses houve um aumento de x. Sendo x = (148.022 × 22)/118 = 27.598. Este valor é somado à população do primeiro censo (211.377). Logo: 211.377 + 27.598 = 238.975.

A estimativa pelo método gráfico daria um resultado mais grosseiro e com certo grau de subjetividade: cerca de 240 mil habitantes.

O método geométrico informaria que a população é ligeiramente diferente (233.337 habitantes): em geral, esta diferença não influi, significativamente, nos coeficientes cujas populações foram computadas pelo método aritmético ou geométrico. Os cálculos de estimativas da população pelo método geométrico são mais complexos: eles estão explicados, passo a passo, no livro de Exercícios de Estatística Médica,[85] pgs. 81-83, de onde este exemplo foi retirado.

Resposta 8.9. Os dados do Quadro 8.26 permitem calcular os seguintes indicadores:

Indicadores	Masculino	Feminino	Total
Razão de dependência	0,60	0,54	0,57
Índice de envelhecimento	0,06	0,08	0,07

Índice de masculinidade: (768.550/832.544) = 0,9231 = 92,31%.

CAP. 9 (QUESTÕES 1, 2 E 3)

Resposta 9.1. Taxa geral de mortalidade: 69% (1.590/2.301). Taxa de mortalidade de mulheres e crianças: 30% (161/534). Taxa de mortalidade de adultos do sexo masculino: 80% (1.329/1.667).

Resposta 9.2. Aparentemente, sim. A sobrevivência foi bem maior em mulheres e crianças.

Resposta 9.3. Coeficientes de sobrevivência entre mulheres e crianças: 97%, na primeira classe (146/150); 89%, na segunda classe (104/117); 42%, na terceira classe (103/244); 87%, entre tripulantes do sexo feminino (20/23). A sobrevivência está relacionada à classe em que o passageiro viajou. Provavelmente os barcos salva-vidas estavam localizados junto aos setores reservados à primeira e à segunda classes. A ocupação também teve seu papel. A tripulação conhecia a localização dos salva-vidas. A posição da terceira classe, no navio, dificultava o acesso das pessoas aos meios de salvação. Outros fatores relacionados à classe social certamente influenciaram a mortalidade.

CAP. 11 (QUESTÕES 1 A 4)

Resposta 11.1. No livro, são mostrados vários exemplos, entre os quais, a refrigeração de alimentos × câncer de estômago (Cap. 14) e o fumo × câncer de pulmão (no próprio Cap. 11). Ver também exemplos no Cap. 22, sobre doenças não-infecciosas.

Resposta 11.2. No Cap. 24 (seção VI), há exemplo de avaliação de lei para reduzir os acidentes de trânsito.

Resposta 11.3. A incidência de casos é decrescente. Existe variação cíclica. A distribuição sazonal não pode ser avaliada, já que não é informada a variação de casos durante o ano — mensal, por exemplo.

Resposta 11.4. A concentração de casos, em pouco tempo, sugere um curto período de incubação e exposição a uma única fonte. As pessoas foram contaminadas quase que simultaneamente. A colocação do número diário de casos de cólera, em um gráfico, faz aparecer um contorno que se assemelha ao da Fig. 11.15a, de epidemia explosiva.

CAP. 12 (QUESTÕES 1 A 6)

Resposta 12.1.

Quadro A

Transfusão	Hepatite		Total
	Sim	Não	
Sim	200	1.800	2.000
Não	5	4.995	5.000
Total	205	6.795	7.000

a) Estudo de coorte.

b) O risco de uma pessoa contrair hepatite tendo recebido transfusão de sangue foi de 0,10 — ou seja, 200 casos de hepatite em 2 mil transfusões (10% ou 100 por mil).

c) O risco de uma pessoa contrair hepatite sem ter recebido transfusão de sangue foi de 0,001 — ou seja, cinco casos de hepatite em 5 mil pessoas do grupo controle (0,1% ou 1 por mil).

d) Risco 100 vezes maior.

Resposta 12.2. Estudo de caso-controle.

Quadro B

Exposição	Casos	Controles
Álcool	30	50
Não-álcool	270	450
Total	300	500

Resposta 12.3. Estudo transversal.

Quadro C

Sorologia T. cruzi	Desnutrição		Total
	Sim	Não	
Reagente	4	36	40
Não-reagente	10	90	100
Total	14	126	140

Resposta 12.4.

Quadro D

Vacina	Hepatite		Total
	Sim	Não	
Sim	10	990	1.000
Não	50	950	1.000
Total	60	1.940	2.000

a) Estudo de intervenção (ou experimental) aleatorizada (preventiva).
b) Risco de hepatite em vacinados: 10/1000 = 0,01 = 1%.
c) Risco de hepatite em não-vacinados: 50/1000 = 0,05 = 5%.

Resposta 12.5. Estudo de caso-controle.

Quadro E

Rubéola	Casos	Controles
Sim	10	20
Não	20	280
Total	30	300

Resposta 12.6. Estudo ecológico.

CAP. 13 (QUESTÕES 1 A 8)

Resposta 13.1. Estudo de coorte.
Resposta 13.2. Estudo transversal.
Resposta 13.3. Estudo de coorte.
Resposta 13.4. Estudo de coorte retrospectiva.
Resposta 13.5. Estudo de coorte. Note-se que é um estudo de coorte na vigência da fase clínica de um dano à saúde. A exposição é constituída pelos fatores de prognóstico para a desidratação: vômitos e sangue nas fezes foram mencionados. A desidratação é o efeito, cuja incidência foi determinada nas categorias de fatores de prognóstico. O enunciado do exercício foi adaptado de uma investigação caso-controle sobre a associação entre diarréia e desidratação (ver referência[56] do Cap. 17).
Resposta 13.6. Estudo transversal.
Resposta 13.7. Estudo transversal.
Resposta 13.8. Estudo ecológico. Trata-se de uma pesquisa, com base em estatísticas, na qual são feitas correlações entre três séries cronológicas.

CAP. 14 (QUESTÕES 1 E 2)

Resposta 14.1. Estudo de caso-controle.
Resposta 14.2. A escolha poderia recair em um estudo de caso-controle ou de coorte. O primeiro é de execução mais rápida. O segundo poderia explorar a comparação, por exemplo, entre os trabalhadores que lidam diretamente com tintas e os que não têm contato direto com elas, embora trabalhem em áreas próximas, nos serviços de vigilância, administração, empacotamento etc. Um estudo de coorte histórico poderia ser ventilado, a depender da existência de arquivos adequados e da possibilidade de obtenção de dados retrospectivos, de boa qualidade.

CAP. 15 (QUESTÕES 2 E 3)

Resposta 15.2.

Tipos de viés em relação a etapas de uma investigação em que eles têm maior chance de ocorrer

Etapa*	Tipos de viés		
	Seleção	Aferição	Confundimento
1. Definição do problema			×
2. Definição das variáveis		×	×
3. Escolha da população de referência	×		
4. Recenseamento/amostragem	×		
5. Tamanho da amostra/método de amostragem	×		
6. Instrumento de mensuração		×	
7. Entrevistador		×	
8. Coleta de dados	×	×	
9. Armazenamento dos dados	×		
10. Análise estatística e interpretação	×		×

*As etapas de uma investigação estão no Cap. 14 (Quadro 14.8).

Resposta 15.3. Os Caps. 16, 17 e 18 tratam do tema. Consulte também referência[10] da bibliografia do Cap. 16.

CAP. 16 (QUESTÕES 1, 2 E 3)

Resposta 16.1. Estimativa da prevalência por intervalo (95%) do alcoolismo no Distrito Federal: aproximadamente 8% a 12%. Fórmula: $P \pm 2\sqrt{pq/n}$, ou seja, $10 \pm 2\sqrt{10(90)/1011}$ ou $10 \pm 1,90$.

Resposta 16.2. As informações necessárias para os cálculos do intervalo de confiança para a prevalência de parasitoses estão no Quadro 16.3. A fórmula para o intervalo de confiança de 95% de uma proporção é a seguinte:

$$P \pm 2 \text{ (erro-padrão)}$$
$$P \pm 2(\sqrt{pq/n})$$

Questão a) P = 20%; q = 80%; n = 50. Logo, $20 \pm 2\sqrt{20(80)/50} = 20 \pm 2(5,6) = 20 \pm 11,2$, ou seja, 8,8 a 31,2.

As demais respostas são: b) 12% a 28%; c) 14,4% a 26,6%; d) 16,4% a 23,6%; e) 17,5% a 22,5%; f) o aumento do tamanho de amostra faz o intervalo de confiança diminuir, o que significa aumento da precisão da estimativa.

Resposta 16.3. Os cálculos para o intervalo de confiança (95%) para a prevalência de fumantes são os seguintes: $2\sqrt{0,5(0,5)/200} = 7\%$, o que permite construir o seguinte intervalo de confiança (95%): 38% e 52%. Entre estes limites está, com alta probabilidade (95%), a verdadeira prevalência de fumantes (que nós sabemos que é 50%, informação esta habitualmente desconhecida, que o inquérito tem o objetivo de estimar). O intervalo de confiança contém a verdadeira prevalência, mas não a prevalência ditada pelo inquérito de voluntários, totalmente viciada (viés de seleção) por incluir proporção alta de não-fumantes.

Quadro A: CAGE

Prevalência de alcoolismo (%)	Verdadeiros positivos N.º	Falsos-positivos N.º	Falsos-negativos N.º	Verdadeiros negativos N.º	Valor preditivo positivo (%)	Valor preditivo negativo (%)
0,1	60	11.548	8	56.384	0,5	100,0
1,0	60	1.144	8	5.588	5,0	99,8
10,0	60	104	8	508	36,6	98,4
20,0	60	46	8	226	56,6	96,6

Quadro B: SIDA (AIDS)

Prevalência de alcoolismo (%)	Verdadeiros positivos N.º	Falsos-positivos N.º	Falsos-negativos N.º	Verdadeiros negativos N.º	Valor preditivo positivo (%)	Valor preditivo negativo (%)
0,1	99	500	1	99.400	16,5	100,00
1,0	995	495	5	98.505	66,8	99,99
10,0	9.950	450	50	89.550	95,7	99,94
20,0	19.900	400	100	79.600	98,0	99,87

CAP. 17 (QUESTÕES 2, 3, 4, 5, 6 E 8)

Resposta 17.2. Prevalência de alcoolismo: para cada valor de prevalência, pode ser construída uma tabela 2 por 2. Foi dito para manterem-se constantes as células "a" e "c", respectivamente, 60 e 8. Se a prevalência for de 0,1%, o número total de casos será 68 × 1000 = 68.000. A partir destes valores e da especificidade de 83%, preenchem-se as demais células da tabela. Cada linha horizontal do quadro A anexo contém as quatro células internas das tabelas 2 por 2.

Resposta 17.3. Prevalência da SIDA (AIDS). Cada linha horizontal do quadro B anexo contém as quatro células internas das tabelas 2 por 2 que poderiam construir-se com o enunciado da questão. Um teste positivo em um indivíduo procedente de grupo de baixo risco requer reteste.

Resposta 17.4. Avaliação do teste da gravidez. Não recomendaria o produto por suas baixas sensibilidade (50%, ou 9/18) e especificidade (59%, ou 13/22). Haveria resultados equivalentes, jogando uma moeda e decidindo no cara ou coroa.

Resposta 17.5. Triagem visual. Sensibilidade: 53,8% (56/104). Especificidade: 98,4% (302/307). Concordância: 87,1% (358/411). Valor preditivo positivo: 91,8% (56/61). Valor preditivo negativo: 74,7% (307/411). Prevalência estimada pelo exame dos professores: 14,8% (61/411). Prevalência segundo os oftalmologistas: 25,3% (104/411).

Resposta 17.6. As afirmativas estão corretas.

Resposta 17.8. a) caso da pressão arterial diastólica maior do que 90 mm. Dados para entrar na fórmula: prevalência observada = 0,247; sensibilidade = 0,93 e especificidade = 0,911. Prevalência corrigida = 0,188. Logo, a estimativa da prevalência baixou de 24,7% para 18,8%.

b) caso da pressão arterial diastólica maior do que 95 mm. Dados para entrar na fórmula: prevalência observada = 0,116; sensibilidade = 0,93 e especificidade = 0,911. Prevalência corrigida = 0,032. Logo, a estimativa da prevalência baixou de 11,6% para 3,2%, quase um quarto da obtida sem correção. E a prevalência corrigida é uma melhor estimativa da real prevalência existente na população.

CAP. 19 (QUESTÕES 1 A 6)

Resposta 19.1. Existe um risco real, embora pequeno, de os fumantes passivos contraírem câncer de pulmão.

Resposta 19.2. Sobre as questões e quadros do Cap. 12.

a) Refere-se à Questão 12.1

Cálculo dos riscos (relativo e atribuível)

$$RR = \frac{200/2000}{5/5000} = \frac{0,1}{0,001} = 100$$

RA = 1000 − 10 = 990 casos de hepatite em mil atribuídos à transfusão.

A hepatite está fortemente associada à transfusão sangüínea.

b) Refere-se à Questão 12.2

$$OR = \frac{(30 \times 450)}{(50 \times 270)} = 1$$

Não existe associação.

c) Refere-se à Questão 12.3

$$\text{Risco Relativo} = \frac{4 \times 90}{36 \times 10} = 1$$

Não existe associação.

d) Refere-se à Questão 12.4

$$RR = \frac{10/1000}{50/1000} = \frac{0,01}{0,05} = 0,2 \text{ (vacina é fator de proteção)}$$

Proteção conferida pela vacina (eficácia):

50 por mil − 10 por mil = 40 casos por mil

Proteção dada pela vacina (em %): (50 − 10)/50 = 80%.
e) Refere-se à Questão 12.5

$$OR = \frac{10 \times 280}{20 \times 20} = 7$$

As anomalias congênitas estão associadas à ocorrência de rubéola na gravidez.

Resposta 19.3. Sobre o Quadro 14.2 referente à mortalidade em relação ao peso ao nascer.

Tomando-se o grupo de 3.501-4.000 gramas como referência, o risco relativo para o grupo 2001-2500 é 9,9 (12,9/1,3) e o risco atribuível é 11,6 óbitos por mil nascidos vivos (12,9 − 1,3). Os riscos relativos (RR) e atribuíveis (RA) para as oito categorias de peso ao nascer são os seguintes:

Peso (kg):	< 1,0;	1,0–;	1,5–;	2,0–;	2,5–;	3,0–;	3,5–;	4,0–
RR :	579,3;	231,4;	59,0;	9,9;	3,6;	1,7;	1;	6,2
RA :	751,8;	299,5;	75,4;	11,6;	3,4;	0,9;	0;	7

Resposta 19.4. Atendo-se aos dados apresentados, pode-se concluir que a dose de 325 mg de aspirina, tomada dia sim e dia não, tem efeito protetor: reduz em cerca de 20% a ocorrência de enxaquecas. A diferença entre as taxas encontradas, nos grupos experimental e controle, é estatisticamente significativa. Note-se que o intervalo de confiança, para o risco relativo, não inclui a unidade.

Resposta 19.5. A aspirina, na dose utilizada, não teve efeito preventivo para dores de cabeça (excluídas as enxaquecas). Os resultados não são estatisticamente significativos. Note-se que o intervalo de confiança para o risco relativo inclui a unidade.

Resposta 19.6. Risco atribuível populacional (RAP)

Abreviações e dados para o uso das fórmulas:

Ie = Incidência em expostos (os fumantes) = 70 casos por 100.000
In = Incidência em não-expostos (os não-fumantes) = sete casos por 100.000
It = Incidência na população total = 19,6 casos por 100.000
P = Prevalência do fator de risco na população = 20% de fumantes
RR = Risco relativo = 10
RAP = Risco Atribuível Populacional

Fórmulas e cálculos:

$$RAP = \frac{It - In}{It} = \frac{19,6 - 7}{19,6} = 0,643 = 64,3\%$$

$$RAP = \frac{(Ie - In)P}{It} = \frac{(70 - 7)\,0,2}{19,6} = 0,643 = 64,3\%$$

$$RAP = \frac{P(RR - 1)}{P(RR - 1) + 1} = \frac{0,2\,(10 - 1)}{0,2\,(10 - 1) + 1} = 0,643 = 64,3\%$$

CAP. 20 (QUESTÕES 1 A 5)

Resposta 20.1. Se um dado microorganismo tem alta infectividade e alta patogenicidade, ele tende a infectar um número relativamente grande de indivíduos expostos que sejam suscetíveis, trazendo neles casos clínicos da doença, praticamente tantos quantos os indivíduos atingidos: é o que se dá, de modo típico, com o sarampo, quando irrompe em populações não-vacinadas e poupadas pela doença, durante muitos anos (ver referência[43] pg. 14).

Resposta 20.2. Se é elevada a infectividade e baixa a patogenicidade, a distribuição dos casos clínicos resultantes é muito diferente do exemplo anterior. Os casos clínicos chegam, mesmo, por vezes, a ser raros, predominando o grande número de simples portadores de germes. Torna-se difícil, então, estabelecer ligações entre os casos clínicos da doença: este é o caso do meningococo (ver referência[43] pg. 14).

Resposta 20.3. Quando é baixo o grau de infectividade, a infecção provirá somente de uma contaminação maciça, exposição prolongada ou repetida: é o que se admite que ocorra na hanseníase e no tracoma (ver referência[43] pg. 14).

Resposta 20.4. A vacina é fator de proteção (RR = 0,20). O efeito protetor da vacina (ou seja, a eficácia) é de 80%. Os cálculos que suportam estas cifras são os seguintes.

$$\text{Risco relativo} = \frac{\text{Incidência em vacinados}}{\text{Incidência em não-vacinados}} =$$

$$= \frac{5/5.000}{25/5.000} = \frac{0,001}{0,005} = 0,20$$

Eficácia da vacina =

$$\frac{\text{Incidência em não-vacinados} - \text{Incidência em vacinados}}{\text{Incidência em não-vacinados}} =$$

$$= \frac{0,005 - 0,001}{0,005} = 80\%$$

Proteção conferida pela vacina:

= Incidência em não-vacinados − Incidência em vacinados
= 0,005 − 0,001 = 0,004 = quatro casos por mil.

Resposta 20.5. Estudo de caso-controle. Sim, existe associação. As quatro células da tabela 2 por 2 são: a = 10; b = 20; c = 20; d = 280.

Odds ratio = 7, pois: (10 × 280)/(20 × 20) = 7.

O cálculo do intervalo de confiança para o OR informaria se, com estes números, um OR = 7 é, de fato, estatisticamente significativo, como aparenta ser (ou seja, se ele é estatisticamente diferente de 1).

CAP. 21 (QUESTÕES 1, 2, 7 E 9)

Resposta 21.1. O picadinho de carne é o alimento suspeito (ver quadro anexo). A taxa de ataque entre as pessoas que o ingeriram foi de 81% (74/91) contra 18% (2/11) entre os que não o ingeriram; a diferença percentual foi de +63%, a maior entre os cinco alimentos; o risco relativo de 4,5 é o maior da série. Os

Cálculo das taxas de ataque para alimentos envolvidos num surto de toxinfecção

Alimentos	Número de pessoas que ingeriram um determinado alimento				Número de pessoas que não ingeriram o determinado alimento				Dif. (%)
	Doentes (n.º)	Sadias (n.º)	Total (n.º)	Doentes (%)	Doentes (n.º)	Sadias (n.º)	Total (n.º)	Doentes (%)	
Arroz	46	12	58	79	30	14	44	68	+11
Feijão	48	20	68	71	28	6	34	82	−11
Picadinho de carne	74	17	91	81	2	9	11	18	+63
Salada	36	12	48	75	40	14	54	74	+1
Laranja	62	22	84	73	14	4	18	78	−5

Fonte: Mirtha N Uboldi-Eiroa. Coletânea ITAL 1989; 19(2):109.[42]

riscos relativos referentes aos cinco alimentos são os seguintes: arroz (79/68 = 1,2), feijão (71/83 = 0,9), picadinho (81/18 = 4,5), salada (75/74 = 1,0) e laranja (73/78 = 0,9). Informações adicionais estão no quadro anexo.

Resposta 21.2. A data provável de contágio no surto de rubéola em uma escola seria entre 4 e 5 do mês. Esses resultados provêm dos seguintes cálculos: 18 − 14 = 4 e 26 − 21 = 5.

Resposta 21.7. As duas questões foram formuladas em artigo publicado no Informe Epidemiológico do SUS.[13] Subsídios para refletir sobre o assunto são encontrados no capítulo e em numerosos trabalhos nele citados, entre os quais os que analisam a situação de São Paulo[12] e do Brasil.[13]

Resposta 21.9. Trata-se de um dilema sempre presente, em epidemiologia. De um lado, é imperioso melhorar a qualidade dos dados para que as decisões sejam devidamente embasadas. De outro, não se pode esperar por muito tempo. Note-se que a oportunidade das informações é um dos critérios para avaliar o sistema de vigilância epidemiológica (Quadro 21.11). Logo, a atuação dos profissionais de saúde, muitas vezes, é feita na base de informações imperfeitas.

CAP. 22 (QUESTÕES 1-5 E 9-11)

Resposta 22.1. Fatores de risco das doenças coronarianas: fumo, colesterol sérico elevado, pressão sangüínea alta, obesidade, diabetes e vida sedentária.

Resposta 22.2. Fatores de risco das doenças cerebrovasculares: pressão sangüínea alta, fumo e colesterol sérico elevado.

Resposta 22.3. Fatores de risco das neoplasias malignas: fumo, dieta imprópria, álcool e exposição ambiental/ocupacional.

Resposta 22.4. Fatores de risco dos acidentes de trânsito: abuso de álcool, condução inapropriada de veículos, estresse, fadiga e impunidade nas infrações. A não-utilização do cinto de segurança é risco para gravidade e mortalidade de acidentes.

Resposta 22.5. Fatores de risco da doença pulmonar obstrutiva crônica: fumo e exposição ambiental/ocupacional.

Resposta 22.9.
a) Prevalência = 200/(200 + 1.000) = 1/6 = 16,7
b) Incidência em fumantes: 120/200 = 0,6 = 60%
c) Incidência em não-fumantes: 60/1000 = 0,06 = 6%
d) RR = 60/6 = 10
e) RA = 60 − 6 = 54 casos por 100 fumantes

Resposta 22.10.
a) Coorte

Dados de exposição	Casos (n.º)	Incidência por 10 mil
10 mil fumantes inveterados	200	200
500 mil fumantes moderados	200	4
2.000 mil não-fumantes	200	1

Fumantes inveterados = (200/10.000) × 10.000 = 200
Fumantes moderados = (200/500.000) × 10.000 = 4
Não-fumantes = (200/2.000.000) × 10.000 = 1
Fumantes inveterados × não-fumantes:

RR = 200/1 = 200 e
RA = 200 − 1 = 199 óbitos por 10 mil
Fumantes moderados × não-fumantes:

RR = 4/1 = 4 e RA = 4 − 1 = 3 óbitos por 10 mil

Resposta 22.11.
a) Coorte
b) (15/1.500) × 10.000 = 100 casos por 10 mil
  (12/12.000) × 10.000 = 10 casos por 10 mil
  (2/10.000) × 10.000 = dois casos por 10 mil
RR = 100/2 = 50 e RA = 100 − 2 = 98 casos por 10 mil
RR = 10/2 = 5 e RA = 10 − 2 = 8 casos por 10 mil

ÍNDICE ALFABÉTICO

A

Abordagem
- modelos causais, 37-46
- multicausal, 19, 21, 398
- sistemica da saúde, 43
- unicausal, 19

Aborto, 66, 90
- induzido, 149

Abreugrafia, 440
Absenteísmo, 57, 199
Ação(ões)
- básicas de saúde pública, 426
- saneadoras, 18
- sanitárias, 159

Aceitação
- consentimento em pesquisa, 317
- do usuário do serviço, 539

Acesso, aos serviços, 522, 539
Acidente(s), 171
- com material radioativo, 28
- de automóvel, 115
- de radiação nuclear, 79
- de trabalho
- - letalidade dos, 133
- - no Brasil, 198
- ofídicos, 231
- vascular cerebral, 87, 486

Ácido(s)
- acetilsalicílico, 283
- graxos poliinsaturados, 219
- retinóico, uso de, 389
- úrico, excesso de, 39

ACME, 114
Acne severa, tratamento da, 389
Adequação dos serviços, 539
Adolescência, métodos anticoncepcionais na, 66
Adolfo Lutz e o controle da febre amarela, 10
Adrenalina, 388
Aedes aegypti, 238, 477
Aerossóis microbianos, 424
Afecção(ões)
- com alto risco de óbito, 492
- com baixo risco de óbito, 492
- coronarianas
- - associação de riscos nas, 21
- - etiologia das, 19
- crônico-degenerativas, 2, 110, 483
- - de natureza
- - - cardiovascular, 110, 493
- - - dermatológica, 110
- - - neoplásica, 110, 493
- de alta letalidade, 112
- gastroenterites, 66
- genéticas, 232, 421
- infecciosas e parasitárias, 1, 419
- maldefinidas, 84, 119
- no período pré-natal, 98
- perinatais, 110

Aferição
- dos eventos, 358-376
- - erros de mensuração, 360
- - reprodutibilidade, 363-373

- - - de um teste diagnóstico, 364-367
- - - e validade, 363
- - viés de, 358-360
- - - causalidade *versus*, 360
- - - indícios para suspeitar da presença de um, 358
- - - tipos de, 359
- viés de, 210, 239, 296, 328, 358-363

Agente(s)
- biológicos, 489
- - tipos de, 423
- cancerígenos, 134
- cardiogênicos, eliminação de exposição de, 36
- contaminantes, 308
- da doença, 38
- - características do, 38
- - classificação, 38
- - ênfase na figura do, 38
- - tipos de, 38
- de saúde, atuação comunitária do, 531
- etiológico(s)
- - reconhecido, 81
- - tipos de, 423
- físicos, 489
- hospedeiro-meio ambiente, 38, 431
- microbianos, 423
- patogênicos, 238
- poluentes, 308
- químicos, 489

Água
- de abastecimento público, cloração da, 34
- fluoretação da, 36
- potável, provisão de, 176
- suprimento de, 170

Agulhas descartáveis, 43
Aidéticos (*v.* AIDS)
AIDS, 39, 66, 80, 167, 311
- fatores de risco para a, 435
- incidência crescente de, 167, 252

AIH (Autorização de Internações Hospitalares), 84
Albuminúria, 486
Álcool
- abuso de, 207
- consumo de, 189, 310, 379, 392
- danos à saúde pelo abuso do, 207
- ingestão excessiva de, 498
- lesões hepáticas provocadas pelo, 40
- na gravidez, abstenção de, 47
- usado na fricção do corpo, 7

Alcoolismo, 78
- detecção de, 368
- investigação por, 350
- prevalência do, 350
- rastreamento de, 369

Aleitamento materno, 149, 345
- estímulo ao, 177

Alimentação
- deficiente, 172
- falta de iodo na, 38
- inadequada, 207

Alimentos, refrigeração de, 311
Alma-Ata, declaração de, 71, 520
Alocação aleatória, tipos de, 384
Alphonse Laveran e seu estudo sobre a malária, 10

Alterações climáticas, 106
Ambientes contaminados, 342
Amostra(s)
- aleatórias, 343
- - conceito de seleção ao acaso, 343
- - definição, 343
- - modo de escolha de, 344
- - tipos básicos de, 344
- - - estratificada, 345
- - - por conglomerados, 345
- - - simples, 344
- - - sistemática, 344
- ao acaso, 343
- cálculo do tamanho da, para estimativa
- - da média, 351
- - de proporção, 351
- casuais, 343
- de conveniência, 342
- - investigação, 342
- - comunitária, 342
- - - em estabelecimentos de saúde, 342
- - - o problema da amostra de pacientes de consultório, 342
- de estudantes de odontologia do País, 345
- definição, 341
- de idosos em São Paulo estratificada por nível sócio-econômico, 347
- de material biológico, 431
- de pacientes
- - em consultório, 342
- - em serviço de emergência, 345
- de prontuários, 345
- - médicos do País, 346
- de radiografias, 344
- de recém-nascido em maternidades, 345
- de trabalhadores em fábricas de grande porte estratificada por sexo, 345
- distorção em processo sistemático de, 345
- em estágios, 346
- erros de, 343
- - toleráveis para as estimativas, 350
- estatísticas, 343
- não-aleatórias, 341
- para pesquisa sobre o aleitamento materno, 345
- perdas na, original, 346
- - ao acaso, 347
- - quantidades aceitáveis de, 347
- - - verificação da representatividade, 347
- - sistemáticas, 347
- - - indicadores de representatividade da amostra, 347
- probabilísticas, 343
- representativa *versus* não-representativa, 81
- resultados acertados obtidos em, 341
- seleção
- - de radiografias para compor a, 344
- - do método em função do marco, 346
- tamanho da, 348
- - considerações gerais, 348
- - para estudos
- - - comparativos, 352
- - - descritivos, 350
- - uso de, 340
- - variabilidade da, 96
- viciadas, 341

Índice Alfabético

Amostragem
- aleatória, técnicas de, 18
- em universidade, 343
- empregada pelo
- - IBGE, 346
- - Programa Ampliado de Imunização (PAI), 345
- erros de, 343
- erros toleráveis para as estimativas, 350
- multifásica, 346
- por telefone, 343
- processo de, 346

Análise
- estratificada, 382, 392
- logística, 394
- multivariada, 46, 382, 392

Anamnese, 64
Androgênios, 189
Anemia, 50, 189
- aguda, 111
- falciforme, 40, 192, 381
- ferropriva, 166, 230

Anencefalia, 475
Anestesia, 172
Aneurisma da aorta, 120
Angina, 384
- do peito, 79
- crises de, 334
- incidência de, 509

Animais, pesquisas laboratoriais em, 270
Anofelíneos, 422
Anomalia(s)
- congênita, 114, 272
- cromossômicas, 98

Anorexia nervosa, 471
Anóxia, 111
Antagonismo, 381
Antiadesivo plaquetário, 33
Antibióticos, uso de, 380, 422
Antibioticoterapia, 45
Anticoagulantes, 491
Anticorpo(s)
- contra o vírus da dengue, 431
- IgG, 430
- IgM, 430
- monoclonais, técnicas de, 430
- produção de, 423

Antigenicidade, 423
Antígeno(s)
- microbianos, 430
- teste sorológico da presença de, 430

Antiinflamatórios não-hormonais, 34
Antineomalthusianos, 161
Antroponoses, 424
Anuários
- de mortalidade do Ministério da Saúde, 116, 249
- Estatísticos do IBGE, 116, 542
- Nações Unidas, 226

Aorta
- aneurisma da, 120
- lesão da, 111

APACHE II, 58, 549
Aparelho(s)
- cardiovascular, 114
- circulatório, doenças do, 84
- de medir pressão arterial, 361
- digestivo, 114, 424
- - câncer do, 408
- - doenças do, 84
- - enfermidade crônico-degenerativas do, 492
- - úlcera do, 79
- genital, neoplasia do, 493
- genitourinário, 114, 424
- - doenças do, 84
- ortopédicos corretivos, 41
- respiratório, 114, 424
- - câncer do, 43
- - doenças do, 84
- - neoplasias do, 43, 188

Apendicite, 85
- aguda, cirurgia de, 45
Apetite
- estimulantes do, 283
- falta de, 283
Apgar
- escala de, 58
- índice de, 50, 331, 532

Apófise mastóide, 98
Arboviroses, 431
Arquivo(s)
- de alistamento militar, 83
- de bancos de sangue, 83, 453
- de laboratórios de patologia clínica, 83, 453
- de morbidade, 64, 82-88
- de mortalidade, 110, 453
- de nascimentos, 149
- de notificações, 85, 451
- de óbitos, 115
- de prontuários, 83, 453
- médicos de empresas, sindicatos, escolas e creches, 83
- nosológico, 83
- radiográfico, 345
- registro de doenças, 86

Artéria(s)
- desbloqueio de, 41
- uterina, 270

Arteriosclerose, 111, 310, 483
- coronária, 44

Artrite reumatóide, 34, 219
Artropatias, 484
Artrópodes, picada de, 424
Artroses, 44, 483
Asbestos, exposição ocupacional a, 43
Asbestose, 489
Ascaris, 77
Asfixia, 130
Asma, 483, 488
- brônquica, 219
- etiologia da, 19

Aspirina, 384
- efeito preventivo da, 319
- uso de, 385

Assistência
- materno-infantil, 237
- - serviços de, 163
- médica da Previdência Social, 84
- pré-natal, 66

Associação(ões)
- antigripais, 283
- causalidade e, 400 (v. tb. Relação causal)
- entre
- - dieta e câncer do intestino, 225
- - exercício físico e coronariopatia, 273
- - exposição a nitratos e câncer gástrico, 225
- - migração e doença mental, 274, 299
- - toxoplasmose e debilidade mental, 274
- Internacional de Epidemiologia, 284

Ataque(s)
- cardíaco, 504
- convulsivos, 338

Atenção
- ao parto, 61
- pré-natal, 61
- primária, 71, 517-521

Atestado de óbitos, 111-118, 453, 492 (v. tb. Declaração de óbitos)
Atrito pleural, 365
Attitudes and practice, 66
Auditoria médica, 544
Auréola, efeito, 362
Auscultação cardíaca, 363
Automedicação, 82
Autópsia(s), 44, 119
- verbal, 122

Autorização de Internações Hospitalares, 84
Avaliação
- cega, 319, 320
- - duplo, 320
- - mono, 320
- - triplo, 320
- da qualidade dos serviços, 317, 538-557
- - processo, 61, 543
- - recursos, 60, 540
- - resultados, 61, 548
- - - efetividade, 25, 539, 552, 553, 562
- - - eficácia, 25, 539, 551, 553, 562
- - - eficiência, 25, 539, 553, 562
- - - satisfação do usuário, 548
- da situação de saúde, 17
- das causas (fatores de risco), 18, 316
- de bancos de dados, 50, 51
- de impacto dos serviços, 549
- de indicadores de saúde, 50, 51
- de prognóstico, 22, 316
- de programas, 24, 439-442
- - da Saúde para Todos no Ano 2.000, 71
- de rastreamentos, 508
- de tecnologias, 24
- de testes diagnósticos, 23, 363-373
- de trabalhos científicos, 25
- de tratamentos, 316
- de vacinas, 316, 435-438, 475
- do quadro clínico, 23
- do sistema de vigilância epidemiológico, 466
- mascarada (v. Avaliação cega)
- nutricional, 59, 93
- - clínico-antropométrica, 59
- - dietética, 59
- - laboratorial, 59
- terapêuticas, 437

Avitaminose, 166
- A, 94

B

Bacilo(s)
- da tuberculose, 421
- - cepas de, 423
- - pesquisa do, 36
- *Yersinia pestis*, 421

Bactéria, 38
- tipagem de, 453

Bacteriologia, 172
Bancos de sangue, 453
- arquivos de, 83

Barbeiro, 34, 241
- picada de, 372

Batimentos cardíacos, 50
BCG, vacina, 430, 438
Beribéri, 2
- morbidade e mortalidade por, na marinha japonesa, 11
- prevenção do, 11

Berkson, viés de, 339
Bertillon, classificação de, 97
Beta-caroteno, uso de, 385, 403
Binômio desnutrição-infecção, 422
Biologia molecular, técnicas de, 423
Biópsia, 453
- de uma lesão de pele, 24

Bissexuais, 435
Black, relatório, 173, 201
Blenorragia, 423
Bócio, 38, 94
- endêmico, 19, 166, 231, 474

Boletins epidemiológicos, 466
- no Brasil, 467
- no exterior, 467

Bouba, 478
Brass, métodos de, 159
Broad Street, bomba de, 221
Broncopneumonia, 120
Bronquiectasia, 494
Bronquite, 378, 483
- crônica, 43, 111, 495

C

Cadastro de
- amostragem, 344
- Estabelecimentos de Saúde, 542

Cadeia
- de eventos, 37, 399
- epidemiológica
- - das doenças infecciosas, 423
- - - agente etiológico e reservatório, 423
- - - hospedeiro, 423
- - - reservatório e fonte de infecção, 423
- - - vias de transmissão, 423

Café
- efeitos do, 391
- hábito de beber, 391

CAGE, teste, 369
Cálcio, 381
Cálculo
- biliar, 188
- renal, 483, 508

Calorias, consumo *per capita* diário de, 170
Campanha(s)
- de educação para a saúde, 381
- de hidratação oral, 177
- de imunização, 159
- de saúde pública, 175
- de vacinação, 450

Campylobacter, 420
Canal endêmico, 257
- determinação do, 257

Índice Alfabético

- - freqüências, 257
- - - inframáximas e supramínimas, 257
- - - máximas e mínimas, 257
- - média e desvio-padrão, 257
- - mediana e quartil, 257
- - fixação da linha central do, 257
Câncer, 110, 272, 311, 493
- cervical, 107
- cérvico-uterino, 208, 508
- de cólon, 493
- de esôfago, 229
- - mortalidade por, 225
- de estômago, 134, 301, 311
- - mortalidade por, 225
- de fígado, 123, 425
- de laringe, 296, 378
- de mama, 44, 188
- - incidência de, 301
- - rastreamento de, 304
- - risco de, 301
- de orofaringe, 379
- de pâncreas, 111
- de pele, 231
- de próstata, 241
- de pulmão, 12, 189, 500, 503
- - em trabalhadores da indústria química, 283
- - relação do fumo com o, 248
- de reto, 310
- de útero, 188
- de vagina, 311
- do aparelho
- - digestivo, 408
- - respiratório, 43
- do intestino, 225
- do reto, 493
- gástrico, 311
- incidência
- - mundial de, 225, 493
- - no Brasil, 87, 493
Caquexia, 119
Carbono, monóxido de, 255, 484
Carcinoma (v. câncer)
Cardiopatia chagásica, 51
Cárie dentária, 303
- prevenção da, 20
Carlos Chagas e a descrição da doença de Chagas, 10
Carlos Finlay e seu estudo sobre febre amarela, 10
Carne vermelha, consumo de, 310
Caso(s)
- em mapas, 232
- estudo de, 27, 270
- - ordem Hierárquica, 278, 405
- - versus série de casos, 280
- investigação de, 311, 456
- vigilância epidemiológica, 259, 460
- - caso primário e secundário, 260
- - caso-índice, 260
Catarata congênita, 311
Causa mortis, 112-120, 427, 492
- história clínica e seleção da, 44
Causalidade (v. tb. Relação causal), 398
Caxumba, 431, 468
- mortalidade por, 172
- vacina da, 172
CDC (Centros de Controle e de Prevenção de Doenças), 470
Cegueira, 433
CELADE (Centro Latino-Americano de Demografia), 181
Células, insuficiente aporte de nutrientes nas, 43
Censo demográfico, 159
- brasileiro, 145
- decenal do IBGE, 341
- versus amostragem, 341
Centro(s)
- de Controle e de Prevenção de Doenças (CDC), 470
- Latino-Americano de Demografia (CELADE), 181
Cepas
- de bacilos da tuberculose, 423
- de tripanossomas, 423
Ceratoconjuntivite contagiosa, 433
Certidão
- de nascimento, 150
- de óbito, 116
Cerveja, consumo de, 310
Césio 137, incidente do, 259
Chagas, doença de, 10, 22, 66
Chimarrão, consumo de, 230
Choques extracorpóreos, 507

Chumbo, 382
- intoxicação por, 484
Cianose, 365
Cicatriz vacinal, 439
- BCG, 430
Ciclo
- de transmissão, 424
- econômicos, 106
- gravídico puerperal, 188
- menstruais hipermenorréicos, 189
- silvestre da febre amarela, 38
CID (v. Classificação Internacional de Doenças)
Cimetidina, 386
Circulação(ões)
- deficientes, 496
- pulmonar, doença da, 115
Cirrose
- do fígado, 171
- hepática, 40, 188, 302, 310, 483
- pós-hepatite, 425
Cirurgia de revascularização do miocárdio, 45, 62, 172, 507
Cisticercose, 80
Citostáticos, 422
Classe social, saúde e, 201-206
- conceito, 202
- considerações gerais, 201
- epidemiologia
- - social, 203
- - tradicional, 205
- forma tradicional de compor estratos sociais, 203
- formas de, 202
- - multivariadas, 203
- - univariadas, 202
- usos em epidemiologia, 206
- validação da, 206
Classificação
- automática de condições médicas, sistema de (v. ACME)
- de doenças e controle, 474, 477
- Internacional de Doenças (CID), 97, 114
- - adaptações para uso em especialidades, 98
- - deficiências, incapacidades e desvantagens, 98
- - estrutura da, 98
- - revisões da, 97
Clínica de Investigação de Lipídios, 505
Clínico, 27
Cloração da água de abastecimento público, 34
Cloroquina, intoxicação por, 388
Co-intervenção, 319
Cobertura
- das estatísticas, 50, 83
- do sistema de registro de óbitos, 117
- do sistema de registro de nascimentos, 152
- dos indicadores, 50, 83
- dos serviços de saúde, 72, 475, 527, 532
Cocaína, consumo de, 208
Codificação
- das causas de óbito, 112, 492
- das declarações de óbito, 112
- por processo eletrônico, 114
- treinamento de pessoal em, 114
Códigos de ética em epidemiologia, 317
Coeficiente(s), 53, 62
- de ataque, 460
- de correlação de Pearson, 367
- de correlação intraclasse, 367
- de determinação, 394
- de incidência, 76, 460
- de letalidade, 134
- de morbidade, 62
- - por tuberculose, 53
- de mortalidade, 105-109
- - de letalidade ou fatalidade, 108
- - de natimortalidade, 108
- - de recém-nascidos, 53
- - infantil, 107, 124
- - materna, 72, 107
- - nas Américas, 108
- - neonatal, 107, 127
- - perinatal, 107, 127
- - por causas específicas, 107, 131
- - por idade, 53, 107
- - por sexo, 107
- - pós-neonatal, 107
- - pré-escolar, 127
- - proporcional, 108
- - uso de, 108
- de natimortalidade, 127

- de prevalência, 76
- de variação, 367
- específico, 62, 107
- estabilidade dos, 53
- expressão dos resultados, 52, 53
- geral, 62, 107
- médio de incidência, 79
- padronização de, 211-214
- - formas de comparação, 211
- - - específicas, 211
- - - globais, 211
- - - padronizadas, 212
- - justificativa, 212
- - métodos, 212
- - - direto, 213
- - - indireto, 214
- população para cálculo de, 53
Cohorte (v. Coorte)
Cólera, 285
- casos de, 224
- controle da, 467
- epidemia de, 7, 8, 223
- - no Brasil, 51
- estudo da incidência de, 285
- John Snow e a pesquisa da, 265
- morte em 1854 em Londres, 9
- na América Latina, 219
- óbitos por epidemia de, 265
- variedade El Tor, 432
Colesterol
- consumo de, 302
- exame de, 498
- excesso de, 485
- níveis de, 20
- sérico, 4, 42, 498
Coleta
- de dados
- - padronização da, 96
- - preparação do instrumento para a, 95
- - qualidade da informação, 50, 96
- de lixo, provisão de, 176
Cólicas renais, 486
Colo do útero
- mortalidade por carcinoma de, 200
- neoplasias do, 87
Cólon
- câncer de, 493
- irritável, 483
Coloração da pele, 50
- grupo étnico e, 193
Colpocitologias, 471, 486
Coluna vertebral, problemas da, 207
Coma, 486
Comissão
- de controle de infecção hospitalar, 545
- de ética, 544
- de exames auxiliares de diagnóstico e uso de medicamentos, 546
- de óbitos, 545
- - de mortes maternas, 132, 545
- de prontuário, 544
Comitês (v. tb. Comissão)
- de controle de qualidade em estabelecimentos de saúde, 544-546
Condições Sanitárias dos Trabalhadores da Grã-Bretanha, 172
Conferência de Alma-Ata, 71, 520
Confinamento ao leito, 57
Confounding, 278
Confundimento, 376-395
- viés de (v. Viés de confundimento)
Congestão pulmonar, 557
Conjuntivite(s), 420
- epidemias de, 255
Consultas pré-natais, 147
Consultórios de atenção primária de saúde, 541
Consumo
- de álcool, 310
- de carne vermelha, 310
- de cerveja, 310
- de drogas, 283
- de gordura animal, 310
- de medicamentos em crianças, 283
- de tóxicos, 283
Contacto anopheles-homem, 241
Contágio imediato, 424
Contaminação, 319
- em estudos

Índice Alfabético

- - caso-controle, 319
- - de coorte, 319
- - de intervenção, 319
- - de observação, 319
Contraceptivos orais, 315
- uso de, 89
Controle(s)
- da dislipidemia, 33
- da pressão arterial, 33
- de qualidade, 341
- de vetores, 34
- grupo controle, 386
- populacional, 161
- sero-negativos, 435
- significados da palavra, 386
Conversão sorológica, 435
Convulsão(ões)
- febris, 338
- infantil, 171
Coorte(s)
- controle, 281
- de expostos, 281
- de intervenção, 281
- de nascimento, 263, 281, 300
- de pacientes ou série de casos, 281
- de tratamento, 281
- definição, 281
- efeito, 264
- estudos de (*v. tb.* Desenhos de estudos), 12, 434, 437
- - contaminação em, 319
- - experimental, 281
- não-experimental, 281
- testemunha, 281
Coprocultura, 461
Coqueluche, 78, 190, 420, 435
- vacina contra a, 383, 438
Coração
- doença isquêmica do, 115, 254
- transplante de, 62
Coriorretinite, 386
Cornell, índice médico de, 58
Coronariopatia(s), 4, 20, 273, 400
- arteriosclerótica, 485
- mortalidade por, 274
Cox, regressão de, 136
Crescimento demográfico, 160
Crianças
- de mães fumantes, 391
- desidratação de, 255
Cristal-violeta, 312
Cromossoma Y, 189
Cromossomos, translocação de, 38
Crupe, 171
Cultura de material, 430
Curva
- de incidência da doença, 261
- - regulares com incidência
- - - contínua, 261
- - - descontínua, 261
- - irregulares com incidência descontínua, 261
- epidêmica, traçado da, 459
- ROC, 371

D

Dataprev, 84
Debilidade
- associada
- - a falta de motivação, 180
- - ao processo de envelhecimento, 180
- mental (*v.* Doença mental)
Declaração
- de Alma-Ata, 71
- de Helsinque, 317
- de óbito (*v. tb.* Atestado de óbitos)
- - erros nas, 111
- - modelo de, 111
- - preenchimento das, 111
Defensivos agrícolas, uso de, 231
Deficiência(s)
- auditivas, 483, 496
- de circulação colateral no miocárdio, 42
- de niacina, 11
- de tiamina, 11
- de vitamina B$_1$, 11
- de vitamina C, 11
- do crescimento, 59
- mental (*v.* Doença mental)

- nutricionais, 232
- visuais, 483
Delineamentos híbricos, 282
Delírio, 119
Delta, vírus, 456
Demanda
- necessidades, oferta e, 525
- tipos de, 524
Demografia e saúde
- dinâmica populacional, 158
- fecundidade, 144
- indicadores, 59
- mortalidade, 56, 105
- migração, 232
- natalidade, 218, 232
Dengue
- anticorpos contra o vírus da, 431
- epidemia de, 260, 420
- vigilância do, 450
- vírus do, 431
Densidade de incidência, 79
Dentes, fluoretação dos, 47
Departamento
- Intersindical de Estatística e Estudos Sócio-econômicos, 198
- Nacional de Endemias Rurais (DNERu), 472
Depressão, 188
Dermatite(s), 420
- atópica, 219
Dermatofitoses, 255
Dermatoses, 483
Desbloqueio de artérias, 41
Descentralização das ações, 472
Descrição epidemiológica (*v. tb.* Epidemiologia descritiva)
- questões básicas, 62
- roteiro, 63
- variáveis
- - lugar, 218
- - pessoa, 187
- - tempo, 245
Desenhos de estudos
- classificação, 3, 4, 271
- - ordem hierárquica, 315, 404, 405
- - prática, 278
- considerações gerais, 3, 315, 403
- terminologia diversificada, 278-286
- Estudo clínico randomizado
- - alternativas, 315, 404
- - análise de dados em, 273, 276, 411
- - controle de viés, 383, 506
- - delineamento, 290, 505, 506
- - ilustrações de, 273, 289, 309, 313
- - inferências causais, 276
- - interpretação dos resultados, 273
- - limitações, 291
- - randomização, 382
- - tamanho da amostra, 352
- - vantagens, 291
- - *versus* estudo de coorte, 294
- - *versus* outros desenhos, 278, 315, 404, 405
- Estudo de caso(s)
- - investigação de casos, 27, 311, 456
- - limitações, 270
- - representação do caso em
- - - gráficos, 259
- - - mapas, 232
- - vigilância epidemiológica, 259, 460
- - - caso primário e secundário, 260
- - - caso-índice, 260
- - vantagens, 270
- - *versus* outros desenhos, 278, 405
- - *versus* série de casos, 280
- Estudo de caso-controle
- - análise de dados em, 273, 276, 411
- - avaliação de intervenções, 508
- - controle de viés, 504
- - delineamento, 292, 504, 508
- - denominação, 281
- - emparelhamento, 388-390, 438, 439
- - estudo caso-controle aninhado em estudo de, 283
- - ilustrações de, 123, 274, 434, 438, 460, 500, 508
- - inferências causais, 276
- - interpretação dos resultados, 274
- - limitações, 293
- - riscos, cálculo, 21, 274, 410-414
- - tamanho da amostra, 355
- - vantagens, 293

- - *versus* estudo de coorte, 294
- - *versus* estudo transversal, 300
- - *versus* outros desenhos, 278, 315, 404, 405
- Estudo de coorte
- - análise de dados em, 274, 276, 411
- - aninhado em estudo de coorte, 283
- - avaliação de intervenções, 507
- - delineamento, 295, 501, 508
- - denominação, 282
- - inferências causais, 276
- - interpretação dos resultados, 274
- - ilustrações de, 123, 273, 503
- - limitações, 293
- - tamanho da amostra, 355
- - tipos
- - - histórico, ou retrospectivo, 293
- - - prospectivo, 293
- - vantagens, 293
- - *versus* ensaio clínico randomizado, 294
- - *versus*, estudo de caso-controle, 296
- - *versus* outros desenhos, 278, 315, 404, 405
- Estudo ecológico, 276
- - confundimento, 300
- - delineamento, 300
- - denominação, 277
- - estudo de grupo *versus* estudo de indivíduos, 277
- - falácia ecológica, 301
- - interpretação dos resultados, 302
- - ilustrações de, 301-304
- - limitações, 300
- - tipos
- - - comparações geográficas e temporais, 301
- - - descritivo e analítico, 286
- - - randomizado, 302, 436
- - vantagens, 300
- Estudo de incidência
- - avaliação de programas, 440
- - prevalência e, 76-80, 432, 496
- - tamanho da amostra, 350
- - viés da prevalência, 299, 339
- Estudo de prevalência (*v.* estudo transversal)
- - avaliação de programas, 440
- - incidência e, 76-81, 432, 496
- - Kappa e, 366
- - tamanho da amostra, 350
- - viés da prevalência, 299, 339
- - validade e, 371
- Estudo em laboratório (experimental), 270
- - limitações, 271
- - vantagens, 270
- Estudo transversal (*v. tb.* Estudo de prevalência)
- - alternativas, 299
- - análise de dados em, 275, 276
- - aninhado em estudo de coorte, 283
- - delineamento, 274, 278
- - denominação, 280
- - efeitos, em distribuição transversal, 264
- - interpretação dos resultados, 274, 407
- - ilustrações de, 275
- - limitações, 298
- - *odds ratio*, 275
- - razão de prevalências, 275
- - vantagens, 298
- - *versus*, estudo de caso-controle, 300
- - *versus* outros desenhos, 278, 315, 404
- - viés da prevalência, 299, 399
- Série de casos
- - ilustrações, 437, 458, 509
- - investigação, 437, 458, 509
- - temporais, 245-247, 311
- - *versus* estudo de caso, 280
- - *versus* outros desenhos, 278, 315, 405
- Terminologia diversificada, 278
Desenvolvimento
- econômico-social, 161
- urbano-industrial, 175
Desequilíbrio ecológico, 489
Desidratação de crianças, 255
Desinfecção, 443
Desinsetização, 427
Desmame precoce, 345
Desnutrição
- fetal, 27
- infantil, 59
- prevalência de, 178
- protéico-calórica, 167
Desvio-padrão, 349, 367
Diabetes, 79, 272

Índice Alfabético

- *mellitus*, 40, 366
- - mortalidade por, 492
- - prevalência de, 499
- prognóstico de, 486
Diagnóstico(s)
- anatômico, 69
- clínico, 69, 89
- - etapas
- - - anamnese, 89
- - - exames, 89
- coletivo, 70
- comunitário, 71
- de varizes esofagianas por endoscopia, 365
- epidemiológico, 69
- etiológico, 69
- fisiológico, 69
- homogêneos, grupos de, 549
- precoce, 36, 47, 490
- radiológicos, 364
- sorológico, 430
Diagrama de controle, 255-258, 457
- características do, 256
- e doenças preveníveis, 258
- interpretação do, 258
- tempo mínimo de observação, 255
Diálise, 41, 62, 420
- renal, 519
Diarréia, 427
- investigação de um surto de, 270
- letalidade por, 124
- prognóstico de, 371
Diazepam, uso de, 388
Dieta
- inadequada, 485
- informações sobre a, 319
Diferenças clinicamente expressivas, 334
Difteria, 86, 110, 421
Diltiazem, uso de, 557
Dinâmica populacional, 158-166
- fecundidade, 144-154
- fontes de dados para o conhecimento da, 159
- migração, 232-239
- mortalidade, 105-136
- natalidade, 146, 149-154
- população mundial, 160
- - controvérsias sobre o impacto do crescimento demográfico, 160
- - - a teoria de Malthus, 160
- - - corrente contrária ao pensamento de Malthus, 161
- - - os Neomalthusianos, 160
- - ênfase atual da discussão demográfica no Brasil, 161
- - estimativas nos últimos 2000 anos, 160
- - explosão demográfica, 160
- - situação demográfica atual, 160
- - precisão e uso das estatísticas de população, 159
- - - de grandes áreas, 159
- - - de pequenas áreas, 159
- - - interpolação e extrapolação de dados, 159
- - projeções para o futuro, 159
- - recenseamento demográfico, 158-161
- - - complementação e atualização dos temas dos, 158
- - - no Brasil, 158
- - - objetivo, 158
- - transição demográfica, 161-166
Dióxido de enxofre, 484
Disenteria, 171
Dislipidemia, controle da, 33
Dispositivo intra-uterino, 66
Disseminação fértil, 167
Distribuição das doenças
- - lugar, 218
- - pessoa, 187
- - questões básicas, 62
- - roteiro, 63
- - tempo, 245
- - variáveis
Distribuição etária
- na Nigéria, 163
- no Brasil, 163
- no Japão, 163
Distúrbio(s)
- cardiovasculares, prevalência de, 495
- ortopédicos, 496
DIU (*v.* Dispositivo intra-uterino)
Diuréticos, uso de, 506
DNA, 270
DNERu (*v.* Departamento Nacional de Endemias Rurais), 472

Doação de sangue, 271
Doença(s), 30-46, 76-82, 86, 97-99
- agente da, 38
- alérgicas, 399
- características que impedem a erradicação da, 477
- cardíaca, 488
- cardiovascular(es), 191, 310, 391, 484
- cerebrovascular(es), 115, 190, 254, 485
- - aguda, 366
- - conceito, 30
- contagiosa, 421, 443
- controle e erradicação de, 476-478
- coronariana(s), 5, 42, 302, 485
- - fatores associados à, 395
- - fatores de risco para a, 379
- - mortalidade por, 226
- crônica, 237, 400, 484 (*v. tb.* Doença não-infecciosa)
- - classificação em relação ao risco de óbitos, 492
- - degenerativas, 2, 190, 484
- - fatores causais, 484
- - - agentes, 484
- - - exposição a fatores de risco, 484
- - - predisposição no organismo, 485
- - na coletividade, 491
- - morbidade, 494
- - mortalidade, 491-494
- - não-transmissíveis, 484
- curvas de incidência da, 261
- da circulação pulmonar, 115
- da civilização, 495
- da nutrição, 84
- da pele, 84
- da tireóide, 494
- das glândulas endócrinas, 84
- de acidentes e violências, 486
- de Chagas, 10, 22, 66, 80
- - ECG na, 368
- - etiologia da, 311
- - evolução da forma indeterminada da, 32
- - incidência de casos congênitos de, 429
- - pesquisas sobre a, 434
- - prevenção da, 34
- - profilaxia da, 35
- - transmissão por via transfusional, 312
- de curto período de incubação, 260
- de evolução crônica, 79
- de Hodgkin, 134
- de Minamata, 262
- de natureza ocupacional, 486
- de notificação compulsória, 452
- de transmissão sexual, 66, 189
- diagnóstico e tratamento, 47
- diarréica(s), 71, 420
- - aguda, 254
- digestiva, 484
- distribuição de, 188
- - geográfica das, 218-244
- do aparelho
- - circulatório, 84
- - digestivo, 84
- - genitourinário, 84
- - respiratório, 84
- do metabolismo, 84
- do olho, 98
- do ouvido, 98
- do sangue, 84, 114
- do sistema
- - nervoso, 84
- - osteomuscular, 84
- do tecido
- - celular subcutâneo, 84
- - conjuntivo, 84
- dos pobres nas sociedades ricas, 495
- dos ricos nas sociedades pobres, 495
- endêmicas, 420, 434
- - no Brasil, 434
- endócrina, 484
- estadiamento da, 549
- estatísticas vitais e de notificação de, 228
- etiologia da, 34-45
- - nas fases
- - - patológica, 34
- - - pré-patológica, 34
- - social, 45
- fases das, 18
- - da causalidade múltipla, 19
- - fatores físicos, dos miasmas, 19
- - magia, 18

- - microbiológica, dos germes ou do contágio, 19
- genitourinária, 484
- história natural da, 31, 47
- - concepções, 31
- - fases da, 32
- - padrões de progressão das, 31
- - utilidade da, 33
- - histórico sobre a busca das causas das, 18
- infecciosa(s), 1, 237, 400, 443
- - avaliação de programas de controle, 439
- - - dificuldades de algumas formas de, 440
- - - efeitos diretos e indiretos da intervenção, 439
- - cadeia epidemiológica das, 423
- - - agente etiológico, 423
- - - entrada do hospedeiro, porta de, 423
- - - indivíduo suscetível, 424, 427
- - - porta de saída do agente do reservatório, 423
- - - reservatório e fonte de infecção, 423
- - - vias de transmissão, 423
- - considerações gerais, 419
- - contagiosa, 421
- - crônicas, 483
- - - degenerativas, 484
- - curso da, no organismo humano, 425
- - - agudo e crônico, 425
- - - reações, 425
- - descrição, 419
- - e as enfermidades carenciais, 1
- - endêmicas, 434
- - - no Brasil, 434
- - estudos
- - - analíticos de observação, 433
- - - de caso-controle, 434, 438
- - - de coorte, 434, 437
- - - de intervenção, 435
- - - não-randomizados, 436
- - - randomizados, 435
- - etiologia, 421-424
- - - bases biológicas do complexo causal, 422
- - - complexo causal, 421
- - *iceberg* da, 422
- - intestinais, 115
- - medidas
- - - de prevenção e controle, 426
- - - prioritárias no controle das, 425
- - morbidade por, 427
- - mortalidade por, 427
- - na Europa, 171
- - nos Estados Unidos, 171
- - parasitária, 421
- - período de, 425
- - - incubação, 425
- - - transmissibilidade, 425
- - progressos alcançados e situação atual, 419
- - - no Brasil, 420
- - - no mundo, 420
- - quadro de notificações de, do Ministério da Saúde, 421
- - quantificação do problema das, na coletividade, 427
- - terminologia, 420
- - tipos de, 419-448
- - *versus* não-infecciosas, 57, 483
- infecto-contagiosa, 421
- isquêmica do coração, 115
- limitação do dano, 47
- medidas de prevenção de, 426, 486-491
- meningocócica, 421
- - epidemiologia da, 23
- - prognóstico da, 23
- mental, 275
- - em adultos de meia-idade, 275
- - em crianças, 274
- metabólicas, 486
- metaxênica, 443
- modelos para representar fatores etiológicos
- - abordagem sistêmica da saúde, 43
- - cadeia de eventos, 37
- - ecológicos, 38
- - etiologia social da doença, 45
- - múltiplas causas - múltiplos efeitos, 43
- - rede de causas, 42
- - vantagens e limitações, 45
- não-infecciosas, 400, 483-512
- - classificação em relação ao risco de óbitos, 492
- - conglomerado de casos de, 261
- - considerações gerais, 483
- - curso da, 486
- - - fatores prognósticos, 486
- - - período de latência, 486

Índice Alfabético

- - degenerativa, 484
- - descrição, 483
- - educação para a saúde, 488
- - estudos
- - - analíticos de observação, 499
- - - de caso-controle, 500-502
- - - de coorte, 502
- - - de intervenção, 505
- - etiologia, 484
- - fatores causais, 484
- - - agentes, 484
- - - cadeia de eventos, 485
- - - enfoques no estudo da, 486
- - - exposição a fatores de risco, 484
- - - modelo de organização dos, 485
- - - múltiplas causas e múltiplos efeitos, 485
- - - predisposição do organismo, 485
- - - rede de causas, 485
- - - relação dos principais fatores de risco, 485
- - medidas de prevenção e controle, 486
- - - atuação através de fatores de risco, 487
- - - classificação dos fatores de risco, 487
- - - fator de risco e causalidade, 487
- - - medidas individuais e coletivas, 487
- - - primária, 486
- - - secundária, 487
- - - terciária, 487
- - na coletividade, 491
- - - análise de tendências, 491
- - - diagnóstico da situação, 491
- - - estimativas e extrapolação de informações, 498
- - - hipóteses etiológicas, 492
- - - morbidade, 494
- - - mortalidade, 491-494
- - - vigilância epidemiológica, 497
- - não-transmissíveis, 484
- - risco de, 219
- - saneamento ambiental, 488
- - saúde do trabalhador, 489
- - terminologia, 483
- neoplásica, 484
- neurológica, 439
- neuropsiquiátrica, 484
- notificação
- - compulsória de, 85, 451
- - por leigos, 470
- nutricionais, 2
- osteoarticulares, 92
- parasitária, 421
- período de transmissibilidade de, 425
- poluição ambiental como fator de, 4
- prevenção de, 34-37
- - abordagem sistêmica da saúde, 43
- - classificação das medidas preventivas, 34
- - medidas universais, seletivas e individualizadas, 37
- - níveis de, 35
- - prioritária, 455
- - profissionais, 167, 489
- - programa de controle de, 439-441
- pulmonar obstrutiva crônica, 254
- registros de
- - multiinstitucional, 86
- - populacional, 87
- - uniinstitucional, 86
- relação entre duas, 54
- resistência à, 424
- - específica, 421
- - inespecífica, 424
- respiratória, 484
- tóxica, 303
- transferência de, de uma região para outra, 233
- transmissão, 443
- - domiciliar de, 440
- - de animais para seres humanos, 421
- - de seres humanos para seres humanos, 421
- - pela pulga do rato, 421
- - por contacto pessoal, 236
- - por transfusão de sangue, 236
- - vias de, 424
- - - direta, 424
- - - indireta, 424
- - tropicais, 228
- vantagens e limitações dos modelos, 45
- - modelos biológicos *versus* modelos holísticos, 46
- - para a
- - - compreensão da realidade, 45
- - - quantificação da realidade, 46
- variáveis relativas ao lugar, 218-244
- - comparação geográfica, 225
- - - de áreas urbanas e rurais, 230
- - - distribuição internacional da morbidade e mortalidade, 226, 230, 420, 427, 493
- - - fontes de dados, 228
- - - internacionais, 225
- - - limitações dos estudos de, 226
- - - locais, 232
- - - nacionais, 228
- - - por grandes regiões, 228
- - - por unidade de federação, 228
- - considerações gerais, 218
- - fontes de dados e unidades de observação, 219
- - mapas com resumo visual da situação, 220
- - - de correlação, 222
- - - demográficos, 222
- - - geográficos, 220
- - - sistemas de informação geográfica, 224
- - - técnicas cartográficas, 220
- - usos, 218
- - *versus* exposição, 272, 378, 399, 554
- - vigilância da, 445, 450-482
- Donabedian e o modelo para avaliação de qualidade, 540
- Dosagem bioquímica, 281
- Down, síndrome de, 38
- Dracunculose, 477
- Droga(s)
- - abuso de, 207
- - antiinflamatória, ingestão de, 395
- - consumo de, 90, 208, 283
- - efeitos habituais de uma, 381
- - hipocolesterolêmicas, 519
- - *versus*
- - - a terapia tradicional, 354
- - - placebo, 352

E

ECG na doença de Chagas, 368
Ecologia, 11
- estudos ecológicos, 277, 286
Ectoparasitoses, 236
Eczema, 494
Educação
- para a saúde, 488
- sanitária, 441
Edward Jenner e a utilização da vacina contra a varíola, 10
Efeito(s)
- antagônicos, 381
- auréola, 362, 562
- confundidor da classe social, 206
- coorte, 264
- deletérios, 303
- de regressão em direção à média, 330
- de ser observado, ou Hawthorne, 362, 562
- do fumo em experimento, controle do, 391
- genéticos, 388
- halo, 362, 562
- Hawthorne, 362
- placebo, 319, 521
- *Proxy*, 90, 359
- sinérgicos, 381
- teratogênicos, 264, 311
- trabalhador sadio, 199, 339
Efetividade, 25, 539, 552, 553, 562
- de cuidados neonatais intensivos, 553-554
- de vacinas, 438, 439
Eficácia, 25, 539, 551, 553, 562
- de cuidados neonatais intensivos, 553-554
- de vacina, 436
Eficiência, 25, 539, 553, 562
- de cuidados neonatais intensivos, 436
Eficiência reprodutiva, índice de, 58
El Tor, variedade, 432
Eletrocardiograma, 363, 503
Eletroencefalograma, 366
Eliminação de doenças, 476
ELISA, 430
Embolia pulmonar, 120
Emílio Ribas e o controle da febre amarela, 10
Emparelhamento, 388
- análises estatísticas, 390, 438
- artificial, 389
- auto-emparelhamento, 388
- natural, 388
- que variáveis parear, 399
- sobreemparelhamento

Encefalite(s)
- primária, 468
- virais, 426
Endemia, 232, 443
- carenciais, 44
- - tipos de, 166
Endoscopia no diagnóstico de varizes esofagianas, 365
Energia
- consumo de, 169
- nuclear, 422
Enfermidade(s) (*v. tb.* Doenças)
- cardiovasculares, 493
- crônico-degenerativas do aparelho digestivo, 492
- de notificação obrigatória, 497
- infecciosas, 449
- - intestinais, 427
- musculoesqueléticas, 497
- não-infecciosas, 483
Enfisema pulmonar, 111
Enfoque de risco, 532
- limitações, 533
- vantagens, 532
Ensaio(s)
- clínico randomizado, 273, 435
- comunitário randomizado, 436
- *cross over design,* 388
- cruzado, 283, 288
- paralelo, 283
- imunoenzimático (*v.* ELISA)
- individualizado, 389
- - estudo, N de 1, 389
- - randomizado, 389
- não-randomizado, 284 (*v. tb.* Estudo não-randomizado)
- preventivos randomizados, 436
- randomizado, 284, 290-294 (*v. tb.* Estudo randomizado)
- - alternativas para o, 404
- - delineamento de um, 290
- - - acompanhamento dos participantes e verificação dos efeitos, 290
- - - efeitos, 290
- - - randomização e intervenção, 290
- - - seleção dos participantes, 290
- - estrutura de um, 290
- - limitações, 291
- - melhor método do, 404
- - vantagens, 291, 404
- - *versus* estudo de coorte, 294
- terapêuticos, 385
Ensino de semiologia médica, 364, 365
Enterite, 171
- bacteriana, 420
Entrevista domiciliar, 88, 496
Envelhecimento
- da pele, 191
- efeitos sobre os serviços de saúde, 165
- índice de, 164
- populacional, 162
- precoce, 315
Envenenamentos, 84
Enxaqueca, 90, 389
- prevenção da, 319, 385
Enxofre, dióxido de, 484
Enzimas, 486
Epi-Info, 96, 225, 335
Epi-Map, 225
Epidemia(s), 258-261, 443 (*v. tb.* Surto)
- configuração da, 457
- conglomerado de casos, doença não-infecciosa, 261
- de cólera, 8, 223
- - no Brasil, 51
- - óbitos por, 265
- de conjuntivite, 255
- de dengue, 260, 420
- de febre tifóide, 232
- de focomelia, 475
- de gastroenterite, 259
- de gripe, 264
- de hepatite a vírus, 460
- de influenza, 38, 191
- de meningite meningocócica, 456, 469
- de pneumonia, 259
- de rubéola, 192, 263
- de sarampo de 1846, estudo de Peter Panum sobre a, 261
- detecção de, 260
- e período de incubação das doenças, 260
- - curto, 260
- - longo, 260
- - médio, 260

- e tamanho da população, 260
- elucidação de, 456-462
- explosiva, 259, 459
- informações adicionais para a elucidação de, 460
- investigação de, 232, 442-456
- por óleo de cozinha adulterado, 459
- progressiva, 259, 459
- roteiro para investigação de, 458
- tipos de
- - explosiva, 259, 459
- - progressiva, 259, 459
- *versus*
- - endemia, 258
- - surto, 457
Epidemiologia, 1-14
- analítica, 3, 272, 279, 433
- aplicações, 5
- áreas temáticas, 1, 2
- aspectos da prática da, 5
- - aferição dos eventos e expressão dos resultados, 6, 358
- - controle de variáveis confundidoras, 6, 377-395
- - população para estudo, 5, 337
- atual, pilares da, 13, 14
- - ciências
- - - biológicas, 13
- - - sociais, 13
- - estatística, 14
- base de dados para a moderna, 11
- clínica, 13, 27, 534
- códigos de ética em, 317
- considerações gerais, 1
- da doença, 61
- da saúde, 61
- definições, 3
- descritiva, 3, 18, 62, 187, 271, 279
- - coeficientes gerais e específicos, 62
- - estudos de, 3, 18, 63
- - fontes de dados de, 64
- - questões básicas de, 62
- - utilidade da, 18
- - - direcionamento das ações saneadoras, 18
- - - formulação de hipóteses, 18
- - variáveis, uso de, 63
- de campo, 9
- especificidade da, 5
- estudos, 3, 270-305
- - analíticos, 4, 272, 279
- - - de caso-controle, 274
- - - de coorte, 273
- - - experimental do tipo ensaio clínico randomizado, 273, 279
- - - lógica da análise de dados em, 275
- - - metodologia, 272
- - - modelo ilustrado de relação investigada em, 272
- - - tipos de, síntese dos principais, 272
- - - transversal, 274, 280
- - - controlado, 280
- - - *versus* não-controlado, 280
- - da variação de freqüências de agravos à saúde, 264
- - de intervenção, 285
- - - em relação à randomização, 285
- - - segundo o grupo-controle, 285
- - de observação, 279
- - descritivos, 271, 279
- - - aspectos metodológicos dos, 271
- - - uso dos resultados dos, 272
- - - *versus* analíticos, 279
- - - ecológicos, 277
- - - de grupos, 277
- - - de indivíduos, 277
- - - descritivos e analíticos, 286
- - - informações desconhecidas em, 277
- - - unidades de observação em, 277
- - experimental, 279
- - - controlado, 280
- - - *versus* quase-experimental, 284
- - longitudinal, 280
- - não-controlado, 280, 285
- - não-planejado, 285
- - planejado, 285
- - - *versus* não-planejado, 285
- - prospectivos, 281
- - - presença de grupo-controle em, 282
- - - *versus* retrospectivo, 281
- - retrospectivos, 281
- - - presença de grupo-controle em, 282
- - tipos de, 277
- - experimental, 285

- hospitalar, 533
- - análise da utilização dos serviços, 533
- - aprimoramento de decisões clínicas, 534
- - controle de qualidade, 533
- - melhoramento da notificação compulsória, 534
- - vigilância da infecção hospitalar, 533
- - métodos empregados em, 289-306 (*v. tb.* Desenhos de estudos)
- - a diversificada terminologia concernente aos, 278-286
- - critérios para a classificação dos, 271
- - enfoques para pesquisar um tema de saúde, 269
- - - estudo de casos, 270, 280
- - - investigação experimental de laboratório, 270
- - - pesquisa populacional, 271
- - estrutura, vantagens e limitações, 289-306
- - molecular, 443, 453
- - nutricional, 11
- - observações de, que auxiliaram a identificação de doenças, 23
- - perspectiva histórica, 7-12
- - premissas, 3
- - principais medidas de risco usadas em, 22, 410
- - serviços de saúde, 2, 60, 513, 538
- - social, 13, 45, 203, 204
- - sorológica, 430, 431
- - - limitações dos inquéritos sorológicos, 431
- - - representatividade populacional nos inquéritos sorológicos, 430
- - teórica, 286
- - tradicional, 205
- - usos da, 17-28
- - - classe social em, 206
- - - diagnósticos da situação de saúde, 17
- - - - abrangência populacional, 17
- - - - seleção de indicadores, 18
- - - investigação etiológica, 18
- - - - abordagem unicausal e multicausal, 19
- - - - fases das doenças, tipos de, 18
- - - - histórico sobre a busca das causas das doenças, 18
- - - - análise crítica de trabalhos científicos, 25
- - - aprimoramento do quadro clínico, 22
- - - avaliação de tecnologias, programas ou serviços, 24
- - - determinação de prognósticos, 22
- - - determinação de riscos (prognósticos), 21
- - - identificação de síndromes e classificação de doenças, 23
- - - planejamento e organização de serviços, 24
- - - principais, 17
- - - verificação do valor de procedimentos e diagnósticos, 23
- usuários, 26
Epilepsia, 395
Epistaxe, 119
Eqüidade, 522, 539
Erradicação, 443, 476
Erro(s)
- aleatório, 361
- alheios à amostragem, 343
- de amostragem, 343
- de mensuração, 360, 361
- - característica a ser medida, 360
- - classificação dos, 360
- - conduta para evitar ou minimizar, 361
- - etiologia, 361
- - significado do termo, 360
- do tipo
- - I, 331
- - II, 332
- metodológicos, controle de, 329, 330
- não-aleatório, 361
- padrão, 349
Erupção cutânea, 425
Escabiose, prevalência de, 80
Escala
- características, 67
- de Apgar, 58
- de mensuração, 362
- de risco, 58
- do tipo dicotômico, 351
- modalidades
- - intervalar, 67
- - ordinal, 67
- - nominal, 67
- - razão, 67
Escorbuto, 11, 291
Esgotos, provisão de, 60, 176
Esôfago
- câncer de, 229

- mortalidade por câncer do, 225
Especificidade, 369, 466
Esperança de vida, 135
- ao nascer, 176
- - em países desenvolvidos, 171
- - no Brasil, 175, 197-200, 229
- - no Japão, 175
- - nos Estados Unidos, 175
- - ou expectativa de vida, 135
Esporotricose, 400
Esquistossomose, 10, 38, 400, 420
- controle da, 219, 441
- hepatoesplênica, 429
- mansônica, 429
- pesquisas sobre a, 434
Estabilidade demográfica, 162
Estado
- civil
- - coeficiente de mortalidade por, 195
- - diferenças de morbidade por, 196
- - formas de classificação, 196
- - incidência de doenças e o, 195, 196
- - interpretação das diferenças de morbidade por, 196
- - mortalidade de viúvos, 195
- imunitário de pré-escolares, 271
- nutricional, avaliação do, 59, 372
Estatísticas
- aplicação da, ao estudo da mortalidade, 8
- controle, na fase de análise de dados, 391
- de mortalidade, 105
- de notificação de doenças, 228
- de pequenas e grandes áreas, 159
- epidemiologia e, 14
- hospitalares, 110
- interpolação e extrapolação de dados, 159
- padronização de coeficientes, 211
- por grupos étnicos, 194
- programas aplicativos, 335
- seleção de amostras, 343
- sobre hospitalizações, 496
- tamanho da amostra, 348
- testes estatísticos, 332-335
- uso da, em pesquisa clínica, 8
Estenose mitral, 111
Estilbestrol, 311, 557
Estilo de vida, saúde e, 41, 207-209
- autocontrole, 41
- controle social, 41
- estresse, 209
- - combate ao, 209
- fatores de risco associados ao, 207
- - abuso de álcool e drogas, 207
- - alimentação inadequada, 207
- - atividade física reduzida, 207
- - promiscuidade sexual, 208
- - vício ao fumo, 207
- linhas de pesquisa sobre, 41, 208
- prevenção através de, 41, 488
- tipos de comportamento
- - A, 208
- - B, 208
Estimativas populacionais, 181
Estimulantes do apetite, 283
Estômago
- câncer de, 87, 134, 301, 311
- mortalidade por câncer de, 225
Estratificação, técnicas de, 380, 390-392
- com apenas uma variável, 390
- com mais de uma variável, 390
- nas fases
- - de análise de dados, 391
- - - controle estatístico na, 391
- - - multivariada, 392
- - - risco relativo ajustado, 391
- - de planejamento, 390
Estreptomicina, 435
Estresse, 209, 485
- continuado, 241
Estrogênio, 189
- uso de, 311
Estrutura etária da população
- na Nigéria, 163
- no Brasil, 163
- no Japão, 163
Estudo(s) epidemiológico(s), 270-303 (*v. tb.* Desenhos de estudos)
- analíticos, 272, 279
- - de caso-controle, 274, 500-502

- - - análise de dados em, 276
- - - aninhado em estudo de coorte, 283
- - - denominação, 282
- - - inferências causais, 276
- - - interpretação dos resultados de um, 274
- - de coorte, 273, 502
- - - análise de dados em, 276
- - - inferências causais, 276
- - - interpretação dos resultados de um, 274
- - experimental do tipo ensaio clínico randomizado, 273, 279
- - - inferências causais, 276
- - - interpretação dos resultados de um, 273
- - lógica da análise de dados em, 275
- - - as relações entre exposição e doença, 275
- - - principais comparações, 276
- - - tabela padrão para apresentação dos dados, 275
- - modelo ilustrado de relação investigada em, 272
- - tipos de, síntese dos principais, 272
- - transversal, 274
- - - aninhado em estudo de coorte, 283
- - - com componentes retrospectivos, 282
- - - inferências causais, 276
- - - interpretação dos resultados de um, 274
- - - *versus* longitudinal, 280
- antes-depois, 389
- clínico não-randomizado, 507
- - de caso-controle, 508
- - de coorte, 507
- - de intervenção, 507
- controlado, 280
- - *versus* não-controlado, 280
- cruzado, 283
- da incidência de cólera, 285
- de caso-controle, 404, 434, 438
- - comparação com o estudo de coorte, 296
- - - formação dos grupos de estudo e controle, 297
- - - contaminação em, 319
- - - delineamento de um, 295
- - - escolha de casos e controle, 296
- - - seleção da população, 295
- - - verificação do nível de exposição de cada participante, 296
- - estrutura, 295
- - limitações, 297
- - vantagens, 297
- - viés de aferição em, 296
- de casos, 270, 437, 456, 509
- - aspectos positivos, 270
- - limitações, 270
- - *versus* série de casos, 280
- de coorte, 292, 404, 434, 437
- - comparação com ensaio clínico randomizado, 294
- - - efeito da exposição principal e das variáveis extrínsecas, 295
- - - formação dos grupos de estudo e controle, 294
- - - contaminação em, 319
- - delineamento de um, 292
- - - acompanhamento dos participantes e verificação dos efeitos, 292
- - - seleção dos participantes, 292
- - - verificação da exposição, 292
- - efeitos, 292
- - em Pelotas(SP), 348
- - limitações, 293
- - modalidades, 293
- - prospectivo, 293
- - - retrospectivo ou histórico, 293
- - vantagens, 293
- de Framingham, 32, 348, 503
- de gêmeos, 388
- de indivíduos, 277
- de intervenção, 285, 318, 435, 505
- - com relação à randomização, 285
- - contaminação em, 319
- - descrição, 435
- - em relação a planejamento, 285
- - randomizados, 435
- - segundo grupo-controle, 285
- de observação ou observacional, 279, 318
- descritivos, 279
- - aspectos metodológicos dos, 271
- - - base de dados, 271
- - - coleta de dados, 272
- - - estatísticas rotineiras, 64
- - - fontes de dados, 64
- - - inquéritos, 65
- - - informações obtidas nos, 65

- - - objetivo, 65
- - - obtenção dos dados em, 65
- - - sobre conhecimentos, atitudes e práticas, 66
- - levantamentos em prontuários, 64
- - roteiro para a elaboração de, 64
- - temas de, 271
- - uso dos resultados, 272
- - *versus* analítico, 279
- duplo-cego ou duplo-mascarado, 320
- ecológico, 300
- - achados de um, 277
- - de grupos, 277
- - de indivíduos, 277
- - delineamento de um, 300
- - informações desconhecidas em, 277
- - limitações, 300
- - modalidades de correlação ecológica, 301
- - - comparações geográficas, 301
- - - interpretação dos resultados, 302
- - - séries cronológicas, 301
- - randomizado, 302
- - - comparação de duas ou mais unidades ecológicas, 303
- - unidades de observação em, 277
- - vantagens, 300
- especial de migrantes, 241
- experimental, 279, 289
- - controlado, 285
- - - *versus* não-controlado, 285
- - delineamento de um, 290
- - do tipo ensaio clínico randomizado, 289
- - efeitos, 290
- - limitações, 291
- - vantagens, 191
- - *versus* quase-experimental, 284
- longitudinal, 280
- mono-cego ou mono-mascarado, 320
- multicêntricos internacionais, 226
- Nacional da Despesa Familiar, 93
- não-controlado, 280, 285
- não-planejado, 285
- não-randomizados, 437
- - de caso-controle, 438
- - - emparelhado, 438
- - - para avaliação da efetividade de uma vacina, 438
- - de coorte, 437
- - descrição, 437
- - série de casos, 437
- - observacionais analíticos, 279
- paralelo, 283
- - *versus* cruzado, 283
- planejado, 285
- - *versus* não-planejado, 285
- prospectivo, 281
- - presença de um grupo-controle em, 282
- - *versus* retrospectivo, 281
- quase-experimental, 284
- randomizado, 294, 435 (*v. tb.* Ensaio randomizado)
- - de comparação de dois tipos de suplementação nutricional de gestantes, 314
- retrospectivos, 281
- - presença de grupo-controle em, 282
- - sorológicos periódicos de prevalência, 431
- - tipos de, em revistas médicas, 279
- - transversal, 298, 404
- - análise de coortes de nascimento, 300
- - comparação com o estudo de caso-controle, 300
- - delineamento de um, 298
- - - seleção da população, 298
- - - verificação simultânea da exposição e da doença, 298
- - limitações, 299
- - repetição de, 300
- - utilização de dados retrospectivos, 300
- - vantagens, 299
- - triplo-cego ou triplo-mascarado, 320
- - unidades de observação em, 277
Etapas de trabalho científico, 315
Ética
- códigos de, 317
- comissão de, 544
- das investigações epidemiológicas, 317
- - comitês de, 317
- - consentimento do paciente, 317
- - documentos básicos, 317
- - informações confidenciais, 318
- - não-administração aos pacientes de um tratamento eficaz, 317
- - questões proeminentes, 317

- - tamanho da amostra, 317
- indicadores de saúde e, 50
Etiologia, 18, 30-46, 398-410
- da asma brônquica, 19
- da doença, 34-45
- - crônico-degenerativas, 485
- - fatores, 37-46
- - - abordagem sistêmica da saúde, 43
- - - cadeia de eventos, 37
- - - modelos ecológicos, 38
- - - múltiplos efeitos, 43
- - - rede de causas, 42
- - social, 45
- - - epidemiológica social, 45
- - - implicações das duas vertentes da epidemiologia social, 45
- determinação da (*v.* Relação causal)
- Eucalipto usado na fricção do corpo, 7
Eutanásia, 471
Evans, critérios de causalidade segundo, 415
Evolução letal, 352
Exacerbações clínicas, 486
Exame(s)
- da placenta, 331
- da prega cutânea, 360
- de colesterol, 498
- de rastreamento, 33, 95, 508
- de urina, 430
- endoscópico, 365, 386
- físico, 430
- laboratoriais, 251
- parasitológico de fezes, 77
- periódicos de saúde, benefícios de, 291
- pré-natal, 36
- psiquiátricos, 274
- radiológico, 386
- sorológicos, 430
Exercício físico, 273
- falta de, 179
Expansão torácica, redução da, 365
Experimento
- epidemiológico (*v.* Epidemiologia experimental)
- natural, 9, 285
Explosão demográfica, 160
Exportação de óbitos, 110
Exposição(ões)
- a agentes específicos, 485
- ambientais, 487
- doença, 272, 378, 399, 554
- *versus* predisposição, 485

F

Falácia ecológica, 277, 301, 564
Falência respiratória, 119
Família, 167, 195, 196
- incidência de doenças e, 195
- núcleo da, 196
Farmacologia, 172
- clínica, 316
Farr, lei de, 8
Fatalidade (*v.* Letalidade)
Fator(es)
- etiológicos, 18, 37, 377-379, 398-403
- chance, 401
- de risco, 484-487
- - associados ao estilo de vida, 207
- - - abuso de álcool e drogas, 207
- - - alimentação inadequada, 207
- - - atividade física reduzida, 207
- - - promiscuidade sexual, 208
- - - vício ao fumo, 207
- - classificação dos, 487
- - critérios para definir a presença de, 498
- - determinante, 487
- - modificável, 487
- - prevalência de, 178
- - que influenciam a prevalência de um agravo à saúde, 77
Fauna e flora, 242
Favelados, incapacidade física e mental em, 180
Febre
- aftosa, vacina obrigatória contra a, 454
- amarela, 28, 231, 420, 452
- - Carlos Finlay e seu estudo sobre, 10
- - ciclo silvestre da, 38
- - epidemia de, 7
- - letalidade da, 133
- - óbitos por, no Rio de Janeiro, 52

- - silvestre, 455
- - - número de casos no Brasil (1930-1990), 253
- - urbana, 454
- - - erradicação da, 477
- - Walter Reed e seu estudo sobre, 11
- - negra de Lábrea, 456
- puerperal, Ignaz Semmelweis e a investigação da, 9
- purpúrica brasileira, 435
- reumática, 111
- - evolução da, 31
- tifóide, 421, 435, 452
- - casos de, 224
- - epidemia de, 7, 232
- - estudos de Pierre Louis sobre, 8
- - mortalidade por, 246
- - surto de, 259
Fecundidade, 144-149, 161
- conceito, 144
- determinantes da, 149, 399
- específica por idade, taxa de, 147
- faixa etária para a determinação da, 145
- fontes de dados para o estudo da, 145
- - recenseamentos e inquéritos, 145
- - registros civis, 145
- geral, taxa de, 147
- inquérito
- - mundial de, 122
- - sobre, 66
- problemas na preparação das estatísticas sobre os nascimentos, 154
- - aplicação das definições dos eventos vitais, 154
- - local de nascimento, 154
- - registros tardios, 154
- - população utilizada no preparo de estatísticas, 154
- redução da, 493
- registros de nascimentos, 152
- - modelo de declaração de nascido vivo, no Brasil, 150
- - procedimentos legais, 150
- sub-registros de nascimentos, 152
- - estimativas do, no Brasil, 152
- - razões da existência de, 152
- - repercussões do, 152
- taxas mais empregadas em demografia e saúde, 146
- - bruta
- - - de natalidade, 146
- - - de reprodução, 148
- - de fecundidade
- - - específica, por idade, 147
- - - geral, 147
- - - total, 147
- - total, taxa de, 147, 237
- urbanização e, 236
Fêmur, fratura de colo de, 366
Fenilalanina, 40
Fenilcetonúria, 40
Ferro, dosagem de, 59
Fertilidade, conceito de, 144
Fertilizantes, 484
Feto, crescimento do, 309
Fezes, parasita nas, 432
Fibras de amianto, inalação das, 489
Fígado
- carcinoma do, 123
- cirrose do, 171
Filariose, 10, 420, 452
- bancroftiana, 231
Filtro(s)
- de seleção, 342
- industriais, 489
Fisioterapia, 366, 491
Fissura(s)
- orais, 395
- palatina, fatores de risco para, 395
Fitonoses, 424, 443
Flebites, 496
Flexner, relatório, 539
Flügge, gotículas de, 424
Flúor, uso do, 303
Fluoretação
- da água, 36
- dos dentes, 47
Fluorose, 303
Focomelia, epidemia de, 475
Focos
- de parasitoses, 236
- naturais, 422
- - de infecção, 238
- residuais, 239

Fômites, 9, 443
Formol, 427
Fórmula(s)
- da razão de prevalências, 275
- da reta de regressão, 407
- dos indicadores mais empregados
- - fecundidade, 146-148
- - morbidade, 78
- - mortalidade, 107
- - natalidade, 146
- - serviços de saúde, 546
- - para cálculo do risco, 22, 410-413
- - absoluto, 411
- - atribuível, 412, 413
- - atribuível populacional, 412, 413
- - - *odds ratio*, 411
- - relativo, 411
Fotômetro, 193
Framingham
- e o risco de doenças, 208
- estudo de, 32
- investigação de, 504
Fratura de colo de fêmur, 366
Frêmito toracovocal, 365
Freqüência(s) (*v. tb.* Incidência e prevalência)
- absoluta, 51
- cardíaca em repouso, 334
- de infecção por HIV, expressão da, 80
- detectada, 81
- endêmica, 258
- inframáximas e supramínimas, 257
- máximas e mínimas, 257
- pontual, 96
- por intervalo, 96
- relativa, 52
Frutas cítricas, consumo de, 11, 291
FSESP (Fundação Serviço Especial de Saúde Pública), 153
Fumantes
- de cachimbo, 501
- de charuto, 501
- de cigarro, 501
Fumo, 272
- efeitos do café e do, 391
- escalas de aferição, 67
- estilo de vida, 207
- hábito do
- - em gêmeos, 388
- - em gestantes, 282
- - em médicos ingleses, 503
- - em universitários, 347
- - informações sobre o, 318
- - na gestação, 282
- histórico sobre o uso do fumo, 500
- relação do câncer de pulmão com o, 248, 500, 503
Fundação Serviço Especial de Saúde Pública, 153
Fungos, 423

G

Gamaglobulina, 425, 430
- contaminada, 258
- - pelo vírus tipo B, 461
- - injeção de, 461
Gânglios nervosos, 484
Gases tóxicos, 489
Gastrite, 20, 68, 420
Gastroenterite, 44, 79, 167
- epidemia de, 259
Gêmeos
- fumantes, 388
- heterozigotos, 388
- homozigotos, 388
- investigação de, 388
- não-fumantes, 388
- registro sueco de, 388
Genética, 485
- epidemiologia, 40
- Mendel, 10
Geografia da saúde, 218
Germe(s)
- infecção por, 422
- patogênico, 421
- resistentes a antibióticos, 423
- teoria dos, 7, 9
Gestação
- complicações durante a, 123
- hábito de fumar na, 282

- tempo de, 394
Gestante(s)
- com toxoplasmose, 386
- do grupo-controle, 314
- efeitos da suplementação alimentar de, 309, 313, 318, 331, 332
- em risco, 313
- idosas, 123
Girolamo Fracastorius e seu estudo sobre transmissão de infecções por contato direto, 9
Glândulas endócrinas, doenças da, 84
Glaucoma, 87, 483
- congênito, 386
Glicemia, 67, 308, 360
Glóbulos sangüíneos, 430
Glossário
- doenças infecciosas, 443
- estatísticas vitais, 139
- geral, 561
- medidas preventivas, 46
Goldberger e a prevenção da pelagra, 11
Gordura
- animal, consumo de, 302, 310
- saturadas, excesso de, 241, 485
Gota, 81, 498
Gotículas de Flügge, 424
Gram-negativos, 423
Gram-positivos, 423
Gravidade, 57, 58
Gravidez, 114
- abstenção de álcool na, 47
- complicações da, 84
- indesejada, prevenção da, 161
- intercorrências patológicas durante a, 394
- rubéola na, 400
- suplementação nutricional, 309-332
Gregor Mendel e a genética, 10
Gripe, 283
- epidemia de, 264
- letalidade da, 133
- vacinas contra a, 423
- vigilância epidemiológica da, 470
- vírus da, 38
Grupo(s) de estudo (*v. tb.* Coorte)
- complemento, 314
- controle, 273
- - constituição de, 386
- - - externos ou históricos, 387
- - - internos, 386
- - técnicas de, 380, 386
- - ideal, 285
- - interno, 282
- - simultâneo, 281
- - tipos de, 386
- de casos, 276
- de colesterol sérico normal *versus* elevado, 281
- de diagnósticos homogêneos, 549
- de estudo, 273
- de indivíduos de alto risco, 281
- de participantes, 274
- doentes, 273
- expostos, 273
- infectados *versus* não-infectados, 281
- não-doentes, 273
- não-expostos, 273
- não-sedentário, 274
- obeso *versus* não obesos, 273
- operados *versus* os que recusam a cirurgia, 273
- sedentário *versus* não-sedentário, 274
- suplemento nutricional, 314
- vacina *versus* placebo, 273
Grupo étnico
- associação com classe social, 193
- conceito, 192
- estatísticas por, 194
- formas de classificação e problemas de aferição, 193
- homogeneidade, 193
- incidência de doenças, 192-194
Guedes, indicador de, 129

H

Hábito(s)
- de fumar (*v.* Fumo)
- sexuais, 311
Halo, efeito, 362, 562
Hanseníase, 87, 438, 452
- controle da, 107

- programa de controle da, no Brasil, 68
Hawthorne, efeito, 362
Helicobacter pylori, 20, 420
Helmintos, 423
Helsinque, declaração de, 317
Hemofilia, 40
Hemoptise, 119
Hemorragia cerebral, 111, 171
Hemorróidas, 483
Hemoterapia, 366
Hepatite
- a vírus, 123
- A, 425, 468
- - transmissão da, 260
- B, 43, 123, 331, 468
- - riscos da, 437
- - vacina contra a, 291, 436
- - vacinação contra a, 436
- - vírus da, 426
- incidência de, 411
- infecciosa, 236, 311
- não especificada, 468
- não-A, 468
- não-B, 468
Hepatocarcinoma, 123, 409
Hepatopatias, incidência de, 437
Herbicida, 395
Hérnia
- estrangulada, 111, 491
- inguinal, 366
Herpes zoster, 470
Hidratação oral, incentivo a, 107
Higiene dental, 37
Hipercolesterolemia, 37, 485, 505, 555
Hipertensão, 78
- arterial, 4, 483, 485
- prevalência de, 343, 499, 531
- e grupo étnico, 194
- manejo clínico da, 303
- porta, 441
Hiperuricemia, 42
Hipócrates, análise das doenças por, 7
Hipospádia, 86
Hipótese(s)
- elementos de uma, 312
- formulação da, 309-312
- - estratégias para a, 310
- - - método da concordância, 310
- - - método da discordância, 310
- - - método da variação concomitante, 310
- - - método dos resíduos, 310
- - ilustração da, 313
- verificação da, 313-321
- - ilustração da, 313
- - planejamento, 315
- - - etapas, 315
- - - escolha do método, 315
- - conclusão de uma investigação, 320
História natural da doença, 31-34, 47
Hipóxia intra-uterina, 130
Histerectomia, 189
HIV, 281 (*v. tb.* AIDS)
- estudo de coorte, 281
- expressão da freqüência de infecção por
- - incidência, 80
- - prevalência, 80
- - prevalência no período, 80
Hodgkin, doença de, 134
Homeopatia *versus* placebo em insônia, 389
Homeostase, 209
Homicídios, 171
Homossexuais, 435
Hormônios sexuais, 86
Hospedeiro, 39-41
- cadeia epidemiológica, 23
- dupla ecológica, 39, 211, 240, 263
- explicações etiológicas, 211, 240, 263
- fatores do
- - anatomia e fisiologia do organismo humano, 40
- - estilo de vida, 41
- - herança genética, 40
- - resistência do, 421
Hospitais psiquiátricos, 342
Hospitalizações, estatísticas sobre, 84, 496

I

IBGE
- anuários estatísticos do, 542

- censo demográfico do, 193
Iceberg da doença infecciosa, 422
Ictus impalpável, 365
Idade, 190-192
- associação com a saúde, 190
- diferenças de saúde entre as faixas de, 191
- - maior prevalência do evento
- - - em adultos, 191
- - - em crianças, 191
- - - em um dado grupo etário, 192
- formas de comparação de dados, 192
- formulação de hipóteses, 191
Idosos, mortalidade de, 192
IgG, 430
IgM, 430
Ignaz Semmelweis e a investigação da febre puerperal, 9
Illness behavior, 82
IML (Instituto Médico Legal), 115
Importação de óbitos, 110
Imunidade
- ativa, 425
- celular, 422
- de grupo, 439, 444
- genética, 238
- humoral, 422
- passiva, 425
Imunização
- em massa, 302
- projeto de, 437
Imunofluorescência, 430
Imunologia, 10, 431
Inalação, exposição à, 489
Incapacidade, 98
- física e mental
- - em favelados, 180
- - em não-favelados, 180
- permanente, 57
Incidência, 76-79
- cálculo da taxa de, 77
- coeficiente médio de, 79
- conceito, 76
- de angina, 509
- de câncer de mama, 301
- de casos congênitos de doença de Chagas, 429
- de hepatopatias, 437
- de infarto, 391
- de infecção hospitalar, 58
- de luz solar, 301
- densidade de, 79
- duração da doença e, 77
- o que mede, 76
- taxa de
- - cumulada, 79
- - média, 79
- usos da, 78
- prevalência e, 76, 432, 440, 496
Incontinência urinária, 496
Incremento
- aritmético, 160
- geométrico, 160
Incubação
- determinação do período de, 459
- período de, 425, 444, 486
Indicador(es) (*v.tb.* Vigilância)
- anos potenciais de vida perdidos (APVP), 132
- de alta
- - confiabilidade, 51
- - validade, 51
- de baixa confiabilidade, 51
- de Guedes, 129
- de morbidade, 56, 76
- de mortalidade, 54, 107, 124
- - principais, 107, 124
- - - fórmulas dos, 107
- - - limitações, 55
- - - mais comumente utilizados, 107
- - síntese dos, 107
- de Nelson Moraes, 128
- de processos, 61, 543
- de recursos, 60, 540
- de resultados, 61, 548
- - classe social e, 550
- de saúde, 49-62, 128, 549, 550
- - baseados na mortalidade proporcional, 128
- - - limitações, 129
- - - quantitativo, 129
- - - vantagens, 129
- - classificação por grau de desenvolvimento, 170

- - controle de confundimento, 549
- - negativos, 54
- - positivos, 54, 61
- - principais modalidades, 54
- - recomendados pela OMS, 72
- - severidade dos problemas de saúde, 549
- - - estadiamento da doença, 549
- - - grupos de diagnósticos homogêneos, 549
- - de Swaroop-Uemura, 128
- - demográficos, 163
- - epidemiológicos, doenças infecciosas, 431
- - - infectividade, 431
- - - patogenicidade, 432
- - - virulência, 432
- - para avaliação de vacinas, 475
- - sanitários, 60, 176
- - utilizados em avaliação de serviços de saúde, 546
Índice(s)
- de Apgar, 50, 331, 532
- de concentração, 546
- de desempenho das atividades diárias, 58
- de eficiência reprodutiva, 58
- de envelhecimento, 164
- de intervalo de substituição, 546
- de masculinidade, 54
- de massa corporal (IMC), 54, 59
- de morbimortalidade, 50
- de mortalidade proporcional, 54
- de qualidade material de vida (IQMV), 60
- de Quetelet, 54, 59
- de renovação ou giro de rotatividade, 546
- de Youden, 369
- indicador e, 49, 54
- médico de Cornell, 58
Indivíduos
- de alto risco, 281
- suscetível a doenças infecciosas, proteção do, 424, 427
Industrialização no Brasil, 175
Inércia demográfica, período de, 163
Infarto do miocárdio, 5
- incidência de, 391
- parietal, 384
Infecção(ões)
- aguda, 444
- após transplante renal, incidência de, 550
- chagásica, 372, 420
- crônica, 444
- das vias aéreas superiores, 79
- digestivas, 424
- endógena, 444
- esquistossomótica, 372
- exógena, 444
- focos naturais de, 238
- fonte comum de, 443, 456
- genitais, 189
- hospitalar, 58, 444
- - comissão de controle de, 545
- - controle da, 533
- - em berçário de alto risco, 466
- - incidência de, 58
- - nos Estados Unidos, 420
- - legislação, 558
- - Semmelweis, 9
- - taxa de, 535, 544
- inaparente, 444
- intestinais, 115
- latente, 444
- lenta, 444
- maciça, 444
- meningocócicas, 468
- oportunistas, 422, 444
- persistentes, 444
- por esquistossomose, 221
- por germes, 422
- por HIV, 80
- - expressão da freqüência de, 80
- reservatório e fontes de, 423
- resistentes a doenças, 424
- respiratórias, 420
- risco de, 219
- secundária, 444
Infectividade, 423, 431, 444
Infertilidade
- do casal, 149
- pós-parto, 149
Infestação, 444
Influenza, 171
- epidemia de, 38, 191

Informações geográficas, 225
Informe epidemiológico do Sistema Único de Saúde, 84, 467
Injeção de gamaglobulina, 461
Inquérito(s), 57, 65, 71, 88, 429, 455, 496
- colombiano de morbidade, 56
- comunitários, 159, 454
- de cobertura dos serviços, 475, 527
- de fecundidade, 66, 122
- de incidência, 496
- de morbidade, 88-97, 429
- de mortalidade, 119, 121
- - autópsia verbal, 122
- de natalidade, 152
- demográficos, 122, 159
- em base populacional-territorial, 65
- epidemiológico, 455
- - conceito, 65
- - de morbidade, 429
- - em base populacional-territorial, 65
- - informações obtidas nos, 65
- - nos serviços, 65
- - objetivos, 65
- - obtenção de dados em, 65
- - sorológicos, 430
- - - limitações dos, 431
- - - representatividade populacional nos, 430
- extra-institucionais, 64
- finlandês de morbidade, 497
- institucionais, 64
- norte-americano de morbidade, 56, 496
- nos serviços, 65
- objetivo dos, 65
- por avaliação clínica, 89, 430
- por entrevistas, 89, 429, 495
- por exames complementares, 89, 430
- por telefone, 342
- questões que são objetos de, 65
- realizados em estabelecimentos de saúde, 65
- representatividade das informações obtidas nos, 65
- sobre
- - conhecimentos, atitudes e práticas de saúde no Brasil, 66
- - dieta, 362
- - doença de transmissão sexual, 343
- - sarampo, 454
- - tabagismo, 362
- - sorológico(s)
- - em grupos específicos, 431
- - nacional sobre infecção chagásica, 430
- - transversal, 78, 80
Inseticida(s)
- borrifação de, 473
- organofosforados, 239
- uso de, 176
- vigilância de vetores resistentes aos, 454
Instituto
- Médico Legal, 115
- Pasteur de Paris, 10
Instrução, 200
- formas de estratificação, 201
- relação com a saúde, 200
Insuficiência
- cardíaca congestiva, 111, 366
- coronariana
- - crônica, 334
- - tratamento da, 334
- - hepática, 111
- - pulmonar, 111
- - respiratória, 119
Interação
- entre fatores, 381
- - conduta para lidar com, 382
- medicamentosa, 381
Intervalo de confiança, 97, 343, 349
- cálculo do, 97, 350, 355, 356
Intervenção(ões)
- cirúrgicas, 62
- estudos de, 318, 435
- - contaminação em, 319
- impacto de, 302
- nutricional, 309
- preventivas, 308, 436
- saneadora, 107
Intestino
- câncer do, 225
- perfuração do, 111
Intoxicação

- alimentar, surto de, 373
- pelo uso de defensivos agrícolas, 231
- por chumbo, 484
- por cloroquina, 388
- por defensivos agrícolas, 231
- por mercúrio, 484
- por plantas venenosas, 42
Invalidez, 99
- causas de aposentadoria por, 198
Inventário dos recursos de serviços de saúde, 542
Investigação(ões) (v. tb. Desenhos de estudos)
- *ad hoc*, 231
- avaliação estatística dos resultados de uma, 330-335
- clínica de medicamentos, 316
- da relação entre massa corporal e acidente vascular cerebral, 308
- de epidemias, 232
- de Framingham, 504
- de freqüências, 358
- de gestantes em risco, 313
- de lipídios, 505
- de um surto de diarréia, 270
- em animais, 270
- em estabelecimentos de saúde, 342
- em uma indústria, 339
- epidemiológica, 455-462
- - através de série de casos, 458
- - considerações gerais, 458
- - rotina de tratamento dos dados na série de casos, 459
- - terminologia, 460
- - com restrição de categorias populacionais, 382
- - conceito, 455
- - conclusões de uma, 320
- - - atitude frente a erros, 321
- - - não-comprovadas, 321
- - - viés de publicação, 321
- - contaminação, 319
- - da pesquisa clínica, 316
- - de casos, 456
- - elucidação de epidemias, 456
- - - configuração da epidemia, 457
- - - etapas de uma investigação, 457
- - - roteiro para a investigação de uma epidemia, 458
- - - surto *versus* epidemia, 457
- - estudo de, 460
- - - caso-controle, 460
- - - coorte, 461
- - etapas de uma, 307-324
- - - delimitação do problema, 308
- - - formulação da hipótese, 309
- - - verificação da hipótese, 313
- - ética, 317
- - - comitês de, 317
- - - consentimento do paciente, 317
- - - documentos básicos, 317
- - - informações confidenciais, 318
- - - questões proeminentes, 317
- - - tamanho da amostra, 317
- - feitas em uma indústria, 339
- - hospitalar *versus* comunitária, 338
- - métodos, 3, 4
- - roteiro de, 458
- - situações que justificam a, 455
- - fonte comum de infecção, 456
- - número de casos em excesso, 456
- - quadro clínico grave, 456
- - exposição-doença, 292
- - hospitalar *versus* comunitária, 338
- Interamericana de Mortalidade, 122, 492
- multicêntrica, 493
- Nacional de Morbidade, 56
- quase-experimentais, 284
- randomizada, 331, 435
- sobre
- - associação entre
- - - exercício físico e a mortalidade, 274
- - - migração e doença mental, 275
- - - toxoplasmose e debilidade mental, 274
- - - alcoolismo, 350
- - - exercício físico, 274
- - - mortalidade, 121
- - - múltiplos fatores de risco, 505
- - - sangria, 284
- - - sorológica, 454
- - suspeita do viés de aferição em uma, 358
- - validade de uma, 326-336
- - avaliação estatística dos resultados de uma, 330
- - análise de subgrupos, 332

- - - múltiplos desfechos clínicos, 331
- - - regressão em direção à média, 330
- - - testes estatísticos, 332
- - - conduta na interpretação dos resultados de uma, 330
- - - introdução, 326
- - - tipos de validade, 326
- - - - externa, 326, 498
- - - - interna, 326
- - - viés metodológico, 328
- - - - classificação, 328
- - - - conceito, 328
- - - - controle de erros metodológicos, 329
Iodo
- dosagem de, 59
- falta de, 402
- na alimentação, falta de, 38
Irradiação, 62

J

Jacques Quetelet e a aplicação do raciocínio estatístico às ciências biológicas, 10
Jenner e a erradicação da varíola, 476
John Graunt, tratado de, 7
John Snow, pesquisa da cólera por, 8, 265

K

Kanehiro Takaki e a prevenção do beribéri, 11
Kaplan-Meier, técnica de, 136
Kaposi, sarcoma de, 311
Kappa, indicador, 365
- cálculo de, 367
- interpretação, 365
Karl Marx e as desigualdades econômicas, 202
Knowledge, 66
Koch, postulados de, 406

L

Lábio leporino, 395
Lábrea, febre negra de, 456
Laqueadura, 66
Laringe, câncer de, 296, 378
Laser, raios, 522
Lead time bias (ou Viés do tempo ganho), 490
Legionelose, 468
Lei
- de Farr, 8
- inversa dos cuidados, 550
Leishmaniose, 254
- cutânea, 436
- - vacina contra a, 435
- tegumentar, 231, 421
- tratamento da, 437
- vacina da, 352
- visceral, 231, 421
Leite, pasteurização do, 34
Leito(s)
- confinamento ao, 57
- hospitalares, 60
- por habitante, 541
Leptospirose, 421
Lesão(ões)
- da aorta, 111
- da bissinose, 489
- da pele, 424
- - biópsia, 24
- - diagnóstico de uma
- - - confiabilidade, 24
- - - validade, 24
- - fatal, 111
- - hepáticas provocadas pelo álcool, 40
- - lábio-palatais, 395
- - perfurante do pulmão, 44
- - pré-cancerosas, 486
Letalidade
- coeficiente de, 134
- da febre amarela, 133
- da gripe, 133
- da raiva humana, 133
- dos acidentes de trabalho, 133
- por diarréia, 124
- por pneumonia, 124
- *versus* mortalidade, 133
Leucemia, 44, 79, 425
Levantamento(s), 64, 70

- epidemiológico, 455
- malacológicos, 434
Lidocaína profilática, 557
Limiar epidêmico, 457
Limite biológico da vida humana, 180
Linfa, 424
Linfoma, 425
Linfossarcoma, 134
Linkage, 88
Lipídios, 505
- consumo de, 506
- excesso de, 225
Líquidos orgânicos, 424
Lista Brasileira para Mortalidade, 114
Litíase renal, 491
- prevenção da, 507
- tratamento da, 507
Litotomia, 507
Litotripsia, 507
Livro de registro de nascimento, 150
Louis Pasteur e suas investigações no campo da microbiologia, 8
Louis Villermé e seus estudos sobre a etiologia social das doenças, 8
Lúpus eritematoso, 188
Luz solar, incidência de, 301

M

Má-nutrição
- primária, 42
- protéico-calórica, 65, 166
Maconha, consumo de, 208
Malária, 38, 231, 420, 468
- Alphonse Laveran e seu estudo sobre a, 10
- denominação da, 7
- transmissão da, 241
Malformação congênita, 311
Malthus, teoria de, 160
Mama
- câncer de, 44, 188, 304
- - incidência de, 301
- neoplasias da, 87, 493
Mamografia(s), 471, 498
Manchas na pele, 490
Manguinhos, Oswaldo Cruz e a Escola de, 10
Manteiga, consumo de, 310
Mantel-Haenszel, método de, 391
Mapas demográficos, 222
Marcadores biológicos, 318
Margem de erro (*v. tb.* Intervalo de confiança)
- sondagens pré-eleitorais, 350
Masculinidade
- índice de, 54
- razão de, 54
Massa corporal, índice, 54, 59
McNemmar, teste de, 439
Mebendazole, 283
Média e desvio-padrão, 257, 349, 367
Mediana e quartil, 257
Medicação homeopática, 389
MEDICAID, programa, 539
Medicalização
- da sociedade, 168
- dos nascimentos e óbitos, 520
Medicamento(s)
- em crianças, consumo de, 283
- consumo de, 283
MEDICARE, programa, 539
Medicina
- aiurvédica, 347
- prospectiva, 488
Médico
- de Cornell, índice, 58
- geral, clientela do, 530
Medida(s)
- de freqüências, 76
- de risco, 21, 410-414
- reflectométrica da cor, 193
- saneadora, 272
- preventivas, 34-37, 47
Medline, sistema, 460
Megacólon, 484
Megaesôfago, 484
Meio ambiente, 38-42, 218
- dupla ecológica, 39, 211, 240, 263
- explicações etiológicas, 211, 240, 263
- fatores

- - biológico, 42
- - físico, 41
- - social, 42
- tríade ecológica, 38
- vigilância do, 489
Melanoma maligno, 490
Menarca, 144
Meningite
- bacteriana, 421
- meningocócica, 256
- - epidemia de, 456
- tuberculosa, 421, 438
Meningomielocele, 475
Meninos de rua, práticas sexuais de, 66
Menopausa, 144
Mensuração, erro de, 360, 361
Menta usada na fricção do corpo, 7
Mercúrio, 334, 382
- intoxicação por, 484
Metabolismo, doença do, 84
Metanálise, 308, 564
Metástases, 486
Método(s) (*v. tb.* Desenhos de estudos)
- anticoncepcionais na adolescência, 66
- contraceptivos, 66, 149
- da concordância, 310
- da diferença, 310
- da variação concomitante, 310
- de Brass, 159
- de caso-controle, 450
- de contracepção, 236
- de investigação da epidemiologia, 3, 4
- de Mantel-Haenszel, 391
- de padronização de coeficientes, 211
- de planejamento familiar, 66
- de Woolf, 391
- dos resíduos, 310
- duplo-cego, 435
- epidemiológicos utilizados em avaliação de serviços, 554
- - apreciação sobre os, 556
- - estudos
- - - de situações traçadoras, 557
- - - não-randomizados, 555
- - - randomizados, 555
- - terminologia diversificada, 278
Metoprolol, 334
Metropolização, 235
Miasmas, teoria dos, 7
Micologia, 431
Micoses, 423
Micróbio, 45
Microbiologia, 431
Microorganismos
- resistentes a medicamentos, 420
- tipos de, 20
Microscopia direta, 430
Microscópio, Van Leeuwenhoek e a descoberta do, 9
Mieloma múltiplo, 486
Migração(ões), 233-237, 274
- dados do IBGE, 233
- efeito da, 78
- estacional, 237
- inter-regional, 233
- intermunicipal, 233
- internacional, 233
- intra-regional, 233
- taxas gerais de, 175
- tipologia e determinantes, 233-235
Minamata, doença de, 262
Ministério da Saúde
- anuários de mortalidade do, 249
- diretrizes do, 451
- Fundação SESP, 153
Miocárdio
- cirurgia de revascularização do, 62
- deficiência de circulação colateral no, 42
- infarto do, 5
- revascularização do, 507, 519
Miocardiopatia, 484
- chagásica, 51
Miocardite chagásica, 368
Miopia, 555
Mobilidade da população e saúde, 232
- disseminação das doenças, 238
- focos naturais de infecção, 238
- migração, 237
- - estacional, 237

- - internacional, 237
- - no Brasil, 233
- - dados do IBGE sobre migração, 233
- - principais movimentos migratórios internos, 233
- - transferência de doenças de uma região para outra, 233
- - tipologia e determinantes das migrações, 233
- - classificação por critérios espaciais e temporais, 234
- - urbanização, 235
Modelo(s)
- biológicos, 46
- de representação de fatores etiológicos, 37-46
- holísticos, 46
- log-lineares, 392
- tridimensional, 526
- - em relação
- - - à demanda, 526
- - - à oferta de serviços de saúde, 526
- - - às necessidades, 526
- - - situações resultantes da combinação, 526
Moléstia, 81
- incurável, 490
Moluscicidas, 219, 427
Mononucleose, 432
Monóxido de carbono, 255, 484
Montenegro, reação de, 436
Morbidade, 56-58, 76-104
- após completada a transição demográfica, 178
- coeficientes gerais de, 62
- conceito, 81, 82
- distribuição urbano-rural da, 231
- em creche, 79
- específica segundo algumas características da população, 62
- fontes de dados para o estudo da, 82
- indicador de, 58
- informações sobre a, 231
- inquérito(s), 88-97, 429
- - colombiano de, 56
- - dificuldades na realização de, 94
- - em duas etapas, 94
- - em São Paulo, 348
- - específicos de morbidade, 93
- - freqüência pontual e por intervalo, 96
- - gerais de morbidade, 91
- - na Finlândia, 348, 497
- - norte-americano de, 56, 496
- - por entrevistas e por exames, 89
- - tipos de, 89
- levantamento de dados sobre, 70
- medidas de freqüência das doenças, 76
- - freqüência detectada, 81
- - incidência, 76
- - - cálculo da taxa de, 77
- - - relação com a duração da doença, 77
- - - tipos de, 78, 79
- - - uso da, 78
- - prevalência, 76
- - - cálculo da taxa de, 77
- - - conceito, 76
- - - relação com duração da doença, 77
- - - tipos de, 80
- - - uso da, 78
- observada, 82
- pelo sarampo nos Estados Unidos, 172
- perfil de, 513
- por doenças
- - infecciosas, 428
- - não-infecciosas, 494
- por tuberculose, coeficiente de, 53
- preparo científico de estatísticas, 83
- - cobertura das informações, 83
- - qualidade das informações, 83
- psiquiátrica, 94
- referida, 82
- registros rotineiros de atendimentos, 83
- - cruzamento de registros, 87, 88
- - notificação compulsória, 85
- - prontuários, 83-85
- - registros de doenças, 86
- sistemas rotineiros de informação sobre, 428
Morbimortalidade
- índice de, 50
- padrão de, 166
Mortalidade, 54, 105-142 (*v. tb.* Óbitos)
- classificação da, 107, 112, 114, 124, 491
- coeficiente geral de, 62, 124-134
- - de letalidade, 133
- - de natimortalidade, 127

Índice Alfabético

- - específicos, 131
- - geral, 108
- - infantil, 124
- - por causas, 124
- - por idade, 124
- da raiva humana, 133
- de adultos jovens em São Paulo, 178
- de idosos, 192
- de recém-nascido, coeficiente de, 53
- descrição, 105
- determinantes da queda da, 175
- - na fase de, 175
- - no Brasil, 175
- - - capitalismo industrial internacional, 176
- - - exportação agrícola, 175
- - - substituição de importações, 176
- dos acidentes de trabalho, 133
- estatística(s) de, 105
- - distorções nas, 110
- - hospitalares, 110
- - principais usos das, 106
- - - avaliação de intervenções saneadoras, 107
- - - descrição das condições de saúde da população, 106
- - - investigação epidemiológica, 106
- - sub-registros das, 118
- - vitais, 105, 116
- - - em países europeus, 106
- - - na América Latina, 106
- - - no Brasil, 105-142
- - - qualidade, 105
- - - registros, 105
- - - sistemas de, 105
- estudos, 123
- - de caso-controle, 123
- - de coorte, 123
- - fetal, 189
- - fontes de dados sobre, 110
- indicadores principais de, 124
- infantil, 59, 124, 189
- - coeficientes de, 124
- - comparação de coeficientes de, 219
- - determinantes da, 393, 402
- - em São Paulo
- - - após 1965, 177
- - - em 1930-1965, 176
- - evolução da, 250
- - na Região Nordeste no período 1930-1965, 176
- - taxa de, 177
- informações sobre a, 231
- investigação
- - Interamericana de, 492
- - sobre, 121
- materna, 131
- na Inglaterra, 427
- na Suécia, 162
- neonatal
- - coeficientes de, 127
- - precoce, 50, 107
- - tardia, 59, 107
- - no Brasil, 427
- no primeiro dia de vida em relação ao peso ao nascer, 309
- pelo sarampo na Inglaterra, 172
- perinatal, 189
- - coeficientes de, 127
- por câncer
- - de esôfago, 225
- - de estômago, 225, 311
- por carcinoma
- - de colo de útero, 200
- - hepatocelular, 123
- por causas, 124
- - específicas, coeficientes de, 131
- - evitáveis, 132
- - externas, 130
- - múltiplas, 112
- - perinatais, 130
- - respiratórias, 240
- - por caxumba, 173
- - nos Estados Unidos, 172
- por cirrose hepática, 302
- por coronariopatia, 274
- por diabetes *mellitus*, 492
- por doenças coronárias, 226, 302
- por doenças infecciosas, 427
- por doenças não-infecciosas, 491
- por febre tifóide, 246
- por idade, 109, 124

- - coeficiente de, 53
- por local, 110
- por neoplasias nos Estados Unidos, 493
- por poliomielite, 173
- - nos Estados unidos, 173
- por rubéola, 173
- - nos Estados Unidos, 172
- por sarampo, 172
- por sarampo nos Estados Unidos, 172
- por sexo, 109
- por tuberculose, 178, 249
- pós-neonatal, 126
- pré-escolar, 59, 127
- - coeficientes de, 127
- - principais fontes de dados sobre, 110
- - óbitos, declaração de, 111
- - proporcional, 127
- - índice de, 54
- - razões de, 134
- - sistema(s)
- - - de informações, 117
- - - avaliação, 117
- - - cobertura, 117
- - - funcionamento do, 110
- - - qualidade do, 118
- - - do IBGE e do Ministério da Saúde, 116
- taxas gerais de, 175
Morte(s) (*v. tb.* Óbitos)
- maternas obstétricas, 132
- por causas
- - não-naturais, 115
- - naturais, 115
- - prematura, 106
- - de adultos, 484
Mosquitos anofelíneos infectados, picadas de, 381
Movimento(s)
- expiratório brusco, 424
- migratórios, 233
- respiratórios, 50
Mucosa gástrica, danos à, 207
Múltiplas causas — múltiplos efeitos, modelo, 43
Murmúrio respiratório, diminuição do, 365
Mutações genéticas, 423
Mutagenicidade, 423

N

Não-favelados, incapacidade física e mental em, 180
Nascimento(s)
- anomalias congênitas no, 80
- certidão de, 150
- coortes de, 300
- livro de registro de, 150
- medicalização dos, 520
- problemas na preparação das estatísticas sobre, 154
- - aplicação das definições dos eventos vitais, 154
- - local de nascimento, 154
- - número de nascimentos utilizados no preparo de estatísticas, 154
- - população utilizada no preparo de estatísticas, 154
- - registros tardios, 154
- registro de, 149
- - avaliação do sistema de informações sobre, 150
- - declaração de nascidos vivos, 150
- - modelo de declaração de nascido vivo, 150
- - procedimentos legais para, 150
- Sistema de Informação sobre, 150
- sobre-registros de, 153
- sub-registros de, 152, 153
- - definição, 152
- - estimativas do, 152
- - razões da existência de, 152
- - repercussões do, 152
- traumatismo durante o, 130
Natalidade
- fórmula da taxa bruta de, 146
- taxas gerais de, 175
Natimortalidade, coeficientes de, 127
Natimortos, 127
Nebulização, 366
Necessidades de saúde, 523
- conceito, 523
- demanda, oferta e, 525
- percebidas e não-percebidas, 524
Necrópsias, 44, 119
Nefrolitotomia, 507
Nelson Moraes, indicador de, 128
Neomalthusianos, 160

Neoplasia(s), 114, 379
- da mama, 87, 493
- da próstata, 87
- do aparelho
- - genital, 493
- - respiratório, 43, 188
- do colo do útero, 87
- do estômago, 87
- do pulmão, 87
- malignas
- - do rim, 20
- - dos órgãos urinários, 20
Nested case-control, 283
Neurocisticercose, 251
Neurofibromatose, 22
Neurose, 68
Nevralgias, 489
Niacina, deficiência de, 11
Nicho natural, 238
Nitrato
- concentrações de, 301
- exposição a, 225
- sublinguais, 334
- - consumo semanal de, 334
Nocebos, 320
Nódulos mamários, 490
Notificação
- compulsória
- - de casos, 85, 86, 451
- - formulário para, 452
- - melhoramento da, 534
- negativa, 444
- por leigos de doenças, 470
Nottingham, perfil de saúde de, 58
Nutrição
- doença da, 84
- materna, 380
- primária, 42
- suplementação da, 333
Nutrientes, perda excessiva de, 399

O

Obesidade, 42, 272, 370, 485, 498
Óbito(s)
- atestado de, 44, 107-111, 453
- causa(s)
- - básica, 112
- - classificação das, 114
- - em países
- - - desenvolvidos, 227
- - - subdesenvolvidos, 227
- - formas de codificação das, 112
- - mudança nas, 175
- - múltiplas, 112, 492
- - tipos de, 111, 114, 115
- certidão de, 116
- com base na Classificação Internacional de Doença, 114
- com idade ignorada, 119
- comissão de, 545
- de crianças, 107, 122
- - menores de um ano, 107
- - nascidas vivas, 58
- de mulher em idade fértil, 132
- de recém-nato, 366
- declaração(ões) de
- - causas mal-definidas em, 119
- - codificação das, 112
- - - por processo eletrônico, 114
- - - treinamento de pessoal em, 114
- - diagnóstico médico das causas de, 112
- - erros nas, 111
- - modelo de, 111
- - preenchimento das, 111
- - segundo instruções contidas na Classificação Internacional de Doenças, 111
- diagnóstico das causas de, 112
- estatísticas de
- - divulgação de, 116
- - formas de apresentação das, 114
- exportação de, 110
- fetal, 107, 152
- importação de, 110
- local de ocorrência do, 110
- maternos, 106
- medicalização dos, 520
- no grupo etário de 25 a 44 anos, principais causas de, 252

- o sistema IBGE e Ministério da Saúde, 116
- por causas
- - básicas, 112
- - classificação das, 114
- - codificação, 112
- - - formas de, 112
- - - por processo eletrônico, 114
- - - treinamento de pessoal em, 114
- - estatísticas, 115
- - evitáveis, 55
- - ligadas à gravidez, 107
- - mal-definidas, 118
- - múltiplas, 112, 495
- por determinada causa, 107
- por doença
- - diarréica aguda, 254
- - infecciosas e parasitárias, 427
- por epidemia de cólera, 265
- por faixa etária, 107
- por febre amarela, 52
- - no Rio de Janeiro, 52
- por sexo, 107
- principais causas de, 171
- registro de, 106-110, 115
- - em cartório, 116
- - procedimentos legais para, 115
- - situação no interior do País, 117
- sem assistência médica, 116
- serviço de verificação de, 116
- subestimativa de, 240
- sub-registro de, 118
- - razão para a existência, 118
- - repercussões, 118
Observação, estudos de, 318
Obstrução das vias biliares, 111
Ocupação(ões)
- insalubres, 340
- incidência de doenças e, 198-200
- - associação com classe social, 198
- - classificação, 199
- - - brasileira, 200
- - - inglesa, 200
- - orientação e seleção profissional, 199
- - perda de emprego e o subemprego, 199
Odds ratio, 411
Ofidismo, 42
Olho, doenças do, 98
Oncocercose, 231, 452
Organismo(s)
- aquáticos, consumo de, 382
- substâncias químicas no, 381
- suscetível, 425
Órgão(s)
- dos sentidos, 84
- hematopoiéticos, 84
- transplante de, 62
Orofaringe, câncer de, 379
Osteoporose, 483
Oswaldo Cruz e a Escola de Manguinhos, 10
Otite(s), 420
- pós-sarampo, 425
Ouvido, doenças do, 98
Ovo, consumo de, 310
Ovulação, retorno da, 149
Oxamniquina, 441
Oxigênio, consumo de, 189

P

P (Probabilidade)
- chance e, 411
- interpretação do valor de, 333
- valor de, 333
Pacientes, localização de, através de registros, 88
Padrão
- de morbimortalidade, 166
- de progressão das doenças, 31
- NCHS, 59
- padronização de coeficientes, 211
PAI (Programa Ampliado de Imunização), 345, 451
Países industrializados, 174
Pâncreas, carcinoma do, 111
Pandemia, 259
- de gripe de 1918, 259
- de peste, 171
Paracoccidioidomicose, 120
Parada cardiorrespiratória, 119
Parasita nas fezes, 432

Parasitologia, 431
Parasitoses, 44, 78
- focos de, 236
- intestinais, 236, 478
Pareamento, 388 (*v.* Emparelhamento)
Parteiras, 147
Parto(s), 224
- atenção ao, 61
- complicações durante o, 84, 123
- domiciliar, 150, 151
- em outro local, 150, 151
- gemelar, 86, 150
- hospitalar, 150, 151
Passagem transplacentária, 425
Pasteurização do leite, 34
Patogenicidade, 423, 444
Patologia(s)
- clínica, 366
- geográfica, 218
- tropical, 226
Patrick Manson e seu estudo sobre filariose e esquistossomose, 10
Pearson, coeficiente de correlação de, 367
PECE (Programa Especial de Controle da Esquistossomose), 473
Pectorilóquia, 365
Peixe, consumo de, 219
Pelagra, 2
- Goldberger e a prevenção da, 11
Pele
- câncer de, 231
- coloração da, 50
- doenças da, 84
- envelhecimento da, 191
- grupo étnico e cor da, 193
- lesão da, 424
- - biópsia, 24
- - diagnóstico de uma
- - - confiabilidade, 24
- - - validade, 24
- manchas na, 490
Perfil
- de saúde de Nottingham, 58
- demográfico, 167
Perímetro cefálico, 331
Período(s)
- de incubação, 425
- - transmissão de doenças durante o, 425
- de inércia demográfica, 163
- de latência, 484
- de repouso, 389
- de transição demográfica, 161
- de transmissibilidade de doenças, 425
- neonatal
- - precoce, 126
- - tardio, 126
- - pós-neonatal, 126
Peritonite aguda, 111
Pescado, consumo de, 219
Peso
- ao nascer, 67, 309
- - fatores associados ao, 394
- corporal, 390
Pesquisa(s) (*v. tb.* Investigação)
- amostras de prevalência, 228
- biomédicas, 353
- clínica, fases da, 316
- epidemiológica, 81 (*v. tb.* Investigação epidemiológica)
- laboratoriais em animais, 270
- Nacional
- - por Amostras de Domicílios (PNAD), 92, 159, 228, 346
- - - definição, 92
- - - finalidade, 92
- - - temática, 92
- - - utilidade dos resultados, 93
- - Sobre Saúde e Nutrição (PNSN), 93, 174, 228
- populacional, 270
- sobre
- - desnutrição fetal, em animais, 270
- - diagnósticos radiológicos, 364
Pesquisador ou professor, 27
Pessoa(s)
- imune, 445
- infectada, 445
- suscetível, 445
Peste, 452
- bubônica, 231, 421

- negra, 171
Pesticida, 395
Peter Panum e seu estudo sobre a epidemia de sarampo de 1846, 261
Picada
- de artrópodes, 424
- de triatomíneos, 372
Pielonefrite aguda, 120
Pierre Louis e o uso da estatística em pesquisa clínica, 8
Pílula anticoncepcional, 66
Pirâmide de idade, 163
Placebo, 273, 334
- efeitos colaterais, 320
- nocebo, 320
- uso de, 319
Placenta, 270
- deslocamento prematuro da, 111
- exame da, 270, 331
Placere, 320
Planejador, 26
Planejamento familiar, métodos de, 66
Plantas venenosas, intoxicação por, 42
Plasmodium vivax, 381
PNAD (*v.* Pesquisas Nacionais por Amostra de Domicílios)
Pneumocystis carinii, 550
Pneumonia, 284
- efeito de tratamento de, na metade do séc. XIX, 284
- em crianças, 66
- epidemia de, 259
- letalidade por, 124
- por *Pneumocystis carinii*, 550
- sangria no tratamento da, 8
PNSN (*v.* Pesquisa Nacional Sobre Saúde e Nutrição)
Pó, exposição do, 489
Pobreza-desnutrição-infecção, 172
Poder imunogênico, 435
Poliomielite, 18, 246, 430, 431, 452
- classificação das notificações de, 463
- controle da, 426
- distribuição de casos confirmados no Brasil por faixa etária, 18
- eliminação da, 476
- prevenção da, 436
- vacina contra a, 248
- - Sabin, 477
- - Salk, 477
- vacinação de rotina contra a, 455
Poliovírus, 463
Política demográfica, 160
Poluentes químicos, 489
Poluição, 445
- ambiental, 382
- - como fator de doença, 4
- atmosférica, 378, 489
Ponto de corte, 333
Pop-Map, 225
População
- avaliação do estado nutricional da, 59, 93
- determinantes da fecundidade de uma, 149, 399
- - fatores
- - - básicos, 149, 399
- - - imediatos, 149
- - dinâmica da, 80, 160
- - educação em saúde da, 34
- - estrutura etária
- - - na Nigéria, 163
- - - no Brasil, 163
- - - no Japão, 163
- - nível de saúde da, 368
- - por enfermeiro, 170
- - por médico, 170
- - por qualquer tipo de trabalhador de saúde, 170
- - quantificação de saúde e doença na, 49-74
- - representação gráfica da estrutura de uma, 163
- - sob risco, 53
- - - definição da, 79
- - - mudanças na, 465
- - urbanização, 235
Portador(es)
- de doenças, 445
- de lesões cutâneas de leishmaniose, 437
Posto(s)
- de saúde, 541
- - atividades educativas em, 66
- sentinelas, 470
Postulados de Koch, 406
Praguicidas organoclorados, 382

Prática da epidemiologia, aspectos da, 5, 449, 529
Pré-natal, assistência, 66
Prega cutânea, 331
- exame da, 360
Preparo científico de estatísticas, 83
Pressão
- arterial, 392
- - aparelho de medir, 361
- - controle da, 33
- - diastólica, 334, 384
- - sistólica, 334, 384
Prestadores de serviços, 516
PREV-SAÚDE (Programa Nacional de Serviços Básicos de Saúde), 517
Prevalência, 76-80
- cálculo da taxa de, 77
- conceito, 76
- da escabiose, 80
- de desnutrição, 178
- de diabetes *mellitus*, 499
- de distúrbios cardiovasculares, 495
- de fatores de risco, 178
- de hipertensão arterial, 343, 499
- do alcoolismo, 350
- do hábito de fumar entre universitários, 347
- estudos sorológicos periódicos de, 431
- incidência e, 76, 432, 440, 496
- no período, 80
- o que mede, 76
- pontual, 80
- uso da, 78
Prevenção de doenças, 34-37, 47, 426, 486-491
- classificação das medidas de, 34
- - específicas e inespecíficas, 35
- - primária, 35
- - secundária, 35
- - terciária, 35
- medidas de, 34-37, 47, 426, 486-491
- - individualizadas, 37
- - infecciosas, 426
- - - gerais e específicas, 426
- - não-infecciosas ou crônico-degenerativas, 486
- - - atuação através dos fatores de risco, 487
- - - fator de risco e causalidade, 487
- - - individuais e coletivas, 487
- - - primária, 486-490
- - - secundária, 490
- - - terciária, 487
- - seletivas, 37
- - universais, 37
- níveis de, 35
- - diagnóstico e tratamento precoce, 36
- - limitação do dano, 36
- - promoção da saúde, 36
- - proteção específica, 36
- - reabilitação, 36
Previdência Social
- assistência médica da, 84
- registros da, 83
Primeira evolução epidemiológica, 180
Problemas respiratórios, tratamento de, 387
Processo
- avaliação do, 542
- mórbido, 57, 29
- multifatorial, 484
- saúde-doença, 30-47, 55
Produtos biológicos, uso de, 454
Profilaxia da doença de Chagas, 35
Profissional de saúde e paciente, 521
Programa(s)
- Ampliado de Imunização, 345, 451
- aplicativos de estatística, 335
- de controle
- - da hanseníase no Brasil, 68
- - da tuberculose no Brasil, 68
- - de doenças, 439-441
- - - avaliação, 439
- - - fases de um, 473
- - - horizontal, 471
- - - vertical, 471
- de estimativas de risco, 488
- de Imunização de Rotina, 437
- de mestrado e doutorado, 541
- de pré-natal, 313
- de residência médica, 541
- educativos, 382
- Epi-Info, 96, 225
- Epi-Map, 225

- Especial de Controle da Esquistossomose (PECE), 473
- governamentais, 301
- MEDICAID, 539
- MEDICARE, 539
- Nacional de Serviços Básicos de Saúde, 517
- nutricional, 301
- Pop-Map, 225
- Saúde para Todos, 71
- sociais, 284
- verticais no Brasil, 472
Projéteis de arma de fogo, 41
Projeto(s)
- de imunização, 437
- MONICA, 226, 493
Promiscuidade, 172
Prontuário(s), 83-85, 453
- amostra de, 345
- comissão de, 544
- limitações para pesquisas de morbidade, 84
- - qualidade dos dados, 85
- - seletividade da clientela, 85
- médico, 453
- - anotações de, 368
- registros centralizados de, 83
Próstata, neoplasias da, 87, 241
Proteína, dosagem de, 59
Protozoários, 423
Provitamina A, 403
Proxy, efeito, 90, 359
Pseudo-epidemia, 465
Psicopatias, 167
Psitacose, 423
Psoríase, 219
Publicação, viés de, 321
Puerpério, 114
Pulga do rato, doença transmitida pela, 421
Pulmão
- câncer de, 12, 87, 189, 503
- em trabalhadores da indústria química, 283
- lesão perfurante do, 44
- relação do fumo com o câncer de, 248

Q

Qualidade
- controle de, 96, 533
- das informações, 26, 83, 118
- de vida, 61, 236
- dos serviços de saúde, 538-557
- - avaliação
- - - processo, 61, 543
- - - recursos, 60, 540
- - - resultados, 61, 548
- - conceito, 538
- - critérios, 539
- - - aceitação, 539
- - - acesso, 522, 539
- - - adequação, 539
- - - efetividade, 539, 552, 553
- - - eficácia, 539, 551, 553
- - - eficiência, 539, 553
- - - equidade, 522, 539
- - - qualidade técnico-científica, 539
- - histórico, 539
- - panorama atual, 539
- - quantidade e, 550
- material de vida, índice de, 60
Quarentena, 425, 445
Queimaduras, 87
Questionário da amostra, 158
Quetelet
- aplicação do raciocínio estatístico às ciências biológicas, 10
- índice de, 59
Quimioprofilaxia, 36, 426, 451
- contra a tuberculose, 37, 47
Quimioterapia, 427

R

Raciocínio clínico, 13, 27, 69
Radiação(ões)
- associadas ao câncer, 486
- nuclear, acidente de, 79
- pelo césio, 484
Radiografia
- amostra de, 344

- do tórax, 503
Radioimunoensaio, 430
Radioterapia, 366
Raio(s)
- *laser*, 522
- - de CO_2, 437
- uso de, 437
- ultravioletas, 427
- X, exposição a, 395
Raiva, 110, 427
- humana, 421, 452
- - letalidade da, 133
Randomização, 272, 290, 315, 380, 382, 404 (*v. tb.* Desenhos de estudos)
- de pessoal de saúde, 555
- de planos de saúde, 555
- técnicas de, 380, 382-385 (*v. tb.* Estudo randomizado)
- - considerações gerais, 382
- - delineamento fatorial e análise seqüencial, 385
- - em blocos, 384
- - estratificada, 385
- - pareada ou emparelhada, 385
- - por minimização, 385
- - questões éticas, 385
- - simples, 384
- - tipos de alocação aleatória, 384
Raquitismo como causa de óbitos estudados por John Graunt, 7
Rastreamento
- avaliação de, 508
- conceito de, 33
- teste de, 95
Ratio, 54
Razão(ões), 52, 54
- de masculinidade, 54
- de mortalidade, 134
Reação(ões)
- de Montenegro, 436
- sorológicas, 430
Recém-nascido(s)
- com baixo peso, 67
- de alto risco, 175
- de peso baixo, 150
- mortalidade de, 53, 309
- no Brasil, 175
- no Japão, 175
- nos Estados Unidos, 162, 175
- pesos dos, 309, 394
Recenseamentos demográficos, 158
- amostragem e, 341
- complementação e atualização dos temas dos, 92, 158
- investigação
- - da fecundidade, 145
- - da mortalidade, 121
- - no Brasil, 158
- - objetivo, 158
Recursos dos serviços de saúde, 540-542
- classificação, 60, 540
- - financeiros, 60, 542
- - físicos, 60, 542
- - humanos, 60, 542
- - inventário, 542
- padrões de comparação, 541
Rede de causas, 42, 399
Reforma sanitária inglesa, 8
Refratariedade, 423, 445
Refrigeração de alimentos, 311
Regiões metropolitanas, Brasil, 235
Registro(s) (*v. tb.* Arquivos)
- civis, 145
- da previdência social, 83
- de doenças
- - multiinstitucional, 86
- - populacional, 87
- - técnica de cruzamento de, 88
- - uniinstitucional, 8
- - usos e limitações de, 87
- de nascimentos, 149
- - livro de, 150
- de óbitos, 115
- geral da Inglaterra, 8
- localização de pacientes através de, 88
- rotineiros de atendimentos, 83
- - cruzamento de, 87
- - aspectos positivos do, 88
- - - limitações, 88
- - notificação compulsória, 85
- - principais registros de morbidade, 83

- - prontuários, 83
- sueco de gêmeos, 388
Regressão
- de Cox, 136
- em direção à média, 330
- logística, 392, 394
- *stepwise*, 393
Relação causal
- associação, 400, 403
- - de eventos, tipos de, 400
- causa-efeito, 272, 398-403
- classificação das causas, 398
- confundimento e, 379
- critérios de julgamento causal, 405
- - analogia, 409
- - consistência, 409
- - especificidade, 409
- - força da associação, 407
- - - medidas de risco, 21, 410-414
- - histórico, 406
- - plausibilidade, 409
- - relação dose-resposta, 312, 409
- - seqüência cronológica, 406
- determinação de causalidade, 401
- elos intermediários entre causa e efeito, 402
- esquema para interpretação da, 403
- - etapas na elucidação da relação causal, 20, 401
- - investigação etiológica, 18
- - - abordagem multicausal, 19
- - - abordagem unicausal, 19
- interpretação da, 398-417
- método, aplicação de, 403 (*v. tb.* Desenhos de estudos)
- - alternativas para o ensaio randomizado, 404
- - ensaio randomizado, 404
- - ordem hierárquica dos, 404
- - relatividade das situações, 404
- - modelos causais, 37-46, 393, 399
- viés
- - confundimento, 379
- - de aferição, 360
Relatório
- Black, 173, 201
- Chadwick, 8, 201
- Flexner, 539
Renda
- *per capita*, 198
- mudanças na moeda brasileira, 197
- saúde e, 197, 198
- - aferição, problemas de, 198
- - associação com a classe social, 197
- - formas de expressão, 197
Reprodução
- taxa bruta de, 148
Reprodutibilidade, 363-367
- de um teste diagnóstico, 364
- - em pesquisas
- - - clínicas e epidemiológicas, 364
- - - laboratoriais, 364
- - estimativa, 364
- - validade, 367-373
- - - estimativa da, em relação a um padrão, 369-373
- - - tipos de, 368
- - e validade, 363
- - definição dos termos, 363
- - necessidades de estimativas, 363
- - relação entre, 363
- Kappa, 365
Recenseamentos e inquéritos, 145
Reservatório, 445
Resistência
- à suscetibilidade, 423
- orgânica, tipos de, 445
Respiração brônquica, 365
Restrição de atividades, 57
Resultado(s)
- avaliação de, 61, 548
- de uma investigação, avaliação estatística dos, 330-335
- falso-negativo, 353, 431
- falso-positivo, 353, 431
- satisfação do usuário, 548
- verdadeiro
- - negativo, 354
- - positivo, 354
Reto, câncer de, 310, 493
Reumatismo, 488, 494
Revascularização do miocárdio, cirurgia de, 45, 62, 507
Revolução industrial, 172
Riboflavina, 318

Richard Ross e seu estudo sobre a malária, 10
Rim, neoplasias malignas do, 20
Rinite alérgica, 483
Riquétsias, 423
Risco(s)
- absoluto, 21, 410
- atribuível, 21, 412
- atribuível populacional, 412, 497
- competição de
- - em estatísticas vitais, 136
- - em investigação clínica, 136
- - da hepatite B, 437
- - de câncer de mama, 301
- - escala de, 58
- - estimativa individualizada de, 488
- - medidas de, 410-414
- - - fórmulas para cálculo, 413
- - - interpretação de dados populacionais e individuais, 413
- - - nos principais tipos de estudo, 411
- - - uso das, 413
- - nutricional do tipo carencial, 166
- - *odds ratio*, 411
- - - relações entre a fórmula de risco relativo e a do, 412
- - - traduções do termo, 411
- - prevenção do
- - - ambiental, 488
- - - ocupacional, 488
- - relativo, 21, 411
- - - ajustado, 408
- - - interpretação do, 408
- - - intervalo de confiança para o, 408
Robert Koch, microbiologista, 9
ROC, curva, 371
Rubéola, 311, 468
- congênita, 72, 264
- epidemia de, 192, 263
- mortalidade por, 172
- na gravidez, 40
- vacina da, 172
- vírus da, 421
Rudolf Virchow e seus estudos sobre a febre tifóide, 8
Ruptura de varizes esofagianas, 111

S

Sabin, vacina, 477
Sais minerais, suplementação de, em crianças, 314
Salk, vacina, 436, 477
Salmonella enteritidis, 461
Salmonelose, 427
SAME (Serviços de Arquivo Médico e Estatística), 83
Saneamento
- ambiental, 10, 427, 489
- básico, serviços de, 60
Sangramento vaginal, 86
Sangria
- investigações sobre, 284
- no tratamento da pneumonia, 8
- terapêutica com, 284
Sangue
- banco de, 83, 453
- doação de, 271
- doenças do, 84, 114
- periférico, 50
- transfusão de, violetado, 312
Sanitarista, 26
Sarampo, 18, 78, 172
- controle do, 18, 473
- epidemia, 256, 457
- estudo de Peter Panum sobre a epidemia de 1846 de, 261
- incidência do, 18, 457
- inquérito sobre o, 454
- morbidade pelo, 172
- mortalidade por, 172
- notificação da taxa de letalidade do, 465
- vacina contra o, 172, 248, 440
- vacinação, 18
- - de rotina contra o, 455
- - em massa contra o, 473
Sarcoma de Kaposi, 311
Satisfação do usuário com os serviços, 548
Saúde, 30
- agente de, atuação comunitária do, 531
- agravos à
- - de natureza crônico-degenerativa, 485
- - em períodos chuvosos e secos, 255
- - mais freqüentes em pessoas idosas, 496
- - nos trabalhadores, 489

- assistência à, 520-522
- - disponibilidade e acesso à tecnologia, 522
- - modernização da sociedade, 520
- - - maior precisão de diagnósticos e tratamentos, 520
- - - medicalização dos nascimentos e óbitos, 520
- - - progresso irreversível dos avanços tecnológicos, 522
- - - relação paciente-profissional de saúde, 521
- - - situação nos países desenvolvidos e subdesenvolvidos, 520
- cadeia de eventos em um episódio de alteração da, 56
- condições de, nos países, 170
- - do primeiro mundo, 170
- - - contribuição das ciências da saúde, 172
- - - determinantes da queda da mortalidade, 171
- - - estatísticas anteriores ao séc. XIX, 174
- - - história em milênios, 174
- - - industrialização e urbanização, 172
- - - racionalização das soluções, 172
- - - situação atual, no passado recente e longínquo, 170-172
- - do terceiro mundo, 174
- cuidados primários de
- - conceito, 521
- - conteúdo, 521
- - da população
- - - educação em, 34
- - - nível de, 368
- de Nottingham, perfil de, 58
- deficiente e pobreza, 201
- definição de, 30, 61
- descrição das condições de, na população, 106
- diagnósticos, 68-70
- - clínico, 69
- - coletivos de, 106
- - componentes principais, tipos de, 70
- - da comunidade ou de uma população, 68
- - epidemiológico, 69
- - limitações, 69
- - - complexidade do sistema, 69
- - - etapas do processo de conhecimento da situação, 69
- - planejamento, 68
- - - escolha de indicadores, 68
- - - seleção de prioridades, 68
- - - valorização da informação, 68
- - procedimentos, 70
- doença e, 30-47
- do trabalhador, 489
- educação para a, 488
- estudo da variação de freqüências de agravos à, 264
- exame periódico de, 490
- - benefícios de, 291
- gastos com
- - em outros países, 60
- - no Brasil, 60
- geografia da, 218
- grupos de agravo à, e seu controle, 474, 475
- indicadores de, 49-62, 549
- - ambientais, 60
- - avaliação de, critérios para, 50
- - - confiabilidade, 51
- - - o ângulo técnico-administrativo, 51
- - - questão ética, 51
- - - representatividade, 51
- - - validade, 50
- - condições gerais, 49
- - de morbidade, 56-59
- - - decomposição do processo saúde-doença, 56
- - - fontes de dados, 56
- - - gravidade do processo mórbido, 57
- - - inquéritos, 56
- - - registros rotineiros, 56
- - de mortalidade, 54
- - - limitações do uso, 55
- - demográficos, 59
- - expressões dos resultados, 51
- - - coeficientes, 52
- - - em freqüência absoluta e relativa, 51
- - - índice, 54
- - nutricionais, 59
- - - avaliações dietéticas, clínicas e laboratoriais, 59
- - - para avaliação do Programa Saúde para Todos, 71
- - positivos e negativos, 54, 61
- - recomendados pela OMS, 72
- - serviços de saúde, 60
- - - de impacto, 61
- - - de insumos, 60
- - - de processo, 61
- - - de resultados, 61

Índice Alfabético   **593**

- - sociais, 60
- - terminologia, 49
- intervenções saneadoras, 106
- investigação epidemiológica, 106
- mental, 107
- necessidade de, conceito, 523
- para Todos no Ano 2000, 71, 520
- postos de, 66
- profissionais de, 81, 466
- promoção da, 47
- proteção da, 47
- pública, ações básicas de, 426
- reabilitação da, 47
- renda e indicadores de, 197
- serviços de, 513-536
- - em epidemiologia, 2
- - tipos de demanda, 525
- sistemas de, 515
- situação de
- - classificação dos países, 169
- - fatores responsabilizados pela melhoria da, 170
- - no Brasil, 175
- - no mundo atual, 169
- - por categoria de país, 169
- tecnologia para a, 519
- - apropriada, 519
- - definitivas, 519
- - parcial, 519
- - produtos e processos, 519
- uso
- - das informações sobre a distribuição temporal dos agravos à, 246
- - de serviços de, 82
- variações sazonais que provocam agravos à, 254
Screening, 33, 95, 508
Sedentarismo, 241
Segunda evolução epidemiológica, 180
Seleção
- da população para estudo, 5, 81, 337-355
- viés de, 210, 239, 262, 328, 337-340
Sêmen, 424
Semiologia, ensino de, 364
Senilidade, 119
Sensibilidade, 369, 460
Sentidos, órgãos dos, 84
Septicemia, 120, 427
Série(s) de casos
- investigação de, 458
- - aspectos metodológicos, 458, 509
- - intervenções, 509
- retrospectiva de casos, 282
- temporais, 245-247, 311
- - componentes, 247
- - - cíclica, 247
- - - geral, 247
- - - irregular, 247
- - - sazonal, 247
- - conceito, 245
- - fontes de dados e unidades de tempo, 245
- - usos, 246
- *versus* estudo de caso, 280
- - ordem hierárquica, 278, 405
Seringas descartáveis, 43
Serviço
- de Arquivo Médico e Estatística, 83
- de assistência materno-infantil, 163
- de saneamento básico, 60
- de saúde, 2, 513-560
- - acesso aos, 522
- - aplicação dos conceitos, 529
- - - atuação comunitária do agente de saúde, 531
- - - clientela do médico geral, 529
- - - enfoque de risco, 532
- - - unidade sanitária e sua área de influência, 530
- - assistência à saúde, 520
- - - disponibilidade e acesso à tecnologia, 522
- - - modernização da sociedade, 520
- - - progresso irreversível dos avanços tecnológicos, 522
- - - relação paciente-profissional de saúde, 521
- - - situação de países desenvolvidos e subdesenvolvidos, 520
- - demanda de, 524
- - - derivada, 525
- - - em potencial, 525
- - - induzida, 525
- - - não-satisfeita, 525
- - - reprimida, 525
- - - satisfeita, 525

- - epidemiologia hospitalar, 533
- - - análise da utilização dos serviços, 533
- - - aprimoramento de decisões clínicas, 534
- - - controle de qualidade, 533
- - - melhoramento da notificação compulsória, 534
- - - vigilância da infecção hospitalar, 533
- - eqüidade, 522
- - modelo para referência, 515
- - necessidade de saúde, 523
- - oferta de, 515
- - - forças no setor de saúde, 516
- - - lei do mercado, 516
- - - organização da, 517
- - - sistemas de saúde, 515
- - perfil de morbidade e os, 513
- - premissas básicas, 514
- - qualidade dos, 538-560
- - - avaliação, 540-551
- - - características na aferição da, 539
- - - conceito, 538
- - - efetividade, 552
- - - eficácia, 551
- - - eficiência, 552
- - - pesquisas, 554
- - - quadro referencial para estudo da, 539
- - - questão central do debate, 514
- - - tecnologia para a saúde, 519
- - - apropriada, 519
- - - definitivas, 519
- - - parciais, 519
- - - produtos e processos, 519
- - - temas fundamentais para o estudo, 514
- - - usos de, 527
- - utilização de, 527
- - - fatores determinantes da, 528
- - - gastos com o setor saúde e, 529
- - - interpretação das variações na, 529
- de verificação de óbitos, 116
Sexo(s), 188-190
- - morbidade entre os, 189
- - aferição, problemas de, 189
- - explicações para as diferenças, 188
- - - biológicas, 189
- - - comportamentais, 189
- - - sociais, 189
- - formas de comparação, 190
Sickness impact profile, 58
SIDA, 39, 80 (*v. tb.* AIDS)
- controle da, 467
- incidência crescente de, 252
Sífilis, 87
- congênita, 72
- número de casos no DF de, 465
Sigilo profissional, 318
Silicose, 489
SINASC (Sistema de Informação sobre Nascimentos), 150
Síndrome
- de Down, 38
- de imunodeficiência adquirida (*v.* AIDS)
Sinergismo, 381
Sintomatologia
- aguda e crônica, 31, 425
- clínica e subclínica, 31
Sinusite crônica, 496
Sistema(s)
- circulatório, 484
- de classificação automática de condições médicas (*v.* ACME)
- de estatísticas vitais, 106
- de informação
- - de mortalidade (SIM), 116
- - geográfica (SIG), 22
- - sobre nascimentos (SINASC), 150
- de saúde, 60, 515
- - complexidade do, 69
- de vigilância epidemiológica, atividades de um, 451
- DRG, 549
- geniturinário, 421
- Medline, 460
- Mundial de Vigilância do Meio Ambiente, 489
- Nacional de Vigilância Epidemiológica, 462
- - crítica ao atual, 467
- - - comentários, 469
- - - diagnóstico da situação, 468
- - - proposições, 468
- - - divulgação das informações, 466
- - - boletins, 466, 467

- - elementos para a avaliação do, 466
- - níveis hierárquicos, 462
- - - central, 463
- - - intermediário, 463
- - - local, 463
- - real morbidade e o quadro produzido pelas notificações, 463
- - subnotificação, razões para a, 465
- nervoso, 114
- - doenças do, 84
- osteomuscular, doenças do, 84
- urbano-rural, 63
Sobre-registros de nascimento, 153
Sobreemparelhamento, 390
Sobrevivência, teoria das estratégicas de, 166
Solo
- contaminação do, 489
- tipo de, 301
Sondagens pré-eleitorais, margens de erro em, 350
Soro(s), 425
- reativos, 296
Sorologia positiva para toxoplasmose, 275
Streptococcus mutans, 20
Sub-registro de nascimentos, 152, 153
- definição, 152
- estimativas do, 152
- por inquéritos domiciliares e recenseamento, 153
- razões da existência de, 152
- repercussões do, 152
Substâncias tóxicas, 489
Suburbanização, 235
SUCAM (Superintendência de Campanhas de Saúde Pública), 472
SUCEN (Superintendência de Controle de Endemias), 472
Suco gástrico, 424
Suicídio por arma de fogo, 111
Sulfas, 172
- uso de, 419
Superintendência
- de Campanhas de Saúde Pública, 472
- de Controle de Endemias, 472
Suplementação nutricional, 333, 390
- de gestantes, 318
Suprimento de água pura, 170
Surto
- de febre tifóide, 259
- de intoxicação alimentar, 372, 373
Susser, estratégias para investigar as relações causais segundo, 415
Swaroop-Uemura, indicador de, 128

T

Tabaco, uso de, 500 (*v. tb.* Fumo)
Tabagismo, 43, 503
Tábuas de vida, 79, 135
- clínicas, 136
- demográficas, 136
Talidomida
- anomalias congênitas produzidas pela, 262
- efeitos do uso da, 475
Taquipnéia, 365
Taxa(s)
- bruta
- - de natalidade, fórmula da, 146
- - de reprodução, 148
- - - descrição, 148
- - - evolução da, no Brasil, 149
- de cesáreas, 546
- de cobertura, 546
- de fecundidade
- - específica por idade, 147
- - - descrição, 147
- - - exemplos, 147
- - geral, 147
- - - descrição, 147
- - total, 147
- - - descrição, 147
- - evolução da, no Brasil, 148
- - - utilização, 147
- de HDL, 189
- de incidência, 77
- de infecção hospitalar, 544
- de LDL, 189
- de letalidade do sarampo, notificação da, 465
- de morbidade, 76
- de mortalidade, 107
- - geral hospitalar, 546

- - infantil, 177
- - materna hospitalar, 546
- - operatória, 546
- - por infecção hospitalar, 546
- de ocupação hospitalar, 544
- de prevalência, 77
- gerais
- - de migração, 175
- - de mortalidade, 175
- - de natalidade, 175
- global de concordâncias, 364
Tecido
- celular subcutâneo, doenças do, 84
- conjuntivo, doenças do, 84
- muscular, 484
Técnica(s)
- de ajustamento de dados, 240
- de amostragem aleatória, uso de, 18
- de análise multivariada, 392
- de anamnese, 71
- de anticorpos monoclonais, 430
- de biologia molecular, 423
- de constituição de grupo-controle, 380, 386
- de educação para a saúde, 389
- de emparelhamento, 380, 388, 389
- de estimativa de risco, 488
- de estratificação, 380, 390-392
- de Kaplan-Meier, 136
- de Mantel-Haenszel, 391
- de observação duplo-cega, 386
- de padronização de coeficientes, 211
- de pessoas-ano, 136
- de planejamento familiar, uso das, 160
- de randomização, 380, 382-385 (*v. tb.* Estudo randomizado)
- de reabilitação motora, 435
- de regressão, 394
- de Wolf, 391
- imunológicas, 486
Tecnologias para a saúde, 519
- assistência e, 520
- classificação
- - apropriada, 519
- - definitivas e paliativas, 519
- - produtos e processos, 519
- incorporação de, 529
Tempo ganho, viés do, 490
Tensão pré-menstrual, 389
Tensiômetros, 541
Teoria(s)
- da difusão, 166
- das estratégicas de sobrevivência, 166
- de Malthus, 160
- dos germes, 7
- dos miasmas, 7
Terapêutica com sangrias, 284
Terapia
- anticonvulsivante, 338
- multidroga, 426
Teste(s)
- CAGE, 369, 370
- - avaliação do, em pacientes alcoólicos e não-alcoólicos, 370
- - questões do, para rastreamento do alcoolismo, 369
- cutâneos, 430, 486
- de auscultação cardíaca, 363
- de McNemmar, 439
- de rastreamento, 95
- de significância estatística, 385
- diagnóstico, 364-371
- - reprodutibilidade de um, 364
- - - considerações gerais, 364
- - - estimativa, 364
- - validade de um, 367
- - - de conteúdo, 368
- - - do constructo, 368
- - - em relação a um padrão, 369
- - - indicadores globais de concordância, 371
- - - lógica, 368
- - - valor preditivo, 371
- eletrocardiograma, 363
- estatísticos, 332-335
- - diferenças
- - - ponto de corte, 333
- - - finalidade, 332
- - - hipóteses nula e alternativa, 333
- - - implicações da escolha da direção dos resultados, 334

- - programas aplicativos de estatística para microcomputador, 335
- - - *Biomedical Computer Programs*, 335
- - - Epi-Info, 96, 225, 335
- - - Epi-Map, 225
- - - *Statistical Analysis System (SAS)*, 335
- - - *Statistical Package for the Social Sciences (SPSS)*, 335
- - sistemática do processo de decisão, 332
- profiláticos, 435
- sistemático da presença de antígenos, 430
- sorológicos, 486
Tétano, 85, 110, 452
- acidental, 421
- neonatal, 72, 420, 474
Tetraciclina, 381
Tiamina, deficiência de, 11
Tintura de cabelo, 312
Tipagem
- de bactérias, 453
- de vírus, 453
Tireóide, doença da, 494
Tireoidopatias, 188
Tirosina, 40
Tônus muscular, 50
Toxemia, 132
Tóxicos, consumo de, 283
Toxina, produção de, 425
Toxinfecção(ões)
- alimentares, 294
- de origem alimentar, 459
Toxoplasma gondii, 296, 274
Toxoplasmose, 272
- gestante com, 386
- sorologia positiva para, 275
Trabalhadores expostos ao sol, 283
Trabalho científico
- apresentação, 321
- avaliação crítica de, 322
- etapas, 315
- metanálise, 308, 564
- sumário, 308
- revisão, 308
Tracoma, 420, 433
Transfusão de sangue
- banco de sangue, 83, 453
- violetado, 312
- transmissão de doenças por, 236
Transição
- demográfica, 161-166
- - estabilidade futura da população mundial, 162
- - fases da, 161
- - - intermediária de convergência dos coeficientes, 162
- - - intermediária de divergência dos coeficientes, 162
- - - moderada ou pós-transição, 162
- - - pré-industrial, 161
- - - primitiva, 161
- - inter-relações entre a, e estrutura por idade, sexo da população, 162
- - comparação entre três grupos populacionais, 163
- - - composição por sexo, 165
- - - de adultos, 165
- - - de crianças, 164
- - - de idosos, 165
- - - envelhecimento, 162
- - - média ou mediana de idade, 163
- - - pirâmide de idade, 163
- - - razão de dependência, 164
- - - redução diferenciada da mortalidade, 162
- - - tendências no Brasil em futuro próximo, 164
- - morbidade após, 178
- - previsão sobre os países, 179
- - na Inglaterra, 162
- - no Brasil, 175
- - - comparações regionais, 175
- - - mudanças nas causas de óbito, 175
- - - níveis de natalidade e mortalidade, 175
- - síntese, 166
- - teoria da, 161
- - - alternativas ou complementares, 165
- - - considerações gerais, 161
- - - da difusão, 165
- - - das estratégias de sobrevivência, 166
- epidemiológica, 166-168
- - no Brasil, 175
- - - comparações regionais, 175
- - - mudanças nas causas de óbito, 175
- - - níveis de natalidade e mortalidade, 175

- - síntese, 168
- - teoria da, 166
- - - concentração da morbidade nos estratos inferiores da sociedade, 167
- - - considerações gerais, 166
- - - de sociedades primitivas e modernas, 166
- - - deterioração do meio ambiente, 167
- - - medicalização da sociedade, 168
- - - modificação no seio da família, 167
- - - novas epidemias, 167
- nosológica (*v.* Transição epidemiológica)
Transmissão
- ciclo de, 424
- da hepatite A, 260
- da malária em áreas endêmicas, 241
- de doenças, 424
- - de animais para seres humanos, 421
- - de seres humanos para seres humanos, 421
- - durante o período de incubação, 425
- - pela pulga do rato, 421
- - por contacto pessoal, 236
- - por transfusão de sangue, 236
- domiciliar de doenças, 440
- horizontal, 445
- vertical, 445
- vetorial, 434
- vias
- - direta
- - - por contato físico, 423
- - - por gotículas de saliva, 423
- - indireta
- - - por aerossóis microbianos, 423
- - - pela água, 423
- - - pelo alimento, 423
- - - pelo ar, 423
- - - pelo sangue, 423
- - - por insetos, 423
- - - por objetos, 423
- - - por vetores mecânicos ou biológicos, 423
Transmissibilidade, período de, 424, 444
Transplante(s), 420
- de coração, 62
- de órgãos, 62
Transtornos
- comportamentais, 98
- imunitários, 84
- mentais, 84
Traquéia desviada, 365
Tratado de John Graunt, 7
Tratamento
- avaliação de, 316
- ilustrações, 284, 291, 385, 507
- fases da pesquisa clínica, 316
Traumatismo
- craniano, 308
- durante o nascimento, 130
Tríade ecológica, 47
Triagem, 33, 95, 508
Triatomíneos, picada de, 372
Tripanossomas, cepas de, 423
Tripanossomíase americana, 11, 311
Tromboembolismo, 400
Tromboflebites, 496
Trombose coronariana, 33
Trypanosoma cruzi, 420, 454
Tuberculose, 2, 77, 80, 167
- bacilo da, 421
- cepas de bacilos da, 423
- estudos de Pierre Louis sobre, 8
- extrapulmonar, 421
- Koch e a pesquisa sobre a, 406
- morbidade por, 53
- mortalidade por, 249
- - evolução, Rio de Janeiro, 178
- pesquisa do bacilo da, 36
- programa de controle da, no Brasil, 68
- pulmonar, 421
- quimioprofilaxia contra a, 37, 47
- tratamento da, com quimioterápicos, 552

U

Úlcera(s), 483
- do aparelho digestivo, 79
- duodenal, 494
- gástrica, 494
- péptica, 20, 188, 400
- - tratamento da, 291, 386

Unidade(s)
- de Terapia Intensiva, 62
- sanitárias, 159
- - e sua área de abrangência, 530
Urbanização
- e doenças, 236
- e fecundidade, 236
- e impacto nos serviços, 236
- e industrialização, 172
- e qualidade de vida, 236
- e saúde, 236
- no Brasil, 175
- operacionalização do conceito de, 235
Uretra do homem, malformação da, 86
Urina, exame de, 430
Usos da epidemiologia
- análise crítica de trabalhos científicos, 25, 322
- aprimoramento da descrição do quadro clínico, 22
- avaliação de tecnologias, programas e serviços, 24
- determinação de prognósticos, 22, 489
- determinação de riscos, 21
- diagnóstico da situação de saúde, 17, 68
- identificação de síndromes e classificação de doenças, 23
- investigação etiológica, 18, 20, 37, 398-414
- - elucidação de epidemias, 456
- planejamento e organização de serviços, 24, 68
- verificação do valor de testes diagnósticos, 23
Usuários da epidemiologia
- clínico, 27
- epidemiologista, 27
- pesquisador, 27
- planejador, 27
- professor, 27
- profissional de saúde, 27, 531
- sanitarista, 26
Útero
- câncer de, 188
- mortalidade por carcinoma de colo de, 200
- neoplasias do colo do, 87
Utilização dos serviços, 527
- fatores determinantes, 528
- gastos e, 529
- incorporação de tecnologias e, 528
- interpretação das variações de, 528

V

Vacina(s)
- avaliação de, 435-438
- BCG, 430, 474
- - intradérmica, 438
- coberturas de rotina em crianças, 474
- como prática preventiva, 4
- contra
- - a caxumba, 172, 419
- - a coqueluche, 383, 438
- - a difteria, 172
- - a gripe, 423
- - a hepatite B, 291, 436
- - a poliomielite, 172, 248
- - - oral, 474
- - a rubéola, 17
- - a varíola, 172
- - - utilizada por Edward Jenner, 10
- - leishmaniose, 352
- - - cutânea, avaliação da, 435, 436
- - o sarampo, 172, 248, 440, 474
- - um placebo, 273
- de poder imunogênico, 345
- em teste, 273
- indicadores para avaliação de, 475
- investigação sobre o impacto de, 316
- obrigatória contra a febre aftosa, 454
- Sabin contra a poliomielite, 477
- Salk contra a poliomielite, 435, 477
- tríplice, 474
- utilizada na erradicação da varíola, 476
Vacinação, 36
- anti-rábica em veterinários, 37
- campanhas de, 450
- contra a hepatite B, 436
- de rotina contra
- - a poliomielite, 455
- - o sarampo, 455
- em massa contra o sarampo, 473
Vagina, câncer de, 311
Validade de uma investigação, 24, 326, 367, 498

- externa 326, 498
- interna, 326
Validade de um teste diagnóstico
- conceito, 363, 367
- reprodutibilidade e, 363
- tipos
- - de conteúdo, 368
- - do constructo, 368
- - lógica, 368
- - relativa a um padrão, 368
- - - especificidade, 369
- - - sensibilidade, 369
- - - valor preditivo, 371
Valor
- de Kappa, interpretação, 365
- de P, 333
- do coeficiente de correlação de Pearson, 367
- preditivo, 371, 466
Van Leeuwenhoek e a descoberta do microscópio, 9
Variação(ões)
- amostral, 343
- coeficiente de, 367
- geográficas de doenças relativas ao lugar, 218-244
- - comparação, 225
- - - de áreas urbanas e rurais, 230-232
- - - internacional, 225
- - - nacionais, 228
- - considerações gerais, 218-225
- - fontes de dados e unidades de observação, 219
- - sistema de informações, 224
- - técnicas cartográficas, 220-223
- - usos, 218
- - interpretação dos resultados, 239
- - - explicações etiológicas, 240
- - - o acaso, 239
- - - o viés metodológico, 239
- - - mobilidade da população e saúde, 232
- - - migrações, 237
- - - no Brasil, 233
- - - tipologia e determinantes das migrações, 233
- - - urbanização, 235
- temporais, 252-258
- - cíclicas, 252
- - - análise, 253
- - - considerações gerais, 252
- - - irregulares, 258
- - - análise das, 258
- - - considerações gerais, 258
- - - sazonais, 254
- - - considerações gerais, 254
- - - diagrama de controle, 255-258
Variável(is)
- causal, 378
- classificação das, relativas
- - ao lugar, 63, 310
- - - comparações internacionais, 225
- - - comparações locais, 232
- - - comparações nacionais, 228
- - - comparações urbanas e rurais, 230, 235
- - - estudo de migrantes, 241
- - - interpretação de variações geográficas, 239
- - - migração estacional, 237
- - - migração internacional, 237
- - - mobilidade da população e saúde, 232, 238
- - - sistemas de informação geográfica, 224
- - - técnicas cartográficas, 220
- - ao tempo, 63, 245-267, 311
- - - interpretação de variações temporais, 262-264
- - - séries temporais, 245-247
- - - tendência geral, 247-252
- - - variações clínicas, 252
- - - variações irregulares, 258-262
- - - variações sazonais, 254-258
- - às pessoas, 63, 187-216, 310
- - - classe social, 201-207
- - - classificação, 187
- - - estado civil, 195, 196
- - - estilo de vida, 207-209
- - - família, 195, 196
- - - fontes de dados, 187
- - - grupo étnico, 192-194
- - - idade, 190-192
- - - instrução, 200, 201
- - - interpretação dos resultados, 209
- - - ocupação, 198
- - - outras variáveis, 209
- - - renda, 197, 198
- - - sexo, 189, 190

- - - usos do conhecimento sobre distribuição de doenças, 188
- confundidora (v. Variável de confundimento)
- contínuas e discretas, 67
- controle de, 377
- de confundimento, 377
- - associação estatística entre a exposição principal e a doença, 379
- - características, 379
- - conduta para lidar com a, 380
- - - por ajuste, 380
- - - por prevenção, 380
- - técnicas para neutralizar as, tipos de, 382
- de confusão (v. Variável de confundimento)
- dependente quantitativa e qualitativa, 394
- descritiva, 63-67
- - relativas às pessoas, ao lugar e ao tempo, 63
- discretas, 67
- ecológica, 277
- efeito, 378
- exposição, 378
- externas, 377
- independente hipoteticamente causal, 206, 393
- indícios para suspeitar da presença do viés de confundimento, 378
- interação de, ou modificação do efeito, 381
- - conduta para lidar com a, 382
- - efeitos sinérgicos versus antagônicos, 381
- - independência versus interação de fatores, 381
- interveniente ou intermediária, 380
- pré-concepcionais, 393
- principais, 378
- quantitativas e qualitativas, 67, 389
- técnicas utilizadas na neutralização de, 380
- tipos de, 63, 66, 187, 377, 399
Varicela, 436, 470
Varíola, 171, 452
- cronologia de erradicação da, 476
- Edward Jenner e a utilização da vacina contra a, 10
- erradicação da, 476
- Jenner e a erradicação da, 476
Varizes, 188
- esofagianas
- - diagnóstico de, 365
- - ruptura de, 111
Ventilação, 266
- pulmonar, 388
Verminoses, 230
- intestinais, 420
Vetor(es)
- controle de, 34
- de transmissão, controle de, 427
Vias
- aéreas superiores, infecção das, 79
- biliares, obstrução das, 111
Vibrião colérico, 219, 463
- clássico, 432
- variedade El Tor, 432
Vícios (v. Viés)
Vida, 207-209
- extra-uterina, 126
- intra-uterina, 126
- qualidade material de, 60
- sedentária, 485, 498
Viés, 210, 239, 262, 328
- centrífugo, 110
- centrípeto, 110
- classificação, 210, 239, 262, 328
- conceito, 328
- da amostra (v. Viés de seleção)
- da população (v. Viés de seleção)
- da prevalência, 299
- de aferição, 210, 239, 262, 296, 328, 358-363
- - causalidade versus, 360
- - conceito, 358
- - da forma de detecção, 359
- - de processamento da informação, 360
- - de recordação, 359
- - de suspeita diagnóstica, 359
- - do instrumento de coleta de dados, 359
- - do observador, 359
- - indícios para suspeitar da presença de um, 358
- - por uso de informante inadequado, 359
- de amostragem (v. Viés de seleção)
- de Berkson, 339
- de confundimento, 210, 239, 263, 328, 377-379 (v. tb. Variáveis, controle de)
- - causalidade, 379

- - indícios para suspeitar da presença de, 378
- - terminologia, 377
- de confusão (v. Viés de confundimento)
- de publicação, 321, 323
- de seleção, 210, 239, 262, 328, 337-340
- - causalidade, 340
- - conduta frente ao, 339
- - definição, 337
- - indícios para suspeitar da presença do, 338
- - modalidades de, 338
- - - da previdência ou da prevalência-incidência, 339
- - - das operações de amostragem, 338
- - - das perdas, 338
- - - de admissão, 338
- - - de afiliação, 339
- - - de auto-seleção, 338
- - na avaliação de um tratamento médico, 340
- do tempo ganho, 490
- do voluntariado, 338
- ecológico, 301
- metodológico, 328, 329
Vigilância
- ambiental, 60, 498
- de fatores de risco comportamentais, 497
- de pessoas, 449
- de uma doença, 445
- do meio ambiente, 60, 489
- epidemiológica, 85, 449-482, 497
- - ativa e passiva, 469
- - atividades da, 450
- - conceito, 450
- - controle e erradicação de doenças, 476
- - - características que impedem a erradicação, 477
- - - doenças potencialmente erradicáveis, 477
- - - eliminação, 476
- - - notificação negativa, 476
- - - via de transmissão e possibilidade de erradicação, 477
- - critérios para avaliar a, 466
- - - aceitabilidade, 466
- - - flexibilidade, 466
- - - oportunidade, 466
- - - representatividade, 466
- - - simplicidade, 466
- - - validade, 466
- - de doenças transmissíveis, 225
- - esquemas especiais, 469
- - - desastres naturais, 470
- - - notificação por leigos, 470
- - - postos-sentinelas, 470
- - - vigilâncias ativa e passiva, 469
- - estimativa da cobertura dos serviços, 475
- - fases de um programa, 473
- - - de ataque, 473
- - - de consolidação, 473
- - - preparatória, 473
- - fontes de dados, 451-454
- - - atestados de óbitos, 453
- - - bancos de sangue, 453
- - - distribuição de vetores e reservatórios, 454
- - - inquéritos comunitários, 454
- - - investigação de casos e epidemias, 454
- - - notificação compulsória de casos, 85, 451
- - - prontuários médicos, 83, 453
- - - resultados de laboratório, 453
- - - uso de produtos biológicos, 454
- - grupos de agravos à saúde e seu controle, 474
- - infecção hospitalar, 533, 558
- - investigações
- - - através da série de casos, 458-460
- - - elucidação de epidemias, 456
- - - investigação de casos, 456
- - - situações que justificam, 455
- - programas horizontais e verticais, 471
- - Sistema Nacional de, 462
- - - crítica ao atual, 467
- - - divulgação das informações, 466
- - - elementos para a avaliação do, 466
- - - níveis hierárquicos, 462
- - - real morbidade, 463
- - - subnotificação, razões para a, 465
- pós-comercialização do produto, 316
- sanitária, 427
Violeta-de-genciana, 312
Viroses
- respiratórias, 31, 190
- transmitidas por artrópodes, 115

Virulência, 423, 445
Vírus, 38
- da dengue, 431
- da gripe, 38
- da hepatite B, 43
- da imunodeficiência adquirida (v. HIV)
- da rubéola, 421
- delta, 456
- mutantes, 423
- selvagem, 436, 476
- tipagem de, 453
- tipo B, 461
Visitas domiciliares, 318
Vitamina(s)
- B_1, deficiência de, 11
- C, 11
- com sais minerais, 283
- D, 301
- dosagem de, 59
- suplementação de, em crianças, 314
Volume urinário, 508
Voluntários à doação de sangue, 271
Vulnerabilidade a antibióticos, 423
Vulvovaginites, 420

W

Walter Reed e seu estudo sobre febre amarela, 11
William Farr e a aplicação da estatística ao estudo da mortalidade, 8
Woolf, método de, 391

Y

Y, cromossoma, 189
Yersinia pestis, bacilo, 421
Youden, índice de, 369, 370

Z

Zoonose, 424, 445